U0193641

# 儿童神经病学

## *PEDIATRIC NEUROLOGY*

**第3版**


**顾　问**　吴希如　林　庆

**主　编**　包新华　姜玉武　张月华

**副主编**　熊　晖　吴　晔



人民卫生出版社

·北　京·

图书在版编目（CIP）数据

儿童神经病学 / 包新华，姜玉武，张月华主编．—
3 版．—北京：人民卫生出版社，2021.9（2024.3 重印）
ISBN 978-7-117-32062-7

Ⅰ.①儿… Ⅱ.①包… ②姜… ③张… Ⅲ.①小儿疾
病 - 神经系统疾病 - 诊疗 Ⅳ.①R748

中国版本图书馆 CIP 数据核字（2021）第 187516 号

儿童神经病学
Ertong Shenjingbingxue
第 3 版

主　　编　包新华　姜玉武　张月华
出版发行　人民卫生出版社（中继线 010-59780011）
地　　址　北京市朝阳区潘家园南里 19 号
邮　　编　100021
印　　刷　廊坊一二〇六印刷厂
经　　销　新华书店
开　　本　889 × 1194　1/16　　印张：60.5
字　　数　1917 千字
版　　次　1999 年 12 月第 1 版　　2021 年 9 月第 3 版
印　　次　2024 年 3 月第 4 次印刷
标准书号　ISBN 978-7-117-32062-7
定　　价　246.00 元

E - mail　pmph @ pmph.com
购书热线　010-59787592　010-59787584　010-65264830
打击盗版举报电话：010-59787491　E- mail：WQ @ pmph.com
质量问题联系电话：010-59787234　E- mail：zhiliang @ pmph.com

# 编　者

（以姓氏汉语拼音为序）


| | | |
|---|---|---|
| 包新华 | 北京大学第一医院 | 教授 / 主任医师 |
| 蔡方成 | 重庆医科大学附属儿童医院 | 教授 / 主任医师 |
| 蔡立新 | 北京大学第一医院 | 主任医师 |
| 常杏芝 | 北京大学第一医院 | 主任医师 / 副教授 |
| 范　岩 | 北京大学第一医院 | 副主任医师 |
| 方　方 | 首都医科大学附属北京儿童医院 | 教授 / 主任医师 |
| 韩　颖 | 北京大学第一医院 | 研究员 / 副教授 |
| 侯　超 | 北京大学第一医院 | 副主任医师 |
| 侯新琳 | 北京大学第一医院 | 教授 / 主任医师 |
| 黄　真 | 北京大学第一医院 | 主任医师 |
| 季涛云 | 北京大学第一医院 | 副教授 / 副主任医师 |
| 江　帆 | 上海交通大学医学院附属上海儿童医学中心 | 教授 / 主任医师 |
| 姜玉武 | 北京大学第一医院 | 教授 / 主任医师 |
| 蒋　莉 | 重庆医科大学附属儿童医院 | 教授 / 主任医师 |
| 金怡汶 | 北京大学第一医院 | 主治医师 |
| 静　进 | 中山大学公共卫生学院 | 教授 |
| 李　明 | 北京大学第一医院 | 主任医师 / 副教授 |
| 李海峰 | 浙江大学医学院附属儿童医院 | 教授 / 主任医师 |
| 刘晓燕 | 北京大学第一医院 | 研究员 |
| 刘智胜 | 华中科技大学同济医学院附属武汉儿童医院 | 教授 / 主任医师 |
| 罗　蓉 | 四川大学华西第二医院 | 教授 / 主任医师 |
| 马祎楠 | 北京大学第一医院 | 副研究员 |
| 潘　虹 | 北京大学第一医院 | 研究员 |
| 彭　镜 | 中南大学湘雅医院 | 教授 / 主任医师 |
| 秦　炯 | 北京大学人民医院 | 教授 / 主任医师 |
| 桑　田 | 北京大学第一医院 | 副主任医师 |
| 沈亦平 | 广西壮族自治区妇幼保健院 | 教授 |

束晓梅　遵义医科大学附属医院　教授 / 主任医师
汤泽中　北京大学第一医院　副教授 / 副主任医师
王　鹤　北京大学第一医院　副主任医师
王　剑　上海交通大学医学院附属上海儿童医学中心　教授 / 研究员
王　爽　北京大学第一医院　副主任医师
王　艺　复旦大学附属儿科医院　教授 / 主任医师
王　颖　北京大学第一医院　主任医师
王静敏　北京大学第一医院　教授 / 研究员
王朝霞　北京大学第一医院　教授 / 主任医师
吴　晔　北京大学第一医院　教授 / 主任医师
肖　农　重庆医科大学附属儿童医院　教授 / 主任医师
肖江喜　北京大学第一医院　主任医师
熊　晖　北京大学第一医院　教授 / 主任医师
姚红新　北京大学第一医院　主任医师
杨艳玲　北京大学第一医院　教授 / 研究员
杨志仙　北京大学第一医院　教授 / 研究员
叶锦棠　北京大学第一医院　副主任医师
尹　飞　中南大学湘雅医院　教授 / 主任医师
袁　云　北京大学第一医院　教授 / 主任医师
周丛乐　北京大学第一医院　教授 / 主任医师
张　尧　北京大学第一医院　副主任医师
张　欣　北京大学第一医院　副主任医师
张宏武　北京大学第一医院　副主任医师
张晓东　北京大学第一医院　副主任技师
张月华　北京大学第一医院　教授 / 主任医师
朱　颖　北京大学第一医院　副主任医师

**学术秘书**

季涛云　北京大学第一医院

# 主 编 简 介

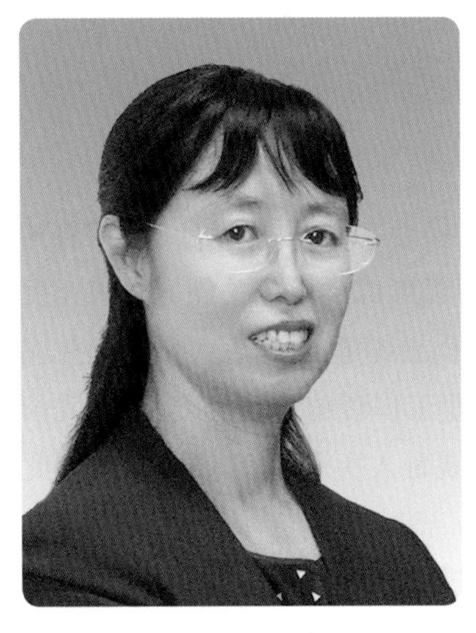

**包新华**

北京大学第一医院儿科教授、主任医师、博士生导师，中华医学会医学遗传学分会常委，中华医学会北京医学遗传学分会常委。曾在香港大学玛丽医院儿科、美国约翰霍普金斯大学神经遗传病中心作访问学者。具有多年的临床经验，诊治了大量的小儿神经系统疾病，首先诊断并报道了国内多种小儿神经系统疾病。对多个小儿神经遗传性疾病进行了系统、深入的研究。曾获国家自然科学基金、北京市自然科学基金、“十五”攻关、首都临床特色基金、“985”项目基金等资助，在国内外期刊发表论文上百篇。

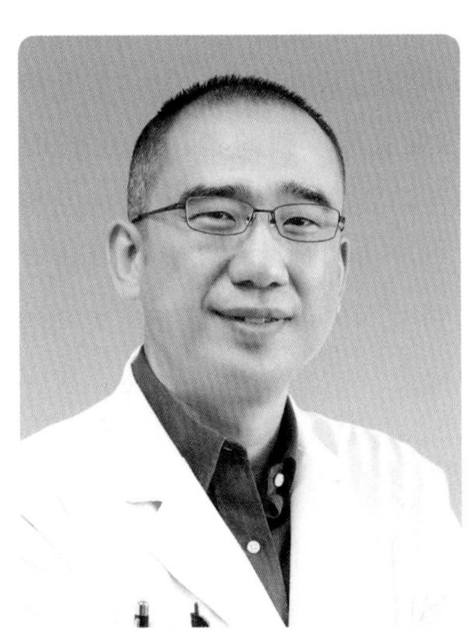

**姜玉武**

北京大学第一医院儿科主任、二级教授/主任医师、北京大学医学部儿科学系主任，英国曼彻斯特大学客座教授，中华医学会儿科学分会副主任委员兼儿科神经学组组长，中国抗癫痫协会副会长，中国医师协会医学遗传医师分会副会长。《中华儿科杂志》《当代儿科杂志》及《Epilepsia Open》副主编。主持完成18项国家及部委级基金项目，以第一作者/责任作者发表SCI论文52篇（最高IF 11.814）。获中国儿科医师奖、中华医学科学技术奖二等奖、北京市科学技术奖二等奖、宋庆龄儿科医学奖、科技北京百名领军人才等多项荣誉。研究方向为儿童癫痫和相关发育性脑疾病的发病机制及精准医学治疗。

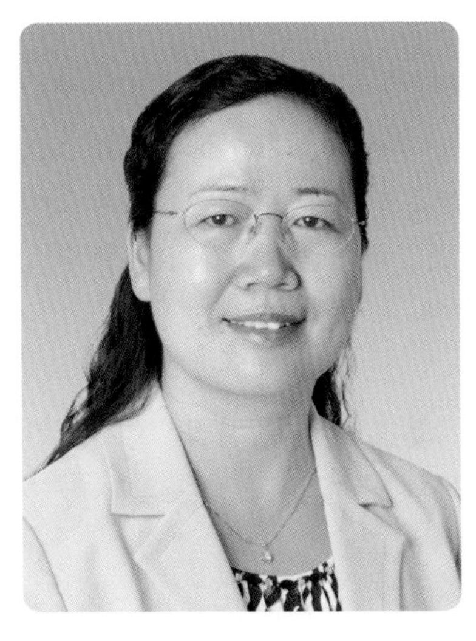

**张月华**

北京大学第一医院儿科教授、主任医师、博士生导师，中国抗癫痫协会常务理事兼共患病委员会副主任委员，北京市抗癫痫协会副会长，中华医学会儿科学分会罕见病学组副组长。《癫痫杂志》《中国实用儿科杂志》《中华实用儿科临床杂志》《中华儿科杂志》等期刊编委。主要从事小儿神经系统疾病的临床、教学和科研工作，具有丰富的临床经验。2004年在澳大利亚墨尔本大学癫痫研究中心做访问学者。获国家自然科学基金、国家重点研发计划项目基金、北京市自然科学基金和北京大学“985”项目基金等资助，已在国内外学术刊物发表论文180余篇，曾获教育部科技进步奖、中华医学奖和宋庆龄儿科医学奖等多项荣誉称号。

# 前 言

本书自2000年首版出版距今已将近22年了，第2版出版也已经过去将近12年。十余年来，随着神经科学（尤其是脑科学）、医学遗传学（尤其是二代测序技术的应用），以及神经影像学等相关领域的快速发展，儿童神经病学领域的各个方面都有了长足的进步，尤其是新的诊疗技术、疾病防治理念大量涌现并应用于临床实践，为了及时反映儿童神经病学的新进展，为广大儿科神经专业工作者的诊疗实践服务，我们决定对第2版进行较大幅度的更新和修改，并且将疾病相关的基础研究进展融入疾病诊疗的全过程，因此征得吴希如教授、林庆教授的同意，将第3版书名改为《儿童神经病学》。

本书第3版秉承追踪前沿动态、贴近临床实践、服务医师诊疗的理念，进一步优化了结构，在第一章中引入了儿童神经病学的现状总结与对未来发展的思考，增加了神经系统疾病多学科诊治模式的介绍；第二章至第四章聚焦儿科神经专业中应用最多、发展最快的三个辅助诊断技术——医学遗传学、医学影像、神经电生理；第五章则聚焦神经系统疾病的康复医学，前五章构成了儿童神经病学的基础部分。第六章至第二十七章相关疾病章节的编排，参考了国际通行方式并结合我国儿科神经专业临床实践的实际情况，同时新增了系统性疾病的神经系统改变和神经重症部分，都是近年进展比较快且需要临床医师更加重视的方面。本书继续保持了一贯的特色，在强调引用国内外最新进展的同时，也汇聚了来自所有编委临床与研究工作中积累的宝贵材料。随着时代的进步和数字信息技术的迅猛发展，本书也不再仅拘泥于传统文稿内容，而是顺应时代发展，采纳更为新颖、灵活、便捷、优化的数字化形式作为补充。增加了丰富的配套数字资源，便于读者掌握学习。

本书编者共有53位，包括国内11所院校相关领域的顶尖专家教授，覆盖儿科神经、新生儿、普通外科、癫痫外科、影像科、核医学科及医学遗传学等多个专业领域。对于所有编者在非常繁忙的医教研工作外，能够拨冗参加此书的编写，在此表示衷心的感谢！学术秘书季涛云及教学秘书王玉燕老师在本书的出版中付出了大量时间和精力，在此一并致以诚挚的谢意。所有编者在本书编写过程中表现出的科学严谨学风以及出类拔萃的专业水平，令人尊敬，也成就了本书的高质量！

非常感谢吴希如、林庆两位前辈对我们中青年学者的信任和帮助，让我们来传承这本儿童神经领域的专著，而且增加了熊晖、吴晔教授两位副主编，我们深感责任重大、诚惶诚恐。衷心希望此书能对我国儿科神经及相关专业从业者的临床、教学、科研各方面工作有所帮助。本书出版之际，恳切希望广大读者在阅读过程中不吝赐教，欢迎发送邮件至邮箱 renweifuer@pmph.com，或扫描封底二维码，关注“人卫儿科学”，对我们的工作予以批评指正，以期再版修订时进一步完善，更好地为大家服务。

包新华　姜玉武　张月华

2021年8月

# 目 录

# 二维码视频资源目录

第一章

# 概　论

## 第一节 儿童神经病学现状与发展

儿童神经系统疾病是一组儿童期最常见，也是严重影响患儿生活质量的疾病。据统计，儿童神经系统疾病占全球疾病负担的很大比例，因为此类疾病会导致过早死亡和影响残障儿童的寿命。1990—2015 年，通过总的残疾调整生命年（Disability Adjusted Live Years，DALYs）衡量的神经系统疾病负担已显著减少，这主要是由于死亡率的降低，但是残障人士生存年略有增加。某些资源匮乏的国家和地区，特别是南亚和撒哈拉以南非洲，由于早产、新生儿脑病和中枢神经系统感染的高发率，儿童神经系统疾病的负担仍然很高。

中国儿童神经病学专业始于 1961 年，其标志是左启华教授在北大医院儿科成立了中国第一个儿科神经专业病房。其后直到 20 世纪 80 年代，发展相对较慢。1985 年，由左启华教授牵头成立了中华医学会儿科学分会神经学组，以后又称为中国儿童神经学会（Chinese Child Neurology Society，CCNS）。1994 年，吴希如教授当选为国际小儿神经学会执行委员会委员，标志着中国儿童神经专业开始融入国际儿科神经领域。吴希如教授先后于 1999—2002 年任亚太地区小儿神经学会主席，极大地提高了中国儿童神经专业在国际上的影响力。2015 年，中国医师协会神经内科分会成立儿童神经疾病专业委员会（Chinese Association of Pediatric Neurologists，CAPN）。

2016 年，CAPN 在全国范围内开展了儿童医院 / 综合医院儿科的神经专业医师调查，此次调研设定的专科医师认定条件为所有在职的儿科医生符合以下条件之一者：①在有独立儿童神经内科或神经专业组的医院，完成住院医师规范化培训且以后将从事儿童神经专业的住院医师；②有神经科病房或床位，负责床位的主治及以上医师；③在儿科科室内出儿童神经专科门诊（每周至少半天），或者实际负责神经专业病患的相对固定主治及以上医师；④儿童神经康复科医生：主治及以上，且每周至少有半天儿童神经专科门诊（非康复科门诊）。此调查涉及中国大陆地区 31 个省的 815 家医院，最终统计儿童神经专科医师人数为 2 295 人。其中男性医师占 35%，女性医师占 65%；从业时间在 5 年以内占 18%，5~10 年占 28%，10~20 年占 24%，超过 20 年占 30%。2015 年，在被调查的医院中，因神经系统疾病住院的患儿总数达 463 042。此调查仅收集最常见的六类疾病的数据，包括热性惊厥（140 807 人）、中枢神经系统感染（126 867 人）、癫痫（110 370 人）、脑性瘫痪（74 950 人）、吉兰 - 巴雷综合征（5 334 人）及重症肌无力（4 714 人）。北京大学第一医院患者的病种构成与全国平均数据存在很大不同：2015 年的总住院人数（不含脑电图监测病区）为 733 人，包括难治性癫痫（383 人）、自身免疫性疾病（188 人）、神经遗传疾病（52 人）、神经发育迟缓 / 倒退性疾病（26 人）、中枢神经系统感染（23 人）、其他神经障碍疾病（18 人）、各类头痛（13 人）、肿瘤（8 人）、血管性疾病（4 人）、其他（18 人）。

这份调查显现出中国儿童神经医师面临的两个关键的挑战。首先，是儿科神经专业医师（尤其是合格的儿科神经专业医师）严重缺乏而不能满足患者的需求。国家统计局数据显示，2016 年中国有 14 岁以下儿童 2.3 亿，意味着在中国平均每 10 万 14 岁以下儿童拥有大约 1.0 位儿科神经专业医师（如果把服务人群计算到 19 岁，中国儿童拥有儿科神经专业医师的数量会远小于 1.0 位），而在加拿大每 10 万 19 岁以下儿童拥有 1.04 位。在中国儿科神经专业医师最缺乏的地区（西藏）这个数字为 0.2（小于 14 岁），而在加拿大为 0.47（小于 19 岁）；中国儿科神经专业医师相对最充裕的地区（北京）为 3.8，在加拿大为 1.61（小于 19 岁）。这组数据提示，与发达国家 / 地区相比，中国的儿科神经专业服务能力和条件整体不足。但像其他许多医学专业一样，中国不同地区的医疗服务能力差别巨大，欠发达地区医疗资源短缺更加突出。其次，是接受此次调查的医师中，仅有 57% 的儿科神经专业医生认为自己接受了良好的培训（指到专业的儿童神经中心 / 科室进修学习至少 6 个月）。由于这种儿童神经专科医师的缺口，成人神经专科医师为很大一部分儿童提供了神经专科医疗服务，但是这部分成人神经专科医师通常仅接受过有限的儿童神经专科医师所需的儿童疾病特殊知识和技能训练。同时，很多被调查的儿科神经专科医师表示存在职业倦怠。35% 的医师平均每周工作时间超过 55 小时，41% 的医师劳动时间为 45~55 小时，9% 的医生表示 1 个月内值夜班超过 8 次，52% 的医师 1 个月内值夜班 4~8 次。儿童神经专科医师对于工作非常满意的比例仅为 4%，较满意为 30%，不满意为 66%。

上述挑战和问题同样见于世界各国的儿童神经专科医师。2017 年美国儿科神经病学会调查显示，儿童神经专科医师普遍抱怨工作量大、专科医生资源不足、电子病历支持不佳，以及医师中普遍存在疲劳和倦怠。

CAPN 和 CCNS 正在努力协助政府部门解决问题。首先，积极推动儿科神经医师的专科培训和认证，增加高质量的儿科神经专科医师，同时，开展针对未经过专科培训的目前执业的儿科神经医师的大规模培训。为此，CAPN 正在积极推动覆盖全国所有省份的短期培训课程(平均每省份 3 个城市)。其次，建立及推动儿童神经系统疾病诊治网络的建立，在全国每个省份确定 1~2 个区域中心，进行重点扶持。同时利用网络技术及远程会诊系统进行疑难病例的会诊。最后，推动儿童神经病学临床及基础研究的开展，提高儿童神经系统疾病的认知及诊疗水平；最后，进一步加强国际交流和合作研究。

虽然挑战和问题仍然存在，但是随着中国经济和社会的不断发展，全体同仁的共同努力，中国儿童神经病学的发展越来越快。近些年来，儿童及青少年神经系统疾病临床与基础研究在国内外均发展迅速，不断有新的诊治技术和诊治观念被提出。我国儿童及青少年神经科医师在繁忙的临床工作之余，也在不断进取，积极参与多项基础和临床研究，并在国内外学术会议中(如国际儿童神经病学大会、亚太地区儿童神经病学大会等)展示研究成果，在国内外期刊上发表相关论文，如发表在 *Brain*、*Annals of Neurology* 等国际顶级期刊上，这些都肯定了神经科医师的成绩和辛苦付出。下面分别就目前儿童神经病学几个重点领域的主要进展及发展趋势分述如下。

## 一、儿童癫痫病学

近年来，儿童癫痫病学的进展主要集中在癫痫诊断技术(神经影像学、电生理学、遗传学等)及难治性癫痫的新治疗，如 P- 糖蛋白抑制剂、精准医学治疗、癫痫外科(包括神经调控治疗)、免疫治疗、实验性基因及干细胞治疗等。

**1. 癫痫影像学诊断技术进展** 神经影像学诊断技术发展很快，主要的方向是高场强 MRI(如 7TMRI)、MRI 癫痫序列的优化、多模态影像学技术的融合等。国际抗癫痫联盟神经影像工作组建议：在患者首次癫痫发作后尽快完善癫痫结构序列的整合神经影像检查(harmonized neuroimaging of epilepsy structural sequences，HARNESS-MRI)。HARNESS-MRI 可利用 3T 磁场、多相阵等技术加快图像采集的速度，改善信噪比，增强图像对比度，比传统 MRI 检查更有利于发现病灶，使得更多癫痫患者可能通过外科手术治疗获得抗癫痫的满意疗效。

除了 HARNESS-MRI 之外，许多新的影像序列应用于临床，为找寻病灶 / 致痫灶提供了有益帮助。例如扩散张量成像(diffusion tensor imaging，DTI)、扩散峰度成像(diffusion kurtosis imaging，DKI)、轴突定向弥散和密度成像(neurite orientation dispersion and density imaging，NODDI)、MRI 联合基于体素的形态学分析(voxel-based morphometry，VBM)等。它们是比传统的 $T_1$ 和 $T_2$ 序列更为敏感的图像高级序列，能增强 VBM 和纤维束成像的诊断优势，例如基于 DTI 的 VBM 分析有助于准确进行局灶皮层发育不良(focal cortical dysplasia，FCD)亚型的分类。此外，VBM 可以发现微结构的变化，可以更精确地测量皮层厚度、灰白对比度、脑沟深度等，比传统的 MRI 影像序列更易找到 FCD，可为既往传统 MRI 检查阴性的患者提供发现 FCD 的新机会，通过此方法找到 FCD 的患者很可能通过外科切除手术获得抗癫痫的满意疗效。

结构性病因是儿童癫痫的常见病因之一，准确定位局灶性结构异常是癫痫外科手术成功的关键。随着癫痫影像学检查的不断进步，癫痫外科学治疗会使越来越多患者获益。

**2. 癫痫电生理诊断技术进展** 癫痫电生理诊断技术的发展方向主要是立体定向脑电图、脑磁图，以及这些新的电生理技术与新影像学技术的融合。

立体定向脑电图(stereoelectroencephalography，SEEG)、高电极密度脑电图(high-density electroencephalogram，HD-EEG)，以及 HD-EEG 快速功能磁共振融合成像(HD-EEG fast functional magnetic resonance imaging)等先进技术也为癫痫外科疑难病例的术前评估提供了显著帮助。HD-EEG 能可靠预测完整的致痫网络，为完整切除致痫灶提供有益线索。在近期一项关于比较不同术前评估检查的研究中发现，与传统磁共振成像、正电子发射断层成像、单光子发射计算机断层成像相比，HD-EEG 联合 MRI 检查具有更高的敏感度及特异性。

脑磁图(magnetoencephalogram，MEG)是一种非侵入性检测技术，具有高空间和时间分辨率。由于 MEG 具备捕获脑深部结构电活动的能力，在寻找致痫灶方面具有独特的优势。此外，MEG 与 MRI 检查比较，在发现 FCD 方面也具备优势。研究表明，MEG 可检测出 91% 的经组织病理检测明确的 FCD(Ⅰ型检出率为 82%，Ⅱ型和Ⅲ型为 100%)，而传统的 MRI 检查仅能检出 64% 的经组织病理检测明确的 FCD(Ⅰ型检出率为 59%，Ⅱ型为 62%，Ⅲ型为 100%)。

**3. 精准医学及遗传学在癫痫诊治中的应用**

精准医学的核心理念是针对患者分子水平的特定病理生理障碍进行特异性个体化治疗。虽然目前在癫痫临床实践中应用有限，但是，随着癫痫研究模型和基因组学的新技术的快速发展，精准医学的革命性进步已经离临床越来越近，也有一些成功的案例。目前癫痫领域的精准医学应用主要有4个方面：①基于基因型选择抗癫痫药，例如对于*SCN1A*基因相关谱系疾病患者，应避免用钠通道阻滞剂，而其他钠离子通道相关疾病患者，如*SCN2A*和*SCN8A*基因相关癫痫性脑病患者，多为钠离子通道功能增强型突变，患者对钠通道阻滞剂疗效较好；②基于突变致病机制进行"老药新用"，例如对于*GRIN2D*基因相关癫痫性脑病患者，NMDAR通道阻滞剂(如美金刚、右美沙芬和氯胺酮)可能具有抗癫痫的作用；③基于癫痫的分子网络机制选择AEDs，依维莫司可有效控制结节性硬化患者的癫痫发作；④基于药物遗传学-选择安全的个性化治疗，例如HLA-B*1502等位基因阳性与汉族人卡马西平所致的Stevens-Johnson综合征高度相关。

随着分子遗传学及神经科学/脑科学的不断研究探索，人们对遗传性癫痫的病理生理机制的真正复杂性有了更好的了解，基因型和表型的相关性远比我们想象的复杂和令人困扰，不同患者间在基因、细胞及网络层面的变异性都对其表型差异产生影响。既往常规的癫痫实验模型，例如小鼠模型和异源性表达系统，对遗传性癫痫的理解中确实提供了许多进展，但未能解释其中的某些复杂性机制。近来新型高通量癫痫病模型，例如斑马鱼和诱导性多能干细胞(induced pluripotent stems cells，iPSc)可以与CRISPR-Cas9基因编辑技术结合使用，更好地探索特定基因改变的发病机制，并快速筛选药物库以寻找潜在的治疗方法。从这些模型中获得的知识必须与详尽的疾病自然史研究相结合，才可以把上述潜在治疗方法转化为实际临床试验，从而最终找出适用于特定患者人群的个体化精准治疗。各种组学、遗传性癫痫模型和深度表型鉴定技术(deep-phenotyping techniques)的进展具有革命性的转化研究潜力，可以在未来十年中将精准医学带到临床实践的最前沿。

表观遗传学变化，如DNA甲基化和组蛋白乙酰化，在癫痫的发生发展中也起到重要作用，也是近期研究的重要方向。通过调节DNA及组蛋白的化学修饰，可能达到控制癫痫发作的目的。目前，比较有前景的基于表观遗传学的治疗：①DNA甲基化阻滞剂：在红藻氨酸致痫小鼠模型上，DNA甲基转移酶(DNA methyltransferases，DNMT)抑制剂RG108可阻断RASgrf1启动子的甲基化，从而抑制小鼠的急性癫痫发作；而DNMT抑制剂5-Aza-2dC可增加戊四氮所致癫痫的阈值，可以减少癫痫点燃大鼠模型的发作。②组蛋白脱乙酰酶(histone deacetylase，HDAC)抑制剂：丙戊酸钠可通过增加大脑中GABA的水平来抑制癫痫发作。同时，VPA也是HDAC抑制剂。HDAC抑制剂VPA、曲古他汀A和次二氧嘧啶酸可恢复H3乙酰化水平，使突触可塑性正常化，缓解癫痫发作。③腺苷：腺苷可通过反馈抑制来阻断DNA和组蛋白甲基化，腺苷肌酶(adenosine kinase，ADK)在癫痫脑中过度表达的，ADK阻滞剂可以恢复腺苷的正常水平，达到控制癫痫的目的。

**4. 癫痫的免疫学发生机制研究进展** 近年来癫痫与免疫之间的关系研究方兴未艾，已有充分的证据表明炎症参与了癫痫的发生、发展及共病的出现。重要的癫痫相关免疫通路包括IL-1受体-Toll样受体轴、花生四烯酸-前列腺素级联反应、氧化应激，以及与血脑屏障功能障碍相关的转化生长因子-β信号传导等。在结构性(获得性或遗传性)癫痫病中，致癫痫性脑区域中神经炎症途径的激活很常见。神经炎症是一种内源性脑反应，涉及神经胶质、神经元和微血管系统(microvasculature)的先天免疫机制的激活。炎症介质，例如IL-1β、肿瘤坏死因子、高迁移率族1(high mobility group box 1)、转化生长因子-β和前列腺素，可通过激活脑细胞的转录和翻译后机制来改变神经元、神经胶质和血脑屏障功能。如果未充分控制，神经炎症会导致癫痫发作、神经元细胞丢失、异常反应性突触可塑性和共病。在癫痫动物模型中，针对特定目标的抗炎干预措施具有抗癫痫发作、抗癫痫产生和改变病程的治疗作用。对癫痫神经免疫机制的深入研究已经确定了一些针对免疫异常性癫痫的新治疗方法，这些方法有可能克服当前抗癫痫药物的局限性，对一些耐药性癫痫发作具有治疗效果，例如FIRES患者体内发现原发性白介素1受体拮抗剂(IL1RA)功能障碍，导致IL1RA急性反应亚型的缺陷表达，从而发病，补充外源性基因重组人IL-1受体拮抗剂-Anakinra(阿那白滞素)取得良好的治疗效果。血液中的炎性介质、神经炎症的分子成像(PET检测translocator protein-TSPO)及特殊序列的MRI检测血脑屏障功能障碍可为癫痫的诊治及预后判定提供新的预测性标志物。

**5. P-糖蛋白抑制剂治疗** 近期研究发现P-糖蛋白抑制剂对治疗药物难治性癫痫可能有效。P-糖蛋白为一种药物外排转运体。药物难治性癫痫患者脑组织的P-糖蛋白过表达、活性明显增高，导致到达致痫灶的药物明显减少，造成药物难治，因此，P-糖蛋白抑制剂很可能成为治疗药物难治性癫痫的选择之一。

**6. 神经调控治疗** 近年来，功能神经外科的神经调控治疗（neuromodulation）蓬勃发展，为儿童药物难治性癫痫患者提供了新治疗选择。神经调控治疗主要是通过电流或磁力调节神经元及脑网络兴奋性，达到控制癫痫发作的目的，主要包括迷走神经刺激术（vagus nerve stimulation，VNS）、深部脑刺激术（deep brain stimulation，DBS）、反应性神经刺激术（responsive neurostimulation，RNS）、经颅磁刺激（transcranial magnetic stimulation，TMS），以及经颅直流电刺激（transcranial direct current stimulation，tDCS）等。

VNS是针对儿童癫痫研究最多、应用最广的神经调节治疗方式。VNS安全有效，适合多种癫痫发作类型，约50%应用VNS治疗的癫痫患者的发作减少了50%以上。VNS还具备远程程控技术，癫痫患者在家中就能通过远程程控设备与医师沟通并完成VNS参数调节，并且远程程控的疗效与传统门诊调节参数的疗效一致。目前，使用较普遍的VNS是开环模式，无论癫痫是否发作，刺激器按照预设的参数固定地给予刺激。然而实际上，83%的患者在癫痫发作前可有心率的增快，最新的VNS刺激器采用闭环模式，可以根据检测到的阵发性心动过速来增加迷走神经刺激次数，从而达到更好的抗癫痫发作的作用。随着VNS在癫痫儿童患者中应用越来越多，对于不同癫痫患者，能否在术前就能预判VNS的疗效成为一个重要话题，近期研究发现VNS疗效可能与左侧迷走神经传导束的白质微结构、左侧岛叶颞叶网络等相关，但到目前为止，关于VNS疗效预测的研究还比较少，需要更多研究去探讨。

对于成年癫痫患者，DBS是一种安全有效的治疗难治性癫痫的方法，但目前缺少DBS治疗儿童癫痫的疗效证据，癫痫儿童的DBS参数设定缺乏经验，也缺乏长时间DBS患者的随访数据，DBS在治疗儿童癫痫方面的应用仍需要大样本研究。RNS也是一种闭环调节方法，依赖于预先定义的癫痫检测算法，当算法判定患者出现癫痫发作时RNS装置将予以神经刺激，旨在终止癫痫发作或癫痫相关活动。检测和刺激参数可由临床医生根据患者具体情况进行调整，目前RNS仅适合于局灶性癫痫的患者。慢性阈下皮层刺激（chronic subthreshold cortical stimulation，CSCS），作用于癫痫起源部位，但为开环机制。目前关于CSCS治疗儿童癫痫的研究多为回顾性研究，目前认为CSCS的耐受性及安全性与其他经颅刺激术类似。TMS是通过外部磁场影响大脑皮层环路，磁场刺激可调节颅内电流，从而产生动作电位，改变皮层兴奋性。目前认为TMS是安全的，但治疗儿童癫痫的疗效不确定。tDCS通常使用两个头皮电极（阳极和阴极）向大脑输送恒定电流。阴极刺激通过稳定神经元细胞膜而降低皮层兴奋性。暂缺乏tDCS治疗癫痫的经验，需要未来开展大样本研究探讨tDCS治疗癫痫的疗效及指导刺激参数的选择。

**7. 癫痫病的基因治疗及干细胞治疗探索** 基因治疗和干细胞治疗都还处于动物研究阶段，虽然取得了一些有希望的疗效，但是离进入临床应用还需要大量的临床前及临床研究来证实其疗效和安全性。

基因治疗特指对基因本身进行改造的治疗，是治疗癫痫非常有前景的方式。目前转基因治疗癫痫均基于一个假说，即由于大脑兴奋-抑制平衡被打破，从而导致了癫痫。转基因治疗的目的就是恢复兴奋-抑制平衡。转基因治疗的尝试方向包括：①神经肽过表达：由于许多神经肽对神经元兴奋性有抑制作用，可能通过神经肽过表达来恢复兴奋-抑制平衡；②钾离子通道过表达：已有研究表明过度表达钾离子通道Kv1.1能有效防止癫痫发作，此外，钾离子通道过表达可以减少轴突末端的神经递质释放，最终抑制癫痫发作；③受体改造：通过转基因技术改变体内受体对神经递质的敏感性。

在获得性癫痫中持续存在的癫痫发作会伴有抑制性GABA能神经元及其轴突末端的大量丢失。这些观察结果提示，将新的GABA能中间神经元移植到癫痫灶中将增强抑制性突触神经传递并抑制自发性癫痫发作的发生。在各种癫痫动物模型中进行的研究也证实，将源自胚胎脑的GABA能前体细胞移植到癫痫区可以减少癫痫发作。源自胚胎脑内侧神经节隆起（medial ganglionic eminence，MGE）的前体细胞移植治疗抑制癫痫发作的效果相对最好。目前，MGE细胞被认为是治疗癫痫最合适的供体细胞类型，因为这些细胞迁移能力强，可分化为GABA能神经元的多个亚类并整合入海马回路，从而增强海马抑制性神经传递，显著抑制自发性癫痫发作。

## 二、神经遗传病

神经遗传病领域近年最大的进展是基于致病

基因的靶向疗法获批临床应用于患者，主要是遗传性神经肌肉病。治疗策略包括两种方式：第一种是通过翻译通读修饰（translational readthrough modifications）或反义寡核苷酸诱导的mRNA外显子跳跃/保留，此方式无须操纵宿主基因组。例如诺西纳生钠（nusinersen）鞘内注射已经获批用于我国5q型SMA患者，Risdiplam也正在进行数项包括中国患者的全球多中心Ⅱ/Ⅲ期临床研究，预期很快将作为唯一口服的基因治疗方法用于5q型SMA患者。第二种是用腺病毒相关载体携带正常基因替代受累基因，今年美国已经批准相关药物用于治疗2岁以下具有双等位基因致病性变异并携带2个拷贝SMN2的SMA患者。

这些基因治疗虽然还需要更长时间的随访，还难以说治愈，但是目前已经观察到明显的功能改善及生存率提升。下一步需要解决的重要问题包括：疾病的早期识别、新出现表型的定义、更敏感的结局指标的开发、长期的风险收益评估、高成本的可持续性，以及治疗开始和终止的标准等。

## 三、神经免疫学研究

神经免疫学研究主要集中在中枢神经系统免疫性疾病，进展最快的是自身免疫性脑炎。从2007年发现抗NMDA受体脑炎后，免疫性脑炎的诊治得到了迅速发展。近期的动物模型已逐渐揭示其潜在致病机制的复杂性，并开始尝试免疫治疗以外的新疗法。目前存在的问题：①因为相关抗体与病情并没有明显的线性关系，所以只能通过临床评估，而没有比较特异的生物标志物可以指导治疗或预测结果。2019年发布了新的自身免疫性脑炎临床评估量表（包括癫痫发作、记忆障碍、精神症状、意识状态、语言障碍、运动障碍/肌张力障碍、步态不稳和共济失调、脑干功能障碍和无力），对于更好地观察疗效、评估预后具有重要意义，国际上的相关临床诊疗共识也正在制定中。②本病治疗恢复周期长，部分患儿甚至需要2年的时间逐渐恢复，因而亟须深入研究抗NMDA受体脑炎的免疫学和神经生物学机制，以开发新的疗法，实现更好的疗效并缩短康复过程。例如，有研究使用超分辨率显微镜和蒙特卡洛模拟的模型，显示了破坏突触NMDA受体及其相关蛋白质可重现患者体内抗体的生物学效应，提示除了免疫疗法，可以通过拮抗自身抗体的不良生物学作用，调节NMDA受体的功能来治疗自身免疫性脑炎的新治疗策略。

## 四、脑性瘫痪及神经发育障碍疾病

神经发育障碍（neurodevelopmental disorders，NDDs）及脑性瘫痪目前的重要发展方向是通过找到明确病因和早期疾病标志物，尽可能早期准确诊断及开始有效治疗，提升个体化诊治水平和改善远期预后。

脑性瘫痪（cerebral palsy，CP）不是一种疾病，而是一种神经系统疾病综合征，是多种症状和体征的组合，其中一些症状和体征可能发生在神经退行性疾病或遗传代谢性疾病中，尤其是在2岁以内发病的神经遗传代谢/退行性疾病。导致CP的原因很多，所有CP患儿均应接受详细的病因学检查，除了脑部MRI检查，神经遗传学检查越来越重要，尤其是在下列情况下：①没有已知的围生期脑部感染、外伤；②脑MRI正常；③脑功能障碍进展或出现新的神经系统异常体征；④有CP家族史。有些导致CP综合征的病因具有很好的治疗效果，例如左旋多巴对于多巴反应性肌张力障碍等，如能早期明确、早期诊治，这类CP综合征有可能防止不可逆的神经和认知障碍出现。

NDDs近期的进展除了病因学确定方面，另外一个重要的方向就是开展儿科各专业、精神科、影像、电生理、神经心理、分子遗传学等多学科联合研究，寻找脑发育障碍早期识别的各种标志物，与临床内表型进行关联分析，确定先进、可靠、实用的早期识别和诊断技术方法。目前在NDDs的神经电生理标志物研究方面已经取得了一定进展，主要是基于脑电图/诱发电位衍生的综合策略，通过静息态和基于任务的脑电图/诱发电位分析提供的大量数据，通过新的信号处理和大数据分析方法，提取出NDDs早期诊断、鉴别诊断、内表型鉴定，以及各种干预措施疗效相关的各种标志物，促进治疗策略/方法的开发。

## 五、神经重症

神经系统功能损伤的预后是重症儿童生活质量的重要决定因素。据统计，儿童重症监护病房患儿中约20%患有急性脑损伤或严重全身性疾病的神经系统并发症。儿科神经重症监护（pediatric neurocritical care，PNCC）是指对患有各种神经系统疾病重症以及全身性疾病伴有神经系统严重受累的疾病（例如脑外伤，缺氧缺血性、脑血管性、感染性、癫痫性、炎症性及肿瘤性脑损伤等）的重症患儿进行以脑为导向（brain-directed）的多学科综合治疗管理。近十年来，虽然关于是由重症专科医师来主导还由神经专科医师来主导 PNCC 专业团队一直有所争论，但是有证据表明，通过在儿童重症监护病房中组建 PNCC 专业，可以通过加强神经专业与重症专业的沟通、协作及持续质量改进来提升整体诊治水平，最终改善各种重症脑损伤患者的预后。美国近期统计数据显示，进入 PNCC 的患儿相对来说都是危重神经系统损伤者，住院死亡率为 12%，出院时预后不良（致残率）为 21%。因此，加强 PNCC 专业的建设将是未来提高我国儿童神经疾病整体诊治水平的关键。

### 六、胎儿 - 新生儿神经病学

胎儿 - 新生儿神经病学（fetal-neonatal neurology，FNN）也是一个越来越受到关注的神经病学分支亚专业，同时也是与产科、新生儿病学、发育儿科学的交叉学科。FNN 是基于健康与疾病的发育起源（developmental origins of health and disease，DOHaD）学说，以及发育神经科学观点，重点关注孕母 - 胎儿 - 胎盘 - 新生儿时期的事件对胎儿 - 新生儿脑功能及发育的早期生命影响，以及对后期的生命后果的关系。

胎儿 - 新生儿神经病学专科培训项目（fetal-neonatal neurology program，FNNP）是一个产妇、儿科和成年医学的跨学科临床专业培训计划，试图促进临床培训计划与早期发育的教育和研究相结合，将早期编程原则应用于整个生命周期中以促进脑健康。当出现更好的新诊断测试方法和治疗方案时，这种对于健康与疾病的发育起源的前瞻性认识将会有助于未来建立更好的诊断及治疗的临床途径。

母婴医学、遗传学、胎盘病理学和新生儿重症监护，以及多个儿科亚专业的专家，在分娩前和分娩后即刻会对儿科神经专业医生提供有关患儿的系统性医学建议。患有脑病、癫痫发作或神经系统异常表现的新生儿是传统意义上的分娩后应由新生儿神经专业医生评估的患者群体。FNN 则还需要包括更多可能影响脑健康的系统疾病的新生儿群体，例如早产儿、胎儿生长受限的新生儿及先天 / 遗传性疾病患儿。FNN 专科医生在对新生儿进行诊治时需要把产妇、胎盘对患儿疾病的产前贡献也考虑进去。这种跨越多个阶段的生命早期医疗照护需要多学科的紧密配合，虽然具有很大的挑战性，需要更多更好的大量研究证据来指引，但是对于改善新生儿脑疾病与发育的预后具有重要意义，因而也是未来儿童神经病学发展的重要方向。

总之，儿童神经病学与成人神经病学一样，都是研究、诊治人体最高级和复杂器官系统的医学专科，也是最具有挑战性的。儿童神经病学与成人神经病学的最大不同就是，其面对的是不断发展成熟变化的神经系统，因而更加具有挑战性，对人类发展的意义也更大。正如上述简述的几种儿童神经系统疾病的发展所展示的，儿童神经病学的发展离不开相关基础和交叉学科的发展，相信随着神经科学，尤其是脑科学（脑 - 机接口等）及分子遗传学、干细胞治疗、人工智能、大数据 / 生物信息学、新材料、可穿戴智能设备等相关新兴学科的快速发展，儿童神经病学会迎来更快、更好的发展，我们对于疾病的认识和治疗水平也会随之不断提高。与此同时，我们也应该清醒地认识到，科学发展得越快，人文伦理学必须跟上，重视及尽快提升这方面的研究和应用水平也是刻不容缓的，否则高速发展而失控的科学带来的不一定是人类的幸福，也可能带来的是灾难。因此，儿童神经病学医生们肩负着越来越重要的使命，也拥有越来越好的机遇，值得我们不断砥砺前行。

（姜玉武）

## 第二节 神经系统疾病诊断思路

神经病学是关于神经系统疾病诊断、治疗、预后判断、康复和预防的临床学科。神经系统包括中枢（脑、脊髓）和周围（外周神经，包括脑神经、脊神经）两部分。人的感觉、运动、思维、判断、推理、决定、记忆、学习等均由神经系统管理和支配。神经系统和骨骼肌的功能障碍会严重影响患者最基本和最重要的活动，大大影响其生活质量。神经系统疾病原因十分复杂，儿科临床常见者包括感染性或非感染性炎症、先天发育异常、遗传性疾病、代谢障碍、血管病、营养障碍、中毒、外伤、变性病等。尽管临床及相关基础研究近年来取得了很大进展，病因学诊断技术突飞猛进，但限于发育期脑结构和功能障碍发生机制的复杂性，仍有相当多的病例难以明确病因。

以下简述神经系统疾病临床诊断的要点及一般思路。

**1. 充分理解掌握神经系统疾病及其症候的复杂性** 神经系统不同部位的病变表现可能存在很大不同，常同时累及多个部位，临床表现复杂。同时，机体各系统间存在复杂的调节关系。神经系统疾病的常见症状在其他系统疾病时也完全可以出现。例如意识障碍这一神经系统常见症状，在脑血管病、遗传代谢病等多种神经系统疾病可以发生，在其他系统疾病如糖尿病、低血糖、中毒等同样可以发生。精神行为异常是大脑受损时的常见表现，但也可以发生于精神科疾病，以及肝硬化合并肝昏迷、尿毒症性精神症状等。而其他系统疾病也常常有神经系统并发症，例如糖尿病可以发生脑血管病、认知障碍、外周神经病。进行性神经精神功能倒退是儿童神经变性病或遗传代谢病的特征之一，但同样不是特异性的，可以见于营养障碍（如婴幼儿巨幼红细胞性贫血）、自身免疫性炎症等。

**2. 尽可能根据患儿年龄和疾病特点开展神经系统体格检查准确获取症候及体征** 诊断儿童神经系统疾病时，需有详尽的病史和全面的体格检查。为确保获得准确的疾病体征，注意儿科特点十分重要。儿童神经系统检查的主要内容与成人大致相同，但判断体征的临床意义时一定要注意发育期儿童神经系统的解剖生理特点，不同年龄的特点和正常标准不尽相同，检查方法也有其特点。检查儿童时要尽量取得患儿的合作，减少患儿的恐惧。有时为了避免患儿厌烦或过于疲劳，可分次检查。

小婴儿的神经系统检查容易受外界环境影响，入睡时肌张力松弛，原始反射减弱或消失，吃奶前、饥饿时常表现为不安、多动，吃奶后又常入睡，所以最好在进食前1~1.5个小时进行。室内光线要充足、柔和，但不要使阳光直接照射到儿童面部，环境要安静，检查时从对儿童打扰最小的检查开始，不必按某一固定顺序进行。

**3. 正确把握临床症候和体征的诊断意义** 神经系统疾病症候和体征从其功能意义上大致可分为以下四类。

（1）功能缺损表现：即受损部位正常功能障碍，例如急性横贯性脊髓炎时受累节段脊髓前角细胞破坏引起所支配肌群瘫痪，或受累节段后角细胞破坏引起相应的感觉障碍。

（2）释放症状：高级中枢受损后失去对低级中枢的控制，出现低级中枢功能异常亢进的表现。例如急性横贯性脊髓炎时锥体束受损，损伤平面以下出现肌张力增高、腱反射亢进、Babinski征阳性等上运动神经元麻痹的表现；弥漫性脑损伤（各种严重的脑炎、脑病等）出现不自主多动等皮层下释放症状。

（3）刺激症状：为病变神经组织受到病变刺激、异常兴奋所产生的相应表现。如大脑皮质运动或感觉区刺激性病灶引起的局灶性癫痫发作；神经根病变刺激产生的疼痛等。

（4）断联休克症状：常见于中枢神经系统急性、严重、弥漫性病变，为急性超限抑制而产生的严重的广泛功能障碍。如急性横贯性脊髓炎或其他急性脊髓病变后损伤平面以下的弛缓性瘫痪表现（脊髓休克）等。休克期过后逐渐出现更有定位诊断价值的功能缺损或释放症状。

**4. 把握综合临床诊断的重要性** 各系统疾病诊断均十分强调综合分析，对于神经系统疾病尤其如此。现代科技的发展大大促进了新的诊断技术涌现和完善，给临床诊断带来很大便利，诊断水平也得到极大提高，例如MRI诊断白质病变，肌电图诊断外周神经及肌肉病，肌肉、神经、皮肤活检诊断变性病或代谢病等。但同时也使得医生对辅助检查的依赖越来越严重。在这种形势下愈发应当强调综合分析的重要性，应当在全面分析病史、体征、病程特征，得到基本的初步诊断基础上，有选择性地进行相应针对性的辅助检查。否则可能做了许多并非必需的辅助检查，既浪费了资源，又可能耽误了及时诊治的时机。

**5. 掌握临床诊断的一般思路和基本路径** 神经系统解剖结构较复杂，不同部位的病变所表现的症状不同，而且常同时累及多个部位，症状交叉重叠，给分析和判断带来更大困难。因此对神经系统疾病的诊断特别需要一个系统和完整的思路。一般首先是定向诊断，即确定患者所表现出来的临床症状是否神经系统疾病；然后是定位诊断，即通过对症状的分析，确定病变在神经系统的哪一个部位；最后是定性诊断明确病因，确定疾病的病因和性质是什么，给进一步诊断方法的选择和治疗提供依据。以下对神经疾病临床诊断的一般思路和基本路径予以扼要介绍。

（1）定向诊断：主要根据患者的临床特点，特别是症状所提示的受累部位及病程转归特征。儿童神经系统疾病以惊厥、运动障碍、智力改变、颅压高或脑膜刺激征等为常见表现。但并非出现上述表现就一定是神经系统疾病。例如惊厥可能是低钙血症或低血糖的表现；震颤、发育倒退可能因营养性巨幼红细胞性贫血所致。相反，某些神经系统疾病早期可能缺乏特征性的症状，而仅表现为轻微的行为失调，难以识别。部分疾病可能因其他系统表现就诊，例如儿童获得性癫痫性失语综合征，少部分病例早期，甚至整个病程中不出现明确的癫痫发作症状，而精神行为异常可能十分突出。因此一定要仔细分析，并注意对不典型病例跟踪随访，以免误诊或漏诊。

（2）定位诊断：主要依据症候及神经系统检查所发现的体征，结合神经解剖、生理和病理等方面的知识，必要时借助必要的辅助检查，判断神经病变所在的部位。例如上运动神经元性麻痹提示锥体束或皮质延髓束损害，肌张力不全、震颤提示锥体外系病变，小脑性共济失调提示小脑病变等。定位诊断是神经系统疾病诊断最基本，同时也是最重要的环节，更是儿童神经临床实践中的难点，应结合临床实践重点体会掌握。

(3) 定性诊断：是在上述定向诊断和定位诊断的基础上，主要通过对患儿起病与病程转归特征的分析明确。例如围产期脑损伤一般起病早，急性期后神经系统表现稳定，呈静止性病程；炎症、血管病等起病很急，早期进展快，经数日或数周后逐渐稳定好转，可完全康复，或出现瘫痪、癫痫发作等后遗症；变性病（包括遗传代谢病）则起病一般较缓慢或隐匿，病情大多呈进行性发展。根据上述临床分析，结合必要的辅助检查，以最终明确疾病的病因诊断。

(4) 病因诊断：是神经疾病诊断中至关重要的环节，对病因的探究一直是儿科神经病学实践的难点和重点环节。对那些表现复杂或不典型的病例尤其如此。一旦明确了病因诊断，无论对于治疗的针对性选择，还是远期预后的判断，此类难以决断的问题常可迎刃而解。近年来，得益于神经影像学、分子遗传学、代谢组学等学科及相关技术的发展，儿童神经系统疾病的病因学研究进展迅速，相信随着临床神经病学、神经生物学、遗传学的进一步发展和相关技术的应用，儿童神经病学病因学研究将获得更大的突破，进一步提高临床治疗水平，改善患者预后。

儿科临床神经病学尤其要强调对可治疗病因的关注。对于慢性进展性病程的患儿，在病因诊断中尤其要注意排除具有可治疗的或其他有效干预手段的营养障碍、代谢缺陷疾病。

(5) 功能评估：是进一步干预和康复的基础，也是神经系统疾病诊断的必要环节。应根据临床表现，分析和明确功能障碍（包括躯体功能及精神行为功能）的有无、部位、程度。

确切的病因诊断和客观的功能评估还有利于科学判断近远期预后，以及为患儿制订合理的治疗策略。除了采用针对性的根治性措施，儿科医生还应在综合分析基础上，基于对疾病预后的准确把握，合理推荐或采用姑息性疗法或缓和医疗的措施。这对于最大限度改善患儿预后、有效减轻患儿及家长的痛苦、高效发挥医疗资源的效益均具有十分重要的意义。

儿科医生还应认识到，许多儿童慢性神经疾病存在转诊至成人医疗机构的问题。在诊疗随访过程中，应在基于预估需求的基础上，对计划转诊儿童的疾病诊断、病情分析、治疗策略、存在问题诸方面进行系统分析，最好列举要点或清单，以免转诊阶段发生治疗措施不连续，甚至错误。

随着网络软硬件技术的飞速发展，远程医疗日益便捷可行，已经在全球范围内得到越来越广泛的应用。在 2019 新型冠状病毒肺炎（COVID-19）全球大暴发期间，癫痫、神经肌肉病等诸多儿科神经系统慢性病的网络咨询 / 会诊，部分解决了临床诊疗随访问题，发挥了难以估量的作用。儿科医生应掌握相关慢性病的症候学（如癫痫患儿的发作、神经肌肉病患儿的动作等）视频的正确解读、辅助检查缺位情况下的疗效或不良事件判断等远程会诊关键问题，充分发挥远程医疗的作用，最大限度避免因无法面诊所致的诊疗差错。

总之，涉及临床到神经病学的疾病类型繁多，相关学科知识面也很广。近年来，相关的遗传、生化、神经生物学领域进展很快，许多既往不认识、难诊断的疾病目前可能已经可以诊断与处理。因此，在临床实践经验积累的同时，强化系统的理论学习始终是做好儿童神经临床诊疗十分重要的环节。

（秦炯）

## 第三节　神经系统体格检查

准确、全面的神经系统体格检查，对神经系统疾病的定位诊断极其重要。虽然儿童神经系统疾病非常复杂，但检查到某些疾病特有的体征时，即可达到诊断的目的。故应熟练掌握儿童神经系统查体，了解异常体征的临床意义。

儿童神经系统检查的主要内容与成人大致相同，但由于儿童神经系统处于生长发育阶段，不同年龄的正常标准各不相同，检查方法也有其特点。检查时要尽量取得患儿的合作，为降低儿童的焦虑不安，检查初始阶段最好让儿童坐于父母腿上进行。其高级皮层功能可在婴儿和年幼儿童玩耍的时候对其进行观察，如其注意力持续时间、粗大运动和精细运动协调能力，以及解决问题的能力。小婴儿的神经系统检查容易受外界环境影响，当儿童入睡时肌张力松弛，原始反射减弱或消失，吃奶前、饥饿时常表现不安、多动，吃奶后又常入睡，所以最好是在进食前 1~1.5 小时进行。有时为了避免患儿厌烦或过于疲劳，可分次检查，而某些体征的准确性也需反复核实。

## 一、一般检查

### (一) 一般状态

观察患儿的一般状态,营养状态,有无痛苦表情,检查是否合作,有无特殊气味。患某些先天性遗传代谢病的儿童往往有某种特殊气味,如苯丙酮尿症患儿常有鼠尿味、枫糖尿症患儿往往有烧焦糖味、异戊酸血症患儿有干酪味或汗脚味、蛋氨酸吸收不良症患儿有干芹菜味等。

### (二) 精神状态

观察患儿有无烦躁不安、激惹、谵妄、迟钝、抑郁、幻觉,对人、地、时间的定向力有无障碍。根据意识障碍的程度分为嗜睡、昏睡、昏迷,后者又分为浅昏迷、深昏迷等。嗜睡是指睡眠过多、深沉,但可唤醒。昏睡表现为过度睡眠,只有强刺激才可被唤醒,醒后答非所问,停止刺激后即进入熟睡状态。昏迷表现为意识完全丧失,随意运动消失。浅昏迷是指患者意识大部分丧失,无自主运动,对声、光刺激无反应,对疼痛刺激尚可出现痛苦的表情,或肢体有退缩等防御反应。角膜反射、瞳孔对光反射、吞咽反射等可存在。深昏迷对任何刺激无反应,深、浅反射均消失。还要注意患儿检查过程中是否有多动、注意力不集中等。

### (三) 皮肤与毛发

许多先天性神经系统疾病合并皮肤异常。脑面血管瘤病(Sturge-Weber 综合征)在一侧面部可见红色血管瘤;结节性硬化症面部可见到血管纤维瘤,四肢或躯干皮肤可见到色素脱失斑;神经纤维瘤病常在四肢和躯干见到浅棕色的"咖啡牛奶斑";伊藤色素减低症患儿可见条状、片状或大理石花纹状的色素异常;共济失调毛细血管扩张症(Louis -Bar 综合征)于球结膜及面部可见毛细血管扩张。

此外还要注意头发的色泽与形状。患苯丙酮尿症时头发呈黄褐色;Waardenburg 综合征在前额部有一撮白发;Menkes 病头发色浅、卷曲、易折。

### (四) 头颅和面部

头颅检查是儿童神经系统检查的一个重要项目。首先要观察头颅外形,矢状缝早闭时头围向左右两侧增长受限,而向前后增长不受影响,形成"舟状头"。冠状缝早闭时头围向前后增长受限,而向左右增宽,形成扁头畸形。若各颅缝均早闭则形成塔形头畸形。头部望诊还要观察头皮静脉是否怒张,头部有无肿物及瘢痕。

每个儿童都要测量头围,沿枕骨粗隆最高处与眉弓最突出处绕头一周测量头的周径。正常情况下,初生时头围大约为 34cm,6 个月时约为 44cm,1 岁时约为 46cm,2 岁时约为 48cm,5 岁时约为 50cm。连续头围测量比单次测量的头围更可靠。头围大于该年龄的第 97 百分位数,为巨头畸形;小于该年龄的第 2 百分位数或第 3 百分位数,为小头畸形。但头围个体差异较大,头围大或小不一定有症状。

头颅触诊要了解囟门大小及紧张程度,检查时扶儿童呈半坐位,囟门中心点若高于囟门骨缘水平为隆起。正常安静半坐位时囟门稍凹,颅内压增高时囟门隆起,囟门紧张度增高,脱水时明显凹陷。触诊时还需了解颅缝情况,新生儿时期囟门附近冠状缝可宽达 4~5mm,无临床意义,若鳞状缝(顶颞缝)裂开,则需注意脑积水的可能。6 个月以后颅缝即不易摸到。颅缝早期骨化时可扪及明显的骨嵴。颅内压增高时可使颅缝裂开,叩诊头颅可听到"破壶音"(Macewen 征阳性),正常婴儿因颅缝未闭也有此体征。

头颅听诊应在安静的室内进行,用钟式听诊器头置于乳突后方、额、颞、眼窝及颈部大血管部位,检查有无血管杂音。

颅骨透照试验适用于新生儿、婴幼儿,其颅骨骨板较薄,囟门未闭,可以透光。用一个普通手电筒,前端围以海绵或胶皮圈,使电筒亮端能紧贴患儿头部不漏光。在暗室中检查头颅各部位。正常情况下,沿胶皮圈外缘有一条红色透光带,额部透光部位较宽,枕部较狭,光带的宽度在未成熟儿约 3cm,新生儿 2cm,2~12 个月婴儿 1.5cm,13~18 个月儿童 0.5cm。当有硬膜下积液、硬膜下血肿时,透光范围增大,脑穿通畸形或重症脑积水皮质萎缩薄于 1cm 时,照一侧时对侧也透光。

面部注意五官位置、大小及形状。有无眼距宽、内眦赘皮、眼球异常、小下颌、高腭弓、鼻梁塌陷、耳位低(耳上缘低于双侧内眦水平线)等。

### (五) 脊柱和四肢

注意脊柱有无畸形、强直、异常弯曲,有无叩击痛,有无脊柱裂、皮肤窦道、异常毛发增生、脂肪瘤、脊膜膨出等。肌营养不良症患者可有腰椎前凸。观察肢体有无畸形,活动受限,有无弓形足、锤状足,有无通贯掌。

## 二、脑神经检查

每一对脑神经都可通过特定的感觉或运动检查对其功能加以判断。对婴儿的检测通常是通过观察其特定的运动和反应来进行的,相对不可靠,需要反复观察。

（一）嗅神经

检查婴幼儿时，可利用牙膏、香精、橘子等有香气的物品置于患儿的鼻孔下，通过表情观察判断其嗅觉。年长儿可用松节油、肥皂、茶叶等轮流置于一侧鼻孔下，压闭另一侧鼻孔，让患儿说出其嗅到的气味的物品名称，检测其有无一侧或双侧嗅觉丧失。

（二）视神经

1. **视觉** 胎龄28周以上的新生儿即能睁眼，并对强光有闭眼反应。胎龄37周以上时可将头转向光源。1个月的婴儿仰卧位时眼球可随摆动的红色圆环（直径大于8cm）转动90°（左、右各45°），3个月婴儿可达180°（左、右各90°）。

正常新生儿可引出“娃娃眼反应”（dolls eye response），检查时扶儿童头呈正中位，然后缓缓将头向左右旋转，这时眼球不随头转动，给人的印象是眼球向转头的相反方向运动。正常情况在生后10天以内可以见到，当注视出现时，此反应消失。

将黑白相间的窄条纹涂在转动的鼓上能引发视动性眼震，即与鼓或条纹运动方向相反的眼球快速震颤，如出现则说明有皮质性视觉。

对于婴儿可通过观察其伸手获取不同大小物体的行为，来检测其视力。4岁以上儿童可用视力表，确定其视力。若不能看清最大的**E**，则令其在一定距离辨认检查者的手指（数指、手动），记录可辨别手指的距离。如不能辨别手动，则用手电筒检查患儿有无光感。

2. **视野** 5~6个月以上儿童可做此检查，但很粗略，检查时不蒙眼，扶儿童呈坐位，家人在儿童前方逗引儿童，检查者站在儿童后方，用两个颜色、大小相同、不发声的物体从儿童背后缓缓移动到儿童视野内，左右移动的方向及速度尽量一致。若儿童视野正常，就会先朝一个物体去看，面露笑容，然后再去看另一个，同时用手去抓。若多次试验儿童只看一侧物体，可能对侧视野缺损。检查年长儿时，检查者与患儿相距60cm，面对面坐着，双方均遮挡一侧眼睛，如检查右眼时，遮挡患儿的左眼和检查者的右眼，患儿的右眼注视检查者的左眼，检查者用手指，由颞上、颞下、鼻上、鼻下从外周向中央移动，当患儿觉察手指出现的瞬间，立即告知，如检查者视野正常，患儿与检查者比较，判断其有无视野缺损。

3. **眼底检查** 在昏暗的房间里进行，嘱患儿两眼直视前方，检查右眼时，检查者在患儿的右侧，右手持检查镜，用右眼观察眼底，检查左眼时则相反。观察的内容包括视乳头、黄斑、视网膜。

正常视盘为粉红色，视盘苍白提示可能有视神经萎缩。视盘边缘模糊伴视杯和静脉搏动消失见于视乳头水肿，正常婴儿的视乳头由于小血管发育不完善而颜色稍苍白，不可误诊为视神经萎缩。有严重屈光不正（远视）时，视乳头边缘可稍模糊，易与视乳头水肿相混。黄斑部“樱桃红”斑点见于溶酶体病，如神经节脑苷脂病、尼曼-皮克病。脉络膜视网膜炎，视网膜似“胡椒粉撒在红色桌布上”。视网膜色素变性可见于包括线粒体病在内的多种神经变性病。

（三）动眼、滑车、外展神经

此3对脑神经支配眼球运动及瞳孔反射。检查时注意：①眼裂与眼睑：眼睑有无下垂，双侧是否对称。②眼球：有无外突或内陷，眼球各方向运动有无受限，是否有复视，复视时眼球的位置，遮挡一眼复视是否消失，有无眼球震颤，如有则观察是水平性、垂直性还是旋转性眼震，有无钟摆样眼震，不规则的眼球阵挛。③瞳孔：观察瞳孔的大小与形状；行对光反射检查，检查者右手持手电筒从侧面照射一侧瞳孔，左手立于双眼之间，光线照射侧瞳孔缩小，为直接对光反射，另一侧瞳孔缩小，为间接对光反射；辐辏与调节反射：嘱患儿注视30cm处检查者的示指，检查者快速移动示指至患儿鼻根，患儿双眼内聚为辐辏反射，双侧瞳孔缩小为调节反射（视频01直接对光反射迟钝和视频02直接对光反射消失）。

视频01 直接对光反射迟钝

视频02 直接对光反射消失

眼睑下垂常见于重症肌无力和线粒体病。眼外肌的瘫痪会导致眼球在静息状态下发生偏斜，向外下偏斜为下斜肌麻痹（动眼神经支配），向外侧偏斜为内直肌麻痹（动眼神经支配），向上偏斜为下直肌麻痹（动眼神经支配），向内下偏斜为上直肌麻痹（动眼神经支配），向外上偏斜为上斜肌麻痹（滑车神经支配），向内偏斜为外直肌麻痹（外展神经支配）。眼球上下运动障碍见于尼曼-皮克病C型。动眼失用见于Joubert综合征、动眼失用-共济失调综合征等，表现为眼球追随移动的物体延迟，伴代偿性甩头动作。6岁以内发生的严重视力障碍都可见钟摆样眼震，先天性眼震出生即有，有些家族性眼震则在1个月后才发生，表现为钟摆样，或有快慢相，快相与注视的方向一致。小脑病变所引起的眼震快相与注视方向一致，向病灶侧注视时眼震更明显。眼球阵挛表现为在水平位、垂直位或旋转位上突然暴发的无规则的眼球运动，见于眼球阵挛-肌阵挛综合征，需注意有无合并神经母细胞瘤。瞳孔缩小伴上睑下垂、眼球内陷和无汗症，见于同侧的Horner综合征。一侧视神经病变可致同侧直接与对侧间接对光反射消失，一侧动眼神经病变，可致同侧的直接与间接对光反射消失。

**（四）三叉神经**

运动纤维支配咀嚼肌。嘱患儿做咀嚼运动，触摸咬肌和颞肌力量的强弱、有无萎缩；观察张口时下颌有无偏斜。

感觉纤维司面部感觉，分别由三叉神经眼支、上颌支、下颌支传入。用针、棉絮、冷热水检查面部的痛觉、触觉、温度觉，两侧对比，根据感觉障碍的分布，判断是三叉神经的周围性感觉障碍还是核性感觉障碍。

反射包括角膜反射和下颌反射。角膜反射：嘱患儿向斜上方注视，检查者用捻成细束的棉絮由眼角方向轻触患儿的角膜，出现瞬目动作为阳性反应。避免碰触到睫毛、巩膜。其传入神经为三叉神经的眼支，传出神经为面神经。下颌反射见深反射部分。

**（五）面神经**

运动神经支配面部表情肌，观察鼻唇沟深浅及微笑时面部表情，皱眉、闭眼、露齿时左右是否对称。由于下部面肌只受一侧（对侧）大脑皮层支配，而上部面肌受双侧支配，所以在核上性面神经麻痹时只见口角歪斜、鼻唇沟变浅，眼裂改变不大，额纹正常。而核下性面神经麻痹时所有表情肌瘫痪，病变同侧额纹变浅，闭眼无力、口角歪斜、鼻唇沟变浅。

面神经司舌前2/3区域的味觉，检查时嘱患者伸舌，用棉签蘸糖、盐、醋、奎宁涂于舌前缘的一侧，然后涂于另一侧舌前缘对称的位置，检查患儿是否能辨别出味道。

**（六）听神经**

听神经包括耳蜗神经和前庭神经。

耳蜗神经司听力，新生儿对声音反应可表现为眨眼、活动停止、终止啼哭或突然啼哭。检查婴儿听力时可用揉纸的声音，在儿童视野外距外耳45cm处揉纸作响。4个月以后的儿童，头可转向声音的一侧。较大儿童可用音叉鉴别是传导性耳聋还是神经性耳聋，可做Rinne试验及Weber试验。

1. **Rinne试验** 振动的音叉放在耳后乳突上，当听不到声音时立即将音叉移到外耳道口外，正常时又可听到声音，即气传导大于骨传导，若此时听不到声音，表示传导性耳聋。

2. **Weber试验** 将振动的音叉放在额部或头顶正中，正常人两耳听到的声音相等，感到声音在正中。传导性耳聋时声音偏向病侧，一侧神经性耳聋时，声音偏向健侧。

前庭神经与躯体平衡、眼球运动、自主神经调节等有关，前庭神经损害时可有平衡障碍，表现为步态不稳，身体向患侧倾倒，还可见眼震。前庭功能检查年长儿可做“转椅试验”，婴幼儿检查时，检查者两臂伸直，持儿童腋下呈直立位，面向检查者，此时检查者在数秒钟内原地旋转3~4圈（儿童也同时旋转），正常儿童在旋转时出现眼震。前庭神经或脑干病变时，不能引起眼震，前庭器官或前庭神经兴奋性增强时，眼震持续时间延长。

**（七）舌咽、迷走神经**

舌咽神经及迷走神经作用密切，同时检查。其运动神经负责吞咽功能和软腭的运动，损害时可表现为吞咽困难、声音嘶哑、鼻音等现象。可检查双侧软腭的活动度，悬雍垂是否居中，一侧舌咽、迷走神经麻痹时，该侧软腭变低，发“啊”音时，患侧软腭不能上提或运动减弱，悬雍垂偏向健侧。

感觉功能检查可用棉签轻触软腭、咽后壁检查一般感觉，舌后1/3的味觉检查同面神经的味觉检查。

咽反射检查见浅反射部分。

在急性延髓麻痹（又称“球麻痹”）时，表现为舌咽、迷走及舌下神经麻痹，咽反射消失，并可有呼吸及循环功能障碍，称为“真性球麻痹”。当病变在大脑或脑干上段时，由于双侧锥体束受累，也有吞咽、软腭及舌的运动障碍，但咽反射不消失，下颌反射亢进，此时称为“假性球麻痹”。两者需注意鉴别。

**（八）副神经**

副神经主要支配胸锁乳突肌及斜方肌上部。检查者嘱患儿转头、耸肩，并施以阻力，检查胸锁乳突肌和斜方肌的肌力。斜方肌瘫痪时，患侧耸肩无力，举手不能过头，一侧胸锁乳突肌瘫痪时，头不能向对侧转动，双侧胸锁乳突肌无力时，则头不能保持直立。

**（九）舌下神经**

舌下神经支配舌肌的随意运动。检查时观察舌静止状态时的位置，有无萎缩，肌束震颤，伸舌是否居中。舌下神经周围性病变时舌肌萎缩，肌束震颤，伸舌时舌尖偏向患侧，核上性病变时，伸舌偏向健侧,无舌肌萎缩和肌束震颤。

## 三、躯体运动系统检查

### (一) 姿势、步态与不自主运动

婴幼儿观察其于坐、卧位有无异常的姿势、异常运动。正常足月新生儿屈肌张力稍强,仰卧位时上肢屈曲内收、握拳、拇指内收。髋关节屈曲轻度外展,膝关节屈曲。俯卧位时,髋屈曲,膝屈曲在腹下方,臀部高起。有下列姿势均属异常:①仰卧位时肢体平置在床面,上肢肩关节、肘关节、腕关节及下肢的髋关节、膝关节、踝关节均能同时接触床面,似青蛙状姿势,提示肌张力减低;②角弓反张,头后仰,下肢伸直,为肌张力增高的表现;③头持续转向一侧;④四肢极度屈曲,两手紧握在嘴前方;⑤肢体极度不对称,一侧上肢和 / 或下肢内旋或外旋。

年长儿还应观察其行走时的姿势,患儿应暴露双腿光脚行走。观察其步幅、节律、基底、足落地的部位等,嘱其走直线、蹲起、脚尖、脚跟行走。一侧下肢伸直,向外、向前画圈步态,为痉挛性偏瘫步态;双侧锥体束受损表现为痉挛性剪刀步态;小脑功能障碍呈宽基底的共济失调步态;下肢抬高的跨阈步态提示周围神经病变;肌病表现为腰前挺,臀部左右摇摆;肌张力不全早期患儿在休息时脚的姿势可以正常,行走时足部内翻、外缘着地,长时间运动、转身时姿势异常更为明显。

观察患儿有无不自主运动,即不受意志控制的无目的的运动,如震颤、肌阵挛、舞蹈症、手足徐动、抽动、肌张力不全等。

### (二) 肌容积

观察并按捏肌肉有无萎缩或肥大,两侧是否对称,可用软尺测量周径比较。明确病变的肌肉与神经支配。小婴儿皮下脂肪较丰满,检查时需避免漏诊。

### (三) 肌力

肌力是受试者在主动运动时所呈现的最大肌肉收缩力。以关节为中心检查肌群的屈、伸,内收、外展,内旋、外旋,旋前、旋后等功能。检查年长儿时可令其主动收缩,评估其对抗重力,及重力加上检查者施加的阻力的能力;对低龄儿可通过游戏、比赛或其对检测者的抵抗力进行大致的评估。需评估近端、远端肌力,并进行双侧对比。肌力分为 6 级:

0 级:肌肉无收缩;

1 级:可见到或触到肌肉收缩,但不能移动肢体;

2 级:肢体能在床面上移动,但不能克服自身重力,即不能抬离床面;

3 级:能抬离床面,但不能抵抗外加阻力;

4 级:能抵抗外加阻力,但较正常力弱;

5 级:正常。

外周神经病通常表现为远端肌力下降,肌病、脊髓前角细胞病变以近端肌力下降为主。Gower 征是近端肌力下降的重要体征,表现为患者从坐位站起时,首先用双手支撑地面抬臀,然后手扶下肢,辅助起身。

### (四) 肌张力

肌张力是指静止状态下肌肉的紧张度。检查者通过触摸受试者肌肉的硬度、感受其被动运动时的阻力,以及观察其关节的活动范围,判断受试者肌张力的高低。检查小婴儿肌张力时,可以握住儿童肘与腕之间,摇晃其上肢,观察腕部活动情况;检查下肢肌张力则可握住膝与踝之间,摇晃下肢,观察踝部活动情况,肌张力高时活动范围小,肌张力低时活动范围大。还可以通过"牵拉试验"了解儿童的肌张力,检查时,儿童呈仰卧位,检查者握住儿童双手,沿儿童前上方的方向牵拉儿童,新生儿时期当牵拉儿童向前时,头向后垂,当躯干呈直立位时,头向前倾。5 个月时儿童肘部能屈曲,主动用力。1 岁以内儿童还可通过以下关节角度的测量,判断其肌张力(表 1-1)。检查方法如下:

**1. 内收肌角** 儿童仰卧位,检查者握住儿童膝部使下肢伸直,将儿童下肢缓缓拉向两侧,尽可能达

表 1-1 不同月龄儿童各关节角度的正常范围

| 检查项目 | 1~3 个月 | 4~6 个月 | 7~9 个月 | 10~12 个月 |
|---|---|---|---|---|
| 内收肌角 | 40~80 | 80~110 | 100~140 | 130~150 |
| 腘窝角 | 80~100 | 90~120 | 110~160 | 150~170 |
| 足跟碰耳试验 | 80~100 | 90~130 | 120~150 | 140~170 |
| 足背屈角 | 60~70 | 60~70 | 60~70 | 60~70 |

注:表内数字为"角度"数

到最大角度，观察两大腿之间的角度。

2. **腘窝角** 儿童仰卧位，屈曲大腿使其紧贴到胸腹部，然后伸直小腿，观察大腿与小腿之间的角度。

3. **足跟碰耳试验** 儿童仰卧位，牵拉足部，向同侧耳部尽量牵拉，骨盆不离开桌面，观察足跟与髋关节的连线与桌面的角度。

4. **足背屈角** 儿童仰卧位，检查者用拇指抵儿童足底，其他手指握住小腿及足跟，将足向小腿方向背屈，观察足背与小腿之间的角度。

5. **围巾征** 检查者托住儿童背颈部使呈半卧位，将儿童手通过前胸拉向对侧肩部，使上臂围绕颈部，尽可能地向后拉，观察肘关节是否过中线，新生儿不能过中线，4~6 个月儿童可过中线。

被动运动时阻力减弱，关节活动度增加提示肌张力减低，常见于下运动单位病变，如脊髓前角细胞、外周神经、肌肉病变，小脑病变也常有肌张力减低。肌肉僵硬及关节活动范围减小提示肌张力增高，“折刀”样肌张力增高，见于锥体束损伤，“铅管”与“齿轮”样肌张力增高，提示锥体外系损伤。

**（五）共济运动**

任何动作都必须是多组肌肉的协调运动即共济运动才能完成，协调功能障碍称之为共济失调。检查者需观察儿童持物、玩耍、行走时的协调性，手指能否准确地放入口中吸吮，有无意向震颤。可通过下面检查法进行评估：

1. **指-鼻试验** 患儿可采取任何体位，伸直前臂，再用示指触鼻尖，睁眼、闭眼皆试，观察有无意向性震颤。

2. **鼻-指-鼻试验** 患儿与检查者对坐，令其用示指尖触自己鼻尖，再指检查者手指，再指自己鼻尖，观察有无震颤。

3. **跟膝胫试验** 患儿平卧，抬高一腿，将足跟准确地落在另一腿的膝盖上，然后沿胫骨向下移动，观察动作是否准确。

4. **闭目难立征（Romberg 征）** 嘱患儿两足并拢，两手向前平伸，闭目。感觉性共济失调睁眼时可站稳，闭目时站立不稳，称为闭目难立征。小脑性共济失调，睁、闭眼均站立不稳，蚓部病变向后仰，一侧小脑半球病变或一侧前庭病变向患侧倾倒。

5. **轮替实验** 令患儿双手反复旋前、旋后，观察运动的速度、节律是否正确。小脑性共济失调患儿动作笨拙，节律不均。

小脑功能障碍的患儿难以调节肌肉收缩的速度和范围，即辨距不良，可表现为眼球震颤、意向性震颤、断续语言、躯干或步态共济失调。还可存在反跳现象，令患儿屈曲手臂以对抗检查者施加的阻力，随后检查者突然松手，患儿无法停止肌肉收缩，手臂打向自己的胸前。

## 四、感觉系统检查

新生儿已经具有痛、触觉，但对于刺激的定位能力很差，随着儿童发育成熟，感觉功能逐渐变得精确。由于配合程度欠佳，对婴幼儿的感觉检查是不准确的，通常只做痛觉检查。5~6 岁以上的儿童，评估感觉功能的方法与成人一致。检查时需两侧、上下对比，根据神经在躯干、四肢的走行与支配，判断感觉异常的神经定位。

**（一）浅感觉**

包括痛觉、温度觉和触觉。痛觉可用大头针，触觉用棉签，温度觉可用装有热水与冷水的玻璃试管，触碰患儿的皮肤，令患儿描述其感觉。

**（二）深感觉**

是指肌腱和关节的运动觉、位置觉、震动觉。检查方法如下：

1. **运动觉** 嘱患儿闭目，检查者用手指轻捏患儿手指、足趾的两侧，上或下移动，令患儿说出运动的方向。

2. **位置觉** 嘱患儿闭目，检查者将其肢体摆放成某种姿势，让患儿说出所放的位置或用对侧相应肢体模仿。

3. **震动觉** 将震动着的音叉（128Hz）置放在患儿肢体的骨隆起处，如内外踝、腕关节、髋骨、锁骨、桡骨等处的皮肤上，让患儿回答有无震动的感觉，检查时要上、下对比，左、右对比。

**（三）复合感觉**

1. **皮肤定位觉** 检查者用手指轻触皮肤某处，让患儿指出被触位置。皮肤定位觉障碍见于皮质病变。

2. **两点辨别感觉** 嘱患儿闭目，用分开的双脚规刺激两点皮肤，如患者有两点感觉，再将两脚规距离缩短，直到患者感觉为一点为止。如触觉正常而两点辨别觉障碍，见于额叶病变。

3. **图形觉** 嘱患儿闭目，检查者用竹签或笔杆在患儿皮肤上画几何图形（圆形、方形、三角形等）或数字，看患儿能否辨别。如有障碍，提示为丘脑水平以上的病变。

4. **实体觉** 嘱患儿闭目，将物体如铅笔、橡皮、钥匙等置于患儿的手中，让其触摸后说出物体的名称。实体觉缺失时，可见于皮质病变。

检查者要熟知躯干感觉分布的节段性和四肢的周围神经分布，以及常见的体表感觉标志，如乳头平面为$T_4$，剑突下为$T_7$，脐平面为$T_{10}$，腹股沟线为$T_{12}$，肛周区域为$S_{4\sim5}$。根据感觉异常的分布判断神经系统病变的部位，如手套、袜套样分布，提示多发周围神经病变；存在感觉缺失平面，提示横贯性脊髓损害；偏身感觉异常，提示内囊病变等。

## 五、反射检查

反射是人体对刺激产生的一种不自主的瞬时运动，包括生理反射和病理反射，前者包括浅反射和深反射，及婴幼儿时期存在的暂时性反射。

### （一）浅反射

对结膜、咽喉、腹壁和提睾肌区域等的轻刺激诱发的反射。

1. **角膜反射** 嘱患儿向对侧看，检查者用棉花细絮轻触角膜，诱发出双眼的眨眼动作。该反射弧由三叉神经传入，由面神经传出。若测试一侧角膜无反射，测试另一侧，有双侧眨眼动作，提示无反应侧的三叉神经麻痹；若分别刺激双侧角膜，一侧均无眨眼反射，提示该侧面神经麻痹。

2. **咽反射** 用压舌板刺激咽后壁，引起作呕、软腭上抬动作。反射的传入与传出均通过舌咽和迷走神经，中枢在延髓。

3. **腹壁反射** 患儿仰卧，用叩诊锤的尾端沿肋缘（$T_{7\sim8}$）、平脐（$T_{9\sim10}$）和腹股沟（$T_{11\sim12}$）自腹外侧向中线方向快速轻划腹壁皮肤，引起上、中、下腹部肌肉收缩。

4. **提睾反射** 用叩诊锤的尾端轻划大腿内侧皮肤，引起同侧睾丸上提。由$L_1$~$L_2$的闭孔神经传入，生殖股神经传出。男孩4~6个月以后才比较明显。正常者也可有轻度不对称。

5. **跖反射** 轻划足底外侧缘，1岁半以内儿童出现踇趾的伸或屈的动作，2岁以后表现为足趾跖屈。$L_5$至$S_{1\sim2}$胫神经传入、传出。

6. **肛门反射** 刺激肛门周围皮肤，引起肛门括约肌收缩（$S_{4\sim5}$）。

### （二）深反射

刺激肌腱、骨膜等引起的反射。检查过程中可与患儿进行交谈，使其保持放松状态。

1. **下颌反射** 检查者右手执叩诊锤，用左手示指轻按患儿下颌正中部，使其口半张开，以叩诊锤轻叩左手示指，患儿出现闭口动作。由三叉神经传入、传出，中枢在脑桥。正常时此反射很微弱或不能引出。皮质脑干束病变时反射增强。

2. **肱二头肌腱反射（$C_{5\sim6}$，肌皮神经）** 患儿屈肘90°，检查者以手托住前臂，拇指压在二头肌腱上，用叩诊锤叩此拇指，引起前臂屈曲。

3. **肱三头肌腱反射（$C_{6\sim7}$，桡神经）** 患儿前臂半屈曲位，叩击鹰嘴上方的三头肌腱，引起前臂伸展。

4. **桡骨膜反射（$C_{5\sim6}$，桡神经）** 患儿肘部半屈半旋前位，叩击桡骨远端，引起肘关节屈曲，前臂旋前。

5. **膝腱反射（$L_{2\sim4}$，股神经）** 坐位或卧位，膝自然屈曲，用叩诊锤敲击膝盖下方的股四头肌腱，引起小腿前伸。检查时应扩大范围在膝盖上方及下方的胫骨前缘敲击，如也可引出膝腱反射为亢进（视频03 膝腱反射亢进）。

视频03 膝腱反射亢进

6. **跟腱反射（$S_{1\sim2}$，胫神经）** 仰卧位，髋关节稍屈曲并外旋，膝关节亦稍屈曲，检查者用左手轻压足底前部，使足稍背屈，然后轻叩跟腱，诱发出足跖屈。

7. **阵挛** 为腱反射亢进的表现，包括踝阵挛、髌阵挛。踝阵挛检查方法为检查者左手托腘窝，使膝关节半屈曲，右手握足前部，突然推向背屈，并继续保持适当的推力，阳性反应为踝关节节律性地往复伸屈。髌阵挛检查，患儿仰卧，下肢伸直，检查者用一只手拇指与示指按住髌骨的上缘，另一只手扶住膝关节的下方，突然迅速地将髌骨向下方推移，并继续保持适当的推力，阳性反应为髌骨反复地快速上下移动（视频04 踝阵挛阳性）。

视频04 踝阵挛阳性

### （三）发育反射

发育反射又被称为原始反射，是婴儿时期特有的反射，随着皮质抑制功能的逐渐成熟而消失。

1. **吸吮及吞咽反射** 检查者用橡皮奶头或小手指尖插入儿童口内3cm，引起儿童口唇及舌的吸吮动作。当奶或糖水进入口腔时，有吞咽动作。胎龄28~30周的早产儿，吸吮力量很弱，而且不能持久;36 周时吸吮持续有力。所有正常足月新生儿都有吸吮及吞咽反射,生后即出现,4 个月后逐渐被主动的进食动作所代替。

2. **觅食反射** 正常足月新生儿脸颊部接触到母亲乳房或其他部位时,即可出现"寻找"乳头的动作。检查此反射时,可轻触儿童口角或面颊部,儿童将头转向刺激侧,唇噘起。胎龄 28 周时已有此反射,但反应迟钝,且不完全;胎龄 32 周时即有完全的反应;此反射在足月儿也不恒定,生后第 1 天有时可引不出,不能视为异常。生后数月此反射逐渐消失。

3. **握持反射** 检查者手指或其他物品从儿童手掌尺侧进入,此时儿童手指屈曲握物。检查时头部要放在正中位,不要碰触手背,这可使手张开。此反射生后即出现,2~3 个月后消失,逐渐被有意识的握物所代替。

4. **拥抱反射** 又称 Moro 反射。儿童仰卧,检查者手放置于其头后部,将头抬起与床面呈 30°,呈半坐位,然后迅速将其头后倾 10°~15°(检查者的手不离开头部);还可将儿童放呈仰卧位,拉儿童双手使躯体慢慢升起,当肩部略微抬离桌面(头并未离开桌面)时,突然将手抽出,引起颈部的突然活动。Moro 反射阳性时表现为上肢伸直、外展,下肢伸直(但不经常出现),同时躯干及手指伸直,拇指及示指末节屈曲,然后上肢屈曲内收,呈拥抱状,有时伴有啼哭。Moro 反射生后即出现,3 个月以内表现明显,4~5 个月时逐渐消失,6 个月时如持续存在属异常。

5. **安置反射**(placing reflex) 扶儿童呈立位,将一侧胫骨前缘或足背抵于桌面边缘,可见到儿童将该下肢抬到桌面上。比较左右侧是否对称。此反射初生时即存在,6 周后逐渐消失。

6. **踏步反射**(stepping reflex) 扶持儿童腋下呈直立位,使其一侧足踩在桌面上,胸部前倾,此时可引一连串步伐交换运动。向前迈步时,由于内收肌的作用,一只脚常绊住另一只脚。早产儿也可引出此反射,但往往是足尖接触桌面,足月儿则是用整个脚底接触桌面。出生后即存在此反射,2~3 个月后消失。

**(四) 病理反射检查**

病理反射是指锥体束损害时,中枢神经系统对脑干和脊髓的抑制功能减弱或消失,而出现的异常反射,又称锥体束征。

1. **巴宾斯基**(Babinski)**征** 简称巴氏征,检查时患儿平卧,全身放松,髋、膝关节伸直,足跟放在床上,若坐位时膝关节应适当伸直,检查者用手握住其踝关节。用叩诊锤的尾端划足底外侧缘,由足跟向前划,阳性反射为踇趾背屈,其余四趾扇形散开。2 岁以内出现意义不大,2 岁以后阳性是锥体束损害重要体征之一,但也可出现于深昏迷或熟睡时(视频 05 Babinski 征阳性)。

视频 05　Babinski 征阳性

2. **查多克**(Chaddock)**征** 自外踝下方由后向前轻划足背外侧皮肤,阳性反应表现与意义同巴氏征。

3. **奥本海姆**(Oppenheim)**征** 两指紧压在胫骨前缘两侧,自上往下滑动,阳性反应表现与意义同巴氏征。

4. **戈登**(Gordon)**征** 用手挤压腓肠肌,阳性反应表现与意义同巴氏征。

5. **霍夫曼**(Hoffmann)**征** 检查者以左手握住患儿手腕上方,使其手腕略背屈,用右手示指和中指夹住患儿中指第二节,以拇指向下迅速用力弹刮患儿中指的指盖,除中指外的各指轻微屈曲为阳性。其反射中枢在 $C_7$~$T_1$(视频 06 Hoffmann 征阳性)。

视频 06　Hoffmann 征阳性

神经反射检查可为神经系统疾病的定位诊断提供重要的信息。浅反射的减弱或消失见于脊髓反射弧或锥体束病变,即上、下运动神经元的病变均可导致浅反射的减弱或消失。深反射即腱反射的减弱或缺失,见于脊髓前角细胞、脊髓前根、外周神经、脊髓后角、后根、脊髓的后索病变,是下运动神经元病变的一个重要体征;腱反射亢进提示锥体束损害,是上运动神经元病变的一个重要体征。发育反射的评估在新生儿期和婴儿期非常重要,其异常包括:发育反射在应该存在的时期缺失;发育反射为非对称性的,提示单侧病变;发育反射在应当消失的时期仍存在,提示皮质下行抑制投射成熟受损。病理征是锥体束损害的指征,常与腱反射亢进、浅反射消失同时出现。

## 六、脑膜刺激征检查

软脑膜和蛛网膜炎症、蛛网膜下腔出血、各种原因所引起的颅压增高等，导致神经根受刺激，而致反射性颈背肌张力增强。小婴儿囟门及颅缝未闭，可以缓解颅内高压，脑膜刺激征可能不明显或出现较晚。

1. **颈强直** 患儿去枕仰卧，检查者一手托住患儿的枕部，将头向前屈曲，正常时无抵抗存在，阳性时颈部屈曲有阻，下颌不能抵至胸部。

2. **克尼格(Kernig)征** 患儿去枕仰卧，检查者将其一侧下肢在髋关节及膝关节处屈曲成直角，然后向上伸直其小腿，如大腿与小腿间的夹角不到135°即产生明显的抵抗，并伴有大腿后部及腘窝疼痛为阳性。

3. **布鲁津斯基(Brudzinski)征** 患儿去枕仰卧，检查者以手托其枕部，将头前屈，如髋关节、膝关节不自主地屈曲，则为阳性。

### 七、自主神经功能检查

自主神经分为交感与副交感神经，主要功能为调控内脏、血管、竖毛肌、汗腺的活动。检查时观察患儿的皮肤色泽、温度、汗液分泌等，询问有无尿潴留、尿失禁、排便困难等括约肌功能。可行皮肤划痕试验，以钝头竹签加适度压力在皮肤上划一条线，数秒钟后皮肤会出现先白后红的条纹为正常。如白色条纹持续超过5分钟，提示交感神经兴奋性增高；如红色条纹增宽、隆起，持续数小时，提示副交感神经兴奋性增高或交感神经麻痹。

（包新华）

## 第四节　神经系统疾病辅助检查

神经系统疾病复杂多样，认真细致地询问病史和体格检查对于神经系统疾病的诊断非常重要，但要明确诊断需要做相关的辅助检查。神经系统疾病相关的辅助检查主要包括神经影像学、神经电生理、脑脊液检查、遗传代谢病筛查、酶活性检测及遗传学检查，每一项辅助检查有其相应的适应证和特点。神经系统疾病根据病史和查体可初步做出定位诊断，结合恰当合理的辅助检查可协助明确病因诊断。

### 一、神经影像学检查

神经影像学检查最常用的包括计算机断层扫描(computed tomography，CT)和磁共振成像(magnetic resonance imaging，MRI)。头颅CT在显示出血性病灶和钙化性病灶时较头颅MRI更有优势，而头颅MRI较头颅CT分辨率更高，对于发现脑结构性异常和占位性病变有更高的价值，MRI显示脑白质病变也较CT更清晰。其他头颅影像学检查，如功能磁共振、正电子发射断层扫描、单光子发射计算机断层扫描等对于药物难治性癫痫患者术前评估病灶的定位具有重要作用。磁共振波谱对于有些神经遗传代谢病的诊断具有辅助作用，如乳酸峰升高支持线粒体病、N-乙酰天冬氨酸峰升高提示Canavan病。

### 二、神经电生理学检查

1. **脑电图** 脑电图(electroencephalography，EEG)是一种反映脑功能状态的检查方法，具有较高的灵敏性，是儿童神经系统疾病的重要辅助检查手段。EEG检查在儿科的主要适应证包括鉴别各种儿童发作性症状的性质，协助临床确定儿童癫痫的发作类型或癫痫综合征类型。对于其他中枢神经系统疾病，EEG可作为脑功能损伤的判断指标，但特异性不高。在新生儿窒息、缺氧缺血性脑病时，EEG可评价脑损伤程度及判断预后。此外，EEG对诊断睡眠障碍、判断昏迷与脑死亡也有一定价值。

2. **肌电图** 肌电图(electromyography，EMG)和神经传导速度记录的是肌肉与周围神经的电活动，反映了包括脊髓前角运动神经元、周围神经、神经肌肉接头部位及肌肉本身的功能状态，并可间接或部分反映上运动神经元的影响。EMG对于肌肉病和周围神经病的诊断具有重要的辅助作用。

3. **诱发电位** 诱发电位(evoked potentials)是神经系统感受外部或内在刺激时，在中枢神经系统和周围神经系统相应部位检出的与刺激有锁时关系的电位变化，代表神经系统特定状态下的生物电活动。常用的诱发电位检查包括脑干听觉诱发电位、视觉诱发电位和体感诱发电位检查。脑干听觉诱发电位可用于筛查听力损伤，对于脱髓鞘病变、可引起听通路损害的脑干病变、各种中枢神经系统遗传变性病、缺氧缺血性脑损伤、昏迷与脑死亡的辅助诊断及预后判断有帮助。视觉诱发电位对于视神经炎和球后视神经炎、多发性硬化和视神经脊髓炎谱系障碍、皮质盲等的病变损伤程度和预后判断有帮助。体感诱发电位可用于周围神经损伤、脊髓病变、脑干和丘脑病变、大脑半球病变、多发性硬化、新生儿缺氧缺血性脑病损伤程度及预后的判断，也可用于判断昏迷预后及脑死亡等。

### 三、脑脊液检查

脑脊液常规、生化及病原学检查对于明确中枢神经系统感染性疾病的诊断非常重要；脑脊液自身免疫性脑炎相关抗体(如抗 NMDAR 抗体等)检测有助于明确诊断及指导治疗;脑脊液自身免疫性脱髓鞘疾病相关抗体(如 MOG 抗体、AQP4 抗体等)的检查对于疾病分型及判断预后有指导作用;脑脊液检查对于某些遗传代谢病的诊断也有帮助,如葡萄糖转运子 1 缺陷患者脑脊液葡萄糖降低,线粒体脑病患者脑脊液中乳酸可升高,脑叶酸缺乏症患者脑脊液中 5- 甲基四氢叶酸水平降低。

## 四、遗传代谢病筛查

遗传代谢病病种繁多,表型复杂,缺乏特异性,很多疾病以神经系统损害为主,临床诊断困难,需要通过代谢物测定进行筛查与诊断。主要有液相色谱串联质谱法(liquid chromatography tandem mass spectrometry,LC-MS/MS)和气相色谱质谱联用法(gas chromatography mass spectrometry,GC-MS)。LC-MS/MS 已经成为氨基酸、有机酸及脂肪酸代谢病的常规筛查与诊断方法,GC-MS 尿液有机酸是确诊有机酸代谢病的主要方法。临床上遇到以下情况时应做尿液及血液遗传代谢病的筛查,以明确病因诊断:①新生儿期不明原因的反复惊厥、反复发作的急性脑病;②不明原因的智力、运动发育落后或倒退、不明原因的癫痫发作合并其他神经系统表现;③不明原因的低血糖、高血氨、代谢性酸中毒等。

## 五、酶活性测定

酶活性测定是诊断遗传代谢病的可靠手段,特异性高,有许多遗传性代谢病必须采用酶活性测定的方法或基因分析的方法才能确诊。如生物素酶活性测定是诊断生物素酶缺乏症的关键方法;溶酶体含有 60 多种酸性水解酶,降解各种生物大分子,如核酸、蛋白质、黏多糖、糖原等。溶酶体贮积症是一组由于溶酶体中酸性水解酶的缺陷所致的遗传性代谢病,包括了 40 余种疾病,常见的相关疾病如法布里病、糖原贮积症 2 型、黏多糖贮积症Ⅰ型和Ⅱ型、戈谢病、尼曼 - 皮克病、球形细胞脑白质营养不良、异染性脑白质营养不良、GM1 和 GM2 神经节苷脂贮积症、神经元蜡样质脂褐质沉积症婴儿型和晚婴型等(表 1-2)。出现以下临床特点时应考虑溶酶体贮积症的可能,可通过溶酶体酶活性检测协助诊断:①面容粗陋,骨骼异常,肝脾大;②智力运动发育落后或倒退,或伴共济失调、惊厥及无力等神经系统症状。

## 六、遗传学检测

近年来,随着遗传检测技术的迅猛发展,遗传分析技术已广泛应用于神经系统复杂疑难疾病的诊断,临床医生需要更好地了解使用遗传分析技术的目的和时机,理解这些技术的优势和局限性,才能将遗传分析技术合理应用于临床实践中,为提高遗传病的诊治能力和水平提供帮助。

### (一) 染色体核型分析

染色体核型分析(karyotype analysis)可诊断染色体数目和大的结构异常(只能检出 >5Mb 的 DNA 片段变化),如 21- 三体综合征,特纳综合征、5P- 综合征,环 20 号染色体综合征等。对于有外貌异常、小头畸形、智力障碍、性发育异常、不能解释的生长发育障碍等表现的患儿应做染色体核型分析,协助病因诊断。

### (二) 染色体微缺失或重复检测

染色体微缺失或重复是指染色体上发生了微小的缺失或重复,一般小于 5Mb,利用常规光学显微镜不能发现。染色体微缺失或重复包括一组疾病,患儿常见智力低下伴微小畸形,如 1p36 缺失综合征、11q 末端缺失综合征、15q11-13 重复综合征、Angleman 综合征等。染色体微缺失或重复检测有以下几种方法:

**1. 荧光原位杂交(fluorescence in situ hybridization,FISH)技术** 利用荧光标记的 DNA 探针与染色体进行杂交,分析染色体的结构,可发现常规光学显微镜不能检测出的染色体微小缺失。

**2. 多重连接依赖的探针扩增(multiplex ligation-dependent probe amplification,MLPA)法** MLPA 是指应用探针与目的 DNA 序列进行杂交,通过链接、PCR 扩增、产物电泳分离及数据收集等步骤对目的 DNA 序列进行定性和半定量分析的检测技术,可以明确基因是否缺失或重复。MLPA 具有经济、高效、特异、实验周期短、操作方便等优点,其最大的优点是针对已知的 DNA 小范围的 CNV 检测,而且理论上能够精确到 20bp,数据分析简单快捷。缺点主要是一次检测的区域范围有限。

**3. 微阵列比较基因组杂交(array-based comparative genomic hybridization,aCGH)技术** 是指在芯片上应用携带有不同荧光素的病例样本和正常对照样本进行共杂交,以此发现病例样本基因组相对于正常对照样本基因组的 DNA 拷贝数变异(copy number variation,CNV)。多个国内外专家共识建议将 aCGH 作为不明原因的智力障碍和 / 或发育迟缓、非已知综合征的多发畸形及孤独症谱系障碍的常规一线检测技术。aCGH 技术的优势是可在全基因组范围内同时检测所有染色体片段的拷贝数改变,能

表 1-2 常见的溶酶体贮积症及其酶缺陷

| 病名 | 酶缺陷 |
| --- | --- |
| GM1 神经节苷脂贮积症 | β- 半乳糖苷酶 |
| GM2 神经节苷脂贮积症<br>Tay-Sachs 病、黑矇性痴呆<br>Sandhorf 病 | β- 氨基己糖苷酶 A<br>氨基己糖苷酶 A、B |
| 球形细胞脑白质营养不良（Krabbe 病） | 半乳糖脑苷脂酶 |
| 戈谢病（Gaucher 病） | β- 葡萄糖苷酶 |
| 法布里病（Fabry 病） | α- 半乳糖苷酶 |
| 异染性脑白质营养不良 | 芳基硫酸酯酶 A |
| 尼曼 - 皮克病（Nimann-Pick 病）A/ 型 | 鞘磷脂酶 |
| 糖原贮积症Ⅱ型（Pompe 病） | α- 葡萄糖苷酶 |
| 黏多糖贮积症Ⅰ型（Hurler 病） | α-L- 艾杜糖苷酶 |
| 黏多糖贮积症Ⅱ型（Hunter 病） | 艾杜糖硫酸酯酶 |
| 黏多糖贮积症ⅢA 型 | 类肝素硫酸酯酶 |
| 黏多糖贮积症ⅢB 型 | α-N- 乙酰氨基葡萄糖苷酶 |
| 黏多糖贮积症ⅢC 型 | α- 氨基葡萄糖苷酶 N- 乙酰转运酶 |
| 黏多糖贮积症ⅢD 型 | N- 乙酰氨基葡萄糖苷 -6- 硫酯酶 |
| 黏多糖贮积症ⅣA 型 | 氨基半乳糖 -6- 硫酯酶 |
| 黏多糖贮积症ⅣB 型 | β-D- 半乳糖苷酶 |
| 黏多糖贮积症Ⅵ型 | N- 乙酰氨基半乳糖 -4- 硫酸酯酶 |
| 黏多糖贮积症Ⅶ型 | β- 葡萄糖醛酸苷酶 |
| 黏多糖贮积症Ⅸ型 | 透明质烷酶 |
| 神经元蜡样质脂褐质沉积症Ⅰ型（婴儿型） | 棕榈酰蛋白硫酯酶 1 |
| 神经元蜡样质脂褐质沉积症Ⅱ型（晚婴型） | 三肽基肽酶 1 |
| α- 甘露糖苷贮积症 | α- 甘露糖苷酶 |
| β- 甘露糖苷贮积症 | β- 甘露糖苷酶 |
| 天冬胺酰葡萄糖尿症 | 天冬胺酰葡萄糖胺酶 |
| Schindler-Kanzaki 病 | α-N- 乙酰基半乳糖苷酶 |
| 岩藻糖苷贮积症 | α- 岩藻糖苷酶 |
| 沃尔曼病（Wolman 病）、胆固醇贮积症 | 酸性酯酶 |

检测 100kb 以上的拷贝数变异，可同时检测染色体缺失或重复，且能比较准确、客观的界定 CNV（区间和大小）。与核型分析相比，aCGH 不需要进行细胞培养，分辨率高出核型分析近千倍，几乎可用于外周血、口腔黏膜细胞、羊水细胞及任何组织的分析。缺点是不能检测染色体平衡易位、倒位及复杂性重排；不能检测小于 2kb 的 DNA 片段重复或缺失。

**4. 高通量测序检测拷贝数变异** 随着高通量测序成本的降低和分析方法的日渐成熟，二代测序（next-generation sequencing，NGS）方法被越来越多的应用于遗传罕见病的拷贝数变异（CNV）的检测。低倍全基因组测序，也称为基因组拷贝数变异测序(copy number variation sequencing,CNV-seq)采用NGS技术对样本DNA进行低深度全基因组测序,然后将测序结果与人类参考基因组碱基序列进行比对,通过生物信息分析以发现受检样本存在的CNVs。CNV-seq检测具有低成本、高通量、低DNA样本量需求等优势,适用于检测染色体非整倍体,大片段缺失/重复及全基因组CNVs,同时可以检测出大于5%的低比例非整倍体嵌合,具有很高的临床适用性。全外显子组测序(whole exome sequencing,WES)通过对测序覆盖区域的深度统计和比较等生物信息算法,对于大片段的CNV、单基因或外显子水平的CNV等染色体异常的分析具有一定的准确度。无论CNV-seq,还是WES检测CNV时,包括由于对于人类基因组中高度重复区域,高GC含量区域等造成捕获不均一,探针覆盖区域只限于外显子区等局限性的存在,对于检测结果建议使用平行方法,包括荧光原位杂交、荧光定量PCR等实验手段进一步验证确认。

**(三)基因检测**

目前应用于临床的基因检测技术主要包括Sanger测序(又称一代测序)和二代测序(NGS)技术两大类,NGS主要包括疾病靶向序列测序(disease target sequencing,DTS)、全外显子组测序(WES)和全基因组测序(whole genome equencing,WGS)技术,NGS是遗传分析技术另一个革命性的进展,已经成为儿童神经系统遗传性疾病重要的辅助诊断手段。

**1. Sanger测序** Sanger测序技术可以逐一检测已知的致病基因,适用于临床高度怀疑的某一种神经遗传病的致病基因的特殊或常见突变(热点突变)的检测。如Dravet综合征患儿80%左右的致病基因为钠离子通道*SCN1A*基因突变导致,可应用Sanger测序技术检测该基因突变。该检测方法的优点是简单、快捷,适于符合孟德尔单基因遗传的基因突变分析或作为二代测序阳性结果的验证。缺点是Sanger测序通量低,只能作为致病基因或致病位点明确的单基因遗传病的检测(先证者诊断)及受累家族成员携带者筛查。

**2. 疾病靶向序列(disease targeting sequence,DTS)测序** DTS技术也称为基因Panel,能够一次性检测所有已知相关致病基因,是一种快速、高效、相对成本低廉的临床遗传学诊断技术,目前已经成功应用于遗传性癫痫、智力障碍、先天遗传代谢病、线粒体病、共济失调、遗传性痉挛性截瘫、神经肌肉病等的病因学诊断。优势是可以临床表型为先导,结合已有的研究结果,比如与癫痫有关的致病基因迄今已发现600余个,可以个性化设计成癫痫相关基因靶向捕获Panel。Dravet综合征的SCN1A基因序列长,无变异热点,突变类型多(既有错义突变、无义突变和剪切突变,还有微缺失及微重复突变),设计成单基因靶向捕获Panel,可极大提高致病基因的检出率。该方法的优点是具有通量大、可同时进行多基因并行测序,有较高的灵敏度和准确度。缺点是DTS只能发现和检出已知的基因突变,对于某些致病基因或致病位点不能做到全覆盖,会造成假阴性结果,不能发现新的致病基因。由于新的疾病或者表型相关基因不断被发现,DTS纳入的基因应该不断更新。

**3. 全外显子测序(whole exon sequencing,WES)** 是利用目标序列捕获技术对基因组的全部外显子实施捕获并进行高通量测序的技术。在除外单基因变异后,WES是疑似罕见的孟德尔疾病的最佳诊断方法。优势是可对全基因组的外显子区域进行DNA序列分析,特别适合儿童遗传病的诊断。WES不仅可检出已知基因的突变,还可以发现以前未报道过但对人类有明确致病性的基因新变异。WES的缺点是对发现的DNA变异需要用传统的Sanger技术进行验证,检测周期较长,价格较高。另外,WES对同时发现的很多临床意义未明变异的解读仍有很大挑战,同时有些特殊类型的基因变异仍不能覆盖,如基因动态突变致病的脆性X综合征、亨廷顿舞蹈症及遗传性脊髓小脑性共济失调、基因甲基化异常导致的Prader-Willi/Angelman综合征、存在高度同源假基因或基因重组的脊肌萎缩症和先天性肾上腺皮质增生,需要应用MLPA或甲基化的PCR进行特异性分析。

**4. 全基因组测序(whole genome sequencing,WGS)** 近年来,WGS从研究层面快速应用于临床的遗传分析。该技术是针对全基因组范围全部DNA序列的高通量测序,较WES覆盖的区域更广,不仅覆盖了所有基因的外显子序列,也覆盖了内含子序列和非编码区的转录启动子、转录增强子及调控区特殊DNA序列。从理论上可以检测所有的DNA变异,在不大幅增加成本的情况下提升了遗传变异的诊断效力。优势与WES相比是可以更大范围发现新基因,可检出绝大多数各个类型的遗传异常,特别适用于临床表型复杂难以明确诊断的遗传性疾病。该检测技术的缺点及局限性是检测成本高、周期长,最大的挑战是WGS分析会产生海量的生物学数据,大量的VUS,极大地增加了对这些变异临床意义的判读，迄今还没有一个全面的分析软件和指南能够完成。

（张月华）

## 第五节 神经系统疾病多学科诊治

儿童期起病的神经系统疾病的病因、起病方式、临床表现、疾病转归、预后方面与成年期起病者有很大的不同。首先，从病因方面，感染性、免疫性、遗传性因素相对多见，其中遗传性因素占很大比例。起病方式较成人急，有些疾病病变仅局限在神经系统，而在另一些疾病中，神经系统病变只是受累的多脏器多系统病变之一。如果能够得到早期诊断，除针对病因的有效治疗外，及时处理其他系统并发症，部分疾病预后良好。

神经系统疾病很多在儿童期发病，很多是慢性、终身性疾病。常见临床表现包括：

1. **神经系统症状** 常表现为松软儿（肌张力低下），语言智力运动发育落后或倒退，有热或无热惊厥发作，精神行为异常（烦躁、多动、孤独症倾向），肌张力异常，运动障碍，感觉异常，睡眠障碍，记忆、情感、情绪障碍，运动不耐受，小脑、锥体外系、脊髓、周围神经肌肉损害，视听障碍，肌无力等。起病方式可以是急性起病、亚急性起病或慢性起病，病程可以是静止性、进展性、波动性或发作性，病程中可出现急性/慢性脑病，意识障碍，严重代谢危象时可有昏迷，甚至危及生命。

2. **消化道症状** 表现为拒乳、纳差、喂养困难、呕吐、腹胀、腹泻、黄疸、肝脾大、肝功能异常等。

3. **眼睛、皮肤、毛发改变** 如白内障、晶状体脱位、视神经萎缩，异常气味，毛发异常，皮疹、色素斑等。

4. **心血管受累表现** 如心律失常、心肌病、肺高压、猝死等。

5. **内分泌及代谢异常** 如矮身材、体重不增、发育迟缓、生长发育受限、酸碱失衡和电解质紊乱、低血糖、各种激素水平异常，以及出现异常代谢产物等。

6. **泌尿生殖系统异常** 血尿、蛋白尿、肾功能异常，泌尿系畸形，性发育障碍等。

7. **骨骼关节和表观畸形** 可有骨骼关节脊柱畸形、头形或头围异常（巨颅或小头）、特殊面容等。

神经系统疾病虽然以神经系统受累为主，但是很多累及多系统多脏器，或者随病程的发展，可出现其他系统并发症表现，而且，对于神经系统疾病，在诊断上还需要考虑系统性疾病的可能，以及原发于其他系统疾病导致的神经系统继发性病变。

传统就医模式是患者依自身疾病所表现出的症状试探性就医，很多患儿家长不知道该带孩子去哪个科室就诊，有一些能够迅速找到专科医生，有一些有可能辗转多家医院多个科室多名医生诊治，一般是“一对一”的模式，即一名医生在一个固定门诊单元的某一时间段接诊一名患者，一般在一个门诊单元接诊多名患者。初诊后被安排各种辅助检查或接受治疗，随后有可能失去联系，或转诊至其他医院其他科室其他医生，或住院治疗。现状是儿童神经专科医师相对欠缺，即使每一位神经专科医师有其普遍共性的培养体系和培训路径，有其对神经系统疾病的规范化的诊治常规，但是因其成长历程不同，也有其个性化的临床经验和领悟能力，因此对疾病的诊治模式有一定的个体化的固有模式。一旦形成了这种固有模式，有时候很难改变，有可能对于疾病的判断上会存在一定偏差。因此，临床医生常因为认识不足而出现一定程度的误认或漏诊。治疗方面，首先是病因治疗，包括饮食治疗和药物治疗。对于神经遗传病，只有很少数疾病有有效的针对病因的治疗，虽然不断报道发现了某种疾病的新的致病基因，似乎不需几年，所有疾病都可以进行分子水平诊断，并通过基因治疗而彻底治愈疾病。但是事实上，这些激动人心的实验成果大多还停留在实验室的微观水平。因此，除少数针对病因治疗外，很多需要根据病情进行抗癫痫药物治疗、支持对症治疗和物理康复治疗，还需要根据并发症的情况进行相应治疗。

很多时候，临床医生更多关注患者的病而忽略了他是一个患病的人。比如各种病因导致的神经肌肉病，不仅累及周围神经和骨骼肌，对呼吸肌和心肌也有严重影响。长期肌无力还会导致继发性的骨关节变形，而脊柱的变形又会加重呼吸问题，呼吸或心脏功能衰竭往往才是这类患者的直接死亡原因。肌无力导致吞咽困难，长期卧床影响消化吸收能力，最终引起营养不良。因此，儿童神经肌肉病需要长期综合治疗，早期的呼吸、心脏和脊柱关节的管理以及康复指导尤为重要，最重要的是营养支持，进行有效、规范的康复训练和呼吸管理，从而延缓病情进展，提高患儿的生活质量。由于这类患者往往行动不便，来回奔走于几个不同时间出诊的专家门诊非常困难，加上部分检查等待时间较长，患者或家长往往放弃了就诊，没有定期针对呼吸、肌肉骨关节功能进行评估和干预，也没有定期进行康复训练，以至于很快发展到呼吸衰竭。另外，由于这类疾病发病率很低，其呼吸、关节并发症也有各自的特点，并有一系列成熟的评估方式和治疗标准，但普通的呼吸科、骨科医师可能并不了解这类疾病，因此，非常需要具备这方面专业知识的医师来进行相关的评估和治疗。由儿科、呼吸科、骨科、营养、心血管专业、康复医学科等专业团队组成的多学科联合门诊这一"一站式"诊疗模式，是当前诊断、治疗儿童神经肌肉病的最佳方案。

针对这些儿童神经系统疾病中，有些病情复杂诊断困难，有些即使诊断明确，但是缺乏特效药物治疗手段，如何做到以患者为中心，为患者提供专业的诊断、整体的评估和全面照护，如何将儿童患者顺利向成人专科过渡，如何从临床诊疗中获得临床研究队列，是我们需要思考和努力的。我们希望对于诊断不明的患者能够提高诊断效率，对确诊患儿尽量减少多次就诊的转运负担，提供一站式服务。

很多神经系统疾病都适合应用"多学科诊治模式"，即将不同专业的专家集中在同一时间同一地点，共同对同一患者进行诊治，这样可以加强不同专业的专家相互之间以及和患者的交流沟通，提供个体化的精准诊治和建立良好医患关系。多学科诊治被认为是神经肌肉病等管理的"金标准"和"最先进的模式"，被多个专业协会、专家小组和患者组织认可，尤其是那些存在严重肌无力、严重残疾的疾病。以患者为中心，不仅提供诊断性辅助检查和处方药物等医疗需求的便利，而且提高生存质量，帮助达到生活目标，也提供了临床研究的机会。这种模式充分尊重患者的自主权，还有针对常见疾病比如呼吸道感染、消化道感染的照顾，并对家庭进行社会心理支持，营造有希望的环境氛围。

多学科诊治的专业依据患儿的年龄、家庭需求、不同疾病而有所不同，有些以症状为主导，比如"运动障碍多学科门诊"，有些以疾病为主导，比如"结节性硬化专病多学科门诊"。在这个团队中，神经专科医师是主导，可以有不同的组合，针对颅内占位性病变，组成由神经内科、神经外科、医学影像科、病理科、血液肿瘤科为主的团队；针对晕厥，组成由神经内科、心血管内科、医学影像科、电生理专家为主的团队。有些疾病，不仅仅要有普儿医生、神经专科医生，还要有更专业的医生，比如专注于癫痫、脑血管病、运动障碍、神经肌肉病、遗传代谢病、遗传专科的医师，以及其他专业如呼吸、矫形外科、麻醉科、重症医学、营养、内分泌、心血管、疼痛、心理、姑息治疗、临终关怀等专业的医生，共同来对疾病进行诊断、分类、病因学分析和治疗决策。这样可以提高对神经系统疾病尤其是罕见病的认识，尽最大可能早期诊断，减少延误诊断。

近年来医学的分科越来越细化，我们习惯将疾病按照系统、器官、组织、细胞、亚细胞、分子，依次分类，以期了解疾病的本质。医学人才的培养也趋于专科化，临床医学也分为二级学科(内、外、妇、儿科)，三级学科(消化、血液、心脏科等)。立足医院的临床医生很少涉及生命现象的分子机制研究，也越来越少地去关注其他专业的进展；而基础科学研究者更多关注发病机制。当回到生命体这样的复杂系统时，我们应该主动寻求多学科、多层次的合作与交流，以学科交叉整合为手段，充分利用已有的多学科研究成果，大力加强基础医学各领域之间，以及基础与临床医学之间的整合医学研究。对于慢性神经系统疾病，与常规的各个亚专科就诊相比，多学科诊治模式效价比显著提高，一对一的门诊模式向多对一的模式转换，从以门诊量为基准(volume-based))的服务转换为以内涵为基准(value-based)的服务，可以改善这些患儿的生存质量，提高医疗资源的利用和医疗质量。

今后对于儿童神经系统疾病的诊治，还会有更多新的医疗服务模式，比如远程医疗、互联网医疗等，这样可以优化整合医疗资源和相关学科资源，必然带来对儿童期起病的神经系统疾病的更早期诊断和更早期干预，更有力促进国民健康。这必将为全面推动我国医学科学研究的发展带来新的契机。

(熊晖)

## 参考文献


1. Newton CR. Global Burden of Pediatric Neurological Disorders. Semin Pediatr Neurol, 2018, 27: 10-15
2. Jiang Y. Pediatric neurology in China: challenges and solutions. Dev Med Child Neurol, 2018, 60(7): 635
3. Zupanc ML, Cohen BH, Kang PB, et al. Child neurology in the 21st century: More than the sum of our RVUs. Neurology, 2020, 94(2): 75-82
4. Demarest ST, Brooks-Kayal A. From molecules to medicines: the dawn of targeted therapies for genetic epilepsies. Nat Rev Neurol, 2018, 14(12): 735-745
5. Ellis CA, Petrovski S, Berkovic SF. Epilepsy genetics: clinical impacts and biological insights. Lancet Neurol, 2020, 19(1): 93-100
6. Patel AD, Berg AT, Billinghurst L, et al. Quality improvementinneurology: Child neurology quality measure set: Executive summary. Neurology, 2018, 90: 67-73

7. Lyons-Warren AM. Update on Palliative Care for Pediatric Neurology. Am J Hosp Palliat Care, 2019, 36: 154-157
8. Lo MD, Gospe SM. Telemedicine and Child Neurology. J Child Neurol, 2019, 34: 22-26
9. Bearden DR, Ciccone O, Patel AA. Global Health: Pediatric Neurology. Semin Neurol, 2018, 38: 200-207
10. 左启华 . 小儿神经系统疾病 .2 版 . 北京:人民卫生出版社, 2002
11. Swaiman KF, Ashwal S, Ferriero DM. Pediatric Neurology: Principle and Practice. 5th ed. St. Louis: Mosby, 2012
12. 中华儿科杂志编辑委员会 . 儿童遗传病遗传检测临床应用专家共识 . 中华儿科杂志, 2019, 57(6): 419-423
13. Walker CJ, Goodfellow PJ. Tranditionalapproches to molecular genetic analysis. Adv Exp Med Biol, 2017, 943: 99-118
14. Kalia SS, Adelman K, Bale SJ, et al. Recommendations for reporting of secondary findings in clinical exome and genome seqencing, 2016 up-date (ACMG SF v2.0): a policy statement of the American College of Medical Genetics and Genomics. Genet Med, 2017, 19(2): 249-255
15. Timpson NJ, Greenwood CMT, Soranzo N. Genetic architecture: the shape of the genetic contribution to human traits and disease. Nat Rev Genet, 2018, 19(2): 110-124
16. Splinter K, Adams DR, Bacino CA, et al. Effect of genetic diagnosis on patients with previously undiagnosed diaease. N Engl J Med, 2018, 379(22): 2131-2139
17. van Egmond ME, Eggink H, Kuiper A, et al. Crossing barriers: a multidisciplinary approach to children and adults with young-onset movement disorders. J Clin Mov Disord, 2018, 5: 3
18. Paganoni S, Nicholson K, Leigh F, et al. Developing multidisciplinary clinics for neuromuscular care and research. Muscle Nerve, 2017, 56(5): 848-858
19. Sommerville RB, Vincenti MG, Winborn K, et al. Diagnosis and management of adult hereditary cardio-neuromuscular disorders: A model for the multidisciplinary care of complex genetic disorders. Trends Cardiovasc Med, 2017, 27(1): 51-58

第二章

# 遗传学基础

## 第一节　医学遗传学及基因组医学

遗传学(genetics)所关注的本质内容是表型变异(phenotypes)和基因型变异(genotypes)的因果关系。人类遗传学(human genetics)研究与人类相关的变异(variation)。医学遗传学(medical genetics)是人类遗传学的一个分支,研究涉及人类有临床意义的与基因(组)变异相关的异常表型(统称为遗传病);临床遗传学(clinical genetics)是医学遗传学的临床应用,即针对有结构和功能变异的个体和家系的医学(medicine)实践及关怀(care)。医学遗传学的研究途径是通过对病患及家系进行遗传性疾病致病原因及致病机制的研究,进而达到对遗传病患者及家系成员进行有效的诊断和治疗的最终目的,所以医学遗传学和临床遗传学互为依靠、互为促进,前者侧重基础研究,后者侧重应用实践,本章讨论的医学遗传学包含临床遗传学的所有内涵、目的和意义。

尽管对遗传(heredity)在人类的传代和对疾病的影响方面的认识可以追溯到几百年前,但现代意义的医学遗传学是在最近50年得到界定和充实的。1986年,中华医学会医学遗传学分会成立。2000年人类基因组测序的初步完成及以后的十几年中,我们对致病基因定位和遗传病临床及分子诊断的能力得到了极大增强,对致病机制的认识及对遗传病进行精准治疗的可能性也得到了显著提高。2014年出台的"住院医师规范化培训管理办法",认定医学遗传学为一个专科,并且将医学遗传科纳入住院医师规范化培训管理体系(培训专业代码2600)。临床遗传学有其自身的基础理论和专业知识体系、独特的实验室技术和医疗服务内容。2015年,新增临床遗传学作为独立的二级学科,为医学遗传学范畴内的相关专业或行业(如基因诊断和遗传咨询)的系统化和规范化进步及发展,及其在基因组医学、个体化医学、精准医学中的广泛应用奠定了重要的基石。基因组医学是人类基因组计划中的一个重要内容,是医学遗传学的集大成者,其内涵的充分发展对医疗卫生、人类健康有着革命性的指导意义,必将是生命科学对临床医学的重要贡献,将从根本上提升医学观念和临床实践模式。

**(一)从对症治疗到对因治疗的转变是基因组医学的主要理念**

基因组医学对医学观念和临床实践的革命性改变首先体现在理念上的改变。"对症下药"是以解剖学为基础的现代医学的指导思想,是指根据患者的临床症状表型用药和治疗,在一定程度上体现了现代医学的科学性,然而基因组医学对这一传统观念提出了挑战。首先,基因组医学通过发现人类基因变异与许多疾病的因果关系,具有可以提前预测疾病发生的可能性,从而可以在病症出现以前对患者进行早期干预,以彻底预防或延缓疾病的发生。这一新的医学观念将"对症下药"发展为"对因下药",这里"因"是指疾病发生的遗传和分子原因。在症状出现前就对患者进行干预治疗是基因组医学的独特能力。此外,在临床上具有相同症状表型的患者往往会有完全不同的病因,如代谢病可以因同一酶链上的不同的酶缺陷而致,不同的酶缺陷需要用不同的药物治疗才会有效,用药不当反而会使病情恶化,在这一情况下,"对因下药"更为必要。

基因组信息作为医疗的一个重要部分,涉及诊断及治疗决策等方面。基于遗传信息的健康服务是基因组医学的重要特点,包含三个方面的内涵:①所有人类特征和疾病都有遗传的因素,特别是绝大多数的罕见疾病以孟德尔遗传方式(Mendelian inheritance)体现,其他复杂症状或疾病可能通过非典型的孟德尔遗传模式(atypical Mendelian inheritance)体现,肿瘤及一些体细胞疾病以非孟德尔遗传方式(non-Mendelian inheritance)传递,但它们都属于基因组医学的研究范畴。②基因检测是诊断检查的常规组成,在许多情况下,分子诊断是第一线的诊断方法,这在复杂或罕见遗传病的诊断中已经有了令人信服的成果。Genotype-first 的诊断策略有广泛的应用,临床诊断和基因诊断的互动转归分析是诊断的基本工作,这一领域的迅猛发展也为医学研究者提供了大量新发现的可能,包括发现新的致病基因及致病变异。③遗传致病原因决定治疗方案,即患者的治疗决策需要根据特定基因甚至特定变异的情况而定,这是个体化医疗的精髓,也可达到精准治疗的目的。目前绝大多数遗传病尚缺乏有效的治疗方案和措施,这是今后一段时期医学遗传学家和临床遗传学家紧密合作大有作为的领域,也是尚待进一步大力发展的领域。

在基因组医学的基础上,我们看到了未来以实现精准为目标的医疗理想,尤其是考虑到不同个体对同一药物或治疗方案有不同反应,所以精准必须体现在个体水平。个体医学在本质上是基因组医学在临床实践中的具体目标,体现在正确的时间以合适的剂量为患者提供合适的药物,在全部医疗过程(包括预防、诊断、治疗和随访)中根据患者的个体特征、需求和偏好调整医疗方案,而基因组医学正是最终实现这一精准医疗目标的重要途径和基本措施。

### （二）医学遗传学 / 基因组医学的主要任务

1. **预防(prevention)** 遗传病的预防有其独特的必要性和可能性，中国出生缺陷三级预防控制的政策在较大程度上体现了医学遗传学在这一领域中的医学及社会性作用，然而其内涵及能力在基因组医学时代还应该得到并将会得到更大程度的充实和提高。遗传病（包括许多出生缺陷及罕见病）预防方面需要考虑做好以下几方面的工作：

(1) 以家族史为依据的疾病风险评估：对家族史的了解是对遗传病分析的基础，有必要倡导在全国范围内开展家族性遗传病的谱系调查工作。

(2) 基于了解不同民族、地区中国人遗传病发病率和变异谱系为基础的婚前孕前预防措施：目前，针对中国各民族、地区人群的基因组变异谱系和频率尚缺乏系统全面的调查分析，缺乏这些基础数据，基因组医学出生缺陷防控工作的开展就缺乏扎实的基础和依据。

(3) 以产前及胚胎植入前遗传学诊断为基础的常见性出生缺陷、发育障碍性疾病的预防：为做好这一工作，需要了解常见严重结构及功能性出生缺陷的遗传基础，并对其进行基因（组）诊断，通过了解家族特异性致病变异开展孕前及产前的诊断，以防止其再发。

(4) 以新生儿筛查及儿童发育评估为基础的重要疾病（特别是功能性出生缺陷包括智力障碍等严重疾病）的早期检测及治疗：基因组医学时代的新生儿筛查的范围在不断扩大，在正确的筛查原则和政策指导下，个体、家庭及社会将得益于早期的筛查，通过症状出现前进行干预，减轻疾病发生的严重后果，甚至防止症状的出现。需要特别强调的是，对儿童健康发育做系统普查，是尽早发现和诊断功能性（迟发性）出生缺陷的重要途径。绝大多数功能性出生缺陷在出生时不能被认定和诊断，但他们在人群中的发病率远大于结构性畸形，其对病患个人、家庭及社会的影响远大于结构性出生缺陷，所以基因组医学在出生缺陷防控中的作用需要以此为重点全面展开。

2. **临床诊断及分子诊断** 诊断是治疗及咨询的必要条件。遗传病的诊断有着独特的体系和技术，包括临床诊断及分子诊断。

(1) 临床表型信息的标准化：无论是临床诊断还是基因诊断，完整准确地评估临床表型并使用统一的标准术语描述记录都是必需的条件，这是对临床遗传专科医生最基本但也是最重要的要求。对基因（组）检测变异的分析在较大程度上依靠对基因型 - 表型相关性的了解，临床诊断通常基于经验积累，基于从遗传疾病知识库（如 OMIM、Orphanet、Pubmed 等）中搜寻到的基因与疾病、表型与基因的相关性。但是这些知识库的储备还只是认知临床表型的基础，做好遗传专科工作还需要加强对患者进行系统评估的流程、器具和量表（包括中国人正常参照数据库）的建设，以及对临床医生的系统培训。无论是采用 phenotype-first 的临床诊断策略，还是以 genotype-first 的分子诊断策略，最重要的是要求临床诊断及分子诊断的良好互助互动，以获得统一的正确结论。

(2) 选择恰当的检测方法：不同的突变类型需要使用不同的检测手段才能达到有效的检测目的，因此检测技术及平台的选择至关重要。医学遗传学区别于其他医学专科的一个重要方面就是这一学科由临床和实验室两部分组成，两者相辅相成、缺一不可，同时，临床医生与实验室专家的密切合作也是临床医学遗传学实践的必备条件。分子诊断实验室也需要有经过规范培训的专业人员管理，他们需要具备对检测技术平台及检测项目的优化（optimization）、验证（validation）、建立一个标准化的流程（standard operating procedure，SOP）和质量保障措施（quality management），以确保检测技术有效性（technical validity），同时，还需要具备分析和把控测序数据质量及对数据有效性进行评估的能力。

(3) 变异的临床意义分析：基因组数据的临床意义分析需要由对医学和基因组变异有深刻理解的专家，在生物信息专业性服务的基础上进行。尽管现在离解决所有病例的分子诊断还有较大距离，但随着分子检测技术的不断更新，需要医学遗传专科工作者不断提升诊断技术平台运用及数据分析能力，对之前没有诊断结论的病例进行再检测或再分析，尽量实现使每一位患者和家庭获得明确诊断的目标。

3. **预测(prediction)** 在明确的诊断下，根据已经了解的疾病自然史及预后可以为患者提供较为精准的病程分析和咨询。然而遗传病往往非常复杂，不同人种的遗传病会有不同的表型。不同社会支持及医疗条件下的患者所经历的生活条件会有很大差别，同一基因的致病变异会有不同的临床表型，因此需要具备较好的基因型 - 表型相关性的把握能力，此外，还需要对中国人不同遗传病的自然史、共病及预后进行系统调查研究，这对于提高对疾病的预测能力而言将具有非常重要的意义。永远拥有从患者身上学习的主观意识和迫切性，把每一个患者的表型当作一个研究和学习总结的机会，这也是医学遗传专科医师自我提升的重要途径。

4. **治疗**(treatment) 尽管能治疗特别是能治愈的遗传病占少数,但许多遗传病能通过干预得到帮助,或能得到某种程度的治疗,这一观念必须得到重视,毕竟现在能干预治疗的遗传病越来越多,即使仅对部分症状进行治疗也会使患者获益,临床医生应该尽力提供对患者有帮助的服务。国内已出版了《可治性罕见病》专著,治疗的形式不再局限于药物治疗,酶替代治疗、骨髓移植、器官移植、干细胞治疗及基因治疗等都在近年有了长足的发展,希望能继续创造各种条件积极开展治疗方法的研究与实践。国内病源丰富,为开展临床试验提供了有利的条件,应该鼓励开展全国性临床试验,积极参与国际、国内新药新疗法的临床试验,树立使每个患者资源都充分发挥作用的理念。从某种程度而言,对于严重遗传病,预防是最好的治疗。

5. **遗传咨询**(genetic counseling) 遗传咨询是为遗传患者及家庭提供治疗和关爱的一个独特和非常重要的环节,是"有时,去治愈;常常,去帮助;总是,去安慰"人文医学的具体体现。遗传咨询师是临床遗传服务队伍的一员,在了解分析每一位咨询者和家庭较为重要的心理经历与民族文化历史的基础上,通过全面、易懂和非指导性的方式传达遗传、医学和技术方面的信息。遗传咨询师以咨询者为核心,针对咨询者所关心或担心的问题提供个体化的帮助。其工作的内容包括:

(1) 询问、了解,并根据咨询者的年龄、性别、种族、家族史、健康史、生育史等方面的情况提供个体化遗传健康咨询。

(2) 在临床评估及诊断的基础上建议合适的基因检测项目,解释说明检测的技术有效性、局限性和临床功效性。

(3) 分析确定遗传模式,评估疾病或症状的发生风险与再发风险。

(4) 为临床医生及患者就基因检测报道提供针对性的诠释及咨询,包括对下一步治疗的建议。

(5) 解释遗传疾病的发病原因、疾病自然发展史、临床表现、可能的干预及治疗措施,以及愈后情况。

(6) 促进服务对象在充分了解情况的基础上做出有关检测、临床干预、生育选择,以及与家庭成员进行沟通的决策。

(7) 使用心理评估识别患者及家属在情感、社会、教育及文化等方面的理解和接受程度。

(8) 评测服务对象和/或家庭对出现疾病或存在疾病发生风险时的理解及反应程度。

(9) 充分了解并为患者及家属提供有效的医学、教育、经济及心理等社会资源,包括权威性的信息源(书籍文献网站等)、专家库、互助组织等信息。

(10) 引导患者及家属参与诊断及研究项目,提供知情同意的解释。遗传咨询应贯穿遗传病的全部诊疗过程,在目前还没有国家资质认证的遗传咨询师的情况下,临床遗传专科医生和医学遗传学家应积极为患者提供遗传咨询帮助。

### (三) 医学遗传科室的服务宗旨、工作内容及服务对象

遗传病患者在全部人群中的占比接近 10%,在一些科室中,遗传病患者可以占到 50% 以上,因此,需要足够数量的医学遗传专科医生以满足患者的临床需求,综合性医院也应该大力发展医学遗传专科建设。医学遗传学的临床实践涉及各个科室,特别在新生儿科、儿科、母胎医学、生殖医学等领域已经有了较为广泛的应用,遗传病的临床及分子诊断显得越来越重要。遗传病的诊治、咨询及系列服务能力成为儿童专科医院医疗水平的重要支撑,并推动了专科临床诊治能力及临床科研水平的发展。

**1. 临床医学遗传专科的主要责任**

(1) 倾听并关注患者和家属对健康及隐私的需求。

(2) 积极配合医院其他科室的遗传诊断需要。

(3) 开展综合全面的临床评估及最有效的分子检测。

(4) 尽力为患者提供最可能的诊断并根据循证的原则展开个体化的预后分析、干预治疗及遗传咨询。临床遗传科服务内容涵盖遗传诊断、出生缺陷、遗传病、代谢病、遗传综合征、复杂多基因病、肿瘤和癌症的靶向治疗、个体化用药,以及基因组医学/转化医学等各方面。

**2. 医学遗传科室的服务对象及内容**

(1) 遗传病患者及家庭成员,包括从其他科室转诊的疑有遗传病的患者及亲属,需为患者提供临床评估、临床诊断及分子诊断、治疗或进一步检查的建议,家庭其他成员的风险评估、建议等服务内容。

(2) 临床遗传专科成员有义务为其他科室医生提供遗传方面的咨询,积极参与其他科室患者需要遗传评估和咨询的会诊,并提供遗传学方面的建议。

### (四) 医学遗传学的历史使命

医学遗传学是现代医学实践的核心动力,是时代赋予临床医生的使命,应该鼓励更多的基因组及临床工作者投身于这一重要并拥有无限发展前景的

领域中。

如果说20世纪儿科医生面临的主要挑战是儿童传染病，通过病原的实验室诊断、疫苗及抗生素的临床应用，对儿童传染病的诊治带来了革命性影响，儿科医生具备了鉴别、治疗传染病的能力。那么在21世纪，随着人类基因组测序的完成，人类遗传学研究的深入发展，揭示了大多数疾病都受遗传因素影响的内在机制，特别是近几年迅速发展的新一代测序技术的广泛应用和人群基因组大数据的共享，通过基因变异的实验室检测，对遗传病的孕前/着床前/产前/产后的基因诊断及遗传咨询，结合新的药物及基因治疗，正在为罕见遗传病的预防诊治带来革命性的影响，那么这一时代的儿科医生，特别是医学遗传专科医生的重要使命就是对遗传病的诊治。积极发展医学遗传学及基因组医学也是时代赋予我们这一代医务工作者的历史使命。遗传病及罕见病的事业才刚刚起步，需要大量训练有素的临床遗传专科医师和遗传咨询师，基于全外显子组测序这样复杂检测的需要，也需要培养临床基因组专家作为罕见病诊治咨询的团队成员。此外，还需要建设高质量的临床基因组共享数据库及知识库。就数据库而言，应该特别鼓励高质量的正常中国人群的共享数据库及以临床患者为来源的临床数据库的建设。就知识库而言，需要对中国患者遗传变异与疾病、表现、预后及疗效等进行系统分析，对各种疾病的患者进行登记跟踪评估，研究遗传病的自然史，这些工作的开展需要大规模的开放性协作组来完成。这是遗传病诊治和咨询提出的要求和挑战，也会有越来越多的优秀人才投身于这样有意义的事业中来，对罕见病的认识积累将不仅能更好地为患者服务，也将为临床研究水平跻身于国际前沿奠定基础。大量经过专业训练，愿意从事基因组医学、精准医学的实验室专家、临床医生及遗传咨询师将成为时代的需要。

（沈亦平）

## 第二节 细胞遗传学诊断

细胞遗传学（cytogenetics）是研究染色体的科学，主要研究染色体的数目和结构变异与疾病的关系。染色体的结构变异也称染色体畸变（chromosome abnormalities）。由染色体的数目异常或结构畸变引起的疾病称为染色体病（chromosome disease）。染色体畸变不等于染色体病，一些染色体结构的“平衡性改变”，本身不引起表型效应。传统经典的细胞遗传学分析方法主要是染色体核型分析技术，20世纪80年代之后随着分子技术的发展与细胞遗传学相结合，产生了染色体荧光原位杂交（fluorescence in situ hybridization，FISH）、染色体微阵列分析（chromosomal microarray analysis，CMA）等技术，染色体的分辨率提高，从显微镜下可见的5~10Mb的染色体片段到5Mb以下的小片段。特别是近十年CMA的广泛应用，发现并鉴定了百余种基因拷贝数变异（copy-number variations，CNVs）引起的微缺失和微重复综合征。

**1. 染色体核型分析** 目前，染色体核型分析仍然是诊断染色体畸变的重要手段。染色体核型是指把一个细胞的全部染色体按大小和形态特征有序地配对排列，根据核型对染色体的数目和结构进行分析的方法即为染色体核型分析。染色体在细胞分裂中期的形态最典型，所以，临床诊断时常制备处于分裂中期的染色体进行分析。检测样本的细胞需要有增殖和分裂能力，最简便的方法是取患儿外周静脉血，也可用骨髓细胞或皮肤成纤维细胞等，将细胞置于1640培养液中进行培养，68~72小时后加入一定浓度的秋水仙碱（colchicine）并作用一定的时间，经低渗处理细胞后收获染色体。秋水仙碱的作用是破坏纺锤体形成并阻止细胞分裂，使之同步化。将制备好的染色体滴在玻璃片上，用胰蛋白酶消化预处理，行吉姆萨染色完成制片。普通光学显微镜下可见染色体呈现深浅相间的G带（G-band）。中期染色体核型产生的条带约400条。为得到更长和显带更多的处于分裂早中期的染色体，即高分辨染色体核型，可使用氨甲蝶呤等同步拦截或溴乙锭等阻止染色体收缩，使染色体的带纹达到550条或以上。相对而言，染色体越长，带纹越多，肉眼在显微镜下识别越困难。有时根据诊断需要选用其他的染色体显带方法协助诊断，如用氮芥喹吖因（quinacrine mustard，QM）染色而显现的Q带；用硝酸银处理后染色显示随体的N带；碱预处理吉姆萨染色着丝粒和次缢痕深染的C带等。随分子细胞遗传学技术的应用临床染色体核型已不再追求显带大于550条以上。

染色体核型的命名按照《人类细胞遗传学命名国际体制》（an international system for human cytogenetic nomenclature，ISCN）提供的人类细胞遗传学命名的完整体系进行，ISCN始于20世纪60年代在美国Denver召开的第一届国际细胞遗传会议制定的丹佛体制，经过多次修订，最新版为2016年版。

有以下一种或数种情况者，建议行染色体核型分析：①智力发育障碍，生长发育迟缓，伴或不伴其他先天畸形；②有出生缺陷，累及2个或2个以上组织器官不能特异地作出诊断，或异常之间互不关联，不为因果关系；③与患者有关的家族史：父母自然流产史、不孕、有学习困难或畸形的亲属、父母为染色体平衡畸变的携带者，如相互易位或倒位；④性腺发育不良或两性畸形；⑤原发性闭经的女性与不育的男性；⑥青春期后呈特殊体态，如身材高大或矮小、男性乳房发育、性情粗暴的男性；⑦其他一些染色体病多见的异常：皮肤纹理异常，如通贯手、颈蹼、乳间距宽、草鞋足、小指两节。对于染色体核型分析未检出异常临床仍高度怀疑染色体异常者，可以进一步选择分辨率更高的检测方法。

2. FISH 是用荧光标记的特异性探针检测染色体异常的方法。以荧光素标记特定的DNA序列作为探针，与滴在玻璃片上的分裂期的染色体或经过固定等处理的间期细胞核进行过夜杂交，杂交后洗片在荧光显微镜下观察荧光信号。FISH检测已知性的变异，分辨率能够达到50kb，较染色体核型的条带提高10~100倍。最大的优点是可用于未经细胞培养或无活性的间期细胞，样本可选用血、尿、颊黏膜脱落细胞及石蜡固定的组织切片等。

FISH探针有不同类型，常用的有：①着丝粒探针，含α卫星重复DNA序列，主要用于检测染色体数目；②单序列探针，源于基因组特定区域或基因的单一序列探针，特异性强，主要用于诊断显微镜下看不到的染色体结构畸变，如已知的微缺失、微重复综合征的诊断检测，或验证染色体核型分析时发现的染色体结构畸变，进一步帮助分析断裂点等。

单色FISH每次检测一个或几个特定的染色体位点。多色FISH可以一次性用不同颜色的荧光标记多个探针，同时多点位检测以提高检测效率。用间期细胞可以在24小时内快速诊断染色体数目异常综合征。但FISH检测价格相对高，检测位点局限。在临床诊断不明确的情况下，基因芯片技术具有更大的优势。

3. CMA 染色体基因芯片有两大类：其一为微阵列比较基因组杂交（array comparative genomic hybridization，aCGH）；其二为单核苷酸多态性芯片（SNP-array）。aCGH为双色荧光体系，源于20世纪90年代初，为中期染色体比较基因组杂交，分别用红色和绿色荧光染料标记待测样本DNA和对照DNA，等量混合标记DNA后竞争性的与中期染色体杂交，荧光显微镜下观察，通过黄、红、绿颜色变化判断基因组是否发生剂量不平衡型改变。自20世纪90年代后期，基因芯片替代了中期的染色体。所谓基因芯片就是把作为探针的数以万计、百万计的特定序列的DNA片段有序地固定于支持物上（常用硅片或玻璃片等），所用探针也从细菌人工染色体（bacterial artificial chromosome，BAC）克隆的DNA文库发展为45~60个碱基组成的寡核苷酸链，杂交后的芯片经一系列洗脱处理后，用扫描仪分析图像，经软件分析产生数据文件。SNP-array利用了人类基因组中存在约$10^3$个SNP位点的特征，基本原理同aCGH，用单色荧光标记待测DNA样本。一对等位基因相同位点核苷酸不同，每一个核苷酸与其中之一配对，把SNP的两个等位基因型分别命名为A和B，每一个个体因一对等位基因分别来自父母而使个体基因型可能为AA、AB和BB，利用这个原理SNP-array可以检出基因组特殊的变异，同时因变异引起荧光强度的改变可以提示基因型。SNP-array除检出基因剂量改变外还可以提示杂合性丢失（loss of heterozygosity，LOH），如单亲二体（uniparental disomy，UPD）和嵌合体等。目前aCGH的芯片也加入了一部分SNP位点，使两种芯片在临床应用上无差别。临床应用的芯片多采用靶向和全基因组混合设计，即在已知综合征和致病基因位点设计高密度的探针，而在骨架区覆盖低密度探针。

基因芯片技术综合了染色体核型分析和FISH的优点，覆盖了全基因组，能检出基因组不平衡变化，如缺失或重复（loss/gain），但不能检测染色体的平衡变化，如平衡易位或倒位，且不能直观地显示不平衡变化的发生机制等。这个局限性使CMA不能完全代替染色体核型分析技术。

人类基因组中存在大量的拷贝数变异（copy number variant，CNVs），覆盖基因组12%~16%。多数CNVs小于500kb，有5%~10%的个体携带大于500kb的CNVs，1%~2%个体携带大于1Mb的CNVs。明确这些CNVs临床意义是芯片检测中重要的一环。根据美国遗传学会的建议，目前多采用3类5级的诊断标准。大致如下：①致病性（pathogenic）：与已知微缺失微重复综合征变异区重叠或包含关键基因，片段大，涉及多个基因，常大于1Mb；②临床意义不确定，可能致病性（uncertain clinical significance; likely pathogenic），与已知微缺失微重复综合征变异区部分重叠，累及基因致病性尚不明确；③临床意义不明（uncertain clinical significance），既不符合良性变异也不符合致病性变异，与已发表的文献报道不一致，目前无足够证据确定其临床意义；④临床意义不确定，可能良性

(uncertain clinical significance; likely benign),包含基因变异在正常人群多次检出,人群中的频率 <1%;⑤良性变异(benign):人群中频率 >1%,不包含基因或重要的基因组成部分。CMA 检测中检出的 CNVs 的临床意义在检测平台的分析软件中有提示,同时分析这些数据时也需要参考一些与人类基因组相关的数据库,如 DGV 数据库、DECIPHER 数据库、OMIM 数据库。临床意义不能确定的 CNVs,需要对父母或家庭成员进行 CMA 检测,并结合临床表现来帮助诊断。

2010 年,美国国家遗传学会推荐将 CMA 作为发育障碍或先天性异常的一线诊断检测。我国儿科学分会内分泌遗传代谢学组联合遗传学分会也发表了 CMA 在儿科遗传病的临床应用专家共识。目前不是所有检出的 CNVs 都能给出明确的解释,对于不明确的 CNVs 常需要其他方法,如 FISH 或长 PCR 等技术验证,来阐明其细胞遗传学的意义。

(潘虹)

## 第三节　分子遗传学诊断

分子诊断(molecular diagnosis)是基于 DNA 分子的遗传学检测,自 20 世纪 80 年代中期随着分子生物学的迅速发展,人们对于遗传病的诊断从传统的表型诊断逐渐步入了分子诊断时代。分子诊断可以直接检测 DNA 分子水平的结构或表达是否有异常,从而明确疾病的病因和遗传模式,因此相对于传统的表型诊断,基因诊断具有高特异性、高灵敏性、早期诊断性和应用广泛性等特点,逐步得到运用和普及。

分子诊断能够帮助我们阐明疾病确切的发病机制,并形成疾病新的病因学分类方法,还能进行症状前诊断、携带者诊断和产前诊断,帮助遗传病的预防。目前,分子诊断不仅应用于遗传病的诊断,还用于感染性疾病、药物代谢和病理学等领域。随着人类基因组计划的完成,特别是近十年来测序技术的发展,越来越多的新基因被克隆出来,加速了人们对于遗传学及疾病分子机制的认识。虽然二代测序(next generation sequencing,NGS)技术广泛应用于临床,但是传统的技术仍然有自己的优势,本节即阐述分子诊断的技术方法。

### 一、杂交技术

1976 年,KANYW 采用液相 DNA 分子杂交技术在世界上首次完成了对 α- 地中海贫血的基因诊断。从此,基于分子杂交原理的基因诊断技术迅速发展,先后建立 Southern 印迹杂交法、Northern 印迹杂交法、原位杂交、斑点杂交及寡核苷酸探针杂交等,该技术灵敏可靠,特异性、重复性好,取材不受组织和分化阶段限制,可以取外周血、胎儿羊水和绒毛等各种组织进行诊断。但是其操作技术较为复杂,需要样本量大,而且大多使用放射性核素标记的探针,存在放射性污染。

#### (一) Southern 印迹杂交法

1975 年,英国科学家 Southern EM 创立了 Southern 杂交技术,已成为检测特定 DNA 片段的经典杂交方法。Southern 印迹杂交法的原理是将基因组 DNA 用限制性酶水解成无数片段经凝胶电泳后用碱处理使之变性为单链,将单链 DNA 转移至硝酸纤维素膜或尼龙膜上,经标记的探针与之杂交,可使特异条带显影,此法快速、准确、灵敏。Southern 印迹杂交除传统的使用放射性同位素标记探针外,还可用非同位素标记探针,其中最常用的是使用地高辛标记探针。Southern 杂交技术主要用来检测基因组片段缺失和插入,带谱可表现为 DNA 片段消失和 DNA 片段长度改变,另外还可以通过片段密度进行定量(例如,线粒体大片段缺失的定量)。

#### (二) 寡核苷酸探针杂交

寡核苷酸探针杂交(ASO)是针对突变部位和性质已完全清楚的基因点突变的检测方法,其原理是用等位基因寡核苷酸制成两种探针,并用同位素标记。一种探针与正常基因序列完全一致,能与正常基因序列稳定杂交,但不能与突变基因杂交;另一种探针与突变基因序列一致,能与突变基因稳定杂交,但不能与正常基因杂交。根据杂交的结果可以把突变基因检测出来,野生型 DNA 序列只能与正常序列的 ASO 探针杂交,突变纯合子只能与突变序列的 ASO 探针杂交,而突变杂合子可以与两种 ASO 探针杂交。

ASO 分子杂交只能检测已知的突变,由于一个突变需要一对 ASO 探针,因此对于具有热点突变、突变种类不多的遗传病检测效率较高。而对于没有热点突变、新突变较多的遗传病,就不适用这种方法。还有一种与 ASO 分子杂交“相反”的方法,称为反向点杂交(reverse dot blot,RDB)。其原理是将突变序列和正常序列的探针固定在膜上,用 PCR 产物进行杂交,这种方法可以一次检测多种突变,大大增加了检测的效率。但是,该方法仍然是只能检测已知的突变,目前地中海贫血的点突变检测大多应用该技术。

## 二、PCR技术

20世纪80年代,PCR技术的应用无疑大大加快了基因诊断的进程。它是一种摸拟天然DNA复制过程的体外扩增法,应用耐热的聚合酶使位于两个寡核苷酸引物之间的特定DNA片段在体外扩增。它使基因突变分析技术有了长足的发展,另外一些以PCR技术为基础的各种检测方法层出不穷,PCR技术应用于遗传病的诊断主要有以下几个方面:

### (一) PCR扩增直接用于基因诊断

**1. 主要用于基因缺失或插入的PCR** 也称为裂口PCR(GAP-PCR),可以在缺失或插入片段的两端设计一对PCR引物,同时在缺失或插入片段的内部设计一对引物作对照,根据扩增条带的大小判定是否出现缺失或插入。

**2. 检测已知的基因点突变** 可以用特异位点PCR,改变上游或者下游引物的3′端,一条引物的3′端针对正常的碱基,另一条引物的3′端针对突变的碱基,由于只有引物3′端与模版配对才能够进行PCR的延伸,因此可以根据特异性扩增条带是否出现作出诊断。野生型仅3′端有正常碱基的扩增,纯合突变型仅3′端有突变碱基的扩增,而杂合突变型均有扩增。

### (二) PCR产物的限制性片段长度多态性分析

是检测突变较为简便的方法。用PCR方法将包含待测多态性位点的DNA片段扩增出来,然后用识别该位点的限制性酶来酶解,根据限制性酶片段长度多态性分析作出诊断。它比RFLPs方法更简便,灵敏度高,DNA用量少。但是,这种方法有两个缺陷:一是当突变点周围的碱基发生变异时,会对内切酶的识别产生影响,造成实验结果错误;二是酶切不完全,当酶切不完全时,不能区分突变的杂合状态。

### (三) RT-PCR技术

是在逆转录酶作用下,以RNA为模板,合成与RNA相互补的DNA链(cDNA),然后再以cDNA为模板,进行PCR。由于在生物合成中,始终遵循着从DNA到RNA再到蛋白的法则,因此,直接分析RNA无疑更接近疾病的遗传学病因。在分析遗传病致病基因时,我们一般将注意力放在基因的外显子上,那么在PCR扩增时我们要逐一对外显子进行扩增,特别是对于有几十个外显子的基因,无疑比较麻烦。而RT-PCR可以将外显子连接起来,仅进行几个PCR反应就可以完成;另外,我们对于内含子、启动子的突变以及外显子的同义突变利用DNA外显子直接测序的方法不能直接分析,而RT-PCR可以看到上述突变对于基因的影响。RT-PCR技术也有局限性:①取材的限制,由于基因不是在所有的组织内表达,例如苯丙酮尿症的致病基因苯丙氨酸羟化酶仅在肝脏组织中表达,只有取新鲜的肝脏组织才能利用该方法进行诊断,但是肝活检并不被很多人接受;②DNA转录后会有很多转录剪接体,这会为后续的测序分析造成困扰,一般选择最长的剪接体进行分析;③RNA分析最重要的就是防止RNA酶对RNA的降解,但是RNA酶广泛存在,不仅存在于外环境中,在组织内部也存在,因此不仅需要无RNA酶的容器,还需要-70℃保存标本,防止内源性RNA酶的释放,这无疑限制了临床取材。

### (四) Real-time PCR技术

20世纪90年代中期出现的Real-time PCR技术,即在反应体系中加入荧光分子,通过荧光信号的按比例增加来反映DNA量的增加,实现了PCR产物的实时检测,并为核酸定量带来了革命性的飞跃。其基本原理就是在PCR反应过程中,通过特异性的DNA结合染料或探针能对PCR反应过程进行动态的监测,并据此绘制动态变化图,即生长曲线。在PCR反应混合液中靶序列的起始浓度越大,获得特定产量的扩增产物的PCR循环数就越少。在Real-time PCR中,模板定量有两种策略:相对定量和绝对定量。相对定量指的是在一定样本中待测样本相对于另一参照样本的量的变化。绝对定量指的是用已知浓度的标准样品来推算待测样本的绝对拷贝数。Real-time PCR技术自面世以来,得到了迅速的发展,被广泛应用于诸如细胞生物学、分子生物学的各个领域。在医学领域使一些疾病的诊断发生了巨大的变革。在遗传疾病方面,Real-time PCR已被应用于诊断地中海贫血、线粒体病等遗传病。例如,由于线粒体基因是多拷贝的,突变多以异质性存在,且突变异质性与临床诊断和预后有一定的关系,因此线粒体病的基因诊断需要给出突变线粒体的比例。目前检测线粒体点突变突变比例最好的方法就是结合能特异检测含已知突变位点的ARMS系统及荧光定量PCR(Real-time quantitative PCR,qPCR)技术。该法通过设计两个5′端引物,一个与正常DNA互补,另一个与突变DNA互补,分别加入这两种引物及3′端引物进行两个平行PCR。如果错配位于引物的3′端则导致PCR不能延伸,则称为ARMS。将5′端引物用荧光标记,在Real-time PCR仪上进行扩增,在每个循环的特定阶段对反应体系的荧光强度进行检测,实时记录荧光强度的改变,比较内标,从而对样品的浓度进行精确的定量。利用该系统进行基因突变检测时不仅能检出突变的纯合子，还能检出杂合子个体，方法准确、简便。

**（五）数字 PCR 技术**

数字 PCR 技术是 20 世纪初发展起来的新型核酸定量技术，可对微量模板进行绝对定量分析，不依赖于标准曲线和参照样本。直接检测目标序列的拷贝数，检测极限可达单拷贝，比传统定量 PCR 具有更高的灵敏度、特异性和准确性。数字 PCR 将微量 DNA 分子有限稀释并分液，使每个反应室平均含有一个或零个目标分子，所有反应室进行单分子扩增后通过分析荧光信号进行定量。目前应用最多的是微滴式数字 PCR（droplet digital PCR，ddPCR），它源于乳液 PCR 技术，微滴发生器可一次性生成数万至数百万个纳升甚至皮升级的油包水微滴作为 PCR 的样品分散载体，PCR 反应结束后检测每个油包水微滴的荧光信号。以微滴为单位的 PCR 反应体系更容易实现小容积和高通量，操作系统简单，成本低廉，是理想的数字 PCR 技术平台。数字 PCR 本质上是通过单分子扩增把低丰度的基因信号从复杂背景中分辨出来，因此可用于疾病或病毒的早期诊断或疗效监测，例如早期痰肿瘤细胞检测、脑脊液病毒检测、胎儿染色体嵌合型检测和胎儿游离 DNA 的检测。

## 三、测序技术

在众多分子诊断技术中，测序技术是分析基因突变最直观、准确的方法。DNA 测序技术自问世以来，就在生命科学的发展中起着至关重要的作用。从早期 Frederick Sanger 的手工测序，以及基于 Sanger 法开发的第一代自动化测序仪，到目前的下一代测序平台，这一领域已经发生了巨大的变化。如今焦磷酸测序技术、单分子阵列原位扩增测序技术，以及寡核苷酸链接和检测的测序技术为代表的第二代测序平台，已经成为目前科研的主流；第三代测序技术已成功推向市场，这些测序平台成为遗传学研究中最重要的工具。下面即介绍目前常用测序技术的原理及应用。

**（一）第一代测序技术**

目前我们应用的第一代测序技术是以 sanger 原理开发的，利用 DNA 聚合酶Ⅰ的聚合反应，在反应体系中引入一定比例的由不同颜色荧光标记的 2′，3′-双脱氧核苷三磷酸（ddNTP）作为终止剂，由于 DNA 多聚酶不能区分 dNTP 和 ddNTP，因此 ddNTP 可以掺入新生单链中，而 ddNTP 的核糖基 3′碳原子上连接的是氢原子而不是羟基，因而不能与下一个核苷酸聚合延伸，合成的新链在此终止，终止点由反应中相应的双脱氧核苷酸三磷酸而定。即根据核苷酸在某一固定的点起始，随机在某一特定碱基处终止，形成一系列以某一特定脱氧核糖核苷酸（A、T、C、G）为末端长度各异的、具有 4 种不同发射波长的荧光染料标记的寡聚脱氧核糖核苷酸混合物，然后通过高分辨率的毛细管电泳分离后，利用激光对分离的 DNA 片段携带的荧光信号进行激发，然后检测并记录不同发射波长的信号，经计算机处理，最后得到 DNA 序列信息，读出 DNA 的顺序。目前的第一代测序仪可以在一次运行中分析 16~384 个样本。它在人类基因组计划 DNA 测序的后期阶段起到了关键的作用，加速了人类基因组计划的完成。一代测序仪的原始数据的准确率高、读序列长（一般 500~800bp）、使用方便、测序结果容易分析，是目前国内外单基因病诊断最常用的分析手段。但是第一代测序也有一定的局限性：①它依赖于电泳分离技术，很难再进一步提升其分析速度和并行化程度，很难再降低测序成本。②前期的 PCR 反应要求的条件比较高，需要 PCR 条带特异性高，没有杂带和拖尾。③对测序序列本身要求也高，例如 GC 含量不能太高，连续的碱基堆积无法测出（例如 polyT）。④第一代测序不能检测基因的微量改变，比如在实体肿瘤中，基因组具有很大的异质性即野生型与突变型基因同时存在。ABI3730XL 就有可能检测不到肿瘤中那些比例低的突变，而这些突变往往在肿瘤的进展和侵袭密切相关。⑤要对需要测序的序列逐一进行 PCR 扩增，无疑不适合候选基因的遗传病检测。例如耳聋，目前已证实有 100 多个基因与耳聋相关，利用第一代测序技术对这 100 多个基因进行外显子测序无疑是一项巨大的工程，而目前出现的新一代测序技术则可以很容易地完成。

**（二）第二代测序技术**

也称下一代测序技术（next-generation sequencing，NGS）。NGS 采用大规模矩阵结构的微阵列分析技术使阵列上的 DNA 样本可以被同时并行分析。Solexa 技术是以单分子阵列原位扩增为基础，应用边合成边测序的原理获得序列信息的。首先，待测样本 DNA 经超声波随机打断成 200bp 左右的片段，在片段的两端连接上接头序列（adapter），通过含有接头序列的引物进行 PCR 富集。然后将样本加到特定的芯片（flow cell）上，该芯片上已经固定有与接头序列相同 / 互补的序列，那么样本就根据碱基互补的原则找到自己的位置，以 PCR 桥的方式进行扩增反应，经过大约 30 个循环后，在芯片表面就形成了许许多多个DNA单分子克隆簇(cluster),然后进行序列分析。

NGS的优点:①可以通过1次实验对多个基因进行检测,同时所需样本量小,总成本低。②NGS在大规模并行模式下应用的是边合成边测序(sequencing-by-synthesis,SBS)的原理。与Sanger不同,每种技术提供的数据都来自单一的DNA分子,敏感性高,NGS能稳定检测>1%的突变信息,这个特点对于检测那些突变比例低的分子非常重要。③速度快,每次运行所需时间仅数小时。

NGS技术已经广泛应用于孟德尔遗传病的致病基因的检测,大大改变了分子诊断策略。根据检测范围,技术人员将所有与某种疾病相关的基因做成一个基因组合(Panel),进行批量检测,例如线粒体病、智力低下、癌症、肌肉病和耳聋等;大约85%的已知致病基因存在于大约1%的基因组编码区,因此利用NGS技术检测所有基因(大约22 000条基因)的外显子区称为全外显子检测(whole exome sequencing,WES);检测所有基因的外显子区和内含子区为全基因组检测(whole genome sequencing,WGS),可以帮助我们快速、更全面地分析疾病的基因,找到致病突变。

虽然NGS非常强大,但是NGS也有一定的不足:①NGS增加了基因检测的盲目性,可能检测到大量的与疾病无关基因变异;②NGS可能出现假阳性结果,阳性结果通常需要其他方法的验证;③NGS技术复杂,检测周期长,生物信息学分析专业复杂;④对于假基因和GC含量高的序列测序质量差;⑤测序片段短,不超过400bp,对于重复序列无法检测。

**(三)第三代测序技术**

第二代高通量测序技术主要依赖PCR对待测模板进行扩增,所以很难避免PCR带来的碱基错配、优势片段扩增所造成的扩增不平衡,而第三代高通量测序技术为单分子测序,不需要PCR扩增,克服了PCR对测序的影响,而且可以很好地解决重复片段的测序问题,并且增加了读长,降低了测序成本,加快了运行速度。而且简化了样品的处理过程,可以直接对RNA和甲基化DNA序列进行测序。第三代基因测序技术,包括Heliscope测序技术、单分子实时测序(single molecule real time,SMRT)和离子半导体测序(Ion Torrent)等技术,较为成熟的是SMRT测序技术。

SMRT测序技术的原理:四种dNTP的γ-磷酸被不同荧光标记,被DNA聚合酶捕获,与模板链互补的碱基形成磷酸二酯键,荧光基团被聚合酶切掉,作用时间较长,荧光能够被激发检测到信号,而不能和模板匹配的碱基,停留的时间很短不能被检测。根据标记荧光基团光谱的不同来区分不同碱基,得出DNA序列。单分子荧光信号由零级波导技术(zeromode waveguide,ZMW)检测,在一片附着在透明基质的金属薄膜上蚀刻出许多直径数十纳米的小孔,可以将激发光局限在这个小孔内,小于检测激光的波长,形成检测空间,DNA聚合酶就被固定在这个区域,只有在这个区域内碱基携带的荧光基团才能被激活检测,降低了背景荧光干扰。SMRT的荧光基团标记在核苷酸3′磷酸上,在DNA链延长的过程中被切去,减少DNA合成的空间位阻,提高了检测的准确性。目前市场上已有检测机构开展三代测序的检测,主要用于三核苷酸重复造成的动态密码子突变、带有重复假基因的目的基因突变、高变区突变检测和肿瘤基因检测,但是由于价格昂贵使用范围较小。

**(四)焦磷酸测序**

焦磷酸测序技术(pyrosequencing)是由Nyren等人于1987年发展起来的一种新型的酶联级联测序技术。焦磷酸测序技术的原理:引物与模板DNA退火后,在DNA聚合酶(DNA polymerase)、ATP硫酸化酶(ATP sulfurylase)、荧光素酶(luciferase)和三磷酸腺苷双磷酸酶(Apyrase)4种酶的协同作用下,完成循环测序反应,达到实时测定DNA序列的目的。在每一轮测序反应中,当dNTP与DNA模板的碱基配对,则会在DNA聚合酶的作用下,添加到测序引物的3′末端,同时释放出一个分子的焦磷酸(PPi)。在ATP硫酸化酶的作用下,生成的PPi可以和APS结合形成ATP;在荧光素酶的催化下,生成的ATP又可以和荧光素结合产生可见光。通过检测装置及软件处理可获得一个特异的检测峰,峰值的高低则和相匹配的碱基数成正比。焦磷酸测序法适于对已知短序列的测序分析,可重复性好,速度快,可以直接测定引物后面的碱基序列,定量性能好,结果准确。焦磷酸测序可以用于分析多态性和人群基因频率等;另外,它可以检测癌组织中的基因突变情况,由于肿瘤中的突变大多是异质性的突变,常用的第一代测序无法检测到20%以下的突变,而焦磷酸测序可以检测到5%以下的突变。

## 四、其他技术

近年来涌现出一系列的结合性技术,应用最广的就是将基因分子杂交和PCR技术结合,既可以检测突变，又可以起到半定量的作用，其中最具代表性的就是多重连接依赖探针扩增（multiplex ligation-dependent probe amplification，MLPA）技术和微阵列比较基因组杂交（array-based comparative genomic hybridization，array CGH）技术。

### （一）MLPA 技术

MLPA 技术是荷兰学者 Schoute 等于 2002 年研发的一种高灵敏度的基因序列相对定量技术，由于具有污染少、快捷、自动化、结果可靠等优点，迅速用于临床诊断和研究。MLPA 技术的基本原理包括探针和靶序列 DNA 进行杂交，之后通过连接、PCR 扩增，产物通过毛细管电泳分离及数据收集，分析软件对收集的数据进行分析，最后得出结论。每个 MLPA 探针包括两个荧光标记的寡核苷酸片段：一个是化学合成的寡聚核苷酸片段，长约 40~50bp；另一个是经 M13 噬菌体衍生法制备而成的寡聚核苷酸链，长约 80~440bp，每个探针都包括一段引物序列和一段特异性序列。

在 MLPA 反应中，首先将模板 DNA 高温变性至双链完全解链，然后降至适当温度使探针与靶序列杂交，之后使用连接酶连接两部分探针。在实验中，只有两个寡核苷酸片段与靶序列完全杂交，即靶序列与探针特异性序列完全互补，连接酶才能将两段探针连接成一条完整的核酸单链；反之，若其中一个寡核苷酸片段与靶序列不完全杂交，即不完全互补，甚至只有一个碱基不互补，也会使该探针杂交不完全而使连接反应无法进行。连接反应完成后，由于两个寡核苷酸片段的 5′ 端都有一个共同序列，因此可用一对通用引物扩增连接好的探针片段。探针在共同序列和与靶序列互补的序列间有不同长度的填充片段，片段长度不同使连接后的 MLPA 探针长度不同，故其扩增片段长度也不同，使每个探针的扩增产物的长度都是唯一的，范围在 130~480bp。最后，通过毛细管电泳分离扩增产物，软件分析得出结论。只有当连接反应完成，才能进行随后的 PCR 扩增并收集到相应探针的扩增峰，如果检测的靶序列发生点突变或缺失、扩增突变，那么相应探针的扩增峰便会缺失、降低或增加，因此，根据扩增峰的改变就可判断靶序列是否有拷贝数的异常或点突变存在。

目前，MLPA 技术已经广泛用于临床诊断，主要用于检测缺失和重复突变、基因拷贝数变化、点突变和基因甲基化的检测，例如 *DMD* 基因的外显子缺失和重复检测、*SMN1* 基因的外显子的缺失检测、*SMN2* 基因拷贝数对于 SMA 预后的预测、染色体亚端粒的基因重排，以及肿瘤基因的甲基化状态检测等。同样 MLPA 技术也有它的局限性：①不能用于单个细胞的检测；②对于模板 DNA 的纯度和浓度要求较高，需要纯化处理；③MLPA 只能用于检测已知基因的缺失、重复和点突变；④不能检测染色体的平衡易位；⑤受模板 SNP 的影响，会出现假阳性结果。例如，与探针 3′ 端最末位点相互补的模板 DNA 碱基存在 SNP，即使未有片段缺失，连接反应也无法进行，从而造成缺失的假象。

### （二）array CGH 技术

微阵列比较基因组杂交技术是一种将消减杂交和荧光原位杂交相结合的分子细胞遗传学技术，可在全部染色体区带上检测基因组 DNA 拷贝数增减变化并定位。利用 CGH 技术检测基因，不仅可以检测已知的缺失和重复突变，还可以对未知基因突变以及内含子区域的突变进行深入的分析，但是该方法不能检测点突变和微小的缺失及重复。

（马祎楠）

## 第四节　遗传咨询与产前诊断

### 一、遗传咨询

**1. 定义**　遗传咨询（genetic counseling）是由临床医生与遗传学工作者解答遗传病患者及其亲属提出的有关遗传病的病因、遗传方式、诊断、治疗及预防等问题，评估家庭中该病的再发风险，并提出建议与指导，以供参考，帮助他们理解和适应遗传因素对疾病的作用及其对医学、心理和家庭影响的程序。这一程序包括：通过对家族史和病史的解释来评估疾病的发生或再发风险率；进行相关疾病的遗传、检测、治疗、管理与预防宣教，并提供与疾病有关的各种可以求助的渠道和研究方向；辅导促进知情选择和对所患疾病及其再发风险的逐步认知和接受。遗传咨询的意义在于减轻患者及其亲属的精神压力，帮助他们正确对待遗传病，了解发病风险，采取正确的预防治疗措施，降低人群遗传病的发生率及致病基因频率，减少遗传传递机会。随着现代遗传学检测技术的进步，对遗传病的认识不断深入，特别是近年来普遍开展的遗传病筛查，使得遗传咨询的应用范围不断扩展。可以预见，在遗传咨询基本原则不变的基础上，其内容将会不断更新，应用领域也会越来越广泛。

遗传咨询的对象依据《卫生部关于印发〈产前诊断技术管理办法〉相关配套文件的通知》，包括不明原因的智力障碍、精神分裂症或先天畸形儿不能自理、自主的父母，不明原因的反复流产或有死胎死产等情况的夫妇，婚后多年不育的夫妇，35 岁以上的高龄孕妇，长期接触不良环境因素的育龄青年男女，孕期接触不良环境因素以及患有某些慢性病的孕妇，常规检查或常见遗传病筛查发现异常者。

2. **遗传咨询的步骤**

(1) 对所咨询的疾病明确临床与遗传学诊断：依据临床特征、家系调查和系谱分析明确临床诊断；在此基础上选择适当的遗传学检测方法包括生化、代谢、染色体拷贝数变异及基因序列变异检测，对检查结果进行分析，特别是对变异进行致病性分析，最终明确遗传学诊断。

(2) 再发风险率评估：是遗传咨询的核心内容，也是遗传咨询门诊有别于一般医疗门诊的主要特点。评估原则依据遗传病不同类型而不同，染色体病和多基因病依据群体发病率评估；单基因病按照孟德尔遗传规律进行评估，如果亲代基因型肯定，子代再发风险率按照单基因不同遗传方式的传递规律评估，否则，按 Bayes 逆概率加以估计。

(3) 向患者或家属提出对策和建议：如停止生育、终止妊娠或进行产前诊断后再决定终止妊娠或进行治疗等。

## 二、产前诊断

1. **定义** 产前诊断(prenatal diagnosis)是在遗传咨询的基础上，在出生前主要通过遗传学、生化代谢检测和影像学检查，对高风险胚胎或胎儿进行宫内诊断，了解其发育状态，是否罹患致残、致死性出生缺陷或遗传病，对可治性疾病，选择适当时机进行宫内治疗；对于尚不可治疗性疾病，做到知情选择，通过对受累胎儿的选择性流产达到选择的目的，从而降低出生缺陷率，提高优生质量和人口素质。

2. **对象** 产前诊断分为细胞与分子遗传学诊断两大部分。细胞遗传学产前诊断基于 2010 年卫生部出台的《胎儿染色体异常的细胞遗传学产前诊断技术标准》，产前诊断的指征包括：35 岁以上的高龄孕妇；产前筛查出来的胎儿染色体异常高风险的孕妇；曾生育过染色体病患儿的孕妇；产前 B 超检查怀疑胎儿可能有染色体异常的孕妇；夫妇一方为染色体异常携带者；医师认为有必要进行产前诊断的其他情形。分子遗传学产前诊断的对象为先证者通过分子遗传学检测方法如染色体拷贝数变异(染色体芯片)与 DNA 序列变异(一代、二代测序)明确遗传学诊断者及其相关家庭成员，目前以单基因遗传病产前分子诊断应用最广，其特点为只针对性检测胎儿与先证者基因型的异同，依据先证者确诊遗传病的遗传方式进行结果判断，对受累胎儿给予建议，最终的妊娠结局由患者家庭成员决定。

3. **方法** 产前诊断方法包括侵入性与非侵入性两种方法。侵入性产前诊断常用的方法包括羊膜腔穿刺术与绒毛取材术。羊膜腔穿刺术是在孕 18~22 周时，通过超声引导抽取羊水，由于羊水内富含胎儿脱落细胞，培养后进行染色体核型分析或提取 DNA 进行分子诊断。绒毛取材术在早孕期，多在 11~13 周进行，通过超声引导，经阴道或经腹抽取少量绒毛，提取绒毛组成包含外滋养层的胎儿细胞 DNA 进行检测，与中孕期羊膜腔穿刺术比较，后者能够尽早发现异常并诊断，一方面能极大缓解孕妇压力，另一方面，如需终止妊娠，损伤较小，但绒毛取材术存在相对高的流产风险。其他方法包括经皮脐血管穿刺术、植入前诊断与胎儿镜。非侵入性产前诊断方法如超声检查，可用于评估孕龄、确定宫内妊娠的性别、胎盘定位、多胎妊娠的确定、发现与染色体、代谢、分子遗传相关的结构异常，以及早孕妇女血浆中胎儿游离 DNA 检测等。

4. **产前诊断步骤** 细胞遗传学产前诊断步骤遵循常规检测方法进行。基于分子遗传学产前诊断特别是遗传学诊断明确的单基因遗传病家庭的特殊性，北京大学第一医院儿科制订了产前分子诊断流程(图 2-1)。先证者经分子遗传学检测确诊，先证者的母亲再次妊娠后，签署知情同意书，采集胎儿绒毛或者羊水脱落细胞提取 DNA，依据先证者分子遗传学诊断所用方法来进行胎儿的基因诊断，性别决定

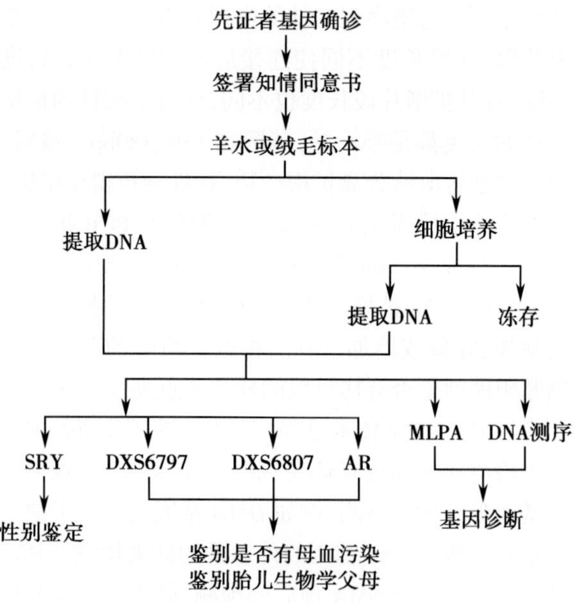


图 2-1 产前诊断流程图

区域Y(sex determining region Y,SRY)用于胎儿性别鉴定,DXS6797、DX6807与AR分别为X染色体上短重复序列标签,用于检测胎儿的生物学父母以及是否有母血污染。

(王静敏)

## 第五节 神经代谢病筛查

随着诊断技术的发展,已经发现了900余种遗传代谢病(inborn errors of metabolism,IEM),病种繁多,涉及所有物质代谢。患者临床表型复杂,缺乏特异性,很多疾病表现以神经精神损害为主,相同的疾病轻重不一,临床诊断困难,需要依赖生化及基因分析才能确诊,针对病因精准干预。生物化学及分子遗传学检测技术发展迅速,很多疾病可以通过代谢物测定、酶活性分析和基因检测等技术进行筛查与诊断。

酶学分析是诊断遗传代谢病最可靠的手段,特异性高,如生物素酶活性测定是筛查与诊断生物素酶缺乏症的关键方法。近年来,针对较常见的溶酶体病(如法布里病、庞贝病、黏多糖贮积病1型和2型),一些技术应用于筛查,取得了良好的效果。但是,大多数酶活性检测成本及技术要求很高,检测效率低,对标本质量要求较高,常需要培养淋巴细胞、皮肤成纤维细胞或脏器组织,难以作为常规技术应用于筛查。基因检测技术应用较广,但是数据解读技术要求很高,某些遗传代谢病的致病基因与疾病的关联性尚不明晰,需要结合临床表征及生化诊断指标进行验证。因此,基因组学和代谢组学相辅相成,快捷准确的代谢物生化测定分析技术非常重要。

遗传代谢病筛查起步于传统的生化检验,如细菌抑制法、酶联免疫法、荧光法、时间分辨荧光免疫法等,随着筛查疾病种类的增多及对遗传代谢病的深入研究,发现许多疾病可以通过代谢物测定进行诊断,但传统的检验效率低,需要建立能同时检测多种代谢物的方法。自20世纪中期色谱、质谱技术开始应用于遗传代谢病的诊断与筛查,主要有液相色谱串联质谱法(LC-MS/MS)和气相色谱质谱联用法(GC-MS)。LC-MS/MS已经成为氨基酸、有机酸及脂肪酸代谢病的常规筛查与诊断方法,GC-MS尿液有机酸分析是确诊有机酸代谢病的主要方法。高通量基因检测技术不仅用于诊断,在一些疾病的筛查方面也有巨大的潜力。

### 一、液相色谱串联质谱法

LC-MS/MS采用液相色谱串联质谱仪,最常见为三重四极杆质谱仪,具有高灵敏度、高特异性、高选择性和高通量的技术优势,可在2分钟左右对一个样本完成几十种代谢物的定量分析。通过对这些目标物质的检测数据分析,实现"一次实验筛查多种疾病"的目的,提高检测效率,同时降低假阳性率和假阴性率。

目前,欧美、日本已广泛采用LC-MS/MS技术进行遗传代谢病的筛查,在美国不同州筛查的疾病种类有所不同,美国医学遗传学会2006年颁布的新生儿筛查指南中指出,在54种需要筛查的遗传代谢病中,有38种疾病可以采用LC-MS/MS进行检测,包括氨基酸代谢病、线粒体脂肪酸氧化缺陷和有机酸血症等,其中18种属于首要筛查疾病,其余20种属于次级筛查疾病。

近十几年,我国部分医疗机构、新生儿筛查中心建立了LC-MS/MS实验室,显著提高了新生儿筛查效率和质量,实现了早筛查、早诊断、早干预,避免或减少严重并发症,降低死亡率及残障率。在先证者诊断明确的基础上,采用LC-MS/MS检测羊水代谢物,可以对甲基丙二酸血症等有机酸代谢病进行产前诊断,减少相同疾病患儿的出生。

**1. 技术原理**

(1) 简介:LC-MS/MS是以液相色谱作为分离系统,质谱仪为检测系统。仪器系统的基本配置包含三个主要部分,即液相色谱、串联质谱仪和数据处理系统。样本中的化合物随着流动相经液相色谱分离后进入质谱离子源,经过雾化、离子化等流程后,进入到质量分析器,经质量分析器将不同离子按质荷比分开,先后到达检测器产生相应的信号,即为质谱图。

(2) 质谱仪:质谱仪本质上是测量离子质荷比(m/z)的仪器,将被测物质离子化,按照离子的质荷比不同进行分离,测量各种离子的信号强度,进行定性和定量研究。样品通过进样系统进入离子源,由于化合物结构不同而被电离为不同质荷比的离子,带有样品信息的离子碎片在加速电场中获得相同的动能并形成一束离子进入质量分析器,不同离子碎片在质量分析器中被分离并按质荷比大小先后到达检测器,经记录即得到不同质荷比排列的离子质量谱,即质谱图,实现定性检测(图2-2)。同时加入已知化合物作为内标或者外标,就可以对待测物进行定量检测。

(3) 串联质谱仪:LC-MS/MS仪是由两个或两个以上的质谱仪串联在一起而组成的串联质谱仪,三重四极杆串联质谱仪是由两个四极杆质量分析器及

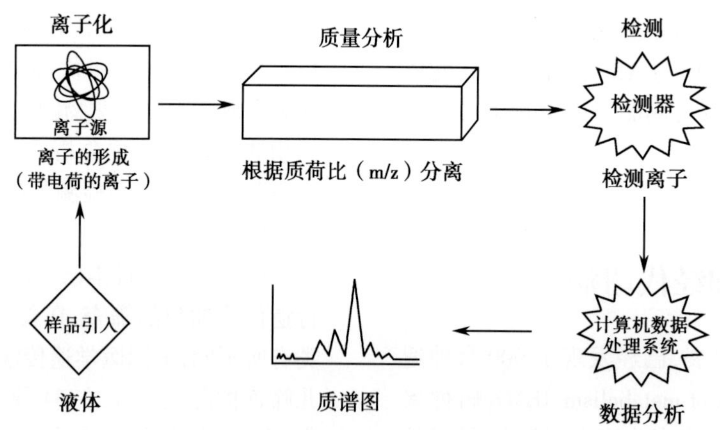


图 2-2 质谱仪的基本组成及分析过程示意图

一个碰撞室串联而成，是目前应用最为广泛的串联质谱仪。一般来说，其组成主要包括离子源、一级质量分析器、碰撞室、二级质量分析器和检测器等部分。检测的基本原理是将被测物质在离子源内电离成各种质荷比不同的带电粒子，进入质量分析器中检测。样品首先在离子源中被离子化，随即通过第一个四极杆，根据设定的质荷比范围扫描和选择所需要的离子，使其进入到第二个四极杆（碰撞室），将选择后的离子引入碰撞气体中进行碰撞诱导裂解产生碎片离子，再由第三个四极杆根据质荷比对碎片离子进行选择分析，最终将其送到检测器内，按照不同的检测模式得到不同的质谱图，如母离子扫描、子离子扫描、中性丢失扫描和多反应监测扫描。这样由被测物质的质荷比及其专属的碎片离子的质荷比共同对一个物质进行定性，使检测结果更有选择性和特异性。三重四极杆串联质谱仪可以使一级的分子离子通过与反应气体的碰撞来产生碎裂，获得多级质谱，能提供更多的结构定性信息。

（4）串联质谱法筛查遗传代谢病：目前 LC-MS/MS 法筛查遗传代谢病主要是通过定量分析干血斑中的氨基酸、游离肉碱及酰基肉碱的浓度，筛查氨基酸、有机酸和脂肪酸代谢障碍三大类疾病。不同类型的疾病患者呈现不同的血液氨基酸和酰基肉碱谱，氨基酸代谢病患者血中的相关氨基酸水平异常增高或降低，有机酸及脂肪酸代谢病患者血中酰基肉碱谱异常。对甲基丙二酸血症、同型半胱氨酸血症 1 型等先证者诊断明确的家庭，再次妊娠时可检测羊水丙酰肉碱、总同型半胱氨酸，进行胎儿产前诊断。

2. **方法流程** LC-MS/MS 法检测血液氨基酸、游离肉碱和酰基肉碱浓度的程序包括样本处理和仪器分析两个过程。目前样本处理主要有两种方法，分别是衍生化方法和非衍生化方法。样本为干血斑，使用含有已知浓度化合物内标的目标待测物溶液作为萃取溶液，通过流动相将萃取液导入质谱仪中进行分析，通过两个质量分析器来检测目标待测物，最后通过计算待测物的信号和已知浓度内标的相应信号，得出目标物的性质和浓度，根据化合物浓度和代谢病的特征等综合评估结果，得出生化诊断结论。

（1）样本采集：血液样本采集是新生儿遗传代谢病筛查技术流程中最重要的环节（新生儿遗传代谢病筛查血片采集技术规范）。血片质量直接影响实验室检测结果，可采取足跟血、指血或静脉血。常规新生儿采血时间为出生 48 小时后，7 天之内。对于疑似代谢病的患者，可在任意时间采血，以争取诊疗时机。

（2）仪器与试剂耗材：①仪器：LC-MS/MS 需要配备与仪器相适应的软件，设备应符合国家食品药品监督管理总局公布的医疗器械管理相关要求，辅助设备包括氮气发生器或者液氮罐、电脑及打印机等，样本前处理设备包括（恒温）振荡器、干血斑滤纸片自动或手动打孔器、96 孔板氮吹仪、高纯氮、恒温干燥箱、96 孔板离心机、移液器、96 孔聚丙烯板、质控干血斑片；②试剂：同位素内标试剂盒常分为 2 套试剂盒，试剂盒 A 含多种氨基酸的同位素内标，试剂盒 B 含多种酰基肉碱的同位素内标，按照说明书进行配制（不同厂商生产的试剂盒所含的氨基酸及酰基肉碱种类和配制方法等有所差别），并需配备甲醇、盐酸正丁醇和乙酰氯（样品处理时仅衍生化方法需要使用）、乙腈、蒸馏水。

（3）样本处理方法：目前用于遗传代谢病筛查的样本处理方法有两种，分别是衍生化方法（丁基化酸）和非衍生化方法（游离酸）。用含有氨基酸及酰基肉碱内标的萃取溶液将干血斑中的氨基酸和酰基肉碱萃取分离后，可以进行衍生化处理，也可不进行处理。衍生化法是对氨基酸和酰基肉碱进行衍生化处理，在被分析物质上添加保护基团(丁基酯化)，既减少了干扰，又提高了灵敏度，但实验过程复杂、耗时长。非衍生化法无须使用盐酸正丁醇将氨基酸和酰基肉碱衍生化，避免了盐酸反应对环境的污染，省去了吹干、复溶等实验步骤，时间节省约2小时，整个标本前处理步骤简单、时间短、效率更高。

虽然衍生法和非衍生法的前处理步骤不同，会使部分氨基酸检测值存在偏差，正常参考值范围需要调整。但两种方法用于氨基酸及肉碱代谢异常的临床结果判断是一致的，因此衍生化法和非衍化法均可用于氨基酸及酰基肉碱谱分析。

(4) 串联质谱分析：由于氨基酸及酰基肉碱中的同一种物质经过衍生化法和非衍生化法处理后分子量不同，通过质谱仪离子源后其碎片离子的质荷比也不相同，因此LC-MS/MS检测的方法也有差别，需要设置不同的检测参数。

样本经衍生化处理后，LC-MS/MS检测数据的采集通过3种扫描模式：母离子扫描、中性丢失扫描和多反应监测扫描。然后再通过筛查遗传代谢病分析软件处理得到数据结果。LC-MS/MS分析主要同步执行3个扫描模式，在母离子扫描中，第二级质谱选择特征的碎片离子，扫描检测第一级质谱中能产生该碎片的所有母离子，主要用于酰基肉碱的分析检测，经碰撞室后可产生相同的m/z 85碎片离子。在中性丢失扫描中，两级质谱分析检测产生相同中性碎片的母离子，主要用于氨基酸的分析，大多数氨基酸可以产生m/z 102的中性碎片，也有少数例外(甘氨酸m/z 56、精氨酸m/z 161、鸟氨酸m/z 119等)。因此，氨基酸分析一般采用中性丢失扫描，而在酰基肉碱的分析中，多采用母离子扫描。多反应监测扫描主要用于碱性氨基酸，其在碰撞室不易产生m/z 102的中性碎片，这些氨基酸离子化后，经过碰撞室时产生不同的子离子，通过多反应监测可得到所测氨基酸的质谱图。

非衍生化法处理的样本由于氨基酸及酰基肉碱没有被丁酯化，氨基酸及酰基肉碱经过碰撞室时不能丢失相同的片段，因此，所有的氨基酸及酰基肉碱均可以采用多反应检测扫描模式进行检测。

无论是衍生化法还是非衍生化法处理的样本，进行LC-MS/MS分析时，均需要对液相色谱仪和质谱仪的参数进行优化。液相色谱仪需要优化的参数包括泵流速、时间梯度、自动进样器的进样量等，以便得到最佳的总离子流图。质谱仪需要优化的参数包括离子源温度、入口电压、碰撞室能量、气体压力等，目的是使每个氨基酸及酰基肉碱得到最高的离子强度。

(5) 质量控制：LC-MS/MS使用质控干血斑片，将质控干血斑滤纸片采用与未知样本用相同的方法处理，质控样本结果应在靶值的 ±2*SD* 范围，以提供的质控靶值及控制范围为准。

(6) 结果计算：质谱峰强度与其代表的化合物含量成正比，通过测定离子峰的强度，可进行定量分析。借助于质谱仪的数据处理软件，自动计算出所测样品中氨基酸及酰基肉碱的浓度，根据其浓度可计算各种相关代谢物之间的比值，提高疾病诊断的准确性，显著降低假阳性率和假阴性率。

3. **临床应用** LC-MS/MS法主要针对氨基酸、有机酸和脂肪酸代谢病的筛查与诊断。应用LC-MS/MS分析可同时检测数十种氨基酸、游离肉碱及酰基肉碱等代谢物，可以对40余种氨基酸、有机酸和脂肪酸代谢病进行快速筛查和诊断(表2-1)。若氨基酸及酰基肉碱谱异常，原血片重复检测的结果依然显示异常，应召回复检。初筛疑似阳性的新生儿若召回的检测结果还是显著异常，部分疾病可以确诊，如高苯丙氨酸血症等。部分疾病需要根据筛查和诊断流程进一步鉴别诊断，采用尿有机酸、酶活性测定或基因检测等其他技术综合分析后才能诊断。如丙酸血症和甲基丙二酸血症，临床表现类似，缺乏特异性，LC-MS/MS法血液检测指标类似，均为丙酰肉碱及丙酰肉碱/乙酰肉碱比值增高，常伴有甘氨酸增高，仅依据干血斑的LC-MS/MS检测结果，难以区别两种疾病，需要通过尿液有机酸分析才能鉴别诊断。

LC-MS/MS法可以检测出血液氨基酸、游离肉碱及酰基肉碱类代谢物异常，一些患儿在新生儿早期发病，一些患者在婴儿期、儿童期、甚至成年期才出现症状，如瓜氨酸血症Ⅱ型、鸟氨酸氨甲酰基转移酶缺乏症、生物素酶缺乏症、全羧化酶合成酶缺乏症、戊二酸血症Ⅰ型、原发性肉碱缺乏症和多种酰基辅酶A脱氢酶缺乏症等代谢疾病，可在任何年龄发病，以急慢性脑病为主。因此，新生儿筛查结果正常，并不能完全排除患病的可能性，对于任何年龄的神经精神异常的患者均需注意。

分析LC-MS/MS数据时要结合临床实际情况全面分析。因为机体代谢物浓度受多种因素影响，比如早产儿或者低体重儿、药物(尤其是抗生素类药物)、特殊饮食(如生酮饮食)等均会造成代谢物的浓度异常。母乳喂养的婴儿受母亲的营养代谢状况

表 2-1 代谢性疾病与 LC-MS/MS 的检测指标间的对应关系

| 中文名称 | 英文名称 | 检测指标 |
| --- | --- | --- |
| 氨基酸代谢病 | | |
| 枫糖尿症 | maple syrup urine disease | 缬氨酸，亮氨酸，异亮氨酸，亮氨酸 / 苯丙氨酸，缬氨酸 / 苯丙氨酸 |
| 高脯氨酸血症 | hyperprolinemia | 脯氨酸 |
| 高组氨酸血症 | Histidinemia | 组氨酸 |
| 酪氨酸血症Ⅰ型 | tyrosinemia type Ⅰ | 酪氨酸，蛋氨酸，酪氨酸 / 苯丙氨酸，琥珀酰丙酮 |
| 酪氨酸血症Ⅱ型、Ⅲ型 | tyrosinemia type Ⅱ<br>tyrosinemia type Ⅲ | 酪氨酸，酪氨酸 / 苯丙氨酸<br>酪氨酸，酪氨酸 / 苯丙氨酸 |
| 苯丙酮尿症 | phenylketonuria | 苯丙氨酸，苯丙氨酸 / 酪氨酸 |
| 四氢生物蝶呤缺乏症 | tetrahydrobiopterin deficiency | 苯丙氨酸，苯丙氨酸 / 酪氨酸 |
| 高蛋氨酸血症 | isolated hypermethioninemia | 蛋氨酸，同型半胱氨酸，蛋氨酸 / 苯丙氨酸 |
| 同型半胱氨酸血症（胱硫醚 β 合成酶缺乏症） | Homocystinemia | 蛋氨酸，同型半胱氨酸 |
| 非酮性高甘氨酸血症 | non-ketotichyperglycinemia | 甘氨酸，甘氨酸 / 苯丙氨酸 |
| 异丁酰甘氨酸尿症（异丁酰基 - 辅酶 A 脱氢酶） | isobutyryl-CoA dehydrogenase deficiency | 丁酰肉碱，丁酰肉碱 / 丙酰肉碱 |
| 鸟氨酸氨甲酰转移酶缺乏症 | omithinetranscarbamylase deficiency | 瓜氨酸，精氨酸，谷氨酸 |
| 氨甲酰磷酸合成酶缺乏症 | carbamoyl phosphate synthetase 1 deficiency | 瓜氨酸，精氨酸，谷氨酸 |
| 瓜氨酸血症Ⅰ型 | citrullinemia type Ⅰ | 瓜氨酸，赖氨酸，精氨酸，鸟氨酸 |
| 瓜氨酸血症Ⅱ型（希特林蛋白缺乏症） | citrullinemia type Ⅱ（citrin deficiency） | 瓜氨酸，蛋氨酸，精氨酸，苏氨酸，酪氨酸 |
| 精氨酰琥珀酸尿症 | argininosuccinic aciduria | 瓜氨酸，甘氨酸，谷氨酸 |
| 精氨酸血症 | Argininemia | 精氨酸 |
| 高鸟氨酸血症 | ornithine aminotransferase deficiency | 鸟氨酸 |
| 高鸟氨酸血症 - 高氨血症 - 同型瓜氨酸尿症 | hyperornithinemia-hyperammonemia-homocitrullinuria syndrome | 鸟氨酸，谷氨酰胺 |
| 有机酸血症 | | |
| 甲基丙二酸血症 | methylmalonic acidemia | 丙酰肉碱，丙酰肉碱 / 乙酰肉碱 |
| 异戊酸血症 | isovaleric acidemia（isovaleryl-CoA dehydrogenase deficiency） | 异戊酰肉碱 |
| 3- 甲基巴豆酰辅酶 A 羧化酶缺乏症 | 3-methylcrotonyl-CoA carboxylase deficiency | 游离肉碱，羟异戊酰肉碱 |

续表

| 中文名称 | 英文名称 | 检测指标 |
| --- | --- | --- |
| 3-甲基戊烯二酰辅酶A水解酶缺乏症 | 3-methylglutaconic aciduria | 羟异戊酰肉碱 |
| 3-羟基-3-甲基-戊二酰辅酶A裂解酶缺乏症 | 3-hydroxy-3-methylglutaryl-coenzyme a lyase deficiency | 羟异戊酰肉碱 |
| 丙酸血症 | propionic acidemia | 丙酰肉碱 |
| 丙二酸血症 | malonic acidemia | 丙二酰肉碱 |
| 生物素酶缺乏症 | biotinidase deficiency | 羟异戊酰肉碱，丙酰肉碱，丙酰肉碱/乙酰肉碱 |
| 全羧化酶合成酶缺乏症 | holocarboxylasesynthetas deficiency | 羟异戊酰肉碱，丙酰肉碱，丙酰肉碱/乙酰肉碱 |
| 戊二酸血症Ⅰ型 | glutaric acidemia type Ⅰ | 戊二酰肉碱，戊二酰肉碱/乙酰肉碱 |
| 脂肪酸β-氧化障碍疾病 | | |
| 原发性肉碱缺乏症 | primary carnitine deficiency | 游离肉碱（伴随多种酰基肉碱水平降低） |
| 肉碱棕榈酰转移酶Ⅰ缺乏症 | carnitinepalmitoyl transferase Ⅰ deficiency | 游离肉碱，棕榈酰肉碱，十八碳酰肉碱，十八碳烯酰肉碱，游离肉碱/（棕榈酰肉碱+十八碳酰肉碱） |
| 肉碱棕榈酰转移酶Ⅱ缺乏症 | carnitinepalmitoyl transferase Ⅱ deficiency | 游离肉碱，月桂酰肉碱，肉豆蔻酰肉碱，棕榈酰肉碱，十八碳酰肉碱，十八碳烯酰肉碱 |
| 肉碱酰基肉碱移位酶缺乏症 | carnitine-acylcarnitine translocase deficiency | 游离肉碱，肉豆蔻酰肉碱，棕榈酰肉碱，十八碳酰肉碱 |
| 短链酰基辅酶A脱氢酶缺乏症 | short-chain acyl-CoA dehydrogenase deficiency | 丁酰肉碱，异戊酰肉碱 |
| 中链酰基辅酶A脱氢酶缺乏症 | medium chain acyl-CoA dehydrogenase deficiency | 辛酰肉碱，己酰肉碱～癸酰肉碱，辛酰肉碱/癸酰肉碱 |
| 极长链酰基辅酶A脱氢酶缺乏症 | very long chain acyl-CoA dehydrogenase deficiency | 肉豆蔻烯酰肉碱，肉豆蔻酰肉碱，棕榈酰肉碱，十八碳烯酰肉碱，游离肉碱，肉豆蔻烯酰肉碱/癸酰肉碱 |
| 短链3-羟酰基辅酶A脱氢酶缺乏症 | short chain 3-hydroxyacyl-CoA dehydrogenase deficiency | 羟丁酰肉碱，丁酰肉碱～羟癸酰肉碱 |
| 长链3-羟酰基辅酶A脱氢酶缺乏症 | long chain 3-hydroxyacyl-CoA dehydrogenase deficiency | 羟肉豆蔻酰肉碱，羟肉豆蔻烯酰肉碱，羟棕榈烯酰肉碱，羟棕榈酰肉碱，羟十八碳烯酰肉碱，十八碳酰肉碱 |
| 多种酰基辅酶A脱氢酶缺乏症（戊二酸血症Ⅱ型） | multiple acyl-CoA dehydrogenase deficiency（glutaric acidemia type Ⅱ） | 丁酰肉碱～十八碳酰肉碱 |
| 三功能蛋白缺乏症 | trifunctional protein deficiency | 游离肉碱，肉豆蔻酰肉碱，棕榈酰肉碱，十八碳酰肉碱，羟肉豆蔻酰肉碱，羟棕榈酰肉碱，十八碳酰肉碱 |
| β-酮硫解酶缺乏症 | β-ketothiolase deficiency | 戊烯酰肉碱，羟异戊酰肉碱，羟丁酰肉碱 |
| 中链-3-酮酰基辅酶A硫解酶缺乏症 | medium-chain 3-ketoacyl-CoA thiolase deficiency | 辛酰肉碱，己酰肉碱，癸烯酰肉碱，癸酰肉碱，辛酰肉碱/乙酰肉碱，辛酰肉碱/癸酰肉碱 |

影响，如母亲患有肉碱缺乏症、3- 甲基巴豆酰辅酶 A 羧化酶缺乏症、同型半胱氨酸血症等代谢病，也会造成新生儿干血斑检测结果异常。

对于某些疾病，可以通过羊水代谢物的测定进行胎儿产前诊断，如羊水中检出甲基丙二酸及甲基枸橼酸，提示胎儿患甲基丙二酸血症，检测出戊二酸则提示胎儿患戊二酸血症 1 型。

## 二、气相色谱质谱联用技术

有机酸为羧酸，是氨基酸、糖类和脂肪酸等代谢过程中的中间代谢产物。尿液有机酸异常升高或出现异常类型的有机酸，与体内某些化合物的代谢障碍有关。目前从尿液中已鉴定出 250 多种代谢物，检测方法主要是气相色谱质谱联用分析法（gas chromatography mass spectrometry，GC-MS），其中某些有机酸的异常可为遗传代谢病（特别是有机酸代谢病）的诊断和产前诊断提供重要的临床信息。自 1966 年日本 Tanaka 教授采用 GC-MS 确诊首例异戊酸血症以来，一些有机酸代谢病逐渐被发现。有机酸代谢病病种繁多，总体发病率较高，患者临床表现个体差异很大，诊断困难，容易被漏诊或误诊，若不能及时诊断和治疗，致死致残率很高。GC-MS 具有高灵敏度、高准确性、快速、自动化等优点，已成为遗传代谢病筛查和诊断的重要手段。国外于 20 世纪 70 年代开始应用于有机酸尿症的筛查及诊断，我国近 20 年来逐步引进该方法，越来越多患者获得了正确诊断，并得到了对应的精准治疗。

**1. 原理** 目前，通过分析尿液代谢物可筛查数十种遗传代谢病，代谢产物范围广泛，包括氨基酸、有机酸、单糖、二糖、卟啉、嘧啶和核酸类等多种化合物。

GC-MS 由气相色谱仪和单四极杆质谱仪组成，利用气相色谱仪分离混合物中的组分，用质谱仪鉴定分离出来的组分（定性分析）并计算出各组分的含量（定量分析）。由于尿液中代谢终产物浓度高于血清，易于收集，而且大部分代谢产物易挥发，通过 GC-MS 检测尿液的特征性代谢产物，可为某些代谢病提供可靠的诊断依据。GC-MS 尿液代谢物分析技术包括酶解、肟化、萃取、氮吹、衍生、上机分析等前处理流程，使尿中多种代谢物有效分离，分析尿液中各种特征性异常代谢产物的种类和含量的变化。

气相色谱分析以氦气为载气，以吸附剂为固定相，由于吸附剂对混合样品各组分的吸附力不同，经过一定时间后，各组分在色谱柱中的运行速度也不同，如此各组分得以在色谱柱中分离。根据各组分在色谱柱中保留时间不同进行定性，其检测结果表现为一系列的波峰，不同时间出现的波峰代表不同成分，波峰的丰度表示该成分的量的多少。通过色谱分离柱的每一个成分（波峰）进入质谱。质谱分析仪的离子源将分离的被测物质电离，由于每种成分具有特殊的化学结构，故不同成分被电离成具有特征性的碎片离子，经质量检测器得到的每个成分的碎片离子的质量数的分布图成为质谱图，所得质谱图通过与美国国家科学标准与技术研究院（The National Institute of Standards and Technology，NIST）谱库的标准物质的质谱图对比作定性分析，灵敏度达 $10^{-10}$~$10^{-12}$g，从而推测罹患某种遗传性代谢病的可能。

运用 GC-MS 可检测一些遗传代谢病患者尿中代谢物（表 2-2），由于个体差异、采样时间的不同，相同疾病患者尿有机酸谱有所不同，必要时应重复检测患者急性期及稳定期的样本。

**2. 临床应用**

（1）有机酸尿症：机体内的有机酸来源于氨基酸、碳水化合物、脂肪等多种物质的中间代谢，因此，有机酸尿症病种多，临床表现复杂，个体差异大。部分患者于新生儿、婴儿早期急性起病，部分患者为晚发型，表现为脑病、肝病、皮肤黏膜损害或多脏器损害，部分患者为间歇性发作，因感染、饥饿、疲劳、饮食不当、药物等诱发急性发作，表现为呕吐、代谢性酸中毒、高氨血症、低血糖、意识障碍，甚至猝死，采用 GC-MS 尿有机酸分析可进行生化诊断及鉴别诊断。

大部分有机酸代谢病可通过尿液 GC-MS 分析检测进行生化诊断。例如：尿液异戊酰甘氨酸增高提示异戊酸血症；甲基丙二酸、甲基枸橼酸增高提示甲基丙二酸血症；3- 羟基丙酸及甲基枸橼酸增高提示丙酸血症。近二十年来，通过国内外合作，我国部分地区开展了有机酸尿症的高危筛查研究，从智力低下、癫痫、运动障碍、多脏器损害患者中发现了多例有机酸尿症患者，其中以甲基丙二酸血症最多见。

部分遗传代谢病经 LC-MS/MS 分析血液后，还需通过尿液 GC-MS 检测行鉴别诊断。例如血液羟异戊酰肉碱浓度增高提示多种疾病，必须通过尿液有机酸分析进行鉴别，如尿液 3- 甲基巴豆酰甘氨酸增高提示 3- 甲基巴豆酰辅酶 A 羧化酶缺乏症；3- 羟基 -3- 甲基戊二酸增高提示 3- 羟基 3- 甲基戊二酰辅酶 A 裂解酶缺乏症；2- 甲基 -3- 羟基丁酸增高，甲基丙二酸、丙酰甘氨酸、甲基枸橼酸正常，则提示 β-酮硫解酶缺乏症。

表 2-2 遗传代谢病患者尿中常见异常代谢物及其相关疾病

| 项目 | 疾病名 | 化合物 |
|---|---|---|
| 芳香族氨基酸代谢障碍 | 苯丙酮尿症 | 苯乳酸、苯丙酮酸、2- 羟基苯乙酸 |
| | 酪氨酸血症(肝肾型) | 4- 羟基苯乳酸、4- 羟基苯丙酮酸、4- 羟基苯乙酸(琥珀酰丙酮) |
| | 黑酸尿症 | 尿黑酸 |
| 支链氨基酸代谢障碍 | 枫糖尿症 | 2- 羟基异己酸、2- 羟基异戊酸、2- 羟基 -3- 甲基戊酸 |
| | 异戊酸血症 | 3- 羟基异戊酸、异戊酰甘氨酸 |
| | 甲基巴豆酰甘氨酸尿症 | 3- 羟基异戊酸 |
| | | 3- 甲基巴豆酰甘氨酸 |
| | 3- 甲基戊烯二酸尿症 | 3- 甲基戊烯二酸、3- 羟基异戊酸、3- 甲基戊二酸 |
| | 多种羧化酶缺乏症 | 乳酸、3- 羟基丙酸、3- 羟基异戊酸、3- 甲基巴豆酰甘氨酸、甲基枸橼酸 |
| | 3- 羟基 -3- 甲基戊二酸尿症 | 3- 羟基 -3- 甲基戊二酸、3- 甲基戊烯二酸、3- 甲基戊二酸、3- 羟基异戊酸 |
| | β- 酮硫解酶缺乏症 | 2- 甲基 -3- 羟基丁酸、2- 甲基乙酰乙酸、环硫甘氨酸 |
| | 丙酸血症 | 3- 羟基丙酸、甲基枸橼酸、丙酰甘氨酸、3- 羟基戊酸、2- 甲基 -3- 羟基戊酸、环硫甘氨酸 |
| | 甲基丙二酸血症 | 甲基丙二酸、甲基柠檬酸 |
| 其他氨基酸代谢障碍 | 2- 酮己二酸尿症 | 2- 酮己二酸、2- 羟基己二酸、2- 氨基己二酸 |
| | 戊二酸尿症 1 型 | 戊二酸、3- 羟基戊二酸、戊烯二酸 |
| | 戊二酸尿症 2 型 | 乙基丙二酸、己二酸、辛二酸、2- 羟基戊二酸 |
| | 5- 氧合脯氨酸尿症 | 5- 氧合脯氨酸 |
| | 鸟氨酸氨甲酰基转移酶缺乏症 | 尿嘧啶、乳清酸 |
| | 琥珀酰精氨酸尿症 | 琥珀酰精氨酸 |
| 其他代谢障碍 | 二羧基酸尿症 | 己二酸、辛二酸、癸二酸、羟基癸二酸、羟基十二烷二酸 |
| | 高草酸尿症 1 型 | 草酸、乙醇酸 |
| | 高草酸尿症 2 型 | 草酸、甘油酸 |
| | Canavan 病 | N- 乙酰门冬酰胺 |
| | 琥珀酸半醛脱氢酶缺乏症 | 4- 羟基丁酸 |
| 糖代谢异常 | 半乳糖血症 | 半乳糖醇 |

(2) 氨基酸代谢病：一些氨基酸代谢病可通过尿液 GC-MS 分析进行生化诊断，如高苯丙氨酸血症患者尿中苯丙酮酸、苯乙酸、苯乳酸增高；枫糖尿症患者尿中 2- 羟基异己酸、2- 羟基异戊酸、2- 羟基 -3- 甲基戊酸增高。鸟氨酸氨甲酰基转移酶缺乏症是我国最常见的尿素循环障碍，患者血液氨基酸谱多无异常，部分患者鸟氨酸升高，瓜氨酸降低不显著，而尿乳清酸、尿嘧啶的升高更为明显。

(3) 线粒体脂肪酸 β 氧化障碍：中链、长链酰基辅酶 A 脱氢酶缺乏、多种酰基辅酶 A 脱氢酶缺乏(又称戊二酸尿症 2 型)及原发性肉碱缺乏均属于线粒体脂肪酸 β 氧化障碍，在疲劳、饥饿、高脂肪饮食、饮酒或药物(如阿司匹林)诱发下可导致非酮症性或低酮症性二羧酸尿症，血液中不饱和脂肪酸浓度增高，通过尿液有机酸分析、血液酰基肉碱谱分析及血清脂肪酸分析可进行筛查与诊断。

(4) 其他遗传代谢病:在过氧化物酶体病中,肾上腺脑白质营养不良及肝脑肾综合征(Zellweger 病)的诊断需依赖血浆极长链脂肪酸分析,运用 GC-MS 技术,血浆极长链脂肪酸的定量检测更为微量化、准确。

在家族性高胆固醇血症中,β- 谷固醇血症(又称植物固醇血症)患者血液总胆固醇正常或增高,由于谷固醇、豆固醇的蓄积引起黄色瘤、早发性冠心病及红细胞形态异常,限制动物固醇饮食治疗无效。患者的确诊需依赖 GC-MS 血浆植物固醇谱分析检测谷固醇及豆固醇,通过降脂药物、限制植物固醇或肝移植进行治疗。

糖代谢异常,如果糖 1,6- 二磷酸酶缺乏症、半乳糖血症,通过尿液代谢物分析,很多患者获得了诊断。

3. **应用研究现状** GC-MS 已成为国内外遗传代谢病诊断的必要手段,取得了良好的社会效果。通过尿液 GC-MS 及血液 LC-MS/MS 综合分析,在多种高危患者群体中筛查,发现了多种类型的遗传代谢病,如脑发育异常、婴儿肝炎综合征、极低体重儿、发育落后、脑瘫患儿群体。但是因技术所限,目前仍有很多地方存在着较多误诊、漏诊案例,临床医生应在对遗传代谢病有一定认识的基础上,积极对高危患儿进行检查,及早明确诊断。

**关键点**

1. 遗传代谢病病种复杂,多为常染色体隐性遗传病,需要采用特殊生化检测诊断。
2. 遗传代谢病可以导致多脏器损害,神经精神损害最常见。
3. 液相色谱串联质谱法血液氨基酸、游离肉碱及酰基肉碱谱分析是筛查氨基酸、有机酸及脂肪酸代谢病的主要方法。
4. 气相色谱质谱联用技术尿液有机酸是确诊有机酸代谢病的主要方法。

(杨艳玲)

## 第六节 遗传病的治疗进展

随着医学的发展,能够医治的遗传病逐渐增多,早期诊断、及时治疗可使症状减轻或缓解,如肝豆状核变性患者用铜的螯合剂青霉胺治疗,促进体内铜排出,苯丙酮尿症患儿用低苯丙氨酸奶粉等。随着人类基因组计划完成、分子遗传学发展和神经系统遗传病的病因和发病机制阐明,预期基因治疗(gene therapy)将在遗传病治疗方面发挥重要作用。其他治疗如神经营养药、饮食疗法、酶替代(如黏多糖Ⅰ型和Ⅱ型)、康复和手术矫正等有一定的疗效。

基因治疗是应用基因工程技术将外源正常基因导入靶细胞,以纠正或补偿因基因缺陷和异常引起的疾病,产生有生理效应的表达,以达到治疗目的。广义的基因治疗包括从 DNA 转录到 RNA 以及翻译为蛋白质各水平所采取的治疗某些疾病的措施和新技术。其在遗传病特别是肿瘤与单基因遗传病治疗方面取得了较大的进步。发展大致分为 4 个阶段:①20 世纪 60~70 年代:1963 年,美国学者 Joshua Lederberg 第一次提出了基因交换和基因优化的理念,为基因治疗的发展奠定了基础;1970 年,美国医生 Stanfield Rogers 试图通过注射含有精氨酸酶的乳头瘤病毒来治疗一对姐妹的精氨酸血症,这是首例人体试验,试验以失败告终。随后虽然进行了一些实验,但这个时期治疗技术还不成熟,基因治疗的发展并未取得实质性进展。②20 世纪 90 年代:1990 年,被后人称为"基因治疗之父"的 William French Anderson 医生领衔对一名 4 岁美国女孩针对重症联合免疫缺陷病的基因治疗,病情得到缓解。两年后又有一例基因治疗临床试验取得成功。自此,患者、医生和科学家的热情高涨,进入快速发展的阶段,10 年间开展了上千例临床试验。这个时期的基因治疗取得了初步的成功,但技术上仍存在很大的安全风险,行业进入了短暂的非理性发展阶段。③20 世纪初:1999 年,美国男孩 Jesse Gelsinger 参与了宾夕法尼亚大学的基因治疗项目,接受治疗 4 天后因病毒引起的强烈免疫反应导致多器官衰竭而死亡,该事件成为了基因治疗发展的转折点。加上美国 FDA 曾于 2003 年暂时中止了所有用逆转录病毒来改造血液干细胞基因的临床试验,但经过 3 个月严格审核权衡后,又允许基因治疗临床试验继续进行。这个时期的基因治疗相比 20 世纪 90 年代在技术上有所发展,但仍存在较大的安全隐患,行业整体上理性发展。④2012 年至今:荷兰 Glybera 在欧盟被审批上市,用于治疗脂蛋白脂肪酶缺乏引起的严重肌肉病。同年,Jennifer Doudna 及美籍华人科学家张锋发明了 CRISPR/CAS9 基因编辑技术,这是基因治疗领域革命性的事件。自此,基因治疗技术上的一些瓶颈得到突破,有效性和安全性都有所提高,行业迎来新一轮的发展高潮。

自2012年以来，研究者更多关注在基因编辑和目标基因重组，反义寡核苷酸诱导外显子跳跃以及RNA干扰方面的基因治疗，处于从基础到临床Ⅰ/Ⅱ实验的不同阶段。虽然应用这些方法进行人类疾病的基因治疗存在很多局限性，但随着基因治疗在特定疾病中产生的一定疗效，其应用终将会越来越广泛，2016年美国FDA批准了首个杜氏肌营养不良症寡核苷酸诱导的外显子跳跃药物Exondys 51，治疗假肥大型肌营养不良症（DMD）的第51号外显子突变的患者，还批准了脊髓性肌萎缩症（SMA）基因疗法药物Spinraza，DMD与SMA使用基因治疗药物取得一定疗效的典型案例已见报道，表明遗传病的基因治疗已经正式开启，相信在不久的将来会有更多种类遗传病的基因治疗应用于临床，并取得较大进步。

（王静敏）

## 第七节　遗传病的网络资源及应用

随着人类基因组计划的完成，医学逐渐进入了后基因组时代，生命科学领域各种技术飞速发展，人类基因组的信息量也呈爆炸式增长。临床医生不仅需要掌握疾病相关的知识，还要能利用遗传学和基因组学的资源，通过获取和分析先证者及家系成员病史资料，选择合适的基因组学检测手段，解读基因检测报道，了解致病机制等，并进一步行遗传咨询、确定治疗方案、评估再发风险指导产前诊断等。因此，在后基因组医学时代，将生命科学和临床医学的研究整合在一起，将人类基因组目前已有的成果以及功能基因组学将获取的成果，逐步转换为医学应用，推广至整个临床医学中应用的平台、推动适合国情的基因组医学发展，这些离不开对临床医生遗传学和基因组学相关知识的培训，以及可快速准确获取和分析信息的计算机系统应用，包括各种基因型-表型数据库等，以便实现精准的个体化医疗。

生物信息学是现代生物学研究的重要工具，了解目前生物信息学方法和技术可以初步解决科研和实际工作中生物信息的存储、检索、分析和利用的问题。互联网的普及使得各种网络资源的检索获取变得非常容易，以便医学遗传工作者以及科研人员随时掌握专业发展动态，从浩瀚的信息海洋中迅速找到专业、准确、实用的内容。目前约有1 000多个分子生物学数据库及关于遗传信息的在线数据库的网站，可以提供全面、科学的信息。数据库，通俗的理解就是将相关信息整合在一起的集合，这些数据库为我们提供了很大的便利，不需要阅读一篇篇文献去提取信息，甚至有些尚未发表刊印的信息也可通过上传数据库来共享。

熟练掌握应用这些网络资源，可极大地便利临床及科研工作，掌握遗传学和基因组学的最新进展，适应后基因组医学时代的要求。

### 一、疾病表型与相关基因数据库

这部分数据库以专业性术语和规范化命名，结合相应文献资料、其他数据库资料等，再由专业小组人员等整合而成（表2-3）。通过查询这些数据库，有助于查询罕见遗传性疾病的表型、遗传方式、基因与疾病的相关性等，协助临床诊断；此外，还可以获取致病基因、研究现状及治疗进展等方面的信息。下面就以人类表型标准用语数据库、在线人类孟德尔遗传数据库作详细介绍。

1. **人类表型标准用语数据库**（human phenotype

表2-3　疾病表型与相关基因数据库列表

| 数据库 | 概述 |
|---|---|
| Human Phenotype Ontology (HPO) | 人类表型术语数据库，包含约11 000多项名词和115 000余项关于遗传性疾病注释 |
| Online Mendelian Inheritance in Man（OMIM） | 人类基因与遗传疾病的目录，通过表型或者基因来搜索相关信息，涵盖丰富详细的人类基因遗传信息，并收录典型的疾病遗传相关性样本研究信息 |
| GeneReviews | 包含描述特定遗传疾病的标准化同行评议文章和包含单个基因和表型信息的章节，主要聚焦于单基因遗传病，提供目前关于诊断、管理和遗传咨询的疾病特异性信息 |
| Orphanet | 权威和丰富的罕见病知识库，提供全面综合的罕见病治疗所需药物等信息，旨在改善罕见疾病患者的诊断和治疗，目前已收录5 865种罕见病，涉及3 573个基因 |
| PhenoTips | 收集和分析遗传信息患者表型信息的软件工具 |

ontology，HPO） 为人类表型术语数据库。其中 phenotype 即指表型，是由基因和环境共同作用使生物体外在表现出来的形态与功能特征；而 ontology 是描述专业领域的标准化词汇表及词汇间的语义关系。HPO 就是描述人类疾病表型特征的标准词汇表，每个术语描述了一种异常表型。HPO 利用从相关医学文献、在线人类孟德尔遗传数据库、Orphanet 数据库及 DECIPHER 数据库等获得的信息进行整合归纳，目前包含约 11 000 多项名词和 115 000 余项关于遗传性疾病的注释。HPO 数据库还提供了一套针对 4 000 多种疾病的注释。通过 HPO 规范化表型术语，可将临床资料、遗传学数据及生物学信息等进行专业高效的匹配，HPO 转化采集到的患者表型信息，是后续的深入分析的基础。

中国第一个，也是迄今唯一的医学术语搜索引擎——中文人类表型标准用语联盟（The Chinese Human Phenotype Ontology Consortium，CHPO）由国内相关领域专业人士，包括临床医生、遗传咨询师、分子生物学领域知名人士自愿组织、共同发起成立，对国外已有的 HPO 词条进行翻译优化，旨在中国建立一个开放平台，逐步建立中文临床表型术语标准，以指导、服务于中文使用者的临床和科研工作。汉化版 HPO 目前已与 OMIM 遗传病知识库建立连接，不仅能应用在临床、科研、遗传学分析、基因检测等领域，也有助于机器学习，提高计算机辅助分析能力，以推动人工智能与医疗的深入结合与应用。

2. **在线人类孟德尔遗传**（online Mendelian inheritance in man，OMIM） 是一个综合性的权威的人类基因和遗传数据库，可免费使用。该数据库收录人类孟德尔疾病信息，包括对遗传性疾病的分类与命名、表型的收录，以及相关致病基因等，可通过检索表型或基因型来获取以上信息。OMIM 包括目前已知的遗传性疾病、遗传决定的性状及其致病基因，除简要描述各种疾病的临床特征、诊断、鉴别诊断、治疗与预防外，还提供已知有关致病基因的连锁关系、染色体定位、组成结构和功能、动物模型等资料信息，并附有经缜密筛选的有关参考文献。OMIM 制定的各种遗传病、性状、基因的编号，简称 MIM 号，为全世界所公认，相关疾病在报道时须加上 MIM 号以明确具体是何种遗传病。主要组成包括：①OMIM 数据库：可查询任何遗传病、性状或基因的资料；②OMIM 基因图谱：可查看人类基因定位等信息；③OMIM 疾病基因图谱：可查看疾病的基因定位等信息；④OMIM 号系统：介绍 MIM 号的编排体例；⑤OMIM 最新修订情况：介绍 OMIM 新增加或删改条目的信息；⑥OMIM 最新统计数据：随时提供 OMIM 所有内容的最新统计；⑦OMIM 基因列表：列出了所有基因的代号及 MIM 号等。值得注意的是，OMIM 并没有囊括所有遗传性疾病，通过输入疾病名称可查询该病是否收录于 OMIM 中；对于病名有同义词或其他名称的疾病，OMIM 会自动指向同一疾病；虽然 OMIM 列出的参考文献不如 PubMed 广泛，但其提供归纳精炼的综述性内容，对专业人员更具参考价值。

## 二、人群基因数据库

人群数据库适用于获取某变异在大规模人群中发生频率的相关信息，如 Genome Aggregation Database（gnomAD）、Exome Aggregation Consortium（ExAC）、1000genomesproject、NCBIdbSNP 等（表 2-4）。通过搜索公共人群数据库，利用已发表文献中相同种族的对照数据可进行基因变异频率分析。通过分析变异基因在对照人群或普通人群中的携带频率，有助于评估该变异的潜在致病性。不同种类的数据库有其独特的优缺点，如 NHLBI 外显子测序数据库来源于白种人和非裔美国人群，根据其数据覆盖量能识别是否存在基因变异，而尽管千人基因组数据库缺乏评估基因变异能力，但它囊括了更多的种族人群，因此其数据具有更广泛的代表性。下面以目前最大的人群数据库 gnomAD 做具体介绍：

基因组聚合数据库（genome aggregation database，gnomAD）是由各国研究人员共同协作建立的一个基因组变异频率数据库，该数据库的目的是汇集和协调来自众多大规模测序计划、不同级别的大规模测序项目，包括全外显子与全基因组数据，为广泛的科学研究团体汇总数据。目前该数据库包括 123 136 个个体的全外显子数据与 15 496 个个体的全基因组数据，这些数据来源于各自不同的疾病研究项目与大型人口种群测序项目。该数据库包括之前常用的千人基因组数据、ESP 数据库及绝大部分的 ExAC 数据库。一般情况下，某一等位基因在对照人群的频率大于疾病预期人群时，可认为是罕见孟德尔疾病良性变异的强证据，如果频率超过 5% 时，则可认为是良性变异的独立证据。此外，如果疾病发生在早期，且变异在健康成人中以隐性（纯合子）、显性（杂合子）或 X 连锁（半合子）的状态存在，那么这也是良性变异的强证据。如果数据库中未能检出变异的存在，应该确认建立该数据库采用的测序读长深度是否足以检测出该位点上的变异。由于该数据库去除了携带有严重儿童疾病的患者及其父母的基因组

表 2-4 人群基因数据库列表

| 人群数据库 | 概述 |
| --- | --- |
| Exome Aggregation Consortium (ExAC) | 本数据库中的变异信息是通过对 61 486 个独立个体进行全外显子测序获得，同时也是多种特殊疾病和群体遗传学研究中的一部分，库中不包括儿科疾病患者及其相关人群 |
| genome Aggregation Database (gnomAD) | 包含 123 136 全外显子组和 15 496 全基因组的测序数据，来源于各种疾病研究项目及大型人群测序项目，为目前最大的人群数据库 |
| Exome Variant Server(EVS) | 本数据库中的变异信息是通过对几个欧洲和非洲裔大规模人群的全外显子测序获得，当缺乏变异信息时，默认该数据已覆盖 |
| 1 000 Genomes Project | 本数据库中的变异信息是通过对 26 个种群进行低覆盖度的全基因组测序和高覆盖度的靶序列测序获得，本库所提供的信息比 EVS 更具多样性，但也包含有低质量的数据 |
| Single Nucleotide Polymorphism Database(dbSNP) | 本数据库由多种来源获得的短片段遗传变异（通常≤50bp）信息组成，库中可能缺乏溯源性研究细节，也可能包含致病性突变在内 |
| dbVar | 本数据库由多种来源获得的基因结构变异（通常 >50bp）信息组成 |

数据，可以很好地应用于单基因遗传病变异位点人群频率的查询。对于评估罕见变异的致病性，如果某位点在该数据库未见报道，则致病概率增大。

对比 1000Genomes、ESP 和 ExAC 数据库收集的人群分布及其数量，gnomAD 是目前最大的人群频率数据库。gnomAD 收录的人种类型及测序数据进行了分类统计。该数据库所有的数据都可免费下载。通过 gnomAD 浏览器，可以在搜索框中输入自己感兴趣的基因、变异或者区域进行相关信息的查询。可以获取基因上每个位点的覆盖信息图。变异注释表格记录了变异位点、来源、注释信息、变异等位基因数、等位基因总数、等位基因频率等信息。也可以选择包含或排除 SNPs、indels、外显子组变异、基因组变异及被过滤掉的变异进行筛选，通过进行全外显子组，全基因组变异 vcf 文件及覆盖度数据的下载。

## 三、疾病基因变异数据库

目前人类基因组中大量变异不断被发现，且已被许多数据库广泛收录。当临床实验室需要对某一变异进行分类并出具报道时，可在已有的数据库及发表的文献中寻找到有价值的参考信息。疾病数据库的查询有助于分析检测到的变异位点是否被报道过及对其致病性的评估。疾病基因变异数据库则是存储了基因、变异、疾病等信息，可进行查阅。在对基因变异进行解读时需要涉及相关的数据库，以下为常用数据库的列表（表 2-5），部分数据库的内容之间有所交叉，不过每一个库均有其独特性。

表 2-5 疾病基因变异数据库列表

| 疾病数据库 | 概述 |
| --- | --- |
| ClinVar | 对变异与表型和临床表型之间的关联进行确定的数据库 |
| Human Gene Mutation Database(HGMD) | 本数据库中的变异注释有文献发表，库中近期更新内容需付费查询 |
| Leiden Open Variation Database(LOVD) | 免费的开放源代码数据库，旨在收集和显示 DNA 序列中的变异并包括是否为致病性的信息，目前包含 162 000 个患者中超过 515 500 个变异 |
| DECIPHER | 使用 Ensemble 基因组浏览器，将基因芯片数据和临床表型进行关联，便于临床医生和研究人员使用的细胞分子遗传学数据库 |
| Database Genomic Variants (DGV) | 提供人类基因组结构变异的概况信息，涉及大于 50bp 的 DNA 片段的基因组改变，数据库记录了一系列基因变异与表型相关的信息 |

部分疾病变异数据库会包含患者中发现变异的致病性评估，如ClinVar等。但当使用数据库时，应注意：①确定数据库的更新频率，确定数据库收录相关数据时是否进行了校勘，以及采用什么方法进行数据校勘；②确认采用HGVS命名体系，并确定描述变异的基因组版本和转录本参考序列；③确定数据分析准确度的验证程度，并分析用于评估数据准确度的各种指标，要获得这些信息可能需要阅读相关的文献；④确定收录对象的来源及其唯一性等。下面以单核苷酸变异常用疾病数据库—人类基因突变数据库和ClinVar数据库，以及拷贝数变异常用疾病数据库—DECIPHER为例进一步详细介绍。

**1. 人类基因突变数据库(human gene mutation database，HGMD)和ClinVar数据库** HGMD为人类疾病基因变异注释数据库，收集文献发表的基因变异与疾病的关系信息。该数据库从多种期刊中收集突变信息，用计算机和手工结合的方法来扫描这些期刊以寻找相关报道，包括在编码区、调控区和剪接区域的点突变，还包括插入、缺失、复制及重复，突变信息主要包括染色体定位、突变类型及相关表型。查询HGMD能简单、快速确认检测得到的某种变异是否已被报道，并直接查询与人类遗传疾病相关的突变信息的文献；是否是导致人类遗传疾病的原因，有无功能学实验验证；获得某个特定基因或疾病的变异谱，提供有关人类遗传疾病突变的综合性数据。HGMD数据库分为普通免费版和专业收费版，专业版集实时更新、结果下载、高级检索等多项功能。

ClinaVar数据库也是一个公共数据库，主要对人类变异与相关疾病表型之间的相关性进行确定的数据库，允许变异连同临床表型和诊断相关信息一并提交，同时追踪提交变异的审核状态，以分析人类基因变异的临床致病的显著性和表型的关系，可免费访问与下载。其主要目的在于整合不同来源的分散数据，将变异、临床表型以及功能注释等方面的信息，逐步形成一个标准、可信、稳定的基因变异-临床表型相关的数据库。到目前为止，ClinVar从研究实验室及其他数据库中共获得了317 770份带注释的独特突变记录，涉及27 939个基因。HGMD是收集文献位点，而Clinvar是收集第三方实验室和部分文献，两者是互补的。

**2. DECIPHER数据库** DECIPHER数据库全称为“Database of Chromosomal Imbalance and Phenotype in Humans using Ensemble Resources”，是一个基于网络的可交互数据库，其整合了超过200家研究中心上传的大于10 000例的病例信息，旨在帮助解读基因组变异。DECIPHER数据库根据患者的基因组拷贝数变异如缺失或重复等的位置、大小、致病性等整合多种生物信息学资源来帮助临床判断。实际应用中，可以通过检索数据库，输入拷贝数变化的相应基因组位置从而获得一系列相关的遗传疾病信息，包括临床表型、区域包含的基因等，提高临床诊断效能。

## 四、生物信息学分析工具

各种公共和商业化计算机工具可以辅助解读序列变异，每种工具使用的算法可能有差异，但都会包含序列变异在核苷酸及氨基酸水平上作用影响的判断，包括变异对主要转录本、可变转录本、其他基因组元件影响作用的确认，也包括对蛋白质潜在影响作用的判定。这些工具主要分为两类：一类可以预测错义变异是否会破坏蛋白质的功能或结构，如PolyPhen-2、SIFT、MutationTaster等(表2-6)；另一种可以预测是否影响剪接，如GeneSplicer、Human Splicing Finder、MaxEntScan等(表2-7)。但这些软件

表2-6 错义变异预测工具列表

| 错义变异预测 | 依据 |
| --- | --- |
| SIFT | 进化保守性 |
| Consurf | 进化保守性 |
| FATHMM | 进化保守性 |
| MutationAsses | 进化保守性 |
| PANTHER | 进化保守性 |
| PhD-SNP | 进化保守性 |
| PolyPhen-2 | 蛋白结构/功能和进化保守性 |
| MutationTaster | 蛋白结构/功能和进化保守性 |
| Align GVGD | 蛋白结构/功能和进化保守性 |
| MAPP | 蛋白结构/功能和进化保守性 |
| MutPred | 蛋白结构/功能和进化保守性 |
| PROVEAN | 变异序列和蛋白序列同源性之间的相似性比对和测量 |
| SNP&GO | 蛋白结构/功能 |
| nsSNPAnalyzer | 多序列比对和蛋白结构分析 |
| Condel | 综合SIFT、PolyPhen-2和MutationAssessor进行综合预测 |
| CADD | 对于来自模拟变异的等位基因进行不同的注释 |

表 2-7 剪接位点变异预测工具列表

| 剪接位点变异预测 | 依据 |
| --- | --- |
| GeneSplicer | Markov 模型 |
| Human Splicing Finder | 位置依赖的逻辑 |
| CRYP-SKIP | 多元 Logistic 回归分析 |
| MaxEntScan | 最大熵原则 |
| Berkeley Drosophila Genome Project (BDGP) | 神经网络 |
| NetGene2 | 神经网络 |
| NNSplice | 神经网络 |
| FSPLICE | 基于权重矩阵模型进行种特异性预测 |

分析结果只是预测，在序列变异解读中的实际应用中需要慎重使用，不建议仅使用这些预测结果作为唯一证据来进行临床判断。

错义变异的判定还可以通过基于 UniProt 有关蛋白序列和注释的信息，以及 ClustalOmega 多物种序列比对软件来评估相应位点的进化保守性等，也有相应的核酸保守性预测软件（表 2-8）。全基因组多序列比对的主要目的是揭示基因组中进化上保守的和非保守序列以及它们所在区域的分布。然而在碱基层面上观察多个不同物种的多序列比对结果和序列保守性非常不方便；其次，许多功能结构域的保守性介乎高度保守和完全不保守之间；为了使保守性比对结果更加清晰明确地显示，UCSC 基因组浏览器使用两个软件 PhastCons 和 PhyloP 把多序列比对结果转换成两种单一的保守性计分和显示，PhastCons 对于保守序列的检测更敏感且对于保守区域的界定更有效。PhyloP 和 PhastCons 多物种比对文件可以从 UCSC 基因组浏览器的网站上下载。

表 2-8 核酸保守性预测工具列表

| 核酸保守性预测 | 依据 |
| --- | --- |
| Genomic Evolutionary Rate Profiling (GERP) | 基因组进化速率分析 |
| PhastCons | 保守打分及鉴定保守元件 |
| PhyloP | 比对和分子进化树：在家系特异或者所有分支中，计算保守或者加速的 P 值 |

2015 年，美国医学遗传学和基因组学学会发布了针对序列变异的解读的标准和指南，根据 28 个证据类别排列组合进行变异位点的致病性分类，将变异分为致病性（pathogenic）、可能致病性（likely pathogenic）、不明确意义（uncertain significance）、可能良性（likely benign）和良性（benign）五大类来描述孟德尔疾病致病基因中发现的变异。人工判读耗时耗力，特别是临床大样本量的实验室，辅助结合相应变异注释工具（表 2-9）可有助于节约时间。例如 InterVar 是一种基于 ACMG 指南对遗传变异进行临床解释的生物信息学软件工具，可以直接调用 ANNOVAR 来运行注释流程，也可以输入其他注释软件的结果文件。其自动化解读有助于变异分析人员快速进行初步评分，在此基础上再根据 ACMG 指南证据类别进行人工审校和补充，在一定程度上提高了变异解读效率，减少判读过程的时间及人力投入。

表 2-9 变异注释工具列表

| 变异注释 | 概述 |
| --- | --- |
| InterVar | 实现对 ACMG 的 28 条判读标准中的 18 条进行自动化评分，其余 10 条由于需要后续证据输入或者参数调整，即自动判读完成后需人工审校和调整 |
| Reference Variant Store (RVS) | 使用多种注释方法保存超过 520 000 000 万个遗传变异的信息，提供注释包括表型和疾病、人群频率及预测分数等 |
| VarCards | 通过该数据库，用户可以方便地搜索、浏览和注释编码区变异 |

（王剑）

## 参考文献

1. Mikhail FM. Copy number variations and human genetic disease. Curr Opin Pediatr，2014，26（6）：646-752
2. Gonzales PR，Carroll AJ，Korf BR. Overview of Clinical Cytogenetics. Curr Protoc Hum Genet，2016，89：8-13
3. 中国医师协会医学遗传学分会，中国医师协会青春期医学专业委员会临床遗传学组，中华医学会儿科学分会内分泌遗传代谢学组．染色体基因组芯片在儿科遗传病的临床应用专家共识．中华儿科杂志，2016，54（6）：410-413
4. Ardui S，Ameur A，Vermeesch JR，et al. Single molecule

real-time (SMRT) sequencing comes of age: applications and utilities for medical diagnostics. Nucleic Acids Res, 2018, 46 (5): 2159-2168

5. Lapin V, Mighion LC, da Silva CP, et al. Regulating whole exome sequencing as a diagnostic test. Hum Genet, 2016, 135 (6): 655-673
6. Abacan M, Alsubaie L, Barlow-Stewart K, et al. The Global State of the Genetic Counseling Profession. Eur J Hum Genet, 2019, 27 (2): 183-197
7. Breveglieri G, D'Aversa E, Finotti A, et al. Non-invasive Prenatal Testing Using Fetal DNA. Mol Diagn Ther, 2019, 23 (2): 291-299
8. Chau MHK, Cao Y, Kwok KY, et al. Characteristics and mode of inheritance of pathogenic copy number variants in prenatal diagnosis. Am J Obstet Gynecol, 2019, 9378 (19): 30771-30779
9. Shibata N, Hasegawa Y, Yamada K, et al. Diversity in the incidence and spectrum of organic acidemias, fatty acid oxidation disorders, and amino acid disorders in Asian countries: Selective screening vs. expanded newborn screening. Mol Genet Metab Rep, 2018, 16: 5-10
10. Richards S, Aziz N, Bale S, et al. Standards and guidelines for the interpretation of sequence variants: a joint consensus recommendation of the American College of Medical Genetics and Genomics and the Association for Molecular Pathology. Genet Med, 2015, 17 (5): 405-424
11. Amberger JS, Bocchini CA, Schiettecatte F, et al. OMIM.org: Online Mendelian Inheritance in Man (OMIM®), an online catalog of human genes and genetic disorders. Nucleic Acids Res, 2015, 43(Database issue): 789-798
12. Li Q, Wang K. InterVar: Clinical Interpretation of Genetic Variants by the 2015 ACMG-AMP Guidelines. Am J Hum Genet, 2017, 100 (2): 267-280

第三章

# 神经影像学

# 第一节 神经系统CT检查

随着MRI技术的不断发展，脑和脊髓疾病的影像诊断主要由MRI来完成，CT的诊断价值在逐渐变小。但在儿童神经系统疾病诊断及治疗过程中，CT仍然有一定应用价值。儿童神经系统疾病在种类上与成人有显著差异。例如脑血管疾病是成人影像学检查最常见的适应证，但在儿童此病少见。脑和脊髓肿瘤，儿童与成人相比，不但发病数量少，而且在肿瘤组织学类型和部位（儿童肿瘤多位于幕下）上也有很大差别。儿童脑和脊髓发育尚未完全成熟，正常形态与成人也不完全相同，必须熟悉儿童脑和脊髓的正常解剖和变异，才有可能对儿童脑和脊髓的影像作出正常解释。

常见的儿童神经放射学检查适应证：①围生期的脑疾病，如新生儿颅内出血、缺氧缺血性脑病；②癫痫，精神、运动发育障碍；③脑积水或脑积水分流手术后随访检查；④脑和脊髓先天畸形（包括脊柱畸形）；⑤颅内感染性疾病，如脑脓肿等。

## 一、脑和脊髓CT诊断基础

计算机体层成像（computed tomography，CT）是20世纪70年代初出现的一种影像技术，是继1895年伦琴发现X线以来，X线诊断技术发展史上的第二个里程碑。CT的出现奠定了现代医学影像学的基础，大大提高了诊断的准确性和敏感性。

X线穿透人体以后，部分能量被组织吸收，部分发生散射，总能量减弱，称为衰减（attenuation）。各种组织和器官的密度不同（密度由组织的原子序数和电子密度决定），密度高的，X线被吸收多，穿透少，衰减多；密度低的，穿透多，衰减少。反映在X线胶片上或在探测器上，形成了黑白或明暗程度不同的对比影像。这是X线被用来诊断疾病的基本原理。在这一点上CT诊断和普通或传统的X线诊断是共同的，都是利用X线穿透人体并发生衰减的特征。CT图像具有以下特点：

### （一）层面图像

普通X线摄影图像是平面的，是X线穿透人体相互重叠的各种组织结构的总衰减效果，影响准确性。而CT图像是具有一定厚度（例如1cm厚）的层面图像，反映一个层面的密度对比，这就避免了相互重叠的影响。CT常用的层面与人体头-足方向的长轴垂直，称为横断面或轴位层面，这种层面把人体分为上、下部分。有时也应用冠状层面，与人体前后轴垂直，这种层面把人体分为前、后部分。矢状层面与人体左右横轴垂直，把人体分为左、右部分。

### （二）重建图像

人体不可能像面包似的被切成很多片，每片单独在X线照射下成像。早在1917年奥地利数学家Radom就已证明，用一束很细的X线围绕人体的某个平面进行若干次照射，每一次照射称为一次投影。许多的投影经过数学计算可以重建出那个平面的图像，这个过程叫重建（reconstruction）。CT图像就是通过重建获得的图像。

### （三）数字化图像

普通X线片上，人体不同组织结构密度的差异直接由黑白图像表示，密度低的是黑色，密度高的呈白色。而CT图像上显示密度的差异是用数字来表示的。这里需要引进CT值的概念，解释有关数字化图像的一些名词。

1. **CT值** 是人为规定的各种不同人体组织密度的比值。规定水的CT值为0。骨皮质密度最高，CT值在1 000以上。空气密度最低，在–1 000以下。人体内没有纯净的水，体腔液体或囊肿内的液体含蛋白质，CT值范围0~20，软组织和实质脏器30~60，血凝块64~80，钙化>200，脂肪–70~–120。CT值的单位写作HU，“U”是单位（Unit），“H”是Hounsfield的字头，以纪念CT的发明人亨斯菲尔德。

2. **象素和矩阵** 前面提到CT图像是数字化图像，这个图像由若干个方块组成，每个方块有自己的CT值，这种小方块叫象素（pixel），许多方块组成方阵，叫矩阵（matrix）。常用512×512，由横向512条等距的平行线和垂直交叉的纵向512条等距线，组成262 144个方块或象素。每个象素的边长可以根据扫描范围的直径来计算：若扫描范围直径位50cm，则每个象素的边长大约为1mm，每个层面的厚度若为1mm，每个象素代表边长1mm、高1mm的立方体内组织的密度的CT值。这个立方体也叫体素（voxel）。一幅CT图像的每个象素的CT值，代表一个体素组织的密度。

问题是不可能将人体的一个层面单独抽出来，放在X线下直接测量密度，必须用间接的方法，就是前面讲过的图像重建。早期CT机是用X线束围绕成像层面一圈（360°），获取若干扫描数据。X线从一个狭窄的窗口射出，窗口的宽度与扫描层厚相等，呈薄的扇形平面光束穿过人体而后被探测器测定衰减值，并用数字表示，这种数字叫作投影数据。每幅CT图像的扫描数据相当多，达百万以上。根据投影数据用复杂的数学运算方法算出每个象素的CT值，后者也叫图像数据。这个过程就是“重建”。运算过程相当复杂，人力运算可能需要若干年、月，若使用电子计算机则在十几秒或更短的时间内完成。目前技术上最先进的CT扫描机，重建速度几乎已经接近实时成像，图像重建在极短时间内完成，可以有与超声、X线透视等相似的“实时”成像效果。

3. **窗宽和窗位** 有了反映一个层面的组织密度的象素值和矩阵，只是许许多多的数字，不是图像，必须把这些数字转换成黑白模拟信号才能形成图像。一般应用黑白程度不等的灰阶来表示这些数字。但是这里遇到一个问题，就是人眼分辨能力的限度。人体内CT值的范围，若从1 000到-1 000至少有2 000个相应的灰阶转换。但人的眼睛只能分辨16个灰阶。假如用16个灰阶去转换2 000个CT值，必然会损失大量的信息。为了解决这个矛盾，需应用窗技术。即人为规定以一幅CT图像上CT值的范围，叫窗宽（window width）。以头颅为例，若重点观察脑组织，可将窗宽定为80，黑白灰阶的变化在80以内，每个灰阶代表CT值范围为80÷16=5。理论上若病变和正常脑组织的密度差在5以上时，在图像上可以分辨出来。但是超出这个范围（80）的密度差别就不能分辨了。另外一个概念叫窗位（window level），或者称窗中心，即窗宽的中心。一般以被检查的组织器官的CT值为窗位，根据窗位可以算出该幅CT图像CT值范围：窗位 ±1/2× 窗宽。

仍以头颅CT为例，设窗宽、窗位分别为80和40，则该幅图像显示CT值范围为40±1/2×80，即0~80。如用灰阶表示：白色代表80，黑色代表0，0~80之间有16个灰阶。但在0~1 000之间全是黑色，不能分辨；80~1 000之间全是白色，也不能分辨，换而言之，这两部分的密度对比全部没有了。实际应用时，一般的原则是根据观察对象选择窗宽和窗位。密度差异较小的解剖部位，例如脑，宜用窄窗（也叫脑窗，CT值范围较小）；欲观察密度差异大的部位，如骨骼，则用宽窗（也叫骨窗，CT值范围大）。

### （四）CT的优点

1. 提供人体横断面图像，没有重叠干扰。

2. 有较高的密度分辨率。普通X线摄影，组织之间或病变与正常组织之间的密度差要在5%以上才能分辨，而CT可以分辨的密度差是0.5%或更小。CT密度分辨率要比普通X线大20~30倍。X线摄片一般只能显示气体、脂肪、软组织、钙化和骨化，内脏实质器官等多需要造影方法辅助诊断。CT可以直接显示脑、肝、胰、肾、淋巴腺等器官组织及有关病变。

3. CT基本上是一种无创检查，方便、迅速，患者容易接受。

4. 与核医学图像和超声图像比较，CT有较高的空间分辨率，图像质量优越。

5. CT分辨囊性、实性病变，以及脂肪、血肿、钙化和骨化、气体有较大的可靠性。

6. 静脉注射对比剂的增强扫描可以显示正常血管和血管性病变，了解病变的血液供应情况、增强特点，帮助定性诊断。

### （五）CT的缺点

1. CT对人体组织的密度分辨率虽然较高，但空间分辨率相对较低，不如常规X线摄片。

2. 一些特殊部位，如颅底，脊柱的下颈、上胸交界处，常由于伪影干扰显示不清楚。

3. 尽管CT有较高的密度分辨率，但还不能完全满足诊断要求。常需应用静脉注射对比剂的增强扫描，这就使CT变得并非完全是无损伤的。

4. CT有X线的电离辐射损害。

5. 部分容积效应（或称平均效应）。CT图像上每个象素CT值代表一个体素的密度，如果体素内的成分是单一的，该CT值能正确反映这种成分的密度。如果一个体素内有两种以上的成分，则该象素的CT值是两种或两种以上成分的平均值，不能代表其中的任何一种成分，这就叫部分容积效应。部分容积效应是造成CT测量误差或图像误差的一个重要原因。病变体积越小，受容积效应的影响越大。克服的办法是应用薄层扫描，一般的原则是选择层厚应小于病变直径的一半。重叠扫描也有助于克服部分容积效应。

### （六）增强CT扫描

狭义的CT增强扫描是指经静脉注射含碘的水溶性对比剂，目前多应用非离子型碘剂，副作用小，比较安全。而离子型碘剂，由于副作用较多，已不应用。剂量1~2ml/kg。

脑和脊髓增强扫描的目的：①发现炎症、肿瘤等病变：注射对比剂后，病变密度增高，主要见于血脑屏障破坏，或新生较多缺乏血脑屏障的毛细血管，对比剂溢出于血管腔外。病变处的血供（即血管分布的多少），也是影响增强的一个因素，但是比较次要。很多疾病例如肿瘤、感染和变性疾病都需要增强扫描。②诊断血管性疾病：如动脉瘤、大脑大静脉瘤、动静脉畸形等。③鉴别诊断:增强扫描显示的病变形态、增强是否均匀、增强的程度和速度等特点对鉴别诊断很有帮助。

### (七) 螺旋 CT

20 世纪 90 年代开始,CT 技术又经历了一次新的发展和飞跃,即出现了螺旋 CT(spiral CT)扫描。从单个层面的间断扫描方式改变为连续性体积扫描方式。CT 扫描时,扫描床在扇形 X 线束连续曝光的情况下,作连续的线性运动,球管和探测器也同步旋转,其结果为扇形 X 线束沿螺旋形轨迹穿过人体。螺旋 CT 扫描大大提高了 CT 扫描速度,使增强扫描更加有效,提供更多更有意义的诊断信息。螺旋 CT 可以重建大量的、薄间隔的扫描图像,在此基础上可以形成高质量的三维重建立体图像。

螺旋 CT 扫描与三维重建:由于螺旋 CT 扫描在体积扫描数据的基础上,通过内插法,可以重建大量的间隔小而重叠多的层面图像,提高了纵轴(Z)的分辨率,经过电子计算机图像处理技术,可以得到各种高质量的三维重建图像。这里介绍常用的两种 CT 血管造影三维重建方法。

1. **(血管)表面遮盖显示法**(shaded surface display,SSD) 这种方法是设定阈值,即相当血管内对比剂的 CT 值,代表血管密度。体积扫描的全部体素中,凡衰减值在阈值以上者为白色,阈值以下者为黑色。构成只有黑白两种对比的图像。为了表现解剖结构的深浅立体关系,假设一束光源投射在阈值以上高密度铸形结构上,又从后者反射出来,反射光线强弱反映了解剖结构的深浅,并用不同灰度表示,这样就形成了具有深度感和立体感的图像。这种图像的缺点是丢失了密度对比,不能区分血管壁钙化和对比剂;优点是有立体感,形成的图像,在操作台上可以从不同角度旋转演示,避免重叠。

2. **最大密度投影**(maximum intensity projection,MIP) 这种成像方法是从不同角度向三维立体的图像数据(体素)投射假想的成像线,形成二维平面的投影图像,在每一投射线经过的一排或一行体素中,只保留具有最大衰减值的象素,这样形成的二维平面图像,保留了某种程度上的密度对比,尤其是血管壁钙化和血管腔内对比剂的密度差异能被反映出来。但缺点是没有立体感,血管影像相互重叠,但是这种缺点可以用下述方法得到一定程度的弥补,即可以用从 0~180° 范围多次变换角度投影,形成许多投影图像,然后再在操作台上用电影(movie)方式旋转演示,可以把重叠的影响减到最小。

临床上多同时采用血管表面遮盖显示(SSD)和最大密度投影(MIP)两种方法,相互印证,相互补充。

多层螺旋 CT 问世,CT 探测器从单排发展为多排(4 排、16 排、64 排、128 排、256 排、400 排),每旋转 360° 可同时采集多层图像数据,重建多层图像,大大提高时间分辨率和空间分辨率。可以重建层厚小于 1mm 的图像,这种图像的体素接近立方体,在 X、Y、Z 三种坐标轴上的空间分辨率几乎相同(近似各向同性)。一次 CT 扫描可以同时得到扫描范围内的容积数据,可以重建高质量各种三维图像,例如 CT 血管造影,图像质量可与常规血管造影媲美。

### (八) 阅读和分析 CT 图像

1. **了解扫描部位和范围** 可以先参考定位片(scout film),这是一张类似 X 线平片的图像,标示解剖部位,图上有若干平行的等距离的横线,标示扫描部位、范围、层距。每条线代表一个扫描层面,有编号,与 CT 扫描图像上的编号(image number)一致,根据 CT 图像上的编号可以找到在定位片上的相应位置。也可以根据 CT 图像上标示的基线距离判断该层面的位置。

2. **了解扫描体位或方位** 常用的与解剖图谱对应的 CT 图像多为横断面,螺旋 CT 扫描得到的容积数据可以重建各个方向的图像。

3. **平扫或增强扫描** 未经静脉注射对比剂的 CT 扫描称平扫,已注射对比剂的称增强扫描。

4. **测量** 有的 CT 图像上有测量数字,常见的有 CT 值、距离、面积、角度等。每幅图像附有比例尺,可以测量距离。应用图像阅读软件,可以进行长度、角度、CT 值等多种测量。

## 二、脑和脊髓先天畸形

### (一) 脑发育正常变异

1. **透明隔间腔**(cavum septum pellucidum) 是在两叶透明隔之间的充满脑脊液的腔隙,一般多与一侧或双侧脑室相通。多出现在婴幼儿的 CT 图像上。随年龄增加,透明隔间腔逐渐闭合,出现机会减少。据统计到 2 岁时只有 2% 的幼儿显示透明隔间腔。透明隔间腔可以比较扩大,压迫两侧脑室分离外移,但侧脑室前角仍保持正常大小,脑室不扩张,这也是正常变异。只有在很少情况下,透明隔间腔与脑室不通,形成囊肿阻塞室间孔,继发侧脑室扩张,属于病理情况,需要治疗。透明隔间腔内没有室管膜结构。

2. **第六脑室**(cavumvergae) 出现机会较透明隔间腔少。一般情况下,与透明隔间腔并存,可以看作是透明隔间腔向室间孔后方的延伸,而很少作为单独的畸形存在。在横断面图像上呈烧瓶形。

3. **中间帆腔(velum interpositum)** 中间帆腔是蛛网膜下腔的一部分,位于第三脑室上方、胼胝体下方,腔内有大脑内静脉和后内脉络膜动脉(posteromedial choroidal arteries),是环池和四叠体池向上向前的延伸。在冠状位MRI图像上,大脑内静脉位于中间帆腔内。中间帆腔一般呈尖端向前的三角形或梯形,可以较大,但不引起症状,也无肿块占位效应(图3-1)。没有临床意义。但在很少情况下,中间帆腔内可以形成蛛网膜囊肿,产生占位效应和相应的临床表现。

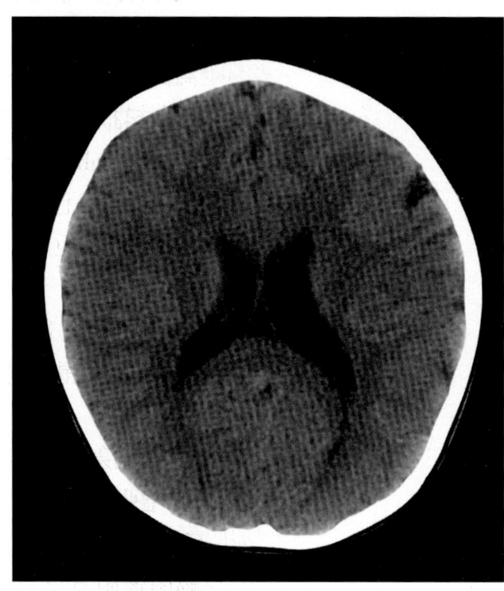

图3-1 中间帆腔的CT表现

男,11岁,头痛。头CT检查偶然发现中间帆腔

**(二)先天性颅脑畸形概述**

文献中可以查到两千余种颅脑畸形,故而就有多种分类方法,可以按染色体、按解剖(大体的或组织学的解剖)分类。

先天性颅脑畸形有许多不同的分类方法。这里我们介绍DeMyer的分类方法。

**1. 器官形成异常**

(1)神经管闭合障碍(disorders of closure)

1)颅裂畸形(cranioschisis):脑膜膨出(meningocele)、脑膨出(encephalocele)、无脑畸形(anencephaly)。

2)胼胝体脂肪瘤。

3)胼胝体发育不全(agenesis of corpus collosum)。

4)畸胎瘤(teratoma)。

5)Chiari畸形(Chiari malformation)。

6)第四脑室囊肿畸形(Dandy-Walker syndrome)。

(2)脑憩室化障碍(disorders of diverticulation)

1)视-隔发育不全(septo-optic dysplasia)。

2)脑叶型前脑无裂畸形(lobar holoprosencephaly)。

3)无脑叶型前脑无裂畸形(alobar holoprosencephaly)。

4)无脑室大脑(aventricular cerebrum)。

(3)脑沟形成障碍和神经元移行障碍(disorders of sulcation and migration)

1)无脑回畸形(lissencephaly)。

2)多微小脑回畸形(polymicrogyria)。

3)脑裂畸形(schizencephaly)。

4)灰质异位畸形(heterotopias)。

(4)脑体积异常(disorders of size)

1)小头畸形(microcephaly)。

2)巨头畸形(macrocephaly):脑积水合并导水管狭窄(hydrocephalus with aqueductal stenosis)、巨脑畸形(megalencephaly)。

3)脑实质破坏性病变(destructive lesions):①积水性无脑畸形(hydranencephaly);②孔洞脑(porencephaly);③缺氧和中毒(hypoxia and toxicoses);④感染:风疹(rubella)、巨细胞病毒感染(cytomegalic inclusion disease),弓形体(toxoplasmosis)、单纯疱疹(herpes simplex)。

**2. 组织形成障碍(disorders of histogenesis)**

(1)结节性硬化(tuberous sclerosis)

(2)神经纤维瘤病(neurofibomatosis)

(3)脑三叉神经血管瘤病(encephalotrigeminal angiomatosis)

(4)肿瘤(neoplasia)

(5)血管病变(vascular lesions)

还有一些学者根据胚胎及胎儿脑部的不同发育阶段,进行分类(表3-1)。

**(三)先天性颅脑畸形各论**

**1. 神经管闭合异常**

(1)脑膨出(cephaloceles):颅骨缺损合并有颅内容疝出称为脑膨出。如果疝出的只是脑脊液和脑膜,称脑膜膨出(meningocele)。脑膨出的内容如包含脑、脑膜和脑脊液,则称脑膜脑膨出(meningoencephaloceles)。脑膨出可以是先天性的也可以是获得性的(如外伤后、手术后)。额筛部脑膨出和枕部脑膨出较常见,发生在颅底部的脑膨出很少见。

1)枕部脑膨出:颅骨缺损位于枕大孔和人字缝之间。膨出部分往往较大,膨出的脑组织结构不良,膨出的小脑有胶质增生。严重病例,中脑和脑室也可膨出。枕部脑膨出可合并神经管缺损,如Chiari

表 3-1 颅脑和脊柱的先天畸形(按发育阶段)

| 发育期 | 孕龄 | 正常发育 | 畸形发育 |
|---|---|---|---|
| 背侧诱导<br>初期神经胚形成 | 3~4 周 | 脊索,脊索中胚层诱导形成神经板<br>神经板背侧闭合形成神经管 | (神经管闭合障碍)<br>无脑儿<br>脑膨出,脊髓脊膜膨出<br>Chiari 畸形<br>脊髓积水 |
| 后期神经胚形成 | 4~5 周 | 脊索,中胚层相互作用形成硬膜、软膜、脊椎、颅骨 | (隐性闭合不全畸形)<br>脑膜膨出<br>脂肪瘤<br>脊髓栓系症 |
| 腹侧诱导 | 5~10 周 | 脊索前中胚层诱导颜面、前脑<br>前脑分裂为眼泡、嗅球<br>端脑发育为半球、脑室、壳核、尾核<br>间脑发育为丘脑、下丘脑、苍白球<br>后脑发育为小脑半球、蚓部<br>延脑发育为延髓、桥脑 | 光脑无沟裂畸形<br>隔视神经发育不全<br>颜面畸形<br>小脑发育不全<br>Dandy-Walker 畸形 |
| 神经元的增殖分化、组织发生 | 2~4 个月 | 7 周形成生殖细胞基质<br>细胞增殖形成神经母细胞、成纤维细胞、星形细胞、上皮细胞<br>脉络膜已形成<br>开始产生脑脊液 | 小脑畸形<br>巨脑畸形<br>神经表皮综合征<br>导水管梗阻<br>蛛网膜囊肿<br>血管畸形 |
| 神经元细胞迁移 | 2~5 个月 | 顺胶原纤维迁移<br>由深到浅<br>形成沟和回<br>联合板形成胼胝体<br>海马回的联合 | 脑裂畸形<br>无脑回畸形<br>厚 / 多小回畸形<br>胼胝体未发育<br>异位症 |
| 神经元细胞组建 | 出生后~6 个月 | 神经元列队、定向、分层<br>神经突增殖<br>突触的建立 | |
| 髓鞘形成成熟 | 6 个月~成人 | 少突胶质细胞产生髓鞘<br>髓鞘形成的高峰在胚胎 30 周至生后 8 个月 | 代谢异常<br>脱髓鞘疾病 |

Ⅱ型和Ⅲ型畸形。还可合并其他畸形,如 Dandy-Walker 畸形、小脑结构不良、脊髓纵裂、Klippel-Feil 综合征。

2) 顶部脑膨出:发生于人字缝至前囟之间的颅骨缺损。常并发中线脑结构畸形,例如胼胝体缺如、Dandy-Walker 畸形、脑叶型全前脑无裂畸形和 ChiariⅡ型畸形。

3) 额筛部和蝶咽部脑膨出:额筛部脑膨出位于鼻骨和筛骨之间。不合并神经管缺损。

4) 经蝶骨或蝶咽部脑膜脑膨出:常合并蝶鞍和鞍旁结构变形和内分泌异常。也常合并有胼胝体发育不全。

5) 鼻脑膨出、皮样囊肿和胶质瘤:鼻脑膨出和鼻皮样囊肿和鼻胶质瘤均起源于未能退化的硬膜憩室,后者横贯鼻前间隙,连结发育中鼻表面的外胚层和发育中的脑,正常情况下应退化。未退化时可造成下列畸形:皮肤窦、表皮样囊肿、鼻脑膨出和鼻胶质瘤(鼻胶质瘤是异位的胶质组织或者是隔离的结构不良的胶质组织)。

6) 鼻筛脑膨出:典型的表现是通过宽的颅骨缺口膨出,膨出内容有脑脊液和软组织肿物,膨出物和颅内结构相连。

鸡冠的形态对于鉴别先天性鼻部肿物很重要。如果鸡冠存在但是开裂，则鼻部肿物是典型的皮样囊肿。如果鸡冠缺如或受压变薄，盲孔扩大，这种鼻部肿物就是脑膨出。

7）闭锁性脑膨出（atretic cephaloceles）：是一种顿挫型的脑膜脑膨出。位于皮下，表面有皮肤覆盖，成分有脑膜、异位胶质或其他中枢神经系统组织，如异常血管。在 Walker-Warburg 综合征（脑眼肌肉综合征）的发生率很高。闭锁性脑膨出应与皮样囊肿和颅骨骨膜窦相鉴别。颅骨骨膜窦（sinus pericranii）充满静脉血，大小可有变化。皮样囊肿在注射对比剂后，典型表现是不增强，而颅骨骨膜窦有显著增强。

（2）Chiari 畸形（Chiari malformation）：Chiari 最先描述了 4 种后脑畸形：Chiari Ⅳ型是严重的小脑不发育或发育不全畸形；Ⅲ 型是延髓、第四脑室和小脑均向足侧移位至上部颈椎椎管内，合并枕部脑膨出；Ⅱ型一般见于婴儿，往往合并脊椎和/或头颅闭合不全（dysraphism）；Ⅰ型是最轻的，小脑扁桃体疝入高位颈椎椎管，常没有症状，或者到了成年期才表现症状。

1）Chiari Ⅰ型畸形：也称先天性小脑扁桃体疝，是颅颈部异常发育引起的，主要表现为小脑扁桃体向下延长，下端变尖，呈楔形，通过枕大孔，进入高位颈椎椎管（图 3-2，图 3-3）。

正常小脑扁桃体位置：

<10 岁：小脑扁桃体下界在枕大孔下方 6mm 以内。

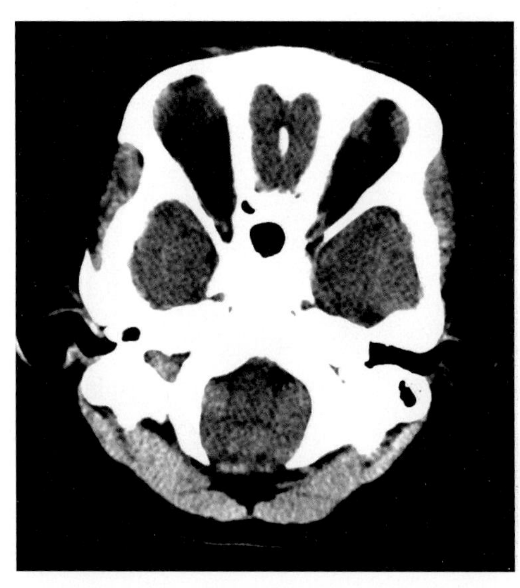

图 3-2 Chiari Ⅰ型畸形的 CT 表现
头颅 CT 示小脑扁桃体经枕大孔疝入颈 1 椎管内

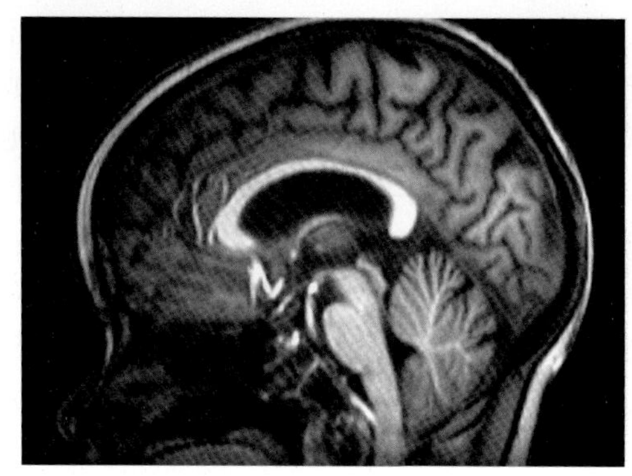

图 3-3 Chiari Ⅰ型畸形的 MRI 表现
头颅矢状位 $T_1$WI 示小脑扁桃体经枕大孔疝入颈 1 椎管内

10~30 岁：小脑扁桃体下界在枕大孔下方 5mm 以内。

31~80 岁：小脑扁桃体下界在枕大孔下方 4mm 以内。

81~90 岁：小脑扁桃体下界在枕大孔下方 3mm 以内。

产生症状与否，与下疝程度有关。下疝 >12mm，肯定出现症状。5~10mm 者，其中约 30% 没有症状。

Chiari Ⅰ型畸形一般不合并脑畸形，但有轻或中等程度脑积水，可并发脊髓、颅底和脊椎异常，如颈脊髓空洞积水症。

2）Chiari Ⅱ型畸形：是一种复杂的畸形，累及颅骨、硬膜、脑、脊髓和脊椎。Chiari Ⅱ型畸形中可有其他颅骨和脑的异常，如大的中间块，胼胝体发育不全和颅骨陷窝（Lückenschadel 或 lacunar skull）。①颅骨和硬膜：婴儿 Chiari Ⅱ 型畸形 CT 表现为颅骨内板变薄，形成花边状（scalloping）。颅骨陷窝在出生时最明显，至生后 6 个月时恢复，但成人时仍可有轻微的颅骨变薄和花边状表现。其他异常有后颅窝小而浅、横窦和窦汇低位、枕骨大孔扩大、颞骨岩部锥体后面凹陷、枕骨斜坡短、后面也有凹陷。大脑镰和小脑幕发育不良，小脑幕起自外侧低位的横窦，常有缺损，形成宽阔的或心形的大切迹。大脑镰薄，发育不良，有缺损，两侧半球之间的脑回可以通过这些缺损相互插入呈犬牙交错状，因而纵裂可呈锯齿状。②后脑、小脑和中脑：Chiari Ⅱ型畸形一定包含后脑和小脑异常，延髓和小脑下疝，进入上颈椎椎管，向下移位的小脑成分有小脑蚓部结节、小脑悬雍垂（uvula）和锥体（pyramis）。延髓下部成角（kinked）和变尖（spur）。Chiari Ⅱ型畸形患者中 90% 有脑室异常。第四脑室外形变小，并向下延长，有时可呈管状。第三脑室增大，中间块粗大。侧脑室外形可以是正常大小，也可以显著增大。侧室三角区和枕角不成比例增大（colpocephaly）。侧室边缘呈锯齿状或花边状，侧室前角变尖。中脑导水管狭窄。枕大池变小或几乎消失，两侧半球纵裂池不规则或呈锯齿状。大脑半球可以有多微小脑回畸形（polymicrogyria）、灰质异位、脑回狭窄（stenogyria）、胼胝体发育不全。③脊椎和脊髓：几乎所有 Chiari Ⅱ型畸形病例都有脊髓脊膜膨出。并发脊髓空洞积水症、脊髓纵裂畸形。

3）Chiari Ⅲ型畸形：在 Chiari Ⅱ型畸形的基础上，并发低枕部或高颈部脑膨出（脑疝出于枕骨外或疝入于颈椎管内）。疝出部分有小脑和大脑半球枕叶，偶尔也包含延髓和桥脑。疝出脑组织因为坏死、胶质增生和灰质异位等原因，往往没有功能。

4）Chiari Ⅳ型畸形：表现为严重的小脑发育不良（cerebellar hypoplasias and dysplasias），甚至于小脑缺如，脑干发育小，后颅窝相对扩大，充满脑脊液。但是与 Dandy-Walker 综合征不同的是一般不合并梗阻性脑积水，也不合并其他中枢神经系统畸形。

（3）胼胝体发育不全（corpus colosum dysplasia）：胼胝体形成于胚胎的第12~20周。胚胎第7~10周时，终板背侧普遍性增厚，产生再联合板，其上方再形成联合块，后者诱导大脑半球轴突从一侧向另一侧生长，形成胼胝体。如果联合块不能诱导轴突从大脑半球一侧越过中线到达对侧大脑半球，则胼胝体就不能形成。胼胝体形成的顺序依次为胼胝体膝部、体部、压部，最后是嘴部。

胼胝体发育不全可分为全部或部分缺如，常合并扣带回和透明隔缺如、脑积水及脑小畸形等，还可并发胼胝体脂肪瘤或纵裂内蛛网膜囊肿（图 3-4）。80%~90% 的患儿有症状，表现为智力低下和癫痫。

（4）胼胝体脂肪瘤：两侧半球间有成熟脂肪沉积，位于胼胝体内或体旁。属于中线闭合不全（midline dysraphias）。其他部位包括四叠体、灰结节、桥小脑角。影像学表现：①中线对称性分布脂肪块，多位于胼胝体膝部；②胼胝体压部，通过脉络膜裂进入脉络丛；③合并胼胝体发育不全；④并发皮下脂肪瘤；⑤包埋位于纵裂内的动脉，后者呈梭形扩张；⑥脂肪瘤周围壳样钙化或瘤内致密骨化。

**2. 脑裂形成和神经元移行异常**

（1）前脑无裂畸形（holoprosencephaly）：胚胎第 4 周，神经管形成 3 个原始的脑泡，即前脑、中脑和后脑（菱脑）。胚胎第 5 周，前脑再分化成为两个二次脑泡，即端脑和间脑。如果前脑完全不能或部分不能形成两侧半球和各个脑叶，便形成前脑无裂畸形。这种畸形在纵向上不能形成纵裂，因而不能形成两侧半球，在横向或水平方向上不能划分端脑和间脑。

前脑畸形直接关系到脊索前中胚层的间充质组织，这些间充质组织又与端脑的脑裂以及中线面部结构的发育有关。因此大多数重度或者中度前脑无裂畸形的患儿同时有面部畸形。故而从面部畸形可以推测脑发育畸形。

前脑无裂畸形根据脑裂发育不全的程度，可以分为无脑叶型、半脑叶型和脑叶型，其中无脑叶型最严重，脑叶型最轻（表 3-2）。

1）无脑叶型前脑无裂畸形（alobar holopro-

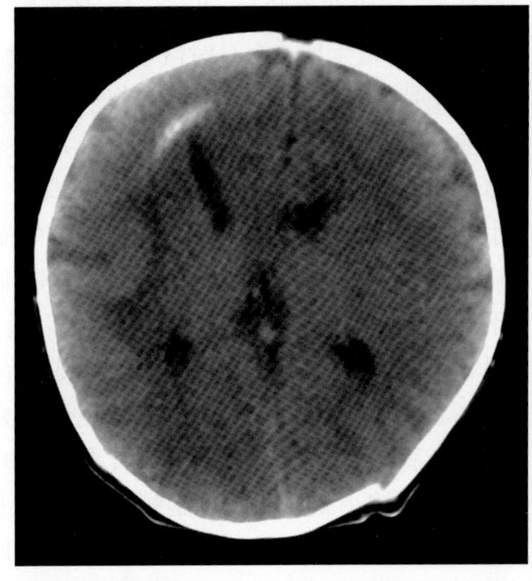
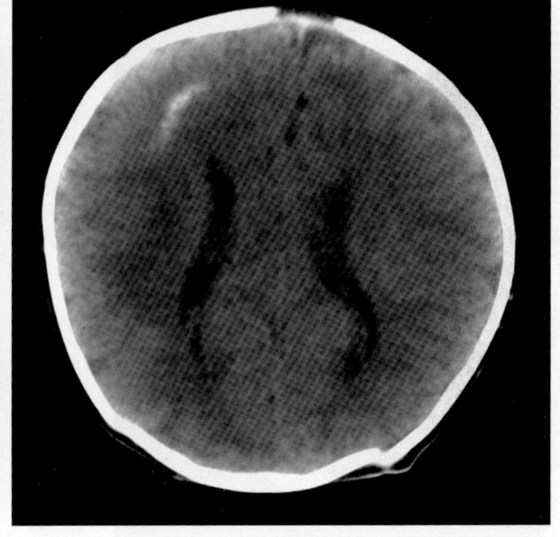

图 3-4 胼胝体发育不良的 CT 表现
胼胝体发育不全。头颅 CT 示双侧半球之间没有胼胝体连接，双侧侧脑室前角向外分离，合并右侧额叶条片状钙化灶。右侧大脑半球皮层增厚，脑回增宽，脑沟变浅

表 3-2 不同程度前脑无裂畸形的表现

| 项目 | 脑叶间裂基本全无 | 脑叶间裂部分缺如 | 脑叶间裂小部分缺如 |
|---|---|---|---|
| | 无脑叶型 | 半脑叶型 | 脑叶型 |
| 大脑半球间裂 | 全缺 | 部分缺 | 只有前下融合 |
| 大脑镰 | 全缺 | 部分缺 | 形成良好 |
| 透明隔 | 全缺 | 全缺 | 全缺 |
| 脑室 | 单一室 | H 形，枕颞角不全 | 额角方形 |
| 丘脑、基底节 | 全融合 | 部分融合 | 分隔良好 |
| 颅脑颜面畸形 | 严重 | 不同程度 | 轻度或无 |

sencephaly)：胚胎第 4 周出现原始脑室，这是单一的脑室，在最严重的无脑叶型全前脑无裂畸形，永久性保留这种原始的单一的脑室。大脑呈球状，体积小，没有分隔两侧半球的纵裂。丘脑也不能分裂成两半。影像上显示单一的巨大脑室。无大脑纵裂，无大脑镰，无胼胝体。多数患儿合并有严重的颅面部畸形，例如独眼畸胎合并原始的移位的鼻畸形（头发育不全畸胎）。猴头畸胎（cebocephaly）：头小，两眼间隔过近，鼻缺损，脐膨出或水肿。这种严重畸胎患儿存活时间不长，出生后不久即夭折。

2）半脑叶型前脑无裂畸形（semilobar holoprosencephaly）：单脑室呈"H"形，部分形成枕角和颞角，可有原始的大脑镰，但不能完全形成两侧半球，两侧基底神经节部分或完全融合。一般不合并面部畸形，或者即使有也较轻，如两眼间距过近和唇裂。

3）脑叶型前脑无裂畸形（lobar holoprosencephaly）：脑裂大部分已形成，脑室也大致分化，但一般侧脑室前角未分化，透明隔缺如，故而两侧室前角融合呈方形。基底神经节已分化成两半，两侧分开。额叶上部分开，下部仍融合，脑实质跨越中线，两侧相连续。只发育一侧单一的大脑前动脉（azygous anterior cerebral artery），很少情况下，额叶下部也分离，但是额叶或顶叶后部仍然跨越中线两侧相连。脑叶型前脑无裂畸形还可以合并其他畸形，如神经元移行异常、胼胝体发育不全、大脑镰前部发育不全等。合并面部畸形的较少，偶尔可合并两眼间距过近（图 3-5）。

（2）视 - 隔发育不全（septo-optic dysplasia）：包括视神经发育不全及透明隔缺如或发育不全。受累患者中约 2/3 合并下丘脑及垂体功能障碍。临床表现轻重程度不等。视觉方面的症状有眼球震颤、视敏度减弱，但有的患者也可有正常视力。偶有表现为

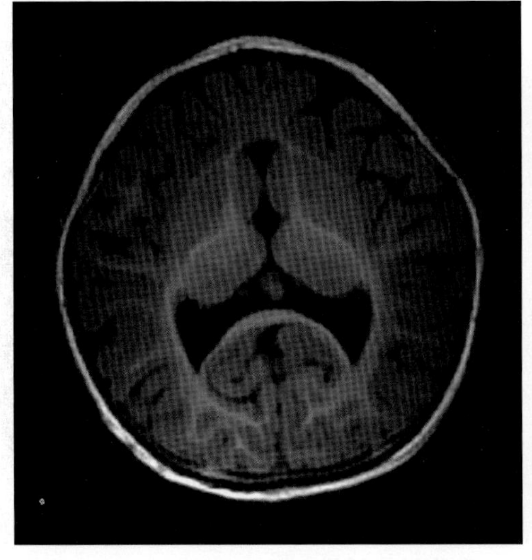
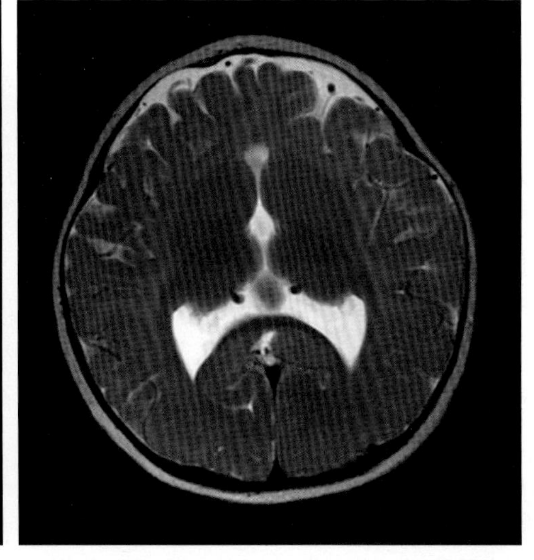

图 3-5 脑叶型前脑无裂畸形的 MRI 表现
$T_1$WI 及 $T_2$WI 示大脑镰前部缺如，没有纵裂，两侧皮质及髓质跨越中线相连，没有侧脑室前角，后部已分化为两个后角

两眼分离过近者。如有下丘脑及垂体功能低下时，常表现为生长受阻或停滞，由生长激素和促甲状腺激素分泌减少所致。诊断依据眼科检查和影像学表现。如果视乳头发育低下，并发透明隔部分或完全缺如，即可诊断视 - 隔发育不全。

影像学表现为透明隔发育低下或完全缺如，致使额角呈方盒状。重度病例表现为视神经和视神经管发育低下。然而轻度视神经、视交叉和视束萎缩，影像判断很困难。严重的视交叉和丘脑下部萎缩，可以表现为第三脑室前隐窝的球样扩张，鞍上池扩大。矢状位和冠状位 MRI 适宜于检查严重的视神经发育低下。

单独孤立的透明隔缺如，没有神经科临床表现者相当少见。因此，当遇有透明隔缺如的患者，应仔细检查脑部是否合并其他异常，如前脑无裂畸形、胼胝体发育不全。

(3) 后颅窝畸形和囊肿

1) Dandy-Walker 畸形(Dandy-Walker malformation)：主要病理是第四脑室向后扩大形成一个大囊肿，这个大囊肿造成后颅窝扩大和后颅窝内的结构移位和萎缩：小脑蚓部不同程度的发育不良并向上向后移位；小脑半球萎缩或发育不良，并向两外侧移位；窦汇、侧窦和小脑幕向上向后移位。可能合并其他神经系统畸形，如不同程度的胼胝发育不全、灰质移行异常、多小脑回畸形、脑裂和枕叶脑膨出。非神经系统畸形可以有多指和心脏的畸形。

由于畸形程度不同而出现多种 Dandy-Walker 变异(Dandy-Walker variant)。例如第四脑室外形没有显著增大，但与小脑后方的囊肿相通，后者(囊肿)一般也较小。第四脑室中孔(magendie)开放，故第四脑室、小脑后方囊肿与基底池之间可以交通。小脑蚓部轻度发育不全，后颅窝大小在正常范围内。脑干正常。

2) 枕大池畸形增大(mega cisterna magna)：这种畸形病例，小脑半球发育正常，小脑蚓部是完整的，第四脑室正常。只是枕大池外形较大，并可以延伸到小脑蚓部以上，直达直窦。有的病例可以伴有后颅窝扩大，枕骨有明显的花边样压迹。这类病例与后颅窝蛛网膜囊肿难于鉴别，需要鞘内注射对比剂才能确诊。大的枕大池很容易被鞘内注射的对比剂充盈显影，而蛛网膜囊肿一般不与蛛网膜下腔相通，不能被鞘内注射的对比剂充盈。

3) 后颅窝蛛网膜囊肿：是后颅窝内蛛网膜分裂成两叶包裹而成的含有脑脊液的囊肿。一般与蛛网膜下腔不通。第四脑室和小脑蚓部发育正常，但是可以受囊肿压迫发生变形和移位。囊肿的密度和信号强度与脑脊液相似。注射对比剂后囊肿不增强。需与炎症性囊肿、肠源性囊肿相鉴别。也要注意与囊肿性肿瘤，如血管母细胞瘤、星形细胞肿瘤、表皮样囊肿和皮样囊肿等鉴别(图 3-6)。

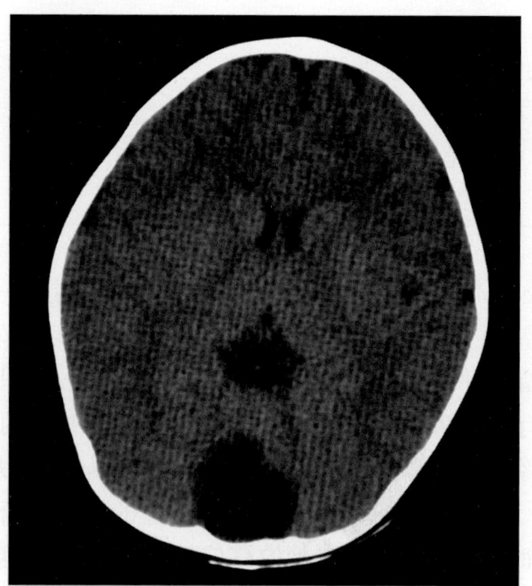

图 3-6 后颅窝蛛网膜囊肿的 CT 表现
后颅窝囊肿，密度与脑脊液相似

(4) 神经元增殖和移行异常：脑沟形成和神经元移行有一定的时间顺序。胚胎第 7 周，位于侧脑室和第三脑室旁的生发层基质内开始形成神经细胞和胶质细胞前体(precursors)。这些前体统称为神经元(neuron)。新生的神经元沿着放射状神经胶质纤维移行，从脑室延伸至脑表面。在生发层内增生的神经细胞与日后在大脑皮质上的位置有一定的对应关系。

神经元从生发层向皮质层移行的过程，遵循自内而外的规律，即形成未来大脑皮质最深层(第 6 层)的神经元最先移行，以后依次为 5、4、3 层，最后移行的是第 2 层。唯一例外的是皮质最外表面的一层，即第 1 层，后者最先移行至脑皮质表面。神经元移行和皮质分层大概发生于胚胎 6~7 周，延续至 24~26 周，最终形成具有 6 层神经细胞的大脑皮质。在神经元移行过程中，如果发生损害，可以产生各种畸形，如无脑回畸形(光滑脑)、脑裂畸形、多微小脑回畸形、层状或局灶型脑灰质异位畸形等。许多原因，如病毒感染、中毒、缺氧和缺血等，都可以损害胶质放射状纤维。

1) 无脑回畸形(lissencephaly)：脑沟裂的形成发生在胚胎 28~40 周时，子宫内感染可以影响正常发育，而形成多种畸形：无脑回，脑回细小，皮质厚而皮髓分界不良，白质髓鞘化不良，大脑外侧裂直、宽而浅，还可以有脑积水、小脑和脑干畸形等，以及合并肌肉、眼球和大脑的多种畸形（图 3-7）。

非光滑脑脑皮质结构不良（nonlissencephalic cortical dysplasias）可表现为弥漫性皮质异常和增厚，皮质不规则的多数小隆起（bumpy），即多微小脑回（polymicrogyria），其下的脑皮质相对贫乏。也可表现为局部皮质增厚、变扁，即巨脑回（pachygyria）。大约1/4 的非光滑脑脑皮质结构异常患者，巨脑回下面的白质异常，存在胶质增生。

2）灰质异位（heterotopias）：灰质异位是指神经元沿放射状胶质细胞纤维移行过程中，受到阻碍，停滞于异常的位置。这些神经元在其他方面是正常的，仅仅是分布位置不正常。灰质异位可分为带状或层状，局灶型分布或弥漫分布。①层状灰质异位：神经元在移行过程中普遍性地、弥漫性地受阻，形成一层神经元，停滞于脑室和脑实质之间，一层灰质间隔一层白质，呈交替状。这种异位的层状灰质，在 CT 图像上与正常脑灰质的密度相似，也称双皮质畸形（图 3-8）。②结节状灰质异位：可以是局灶型的，也可以弥漫型的。有一种比较显著的弥漫型结节状灰质异位，发生于室管膜下，沿室管膜弥漫分布多发的小的灰质结节，这种结节与结节性硬化引起的室管膜下结节不同，要注意鉴别。结节性硬化的结节，外形不规则，CT 显示钙化；在 MRI 上，结节性硬化的

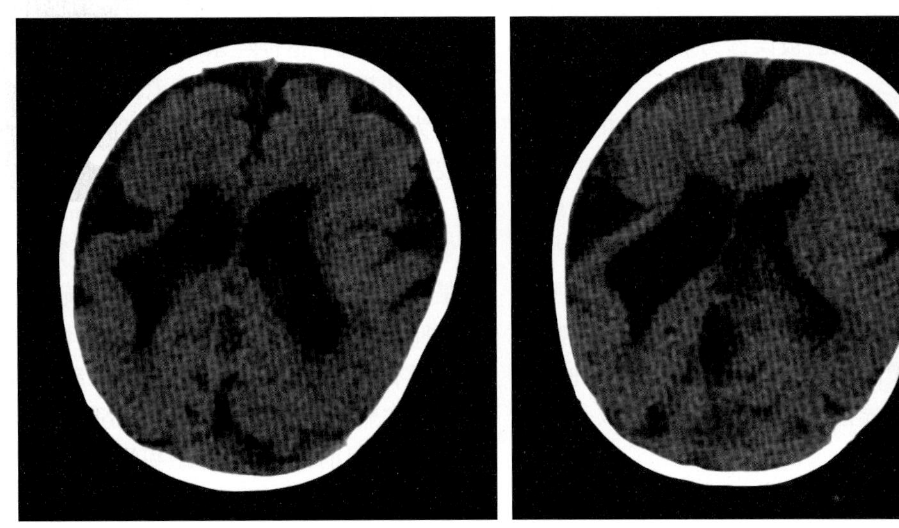

图 3-7　无脑回畸形的 CT 表现
双侧大脑半球脑回少，以右额叶为著，皮质厚，大脑外侧裂宽而浅，双侧侧脑室增宽

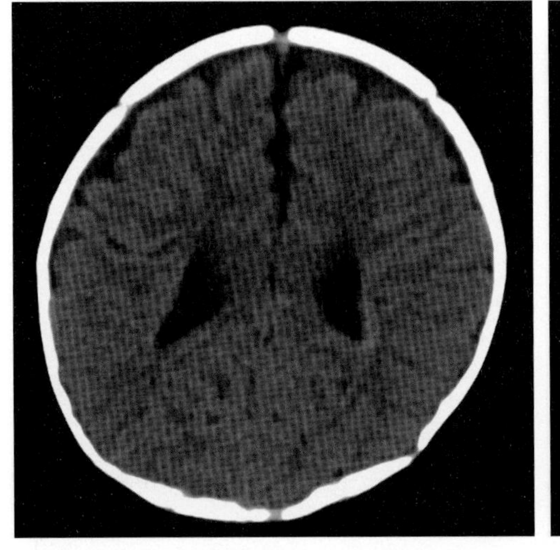

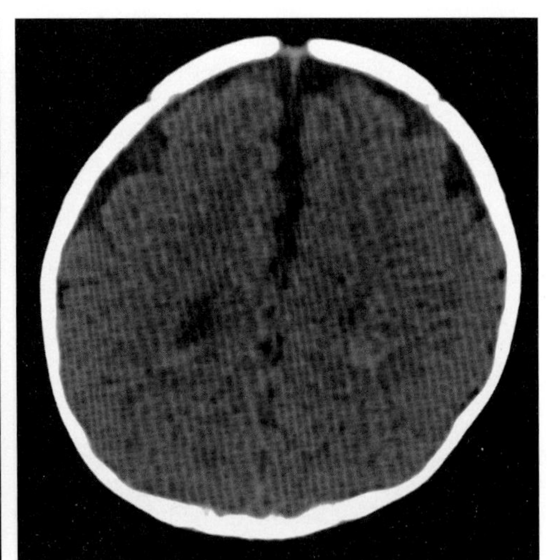

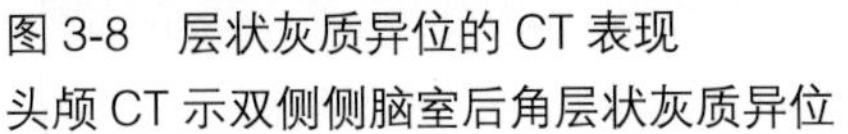

图 3-8　层状灰质异位的 CT 表现
头颅 CT 示双侧侧脑室后角层状灰质异位

结节与正常皮质不是相等的信号强度，注射对比剂以后，结节有强化。而异位的灰质结节则与正常脑皮质等信号，注射对比剂后不增强。③局灶型灰质异位：表现为局灶型分布，有多种形式。严重的可以使一侧大脑半球变形，并压迫邻近脑室。但是这种局灶分布的异位灰质，在所有各种序列的 MRI 图像上，具有与正常灰质相等的信号强度，注射对比剂后不增强。如果异位灰质呈较大的团块状，又位于脑的周围，贴近脑皮质，可见到粗大的异常的皮质引流静脉。少数体积异常增大的灰质异位，或者说是一侧大脑半球的结构不良，可以表现正常脑沟和侧裂缺如，有的甚至可以没有侧脑室。一侧半球全部是结构不良的不能器官化的灰质，同时脑白质也发育不良。这种特殊表现很像脑肿瘤，尤其是合并同侧脑室缺如或严重变形者。从这种结构不良的大脑半球上取活组织检查，可能会被误诊为节细胞神经瘤(gangliocytoma)。

3）脑裂畸形(schizencephaly)：脑裂畸形在大体解剖上表现为大脑半球实质内的异常裂隙，裂隙的两边是脑实质，裂隙内充满脑脊液，裂隙一端通向脑室，与室管膜表面相延续，另一端通向蛛网膜下腔与脑的软脑膜相连。有两种表现形式：一种是闭唇型脑裂畸形，裂隙两侧的壁贴近或融合，几乎不分离；另一种为开唇型，裂隙两侧壁彼此分离。这两种类型，裂隙两侧壁均为异位灰质。脑裂畸形可以是单侧或双侧，对称或不对称。

CT 上，闭唇型脑裂畸形表现为脑室呈漏斗状轻度向外突出，突出处相当于畸形脑裂的脑室端。裂隙本身实际上是由室管膜和裂隙两侧脑灰质表面的软脑膜融合而成的缝(称软脑膜 - 室管膜缝)。这种缝隙在 CT 上很难显示，但在 MRI 上比较容易辨认。开唇型的异常脑裂内含有脑脊液，裂隙两侧为异位灰质。有的裂隙很大，与脑穿通畸形囊肿相似，需要注意鉴别。主要的不同点是脑穿通畸形囊肿，内衬是神经胶质或白质，而不是结构不良的异位灰质(或皮质)(图 3-9)。

4）单侧巨脑畸形(unilateral megalencephaly)：一侧半球的全部或一部分呈错构瘤样过度增长，合并有不同程度的局限性神经元移行异常。患侧半球较健侧大，常有灰质异位和脑沟异常，患侧脑室扩大，白质增生或发育不良，超声表现脑室扩大和中线移位。患侧脑沟减少。

3. **神经皮肤综合征**(neurocutaneous syndrome)也称斑痣性血管瘤病，是一类常染色体显性遗传性疾病，累及中枢神经系统和眼，大部分有皮肤损害，有的还累及内脏和结缔组织。神经皮肤综合征到目前为止已报道 40 余种，但常见的只有数种。这里主要描述常见的几种神经皮肤综合征。

(1) 神经纤维瘤病(neurofibromatosis)：是一种常染色体显性遗传性疾病，外显率不完全相同。特点是多发的神经鞘瘤和中枢神经系统肿瘤，合并皮肤咖啡牛奶斑(cafe-aulait spot)及骨骼异常。50% 的患者有家族史，神经鞘瘤中 5%~15% 可以发生恶性变。本病不是单一的疾病，而是一组具有不同特点的疾病，目前将其分为Ⅰ型和Ⅱ型：

1）神经纤维瘤病Ⅰ型(von Recklinghausen 病)：是最常见的神经皮肤综合征。神经纤维瘤病Ⅰ型与Ⅱ型的发生率大致是 9∶1。发生率占新生儿的

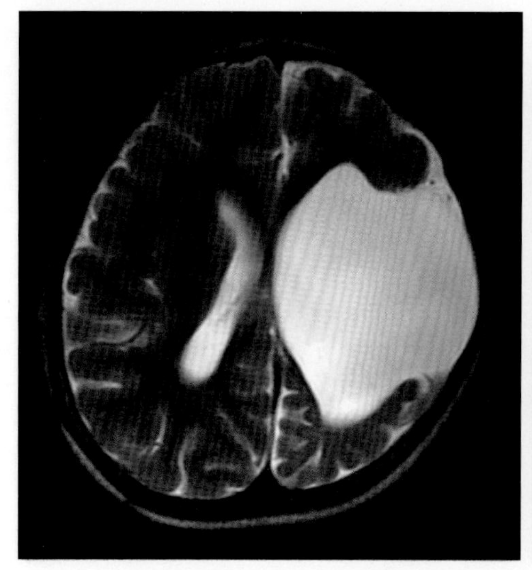
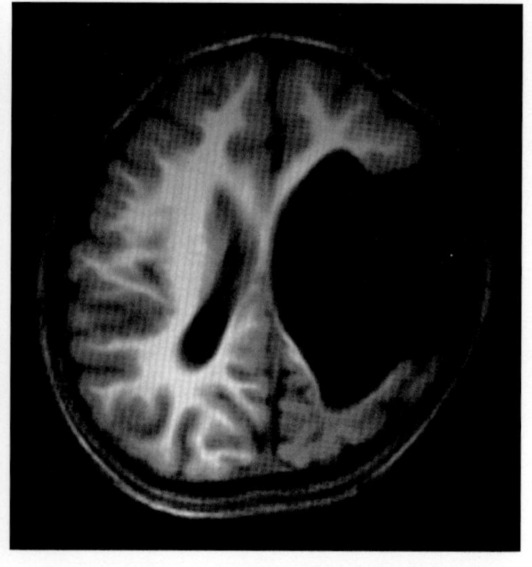

图 3-9 开唇型脑裂畸形的 MRI 表现

$T_2$WI 及 $T_1$WI 示左额、顶部巨大液体信号灶，与左侧侧脑室体部相通，边缘为皮质结构

1/2 000~1/3 000。呈常染色体显性遗传，有很高的外显率，临床表现多样。在所有的Ⅰ型神经纤维瘤病患者中，15%~20% 有中枢神经系统病变。

本病的躯体表现与年龄有关，年幼者体表病变可能很轻微或缺如，随着年龄增长，逐渐出现皮肤病变或肿瘤，病变数目和大小也随年龄增加。肿瘤的方面可有以下表现：

视神经胶质瘤：发生于一侧或两侧视神经，肿瘤多累及视交叉。再向后可累及视束、外侧膝状体和视放射，但不常见。大部分视神经胶质瘤组织学上是良性的低度的星形细胞瘤，一般是毛细胞型星形细胞瘤。这种肿瘤临床行为更类似错构瘤，而与恶性肿瘤不同，不过在儿童的视交叉胶质瘤中，约有 20% 表现浸润进展，引起死亡。

非视神经胶质瘤：大部分是低度的相对良性的星形细胞瘤，发生于脑干、顶盖、导水管周围，有些病例也可能表现比较明显的间变(anaplasia)。少数病例可以发生颅内室管膜瘤。

丛状神经纤维瘤(plexiform neurofibromas)：是Ⅰ型神经纤维瘤病的特征性表现，有诊断意义，见于 1/3 的病例。肿瘤沿受累神经长轴蔓延，形成多发的扭曲的梭形肿物，肿瘤没有包膜，浸润生长。

头颈部丛状神经纤维瘤：一般发生于三叉神经第 1 支(眶支)分布部位。常并发蝶骨大翼发育不全，中颅窝蛛网膜囊肿。丛状神经纤维瘤经常向后蔓延，累及海绵窦，但一般不越过三叉神经腔(米克尔腔)。CT 表现为位于高位、深部咀嚼肌间隙内边缘模糊的肿物，多已累及眼眶和海绵窦。MRI 的 $T_1$WI，丛状神经纤维瘤一般与肌肉信号强度相等，应用对比剂后，肿瘤显著增强。

非肿瘤性“错构瘤样病变”：在全部Ⅰ型神经纤维瘤患者中，80% 观察到良性脑实质异常。常见的部位有基底神经节、视放射、脑干和大脑脚，这些部位可以有多发损害。病理上为局部胶质增生或结构不良的胶质增生，属于畸形而不是肿瘤。

Ⅰ型神经纤维瘤中白质病变 90% 没有占位效应，注射对比剂后也不增强。虽然白质病变在年幼儿童中，无论病变体积或数目均可增加，但一般情况下随年龄增长病变减少，只有很少患者病变可以持续存在至成人期。少数白质病变可以有中等程度的肿块效应，也可以发生对比剂增强。Ⅰ型神经纤维瘤患者，基底神经节也可有损害，主要在苍白球。CT 表现为单侧或双侧损害，注射对比剂后不增强。

颅骨、脑膜和骨损害：Ⅰ型神经纤维瘤患者常合并有颅骨和硬膜损害。例如巨头(macrocrania)，蝶骨大翼发育不全，大脑颞叶疝入眼眶，颅骨缺损，后者多发于人字缝，硬脑膜囊扩张(dural ectasia)，内听道扩大，扩大的原因不是听神经鞘瘤，而是继发于硬膜结构不良和硬膜囊扩大(dysplastic dural enlargement)。其他异常有单个手指或单个肢体过度增长、胫骨弓形弯曲、带状肋骨(ribbon ribs)及假关节形成。

本病常见的脊椎异常是一个或多个椎间神经孔扩大，多数是由椎间孔内神经纤维瘤所致，少数原因是继发于硬膜囊扩张或蛛网膜囊肿。椎体后缘有弧形压迹，是由于扩张的硬膜囊压迫，而不是由于神经纤维瘤的压迫。典型的脊柱畸形是脊柱后凸和脊膜膨出，多个椎间隙水平可见根袖囊肿，内含脑脊液。少数患者可有无症状的髓外硬膜内肿瘤，也有表现为哑铃状生长者，肿瘤部分位于椎管内，部分经椎间孔延伸至椎管外。

脊髓内可有肿瘤，一般是低度的星形细胞瘤，也可以发生错构瘤样病变，与脑白质和基底神经节所见病变相似。脊髓病变一般只能用 MRI 成像发现。

2) 神经纤维瘤病Ⅱ型：也称双侧听神经鞘瘤，是常染色体显性遗传性疾病，发生率比Ⅰ型少得多。罕有皮肤损害(如咖啡牛奶斑等)，也很少有虹膜利氏小体或皮肤神经纤维瘤。

颅内病变：以双侧听神经鞘瘤最常见。若有其他脑神经多发神经纤维瘤，也提示为本病，如三叉神经、颅内多发脑膜瘤。颅内非肿瘤性病变可有钙化，主要是脉络丛显著钙化，偶尔有小脑皮质或大脑皮质钙化者。

脊髓和神经根：可有多发的硬膜内髓外肿瘤，这些肿瘤一般是神经鞘瘤或者脊膜瘤，常为多发性的。脊髓内可发生室管膜瘤，可导致脊椎或椎管压迫性改变。

(2) 视网膜及中枢神经血管瘤病(von Hippel-Lindau syndrome)：是一种常染色体显性遗传性疾病，有不完全外显，临床表现多样。2/3 的患者可有小脑成血管细胞瘤，而在小脑成血管细胞瘤的患者中，只有 1/4 是视网膜及中枢神经血管瘤病。大部分成血管细胞瘤的发病年龄为 20~50 岁，在儿童中罕见。大约 90% 的成血管细胞瘤发生于小脑，其次发生于脊髓和脑干，罕有发生于小脑幕上部分。肿瘤多位于软脑膜下。视网膜血管母细胞瘤常位于视网膜周围，也可直接累及视神经盘，组织学上与中枢神经系统发生的病灶相同。

在 CT 上大部分小脑成血管细胞瘤为囊性，合并等密度囊壁结节，没有钙化，注射对比剂后壁结节显著增强。囊壁是由被压迫的胶质组织构成，一般不增强。少数肿瘤是实性的。幕上很少发生成血管细胞瘤，幕上这种肿瘤多为实性而非囊性的。视网膜病灶只有较大时才能在增强CT上显示。

脑血管造影：典型的成血管细胞瘤表现供血丰富的肿瘤结节，有致密的长时间的肿瘤染色(tumor stain)。有时可见早期静脉引流。肿瘤的囊性部分表现为无血管区。

(3) 结节性硬化(tuberous sclerosis)：也称布纳维尔病(Bourneville disease)，是一种常染色体显性遗传性疾病，外显率较高，临床上有多种表现，在多种器官系统内可以发生错构瘤。本病典型的三联征：面部丘疹样斑痣(过去以为是皮脂腺瘤，但是这种丘疹既不是腺瘤，其内也不含皮脂腺，而是由过度增生的结缔组织组成，有的作者称之为血管纤维瘤)、癫痫和智力低下。不过具有这三种典型表现的病例不足半数。因此影像学表现就成为诊断本病的重要依据。

结节性硬化脑病理改变是在皮质内可见硬的结节，脑回表面隆起。显微镜下结节为神经胶质，由一些巨大的多核星形细胞构成。这些结节把正常的脑皮质压薄。另外一种病变是小的多发的结节，好发于室管膜下，可深入到脑室内，这些结节由一些过度增大的增生的星形细胞构成。当这些小结节增大时，可以阻塞室间孔，造成梗阻性脑积水。这种结节也可见于中央灰质、脑干或小脑。在神经胶质增生的区域可以有钙质沉积。

影像学表现有四种类型：

1) 皮质结节：皮质结节的CT表现与年龄相关。婴儿期增宽增厚的脑皮质周围有密度减低区，在年长的儿童和成人，增宽的脑回呈等密度。病变的钙化随年龄的增长而增加，婴儿很少有钙化。10岁以后，50%患者的皮质结节钙化。

2) 白质病变：组织学上白质病变是良性的，代表不能器官化或结构不良的白质，或神经元移行异常，或髓鞘化形成不良。MRI可见白质病变。

3) 室管膜下结节：绝大多数结节性硬化患者有室管膜下结节或错构瘤。这些结节大多数位于尾状核附近，室间孔后，而侧室三角区和颞角分布较少。第三、四脑室室管膜下结节就更为罕见。一般在2岁以前，X线平片上不能发现结节钙化。CT对室管膜下和脑实质内结节钙化比较敏感。室管膜下钙化是结节性硬化最常见的典型的CT表现(图3-10)。注射对比剂后，半数左右的室管膜下结节增强。增强的室管膜下结节并不一定意味着已蜕变为肿瘤。但是对位于室间孔附近的增强结节要重视，并且应定期随访，因为这个部位容易发生室管膜下巨细胞星形细胞瘤。

4) 室管膜下巨细胞星形细胞瘤：在结节性硬化中的发生率约为15%。不过并非所有的室管膜下巨细胞星形细胞瘤患者都继发于结节性硬化。一般位于室间孔附近，肿瘤多数有钙化，在CT和MRI上表现为密度或信号不均匀，注射对比剂后有不均匀增强。室管膜下巨细胞星形细胞瘤是良性的，但是可以逐渐长大，继发梗阻性脑积水，是引起临床症状最常见的原因。

结节性硬化的其他损害：①视网膜错构瘤：见于

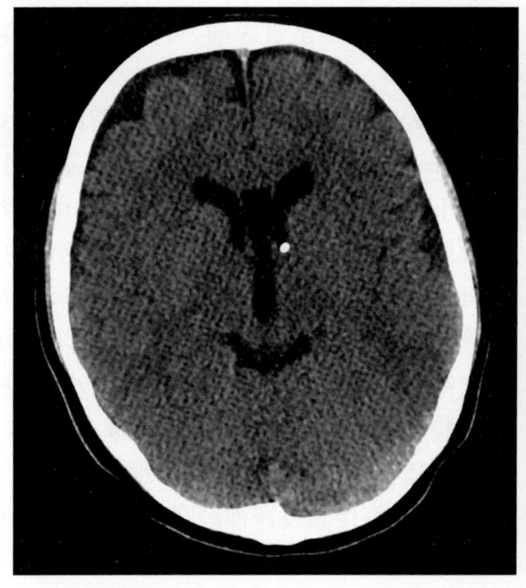

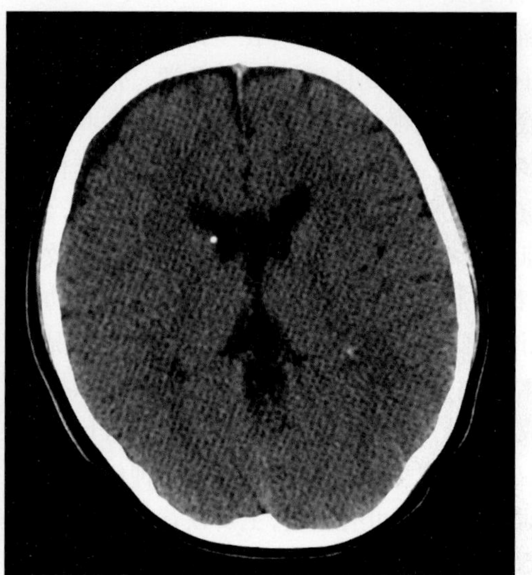

图3-10 结节性硬化的CT表现
双侧侧脑室室管膜下多发钙化结节

半数结节性硬化患者，一般不影响视力，除非累及黄斑或继发玻璃体积血。②血管变性：胸和腹主动脉退行性变，导致动脉瘤形成。也可以发生颅颈血管闭塞性病变，此时可有类似烟雾病（Moyamoya）的侧支循环血管形成。③皮肤病变：面部血管纤维瘤、指甲周围或指甲下纤维瘤。④肾囊肿、错构瘤（肾血管平滑肌脂肪瘤）。⑤心脏横纹肌瘤。⑥肺淋巴管血管平滑肌瘤病，慢性肺间质纤维化。⑦肝平滑肌瘤、腺瘤，脾和胰腺腺瘤。⑧肌肉骨骼：扁平骨、脊椎、颅骨和骨盆骨内可发生多发骨岛。短管状骨（掌、跖骨，指、趾骨）可发生囊变和骨膜反应。

（4）脑三叉神经血管瘤病（encephalotrigeminal angiomatosis）：又称 Sturge-Weber 综合征（Sturge-Weber syndrome），是一种常染色体显性遗传性疾病。皮肤主要表现为面部血管痣，呈红葡萄酒色，不隆起于皮肤，颜色由淡红到紫红色，压之褪色。常沿着三叉神经第Ⅰ、Ⅱ支的范围分布，有时也波及第Ⅲ支范围。多为单侧，有时可为双侧。身体其他部位也可见到血管痣。

神经系统方面的主要症状是癫痫发作，少数患者可有偏瘫，发生于面部血管痣的对侧肢体，智力障碍轻重程度不等。少数患青光眼，病变累及视放射及视觉皮质，可以导致偏盲。

神经系统病理改变主要是软脑膜血管瘤，即多发小的薄壁的扩张的毛细血管丛或小的静脉丛。这些血管瘤沿脑表面分布，位于软脑膜和蛛网膜之间的蛛网膜下腔内。缺少正常的皮质引流静脉，造成静脉瘀血、扩张，受累侧脑皮质因缺氧而发生萎缩，局部脑细胞可有层状坏死，胶质增生，并有退行性、营养不良性钙化，钙化发生在脑皮质的中层，血管瘤本身不钙化。

颅内钙化是本病常见的影像表现。但在 2 岁以前的患者钙化少见。颅骨 X 线片上典型表现为轨道状钙化，与脑回外形一致。这主要是由于脑皮质钙化位于脑沟的两侧，与 X 线投照呈切线位的效果。在 CT 上也可见与脑回形状一致的双轨状钙化，以枕叶和后顶叶显著，与面部血管瘤位于同一侧（图 3-11）。继发表现有同侧脑萎缩、颅骨增厚、鼻旁窦和乳突扩大。注射对比剂后，CT 或 MRI 都有所增强。软脑膜血管瘤总是增强的，而脑回也表现增强。同侧脉络丛增强显著。脑回增强与脑回缺血有关。

**（四）脊髓畸形**

**1. 神经管闭合不全（spinal dysraphism）** 是由于胚胎背侧的间充质、骨和神经组织不能在中线闭合所致。根据脊髓神经组织是否外露，分为开放性神经管闭合不全和隐性神经管闭合不全两种。

（1）开放性神经管闭合不全（open spinal dysraphism）：也叫开放性脊椎裂（spinal bifida），一般发生于腰骶部，局部椎管开裂，椎管内容从裂开处向后方膨出。根据膨出的内容分为脊髓膨出（myelocele）和脊髓脊膜膨出（myelomeningocele）。膨出的神经组织未形成神经管，而是停留在神经板阶段（称为基板 placode），基板外露与空气接触，皮肤终止于基板的边缘。神经根从基板的腹侧面发出。脊髓脊膜膨出，膨出部分除基板外，还有基板腹侧的蛛网膜下腔。这种开放性神经管闭合不全应在生后 24 小时内手术治疗。

（2）隐性神经管闭合不全（occult spinal dysraphism）：这种先天畸形虽然也是腰骶部背面神经管闭合不全，但是有皮肤覆盖，神经组织不暴露于空气中，表

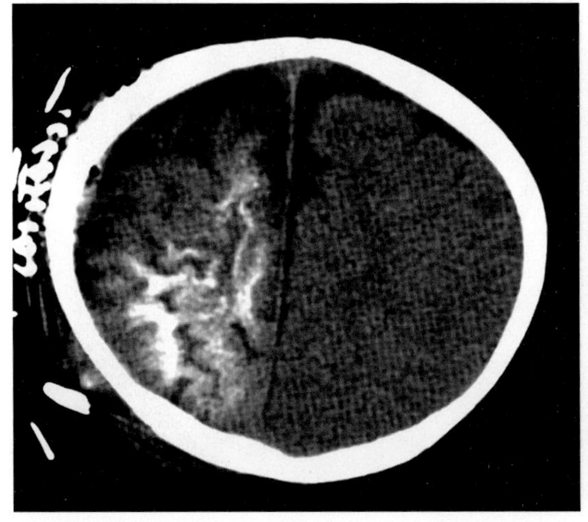
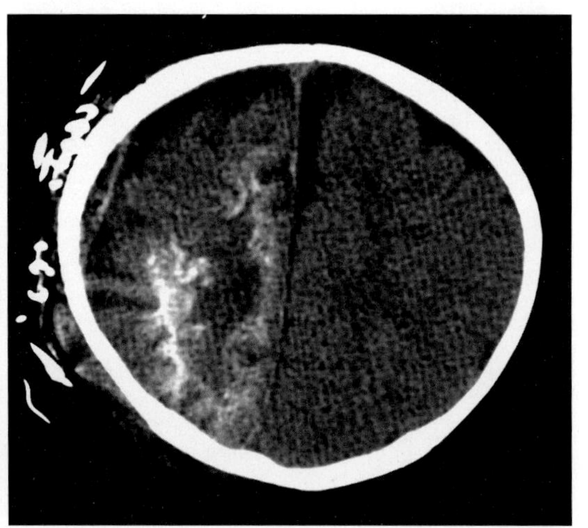

图 3-11　脑三叉神经血管瘤病的 CT 表现
右额、顶叶脑回状钙化

现形式多样。

1）脊膜膨出（meningocle）：蛛网膜下腔从腰骶部后方椎弓开裂处疝出于背侧皮下，膨出内容不含神经组织（图 3-12）。

2）脊髓囊肿膨出（myelocystocele）：患者合并脊髓空洞积水症，有室管膜上皮内衬的脊髓空洞囊肿通过脊椎裂骨缺损进入皮下组织。此种囊肿因为含有神经组织，不能简单手术治疗。

3）腰背部皮肤窦道：这种畸形是由于胚胎时期表浅的外胚层（皮肤组织）和形成神经组织的外胚层没有完全分离，遗留局部粘连带。在日后的发育过程中，脊髓被间充质组织包绕，并在以后形成的骨性椎管中向上移位，而粘连带持续存在，形成一条长的管状结构，管壁内衬上皮。一头连接脊髓，另一头连接皮肤，皮肤表面可见凹陷或小孔，合并有毛发、血管瘤或色素沉着。多位于腰骶部，其次是枕区。窦道终止于皮下组织、或硬膜、或蛛网膜下腔、或脊髓、或神经根。大约 50% 的病例，腰背部皮肤窦道终止于皮样囊肿或表皮样囊肿内。皮肤窦道容易继发感染，引起脑膜炎或皮下脓肿。

4）脊髓脂肪瘤：包括硬膜内脂肪瘤、脂肪脊髓脊膜膨出和终丝纤维脂肪瘤。硬膜内脂肪瘤可位于脊柱的任何水平，硬膜是完整的。位于脊髓软膜下和脊髓之间的脂肪瘤充满中央管与软膜之间的后正中裂，比较低位的脊髓脂肪瘤可以栓系脊髓圆锥。脂肪脊髓脊膜膨出表现为有皮肤覆盖的脂性稍硬的腰背肿块。脊髓常被栓系到大的脂肪瘤上。后者从皮下经脊椎裂进入椎管。

5）脊髓圆锥固定综合征（tethered cord syndrome）：也称栓系脊髓。正常胚胎第 3 个月末，脊髓占据椎管全长。但因脊椎生长相对较快，故引起脊髓圆锥相对上移。出生时脊髓圆锥位于第 2 和第 3 腰椎水平，生后 3 个月位于第 1 和第 2 腰椎水平，与成人相似。如果圆锥上移遭到阻碍，圆锥位置在腰 1~2 以下，即所谓的脊髓圆锥低位。原因一般是有一根短而粗（2mm 以上）的终丝将脊髓圆锥栓系在比较低的位置上。患者最初无症状，随着年龄增大，椎管生长较快，而脊髓圆锥因受粗大终丝的栓系，不能上移，则产生症状。常合并轻的隐性脊椎裂，1/3 病例终丝附近有脂肪瘤。

6）脊髓纵裂（diastematomyelia）：脊髓在矢状面上分裂为两个各有软膜包裹的半脊髓。完全性分裂者，形成两个硬膜囊，之间有纤维软骨分隔或者是骨性分隔。有的也可以在同一个硬膜囊内。与此相类似的是重复畸形，有两个脊髓及其各自的神经根，分别位于两个椎管中。脊髓纵裂几乎总伴有显著的脊柱畸形，如半椎体、蝴蝶椎、大块融合椎。一般都有脊椎裂。皮肤表面可有血管痣。常合并脊髓圆锥低位、脊髓积水等（图 3-13）。

**2. 脊髓动静脉畸形**（arteriovenous malformation，AVM） 脊髓动静脉畸形可分为硬膜型和髓内型。硬膜型动静脉瘘最常见，病变位于硬膜表面或沿神经根袖分布，常发生于胸椎或腰椎。引流静脉经脊髓静脉回流，由于脊髓静脉压升高而引起慢性进行性脊髓病。脊髓内动静脉畸形常因脊髓内出血发生急性症状而被发现。常规脊髓造影可以发现硬膜型动静脉畸形，表现为蛛网膜下腔内扩张扭曲的血管，类似食管静脉曲张钡餐造影表现。MRI 可以显示脊

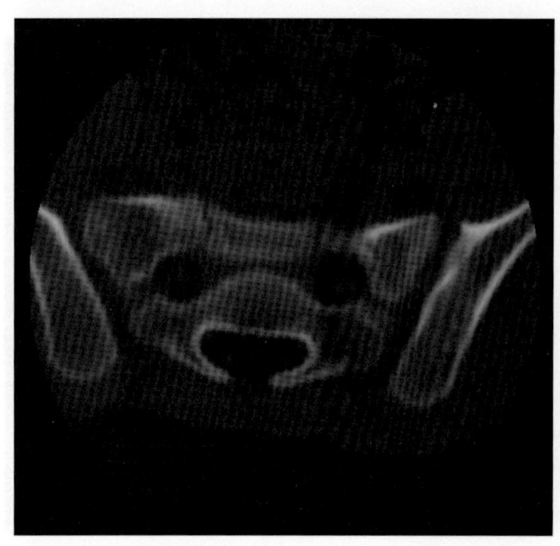

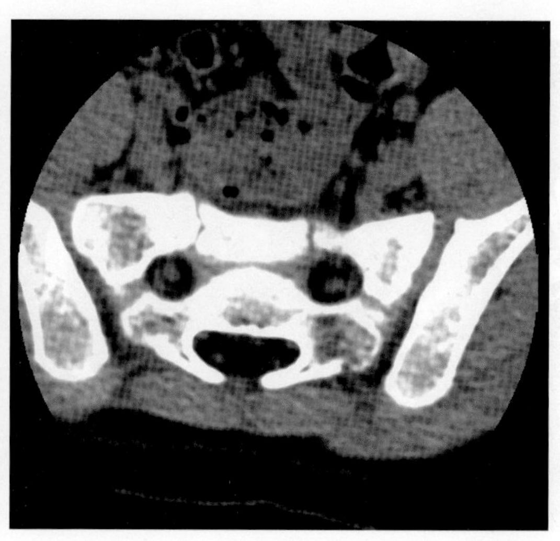

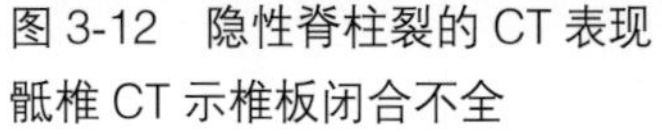

图 3-12 隐性脊柱裂的 CT 表现
骶椎 CT 示椎板闭合不全

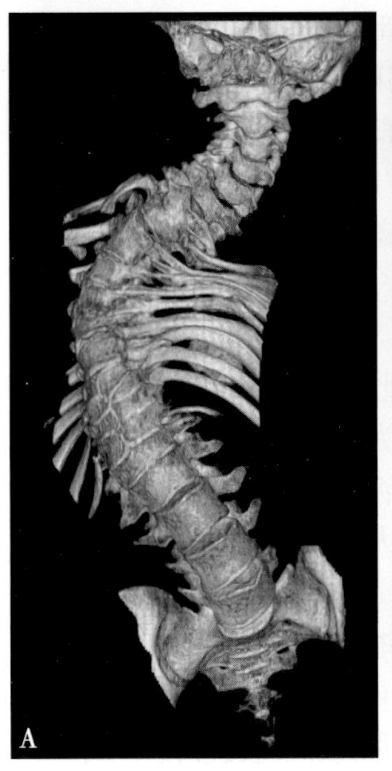

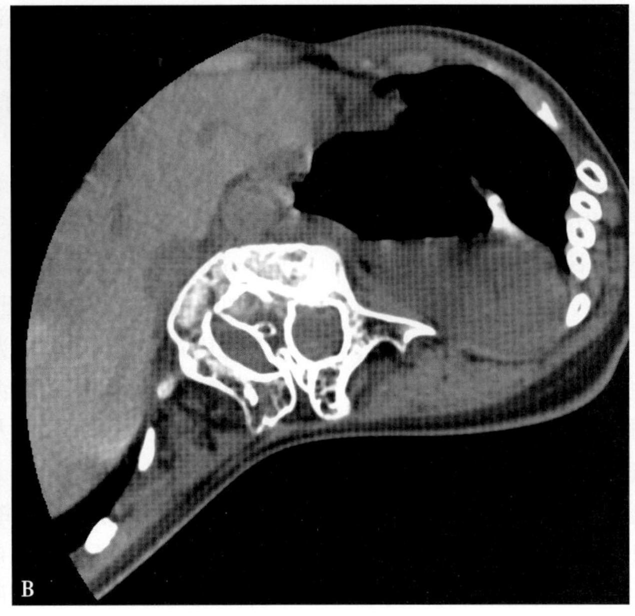

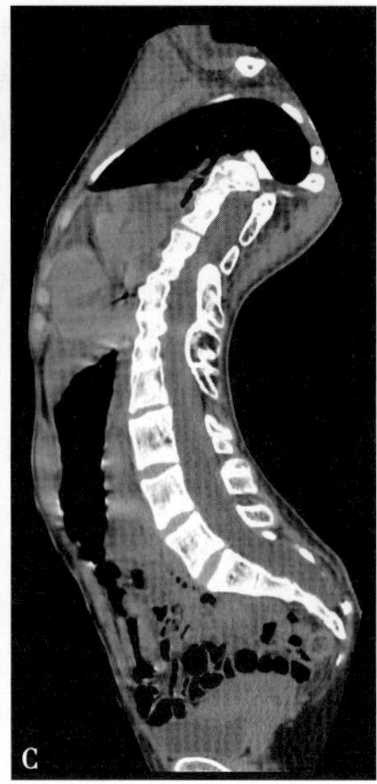


图 3-13 脊柱侧弯畸形、脊髓纵裂畸形及脊髓栓系的 CT 表现
A. 脊柱侧弯畸形；B. 脊髓纵裂畸形，椎管内可见骨性分隔；C. 脊髓圆锥低位，脊髓栓系

髓内的动静脉畸形，为无信号的粗大扭曲的血管影像，包括供血血管和引流血管，但是血流伪影可以类似血管影像，需注意鉴别。确诊必须做血管造影（脊髓动静脉造影）或 CT 血管造影。

## 三、脑积水

脑积水（hydrocephalus）是脑室和脑池（蛛网膜下腔）内脑脊液总量增多，颅内压力增高，继而引起脑室扩张及脑池、脑沟、脑裂等处的蛛网膜下腔增宽。儿童由于颅缝尚未闭合，脑积水会引起头围增大。

### （一）分类

脑积水根据发病机制分为：①非交通性或梗阻性脑积水：脑室内液体因梗阻不能进入蛛网膜下腔；②交通性脑积水：是发生在蛛网膜下腔即脑室外的梗阻或回流障碍，也包括蛛网膜颗粒吸收回流脑脊液障碍；③分泌亢进性脑积水：是脑脊液分泌过多，这种类型相当少，是否应看作一种单独的类型，尚有不同的看法。可由多种病因所致，梗阻性脑积水的病因有先天畸形，如导水管狭窄、小脑扁桃体疝（Arnold-Chiari 畸形）、第四脑室囊肿（Dandy-Walker 综合征）和其他脊椎闭合不全，也可继发于脑室囊肿和肿瘤。胎儿宫内感染，如弓形体、风疹、巨细胞病毒等感染，以及围产期颅内出血均可引起脑积水。交通性脑积水的病因包括脑膜炎引起的粘连或外伤性蛛网膜下腔和硬膜下出血等。分泌亢进引起的脑积水见于脉络丛乳头状瘤或癌。

### （二）临床症状

头颅异常增大，增长迅速。前囟宽大。额骨前突，前颅凹颅底向下移位。眼球向下倾斜（落日征），精神及体格发育迟缓，肌肉痉挛，偶有抽搐。

### （三）CT 表现

**1. 梗阻性脑积水** 正常第三脑室横径 6mm，第四脑室前后径 15mm，两侧侧脑室最大横径与同一水平颅腔横径之比小于 22%~32%（evans 指数），脑积水时大于 40%，脑室明显扩张，变为圆钝。借助脑室扩张的分布类型确定阻塞部位。单侧或双侧室间孔梗阻导致单侧或双侧侧脑室扩张，而第三、四脑室正常。导水管狭窄是先天性脑积水最常见的原因，表现为双侧脑室及第三脑室扩张，而第四脑室正常，偶尔或导水管近端也扩张。第四脑室中孔和侧孔（magendie and luschka）阻塞，引起所有脑室（包括第四脑室）扩张。

**2. 交通性脑积水** CT 显示脑室呈球形扩张，程度较轻，第四脑室扩张程度最小。基底池往往扩张，两侧半球也能见到因为脑脊液蓄积引起的脑沟增宽。交通性脑积水有时难以与脑萎缩鉴别。鉴别困难的病例可以在短期内随访复查以除外进行性（亦即活动性）脑积水。

**3. 活动性脑积水** 脑室体积进行性增加与所谓静止性（static）或代偿性脑积水不同。活动性脑积水临床症状显著，CT 随访检查有进展。较早的

CT 片上有下列表现：①脑室周围密度减低：脑脊液经长期压迫损伤的室管膜进入周围实质，在脑室周围形成带状密度减低区，尤以额角和颞角显著，脑室轮廓由于水肿而变得模糊；②枕角扩张显著：原因是脑白质比较脑神经核团更易受水肿的损害，额角、侧室体部近基底神经节，而枕角周围是白质，故枕角扩张显著。有作者认为枕部头颅骨生长较快。

**4. 经治疗的脑积水** 置入导管可引流侧室脑脊液至右心或腹膜腔。CT 可以显示导管尖的位置，但正确的位置并不一定提示正常的功能。如引流成功，脑室体积明显减小，数日或数月后脑结构也逐渐恢复正常。脑组织体积迅速增加可能是由于引流后原先被压迫的神经纤维重新排列的缘故。引流后往往后遗脑萎缩，脑池、脑沟增宽。CT 还可显示由引流导致的合并症：①单侧或双侧硬膜下水瘤：偶尔见于外科引流术后，CT 显示贴近颅骨的镰刀状或带状脑脊液密度病变。②硬膜下血肿：如硬膜下水瘤体积过大，导致静脉过度牵引以至撕裂，产生硬膜下血肿，CT 显示硬膜下高密度镰刀形血肿影像或血肿下沉在水瘤的底部。③脑内血肿：是导管引流术较少的合并症，有时能见到沿导管平行分布的出血影像，侧室内也可有出血。④脑室缩小：常是由于强有力的引流，引起脑室迅速变小致脑室壁相互接近，CT 上的脑室呈缝隙样。少数情况下，还可合并脑室炎症、粘连及室管膜下纤维化，由于脑室不扩张，如发生引流障碍则很难诊断。即所谓裂隙脑室综合征（slit-ventricle syndrome），颅内压增加，但脑室狭窄，裂隙状，此时诊断引流不充分主要是根据临床症状而不是 CT 表现。⑤引流管阻塞：CT 表现为脑室容积增加，脑室周围密度减低，脑室增大不成比例，常常枕角扩张更显著，但若脑室粘连闭塞则例外。⑥脑室限局性扩张（dilatation of isolated sections of a ventricle）：导水管狭窄，四室中孔或侧孔闭塞，尽管幕上引流功能正常，但四室仍然扩张，如其余脑室相互之间不相通，某个部位也可能限局性扩张。此时就需要同时做几处引流，治疗脑积水。⑦脑室炎：室管膜和室管膜周围充血，CT 显示沿室管壁有明显增强。慢性脑室炎、胶质增生可引起脑室边缘轻度密度增高，即使未用对比剂时也是如此。

#### （四）外部性脑积水

外部性脑积水（external hydrocephalus）患儿也表现为头围逐渐缓慢增大，颅缝分离，但不表现脑室扩大，而是基底池、侧裂、纵裂池以及大脑皮质脑沟增宽。有人认为这可能是交通性脑积水的早期阶段，因为有报道这类患者日后发生脑室扩大，需要引流治疗。但也有人认为外部性脑积水是一种良性的自限的蛛网膜下腔扩大，引流治疗可能减慢头围的增长，但对临床症状是否有改善也缺乏证据。

应注意的是，1~2 岁的婴幼儿脑生长发育与颅骨比较相对缓慢，因而脑沟、裂、池相对较宽。脑表面蛛网膜下腔可以宽达 4mm，纵裂池 6mm，侧裂池 10mm，都属于正常范围。18 个月至 2 岁以后，脑发育加快，脑沟变窄。因此 2 岁以前不能单凭蛛网膜下腔稍宽，就轻率诊断为脑萎缩或外部性脑积水。必须参照头颅大小及是否有进行性头围增大两个条件。只有在头围明显增大，头围生长加快时，才能诊断脑积水。

#### （五）脑积水和脑萎缩的鉴别

脑实质破坏萎缩也可以引起脑室扩大（中央性萎缩）或脑沟增宽，蛛网膜下腔、脑裂、脑池增大（周围性萎缩），或两者兼而有之（弥漫性萎缩）。在影像上与脑积水相似。

脑积水为颅腔内脑脊液增多，原因是脑脊液动力学异常，引起颅内压力增高。当婴幼儿颅缝尚未闭合时，会引起头围增大。而脑萎缩，脑生长缓慢，其结果是小头畸形（microcephaly），脑萎缩虽然也引起脑沟增宽、脑室扩大，其原因是脑体积减少。因此比较脑与头颅的大小有助于诊断脑萎缩。但是如果颅骨也生长缓慢，脑与颅骨没有明显差别，则认识脑萎缩比较困难。所以诊断脑积水必须同时具备脑室扩大、脑沟增宽和头围进行性增大两个条件。而诊断脑萎缩必须确实有脑组织减少的证据，即脑沟、脑室增大伴有头颅外形减小（小头）。不过，也有少数患者脑萎缩与脑积水合并存在，这时单凭影像学诊断就很困难了。

## 四、早期婴儿脑损伤和缺氧缺血性脑病

早期婴儿脑损伤是指 1 岁以前，产前、产后由于外环境影响而发生的脑组织伤害。脑组织损害的程度不取决于伤害的原因（如宫内窒息、缺氧、感染、中毒和机械性损伤），而是伤害发生的发育时期。临床表现为脑性瘫痪、智力缺陷和癫痫。常见以下几种：新生儿颅内出血，缺氧缺血性脑病，积水性无脑畸形，先天性脑穿通畸形，婴儿硬膜下水瘤，蛛网膜囊肿等。

#### （一）新生儿颅内出血

颅内出血是引起新生儿死亡的主要原因之一。

早产儿的颅内出血发生率很高，多为脑生发层出血，继发脑室内出血和脑实质内出血。生发层位于室管膜下，该处静脉壁很薄，细胞增生活跃，这些

细胞是原始的神经元，以后沿着神经胶质细胞的放射状纤维束，向皮质预定的部位移行。生发层在胚胎34~36周退化。胚胎40周，几乎所有的神经元都已完成移行过程。生发层出血的原因是血管分水岭区缺氧缺血性损害。一般发生于早产儿生后28天之内。临床上常用超声检查诊断早产儿颅内出血。

足月婴儿颅内出血原因是产伤和缺氧缺血性损害。产伤引起颅内出血，按出血部位分，以硬膜下出血最多，之后依次为蛛网膜下腔出血和脑基底池出血。硬膜下血肿多数沿纵裂(大脑镰)和小脑幕分布，多为单侧。产伤也常引起蛛网膜下腔出血。分娩时，胎头通过产道，额枕部受到突然的压力(缩短额顶径的压力)，作用在小脑幕和大脑镰的后部，继而引起静脉撕裂，形成硬膜下血肿。

CT显示颅内血肿密度高于周围脑组织，原因是血液中的血红蛋白有较高的密度。新鲜血肿，血液凝固收缩，与血清分离，血肿密度显著增加；新鲜血液CT值50HU，血肿CT值可以高达80~90HU。若患儿贫血或出血被脑脊液稀释，或血肿体积太小，也可表现为等密度，不易诊断。新鲜血肿经过1~2周后，凝血块液化，血红蛋白吸收，血肿逐渐由高密度演化为等密度，最后为低密度。

硬膜下血肿位于硬膜与蛛网膜之间的潜在腔隙内，新生儿硬膜下血肿常见于大脑镰和小脑幕附近。蛛网膜下腔出血，典型表现为蛛网膜下腔、脑沟、脑裂、脑池内高密度影像(图3-14)。

**(二)缺氧缺血性脑病**

缺氧缺血性脑病(hypoxic-ischemic encephalopathy，HIE)是因缺氧缺血引起的脑损害，不包括因一支或几支血管狭窄、闭塞引起的脑梗死。常见原因有长时间严重的低血压、心搏骤停后复苏、新生儿窒息、一氧化碳中毒。病理上缺氧缺血性脑病分为两种类型：①分水岭梗死(watershed infarction)；②弥漫性脑皮质坏死(generalized cortical necrosis)。常见发病部位为顶枕区和基底神经节。儿童和成人的分水岭区不同。成人的分水岭区位于周围和矢状窦旁区，因而分水岭梗死的部位儿童与成人不同。早产儿和足月新生儿的分水岭区也不同，故缺氧缺血性脑损害不同。足月婴儿脑内供血有两种不同类型的动脉：一种是离脑室动脉，从脑室旁区外行进入大脑(离心的)；另一种是向心的，从脑表面走向脑室，或者称趋脑室动脉。这两种动脉的分水岭区位于皮层下白质。而胎龄仅为6个月的早产儿，离脑室动脉不发育或发育很差，几乎全部血供应均来自趋脑室动脉。故早产儿的分水岭区位于脑室周围。如果发生血流灌注障碍，以及自身调节功能丧失(见于早产儿)，脑室旁深部白质区是缺氧损害的高发区。典型的表现为脑室周围白质软化(periventricular leukomalacia，PVL)。脑室周围血液灌注量减小，脑室旁白质缺血坏死，囊性变。好发部位在侧室三角区周围的白质。侧室额角周围白质较少受累。小的脑白质坏死囊腔以后萎陷消失，后遗白质萎缩和胶质增生。较大的脑室旁白质坏死囊腔，由于室管膜破坏而与侧脑室腔相通。典型的脑室旁白质软化并发出血和广泛的脑损害，以及脑室内血肿。早产儿体重越小发生本病的机会越大，孪生的早产儿同时患肺透明膜病者，

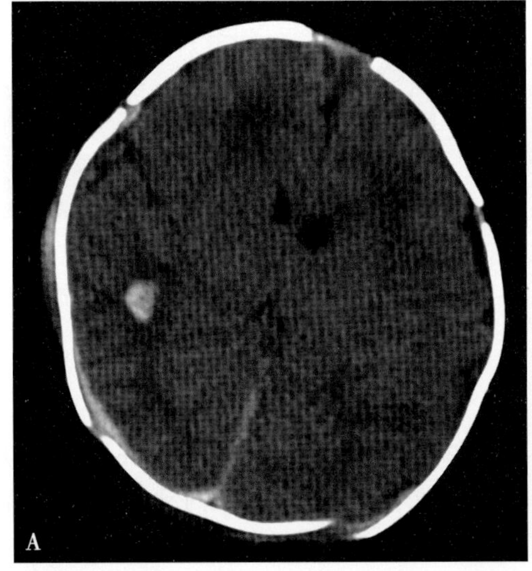


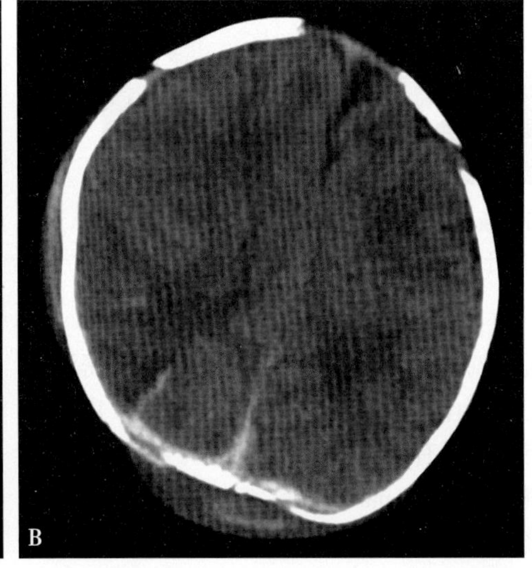


图3-14 新生儿颅内出血的CT表现

新生儿，有轻度宫内窒息史，生后40小时。A. 右颞叶脑实质内血肿，大脑镰及右侧顶枕部硬膜下血肿，右侧顶部皮下血肿；B. 右顶叶蛛网膜下腔出血

发生本病的机会更大。急性期脑室周围白质软化多由超声检查发现。亚急性期可用 CT、MRI 检查。CT 表现脑室扩大,以脑室后部和三角区明显,脑室壁不规则,脑室旁白质厚度明显减小,侧脑室周围的脑沟加深加宽,侧裂也显著加深。

早产儿缺氧缺血性脑损害不仅表现为脑室旁白质软化,还表现为脑室内或脑室旁生发层出血。早产儿脑室旁仍然有生发层基质(germinal matrix),这种组织含有复杂而精细的毛细血管。这些毛细血管很脆弱,血压改变容易导致毛细血管破裂,引起脑室内和室旁出血。缺氧时,血中氧分压下降,二氧化碳分压升高,脑血管扩张。缺氧初期血压升高,可引起毛细血管出血。根据出血严重程度,分为 4 级:

Ⅰ级:出血限于生发层,脑室内几乎看不到出血。

Ⅱ级:脑室内和脑室旁均可见出血,脑室内出血小于脑室面积的 50%,脑室不扩大。

Ⅲ级:大量脑室内出血,脑室扩大。

Ⅳ级:脑室内和脑室旁出血,合并脑实质内出血。绝大多数脑室内和室旁出血引起一过性脑积水,后者多数在 4~6 周内恢复(图 3-15)。

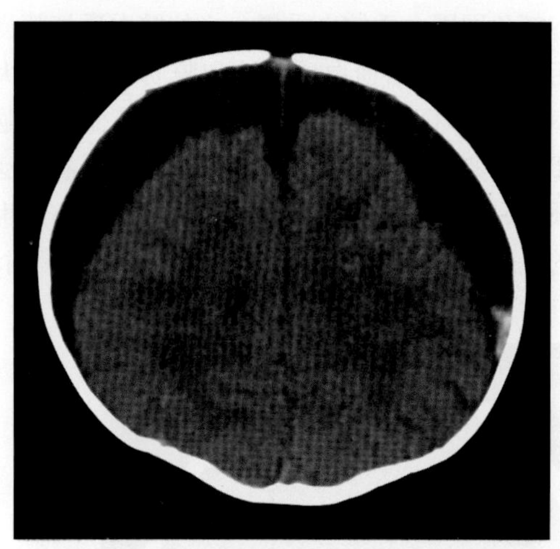

图 3-15 新生儿 HIE 伴颅内出血的 CT 表现
双侧额顶叶白质出血,左侧顶叶硬膜下出血

足月儿缺氧缺血性脑损害,不如早产儿了解得清楚。足月儿,脑血液供应的分水岭区位于皮质 - 皮质下区、矢状旁区,还有髓鞘化活跃的部位。严重病例表现为多囊性脑软化(multicystic encephalomalacia),延髓和小脑一般不受累。

足月儿围产期窒息,可以有特征性的 CT 表现。窒息后 24~48 小时内可以发生严重的弥漫性脑水肿,CT 上呈弥漫性脑实质低密度,但是小脑、脑干和底节可以有相对较高的密度,大脑半球密度显著减低,出现所谓"反转征(reversal sign)"。数天以后发生出血性脑皮质坏死,继而发生钙化,最后表现为重度脑萎缩。

CT 上足月儿缺氧缺血性损害的早期表现为脑水肿,弥漫性或局灶性脑组织密度减低,灰质和白质之间的密度差异消失。水肿在缺氧缺血性损伤 72 小时后达到顶峰,可以早期(5 天)吸收消失。

逐渐发生的缺氧常见于围产期窒息,脑血流重新分布,血流优先供应基底神经节和小脑。CT 表现为两侧半球密度相对较低,而底节、丘脑及脑干密度相对较高,即所谓"反转征"。生后最初几天,CT 难以发现局灶性和轻微的弥漫性脑损害,脑白质内可有对称性分布的显著的密度减低区。4~7 周以后的延迟 CT 对预后意义较大,如果发生永久性损害 CT 检查应该有异常发现。生后数天 CT 检查预后意义较小,因为某些损害可能因为时间关系尚未表现出来。

慢性损害表现为多囊性脑软化,大脑皮质被多数囊性空腔代替,脑室也相应扩张(图 3-16)。

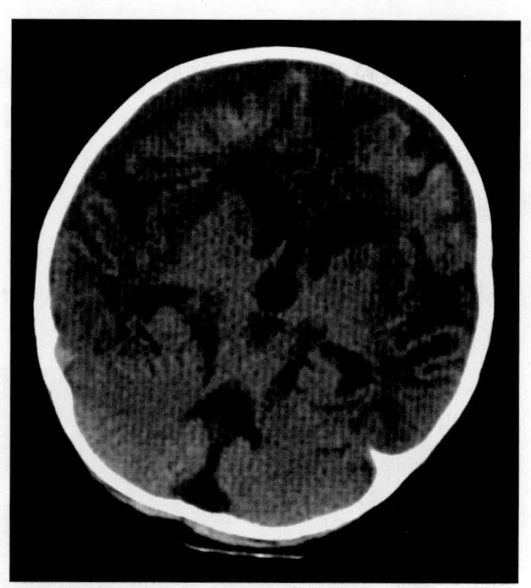

图 3-16 多囊性脑软化的 CT 表现
大脑皮层及皮层下囊性改变,脑室扩张

### (三) 积水性无脑畸形

积水性无脑畸形(hydranencephaly)是胎儿大脑已经形成以后,发生颈内动脉闭塞,以后脑组织萎缩,变成一种膜样结构,脑组织全被脑脊液代替。但脑干、小脑、大脑颞叶、枕叶和大脑镰不受影响(注意与前脑无裂畸形鉴别,后者没有大脑镰)。若头围较小,CT 诊断本病比较容易。如头颅明显增大,则与脑积水不易鉴别。但是脑积水一般表现进行性头围增加，而本病相对静止，没有头围增大。脑积水时血管造影表现为血管变细但仍存在的血管，鞘内注射对比剂，侧裂内有对比剂充盈，而积水性无脑畸形则不具备这些表现。

**（四）先天性脑穿通畸形**

先天性脑穿通畸形（congenital porencephaly）又称孔洞脑，是指位于大脑半球内脑实质破坏，或因发育异常形成的含有脑脊液的大囊腔。脑实质的破坏一般发生于妊娠的第 3 个月或分娩期，可由多种原因所致，如颅内出血、梗死、脑炎和外伤，常见原因是胎儿在宫内发生脑血管闭塞，继而引起脑梗死。患者可以无神经系统症状。少数患者可因囊肿的占位效应出现临床症状，如头颅外形增大、颅内压增高、癫痫样发作、发育延迟或其他神经系统症状。CT 表现边界清楚的均匀一致的囊性病变，形状多为圆形或楔形，楔形尖端指向脑室。可以有肿块效应，压迫中线结构向健侧移位。此种囊肿一般与脑室和蛛网膜下腔相通，常合并脑积水和脑萎缩。

脑穿通畸形发生于脑组织分化发育完成以后，由于各种原因造成的脑组织破坏缺损，与蛛网膜下腔或脑室相通，多为圆形，壁为瘢痕或增生的胶质。

**（五）婴儿硬膜下水瘤**

婴儿硬膜下水瘤（subdural hygroma）多发生在 1 岁以内，2 岁以后则很少见到。硬膜下水瘤多位于额顶部，两侧对称。病因是反复出血导致静脉血栓栓塞、脑膜炎。CT 表现为颅骨内板旁镰刀状或梭形条状密度减低区。若病变较大，可压迫脑室，常继发交通性脑积水。若经前囟针吸或引流，CT 显示有良好的疗效。

**（六）蛛网膜囊肿**

蛛网膜囊肿（arachnoid cyst）是含有脑脊液的闭合空腔，位于蛛网膜和软脑膜之间，是一种先天畸形，一般位于基底池和纵裂池，以侧裂池和颞窝常见。囊肿生长缓慢，以月、年计。早期多无症状，到成年以后才被发现。临床表现为癫痫发作、颅骨畸形、颅压增高等征象。囊肿若位于第三脑室附近、四叠体池或枕大池，可以继发梗阻性脑积水。颞叶蛛网膜囊肿 CT 表现为脑脊液密度，与颅骨贴邻并向大脑半球脑实质内突入。位于囊肿表面的颅骨可向外膨出或变薄，可有占位效应。偶尔蛛网膜囊肿并发硬膜下水瘤或慢性硬膜下血肿（图 3-17，增值图 3-1）。

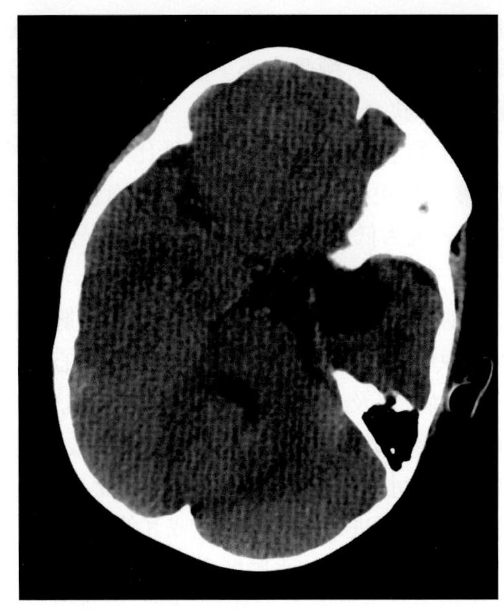

图 3-17 蛛网膜囊肿的 CT 表现
头颅 CT 示左侧中颅窝蛛网膜囊肿

**（七）脑萎缩**

婴儿早期脑组织因血管性或感染性损害可引起脑萎缩（cerebra1 atrophy）。CT 表现为脑沟较深、较宽，脑体积减小，这种表现如出现于 2 岁以后的儿童，则是诊断脑萎缩的可靠征象。

局限性脑萎缩 CT 表现为一侧性或局限性脑室扩大，脑池、脑裂、脑沟变宽变深，或有瘢痕脑回（ulegyria），后者见于大脑皮质瘢痕收缩。

头颅单侧萎缩（cranial hemiatrophy）是一种特殊类型的局限性萎缩。可能是由于一侧广泛梗死引起另一侧半球萎缩，患侧颅骨外形较小，颅骨增厚，板障气化。CT 显示单侧脑室扩张，脑池、脑沟扩张，中线结构包括大脑镰向萎缩一侧移位。

## 五、脑血管病

与成人相比，儿童脑血管病的发生率很低。以下着重介绍儿童脑卒中（儿童急性偏瘫）、脑静脉梗死、烟雾病和脑血管畸形。

**（一）儿童脑卒中（儿童急性偏瘫）**

儿童突然发生偏瘫或其他脑血管急性意外的症状，与成人相比少得多。病因包括急性脑梗死和颅内血肿。引起脑梗死常见的原因为右向左分流的先天性心脏病，心内血栓脱落继发颅内血管栓塞，比较少见的原因是外伤、感染、血管闭塞性病变，如血管炎和烟雾病。

急性缺血性脑梗死首选的影像学检查方法是 CT 检查。CT 平扫可见与供血区一致的低密度病变，最常见于大脑中动脉供血区，呈楔形，边缘模糊，有占位效应，表现为同侧脑室变形，向对侧移位。慢性脑梗死除病变区表现为水样密度外(脑软化),还可继发患侧脑萎缩,颅骨变小。脑血管造影表现为患侧相关动脉狭窄、闭塞。

急性脑梗死时,MRI检查要比CT敏感性更高,能够发现更早期的改变。急性缺血性脑梗死在$T_1$WI上表现为低信号,在$T_2$WI上为高信号。

**(二) 脑静脉梗死**

大脑静脉窦(矢状窦、乙状窦等)和静脉内血栓形成的原因,包括全身衰竭、脱水、先天性心脏病等非炎症疾病,以及炎症性疾病,如鼻窦炎、乳突炎等。脑静脉血栓形成或血栓栓塞后,静脉回流受阻,继而出现脑组织水肿,继发脑内小的出血灶,形成出血性梗死,出血可进入蛛网膜下腔或其他脑脊液间隙。CT增强扫描在广泛的水肿区内可有斑片状增强,多发小的出血灶若位于矢状窦旁,提示矢状窦血栓形成。静脉窦血栓形成在CT平扫时有时可显示高密度的索条状影像,即所谓索征(cord sign);增强扫描,矢状窦脑血栓阻塞,无对比剂,只在窦腔周围出现增强,即所谓空三角征,有重要诊断意义。

一般来说,脑静脉窦栓塞时,CT出现典型表现的机会不多,CT诊断意义有限。而MRI诊断静脉窦或硬膜窦血栓有重要价值。

**(三) 烟雾病**

烟雾病(moyamoya disease)是一种较少见的血管病变,多见于儿童,是以两侧颈内动脉虹吸部及大脑前、中动脉进行性狭窄或闭塞伴有脑实质和脑膜广泛侧支循环形成为特点的血管疾病。病因不明,诊断主要靠脑血管造影。本病有两个特点,即颈内动脉床突上段狭窄和/或闭塞和烟雾血管,后者是密集的小动脉网,是来自大脑后动脉的侧支循环。典型的CT表现是脑萎缩,两侧半球大脑皮质多发梗死和脑室系统轻度扩张,CT不是诊断本病的主要方法,但如有以上表现可提示本症,再行脑血管造影证实,增强CT扫描少部分病例在有烟雾血管的病变区可以有增强,表现为基底节及丘脑的室管膜下有点状、弧线状迂曲而纤细的血管及血管团影,为形成的侧支循环,脑底动脉环及大脑前、中动脉近端变细,显影不清或不显影,看不到脑沟和侧裂中的血管,CT也可以发现脑内出血现象(脑内血肿、蛛网膜下腔出血、脑室内出血)。

**(四) 脑血管畸形**

脑血管畸形有下列几种类型:①毛细血管扩张症(capillary telangiectasia);②海绵状血管瘤(cavernous hemangioma),较罕见,多位于脑白质内,常有血栓形成和钙化;③静脉血管瘤(venous angioma);④动静脉畸形,是先天性发育异常,为残留的胚胎时期交通的动静脉,大体表现为异常的血管团,无法区分动脉或静脉,中间没有毛细血管,动脉血经畸形的血管团直接流入静脉。动静脉畸形由三部分组成:畸形血管团(也叫巢)、扩张增粗的供血动脉及粗大曲张的引流静脉。扩张的血管穿入脑实质,像一串葡萄形成的静脉短路。供血的动脉常起源于大脑中动脉,但也可起源于几支动脉,与引流静脉一样,动脉外形扩张。大脑大静脉瘤是动静脉畸形的特殊类型,形态类似的肿块位于大脑大静脉池内,压迫导水管,继发脑积水,多发生于婴儿。

脑内血管畸形的临床症状多出现于10~40岁,反复发生蛛网膜下腔和脑内出血,表现为癫痫、游走性头痛等症状。病变附近脑组织血液流失,造成局部神经功能障碍。

CT平扫可以显示血管畸形内的血栓钙化、局部脑萎缩等间接征象。大的动静脉畸形可表现为密度不均匀、边界不规则的病变,静脉注射对比剂后,少数扩张的血管和引流静脉可以显示。但CT检查常常是在急性出血的情况下进行的,主要表现为高密度血肿,增强扫描可以使动静脉畸形部分显著强化,特征性的表现是迂曲的血管,可以显示供血动脉和回流静脉(图3-18)。

## 六、儿童脑肿瘤

中枢神经系统是儿童肿瘤的好发部位。与成人不同,儿童脑肿瘤多发生于后颅窝或小脑幕下。儿童脑肿瘤大多是原发肿瘤,转移瘤很少见。

脑肿瘤的组织学来源多样,如髓母细胞瘤来源于生发层基质的干细胞、星形细胞瘤和胶质瘤来源于脑内胶质细胞、室管膜瘤来源于室管膜细胞、松果体区生殖细胞瘤来源于松果体内残留的胚生殖细胞等。

影像学检查可以确定有无肿瘤、肿瘤的部位,参考肿瘤发生部位、临床症状和影像特点等,判断肿瘤的组织学特点。

CT和MRI是诊断脑肿瘤的两种主要的影像学方法。CT检查迅速,但是软组织分辨率及发现肿瘤的敏感性不如MRI,MRI上肿瘤增强现象也比CT敏感,但MRI对钙化不敏感,检查耗时比CT长。

**(一) 后颅窝肿瘤**

髓母细胞瘤、儿童胶质瘤或星形细胞瘤和脑干胶质瘤是儿童最常见到的幕下肿瘤。此外还有室管膜瘤、脉络丛乳头状瘤、表皮样囊肿(胆脂瘤)、血管母细胞瘤等。

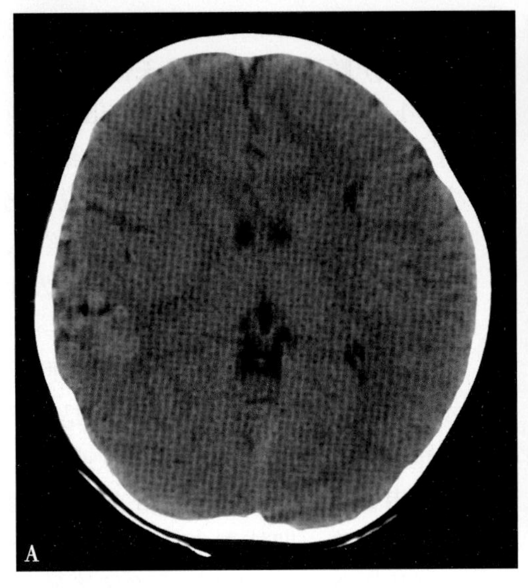

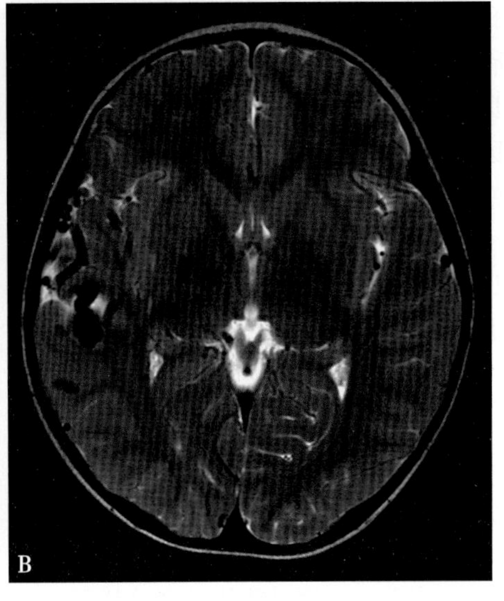


图 3-18　脑动静脉畸形的影像学表现
A. 头颅 CT 示右侧颞叶团状高密度灶；B. $T_2WI$ 示多发迂曲血管流空信号

1. **髓母细胞瘤**(medulloblastoma)　是婴幼儿最常见的恶性后颅凹肿瘤。罕有发生于成人。肿瘤生长快，浸润性生长。脑脊液种植转移至椎管、脑室和脑池，偶尔也有神经组织外的转移。好发部位是小脑蚓部、第四脑室顶，发生在小脑半球和脑干尾侧较少。临床症状包括头痛、呕吐、共济失调，因颈神经受刺激，头保持倾斜姿势。

组织学显示分界模糊，肿瘤细胞密集，核分裂象多，胞质及间质较少，主要在血管周围。少有退行性改变。

CT 显示肿瘤呈圆形，边界清楚，多与四室相邻，脑室腔前移。密度稍高、均匀。少数病例呈混杂密度，是由肿瘤坏死和出血所致，半数肿瘤有水肿环。增强显著、均匀，偶尔有不增强的坏死区。如有脑膜转移，大部分脑池和蛛网膜下腔可以显示鳞片状生长的肿瘤增强。逆行转移则在幕上可见脑室内肿块。常继发脑积水（梗阻脑积水）（增值图 3-2）。

2. **脑干胶质瘤**(brainstem glioma)　最常见的组织学类型是星形细胞瘤（astrocytoma）和胶质母细胞瘤（spongioblastoma）。脑桥是最常发生的部位。生长缓慢，脑干呈进行性扩大并压迫第四脑室，但只是在病变晚期才发生脑积水。肿瘤向前向外生长可以包埋基底动脉。脑干胶质瘤 CT 一般表现为低密度病变，没有清楚的边界，没有或轻度增强，有的肿瘤可以有较明显的结节状表现，结节部位增强。MRI 表现是特征性的，可显示肿瘤的位置、扩散类型和脑干变形。结节型脑干肿瘤需要与转移瘤、肉芽肿、海绵状血管瘤等疾病相鉴别。

3. **小脑星形细胞瘤**(cerebellar astrocytoma)是儿童最常见的幕下肿瘤。为生长缓慢的浸润性肿瘤，半数以上有显著的囊性成分，多数肿瘤位于小脑半球。常见于 10 岁以前，高峰期在 4 岁左右。最常见的组织学类型是毛细胞型，常表现为界限清楚的圆形病变，边缘规则。在 CT 上，肿瘤实性部位呈等密度，而囊性部位为低密度。实性部分常有显著增强，囊性部分的包膜也增强，10%~20% 有钙化。

4. **血管母细胞瘤**(hemangioblastoma)　在组织学上是良性的真性肿瘤，肿瘤起源及其成分都是血管。在全部颅内肿瘤中占 1.1%~2.5%，35%~60% 是囊性的，合并有壁结节。位于小脑半球肿瘤通常是囊腔型的，而实质型多位于小脑蚓部和脑干。可以并发红细胞增多症，是 von Hippel-Lindau 病的主要特点。实质型 CT 可以表现为实性均质性的等密度肿块，在注射对比剂后有显著强化。囊腔型比较有特征性的表现是肿瘤呈囊性，有一个或多个实性的壁结节。壁结节呈均匀一致的强化，单发或多发的肿瘤囊性部分 CT 值范围在 4~23HU，没有对比剂强化。囊周边是胶质增生或受压迫的小脑组织，不是肿瘤，为等密度的，没有对比剂增强。平扫 CT 上的高密度区及对比剂强化的组织，代表血管丰富的肿瘤组织。血管造影不仅可以证实存在血管丰富的壁结节，还有助于发现多发小病变。发生于幕上的血管母细胞瘤罕有报道。

5. **室管膜瘤**(ependymoma)　起源于脑室腔表面的室管膜细胞，一般为实性，附着于第四脑室底部。肿瘤内很少有囊性成分，钙化不少见。肿瘤通过侧孔和中孔生长，扩散。CT 和 MRI 呈非特异性表现，鉴别诊断应包括髓母细胞瘤和脉络丛乳头状瘤。

（二）鞍区肿瘤

成人鞍区肿瘤以垂体腺瘤常见，而在儿童，鞍区最常见的是颅咽管瘤。颅咽管瘤（craniopharyngioma）占脑肿瘤的 2%~4%，可以发生于不同的年龄，但主要是 15 岁以下的儿童。

成人与儿童的颅咽管瘤有不同的组织学来源。儿童型起源于 Rathke 囊的外胚层细胞残余，成人型起源于鳞状上皮化生，后者位于垂体漏斗前表面和垂体中间部。少数颅咽管瘤起源于蝶鞍，多数起源于鞍隔以上。大小变化很大，大约 60% 的肿瘤体积大到足以阻塞室间孔，继发脑积水。儿童因为不容易发现视力障碍，当发现肿瘤时往往已合并脑积水。而成人发现视力缺失症状比较早。70%~90% 的患者有内分泌障碍，因垂体漏斗部和下视丘受压所致。典型的颅咽管瘤既有液体成分又有实性成分。囊腔或囊性成分来源于液化的上皮细胞碎屑（角蛋白样物）伴胆固醇结晶。这种胶体样物质常有致密的钙化。

颅咽管瘤影像表现多样，图像特征与其他鞍上肿物有相似之处。肿瘤的囊性部分在 CT 上表现为低或高密度。低密度是由于囊内包含丰富的胆固醇，而高密度由于囊内蛋白质含量较高。70%~90% 的儿童颅咽管瘤有钙化，30%~50% 的成人颅咽管瘤有钙化。CT 对钙化敏感，因此比 MRI 在诊断上更具特异性。但 MRI 对于确定病变范围、与周围结构的关系和诊断肿瘤复发等方面优于 CT（增值图 3-3）。

（三）松果体区肿瘤

松果体区肿瘤约占全部颅内肿瘤的 1%~3%，有各种不同的组织类型，在这个区域内发生的肿瘤，常以为“松果体瘤”是最常见的肿瘤，然而绝大多数所谓的“松果体瘤”并非起源于松果体组织，而是起源于胚生殖细胞残余。松果体区肿瘤中 59% 是来源于生殖细胞，39% 是典型的生殖细胞瘤，是该区域最常见的一组肿瘤。

常见的颅内生殖细胞瘤（germinoma）发生在松果体区，约 20% 发生在鞍上池、第三脑室底或基底神经节。常常隐匿起病，发展以月或年计，累及下视丘和视交叉。隐匿型糖尿病、视力下降、视野缺损、垂体功能紊乱，是常见的临床表现。病变晚期，可因室间孔梗阻产生脑积水。

肿瘤被发现时往往已经很大。与周围结构分界清楚，但是可以沿第三脑室壁浸润，累及视束，CT 显示中到高度增强肿块，没有钙化。蝶鞍窝膨胀增大，骨质变薄（增值图 3-4）。

（四）畸形类肿瘤或先天性肿瘤

1. **表皮样囊肿**（epidermoidcyst） 起源于颅骨内、脑膜、脑室或脑实质内的上皮细胞。表皮样囊肿主要是鳞状上皮，上皮细胞不断脱屑、分解，形成由角质层和胆固醇结晶组成的肿瘤核心，周围是结缔组织形成的纤维束。表皮样囊肿的发生率是皮样囊肿的 10 倍。

表皮样囊肿可位于硬膜内或硬膜外，位于中线或轻度偏离中线，而皮样囊肿总是位于中线上。表皮样囊肿边缘不规则，呈结节状或圆形，表面形态很像一串葡萄。肿瘤本身隐匿在邻近脑裂内，不易完全手术切除。即使有小部分残留，也能复发。表皮样囊肿的密度（CT 值）与脑脊液类似，很少达到脑组织密度。囊肿内胆固醇和蛋白质浓度的不同，形成密度差异。往往没有增强，如果有增强也是位于肿物的边缘。也可有囊壁环形钙化。脑池造影 CT 示对比剂包绕肿瘤，呈结节状。由于病变时间长久，周围脑组织变形，手术后影像学随访，塑形的肿物残腔充满脑脊液，图像和手术前很相似。肿瘤复发主要是根据出现新的病变或肿块效应变显著。在可疑病例，脑池造影很有帮助（增值图 3-5）。

2. **皮样囊肿**（dermoid cyst） 和表皮样囊肿一样，皮样囊肿完全来自外胚层。表皮样囊肿纯粹由鳞状上皮组成，而皮样囊肿含皮脂腺、汗腺和毛囊。这些额外成分起源于外胚层，但通常位于中胚层起源的结缔组织内。表皮样囊肿脱落的碎片是一种实性的薄片状的干性物质，含有大量的胆固醇和角质层。皮样囊肿比表皮样囊肿含有更多液体，因其含有的皮脂腺和汗腺分泌液体。液体是油性的脂肪代谢混合产物，CT 密度及 MRI 信号特点与脂肪相似。CT 为低密度，MRI$T_1$WI 高信号。皮样囊肿由于成分复杂，囊壁一般较厚，常有钙化（与表皮样囊肿比较），无论是表皮样囊肿或皮样囊肿，增强不明显，可与颅咽管瘤鉴别。

3. **畸胎瘤**（teratoma） 与皮样囊肿相似，但包含 3 个胚层的细胞来源。70% 的畸胎瘤发生在松果体区，20% 发生在鞍上。CT 密度不均匀增强。畸胎瘤与皮样囊肿鉴别困难。偶尔可以发生恶性变。

## 七、脑感染性疾病

许多病原体可以引起中枢神经系统的感染，例如细菌、病毒、真菌、寄生虫等。

（一）脑脓肿

儿童脑化脓性感染最常见，为血源性的，病原菌多为金黄色葡萄球菌。发病经过四个阶段，即化脓性脑炎早期(3~5天)；晚期(4、5天至10~14天)；脓肿形成早期(发病后2周左右)和晚期(持续数周至数月)。化脓性脑炎早期，感染尚未受到限制或包裹，病变区充血、炎性细胞浸润、水肿，甚至小片坏死和出血，没有大片组织坏死。此时CT平扫无异常发现或者仅见皮质下边缘模糊的密度减低区，增强CT在水肿区内有界限不清的增强区。

脑炎晚期，感染局限，多个小的坏死灶融合，形成中心坏死，周围有炎性细胞、肉芽组织、成纤维细胞环绕。此时CT增强扫描见不规则环状增强，中央仍为低密度区，延迟扫描时中央部分可以增强。此时病变周围水肿也很显著。早期脓肿形成，中央为液化坏死的脓腔，周围为肉芽组织和纤维组织形成的脓肿壁。此时周围水肿和占位效应均较前减轻。晚期脓肿的壁由三层组织构成：内层为炎性肉芽组织，中层为胶原纤维，外层为神经胶质。CT示薄的脓肿壁，显著增强呈环状，规则、连续、朝向脑室的脓肿壁较薄，而朝向脑皮质的脓肿壁较厚(增值图3-6)。脓肿壁可以穿破，周围形成小的子脓肿或多房脓肿，也可向脑室内破入形成脑室内积脓。

**(二) 化脓性脑膜炎**

早期或轻型脑膜炎，CT可无异常发现，若感染持续，CT平扫显示基底池、纵裂池和蛛网膜下腔密度轻度增加，是由脑膜血管增生、炎性渗出所致。脑室变小，蛛网膜下腔消失，可能是脑皮质充血和白质水肿引起弥漫性脑肿胀。由于脑膜血管充血和血脑屏障破坏，脑膜和脑皮质可以有带状或脑回样强化。

CT检查还有助于发现化脓性脑膜炎的合并症和后遗症。常见的合并症有脑脓肿、硬膜下积脓、硬膜外积脓。常见的后遗症为脑积水。

硬膜下脓肿，CT平扫表现为月牙形密度减低区，邻近颅骨内板。脓肿下方脑组织有水肿和占位效应。增强扫描，脑表面与脑外脓液积聚的低密度影像之间有一个增强带，呈弧形，代表蛛网膜和软脑膜周围包绕脓腔的肉芽组织(脓肿假包膜)。

**(三) 结核菌感染**

**1. 结核性脑膜炎** 多通过血行感染。CT表现为脑基底池、侧裂池等蛛网膜下腔因炎性渗出呈等密度或稍高密度。注射对比剂后有明显的脑膜增强。基底池内动脉(大脑前、中、后动脉及基底动脉等)粗细不均匀，血管壁不光滑。当脑实质有结核性炎症时，脑回增强。由于脑脊液分泌亢进、脑脊液吸收障碍，产生脑室扩张性积水，第三脑室呈球形扩张，两侧脑室呈对称性扩张。若并发脑梗死，常好发于两侧基底神经节区和颞叶，是由于侧裂池和基底池内结核性渗出物包绕脑池内的动脉，继发结核性动脉炎，引起动脉狭窄和闭塞，造成梗死。脑深部的穿动脉纤细，最易受损，故常表现为基底神经节和内囊部位梗死。结核性脑膜炎慢性期或晚期可见到多发脑膜钙化。

脑膜增强现象MRI要比CT显著，容易识别，但是MRI对钙化不敏感，对于检查晚期结核性脑膜炎后遗的钙化不如CT。

**2. 脑实质结核病**

(1) 脑结核瘤：可以发生于脑实质任何部位，也可发生于蛛网膜下腔。增强CT表现为单发或多发的直径0.3~1.3cm盘状小环形或结节状高密度病变。有的是巨大结节，直径7cm盘状和环形病变，中央低密度区为干酪样物质或坏死液化，病变周围水肿呈较低密度，代表活动性损害，成熟期结核瘤周围没有水肿，呈结节状，密度高于周围脑组织。结核瘤也可位于脑外，附着于硬膜，影像表现类似脑膜瘤。

(2) 粟粒结节：脑实质内直径数毫米的粟粒状低密度病变，增强后呈高密度粟粒结节。

(3) 结核性脓肿：单发或多发、单房或多房的囊性病变，囊壁密度均匀，有明显强化，中心为低密度，与化脓性脑脓肿CT表现很相似。与脑实质结核瘤相比，结核性脓肿发生率很低。

**(四) 病毒感染**

病毒性脑炎在头颅CT上改变很轻微，而MRI比较显著。白质与灰质一般均受累，在$T_2$加权像上，病变部位呈较高信号，但缺乏特异性。单纯疱疹病毒性脑炎，其CT表现可以有出血成分，常为双侧分布，好发于颞叶、海马和岛叶。

**(五) 中枢神经系统先天性感染**

临床表现与感染时的胎龄有关。发生在妊娠头6个月的感染一般会导致先天性畸形，而发生在妊娠7、8、9三个月期间的感染则会引起脑的破坏性改变。

妊娠后期感染，常引起脑积水、脑室扩大。原因是胎儿蛛网膜下腔内感染，继发粘连或瘢痕，阻塞室间孔或导水管，引起梗阻性脑积水。感染也破坏脑实质，表现为脑软化和多发囊性改变，以后发生脑内钙化，位于皮质、皮质下或脑室周围，形状可为斑点状、结节状、脑回状或融合的钙化。晚期引起脑萎缩，头颅变小。

CT上多表现为小头，脑室扩张，脑室周围及脑实质钙化，常见多小脑回畸形、脑软化和脑穿通畸形囊肿。晚期多表现为脑萎缩及脑回样钙化。

### （六）囊虫病

囊虫病（cysticercosis）是最常见的累及脑组织的寄生虫病之一。囊虫是囊尾蚴的简称，成虫是猪绦虫或有钩绦虫。人体是猪绦虫的终宿主，也是中间宿主。囊尾蚴寄生在脑实质内，少数也寄生在蛛网膜下腔或脑室内。如在脑实质内，主要分布在脑皮髓质交界处。

囊尾蚴寄生在脑内经历生长、退化、死亡不同阶段，有相应的临床症状和影像学表现。根据Escobar，可分为五期。

1. **炎症反应期** 病变初期，虫卵尚未形成小囊，CT和MRI不能显示。在从虫卵发育成幼虫阶段，局部可有水肿区，不增强。以后发展成小的均匀强化区，时间可延续几个月，是幼虫侵入脑组织，继发炎症反应。

2. **小囊阶段** 虫卵发育成幼虫，几周后，幼虫发育成为含头节（scolex）的囊。在3~12个月内，囊尾幼（cysticercus）充分发育，内含透明液体。成熟的小囊很容易被CT发现，直径5~20mm，多位于皮髓质交界处，也可位于基底节，小脑和脑干。囊壁薄而光滑，囊内有直径2~4mm的头节。囊周没有或只有轻微水肿。囊壁不增强或轻度增强。质子密度像显示头节比较清楚，而在$T_2$WI上，头节可被高信号强度的囊液遮盖。

3. **胶样小囊阶段** 也叫小囊退化期，囊尾幼退化死亡，头节崩解。由于囊壁通透性增加，其中具有抗原性的异性蛋白质的液体渗入周围脑组织，宿主免疫系统对寄生虫产生抗炎反应，周围脑实质水肿，囊壁周围形成反应性纤维化包膜（capsule）。炎症反应轻重程度不等，因人而异，儿童可以发生弥漫性脑炎。CT增强扫描见囊壁环形增强和周围水肿，囊内含较高密度液体。

4. **肉芽肿结节阶段** 囊尾蚴死亡，囊肿收缩，囊壁增厚，头节钙化。CT平扫表现为等密度囊肿和钙化的头节。增强扫描，肉芽肿结节强化，多为直径数毫米的小结节，周围轻度水肿。MRI增强扫描，病变呈厚的环形增强或结节状增强，有或无周围水肿，类似结核性肉芽肿或转移瘤。

5. **结节钙化阶段** 是囊虫退化的终末阶段。几乎没有炎症或水肿反应，只残留钙化，CT较MRI敏感，一般没有强化（增值图3-7）。

少数脑囊虫位于蛛网膜下腔或脑室内。位于蛛网膜下腔内者也叫脑膜型囊虫病，表现为脑外多发囊肿，蛛网膜下腔局限性显著扩大，若阻塞脑脊液通道，则继发交通性脑积水。

脑室内也可有囊虫寄生，较大的囊虫可引起脑室局部扩大变形，阻塞室间孔或第四脑室出口（第四脑室是好发部位），产生梗阻性脑积水。CT诊断脑室内囊虫较困难，原因是囊壁薄，囊内液体和脑脊液密度几乎相等，囊壁也不强化。MRI则可显示位于脑脊液内的囊和囊壁，较易诊断蛛网膜下腔和脑室内的囊虫病。

囊虫也可以位于脊椎椎管和脊髓内，但非常少见，通常认为是颅内囊虫病通过脑脊液向脊椎椎管内（髓外硬膜内）播散所致。表现为髓外硬膜内囊肿性病变和/或蛛网膜炎。脊髓内囊虫病则更为罕见，来源于血行播散。表现为局部脊髓肿大，有环形增强，也可表现为多房囊性肿块或单个囊肿，其中含有头节。

（肖江喜　王鹤）

## 第二节　神经系统MRI检查

### 一、MRI在儿童神经系统应用

#### （一）MRI基本技术及原理

磁共振成像（magnetic resonance imaging，MRI）是一种主要用在医学领域的成像技术，利用磁场和无线电波来对人体成像，提供相关的解剖和功能信息。该成像技术没有电离辐射，被广泛应用于临床诊断、疾病分期及预后随访中。

磁共振成像的优点：①无电离辐射；②多平面成像的能力（轴位、矢状位、冠状位及任意斜位）；③更加优越的软组织对比能力；④无对比剂的血管显影成像能力；⑤评估组织扩散、频谱及灌注特性的能力；⑥脑功能成像的能力。

磁共振成像的缺点：①扫描时间较长；②特定伪影；③对金属的植入物或异物禁忌；④在扫描间内，要求特定的磁场兼容设备及严格遵守安全规范。

MRI是目前唯一能够在活体上无创性观察儿童脑白质正常发育过程的方法，为正常儿童脑白质的不同发育阶段及病理状态提供了有力的证据。磁共振血管成像（magnetic resonance angiography，MRA）能够无创性显示脑内血管，为脑血管疾病的诊断提供了安全快捷的诊断方法。利用磁共振波谱（magnetic resonance spectroscopy，MRS）能观察到细胞内生化和代谢变化，可为脑内代谢性疾病的诊断提供帮助，特别是亚临床期病例及家族性和高危人群的筛查，也能为良、恶性脑内疾病检测提供帮助。利用功能性 MRI（functional MRI）技术如扩散成像（diffusion MRI）、灌注成像（perfusion MRI）及脑地形图等技术，不仅可以早期诊断疾病，还能对诸如认知、视觉、听觉及运动等正常脑功能进行研究，为探索人类大脑的奥秘提供有效手段。

随着快速和超快速扫描技术的应用，MRI 的扫描时间已大大缩短，最新的 MRI 扫描能进行 MRI 实时成像（即 MRI 透视），可在 MRI 实时监控下进行颅内手术或穿刺活检。另外，随着低场强开放性 MRI 的应用，出现了儿科专用 MRI 扫描仪及 MRI 室专用的防磁性抢救仪器和监护仪，为危重病例的 MRI 检查提供了方便。

**1. 磁共振成像系统及成像的基本原理** 磁共振成像系统由主磁体、梯度系统、射频系统、计算机系统等四部分组成。主磁体用来建立外部主磁场；梯度系统实现 MRI 信号的三维定位；射频系统完成人体组织磁共振信号的激发和接收；计算机系统整体控制上述三大系统协调工作。首先，主磁体产生外部主磁场 B0，使人体组织中的氢核产生一个可探测的宏观磁化矢量。然后，在计算机系统控制下，将用户输入的 MRI 序列参数及其他控制条件转化为按照时序改变的机器控制指令，调控射频系统中的发射线圈和梯度系统进行选层激发，频率编码，相位编码和回波信号采集工作。进一步，射频系统中的接收线圈接收含有组织特性的信号，再由计算机系统转化为图像，最终完成 MRI 图像的采集工作。

**2. 决定 MRI 信号的组织学因素** 磁共振信号的强弱与 4 种组织学因素有关。

（1）氢质子的密度：氢质子密度反映组织中氢原子核的相对数目。氢质子密度高，参加共振的原子核多，组织信号强；反之氢质子密度低，共振原子核少，则 MRI 信号低，即 MRI 信号强度与组织中氢质子密度成正比。人体内有两种物质含氢质子少，一是皮质骨和钙化灶，二是空气，两者在所有图像上均为低信号。

（2）组织的 $T_1$ 值：$T_1$ 值是组织本身所具有的一种特性，在同一磁场强度下不同组织的 $T_1$ 值不同。$T_1$ 值的大小与分子结构及其周边环境有关，组织分子运动速度与共振频率接近时，能量传递快，则组织的 $T_1$ 值短；组织分子运动速度偏离共振频率时（过快或过慢），能量传递慢，则组织的 $T_1$ 值长。磁共振信号的强弱与 $T_1$ 值成反比，$T_1$ 值越长信号越低，$T_1$ 值越短信号越高。

（3）组织的 $T_2$ 值：组织的 $T_2$ 值取决于外加静磁场的均匀度及人体组织的晶格小磁场（即内部小磁场环境）。在自旋回波序列中，主要取决于人体内固有的小磁场。通常中等大小分子组织的 $T_2$ 值短，如脂肪；大分子、小分子的组织 $T_2$ 值长，如水及大分子蛋白。分子的物理状态改变时，$T_2$ 值也发生变化，如游离水的 $T_2$ 值比结合水的 $T_2$ 值长。磁共振信号的强弱与 $T_2$ 值成正比，即 $T_2$ 值越长信号越强。

（4）流动状态：流动状态指血液、脑脊液等流动组织的情况。流动组织的信号取决于三个主要因素：流动组织成分、流动的状态（速度）及扫描方式。基本规律：①快速流动的组织及涡流状态呈低信号；②缓慢流动的组织呈高信号。但用相对快的扫描方法可产生反常性增强效应，即快速和慢速流动组织均呈高信号。利用血液流动的效果可形成磁共振的血流成像（MRA）。

**3. 常用 MRI 扫描序列和图像** MRI 扫描的方法很多，依据扫描序列不同，有多种图像，常用的基本图像有 4 种：$T_1$ 加权像（$T_1$ weighred imaging，$T_1$WI）、$T_2$ 加权像（$T_2$ weighred imaging，$T_2$WI）、质子密度加权像（proton density weighted image，PDWI）和磁共振血管成像（MR angiography，MRA）。这里简单介绍几种常用基本扫描方法。

（1）自旋回波（spin echo，SE）序列：自旋回波序列是磁共振成像最常用的脉冲组合。SE 序列采用 90° 和 180° 的组合脉冲形式对人体组织进行激发。在第一个 90° 脉冲后，在 $B_0$ 作用下形成的 Z 轴上的 $M_0$ 被翻转到 XY 平面上，射频（radio frequency，RF）终止后，Z 轴上的磁矩阵逐渐恢复，XY 平面上的磁矩阵逐渐消失。XY 平面上的磁矩衰减或消失就是自由感应衰减（free induction decay，FID），是 $T_2^*$ 衰减，受到组织 $T_2$ 值和磁场不均匀等因素的综合影响，速度很快，信号难以采集和成像。SE 序列中，在 90° 脉冲后的 180° 脉冲可使 XY 平面上的磁矩翻转 180°，产生重聚焦的作用，消除因磁场不均匀导致的 $T_2^*$ 衰减，而且重聚焦时达到的 XY 平面磁矩峰值就较大，可被磁共振线圈测得，此时测得的信号强度值就是 MRI 图像中的亮度值。180° 脉冲通常在回波时间（echo time，TE）的一半发出，180° 脉冲后横向上的磁矩又将重新汇聚增大，测量 180° 脉冲后再聚焦 XY 平面上的磁矩值是 SE 序列形成 MRI 图像亮暗灰度差别的最基本原理，使用 180° 脉冲对横向磁矩重聚焦是其特点。认识自旋回波序列中的三种图像，一个简单方法就是观察皮下脂肪和液体成分（如脑脊液和尿液等）。在 $T_1$WI 上脂肪呈高信号，水为低信号；

$T_2WI$ 则水为高信号（亮），脂肪呈偏低信号（灰）；质子像上水为低信号，脂肪亦呈低信号。

自旋回波序列的特点：①图像信噪比高，组织对比良好；②序列结构简单，信号变化容易解释；③对磁场不均匀敏感性低，没有明显磁化率伪影；④采集时间长，容易产生运动伪影，难以进行动态增强。

（2）快速自旋回波（fast spin echo，FSE）序列：由一连串的单一 90° 和多个 180° 射频脉冲组合而成。这个序列中主要参数有重复时间（repetition time，TR）、有效回波时间（effective echo time，eTE）和回波组数。成像的优点是短时间内（2~5 分钟）得到自旋回波法上较长时间（8~12 分钟）才能得到的 $T_2WI$ 和 PD 权重像。现在主要用于取代常规 SE 法中的 $T_2WI$。

快速自旋回波图像中有两个方面与 SE 法不同；一是脂肪信号在 FSE $T_2WI$ 比 SE $T_2WI$ 信号高；二是小的早期出血信号在 FSE 像上有可能分辨不清，需要结合其他图像。

（3）梯度回波（gradient echo，GRE）序列：梯度回波序列首先是一个 α 角度的射频脉冲和选层梯度作用使得该层面内所有质子的磁化矢量的自旋角度沿着 Z 轴偏转 α 角。为了能够形成回波，在频率编码方向上先使用一个负梯度对层面内磁化矢量的相位进行初始化—消除自由感应衰减 FID，然后再使用一个正梯度对相位进行重聚，负梯度的面积等于正梯度面积的一半，相位重聚时回波发生。相位编码梯度跟在 α 角度的激发脉冲之后。GRE 序列中，由于采用小角度激发，TR 时间可以非常短。由于没有采用 180° 重聚梯度对磁场不均匀等产生的失相位进行补偿，因此 GRE 序列反映的是 $T_2^*$ 加权的信号。主要参数有重复时间（TR）、回波时间（echo time，TE）和反转角（flip angle）。成像的优点是快速，能进行憋气扫描及电影成像等。

（4）平面回波成像（echo planar imaging，EPI）：快速成像序列 EPI 是在梯度回波的基础上发展而来的。梯度回波通常在一次射频脉冲激发后，利用读出梯度的一次正反向切换产生一个梯度回波信号。与之不同的是，EPI 技术是利用读出梯度场的连续正反向切换，每次切换都能产生一个梯度回波，因而将产生多个梯度回波组成的梯度回波链，相应的用一种迂回轨迹填充 K 空间。

（5）磁共振血管成像（MRA）：利用血液流动的效果（时间效应和相应效应）得到的血管图像，主要有两种方法。

1）时间飞越法（time of flight，TOF）：利用比静止组织 $T_1$ 值短的重复时间（TR）的射频脉冲反复激发静止组织，使静止组织失去纵向磁化，而流入的血液保持有纵向磁化，失去纵向磁化信号小，保持纵向磁化信号高，因而形成血管对比影像。此法有二维(2D)和三维（3D）之分。三维 TOF 法主要用于脑血管的血流成像，以动脉或快速流动的血液为主，而二维方法用于慢流的静脉，以及颈、腹部大血管。

2）相位对比法（phase contrast，PC）：利用梯度脉冲将流动质子群的相位逸散（dephase）重新聚合，使得流动的质子群（如血流）获得高信号，与静止组织形成对比。PC 法的主要特点：一是能显示血流的方向；二是能测出血流的速度，快速和慢速的血流都能显示。

（6）反转恢复（inversion recovery，IR）序列：由一个 180° 脉冲和一个 90° 脉冲组成。主要用途：①得到高质量的 $T_1WI$ 图像，灰 - 白质对比较 SE $T_1WI$ 好，用于脑灰质、白质体积测量及灰质异位观察；②用短的反转时间（invert time，TI）得到抑制脂肪的 $T_2WI$（又称 STIR），用于富含脂肪组织区的病变及辨别病灶内是否含有脂肪组织；③利用长反转时间作水抑制图像（又称 FLAIR），其图像上自由水为低信号，而病灶为高信号，用于观察皮层及侧脑室旁小病灶。

（7）脂肪抑制序列：可通过三种方法获得脂肪抑制图像，即短反转恢复法（short TI inversion recovery，STIR）、Dixon 技术和 CHESS 技术。在 $T_1WI$ 和 $T_2WI$ 上病变与含脂肪、含水的结构分辨不清的情况下，需要用这些技术把病变组织与正常组织的信号区分开来，特别是病变信号改变不明显或病灶较小时，如球后、骨髓内病变；另一个用途是在增强扫描时，若增强的病变与周围组织信号（主要为脂肪）不能区别时。

（8）MR 波谱（MR spectrum，MRS）：序列进动的原子核产生的信号亦包含其周围分子的信息，共振条件 f=r/2π·B0 实际上只适用于自由原子核。分子中电子云的屏蔽效应会产生“化学位移”（chemical shift），即依据其离原子核的距离使共振频率发生微小变化［为共振频率的百万分之一（parts per million，ppm）］。因此，在磁场中，不同分子环境中的原子核具有不同的共振频率（化学位移），此种特性可用于磁共振波谱分析，通过傅立叶转换，可将之转换为振幅与频率之间的函数关系，即不同 Larmour 频率的波峰图——磁共振波谱。每个波的参数包括共振频率、峰高和半高宽。共振频率的位置与核所处的化学环境有关，通常以化学位移值 ppm 表示，峰高或峰下面积表示质子密度，半高宽表示弛豫时间，与横向弛豫时间成反比。

用于 MRS 研究的原子应具备以下特性:①可被磁共振所激励;②存在可探及的浓度;③能产生可探及的信噪比。符合这些条件的原子包括 $^{31}P$、$^{1}H$、$^{19}F$、13C、$^{7}Li$、$^{23}Na$。

(9) 磁化转移对比(magnetization transfer contrast, MTC):序列用于观察髓鞘形成和脱髓鞘改变。MTC 成像依赖于自由水和结合水的弛豫性质不同,该技术的产生基于以下事实,即与大分子(如那些构成髓鞘的分子)结合的水质子的 $T_1$ 和 $T_2$ 弛豫时间极短,不能产生 MRI 图像信号。然而,自由水和结合水含量经常发生转换。施加初始射频脉冲时与大分子结合,而在应用频率梯度前与之分离的水分子中的质子弛豫时间较其他自由水分子中的质子弛豫时间短。水质子的总弛豫时间变短,这个过程即为磁化转移。磁化转移的数量取决于可与自由水结合的大分子数量以及两种水分子间的转换率。

如射频脉冲(5~10kHz)稍微偏离自由水共振峰值,将使具有很宽吸收峰值的结合水质子饱和,而对自由水质子影响轻微。所以,应用偏振射频脉冲可完全消除结合水质子 $T_1$ 和 $T_2$ 弛豫时间及其对 MRI 成像的贡献,如减去偏振射频饱和脉冲图像可显示结合水质子的作用,即磁化转移量。磁化转移可被定量。

(10) 灌注成像(perfusion weighted imaging, PWI):序列对婴幼儿实施灌注成像较为困难,其困难在于不易建立近端静脉通路而只能使用细小的静脉导管(降低了注射速率并延长注射时间),使用对比剂剂量低以及易出现运动伪影。如这些困难得以解决,灌注成像则可能提供有用信息(特别是在年长儿中)。

注射对比剂后,可采用多种方法实现 MRI 动态成像。一种方法为快速翻转预脉冲梯度回波序列,该序列可在 1 秒内获得重 $T_1$ 加权图像。顺磁性对比剂强化可显示为图像中脑组织信号强度增加;也可选择 $T_2^*$ 加权脉冲序列。因平面回波成像可在单次团注(bolus injection)对比剂后获得多水平图像,如有条件,可使用该序列。梯度回波序列对大、中血管比较敏感,对比剂首次通过期间可见较明显的信号下降,所以梯度回波序列可替代自旋回波序列。尽管易于出现磁敏感性伪影,梯度回波序列对血容量细小变化也比较敏感。因此大量文献推荐采用梯度回波序列观察脑肿瘤血容量。

也可将血液作为内源性示踪剂进行灌注成像,称为动脉自旋表及技术(ASL)。这种技术涉及自旋标记、动脉自旋标记及黑血技术,完全无介入性且从理论上可获得良好的图像质量。自旋标记是指流入质子的自旋在颈动脉水平发生反转,随后得到一系列脑血流图像,由于流入质子具有反向自旋,故图像显示该平面组织纯磁化度发生变化,这种磁化度变化是该平面组织灌注的功能。另一种动脉自旋标记技术是连续动脉自旋标记,指动脉自旋被连续标记,并在脑实质内测定其稳定状态,该方法会受到意想不到的磁化转移效应和来自微血管的“噪声”影响。

(11) 扩散和扩散张量成像序列:MRI 扫描中非常强烈、快速的梯度变化可用以测定脑内水分子的净运动。这种运动主要来源于扩散,但也可来源于毛细血管内血流或细胞内大分子中水分子的动态转换。这些运动共同引起强梯度场下的信号丢失,信号丢失可被测量并被称为表观扩散系数(apparent diffusion coefficient, ADC)。在各个方向上的大梯度野中可测量各方向 ADC 值。获得一系列不同强度的梯度图像可定量 ADC 值。虽然在理论上扩散成像可应用标准自旋回波或梯度回波技术完成,强梯度(适用“b”值)是获得高质量扩散图像的关键。患儿的年龄决定“b”值大小。早产儿 b 值为 600s/mm$^2$,足月儿 b 值为 700s/mm$^2$,年长儿 b 值为 1 000s/mm$^2$。必须在三个互相垂直的平面均施加扩散梯度以获得对质子扩散变化的高灵敏性(扩散张量成像一般在 6~13 个方向进行)。坚持使用扩散梯度是非常重要的,特别是在计算 ADC 时尤为重要。ADC 值随所用 b 值的不同而变化。

20 世纪 90 年代中期 Basser 等的工作使扩散成像中一种更精密的方法即扩散张量成像(diffusion tensor imaging, DTI)被广泛应用于临床。扩散张量成像是一种真正对体素内水分子运动进行的数学描述(张量)。扩散各异性表示为相对各异性(relative anisotropy, RA)、各异性分数(fractional anisotropy, FA)或本征向量的变异系数(coefficient of variation, Aσ)。这些参数的相对优缺点正在探讨中。

(12) 脑功能成像(functional MRI, fMRI):序列血液中的脱氧血红蛋白(deoxyhemoglobin, Hb)具有顺磁性(paramagnetism),可以缩短组织的 $T_2$ 或 $T_2^*$ 值,血液中脱氧血红蛋白增多将导致相应组织在 $T_2$ 加权或 $T_2^*$ 加权图像上信号强度降低;与此相反,氧合血红蛋白(oxyhemoglobin, $HbO_2$)具有逆磁性(diamagnetism),可以延长组织的 $T_2$ 或 $T_2^*$ 值,血液中氧合血红蛋白增多将导致相应组织在 $T_2$ 加权或 $T_2^*$ 加权图像上信号强度增高。在其他因素不变的前提下,$T_2$ 加权或 $T_2^*$ 加权图像上组织信号强度取决于组织中血液氧合血红蛋白与脱氧血红蛋白的比例,这个比例越高,组织的信号强度就越高,这就是血氧水平依赖(blood oxygen level dependent, BOLD)效应。

一般认为大脑被激活时其信号强度增强，而脑组织活动被抑制时信号强度降低，这样通过比较受刺激前后的信号强度就可判断脑组织活动的特性。这就是基于 BOLD 效应的 fMRI 的原理。由于较高场强对氧合血红蛋白与脱氧血红蛋白率变化的敏感性较大，故 BOLD 成像技术似乎在 3T 和 4T MRI 扫描仪中的应用范围更广、价值更大。

(13) 脑组织氧代谢功能成像序列：利用 MRI 可以对血流动力学参数如脑血流量（cerebral blood flow，CBF）、氧摄取分数（oxygen extraction fraction，OEF）等进行无创的定量分析和评估，这些参数特别是局部脑组织的 OEF 有重要的临床应用。

由于血液中顺磁性物质（如脱氧血红蛋白）的存在，从而引起局部磁场的不均匀性。因此，脑组织中的血管网络产生介观尺度的磁场不均匀性，这种磁场的不均匀性是与特定组织相关的，是 BOLD 对比信号的来源。

由 Yablonskiy 和 Haacke（1994）提出的理论信号模型，描述在毛细血管网中由脱氧血红蛋白所引起的 MRI 信号衰减，从而可以通过测量组织静脉毛细血管网的磁化率来估计出组织的氧摄取分数 OEF。

大脑氧代谢功能参数，氧摄取分数（OEF）的 MRI 测量可以对大脑血管性病变提供有效的临床诊断信息。OEF 不仅具有生理意义，在某些情况下还具有非常重要的病理生理意义。

(14) 定量磁敏感成像（quantitative susceptibility mapping，QSM）：是一种新的定量测量组织内铁含量的方法。QSM 使用新的组织对比机制，只反映局部组织磁化率分布，可以得到组织局部磁敏感分布相较于传统的 SWI 或 $T_2^*$ 加权图像中的高信号对比。QSM 主要用于进行组织铁含量的定量分析，由于 QSM 图像对比由局部组织的磁化率决定，与回波时间无关，故 QSM 可以精确测量组织磁化率分布，其信号独立于组织方向性及周围组织特性。与 SWI 相同，3D 梯度回波序列可用来采集 QSM 数据。

### （二）MRI 检查的适应证

MRI 检查的适应证包括：①脑血管病变：脑缺血性病变、出血性病变及脑血管畸形；②感染和炎症：各种感染性脑炎、脑膜炎及其后遗症；③脑白质正常发育及病变：能观察正常脑白质发育过程、脑白质发育延迟及脑白质病变；④脑代谢及退行性病变：如脑代谢病变、中毒性脑病及脑退行性病变；⑤颅脑、脊椎及脊髓先天发育畸形；⑥颅脑肿瘤：先天及后天肿瘤及转移瘤；⑦脑室和蛛网膜下腔内病变；⑧颅脑外伤性病变。

### （三）MRI 检查的禁忌证

MRI 检查的禁忌证包括：①装有心脏起搏器者；②可疑眼球及眶内有金属异物者；③动脉瘤手术后或其他术后大血管上有金属者；④急重患者需要生命监护者，监护仪及急救装置不能进入磁场（超低场强及开放型 MRI 扫描仪除外）；⑤有幽闭恐怖症，不能完成检查者；⑥无自控能力或用镇静剂后仍无法配合者；⑦体内有金属植入物或多发异物者慎用；⑧妊娠早期（3 个月以内）检查应慎重。

### （四）磁共振成像中的增强扫描

非增强扫描 MRI 能显示大多数病变及其组织学特征，但仍有部分病变相互重叠或不能确定，需要做增强扫描。

MRI 增强扫描所用的造影剂为一种顺磁性金属离子，如铁（$Fe^{3+}$）、锰（$Mn^{2+}$）及钆（$Gd^{+}$）等，这些离子外周有较多不成对的电子，能有效改变氢质子所处的磁环境，造成 $T_1$ 和 / 或 $T_2$ 弛豫明显缩短。目前应用最广泛的是静脉注射用的钆 - 二乙烯五胺乙酸（Gadolinium diethylenetriamine pentaacetic acid，Gd-DTPA）。Gd-DTPA 用量为 0.2ml/kg，在体内不代谢，90% 以原形由肾排出，7% 随粪便排出，无明显毒副作用，偶有轻度恶心、头晕等，少有过敏，仅在肾功能不全时慎用。作用：①发现平扫未显示的病灶，尤其是小病灶及脑膜上的病变；②确定脑内外肿瘤；③区分肿瘤与非肿瘤性病变；④进一步了解肿瘤内结构；⑤鉴别水肿和肿瘤；⑥肿瘤的分期；⑦CT 扫描异常，而碘过敏的患者。

## 二、早产儿脑改变及正常脑白质的发育成熟

### （一）早产儿脑改变

未成熟脑（孕 24 周）到足月（孕 37~42 周）发生一系列复杂的形态、功能和组织结构变化。MRI 是一种非侵入性多平面技术，能提供详细图像，并能定性和定量的评估脑发育（包括髓鞘形成等）及病理过程。系列图像不仅可研究脑正常发育，还可显示大脑对损伤的反应。

妊娠 24 周和 25 周时，MRI 上大脑呈现四层结构，可以在半卵圆中心层面识别。在早产儿脑半卵圆中心（centrum semiovale，CSO）及侧脑室周围白质，MRI 可以观察到边界清晰的信号交替带，代表皮层、皮层下白质、中间区域（代表移行细胞）及侧室旁区（代表发育中的白质）。侧室周边区邻近室管膜下层或生发基质。皮层呈线状 $T_1$WI 稍高信号，$T_2$WI 低信号。

大脑在孕 24 周到足月期间最明显的变化是整

体体积增加和皮质折叠增加。皮质发育大约发生于胚胎 8 周，在脑室表面生发基质的增殖带内，含有疏松排列的增殖细胞，由其衍生皮质和基底节内的神经细胞和胶质细胞。在哺乳动物的大脑中，生发基质由首先形成的室管膜区和较浅的室管膜下区构成，前者主要负责神经元细胞的增殖，而后者主要负责神经胶质细胞的增殖。成熟皮层在大脑的大部分区域具有六层结构。神经元向大脑皮层迁移在人类孕 20~24 周完成，胶质细胞的迁移可能会持续至生后至少 1 年。早期，大脑是平滑的或“无脑”外观，随着发育过程中典型的卷积模式的形成使得大脑的表面积大大增加。正常的卷积可能依赖于发育中的皮质板内的全部神经元。原始脑沟为一浅槽，侧壁广泛分离，两端平直。然后凹槽变得更深，侧壁变得越来越陡，逐渐接近并最终相遇。这些次级沟可显示“V”形或分叉末端。随着不断成熟，脑回和脑沟变得复杂，在成人大脑中呈现分支状。在这一阶段，线状皮质表现为 $T_1$WI 高信号和 $T_2$WI 低信号（与周围白质相比）。

极早产儿（小于 26 周）可能有短暂的侧脑室后角轻度扩张，为发育性空洞脑（developmental colpocephaly）。双侧脑室的轮廓是平滑的，也可能有些不对称。在大多数情况下，左侧脑室比右侧脑室稍大，原因尚不清楚，这种改变在胎儿 MRI 和超声上常见。在校正胎龄足月（term-equivalent age）时重复扫描，这种不对称可能仍存在或不明显。在校正胎龄足月时，可能出现前部脑外间隙和半球间裂扩大，通常是由于大脑萎缩，但并不一定都是继发于脑容量缩小。

生发基质或室管膜下层位于侧脑室表面。由疏松基质和高度血管化（不规则内皮细胞内衬的血管）结构组成。在孕 10~20 周负责神经母细胞和胶质母细胞的产生，以及随后的单独的胶质母细胞产生（即脑室下区）。生发基质包括短暂性脑室区和脑室下区，其体积由孕 13 周开始增加，到孕 26 周左右达到最大值。之后开始退缩，在尾状核丘脑切迹（caudothalamic notch）和颞角顶部持续存在。颅脑超声术语“生发基质”通常指在尾状核丘脑切迹处看到的组织。在 MRI 上生发基质包括侧脑室侧缘、覆盖尾状核上方及侧脑室颞角顶部侧缘的结构，室管膜下层为一层更薄的结构，沿侧脑室壁向后延伸。其特征是在 $T_1$WI 呈高信号、$T_2$WI 为明显低信号。

如前文所述，在半卵圆中心及侧脑室周围白质，MRI 可以观察到边界清晰的信号交替带：皮层、皮层下白质、中间区及侧室旁区。侧脑室旁区位于室管膜下层或生发基质附近，在侧脑室较低的水平该带不完整，在侧脑室前角周围形成“帽状”、在侧脑室后角周围形成“箭头”的形状。这些“帽状”和“箭头”结构与以上所述侧室周围多层结构一致。在 $T_2$WI 上，“帽状”结构为低信号区域（$T_1$WI 为明显高信号）。

极早产儿的基底节和丘脑以 $T_1$WI 高信号为特征，具有均匀的 $T_1$WI 高信号，$T_2$WI 上丘脑呈弥漫性低信号，豆状核具有不均匀信号。丘脑腹外侧核在妊娠 25 周时可以清晰识别，$T_2$WI 显示为低信号区。这种现象的原因很可能是核团的细胞密度增加和髓鞘化，这可以在组织学上得到证实。从 24 周直到足月，基底节区和丘脑在 $T_1$WI 和 $T_2$WI 上呈等信号。在 35 周之前，仅丘脑腹外侧核及内囊后肢后部在 $T_1$WI 上可见高信号，为早期髓鞘形成。$T_1$WI 高信号也见于苍白球和壳核后部及下部；在 $T_2$WI 上腹外侧核呈明显低信号；另外 $T_2$WI 低信号见于豆状核外侧缘和内囊后肢后部（增值图 3-8~ 增值图 3-11）。

**（二）正常足月儿脑白质发育**

脑白质的髓鞘始于胚胎的第 5 或 6 个月，大约在出生后 2 岁内基本完成。出生时小脑上、下脚及皮质脊髓束已完成髓鞘化。一般脑白质髓鞘化的顺序为从下向上，从后向前，由中央白质向周边白质，最后为皮层下白质。MRI 能较好地反映脑白质的发育过程。未髓鞘化的白质表现为 $T_1$WI 低信号，$T_2$WI 高信号，而成熟的白质则为 $T_1$WI 高信号，$T_2$WI 低信号。MRI 信号与髓鞘结构之间的关系目前尚不完全清楚，大体上认为 MRI 信号的改变反应了白质内自由水和与胆固醇及糖脂结合水的比例不同。髓鞘化（成熟的）白质内疏水性的胆固醇和糖脂代替了自由水，同时蛋白和多链不饱和脂肪酸的饱和度亦发生变化，因而 $T_1$WI 表现为高信号，同时自由水减少及脑脂质增加，$T_2$ 驰豫缩短，$T_2$WI 呈低信号。而成熟灰质与白质相反，$T_1$WI 为低信号，$T_2$WI 为高信号。因此，在观察白质成熟过程中，通常前 6 个月内 $T_1$WI 观察白质髓鞘化较 $T_2$WI 好，因为 $T_1$WI 上白质呈高信号，灰白质对比好；而 6~18 个月 $T_2$WI 像观察更好，因为 $T_2$WI 对成熟白质更敏感（表 3-3）。

1. $T_1$WI　未成熟的白质 $T_1$WI 为低信号，$T_2$WI 为高信号。出生时脑干背侧、小脑上、下脚均已发育，1 个月时小脑深部白质已发育，2 个月时小脑中脚发育完全，3 个月时小脑皮层下白质呈高信号，到 3 个半月时小脑白质基本发育完成，类似于成人型小脑。桥脑腹侧发育较慢，约 3~6 个月发育完全。

幕上区，出生时内囊后肢、丘脑腹外侧部、皮质脊髓束、半卵圆中心的中部、视束、距状回区已经髓

表 3-3 正常脑白质髓鞘化与年龄关系

| 解剖部位 | $T_1WI$ 上出现高信号年龄（月） | $T_2WI$ 呈低信号年龄（月） |
|---|---|---|
| 桥脑背侧、延髓及中脑背侧 | 出生 | 出生 |
| 桥脑腹侧 | 3~6 个月 | 3~6 个月 |
| 小脑上下脚 | 出生 | 出生 |
| 小脑中脚 | 出生 ~1 个月 | 3~6 个月 |
| 小脑白质 | 1~3 个月 | 6~18 个月 |
| 皮质脊髓束、半卵圆中心的中部 | 出生 | 出生 |
| 丘脑腹外侧部 | 出生 | 出生 |
| 内囊后肢—后部 | 出生 | 出生 ~2 个月 |
| —前部 | 出生 | 4~7 个月 |
| 内囊前肢 | 2~3 个月 | 8~11 月 |
| 胼胝体—压部 | 3~4 个月 | 6 个月 |
| —体部 | 4~6 个月 | 6~8 个月 |
| —膝部 | 6 个月 | 8 个月 |
| 中央前后回 | 1 个月 | 9~12 个月 |
| 半卵圆中心 | 出生 | 2~4 个月 |
| 视束、视交叉 | 出生 | 出生 |
| 视放射 | 出生 | 3 个月 |
| 距状回白质 | 出生 | 4 个月 |
| 额叶 | 7~11 个月 | 11~18 个月 |
| 颞叶 | 7~11 个月 | 12~24 个月 |
| 枕叶 | 3~7 个月 | 9~12 个月 |

鞘化，表现为高信号。中央前后回、皮层下白质约在 1 个月发育。3 个月时中央前后回、半卵圆中心的后部发育成熟。2 个月时内囊前肢发育。胼胝体的发育由后向前，压部于 3 个月时出现高信号，4 个月完成，体部于 4~6 月完成，膝部发育最晚，于 5~6 个月出现高信号；通常 4~5 个月时，压部为高信号，而膝部仍为低信号，8 个月时胼胝体近成人水平。深部白质发育晚，除视放射和运动区外，大约于 3 个月开始，一般由后向前，由中央向周边发育，枕叶发育最早，约在 7 个月左右完成；额叶、颞叶发育最晚，约在 9~11 个月完成。12~14 个月在 $T_1WI$ 上类似成人型脑，但白质的发育仍在继续，$T_2WI$ 上观察到的白质成熟时间晚于 $T_1WI$（图 3-19~ 图 3-24）。

2. $T_2WI$　$T_2WI$ 白质信号与 $T_1WI$ 相反，未成熟的白质为高信号，而成熟的白质为低信号。出生时小脑上、下脚及脑干背侧为低信号，小脑中脚于出生后 2~3 个月开始信号变低，3~6 个月完成发育，小脑皮层下白质从 8 个月开始发育，18 个月达成人水平。

幕上区，出生时丘脑腹后外侧、内囊后肢部分区（后部）及结合臂交叉处呈低信号，中央前后回的皮层下白质在 1 个月内出现低信号（图 3-19），2 个月时半卵圆中心出现片状低信号，出生后 1 个月视神经呈低信号，2~3 个月视放射呈低信号，4 个月时距状裂周围白质呈低信号。大脑深部白质束于 6~12 个月出现低信号。内囊后肢后部于 2 个月内出现低信号，而后肢前部则在 4~7 个月时出现低信号，10 个月时完成发育，内囊前肢约在 11 个月完成发育。胼胝体压部约在 6 个月为低信号，而膝部需要到 8 个月完成。皮层下白质除距状回和皮质运动区外，发育呈持续性，从枕叶到额、颞叶。枕叶约 9~12 个月开始，额叶为 11~14 个月，颞叶发育最晚，约 12 个月开始，于 22~24 个月完成。

在 $T_2WI$ 上，位于侧脑室三角区附近有一片区域，表现为持续高信号，10 岁前儿童均可看到，有些人于 20 岁前仍能看到，为正常延迟发育区，称为终末区域（terminal zones），准确位置为侧脑室三角区的后上方，并可扩展到侧脑室体部的侧外方，为顶叶后下和颞叶后部的结合区，这个区域有些树突到 40 岁仍无髓鞘，需要与脑白质脱髓鞘或脑白质软化症鉴别（图 3-19~ 图 3-25）。

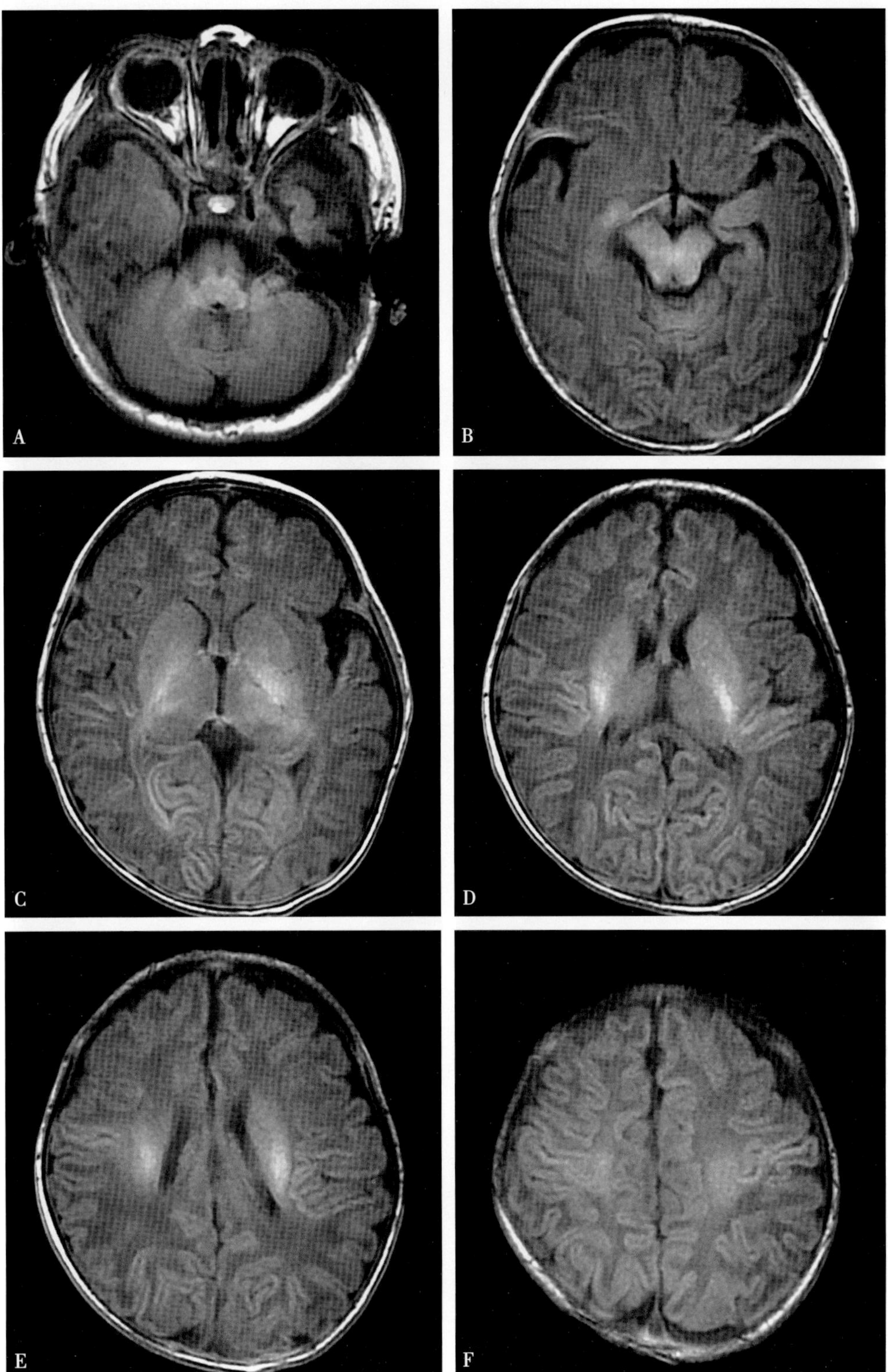


图 3-19 正常 16 天婴儿脑 MRI 表现

A~F. $T_1$WI 示脑干背侧、小脑上脚、视束、内囊后肢、丘脑外侧、视放射和放射冠的中央部呈高信号，同时见运动皮层区和旁区也有信号增高（$T_1$WI 上白质呈高信号，反映白质已经髓鞘化）

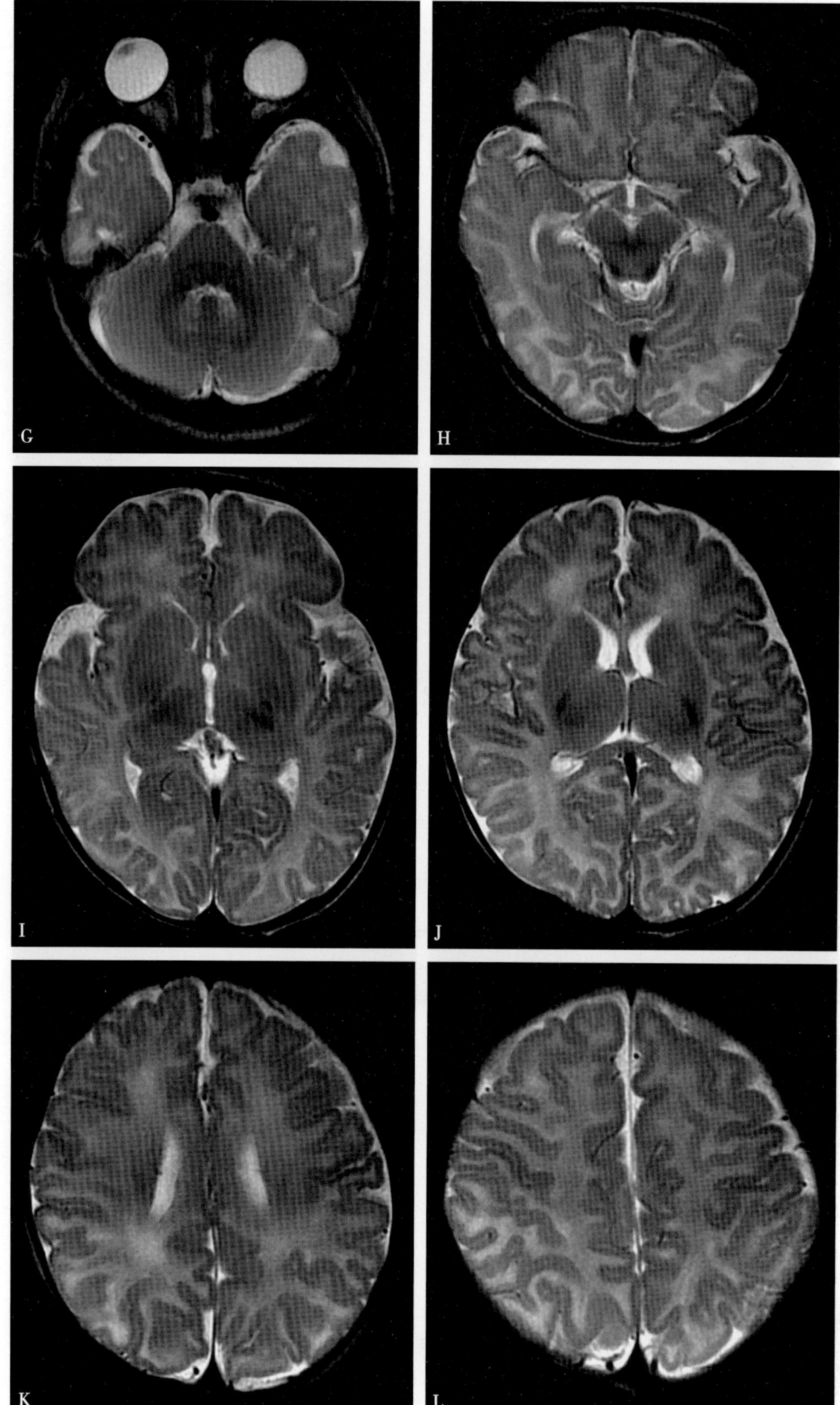


图 3-19（续）

G~L. $T_2$WI 示脑干背侧、内囊后肢后部、丘脑腹外侧及旁中央回的白质呈低信号（$T_2$WI 信号反映白质已经完成髓鞘化）

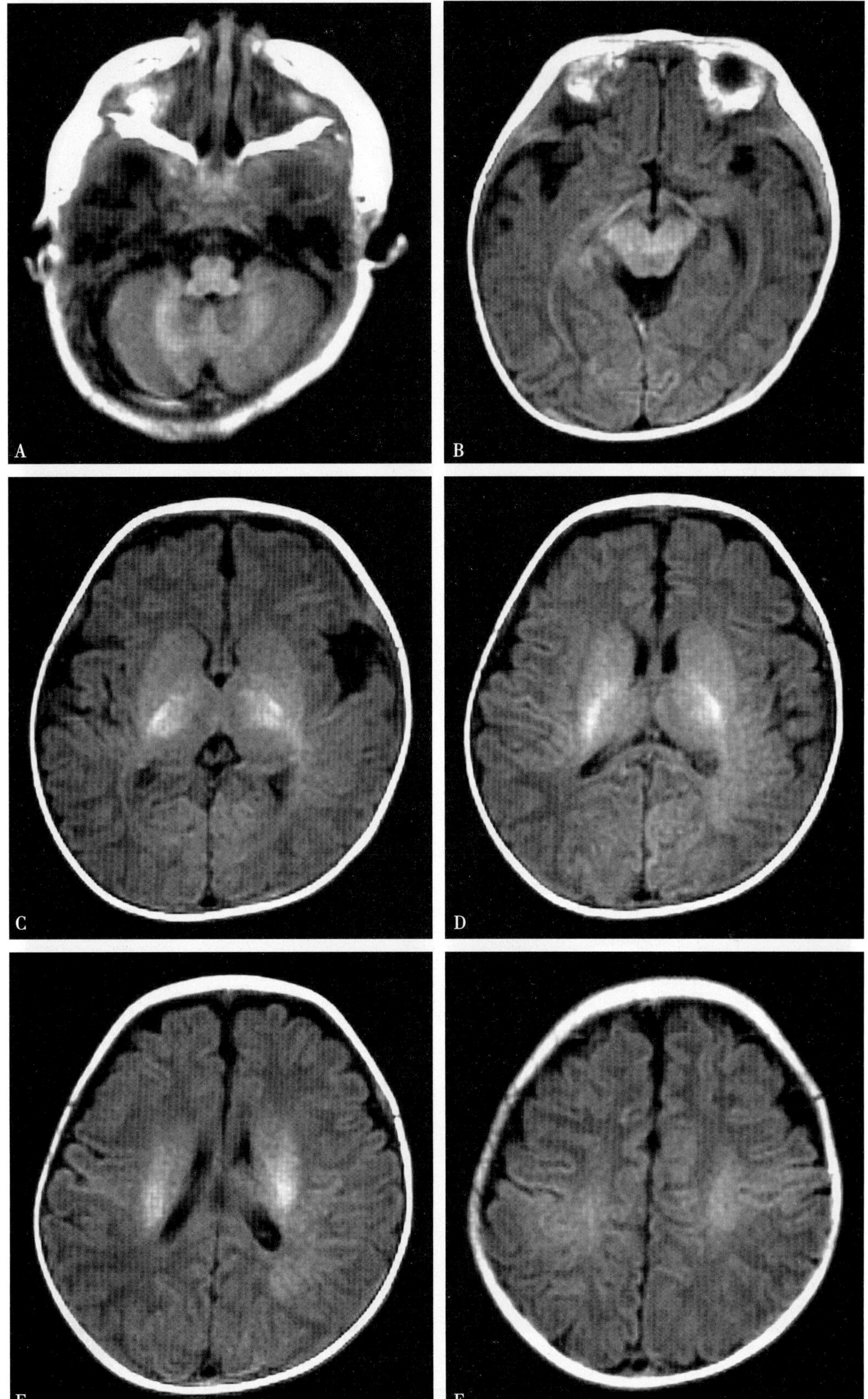


图 3-20 正常 2 个月婴儿脑 MRI 表现

A~F. $T_1$WI 示中央前后回白质、半卵圆中心、放射冠、内囊前、后肢、枕叶距状回区白质、小脑深部白质呈高信号

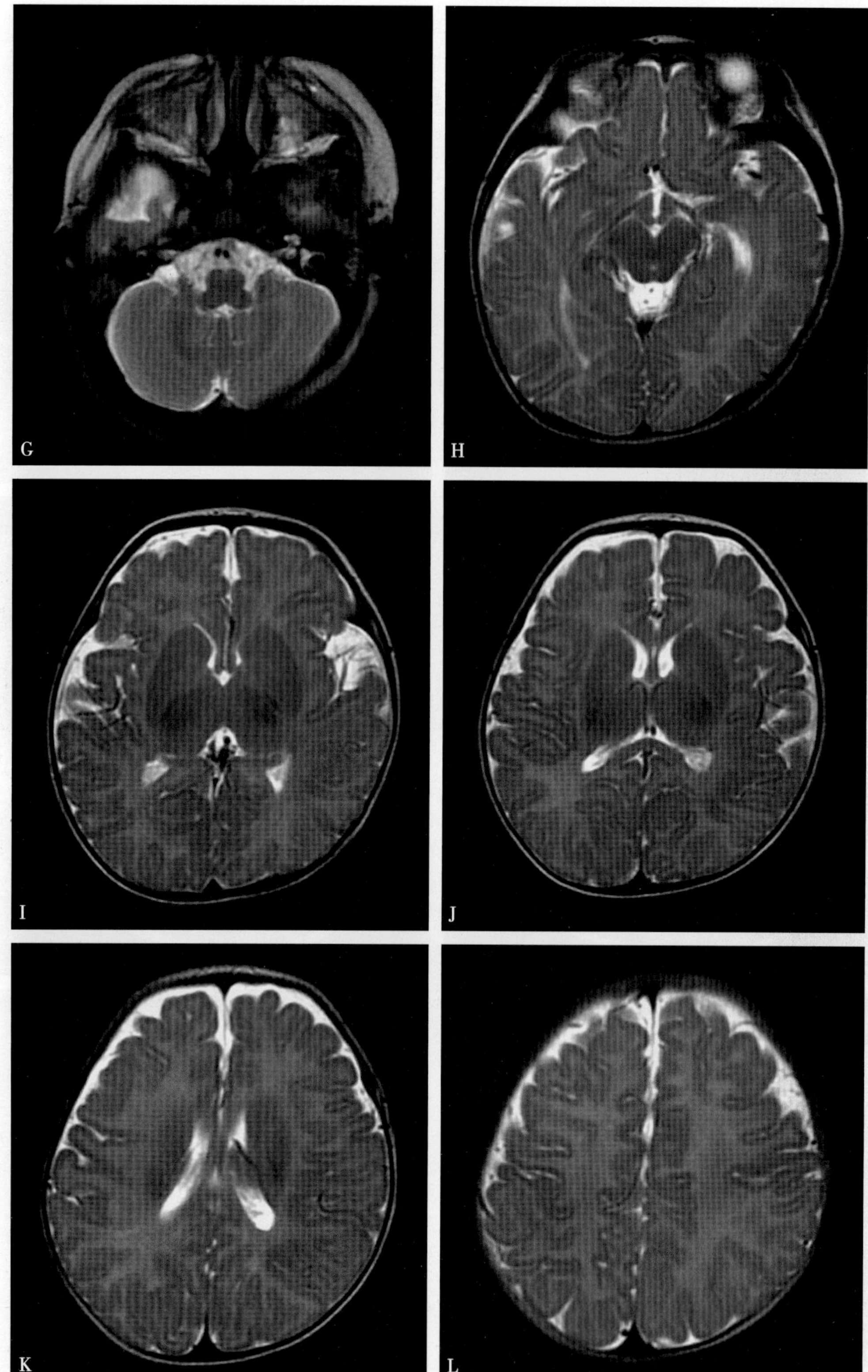


图 3-20(续)

G~L. $T_2$WI 示中央前、后回皮层下白质、半卵圆中心的中部、内囊后肢及小脑脚呈低信号，内囊前肢仍为高信号

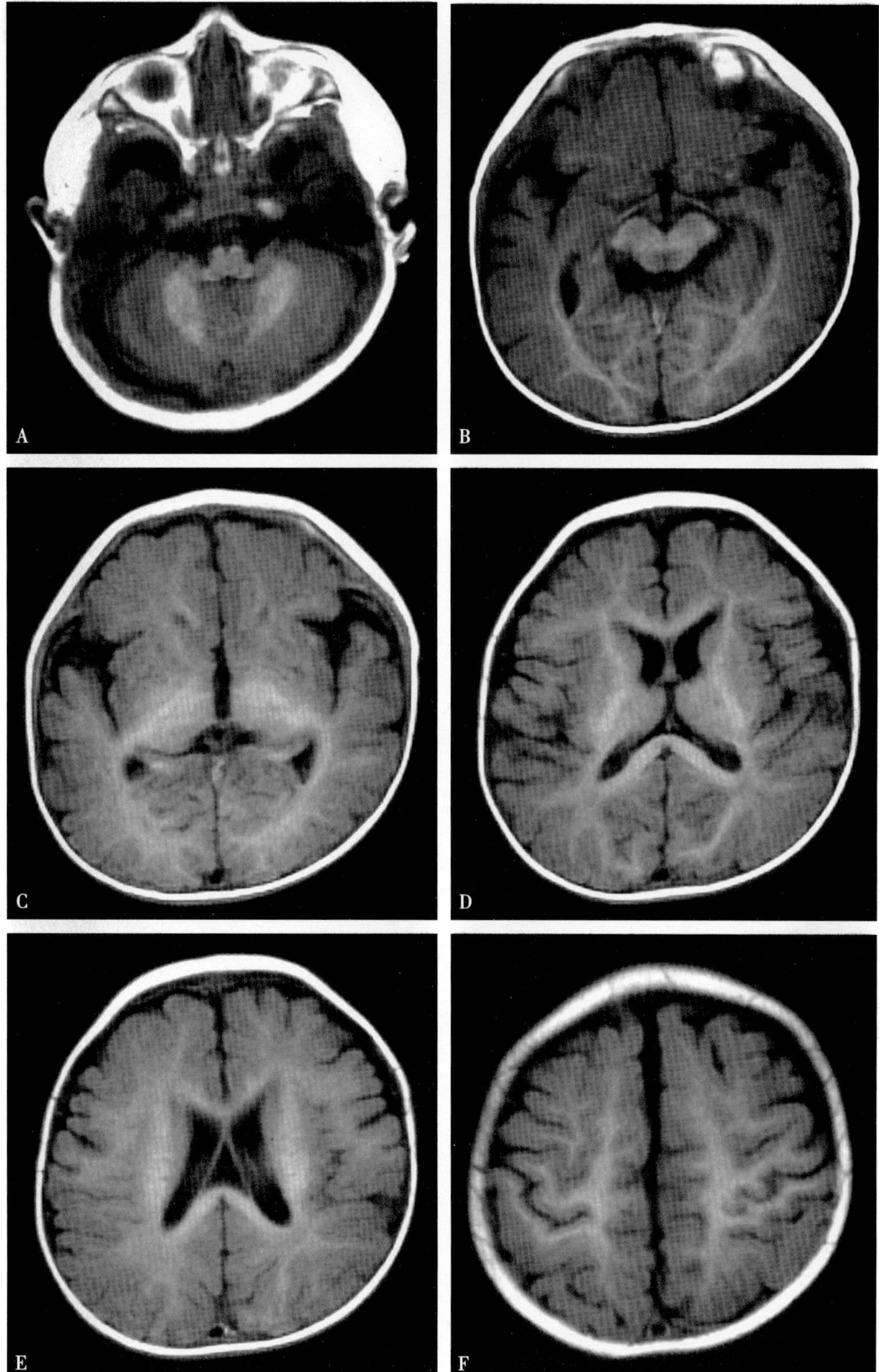


图 3-21 正常 5 个月婴儿脑 MRI 表现

A~F. $T_1$WI 上小脑、脑干呈高信号，半卵圆中心区及中央前、后回皮层下白质亦呈高信号，整个视放射通道上均呈高信号，内囊前和后肢、外囊、胼胝体压部和膝出现高信号

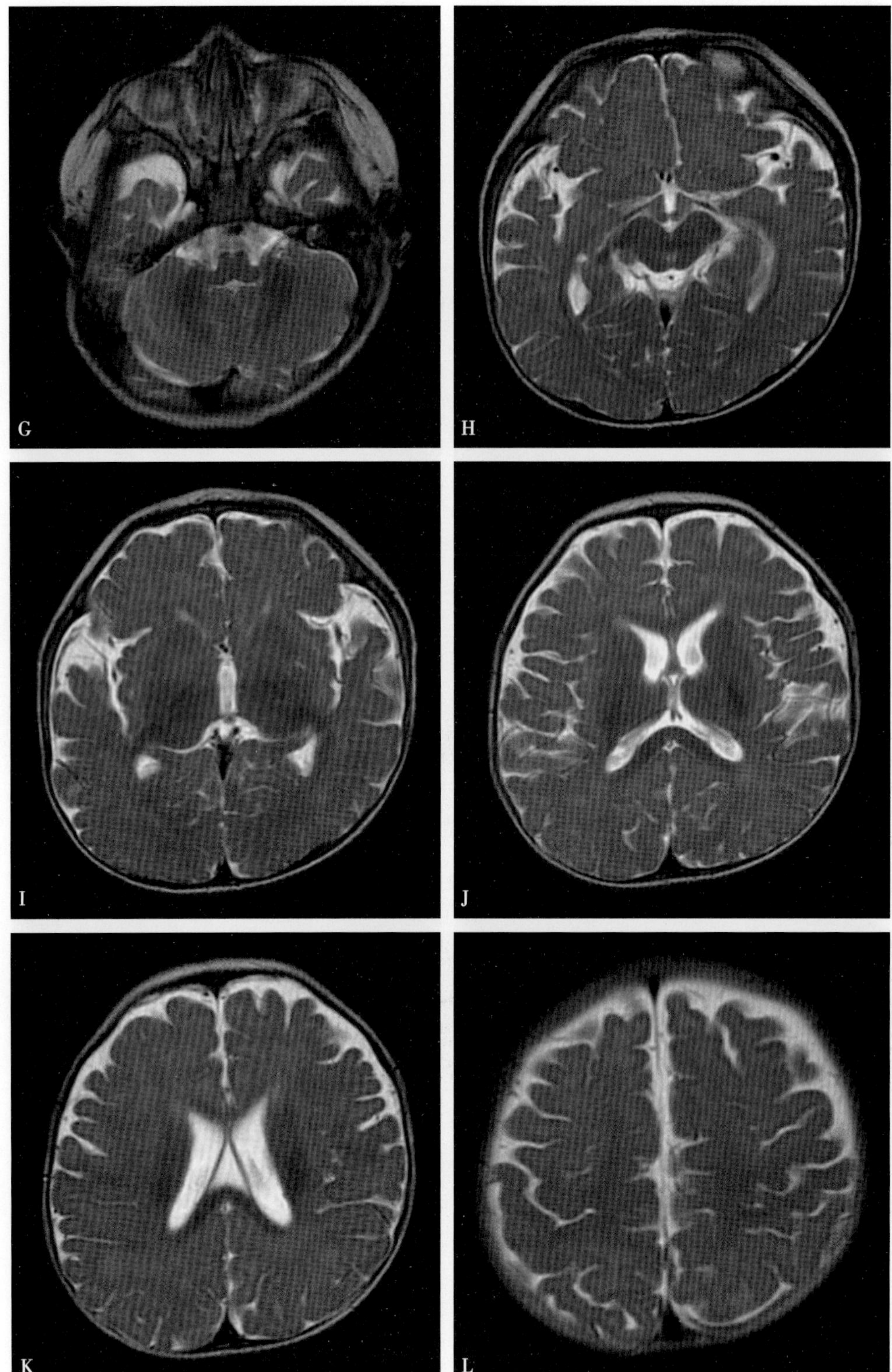

图 3-21(续)

G~L. $T_2$WI 示半卵圆中心的中部、内囊后肢、胼胝体压部、膝部、视放射、脑干和小脑呈低信号，内囊前肢仍为高信号

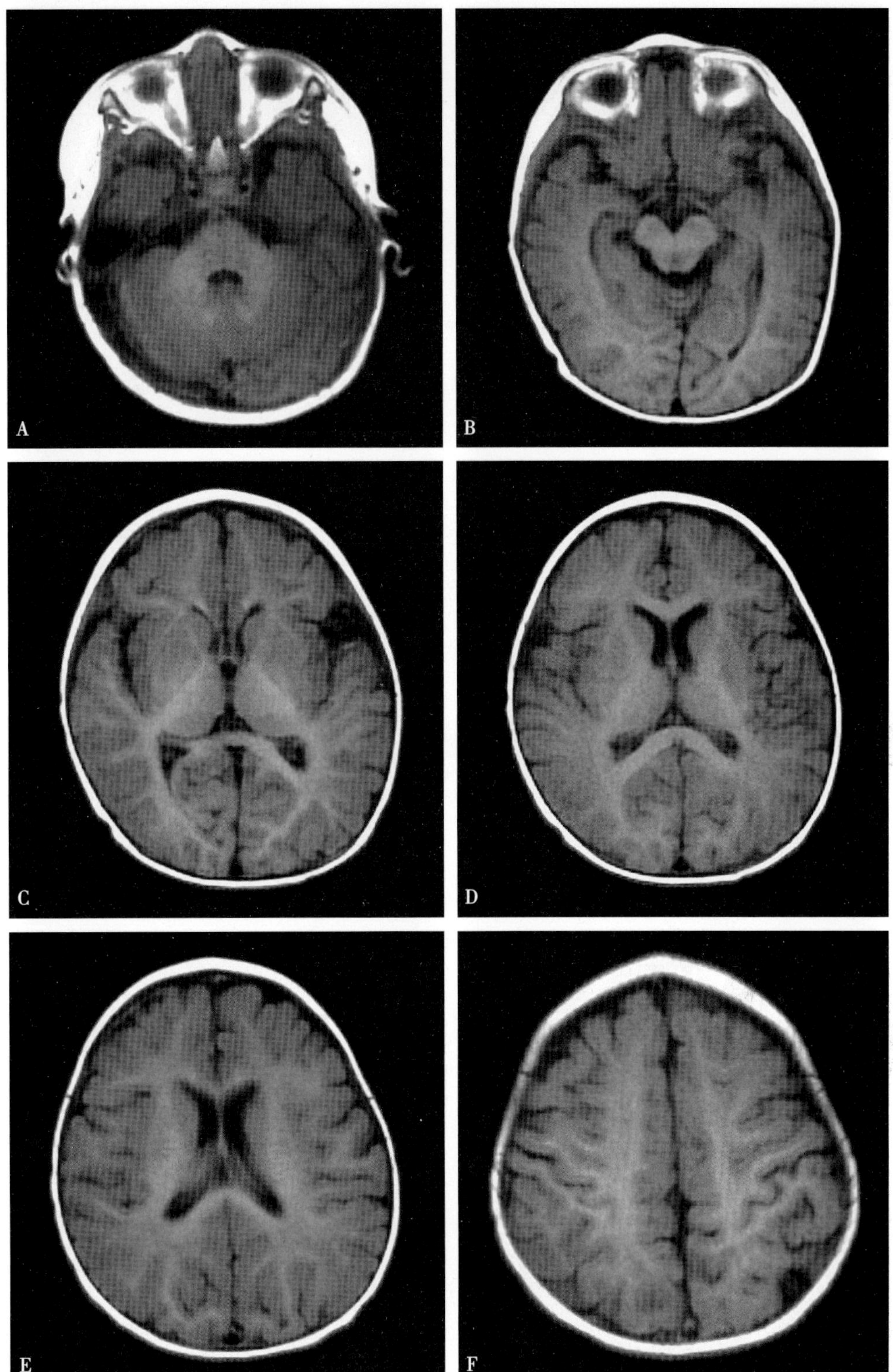


图 3-22 正常 8 个月婴儿脑 MRI 表现

A~F. $T_1$WI 示所有深部白质均已髓鞘化，旁中央区和枕叶皮层下白质呈高信号，仅额叶和颞 - 顶区后部白质尚未完全成熟

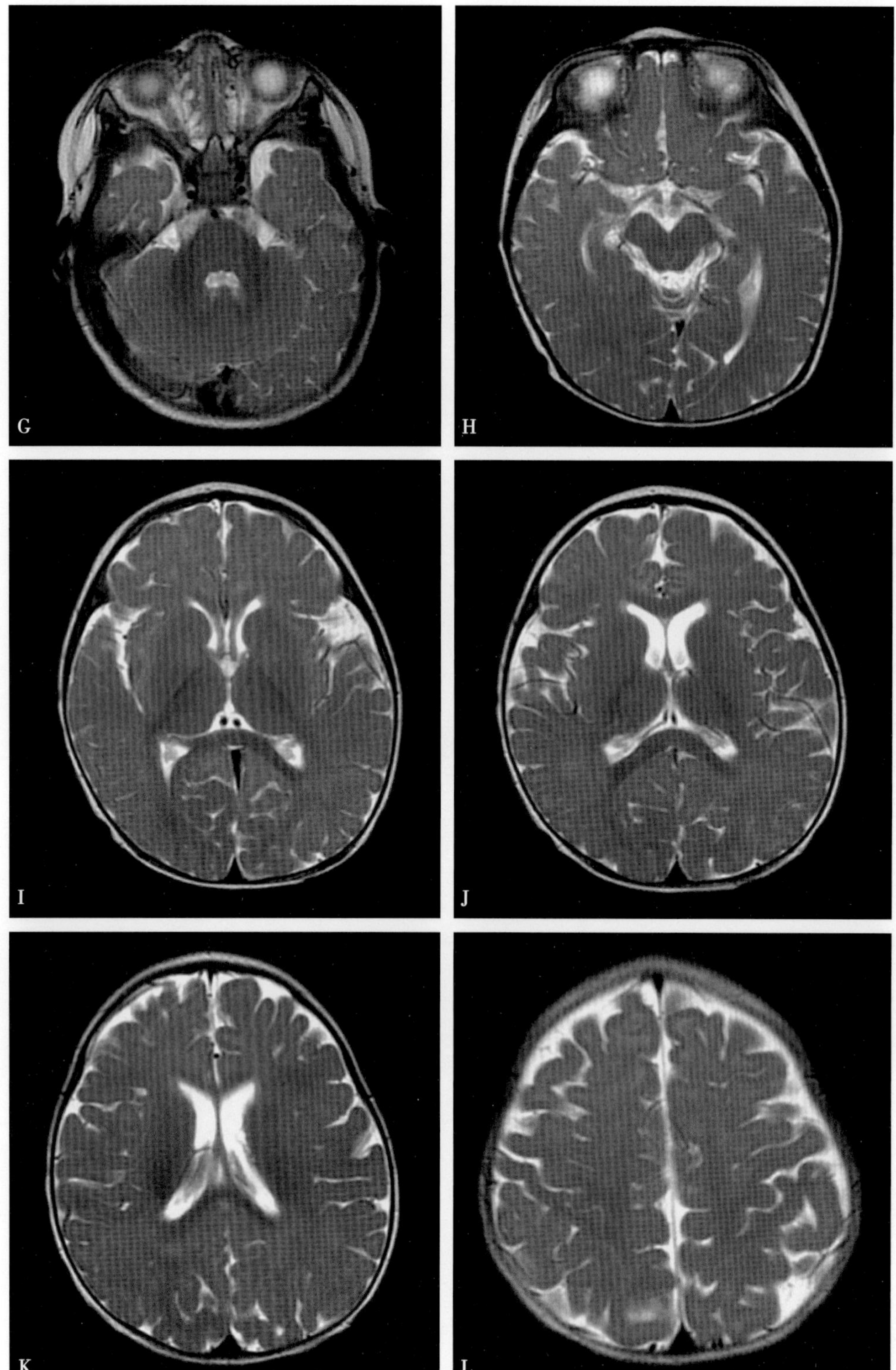


图 3-22（续）

G~L. $T_2$WI 示胼胝体和内囊均呈低信号，枕叶和旁中央区白质信号下降，与皮质信号相等，这时观察脑结构 $T_1$WI 最好

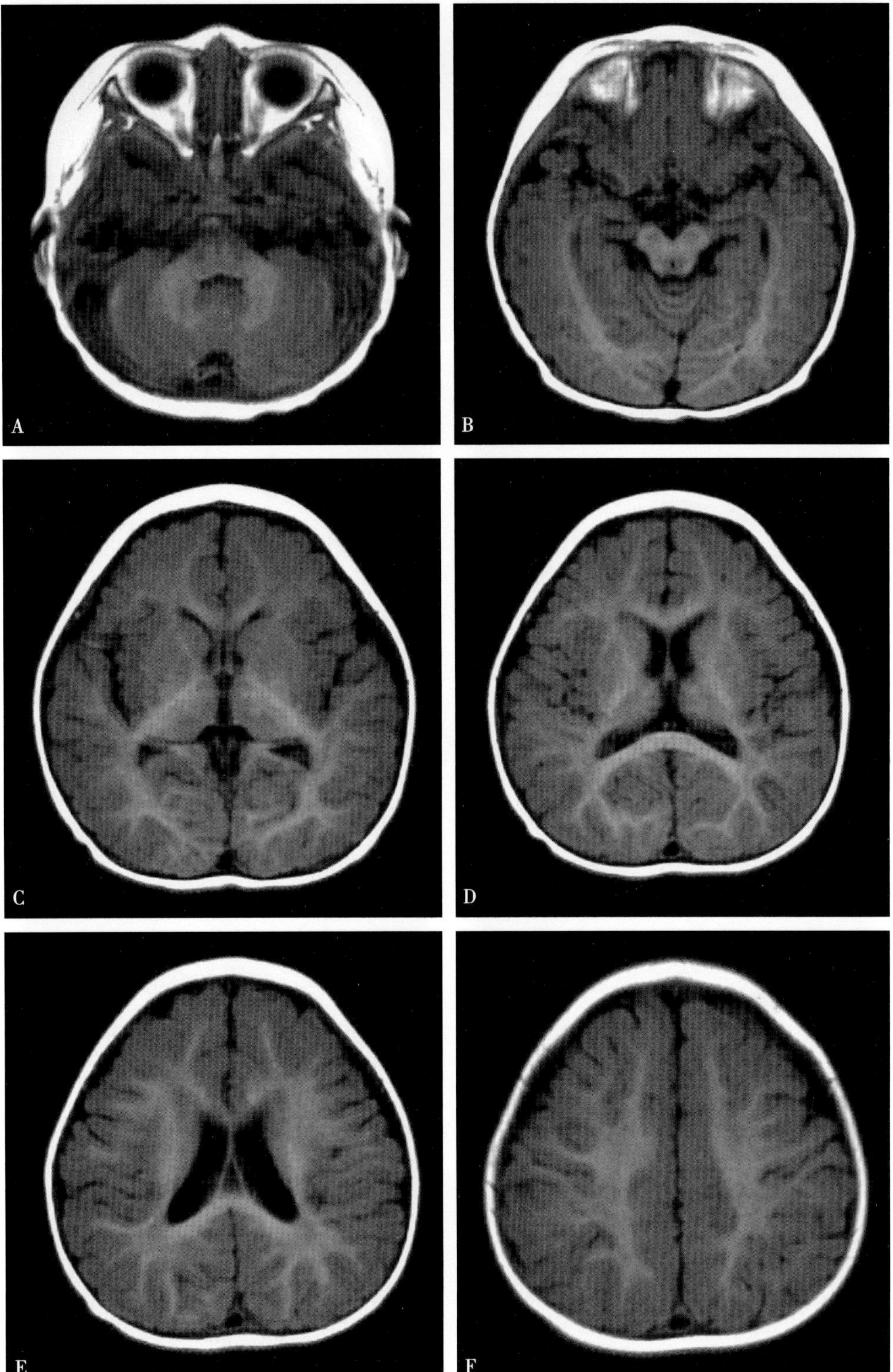


图 3-23 正常 12 个月婴儿脑 MRI 表现

A~F. $T_1$WI 示大部分脑白质均呈高信号，但颞叶和额叶皮层下白质仍为低信号

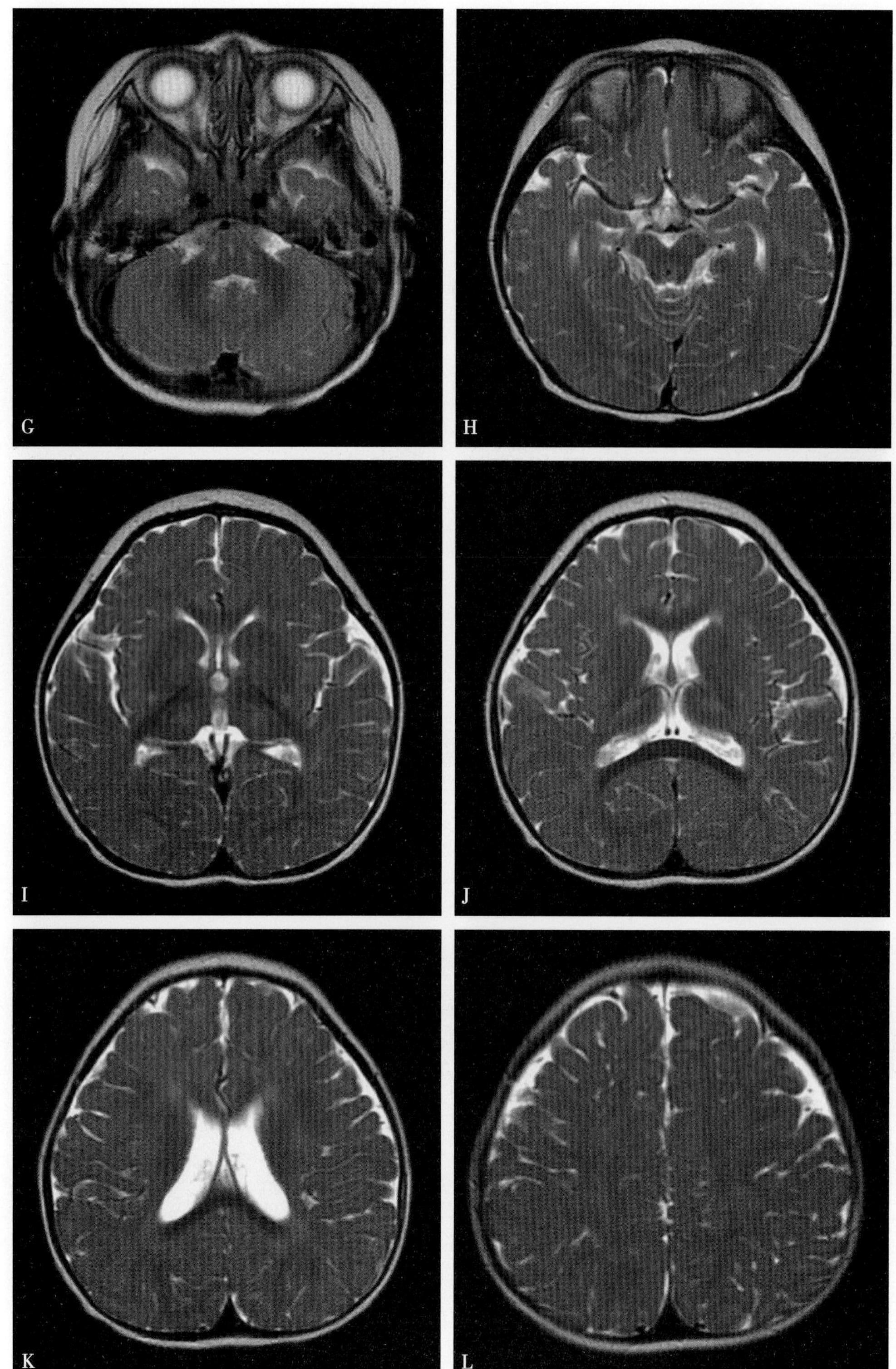


图 3-23(续)
G~L. $T_2$WI 示除顶叶和枕叶的皮层下白质外，余大脑皮层下白质均为高信号

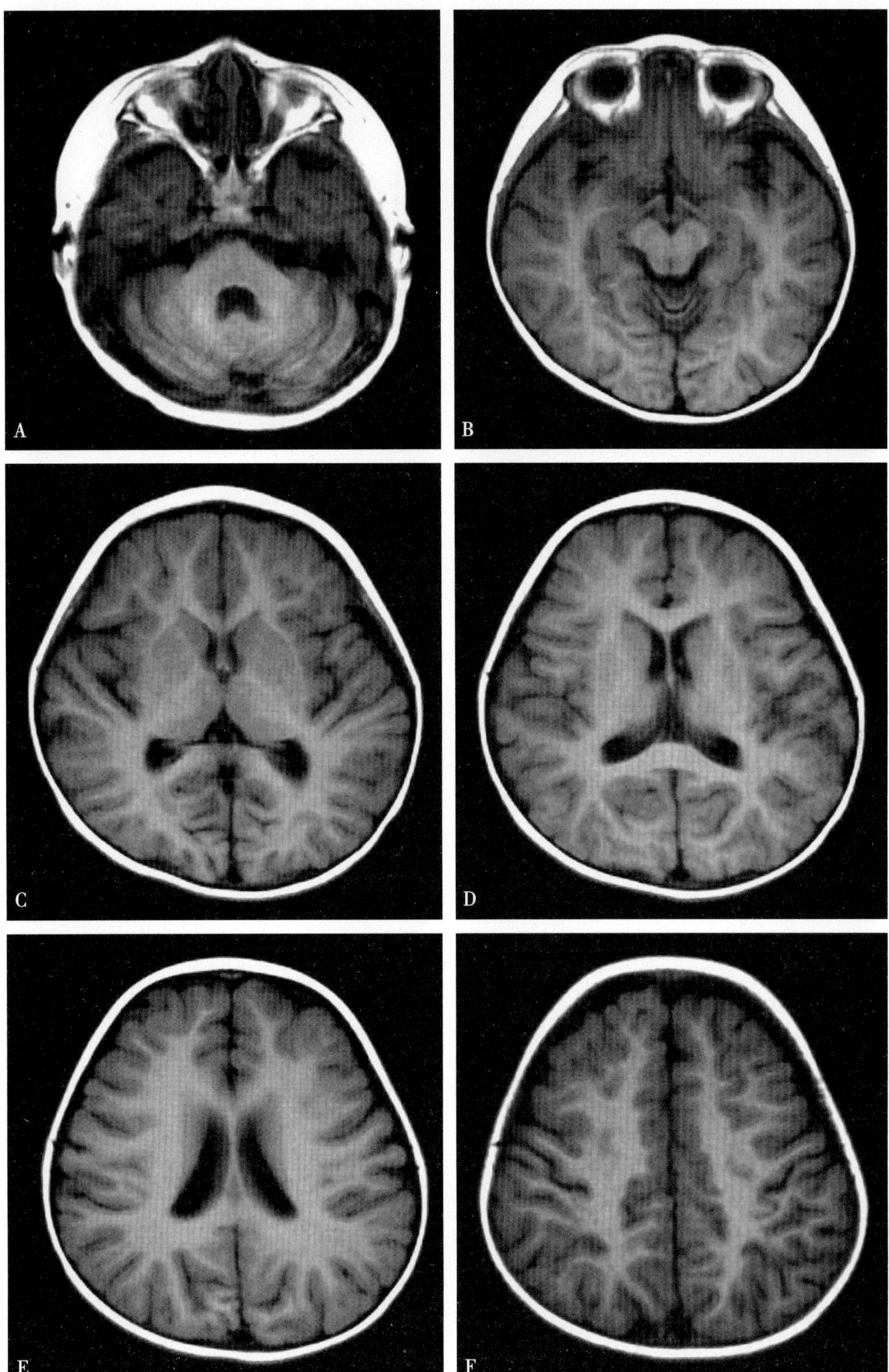


图 3-24 正常 24 个月儿童脑 MRI 表现
A~F. $T_1WI$ 示所有脑白质均呈高信号，与成人脑相似

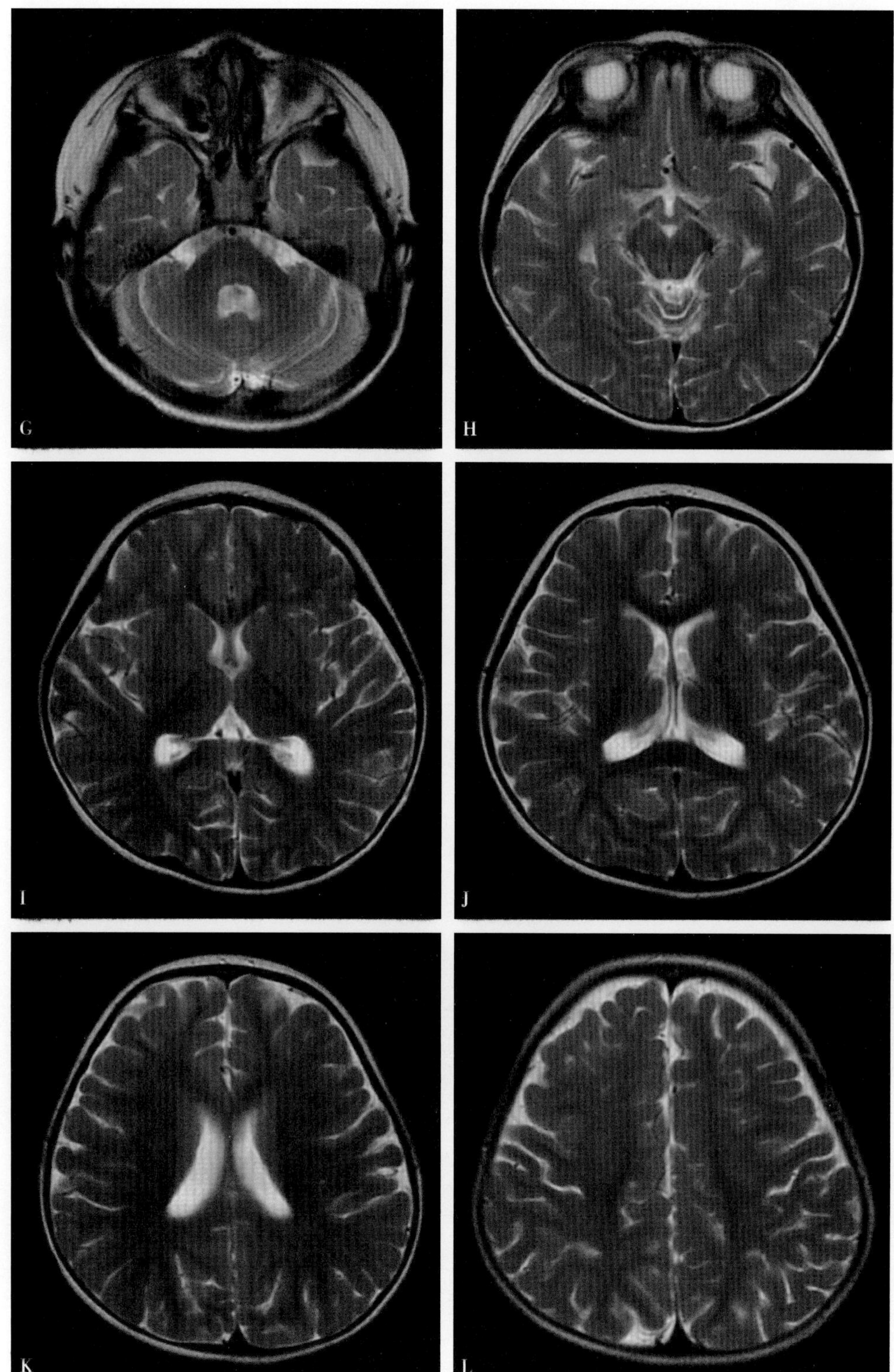


图 3-24（续）

G~L. $T_2$WI 示除额叶、颞叶前部的皮层下白质及三角区后部呈片状高信号外，余脑白质均为低信号

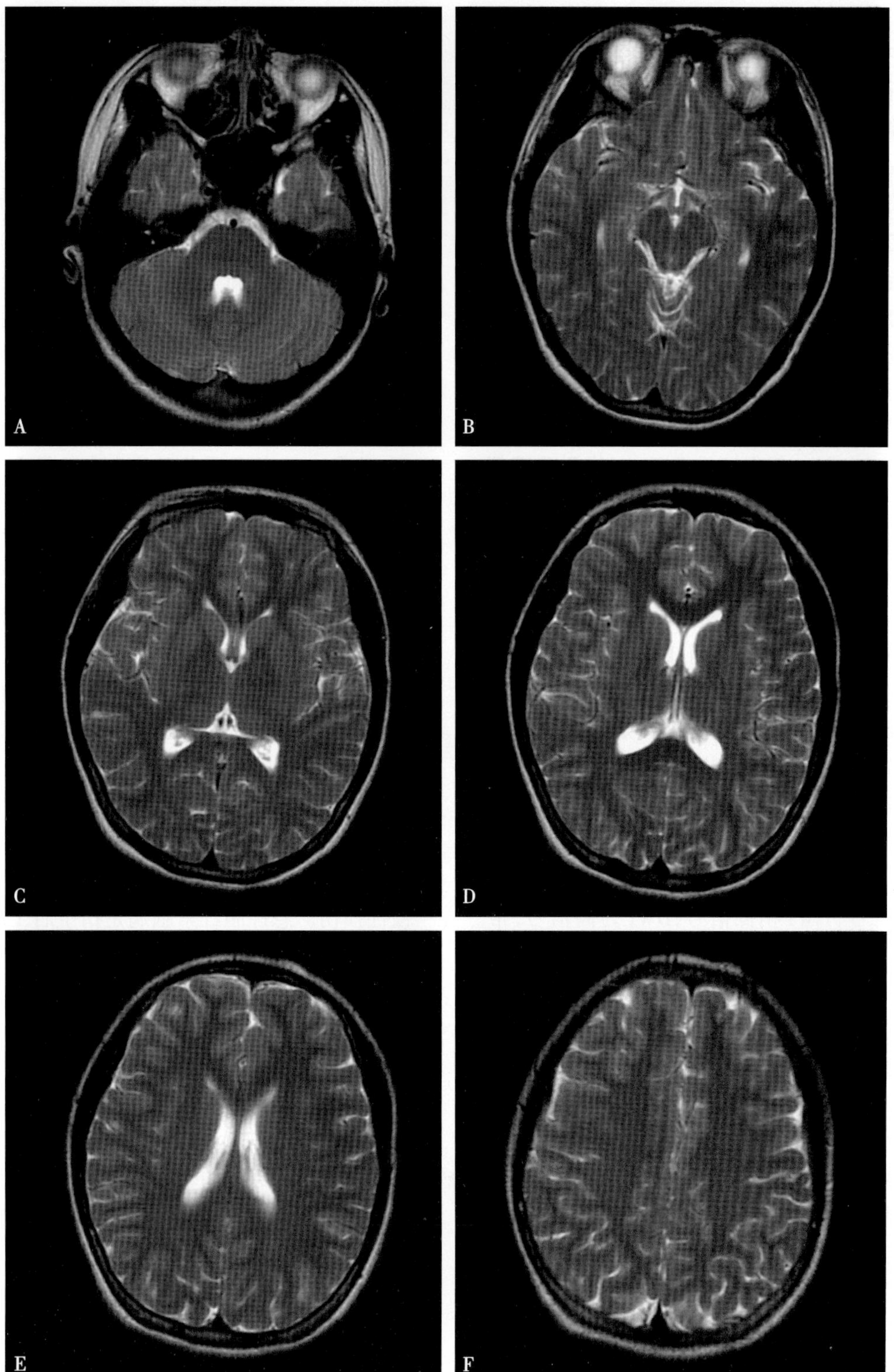


图 3-25　正常 12 岁儿童脑 MRI 表现

A~F. $T_2$WI 示双侧脑室后部，相当于三角区后上方两侧对称性片状稍高信号区（D、E）

## 三、新生儿缺氧缺血性脑病及胆红素脑病

### （一）新生儿缺氧缺血性脑病

**1. 概述** 新生儿缺氧缺血性脑病（hypoxic-ischemic encephalopathy，HIE）是指各种原因导致的围产期窒息，引起部分或完全性缺氧，脑血流减少或暂停而造成新生儿或胎儿供血和能量代谢异常所致的脑组织损伤。HIE是引起新生儿死亡和慢性神经系统损伤的主要原因。新生儿缺氧缺血性脑病发病机制和病理呈多样性：患儿缺氧缺血为部分或慢性时，体内血液出现代偿性重新分配，以保证心脏供血，缺氧时间长，代偿机制丧失，则出现第二次血流分配，大脑血流减少，但保证重要部位（代谢旺盛部位）如基底节、脑干、丘脑、小脑等，此时大脑皮层矢状旁区及其下部白质最易受损；如缺氧缺血为急性完全性，则不会出现代偿而直接损伤代谢旺盛部位，而大脑皮层及其他器官不会发生损伤。早产儿和足月儿易损伤的部位不同，早产儿HIE病变主要是原生基质出血、脑室旁出血性脑梗死、脑室周围白质软化及脑梗死。足月儿HIE病变主要是矢状旁区脑损伤、基底节丘脑损伤、颅内出血及脑梗死。

**2. MRI表现**

（1）早产儿缺氧缺血性脑病

1）脑室周围白质软化：早期表现为脑室周围片状$T_1$WI高信号、$T_2$WI稍低信号，DWI为高信号，常见于侧脑室额角周围及三角区白质；随后出现小囊状改变，呈$T_1$WI低信号、$T_2$WI高信号，DWI为低信号；随病情进展，囊肿吸收，形成胶质瘢痕。MRI表现：①脑室旁白质$T_2$WI高信号灶；②脑室周围白质减少；③双侧侧脑室不规则被动性扩张；④严重的可伴有邻近皮层萎缩、胼胝体发育细小等（图3-26，图3-27，增值图3-12）。

2）生殖基质出血和脑室旁出血性梗死：生殖基质是神经元及神经胶质起源处，此处代谢旺盛，是缺氧缺血易损部位，也是常见出血部位，常破入侧脑室，引起脑室内出血。

（2）足月儿缺氧缺血性脑病

1）矢状旁区脑损伤：主要发生于大脑镰旁皮质及皮质下白质，双侧对称或不对成。急性期表现为皮层及皮层下白质肿胀，相应脑沟变窄。后遗症期，矢状旁区皮层及皮层下白质软化灶，局部脑实质萎缩，病变周围脑沟增宽，脑回萎缩以根部为主，呈蘑菇头状，残存的皮层下白质呈$T_2$WI高信号，出现瘢痕脑改变。

2）基底节、丘脑损伤：基底节区及丘脑因缺氧神经元损伤，胶质细胞增生，大体病理呈大理石样改变，通常在晚期出现。急性期基底节及丘脑$T_1$WI呈高信号，$T_2$WI可以表现为正常信号或低信号（图3-28）。随病情进展，基底节及丘脑$T_1$WI高信号逐渐减低为等信号，$T_2$WI信号因胶质增生及囊性坏死变为高信号。损伤以基底节后部为主，尤其是壳核后部（图3-29，增值图3-13~增值图3-15）。

3）脑梗死：新生儿脑组织含水量较多，早期梗死常规序列诊断困难，DWI对判断早期脑梗死有帮助（增值图3-16）。晚期可见囊变。

### （二）胆红素脑病

**1. 概述** 新生儿黄疸是新生儿时期常见的表现，约有85%的足月儿及绝大多数早产儿在新生儿期会出现暂时性总胆红素增高。重度高胆红素血症如不采取及时有效的治疗，可进一步发展为急性胆红素脑病或核黄疸，是导致新生儿死亡的重要危险因素之一。高胆红素血症是指新生儿血清胆红素浓度超过205μmol/L或早产儿大于256μmol/L，以间接胆红素升高为主，其发病率高，患儿约占住院新生儿的30%~50%。胆红素脑病是在多种因素作用下，胆红素透过血脑屏障在脑内沉积，导致中枢神经系统损伤。新生儿期，基底节区神经细胞在生理和生化代谢方面最活跃，耗氧量及能量需要最大，为胆红素损伤最易受累的部位。胆红素脑病分为急性损伤和慢性损伤。急性胆红素脑病是指生后1周内由胆红素毒性导致的急性期表现。而由高胆红素血症引起的慢性、不可逆性脑损伤称为慢性胆红素脑病，是胆红素毒性所致的慢性、永久性后遗症。

胆红素脑病的病理基础可能是胆红素在神经细胞的沉积和胆红素对神经细胞膜的破坏，以及星形胶质细胞反应所致，最易累及苍白球，尤其是苍白球后部。有研究表明胆红素神经毒性损伤是由兴奋性氨基酸参与的神经元凋亡，而非急性能量代谢障碍所致的细胞毒性水肿，故不同于严重的急性缺氧缺血性损伤。

**2. MRI表现** 胆红素脑病分为急性期和慢性期，其MRI表现不同。急性期的特征性表现为苍白球对称性$T_1$WI高信号，$T_2$WI及DWI等信号（图3-30）。$T_1$WI高信号的出现与非结合胆红素对苍白球高选择性相关，研究认为这种急性期的$T_1$WI高信号只是一种瞬态现象，大约1~3周后消失，与疾病长期预后无必然联系。慢性期双侧苍白球出现对称性$T_2$WI高信号，则提示预后不良，此时$T_1$WI呈等信号或稍低信号，DWI呈等信号（图3-31）。胆红素的神经细胞毒性作用机制主要与线粒体生物氧化抑制有

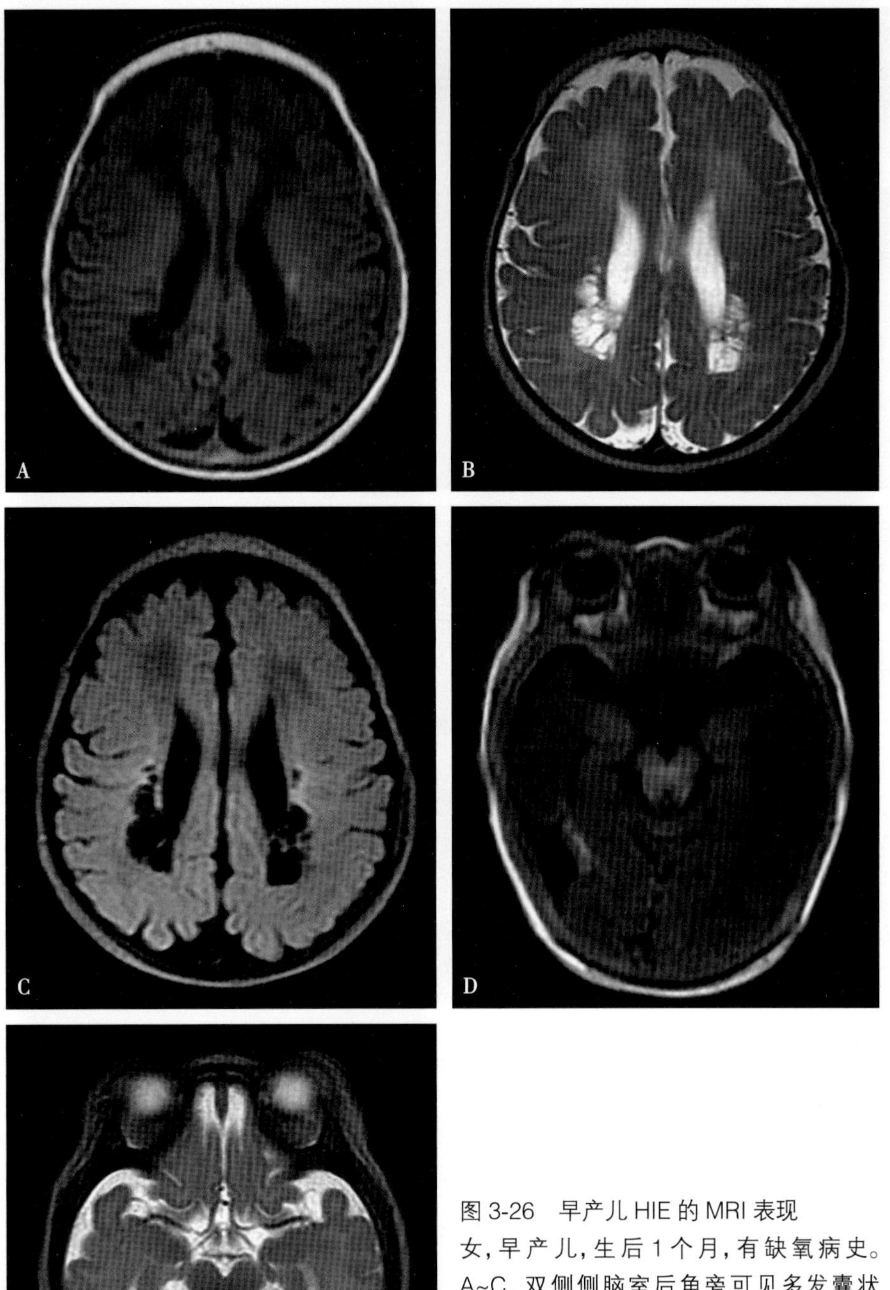


图 3-26　早产儿 HIE 的 MRI 表现
女，早产儿，生后 1 个月，有缺氧病史。A~C. 双侧侧脑室后角旁可见多发囊状 $T_1$WI 低信号，$T_2$WI 呈高信号，$T_2$FLAIR 呈低信号；双侧脑室扩大，周边白质容积减少。D~E. 右侧侧脑室颞角旁脑组织萎缩，并可见 $T_1$WI 环形稍低信号、中央稍高信号，$T_2$WI 环形低信号、中央高信号陈旧出血灶

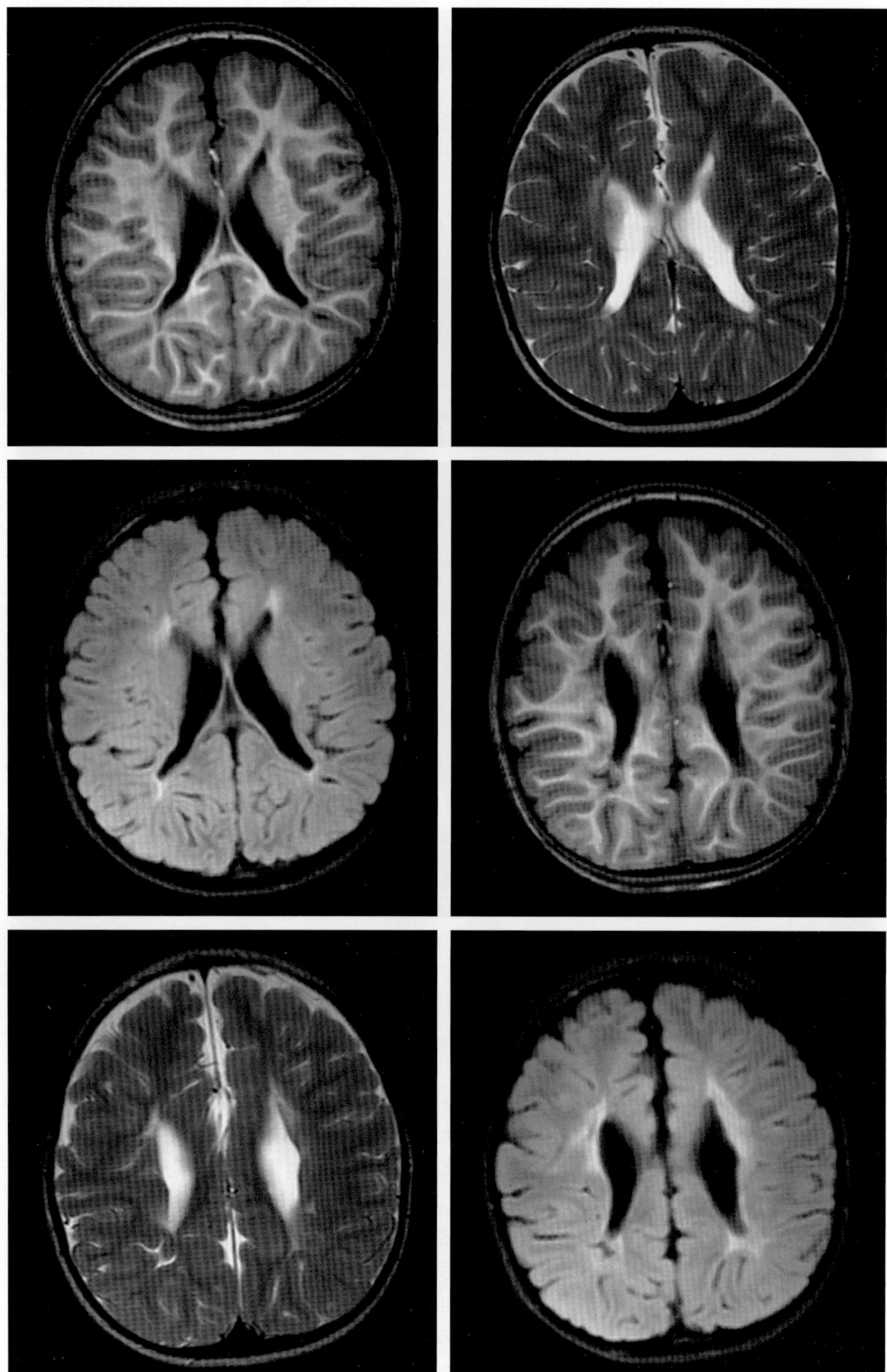

图 3-27 早产儿 HIE 的 MRI 表现
男，3 岁，34 周早产，有宫内窘迫史，间断抽搐 2 年余。双侧侧脑室扩大，形态不规则，周边白质容积小。双侧侧脑室周围可见对称片状 $T_1$WI 低信号、$T_2$WI 高信号，$T_2$FLAIR 为高信号，伴小囊变。影像学表现符合脑室周围白质软化

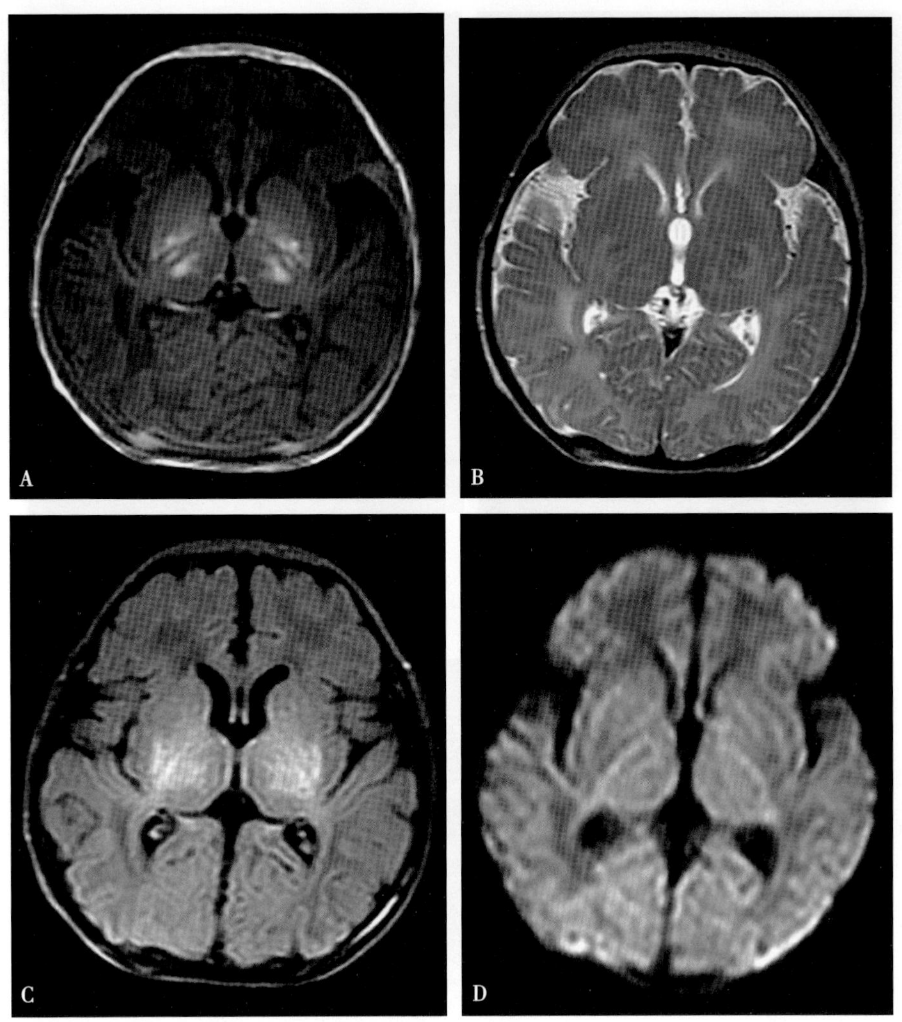


图 3-28 足月儿 HIE 急性期 MRI 表现

女，足月顺产儿，出生后 11 天，存在宫内窘迫，胎心下降，最低为 100 次 /min。A. $T_1$WI 双侧苍白球、丘脑腹外侧及壳核后外侧高信号；B. $T_2$WI 呈高、稍低混杂信号；C. $T_2$FLAIR 可见高信号；D. DWI 呈等 - 稍高信号

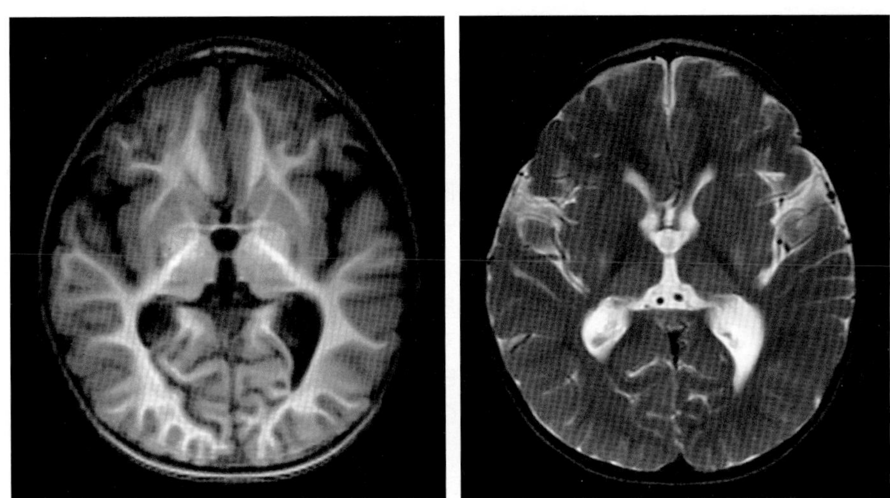

图 3-29 足月儿 HIE 后遗症期 MRI 表现

男，2 岁，足月剖宫产，有宫内窘迫史，发育迟缓。双侧丘脑体积小，双侧壳核后部、丘脑可见对称 $T_1$WI 低信号、$T_2$WI 高信号，$T_2$FLAIR 为高信号，DWI 未见高信号

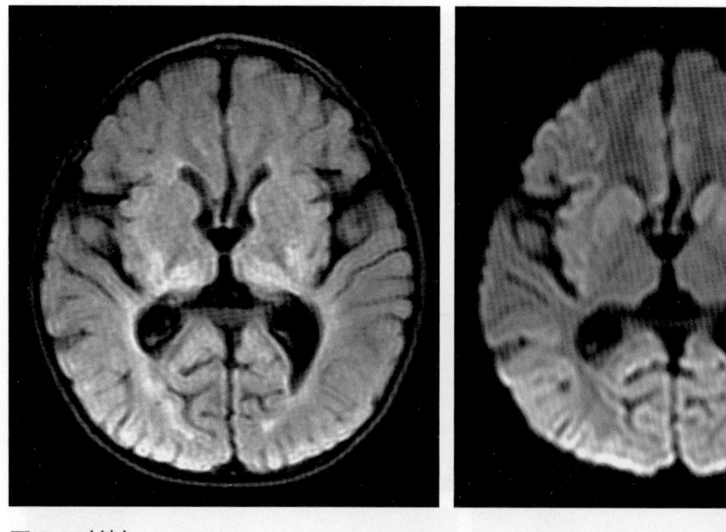
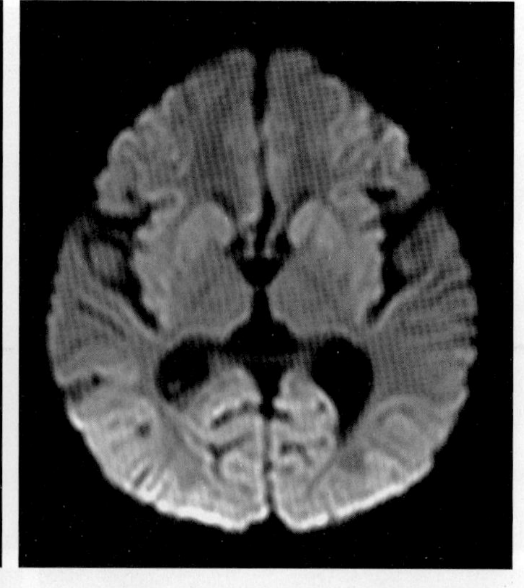

图 3-29（续）

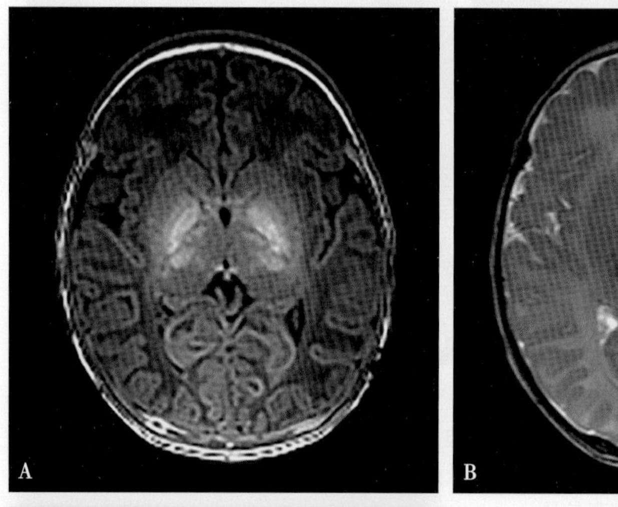


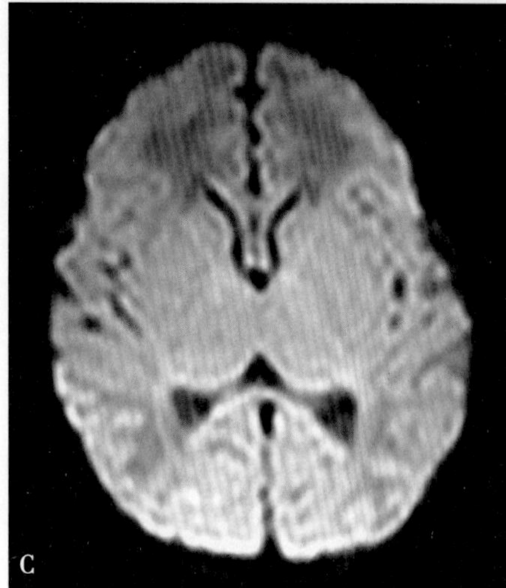


图 3-30　急性胆红素脑病的 MRI 表现
女，生后 34 小时早期新生儿，母婴血型不合，生后 4 小时出现皮肤黄染，程度重，进展快，查胆红素 315.1μmol/L。A. $T_1$WI 示双侧苍白球对称性高信号，有轻度肿胀；B. $T_2$WI 双侧苍白球信号未见明显异常；C. DWI 双侧苍白球信号未见明显异常

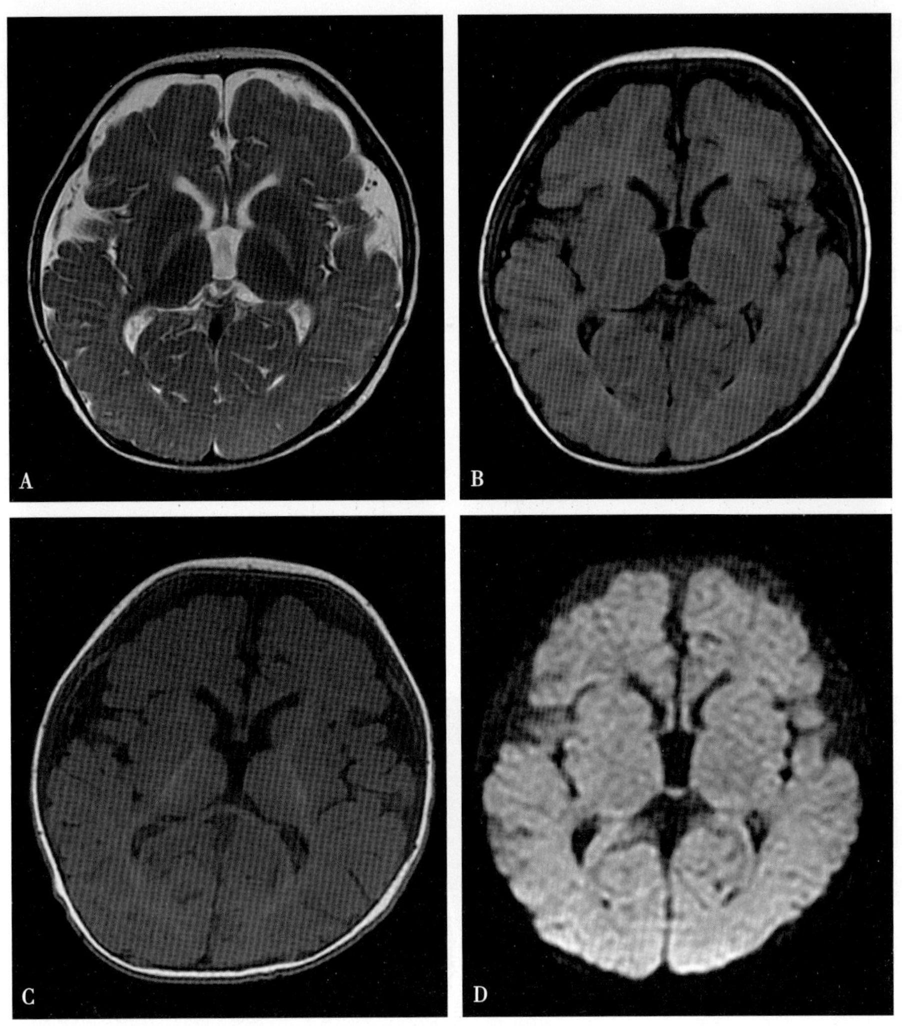

图 3-31 慢性胆红素脑病的 MRI 表现

男,7 个月,有新生儿高胆红素血症病史。A. $T_2$WI 示双侧苍白球对称性高信号;B. $T_2$FLAIR 呈稍高信号;C. $T_1$WI 呈稍低信号;D. DWI 呈等信号

关,而非细胞毒性脑水肿改变,是 DWI 信号未见异常的原因。

该病需要与发生于基底节区的其他病变鉴别,尤其需要与累及基底节的新生儿缺氧缺血性脑病鉴别:新生儿缺氧缺血性脑病患儿苍白球、壳核或背侧丘脑出现 $T_1$WI 高信号,可累及苍白球,但以累及壳核为主,而胆红素脑病以累及苍白球为主,无壳核累及。HIE 患儿基底节在 DWI 序列可出现高信号,是由于病变区域存在细胞毒性水肿或毛细血管通透性增加致超急性期微出血;而胆红素脑病基底节区病变扩散不受限,病理上主要为神经元凋亡,对受损组织内水分子扩散的影响不明显有关。

## 四、脑血管病

### (一) 脑动静脉畸形

**1. 概述** 脑动静脉畸形(arteriovenous malformation,AVM)是一种先天性局部脑血管发生学上的变异。在病变部位动脉和静脉之间缺乏毛细血管,致使动脉与静脉直接相通,形成动静脉之间的短路,导致一系列脑血流动力学的紊乱。临床上常表现为反复的颅内出血、局灶性或全面性癫痫发作、短暂性脑缺血发作和进行性神经功能障碍,也是引起颅内自发性蛛网膜下腔出血的第二位病因。

**2. MRI 表现** 动静脉畸形由一团畸形血管(血管巢)组成,多见于皮质和白质交界处,呈锥形,基底部面向脑皮质,尖端指向白质深部或直达侧脑室壁,有一支或多支增粗的供血动脉,引流静脉多扩张、扭曲,邻近脑实质常有脑萎缩甚至缺血性坏死。

由于畸形血管团内血流速度较快,在常规 MRI 序列上显示为流空信号,即不规则团状低信号,以 $T_2$WI 较为明显。头血管 3D-TOF MRA 序列可清晰显示畸形血管团及迂曲扩张的供血和引流血管,是诊断此病的最佳无创检查手段。SWI序列可显示更多畸形的小血管，尤其是静脉，同时可以观察到出血。

疾病早期，仅可显示畸形血管；晚期时，由于血供异常，可合并脑实质的缺血性改变，比如畸形血管供血区的梗死灶。

**(二) 海绵状血管瘤**

1. **概述** 海绵状血管瘤是指由众多薄壁血管组成的海绵状异常血管团，由于血管造影常发现不了异常血管团，故将其归类于隐匿型血管畸形。实际该病并非真正的肿瘤，而是一种缺乏动脉成分的血管畸形。海绵状血管瘤好发于30~40岁，无明显性别差异。可单发或多发。

2. **MRI表现** MRI诊断海绵状血管瘤具有较高的诊断特异性与敏感性。由于瘤巢内反复多次少量出血和新鲜血栓内含有稀释、游离的正铁血红蛋白，使其在所有序列中均呈高信号，病灶内有条带状$T_1$WI低信号、$T_2$WI低信号分隔而形成爆米花或网格状混杂信号团，周围环以低信号带（尤以$T_2$WI明显）为典型脑内海绵状血管瘤的MRI表现。由于病灶周围沉积含铁血黄素，DWI、SWI序列均显示为明显低信号（图3-32）。MRA一般无阳性发现。

**(三) 静脉畸形**

1. **概述** 脑静脉畸形又称脑静脉血管瘤、脑静脉瘤，是较少见的血管畸形。由于其外形异常，但仍为相应的组织提供功能性的静脉引流，所以又称为发育性静脉异常。多数学者认为脑静脉畸形为先天疾病，源于正常胚胎发育障碍。也有认为发育中的皮质静脉系统部分阻塞，引起代偿性扩张的髓静脉。不管是先天或后天原因，多数人认为脑静脉畸形是

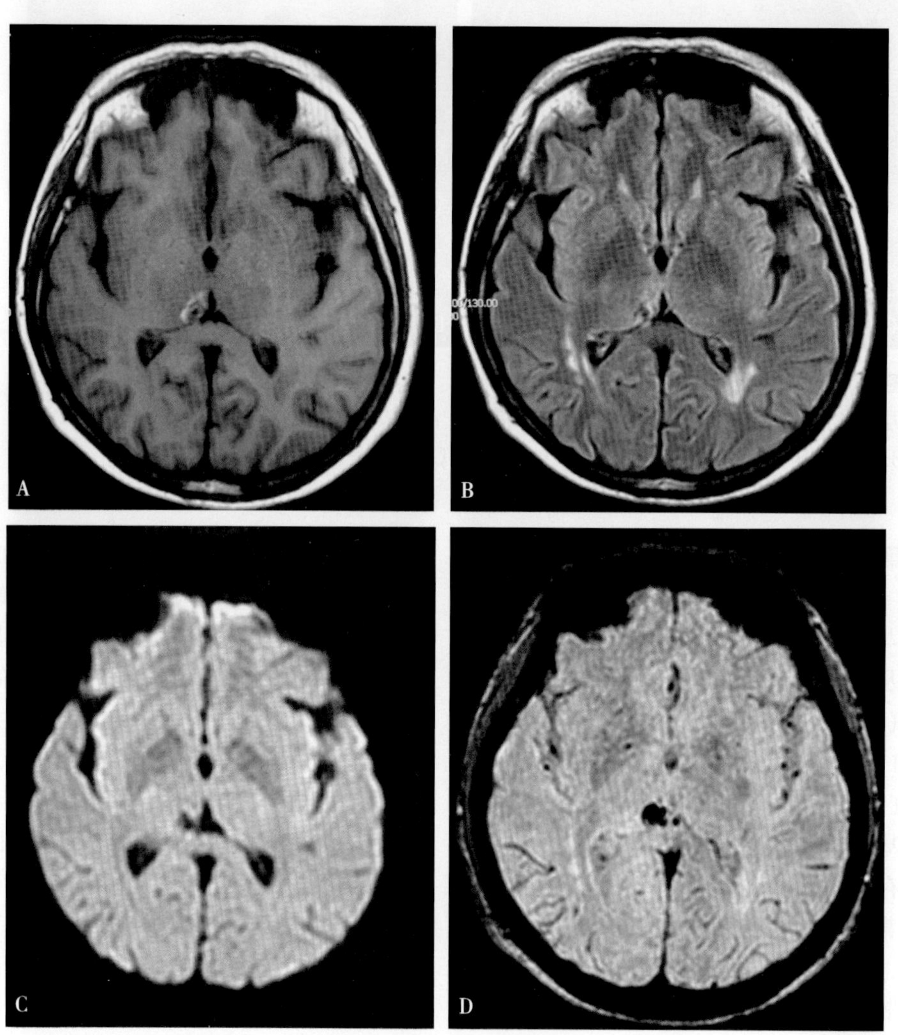


图3-32 海绵状血管瘤的MRI表现

女，14岁，右侧丘脑海绵状血管瘤。右侧丘脑可见一类圆形异常信号：A. $T_1$WI呈中心低信号、边缘高信号；B. $T_2$FLAIR呈混杂信号；C. DWI呈低信号；D. SWI呈明显低信号，且范围较$T_2$FLAIR及$T_1$W大

脑静脉系统一种正常代偿变异，而非病理学改变。

2. **MRI 表现** 异常静脉在 $T_1WI$ 上表现为低信号，在 $T_2WI$ 上多为高信号，少数为低信号，DWI 一般显示为条状低信号。邻近脑实质通常无明显异常信号，或者小条片状 $T_1$ 稍低、$T_2$ 稍高信号，$T_2FLAIR$ 呈高信号，DWI 一般无明显异常信号。注射钆对比剂后病灶呈现典型的放射样星形或蜘蛛样高信号，邻近脑实质无异常强化(增值图 3-17)。由于畸形静脉内血流速度较慢，MRA 序列较难显示病灶。SWI 可显示更多细小的畸形静脉(增值图 3-18)，是诊断本病的最佳序列。

**(四) 盖伦静脉畸形**

1. **概述** 盖伦(Galen)静脉畸形是指位于中间帆池的胚胎残余前脑内侧静脉与动脉发生直接交通，形成的动脉瘤样畸形。多见于新生儿及婴儿，婴幼儿及儿童约占 90%，成人约占 10%。可分为真性 Galen 大脑大静脉动脉瘤样畸形和假性 Galen 大脑大静脉动脉瘤样扩张。前者与血管胚胎异常发育有关，后者主要是中脑动静脉瘘与大脑大静脉相连，静脉流出道狭窄或闭塞导致该静脉病理性扩张。

2. **MRI 表现** 常规序列即可显示扩张的大脑大静脉，$T_1WI$、$T_2WI$ 呈低信号，边缘清晰，邻近脑实质呈受压改变。平扫及增强的 MRV 对静脉的显示更佳。

除异常扩张的静脉外，MRI 还可显示继发的梗阻性脑积水，表现为双侧侧脑室、第三脑室扩张，脑室周围可伴有间质性脑水肿，呈条片状 $T_1WI$ 低信号、$T_2WI$ 高信号(增值图 3-19)。大脑大静脉畸形可能伴发静脉内血栓形成，继发相应引流区域静脉回流受阻，表现为双侧丘脑、内囊、基底节区 $T_1WI$ 低信号、$T_2WI$ 高信号，以双侧丘脑为著，MRI 常规序列即可显示。

**(五) 烟雾病**

1. **概述** 烟雾病(moyamoya disease)是一组以 Willis 环双侧主要分支血管慢性进行性狭窄或闭塞，继发侧支异常的小血管网为特点的脑血管病。因脑血管造影时呈现许多密集的小血管影，似吸烟时吐出的烟雾，故名烟雾病，是一组由多个病因导致的闭塞性脑血管病。

2. **MRI 表现** MRI 可显示以下病理形态改变：①颅底部异常血管网因流空效应而呈蜂窝状或网状低信号血管影像，$T_2WI$ 较明显(图 3-33)；②继发的脑梗死、颅内出血、脑萎缩等。

MRA 是确诊本病的最佳无创性检查手段，可显示颅内大血管的狭窄或闭塞及颅底部的异常血管网，尤其在 3D-TOF 序列原始图上，能看到细小的侧支血管(图 3-33)。

疾病早期可仅存在血管改变，疾病晚期随着脑组织血供的改变，可合并脑梗死、脱髓鞘、出血或脑萎缩等。

## 五、中枢神经系统感染

**(一) 先天性宫内感染**

1. **概述** 宫内感染是病原微生物进入羊膜腔引起羊水、胎盘、羊膜、绒毛膜、脐带或胎儿的感染。宫内感染通常是多种病原体感染所致，包括病毒、原虫及细菌。宫内感染可发生于妊娠各个时期。不同孕期发生的宫内感染对胎儿神经系统发育产生不同影响。妊娠早期感染可导致胚胎细胞分化异常，直接抑制细胞的有丝分裂，使染色体断裂、畸变，直接导致流产、死胎或死产。妊娠中期感染可直接损伤胎儿神经元、影响脑室区神经元向大脑皮质迁移，导致大脑皮质发育异常。孕中后期感染损伤脑白质少突胶质细胞前体细胞，导致认知和行为障碍。

其中 TORCH 是目前国际上公认的对优生危害最大的一组引起宫内感染的病原微生物，其中 T 指的是弓形虫(TOX)，R 指的是风疹病毒(RV)，C 指的是巨细胞病毒(CMV)，H 指的是单纯疱疹Ⅰ/Ⅱ型(HSV)，O 指的是其他病原体(Other)。其中以风疹病毒和巨细胞病毒多见。胚胎期感染可造成室管膜下原生基质坏死，神经胶质增生，脑实质内多发坏死性肉芽肿。在此基础上发生病理性钙化是其特征。

2. **影像学检查表现** CT 典型表现为出生后脑实质内和室管膜下多发小点状钙化，伴有脑发育不良或畸形。不典型者仅显示脑发育不良或髓鞘形成延迟，缺乏特异性。TORCH 感染使脑发育停滞，可伴有脑小畸形、神经元移行障碍、脑穿通畸形等。

MRI 对脑白质病变敏感性高，表现为侧脑室周围白质局灶性 $T_1WI$ 低、$T_2WI$ 高信号，脑室旁白质体积减少，脑室不规则扩张。脑内钙化在 $T_1WI$ 和 $T_2WI$ 均呈低信号(较大钙化灶)(增值图 3-20)。

**(二) 中枢神经病毒感染**

1. **概述** 全世界大约有 100 余种病毒可以引起中枢神经系统感染，病毒感染后可引起病毒性脑炎，即病毒感染所引起的脑实质炎症，常表现为发热、头痛、抽搐、意识障碍和脑膜刺激症状等，可致中枢神经系统局灶性损害。病毒性脑炎预后不佳，死亡率高，常留有严重后遗症，如乙型脑炎患者的后遗症可达 30%。病毒也可感染脑膜出现脑膜炎，病毒性脑膜炎的病程一般较短，预后较好。儿童是病毒

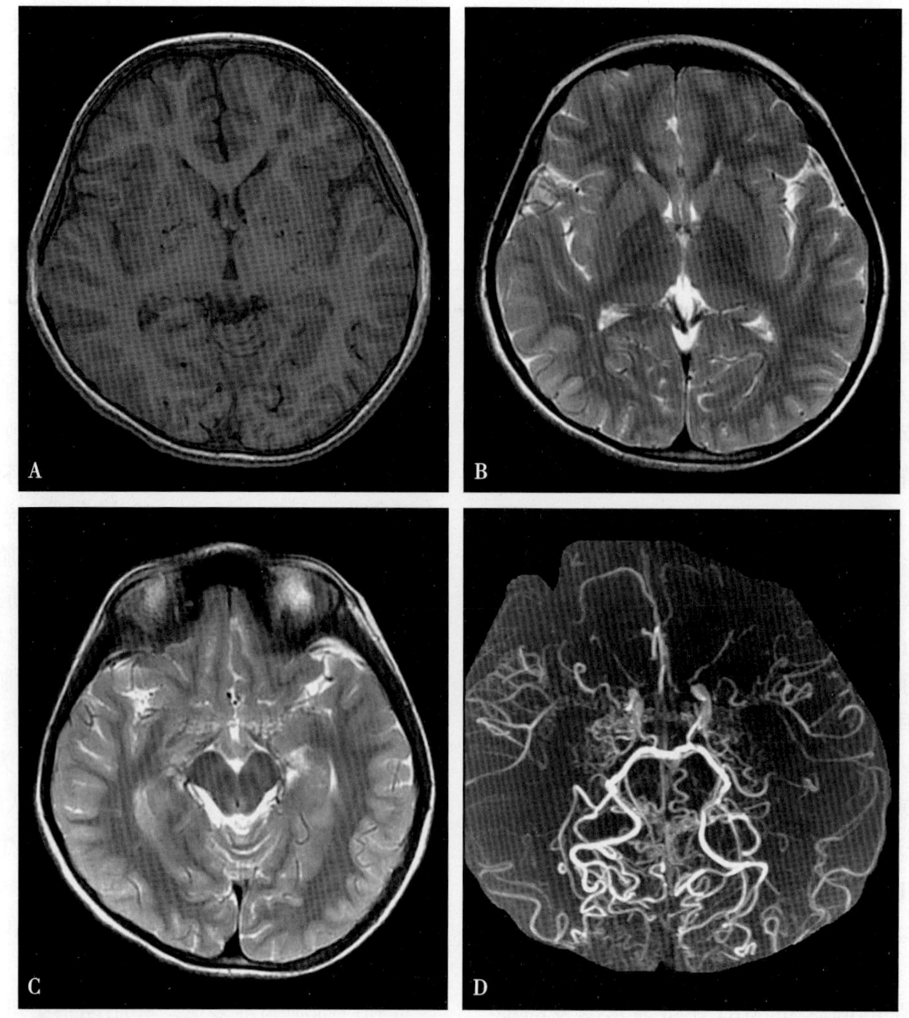


图 3-33 烟雾病的 MRI 表现

女，12 岁，头痛，发作性肢体无力。A、B. $T_1$WI、$T_2$WI 示双侧基底节区多发血管流空信号，为侧支循环；C. $T_2$WI 示双侧大脑中动脉流空信号消失，颅底部可见多发迂曲侧支循环；D. MRA 示双侧大脑中动脉主干血流信号消失，颅底部可见多发迂曲异常血管网

易感人群，儿童病毒性脑炎常见病原体包括单纯疱疹病毒、肠道病毒、柯萨奇病毒、腮腺炎病毒等。婴幼儿发病率较高的原因：①婴幼儿体内免疫抗体水平低，特别是分泌型 lgA，黏膜屏障功能低下，易患呼吸道、消化道感染；②血脑屏障功能不成熟，病毒易侵犯中枢神经系统。病毒性脑炎主要是病毒对脑实质细胞的损害，包括白质、灰质及血管等，表现为局灶性或者弥漫性的神经元变性、坏死，甚至趋于软化灶形成，白质可有脱髓鞘改变、浆细胞和淋巴细胞的浸润、脑内血管及周围血管扩张、充血及炎性反应等病理表现。一般表现为发热、呕吐及意识障碍等。

单疱病毒性脑炎由疱疹病毒感染引起，主要通过嗅神经和三叉神经侵入脑组织，常选择性损害额叶基底部和颞叶，不损害豆状核，病理改变主要是脑组织水肿、软化、出血性坏死。

2. **MRI 表现** 病毒性脑炎 MRI 特点：①病灶往往为双侧、多发，少数病例为单发；②可累及额、顶、颞、枕、基底节、丘脑、脑干及小脑各部位，皮层及白质均可受累，以双侧颞、额、顶叶受累最为多见；③病灶可表现为大片状、小片状及团片状；④病灶内可伴有出血；⑤一般占位效应不明显；⑥$T_1$WI 呈稍低或等信号，$T_2$WI 呈稍高或高信号，$T_2$FLAIR 序列为高信号；⑦增强扫描可表现为无明显强化、线样强化、斑点状强化、斑片状强化、结节状强化、脑回状强化或可伴有脑膜强化。

单疱病毒性脑炎 MRI 更具特异性，以双侧颞叶、额叶受累为主，脑岛及海马均受累，病变均与豆状核分界清楚，以外囊为界（图 3-34）。

**（三）脑脓肿**

1. **概述** 脑脓肿是化脓性致病菌侵蚀脑组织

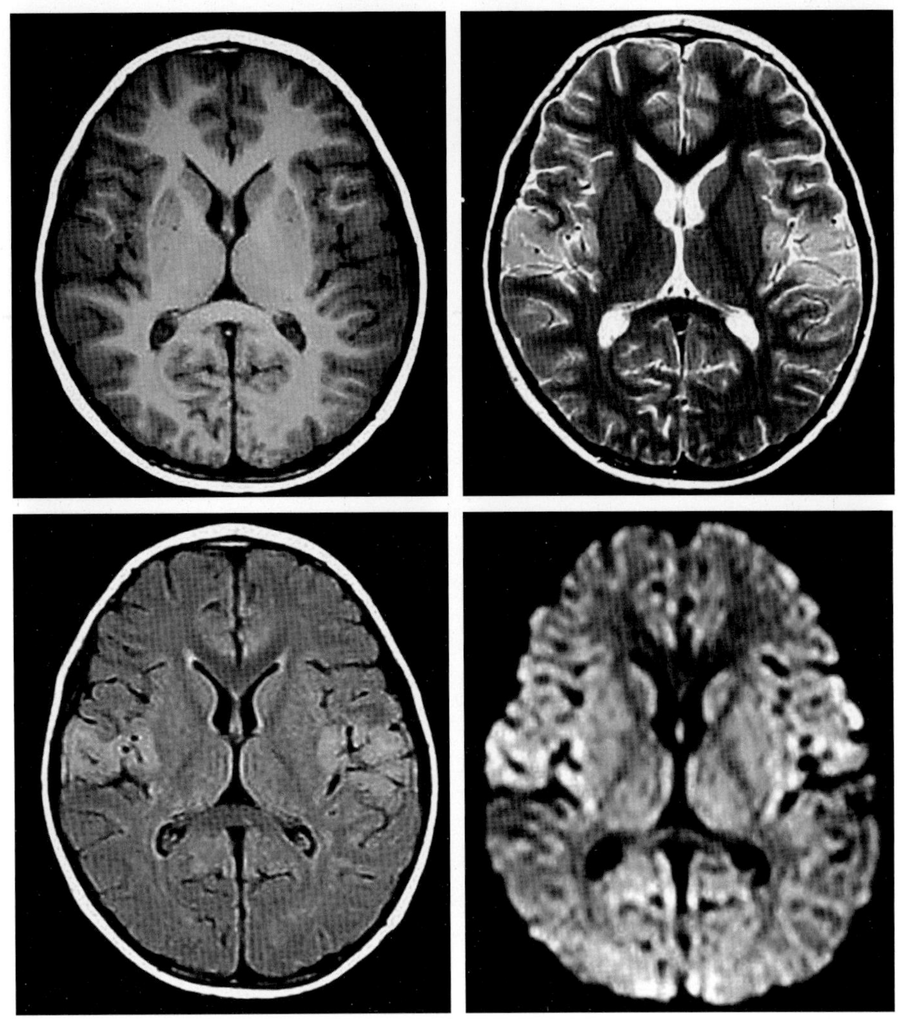

图 3-34 单纯疱疹病毒性脑炎的 MRI 表现
男，12 岁，单纯疱疹病毒感染。双侧颞叶、岛叶皮层及皮层下可见片状 $T_1WI$ 低信号、$T_2WI$ 高信号，$T_2FLAIR$ 为高信号，DWI 为高信号

造成的坏死性脓腔。脑脓肿患者中25%发生在儿童，常见发病年龄 4~7 岁。病理包括 3 个阶段：①急性脑炎阶段：病变部位小血管形成脓毒性静脉炎或感染栓子堵塞，使局部组织出现水肿、坏死、软化；②化脓阶段：局部炎症进一步扩散，软化坏死融合成脓肿；③包膜形成阶段：1~2 周初步形成，3~8 周完全形成。典型的脑脓肿患儿会出现急性感染症状、颅内压增高及神经系统定位症状和 / 或体征。

脑脓肿形成原因多样，主要包括外伤性、血源性、邻近感染局部扩散和隐源性。血源性是儿童脑脓肿最常见的感染途径，多为先天性心脏病引起，如右心的静脉血不经肺毛细血管过滤，直接流入体循环，导致周围静脉中的细菌通过上述途径进入脑组织，也可因存在逆向分流，肺组织血流量明显减少，肺血氧交换不足，使得此类患者的脑部常处于严重的慢性缺氧状态，血红细胞、血红蛋白、红细胞压积明显升高，致使血液黏稠度增高，脑静脉血流减缓，产生小面积的脑梗死或软化，从而利于细菌生长繁殖。此外，儿童抵抗力较低，常见的肺部感染、龋齿或扁桃体炎也易成为血源性播散的致病源。

2. MRI **表现** 儿童以血源播散性脑脓肿多见，以额叶和顶叶较为多见。在包膜未形成之前，表现为边界不清、水肿带明显的 $T_1WI$ 低信号、$T_2WI$ 高信号灶，有明显的占位效应。在包膜形成以后，边界清楚，包膜呈 $T_1WI$ 等信号或稍高，$T_2WI$ 为中等或稍低信号，腔内和外周呈均匀 $T_1WI$ 低信号，$T_2WI$ 高信号，DWI 上脓腔内为高信号，而外周水肿带为低信号（增值图 3-21），增强扫描可见边界清楚的薄壁环状强化（图 3-35）；多房性脓肿表现为数个环形相连的强化囊壁，囊壁多厚度不均，有时可见脓腔内气液平面。

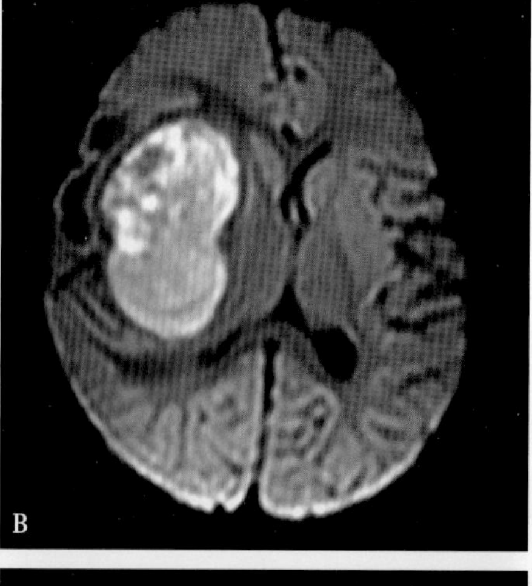


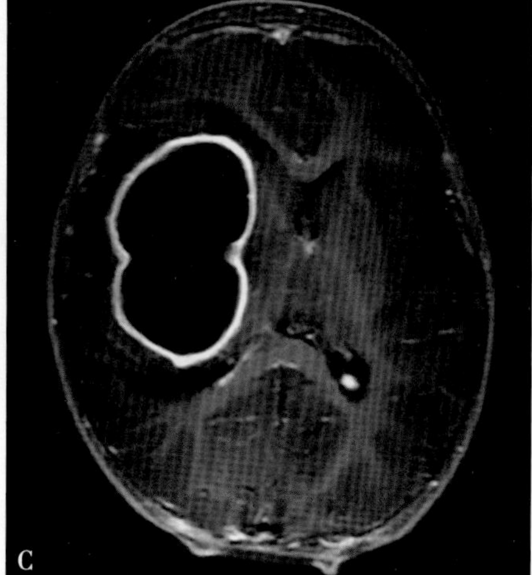


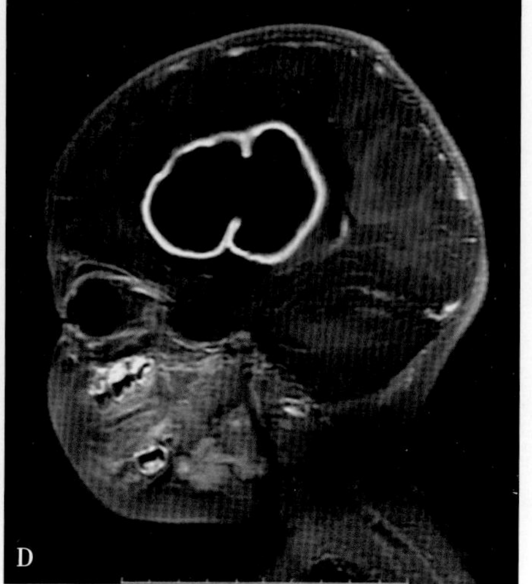


图 3-35 脑脓肿的 MRI 表现

女，1 岁，间断抽搐、呕吐，发热 1 月入院，最高体温 38.5℃。A. $T_1$WI 示右侧大脑半球可见不均匀囊性占位，囊内呈低信号，周围脑组织受压，中线结构向左侧移位；B. DWI 示囊内呈不均匀高信号，囊壁呈低信号；C、D. $T_1$WI 增强示囊壁明显强化，壁厚薄较均匀

**(四) 颅内结核**

1. **概述** 结核性脑(膜)炎是由结核菌侵入蛛网膜下腔而引起软脑膜、蛛网膜、脑实质和脑血管的病变，病变呈渗出性和增生性。渗出物沉积于脑底部蛛网膜下腔及外侧裂池，可蔓延包绕脑干，影响脑脊液循环，造成脑室诸孔及导水管狭窄，导致阻塞性脑积水。如果脉络膜丛受侵犯，还可造成脑脊液分泌过多，形成交通性脑积水。增殖性病变可形成结核结节和结核瘤，如果血管壁受累或发生结核性血管内膜炎，可引起脑梗死。结核性脑(膜)炎 MRI 的分型对治疗有指导意义。结核性脑(膜)炎分为三型：①单纯性脑膜炎型：MRI 平扫多正常，增强扫描时，基底池脑膜轻度强化，一般无脑积水，预后好；②基底脑膜脑炎：在基底池呈典型铸形改变，并合脑积水；③结核瘤型：结核瘤经系统治疗后，一部分病灶可以完全吸收、好转，一少部分病灶留下钙化灶。

脑积水是本病常见的并发症，其中以梗阻性脑积水为多，病理改变为蛛网膜下腔浆液性及纤维素性粘连，导致相应部位以上脑室系统扩大、积水。结核性脓液在蛛网膜下腔，特别在基底池渗出，纤维种植，沿鞍上池内缘，与鞍上形态相一致，增强后呈铸形改变，并包绕基底动脉环，形成了结核性脑膜炎特征性 MRI 表现。脑结核瘤是由于粟粒性结节的发展和融合而形成，可发生于脑实质和脑膜的任何部位，可单发或多发。结核性脑梗死一般发生在基底节区，多为腔隙性，其病理改变为豆纹动脉脉管炎，血管壁增厚所致。

2. **MRI 表现**

(1) 脑膜强化：$T_1$WI 表现为等信号或稍高信号，$T_2$WI 表现为高信号，并且脑膜明显增厚，以颅底的部位为明显。在强化后脑膜明显增强，以颅底的各个脑池为著，病变可影响到邻近的脑神经，也可明显强化，而幕上的脑膜增厚及增强没有颅底的脑膜明显。

(2) 脑积水：病变进一步发展可出现不同程度的脑积水，脑室系统明显扩大，以交通性脑积水居多(图 3-36)。

(3) 结核瘤：结核分枝杆菌侵犯脑组织可形成结核瘤，在 $T_1$WI 为低信号或等信号，在 $T_2$WI 外周部大部分为高信号、个别为低信号，病变中心部位呈高信号，在强化后病变明显增强(增值图 3-22)。

(4) 脑梗死：脑实质内可见点、片状 $T_1$WI 低信号、$T_2$WI 高信号病灶，强化后没有变化，考虑为结核分枝杆菌侵犯血管，造成的动脉炎致脑梗死，多见于基底节。

## 六、遗传代谢性疾病

### (一) 氨基酸及有机酸病

#### 1. 苯丙酮尿症

(1) 概述：苯丙酮尿症(phenylketonuria，PKU)指血苯丙氨酸浓度≥1 200μmol/L(20mg/dl)的一种较为常见的氨基酸代谢病，是一种先天性的常染色体隐性遗传病。

(2) MRI 表现：脑白质异常信号为 PKU 最常见的表现，主要分布于侧脑室后角，病变范围可向前延伸顺次累及双侧侧脑室体旁及侧脑室前角旁白质，范围大小同患者病情严重程度相关。DWI 可以呈高信号。胼胝体、小脑等也可受累(图 3-37)。可伴脑萎缩、髓鞘化落后，部分病例可见脑发育畸形。

需与侧脑室后角周围白质异常信号的疾病相鉴

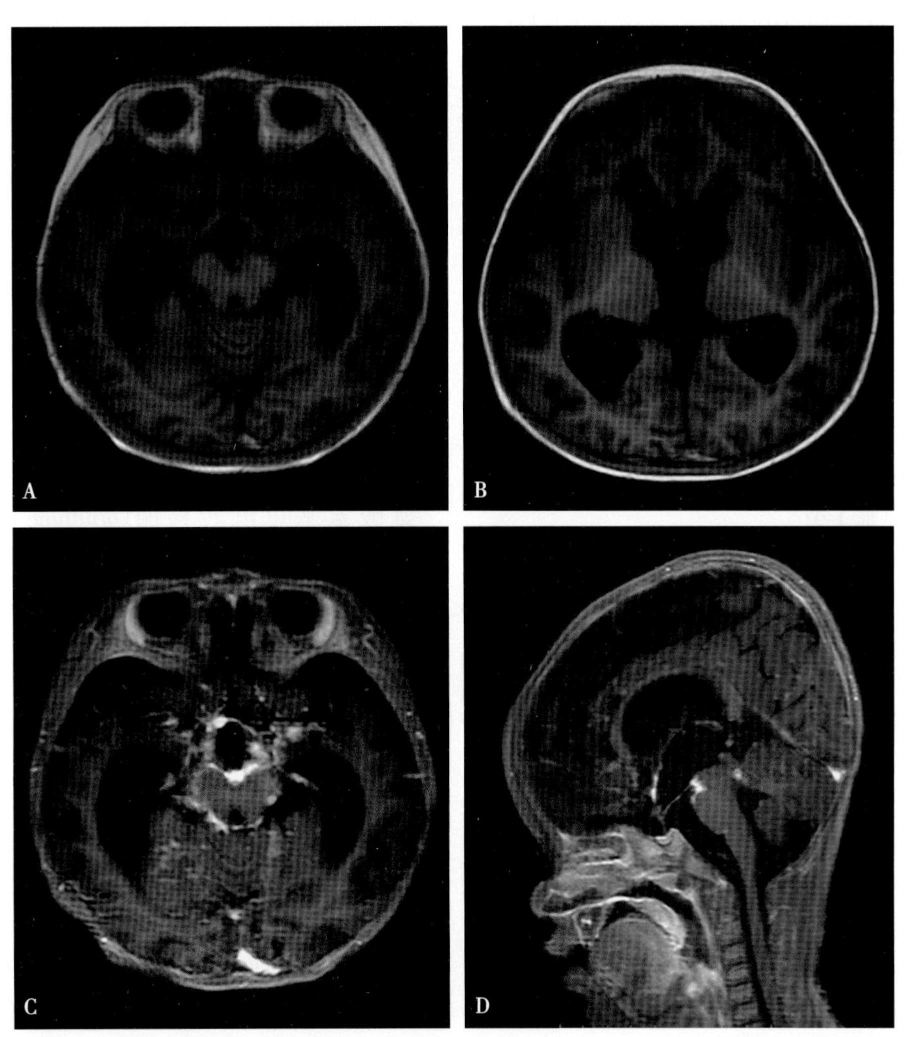


图 3-36 颅内结核的 MRI 表现

男，1 岁，情绪行为异常伴意识障碍入院。A、B. $T_1$WI 示双侧侧脑室和第三脑室扩张；C、D. $T_1$WI 增强示鞍上池、四叠体池及小脑幕多发强化

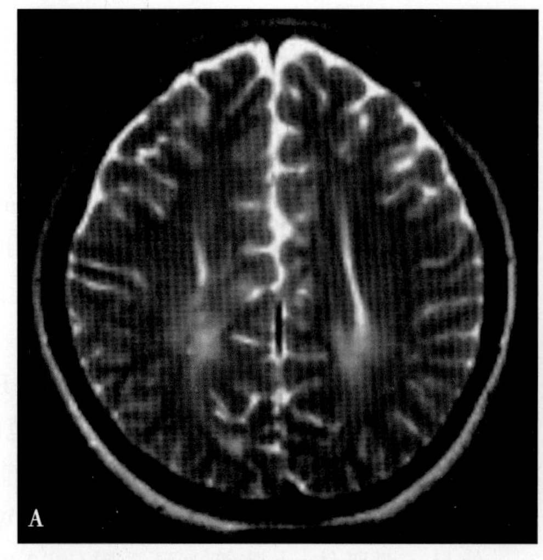


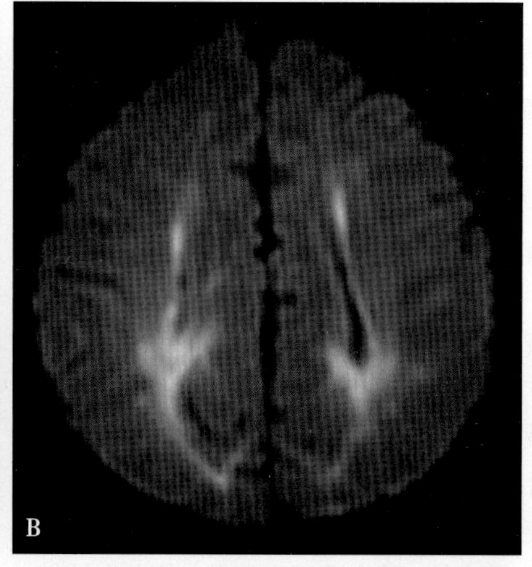


图 3-37 PKU 的 MRI 表现

女，19 岁，PKU 患者。A. $T_2WI$ 示双侧侧脑室周围白质高信号，双侧侧脑室后角为著；B. DWI 为显著高信号；侧脑室平行走行，符合胼胝体发育不良

别：①缺氧缺血性脑病（HIE）：典型表现为 $T_2WI$ 上双侧侧脑室后角及侧脑室体旁白质内斑片状的异常高信号伴双侧侧脑室的扩大，以及侧脑室周围白质减少，尤其在侧脑室三角区、侧脑室体旁和半卵圆中心；外侧裂和周围脑沟明显加深增宽，脑灰质逼近侧脑室等，结合患儿窒息缺氧史，可以与 PKU 相鉴别。②肾上腺白质营养不良（ALD）：MRI 表现为双侧顶枕区白质异常信号，通过受累的胼胝体压部相连，形成蝴蝶征，这在 PKU 患者 MRI 表现中未见。③异染性脑白质发育不良（MLD）：以深部白质低髓鞘化为主要表现，可见“虎纹”或“豹斑”征，结合临床表现及相关检查易于与 PKU 相鉴别。

**2. 戊二酸血症 I 型**

（1）概述：为常染色体隐性遗传。是由戊二酰辅酶 A 脱氢酶基因缺陷，导致戊二酸和 3- 羟基戊二酸堆积产生神经毒性。临床症状个体差异很大。婴儿型有巨头，可因发热、手术等诱发急性脑病危象，表现为肌张力低下、舞蹈症、惊厥，造成永久性的运动和精神障碍。

（2）MRI 表现：以纹状体改变、硬膜下积液及外侧裂增宽为特征。

1）尾状核头、壳核信号改变：急性期扩散受限，提示为细胞毒水肿。慢性期，可以因神经元丢失和星形胶质细胞增生导致尾状核和壳核萎缩，$T_2WI$ 高信号可以持续存在。齿状核及其他深部灰质核团受累有散发报道。纹状体异常可以单独出现，也可以伴随大脑半球脑白质的 $T_2WI$ 高信号。脑白质异常发生在额叶和枕叶的脑室周围和半卵圆中心，弓形纤维和胼胝体通常不受累。

2）对称性双侧外侧裂增宽：随着疾病的进展，脑萎缩、脑室扩张、基底节萎缩变明显，也有治疗后脑萎缩好转的报道。

3）硬膜下积液：部分患者可见硬膜下积液（图 3-38），部分可以仅表现为脑脊液间隙增宽，部分患者影像学检查可以阴性。

壳核和尾状核异常信号，需同 Leigh 病鉴别。盖部脑裂增宽，提示为戊二酸血症 I 型。

**3. 尿素循环障碍**

（1）概述：尿素循环是肝细胞中合成尿素的循环过程，是人体清除氨的主要途径。全过程有鸟氨酸氨基甲酰转移酶（ornithine transcarbamylase deficiency，OTC）等 6 个酶参与。6 种酶和 2 种载体或转运体中任何一种出现结构或功能缺陷，都会影响尿素合成，导致尿素循环障碍。美国发病率约为 1/8 200 新生儿。其中鸟氨酸氨基甲酰转移酶缺陷最常见，为 X 连锁显性遗传疾病，致病基因位于 Xp21.1，男性病情较女性重。尿素循环障碍导致氨在肝和神经系统内聚集，引起一系列临床症状。

（2）MRI 表现：MRI 表现同临床症状严重程度和高氨血症病程相关。急性期为脑水肿，可以皮质为主，DWI 高信号，侧脑室可变窄（图 3-39）。慢性期，因持续性高氨血症可导致皮质萎缩、异常信号，白质软化和囊变、低髓鞘化。较轻的患者脑白质病变在治疗后可以可逆。MRS 表现为 Gln 升高，mI 下降。

**4. 甲基丙二酸血症**

（1）概述：为常染色体隐性遗传的有机酸血症，

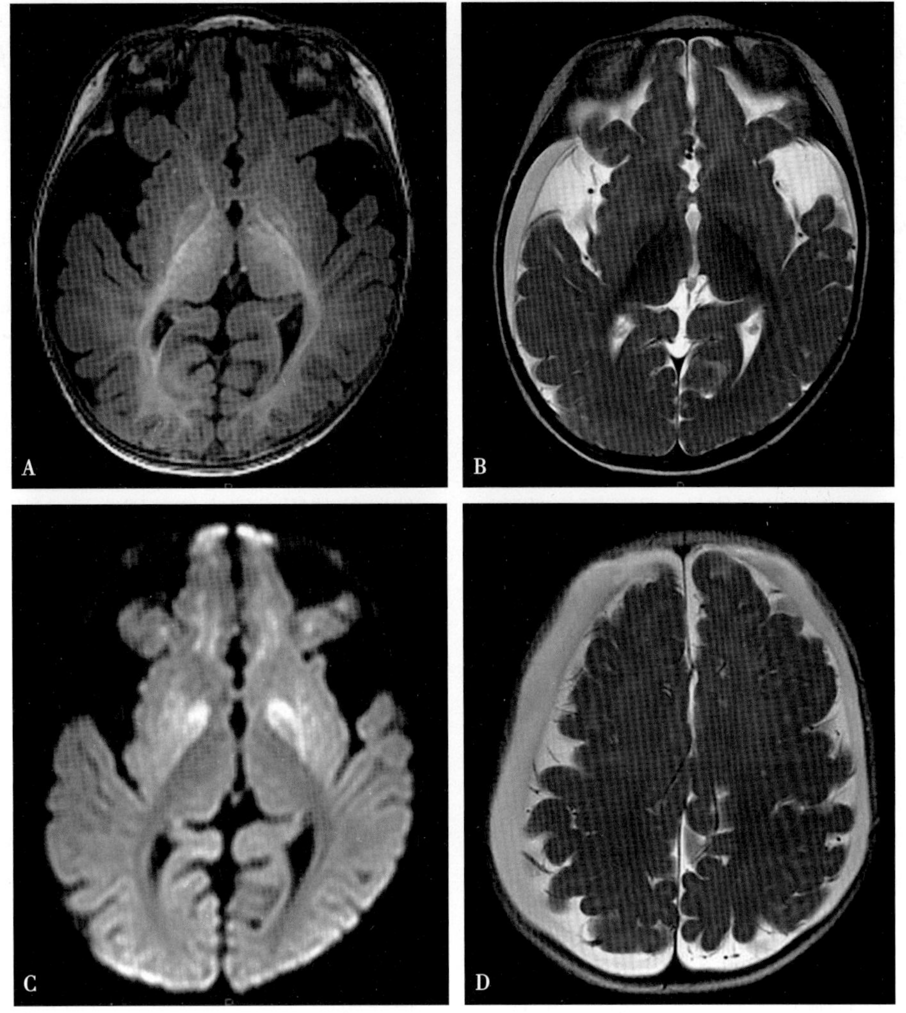


图 3-38 戊二酸血症I型的 MRI 表现

女，7 个月，临床诊断戊二酸血症 I 型。A~C. 双侧壳核及苍白球 $T_1$WI 稍低信号、$T_2$WI 稍高信号，DWI 为高信号，双侧外侧裂明显增宽；D. 双侧额、顶部硬膜下积液

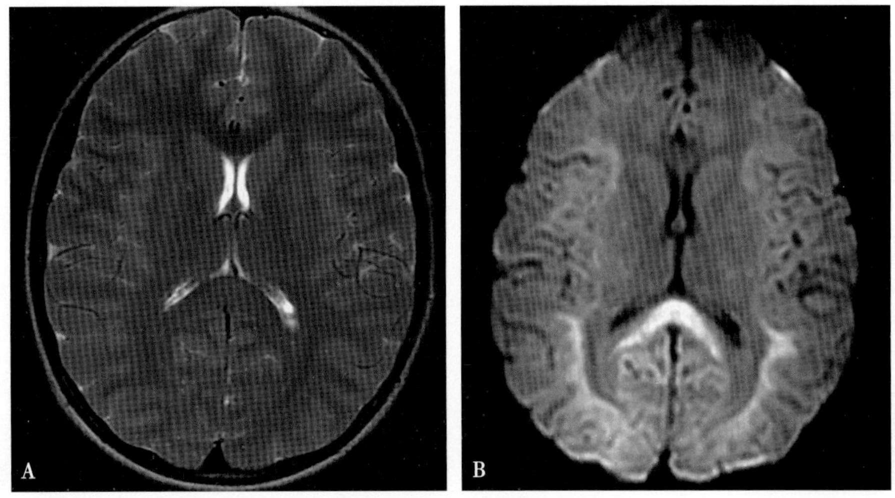


图 3-39 尿素循环障碍的 MRI 表现

男，12 岁，OTCD，间断呕吐 2 天伴意识障碍半天，血氨 247μmol/L。A. $T_2$WI 示胼胝体压部及皮层下白质轻度高信号，边界模糊；B. DWI 示胼胝体压部及皮层下白质显著高信号

在存活婴儿中发病率为 1/48 000~1/250 000。甲基丙二酰辅酶 A 变位酶缺陷或辅酶腺苷维生素 $B_{12}$ 代谢障碍均可以导致甲基丙二酸血症，引起神经、肝脏、肾脏等多系统损伤。神经系统损伤以脑损伤最为显著。至今已发现了 7 种亚型，其中 CblC 亚型最为常见。病理改变主要包括大脑和小脑的弥漫萎缩，反应性神经胶质增生，髓鞘化延迟，基底节异常，特别是苍白球。近期病灶主要是出血和坏死。

（2）MRI 表现：脑萎缩是最常见征象，大脑、小脑均萎缩，额颞叶明显，脑外间隙增宽，后期演变为弥漫性脑萎缩。侧脑室增宽，脑积水。幕上脑白质肿胀是另一重要征象，以额、枕叶为主，皮层下分布或侧脑室周围分布，DWI 可以高信号。原因可能是髓鞘化延迟 / 异常，也可能是血管性损伤。基底节的主要受累部位为苍白球（图 3-40），可以有出血及坏死。但此征象出现的概率并不高。少数病例可以出现颅内脑实质出血或硬膜下出血。MRA 可显示血管僵直、分支减少。单纯型 MMA 更倾向累及苍白球，合并型则更常出现胼胝体变细、白质异常信号，脑桥短小等表现。疾病早期，DWI 对于检出脑白质和基底节病变有帮助。

5. **丙酸血症**

（1）概述：丙酸血症（propionic acidemia）为常染色体隐性遗传病。是丙酰辅酶 A 羧化酶（propionyl CoA carboxylase，PCC）缺陷所致丙酸代谢通路异常，引起体内丙酸及其代谢产物前体异常堆积，造成神经系统及其他器官损害。

（2）MRI 表现：MRI 表现为髓鞘化延迟、白质改变、基底节异常、小脑出血及脑萎缩（图 3-41）。脑萎缩通常发生在生后第一年，是慢性期最常见的征象。治疗后脑萎缩可以消失。婴儿期可出现轻到中度髓鞘化延迟，2 岁之后可正常。基底节病变主要位于壳核和尾状核。偶见小脑出血。MRS 可见 NAA 和 MI 减低，乳酸增高，Glu 增高。

**（二）线粒体脑肌病**

线粒体脑肌病（mitochondrial encephalomyopathy，ME）指因线粒体呼吸链（respiratory chain，RC）异常导致氧化磷酸化代谢受损，进一步导致 ATP 产生减少，从而引起包括骨骼肌、神经系统等多系统病变的一组较罕见疾病。线粒体呼吸链异常的原因常常为线粒体基因或细胞核基因变异，这些基因编码多种与呼吸链相关的蛋白质，包括一些关键的亚基、控制呼吸链相关蛋白组装的因子、控制 mtDNA/nDNA 复制过程及进行信息传递的蛋白等。1962 年 Luft 等在 1 例瑞典女性患者肌肉活检中发现了异常线粒体，首次报道了线粒体肌病，1977 年 Shapira 首次提出 ME 的概念。

目前根据临床不同的症候群将线粒体脑病分为 11 种类型，其中相对常见的有 MERRF 综合征（肌阵挛性癫痫、小脑性共济失调、乳酸血症伴 RRF）、MELAS 综合征（线粒体脑肌病伴乳酸中毒和卒中样发作）、Kearns-Sayre 综合征（视网膜色素变性、心脏传导阻滞及眼外肌麻痹）、慢性进行性眼外肌麻痹、Leber 遗传性视神经病等。致病性 mtDNA 突变和线粒体脑肌病的类型存在一定的关系，如 MELAS 与 A3243G 点突变、MERRF 与 A8344G 点突变、Leigh

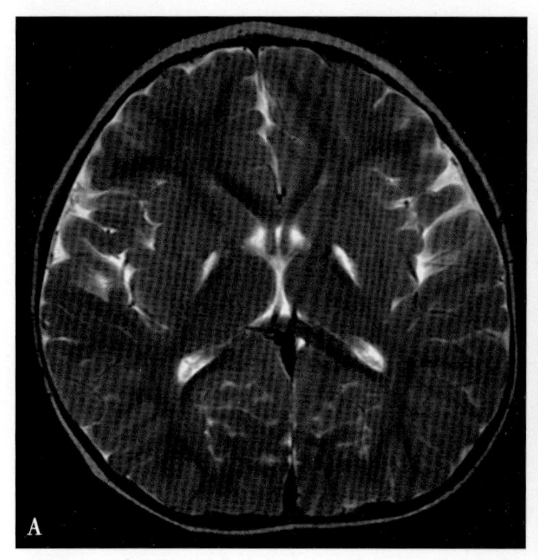


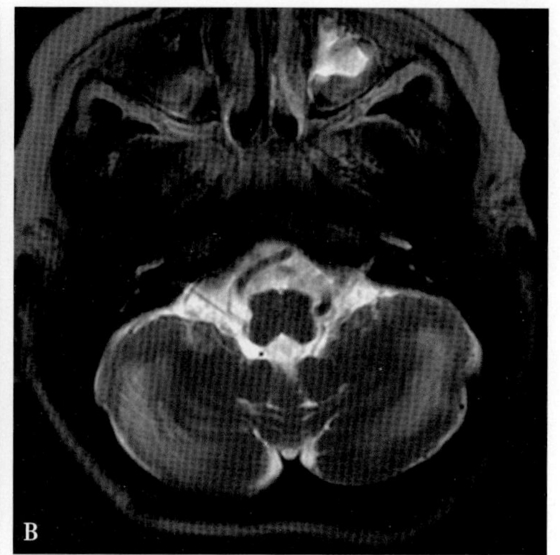


图 3-40 甲基丙二酸血症的 MRI 表现

男，2 岁，甲基丙二酸血症。A. 轴位 $T_2WI$ 显示双侧苍白球对称性高信号；B. 双侧小脑半球白质异常高信号；轻度脑萎缩

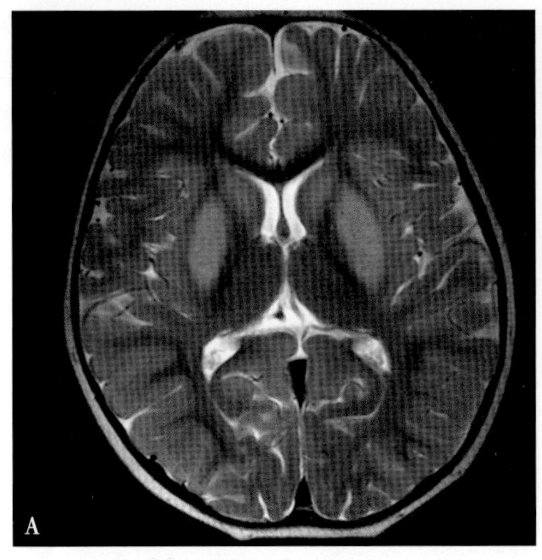

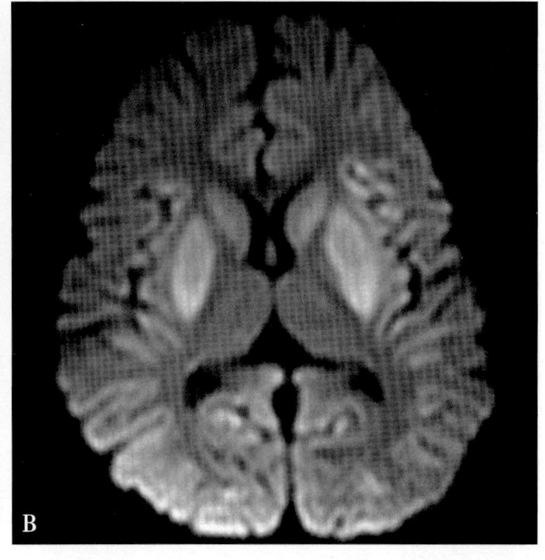


图 3-41　丙酸血症的 MRI 表现

女，23 个月，丙酸血症。A. 双侧壳核、尾状核头对称性 $T_2WI$ 高信号；B. DWI 亦呈高信号

综合征与 T8993G 和 T8993C 点突变相关、KSS/CPEO 与单发的 mtDNA 大片段缺失相关。

**1. 线粒体脑肌病伴乳酸酸中毒和卒中样发作**

（1）概述：线粒体脑肌病伴乳酸酸中毒和卒中样发作（mitochondrial encephalomyopathy with lactic acidosis and stroke-like episodes，MELAS）是一组导致发作性恶心、呕吐、永久或可复性卒中样发作（偏盲症和轻偏瘫）以及全身性线粒体病症状和体征的疾病。MELAS 呈母系遗传，80% 病例在 *tRNALEU*$^{(UUR)}$ 基因 3242 核苷酸位点上有点突变。患者常于 40 岁以前发病，儿童期和青少年期发病最多。发病时血清和脑脊液内乳酸升高。临床表现有癫痫发作、中风样发作及亚急性脑功能障碍，可致精神衰退和痴呆、呕吐、乳酸酸中毒及近端肌无力性肌病等其他异常。

（2）MRI 表现：急性期 MELAS 的 MRI 表现为受累的脑区肿胀，$T_1WI$ 低信号、$T_2WI$ 高信号，主要在顶叶、枕叶偏后部脑实质，以皮层受累为主。DWI 显示为沿皮层分布的线样高信号，与急性期脑梗死 DWI 高信号略有不同。MRS 见受累脑区高的乳酸峰。但其他原因导致的梗死也会造成局部乳酸峰升高，因此，在急性皮层病变区出现乳酸峰对 MELAS 来说并非特异性改变。MRA 显示脑血管正常，无狭窄或中断。系列复查可显示病变的消退与再发（增值图 3-23）。随后受累皮层萎缩。急性期受累脑组织局部血流增加，PWI 显示急性病变区呈高灌注。

**2. 亚急性坏死性脑脊髓病**

（1）概述：亚急性坏死性脑脊髓病（subacute necrotizing encephalomyelopathy，SNE）是一种少见的线粒体脑肌病，由 Leigh 于 1951 年首先报道，故称 Leigh 综合征（Leigh syndrome）或 Leigh 病（Leigh disease）。该病是由不同线粒体酶缺陷导致 ATP 生成减少，造成中枢神经系统进行性退行性损害的致死性遗传性疾病。本病可分为婴幼儿型和成人型，前者占绝大多数。临床症状依其病变部位不同表现为运动和智力低下、异常呼吸节律、眼球震颤、斜视、吞咽困难、共济失调、视神经萎缩和肌张力障碍等。肌肉及脑组织活检、血清及脑脊液检查，以及 MRI、MRS 等影像学检查有助于本病的诊断，并与其他类型线粒体脑肌病相鉴别。

本病有 3 种遗传方式：母系遗传、常染色体隐性遗传和性连锁遗传。已知的线粒体酶缺陷至少有以下几种：丙酮酸脱氢酶复合物、呼吸链复合物Ⅰ、呼吸链复合物Ⅳ（细胞色素 C 氧化酶，COX）及 ATP 合成酶。其中核基因缺陷是 Leigh 综合征的主要原因，常见为 *NDUFS7* 基因突变导致呼吸链复合物Ⅰ亚单位异常；此外，mtDNAT8993G 突变导致 ATP 合成酶缺陷为最常见的母系遗传类型；*SURF-1* 基因突变会造成 COX 缺陷，是常染色体隐性遗传较为常见的病因之一。

（2）MRI 表现：双侧基底节区病变，常见于壳核后部、尾状核头、苍白球等。脑干病灶多位于导水管周围灰质、脑桥、延髓等。此外，病变还可见于丘脑及小脑，脑白质病变相对罕见，乳头体则通常不受累。MRI 表现为多发对称性 $T_1WI$ 低信号 $T_2WI$ 高信号，病变边界较清，随着病程进展，软化灶形成，$T_2FLAIR$ 序列病灶可呈低信号改变，增强扫描通常不强化。由于病变早期或急性期水分子扩散受限，造成细胞毒性水肿，DWI 通常呈高信号，随病程延长可演变成等信号。MRS 上通常表现为 Cho 峰升高和 NAA 峰减低，病变区 Lac 含量明显增高，提示能量代谢缺陷（图 3-42）。PWI 可以通过脑血流灌注反映早期脑组织受损情况，在 Leigh 综合征的诊断中有重要意义。通常 PWI 提示双侧壳核及尾状核病变区呈高灌注，但对于其他区域如双侧丘脑背内侧核并没有显示高灌注，这可能与病变的不同期相有关。

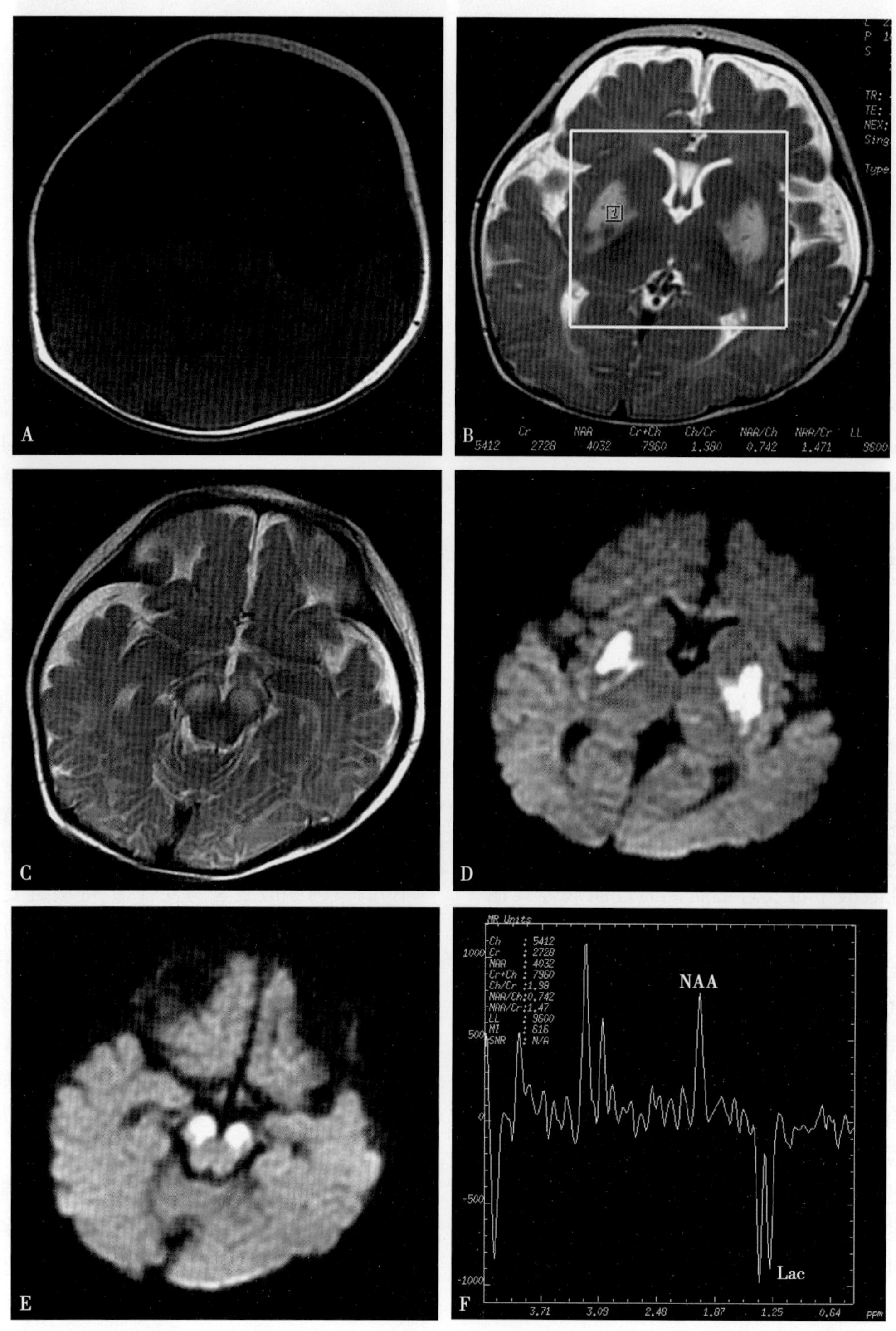


图 3-42 Leigh 综合征 MRI 表现

A. $T_1$WI 示双侧基底节低信号；B. $T_2$WI 示双侧基底节高信号；C. $T_2$WI 示双侧大脑脚对称高信号；D、E. DWI 示双侧基底节及大脑脚高信号；F. MRS（TE=144ms）可见 NAA 峰下降，并出现倒置的乳酸峰（Lac）

丙酮酸脱氢酶复合物的缺陷，影像学检查的典型表现为纹状体（尾状核和豆状核）的 $T_1WI$ 低信号、$T_2WI$ 高信号，同时有脑白质髓鞘化延迟。细胞色素氧化酶缺乏（COX，呼吸链酶复合体Ⅳ），由于 9q34 号染色体上的 *SURF1* 基因突变引起，是本型疾病的最常见原因，影像学检查见下丘脑核、延髓、小脑的下脚、延髓的下橄榄核和孤束核、桥脑背侧的中央顶盖束和网状部及中脑导水管周围的灰质受累，表现为 $T_1WI$ 低信号和 $T_2WI$ 高信号，较少累及基底节，特征性表现为下丘脑核受累，部分病例可以累及双侧脑室周围白质，呈 $T_1WI$ 低信号和 $T_2WI$ 高信号，甚至可以出现囊变。三磷酸腺苷酶基因 6 的突变（复合体 V），MRI 显示病变累及壳核前部、中脑背侧和桥脑背侧。复合体 I 缺乏，有少量病例报道脑白质内广泛的空腔形成。

3. Kearns-Sayre 综合征

（1）概述：Kearns-Sayre 综合征（Kearns-Sayre syndrome，KSS）是一种以慢性进行性眼外肌麻痹、视网膜色素变性和心脏传导功能障碍三联征为主要特征的线粒体脑肌病。由 Kearns 和 Sayre 于 1958 年首先报道。KSS 多为散发，个别为线粒体遗传、常染色体显性或隐性遗传。20 世纪 80 年代发现其与线粒体 DNA（mtDNA）大片段缺失有关，个别为 mtDNA 点突变致病。临床上 20 岁前发病，可伴有小脑性共济失调和 / 或脑脊液蛋白增高，其他可见肌无力、感音神经性聋、视力障碍、进行性痴呆及内分泌系统受累等表现。

慢性进行性眼外肌麻痹表现为双眼睑下垂、眼外肌全部瘫痪，但不累及瞳孔。部分病例还可有咽部肌肉和四肢肌肉无力。视网膜色素变性表现为视网膜上皮细胞脱失、色素斑形成、视神经萎缩、眼底血管变细、视力受损。心脏的传导系统常受影响，表现为心室间传导时间延长、房室传导阻滞和束支传导阻滞。肌肉病理光镜下 Gomori 三色染色可见大量的破碎红纤维（RRF）。细胞色素 C 氧化酶（COX）染色可见散在分布的 COX 缺失纤维；SDH 染色见有 RRF，肌纤维肌膜下氧化酶染色加深；电镜下可见异常线粒体数目增多，线粒体嵴排列紊乱，有时线粒体内可见晶状格包涵体。

（2）MRI 表现：表现为双侧对称性白质 $T_1WI$ 低、$T_2WI$ 高信号，$T_2FLAIR$ 高信号，以皮层下白质受累为主要表现，双侧呈对称性。皮层下 U 形纤维早期受累，脑室旁白质早期正常，以额、顶叶皮质下白质及小脑白质为主，后期累及深部核团，特别是中脑背部、丘脑和苍白球。胼胝体压部与内囊后肢可受累。DWI 急性期呈高信号（图 3-43）。

（三）铜代谢异常疾病

1. 肝豆状核变性

（1）概述：肝豆状核变性（hepatolenticular degeneration，HLD），又称 Wilson 病（Wilson disease，WD），为铜代谢障碍引起的神经系统变性疾病，属于常染色体隐性遗传，其致病基因腺苷三磷酸酶转运铜的 β 多肽（ATP7β）定位于染色体 13q14.3-q12.1。*ATP7β* 基因突变导致相应 ATP 酶功能减弱或消失，血清铜蓝蛋白（ceruloplasmin，CP）合成减少，与白蛋白疏松结合的铜离子显著增加，导致铜在多种组织中异常堆积。其发病率约 1/30 000~1/40 000，无明显性别倾向，致病基因携带者约为 1/90~1/150。HLD 可在任何年龄起病，大多数在 5~35 岁，肝病症状多发生于 20 岁前，而神经系统症状多发生于 20~30 岁，约 3% 患者在 40 岁之后出现症状。

铜可在多种组织中异常沉积，最常见的是肝脏和脑，角膜 K-F 环（Kayser-Fleischer ring）为特征性表现，约 98% 神经系统异常或精神异常的患者同时伴有角膜 K-F 环，血清 CP 水平下降，24 小时尿铜及肝脏铜含量上升。过量的铜在全脑内沉积，常双侧对称，最常见于壳核（好发于外缘），其次尾状核、苍白球、丘脑（腹外侧核），也可出现中脑、脑桥、小脑，皮层和皮层下病变。

（2）MRI 表现：基底节和中脑是最常受累的区域。基底节病灶在 $T_1WI$ 上多呈低信号，某些治疗前的患者病变信号强度可有增高，认为与铜的顺磁性效应有关，苍白球出现高信号多伴有肝功异常；$T_2WI$ 信号不定，可呈对称性高信号、混杂信号或低信号，最常见为壳核呈双侧对称、同心圆的薄层状高信号（可以囊变），低信号与铜含量增加有关；$T_2WI$ 高信号改变亦可见于导水管周围灰质、脑桥背侧部、延髓、齿状核、大脑（尤其额叶）和小脑白质，而特征性的“熊猫脸”征指中脑水平轴位切面，$T_2WI$ 中脑被盖部高信号的背景下，红核信号正常。轴位 $T_2WI$ 于桥脑层面可见小熊猫脸征。两者合称为双熊猫征。HLD 累及白质较少见，少数文献报道白质受累区域常不对称。增强扫描病灶通常无强化，无占位效应。DWI 序列图像上，在出现神经系统症状后，ADC 值随即下降，随后可能因为坏死、海绵状变性等增高。

$^1$H-MRS 检查，在基底节、顶枕叶皮质、额叶白质 N- 乙酰天门冬氨酸（NAA）/ 肌酸（Cr）下降，基底节区的肌醇（mI）/Cr 比值下降，苍白球区胆碱（Cho）/Cr 比值下降。另外，行门体分流手术的患者 mI/Cr 比值下降，呈肝性脑病的病变模式。

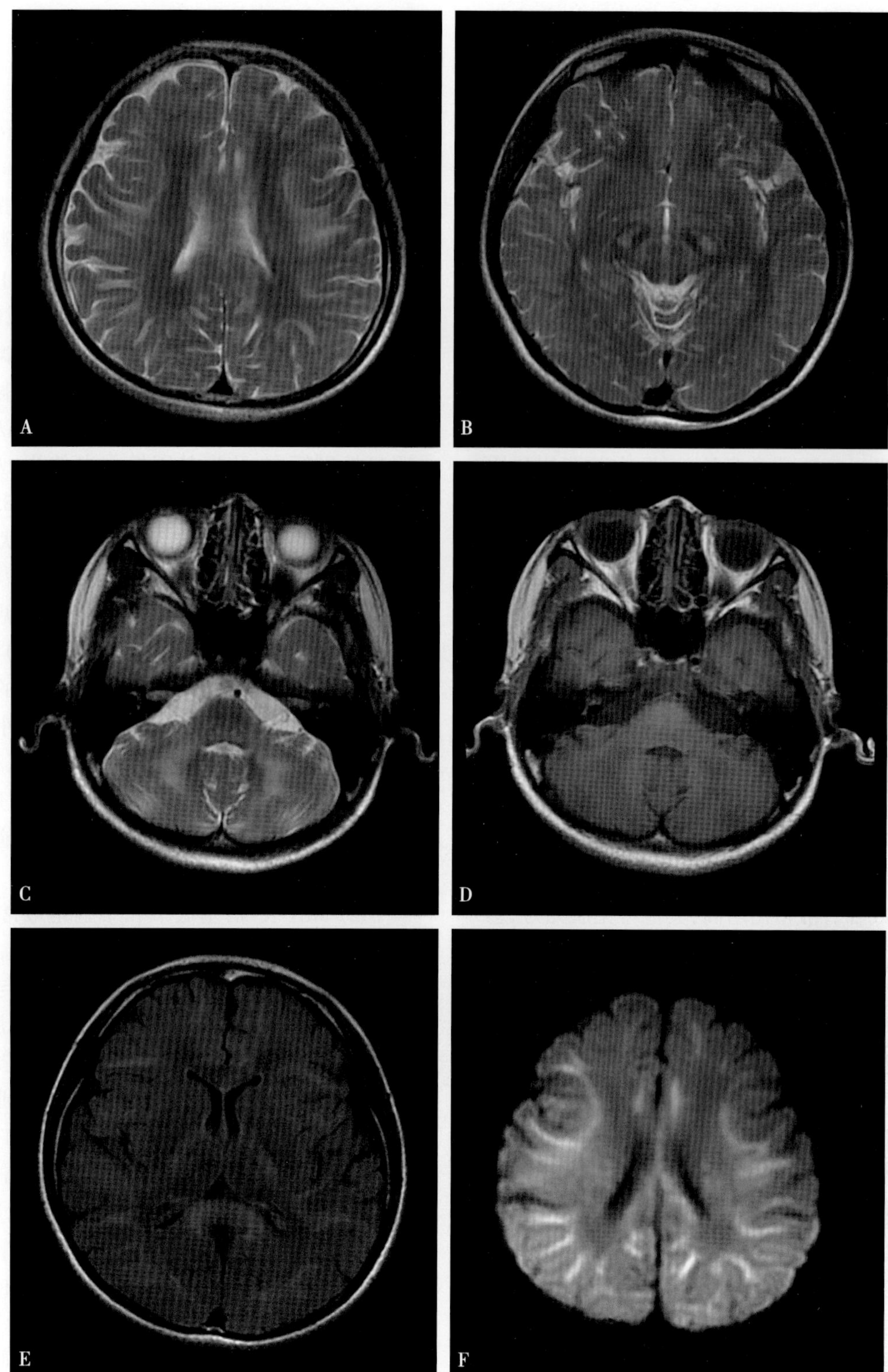


图 3-43 Kearns-Sayre 综合征的 MRI 表现

A~C. $T_2$WI 示双侧大脑半球皮层下白质、双侧大脑脚、脑桥背侧及双侧小脑半球白质对称性高信号；D. $T_1$WI 示病灶呈低信号；E. $T_2$FLAIR 示除皮层下白质，双侧内囊后肢及胼胝体压部呈高信号；F. DWI 示皮层下白质呈高信号

病灶的信号特征与患者年龄、病程等有关。成人相对于儿童，可能无壳核受累，且 $T_2$WI 苍白球和黑质可能呈低信号；铜 - 螯合治疗后随着临床症状改善，病灶信号也可有变化（图 3-44）。

2. Menkes 病

（1）概述：Menkes 病（Menkes disease，MD）是由于 *ATP7A* 基因突变致铜代谢紊乱，引起多系统性病变的遗传性神经变性病，呈 X 连锁隐性遗传。欧洲 MD 发病率约为 1/30 万活产婴儿，国内仅有个例报道，绝大部分患儿为男性。MD 根据临床表现分为经典型、轻型及枕角综合征，其中经典型占 90%~95%。经典型 MD 表现为出生时正常，2~4 个月出现临床症状，以特征性卷发、进行性神经系统退行性变、结缔组织异常为主要临床表现，多于 3 岁内死亡。患者有血浆铜蓝蛋白及血清铜降低。

（2）MRI 表现：经典型 MD 头颅 MRI 早期可正常。随病变进展，MRI 出现一系列特征性改变，如血管迂曲、白质发育落后、白质异常信号、脑萎缩及硬膜下出血等。

1）颅内血管迂曲：是 MD 最为突出的表现。MRA 显示颈内动脉和颅内血管迂曲、扩张或扭曲等改变，主要位于 Willis 环区，是诊断本病的重要征象。

2）脑白质发育落后：是 MD 的常见影像学检查表现，多为落后 1~2 个月龄。部分病例可见一过性白质水肿，也可见广泛性白质病变并有进展（图 3-45）。

3）脑萎缩：可见大脑和 / 或小脑萎缩，脑萎缩可随年龄增长而有进展。

4）硬膜下积液或积血：颅板下方硬膜下可见新月形 $T_1$WI 高信号、$T_2$WI 高信（增值图 3-24）。Menkes 病硬膜下积液发生在明显的脑萎缩之后，目

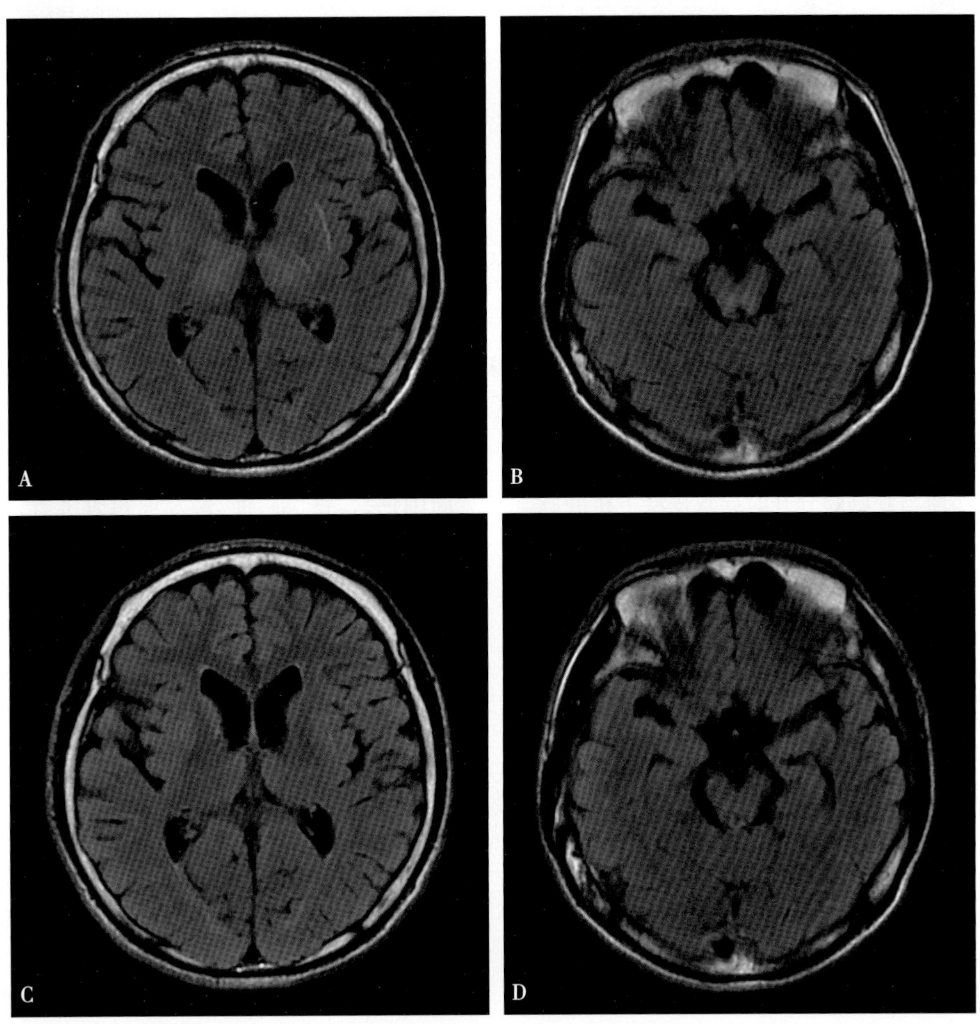


图 3-44 肝豆状核变性的 MRI 表现

男，21 岁，HLD 患者。A、B. $T_2$FLAIR 示双侧豆状核、丘脑、中脑背侧对称性高信号；C、D. 铜螯合治疗 2 年后复查，以上异常信号大部分消失，侧脑室扩大较前明显

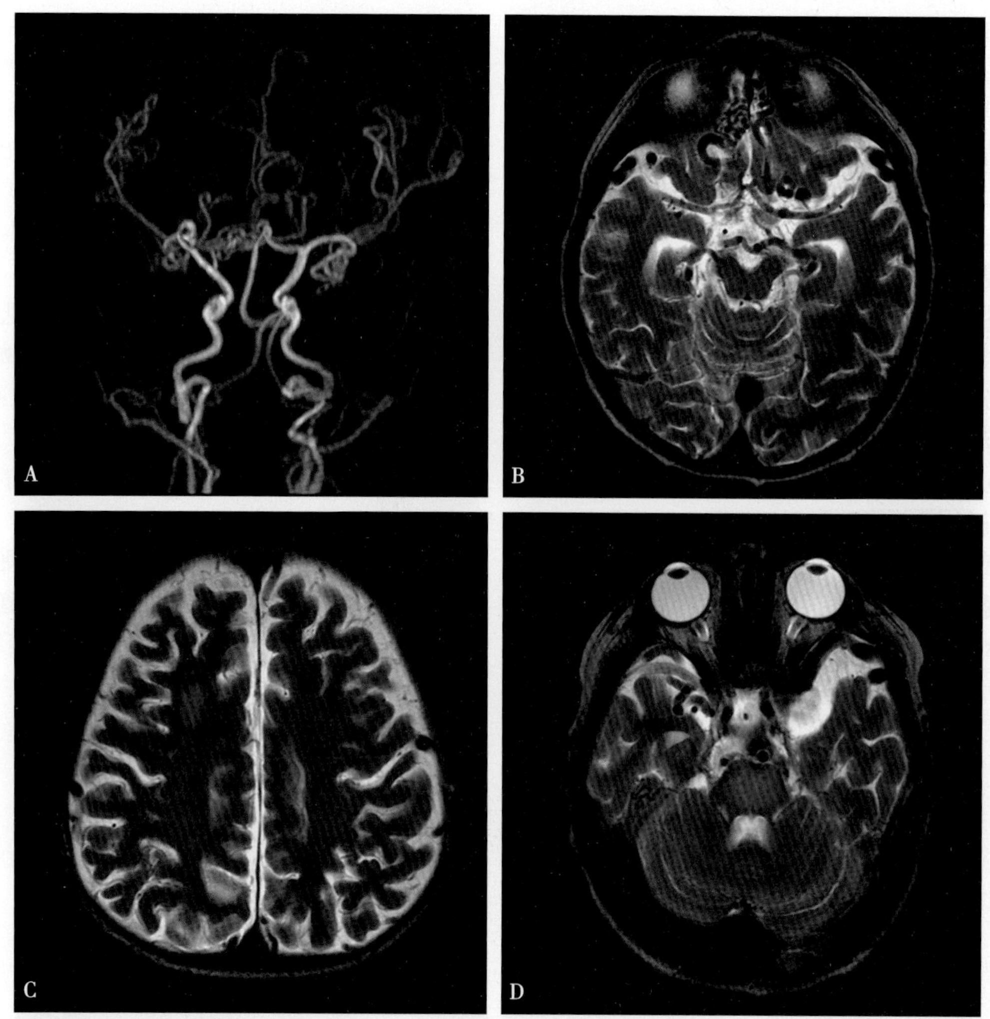

图 3-45 Menkes 病的 MRI 表现

男，3 岁，Menkes 病。A.MRA 示双侧大脑前动脉及大脑中动脉迂曲、扩张、扭曲；B.$T_2WI$ 示双侧大脑前动脉及大脑中动脉走行区迂曲流空信号；C、D. $T_2WI$ 示右侧额叶白质、桥脑异常高信号

前认为是脑实质与硬脑膜分开时导致皮层下桥静脉撕裂而引起的。

5）基底节区异常：表现为基底节区对称性 $T_2WI$ 高信号，DWI 高信号，ADC 值减低，MRS 示乳酸峰增高。

**（四）其他遗传代谢性疾病**

**1. Fahr 病**

（1）概述：Fahr 病（Fahr disease）又称家族性特发性脑血管亚铁钙沉着症，是一种罕见病，临床主要表现为进行性加重的头晕、头痛及精神障碍等因神经元慢性损害而产生的综合征。Fahr 病可以发病于任何年龄，以青春期或成人多见，无明显性别差异。部分患者与 *SLC20A2* 基因变异有关，多数具有家族倾向，少许为散发病例。

Fahr 病主要病理改变为双侧基底节、丘脑、小脑齿状核和皮质下白质广泛对称的终末小动脉和静脉周围钙盐、铁、铝、钾、磷及亚铅等沉着，钙化部位有神经元的缺失和神经胶质的增生，少数有脱髓鞘病变，晚期部分脑实质被钙化灶和神经胶质细胞替代。

Moskowitz 提出的诊断标准：①影像学检查表现为双侧基底节对称钙化；②无甲状旁腺功能减退表现；③血清钙、磷正常；④肾小管对甲状旁腺激素反应功能正常；⑤无感染、中毒、代谢等原因；⑥可有 / 无家族史。

（2）影像学检查表现：CT 表现为脑内广泛分布、对称的钙化灶，随病程进展逐渐增多、范围增大。发生部位依次为基底节、丘脑、小脑齿状核、大脑灰白质交界处和小脑白质区（图 3-46）。

脑实质可发生脱髓鞘改变，为脑血管壁亚铁钙沉积、管腔变窄，相应脑实质慢性缺血缺氧所致。可见脑萎缩，主要累及白质区，脑室系统扩张，脑沟及脑池一般无增宽或加深。可合并脑出血及囊变。增

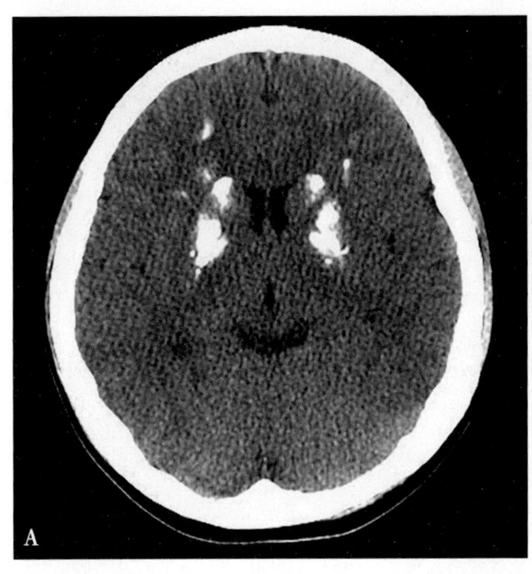

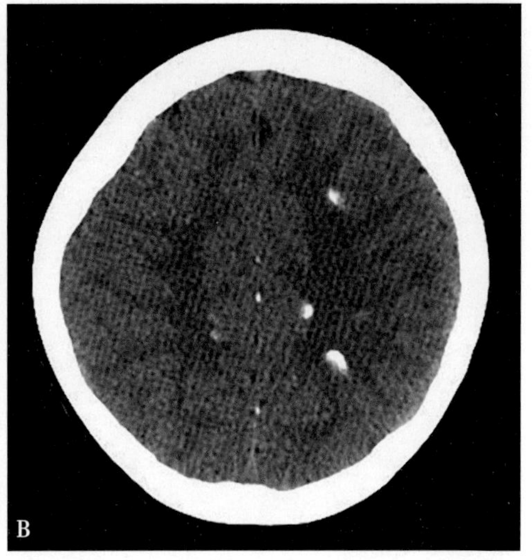


图 3-46 Fahr 病的 CT 表现
女，10 岁。头颅 CT 可见双侧基底节区、大脑灰白质交界处多发对称钙化

强扫描可见囊性灶及钙化周围不连续条状轻度强化，与周围脑实质胶质增生有关。

CT 在钙化方面的显示优于 MRI，而 MRI 能够更全面反映病变部位脑组织的病理改变和疾病发展过程，此外 MRI 还有助于排除其他神经系统疾病。

**2. 亨廷顿病**

（1）概述：亨廷顿病（Huntington disease，HD）又称 Huntington 舞蹈症（Huntington choreahe），是一种遗传性进行性神经退行性疾病。HD 在白种人较多见，发病率为 10.6/100 000~13.7/100 000，亚洲和非洲发病率低。HD 通常于 30~50 岁（平均年龄 45 岁）起病。约 5%~10% 患者于 20 岁前起病，称为青少年型亨廷顿病。男女无明显差别。

HD 的主要临床表现为舞蹈样不自主动作、精神障碍和进行性痴呆三联征。青少年型 HD 的临床表现与成人差异较大，主要为运动功能减退、肌肉强直、癫痫发作（约 50% 患者出现）和智力减退，很少在疾病初期表现为舞蹈样症状。该病一般呈进行性加重。如致病基因遗传自父系，一般起病较早，呈现遗传早现现象，即一代比一代发病早，而且症状重。

HD 的致病基因位于 4p16.3，编码的蛋白称为 Huntingtin，由该基因中的三核苷酸 CAG 重复扩增所致，为常染色体显性遗传。目前认为 HD 的病理生理学与突变 Huntingtin 毒性相关。HD 的病理改变为特异性选择性的脑部神经元变性、死亡，最明显改变是尾状核和壳核，其次为大脑、丘脑、丘脑下部及苍白球等。合成脑啡肽和 γ- 氨基丁酸的神经元严重脱失，胶质细胞明显增生。

基因诊断是确诊 HD 的主要依据。产前诊断是减少 HD 家系患儿出生及后代再发的有效手段。HD 呈进行性加重，成年人发病后一般存活 15~18 年，青少年型约 5~10 年。

（2）MRI 表现：在病程早期表现正常。随着病程进展，出现典型的纹状体（尾状核及壳核）萎缩。纹状体萎缩导致特征性的侧脑室前角扩大，向两侧凸出呈凸透镜样改变。苍白球、丘脑、海马同样出现萎缩，但不如纹状体明显。皮层萎缩较纹状体萎缩出现晚，也不如纹状体萎缩明显。白质萎缩以纹状体周围和胼胝体及大脑后部白质为主。青少年型 HD 可表现为尾状核及壳核萎缩，$T_2$WI 信号增高（图 3-47）。部分病例可见基底节区 $T_2$WI 信号减低。

fMRI 可在疾病早期发现运动系统功能连接异常。DTI 可发现白质及皮质下灰质结构内的神经纤维取向及完整性异常。均值扩散率、轴向、径向扩散系数等参数，在 HD 患者中也异常。MRS 可于 HD 早期发现壳核肌醇水平升高。高场强 MRS 可见 NAA 及谷氨酸盐峰改变。铁沉积可导致 SWI 上双侧苍白球对称低信号。

**3. Hallervorden-Spatz 综合征**

（1）概述：Hallervorden-Spatz 综合征（Hallervorden-Spatz syndrome，HSS）于 1922 年由 Hallervorden 和 Spatz 报道，因此得名。HSS 又称苍白球黑质红核色素变性，近期研究发现多数 HSS 是泛酸激酶 2（PANK2）基因突变所致，过量的铁沉积于苍白球、黑质及其相邻部位而致病。发病率约 1/1 000 000~3/1 000 000。

HSS 是一种多见于青少年时期发病的罕见常染色体隐性遗传病，致病基因定位于 20p12.3-p13。该

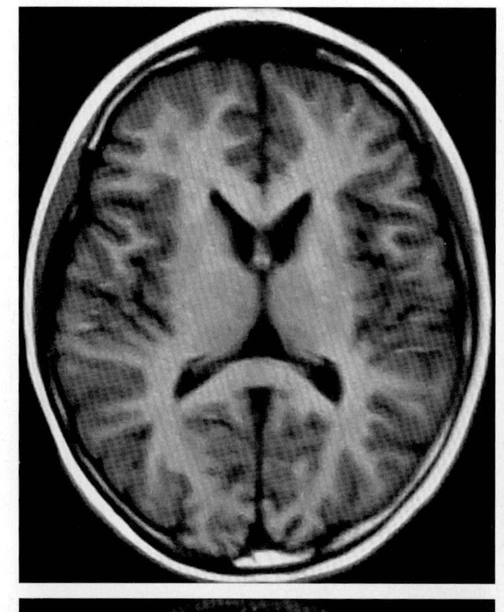
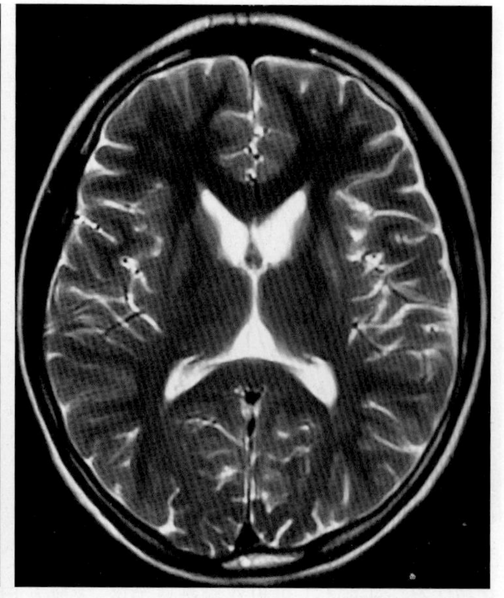
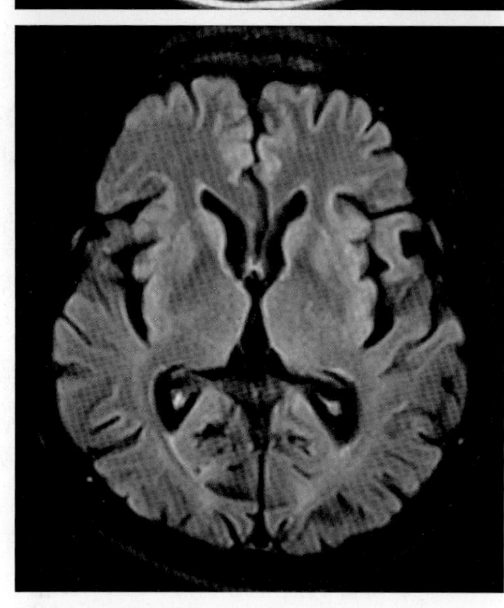

图 3-47 亨廷顿病的 MRI 表现
女，13 岁，言语不清，饮水呛咳，不自主运动，基因诊断亨廷顿病，其父亲也诊断亨廷顿病。双侧尾状核头和壳核体积缩小，$T_2$WI 及 $T_2$FLAIR 为稍高信号，双侧脑室前角扩大

基因突变可干扰 PANK2 蛋白的表达水平和催化活性，以及线粒体靶蛋白的成熟与稳定，引起神经元线粒体脂类代谢异常改变，导致脑组织铁沉积性神经变性病变。

HSS 的临床特征为锥体外系功能障碍，表现为肌张力不全、肌强直、舞蹈手足徐动症和构音障碍。根据发病年龄，HSS 可分为早发典型 HSS 和晚发不典型 HSS。

(2) MRI 表现：$T_1$WI 苍白球可呈高信号，前内侧为低信号；$T_2$WI 双侧苍白球呈低信号，$T_1$WI 低信号的前内侧呈点状高信号，双侧对称，称为“虎眼”征，为胶质增生和神经轴索肿胀，是 HSS 的特征性表现（图 3-48）。

SWI 图像上双侧苍白球对称性低信号，比 $T_2$WI 更敏感。有 $^1$H-MRS 研究显示患者苍白球 NAA 峰比健康人明显下降。DTI 示患者双侧苍白球区 FA 值和平均扩散率（mean diffusivity，MD）升高，原因是铁沉积干扰局部磁场，但该病不同于其他累及基底节区及丘脑的变性疾病，如亨廷顿病或进行性核上性麻痹，DTI 显示 HSS 患者白质纤维仍正常。

4. **黏多糖贮积症**

(1) 概述：黏多糖贮积症（mucopolysaccharidoses，MPS）是一组遗传性疾病，由于溶酶体内水解酶缺乏，使酸性黏多糖（acid mucopolysaccharide，AMPS）不能完全降解，AMPS 在体内堆积，导致全身结缔组织病变。其发病率约为 1/25 000。根据酶的缺陷不同共分 7 型，除Ⅱ型外，其余均为常染色体隐性遗传。本病的颅内病理改变是黏多糖广泛沉积在神经系统内，干扰脑细胞代谢，引起神经元细胞肿胀、变性。

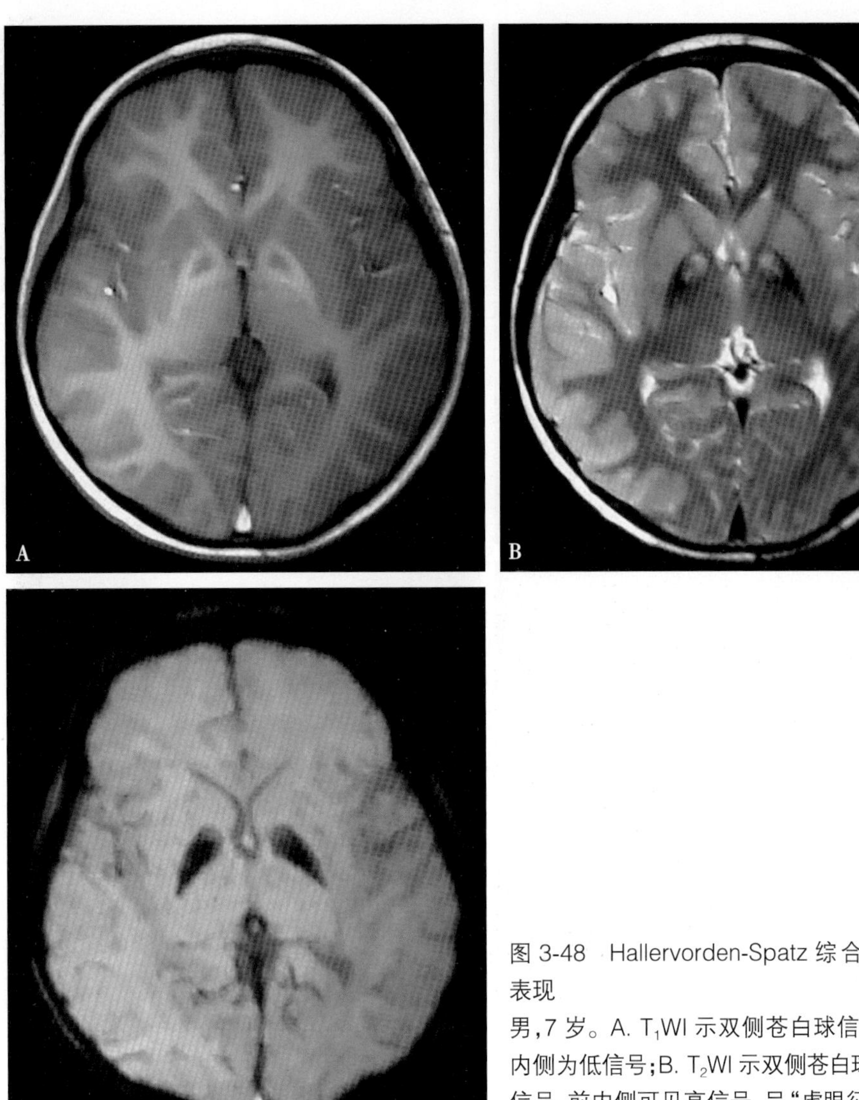

图 3-48 Hallervorden-Spatz 综合征的 MRI 表现
男，7 岁。A. $T_1$WI 示双侧苍白球信号增高，前内侧为低信号；B. $T_2$WI 示双侧苍白球为明显低信号，前内侧可见高信号，呈"虎眼征"；C. SWI 示双侧苍白球信号明显减低

MPS 各型均可出现面容丑陋、关节活动受限、骨骼畸形、肝脾大、心脏瓣膜病、耳鼻喉病变、角膜混浊及视网膜和视神经损害，主要是由于 AMPS 在组织内过度堆积造成的。此外，Ⅲ型主要为类肝素 -N 硫酸酶缺乏，导致类肝素堆积，故可产生严重的智力低下并伴精神运动异常，但其骨骼改变较轻微。Ⅳ型主要为角质素堆积，其骨骼畸形较为严重，发现年龄较晚，智力可有轻度异常。

（2）MRI 表现：脑室周围及半卵圆中心区、胼胝体、基底节区多发小点状囊性病灶（扩大血管间隙），$T_1$WI 呈低信号，$T_2$WI 呈高信号，$T_2$FLAIR 呈低信号，与血管周围间隙分布一致（图 3-49）。脑白质可见斑片状异常信号，$T_1$WI 为低信号，$T_2$WI 为高信号，以脑后部为著。随病情进展可见脑积水、蛛网膜下腔增宽或囊肿、脑皮质萎缩。

5. GM1 **神经节苷脂沉积病**

（1）概述：GM1 神经节苷脂贮积症（GM1 gangliosidosis）是一种罕见的常染色体隐性遗传病，发病率约为 1/10 000~1/20 000。其致病基因为位于 3 号染色体的 β- 半乳糖苷酶 -1（GLB1）基因，*GLB1* 突变导致 β- 半乳糖苷酶活性明显降低。GM1 的降解必须在溶酶体中经酸性 β- 半乳糖苷酶的作用下进行，β- 半乳糖苷酶活性降低导致 GM1 神经节苷脂降解障碍，神经节苷脂及相关糖复合物过量沉积于全身组织尤其是神经系统，导致细胞和脏器损害。

本病分三型：婴儿型（1 型）最为常见，多在出生后至 6 个月起病，表现为面容异常、骨结构不良、肝脾大、肌张力低下、精神发育迟缓和癫痫，多在 2 岁以内死亡；晚婴型或青少年型（2 型）多在 7 个月至 3 岁起病，表现为进行性精神运动迟滞，继而出现癫痫

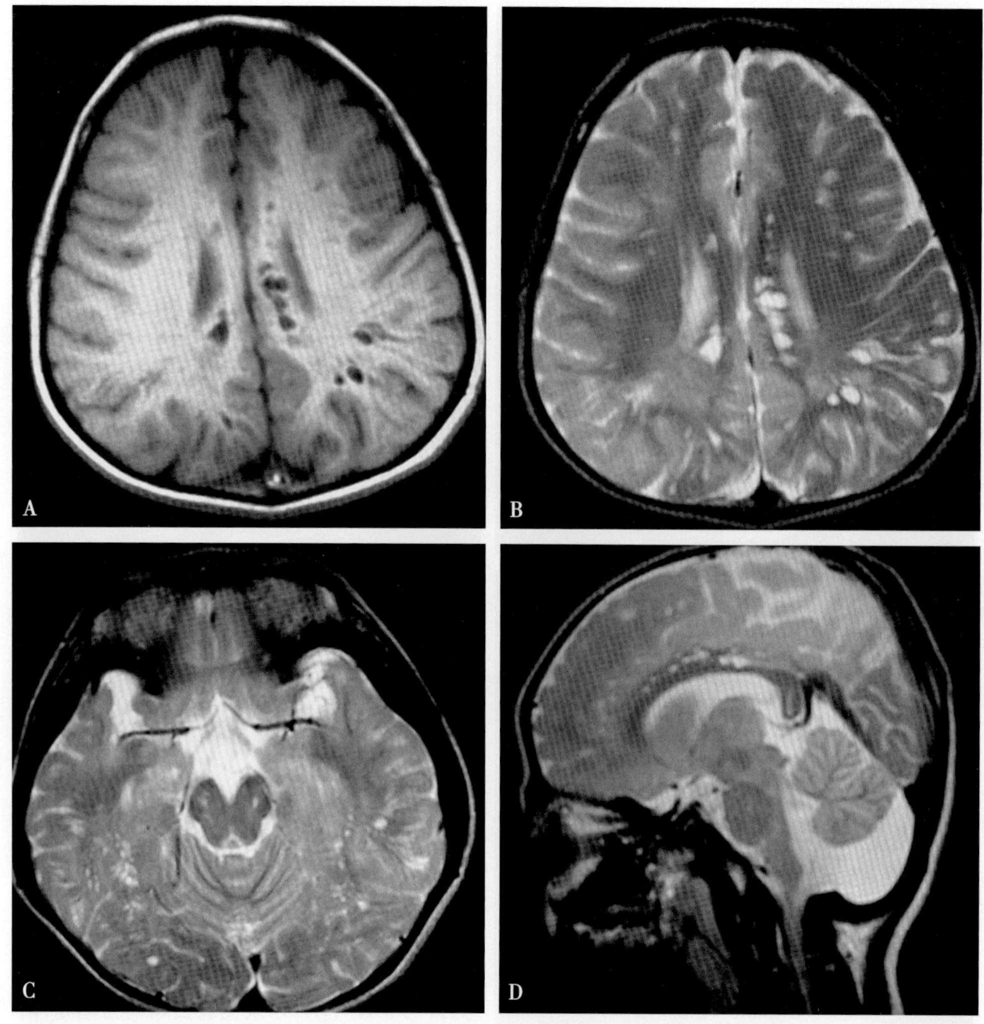


图 3-49 黏多糖贮积症的头颅 MRI 表现
女，10 个月，临床诊断为黏多糖贮积症。$T_1WI$ 及 $T_2WI$ 示双侧半卵圆中心、侧脑室旁多发小囊状灶，矢状位见枕大池扩大

样发作、痉挛状态和运动失调，发病后几年内死亡；成人型或慢性型（3 型）多在 3~30 岁发作，表现为慢性进行性肌张力障碍、构音障碍、共济失调、肌阵挛和锥体外束征，存活期因人而异。

GM1 神经节苷脂沉积病患者临床症状无特异性表现，少数患者可见面部畸形、眼底樱桃红斑及骨骼异常，临床诊断困难。确诊需依据外周血白细胞、培养的皮肤成纤维细胞或肝脏等组织的 β- 半乳糖苷酶活性测定与基因突变分析。

（2）MRI 表现：婴儿型多表现为丘脑 $T_1WI$ 高信号、$T_2WI$ 低信号，部分可见双侧基底节 $T_2WI$ 高信号（图 3-50）；髓鞘化延迟，白质多为弥漫性 $T_2WI$ 高信号（图 3-50）。青少年型可表现为丘脑 $T_1WI$ 高信号、$T_2WI$ 低信号，也可表现为丘脑信号正常、双侧基底节 $T_2WI$ 异常信号（高信号或低信号）；髓鞘化延迟，白质可见多发异常 $T_2WI$ 高信号。

MRS 表现为白质、基底节和丘脑内的 NAA 峰下降和肌醇峰（mI）明显增高，在 2.07ppm 处出现 N-乙酰己糖胺峰（N-acetylhexosamine，NAHeX）。

**6. GM2 神经节苷脂沉积病**

（1）概述：GM2 神经节苷脂贮积症（GM2 gangliosidosis）是常染色体隐性遗传病，由于 β- 氨基己糖胺酶（β-hexosaminidase，β-Hex）或 GM2 激活蛋白的缺陷所致。β-Hex 酶缺乏时，GM2 分子所结合的 N- 乙酰半乳糖不能被水解，造成 GM2 降解障碍，沉积在体内。β-Hex 有两种同工酶，即己糖胺酶 A（Hex A）和己糖胺酶 B（Hex B），两者均由两条多态链组成：Hex A 为 α 和 β 两条肽链，Hex B 则为两条 β 肽链，α 和 β 的编码基因分别位于 15q23-24 和 5q13。α 肽链基因突变即导致 Hex A 活性降低，导

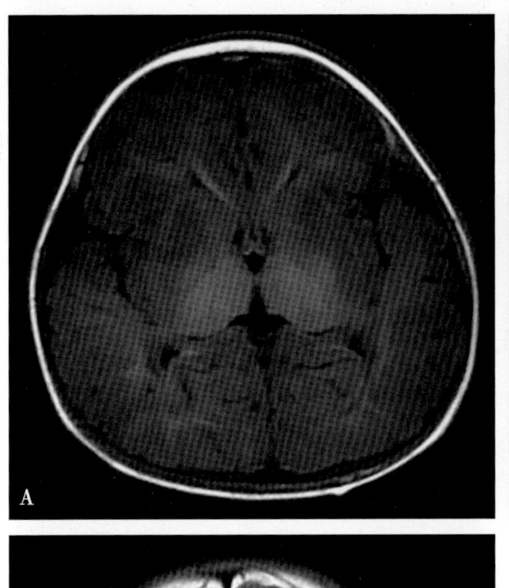


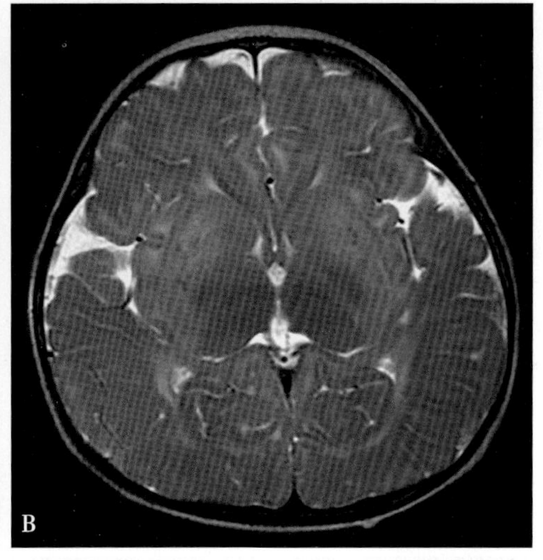


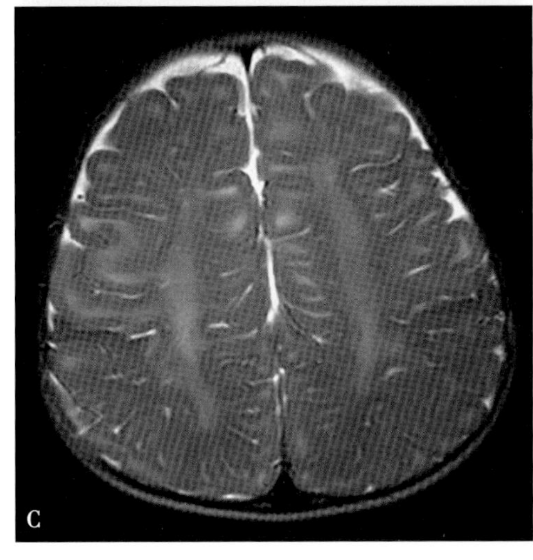


图 3-50 GM1 神经节苷脂沉积病的 MRI 表现
男，17 个月，临床诊断 GM1 神经节苷脂沉积病。A. $T_1$WI 示双侧丘脑高信号，双侧壳核低信号；B. $T_2$WI 示双侧丘脑低信号，壳核高信号；C. $T_2$WI 示双侧大脑半球白质弥漫性信号增高，提示发育迟缓

致 Tay-Sachs 病（Tay-Sachs disease）；β 肽链基因突变时，Hex A 和 Hex B 的活性均降低，导致 Sandhoff 病（Sandhoff disease）。Tay-Sachs 病和 Sandhoff 病均罕见，Tay-Sachs 发病率约 1/222 000，Sandhoff 病发病率约 1/384 000~1/422 000。

（2）MRI 表现：与 GM1 的影像改变类似，双侧丘脑呈 $T_1$WI 高信号，$T_2$WI 呈低信号或混合信号（图 3-51）。Tay-Sachs 病在双侧壳核、尾状核和苍白球出现 $T_2$WI 高信号，$T_1$WI 低信号或高低混杂信号改变。Tay-Sachs 病在丘脑腹侧核出现 $T_2$WI 低信号和 DWI 高信号，也可作为一个与其他疾病的鉴别特征。脑白质在早期出现发育落后，而后出现弥漫性、缓慢进展的白质 $T_2$WI 高信号，以侧脑室周围白质为主，也可以累及锥体束和小脑白质，但胼胝体不受累。白质病变在 Tay-Sachs 和 Sandhoff 病均可出现。年长的 Sandhoff 患者可见丘脑的 $T_2$WI 低信号和萎缩。晚期，出现大脑和小脑萎缩，白质异常、基底节和丘脑 $T_2$WI 低信号。

MRS 在 GM2 研究较少但有特征性，表现为白质、基底节和丘脑内的 NAA 峰下降和肌醇峰（mI）明显增高，在 2.07ppm 处出现 N- 乙酰己糖胺峰（N-acetylhexosamine，NAHeX）。

**7. 神经元蜡样质脂褐质沉积病**

（1）概述：神经元蜡样质脂褐质沉积病（neuronal ceroid lipofuscinoses，NCL）是一组具有遗传异质性的神经元变性病，多数在儿童期发病，偶尔在成年发病，为常染色体隐性遗传病。NCL 罕见，不同国家发病率为 0.1/10 万 ~7.0/10 万。本病的主要病因为溶酶体蛋白酶的基因缺陷及结构蛋白的功能失调，导致脂褐质沉积，累及全身多脏器，确诊可通过特异性酶学检查、基因检测，以及皮肤、肌肉活检病理检查。

NCL 的主要临床表现为进行性智力运动倒退、肌阵挛、癫痫发作和视力下降，视觉丧失为大多数亚型的临床特征之一。依据起病年龄和临床表现，NCL 可分为先天型、婴儿型、晚婴型、青少年型及成

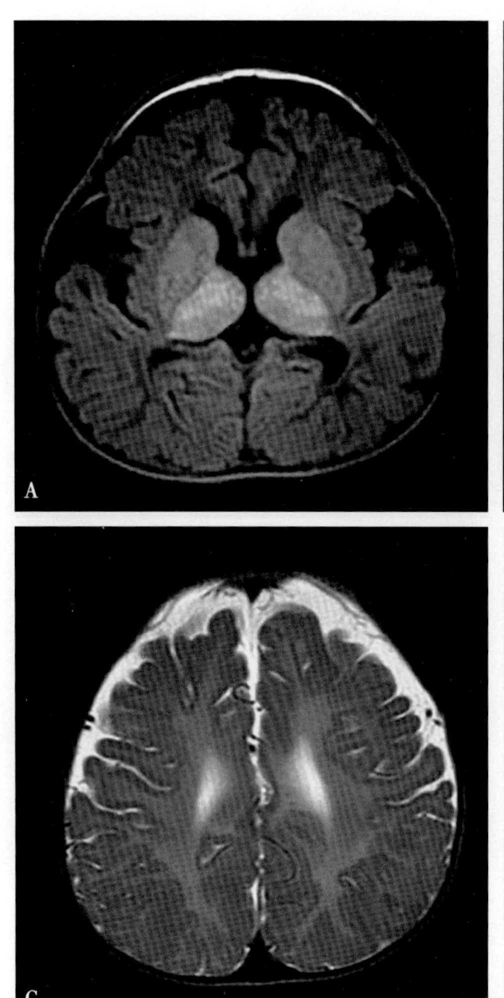

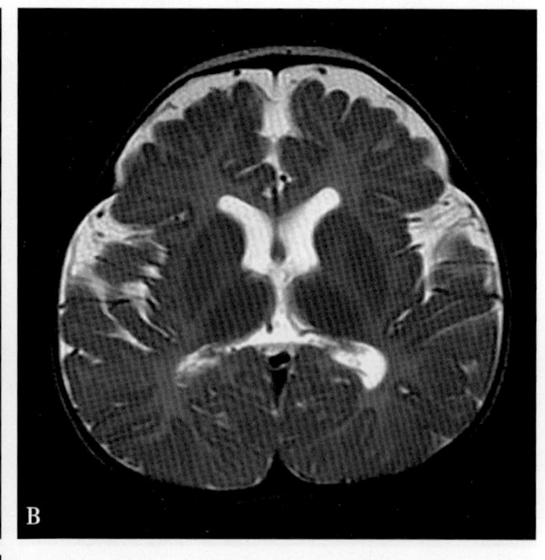

图 3-51 GM2 神经节苷脂沉积病的 MRI 表现
男，11 个月，临床诊断 GM2 神经节苷脂沉积病。A. $T_1$WI 示双侧丘脑高信号；B. $T_2$WI 示双侧丘脑信号略减低；C. $T_2$WI 示双侧大脑半球白质弥漫性信号增高，提示白质髓鞘化严重落后

人型，每种类型有不同的临床表现。NCL 新的分类系统同时考虑基因型和起病年龄，共分 14 型，包括 CLN1~CLN14。NCL 预后差，死亡率高，目前无特效治疗方法，主要为对症治疗。

(2) MRI 表现：①婴儿型，可见大脑皮质弥漫萎缩，丘脑 $T_2$WI 低信号，脑室周围白质 $T_2$WI 高信号，硬膜下积液；②晚婴型，可见进行性大脑和小脑萎缩，以小脑为主且早发，而基底节和丘脑基本正常；③青少年型：大脑、小脑萎缩，脑室扩大，内囊后肢及脑室周围白质 $T_2$WI 高信号。MRS 可见受累部位 NAA 峰减低，mI 峰升高（图 3-52）。

**8. 急性坏死性脑病**

(1) 概述：急性坏死性脑病（acute necrotizing encephalopathy，ANE）是一种急性的快速进展性脑病，1995 年由日本的 Mizuguchi 等提出。该病罕见，为一组病因不明的临床影像综合征，大部分患者有病毒前驱感染史。早期报道主要发生于日本和中国台湾，近年欧美亦有报道，无明显种族倾向，男女发病率无明显差异。其主要病理改变为局灶性血管损伤所致血脑屏障破坏，血浆渗出，引起脑水肿、点状出血、神经元及胶质细胞坏死。

本病婴儿至成人均可发病，但常见于婴幼儿。本病目前分为两型：①ANE，又称孤立性或散发性急性坏死性脑病，发病机制不明，临床主要表现为高热、抽搐、意识障碍（迅速进展至昏迷）和多器官功能衰竭；②ANE1：即家族性或复发性急性坏死性脑病，有 *RANBP2* 基因突变。ANE 呈现暴发且多样化的病程，临床主要有以下 3 期：前驱感染期、急性脑病期、恢复期。ANE1 与散发性 ANE 相比，除有家族倾向和容易复发外，其临床症状一般较轻。该病预后差，死亡率高达 30%，幸存者多遗留严重的神经后遗症。

(2) 影像学检查表现：CT 可见多灶性、对称性脑损害，以累及双侧丘脑为特征，病变区 CT 为低密度（增值图 3-25）。

MRI 表现：初期主要表现为脑水肿，$T_1$WI 为低

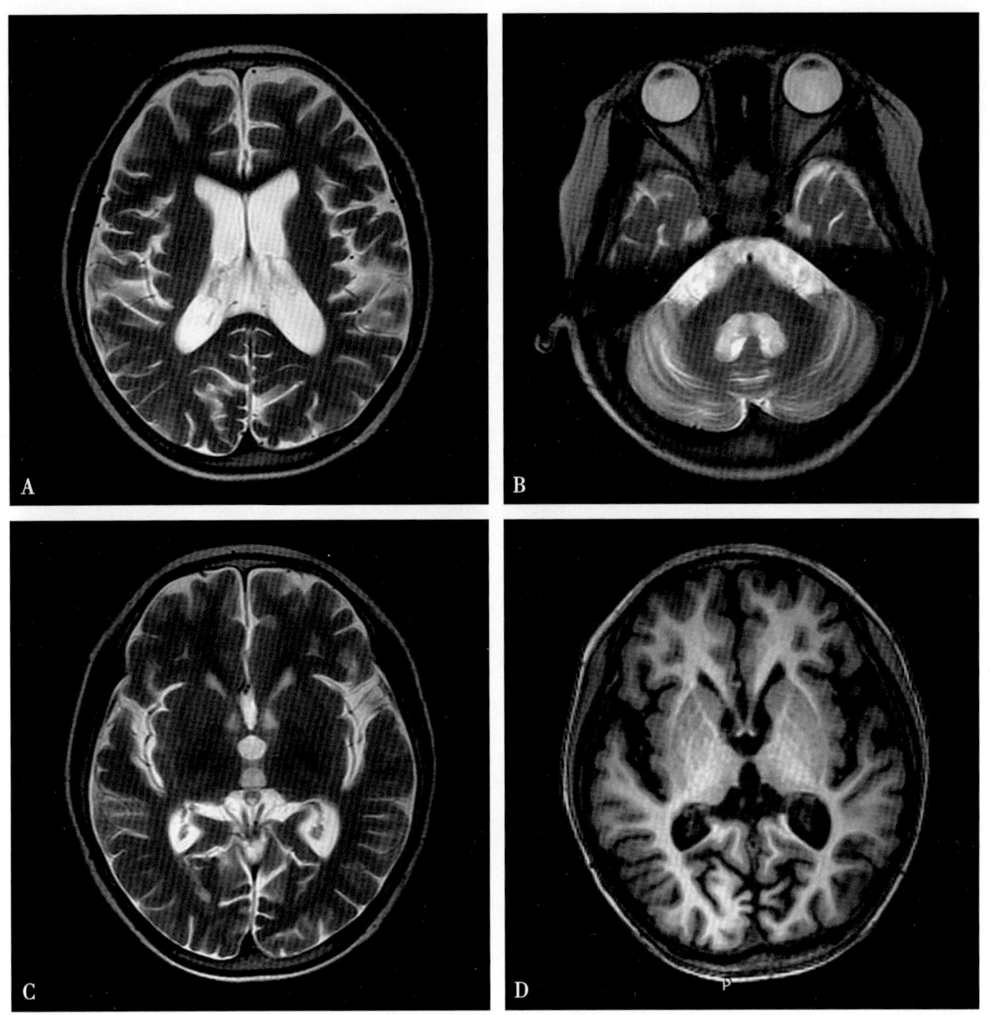


图 3-52 神经元蜡样质脂褐质沉积病的 MRI 表现

女，7 岁，诊断神经元蜡样质脂褐质沉积病。A. $T_2$WI 示双侧大脑半球萎缩，侧脑室增宽；B. $T_2$WI 示双侧小脑半球萎缩；C、D. $T_2$WI 及 $T_1$WI 示双侧丘脑萎缩，$T_2$WI 信号下降

信号、$T_2$WI 为高信号，$T_2$FLAIR 及 DWI 为高信号，灰质病灶可以为同心圆样的混杂信号。中期可见点状出血、坏死，灰质病灶以丘脑为主，$T_1$WI 为中心低信号、周围环状高信号（亚急性出血）；$T_2$WI 信号较前有所减低，周围环绕高信号或等信号；$T_2$FLAIR 高信号更明显，中心及外周可见混杂低信号；DWI 为混杂信号，高信号较前减少；脑白质仍为 $T_1$WI 低信号，$T_2$WI 高信号，$T_2$FLAIR 为高信号（图 3-53）。恢复期少数轻型病例病灶可完全消失，大部分病例病灶表现为萎缩、含铁血黄素沉积及囊腔形成等，可遗留脑萎缩。

DTI 可观察 ANE 患者白质纤维束的受损程度，判断临床预后，同时可鉴别 ANE 与其他类似疾病。

## 七、遗传性与获得性脑白质病

### （一）遗传性脑白质病

#### 1. X 连锁肾上腺脑白质营养不良

（1）概述：X 连锁肾上腺脑白质营养不良（X-linked adrenoleukodystrophy，X-ALD）为 *ABCD1* 基因变异导致的遗传性过氧化物酶病，以进行性中枢神经系统脱髓鞘和肾上腺功能不全为特征。根据其临床表现的不同分为新生儿肾上腺脑白质营养不良、X 连锁肾上腺脑白质营养不良和肾上腺脊髓神经病。

（2）MRI 表现：MRI 有几种常见的受累部位：顶枕叶、胼胝体压部深部白质受累，约占 66%，主要见于儿童脑型；额叶、胼胝体膝部，约占 15%，主要见于成人型；额叶或皮质脊髓束受累；原发小脑白质受

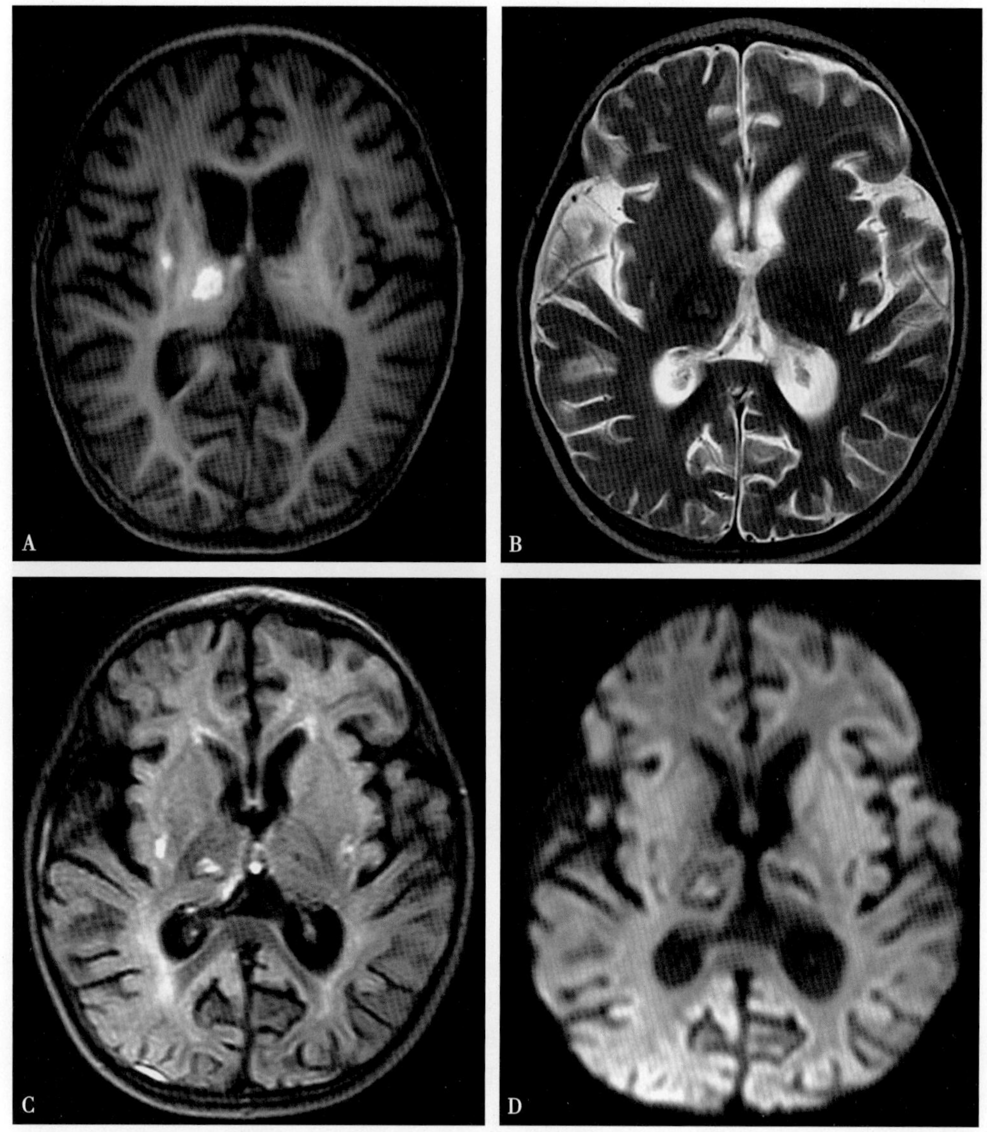

图 3-53 急性坏死性脑病的 MRI 表现
男，15 个月，发热、惊厥后昏迷。发病后第 24 天头颅 MRI 示：A. 右侧丘脑、壳核片状 $T_1$WI 高信号，双侧壳核后部点状低信号（囊变）；B. $T_2$WI 为中央高信号，周围环绕低信号，双侧壳核后部点状高信号；C. $T_2$FLAIR 为高信号；D. DWI 为中央稍高信号，周围环绕低信号；双侧侧脑室增宽，轻度脑萎缩

累；顶枕叶和额叶同时受累。另外，病变可以累及视通路和听觉通路。

典型的顶枕叶受累表现为双侧对称性顶枕部（侧脑室三角区）白质内异常信号，呈 $T_1$WI 低信号、$T_2$WI 高信号，病变通过胼胝体压部，使两侧病变融合，形成典型的“蝴蝶样”外观，早期胼胝体压部受累为其特征。病变早期起源于枕叶白质，向上向前扩展，累及颞叶和顶叶，病变以中央区白质为主，晚期累及皮层下白质和小脑白质。脑白质病变对应了病理上的三个区域：①中央区：该区域髓鞘已全部被神经胶质所代替，有时出现坏死空洞，MRI 上表现为 $T_1$WI 低信号，$T_2$WI 呈极高信号（病变区内信号最亮区域），DWI 呈低信号；②中间区：代表与活动性炎症改变有关的脱髓鞘，由于血脑屏障被破坏，注入造影剂后可呈花边状强化，该区域 $T_2$WI 呈等信号或轻微低信号，DWI 呈高信号；③外周区：活动性脱髓鞘的边缘区域，不存在炎症反应，注入造影剂不强化，$T_1$WI 为稍低信号，$T_2$WI 呈轻度到中等高信号，DWI 呈低信号。

第二个较少见的类型，以额叶受累为主，病变主要累及额叶白质、胼胝体膝部、内囊前肢和膝部，偶尔以小脑白质受累为主。信号特点与强化特点与枕叶型改变相似，表现为病灶的边缘强化(相当于中间带)。其他类型包括局限于一侧半球受累、额叶和枕叶同时受累及局限于内囊膝部受累，同时累及脑干锥体束。

ALD 的另一个特征性改变为脑干皮质脊髓束受累，表现为脑干内双侧呈对称性点状 $T_1WI$ 低信号 $T_2WI$ 高信号，增强扫描可见强化，病变可累及皮质脊髓束的全程，从内囊后肢及膝部达延髓，也可仅累及脑干，脑桥-延髓的皮质脊髓束受累对 ALD 的诊断具有一定的特异性。

肾上腺脊髓神经病主要累及脊髓和周围神经，脑白质正常或仅有轻微的炎症反应。文献报道 50% 的病例影像学检查正常或改变轻微，另 50% 则表现为脑干(部分可达延髓，也可仅累及脑干，脑桥-延髓的皮质脊髓束)受累，对 ALD 的诊断具有一定的特异性。表现为皮质脊髓束、皮质小脑束和小脑白质对称性的 $T_2WI$ 高信号，病变可向中脑或内囊后肢扩展。另外也可有皮质脊髓束受累和胸髓萎缩，少数患者亦可有颈髓萎缩。

另外，病变中心区 DTI 的 FA 值显著减低；DWI 的 ADC 值增高；MRS 的 NAA 和 Cr 降低、mIns(肌醇)和 Lac 峰增高(图 3-54)。

MRI 还用于随访以了解病变缓解、稳定或进展情况。一般临床症状稳定的患者，影像表现也稳定。进展性病例病变向周围组织扩展，或出现新的病变。通常病变最初累及胼胝体压部，之后向顶枕叶白质扩展，有些为胼胝体膝部受累，之后向额叶白质扩展。新发病变通常出现在视觉通路、听觉通路，脑干投射纤维、小脑。锥体束、脑干、内囊同样可以为首发脱髓鞘部位，之后向半卵圆中心扩展。大脑、小脑、脑干进行性萎缩，通常出现在病程 1 年后。影像同病情相关，最初脱髓鞘病变没有炎性反应，$T_1WI$ 不强化，进展缓慢，此时患者没有神经系统症状，偶有认知障碍。一旦出现炎性反应，$T_1WI$ 强化，病变开始迅速进展，即进入活动期，患者认知功能迅速恶化。10% 患儿不进展，没有活性期，这一表型可以称为慢性或停滞脑型 X-ALD。

**2. 异染性脑白质营养不良**

(1) 概述：异染性脑白质营养不良(metachromatic leukodystrophy，MLD)，是一种严重的进展性常染色体隐性遗传脑白质病。发病率为 1/16 万 ~1/4 万。发病机制为硫酸脑苷脂及其他含硫酸的糖脂不能脱硫酸，沉积在溶酶体中，主要位于中枢神经和外周神经、肝、肾、胰、脾、肾上腺、胆囊等组织中。

(2) MRI 表现：主要表现为深部白质对称性受累，即侧脑室周围白质和半卵圆中心白质 $T_1WI$ 低、$T_2WI$ 高信号。晚期累及皮层下白质、小脑白质，并出现萎缩。首发部位为中央区白质，病变随着病程进展呈现向周边扩展的趋势。半卵圆中心出现豹纹、虎斑征。“虎斑”或“豹纹”征，最早见于佩-梅病，为受累和未受累的髓鞘交错呈条纹状，从侧脑室表面到外周。MLD 亦常见此征象。

胼胝体受累是 MLD 的另外一个重要征象，压部和膝部均可受累，可伴肿胀(图 3-55)。胼胝体膝部和压部同时受累对早期诊断 MLD 和鉴别诊断有着重要价值。病变还可以累及丘脑、内、外囊和皮质脊髓束。

**3. 佩-梅病**

(1) 概述：佩-梅病(Pelizaeus-Merzbacher disease，PMD)是一种罕见的 X 连锁隐性遗传性脑白质病，是由于编码蛋白脂蛋白 1(proteolipid protein 1，PLP1)基因缺陷，导致髓鞘形成障碍。

(2) 影像学检查表现：MRI 主要表现为弥漫性脑白质髓鞘化落后甚至未髓鞘化，造成灰白质信号对比逆转，似新生儿样。不同年龄患儿影像表现有差异。由于 1 岁内髓鞘化尚未完全，诊断髓鞘化落后有较大困难。正常脑叶白质髓鞘化晚，因此观察深部结构髓鞘化进程对于 PMD 诊断有较大意义，如视放射、脑桥髓鞘化程度低，甚至未髓鞘化，内囊及胼胝体较正常儿童髓鞘化程度低。正常儿童 1 岁之后，大部分髓鞘化基本完成。PMD 患儿脑叶白质发育程度明显落后于同龄儿童，仅额、枕叶见少量髓鞘化。大脑深部结构髓鞘化发育也均落后于同龄儿童，以内囊前后肢最为明显，表现为髓鞘化率低、髓鞘化落后。胼胝体(膝部和压部)、视放射及脑桥也可以出现髓鞘化落后。

影像表现与临床严重程度及分型存在相关性。经典型影像较中间型、先天型轻，“豹纹”征也更多见于经典型。“豹纹”征是指在髓鞘化落后的半卵圆中心白质内，可以存在髓鞘化相对正常的髓鞘岛，$T_2WI$ 表现为斑片状相对低信号区，形成的豹纹样改变(图 3-56)。随着病情进展，可以出现大脑半球萎缩、胼胝体变细。

MRI 随访可评价髓鞘化进程。经典型髓鞘化发育高于先天型，髓鞘化发育范围较先天型广。不同年龄患儿髓鞘化发育特点不同，年龄大髓鞘化发育率低，有些患儿可出现髓鞘化倒退。此外，也有报道 PMD 视神经增粗的征象。

**4. 亚历山大病**

(1) 概述：亚历山大病(Alexander disease，AxD)，

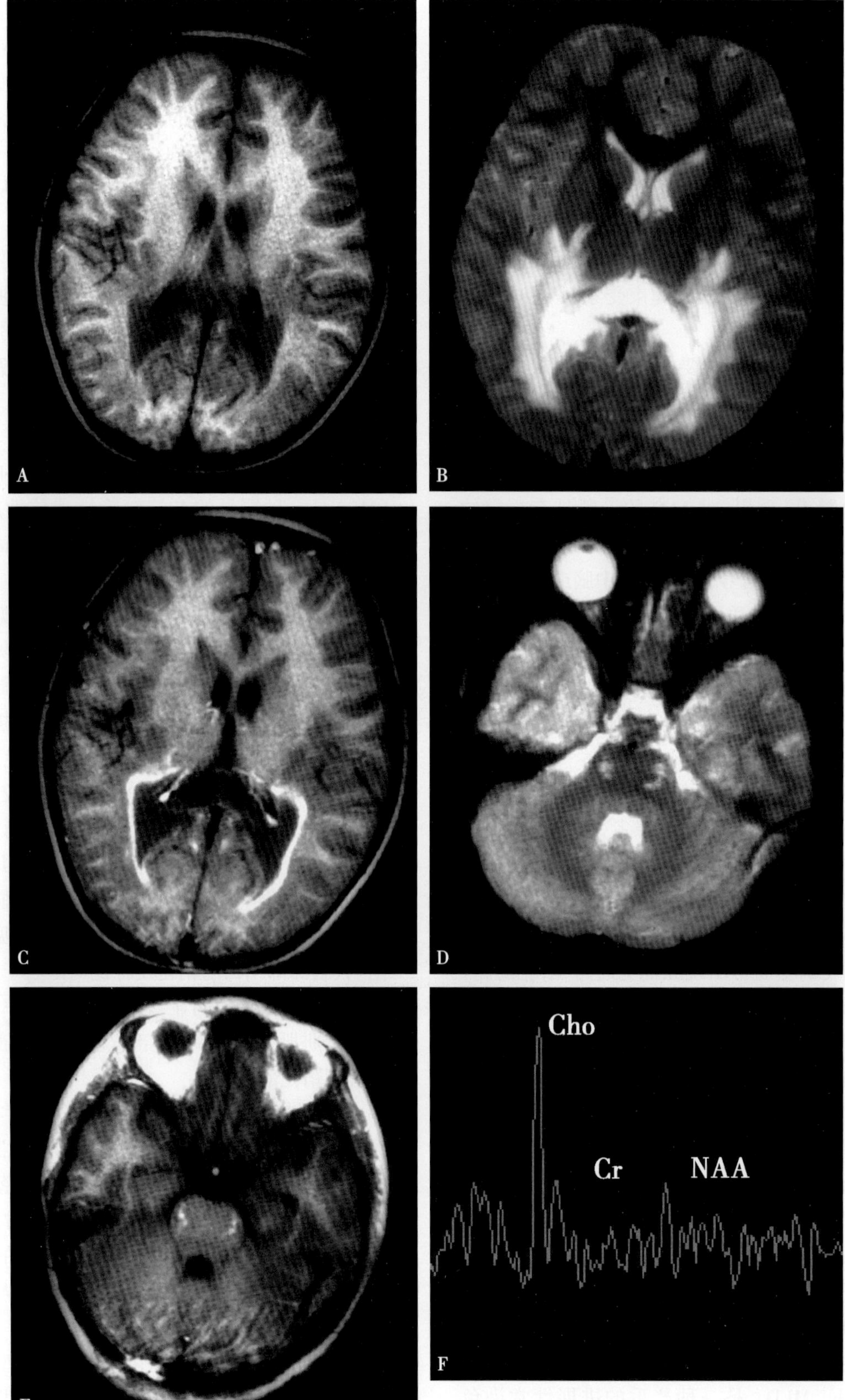


图 3-54 ALD 的 MRI 表现

男，9 岁。A、B. $T_1WI$ 及 $T_2WI$ 示双侧顶枕叶对称性 $T_1WI$ 低信号、$T_2WI$ 高信号，胼胝体压部受累，呈蝴蝶形；C. 增强扫描病变可见高强化；D、E. $T_2WI$ 及 $T_1WI$ 增强示脑干皮质脊髓束受累，增强扫描为高强化（中间带？）；F. MRS 示 NAA 降低，Cho 升高，NAA/Cho 比值降低

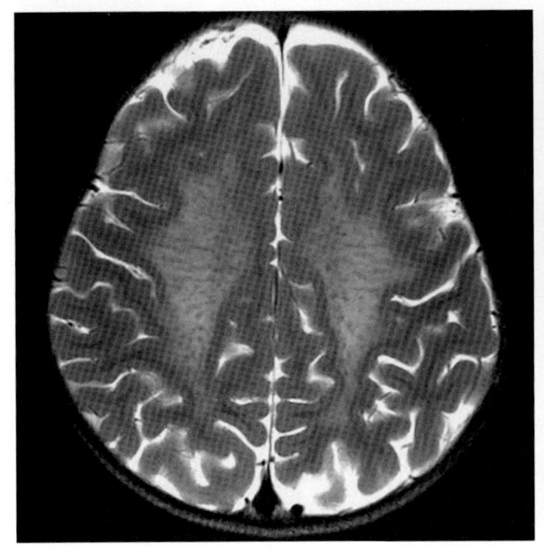
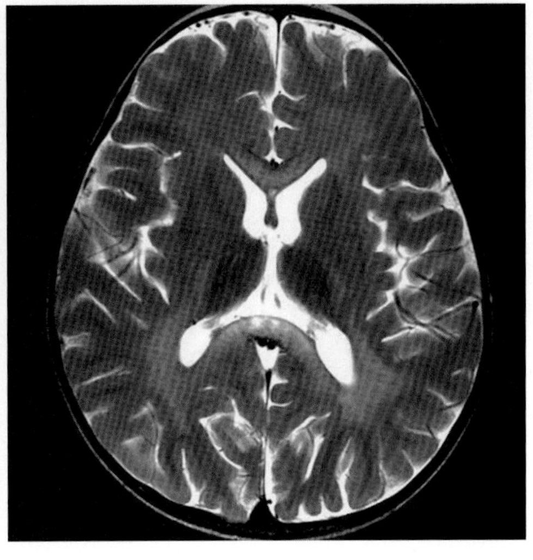

图 3-55 MLD 的 MRI 表现
男，2岁，诊断MLD。双侧半卵圆中心、侧脑室周围白质呈 $T_2$WI 高信号，呈豹纹征，弓形纤维不受累。胼胝体、内囊亦受累

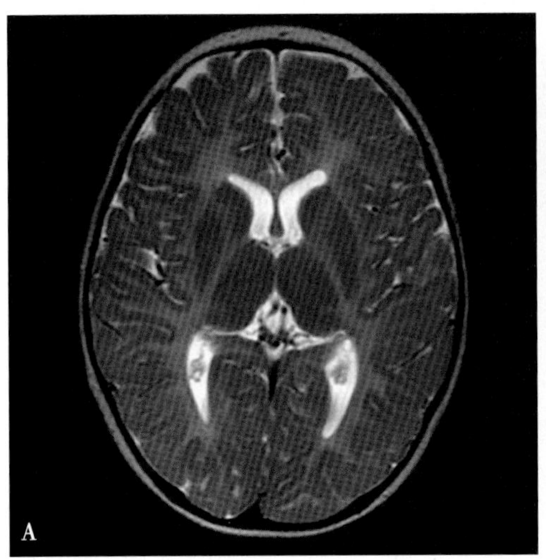

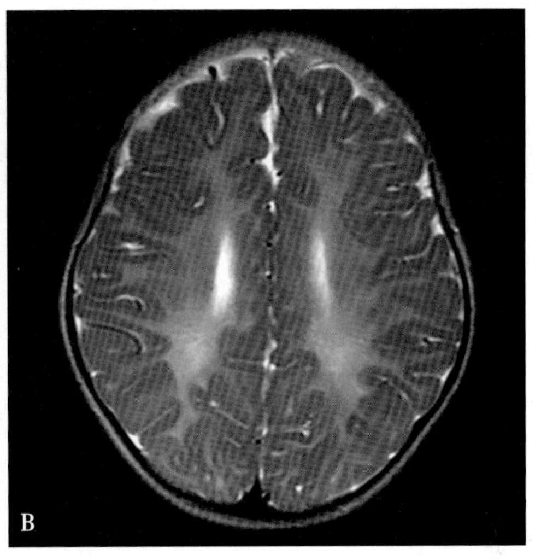


图 3-56 PMD 的 MRI 表现
男，10 个月。A、B. 大脑半球白质髓鞘化落后，脑叶白质、内囊前后肢均未髓鞘化；B. 双放射冠可见“豹纹”征

是一种罕见的由星形细胞功能缺陷导致的神经系统退行性疾病。本病缺乏生化诊断标志。从临床角度，MRI 是诊断和随访 AxD 的最有力的工具。

(2) MRI 表现：2001 年，van der Knaap 等提出了 AxD 的 MRI 诊断标准：①广泛的脑白质异常，包括肿胀、信号改变、白质萎缩及囊性变，以额叶为著；②脑室周围存在 $T_1$WI 高、$T_2$WI 低信号带；③基底节及丘脑异常：$T_2$WI 信号增高、肿胀、萎缩（图 3-57）；④脑干异常，以中脑和延髓为著；⑤对比增强扫描存在以下部位的强化：室管膜、脑室周围环、额叶白质、视交叉、穹窿、基底节、丘脑、齿状核和脑干。以上 5 条满足 4 条即可诊断 AxD。

亚历山大病最具特征的表现是额叶脑白质营养不良，尤其是婴儿型。但实际诊断中，早发型病例中正常未髓鞘化的白质与异常白质都表现为 $T_1$WI 低、$T_2$WI 高信号，且髓鞘化的顺序为枕极、额极、颞极，颞极要 1 岁之后才髓鞘化，因此本病额叶受累而颞叶不受累的特点，在早期缺乏正常髓鞘化白质的衬托，无法很好地表现出来。

不同亚型影像特点略有差别。新生儿型以额叶白质异常为主，存在脑室旁强化。婴儿型表现为额叶白质异常和巨脑。病变从前向后扩展。强化的机制可能与罗森塔尔纤维（rosenthal fibers，RF）在血管周围聚集，破坏血脑屏障有关。同时 RF 积聚使得

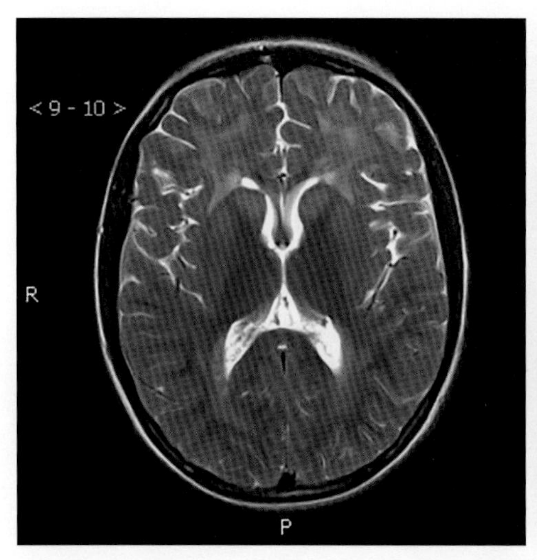

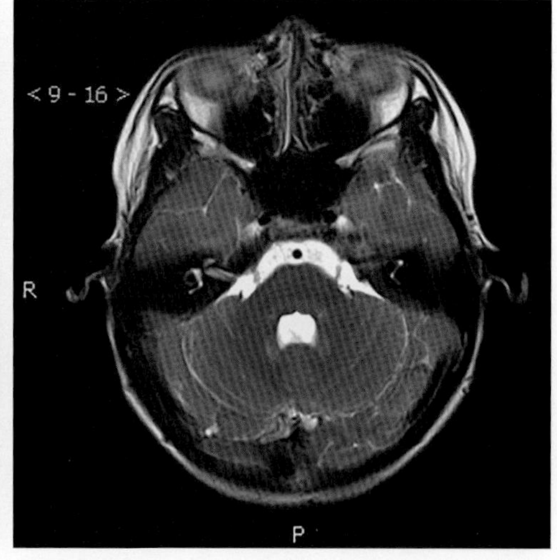


图 3-57 AxD 的 MRI 表现

女，12 岁，确诊 AxD。$T_2$WI 序列示双侧额顶枕颞白质、双侧外囊前部可见广泛对称性高信号，脑室周围分布为主，颞极不受累，侧脑室前角旁额叶白质可见囊变。双侧尾状核头、壳核前部、导水管周围、双侧小脑齿状核可见多发对称性高信号

导水管狭窄，可以引起脑积水、巨脑。青少年型 AxD 额叶白质呈 $T_2$WI 弥漫高信号，包括弓形纤维、脑室周围区域、外囊，与大量 RF 积聚相关。

2011 年 Yoshida 提出了基于症候群和 MRI 受累部位的新分类，分为脑型、延髓型、中间型。各型 MRI 表现：①脑型：核心特征为脑白质异常，额叶为著；支持特征为基底节和丘脑的异常信号，可伴水肿或萎缩；脑室周围环、脑干病变、对比增强。②延髓型：核心特征为延髓和或颈髓的异常信号或萎缩；支持特征为小脑的异常信号或萎缩、白质病变、基底节和丘脑异常信号、对比增强。③中间型：具备脑型和延髓型两型的核心特征。

**5. 伴皮质下囊肿的巨脑性脑白质病**

(1) 概述：伴皮质下囊肿的巨脑性脑白质病 (megalencephalic leukoencephalopathy with subcortical cysts, MLC) 是婴儿期发病的遗传性脑白质病。1995 年 Van der Knaap 等首先报道该病，故又称为 Van der Knaap 病。该病致病基因为 *MLC1* 和 *GlialCAM*。MLC 的临床表型同基因型有着高度的相关性。

(2) MRI 表现：MRI 表现为弥漫性脑白质病，伴有颞极和 / 或前额部皮质下囊肿。MRI 显示脑白质弥漫肿胀，伴异常信号，脑室及蛛网膜下腔受压（图 3-60）。由于含水量极高，$T_2$FLAIR 序列部分脑白质信号可以低于皮层信号。DWI 显示为低信号，ADC 值增高、FA 值减低，提示间隙含水增加。皮质下囊肿位于颞叶前部，也可见于额顶区（图 3-58）。婴儿期，颞叶前部可以尚未发生囊变，表现为白质稀疏。

中央白质通常不受累，包括胼胝体、内囊前肢（图 3-58）。枕叶脑室周围和皮层下白质受累轻。内囊后肢可部分受累。脑干和小脑白质典型表现为信号轻度异常，不伴肿胀（图 3-58）。皮层及深部灰质不受累。

随着时间推移，白质肿胀减轻，出现萎缩，侧脑室和蛛网膜下腔增宽。成人才会看到显著的脑萎缩。皮质下囊肿会随着病情进展变大、变多。对比增强在疾病的任何时期均不强化。

大部分经典型患者随着病情变重，MRI 改变也变更严重。也有一些 MRI 表现和临床症状分离。

缓解型患者首诊时 MRI 异常，随访时可以显著改善甚至变为正常。早期 MRI 异常表现较经典型轻；颞叶前部囊肿为典型表现，但并不一定存在；小脑白质正常。随访中央区周围和枕叶白质异常首先缓解，表现为信号异常和肿胀减轻，之后为其余的大脑白质，皮质下白质异常最后消失。皮质下囊肿减小，继而消失。影像改善发生在第 1~4 年，远期随访可以完全正常。推测所有缓解型最终影像都可以恢复正常。

MRI 新技术：经典型有 MRS 的报道，单位体积所有代谢物含量减低，提示含水量增加，较重患者甚至无法检出代谢产物。NAA/Cr 减低、MI/Cr 增高，提示轴突损伤和胶质增生。随着年龄增长，异常更加明显。不同文献的 MRS 改变并不完全一致。

**6. Aicardi-Goutières 综合征**

(1) 概述：Aicardi-Goutières 综合征（Aicardi-

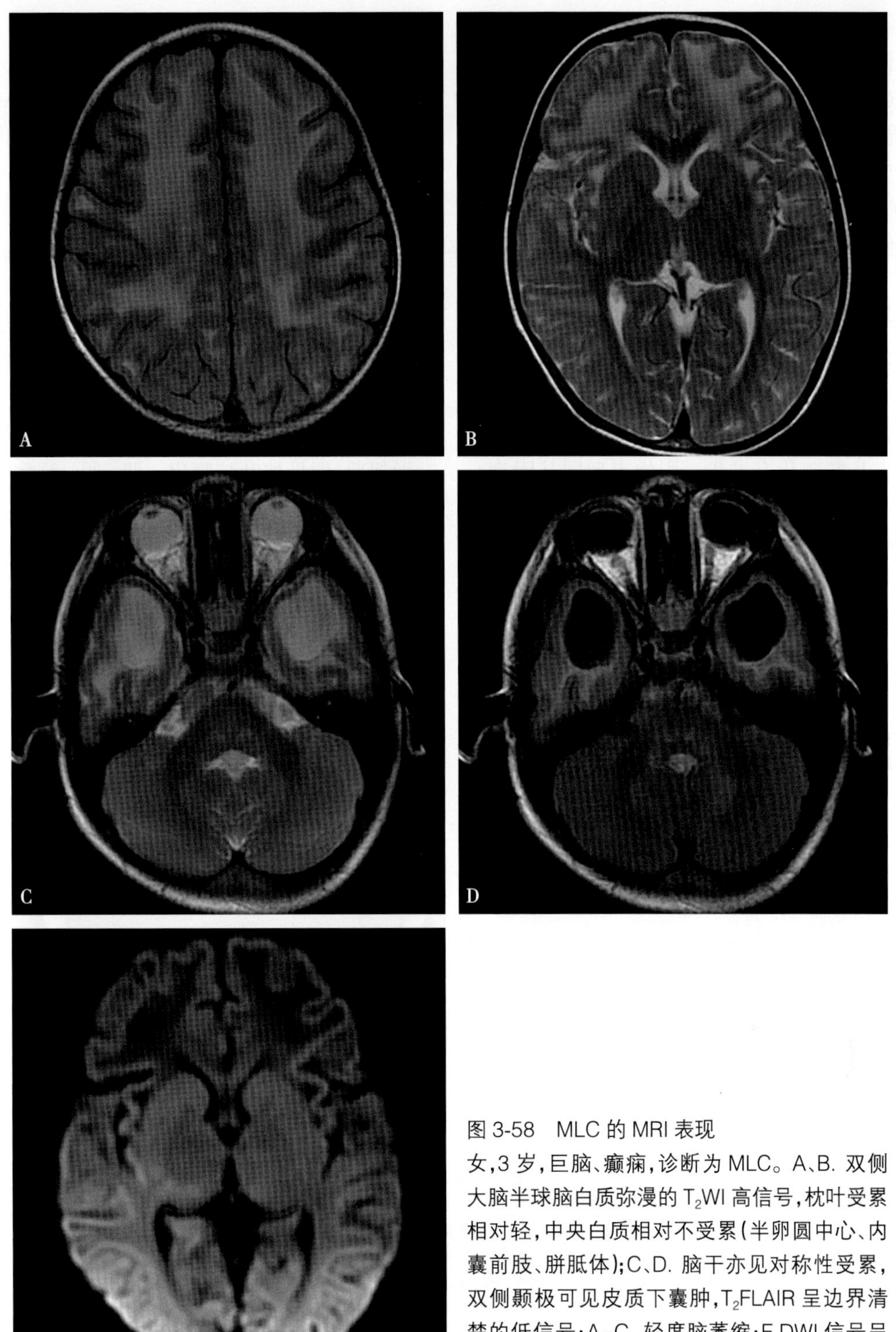

图 3-58 MLC 的 MRI 表现
女,3 岁,巨脑、癫痫,诊断为 MLC。A、B. 双侧大脑半球脑白质弥漫的 $T_2$WI 高信号,枕叶受累相对轻,中央白质相对不受累(半卵圆中心、内囊前肢、胼胝体);C、D. 脑干亦见对称性受累,双侧颞极可见皮质下囊肿,$T_2$FLAIR 呈边界清楚的低信号;A~C. 轻度脑萎缩;E.DWI 信号呈低信号

Goutières syndrome,AGS)是一组罕见的遗传性疾病,以神经系统和皮肤受累为主。Jean Aicardi 和 Françoise Goutières 两人在 1984 年首次提出本病。主要临床特征包括神经发育异常、颅内钙化、冻疮样皮损,伴随脑脊液慢性淋巴细胞增多。目前有 7 种基因型,*TREX1*、*RNASEH2B*、*RNASEH2C*、*RNASEH2A*、*SAMHD1*、*ADAR1* 和 *IFIH1*,分别对应 AGS1~7 型,具有遗传和临床异质性。

(2) 影像表现:神经影像主要表现为脑白质病、钙化、脑萎缩及皮层下囊肿。钙化主要累及基底节和深部脑白质。病程 1 个月之后钙化才会变得明显,颅内钙化不是诊断 AGS 的先决条件。MRI 不是很容易识别颅内钙化。建议怀疑本病时增加 GRE 序列或 SWI 序列帮助检出钙化。当临床和 MRI 提示 AGS，但 MRI 未检出钙化时，需要行 CT 检查。

脑白质异常可以是弥漫性，也可以是前部重于后部(图 3-59)。少见脑室周围为主，伴侧脑室枕角和额角的扩大。白质稀疏常出现在额极和颞极，伴随水肿。额颞叶深部脑叶白质可以存在囊肿，边界清晰。

大部分患者早期出现萎缩。大脑萎缩以白质减少为主，皮质相对不受累，基底节萎缩可以伴双侧纹状体坏死。脑干、小脑也可以出现萎缩。

1/3 患者存在髓鞘化延迟，主要出现在生后 1 年内，随访患儿髓鞘化有进步。影像表型同基因型存在一定关联，*TREX1* 与额颞叶白质疏松、囊变、严重钙化显著相关，髓鞘化延迟与 *RNASEH2B* 相关，*SAMHD1* 同脑血管病变相关，如动脉狭窄、动脉瘤。

**7. 先天性肌营养不良**

(1) 概述：先天性肌营养不良(congenital muscular dystrophy，CMD)是指出生时或生后数月内出现的原发性、进行性肌肉病，肌肉病理以肌营养不良为特征性改变。不同亚型临床表现差异较大。

(2) MRI 表现：影像表现为神经元过度移行，形成鹅卵石样畸形，即皮层结节样增厚，灰白质交界不规则，灰质岛不规则伸入皮层下白质，皮层下白质髓鞘化延迟。CMD 各亚型影像学检查表现不尽相同。Walker-Warburg 综合征较重，皮质表现典型，伴脑积水、胼胝体发育不良和重度髓鞘化延迟，可以伴脑干“Z”形扭曲，偶见枕叶脑膨出。肌 - 眼 - 脑病为弥漫的皮层增厚、脑沟减少变浅，额叶最明显；另可见导水管狭窄，伴脑积水，小脑蚓发育不良，小脑无 - 多小脑回，

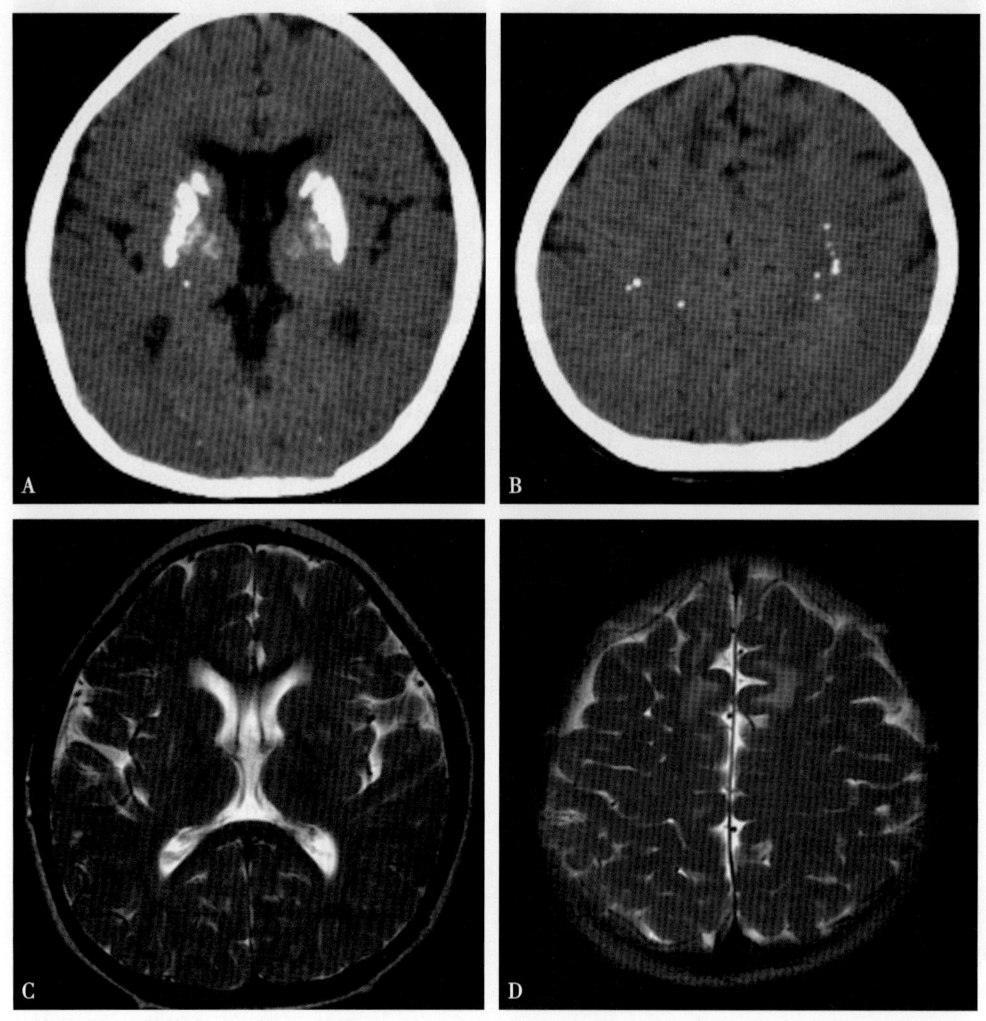


图 3-59 AGS 的 CT 及 MRI 表现

男，6 岁，基因确诊 AGS。A、B. 头颅 CT 显示双侧基底节区、丘脑、后头部深部白质对称性钙化，双侧额极白质可见对称性低密度灶；C. $T_2WI$ 显示双侧基底节高 - 低混杂信号，丘脑腹外侧信号稍低，对钙化的显示不及 CT；D. $T_2WI$ 示双侧额极皮层下白质对称性高信号

片状白质异常信号，胼胝体发育不良。福山型鹅卵石样光滑脑，颞-枕叶多见，皮层增厚，外表面光滑，内表面不规则；白质异常认为是髓鞘化延迟，侧脑室旁白质髓鞘化过程不同于正常进程，而是由皮层下白质向中心进展，随着年龄增长，白质异常减轻；另见额叶多小脑回、小脑发育不良和微囊（图 3-60）。

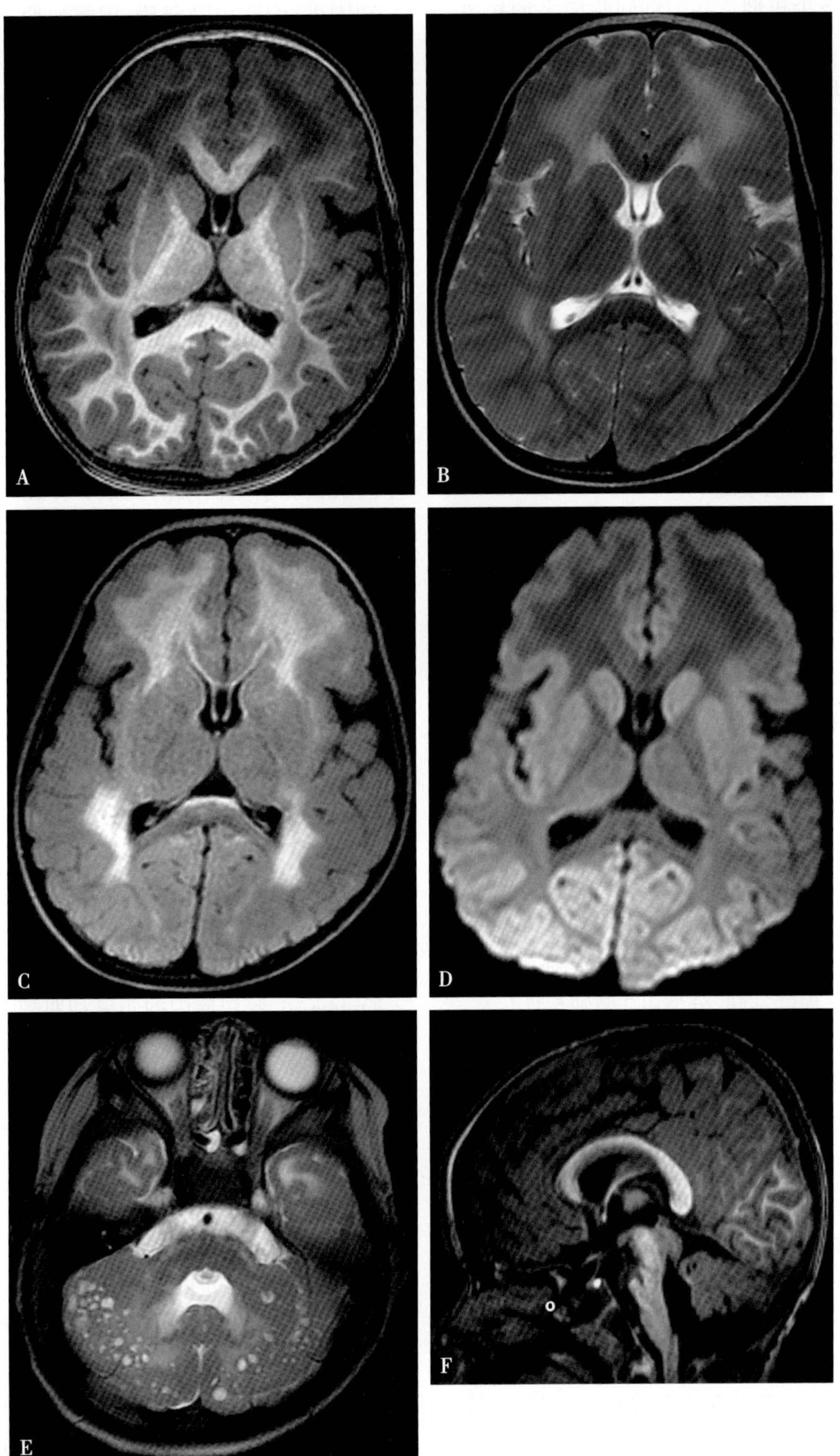


图 3-60 先天性肌营养不良的 MRI 表现

男，2 岁，CMD 患儿。A~D. 双侧额叶脑回增大，额、枕叶白质可见大片 $T_1$WI 低信号、$T_2$WI 高信号，$T_2$FLAIR 为高信号，DWI 为低信号；E. 双侧小脑半球白质可见片状 $T_2$WI 高信号，并可见多发多囊状高信号；F. 矢状位 $T_1$WI 示脑干及小脑细小

8. Canavan 病

(1) 概述:Canavan 病(Canavan disease,CD),是一种罕见的常染色体隐性遗传脑白质病,病理以脑白质海绵样变性为特征。依据发病时间分为可分新生儿型、婴儿型及少年型。基因型同临床表型相关性较强。

(2) MRI 表现:新生儿/婴儿型(重型)Canavan 病表现为弥漫对称性的脑白质和基底节的 $T_1$WI 低、$T_2$WI 高信号。早期累及皮层下脑白质,即弓形纤维受累,可表现为白质肿胀,继而向大脑半球深部白质扩展。枕叶病变常较颞叶、额叶重。由于髓鞘丢失不涉及胼胝体及内囊,在幕上白质广泛受累时,胼胝体和内囊区一般不受累为特征性表现。基底节可早期受累,苍白球几乎均受累,而壳核不受累;丘脑受累较常见。小脑及脑干较少受累,小脑齿状核可以受累。无异常强化。随着病变的进展,会出现弥漫性的脑白质和大脑皮层萎缩。

少年型(轻型)Canavan 病的脑白质非弥漫性受累,病变可局限在皮层下白质和/或基底节,甚至 MRI 可正常。基底节信号异常,使其影像表现同线粒体疾病相似。

MRI 新技术:DWI 示病变 ADC 值可减低。MRS 显示 NAA 显著升高,具有重要的诊断价值,伴 Cho 和 Cr 下降,常出现异常的 Lac 峰图(图 3-61)。

9. Krabbe 病

(1) 概述:Krabbe 病(Krabbe disease)又称球形脑白质营养不良或半乳糖脑苷脂贮积病。1916 年 Krabbe 首次描述了该病的临床和病理表现。本病属于溶酶体贮积病,呈常染色体隐性遗传。临床按发病年龄分型,细化程度不同,分型由 2 型到 5 型不等。发病越早预后越差,存活时间越短。

(2) MRI 表现:由于灰质和白质中均见鞘氨醇半乳糖苷堆积,影像上表现为灰质和白质多发受累,周围神经和中枢神经系统均可见受累。颅内受累部位同发病年龄临床分型相关。Daniel 等以 2 岁为界将患者归类为早发型(小于 2 岁),晚发型(大于 2 岁)。早发型患儿早期即出现小脑白质、深部灰质核团(齿状核、基底节、丘脑)、锥体束(皮质脊髓束)受累,晚期可出现脑萎缩、胼胝体受累(体后部、膝)、幕上顶枕白质受累。晚发型患者锥体束受累最为明显,其次为胼胝体、顶枕叶白质病变,无小脑及深部核团受累。晚发型约 20% 合并周围神经病变。

Ahmed 等阐明了 MRI 表现同年龄的相关性。

早发婴儿型(6 个月之前)最常见为深部大脑白质(脑室周围及半卵圆中心)、齿状核门和小脑白质 $T_2$WI 信号增高;不存在孤立性的皮质脊髓束受累。运动皮层、胼胝体后部、内囊后肢、脑干可见受累,并可存在脑萎缩。在婴儿出生后头几个月由于大脑白质未髓鞘化,大脑白质病变与正常未髓鞘化白质区别困难,因此小脑白质、内囊后肢、脑干锥体束及小脑核团出现非特异性的 $T_2$WI 高信号有诊断价值。

迟发婴儿型(7~12 个月)可同其他类型重叠,即存在深部大脑白质 $T_2$WI 高信号;小脑白质及齿状核门 $T_2$WI 信号增高;丘脑 $T_2$WI 信号减低。锥体束(运动皮层、胼胝体后部、内囊后肢及脑干)受累。大脑白质可呈现豹纹征,但小脑白质不出现。通过随访发现,早期存在齿状核及小脑白质受累的患儿生存期短于 3 年,存活时间超过 5 年的患儿均无齿状核和小脑白质的受累。

迟发型(13 个月 ~10 岁)可以见到皮质脊髓束孤立性受累、脑室周围白质受累、顶枕叶受累,没有齿状核和小脑白质的受累。存在大脑萎缩,白质也可呈现豹纹征,锥体束(运动皮层、胼胝体后部、内囊后肢、脑干)也受累(图 3-62)。

青少年型和成人型可表现为孤立性皮质脊髓受累,脑萎缩。部分病例可以在相当长时间内 MRI 正常。

顺磁性造影剂增强扫描可见脑白质的病变,正常交界区、胼胝体、脑神经和马尾强化,可能继发于髓鞘破坏及炎症反应。

MRI 新技术:病变早期在 DWI 图像上显示扩散下降呈高信号,特别在皮层下白质、尾状核头和内囊后肢。随着病变的进展,脑白质出现弥漫性的扩散增高。Krabbe 病的 MRS 有少量报道,在婴儿型 Krabbe 病,脑白质内的胆碱和肌醇峰明显增高,肌酸峰中度增高,NAA 峰呈中到高度下降,而乳酸峰增高;而灰质的改变不明显。青少年型的改变较轻,主要表现为白质内肌醇峰增高,而灰质波谱正常。成年型表现为 NAA 峰轻度下降,胆碱、肌醇峰及肌酸峰轻度增高。

10. Cockayne 综合征

(1) 概述:Cockayne 综合征(Cockayne syndrome,CS),又称侏儒-视网膜萎缩-耳聋综合征,或小头、纹状体小脑钙化和白质营养不良综合征。为常染色体隐性遗传。1936 年 Cockayne 首次报道。以小头、身材矮小、早老面容、耳聋、光敏性皮炎及视网膜变性等为特征。CS 分为 CS Ⅰ、CS Ⅱ、CS Ⅲ和 XP-CS 四个亚型。

(2) 影像学检查表现:影像学检查以颅内钙化、进展性脑萎缩和脑白质髓鞘化低下为特点。

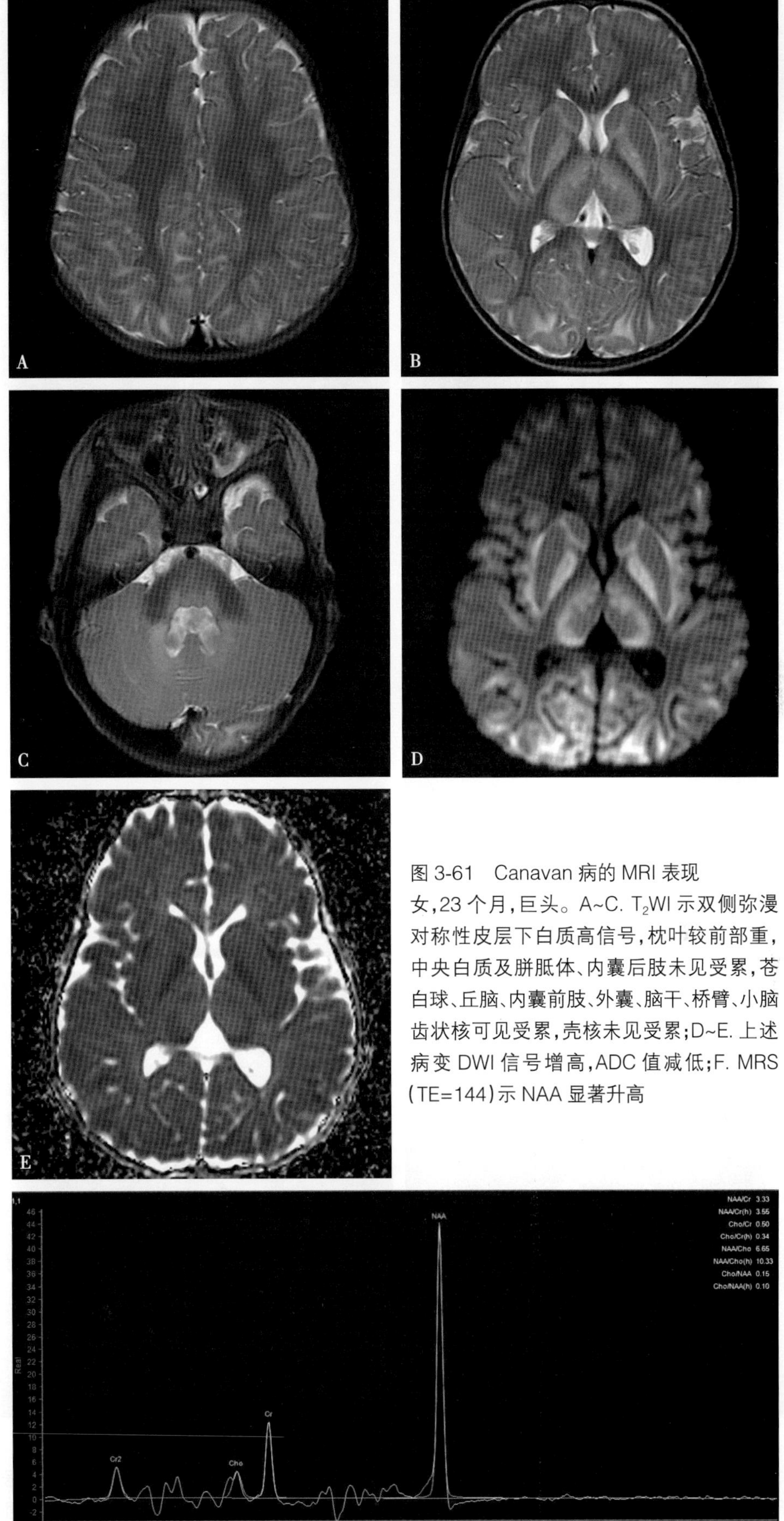


图 3-61 Canavan 病的 MRI 表现

女，23 个月，巨头。A~C. $T_2$WI 示双侧弥漫对称性皮层下白质高信号，枕叶较前部重，中央白质及胼胝体、内囊后肢未见受累，苍白球、丘脑、内囊前肢、外囊、脑干、桥臂、小脑齿状核可见受累，壳核未见受累；D~E. 上述病变 DWI 信号增高，ADC 值减低；F. MRS（TE=144）示 NAA 显著升高

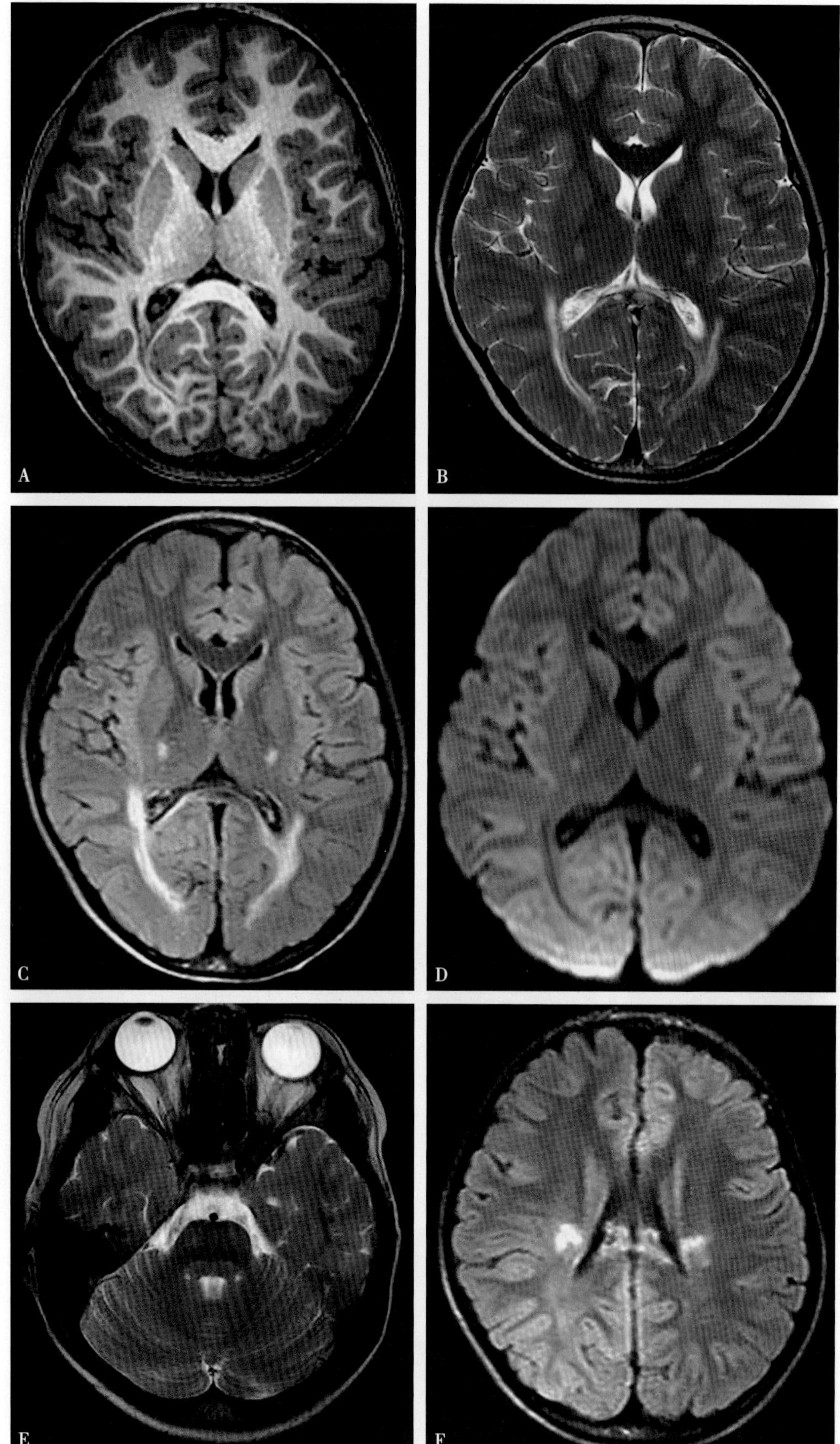


图 3-62 Krabbe 病的 MRI 表现

男，8 岁，抽搐。A~D. 双侧脑室后旁白质、双侧内囊后肢可见对称片状 $T_1$WI 低信号、$T_2$WI 高信号，$T_2$FLAIR 为高信号，双侧内囊后肢可见小片 DWI 高信号，双侧视放射区也见对称 $T_2$W 高信号；E. 脑干皮质脊髓束可见 $T_2$WI 高信号；F. 双侧放射冠、胼胝体可见对称性片状 $T_2$FLAIR 高信号

1）颅内钙化：双侧对称性程度不一的钙化。以壳核及脑沟深部的弥漫性皮层钙化最为常见。齿状核、尾状核和苍白球也可以钙化。少见丘脑和白质钙化。壳核钙化可单独发生，也可伴随其他部位的钙化。

2）脑白质异常：幕上白质髓鞘化低下，可以累及胼胝体和内、外囊。可以出现类似 PMD 和 MLD 的"虎斑征"和"豹纹征"。钙化可以导致纹状体 $T_1$WI 高信号。SWI 可以帮助钙化检出。

3）脑萎缩：幕上脑萎缩，与逐渐进展的白质减少相关，继发脑室增宽，早期即可出现。脑干和小脑通常存在中到重度脑萎缩（图 3-63），导致大枕大池。萎缩程度可逐渐加重。

MRS：白质和灰质区 NAA/Cr 减低，白质 Cho/Cr 减低，灰质 Cho/Cr 正常或减低，Lac 峰升高。

**11. 伴脊髓与脑干受累及乳酸升高的脑白质病**

（1）概述：伴脊髓与脑干受累及乳酸升高的脑白质病（leukoencephalopathy with brain stem and spinal cord involvement and lactate elevation，LBSL）为一种罕见的常染色体隐性遗传性脑白质病，2003 年由 Van der Knaap 首次报道，2007 年确定致病基因为 *DARS2*，该基因编码线粒体门冬氨酸 -tRNA 合成酶，可以解释 MRS 持续存在的乳酸峰。

（2）MRI 表现：MRI 上显示特定部位白质异常信号（$T_1$WI 低信号、$T_2$WI 高信号），累及部位的标准如下（图 3-64）：

1）主要标准：脑白质为不均匀斑点状或均匀融合异常信号，皮层下白质（弓形纤维）相对不受累；脊髓背索或皮质脊髓侧束；锥体束和 / 或延髓内侧丘系交叉。

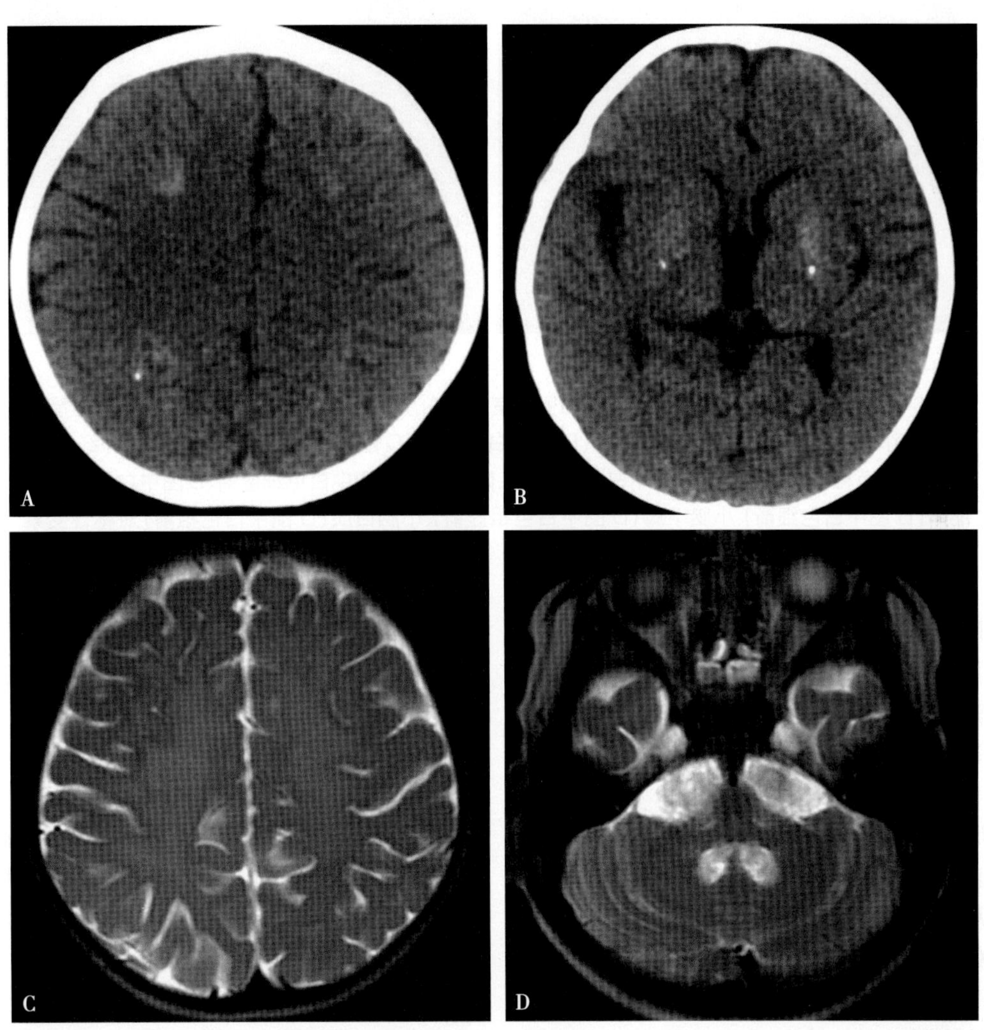

图 3-63 Cockayne 综合征的 CT 及 MRI 表现

男，22 个月，发育落后，日光性皮炎，特殊面容，诊断 Cockayne 综合征。A. CT 平扫示大脑半球脑沟深部皮质对称性钙化；B. 双侧壳核对称性钙化；C. $T_2$WI 示双侧半卵圆中心高信号，符合髓鞘化低下；D. 小脑及脑干萎缩

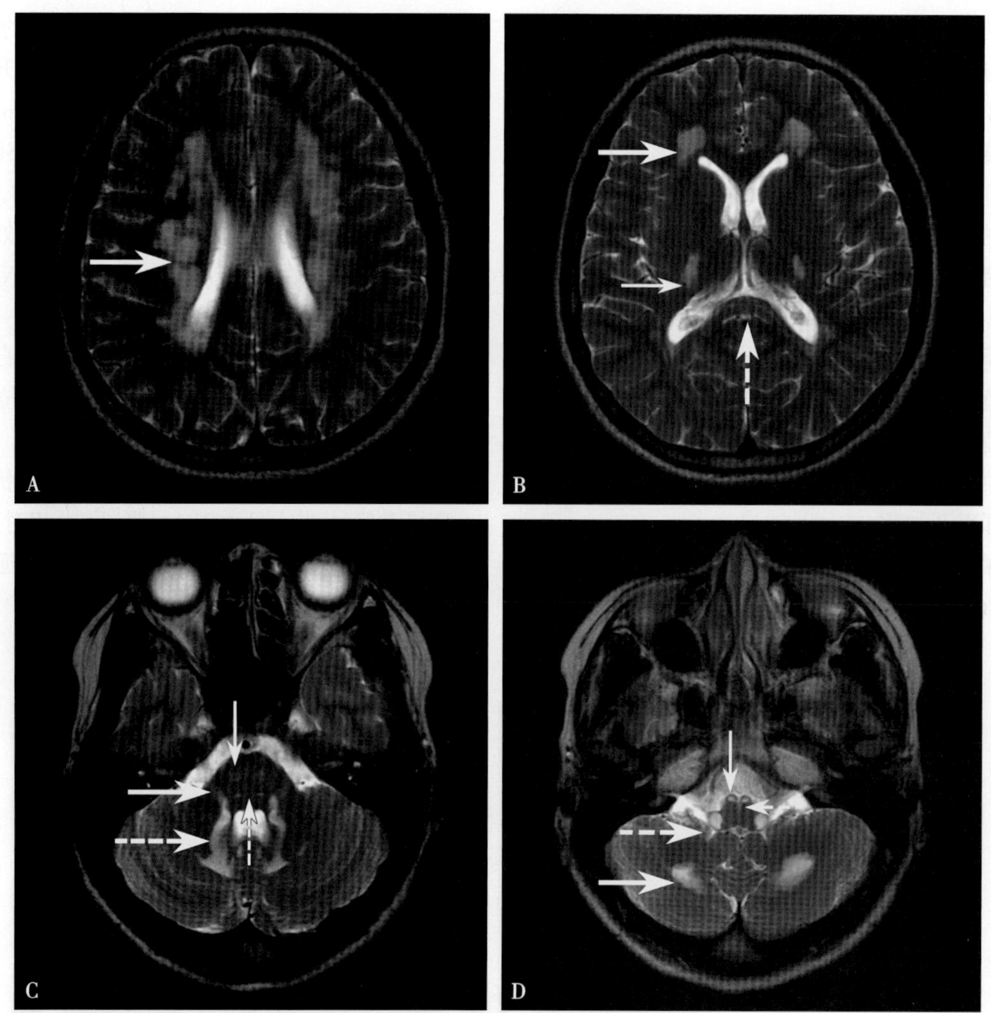

图 3-64 LBSL 的 MRI 表现

女，16 岁，诊断 LBSL。A~D. $T_2$WI 示双侧侧脑室周围白质（A 图中白色粗箭、B 图中白色粗箭）、胼胝体压部（B 图中白色粗虚箭）、锥体束（B 图中白色细箭、C 图中白色细箭）、脑内三叉神经走行区（C 图中白色粗箭）、小脑上脚（C 图中白色粗虚箭）、内侧丘系（C 图中白色细虚箭、D 图中白色细虚箭）、锥体（D 图中白色细箭）、小脑下脚（D 图中白色粗虚箭）、小脑白质（D 图中白色粗箭）对称性受累

2）支持标准：胼胝体压部、内囊后肢、小脑上脚、小脑下脚、三叉神经脑实质部分、间脑三叉神经束、延髓脊髓小脑前束、小脑白质。

MRI 诊断需符合所有主要标准和至少一条支持标准。

MRI 新技术：脑白质 MRS 可以出现乳酸升高，但不是所有患者都一定伴有乳酸升高。

**（二）获得性脑白质病**

**1. 多发性硬化**

（1）概述：多发性硬化（multiple sclerosis，MS）是中枢神经系统脱髓鞘疾病的最常见的类型，持续的炎症反应导致髓鞘脱失、轴索损伤及代偿能力丧失，临床易复发，致残率高。MS 在北美及欧洲发病率较高（大于 100/100 000），东亚及非洲发病率低（约 2/100 000），好发于中青年女性。儿童 MS（定义为 18 岁前发病）少见，其发病率为 0.13/100 000~0.66/100 000。

MS 可急性、亚急性或慢性起病，症状多样。儿童 MS 患者多急性起病，首发症状有视力减退（单眼或双眼）、复视或眼外肌麻痹，单肢或多肢麻痹，感觉异常，共济失调，尿、便障碍，智能或情感改变等。MS 显著的临床特点为时间多发性（多次发作）和空间多发性（多个病变部位）。

成人 MS 的诊断标准为 McDonald 诊断标准。儿童 MS 的诊断有其特殊性，不能完全套用成人的诊断标准。参照 2010 年新修订的 McDonald 诊断标准，国际儿童多发性硬化研究组（International Pediatric MS Study Group，IPMSSG）对儿童 MS 的诊断标准也于2013年进行了修订，诊断标准如下（需要满足以下任一条件）：①两次或以上非脑病性（即非ADEM）的中枢神经系统事件，病因可能为炎性，距离30天以上，中枢神经系统受累区域不止一处；②一次非脑病发作事件，与MRI表现相关，符合2010年McDonald诊断标准在空间上的表现，MRI随访发现至少一处新增的强化或非强化病灶，符合2010年McDonald诊断标准在时间上的表现；③第一次ADEM发作后3个月或更长时间出现非脑病性临床事件，新发MRI病灶符合2010年McDonald诊断标准在空间上的表现；④第一次、单一的急性事件，不满足ADEM诊断标准，MRI表现与2010年McDonald诊断标准在空间和时间上的表现吻合（适用于≥12岁儿童）。

（2）MRI表现：MS的MRI表现除时间及空间的多发性以外（图3-65），有以下特征性的影像学检查表现：

1）煎蛋征：斑块多呈卵圆形或圆形，有膨胀感，呈$T_1$WI低信号、$T_2$WI高信号，信号多不均匀，斑块周边多可见等信号成分，周围可见因血浆蛋白渗出的水肿带。

2）开环征：病灶可呈结节状强化或环形强化，MS强化的斑块易见到不完全的环形强化，即"C"型强化。

3）晕环征：急性期MS斑块周边在DWI上可出现环形高信号，ADC值相对减低。

4）条纹征：$T_2$FLAIR胼胝体下出现垂直于室管膜的条纹状高信号。

5）点线征：$T_2$FLAIR胼胝体下的室管膜出现不规则的圆点与细线相连的高信号。

6）Dawson手指征：MS斑块围绕脑室周围的髓静脉分布，与其病理上表现的围绕小静脉的炎细胞浸润吻合，呈垂直于侧脑室发散分布的表现，类似于手掌五指张开的表现。

7）中央静脉征：即在高场强$T_2$*序列上发现病灶中央小静脉的存在，特点如下：①细小的线状低信号或小的点状低信号；②可以在至少两个垂直的MRI平面中可见，并且在至少一个平面中为细线状；③直径小（<2mm）；④部分或完全穿过病灶；⑤位于病灶的中心。

DTI可见脑白质各向异性分数（FA）降低，在脑叶白质及胼胝体内均存在该表现。MTR（磁化转移率）成像可见脱髓鞘区域磁化转移率减低，髓鞘再生时磁化转移率增高。

儿童与成人MS在MRI上的相同点是具有空间和时间的多发性，不同之处在于儿童MS多表现为额、顶叶皮层下白质病灶融合成大片，可累及中央区白质，水肿明显（图3-65）。儿童MS复发时可见皮层下白质及脑室旁病灶增多，有时可见"轨道征"，即$T_2$WI上内囊后肢中心部分为相对正常的低信号，内囊内垂直内囊的方向可见数条短小线状高信号，内囊周边部分呈线样高信号。

**2. 视神经脊髓炎谱系疾病**

（1）概述：视神经脊髓炎谱系疾病（neuromyelitis optica spectrum disorders，NMOSD）是一种以严重的视神经炎和纵向延伸的长节段横贯性脊髓炎为特征性的原发性中枢神经系统炎性脱髓鞘病。NMOSD包括以下几种疾病：单次或复发性长节段横贯性脊髓炎（longitudinally extensive transverse myelitis，LETM）；复发性或双侧同时发生的视神经炎（optic neuritis，ON）；亚洲视神经脊髓型多发性硬化；伴有系统性免疫病的LETM/ON；伴有典型视神经脊髓炎（neuromyelitis optica，NMO）颅内表现（意识障碍、嗜睡、头痛、恶心、呕吐）的LETM/ON；伴有脑部病灶（下丘脑、胼胝体、脑室旁或脑干）的LETM/ON。NMOSD发病率约为1~5/100 000，多于青壮年发病，女、男比例约为（9~11）：1。

NMOSD的病因主要与水通道蛋白4抗体（AQP4-IgG）相关，而水通道蛋白AQP4主要位于室管膜周围，因此NMOSD病变多分布于室管膜周围AQP4高表达区域。

2015年，国际NMO诊断小组制定了成人NMOSD诊断标准。儿童NMOSD采用2013年国际儿童多发性硬化研究组（International Pediatric MS Study Group，IPMSSG）修订的诊断标准（满足以下全部）：①视神经炎。②急性脊髓炎。③满足以下至少2条：a.脊髓MRI病灶连续超过3个脊髓节段；b.头颅MRI不符合MS诊断标准；c.AQP4-IgG阳性。

儿童NMOSD的临床、影像学及实验室特征与成人起病的NMOSD相似。儿童NMOSD的女、男发病比例约为3：1。儿童患者单相病程较多，脑脊液异常与儿童MS急性期较难区分。由于约15%的MS患儿和单相型急性播散性脑脊髓炎（ADEM）患儿可出现LETM，因此LETM在儿童NMOSD中特异性较低。单相型LETM患儿也很少检出AQP4-IgG。儿童NMOSD诊断不宜参照成人的诊断标准，长期随访和必要时复查血清AQP4-IgG有助于诊断。

NMOSD为高复发、高致残性疾病，90%以上患者为多相病程。约60%的患者在1年内复发，90%

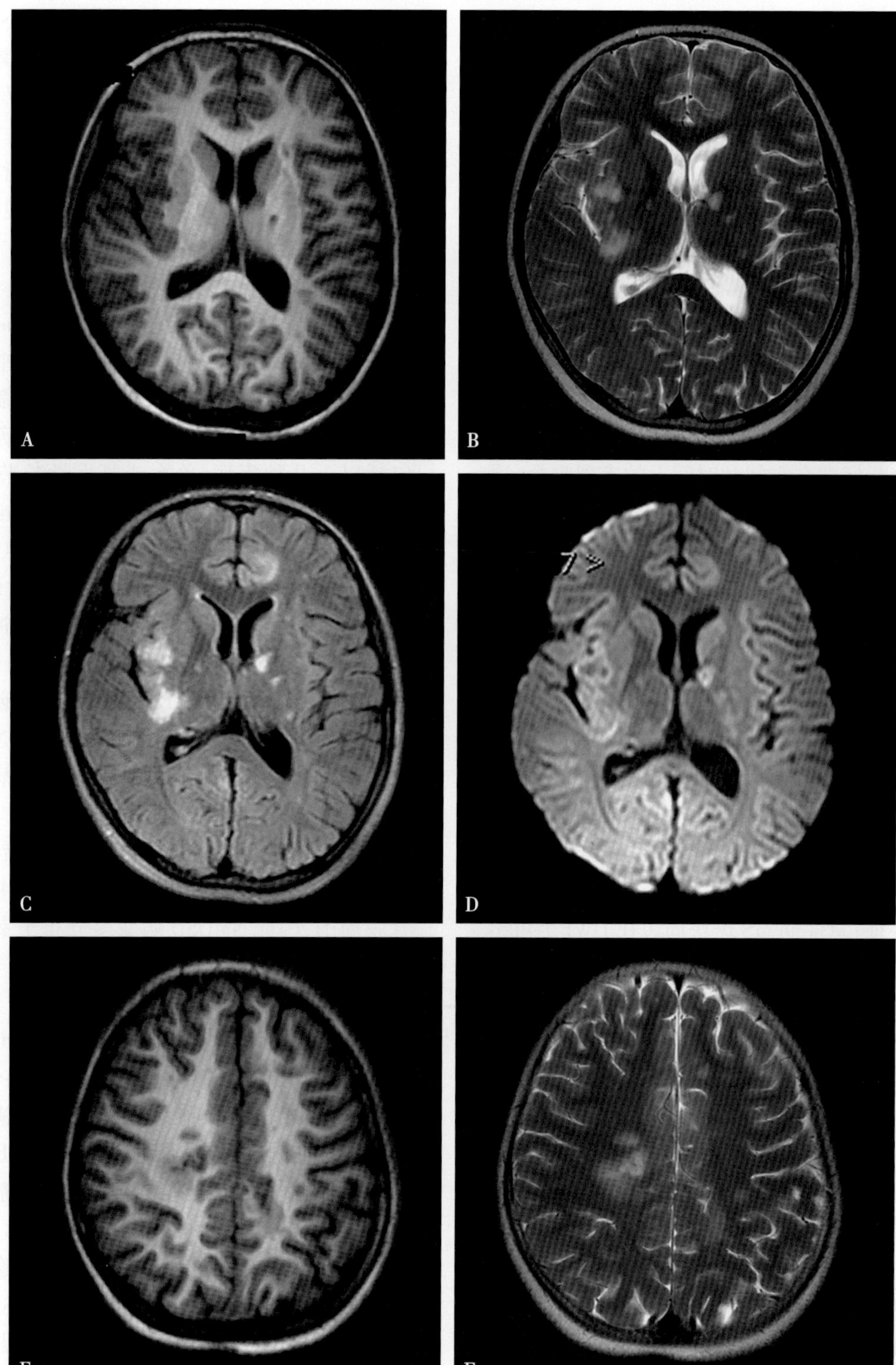


图 3-65 多发硬化的头颅 MRI 表现
女，14 岁，间断走路不稳、下肢麻木 3 年，间断抖动 2 个月。A~H. 双侧额顶叶白质、内囊后肢、右侧岛叶可见多发点片状 $T_1$WI 低信号、$T_2$WI 高信号，DWI 部分为稍高信号；I、J. 延髓及颈 4~6 水平脊髓可见多发斑片 $T_2$WI 高信号，边缘模糊，颈 5 水平脊髓轻度肿胀；K~N. 激素冲击治疗后复查，颅内病变减小、消失，未见 DWI 高信号，右额叶可见少许新发病灶

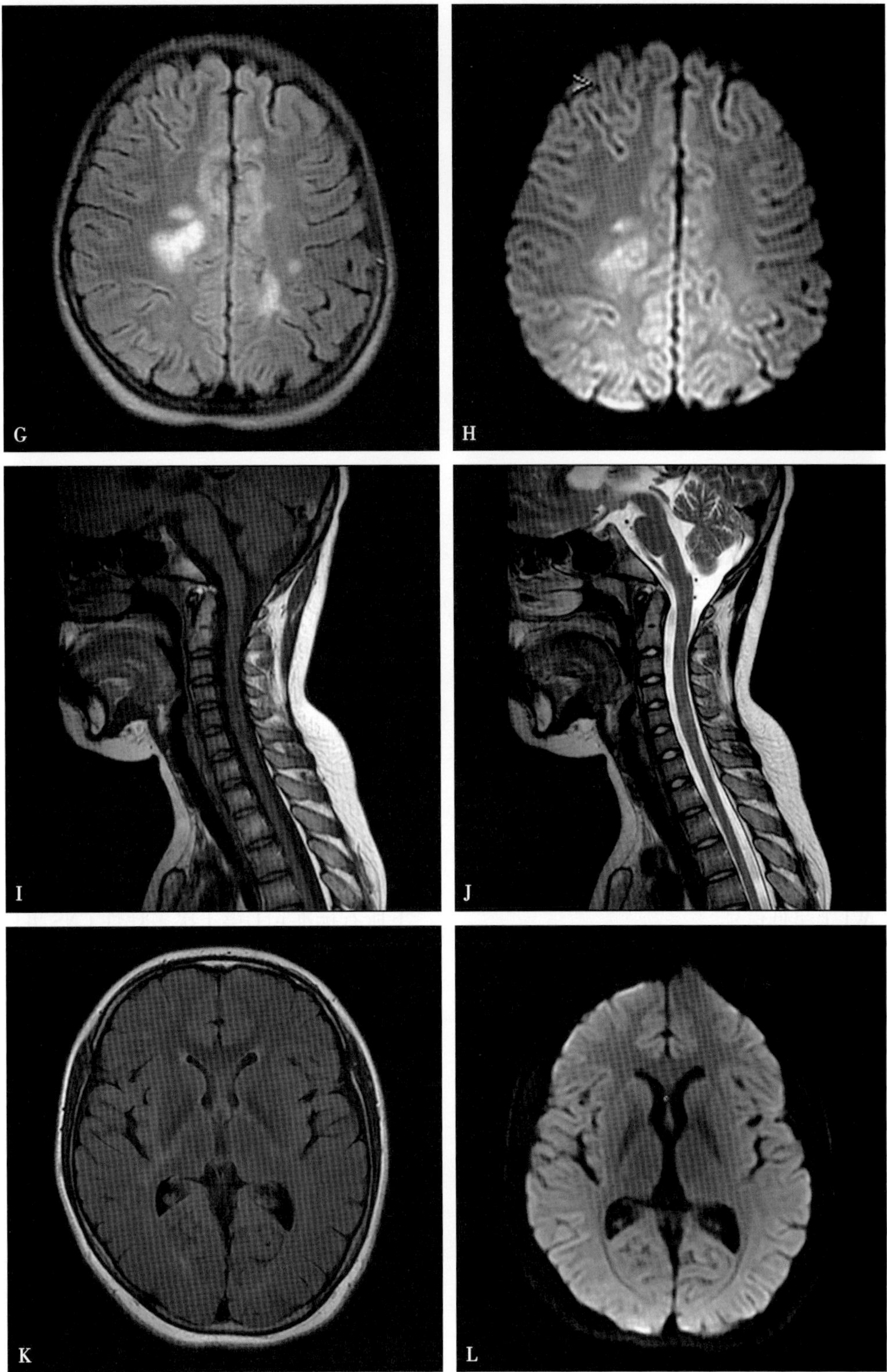


图 3-65（续）

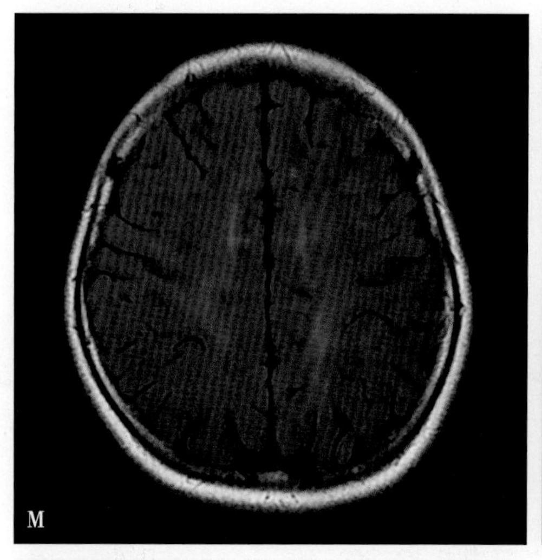


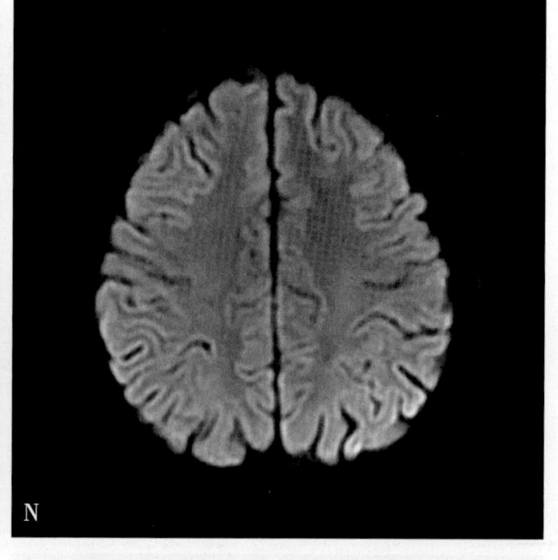


图 3-65(续)

的患者在 3 年内复发,多数患者遗留有严重的视力障碍和 / 或肢体功能障碍及尿便障碍。

(2) 表现:成人 NMOSD 典型 MRI 表现如下,儿童可供参考:

1) 急性期脊髓 MRI:①与急性脊髓炎相关的 LETM:a. 矢状位 $T_2WI$ 可见高信号病灶延伸≥3 个椎体节段;b. 脊髓中央受累为主(>70% 病变位于灰质);c.$T_1$ 增强扫描可见强化。②其他特征性病变:a. 颈髓病变向上累及脑干;b. 脊髓肿胀;c.$T_2WI$ 高信号病灶,在 $T_1WI$ 上呈低信号。

2) 慢性期脊髓 MRI:长节段脊髓萎缩(边界清晰,延伸≥3 椎体节段),可伴或不伴局灶性或弥漫性 $T_2WI$ 高信号。

3) 视神经 MRI:单侧或双侧视神经或视交叉显示 $T_2WI$ 高信号病灶或 $T_1$ 增强;病灶相对较长(>1/2 视神经长度)、病灶累及视神经偏后部或累及视交叉。

4) 脑 MRI:典型 NMOSD 病变($T_2WI$ 高信号):①病变累及背侧延髓(特别是最后区),可以是小或局灶性病灶,常为双侧,也可以从上颈段病灶延续而来;②脑干 / 小脑可见第四脑室室管膜周围病灶;③下丘脑、丘脑、第三脑室室管膜周围病灶;④单侧或双侧皮层下或深部白质大而融合的病灶;⑤胼胝体病变:病灶长(>1/2 长度),弥漫,信号不均,可伴水肿;⑥皮质脊髓束病灶,单侧或双侧,自内囊延续至大脑脚;⑦广泛的室管膜周围病灶,可强化(图 3-66)。

### 3. 急性播散性脑脊髓炎

(1) 概述:急性播散性脑脊髓炎(acute disseminated encephalomyelitis,ADEM)是特发性中枢神经系统脱髓鞘病的一种。ADEM 为少见病,年发病率为 0.2/100 000~0.8/100 000,80% 的患者发生在 10 岁以下的儿童,成人少见。70%~93% 的患者发病数周前有感染或疫苗接种史。典型的 ADEM 是单相病程,预后良好,复发型和多相型要注意与多发性硬化鉴别。

2013 年,国际儿童多发性硬化研究组(International Pediatric Multiple Sclerosis Study Group,IPMSSG)提出了儿童 ADEM 诊断标准(必须满足以下所有标准):①第 1 次多灶性 CNS 事件(很可能为炎症性脱髓鞘所致)。②脑病症状(行为异常或意识障碍),且不能用发热解释。③起病 3 个月以后无新的临床或 MRI 病灶出现。④急性期(3 个月内)头颅 MRI 异常。⑤典型头颅 MRI 表现,包括:a. 弥漫性、边界不清、较大的(>1~2cm)病灶,累及大脑白质为主;b. 脑室旁白质病变少见;c. 可伴有深部灰质核团(即丘脑或基底核)病灶。

(2) MRI 表现:儿童 ADEM 患者的脑 MRI 表现为多发病灶,多数范围较大(>1~2cm),14%~30% 的病例中一个或多个病灶可见强化。脑室旁病变相对 MS 少见,但病变数量、部位及大小多变。儿童 ADEM 头颅 MRI 的典型表现是双侧多发不对称的、边界不清的信号,$T_2WI$、$T_2FLAIR$ 呈均匀或不均匀高信号。部分病灶可有强化,其形态无特异性,可呈斑点、结节样、散在结节样、脑回样、规则或不规则的环形强化。ADEM 累及皮层时,常可见皮层坏死、肿胀。急性期患儿在 1 周左右有病变增多表现,1 个月后复查常可见脑萎缩。丘脑和基底节的病变,ADEM 相对于 MS 更常见。随访 MRI,ADEM 一般无新发病灶(图 3-67)。

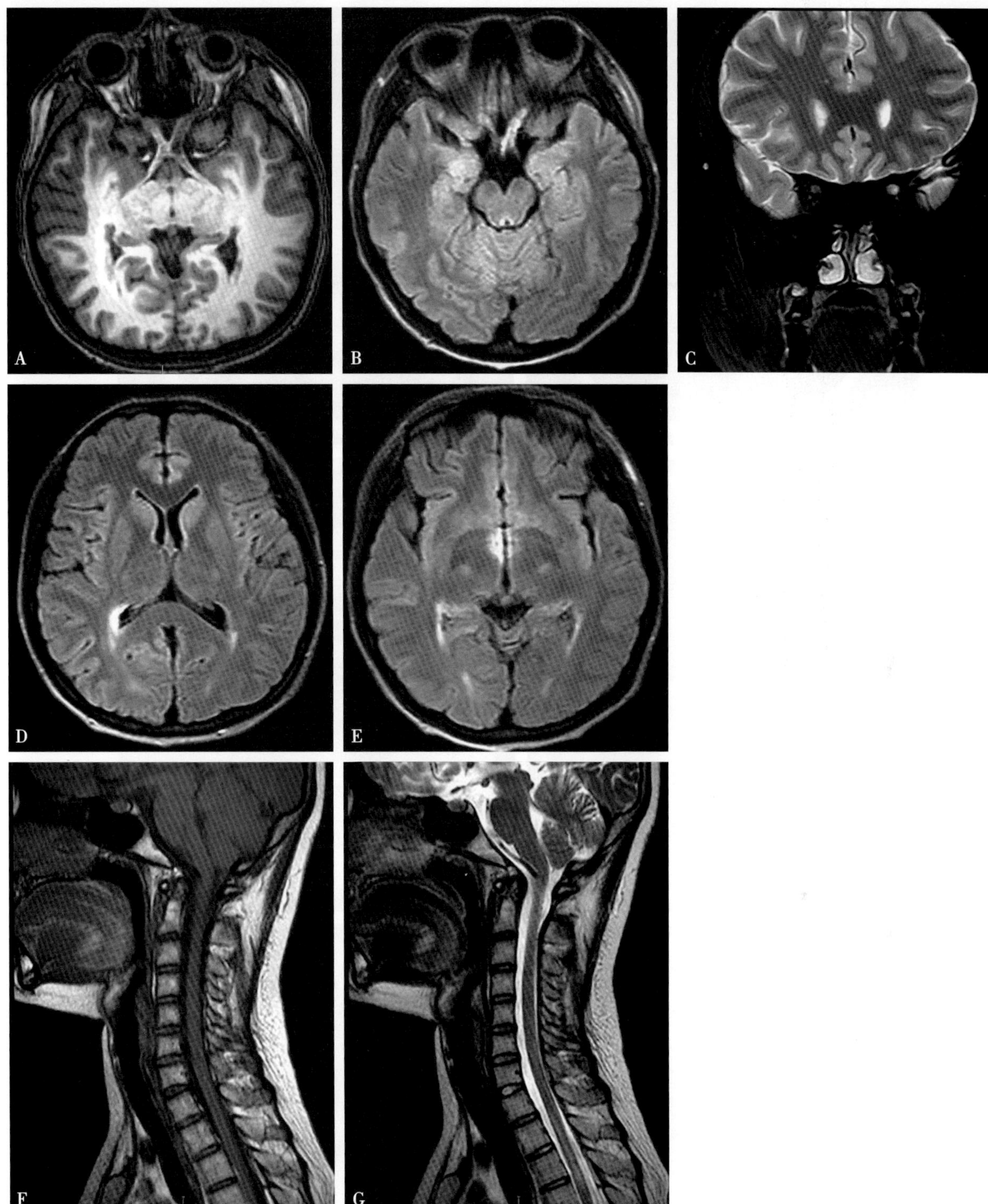

图 3-66 视神经脊髓炎谱系疾病的 MRI 表现

女性，14岁，运动障碍3个月，左眼视力下降8天。A~C. 左侧视神经长节段增粗，$T_1$WI 为低信号，$T_2$WI 及 $T_2$FLAIR 为高信号。D、E. 双侧侧脑室后角旁及下丘脑可见片状 $T_2$FLAIR 高信号；F、G. 颈、胸段髓内可见条片状 $T_1$WI 低信号、$T_2$WI 高信号，长度大于 3 个椎体节段

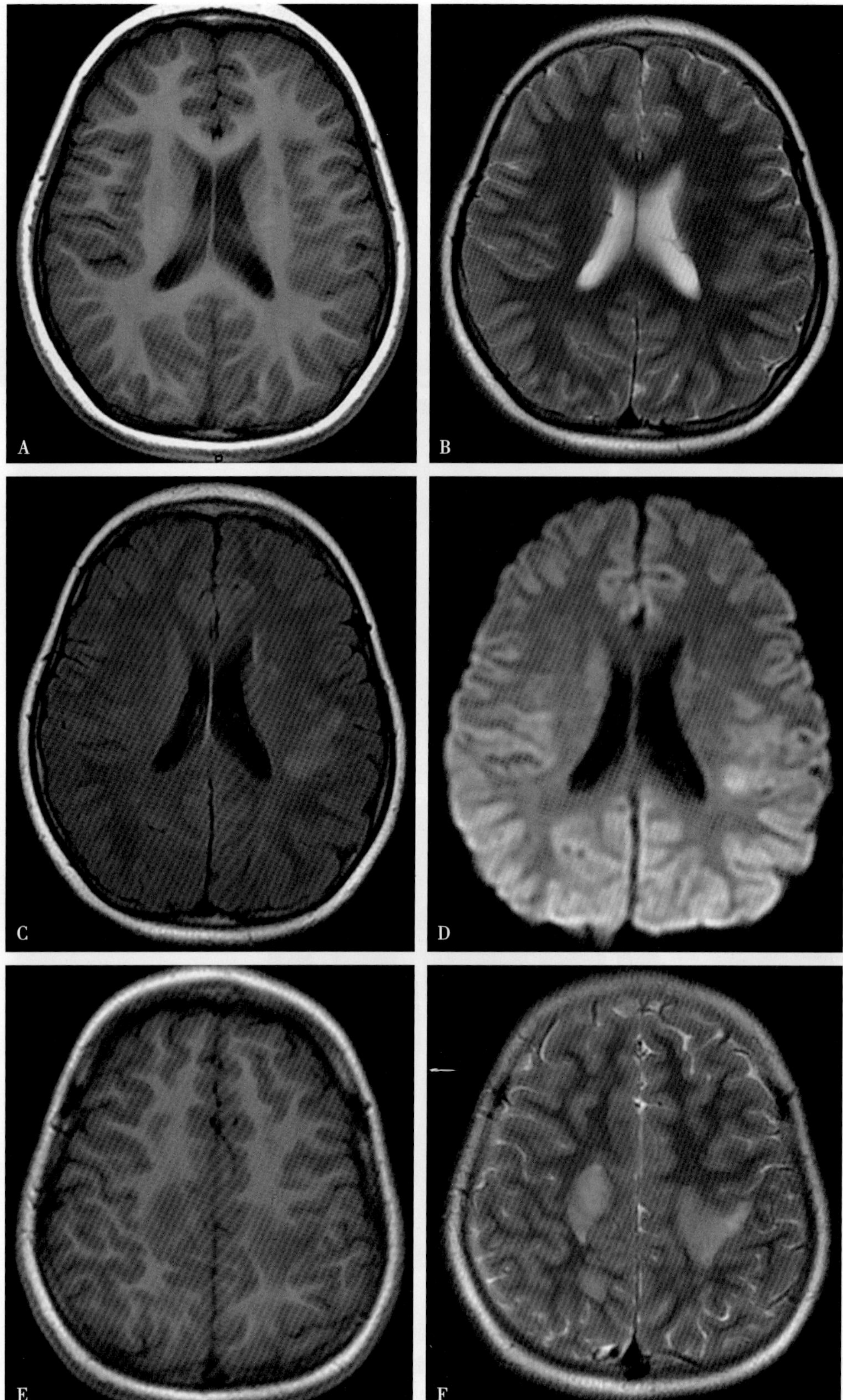


图 3-67 急性播散性脑脊髓炎的 MRI 表现

男，10 岁，步态异常。A~H. 双侧额顶叶皮层下白质、双侧半卵圆中心、左侧放射冠可见多发片状 $T_1$WI 低信号、$T_2$WI 高信号病灶，部分范围较大，$T_2$FLAIR 为高信号，DWI 为高信号，部分累及皮层；I~L. 3 个月后复查，无新发病灶，病变范围明显减小，DWI 未见高信号

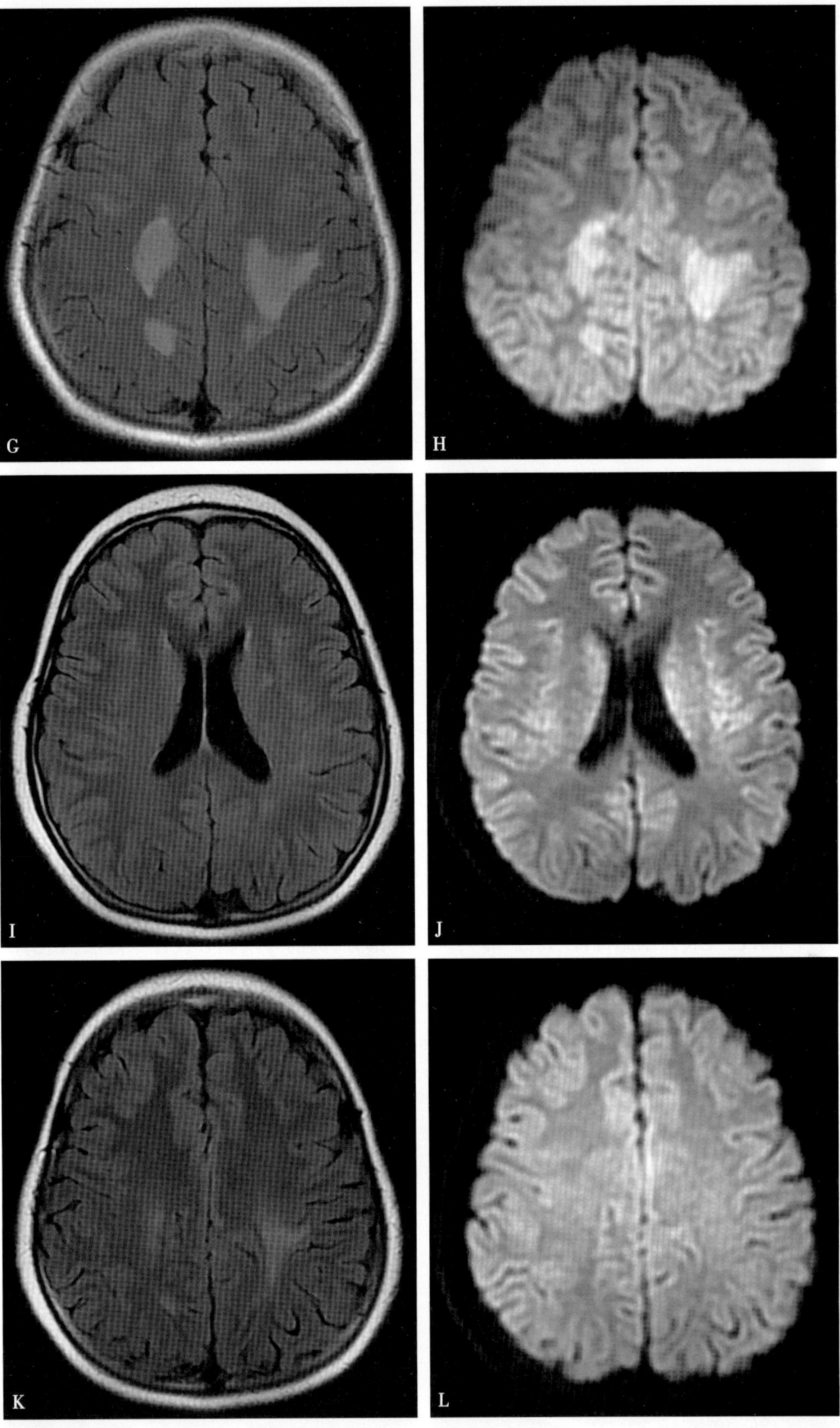


图 3-67（续）

4. **可逆性后部脑病综合征**

(1) 概述:可逆性后部脑病综合征(posterior reversible encephalopathy syndrome,RPES)是由多种病因引起的以中枢神经系统受损为主要表现的临床和影像综合征,成人和儿童均可发病,无性别倾向。临床特征以头痛、视觉障碍、意识障碍和惊厥发作为主。血管源性水肿被认为是RPES发病最根本的病理生理改变,确切的发病机制仍有争议。

儿童RPES临床症状及影像学表现与成人类似。患血液系统疾病、肾病、因器官移植服用细胞毒性药物的儿童,患RPES风险增加。RPES患儿中常见肾小球肾炎、急性白血病、过敏性紫癜、溶血性尿毒综合征。儿童RPES罕见,但具体发病率不明。儿童RPES患者中高血压常见,发病时其平均血压较成人低。与成人类似,儿童RPES最常见症状为惊厥(大于90%),脑病为第二常见症状,视觉障碍、头痛及局灶性神经功能缺损亦常见。

RPES经积极治疗后大多数患者的临床症状、影像异常能够完全恢复。如延误诊断及治疗,可遗留不同程度的神经功能障碍,甚至死亡。

(2) MRI表现:MRI诊断RPES敏感性较高,是诊断本病的最佳检查方法。典型RPES的MRI表现为双侧大脑半球后部(顶枕叶)可逆性病灶,信号特点为$T_1$WI低信号、$T_2$WI及$T_2$FLAIR高信号。血管源性水肿在DWI通常显示为低信号或等信号,而ADC图上呈高信号。如病变区DWI示高信号,则意味着血管源性水肿已发展为细胞毒性水肿。非典型RPES病灶可位于顶、枕部以外,包括脑干、小脑、基底核区、丘脑、额叶、颞叶的白质和灰质,随后发展为细胞毒性水肿。与成人相比,儿童RPES病变区域出现扩散受限的比例更高,表现为DWI高信号,ADC图呈低信号。多数RPES病例经积极治疗后,影像学异常能够明显好转,继而完全恢复(图3-68)。

5. **脑桥中央髓鞘溶解症**

(1) 概述:脑桥中央髓鞘溶解症(central pontine myelinolysis,CPM)是一种罕见的中枢神经系统脱髓鞘疾病,病变位于脑桥中央,常呈对称性分布。CPM确切发病率不明,各年龄段均可发病,发病高峰为30~50岁。

CPM的病因和发病机制目前尚不明确,可能与电解质紊乱特别是低钠血症有关,也可见于酗酒者、肝移植受体及高渗状态。其主要病理改变为脑桥基底部中央、双侧对称性的脱髓鞘和少突胶质细胞减少,很少累及神经元、轴突和血管,周围无炎症反应。

CPM临床表现多样,多起病急、病情重,儿童患者绝大多数出现中度神经功能缺损,如共济失调、步态改变、构音障碍及癫痫发作等,部分病情可发展至四肢麻痹、昏迷及闭锁综合征。CPM的诊断主要依赖于临床表现及MRI。

既往认为CPM为致死性疾病,但随着诊断及治疗水平的不断提高,目前死亡率已大幅下降,多数患者可完全恢复,少数残留神经系统后遗症或死亡。

(2) MRI表现:CPM病变位于脑桥基底的中央部分,其前方及侧方仅存一薄层脑组织未受累,向后

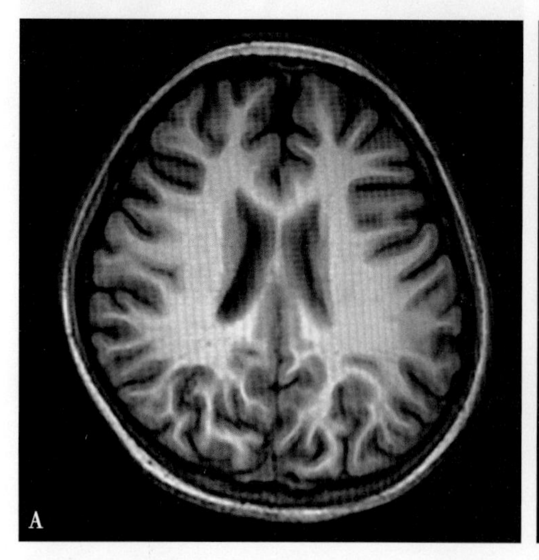


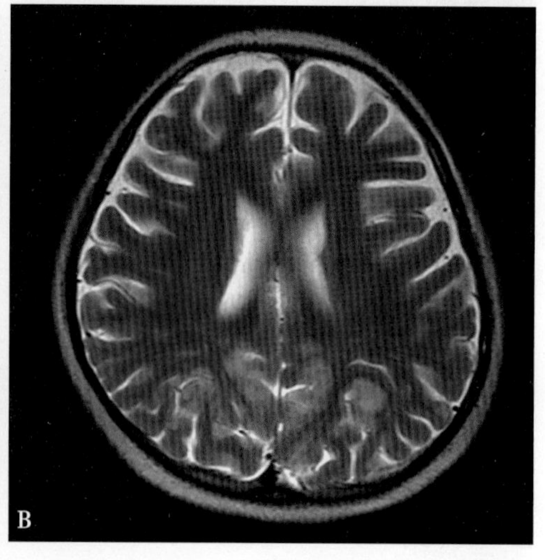


图3-68 可逆性后部脑病综合征的MRI表现

女,8岁,肾病综合征4年,甲强龙冲击治疗后血压升高、抽搐。A~D. 双侧顶、枕叶可见沿脑回分布片状$T_1$WI低信号、$T_2$WI稍高信号,$T_2$FLAIR为高信号,DWI为高信号;E~H. 20天后复查,异常信号范围明显缩小

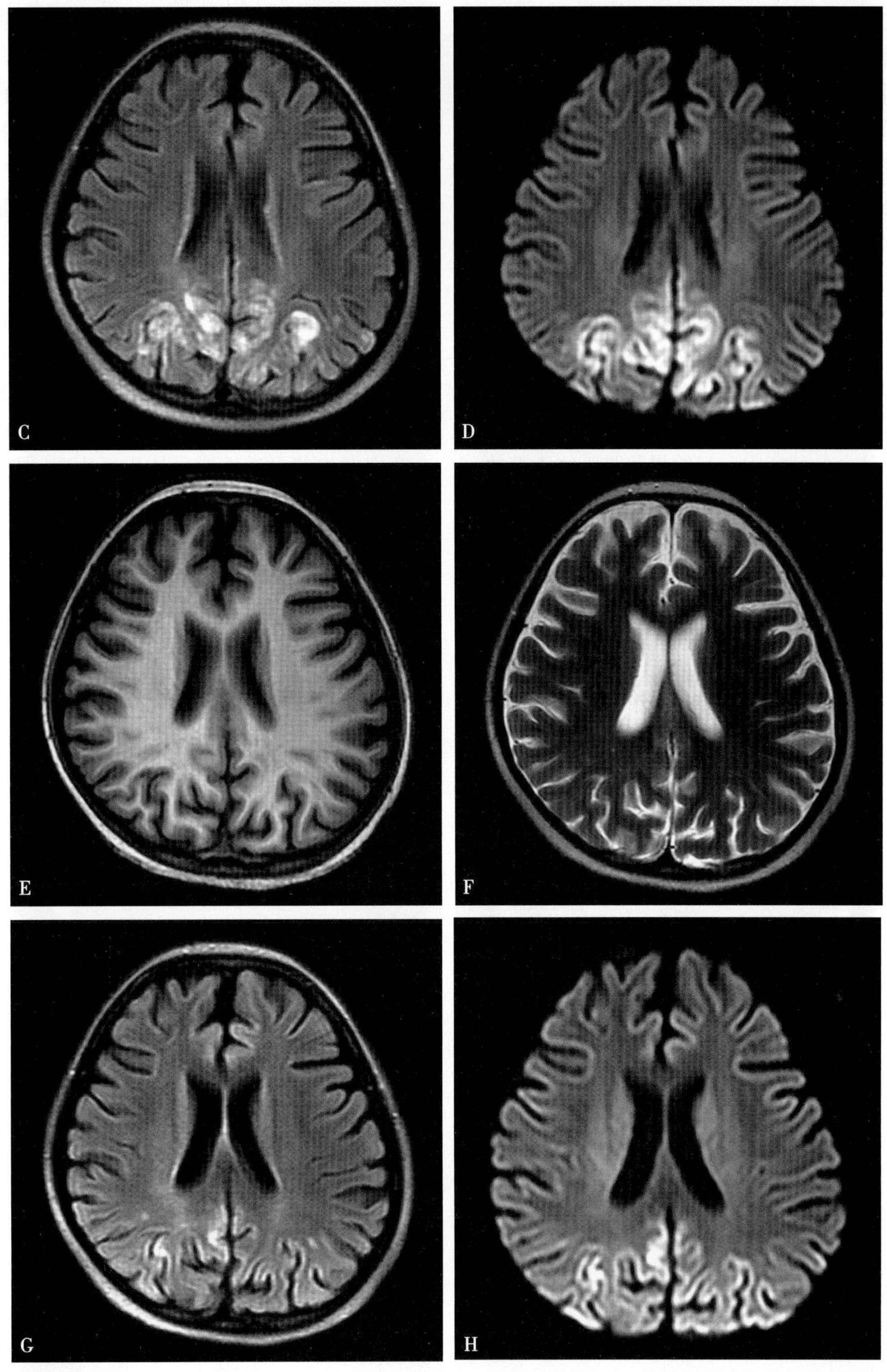


图 3-68（续）

可延伸至被盖腹侧。$T_1$WI 为均匀低信号，$T_2$WI 为高信号，$T_2$FLAIR 为均匀或不均匀高信号。CPM 病变可从桥脑基底部向周围延伸，可累及整个桥脑，典型病变不累及桥脑被盖。纵向上病灶可从中脑低位区域延伸至展神经核、展神经水平的桥脑下部，桥脑最下部与延髓交界处常不受累。轴位病变呈对称的环形、“凸”字形或片状，矢状位上呈椭圆形，冠状位呈蝙蝠形，病变边界清楚，也可呈弥漫性改变，但周围无水肿或占位效应。

增强扫描表现复杂，可有病变周边强化、中央强化或不强化。

DWI 病变呈高信号，ADC 值减低，可早期发现 CPM 病变（图 3-69）。

CPM 的 MRI 表现常落后于临床表现，因此 MRI 正常不应排除 CPM 诊断。如临床怀疑 CPM 但 MRI 表现为阴性，建议 1~2 周后复查 MRI。CPM 临床严重程度、病情好转也可与 MRI 表现不一致。此外，CPM 病灶大小常与神经症状严重程度不一致。

**6. 轻微脑炎 / 脑病伴可逆性胼胝体压部病变综合征**

（1）概述：可逆性胼胝体压部病变综合征（reversible splenial lesion syndrome，RESLES）是近年来提出的一种由各种病因引起的累及胼胝体压部的临床影像综合征。特点为 MRI 上可见胼胝体压部（splenium corporis callosi，SCC）的卵圆形、非强化病灶，一段时间后可完全消失。RESLES 的病因包括癫痫发作和抗癫痫药的使用、感染、代谢紊乱、药物等。SCC 的细胞毒性水肿（特别是兴奋性神经毒性细胞水肿）可能是本病重要的病理生理学机制。本病临床症状缺乏特异性，对因治疗后大多预后良好，一般不遗留神经系统功能障碍。

2004 年，Tada 等提出了"伴胼胝体压部可逆性病变的轻度脑炎 / 脑病（mild encephalitis / encephalopathy with a reversible splenial lesion，MERS）"这一概念。但随后的研究表明，MERS 虽然可以很好地解释儿童中发生的可逆性胼胝体压部病变，但对成人并不

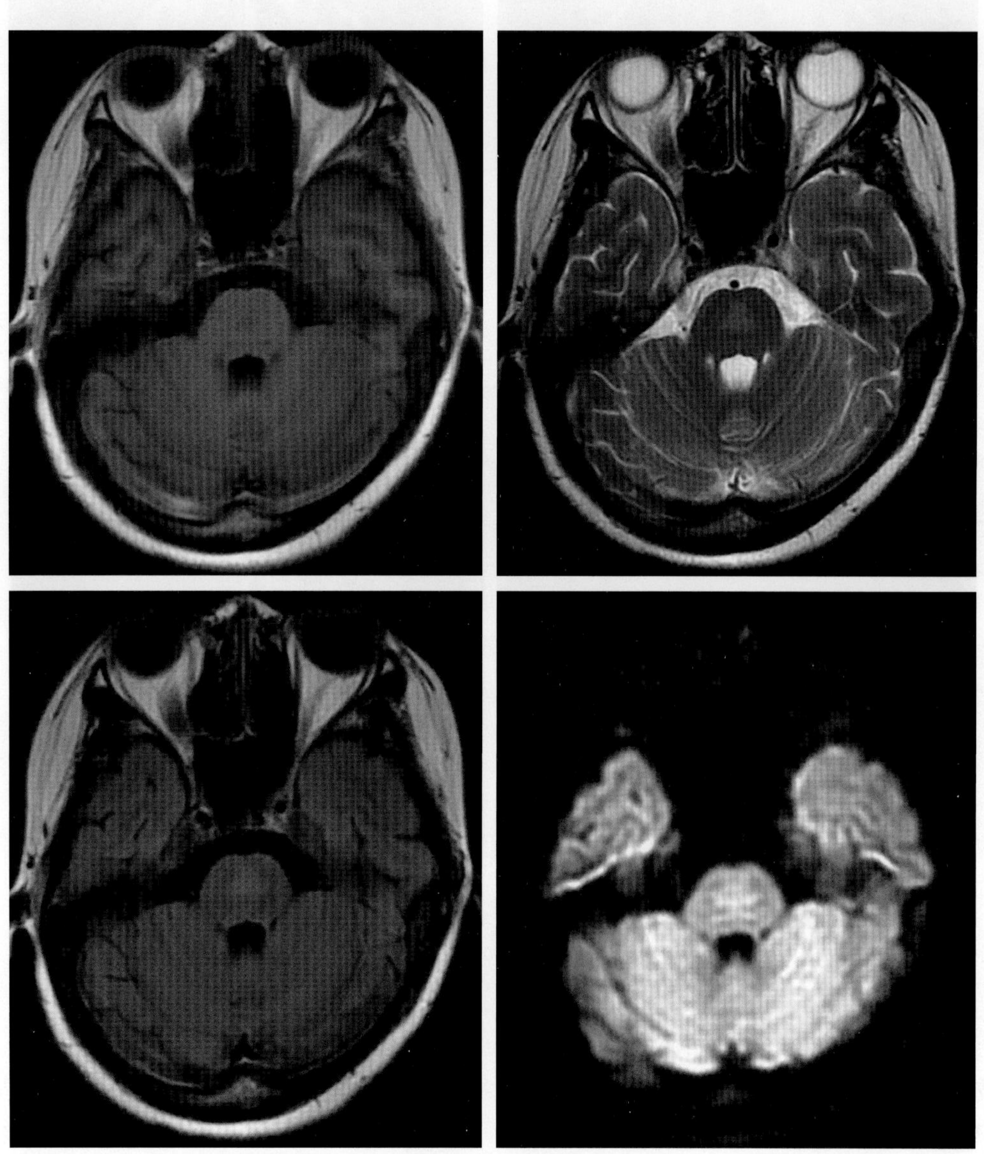

图 3-69　脑桥中央髓鞘溶解症的 MRI 表现
女，3 岁，电解质紊乱。脑桥中心可见片状异常信号，$T_1WI$ 为低信号，$T_2WI$ 为高信号，$T_2FLAIR$ 为高信号，DWI 为稍高信号

完全适用，因为后者需要鉴别的病因谱更广。

2011 年，Garcia-Monco 等基于先前的研究，详细描述了这一临床影像综合征并提出了 RESLES 这一新术语。

RESLES 的诊断标准：①患者有神经系统功能受损；②头颅 MRI 可见胼胝体压部病变，且在随访过程中可完全消失或显著改善；③伴或不伴胼胝体以外的病变。他们认为，SCC 以外的其他部位出现病变并不能排除 RESLES 的诊断，只要其主要病变位于 SCC 就需考虑到本病的可能。但是，累及 SCC 的急性弥漫性脑病和其他常见的脱髓鞘或肿瘤性疾病并不能诊断为 RESLES。

(2) MRI 表现：RESLES 特征性的影像学表现为 SCC（一般位于中心区域）局限性的椭圆形或条状病变，如出现整个胼胝体压部受累的条状病变，称为“回旋镖征（boomerang sign）”。病灶于 $T_1$WI 上呈等或低信号，$T_2$WI、$T_2$FLAIR 和 DWI 上均为高信号，ADC 值降低，增强扫描无明显强化（图 3-70）。目前尚无胼胝体压部发生囊病或坏死的报道。病变可不仅局限在胼胝体压部，其他部位如膝部、体部也可同时出现，甚至可以累及胼胝体外，如脑室旁白质、皮质下白质和基底节区，而这些病灶基本上也是可逆的。最近的研究表明，胼胝体外病变的出现往往提示预后不良，而胼胝体其他部位是否出现病灶与预后并无明显联系。

## 八、先天性脑发育畸形

### （一）无脑回、巨脑回、皮层下带状灰质异位

**1. 概述** 在皮质发育畸形（malformation of cortical development，MCD）分类中，无脑回（lissencephaly，

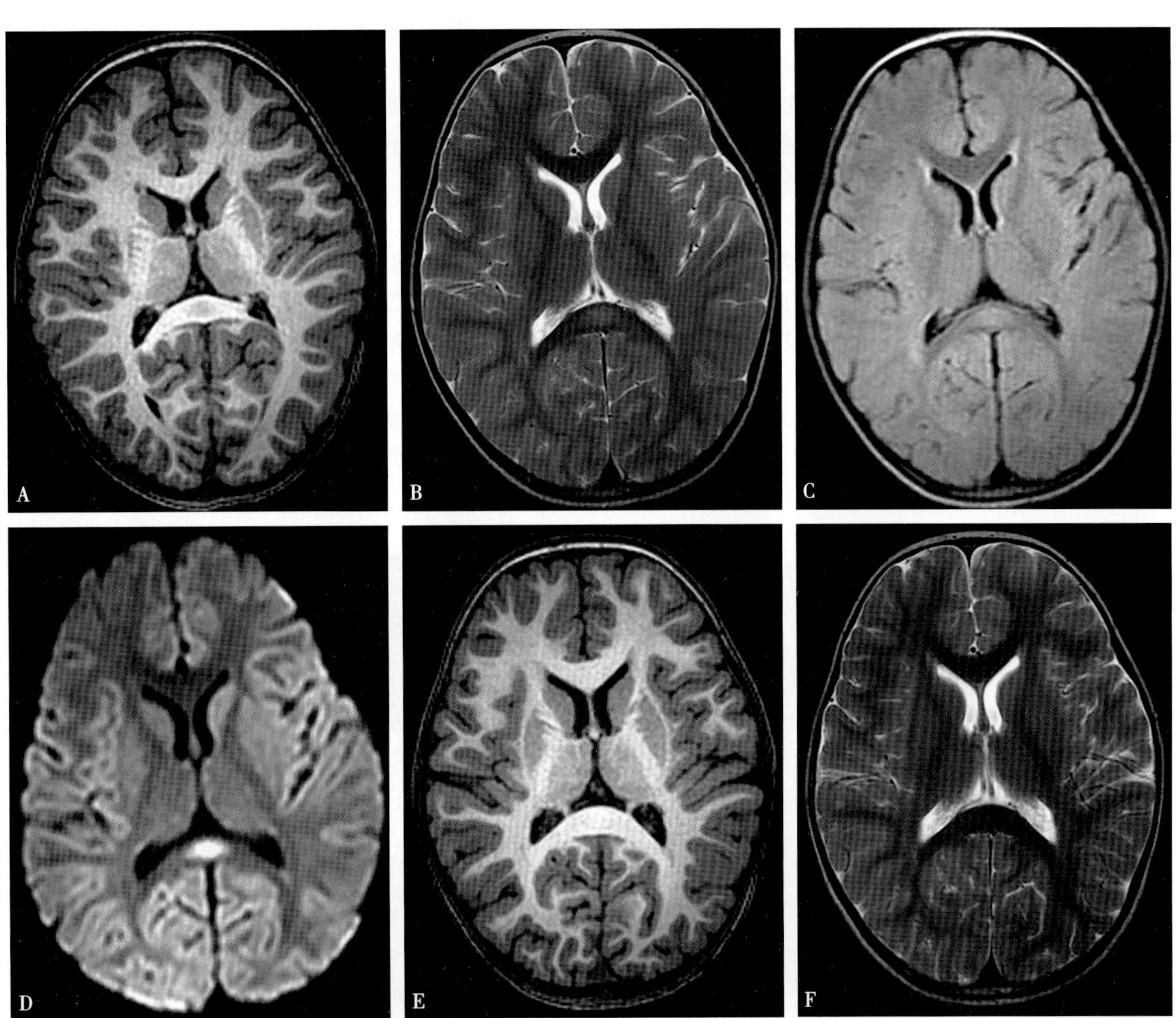


图 3-70 RESLES 的 MRI 表现

女，3 岁，胃肠炎，代谢性酸中毒，抽搐。A~D. 胼胝体压部可见片状异常信号，$T_1$WI 为低信号，$T_2$WI 为高信号，$T_2$FLAIR 为高信号，DWI 为高信号；E~F. 半个月后复查，胼胝体压部异常信号消失

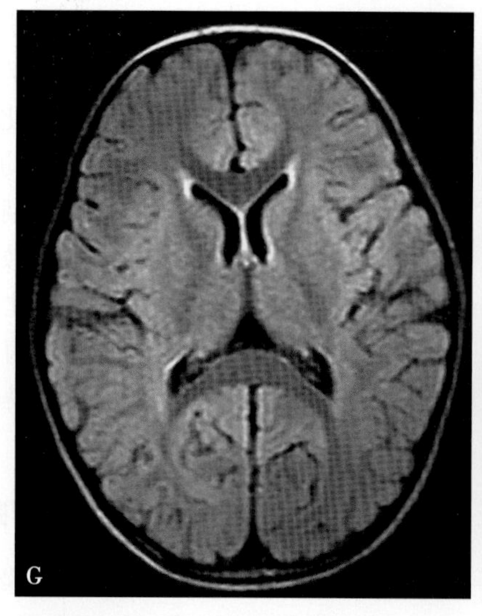
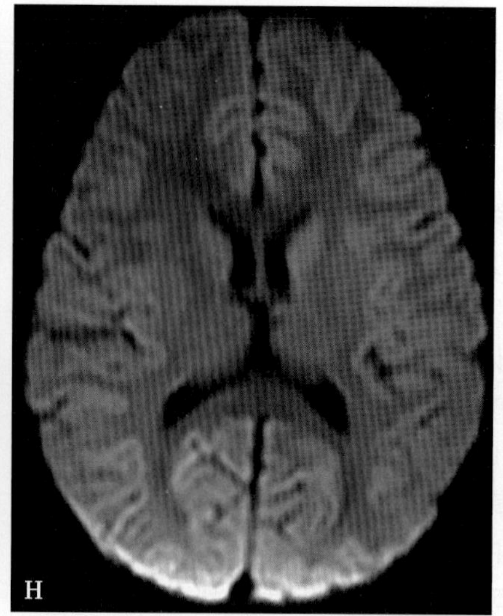

图 3-70（续）

LIS）、巨脑回（Pachygyria）、皮层下带状灰质异位（subcortical band heterotopia，SBH）均为弥漫性神经元移行异常疾病，因此放在一起类比讲述。无脑回为完全缺乏正常脑沟；巨脑回为脑沟减少，脑回增宽；皮层下带状灰质异位最轻，为正常或轻度简化脑回，伴白质表层或中部的光滑带状灰质结构。组织学上，无脑回和巨脑回皮质分层异常，仅 2~4 层，4 层最常见；SBH 分层正常，为 6 层，因此脑回正常，异位神经元在皮层下白质内堆积。程度轻重同基因相关，嵌合突变表现轻。

2. **MRI 表现** 无脑回即完全性光滑脑，为脑表面光滑，白质减少，侧裂变浅且指向垂直，呈“8”字形、沙漏样，存在细胞稀疏层（图 3-71）。巨脑回为皮层增厚、脑回宽大、脑沟浅。皮层下带状灰质异位停滞于脑室和脑实质之间，一层灰质间隔一层白质，呈交替状，异位的灰质呈层状，与正常灰质具有相似的信号强度。

影像表现及受累部位与基因相关，*LIS1* 基因突变常为后部重；*DCX* 基因突变常为前部为主；*TUBA1A* 基因突变可以为无脑回或巨脑回伴有小脑发育不良、小脑下蚓受累、脑干发育不良、胼胝体部分或全部缺如及脑室增宽，后部脑回异常较前部重，呈梯度分布；*ARX* 基因突变，前部巨脑回，后部无脑回，伴胼胝体缺如，皮层通常增厚 5~10mm，白质异

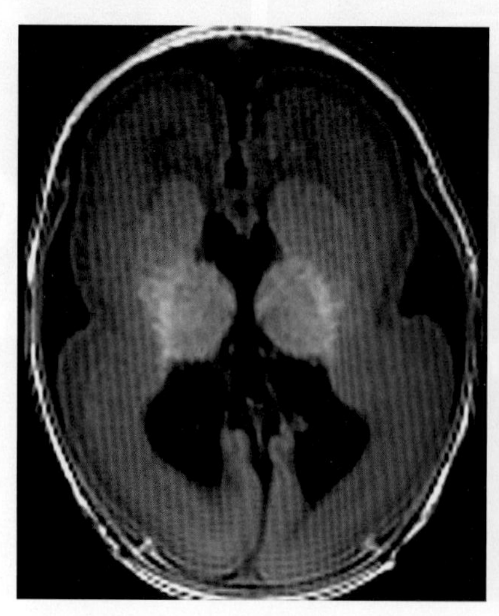
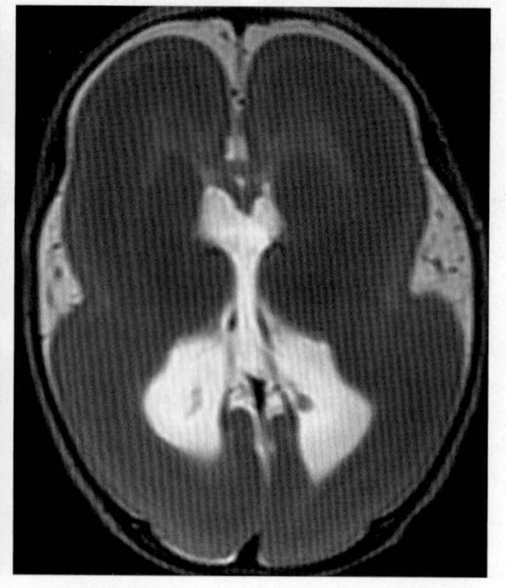

图 3-71 无脑回畸形的 MRI 表现

男，3 个月，无脑回畸形。大脑半球表面光滑，无脑回及脑沟结构，可呈“8”字形，可见层状灰质异位及侧脑室增宽，正常皮层与异位皮层增加可见带状白质间隔（$T_1W$ 低信号，$T_2W$ 高信号）

常，伴基底节发育不良；*RELN* 基因突变，为无脑回伴发海马旋转不良、小脑及脑干发育不良，具有特征性。

### （二）灰质异位

1. **概述** 灰质异位（heterotopia）是指神经元沿放射状胶质细胞纤维移行过程中受到阻碍，停滞于异常位置。这些神经元在其他方面表现正常，仅仅是分布位置不正常。灰质异位可分为带状或层状、局灶型分布或弥漫分布。

2. **MRI 表现** 异位灰质可以出现在室管膜至软脑膜的任何位置，按位置可以分为室管膜下、层状、皮层下结节状灰质异位。大小不等，可以为孤立或弥漫病变。各序列信号同灰质，增强扫描无强化。室管膜下灰质异位最常见，为单灶或多灶性室管膜下的灰质结节，伴随相关畸形（图 3-72）。不同灰质异位好发位置有所不同。层状灰质异位在无脑回一节中已描述，双皮层改变为特征表现，皮层下可见较厚的灰质带，大脑皮质可变薄。皮层下结节状灰质异位，为局灶性灰质结节，单发较大的结节可以看到皮层的过度卷曲呈多小脑回样改变；多结节样的卷曲呈肿物样，与室管膜和皮层相连，内含灰白质。

### （三）胼胝体发育不良

1. **概述** 胼胝体形成于胚胎的第 12~20 周，形成顺序依次为胼胝体膝部、体部及压部，最后是嘴部。胼胝体发育不全可分为全部或部分缺如，常合并扣带回和透明隔缺如、脑积水及脑小畸形等，还可伴发胼胝体周脂肪瘤或纵裂内蛛网膜囊肿。80%~90% 的患儿有临床症状，表现为智力低下、癫痫。

2. **MRI 表现** 正中矢状位：直接显示胼胝体全部或部分缺如；第三脑室上抬；半球内侧面脑沟放射状直指上抬的第三脑室；扣带沟缺如。轴位：侧脑室形态异常对诊断有重要提示作用，侧脑室平行，三角区和枕颞角增宽，呈泪滴样；侧脑室内侧壁可见 Probst 束。冠状位：侧脑室上方无白质束沟通两侧半球；透明隔缺如或异常；侧脑室前角上翘，形状似“头盔”；可存在半球间囊肿或脂肪瘤，囊肿与脑室可相通，也可不相通；海马发育不良（图 3-73）。

### （四）Chiari 畸形

1. **概述** Chiari 畸形的发病机制不清，分型也有很多，以四分法和三分法为代表。近年来有提出 Chiari 0 型和 1.5 型。本书以经典四分法描述影像表现，分型依据合并神经管闭合不全的水平。

2. **MRI 表现** Chiari 畸形也称先天性小脑扁桃体下疝，表现为正中矢状位上小脑扁桃体向下延长，通过枕骨大孔进入高位颈椎管，诊断标准为小脑扁桃体最低点低于枕骨大孔 5mm 及以下。

（1）Chiari 畸形Ⅰ型：主要表现小脑扁桃体向下延长，下端变尖呈楔形，通过枕大孔进入高位颈椎椎管。CT 后颅窝拥挤，内部结构观察不及 MRI，矢状位重建可帮助诊断，但需要与后颅窝占位鉴别；而 CT 对于后颅窝骨质畸形评价有优势，可以评价是否存在颅底凹陷、扁平颅底、寰椎融合等畸形。MRI 矢状位上小脑扁桃体最低点低于枕骨大孔下缘≥5mm（图 3-74）。后颅窝结构拥挤，周围脑脊液间隙狭窄或消失。脑干、小脑蚓、第四脑室位置可正常，目前提出的 1.5 型为在Ⅰ型基础上伴有脑干枕骨大孔疝。可合并脊髓空洞及脑积水。同时应注意观察常见病因，如后颅窝小、颅底凹陷等骨质畸形。

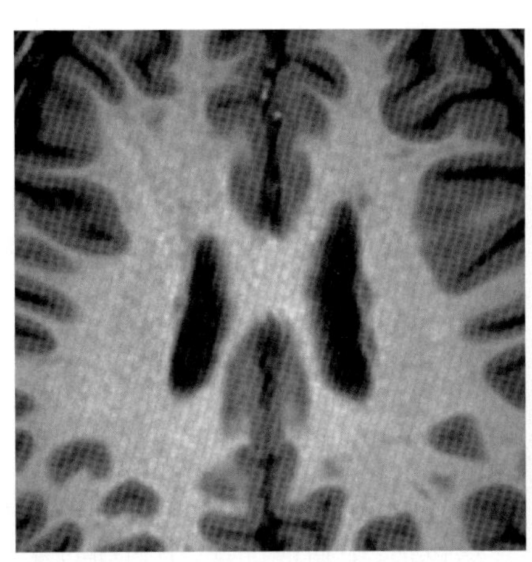

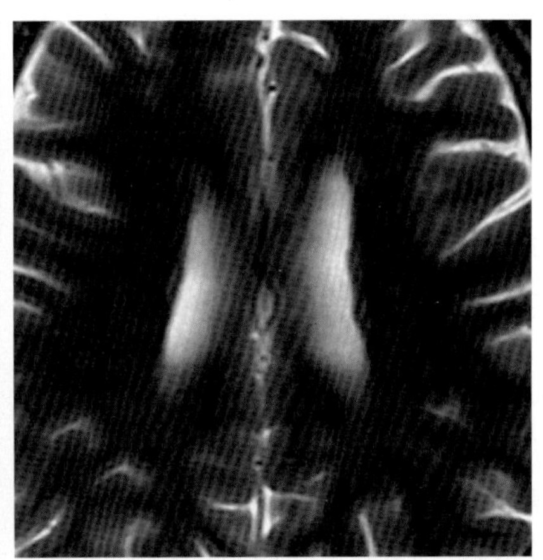

图 3-72 灰质异位的 MRI 表现
女，9 岁，癫痫，双侧室管膜下灰质异位。室管膜下可见长轴与侧脑室体部平行的结节，$T_1WI$ 和 $T_2WI$ 信号均同灰质

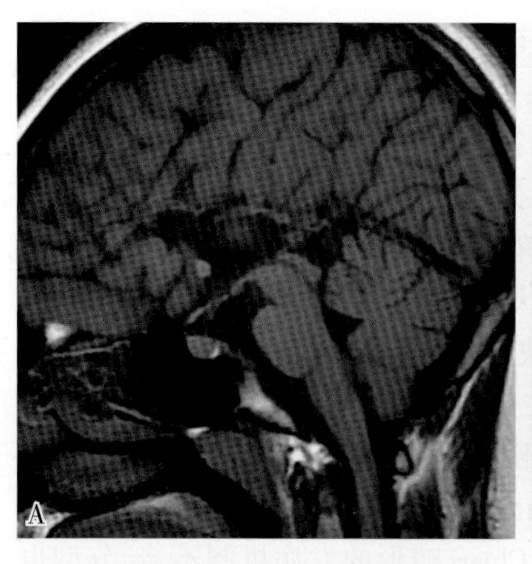
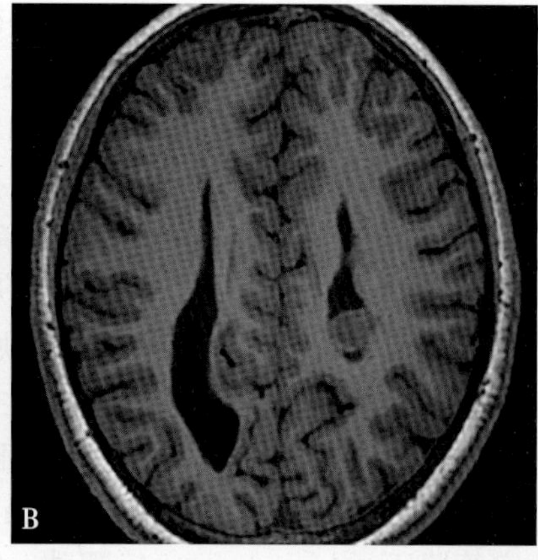
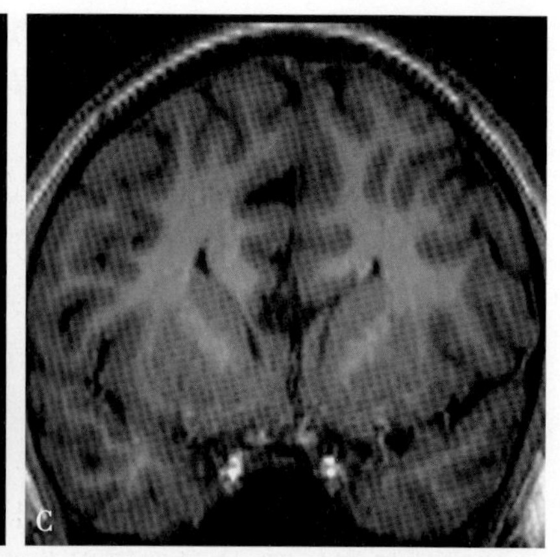

图 3-73 胼胝体缺如的 MRI 表现

A. 正中矢状位 $T_1WI$ 显示胼胝体完全缺如，大脑半球内侧面脑沟放射冠直指脑室，第三脑室上抬；B. 轴位 $T_1WI$ 显示侧脑室体部平行走行，前角狭小，后角增宽，左侧室管膜下可见多发灰质结节，伴发灰质异位；C. 冠状位额角狭小，侧脑室壁呈"头盔样"，内侧可见 probst 束

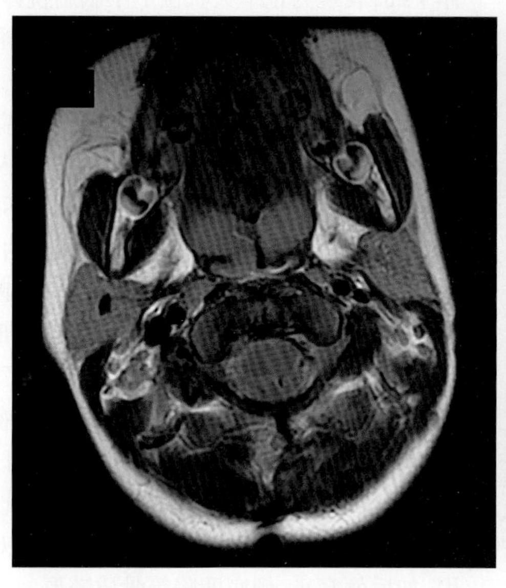
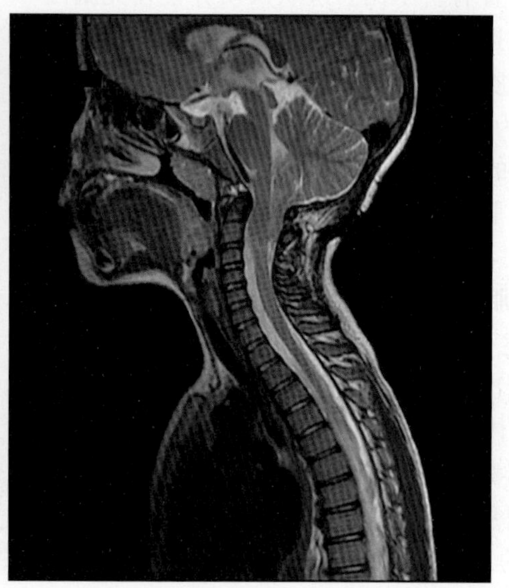

图 3-74 Chiari 畸形Ⅰ型的 MRI 表现

女，4 岁。轴位及矢状位 $T_2WI$ 示小脑扁桃体向下疝入椎管内

（2）Chiari 畸形Ⅱ型（图 3-75）：当出现脊髓脊膜膨出时，为 Chiari 畸形Ⅱ型，多为腰骶部。可并发脊髓空洞积水症、脊髓纵裂畸形。头颅表现为小脑蚓下降进入枕骨大孔，结构拥挤，小脑蚓、小脑半球及脑干形态改变，小脑蚓呈钉样，小脑半球环绕脑干，第四脑室延长、四脑室顶变扁；脑干变形，延髓与颈髓交界处扭结，窦汇位置低。可伴发幕上异常，如脑积水、中线结构异常（胼胝体发育不良、透明隔缺如等）、神经元移行异常（灰质异位、多小脑回）等。

（3）Chiari 畸形Ⅲ型：当出现低枕部或高颈部脑膨出时，为 Chiari 畸形Ⅲ型。

（4）Chiari 畸形Ⅳ型：表现为严重的小脑发育不良、小脑缺如或重度小脑发育低下；脑干发育小，后颅窝相对扩大，充满脑脊液。预后极差，临床少见。

### （五）Dandy-Walker 谱系疾病

1. **概述** Dandy-Walker 谱系疾病包括经典 Dandy-Walker 畸形（Dandy-Walker malformation，DWM）、小脑蚓发育不良、大枕大池、永存 Blake 囊肿。DWM 和永存 Blake 囊肿可造成侧脑室增宽及脑积水。Dandy-Walker 谱系疾病几个亚型的诊断要点包括：小脑幕位置，小脑蚓的发育状态，后颅窝是否扩大，是否存在囊性病变，顶蚓角的大小。常伴发一系列幕上畸形。

2. **MRI 表现** 经典 Dandy-Walker 畸形（图 3-76）：

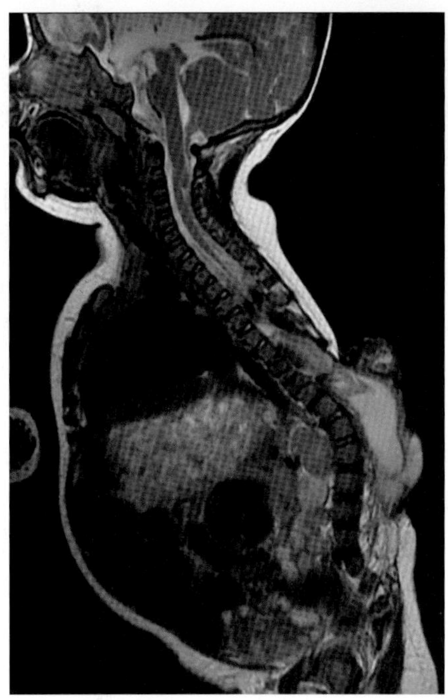

图 3-75 Chiari 畸形Ⅱ型的 MRI 表现
男，16 个月，脑积水。小脑扁桃体及延髓向下疝入椎管内，第四脑室变形，胸腰段脊柱发育异常，腰骶部可见脊髓脊膜膨出

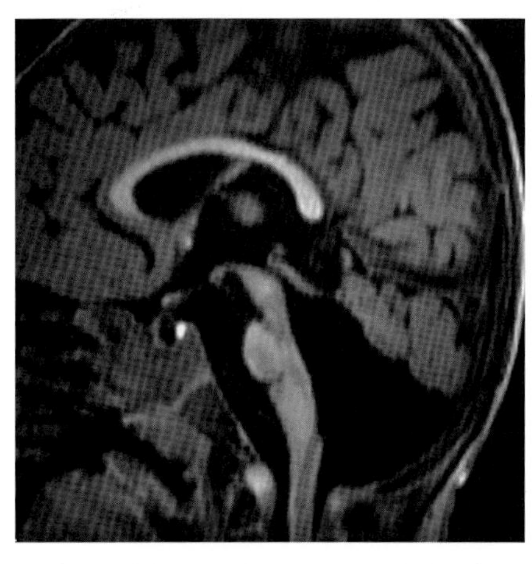

图 3-76 Dandy-Walker 谱系疾病的 MRI 表现
Dandy-Walker 谱系疾病患儿，16 个月。图示小脑下蚓发育不良，小脑蚓旋转上抬，第四脑室囊性扩张，小脑幕及窦汇未见明显上抬

表现为小脑下蚓发育不良 / 不发育，伴上抬旋转；小脑半球和脑干可不同程度发育不良或受压；第四脑室囊性扩张，同后颅窝囊肿交通；窦汇及小脑幕上抬；脑积水常见。

(1) 小脑蚓发育不良：小脑蚓不同程度发育不良，伴或不伴小脑蚓的旋转。无窦汇和小脑幕的上抬，后颅窝无扩大。

(2) 永存 Blake 囊肿：小脑蚓形态大小正常，旋转上抬，顶蚓角增加，第四脑室同后颅窝囊肿交通，囊壁在 MRI 上看不到。小脑蚓下表面可以看到脉络丛。

(3) 大枕大池：后颅窝脑脊液间隙增宽（≥10mm），无占位效应，小脑蚓正常，不旋转。第四脑室、顶蚓角均正常。

(4) 伴随畸形：常见胼胝体发育不良、多小脑回、灰质异位、枕部脑膨出、髓鞘化延迟。

## 九、神经皮肤综合征

### （一）神经纤维瘤病Ⅰ型

**1. 概述** 神经纤维瘤病Ⅰ型（neurofibromatosis type Ⅰ，NF1），又称 von Recklinghausen 病，为最常见的神经皮肤综合征。凡具备下列表现中两项以上者可以诊断此病：①皮肤≥6 处咖啡牛奶斑，青春期前最大直径在 5mm 以上，青春期后最大直径 15mm 以上；②1 处丛状神经纤维瘤或 2 处以上的其他类型神经纤维瘤；③2 个以上有色素沉着的虹膜错构瘤；④腋窝或腹股沟雀斑；⑤视神经胶质瘤；⑥特征性骨损害，例如蝶骨大翼发育不良，假关节形成等；⑦一级亲属内有同类患者。虽然皮肤表现严重影响患者外观，但其皮肤外的神经系统表现才是其症状及病死率的重要原因，影像诊断起着重要作用。

**2. MRI 表现** 神经纤维瘤病Ⅰ型中 15%~20% 有中枢神经系统病变。影像常见中枢神经系统肿瘤、非肿瘤性“错构瘤样病变”，以及颅骨、脑膜、骨、脊柱、脊髓和神经根等部位病变。

(1) 视通路胶质瘤：15%~20% 的儿童 NF1 患者存在视通路胶质瘤，可发生于视通路的任何位置，呈纺锤形，$T_1$WI 低信号、$T_2$WI 高信号，可伴或不伴强化。

(2) 丛状神经纤维瘤（plexiform neurofibromas）：出生即可发生，在青年期和成年早期继续生长。大多数患者 10 岁之前显著长大。沿着周围神经长轴生长。多结节样梭形肿物，浸润生长，可以进入周围结构，引起骨质破坏。$T_2$WI 可见靶征，增强后强化程度不同，中心强化显著。

(3) 脑实质异常：又称不明原因亮点（unidentified bright objects，UBOs）。在 NF1 患儿中较常见（43%~93%），好发于儿童和青年，2 岁之前髓鞘化未完成，MRI 评价病变不准确，通常在 3 岁之后出现，10 岁后开始消退，20 岁之后很少看到。常见部位有基底节（苍白球常见）、丘脑、脑干和小脑，海马。单侧或双侧发生。MRI 表现为 $T_1$WI 等 / 低信号、$T_2$WI 高信号。病变一般无肿块效应，无周边水肿，增强扫描无强化。虽然本征象不在诊断标准之内，但作为NF1的特异性表现，UBOs的检出可以提示NF1的诊断，提高诊断的灵敏度。

(4) 脑结构异常：白质体积增加、巨脑回等。

(5) 颅骨、脑膜和骨损害：神经纤维瘤病Ⅰ型患者常合并有颅骨和硬膜损害。例如巨头、蝶骨大翼发育不全、大脑颞叶疝入眼眶、颅骨缺损(多发于人字缝)、硬脑膜囊扩张及内听道扩大。其他异常有单个手指、肋骨或单个肢体过度增长，胫骨弓形弯曲，带状肋骨，假关节形成及脊柱侧弯。

(6) 血管异常：表现为颅脑血管狭窄或闭锁、动脉瘤、非动脉瘤性血管扩张、动静脉瘘或动静脉畸形等。3%~7%患儿可发生烟雾综合征。

(7) 脊柱、脊髓和神经根：常见的脊椎异常是一个或多个椎间神经孔扩大，多数是由于椎间孔内神经纤维瘤引起，少数原因是继发于硬膜囊扩张或蛛网膜囊肿(图3-77)。脊髓内可有肿瘤，一般是低级别的星形细胞瘤，也可发生错构瘤样病变。

(8) 其他器官系统病变：眼部可见虹膜利氏结节(Lisch nodules)、脉络膜错构瘤、视网膜星形细胞增生及呈"牛眼"样(眼球巨大而突出)。

(9) 肿瘤发生：NF1患者出现胃肠道间质瘤、乳腺癌、白血病或淋巴瘤、嗜铬细胞瘤、平滑肌肉瘤等恶性肿瘤的概率均高于正常人群，相关影像学检查可以协助诊断。

**(二) 结节性硬化**

**1. 概述** 结节性硬化(tuberous sclerosis complex，TSC)也称布纳维尔病(Bourneville disease)，是一种常染色体显性遗传性疾病。临床上表现为多种器官系统内发生的错构瘤。典型的临床表现：面部丘疹样斑痣、癫痫和智力低下。影像学改变是诊断本病的重要依据。2012年，国际TSC共识大会更新了结节性硬化的基因和临床诊断标准，神经系统部分影像相关的主要变动是将"皮质结节"和"放射状移行带"两条合并为"皮质发育不良"，作为一条主要诊断标准，认为两者并不是独立的，均为先天发育异常，病理表现相似。

**2. MRI表现**

(1) 皮质发育不良(皮质及皮质下结节和放射状迁移带)：在MRI上表现比较显著，有异常信号，受累脑回变形、膨大。年龄不同其表现有所不同。新生儿和婴幼儿期，脑叶白质未完成髓鞘化，病灶呈$T_1$WI高信号、$T_2$WI低信号。年龄较大的儿童和成人其皮质结节呈$T_1$WI低-等信号，$T_2$WI高信号，3%~4%增强后可有强化，钙化多见。可见放射状迁移带。

(2) 室管膜下结节(subependymal nodules，SEN)：绝大多数结节性硬化患者有室管膜下结节或错构瘤。尾状核丘脑沟区最多见，其次为体部/三角区、颞角。随着年龄增长钙化增多，30%~80%可强化，MRI上表现为$T_1$WI高信号，$T_2$WI低信号(图3-78)。

(3) 室管膜下巨细胞星形细胞瘤(subependymal giant cell astrocytoma，SEGA)：在结节性硬化病例中的发生率约为15%，发生于尾状核丘脑沟。多数有钙化，在CT和MRI上表现为密度或信号不均匀，注射造影剂后有不均匀增强。肿瘤为良性，可以继发梗阻性脑积水。

(4) 结节性硬化的其他损害：①视网膜错构瘤：见于半数结节性硬化患者；②血管变性：胸和腹主动脉退行性改变，导致动脉瘤形成，也可以发生颅颈血管闭塞性病变，伴侧支循环血管形成；③皮肤病变：面部血管纤维瘤、指甲周围或指甲下纤维瘤；④肾囊肿：肾血管平滑肌脂肪瘤；⑤心脏横纹肌瘤；⑥肺淋巴管血管平滑肌瘤病，慢性肺间质纤维化；⑦肝平滑肌瘤、腺瘤，脾和胰腺腺瘤；⑧扁平骨、脊椎、颅骨和骨盆骨内多发骨岛，短管状骨(掌、跖、指骨)囊变和骨膜反应。

**(三) 脑三叉神经血管瘤病**

**1. 概述** 脑三叉神经血管瘤病又称Sturge-Weber综合征(Sturge-Weber syndrome)，为常染色体显性遗传性疾病。本病皮肤的主要表现是面部血管痣，常沿着三叉神经Ⅰ、Ⅱ支的范围分布，有时也波及第Ⅲ支范围。身体其他部位也可见到血管痣。神经系统的主要症状是癫痫发作。少数患者可有偏瘫、智力障碍、青光眼及偏盲。颅内为皮质静脉发育异常，导致颅内异常静脉引流及慢性缺血改变。

**2. 影像学表现** CT可以看到脑回、皮质下轨道样钙化，以顶枕叶为著，2岁内钙化少见，随着年龄增长钙化逐渐明显。病灶与颜面血管瘤同侧，伴同侧脑萎缩，颅板增厚，副鼻窦和乳突扩大。

早期异常血管周围白质量增加，晚期局部脑叶灰、白质萎缩。早期患儿可表现出白质髓鞘化加速，晚期表现萎缩，局部可因胶质增生和钙化产生信号改变。GRE序列可以敏感的检出钙化和异常血管。增强扫描早期软脑膜强化，蛛网膜下腔血管瘤样改变，晚期软脑膜的强化减低；同侧脉络丛增大强化(图3-79)。MRA早期正常，晚期血管数量减少，偶见动静脉血管畸形、MRV局部皮质静脉增粗，深方髓静脉增加。

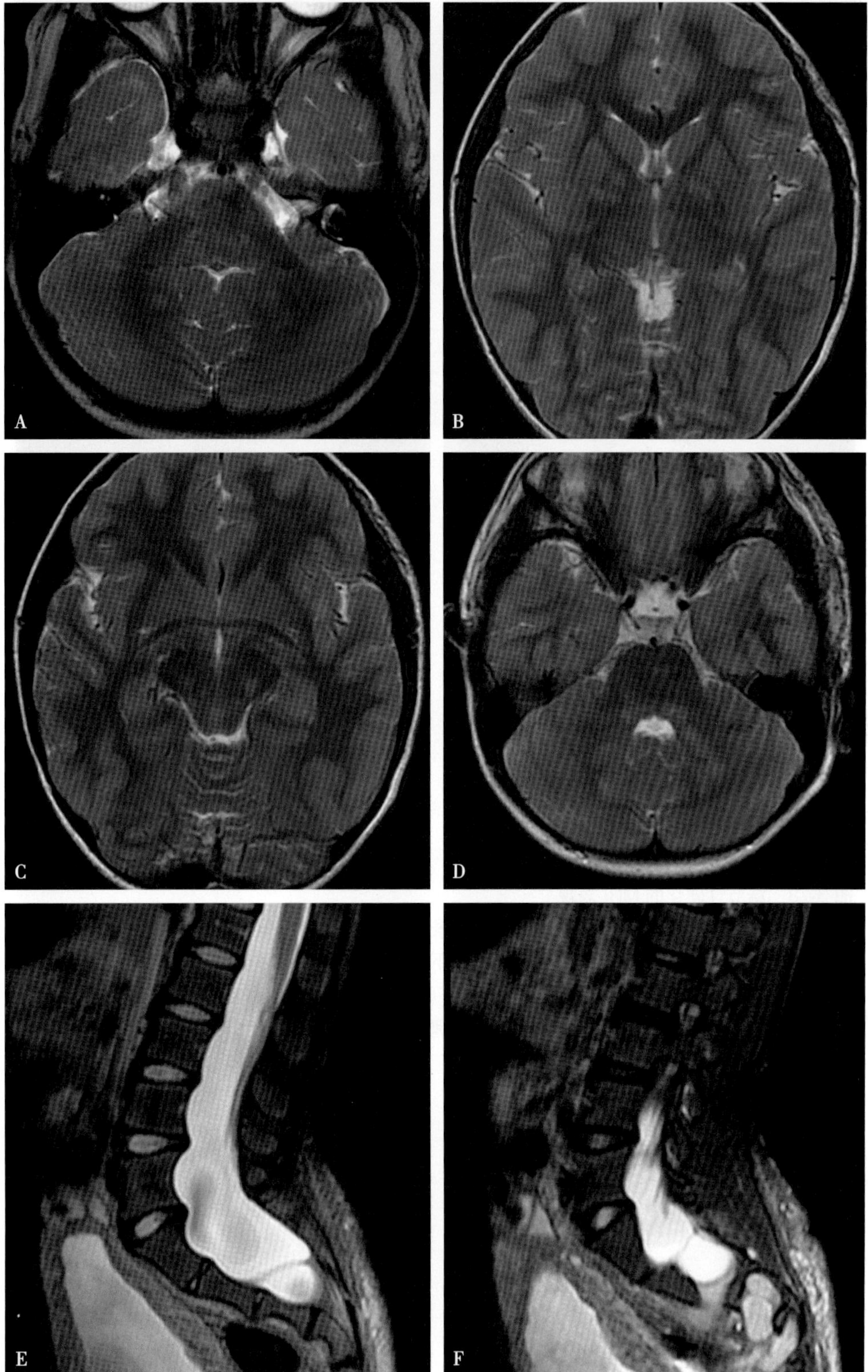


图 3-77 神经纤维瘤病 I 型的 MRI 表现

男，2 岁 9 个月，全身牛奶咖啡斑。A. $T_2WI$ 可见双侧小脑半球、脑干多发高信号；B~D. 6 岁随访 $T_2WI$ 可见双侧苍白球、丘脑、小脑半球、脑干多发高信号，较前病灶增多；E、F. 6 岁腰椎 MRI 平扫，矢状位及旁矢状位 $T_2WI$ 示硬膜囊扩张、多发丛状神经纤维瘤，膀胱壁增厚符合神经源性膀胱

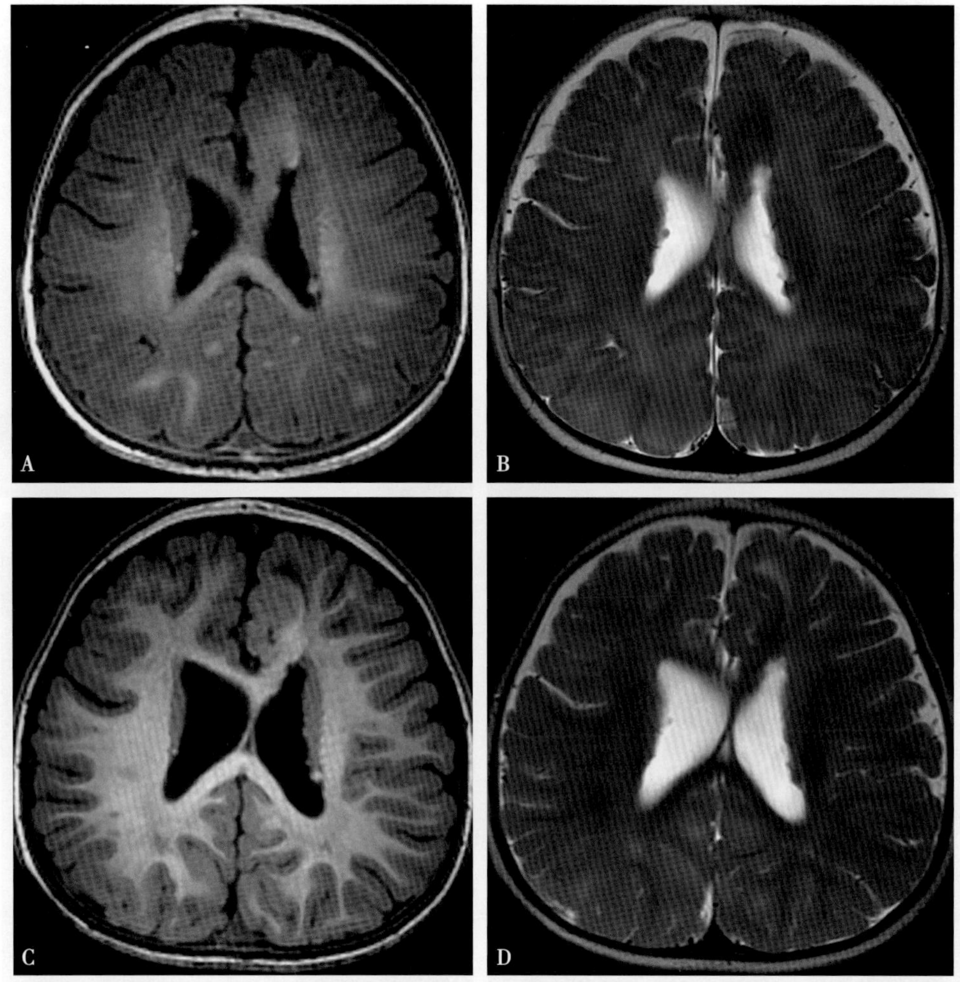


图 3-78　结节性硬化的 MRI 表现

男，5 个月，癫痫发作。A、B. 在未髓鞘化的背景之下，双侧大脑半球可见多发皮质下及放射状 $T_1WI$ 高信号、$T_2WI$ 低信号。双侧侧脑室室管膜下可见多发 $T_1WI$ 高、$T_2WI$ 低信号小结节；C、D. 21 个月随访，双侧大脑半球皮质发育不良信号呈 $T_1WI$ 低、$T_2WI$ 高信号，其中左额内侧病灶可见 $T_1WI$ 高、$T_2WI$ 低信号（钙化）。双侧侧脑室室管膜下可见多发 $T_1WI$ 高、$T_2WI$ 低信号小结节

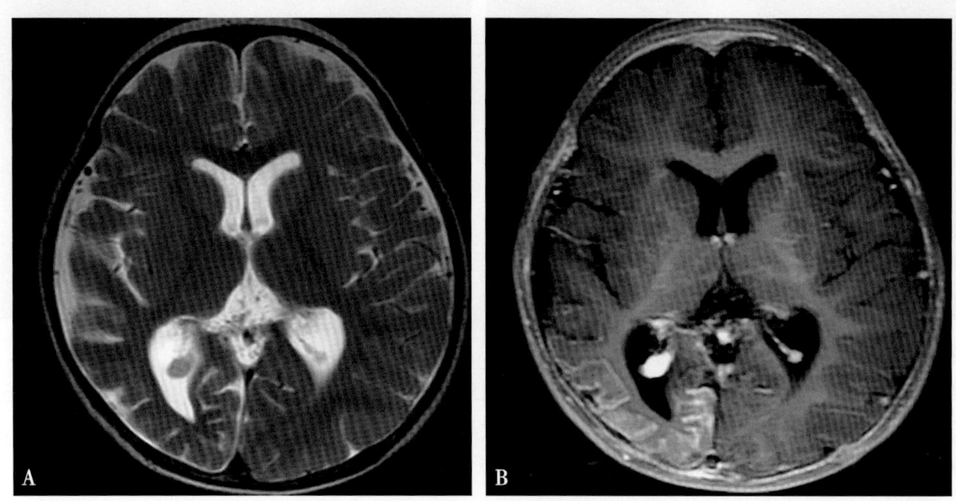


图 3-79　脑三叉神经血管瘤病的 MRI 表现

A. $T_2WI$ 示右侧后头部萎缩，蛛网膜下腔增宽、右侧侧脑室增宽，右侧脉络丛增大。B~D. 增强扫描示后头部表面软脑膜线样强化，蛛网膜下腔内异常强化，右侧脉络丛显著强化

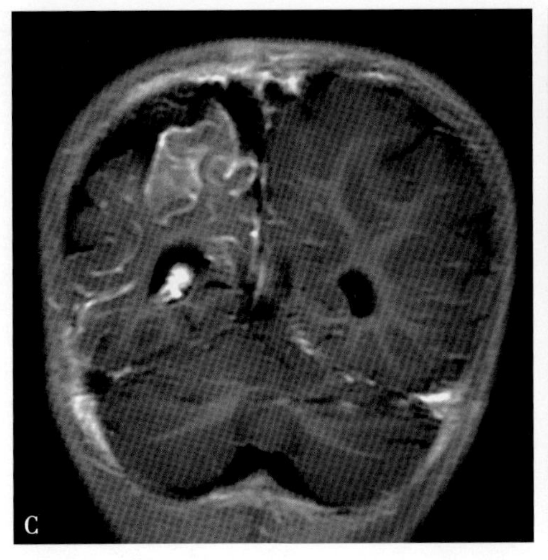


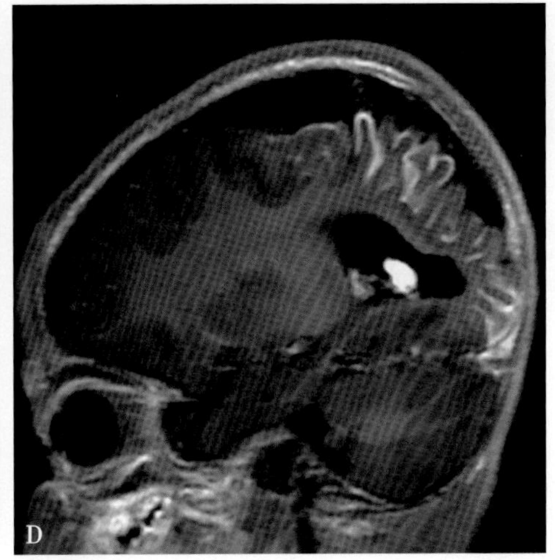


图 3-79（续）

## 十、免疫性脑炎

### （一）抗 NMDAR 脑炎

**1. 概述** 抗 N- 甲基 -D- 天门冬氨酸受体（N-methyl-D-aspartic acid receptor，NMDAR）脑炎是近年发现的一种免疫介导的中枢神经系统疾病，是常见的自身免疫性脑炎，主要累及儿童和青年女性。确诊主要依靠血清或脑脊液中检测出抗 NMDAR 抗体。

根据 Graus 与 Dalmau 标准（2016 年），确诊抗 NMDAR 脑炎需要符合以下 3 个条件：①下列 6 项主要症状中的 1 项或者多项：a. 精神行为异常或者认知障碍；b. 言语障碍；c. 癫痫发作；d. 运动障碍 / 不自主运动；e. 意识水平下降；f. 自主神经功能障碍或者中枢性低通气。②抗 NMDAR 抗体阳性。③合理排除其他病因。

抗 NMDAR 脑炎与经典的副肿瘤性边缘性脑炎存在显著差异，其靶抗原位于神经元细胞表面，主要通过体液免疫机制引起相对可逆的神经元功能障碍，免疫治疗效果良好。

抗 NMDAR 脑炎与肿瘤存在相关性，约 45% 的成年女性患者存在单侧或双侧的卵巢畸胎瘤。中国女性抗 NMDAR 脑炎患者卵巢畸胎瘤的发生率为 14.3%~47.8%。对于未发现肿瘤且年龄≥12 岁的女性抗 NMDAR 脑炎患者，建议病后 4 年内每 6~12 个月进行一次盆腔超声检查。

**2. MRI 表现** 抗 NMDAR 脑炎患者头颅 MRI 表现多样，缺乏特异性。根据不同研究，50%~89% 的抗 NMDAR 脑炎患者头颅 MRI 可无明显异常。异常 MRI 表现包括颞叶内侧（海马）、小脑、大脑皮层、基底节、脑干、前额及岛叶呈 $T_2$WI/$T_2$FLAIR 高信号，增强扫描可见一过性轻度强化。DWI 可见高信号，部分可见出血。长期随访可见受累部分脑组织萎缩（图 3-80）。

### （二）桥本脑病

**1. 概述** 桥本脑病（Hashimoto encephalopathy，HE）是一种由自身免疫介导的罕见复发性或进展性脑病，与桥本甲状腺炎相关。桥本脑病可为急性或亚急性发作，临床症状多样。本病易误诊，早期予以激素治疗可以取得明显疗效。桥本脑病女性多发，男女比例约为 1∶4。儿童及成人均可发病，儿童发病高峰年龄为 12~14 岁，成人为 45~55 岁。

根据临床表现，桥本脑病可以分为两种类型：一种为血管炎型，表现为反复卒中样发作；另一种为缓慢进展型，发病隐匿，以认知功能减退为特征。血液检查可见甲状腺过氧化物酶抗体（thyroid peroxidase antibody，TPO）升高（86%~100% 病例），65%~68% 病例血清抗 α- 烯醇化酶抗体阳性（65%~68% 病例），脑脊液白细胞计数处于正常值范围，但蛋白定量升高（60%~85% 病例）。脑电图最常见轻至重度弥漫性慢波。

目前桥本脑病的诊断标准没有统一，由 Castillo 等学者提出的标准认可度最高：①脑病症状，包括认知功能障碍和至少一项以下症状：神经精神症状（如幻觉、错觉或偏执），肌阵挛发作，全面强直 - 阵挛发作或部分性发作，或局灶性神经功能缺损；②血清 TPO 抗体阳性；③甲状腺激素正常或轻度甲减；④血、尿、脑脊液检验不支持感染、中毒、代谢或肿瘤性疾病；⑤血清神经元电压门控钙通道、电压门控钾通道和其他已发现的副肿瘤性抗体结果均为阴性；

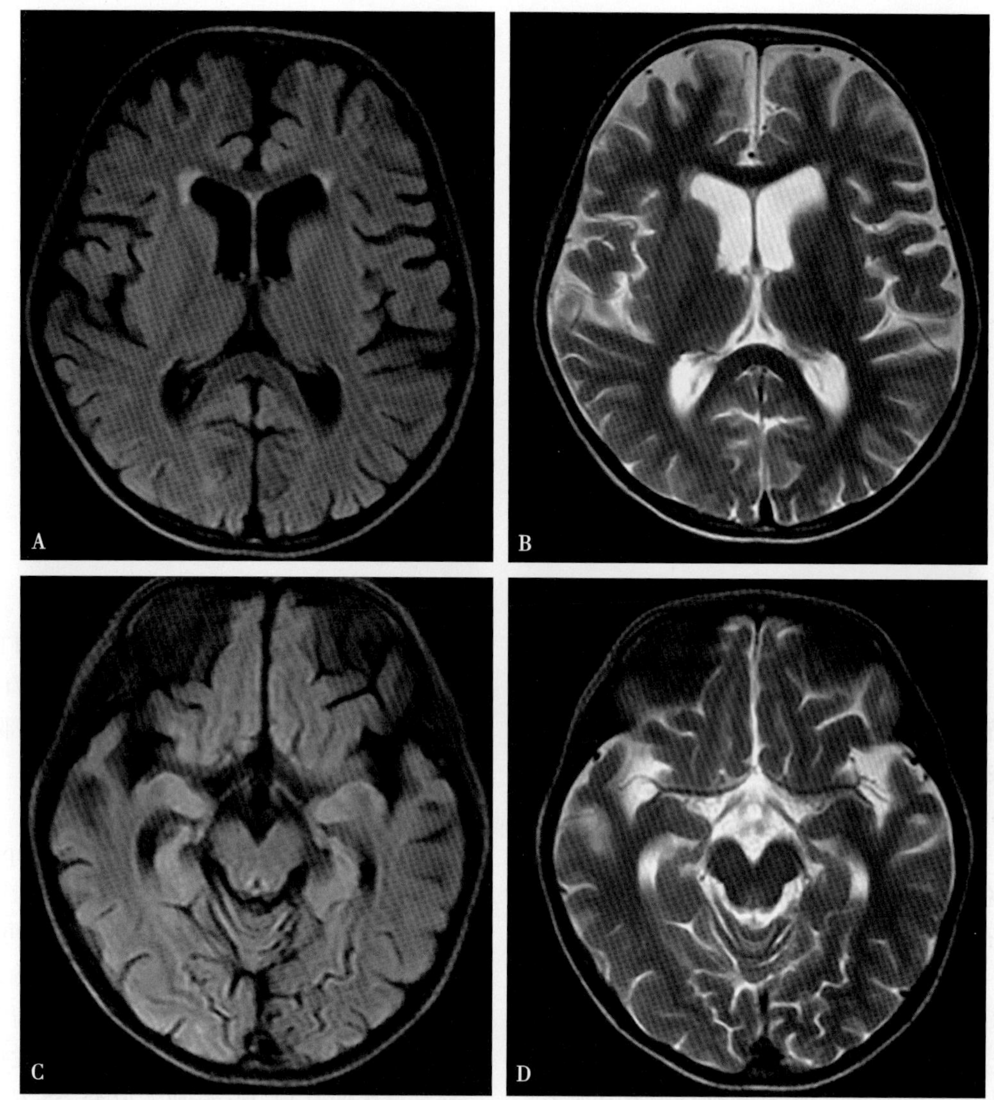

图 3-80 抗 NMDAR 脑炎的 MRI 表现
女，4 岁，精神行为异常 8 个月，畸胎瘤切除术后 6 个月，血抗 NMDAR 抗体 1∶100(++)，脑脊液抗 NMDAR 抗体 1∶32(+++)。A、B. $T_2$FLAIR 及 $T_2$WI 示双侧扣带回高信号；C、D. $T_2$FLAIR 及 $T_2$WI 示双侧颞叶内侧高信号；A~D. 脑萎缩

⑥影像学检查不支持血管性、肿瘤性或其他结构性病灶；⑦激素治疗有效。

桥本脑病与桥本甲状腺炎的关系仍不清楚。目前认为可能有三种致病机制：①自身免疫介导的中枢神经系统血管炎；②血清中存在同时攻击甲状腺和脑细胞抗原的交叉抗体；③促甲状腺激素释放激素对中枢神经系统的毒性作用。病理学表现：脑实质内动静脉、毛细血管周围、脑膜血管周围，尤其是以静脉为中心的淋巴细胞浸润；皮层、基底节、丘脑、海马等灰质胶质增生，白质较轻；脱髓鞘。

2. **MRI 表现** 50% 的成人患者和 39% 的儿童患者在诊断桥本脑病时，头颅 MRI 可正常。异常 MRI 表现缺乏特异性，包括：局灶性或融合性白质病变，可类似脑肿瘤、肉芽肿、感染、缺血性梗死，甚至退行性疾病（增值图 3-26）。有报道儿童患者可出现伏隔核局部高信号或体积缩小，额叶白质病变，小脑萎缩，海马和脑室旁病变。伴有癫痫发作的桥本脑病患者中，可发现双侧海马对称性水肿，硬脑膜强化，以及弥漫 / 非对称性脑萎缩。其他报道包括弥漫性白质病变，类似脑白质营养不良，在治疗后病灶消失。病灶可在治疗后好转，但脑膜强化可持续较长时间。

（三）Rasmussen 脑炎

1. **概述** Rasmussen 脑炎是一种后天获得性的进展性的累及一侧大脑的慢性炎性疾病，是难治性癫痫的重要原因。Rasmussen 脑炎主要见于儿童，发病率约为(1.7~2.4)/1 000万，平均发病年龄为6岁，婴幼儿到青年均可见。

典型病例临床表现可分为3期：①前驱期：持续时间平均7.1个月(数月~8.1年)，缓慢起病，以偏侧抽搐及轻偏瘫为特点；②急性期：持续时间约8个月(4~8个月)，癫痫发作频繁，常伴部分性癫痫持续状态，抗癫痫药难以控制，之后可出现进行性偏瘫、偏盲、认知功能障碍、失语(优势半球受损)；③后遗症期：病情相对平稳，但遗留永久性的神经功能缺损，大脑半球进行性萎缩，仍有难以控制的癫痫发作。除非手术切除受累区域，患者症状将不断恶化，直至死亡。脑电图改变常为非特异性，表现为广泛异常。

2005年欧洲诊断共识就Rasmussen脑炎提出了两种诊断标准：

A标准：需同时满足以下3点：①临床特点：局灶性癫痫(伴或不伴部分性癫痫持续状态)，一侧皮层功能损害；②脑电图：单侧半球慢波，伴或不伴癫痫放电；③MRI：单侧半球局灶性皮层萎缩，至少具备灰质、白质$T_2$WI/$T_2$FLAIR高信号，同侧尾状核头高信号或萎缩。

B标准：至少满足以下2点：①临床特点：部分性癫痫持续状态或进展性一侧皮质功能损害；②MRI：进展性单侧局灶性皮层萎缩；③组织病理：小胶质细胞、活化T淋巴细胞浸润或反应性星形胶质细胞增生(非必须)，如有大量的巨噬细胞、B淋巴细胞、浆细胞或病毒包涵体形成作为排除Rasmussen脑炎诊断的依据。

病理学表现为局限于一侧半球的多灶炎症，进行性小胶质细胞增生和淋巴细胞浸润，在血管周形成血管套，神经元死亡和嗜神经现象是最常见的病理特征。晚期主要表现为皮层空洞形成，大量星形胶质增生及神经元的丢失。大脑所有部位均可累及，最常见为额-岛叶，枕叶皮层相对累及较少。

2. **MRI表现** 早期检查多为正常。急性期MRI可显示单侧侧脑室扩张，皮层和/或皮层下区域$T_2$WI/$T_2$FLAIR高信号，外侧裂周围是最早出现体积缩小和信号改变的区域。单侧尾状核头萎缩为典型表现，常在疾病早期出现。MRI随访可见脑萎缩及信号改变持续进展。近期研究表明脑体积缩小的速度在疾病前8个月(即急性期)最快，额叶及岛叶萎缩最为严重，而在基底节区壳核萎缩速度快于尾状核(图3-81)。DWI/ADC可见受累区域扩散受限。增强扫描一般无强化。MRS可表现为受累白质的NAA峰减低，如采用短回波序列可见谷氨酸/谷氨酰增高。

**(四)神经精神狼疮**

1. **概述** 神经精神狼疮(neuropsychiatric systemic lupus erythematosus，NPSLE)为系统性红斑狼疮(systemic lupus erythematosus，SLE)的临床症状之一，是SLE患者重要的致残和致死原因。文献报道NPSLE发病率差异较大，约为12%~95%。估计75%狼疮患者会在病情发展的某一阶段会出现神经精神症状。

NPSLE的临床症状包括脑血管病、癫痫、脊髓病、无菌性脑膜炎、运动障碍、认知功能障碍、情绪障碍和焦虑症、狼疮精神病、急性意识模糊状态及头痛等。

NPSLE的发病机制非常复杂，单一发病机制无法解释其多样的神经精神症状。血脑屏障功能异常、血管闭塞、神经内分泌-免疫失衡、自身抗体和促炎细胞因子介导的组织和神经元损伤，以及直接的神经元细胞死亡等多种因素共同作用，导致中枢神经系统损伤及功能障碍。

2. **MRI表现** MRI表现缺乏特征性。NPSLE可累及灰质和白质，表现为多灶性脑白质病、脑梗死、脑萎缩及脑炎样改变。多灶性脑白质病较为常见(图3-82)。如出现大脑的大面积梗死，临床症状往往较重。小脑大面积梗死常累及一侧小脑半球或蚓部。脑萎缩可表现为广泛性脑萎缩或局灶性脑萎缩，如年轻SLE患者出现脑萎缩应高度重视。脑炎样改变多发生在双侧岛叶，同时累及灰质及白质，部分研究认为是NPSLE较为特征性的影像学改变。

磁化转移成像(MTI)、DWI和DTI也可用于NPSLE的诊断。SLE患者存在全脑磁化转移率减低，可在常规MRI未发现脑结构改变时出现。DWI在发现超急性脑损伤，如急性缺血引起的脑卒中时，更为敏感。DTI可用于评估白质的完整性。MRA、MRS、fMRI也有助于NPSLE的诊断。MRA可发现颅内动脉的狭窄或闭塞。MRS可发现病变区域NAA水平的下降，反映SLE患者神经元轴突的减少或功能障碍。fMRI可发现NPSLE患者额顶叶活动增强。

**(五)原发性中枢神经系统血管炎**

1. **概述** 原发性中枢神经系统血管炎(primary angiitis of the central nervous system，PACNS)是一种局限于中枢神经系统(脑、脑膜、脊髓)中小血管的罕见而且严重的免疫炎性疾病。PACNS的发病率和患病率尚不明确，估计发病率约为2.4/1 000 000。PACNS可发生于任何年龄，以40~60岁常见，偶见于儿童。目前未发现易感基因。

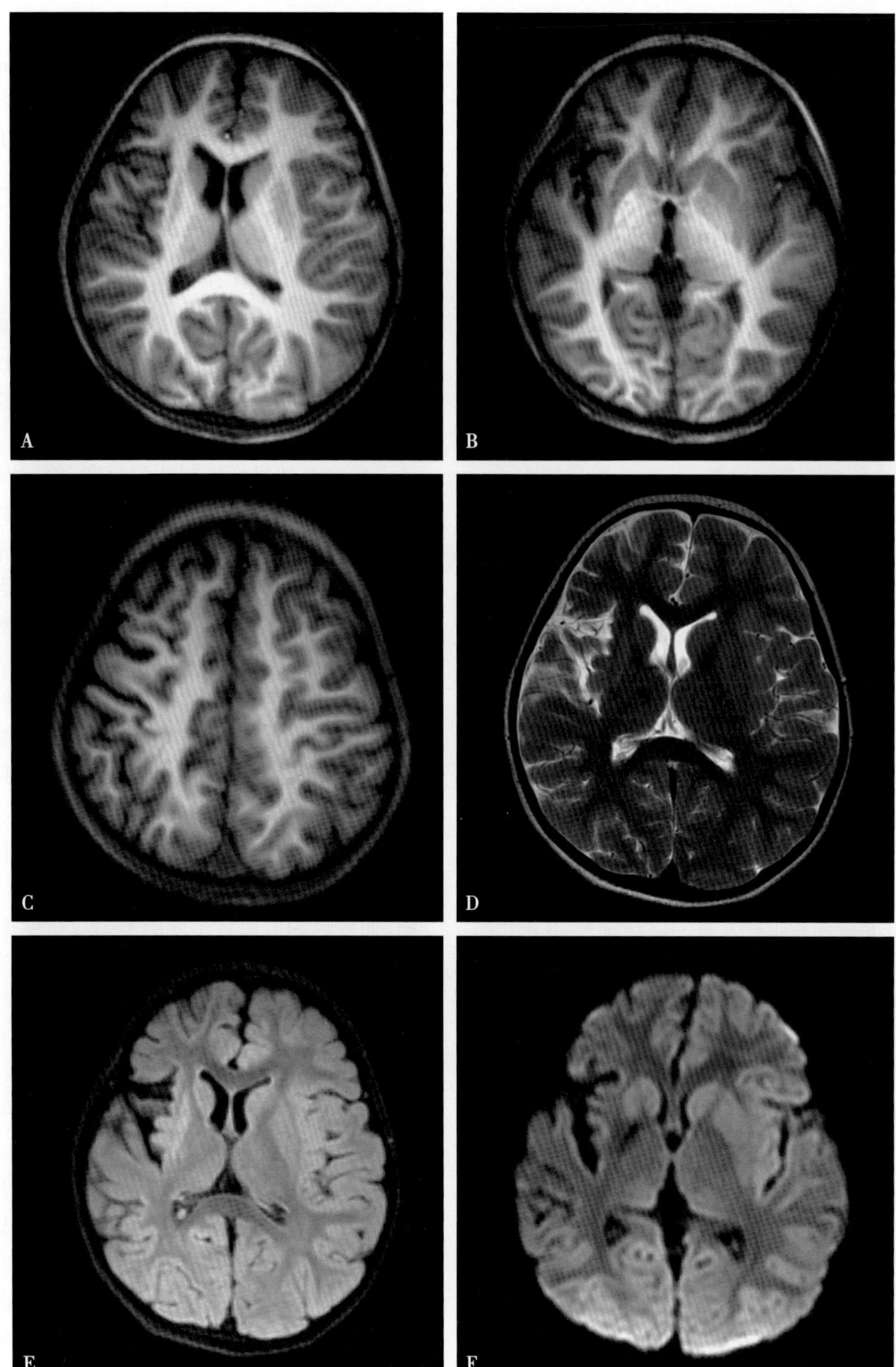


图 3-81 Rasmussen 脑炎的 MRI 表现
女，5 岁，间断发作性抽搐 11 个月，左侧肢体无力 5 个月。A~C. 右侧额、顶、颞、岛叶、豆状核体积缩小，右侧侧脑室较对侧略增宽，右侧外侧裂增宽；D~F. 右侧豆状核呈 $T_2$WI 及 $T_2$FLAIR 高信号，DWI 为低信号

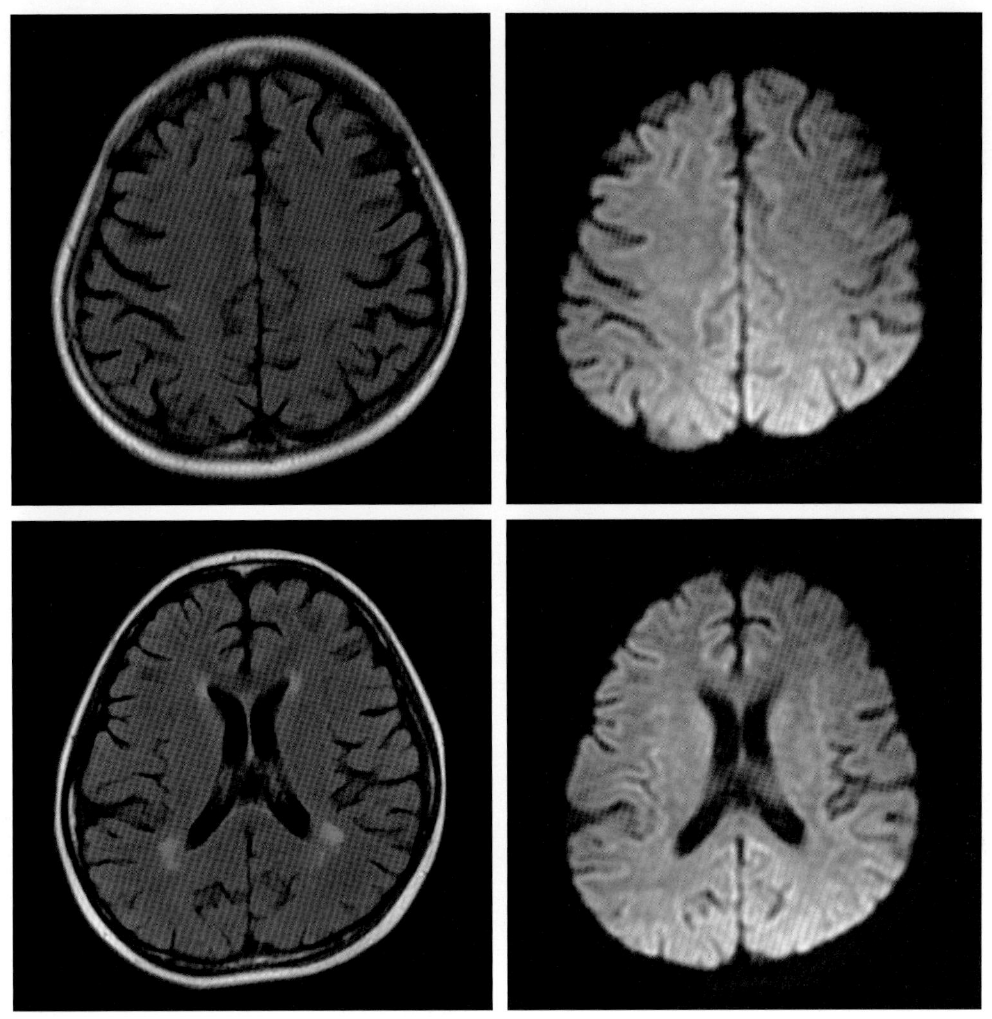

图 3-82 神经精神狼疮的 MRI 表现
女，17 岁，发现系统性红斑狼疮 10 年，癫痫发作 3 小时。右侧半卵圆中心、双侧侧脑室旁白质多发 $T_2$FLAIR 高信号，DWI 未见高信号

PACNS 常隐匿、缓慢起病，少数可急性起病，病程可有复发缓解，也可进行性加重。常见症状为头痛、脑血管事件、脑病、脊髓病及视神经炎。其中头痛、认知障碍以及持续性局灶性神经功能缺损或脑卒中的相关表现是 PACNS 最常见的临床表现，也是 2/3 以上 PACNS 患者的首发症状。偏瘫多见于较大血管受累，部分成人患者可合并淀粉样血管病。癫痫多见于儿童。

诊断 PACNS 的金标准为脑组织活检，其典型病理改变为原发的血管透壁性损害及血管破坏性炎性反应。临床诊断仍旧广泛沿用 Calabrese 和 Mallek 于 1988 年提出的诊断标准：①临床标准：积极检查及鉴别诊断仍无法解释的神经功能缺失；②影像学和组织学标准：神经影像学检查高度提示动脉炎和 / 或组织学发现仅局限于 CNS 的血管炎；③排除标准：排除可以引起与 PACNS 类似血管改变或与 CNS 血管炎相关的疾病。儿童型 PACNS 要求发病年龄大于 1 个月，小于 18 岁。

激素及免疫抑制剂是治疗 PACNS 的主要手段，多数患者对治疗反应较好，少数患者会遗留神经功能障碍或死亡。

**2. MRI 表现** MRI 是 PACNS 最敏感的影像学检查方法，约 90%~100% 患者可有阳性发现。常见表现：①正常见于少数 PACNS 早期；②同时累及皮层和皮层下的多发梗死较常见，为 PACNS 较为特征性的影像学表现，可呈大动脉供血区或分支动脉供血区分布；③进行性融合的白质病灶易被误诊为脱髓鞘疾病；④DWI 多发高信号可见于 PACNS 急性期；⑤颅内出血成人不常见（9%），儿童未见报道；⑥脑实质多发微出血 SWI 可见多发斑点状微出血灶；⑦脑实质多发小的强化灶（图 3-83）；⑧单发或多发肿块样强化可伴水肿、小血管强化，易被误诊为肿

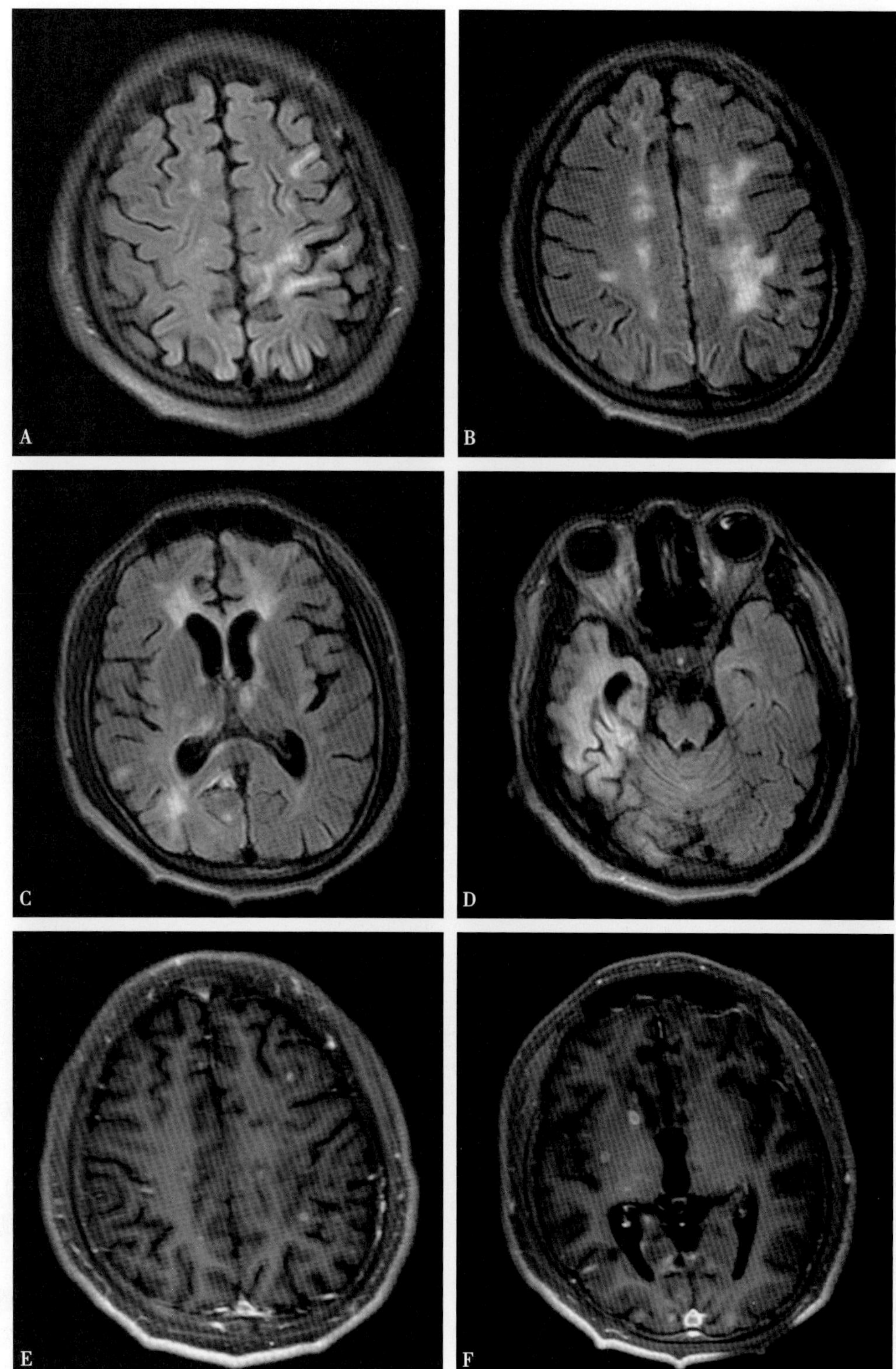

图 3-83 原发性中枢神经系统血管炎的 MRI 表现

男，16 岁，姿势异常、持物手抖 2 年余，间断抽搐发作 1 年。A~D. 双侧额叶、双侧顶叶、右侧颞叶、双侧半卵圆中心、双侧放射冠、双侧基底节区、双侧丘脑多发片状 $T_2$FLAIR 高信号；E、F. 增强扫描脑实质内可见多发点状、结节状、环状强化

瘤；⑨血管周围间隙扩大伴强化；⑩软脑膜强化可见于约9%的PACNS病例。

MRA、DSA的典型表现为脑中、小动脉呈多灶性、节段性、串珠样的狭窄、扩张。成人多双侧受累，儿童多为单侧受累且以前循环为主。颅内动脉高分辨率MRI可见受累动环形增厚、同心圆性狭窄，伴均匀强化。

## 十一、外伤

### （一）头部损伤

**1. 概述** 脑挫裂伤（cerebral contusion and laceration）是脑挫伤和脑裂伤的统称，单纯脑实质损伤而软脑膜仍保持完整者称为脑挫伤，如脑实质破损伴软脑膜撕裂成为脑裂伤。因脑挫伤和脑裂伤往往同时并存，故合称脑挫裂伤。脑挫裂伤轻者可见额颞叶脑表面的淤血、水肿、软膜下点片状出血灶，蛛网膜或软膜裂口，血性脑脊液；严重者可有皮质和白质的挫碎、破裂，局部出血、水肿，甚至血肿，皮质血管栓塞，脑组织软化、坏死，挫裂区周围点片状出血灶和软化灶呈楔形深入脑白质，4~5天后坏死的组织开始液化，1~3周时局部坏死、液化的区域逐渐吸收囊变，周围胶质增生，邻近脑萎缩，蛛网膜增厚并与硬脑膜和脑组织粘连，形成脑膜脑瘢痕。

**2. 影像学表现** 脑挫裂伤常发生于暴力打击的部位和对冲部位，尤其是后者，多见于额、颞的前端和脑底部；脑实质内的挫裂伤常因脑组织变形和剪应力损伤引起，以挫伤和点状出血为主。

对冲性脑挫裂伤以枕、顶部受力时产生对侧或双侧额底、额极、颞底和颞极的广泛性损伤最为常见，主要因前颅底和蝶骨嵴表面粗糙不平，外力作用使对侧额底、额极、颞底和颞极与其产生相对摩擦而造成损伤。

（1）CT表现：脑挫伤水肿CT平扫可显示为片状低密度灶，伴发出血时，CT平扫显示为稍高密度灶，CT值约50~80HU，出血可发生在蛛网膜下腔、脑实质、脑室内、硬膜外及硬膜下。蛛网膜下腔出血表现为脑沟密度线状增高。硬膜外血肿通常继发于颅骨骨折，表现为骨折颅骨内侧的梭形稍高密度灶，可跨中线不跨颅缝，邻近脑实质受压。硬膜下出血通常不伴有颅骨骨折，表现为颅骨内侧新月形稍高密度灶，可跨颅缝不跨中线，邻近脑实质受压。CT平扫骨窗可显示颅骨骨折情况。开放性损伤时，颅内可能出现气体密度。

（2）MRI表现：$T_1WI$、$T_2WI$可显示脑组织水肿、脑组织出血、脑室内积血、硬膜下血肿及硬膜外血肿，出血灶的形态与CT表现一致。蛛网膜下腔出血可在$T_2FLAIR$序列显示，表现为脑沟内线状高信号，其余常规序列显示不佳，可结合头颅CT检查结果。MRI对于颅骨新鲜骨折的显示不及薄层CT检查。DWI序列可显示脑实质的细胞毒性脑水肿，表现为高信号（图3-84）。DTI可能对弥漫性轴索损伤的诊断有所帮助，表现为脑实质FA值的降低。SWI可显示更多的细微出血。

疾病早期主要表现为脑组织水肿及颅内出血，晚期表现为脑实质软化及陈旧出血灶。

### （二）无骨折脱位型脊髓损伤

**1. 概述** 无骨折脱位型脊髓损伤或称无放射学影像异常的脊髓损伤（spinal cord injury without radiographic abnormality，SCIWORA），是指外力造成了脊髓损伤而X线及CT等放射学检查没有可见的脊柱骨折、脱位等异常发现，也属于脊髓的间接暴力损伤。SCIWORA在临床上并非罕见，但直到1982年Pang才将其列为脊髓损伤的一种特殊类型。近年来练习舞蹈导致无骨折脱位型脊髓损伤的病例有所增加。绝大多数位于颈胸段脊髓。成人的无骨折脱位型脊髓损伤多见于原有颈椎退变，或先天性、发育性、退变性颈椎管狭窄、颈椎后纵韧带骨化或先天性颈椎畸形等原有颈椎病变者，受到外力后可导致颈髓损伤并出现相应临床症状，成人的无骨折脱位型颈髓损伤往往外伤的暴力程度较轻，脊髓损伤程度多为不完全性损伤。成人胸髓的无骨折脱位型脊髓损伤罕见，见于胸椎黄韧带骨化或后纵韧带骨化等胸椎管狭窄的原有病理基础受外力后出现的胸髓损伤。

**2. 影像学表现**

（1）CT表现：因本病无明显骨折改变，CT检查可显示为阴性，脊髓内有较多量出血时，CT平扫可能显示为稍高密度灶。晚期脊髓萎缩时，CT平扫可显示脊髓变细或脊髓内条状低密度。

（2）MRI表现：常规MRI序列可显示早期脊髓局限性肿胀及$T_1WI$稍低信号、$T_2WI$稍高信号，病变区可见出血，呈$T_1WI$稍高信号，$T_2WI$呈低信号或混杂信号，硬脊膜囊内一般无异常信号（图3-85）。疾病早期影像学表现比较细微，如果条件允许，应尽量选择高分辨率的扫描序列。晚期导致脊髓局灶性软化灶形成或萎缩，常规序列即可显示，可见病变段脊髓明显变细，或脊髓内局灶性脑脊液信号。邻近椎体无骨折征象。急性期邻近肌肉软组织内可见片状$T_1WI$低信号、$T_2WI$高的水肿信号或出血信号。

（3）MRI新技术：DWI可显示极早期的脊髓细

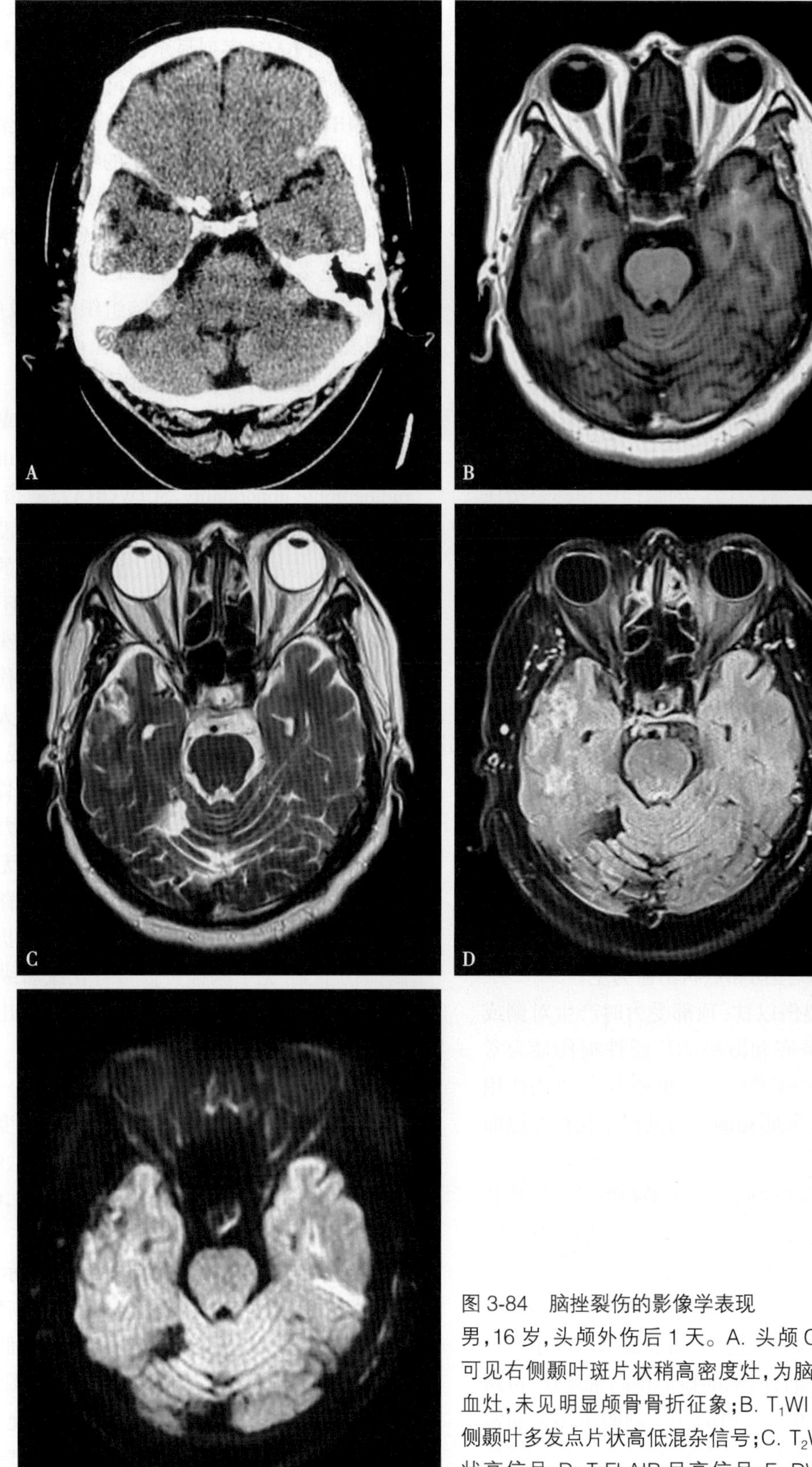


图 3-84 脑挫裂伤的影像学表现
男,16 岁,头颅外伤后 1 天。A. 头颅 CT 平扫可见右侧颞叶斑片状稍高密度灶,为脑实质出血灶,未见明显颅骨骨折征象;B. $T_1$WI 可见右侧颞叶多发点片状高低混杂信号;C. $T_2$WI 呈片状高信号;D. $T_2$FLAIR 呈高信号;E. DWI 呈稍高信号

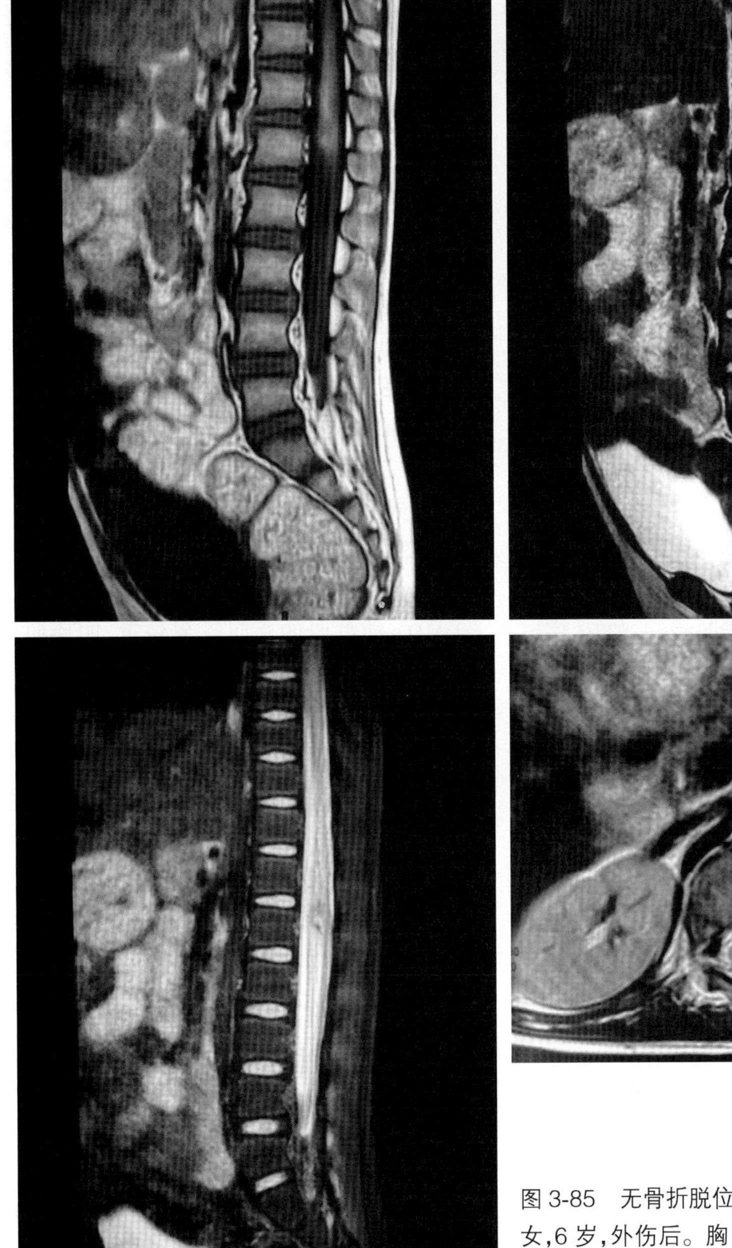

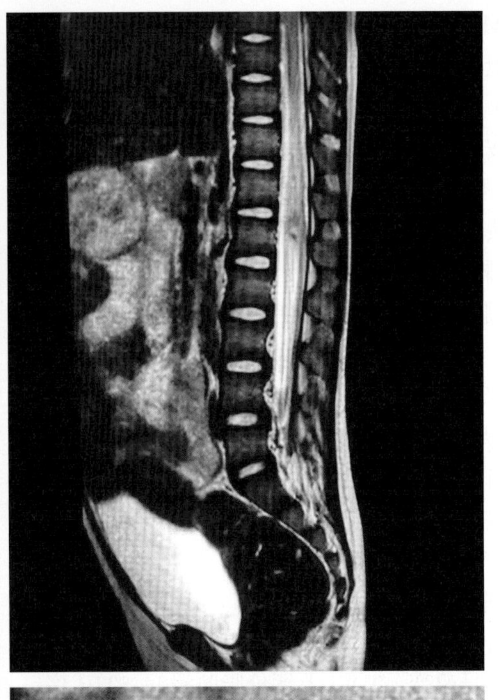

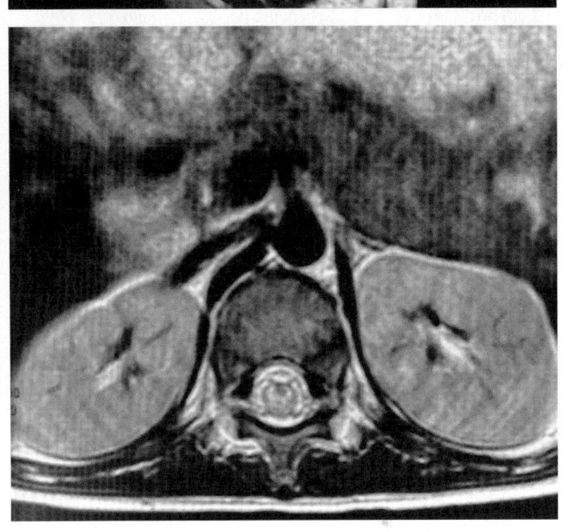

图 3-85　无骨折脱位型脊髓损伤的 MRI 表现
女，6 岁，外伤后。胸 12、腰 1 椎体水平脊髓肿胀，脊髓内可见片状 $T_1$WI 高信号、$T_2$WI 高信号，其内可见小点状 $T_2$WI 低信号，为脊髓水肿伴少量出血。椎体内未见明显异常信号

胞毒性水肿，表现为脊髓内 DWI 高信号。高分辨率 DWI 神经根成像可显示神经根情况，如存在神经根水肿，亦可有高信号。SWI 可显示细微出血灶，表现为明显低信号。

## 十二、先天性肌肉病

### （一）概述

儿童肌肉病与成人疾病谱有所不同，先天性肌病、先天性肌营养不良常在婴幼儿期起病；儿童时期发病的肌营养不良、代谢性肌病等常见肌病或亚型亦与成人有差别，本章主要简述儿童常见肌肉病的 MRI 表现，以下肢为主。

近年来 MRI 在肌肉病中的应用越来越广泛。可用于评价受累肌肉肌群、受累程度，部分肌肉病 MRI 表现有一定特异性，可以协助定性诊断、提示疾病的倾向性，以指导基因检测，帮助选择活检部位。在治疗、康复的随访过程中，可评价治疗效果、疾病进展。

（二）MR 检查技术

进行上、下肢扫描时，常规使用轴位及冠状位的 $T_1WI$、$T_2WI$ 脂肪抑制序列（STIR 等）。扫描范围的原则为包含皮肤、全部肌肉，且大腿扫描时建议包含盆带肌。大腿上界不低于股骨头上方 2cm，下界到股二头肌短头最大肌腹（约股骨下段 1/4 水平）；小腿上界不低于腓骨小头水平，下界应包含拇长伸肌及拇长屈肌（跟腱水平）。层厚及层间隔可以依据患儿身高调整，适当加大。轴位 DWI 可作为可选序列。

近年来全身肌肉 MRI 应用也有增加。同样是轴位及冠状位的 $T_1WI$、$T_2WI$ 脂肪抑制序列。冠状位按患儿身高可分段扫描后拼接。轴位应从上至下分节段扫描，包括头、颈、肩带肌、胸部、腹部、盆带肌肉、上臂、前臂、大腿和小腿。

（三）图像评价

应结合患儿年龄，双侧对比评价每一块儿肌肉的容积和信号改变。$T_1WI$ 上评价脂肪浸润，STIR 序列评价水肿样改变，包括皮肤、肌筋膜水肿和肌肉水肿。脂肪浸润及水肿样改变可以进行主观半定量评分，评价程度。

脂肪浸润的主观半定量评分应用比较广泛的是 Mercuri 评分，在 $T_1WI$ 最大肌腹层面，具体分级如下：0 级，正常，肌肉信号均匀，无脂肪浸润；1 级，微小，骨骼肌内少量散在条形高信号；2 级，轻度，骨骼肌内片状高信号，范围小于 30%；3 级，中度，累及面积 30%~60%；4 级，重度，累及面积大于 60%。

MRI 分析步骤：第一，疾病分布的总体印象：近端重还是远端重、前群还是后群重；第二，按肌群评价每块肌肉受累的情况，包括是否存在脂肪浸润、程度（半定量评分），是否存在水肿、程度（半定量评分），是否肌肉萎缩、肥大或者假性肥大，是否存在不受累肌肉；第三，是否存在皮肤及肌筋膜的异常。

（四）部分肌肉病的 MRI 表现

1. 先天性肌病

（1）RYR1 相关的中央轴空病：大腿和盆带肌最常受累的肌肉为臀大肌、股四头肌、大收肌、股二头肌、缝匠肌。股直肌和长收肌较少受累。股薄肌和半膜肌通常不受累。比目鱼肌受累最重，腓肠肌内外侧头不同程度受累。腓骨长肌较胫骨前肌重（增值图 3-27）。

（2）DNM-2 相关的中央核肌病：远端受累较近端重。大腿：股四头肌中股直肌、股中间肌受累，股内、外侧肌通常不受累；股薄肌和缝匠肌相对不受累；内收肌群和后群肌肉受累较前群明显。小腿：同样是后群的腓肠肌内侧头和比目鱼肌受累最重。

（3）FHL-1 相关的还原体病：臀肌不受累，且可代偿性肥大。大腿：大收肌和后内侧肌群受累最重。小腿：比目鱼肌受累最重。

2. 先天性肌营养不良

（1）LAMA2 相关的肌营养不良：头颅 MRI 可以见脑室周围的中央白质 $T_2WI$ 弥漫高信号，胼胝体、内囊不受累。盆带肌和下肢 MRI：大腿以大收肌受累最重，股薄肌相对不受累；小腿后群受累，以比目鱼肌最重。

（2）胶原蛋白Ⅵ相关的肌营养不良：Bethlem 肌病最突出的特点是受累肌肉外周部分被脂肪替代，中心肌肉成条形保留，在 $T_1WI$ 上形成了高 - 等 - 高的 3 层“三明治”征（增值图 3-28）。该影像表现具有特异性，可作为定性诊断的依据。

3. 肌营养不良

（1）杜氏肌营养不良（Duchenne muscular dystrophy，DMD）：前群股四头肌受累较重，四块肌肉程度较为一致；缝匠肌、股薄肌、长收肌相对不受累伴代偿性肥大，形成“三叶草”征；大收肌受累最重，脂肪浸润程度最重且伴萎缩；后群中，半腱肌同样相对不受累且伴代偿性肥大，股二头肌在后群三块肌肉中受累最重（增值图 3-29）。BMD 分布形式同 DMD 相似，但患儿发病年龄较 DMD 晚，肌肉受累程度轻。

（2）肢带型肌营养不良：各亚型影像表现各异。LGMD2 以股四头肌中股直肌相对不受累，是肢带型肌营养不良的一个普遍特征，可用以与 DMD 等其他肌肉病进行初步区分。肢带型肌营养不良的长收肌可以受累，甚至伴萎缩，也是与 DMD 的一个鉴别点。不同亚型发病年龄、临床表现、肌肉 MRI 表现均有着自己的特点。

**4. 炎性肌肉病**　以皮肌炎为主，MR 呈多发弥漫 STIR 高信号，为炎性浸润导致的水肿样改变，分布以近端肢体为主，常双侧、对称性。活动期水肿显著，且皮肤及肌筋膜水肿比率高，可以用来与多发性肌炎等肌肉病进行鉴别。病程较长的皮肌炎可出现轻度脂肪浸润。钙化在儿童皮肌炎中较成人型更常见。穿刺前行 MRI 检查可以提高活检阳性率。

## 十三、常见脑肿瘤

脑肿瘤是儿童时期最常见的肿瘤，在恶性疾病中的发病率仅次于白血病。各年龄均可患病，但 5~8 岁为发病高峰。儿童脑肿瘤男女发病相近或男性稍高。儿童脑肿瘤常发生于小脑幕下的脑干和小脑，以及蝶鞍区、第三脑室、松果体区等的颅内中线结构。头颅影像学检查是进一步确诊的关键，CT 能帮助大部分患儿明确诊断，但后颅窝区肿瘤因受颅底骨影重叠干扰，清晰度不如 MRI。MRI 较 CT 成像更清晰，有鲜明的脑内解剖显示，因而对中线结构和后颅窝病变的诊断优点突出，但对钙化和骨质的显示不如 CT。MRI 功能成像能提供肿瘤的病理生理变化。DWI 是在分子水平上无创地反映活体组织中水分子的微观扩散运动，是目前唯一能够检测活体内水分子扩散运动的功能性成像。DWI 常用的测量参数为 ADC 值，ADC 值越大表明水分子扩散运动越快。肿瘤组织 DWI 信号主要取决于瘤细胞核浆比例，肿瘤细胞结构紧密会使水分子扩散受限，DWI 信号则较高，ADC 值则越小。DWI 已经用来评估肿瘤的分级和细胞构成、术后损伤、瘤周水肿和白质束的完整性。MRS 是唯一的非侵入性测量体内各种化学物质的技术，可根据不同的化学位移或共振频率区别各种代谢产物，如 N- 乙酰天冬氨酸（NAA）、Cho（胆碱、磷酸胆碱和甘油磷酸胆碱）、Cr（磷酸肌酸和肌酸）、肌醇（mI）、乳酸（Lac）、脂质（Lip）等。MRS 能在一定程度上反映肿瘤的血管增生情况、细胞密度及肿瘤坏死等信息，是预测肿瘤分级及诊断的有效方法。灌注加权成像（perfusion weighted imaging，PWI）能反映生理与病理情况下组织的血流动力学改变，评估局部组织的血液灌注功能，较常用的灌注为动态磁敏感对比（dynamic susceptibility contrast，DSC）灌注，其参数 rCBV 可以作为评估肿瘤微血管生成程度的无创性指标。

**（一）颅咽管瘤**

**1. 概述** 颅咽管瘤（craniopharyngioma）是儿童常见的幕上肿瘤，占所有颅内肿瘤的 3%、幕上肿瘤的 15%、鞍上肿瘤的 50%。它起自于 Rathke 囊的残留上皮细胞，肿瘤呈边缘清楚的实质性、囊性或囊实性肿块，其壁常有钙化。囊性肿瘤内含有胆固醇结晶、角蛋白或含蛋白质的液体。颅咽管瘤发于鞍上者最常见，占 75%，同时发生于鞍上及鞍内者占 21%，完全在鞍内者仅占 4%，是一种生长缓慢的肿瘤，也可向颅后窝扩展，此时肿瘤如哑铃状，鞍背可有骨质破坏。

临床表现：男性发病率比女性稍高，有两个发病高峰，10~14 岁和 40~60 岁。肿瘤发生部位与年龄的不同，症状各异。一般症状有头痛、视野缺失，是由于肿瘤压迫视交叉、视束所致；垂体功能障碍是由于肿瘤压迫了垂体前叶及下丘脑，下丘脑功能障致尿崩症。

**2. 影像学表现** 在 CT 上表现为位于中线部位的低密度肿块，比脑脊液密度高（增值图 3-30）。如为囊性者则比实性者密度低，囊壁及实性部分常可见钙化，增强后可强化。肿瘤可向前扩展到额叶底部，向旁扩展到颞叶或向后下方达斜坡，并可向两侧延伸到桥小脑角，少部分肿瘤完全为实性的，在 CT 上为高密度。在 MRI 上，肿瘤的囊性部分在 $T_1WI$ 上为低信号，在 $T_2WI$ 为高信号，如囊内含胆固醇结晶则在 $T_1WI$ 上呈高信号的边缘光滑的囊性病变（增值图 3-30）。Gd-DTPA 增强后实性部分及囊壁有强化。在 MRI 上能清楚地看到肿瘤的轮廓，可以看到肿瘤与垂体是分开的。因此不难与垂体瘤相区别。如果是位于中线的囊性、壁光滑的肿瘤，通常为颅咽管瘤，而不是下丘脑的星形细胞瘤。

**（二）下丘脑错构瘤**

**1. 概述** 下丘脑错构瘤（hypothalamic hamartoma）是一种先天性无进展、肿瘤样占位性病变，由 LeMarquand 和 Russell 于 1934 年首先报道，位于下丘脑的灰结节。灰结节是位于乳头体与漏斗之间的两侧小的灰质突起，其内有来自神经核的结节 - 漏斗输出神经纤维束。这些轴突传送含有释放激素的分泌颗粒，以调整促性腺激素。错构瘤的组织学很近似灰质，与灰结节的组织类型相似，其内有神经元、神经纤维束、星形细胞、少突胶质细胞，其中一些轴突是有髓鞘的，有的则有不同程度纤维胶质增生，一般无钙化。该病主要见于儿童，以男性多见，发病率在儿童及青少年中为 1/20 万。主要症状为性早熟，常见于 2 岁前的儿童，其次为癫痫发作，最常见的痴笑型癫痫。下丘脑错构瘤的真正发病率尚不十分明了，因为它可以完全没有症状。是否需要手术切除尚有争议。

**2. MRI 表现** MRI 可以显示病变的确切大小、形态、解剖部位及其与邻近组织的关系。最主要的检查方法是 $T_1WI$ 矢状面及冠状面。在 MRI 上显示为位于灰结节的椭圆形、圆形的肿块，向鞍上池及脚间池内突入，直径从数毫米至 3~4cm 不等，病变可伴有蒂。有报道伴有性早熟者肿块有蒂，而表现为癫痫发作者其肿块无蒂。在 $T_1WI$ 上与灰质呈等信号，在 $T_2WI$ 上信号高于灰质，增强后无强化，此乃其特征（增值图 3-31），是由于没有血脑屏障的破坏以及没有肿瘤新生血管所致。有人报道此病可同时伴有其他先天畸形，如胼胝体不发育、视神经畸形、神经元移行障碍，在有的病例中垂体后叶高信号消失，是由于肿块阻断了垂体柄，此时可有尿崩症。

**（三）鞍上生殖细胞瘤**

**1. 概述** 生殖细胞瘤（germinoma）是鞍上区最常见的生殖细胞起源的肿瘤，起源于第三脑室底部和垂体柄。鞍上生殖细胞瘤在所有颅内生殖细胞瘤中约占 25%~35%，发病率无明显性别差异。该肿瘤最常见的症状是尿崩症，其次是视野丧失及多种下丘脑垂体功能失调症候群，如生长缓慢、性早熟等，常提示视丘、视交叉及下丘脑受累。较大的肿瘤因堵塞第三脑室或鞍上池引起脑积水。肿瘤为灰红色，质软而脆，可见出血、囊变和坏死区。肿瘤呈浸润性生长，不仅邻近部位受累还可向全脑、脊髓转移。在组织学上，生殖细胞瘤的性质不一，可以是良性病变，也可以是具有高度恶性的肿瘤，以后者为主。目前的影像技术尚不能提供足够的证据来判断肿瘤的分化程度。

2. **MRI 表现** 该肿瘤为鞍区边界清晰的类圆形肿块，信号均匀，大多数肿瘤呈明显的均一强化，较大肿瘤可见内部坏死、液化区。MRI 冠状面和矢状面可清晰显示肿块的确切位置，肿瘤可位于鞍上或鞍内，以鞍上者多见，部分肿瘤位于第三脑室底部并向第三脑室内生长。生殖细胞瘤因部位和肿瘤大小不同表现各异，位于鞍上或鞍内的肿瘤常较小，可沿垂体柄生长，垂体柄呈局限性增粗。在 $T_1$WI 上肿瘤呈等信号，在 $T_2$WI 上呈等信号或稍高信号（增值图 3-32）。肿瘤囊变及出血较少，呈明显均一强化。位于第三脑室底部的生殖细胞瘤通常体积较大。

**（四）松果体生殖细胞瘤**

1. **概述** 松果体生殖细胞瘤（germinoma of pineal body）为颅内生殖细胞肿瘤的一种，好发于儿童及青少年，男性多于女性，发病率占颅内肿瘤的 0.3%~1.3%。在胚胎发育的早期卵黄囊产生甲胎蛋白，卵黄囊瘤产生甲胎蛋白，绒毛膜癌产生绒毛膜促性腺激素（human chorionic gonadotropin，HCG），生殖细胞瘤既可产生甲胎蛋白又可产生 HCG。临床表现尿崩症及性早熟。松果体区的生殖细胞瘤往往有下丘脑受累，是肿瘤通过第三脑室由脑脊液传播到漏斗隐窝，最后侵及下丘脑。但有的作者认为此肿瘤为多中心的。钙化发生率很高。对放射治疗敏感。

2. **影像学表现** 在 CT 平扫上显示为均一的稍高密度肿块，增强后呈均匀强化，此乃其特点。约 50% 患者可见与正常的生理钙化难以区分的松果体钙化。在 MRI 上显示为边缘清楚的圆形或分叶状肿块，在 $T_1$WI 上为稍低信号，$T_2$WI 上为高信号，但有时在 $T_2$WI 上可呈稍低信号，这是由于肿瘤中细胞核与细胞质的比值高，自由水的含量低所致。增强扫描可见显著强化（增值图 3-33）。

**（五）脉络丛乳头状瘤**

1. **概述** 脉络丛乳头状瘤（choroid plexus papilloma）是起源于脉络丛上皮的肿瘤，占儿童幕上肿瘤的 5%。多见于婴儿及 5 岁以内者。发生于侧脑室者占多数，仅少数发生于第三或第四脑室。根据文献报道发生于左侧者多于右侧，常使同侧脑室明显扩大，肿瘤呈分叶状或菜花状，多见于侧脑室三角区，可分泌过多的脑脊液而产生脑积水。乳头状瘤为粉红色或红灰色的球形实性肿块，表面呈菜花状突起。乳头癌可侵犯周围脑组织，并可通过脑脊液播散。

2. **影像学表现** CT 平扫大多呈等密度或略高密度，少数为低密度或等、低混杂密度。形态不规则，边缘多呈分叶状，轮廓较清。位于脑室内者，瘤周无水肿或轻度水肿，占位效应多较严重。MRI 平扫 $T_1$WI 为等信号，$T_2$WI 为等或略高信号。肿瘤内可见囊变、钙化。增强扫描常呈明显强化，且有半数病灶可见特征性颗粒或桑椹样强化。以易出现脑室壁及椎管内蛛网膜多发结节样转移灶，以及脑积水出现早且明显为特征（增值图 3-34）。

**（六）室管膜瘤**

1. **概述** 室管膜瘤（ependymoma）常起自脑室和脊髓中央管细胞，小部分起自脑室内（由多见于侧脑室的三角区旁）和第四脑室外侧孔处的残余室管膜细胞。儿童和成人均可发病，发病年龄多在 6 个月至 18 岁，以 3~5 岁为发病高峰，儿童主要起自颅后窝，成人及年长儿童主要起自幕上，男女发病率相等。根据细胞的密集程度及有丝分裂程度室管膜瘤可分为良性和侵袭性，常可有出血、坏死及囊性变。它们可形成很大肿块，靠近侧室壁，常见于颞、顶叶。可以向脑室内伸入。可为高度恶性，并可通过脑脊液播散。幕上室管膜瘤较少见，大部分发生于颅后窝第四脑室内。

2. **影像学表现** 幕上室管膜瘤钙化发生率远较幕下者为少见。在 CT 片上肿瘤的实质部分比脑组织密度低或为等密度。增强后实体部分有轻到中度强化。在 $T_1$WI 上肿瘤为等或低信号，$T_2$WI 上为高信号（增值图 3-35）。Gd-DTPA 增强后有强化效应。

**（七）室管膜下巨细胞星形细胞瘤**

1. **概述** 室管膜下巨细胞星形细胞瘤（subependymal giant cell astrocytoma，SEGA）相对少见，常为界限清楚的脑室内星形细胞瘤。90% 肿瘤合并结节性硬化，少数也可见于非结节性硬化者。约 15% 的结节性硬化患儿室管膜下钙化结节可发展为此病，常见于 1~2 岁婴幼儿。肿瘤常位于侧脑室前角及 Monro 孔附近的室管膜下区，可沿脑室系统播散。肿瘤增大可阻塞孟氏孔，少数可阻塞三脑室导致对称或不对称性脑积水。肿瘤生长相对较为缓慢，为低度恶性肿瘤（WHO Ⅰ级）。大体上肿瘤界限清楚，常伴有瘤样扩张的血管形成，肿瘤呈结节状，可伴有瘤内囊性变，钙化也很常见。镜下肿瘤细胞肥大，形态与星形细胞及神经元细胞类似，不具有恶性肿瘤的特征。病理特征为血管周围假栅栏状及簇状肿瘤细胞分布。

**2. 影像学表现**

（1）CT表现：室管膜下巨细胞胶质瘤与室管膜下结节多同时并存，均可出现钙化，而后者出现钙化的概率更高。典型的室管膜下巨细胞星形细胞瘤直径常大于2cm，可出现占位效应，增强扫描明显强化。

（2）MRI表现：$T_2WI/T_2FLAIR$ 肿瘤信号增高，合并钙化者局部可出现信号缺失，以梯度回波序列更为敏感。$T_1WI$ 呈不均匀等或低信号。DWI为高信号（增值图3-36）。增强扫描呈不均匀性强化。约60%病例可阻塞Monro孔引起继发性脑积水。并发脑积水及出现临床症状者可进行手术切除及脑室分流，无症状者可密切随访。

**（八）小脑星形细胞瘤**

**1. 概述** 小脑星形细胞瘤（cerebellar astrocytoma）占儿童中枢神经系统原发肿瘤的10%~20%，常见于5~13岁儿童，<1岁的婴幼儿罕见，男性好发。典型的良性小脑星形细胞瘤生长慢，阻塞第四脑室引起颅内压升高症状。肿瘤直接侵犯小脑可引起共济失调、眼球震颤。病理学上，小脑星形细胞瘤恶性程度较低，约80%为WHO Ⅰ级。

**2. 影像学表现** 小脑星形细胞瘤的影像学表现取决于肿瘤成分。CT平扫显示肿瘤实体呈等密度或低密度。囊性肿瘤表现为囊性包块，囊内呈液体密度，实体部分或囊壁很少钙化。肿瘤周围水肿表现为低密度。注射对比剂后，肿瘤实体部分可强化，约60%囊壁可强化。MRI在冠状、矢状和轴面成像上均可满意显示小脑肿瘤的成分和毗邻关系。$T_1WI$ 显示囊内容物为低信号，囊边缘为等信号。当囊内液体含蛋白质成分时，$T_1WI$ 显示囊液信号较脑脊液稍高。大多数情况下MRI比CT更容易显示囊壁。肿瘤实质部分在 $T_1WI$ 上呈混杂信号。$T_2WI$ 显示囊内容物呈高信号，肿瘤实质部分在 $T_2WI$ 上表现为混杂高信号（增值图3-37）。

**（九）髓母细胞瘤**

**1. 概述** 髓母细胞瘤（medulloblastoma，MB）是起源于小脑部位的最常见的儿童原发性神经系统恶性肿瘤，属于原始神经外胚层肿瘤（primitive neuroectodermal tumors，PNETs），WHO分级归为Ⅳ级。原始神经外胚层肿瘤是指发生于儿童期，少见的恶性小圆细胞肿瘤，以小脑最常见，其次还见于大脑、脑干、脊髓等。肿瘤细胞具有向神经细胞、星形细胞、室管膜细胞、肌细胞和黑色素细胞分化的能力。约85%的幕下原始神经外胚层肿瘤起源于未分化细胞（髓母细胞），故起源于小脑的原始神经外胚层肿瘤又称髓母细胞瘤。肿瘤大部分起自小脑蚓部，长入第四脑室，阻塞脑室系统，导致脑积水，瘤细胞易侵入软脑膜，在蛛网膜下腔脑脊液中广泛播散转移，故恶性程度高，预后差，病死率高。典型的髓母细胞瘤为起自小脑蚓部的易碎性软组织肿块，伊红和苏木精染色时，可见瘤细胞呈小圆形或卵圆形、蓝染、基质致密。96%的幕下髓母细胞瘤居中，起自小脑脚或脑干的肿瘤少于10%。

**2. 影像学表现** CT平扫表现为位于小脑蚓部边界清楚的高密度或等密度肿块，肿瘤内有钙化、囊变、坏死及出血，因此，肿瘤的实质部分密度常不均匀。20%肿瘤可见钙化，钙化呈斑片状。增强后表现为均匀或不均匀的明显强化。极少数病例可无强化。

MRI的 $T_1WI$ 矢状成像对确定肿瘤起源很重要，显示肿瘤与脑干和小脑的关系，肿瘤侵入第四脑室的情况更容易在矢状面显示。MRI比CT可更好地显示肿瘤部位和成分。MRI于 $T_1WI$ 表现为均匀团块，相对灰质为轻或中度低信号。$T_2WI$ 显示肿瘤为均匀的稍高信号，可能与肿瘤细胞丰富、排列密实和核/胞质比例较大有关。DWI肿瘤为高信号。出血、钙化、坏死在MRI上表现为不均匀信号。增强MRI，髓母细胞瘤与室管膜瘤、星形细胞瘤表现类似，呈不均匀强化（增值图3-38）。增强对确定肿瘤范围有帮助，肿瘤周围脑膜强化通常提示有肿瘤侵犯。

**（十）血管母细胞瘤**

**1. 概述** 血管母细胞瘤（hemangioblastoma）是一种良性富含血管的中枢神经系统肿瘤，又称血管网状细胞瘤或成血管细胞瘤、血管内皮细胞瘤，高发年龄为12岁和70岁。该肿瘤在12岁以前的未成年人中很少发生，血管母细胞瘤在各年龄段占原发中枢神经系统肿瘤的比率<2%，儿童期发生率远远低于神经胶质瘤和原始神经外胚层肿瘤。颅后窝发生的血管母细胞瘤与von Hippel-Lindau病有关。von Hippel-Lindau病（von Hippel-Lindau disease）是一种常染色体显性遗传性疾病，有不完全外显率，包括颅后窝血管母细胞瘤，视网膜血管母细胞瘤，肾细

胞癌，嗜铬细胞瘤，肝、肾、胰腺的良性囊肿。当颅后窝、视网膜、幕上区、脊髓或脑干处发生血管母细胞瘤，伴发至少一处腹部病变（肿瘤或囊肿）时可以确诊 von Hippel-Lindau 病。另外，还包含双侧卵巢的乳头状囊腺瘤，附睾的囊肿和腺瘤。血管母细胞瘤可多发，可起自幕上区如垂体区和脑室、脑干、脊髓，而小脑和视网膜是其最好发的部位。血管母细胞瘤可以是实性肿块，也可以是单发或多发囊性肿块。囊性肿块占成血管细胞瘤的 75%。起自小脑的血管母细胞瘤中囊性者占 90%。囊内液体富含蛋白质，伴有新鲜或陈旧的出血。以囊性或实性为主的肿瘤，皆以富含血管为特点。血管母细胞瘤的囊被认为是真正的囊，而不是肿瘤的边缘，与多囊性小脑星形细胞瘤不同。

2. **影像学表现** 血管母细胞瘤在影像学上的表现取决于肿瘤的血管基质。单房囊肿可在平扫 CT 上表现为高密度，MRI 则在 $T_1$WI 呈高信号，这是囊内液体蛋白含量高的结果。单发或多发的囊壁结节强化前呈等密度或等信号，增强后可有明显强化。与许多囊性星形细胞瘤不同，成血管细胞瘤的囊并不强化。MRI 检查显示肿瘤壁结节在 $T_1$WI 上呈等信号或稍高信号，在 $T_2$WI 上呈等信号或稍高信号。增强后实体肿瘤和肿瘤壁结节发生明显强化（增值图 3-39）。

**（十一）节细胞胶质瘤**

1. **概述** 节细胞胶质瘤（ganglioglioma）是一种既含有神经元又含有胶质的肿瘤。属良性肿瘤，WHO 的恶性程度为Ⅰ~Ⅱ级。节细胞胶质瘤主要见于儿童和青少年，绝大多数发生于 30 岁前。主要的临床症状为癫痫，后期可出现颅高压症状。由于肿瘤生长缓慢，病史通常较长。肿瘤主要见于幕上大脑半球，以颞叶最常见，其次是额叶和顶叶。

2. **影像学表现** 典型的节细胞胶质瘤在 CT 扫描表现为囊性病变并伴有壁结节。壁结节常见钙化。囊性部分 CT 平扫呈低密度，MRI 上 $T_1$WI 呈低信号，$T_2$WI 呈很高信号。增强扫描变化很大，可不强化到明显强化，也可呈结节状强化、环形强化等。

**（十二）胚胎发育不良性神经上皮瘤**

1. **概述** 胚胎发育不良性神经上皮瘤（dysembryoplastic neuroepithelial tumor，DNET）是一种罕见的神经元和混合性神经元 - 胶质细胞瘤，属于 WHO Ⅰ级肿瘤。DNET 占所有原发脑肿瘤的 1% 以下，多于 20 岁前发病，男多于女。肿瘤生长非常缓慢，一般病史较长。临床症状主要为长期药物难治性癫痫，亦可有头痛、视觉障碍及记忆减退等，但神经系统专科检查一般为阴性。

2. **影像学表现** DNET 常位于幕上表浅部位，即皮层和皮层下白质，多见于颞叶，其次为额叶、顶叶和枕叶。MRI 平扫示病变 $T_1$WI 信号稍高于脑脊液，$T_2$WI 信号近似脑脊液，与肿瘤内富含黏液基质有关。$T_2$FLAIR 示肿瘤可为高信号，或稍低信号伴周围高信号环，即“环征”，此为其特征表现。

**（十三）多形性黄色星形细胞瘤**

1. **概述** 多形性黄色星形细胞瘤（pleomorphic xanthoastroma，PXA）是一种具有明显组织学恶性特征和相对良性临床病程的独特类型星形细胞瘤。该病的发病率很低，占脑内星形细胞瘤的不到 1%，好发于青少年，临床症状多为反复癫痫。PXA 多数进展缓慢，预后较好，属于 WHOⅡ级肿瘤。PXA 好发于青少年，无明显性别差异，临床表现以癫痫为主。经典发病部位为幕上大脑表浅部位，尤其颞叶多见，偶见发生于大脑深部、小脑、脊髓、松果体区、鞍区等部位。

2. **影像学表现** CT 平扫表现为位于脑表浅部位的带壁结节的囊性或囊实性肿块，囊性部分因含有蛋白或出血，表现为略高于脑脊液的液性低密度；实性部分或壁结节为低、等、略高或混杂密度，偶可见钙化。增强后壁结节多见明显强化，囊壁环形强化或不强化。MRI 平扫 $T_1$WI 上囊性部分呈低信号，壁结节和实性部分呈等和低信号，边界较清，可有轻度的瘤周水肿。$T_2$WI 囊性部分为高信号，实性部分呈略高信号。少数肿瘤为实性，表现为贴附在硬膜上的肿块。因含有脂肪成分，在脂肪抑制序列可见原脂肪信号被压低。增强后壁结节及实性部分常明显强化，囊性部分位于肿瘤边缘，不增强。囊壁强化或不强化。肿瘤附近的脑膜常可见强化，偶可见肿瘤附近脑回状强化。肿瘤为实性无囊变时，与脑膜瘤不易鉴别。

（肖江喜 朱颖 张晓东 侯超）

## 第三节 SPECT 与 PET 检查

### 一、概述

核医学是将分子生物学技术和同位素示踪技术相结合，用于研究人类生命现象、生理和病理过程、诊断和治疗的交叉学科。核医学显像主要是指分子影像、功能成像或放射性同位素显像技术，已经在临床实践中得到了广泛应用。

核医学显像使用的显像剂又称为放射性分子探

针，即为放射性同位素或核素标记的一类特殊药物，通过一定途径引入人体后，可获得靶器官或组织的影像或功能参数，通过对分子探针定性或定量地观察及检测，来了解人体内的生理及病理状态。

核医学显像仪器主要包括单光子发射计算机断层显像（single photon emission computed tomography，SPECT）和正电子发射断层显像（positron emission tomography，PET）两大类。SPECT是目前临床核医学应用最为广泛的显像仪器，通过探测单光子放射性核素在受检者体内发射出的γ光子（单光子），经图像重建和处理而获得显像剂在体内的平面或断层影像。PET是利用正电子核素标记或合成的显像剂，这种正电子放射性核素及其标记物发射的β+粒子在体内经湮灭辐射产生两个方向相反、能量均为511keV的γ光子，PET显像设备利用一系列成对的互呈180°排列的探测器接收这种γ光子对，处理重建出正电子核素在体内分布的断层影像。

神经核医学（nuclear neurology）的发展，基于SPECT和PET的逐步推广应用以及新的脑显像剂（cerebral imaging agent）的不断研制。随着现代影像核医学的迅速发展，能够同时采集得到解剖结构和功能代谢信息的复合型显像仪器SEPCT/CT和PET/CT逐步推广应用于临床，特别是将PET与磁共振成像相结合的一体化PET/MR设备进入市场，使得分子影像在神经系统和肿瘤领域的作用得到更大地发挥。核医学分子显像能对组织、器官或病变进行定位和定量分析，从分子水平上展示人脑生理、病理变化状态。神经核医学在观察和研究脑血流分布、代谢方面有着重要作用；在探索人类行为、情感等生理行为变化和脑部疾患上，神经递质和受体显像也越来越受到重视。因此，神经核医学在神经精神疾病的临床诊治、脑生理生化功能与病理机制的探讨，以及人脑认知功能的研究中具有独特的优势，有着广阔的发展前景。

SPECT与PET影像学检查具有许多优点，如SPECT与PET影像以功能检查为主，方法简便，易于实施等，但因检查时所用的放射性药物需引入患儿体内，对患儿会有一定的电离辐射，使得应用核医学显像时难免让家长产生一些顾虑。在儿科患者的核医学临床应用中，临床医师和核医学工作人员应始终遵循尽可能的低剂量原则（as low as reasonably achievable，ALARA）。幸运的是，近几年随着核医学影像设备灵敏度的提高和短半衰期核素的应用，已经大大降低了接受检查患儿的辐射剂量。在进行SPECT/CT或PET/CT检查时，一般也会使用低剂量CT用于衰减校正和解剖定位。总体来说，核医学检查在儿科中的应用是很安全的，但选择适用证时应由医师仔细评估和确定。

核医学在神经系统疾病中的应用主要包括脑血流灌注显像（cerebral blood flow perfusion imaging）、脑代谢显像（cerebral metabolic imaging）、脑神经递质和受体显像等，本节将重点对前两种显像方法及其临床应用进行介绍。

## 二、SPECT与PET显像方法

### （一）SPECT脑血流灌注显像

**1. 脑血流灌注显像** 是目前临床常用的脑显像方法，主要应用于脑血管性疾病、癫痫、痴呆和精神性疾病等的诊断和疗效监测，以及脑功能研究。

常用的脑血流灌注显像剂有$^{99m}$锝[$^{99m}$Tc]-双半胱乙酯（$^{99m}$Tc-ethyl-cysteinate dimer，$^{99m}$Tc-ECD）、$^{99m}$Tc-六甲基丙二胺肟（$^{99m}$Tc-hexamethyl-propyleneamineoxime，$^{99m}$Tc-HMPAO）、$^{123}$碘[$^{123}$I]-N-异丙基-安非他明（$^{123}$I-N-isopropyl-P-iodoamphetamine，$^{123}$I-IMP）等。$^{99m}$Tc-ECD和$^{99m}$Tc-HMPAO均为中性、脂溶性的小分子，能够通过血脑屏障，进入脑细胞后转变为极性化合物，不能再扩散回血液中。显像剂被脑细胞所摄取的量与局部脑血流量（regional cerebral blood flow，rCBF）呈正相关，通过SPECT进行断层显像，即可得到局部脑血流灌注的图像。$^{99m}$Tc-ECD体外稳定性好，体内清除快，图像质量好，但在脑组织的分布随时间有轻微的变化；$^{99m}$Tc-HMPAO在脑组织内滞留时间长、稳定，但体外稳定性差，必须在标记后30分钟内使用。两种显像剂在脑组织的分布略有不同：$^{99m}$Tc-ECD在正常人顶叶和枕叶皮质中分布较高，而$^{99m}$Tc-HMPAO则在额叶、基底节和小脑的分布较高。

静脉注射显像剂前患者处于安静环境中，戴眼罩和耳塞封闭视听。静脉注射显像剂后15~30分钟后进行SPECT脑断层显像。受检者仰卧位，采集的原始图像经处理，重建出横断面、冠状面和矢状面断层图像。另外，利用计算机勾画感兴趣区（region of interest，ROI）技术和借助一定的生理数学模型可以计算各部位的局部脑血流量（rCBF）和全脑平均血流量（CBF）。

**2. 负荷试验脑血流灌注显像** 脑组织血流供应丰富，脑血管储备能力较强。当脑储备血流轻度下降时，常规脑血流灌注显像常常难以发现轻微的异常变化。可通过负荷试验提高对缺血性脑血管病的阳性检出率。

临床最常用的负荷试验方法为乙酰唑胺（acetazolamide）试验。乙酰唑胺是碳酸酐酶抑制剂，使碳酸脱氢氧化过程受到抑制，导致脑内 pH 急剧下降，反射性地引起脑血管扩张。正常情况下 rCBF 会增加 20%~30%，而病变血管扩张反应减弱，使缺血区或潜在缺血区 rCBF 增加不明显，因而在影像上表现为相对的放射性稀疏或缺损区。该试验需进行两次显像，第一次行常规脑血流灌注显像，第二次行乙酰唑胺负荷显像，随后将两次的显像结果对比分析。

3. **正常影像所见** SPECT 局部脑血流断层影像中，大脑和小脑皮质、基底神经节、丘脑及脑干等灰质区域放射性分布较高，其中尤以小脑、基底神经节和枕叶皮质为著；白质区域（为神经纤维）和脑室系统，放射性分布相对稀疏；左、右两侧影像基本对称。介入试验后正常脑血管扩张，脑部血流灌注明显增加。

**（二）PET/CT 脑代谢显像**

1. **脑葡萄糖代谢显像** 葡萄糖代谢提供脑功能所需的主要能量，因此糖代谢的变化与脑部功能活动密切相关。主要临床应用包括癫痫患者术前致痫灶的评估、脑肿瘤的鉴别诊断及治疗后评估等。

脑组织需要消耗大量的能量，葡萄糖几乎是其唯一的能量来源。$^{18}$氟［$^{18}$F］-氟代脱氧葡萄糖（$^{18}$F-fluorodeoxyglucose，$^{18}$F-FDG）是葡萄糖的类似物，具有与葡萄糖相同的细胞转运及己糖激酶磷酸化过程。静脉注射后被脑组织所摄取，摄取的多少反映了脑组织功能的高低，进入脑细胞的 $^{18}$F-FDG 在己糖激酶作用下，磷酸化为 6-磷酸-$^{18}$F-FDG 后不再参与葡萄糖的进一步代谢而滞留于脑细胞内。在体外通过正电子符合探测成像，即可得到反映局部脑组织对葡萄糖利用和脑功能的图像。

一般注射 $^{18}$F-FDG 前应禁食 4 小时以上。但若仅用于脑肿瘤显像，则可以不空腹，以提高脑肿瘤与脑组织摄取放射性的比值。静脉注射 $^{18}$F-FDG 后 40~60 分钟后进行显像，可以根据不同的显像设备和受检者具体情况来选择采集方式和采集时间。

正常脑葡萄糖代谢影像可见脑皮质呈明显的放射性浓集，以枕叶、颞上回皮质和尾状核头部、壳核放射性最高，小脑较低，左右两侧对称。通过计算脑皮质的标准摄取值（standard uptake value，SUV）、左/右两侧计数比值、大脑各叶与小脑计数比值等方法进行半定量分析。

2. **脑氨基酸代谢显像** 脑氨基酸代谢显像主要反映脑内蛋白质合成代谢水平，常用的显像剂有 $^{11}$碳［$^{11}$C］、$^{18}$F 或 $^{123}$I 标记的氨基酸，如 $^{11}$C-酪氨酸（$^{11}$C-TYR）、$^{11}$C-甲基-L-蛋氨酸（$^{11}$C-MET）、$^{18}$F-氟代乙基酪氨酸（$^{18}$F-FET）及 $^{123}$I-碘代甲基酪氨酸（$^{123}$I-IMT）等。目前临床最常用的是 $^{11}$C-MET，易穿透血脑屏障进入脑组织，与 $^{18}$F-FDG 相比具有更高的靶/非靶（target/non target，T/NT）比值，能反映细胞的增殖。因此，$^{11}$C-MET 在脑肿瘤的诊断、分期及治疗后疗效评价等方面都具有重要的意义。

此外，脑代谢显像还包括氧代谢显像、磷脂代谢显像、核苷酸代谢显像等方法。

## 三、临床应用

**（一）癫痫**

癫痫是一种常见的神经系统疾病，特征为脑神经元过度放电导致中枢神经系统功能失常。癫痫是核医学检查最常应用的儿科神经系统疾病。随着外科手术技术和设备的发展，手术已成为难治性癫痫患者的有效治疗方法，而准确定位致痫灶与手术效果关系密切。临床医生主要采用发作期及发作间期脑电图（electroencephalogram，EEG）、视频脑电图监测（video EEG monitoring，VEEG）、MRI、PET、SPECT、脑磁图（magnetoencephalography，MEG）等多种方法进行术前评估。目前，准确定位癫痫灶的最有效方法是颅内脑电监测，但该方法为有创性检查。相对而言，无创性的核医学检查手段 PET 及 SPECT 利用放射性核素标记不同分子探针或显像剂，在分子水平上评价脑代谢、脑血流灌注等重要功能，从而可在癫痫发病机制的研究、致痫灶定位、脑功能的评估等方面发挥重要作用。在难治性癫痫患者的术前评估中，PET 及 SPECT 发现和定位致痫灶的价值尤其体现在 MR 检查为阴性时，或 EEG 结果与 MR 影像表现不一致时。PET 和 SPECT 还可以用于评估脑部功能的完整性，可以提供癫痫患者神经认知及行为学异常的可能发病机制。

1. **$^{18}$F-FDG PET 显像在癫痫中的应用**

（1）致痫灶定位：$^{18}$F-FDG PET 在致痫灶定侧、定位方面有一定优越性，且对癫痫灶的诊断准确率较高。致痫灶在发作间期 $^{18}$F-FDG PET 显像的典型表现为葡萄糖代谢减低，而发作期则表现为高代谢状态（见文末彩图 3-86 和图 3-87）。在部分癫痫患者，PET 对癫痫灶的探测要优于 MR。

在儿童颞叶癫痫（temporal lobe epilepsy，TLE）中，最常见的病因是海马硬化、局灶性皮层发育不良（focal cortical dysplasia，FCD）和生长发育性肿瘤。FCD 是皮质发育畸形（malformation of cortical development, MCD)的一种，是 18 岁以下接受手术的难治性癫痫患者最常见的病因，也是成人难治性癫痫常见的病因。手术切除病灶可有效控制癫痫的发作。对 FCD 患者而言，MRI 在癫痫灶定位方面具有重要的价值，其在影像学上结构改变形式多样，可表现为皮质增厚 / 变薄、局灶性皮质 / 脑叶萎缩、灰白质分界不清、皮层 / 皮层下白质异常信号（$T_2$WI 及 $T_2$FLAIR 高信号）等。然而 MRI 显像结果有时可以出现假阴性，且与 FCD 的病理类型没有明显关系。因此对于难治性癫痫患者，MR 结果为阴性时也不能除外 FCD 可能。$^{18}$F-FDG PET 在检测 FCD 致痫灶方面有较高的灵敏度。有研究发现 FCD 患者低代谢区域的线粒体复合体Ⅳ功能显著降低，提示代谢减低可能与线粒体功能障碍有关，但与皮质发育不良严重程度无关。PET 所发现的致痫灶低代谢范围一般大于 MRI 所示异常结构改变区域，有时致痫灶远处脑区也可出现低代谢，如 TLE 患者颞叶低代谢通常与同侧眶额回和前额叶皮层代谢减低相关，可能 S 是基于阻碍电活动传播的防御机制。

研究发现发作间期的 $^{18}$F-FDG PET 显像可以观察到 85%TLE 的患者一侧颞叶代谢减低。由于 $^{18}$F-FDG PET 通常显示出比致痫灶更大范围的代谢减低区，因此不能用于精准确定手术切除边界。在发作间期的 $^{18}$F-FDG PET 显像中，也可能会观察到整个同侧颞叶、颞叶外区域如同侧额叶、顶叶、丘脑、基底节或是对侧颞叶出现轻度的代谢减低。大脑皮层与皮层下结构存在广泛而复杂的神经网络通讯，皮层病变可导致皮层下结构发生功能性变化；其中较常见的是交叉性小脑功能联系不能（crossed cerebellar diaschisis, CCD），表现为大脑皮层病变对侧小脑血流、代谢的抑制。癫痫患者皮层下结构也可出现血流或代谢异常。在北京大学第一医院进行的一项 611 例难治性癫痫患儿 $^{18}$F-FDG PET/CT 分析中，不同年龄组大脑皮层下（基底核、丘脑、小脑）代谢异常发生率无统计学差异，而重度组（皮层代谢异常区域累及 ≥3 个脑叶）大脑皮层下结构代谢异常的发生率则明显高于轻度组（皮层代谢异常区域累及 1~2 个脑叶）。

在 TLE 患者中，$^{18}$F-FDG PET 在探测致痫灶方面的灵敏度为 85%~90%。而在颞叶外癫痫如额叶癫痫的患者中，$^{18}$F-FDG PET 探测致痫灶灵敏度仅约 44%~74%，在枕叶癫痫中致痫灶定位情况也不理想。有专家认为 PET 显像在颞叶外癫痫中的主要作用是指导外科放置硬膜下电极的位置。此外，由于在儿童患者中颞叶外癫痫的发生率高于成人，并且许多儿童患者 MRI 往往显示为正常，因此 $^{18}$F-FDG PET 可以在儿童癫痫患者中发挥更大的作用。

研究者可采用视觉分析法、半定量分析法或是定量分析法等对 $^{18}$F-FDG PET 脑显像进行分析，前两种方法在临床应用较为广泛。目前对 PET 图像的解读主要采取视觉分析法，其准确性依赖于医生的专业知识，这样会受一些主观因素的干扰。

半定量分析法就是根据直观的视觉阅片结果，勾画病灶 ROI，测定较为显著的异常代谢灶和病灶对侧镜像区域的 SUV，并根据 SUV 计算不对称指数（asymmetry index, AI）的绝对值 |AI|，其计算公式为：|AI| =（病灶侧 - 对侧）/ [（病灶侧 + 对侧）/2 ]。AI 可用于评价代谢异常部位与对侧脑叶放射性摄取的差异程度，一般认为大于 15% 为异常。

对图像的视觉分析及半定量分析均存在一定的局限性。利用统计参数图（statistical parametric mapping, SPM）进行的定量分析可有助于避免图像误读的情况。有研究采用基于 SPM 的 3D 表面投射算法用于定位和定量分析致痫灶，进一步提高了分析的可信度，实现对个体图像的客观分析。需要注意的是，对于儿童患者的图像分析，需要考虑到本身生长发育不同阶段脑代谢和灌注的动态变化过程。局部的脑血流灌注和葡萄糖代谢在新生儿的原始感觉和运动皮层、扣带回、丘脑、脑干、小脑蚓部和海马区域最高；约 2~3 月龄时，葡萄糖代谢在顶叶、颞叶和原始视觉皮层、基底节和小脑半球增加；约 6~12 月龄时额叶的葡萄糖代谢也会增加；1 岁左右的脑葡萄糖代谢情况则类似于年轻人。

(2) 评估疾病严重程度、进展、手术预后：除了在致痫灶的术前定位中发挥重要作用，$^{18}$F-FDG PET 还可以提供有关疾病严重程度、进展、预后等方面的信息。研究发现皮层葡萄糖代谢减低可能与癫痫发作持续时间、发作频率、严重程度、抗癫痫药物的使用等多种因素有关。有研究者比较了 15 名儿童难治性癫痫患者的两次 PET 扫描，发现两次 PET 扫描之间的癫痫发作频率与皮层葡萄糖代谢范围的变化呈正相关，支持了既往皮层葡萄糖异常代谢区域的范围可以发生动态变化的观点。

皮层低葡萄糖代谢模式也可作为预测癫痫患者疗效的指标。不同皮质代谢模式的 TLE 患者术后发作率存在差异。PET 阳性、MRI 阴性的 TLE 患者手术预后良好。颞叶代谢减低程度越高，术后癫痫发作概率越小。一项对 MRI 阴性的 TLE 患者的研究提示，PET 所示异常代谢灶与手术部位侧别不一致，预示着不良预后。双侧颞叶代谢异常与手术预后较差有一定关系，这反映疾病可能已进展到晚期阶段。此外，双侧大脑多脑叶弥漫性代谢异常的患者远期预后一般较差，全脑代谢弥漫性减低的患者一般不再接受手术治疗。丘脑葡萄糖代谢也可以作为颞叶癫痫患者手术预后独立预测指标，和那些没有丘脑低代谢或者致痫灶同侧丘脑代谢减低的患者相比，致痫灶对侧的丘脑代谢减低与不良的预后相关。

有研究者研究了 TLE 患者术前 PET 及术后 MRI 以分析手术切除范围与术后结果的关系，结果提示尽可能手术切除颞叶低代谢区域与更好的预后有一定关系，而完全切除低代谢区域不是术后良好预后的先决条件。因此，我们需认识到影响预后的因素多种多样，不仅限于葡萄糖代谢模式，还需要进行综合分析与判断。

此外，有研究者将 AI 与其他因素进行相关性分析，发现 AI 可以评价癫痫患者病情严重程度及预后情况，为进一步分析提供了思路。

(3) 脑异常代谢与认知功能的关系：癫痫往往与认知、行为障碍相关，这些癫痫合并症可能会影响患者的生活质量。认知功能障碍的发生机制较为复杂，一般与癫痫病因、发作情况、发作间期放电、抗癫痫药物的应用等多种因素相关。儿童及成人癫痫患者均可出现不同程度的认知功能障碍，儿童时期开始出现认知障碍的患者尤为严重。不同类型的癫痫认知障碍表现形式不同，如 TLE 患者可能会出现记忆障碍、面部识别障碍；额叶癫痫患者则可能有计划和执行功能受损。

对癫痫患者认知障碍的 $^{18}$F-FDG PET 评估发现，癫痫患者智商低于健康对照组，同时低代谢累及范围与智商负相关，因而提示了脑葡萄糖代谢异常与智商存在一定的相关性。两侧大脑多脑叶弥漫性病变患者大多伴有言语障碍。TLE 患者颞叶低代谢与言语记忆减低有一定关系。此外，研究者发现颞叶代谢的不对称性可作为评估 TLE 患者认知功能变化风险的因素。

下丘脑错构瘤常伴有性早熟、癫痫、癫痫性脑病、认知功能减退及行为障碍。研究发现伴有认知功能受损的下丘脑错构瘤患者后扣带皮层（posterior cingulate cortex，PCC）区域葡萄糖代谢减低，而 PCC 是脑网络的重要"节点"之一；该区域葡萄糖代谢减低可能反映了脑网络功能的紊乱，也可能与认知功能障碍有关。

**2. SPECT 在癫痫中的应用** 癫痫是由异常神经元活动的存在和传播所导致，而核医学脑功能显像的基本原理就是显示这种异常的活动。由于局部脑血流示踪剂在脑内的摄取过程很快，癫痫发作后采集的 SPECT 血流灌注图像仍代表着癫痫发作期间的脑血流情况，在发作期致痫灶的脑血流增加。研究显示发作期 SPECT 血流灌注显像对于 TLE 患者致痫灶定位的灵敏度很高(97%)。TLE 患者颞叶内侧存在病灶时，其病灶同侧的内侧、外侧颞叶皮层都可能显示为灌注增高区。真正的发作期 SPECT 显像（癫痫发生后立即注射显像剂，同时进行 SPECT 图像采集）显示致痫灶为高灌注区，同时致痫灶周围还可出现灌注减低区。分析认为当癫痫发作后短时间内注射显像剂时，此时的"发作期 SPECT 显像"中异常高灌注区可能为致痫灶，也可能为电活动的传播区域。因此在解读发作期 SPECT 图像时需要考虑到癫痫发作与注射显像剂的时间、发作类型、EEG 结果等。

发作间期的 SPECT 显像（当患者没有任何临床或亚临床癫痫发作）对致痫灶的定位价值不如发作期 SPECT 显像，此时的 SPECT 显像显示的致痫灶既可以是低灌注状态也可以是正常灌注状态。发作间期和发作期两种 SPECT 图像进行比较分析，可提高癫痫灶的定位准确性。

发作间期 SPECT 血流灌注显像对 TLE 患者的致痫灶检出灵敏度较低(<50%)，在约 20%~75% 的病例中可出现假阳性及假阴性结果；而发作期 SPECT 血流灌注显像则可准确地定位单侧颞叶癫痫患者中 70%~90% 的致痫灶。

在颞叶外癫痫患者中，发作期 SPECT 血流灌注显像可用于辅助确认 MR 上的异常病灶是否为致痫灶，也能够指导 MR 无明显病灶的患者颅内电极放置的位置。但是，发作期 SPECT 血流灌注显像在颞叶外癫痫患者应用时，一个主要的限制就是癫痫发作过程常很短暂，注射显像剂时间延后，很可能显示的是癫痫异常放电的播散区域而不仅仅是致痫灶；发作期 SPECT 血流灌注显像在继发性全面性发作的患者中的应用价值也很有限，因为 SPECT 显像在这一类患者中往往表现为多发的灌注增高区。

此外，SPECT 血流灌注显像对于癫痫患儿术后疗效的预测有一定价值。有研究发现，85% 的完全切除发作期 SPECT 高血流灌注区域的患者，术后疗效较理想，并认为完全切除发作期高灌注区域是术后疗效的预测因素。但 SPECT 所示异常灌注范围往往大于 MRI 所示异常结构，同时异常灌注区不一定都是致痫灶，因此完全切除高灌注区域并不适用于所有情况。

研究者对于如何提高SPECT血流灌注显像的图像分析也进行了诸多探索，其中发作期SPECT减影与MR融合成像术(subtraction ictal single-photon emission computed tomography coregistered to MR，SISCOM)是最常用的剪影方法，被认为是癫痫患者发作期/发作间期定量分析的金标准。这一方法提高了发作期SPECT血流灌注显像诊断癫痫的灵敏度和空间精确度，并将功能影像与结构影像相匹配，已在SPECT血流灌注的影像分析中发挥了重要作用。其检查方法为患者出现临床症状或脑电图出现发作期异常放电时立刻注射显像剂，采集发作期图像；在癫痫停止发作后至少24小时后再次注射显像剂，获得发作间期图像；发作期及发作间期影像处理后获得SPECT剪影图像，最后将其与MR配准融合，用以对致痫灶进行定位。该技术克服了SPECT分辨率较差的缺点，能够对致痫灶进行较为准确的定位，据报道灵敏度可达87%。

在一项对54名药物难治性癫痫患儿进行的影像评估显示，SISCOM方法和$^{18}$F-FDG PET与术后证实的致痫灶区域一致性明显高于MR的检查结果。将SISCOM和PET显像综合考量时，这两种方法显示出与视频脑电图结果76%的一致性。而在那些MR不能明确致痫灶的病例中(61%，33/54)，SISCOM或$^{18}$F-FDG PET明确了其中67%(22/33)病例的致痫灶。

（二）缺血性脑血管病

1. **烟雾病** 烟雾病又称Moyamoya病(Moyamoya disease，MMD)，是一种先天性颅内血管病，表现为颈内动脉远端、大脑前动脉和中动脉起始部先天性的内膜增厚、管腔变窄，引起的脑部基底节区大量小动脉代偿性扩张或侧支血管形成，是儿童脑缺血的重要原因之一。儿童不同的发育阶段，烟雾病首发症状具有不同特点。幼儿期以肢体无力为主，其次为抽搐；学龄前期开始出现头痛；学龄前期至青春期以肢体无力和头痛为主。长期处于脑“灌注贫乏”状态的烟雾病患者可出现一系列短暂性脑缺血症状，当脑血流进一步下降，脑血管扩张失代偿，则脑缺血区即发生不可逆损伤。有数据显示，30%~58%的烟雾病患者合并后循环病变，后循环病变的不断进展增加了脑缺血、卒中发生的可能性及危险性，表现为缺血性卒中包括短暂性脑缺血发作和脑梗死。由于MMD药物治疗效果不好，应尽早进行手术治疗，可以改善脑血流、减轻缺血性损伤的严重程度和发作频率，降低脑梗死的风险、改善术后的生活质量和脑功能的长期预后。2012年的烟雾病诊断及治疗指南推荐行脑血管重建手术。最常用的手术方式为颞浅动脉-大脑中动脉吻合术。

数字减影血管造影(digital subtraction angiography，DSA)是烟雾病诊断及术后疗效评价的“金标准”，但为有创性检查，且禁忌证较多，不易反复使用。MRI因其无创、简便、多序列处理特性而逐渐成为烟雾病术后复查的主要方法之一。但两者均为形态学检查，只能观察血管是否通畅，不能直接证实血流灌注区域的脑组织功能是否恢复正常。

SPECT脑血流灌注显像作为一种放射性核素显像检查方法，已被广泛用于评价烟雾病脑组织血流状况的改变。烟雾病患者由于颈内动脉、大脑前动脉和中动脉的狭窄和闭塞，供应区域的脑组织血流量减少甚至消失，脑组织功能受损，在SPECT脑血流灌注图像中病变区表现为放射性稀疏或缺损。利用SPECT脑血流灌注显像对缺血型烟雾病患者的脑血流改变进行观察，不仅有助于本病的诊断，还可以评估脑缺血的范围和严重程度，以及进行脑血管重建术的必要性，在疗效和预后的评价方面同样具有重要的临床价值(见文末彩图3-88)。在一项对手术前后SPECT脑血流灌注显像的患儿影像学资料研究中，目测法分析显示大部分患儿术后血流灌注情况较术前有明显改善，手术前后的rCBF差异有统计学意义，与DSA的结果符合率也较高。

除了SPECT脑血流灌注显像在MMD中的应用外，以$C^{15}O_2$、$^{15}O_2$气体吸入法进行PET显像，可以测定脑氧代谢率、氧摄取分数等反映脑组织氧利用的参数。而脑氧代谢显像对于脑功能研究以及脑血管病、痴呆等的诊断有重要意义。研究显示MMD患者经过血管重建手术后，血流动力学情况得到明显改善，在那些没有脑实质病变的患儿中，脑氧代谢率在术后明显提高，而在已有实质病变的患儿中并没有明显提高。还有研究应用乙酰唑胺介入试验$^{15}O$-$H_2O$ PET显像评估MMD患儿脑血管储备情况，实现对脑灌注/血流的定量分析，且通过个体化地进行负荷前后CBF的比较，协助临床医师制订更为靶向、特异的治疗方案。

除了上述灌注和代谢功能显像外，核医学特异分子靶向显像在MMD中也有应用。由于在活化的肿瘤血管内皮细胞及新生血管内皮细胞上均有整合素$\alpha_v\beta_3$的过表达，精氨酸-甘氨酸-天冬氨酸(arginine-glycine-aspartate，RGD)结构可与整合素靶向结合，因而应用于新生血管显像中。$^{68}$镓[$^{68}$Ga]-RGD PET显像通过检测血管重建术后的血管生成活性，已成功应用于儿童MMD患者的术后评估。

在 $^{68}$Ga-NOTA-RGD PET 显像中，新近梗死后的显像剂浓聚明显高于慢性梗死区，提示血管生成活性与梗死时间相关。在已发生脑梗的烟雾病患者中进行 $^{68}$Ga-NOTA-RGD PET 显像，发现在梗死后早期血管生成活性最高，且其活性随时间下降。经过再灌注治疗后，$^{68}$Ga-NOTA-RGD PET 显像测定的血管生成活性也随梗死发生时间逐渐降低，并与手术后时间窗相关。

2. **其他应用** 新生儿缺氧缺血性脑病（hypoxic-ischemic encephalopathy，HIE）是由于各种围产期因素引起的缺氧和脑血流减少或暂停而导致胎儿和新生儿的脑损伤，严重者在新生儿早期死亡或造成脑性瘫痪（cerebral palsy，CP），是围产期较常见的疾病。据统计，HIE 在发达国家的发生率约为 3‰，而在发展中国家中这一比例更高。对于新生儿脑损伤早期的治疗干预可以给临床医师提供更多的时间和机会进行治疗。

新生儿 MRI 检查是预测早产儿中神经发育情况的常用手段，由于 MRI 只能观察到脑结构上的异常，一些脑结构未见明显异常的新生儿仍然有可能表现出脑损伤的症状。有研究通过 $^{18}$F-FDG PET 来测定不同胎龄新生儿以及 HIE 新生儿脑葡萄糖代谢情况。脑葡萄糖代谢在 HIE 新生儿中出现了明显的不同表现，可表现为双侧大脑摄取显像剂不平衡，或是整个脑区葡萄糖代谢的明显减低。而且 $^{18}$F-FDG 的摄取在严重缺血缺氧组中明显更低。因此，$^{18}$F-FDG PET 脑代谢显像可以有效评估新生儿脑发育和 HIE 的脑损伤情况。

在新生儿 HIE，有研究比较了脑 SPECT 血流灌注显像、$^{18}$F-FDG PET 显像与神经系统发育情况，结果显示在围产期窒息后的亚急性期，脑 SPECT 灌注和 $^{18}$F-FDG PET 与脑病的严重程度和短期临床预后相关，脑血流灌注研究中最常见矢状窦旁的相对低灌注区。

CP 是一个广义的术语，表现为中枢性运动障碍或姿势异常，包括强直状态、运动障碍、肌肉无力、共济失调及僵化等，最常见的引起 CP 的原因就是 HIE。MR 目前广泛应用于评估新生儿和儿童 CP 患者的脑病变情况，可显示宏观结构的异常如脑室周围白质软化、脑室扩大、穿通性脑囊肿和脑萎缩等，但常规 MRI 不能显示出 CP 患者分子病理学水平的改变，且有约 17% 的 CP 患者没有明显脑结构上的异常。PET 显像可以在形态学异常出现之前，早期探测到患者脑葡萄糖代谢异常、局部脑血流的改变和受体表达的异常等，且葡萄糖代谢异常的范围可以大于结构病变的范围，有助于确定实际脑受损的程度。

通过 $^{18}$F-FDG PET 上代谢减低的不同形式，研究者在新生儿期就有可能预测患儿后续出现的 CP 的临床表型。$^{18}$F-FDG PET 中出现双侧丘脑的代谢减低（尤其是在外侧丘脑核）往往预示着患儿为痉挛型双瘫类型。在这一类患者中，脑皮层代谢可能正常或出现局灶性代谢减低区，同时 MRI 无异常改变，这些局灶皮质低代谢区域可能与特定的认知障碍相关。$^{18}$F-FDG PET 表现为单侧大脑皮层代谢减低的新生儿很有可能发展为痉挛性偏瘫。与成人患者单侧的脑皮层损伤不同，这些新生儿多不出现典型的 CCD，这可能是由于皮质 - 脑桥 - 小脑通路的重构所致。基底节和丘脑的严重代谢减低之后出现的短暂性代谢增高可能与张力障碍 / 舞蹈症手足徐动 CP 有关。围产期长时间的缺氧缺血脑损伤，临床通常为痉挛型四肢瘫，这类患儿在 MR 上可以出现多灶的囊状脑软化，$^{18}$F-FDG PET 上显示为多发的皮层代谢减低区。

由于儿童 HIE 患者可能存在脑干的永久损伤，可利用 $^{18}$F-FDG PET 显像作为预测疾病预后的指标，这对于患儿的治疗方案至关重要。在儿童 CP 患者中，PET 显像也可以提供关于脑血流灌注、受体浓度或脑组织代谢的信息。

**（三）肿瘤性疾病**

脑肿瘤是儿童最常见的实体肿瘤，在所有儿童恶性肿瘤中占 20%~25%，每年新发约 2 200 例。其中最常见的脑肿瘤是毛细胞性星形细胞瘤（占儿童脑肿瘤的 26.2%）和原始神经外胚层肿瘤或髓母细胞瘤（21.9%）。其他类型的肿瘤包括胶质瘤（19.4%）、室管膜瘤（7.8%）、其他星形细胞瘤（12.3%）、胶质母细胞瘤（3.5%）、少突胶质细胞瘤（1.9%）和其他肿瘤（0.7%）。PET 显像可以提供肿瘤的生物学行为信息，这些信息和肿瘤的分级及预后密切相关，而 CT 和 MR 在这方面价值有限。此外，手术后及放化疗后脑组织结构的改变可能影响对 CT 及 MR 影像的分析判断，PET 显像则在鉴别术后改变和肿瘤复发上价值独到，可用于评估肿瘤的治疗反应和早期监测复发。PET 半定量和定量分析指标也可用于指导和评估临床治疗方案的选择和疗效。

PET 半定量的分析方法相对简单，故常用于肿瘤的评估中。SUV 是最常用的半定量指标，其他半定量指标还有病变部位与参考区（如对侧白质或皮层、小脑或全脑）的比值等。

$^{18}$F-FDG PET 显像已经广泛应用于脑肿瘤评估

中，特别在肿瘤分级诊断中有较高价值，一般情况下，肿瘤的葡萄糖代谢率随着肿瘤级别的提高而增高。而非肿瘤病变和低级别肿瘤都可表现为较低的葡萄糖代谢，因此，$^{18}$F-FDG PET 在这两类疾病的鉴别诊断中作用有限。另外，也有个别类型的低级别肿瘤（如毛细胞型星形细胞瘤）表现为较高的葡萄糖代谢，与高级别肿瘤不易区分。$^{18}$F-FDG PET 显像还可以提供基于肿瘤代谢活性的预后信息。在间变型星形细胞瘤儿童患者，$^{18}$F-FDG 代谢增高的程度与肿瘤的组织病理学分级正相关，也与无进展生存期相关。在低级别星形细胞瘤的儿童患者，疾病进展会显示出 $^{18}$F-FDG 摄取增加。在脑干胶质瘤的患儿中，肿瘤表现为 $^{18}$F-FDG 高代谢时，患儿的生存率明显降低。利用 $^{18}$F-FDG PET 可以显示出代谢最活跃的肿瘤部位，以提高肿瘤组织活检的质量。

由于正常脑组织摄取 $^{18}$F-FDG 很高，导致肿瘤病灶与正常组织背景的对比不够高，影像检测的准确性降低，尤其是对于低级别、生长缓慢的肿瘤。当常规影像学或 $^{18}$F-FDG 显像诊断有困难时，可采用新的分子显像剂进行补充。和 $^{18}$F-FDG 相比，$^{11}$C-MET、$^{18}$F-FET 和 $^{18}$F-DOPA 等显像剂可以实现更高的区分低级别或高级别胶质瘤的准确率、更准确地评估治疗反应。虽然目前在多数研究中儿童样本量较小（几十例），但仍然得到了一些重要的结果。初步的结果表明 PET 氨基酸代谢显像可以有效地鉴别肿瘤和非肿瘤病变、评估肿瘤增殖活性、探测肿瘤的代谢异质性。这些研究使用的氨基酸代谢显像剂包括 $^{11}$C-MET、$^{18}$F-FET、$^{18}$F-FDOPA 和 $^{11}$C-AMT。由于 $^{18}$F 标记的氨基酸类似物半衰期相对较长（$T_{1/2}$110 分钟），和 $^{11}$C 标记的显像剂（$T_{1/2}$20 分钟）相比更便于临床使用。不同的显像剂在肿瘤内的代谢特点不尽相同，因此影像表现也有差异，还需要进一步的对照研究来评估不同显像剂的应用价值。

**（四）其他**

核医学显像在其他神经系统疾病如精神疾病、炎症、脑损伤等的诊断及鉴别诊断中都可发挥了一定作用。

自闭症患儿的神经病理学和脑 MRI 检查多无异常发现，但 SPECT 显像能发现脑内局部低灌注区域，多见于颞叶和额叶。目前机制尚还不明确，一种假说认为是由于神经纤维连接障碍，导致脑功能活动减低所致。

儿童脑损伤是常见的死亡或永久性致残的原因。脑损伤可以导致多种神经病理学改变，影响脑血流和代谢，即使在 CT 或 MRI 正常的区域，功能影像上可早期发现异常，因而提供更准确的神经损伤、临床预后的诊断信息。研究发现 SPECT 脑血流灌注显像出现局部脑灌注异常与患者轻微脑外伤后早期的顺行性遗忘相关。在儿童脑损伤的慢性阶段，SPECT 脑血流灌注显像在探测神经病变和评估脑病变范围方面，比 CT、EEG 或 MRI 更为灵敏。脑损伤之后，$^{18}$F-FDG PET 上显示的代谢减低可能会持续数周。

在一项关于 $^{11}$C-PK11195（外周苯二氮䓬受体拮抗剂）PET 显像在评估儿科自身免疫性神经精神疾病中基底节和丘脑炎症的研究中，研究者评估了 17 名链球菌感染相关的自身免疫性神经精神疾病（PANDAS）患儿及 12 名妥瑞症儿童的影像后，发现在基底节和丘脑部位放射性配体 -TSPO 受体（表达在活化的小胶质细胞上）结合，表明在此过程中存在潜在的小胶质细胞介导的神经炎症激活过程。PANDAS 患儿组，双侧尾状核、豆状核的放射性分布均有增加，而妥瑞症组只有双侧尾状核的放射性分布增加。这些神经炎症放射性显像的模式和程度上的不同也意味着 PANDAS 和妥瑞症患者病理生理学机制上的不同。

## 四、放射性核素显像新进展

**（一）PET/MRI 的应用**

将功能性的 PET 和 MRI 显像相结合的目的是实现更高的软组织对比，提高图像融合和解剖学分辨率。同时，融合成像也可提供更多的肿瘤或炎症过程的动态信息。因此，PET/MRI 将在临床诊治和科研中的神经系统成像提供新方向，已有不少研究证实其在临床中的可行性和优势，可提供更高的图像质量。

在 PET/MR 出现之前，PET 和 MR 的图像只能利用软件实现两种图像的融合。对于脑功能的研究分析，同时采集的 PET/MR 可以提供更好地在活体评估神经心理过程，也能更精确地描述功能、分子和形态学上的交互通路。目前 PET/MR 在儿童群体的临床应用数据还较少。

基于尽可能的低剂量原则（ALARA），在儿童患者中应用 PET/MR 的重要原因之一就是 PET/MR 和 PET/CT 相比辐射剂量较低，这一点可能对肿瘤患儿更为重要，因为肿瘤病变常需要多次影像学检查进行评估和监测。研究显示在实体肿瘤中，PET/MR 的病灶探测率与 PET/CT 相当，而 PET/MR 和 PET/CT 相比辐射剂量减少了 48%~73%。同时 PET/MR 可一次全身成像，也减少了儿童患者中多次局部 MR

检查的繁琐，有望优化诊治流程。

**1. 脑肿瘤中的应用** PET在脑肿瘤中使用得越来越多，PET/MR融合成像有望成为最具潜力的儿童神经影像领域的无创性检查方法。在儿童较为高发的有髓母细胞瘤、高级别胶质瘤和室管膜瘤，这些肿瘤在组织学和生物学上的异质性需要多模态显像方法来获取关于肿瘤生物学、形态学、增殖及血管生成方面的肿瘤动力学、多参数信息，以辅助临床诊治方案的制订和评估。

PET/MR还可以通过对高代谢肿瘤组织的定位以及肿瘤体积的精确勾画来提高诊断准确率，指导活检、手术或放疗方案的制订。对于脑肿瘤而言，放射性核素标记的氨基酸显像剂，如$^{18}$F-FET、$^{18}$F-DOPA和$^{11}$C-MET或肿瘤增殖标记物$^{18}$F-FLT都已证实是评价肿瘤活性和评估治疗反应的灵敏且特异的指标。PET分子影像与MR图像相结合，可以更为准确地分析和定位肿瘤病变的不同生物学特性的区域，为肿瘤放疗提供依据。有研究表明，PET/MR能够更为精确地识别脑胶质瘤的浸润范围，用其确定的范围作为照射靶区，在一定程度上避免了单纯依据CT及MR等解剖影像确定照射靶区所造成的误照及漏照。此外，PET/MR还可为脑胶质瘤术后或放射治疗后复发与瘢痕水肿等的鉴别诊断提供帮助。另外，通过PET/MR融合图像来提高解剖学精确定位和评估病灶周围组织情况也很重要，PET/MR融合可以帮助有效肿瘤活检的立体定位。

此外，利用同机的MR图像也能进一步评估肿瘤的特点，比如通过多体素波谱或MR灌注显像进行PET代谢信息以外的补充。多模态影像可以对肿瘤异质性、细胞和代谢特点进行完整的评估。随着多种PET探针从科研向临床逐步转化，相信这一先进的分子影像技术会成为常规影像学检查的一部分。

**2. 癫痫中的应用** $^{18}$F-FDG PET/CT对致痫灶的定位有较高的灵敏度，已成为癫痫患者术前定位的常规检查手段，但其具有一定局限性，如辐射剂量较高，CT软组织分辨率有限。而MR具有优秀的软组织对比、高空间分辨率等优点，因此两者图像的融合能够更好地提供结构、功能信息。

一项对PET和PET-MR（异机再融合）诊断儿童癫痫的对比研究中，对入组的31名患儿的MR图像单独分析均未发现明确异常病灶，而PET显像可检测到代谢减低区，在将PET与MR图像经后期融合后再进行分析，部分病例发现了异常改变。因此，研究者推荐在MR上未见明确病灶的癫痫患儿，应尽可能地将PET与MR进行融合分析，以提高致痫灶的检出率，同时确定代谢减低区域的解剖学界限以指导立体定向神经外科手术。

一体化PET/MR可同时获得结构信息（MR）和代谢信息（PET），甚至能够通过静息态脑功能MR（resting state functional MR，rs-fMR）研究脑区失连接和代谢的关系，这为未来对癫痫患者的术前评估、认知障碍的评估、预测术后疗效、脑神经网络的研究提供了新的思路和方向。

**（二）新型放射性药物**

除了上文中提及的脑灌注及代谢示踪剂的研究和应用，还有多种放射性药物可以用于神经系统疾病，其中最具代表性的一类是神经递质和受体显像剂。

**1. 神经递质及受体显像药物** 中枢神经递质和受体显像（central nervous neurotransmission-neuro-receptorimaging）是根据受体-配体特异性结合的特征，用放射性核素标记特定的配体，通过PET或SPECT对人脑特定解剖部位受体结合位点进行精确定位和获取受体功能代谢影像，并可借助生理数学模型，获得定量或半定量脑内受体与配体特异性结合浓度，及其相关代谢参数如受体的分布、数目（密度）和功能（亲和力）等，从而对与受体有关的疾病作出诊断；指导合理用药、评价疗效和判断预后；同时为神经生物学研究提供一种新方法。神经递质和受体显像中的主要放射性配体，见表3-4。

神经递质和受体显像在锥体外系疾病、痴呆、神经精神疾病、药物成瘾等领域的研究，经过数十年的发展已取得了长足的进步。现对儿科相关疾病中的神经递质及受体显像药物的进展及应用做简单介绍。

（1）中枢性苯二氮䓬受体显像：苯二氮䓬受体是脑内最主要的抑制性神经递质受体，在大脑皮层密度最高，其次是边缘系统和中脑，以及脑干和脊髓。γ-氨基丁酸（γ-aminobutyric acid，GABA）是研究较多的在儿科癫痫中发挥作用的神经递质。GABA是中枢系统中主要的抑制性神经递质，能够降低神经元兴奋性，起到维持脑内神经元兴奋与抑制动态平衡的作用。GABA可以与受体$GABA_A$结合发挥作用，氟马西尼（flumazenil，FMZ）能够阻断$GABA_A$受体上的苯二氮䓬类位点，研究者们据此合成了多种示踪剂，如$^{11}$C-FMZ、$^{18}$F-FEFMZ、$^{18}$F-FFMZ、$^{18}$F-FEF、$^{18}$F-FMZ等。

癫痫发作间期，病灶部位受体分布密度减低，因此这类显像剂可用于癫痫灶的定位。在欧洲，一

表 3-4 神经递质和受体显像的主要放射性配体

| 受体 | SPECT | PET |
|---|---|---|
| 多巴胺 | $^{123}$I-ILIS，$^{123}$I-IBZM，$^{123}$I-β-CIT，$^{99m}$Tc-TRODAT1 | $^{18}$F-dopa，$^{11}$C-NMSP，$^{11}$C-raclopride，$^{11}$C-*d*-threo-MP，$^{11}$C-β-CIT |
| 乙酰胆碱 | $^{123}$I-IQNB | $^{11}$C-Nicotine，$^{11}$C-QNB |
| 苯二氮䓬 | $^{123}$I-Iomazenil | $^{11}$C-Flumazenil |
| 5-羟色胺 | $^{123}$I-2-Ketanserin，$^{123}$I-β-CIT | $^{76}$Br-2-Ketanserin，$^{11}$C-β-CIT |
| 阿片 | $^{123}$I-Morphine，$^{123}$I-*O*-IA-DPN，$^{131}$I-DPN | $^{11}$C-DPN，$^{11}$C-CFN |

些神经疾病中心已应用 $^{18}$F-FMZ 作为示踪剂对难治性癫痫患者进行脑部致痫灶的观察。有研究者应用 $^{18}$F-FMZ、$^{18}$F-FDG 对 TLE 患者进行检查，发现 $^{18}$F-FMZ 较 $^{18}$F-FDG 所示低代谢范围更为局限，提示其对致痫灶的定位更加特异。$^{18}$F-FDG 在颞叶内侧部位尤其是海马的影像显示不够清晰，而 $^{11}$C-FMZ 则对颞叶内侧部位显示更好，因此在颞叶内侧癫痫的评估中优于 $^{18}$F-FDG。研究数据显示，在 MR 阴性的 TLE 患儿中，$^{11}$C-FMZ PET 显像可以发现 85% 的异常。$^{11}$C-FMZ PET 在颞叶外癫痫的评估中，与作为金标准的颅内发作期脑电图相比，$^{11}$C-FMZ PET 检测致痫灶的灵敏度为 60%~100%。

此外，GABA 功能异常在癫痫发病机制中也起到一定作用，也可应用这类示踪剂对癫痫发病机制、疾病进展等方面进行研究。

(2) 5-羟色胺受体显像：5-羟色胺(5-HT)受体在中枢内以松果体含量最多，分为 $5\text{-HT}_{1A,B,C}$ 和 $5\text{-HT}_{2,3}$ 亚型。研究已证明 5-HT 受体与许多精神疾病相关。$^{11}$C-AMT（$^{11}$C-α-methyl-L-tryptophan）是放射性核素标记的色氨酸类似物，色氨酸是 5-羟色胺的前体，因此 AMT 可用于研究 5-HT 在脑内的分布，进而用于体内研究、定位致痫灶。在 $^{18}$F-FDG PET 显像、MR 定位信息有限的情况下，$^{11}$C-AMT PET 显像有助于硬膜下电极放置位置的选择。部分术后复发的癫痫患者需要再次手术治疗，然而此时 $^{18}$F-FDG PET 显像、MR、EEG 等难以准确定位残余致痫灶。有研究者发现，在术后 2、3 年内（术后急性期后），40% 术后复发的癫痫患者皮层 AMT 摄取增加，同时这些区域与发作期 EEG 定位一致，这有助于指导医生进行二次手术治疗的病灶定位。

在 MR 阴性且 $^{18}$F-FDG 代谢改变很轻微的癫痫患者中，$^{11}$C-AMT 的应用更有价值，通过致痫灶对 $^{11}$C-AMT 摄取增加，进一步定位病灶。与 $^{18}$F-FDG PET 显像比较，$^{11}$C-AMT PET 显像探测致痫灶的灵敏度略低，但特异性略高。这一点使得 $^{11}$C-AMT PET 在结节性硬化、皮层发育不良（MCD）患者的致痫灶定位中更为有效。结节性硬化是一种常染色体显性遗传病，80%~90% 的患者伴有癫痫发作，有些甚至早在婴儿时期就有发作，这些病例中有 50%~80% 会发展成为难治性癫痫。结节性硬化患者并不是所有的颅内病灶都是致痫灶，需要予以鉴别。$^{11}$C-AMT PET 有助于区分结节性硬化患者的致痫灶与"非致痫灶"。PET 显像在结节性硬化中的应用也提高了我们对于结节性硬化神经行为学表现的理解。

自闭症患儿中存在神经递质和葡萄糖代谢的紊乱。在儿童、青少年和成人自闭症中，脑内 5-HT 转运体减少。成人自闭症中 5-HT 受体在丘脑的减少与交流障碍有关。自闭症患者中 $^{18}$F-FDG 显像可以观察到脑代谢减低的情况。

(3) 阿片受体显像：脑内的内阿片肽以纹状体和下丘脑垂体含量最高。内阿片肽释放后通过阿片受体作用，可以产生不同的生物效应，对痛觉、循环、呼吸、神经、运动、免疫等功能进行调节。阿片受体的 PET 显像研究显示，在颞叶癫痫患者中可观察到阿片受体密度增加或受体密度正常，阅读性癫痫患者的左侧顶、颞、枕皮层仅表现为受体结合减低。研究还发现在癫痫发作期有内源性阿片释放，导致可结合的受体数量减少，阿片受体 PET 显像出现摄取减低。

(4) 多巴胺能神经递质系统显像：有关多巴胺 $D_2$ 受体显像中的研究显示，纹状体 $D_2$ 受体密度与缺血缺氧性脑病（HIE）患儿的脑损伤程度呈负相关，$D_2$ 受体密度越高，神经系统功能的恢复越好。多巴胺转运体在成人自闭症患者的眶额叶皮层数量增加。

**2. 炎症显像药物** 在一些神经系统疾病的进程中炎症的作用已经过研究证实，这一过程都涉及小胶质细胞的活化过程，如多发性硬化（MS）、缺血性卒中、创伤性脑损伤、脑炎等。18kD 的转位蛋白（translocator protein，TSPO），又称外周苯二氮䓬受体

(peripheral benzodiazepine receptor,PBR),是一种主要分布于线粒体外膜的蛋白质,其在活化的小胶质细胞上过表达,可作为神经炎症的生物标志物。作为第一代的 TSPO 拮抗剂,$^{11}$C-PK11195 可与活化的小神经胶质细胞结合,进而用于识别脑部炎症,在 Rasmussen 脑炎等癫痫综合征中显示出增强的活性,但是在 TLE 和其他局灶性综合征中结果尚不明确。

$^{11}$C-PBR28 是第二代 TSPO 显像剂,在多发性硬化患者中,显像可显示白质 / 灰质的结合比增加,并且显像剂局灶性浓聚的区域与增强 MR 出现强化的位置相符合。在一些病例中,局灶性的显像剂浓聚甚至可以早于增强 MR 的发现,表明早期的神经胶质活化在多发性硬化的发病机制中有重要作用。在颞叶内侧癫痫患者中,研究也发现 $^{11}$C-PBR28 在致痫灶有相对高的结合。一项最近的研究确认了在难治性额叶癫痫患者中(FCD Ⅱ型),致痫灶 TSPO 显像剂结合也增加。

(范岩)

## 第四节 功能 MRI

神经影像学检查在广义上可以分为显示脑结构信息的结构性神经影像学和提供脑活动信息的功能影像学。不同于正电子发射断层成像(PET)和单光子发射计算机断层成像(SPECT),功能磁共振成像(functional magnetic resonance imaging,fMRI)是一种无创、非放射性的在体观察大脑活动的影像学检查技术,目前已经广泛应用于神经科学和认知科学领域的研究。传统意义上的 fMRI 特指的是血氧水平依赖(blood oxygen level dependent,BOLD),其原理于 20 世纪 90 年代首次被 Ogawa 等提出。当大脑某个功能区处于活跃状态的时候,该脑区神经元的活动度就会增加,从而导致局部的耗氧量增加。在人类脑组织中,氧气是通过毛细血管内血液中的血红蛋白运输给神经元。脑区活跃度增加导致局部的脑血流量增加,从而使更多的氧通过血液传输到该活跃的脑区,使该脑区的血氧供应远远超过神经元新陈代谢所需要的耗氧量,导致了供氧量和耗氧量的失衡,使血液中氧合血红蛋白的含量相对增加,脱氧血红蛋白相对减少。氧合血红蛋白是逆磁性物质,脱氧血红蛋白是顺磁性物质,彼此间的比例变化会引起磁共振成像中 $T_2^*$ 信号的微小改变。BOLD-fMRI 就是通过采集获取 $T_2^*$ 信号也就是 BOLD 信号,从而形成不同的脑功能成像。BOLD 信号的变化往往是由于对受检者进行各种刺激或者要求受检者完成运动或语言等任务,从而刺激其相关脑功能区的活动而产生的,称为任务态功能磁共振成像(taskstate fMRI,ts-fMRI)。此外,在受检者保持清醒、安静、闭目,不做任何思维活动的情况下,大脑组织内部依然有一定数量的神经元细胞处于活动状态,与之相对应的大脑皮层脑区的活动则构成了静息状态下的脑功能活动状态,采集此状态下的 BOLD 信号,称之为静息态功能磁共振成像(resting state fMRI,rs-fMRI)。

任务态 BOLD-MRI 有机地结合了解剖、影像和功能区等三个方面的信息,可以在活体人脑内有效地探测各功能区的存在和定位,用于对视觉、运动、语言和记忆等功能中枢进行成像,在临床及科研工作中得到广泛证实,但任务态 BOLD-MRI 检查前需要根据病灶的具体位置所累及的功能区或者研究的功能区,选择相对应的检测任务,需要受检者配合度较高,其数据结果的可靠性与受检者的任务完成能力密切相关,一些配合度较差的受检者,或者无法有效配合的低龄儿童,无法完成任务或者任务完成不理想,使得功能区定位困难。

静息态 BOLD-fMRI 的概念于 1995 年由 Biswal 等首次提出,在无明显运动任务的清醒状态下,双侧大脑半球依然有一定数量神经元保持在活动状态,能够采集到低频振荡的 BOLD 信号,而与之相对应的大脑皮层的活动则构成了静息态下的默认功能网络。Greicius 等人在 2003 年利用实验验证了默认功能网络的存在,随后的研究者陆续至少确定了 8 个静息态网络的存在。这些静息态网络由一些空间位置分离但是存在着显著功能连接的脑区组成,其反映了在正常生理状态下大脑的自发性运动。研究者猜测,这些网络存在的意义可能是在静息状态下使某些具有相同功能的脑区之间保持持续的信息传递,使大脑维持在一定的活动水平,以便大脑在接受任务时,可以减少产生反应的时间,进而提高人脑工作的性能和效率。2010 年,Biswal 等整合了全球 35 个实验室对 1 414 名受检者进行的 rs-fMRI 研究,再次展示和确认了静息态功能网络的稳定性。在异常的病理状态下,这种平衡会被打破而发生改变。rs-fMRI 无须受检者完成任何特定任务,避免了受检者配合情况和任务完成情况对结果的影响,相对来说操作更简单,使得 rs-fMRI 具有非常广阔的临床应用前景,研究脑部疾病患者相对于正常对照组的功能连接异常已经逐渐成为 fMRI 领域最受关注的方向之一。与此同时,rs-fMRI 实验设计相当简单,更利于进行大样本、多中心研究。

(叶锦棠)

## 第五节 胎儿MRI

磁共振成像没有电离辐射损害，具备良好的软组织对比度及较高的空间分辨率，视野广阔，成像不易受气体及骨骼干扰等特点。在磁共振设备问世并应用于临床后不久，Smith等人于1983年就将磁共振扫描技术应用于孕期胎儿的检查。但由于扫描时间长，成像容易受胎动带来的运动伪影的影响，效果不佳。近十年来，磁共振检查设备及技术得到长足发展，快速成像技术能够在极短时间内无须孕妇屏气的情况下获取清晰的胎儿图像，MRI已经继超声之后成为产前胎儿影像学检查的重要手段，可以用于评价胎儿正常解剖结构、先天性发育异常及变异，特别是在胎儿中枢神经系统的产前诊断和鉴别诊断中有着重要的作用。

需要说明的是，目前产前影像学检查方法依然以超声为主，胎儿MRI不应作为产前胎儿系统性筛查的首选方法。当超声怀疑胎儿异常但是不能充分确定时，行胎儿MRI可以额外提供更多的信息，对于明确病变的存在与否以及定性有着重要的价值。超声发现了胎儿异常，但是因为胎儿体位、孕妇羊水过少或者超声视野较小，尤其是孕晚期胎头入盆后孕妇骨盆及胎儿颅骨钙化后导致超声穿透受限时，再加上某些疾病本身在超声上难以鉴别等原因，胎儿MRI可以提供更多的信息协助病变的定性诊断。

中枢神经系统畸形是常见的先天性发育畸形，胎儿MRI在孕中晚期能够为系统性超声筛查过程中疑诊或者不能确定诊断的中枢神经系统异常提供额外的诊断信息。MRI对于胎儿中枢神经系统的结构显示与超声相比有独到之处，孕晚期甚至可以显示脑组织各个阶段髓鞘的过程，也可以通过大脑皮层的形态和白质结构的体积来进一步量化大脑组织的发育程度。一般情况下，胎儿中枢神经系统MRI可以通过以下四个方面来判断胎脑发育是否正常，是否存在病变。

1. **大脑实质** 大脑表面脑沟、脑回的发育可以作为胎脑发育是否成熟的衡量标准之一，不同孕周的胎脑会出现不同的标志性脑沟和脑裂。如外侧裂一般在妊娠16周可以明确观察到，顶枕沟、海马沟在妊娠22周即可显示。到妊娠34周左右，大脑的脑沟、脑裂就基本发育完全，接近足月儿。通过对比胎脑已经发育的脑沟及脑回，可以大致判断胎脑的发育是否与实际孕周相符合。

此外，MRI也可以直观地发现及评估大脑皮质的发育正常与否。对于一些常见的皮质发育畸形，如半侧巨脑畸形、巨脑回-多微小脑回畸形、灰质异位等，胎儿MRI都能较好地显示病变的存在。对于超声发现的脑内异常回声但是不能明确定性时，MRI可以进行多序列（$T_1$WI、$T_2$WI、DWI等）联合判断，协助进一步确定脑内结构正常与否，异常的话对病变进行定性。

2. **脑室系统** 正常情况下，妊娠任何时期胎儿侧脑室的宽度都应小于10mm，否则可视为异常。侧脑室的扩张程度及侧脑室周围脑实质受压变薄的程度与胎儿出生之后的预后密切相关。此外，侧脑室扩张往往还提示合并其他颅内畸形的潜在可能性。先天性侧脑室扩张的原因很多，可能由遗传、感染、缺血或者脑内肿瘤导致。超声检查可以发现胎儿侧脑室的异常扩张，但对于侧脑室扩张的原因以及其他合并畸形的存在与否，所需的诊断信息不足。MRI可以提供多层面、多方向的空间解剖信息，弥补超声检查的不足。

3. **大脑中线结构** 主要指胼胝体、透明隔等结构。某些特殊胎位的情况下超声对胼胝体显示的效果欠佳，主要通过脑室形态的正常与否来间接判断胼胝体的发育是否正常，而在脑室形态无异常改变的情况下则容易漏诊。胎儿MRI的正中矢状面可以显示胼胝体的全貌，可以轻易判断胼胝体部分或完全发育不良。此外，MRI对于视-隔发育不良、前脑无裂畸形等中线结构异常，也能提供更多的影像信息，协助诊断。

4. **后颅窝结构** 超声可发现后颅窝间隙增宽及部分小脑异常，而MRI可以充分显示小脑半球、小脑蚓部及脑干的解剖结构，对于因为小脑蚓部发育不良造成的Dandy-Walker畸形、Joubert综合征、小脑延髓池增宽，以及蛛网膜囊肿等病变的诊断和鉴别诊断有重要意义。

（叶锦棠）

## 第六节 颅脑超声

颅脑超声（cerebral ultrasound，CUS）于20世纪70年代开始兴起，主要基于两个专业的发展。首先是超声技术的发展，B型超声将射入人体的超声波以强弱不等的光点形式显示在影屏上，形成器官、组

织的断面图像，具备了对疾病作出诊断的条件。其次是围产新生儿医学的发展，对高危新生儿的抢救存活率提高，伴随而生的问题是严重影响预后的脑损伤增多，亟待解决对脑损伤的早期确切诊断，指导治疗，改善预后。因此颅脑超声成为最早用于新生儿颅内疾病诊断的影像技术，从认识颅内出血开始，结束了既往只能通过尸解确诊的历史，被定为颅内疾病诊断的里程碑，从此不断拓展对新生儿颅内疾病的诊断范围，应用日益广泛，与CT、MRI并驾齐驱地发展，尤其是在当今，早产儿、低出生体重儿不断增加，是临床不可缺少的诊断手段。

颅脑超声检查能够在全世界广泛应用至今，其最大优势是无创、便捷、实时。超声无辐射损害，检查前无须用镇静药和剃除毛发。首选前囟作为“声窗”，新生儿和前囟未闭的小婴儿具有得天独厚的受检条件，必要时也可经侧囟、后囟、乳突囟扫描。颅脑超声应用5.5~7.5Hz高频凸阵小型探头，进行扇形扫描，顺序行冠状面、矢状面检查。超声对脑中央部位的出血、水肿、液化、钙化性病变有很好的诊断效果，因此对新生儿颅内出血、脑室旁白质损伤及其他脑实质损伤具有很高的诊断敏感性和特异性，并可动态观察。

超声的局限性是不可避免地存在盲区，对脑周边病变诊断敏感性欠佳，分辨率不及MRI。

**（一）颅内出血的超声诊断**

颅内出血的基本超声影像特征是回声增强。出血早期出血灶部位回声开始增强，但相对于以后阶段，回声较淡薄。随血液凝固和血块收缩，在超声影像上出血团块边界更加清楚，成为强回声。之后，极少量的出血可以完全吸收，出血量较多时，最终液化成为囊腔，或机化成条索、团块。

超声对颅内出血性病变的诊断敏感性高，诊断应包括是否存在出血、出血部位、出血的程度、出血处于哪一阶段、是否存在出血合并症。

**1. 脑室周围-脑室内出血**（periventricular-intraventricular hemorrhage，PIVH） 是新生儿最常见的出血类型，占新生儿颅内出血的85%~90%，早产儿居多，随胎龄降低发病率递增，与发育中的脑的结构及血流动力学变化等因素有关。出血常起始于双侧室管膜下的生发基质，尤其是尾状核头部区域，故又称为“室管膜下出血”或“生发基质出血”。

（1）出血过程：当室管膜下区域出血，在冠状超声层面可见侧脑室前角下缘部位出现高回声团块，矢状面同一部位也显示高回声。随室管膜下出血量增多，血液扩展至侧脑室前角内，成为脑室内出血。当出血量不太多，进入侧脑室的血液很快凝滞在侧脑室前角与中央部交界处，形成圆形或半圆形强回声团。脉络丛是静脉血管，同样也可以出血，血液黏附在脉络丛上，也可以堕入侧脑室后角内。如脑室内出血增多，侧脑室相应增宽。少量出血可数日后完全吸收，当出血不能完全吸收，后期会液化形成小囊腔，或机化为强回声团块，存于脑室内。

（2）出血程度的评价：根据脑室周围-脑室内出血的发展过程，多年来在国内外一直沿用Papile于1978年提出的分度标准，将出血分为Ⅰ~Ⅳ度，2008年Volpe又在原有基础上修订了分度标准）。

Ⅰ度：出血局限于生发基质。

Ⅱ度：血液进入侧脑室，在侧脑室内占据容积≤50%。

Ⅲ度：血液在脑室内占据容积>50%。

Ⅳ度：在出血同侧的侧脑室旁发生出血性脑梗死，白质损伤。

其中Ⅰ、Ⅱ度为轻度出血，Ⅲ、Ⅳ度为重度出血。不同程度的出血可发生在单侧或双侧。

（3）出血合并症：指出血所致的脑实质损伤，最常见的合并症为出血后梗阻性脑积水和出血后脑梗死。

1）出血后梗阻性脑积水：侧脑室内出血后，血凝块及蛋白类物质经过狭细的中脑水管时造成梗阻，影响脑脊液循环，形成梗阻性脑积水。脑积水继发于重度脑室内出血，发生时间多在出血后1~2周。超声影像特征：①侧脑室扩张，有张力感，侧脑室的弯曲弧度减低或消失；②前角圆钝，甚至呈球形；③多个侧脑室角可同时显现在1个超声切面。伴随脑室扩张导致脑室旁脑白质损伤，出现脑室旁的钙化和软化。

2）出血性脑梗死（hemorrhagic infarction）：直接原因是较大的出血团块影响了动脉供血或阻碍了静脉回流，而引发了局部性脑组织坏死。在新生儿最具特征的是室管膜下较大片出血妨碍了脑室旁髓静脉血液回流，形成静脉性梗死，受累小静脉瘀血、破裂出血和组织坏死，液化灶与脑室连通。此结局是局部性脑实质丢失。出现出血性梗死的早产儿中80%病例伴有严重脑室周围-脑室内出血。

**2. 其他部位颅内出血**

（1）硬膜下出血（subdural hemorrhage）：多与产伤有关，出血部位常发生在枕部的横窦、直窦，以及上、下矢状窦，大脑大静脉处。严重的直窦、横窦破裂出血近年已不多见，头颅血肿相关的硬膜下出血却时有发生，是由于血液经狭窄的骨缝进入颅腔内，形成局部硬膜外或硬膜下血肿。因血液局限,患儿无特殊临床表现,病灶附近脑组织会受到挤压、损伤,甚至成为后期的癫痫病灶。

硬膜下出血时,超声检查可探查到脑边缘的出血灶,形状多呈梭形、窄月形,因抗凝物质的作用,血液可较长时间不凝固,回声强度低于颅内其他部位的出血,后期病灶可形成硬膜下积液,超声显示无回声暗区。

(2) 脑实质出血:出血程度差异很大。可因缺氧、酸中毒等原因造成点状出血,也可因出凝血机制异常、脑血管畸形等引发大范围脑实质出血。超声对大范围的脑实质出血易于诊断。出血可发生在脑实质任何部位,往往预料之外突然发病,呈现典型的出血、聚集、液化过程,并有完整的包膜。

脑实质出血的严重合并症是大范围脑组织水肿,其可能的机制:出血直接挤压周边脑组织,超声可见出血灶周边的水肿带;出血妨碍了相邻小动脉的供血和小静脉的回流,导致脑组织受损水肿,此类损伤往往比原发出血灶危害更大(增值图 3-43)。

(3) 丘脑、基底节、小脑出血:由于丘脑、基底节位于脑的中央部位,因此超声对此处出血易于诊断,但此类出血在新生儿发生率不高。在新生儿期,丘脑、基底节复杂的解剖结构在影像上无明显界限,因此是根据出血所在位置,作出判断,靠近脑中线部位的是背侧丘脑出血,偏向外侧部位的是基底节出血,B 超影像呈现强回声团块。

小脑出血多发生于早产儿,出血可原发于小脑,也可由脑内其他部位出血漫延而来。小脑出血可能与血流动力学等多种因素有关,在早产儿需特别注意的病因是枕骨骨折或枕部受外力压迫内移,损伤小脑部位血管而致出血。B 超检查小脑出血的最佳层面是正中矢状面,出血团块显示清晰。当小脑出血发生在单侧,冠状面检查显示一侧的小脑半球回声高于对侧,或某一局部回声高于其他部位(增值图 3-44)。必要时还可经乳突囟、后囟检查。

**(二) 早产儿脑白质损伤的超声诊断**

早产儿脑白质损伤(white matter injury,WMI)是早产儿特征性的脑损伤形式之一。由于此类损伤直接影响儿童的远期预后,引起人们的广泛关注。早产儿脑白质损伤被分为脑室旁白质损伤和弥散性脑白质损伤两种类型。

发生脑白质损伤的早产儿在临床上多无神经系统症状体征,影像学检查是确诊的依据。在常用的影像学检查方法中,颅脑 B 超具有无创、便捷、可床边操作的特点,对位于脑室旁白质损伤的诊断有很高的敏感性、特异性。

**1. 脑室旁白质损伤** 早产儿脑室旁白质损伤最严重的结局是脑室旁白质软化(periventricular leucumalacia,PVL),是人们最早认识的白质损伤类型,被认为是最经典的早产儿脑白质损伤。早年在无影像学检查时,尸体解剖报道早产儿脑室旁白质软化的发生率为 20% 左右,近年在 NICU 不断发展、影像学检查广泛应用的时代,早产儿白质软化发生率降为 5% 以下,多发生在小于 32~34 周的早产儿。损伤的基本原因在于脑血管发育不成熟,组成神经轴突髓鞘的少突胶质细胞前体(pre-oligodendrocytes)对缺血的易感性高。

依据早产儿脑室旁白质损伤的发生、发展过程,超声注重 3 个阶段的影像变化。

(1) 脑室旁白质软化形成期:白质缺血轴突发生断裂形成影像可辨别的软化灶,需要 3~4 周左右。直径 2mm 的软化灶,超声可诊断无误。软化灶分布在在脑室周围,由此冠名"PVL"。常见部位是侧脑室前角附近,侧脑室外侧方和背侧的半卵圆中心区域,以及侧脑室后角三角区附近白质。软化灶可以是无计其数的,小软化灶逐渐融合,发展为较大囊腔。多灶性 PVL 的早产儿突出的后遗症是脑瘫和视听功能障碍,是由于穿过这些部位支配躯体运动和视听投射纤维受波及之故。

(2) 脑白质损伤早期:在白质损伤后数日内以水肿为主要病理改变,颅脑超声影像特征是病变部位回声增强,粗糙,不均匀,病变白质区有边界,在脑室周围形成不规则条带、点片。回声增强程度越重,发展为 PVL 的可能性就越大,病变范围越大,提示损害越重。轻度白质损害,在 2 周左右超声影像可恢复正常,预后可观。

(3) 脑室旁白质损伤后期:脑室旁白质软化发生后,即有小胶质细胞填充病变部位,2~3 个月后较小的软化灶在影像上逐渐消失,但局部回声可以稍强,轻度不均匀。然而,较大的白质软化灶长时间存在。伴随着受损白质的萎缩和神经轴突、髓鞘进一步发育障碍,脑白质容积减少,突出的影像特征是脑室扩大,以中央部 - 后角更为突出,同时脑裂和脑外间隙增宽。

**2. 弥散性脑白质损伤(diffuse white matter injury)** 此类脑白质损伤波及范围广,可以不发展为软化灶,也可与严重的脑室旁白质软化并存。后期突出的病理结局是脑容积减少。

2005 年 Volpe 提出了早产儿脑病(encephalopathy of prematurity)的新概念,实指这种弥散性脑白质损伤。因为病理学研究发现，高危因素不但造成了广泛的白质损伤，同时存在脑表面灰质和深部灰质同步损伤，并干扰了早产阶段脑继续发育过程，因此儿童后期会出现严重的认知障碍。

对弥散性脑白质损伤早期，MRI 检查更具优势，尤其是弥散加权成像（diffusion-weighted magnetic resonance，DWI），对大范围的脑白质损伤显示更完整、清晰。B 超对脑周边部位灰白质损伤显示不佳，当有一些特殊的影像改变时，应考虑弥散性白质损伤的存在，包括：冠、矢状面均可见到向皮层下方向发散的高回声，高回声波及旁矢状面脑岛层面（增值图 3-45）。

弥散性脑白质损伤后期的影像特点是脑白质容积变小，超声影像显示为侧脑室增宽，脑纵裂与脑外间隙增宽。

**（三）超声对新生儿脑病的诊断**

新生儿脑病（neonatal encephalopathy，NE）指多种原因导致的新生儿神经系统急性病变过程，临床可表现为意识障碍，原始反射减低，肌张力异常，中枢性呼吸衰竭，常伴有惊厥，多发生在足月新生儿。在诸多病因所致的新生儿脑病中，人们最熟悉新生儿缺氧缺血性脑病（hypoxic ischemic encephalopathy，HIE），其他常见的还有炎症性脑病、低血糖脑病、胆红素脑病、代谢性脑病、大范围脑梗死等。

急性脑病的本质是脑细胞损伤，脑组织破坏。超声诊断需注意两个主要环节：一是脑细胞损伤后基本的病理变化规律；二是不同病因所致的脑病特殊的损伤部位。如此才能为临床提供脑损伤的发生、严重程度、估价预后的有益信息。

**1. 脑病超声影像改变的基本规律** 超声影像基于脑病理改变。各种原因所致的脑内神经细胞损伤遵循水肿、水肿恢复，或神经元坏死、凋亡，继之脑组织萎缩、液化的基本规律。动态超声检查可了解病变过程及其结局。

（1）脑病早期：各类脑病早期，主要病理改变是细胞毒性水肿，超声所见为脑组织结构模糊，回声增强。不同类型、程度的脑病，水肿的范围、部位各异，严重的脑病在发病急性期呈现双侧脑半球广泛、弥散性水肿，甚至解剖结构难以辨认，血管搏动减弱。

（2）脑组织水肿的持续时间：脑细胞急性损伤后水肿持续 7~10 天，最多至 2 周。轻度损伤在此期限内超声所见脑组织结构完全恢复正常，而且，恢复时间越快，提示脑组织损伤越轻。重者异常回声难以逆转，且不均匀、粗糙，与此同时，脑室开始重现。这些影像表现提示部分神经细胞已经坏死。

（3）脑病后期：随着神经细胞不可逆的损伤，渐进入损伤后晚期病理改变，即脑萎缩和脑组织液化，这些病理改变发生在发病后 3~4 周时。

全脑性萎缩时，超声检查可见脑外间隙和脑裂普遍增宽，脑室同时增宽，脑沟深陷，脑回弯曲度增大。旁矢状面见扣带回与侧脑室距离拉近，冠状面显示基底节区域与其外方的白质间似形成了斜行的裂隙。中央性脑萎缩突出的超声影像特征是脑室增宽，由于是被动性增宽，脑室仅轻 - 中度增宽，边界不规则，有时可伴发脑室旁组织损伤后形成的点状、条状钙化强回声。

脑组织液化是脑病损伤最严重的结局，即病变部位神经细胞完全坏死、崩解。液化灶在超声上显示无回声暗区，大的液化灶常由小灶融合而来，范围越大，说明脑损伤越重，脑组织丢失越多。随脑病的病因、程度不同，液化灶数量、大小不等，分布不同，最严重的脑病患儿，最终脑内仅留残缺不全的丘脑、基底节、脑干，其他脑组织所剩无几，颅腔内几乎完全被液化灶所占据。

**2. 不同病因脑病脑损伤的特殊性**

（1）广泛性脑损伤：各种病因所引起的重度脑病，在发病早期时均可以表现为双侧脑半球弥漫性水肿。最典型的是新生儿缺氧缺血性脑病，因缺氧缺血遍及双侧脑半球各部位，因此如上所述，超声检查呈现双侧脑半球弥漫性回声增强。由于脑室周围小血管是距心脏最远的部位，故此处超声影像改变最早，最严重。之后规律性地渐进入晚期萎缩、液化、钙化等病理和影像改变。其他如严重低血糖脑病，炎症性脑病，代谢性脑病等，在病变早期也会有同样的病变过程。

（2）局部选择性损伤：部分急性脑病会在某些部位脑组织损伤更突出，在超声检查时可以发现，应予以注意。

1）丘脑、基底节区损伤：这些区域代谢旺盛，常成为高危因素作用下的易感区，且遗留锥体外系症状等特殊的神经系统后遗症。超声影像特征是：轻度损伤时这些区域呈小点片状高回声，随损伤加重，高回声融合成片，最终转变为强回声团，偶见液化病例。该区域损伤见于严重且反复的缺氧缺血、胆红素脑病、遗传代谢病等（增值图 3-46）。

2）单侧脑半球损伤：见于供血障碍引起的脑梗死，波及范围最大、超声诊断最具优势的是大脑中动脉供血区梗死，如血管起始部位或血管水平段狭窄，则患侧脑半球的大部分脑组织受累，包括丘脑、基底节区，颞叶，部分额叶和枕叶，灰白质同时损伤，90% 以上发生于左侧。超声影像显示双侧脑半球明显的对比性，以脑中线为界，患侧脑组织异常回声增强与健侧形成了鲜明的对比。在发病急性期，病变区域边界模糊，无明显的界限。随时间推移，梗死灶边缘逐渐形成清晰界线，二维超声平面扫描显示尖端朝向脑中心部位的典型“楔形”，三维超声或不同角度超声观察，可显示梗死灶的立体形态，实际上是“锥形”。后期超声检查可显示病灶部位萎缩或液化结局。

3）旁矢状区损伤：是缺氧缺血性脑病的一种特殊病理类型。由于缺氧后血管痉挛等因素，使大脑前动脉与大脑中动脉，大脑中动脉与大脑后动脉的分支交汇处，即小血管的终末端部位缺血导致损伤，也称分水岭损伤和交界区损伤。病变早期，超声可在旁矢状面血管交汇区发现高回声团，后期逐渐显现小“楔形”灶（增值图 3-47）。血管交汇并非局限于一点、一面，而是很长的一条带，故对儿童的危害是可想而知的。

4）枕叶损伤：最典型的疾病是低血糖脑损伤。低血糖脑病损伤最重的部位是脑的枕叶、顶叶，与脑的发育特点有关，新生儿期枕、顶叶的轴突和突触形成过程中对葡萄糖的需要明显增加，易感性高。低血糖严重时额叶、皮层、丘脑基底节、广泛的白质区域均会受累。鉴于此，病变早期超声检查应关注顶、枕叶回声增强和结构的模糊程度。当水肿弥漫，脑室变窄或界线消失，提示病情严重（增值图 3-48）。病变后期需注意脑枕、顶部是否发展为液化灶，同时观察脑室有否不规则增宽和脑整体容积大小，脑实质丢失越多，神经后遗症越重。

5）多灶性脑实质损伤：多见于炎症性脑病，由中枢神经系统感染或全身严重感染性疾病所致，也称为“脓毒血症相关性脑病”。除中枢神经感染时发生的脑膜炎、脑炎、脑室炎、脑脓肿外，炎症因子引发的脑实质损害十分严重，不容忽视。发病早期超声可见双侧脑半球弥漫性水肿，在此基础上，显示大小不等的限局高回声病灶，成团成片，非选择性随处分布。水肿期过后，病灶范围较前变小，但回声更强，其中一部分逐渐向液化发展，形成脑内多发性液化灶，患儿会遗留严重的神经系统后遗症。此类损伤在早产儿感染性脑白质损伤时也会提到，但损伤部位的分布有别于早产儿特有的脑室周围白质损伤。

### （四）脑血管及脑血流动力学的超声检查

多种新生儿颅内疾病与血管异常及脑的血液灌注变化有关，如脑血管畸形，血管损伤，由胎儿向新生儿的生理转变过程、全身疾病状态及脑损伤时脑内血流动力学变化等。脑血流动力学的监测是新生儿重症神经监护的重要内容之一。

成人的一些血管和血流动力学监测方法因各种原因在新生儿难以应用。磁共振动脉血管成像（magnetic resonance angiography，MRA）和磁共振静脉血管成像（magnetic resonance venography，MRV）已在新生儿应用，但不能实时显示。经颅多普勒超声（transcranial Doppler sonography，TCD）是目前应用最广泛的脑血流动力学监测手段，有很多优点，但这是一种盲测方法。

利用新生儿囟门未闭的条件和不断进展的彩色多普勒超声（color pulsed Doppler ultrasonography）技术，可在新生儿完成脑血管的检测和血流动力学的监测，其基本原理与 TCD 一致，但能够在显示脑的超声断层图像同时，直观目标血管走行，并能实时获得脑血管各项血流参数，结果会更加精准。多普勒超声借助脉冲多普勒技术和一定频率发射，测得血管的多普勒信号，获取脑血流动力学参数，朝向探头的血流为红色，背离探头的血流为蓝色。

**1. 脑血管显示** 通过前囟冠状面可视的主要血管包括大脑前动脉（anterior cerebral artery，ACA）、中动脉（middle cerebral artery，MCA）、后动脉（postcerebral artery，PCA），以及部分大血管的分支，如豆纹动脉等。矢状面可显示大脑前动脉及其分支胼缘动脉、颈内动脉、椎动脉。通过侧囟可视大脑前动脉水平支，大脑前、中、后动脉间交通支组成的 Willis 环等。借助于高帧频的彩色多普勒超声，对颅内血管的实时显示更丰富、更清晰（增值图 3-49）。

显示血管走行的目的是发现脑血管畸形，在疾病状态下脑内血液供应异常，如颅内出血时，局部小血管影像可消失；脑梗死时，双侧脑血管分布明显不对称。

**2. 脑血流动力学监测** 由于多普勒超声探测方向需与目标血管走行保持最小夹角，因此在新生儿临床最多采用的检测声窗是通过前囟检测大脑前动脉血流，通过侧囟检测大脑中动脉血流。经血流参数的分析和直观的血流频谱图形判断，对新生儿脑血流动力学状况作出评价。

（1）检测所得血流参数：彩色多普勒超声通常可测得心动周期中受检血管内收缩期流速（Vs）和舒张期流速（Vd），在此基础上自动计算显示其他参数，包括平均血流速度（Vm）、血管搏动周期（C）、搏动指数（PI）、阻力指数（RI）、收缩期流速与舒张期流速比值（S/D）。新生儿脑血流速度依不同的胎龄和生后日龄有所不同。

多普勒频谱图更直观地显示了血管内血流速度，横轴表示时间，纵轴表示流速（cm/s），每个周期包括收缩峰和舒张峰，时限与心动周期相一致。

（2）疾病状态下脑血流改变的常见类型

1）收缩期血流速度降低：当收缩期流速（Vs）数值减低，意味收缩期血流速度减慢，脑血灌注由此而降低。在频谱图上可见收缩峰低矮、圆钝，收缩峰呈双峰或多顿挫型。此种改变与全身系统血压降低和心脏功能异常有密切的关系，多发生在休克、低血压、心功能减低，心搏出量减少时。

2）收缩期血流速增高：频谱图显示收缩峰高尖，上升支陡直，此时阻力指数增高，提示血管狭窄，或处于痉挛状态，常见于缺氧早期、感染等颅内压增高期（增值图 3-50）。

3）舒张期血流速度升高：舒张期血流速度（Vd）的升高必然伴随着阻力指数（RI）和收缩期 / 舒张期比值（S/D）的降低。血流频谱图显示舒张峰抬高。见于中度偏重和重度缺氧缺血性脑病，在病程 2~3 天出现，与脑水肿加重并行，舒张期血流恢复越慢，提示临床病情越重。

4）舒张期血流速度减低或反向：见于早产儿脑血管发育不成熟，血管的肌层较薄，舒张期时血管壁回缩力低。严重脑损伤、脑血管麻痹，特别是脑死亡状态，舒张期脑血流反向是重要标志（增值图 3-51）。

5）阻力指数（RI）：该值与血管管径呈负相关。当血管痉挛，血管径变窄，脑血流收缩期流速（Vs）增高，RI 随之增高。当血管麻痹时，血管失去张力，管径增宽，RI 值减低，是严重脑损伤的标志。

6）血流搏动周期异常：脑血流检测时，因实时显示的脑血流搏动周期与心脏搏动周期一致，因此脑血流搏动周期异常与心律失常同步发生。心动过缓时，脑血流搏动周期延长（增值图 3-52）。

（周丛乐）

## 参 考 文 献


1. Zimmerman RA, Gibby WA, Carmody RF. Neuroimaging Clinical and Physical Principles. Springer-Verlag New York Inc, US, 2000
2. Bhatia A, Pruthi S. Imaging of Pediatric Infection Within the Central Nervous System. Curr Radiol Rep, 2016, 4: 56
3. Mehyar LS, Abu-Arja MH, Stanek JR, et al. The Risk of Developing Secondary Central Nervous System Tumors After Diagnostic Irradiation from Computed Tomography in Pediatrics: A Literature Review. Pediatr Neurol, 2019, 98: 18
4. Griffiths PD, Morrison GD. Computed tomography in children. BMJ, 2004, 329: 930
5. Barkovich AJ, Raybaud C. Pediatric Neuroimaging .6th ed. Philadelphia: Wolters Kluwer, 2018
6. 吴晔．儿童获得性白质脑病的诊断．中华实用儿科临床杂志，2014，29（18）：1361-1362
7. Kelley BP, Patel SC, Marin HL, et al. Autoimmune Encephalitis: Pathophysiology and Imaging Review of an Overlooked Diagnosis. AJNR Am J Neuroradiol, 2017, 38 (6): 1070-1078
8. Cejas CP, Serra MM, Galvez D, et al. Muscle MRI in pediatrics: clinical, pathological and genetic correlation. Pediatr Radiol, 2017, 47 (6): 724-735
9. 吴希如，林庆．小儿神经系统疾病基础与临床．北京：人民卫生出版社，2009
10. 李少林，王荣福．核医学 .8 版．北京：人民卫生出版社，2015
11. Özgür AÜ, Özlem AKL. Nuclear Medicine Imaging in Pediatric Neurology. Molecular Imaging & Radionuclide Therapy, 2016, 25 (1): 1-10
12. Kumar A, Chugani HT. The role of radionuclide imaging in epilepsy, Part 1: Sporadic temporal and extratemporal lobe epilepsy. Journal of Nuclear Medicine Official Publication Society of Nuclear Medicine, 2013, 54 (10): 1775
13. Bick AS, Mayer A, Levin N. From research to clinical practice: implementation of functional magnetic imaging and white matter tractography in the clinical environment. J Neurol Sci, 2012, 312 (1-2): 158-165
14. Biswal BB, Mennes M, Zuo XN, et al. Toward discovery science of human brain function. Proc Natl Acad USA, 2010, 107 (10): 4734-4739
15. Oishi K, Faria AV, Yoshida S, et al. Quantitative evaluation of brain development using anatomical MRI and diffusion tensor imaging. Int J Devl Neurosience, 2013, 31 (7): 512-524
16. Plaisier A, Raets MM, Ecury-Goossen GM, et al. Serial cranial ultrasonography or early MRI for detecting preterm brain injury? Arch Dis Child Fetal Neonatal Ed, 2015, 100: 293
17. Noori S, Seri I. Hemodynamic antecedents of peri/intraventricular hemorrhage in very preterm neonates. Semin Fetal Neonatal Med, 2015, 20: 232
18. Guan B, Dai C, Zhang Y, et al. Early diagnosis and outcome prediction of neonatal hypoxic-ischemic encephalopathy with color Doppler ultrasound. Diagnostic and Interventional Imaging, 2017, 98: 469-475

第四章

# 神经电生理

# 第一节 脑电图

脑电图（electroencephalogram，EEG）是通过电极记录下来的脑细胞群的自发性、节律性电活动。脑电图是儿科神经系统疾病重要的功能学检查方法，能比较客观地反映中枢神经系统的功能状态。特别在儿童癫痫的诊断和鉴别诊断方面，具有其他检查手段无法取代的作用。此外，各种脑内及脑外疾病如感染、中毒、缺氧、代谢紊乱等均能引起脑电图的改变，但不能单凭脑电图决定病变的性质。

## 一、脑电图的基本特征

脑电图记录中电极对之间电位差的变化形成脑波，脑波是由频率、波幅、位相三个基本要素组成。

**（一）频率与周期**

脑波的周期（cycle）是指相邻的两个波谷或波峰之间的时间间隔，单位为毫秒。频率（frequency）指相同周期的脑波在 1 秒内重复出现的次数，单位为 Hz 或周期 / 秒（c/s）。频率和周期的换算方式为：

频率（Hz）=1 000（ms）/ 周期（ms）

传统的人类脑电图中脑波的频率范围一般为 0.3~70Hz。根据 Walter 分类，基本脑波按频率分为 5 个频带，依次为 δ 波（0~3.5Hz）、θ 波（4~7Hz）、α 波（8~13Hz）、β 波（14~30Hz）及 γ 波（30Hz 以上）。以 α 波为基础，比之频率慢的波称为慢波，比之频率快的波称为快波。

随着高采样率及高频放大器的出现，宽频脑电的采样率最高可达 10KHz 以上，低频滤波可放开到 0.01Hz，可以记录到更广范围的脑电活动（0.01~3 000Hz）。理论上将其大致分为两类：低频信号（次慢波）和超快波脑电活动。超快波脑电活动包括高频振荡（high-frequency oscillations，HFOs）及极高频振荡（very High-frequency oscillations，VHFOs）（>1 000Hz）。HFOs 根据频率范围又大致分为 80~250Hz 的涟波（ripple）、250~500Hz 的快涟波（fast ripple）。当前高采样率头皮脑电图可记录到涟波，快涟波及 VHFOs 则需要颅内电极才能记录（表 4-1）。

表 4-1 脑波频率的分类

| 分类 | 频带 |
|---|---|
| 低频信号 | <0.3Hz |
| δ 波 | 0.3~3.5Hz |
| θ 波 | 4~7.5Hz |
| α 波 | 8~13Hz |
| β 波 | 14~30Hz |
| γ 波 | >30Hz |
| 涟波 | 80~250Hz |
| 快涟波 | 250~500Hz |

**（二）波幅**

脑波的波幅（amplitude）是指从一个波的波峰引一条垂直于基线的直线，此线与波的起点和终点连线相交，其交叉点至波顶的距离为该波的波幅。波幅反映的是任意两个电极之间的电位差，因此也称电压（voltage），单位为 μV。一般确定标准状态下 10μV 的电压相当于 1mm 的高度。

按照波幅的高低，通常将脑波分为四种类型：25μV 以下为低波幅，25~75μV 为中波幅，75~150μV 为高波幅，150μV 以上为极高波幅。儿童脑波的波幅偏高，成人及老年人脑波波幅较儿童低。

**（三）位相**

位相（phase）又称极性，指脑波的波形与时间的对应关系。通常规定以基线为标准，波峰向上的脑波称为负相（阴性）波，波峰向下的脑波称为正相（阳性）波。从两个部位同时进行脑电活动记录时，当它们的脑波曲线在同一时间上周期与位相完全相同称为同位相（或称同步性，synchronous），若两者存在时间上的差异时称为不同位相，180° 位相差时则称为位相倒置（phase reversal）。

## 二、正常脑电图

正常脑电图理论上是指脑功能完全正常的人的脑波均值。脑电图仅反映复杂脑功能的一个方面，看似健康的人其脑功能未必正常。脑电图正常者也可有某些神经系统异常表现，不能仅凭脑电图结果而做出脑功能正常与否的判断。另外，脑电图还受到年龄、意识及精神状态、个体间差异、药物等多种因素的影响，所以判断脑电图时要时刻考虑到这些因素。

**（一）正常清醒期脑电图**

**1. α 节律**（alpha rhythm） 频率为 8~13Hz 的节律性波，成人通常为 10Hz 左右，3~4 个月的婴儿枕区为 3.5~4.5Hz 的节律性活动，1 岁左右枕区为 5~6Hz 节律性活动，儿童从 3 岁逐渐出现 8Hz α 节律，9 岁时平均为 9Hz，15 岁时达到成人水平（增值图 4-1~ 增值图 4-5），老年人 α 节律又变慢但平均频率仍保持在 9Hz 或高于 9Hz（表 4-2）。儿童 α 节律的波幅多数较高，以后逐渐降低，成人 α 节律的波幅一般在 20~100μV。α 节律主要分布在后头部，特别是枕区波幅最高，波幅呈渐高渐低的梭形变化称为调幅现象。正常情况下双侧枕区可有轻度的波幅差，多数为右侧波幅高，推测与左侧颅骨较右侧略厚有关，并非右利手所致，在正常生理状态下两侧的波幅差不超过 30%。α 节律主要在清醒闭眼、放松或思维相对不活跃时出现，其最具特征的性质之一是随睁眼而抑制，称为 α 阻滞或抑制（alpha block）。

表 4-2　不同年龄段枕区节律发育过程

| 年龄 | 枕区节律发育过程 |
|---|---|
| 新生儿期 | 弥漫性 3~6Hz 混合慢波，无枕区优势节律 |
| 婴儿期（3~4 个月） | 枕区 3.5~4.5Hz 的节律性活动 |
| 婴儿期（~12 个月） | 枕区 5~6Hz 的节律性活动 |
| 幼儿期（~3 岁） | 枕区 8Hz 的 α 节律 |
| 儿童期（~9 岁） | 枕区 9Hz 的 α 节律 |
| 儿童期（~15 岁） | 枕区 10Hz 的 α 节律 |
| 成人期 | 枕区 9~11Hz 的 α 节律 |
| 老年人 | 枕区 9Hz 以上的 α 节律 |

2. **β 活动**　频率超过 13Hz 的快波活动，波幅在 10~30μV。主要在额、中央和颞区优势出现，额区最常见（增值图 4-6）。中央区 β 活动常与 μ 节律混合，并与 μ 节律随握拳可抑制。后头部的 β 活动常出现在 α 节律之间，反应性似 α 节律，随睁眼 α 阻滞而抑制。

一般来说，清醒期 β 活动随着年龄增加逐渐增多，到老年期，特别是男性，β 活动数量有所减少，波幅有所降低。有 6%~20% 的正常人背景脑电图以 β 活动为主，称 β 型脑电图。婴儿和儿童睡眠早期常见快波活动，一般分布广泛，但以中央区明显，为频率为 22~35Hz 低波幅快波活动，随着睡眠加深及年龄增加而逐渐消失。

应用镇静催眠药及抗焦虑药时 β 活动会显著增多，频率在 18~25Hz，波幅增高，前头部著，困倦及浅睡和快动眼睡眠期（rapid eye movement sleep，REM 睡眠）多见。

3. **μ 节律（mu rhythm）**　频率为 9~11Hz（10Hz 多见），波幅在 30~80μV。虽然其频率及波幅与后头部 α 节律相似，但分布及生理意义与 α 节律不同。并非所有正常人均出现 μ 节律，其出现率与年龄相关，平均约为 3%~10%。主要分布在中央区，并可扩散到顶区，双侧同步或交替性出现，或从一侧游走到另一侧。μ 节律不受睁闭眼和心算的影响，体感刺激和四肢运动可抑制 μ 节律，对侧的体感刺激和肢体运动比同侧性抑制更强（增值图 4-7）。

4. **额中线 θ 节律（frontal midline theta rhythm，Fmθ）**　为心算等精神活动时出现的正弦波样 5~7Hzθ 节律，在额中线区（Fz、Cz）出现，可扩散到额极（Fp），常持续 1 秒以上（增值图 4-8）。Fmθ 不一定只在计算等精神活动时出现，有时在觉醒安静或思睡状态下可见。Fmθ 有如下特征：计算操作时不一定出现；有个体差异；5~7 岁出现率低，8~11 岁增高，以后随年龄的增长而降低；对计算等精神作业熟悉者容易出现，可观察学习效果；反馈学习调节时也可见到。

5. **λ 波（lambda wave）**　为清醒期视觉扫视时枕区一过性双相或三相尖波，正相成分突出，与眼运动锁时，波幅常低于 50μV（增值图 4-9）。3~12 岁多见，随年龄下降。空间分布为枕区著，可波及顶、后颞区。诱发因素为自主扫视性眼运动。与视觉诱发电位及睡眠期枕区一过性正相尖波（positive occipital sharp transients of sleep，POSTS）波形类似。在儿童，λ 波的最高波幅和最尖成分在枕区导联上可呈现明显的负相，在这种情况下容易误读为异常的枕区尖波，此时让检查者闭眼或注视空白的白色卡片会消除 λ 波，从而鉴别诊断。

6. **κ 节律（kappa rhythm）**　频率为 6~12Hz，接近 α 节律，但与枕区 α 节律无直接关系，从事智力和精神活动时出现在颞区，几乎不被睁眼抑制。

7. **后头部慢波（posterior slow wave）**　一般正常成人枕区几乎看不到慢波，但学龄期到青春期枕区慢波出现率较高，属于正常发育现象。此慢波频率为 2~4Hz，出现在一侧或双侧枕区，一般右侧多见。后头部慢波出现方式：①多为单发，称后头部一过性慢波或插入性慢波，如果慢波跟随较尖的 α 波时易误诊为尖慢波；②节律性出现，称后头部慢波节律，无论是单发慢波还是节律性慢波多因睁眼而抑制，闭眼而诱发，过度换气时更明显；③与眼运动相关的后头部一过性慢波（posterior slow wave transients associated with eye movement），1~3 岁多见，在眨眼或眼运动时可出现，潜伏期为 100~500 毫秒，为一过性单相或双相、负相成分突出、200~400 毫秒、波幅为

200μV 左右的慢波，双侧常不对称出现。并非每次眼运动均存在，眼运动伪迹不明显时易误判为异常波（增值图 4-10~ 增值图 4-12）。

**（二）正常睡眠期脑电图**

觉醒和睡眠是人类两种最基本的状态，睡眠是相对于觉醒的复杂生理状态，脑电图是判断睡眠 - 觉醒周期的重要方法。通过对睡眠时脑电图及多种生理指标的研究，发现它们随睡眠的深度改变出现周期性变化，特别是脑电图上出现明显具有特征性的脑波变化，从而将睡眠划分为不同的时期。

**1. 正常睡眠期特征性的脑电图形**

（1）思睡期慢波活动（drowsing slow activity）：由清醒到入睡时 α 节律逐渐减少，成人可见 5~7Hz 低 - 中波幅 θ 波出现，以中央、顶区为著，可扩散为广泛性的慢波；儿童可见 4~5Hz 中 - 高波幅 θ 活动，婴儿则为 3~4Hz 慢波活动，常常以阵发或持续超同步化方式发放（增值图 4-13）。

（2）睡眠期枕区一过性正相尖波（POSTS）：常见于非快速眼动睡眠期（non rapid eye movement sleep，NREM 睡眠）的Ⅰ期及Ⅱ期，为出现在枕区的正相一过性尖波活动，主要为 4~5Hz θ 频段，可单发或呈现小的暴发趋势（增值图 4-14）。

（3）顶尖波（vertex sharp wave）：主要见于 NREM Ⅰ期的后期，常与思睡期慢波活动毗邻，并可延续到 NREM Ⅱ期的早期，波幅在颅中央、顶区最高，为以负相成分为主的尖波，前后可有小的正相成分，一般认为其波宽不超过 0.5 秒，可单个或连续出现（增值图 4-15）。

（4）睡眠纺锤（sleep spindle）：为 NREM Ⅱ期的特征性脑波，并可延续到 NREM Ⅲ期，从更广的意义来说，睡眠纺锤也是 NREM 睡眠的特征波（与 REM 期相对应）。频率为 12~14Hz、波幅在 50μV 左右的暴发性正弦形活动，波幅在中央、顶区最高，常持续 0.5~2 秒（增值图 4-16）。

（5）K 综合波（K complex）：为 NREM Ⅱ期的另一特征性脑波。波幅在颅中央、顶区最高，无具体的频率标准，波形常先为一个尖形负相波紧跟一个正相波，持续至少 0.5 秒。可单独出现，或与睡眠纺锤相伴出现（增值图 4-17）。外界（如声音）或内部刺激常可诱发，因此 K 综合波可认为是一种不伴行为觉醒的轻微脑电觉醒反应。

（6）δ 波：为 NREMⅢ及Ⅳ期的特征波。主要出现在颅中央、顶区，频率为 0.5~4Hz，波幅在 75μV 以上，儿童较成人波幅高（增值图 4-18）。

（7）锯齿形波：见于 REM 睡眠，特别是从其他睡眠移行到 REM 睡眠时容易见到，往往与快速眼球运动同时出现，主要见于颅中央、顶区，为拱形有正相切迹的 θ 频段节律波（增值图 4-19）。

（8）睡眠期觉醒反应（arousing reaction from sleep）：从广义上讲泛指从睡眠状态转至清醒状态的过程。根据觉醒反应的结果可分为两类，一类是导致进入完全的清醒状态，另一类导致短暂的觉醒反应。觉醒反应主要表现为脑电波频率的突然变化，包括变化至 θ 波、δ 波、α 波或低波幅快波。成人觉醒时常直接过度到闭眼的 α 节律或清醒睁眼状态的低波幅快波，儿童或幼儿常出现额、中央区阵发性高波幅 θ 节律或 δ 节律，并向后头部扩散（增值图 4-20）。觉醒的脑电图形中常伴有较多肌电活动。

清醒期及睡眠期主要脑波分类及特征见表 4-3。

**2. 睡眠分期（表 4-4）**

（1）NREM 睡眠：根据睡眠深度进一步分为 4 期。

1）睡眠Ⅰ期（思睡期）：出现在睡眠开始或从任何睡眠状态觉醒后。脑电图表现为 α 节律变得不连续、呈时断时续，并逐渐被各种频率、波幅较低的波特别是 2~7Hz 的慢波完全取代，此现象称为 α 解体。从清醒向睡眠Ⅰ期移行时，当 α 减少超过 50% 时即判定为睡眠Ⅰ期，并逐渐出现两种较为特异的生理性脑波，首先出现 POSTS，随后在此期睡眠的后半期出现顶尖波。Ⅰ期睡眠持续时间比较短，约 1~7 分钟。

2）睡眠Ⅱ期（浅睡期）：顶尖波逐渐减少，仍有 POSTS 甚至增多。在相对低波幅的 θ 波、δ 波等不规则混合慢波活动背景上，出现特征性的睡眠纺锤和 K 综合波。δ 活动在Ⅱ期睡眠中不超过 20%。

3）睡眠Ⅲ期（中睡期）：2Hz 以下、波幅 75μV 以上 δ 波逐渐增多，占总量的 20%~50%。此期睡眠纺锤减少、频率变慢，仍有一些 K 综合波。

4）睡眠Ⅳ期（深睡期）：高波幅 δ 波进一步增多，数量超过 50%。睡眠纺锤逐渐消失，偶有外界刺激引起 K 综合波。睡眠Ⅲ及Ⅳ期合称慢波睡眠（slow wave sleep）。

（2）REM 睡眠：此期由较低波幅各种频率波混合的脑电波与间断出现的快速眼动来判定。脑电图类似睡眠Ⅰ期的低波幅波形。在快速眼动暴发的同时，出现锯齿状波，特别是从其他睡眠期移行到 REM 期时多见。

正常人从清醒状态进入睡眠状态时，首先进入 NREM 睡眠，整夜睡眠中 NREM 睡眠和 REM 睡眠大致以 90 分钟的节律交替出现。如将整夜睡眠时间分成 3 等份，则最初的 1/3 时间段内以 NREM Ⅲ

表 4-3 正常清醒期及睡眠期主要脑波分类及特征

| 状态 | 脑波分类 | 频率 | 波幅 | 波形 | 分布 | 反应性 | 出现状态 | 出现年龄 |
|---|---|---|---|---|---|---|---|---|
| 清醒期 | α 节律 | 8~13Hz | 低 - 中 | 弦样波 | 后头部 | 睁眼抑制 | 闭眼 | 3 岁以上 |
| | β 活动 | 13Hz 以上 | 低 | 弦样波 | 广泛分布，额区著 | / | 多种状态 | 任何年龄 |
| | μ 节律 | 9~11Hz | 低 - 中 | “μ”形状 | 中央区 | 肢体运动抑制 | 清醒，不受睁闭眼影响 | 人群出现率 3%~10% |
| | λ 波 | / | 低 | 双相或三相尖波 | 枕区著 | / | 清醒明亮光线下视觉扫视 | 3~12 岁多见 |
| | 后头部慢波 | 2~4Hz | 中 - 高 | 慢波，单个或节律性出现 | 后头部 | 睁眼 | 闭眼或眨眼后 | 儿童 |
| 睡眠期 | 思睡期慢活动 | 4~7Hz | 中 - 高 | 慢波 | 中央、顶区著或广泛性 | / | 清醒到入睡时 | 儿童多见 |
| | 睡眠期枕区一过性正相尖波（POSTS） | 4~5Hz | 低 | 正相尖波 | 枕区 | / | NREM 睡眠Ⅰ期及Ⅱ期 | 儿童及成人 |
| | 顶尖波 | / | 高 | 尖波 | 颅中央顶区著 | / | NREM Ⅰ期后期 | 儿童及成人 |
| | 睡眠纺锤 | 12~14Hz | 低 | 纺锤形 | 颅中央顶区著 | / | NREM Ⅱ期 | 儿童及成人 |
| | K 综合波 | / | 高 | 尖形负相波 - 正相波 | 颅中央顶区著 | 刺激可诱发 | NREM Ⅱ期 | 儿童及成人 |
| | δ 波 | 0.5~3.5Hz | 高 | 慢波 | 广泛性 | / | NREM Ⅲ及Ⅳ期 | 儿童及成人 |
| | 锯齿样波 | 4~7Hz | 中 | 拱形有正相切迹的 θ 节律波 | 颅中央顶区著 | / | REM 睡眠 | 儿童及成人 |
| | 觉醒反应 | 各种频段 | 低 - 高 | 节律性脑波 | 额、中央区著 | / | 觉醒期 | 儿童及成人 |

表 4-4 睡眠分期及特征

| 睡眠分期 | 主要特征 | 占总睡眠时间（%） |
|---|---|---|
| NREM Ⅰ期 | 从 α 波解体到出现顶尖波 | 2%~5% |
| Ⅱ期 | 出现纺锤波、K 综合波、仍有顶尖波 | 45%~55% |
| Ⅲ期 | 2Hz 以下、波幅 75μV 以上慢波占 20%~50%，K 综合波及一些纺锤波 | 3%~8% |
| Ⅳ期 | 2Hz 以下、波幅 75μV 以上慢波占 50% 以上，一些 K 综合波 | 10%~15% |
| REM 睡眠 | 与Ⅰ期睡眠类似，去同步化快波、锯齿波，快速眼动 | 20%~25% |

及Ⅳ期为主，而后 1/3 时间段内以 REM 睡眠为主。整夜睡眠 NREM 睡眠时间共约占 75%~80%，REM 睡眠时间约占 20%~25%。正常成年人整夜约有 4~6 个睡眠周期。

**（三）正常背景活动**

不同年龄的人在不同状态下有不同的脑电

节律，一般来说，有一个优势节律，称为背景活动(background activity)，是指在脑电图记录中最为突出和明显的活动。背景活动被认为是中枢神经系统兴奋性的总体指标，其频率随年龄增长(至成人期)而增快，睡眠尤其是深睡时减慢。一般情况下，根据清醒放松闭眼状态下记录的脑电图来判断背景活动，此背景活动随年龄而呈规律性变化，能反映中枢神经系统发育成熟过程。清醒期背景活动婴儿期大致为4~5Hz，儿童为5~8Hz，成人则为8~10Hz。相对清醒期而言，睡眠时的背景活动缺乏特异性的年龄相关性，浅睡期背景为θ活动，深睡期背景为δ活动。

## 三、脑电图良性变异型和临床意义不确定的波形

脑电图良性变异型活动包括多种波形，如正常节律的变异型、节律性波形和具有癫痫样形态的波形，脑电图工作者应该认识这些波形，避免对它们的意义过度解释。

一些变异型波形为背景频率脑波叠加从而类似癫痫样放电，另一些变异型波形具有癫痫样形状，但并非癫痫源性，且与临床发作无相关性。现将变异型波形分为节律性波形和具有癫痫样形状的波形来分述。

### (一) 节律性波形

节律性波形包括各种频段的节律性活动如θ、α或β频段的活动，也可为两个或多个频段的活动混合而成、或是谐波频率的变化。节律性波形包括以下几种：

**1. 困倦期节律性颞区θ暴发**(rhythmic temporal theta bursts of drowsiness，RTTD) 由于此波形出现在颞区，加上其节律性的特征，类似精神运动性或颞叶发作放电，因此过去又称为精神运动变异型(psychomotor variant pattern)，也称为节律性中颞放电(rhythmic midtemporal discharges，RMTDs)。波形特征为5~7Hz节律性θ短至长程暴发，波顶圆钝，外形较尖或带有切迹，切迹的出现是由于有较快频率的波附加在其上或是基础背景频率的谐波所致。主要出现在颞区，中颞区波幅最高，可扩散到旁中线区。该波可在一侧或双侧半球独立出现，或从一侧游走到另一侧(图4-1)。与真正的发作性放电不同，

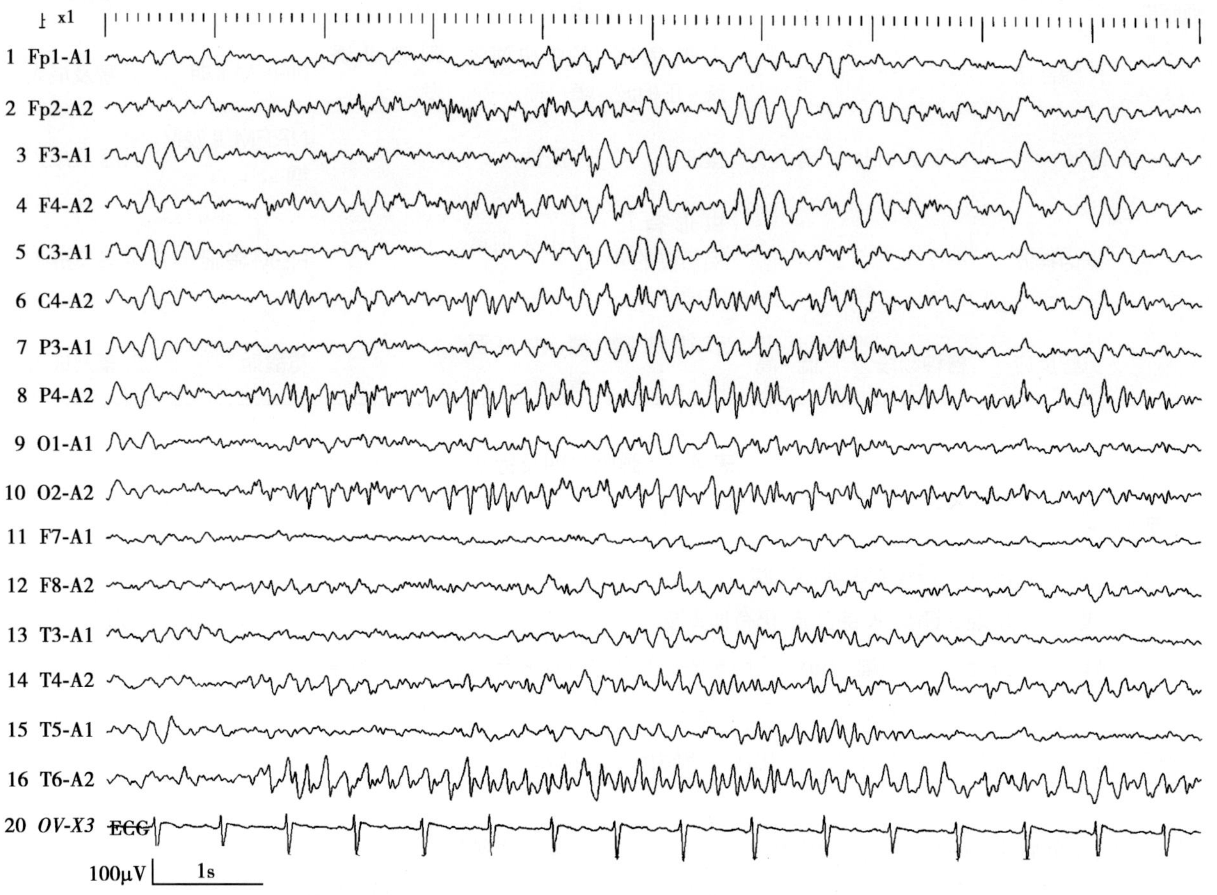


图4-1 女，6岁，热性惊厥，困倦期节律性颞区θ暴发

该图形波形或节律单一，没有频率或波形的演变过程。主要出现在青少年及成人清醒放松状态下和困倦时。不同的研究报道其发生率不同，在选择性正常成人中大致发生率为0.5%~2%。

2. **α变异(alpha variants)** α变异波形由后头部与α节律相关的谐波活动组成，与α节律反应和分布相似。分为慢α变异波形和快α变异波形(图4-2)。前者由α节律频率的一半即4~5Hz组成，波形常为正弦形或有切迹，后者由α节律频率的两倍组成，频率为16~20Hz、波幅20~40μV，两者均分布在后头部，常与规则的α节律交替或混合出现。主要见于成人清醒放松状态下，被认为是α节律的生理变异。

3. **成年人临床下节律性放电(subclinical rhythmic electrographic discharge of adults，SREDA)** 此波形不常见，主要见于50岁以上老年人，儿童及成人有时也可见此波形(增值图4-21)，安静或困倦时出现，有时过度换气可诱发。波形由5~7Hz节律性尖形θ组成，分布广泛，波幅最大在顶、后颞区，常见为双侧性，也可为局灶性或不对称性出现，持续时间为20秒至数分钟，平均持续时间为40~80秒。半数人群SREDA呈暴发性出现，使得背景活动突然被反复单一的尖形波取代。在另一些人群，SREDA开始为单个的高波幅单相尖波或慢波，间隔1秒或数秒后出现其他形状的尖波，其间隔时间逐渐缩短、频率逐渐增高，最后演变为持续节律性正弦形5~7Hz波形。虽然SREDA类似临床下脑电图发作性放电，但它与临床发作无任何相关性，因此被认为是一种良性脑电图现象，无任何诊断意义。

4. **中线θ节律(midline theta rhythm)** 中线θ节律为中线区的局灶性节律，在中线中央区(Cz)最著，有时可波及相邻部位(图4-3)。它由节律性5~7Hz活动组成，波形可为平滑形、正弦形、拱形、棘波样或μ节律样，持续时间可变，清醒及困倦期出现，并随睁眼、警觉和肢体运动出现反应变化性。虽然中线θ节律的机制不详，但它代表的是一种非特异θ活动的变异。

5. **额区觉醒期节律(frontal arousal rhythm，FAR)** 额区觉醒期节律主要出现在儿童从睡眠中

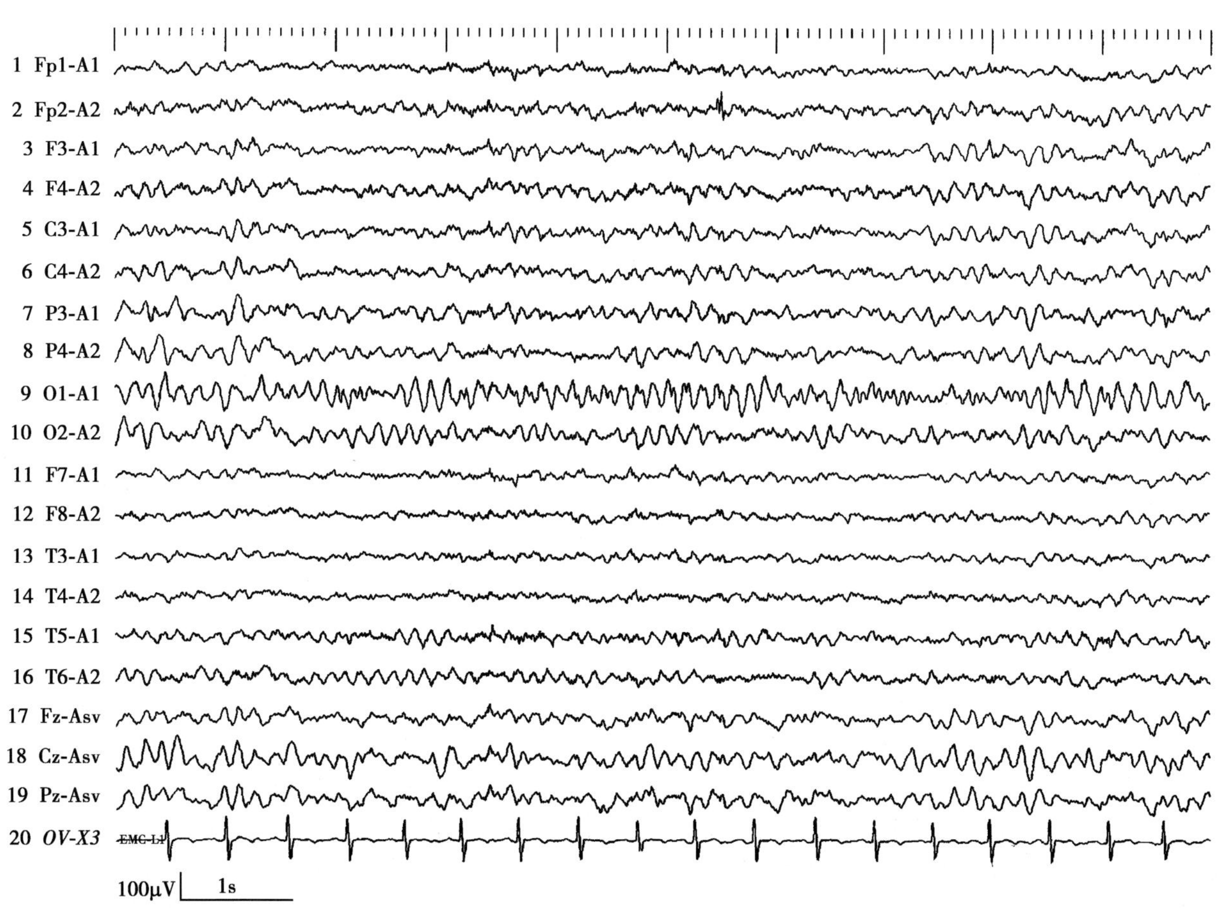


图4-2 男，2岁，癫痫，快α变异波形

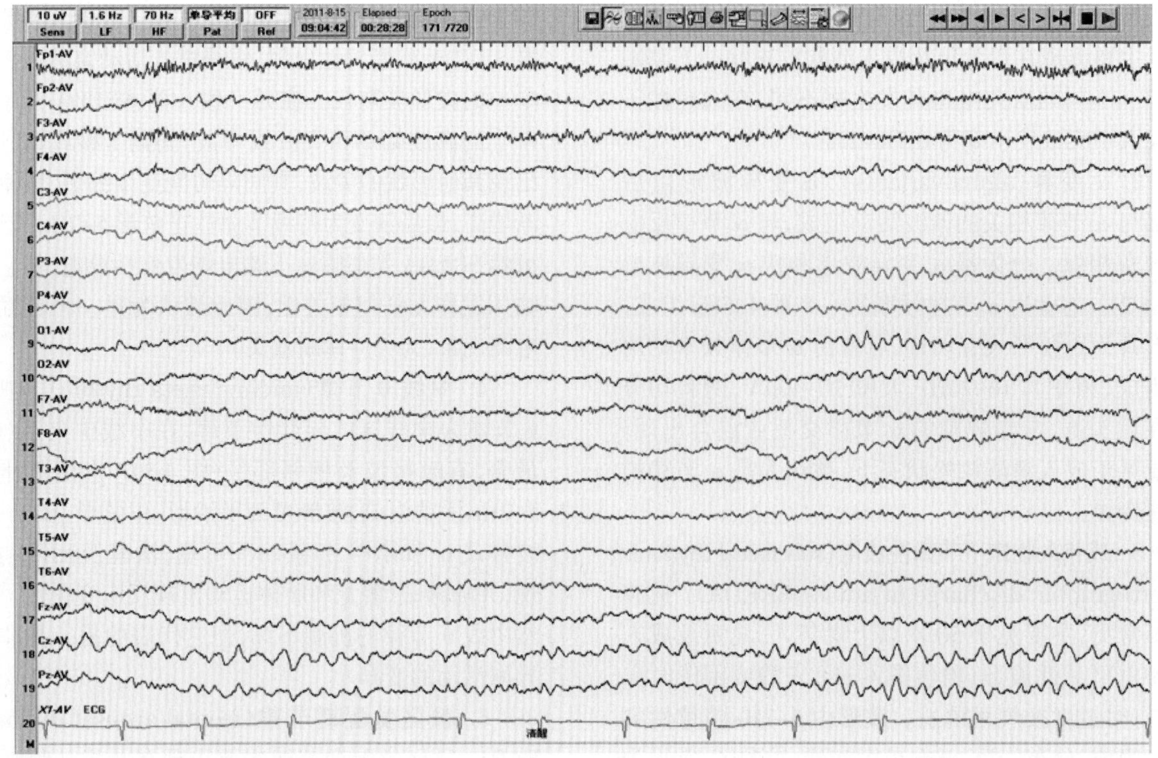

图 4-3 男，11 岁，中线 θ 节律

觉醒时，为 7~20Hz、额区为主、持续可达 20 秒的节律性活动，波形有切迹或类似节律性放电图形（图 4-4），当儿童完全清醒后此节律消失。虽然额区觉醒期节律起初被认为出现在有轻微脑功能障碍的儿童中，但目前更多认为是无临床意义的非特异性波形。

6. **极度纺锤**（extreme spindles） 睡眠纺锤的波幅大于 200μV、持续超过 5~10 秒时称为极度纺锤（图 4-5），多见于智力落后的儿童，亦可见于少数正常儿童，其临床意义尚不明确。

**（二）具有癫痫样形状的波形**

这些波形具有癫痫样形状但并非癫痫性，也就是说它们与癫痫发作无关，包括以下几种：

1. **14Hz 和 6Hz 正相暴发**（fourteen and six Hz positive bursts） 此种图形最初被称为 14Hz 和 6Hz 正相棘波（fourteen and six Hz positive spikes），目前认为描述为 14Hz 和 6Hz 正相暴发更为恰当。主要出现在困倦及浅睡期。该图形是由正相棘波及负相平滑圆钝的波交替组成的拱形节律性波，类似于有尖形正相的睡眠纺锤波，频率为 14Hz 或 6~7Hz，常持续 0.5~1 秒，14Hz 快频率多见，两种频率波可独立或混合出现（图 4-6）。在耳电极为参考电极时显示最佳，后颞区波幅最高，暴发图形可不同步或双侧独立出现、或从一侧游走到另一侧。正常人群该图形在 3~4 岁儿童开始出现，青少年时出现率最多（高峰年龄为 13~14 岁），以后随年龄降低。

过去，此波形被认为与多种临床症状相关，包括头痛、目眩、眩晕、腹部不适、情绪不稳定、发怒、暴力及“丘脑”或“下丘脑”癫痫。后期研究发现，此波形在正常对照人群及无症状人群发生率可达 10%~58%，因此，现在认为是无临床意义的良性变异波形。

2. **小尖、棘波**（small sharp spike，SSS） SSS 波幅常低于 50μV，偶可为高波幅，持续时间短，常不超过 50 毫秒，波形为单相或双相棘波组成，不同个体及不同导联方式时 SSS 形状多变。SSS 分布广泛，散在于双侧半球。与其他有意义的癫痫样放电不同，SSS 不改变背景、不与节律性慢波相连、不丛集性出现以及不随睡眠加深而减弱或消失。SSS 在正常对照人群或无症状人群的发生率为 20%~25%，目前认为它在癫痫发作中无诊断意义。婴幼儿睡眠期特别是 REM 期中央区常可出现低波幅棘波，与 REM 的 θ 波组成类似棘慢波图形，双极导联明显（图 4-7）。

3. **6Hz 棘慢波暴发**（six Hz spike and wave complex bursts） 又称幻影棘慢波（phantom spike and wave），这是由于此波形中棘波与慢波成分相比，棘波持续短暂、波幅较低、并有逐渐消失的特性，而慢波波幅较高、分布广泛，多数情况下，棘波难以辨认（图 4-8）。6Hz 棘慢波暴发的频率范围为 5~7Hz。

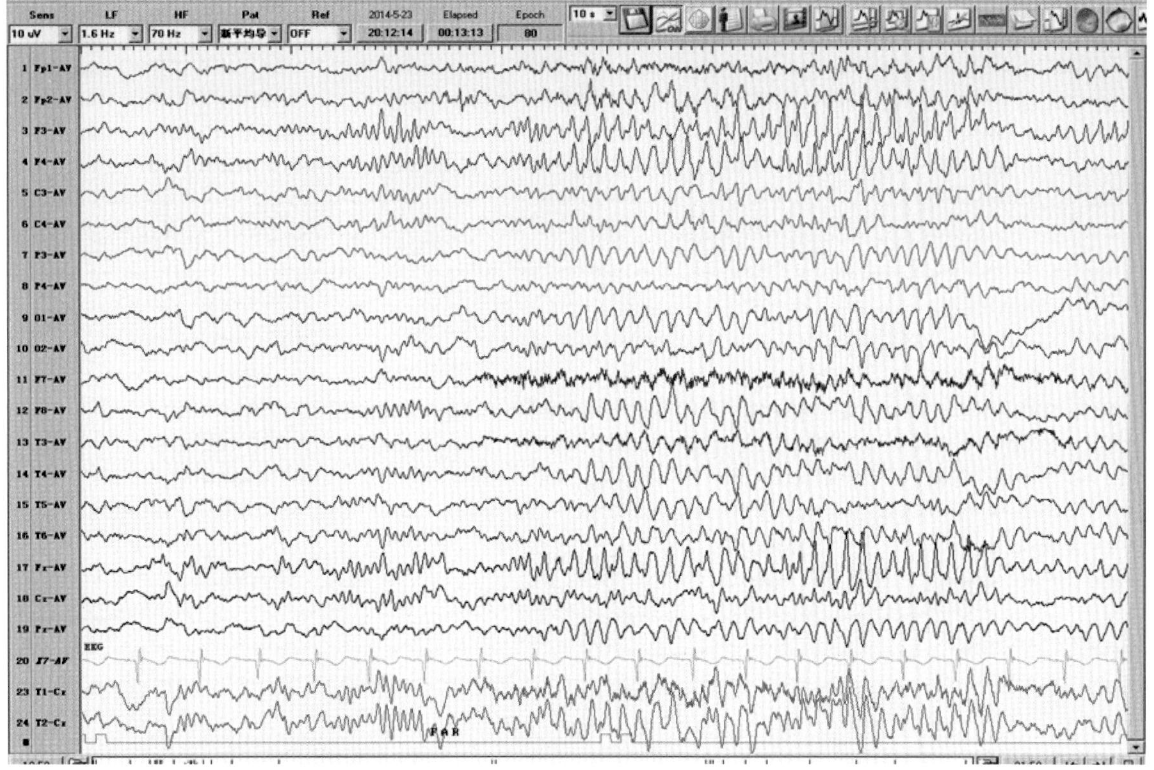

图 4-4 男，2 岁，癫痫，额区觉醒期节律

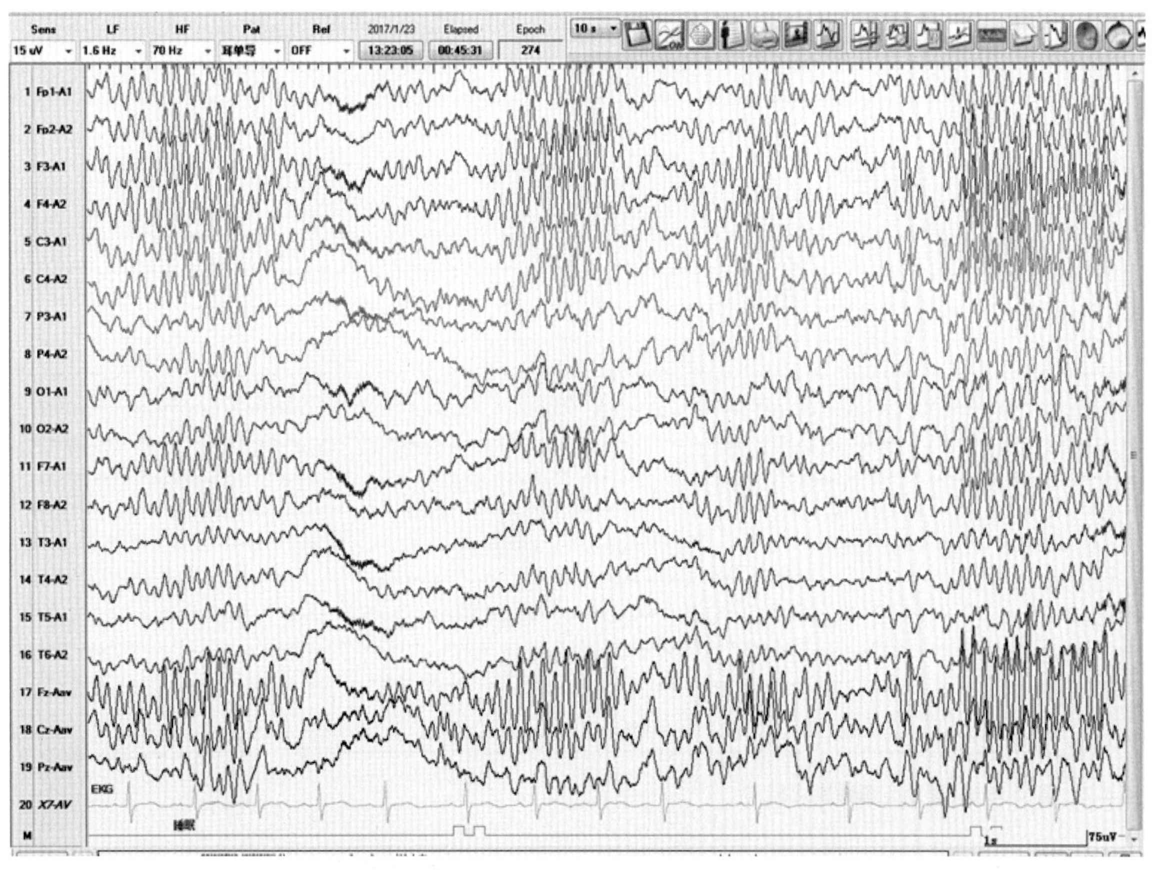

图 4-5 男，3 岁 3 个月，癫痫，极度纺锤

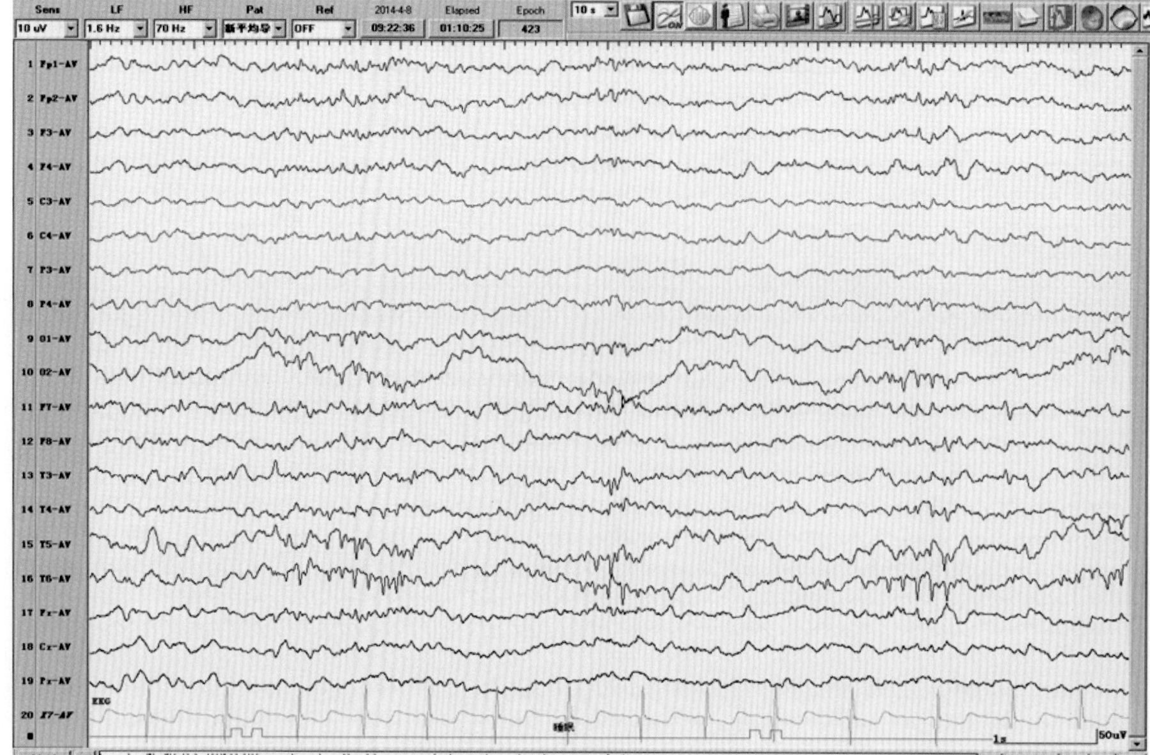

图 4-6 男,2 岁,热性惊厥,6Hz 和 14Hz 正相暴发

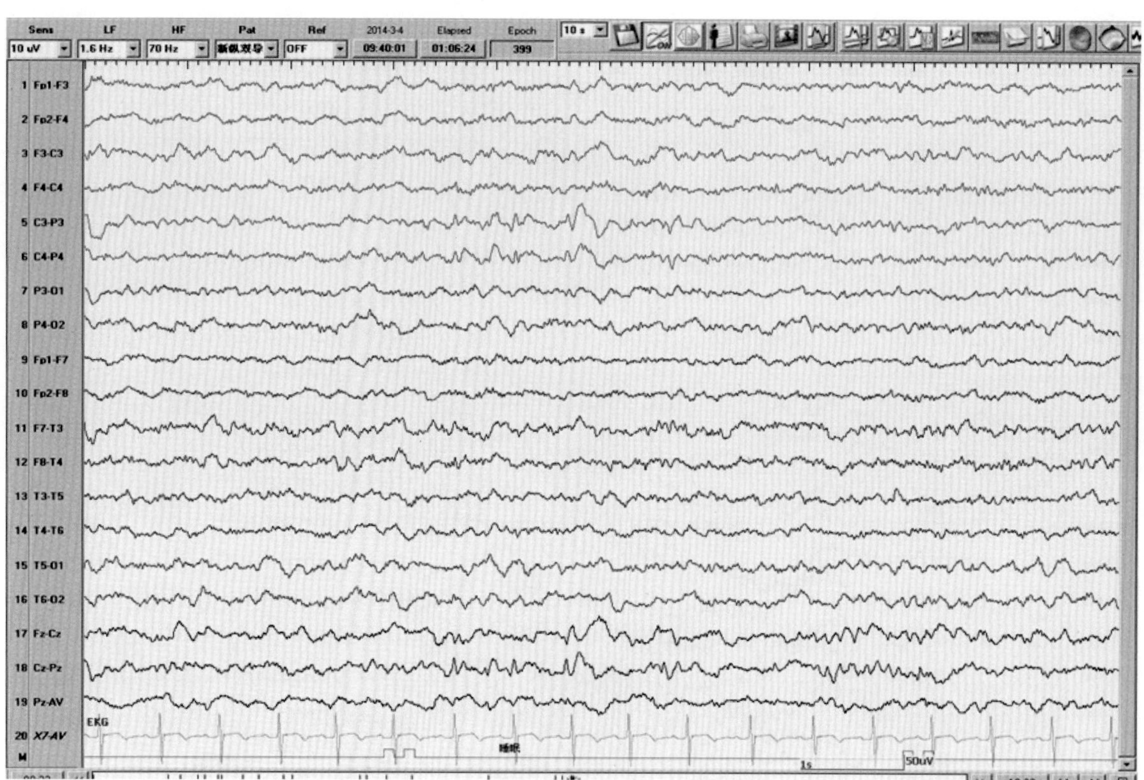

图 4-7 男,1 岁半,婴幼儿睡眠期小棘波

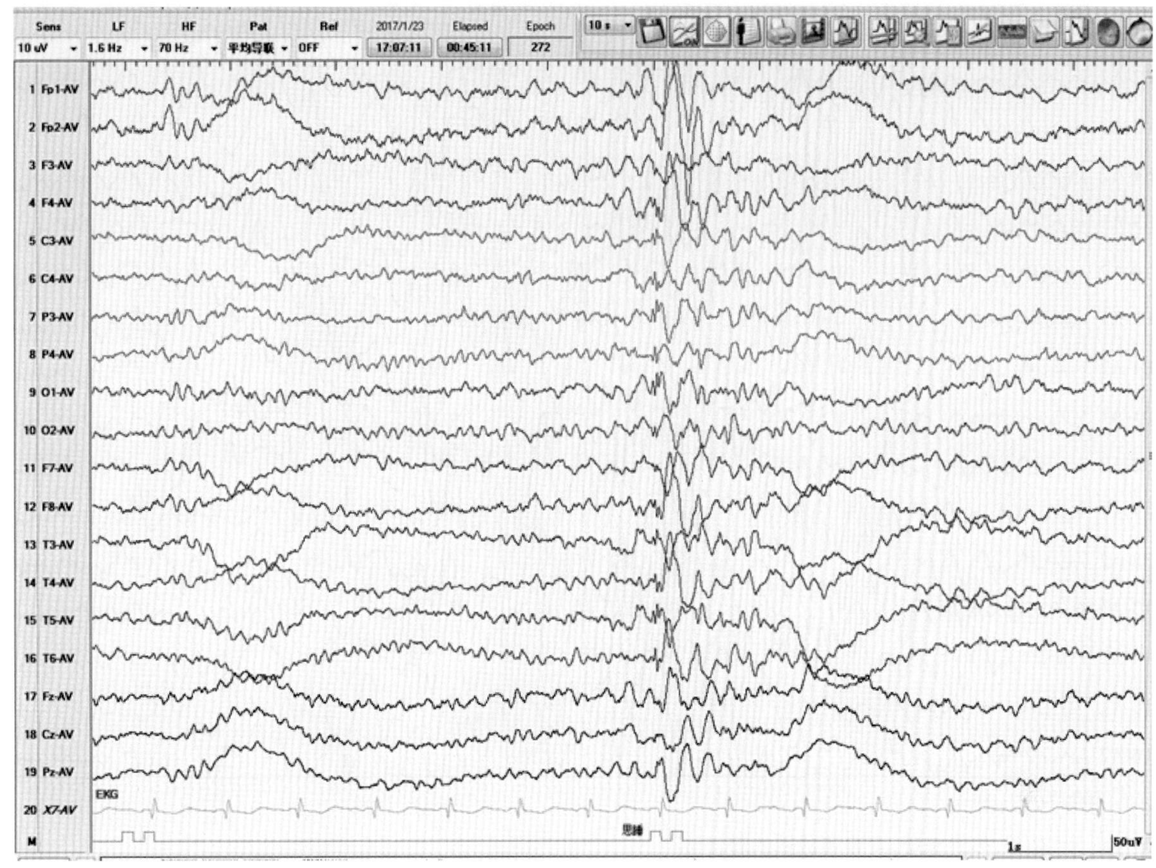

图 4-8 女,10 岁,6Hz 棘慢波暴发

常见于青少年及成人,总发生率为 2.5%。清醒放松状态下及困倦期出现,随睡眠加深而消失。出现方式常为双侧广泛同步性,有时可为不对称或前头部或后头部著。

虽然对 6Hz 棘慢波暴发的意义有不同的观点,但未能证明其与癫痫发作相关。不典型的 6Hz 棘慢波暴发与有临床意义的棘慢波鉴别较为困难。主要鉴别点:①有作者描述了两种 6Hz 棘慢波放电,一种为女性困倦期枕区低波幅突出的图形,此图形更倾向于为良性 6Hz 棘慢波,另一种为男性清醒期前头部高波幅的图形,此图形与癫痫发作相关性较强;②当棘波波幅高而频率小于 5~6Hz,发生癫痫发作的可能性大;③良性 6Hz 棘慢波暴发趋向于随睡眠加深而消失,而真正的棘慢波放电常趋向于随睡眠加深变得持续或更为突出。

4. **发育不成熟的棘慢波**(rudimentary spike wave complex) 为困倦期出现的广泛性或接近广泛性高波幅 3~4Hz 慢波夹杂低波幅发育不成熟的棘波,波形在顶区最著,仅在婴儿和儿童早期出现。有人认为此波形代表轻度异常,但不会转变为典型棘波波形。热性惊厥患者常见(图 4-9)。

5. **门状棘波**(wicket spikes) 由间断或丛集性单相拱形波或棘波样波组成,类似希腊词“mu”或门状。主要出现在困倦期及浅睡期,颞区著,可见于双侧或两侧颞区独立出现。常见频率为 6~11Hz、波幅为 60~200μV。30 岁以上成人多见,发生率为 0.9%。当门状棘波单个出现时,易误诊为颞区棘波放电,但如果将单个门状棘波与丛集性门状棘波进行对比,可以发现其形态类似;此外区别门状棘波与病理性棘波还可根据门状棘波后不跟随慢波成分,真正的颞区棘波常伴背景活动的改变或慢化。

6. **缺口节律**(breach rhythm) 是指在颅骨缺损部位记录到的高波幅活动,常见频率为 6~11Hz 棘波样和拱形尖样波,但有时频率可较快或较慢,中央和颞区最著,波幅可为其他部位的 3 倍。中央区缺口节律常反映的是 μ 节律,而且与 μ 节律相似,随触摸和运动而抑制(图 4-10);颞区的缺口节律类似门状棘波和其他棘波样活动。当缺口节律呈连续性出现时容易辨认,单个出现时易误判为癫痫性活动,同上述单个门状棘波的鉴别方法相同,单个缺口节律的波形与连续节律性波形相似,其后不跟随慢波

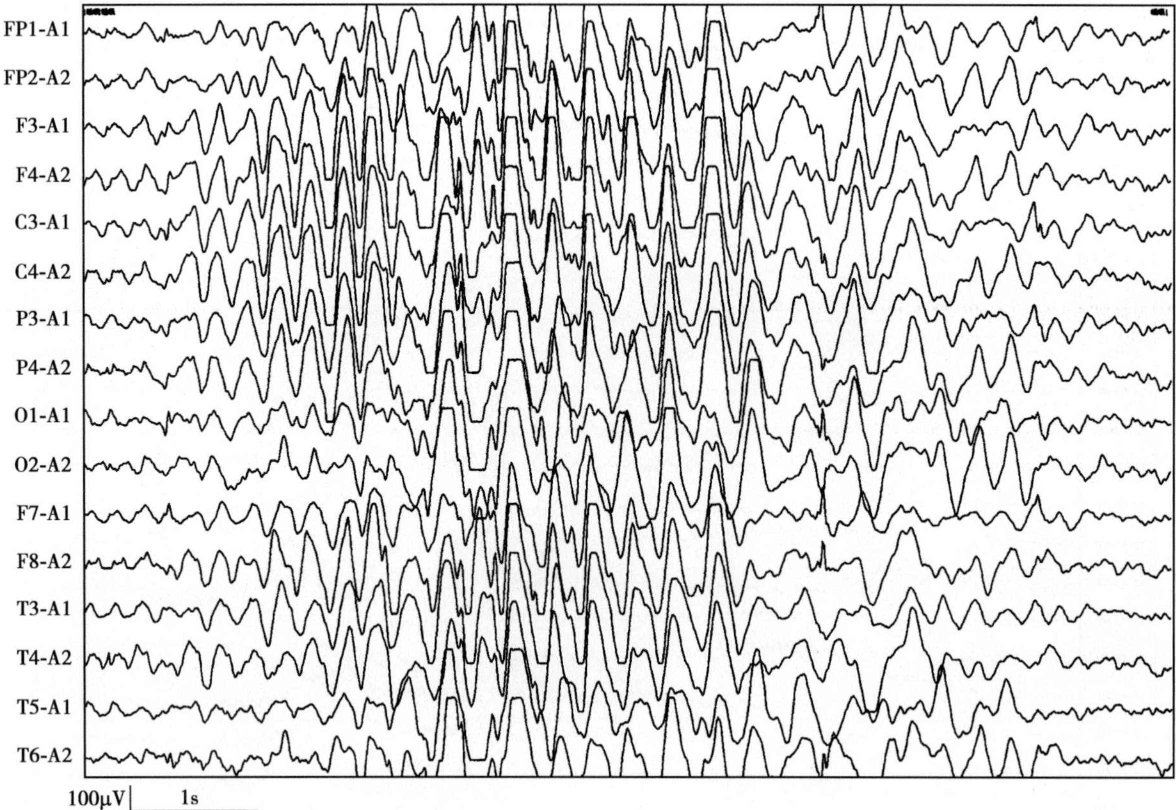


图 4-9 女，2 岁，热性惊厥，发育不成熟的棘慢波

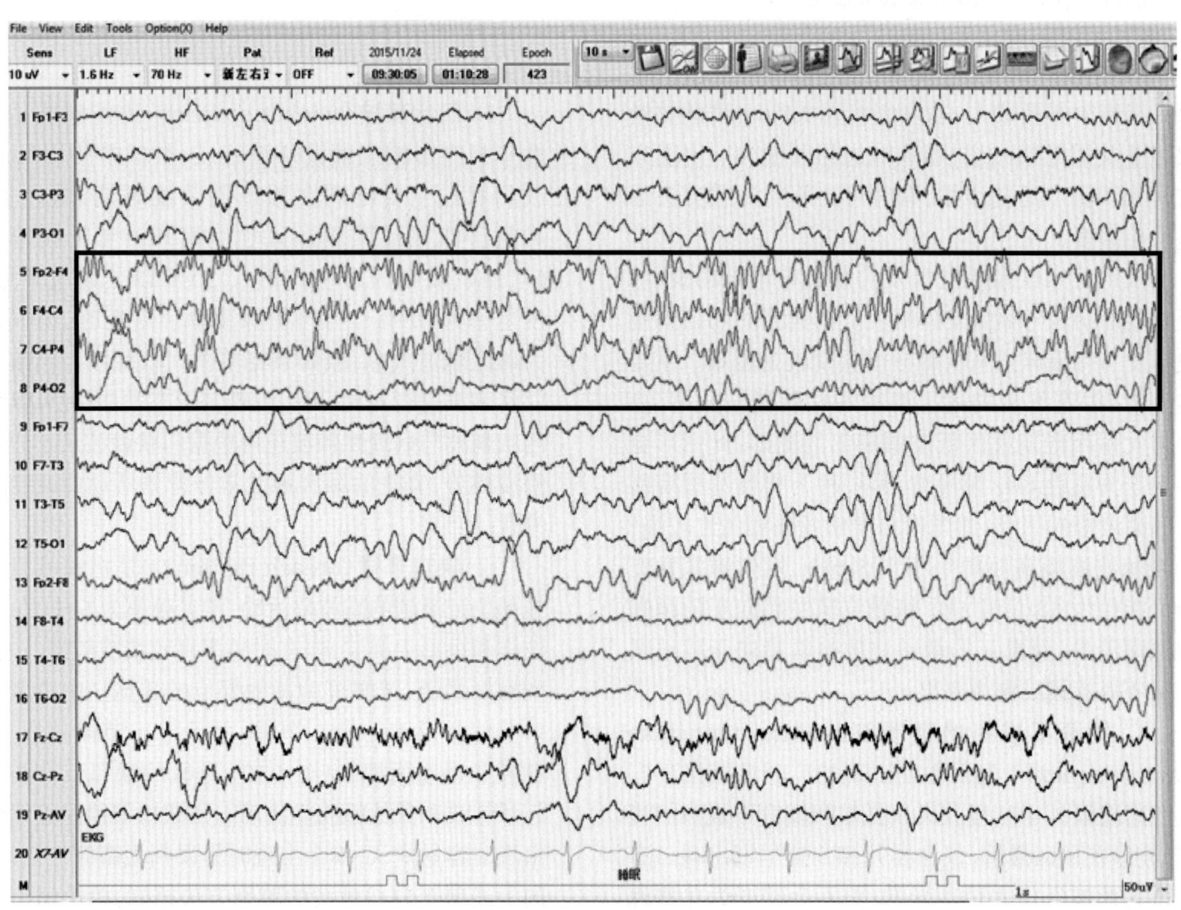


图 4-10 3 岁 2 个月，右侧顶枕颞癫痫术后，右侧旁中线区缺口节律

及不向其他部位扩散等有助识别。

常见良性变异型和临床意义不确定的波形，见表 4-5。

## 四、异常脑电图

在临床上将被检者的年龄、意识状态及其他因素(包括各种诱发试验)考虑在内，凡超出正常范围的脑电图即判定为异常脑电图。异常脑电图大多数反映了异常的脑功能状态。

概括地说，异常脑电图包括正常脑波成分的异常改变(生理脑波的病理性改变)和出现异常波两种情况。异常波的出现包括：①频率的异常：主要为出现慢波，罕见高波幅快波；②波形的异常：出现棘波、尖波及包括这些波的复合波，以及一些显著异常的图形。

### (一) 正常脑波成分的异常改变

前面已介绍了清醒期及睡眠期的各种正常脑电图形及背景活动，当这些生理性脑波出现病理性改变则称为异常，如大脑半球有病理损害时在病侧出现生理脑波与健侧不对称的现象，如 α 节律变慢、减弱或消失，β 活动减弱或消失，睡眠波如顶尖波、睡眠纺锤及 K 综合波减弱或消失等。

**1. α 节律的异常**

(1) 频率：正常人 α 波以 9~13Hz 为正常频率范

表 4-5 常见良性变异型和临床意义不确定的波形及特征

| 分类 | 类型 | 频率 | 波幅 | 波形 | 分布 | 反应性 | 出现状态 | 出现年龄 |
|---|---|---|---|---|---|---|---|---|
| 节律性波形 | 困倦期节律性颞区 θ 暴发(RTTD) | 5~7Hz | / | 节律性 θ 波 | 颞区特别是中颞区著 | / | 清醒放松、困倦期 | 青少年及成人 |
| | α 变异 | 4~5Hz 或 16~20Hz (与本人的 α 频率成正比) | / | 正弦样 | 后头部 | 睁眼抑制 | 清醒闭目 | 成人 |
| | 成年人亚临床下节律性放电(SREDA) | 5~7Hz | / | 尖形 θ 波 | 广泛分布，顶、后颞区著 | / | 清醒放松、困倦期 | >50 岁老年人 |
| | 中线 θ 节律 | 5~7Hz | / | 节律性 θ 波 | 中线区(Cz)及中央顶区著 | 警觉、肢体运动抑制 | 清醒放松、困倦期 | 婴儿、儿童多见 |
| | 觉醒期额区节律(FAR) | 7~20Hz | / | 节律性波形 | 额区著 | / | 觉醒期 | 儿童多见 |
| | 极度纺锤 | 12~14Hz | >200μv | 纺锤形 | 颅中央顶区著 | / | NREM Ⅱ期 | 儿童多见，特别是智力落后者 |
| 癫痫样形状的波形 | 14 和 6Hz 正相暴发 | 14Hz 及 6Hz | / | 正相棘波样 | 后颞区波幅最高 | / | NREM 睡眠Ⅰ期及Ⅱ期 | 青少年(13~14 岁)显著 |
| | 小棘尖波(SSS) | / | 低 | 棘波、尖波 | 广泛分布，颞区著 | / | 困倦期 | 成人 |
| | 6Hz 棘慢波暴发(幻影棘慢波) | 5~7Hz | 棘波的波幅低 | 棘慢波样 | 广泛性 | / | 清醒放松、困倦期 | 青少年及成人 |
| | 门状(Wicket)棘波 | 6~11Hz | / | 棘波样 | 颞区著 | / | 清醒放松、困倦期 | 30 岁以上成人 |
| | 缺口(颅骨缺损)节律 | 6~11Hz | 高，可达其他脑区 3 倍 | 棘波样 | 中央、颞区著 | 肢体运动抑制 | 清醒，不受睁闭眼影响 | 颅骨缺损患者 |

围，8.5Hz 以下在成人大多属于异常。在一侧半球 α 波的频宽通常比对侧不超过 2~3Hz，若超过则应属异常。大多数情况下，α 频率变慢侧提示为异常部位。

(2) 波幅：成人 α 节律平均波幅很少超过 100μV，若在 150μV 以上时考虑可能存在异常，提示皮层神经元的同步功能亢进。但在 10 岁以前 α 波的波幅超过 150μV 也不能认为是异常。

(3) 分布：α 节律以后头部特别是枕区最突出，若前头部较后头部明显时称为 α 波前移，应考虑为异常。α 波扩散到全脑区时称为 α 波泛化或广泛性 α 波图型，常会同时伴有 α 波的慢化，可见于无局灶症状的脑动脉硬化、CO 中毒及脑外伤后恢复期等，但此时如果无 α 波的慢化则仍属正常范围。思睡期也可见到 α 波的短暂泛化现象，应注意加以区别。

(4) 对称性：一般情况下，α 节律在两侧的波幅差超过 50% 时才有临床意义，且常在有一侧几乎消失的情况下才能考虑为异常(图 4-11)。与波幅相比，频率的不对称更为重要，在左右脑区的 α 波频率相差 1Hz 以上时既有病理意义。

(5) 反应性：α 波对各种刺激几乎均出现明显的反应，对刺激无反应特别是一侧不出现反应时属异常，如睁眼 α 节律不抑制，间断闪光刺激时仅一侧枕区出现光驱动反应等。

**2. β 节律异常** 正常情况下 β 波以低波幅去同步化的形式散在或间断出现在背景活动中。服用巴比妥类、苯二氮䓬类、水合氯醛及一些抗癫痫药物常可引起快波增多、波幅增高，此为药物性快波反应，缺乏这种反应反而为异常。排除药物的影响外，快波的异常增多则视为异常，但其异常多数缺乏特异性。快波性异常的出现方式：①广泛性异常快波活动(图 4-12)：可见于弥漫性脑损伤的患者，如无脑回或巨脑回畸形，此类患者在新生儿期并不表现为 β 活动，而是节律性 θ 或 α 活动，数月后发展为弥漫性高波幅 β 活动；②限局性波幅增高：当 β 波波幅增高超过 30μV 时应该考虑为异常，见于脑外伤、外伤后癫痫及深部肿瘤等；③限局性波幅减低或消失；④一过性局部或一侧性 β 活动降低：可见于局灶性发作或继发全面性发作之后。

**3. δ 节律异常** 正常 6 个月至 6 岁儿童的 NREM 睡眠Ⅱ期枕区可见显著的高波幅 δ 活动，可由一侧游走到另一侧，前后头部的梯度变化性明显。当婴幼儿正常枕区 δ 活动缺乏时，常为脑功能障碍的敏感而非特异性指示。

**4. 清醒期及睡眠期特征性波形的异常** 前述的多种清醒期及睡眠期特征性波形如 μ 节律、λ 波、

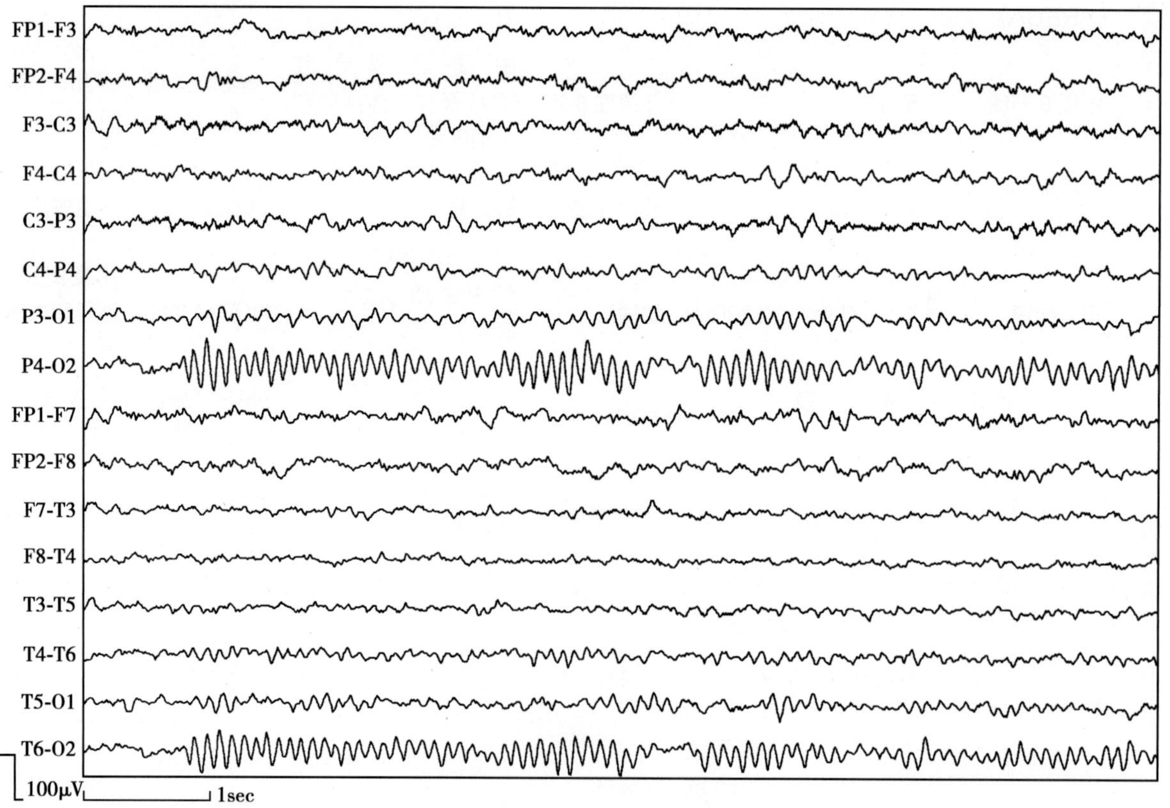


图 4-11 男，10 岁，左侧丘脑生殖细胞瘤，双侧枕区 α 节律不对称、左侧消失

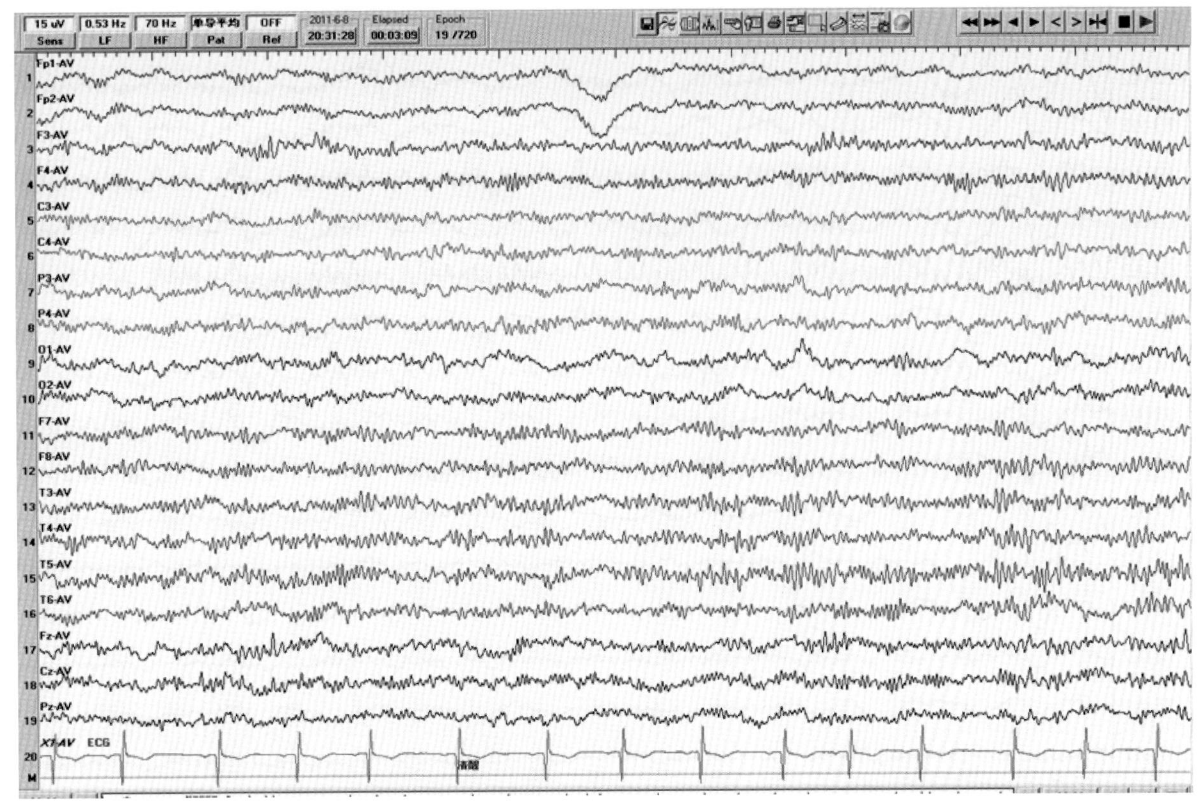

图 4-12 女，3 岁，婴儿神经轴索营养不良，无癫痫发作，未用任何药物；广泛性异常快波活动

POSTS、顶尖波及睡眠纺锤波等在正常人群中均常见到一过性不对称，当缺乏相关的异常时，均不应被视为异常。但上述波形存在持续不对称时，提示相对低波幅侧脑功能障碍的可能（图 4-13，图 4-14）。

（二）**异常波**

按照异常波的出现方式分为非阵发性异常（non-paroxysmal abnormality）和阵发性异常（paroxysmal abnormality）。非阵发性异常主要指脑电图基本节律的频率和波幅的异常，但实际上最重要的是慢波。阵发性异常主要由棘波、尖波及它们与慢波一起形成的复合波即棘慢波、尖慢波，以及阵发性节律波组成，称为癫痫样放电（epileptiform discharges）。此外，还有一些特殊的异常图形。

1. **非阵发性异常** 常见为慢波性异常，是指比预期正常波形慢的任何脑波，包括 δ 波和 θ 波。慢波是神经元生理功能障碍的一种非特异性表现，任何导致神经元兴奋性降低的状态都可能产生慢波，因此慢波异常通常不能表明特定的病因。一般而言，异常慢波主要出现在清醒期，在睡眠记录时常常消失或不易区分，因此，要检出慢波异常，需要记录清醒期的脑电图。根据慢波出现的部位和方式分为以下几种：

（1）局灶性无节律性慢波（localized arrhythmic slow activity）：包括 θ 及 δ 在内的慢波，相比而言，异常 θ 波较异常 δ 波程度偏轻。此种图形常为局部脑功能紊乱的征象，产生基础以白质损伤为主（图 4-15），常与局部皮层障碍所引起的其他脑电图改变同时出现，如伴随相对较快节律性活动的波幅及数量的降低。

（2）弥漫性和/或双侧无节律性慢波（diffuse and/or bilateral arrhythmic wave activity）：此种图形反应的是弥漫性、无特异性病因指向的大脑活动障碍，常见于各种代谢性和中毒性脑病（图 4-16），且随着基础疾病的严重程度而变。评估双侧无节律性慢波活动需要分析频率、波幅、分布、持续性和反应性，同时寻找可能提示一侧或局部功能障碍的线索。由于上述特征与脑病的严重程度相关，而疾病严重程度又在不断演变，所以多次脑电图记录比单次记录更有价值。在轻度脑功能障碍初期，枕区节律变慢，并混合一些无规则 θ 活动，很难与儿童困倦期图形区别开来。随着脑病程度的加重，弥漫性慢波活动的数量增多、频率更慢、波幅增高，觉醒刺激可使慢波活动衰减。但随着进行性迟钝和昏迷的出现，慢波的反应性消失。双侧弥漫性慢波活动还可见于双侧脑损伤或脑疝压迫引起的丘脑或中脑功能障碍。当双侧弥漫性无节律性慢波非常突出时，可能会遮盖

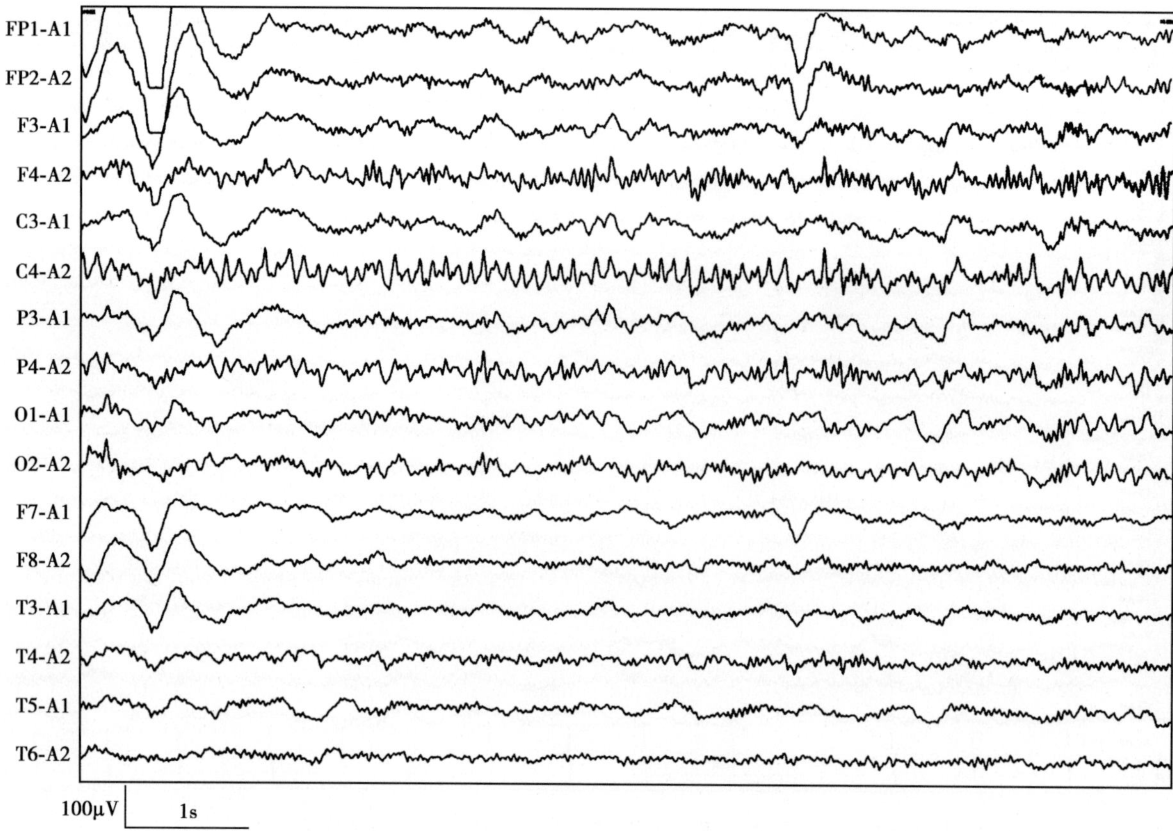


图 4-13 女，10 岁，病毒性脑炎恢复期，病程 4 个月，MRI 显示左侧颞区信号较对侧轻度增高；双侧中央区 μ 节律不对称、左侧 μ 节律缺如

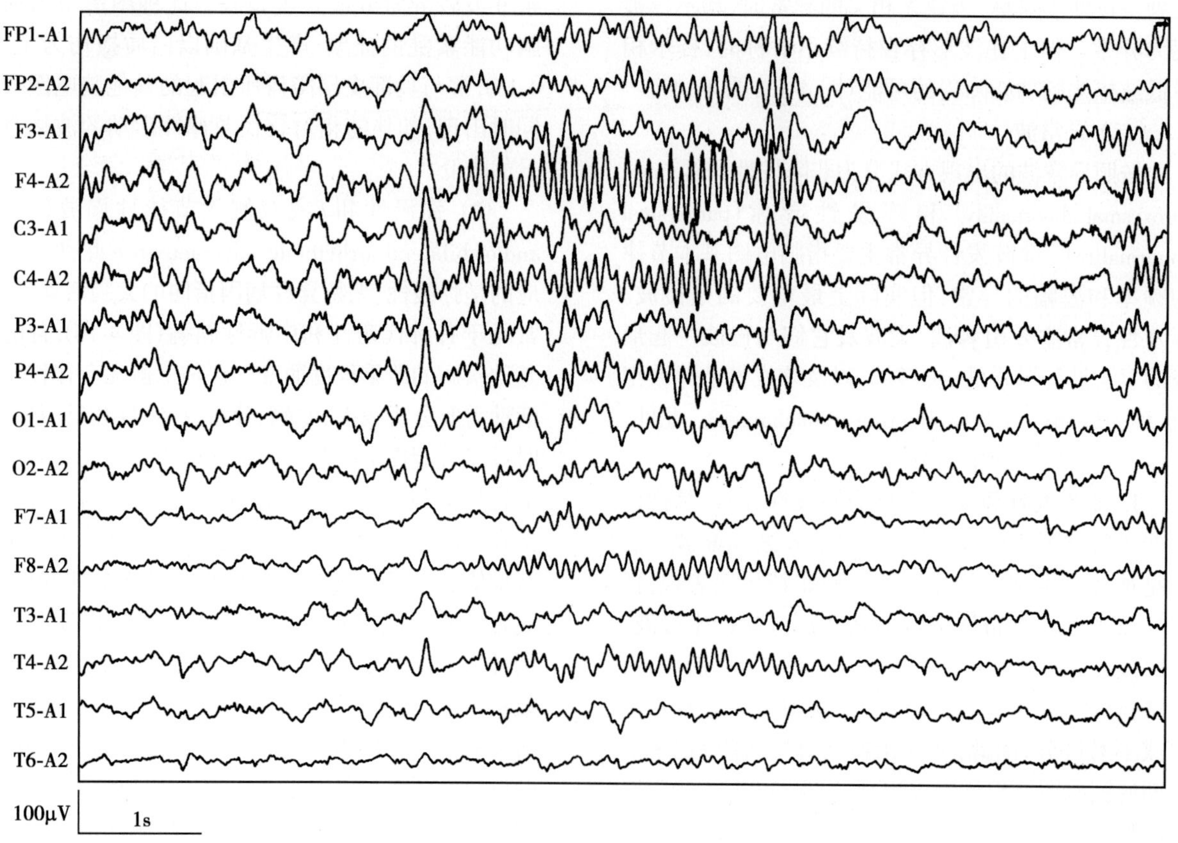


图 4-14 睡眠纺锤波明显不对称、左侧波幅明显低于右侧

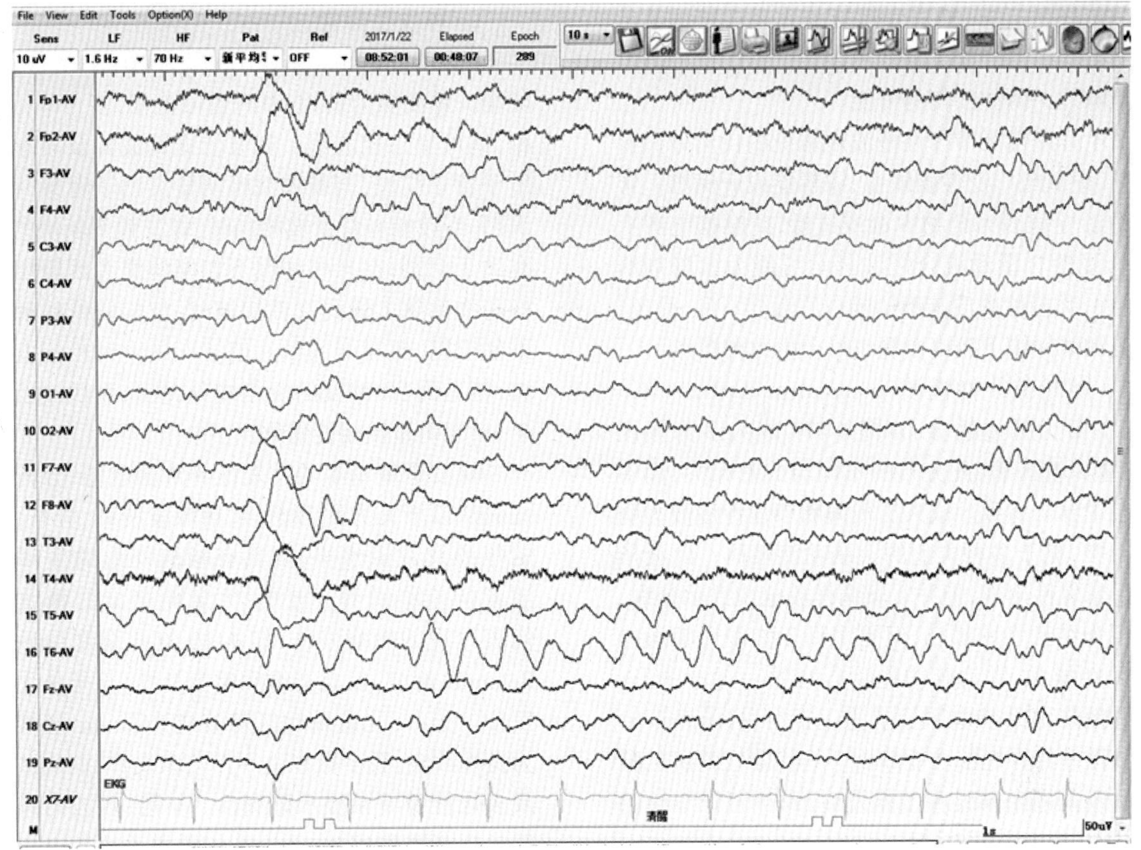

图 4-15　男，11 岁，中枢神经系统脱髓鞘疾病，右侧后颞区局灶性慢波

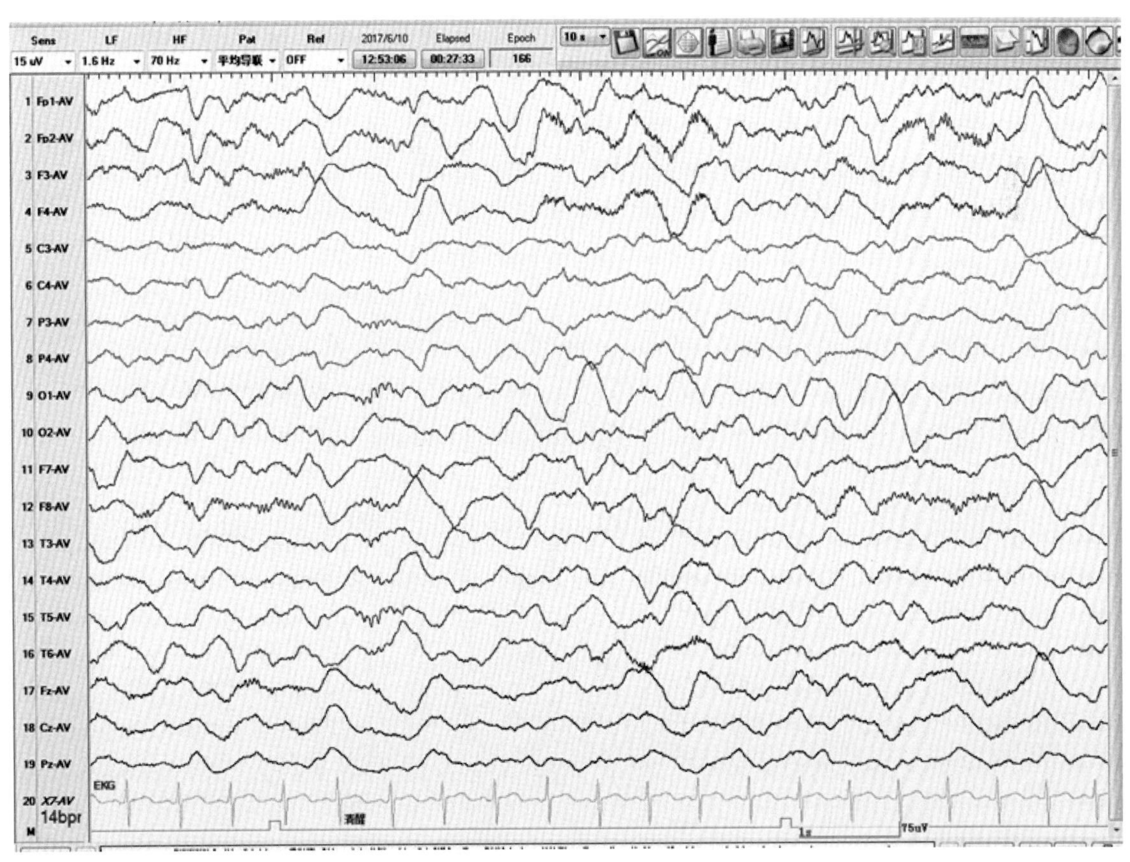

图 4-16　男，7 岁，免疫性脑炎，清醒期弥漫性慢波

局部脑电图的异常，而后者可能是弥漫性脑病基础病因所致的一侧性半球损伤的线索，因此，此种脑电图不能除外一侧性损伤的可能。

产生弥漫性无节律性慢波最常见的代谢障碍有低血糖、缺氧或广泛性脑缺血、尿毒症或肝病等。常见的中毒性病因为药物中毒或过量，此时脑电图上出现弥漫性 β 活动混合慢波提示可能为镇静剂所致。此外，弥漫性白质脑病如脑白质营养不良、脑炎、脑膜炎和蛛网膜下腔出血等也可产生此种图形。

(3) 间断节律性慢波（intermittent rhythmic slow activity）：常为弥漫性分布（图 4-17），成人多为额区著，儿童为枕区著，此分布的不同与成熟相关，而不是形态学异常所致。成人出现间断节律性慢波为明确的异常，见于多种类型的大脑功能障碍。此波形虽然呈暴发性出现，但并非癫痫样放电或提示癫痫。病因可为结构性脑损伤，但更多见于弥漫性脑病的非特异性异常，常为脑功能障碍时的一过性图形。当除此图形之外脑电图显示为正常时，提示轻至中度弥漫性非特异性脑功能障碍。当代谢性脑病的脑电图出现间断节律性慢波暴发时，常伴背景节律的异常，同时伴意识的改变。

2. **阵发性异常**

(1) 棘波（spike wave）：时限为 20~70 毫秒，波形陡峭。棘波多为负相，有时也可正相，多为单相或双相，偶可呈三相波形。棘波依据其波幅及波形而突出于背景脑波，当棘波波幅明显突出于背景时易于识别；当波幅与背景波相当时，棘波频率较快的特征有助于识别；在某些情况下如癫痫患者因服用抗癫痫药物导致大量药物性快波时，波幅较低的棘波则不易识别，此时增加纸速使波形展宽时易于发现棘波，相对而言，棘波的负相成分突出，而快波的形状单一，无明显位相性变化。

棘波是最基本的阵发性异常脑电图，分析其意义应从以下几方面考虑，包括棘波波形、分布、患者的年龄及意识水平、与具有相似外形的生理性脑波或伪差鉴别等。波形：大量而突出的棘波并非代表严重的癫痫发作，如 4~10 岁儿童常见显著的 Rolandic 棘波，但此类癫痫常为良性，甚至从无临床发作。分布：儿童期枕区棘波或 Rolandic 区棘波常为良性放电，且半数以上不伴临床发作，而额区棘波或多灶性棘波常提示癫痫性。年龄：棘波的意义与年龄因素密切相关，无论是年龄相关的发育性棘波

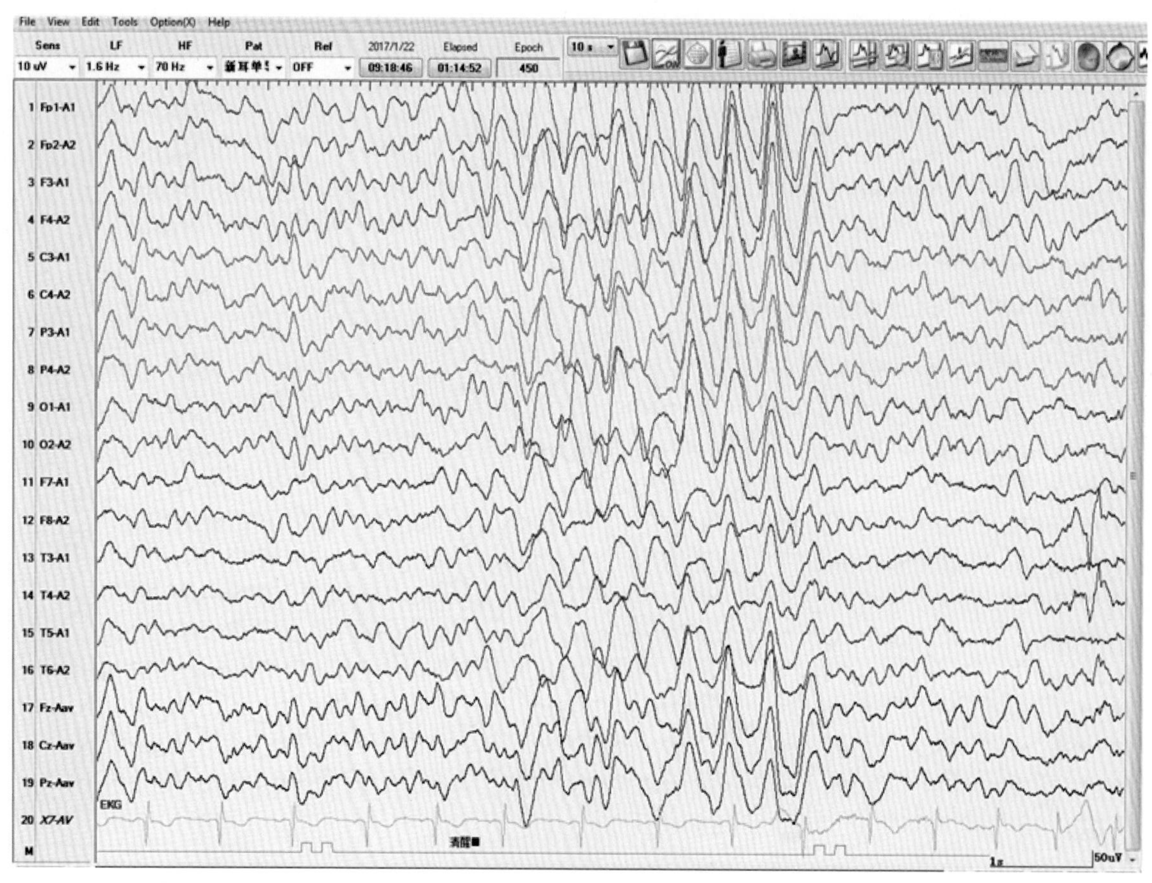

图 4-17 男，11 岁，中枢神经系统脱髓鞘疾病，间断节律性慢波

还是癫痫性的棘波都随着年龄在波形及分布上有很大的变化。波形的鉴别：儿童 NREM 睡眠Ⅰ及Ⅱ期的顶尖波有时与 Rolandic 区棘波不易区分，但真正的棘波在其他时期亦可出现而有助于鉴别；内源性或外源性干扰可引起与棘波非常相似的伪差波形，应注意鉴别。

棘波表示大脑皮层神经元的超同步化放电，在癫痫患者，棘波是最特异性的放电，特别是负相棘波，波幅高而时限极短，表示其出现部位距致痫灶部位近。然而，棘波并不一定是致痫灶的放电，有可能是神经冲动通过其他部位传播的诱发电位。正相棘波不像负相棘波那样常为局部异常的定位指标，如果在病灶部位记录到负相棘波，在距损伤部位较远的位置记录时，在容积导体中呈电流的电穴与电源的关系，往往可记录到正相棘波。另外，耳垂参考电极受负相棘波波及时，在其他部位往往记录到正相棘波。

棘波的出现方式可以为散发性，有时形成节律性暴发。棘波单独限局性、散在性出现称为孤立性棘波（single or random spike）；数个（2~6 个）中 - 高波幅双相棘波节律或无节律性短暂暴发时，称为多棘波（polyspikes or multiple spikes），常见双侧广泛同步分布，额区波幅最高，多棘波有时伴肌阵挛发作，多见于特发性全面性癫痫和光敏性癫痫的肌阵挛发作，也可见于 Lennox-Gastaut 综合征的肌阵挛发作；多个棘波呈广泛性 10~25Hz 节律性暴发，持续 2~10 秒时称为节律性棘波（rhythmic spikes）或棘波节律，常见额区著，波幅为 100μV~200μV，多见于 Lennox-Gastaut 综合征，当持续时间超过 5 秒时常伴强直发作。

（2）尖波（sharp wave）：上升支与棘波类似，下降支较棘波长，因此总时限比棘波长，为 70~200 毫秒。与棘波同样，尖波多数为负相，也可为双相或三相波，有时为正相，但意义不大，然而早产儿记录到 Rolandic 区反复宽大的正相尖波活动时，常可提示脑室内出血等病因。尖波的出现方式可为散发性或节律性。负相尖波与负相棘波同样，表示其部位接近致痫灶。一般来说，尖波表示的致痫灶所占据的空间范围略广些，但也可能是由于原发病灶位于对侧半球、深部皮质或皮质下各核团，由这些部位传播神经元冲动到达相应皮层部位时，由于传播过程中神经冲动发生时间性延迟而产生时限较长的尖波。

（3）棘慢复合波（spike and slow complex）：简称棘慢波，由一个棘波与一个时限为 200~500 毫秒的慢波组成的复合波，常暴发成群出现，也可孤立性或者广泛节律性出现。棘波的波幅变动较大，可高于慢波的波幅或仅为数十微伏甚至不明显，但慢波的波幅往往在 100μV 以上。棘慢波可以是一个典型完整的棘波连接一个完整的慢波，也可表现为棘波重叠在慢波的上升支、下降支或者顶部。

棘慢波的出现方式可以为限局性或广泛性。限局性棘慢波的意义与棘波相同，表示该部位附近有致痫灶存在，而且致痫灶波及的范围要比棘波单独存在时广泛。限局性棘慢波呈散发或节律性短阵发放时，通常为发作间期放电，一般不引起临床发作。棘慢波呈弥漫性或广泛性双侧对称同步出现时，通常表示原发病灶在中脑或间脑部位，但也可以是病灶在大脑皮层，其异常放电首先向大脑中心部位传播，然后再向双侧大脑皮层扩散所致。广泛性棘慢波的频率对确定癫痫类型有很大帮助，根据频率将棘慢波分为 3Hz 典型棘慢波、1~2.5Hz 慢棘慢波、4~5Hz 快棘慢波及 6Hz 棘慢波（幻影棘慢波），后者为良性变异型波，不具有癫痫性意义。典型的 3Hz 棘慢波放电常见于儿童失神癫痫，当棘慢波节律性暴发超过 5 秒时，常伴临床失神发作，短于 5 秒常为临床下放电，但大量的神经电生理方法证实此时也有一定意识水平的波动。典型 3Hz 棘慢波的频率并非固定，常见为起始时为 4Hz 左右，然后逐渐变慢为 3Hz 左右，结束时减慢至 2.5Hz。1~2.5Hz 慢棘慢波常与严重而不易控制的儿童癫痫相关，如 Lennox-Gastaut 综合征。4~5Hz 快棘慢波与 3Hz 棘慢波有密切的相关性，两种放电可有覆盖现象，相对而言，快棘慢波的暴发时间相对短，持续 1~3 秒，常为亚临床放电，相关的常见临床发作类型有肌阵挛发作及全面强直 - 阵挛发作或两者均有，而典型失神发作少见，此类患者的年龄相对偏大，常有阳性癫痫家族史。

（4）多棘慢复合波（polyspike and slow complex）：简称多棘慢波，指由 2 个及以上棘波和一个慢波组成的复合波。测量多棘慢波频率时以最后一个棘波与慢波的时限为准。多棘慢波可呈孤立性或连续性出现，多见于肌阵挛发作的患者，也可见于其他类型的癫痫，即可为发作间期图形，亦可为发作期图形，当为发作期图形时，肌阵挛一般与多棘波时相同步。有时典型失神发作时棘波不是单发的，而为多棘慢波（棘波 2~3 个），临床常伴肌肉抽搐。

（5）尖慢复合波（sharp and slow complex）：简称尖慢波，由一个尖波与一个时限为 500~1 000 毫秒的慢波组成的复合波，频率多在 1~2.5Hz，实际上相当于慢棘慢波。

3. **其他特殊的异常图形**

(1) 周期样图形(pseudoperiodic patterns):由棘波、尖波和慢波组合在一起反复规律(或接近规律)地出现而组成的脑电图形称为“周期性”或更严谨地说为“周期样”图形。此种图形呈暴发性出现,突出于背景脑电活动。除见于一般的麻醉药或苯巴比妥昏迷外,常见于各种严重的脑病。对此种图形需要根据以下几点进行评估:波形、头皮上的分布、与清醒及睡眠或病理性的意识改变的关系,以及对外界刺激的反应。对周期样图形间期的脑电活动也必须进行评估。一些周期样图形对临床有很强的诊断价值,下表将它们的突出特征及相关临床进行了总结(表 4-6)。

(2) 少见的不对称异常活动和发育不良性脑损伤相关:一侧大范围皮质发育不良的患者常可见到特征性的发作间期脑电图,如半侧巨脑回可出现典型的限局在病侧的发作间期异常,异常波形随年龄而变,新生儿期为一侧性暴发 - 抑制,数月后为一侧性高度失律。虽然最终的诊断应该基于神经影像学,但是由于危重新生儿进行 MRI 检查比较困难,此时脑电图可有助于诊断。

## 五、脑电图的诱发试验

脑电图诱发试验(activation)是指应用一些方法来增加或诱发异常脑电活动,特别是癫痫样异常,从而提高异常的检出率。诱发刺激包括各种感觉、电及药物性刺激,以及行为状态和意识的变化。脑电图实验室常用的诱发方法为睁闭眼试验、过度换气、闪光刺激和睡眠,除此之外,一些特殊的行为刺激如阅读、音乐、计算及热水浴等可诱发某些特殊类型的癫痫发作。

### (一) 睁闭眼试验

睁闭眼试验的原理为闭眼时无视觉刺激的传

表 4-6 周期和周期样异常脑电图形的特征及与临床的相关性

| 图形 | 波形 | 分布 | 暴发间期时间 | 与状态的关系 | 暴发间期 | 临床相关性 |
|---|---|---|---|---|---|---|
| 周期样广泛性尖波 | 双相或三相尖波或棘波 | 广泛性,早期可能为一侧性 | <2.5 秒,随着疾病进展缩短,通常<1 秒 | 清醒期和/或睡眠期 | 无特征性 | 克 - 亚氏病 |
| 周期样双侧同步性慢尖慢波放电(图 4-18) | 不规则高波幅慢波或尖慢波 | 弥漫性、双侧同步性 | 5~10 秒,在单次记录中非常规律 | 过度换气或睡眠早期阶段可诱发 | 弥漫性、低波幅 δ 活动 | 亚急性硬化性全脑炎,除疾病早期或晚期阶段,几乎一直存在 |
| 周期样一侧性癫痫样放电(PLEDs)(图 4-19) | 双相或三相的尖波、棘波或多棘波 | 一侧半球,侧别间可有转移 | 1~2 秒 | 意识受损,特别是儿童,睡眠期持续存在 | 弥漫性异常慢波活动,可为一侧显著 | 早期急性严重性的一侧性脑病,与局灶性发作相关,在成人短暂存在,儿童可持续存在 |
| 周期样慢复合波,颞区著 | 尖波或三相波并混合暴发性慢波活动,类似 PLEDs | 一侧颞区著 | 1~4 秒 | 意识损害 | 一侧或弥漫性慢波活动 | 单纯疱疹病毒性脑炎,可在 CT 扫描出现异常前发现 |
| 暴发 - 抑制(图 4-20) | 棘波、慢波和尖波混合性短暂暴发,与持续较长的相对扁平段间隔 | 双侧性,可同步和/或不对称 | 变化性 | 昏迷,图形对刺激无反应,无睡眠周期 | 弥漫性相对低平 | 严重弥漫性脑病、缺氧,与新生儿安静睡眠期不同 |
| 三相波(图 4-21) | 高波幅偏转,典型为负相 - 正相 - 负相 | 双侧同步、前头部著,双极导联上前后头部延迟 25~140 毫秒 | 1. 5~2.5Hz 簇发或游走性 | 意识损害 | 背景节律变慢 | 中毒或代谢性脑病,特别是肝性脑病 |

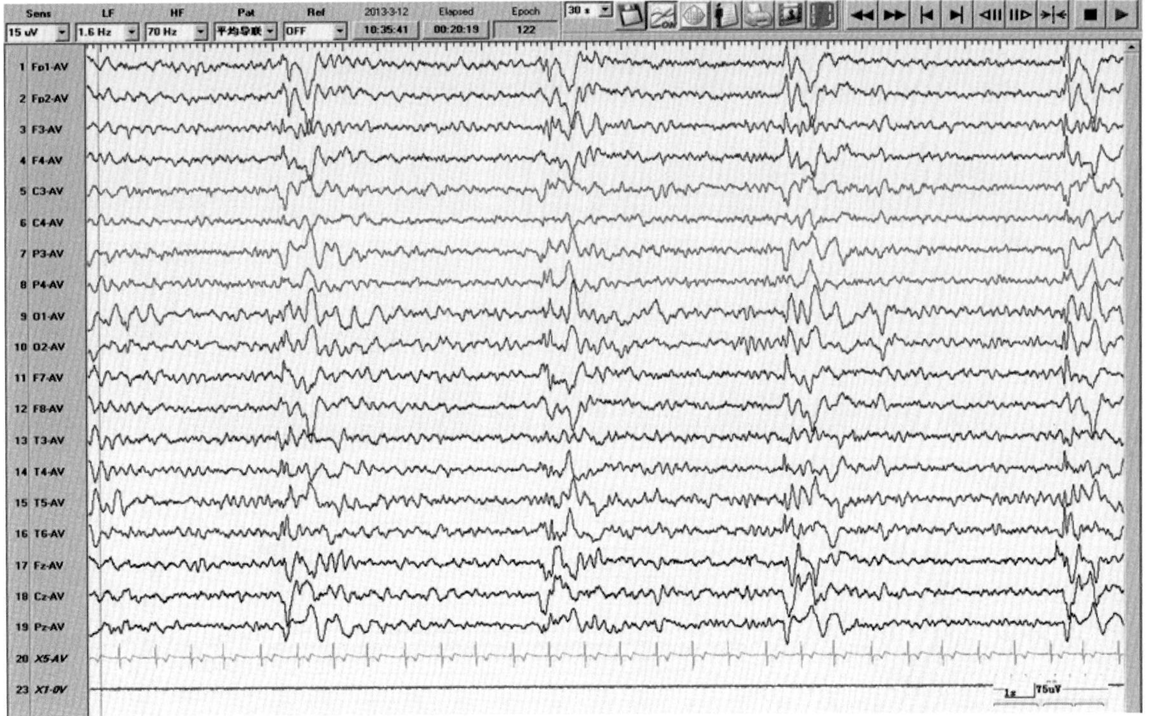

图 4-18 男，5 岁 8 个月，确诊亚急性硬化性全脑炎（SSPE）；周期样放电：暴发 1 秒，间隔 5 秒左右

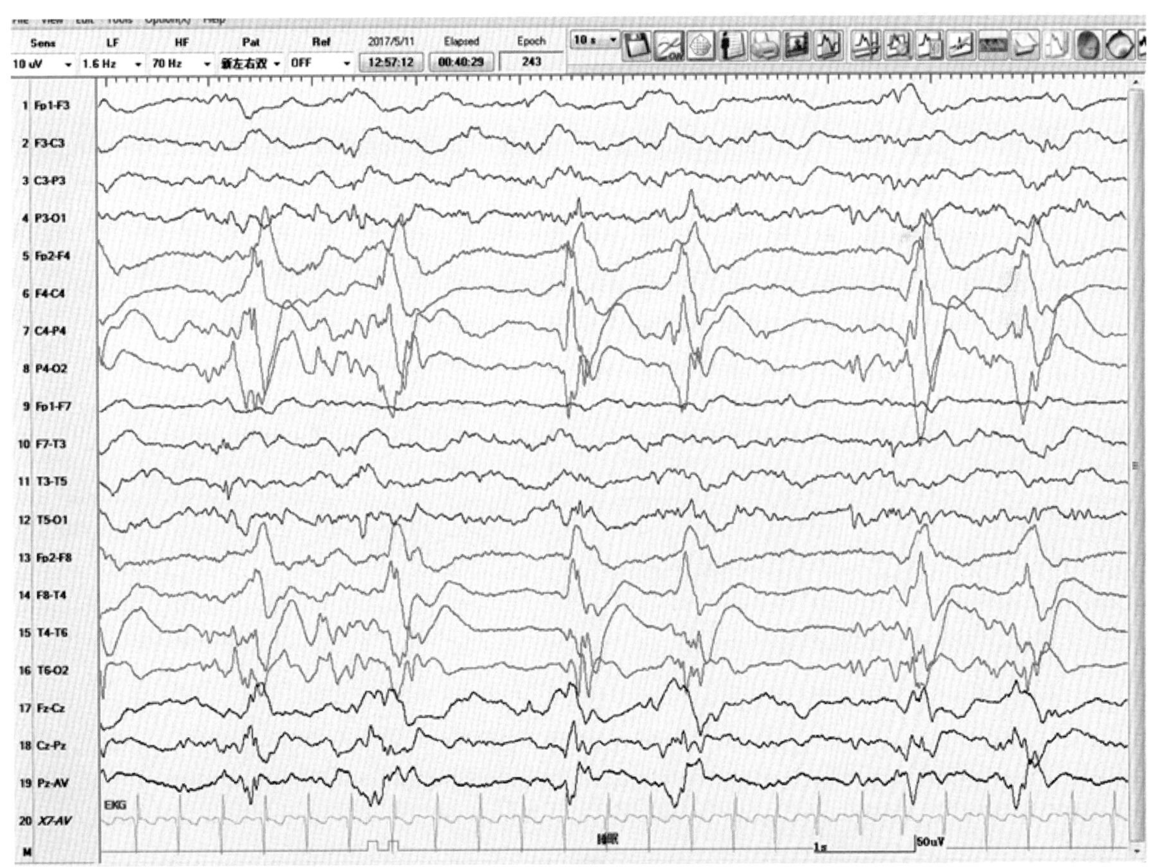

图 4-19 男，7 个月，早发性癫痫性脑病，*TBC1D24* 基因突变；周期样一侧性癫痫样放电

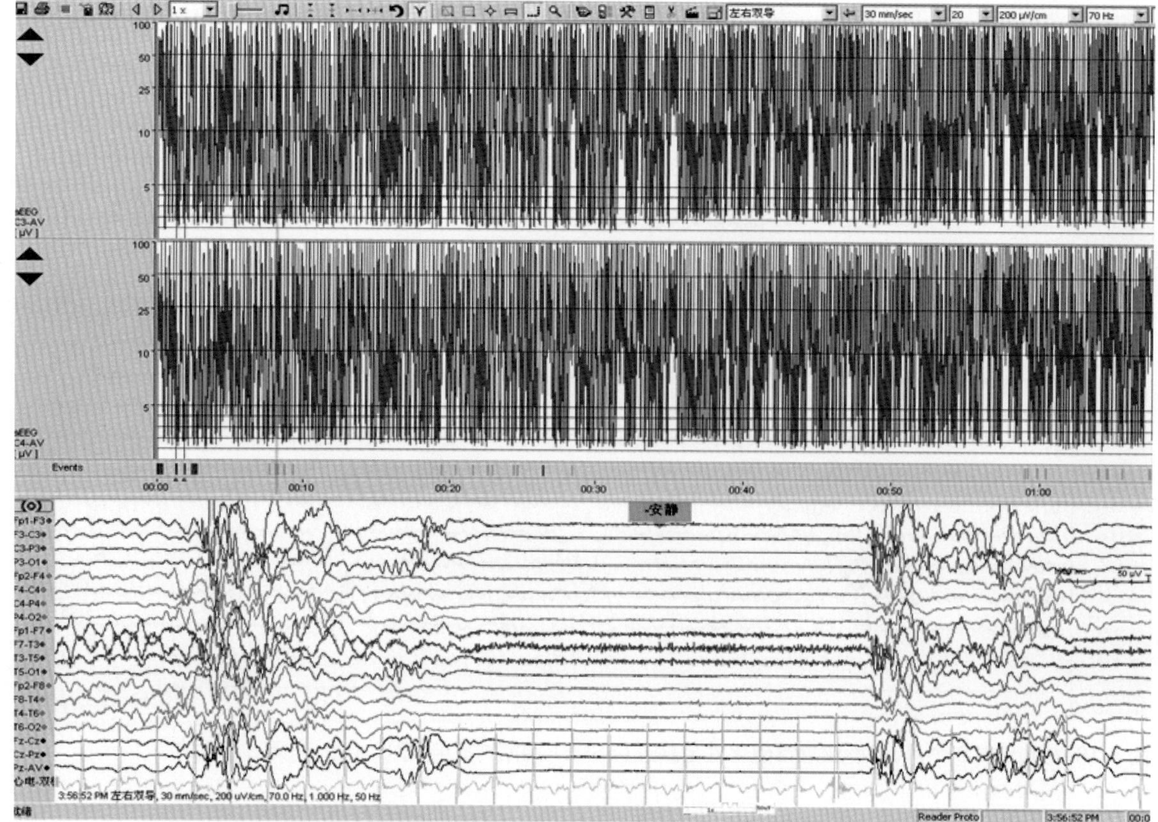

图 4-20 男，4 岁，抽搐待查，心肺复苏术后；aEEG（图上半部分）及 VEEG（图下半部分）均显示暴发 - 抑制

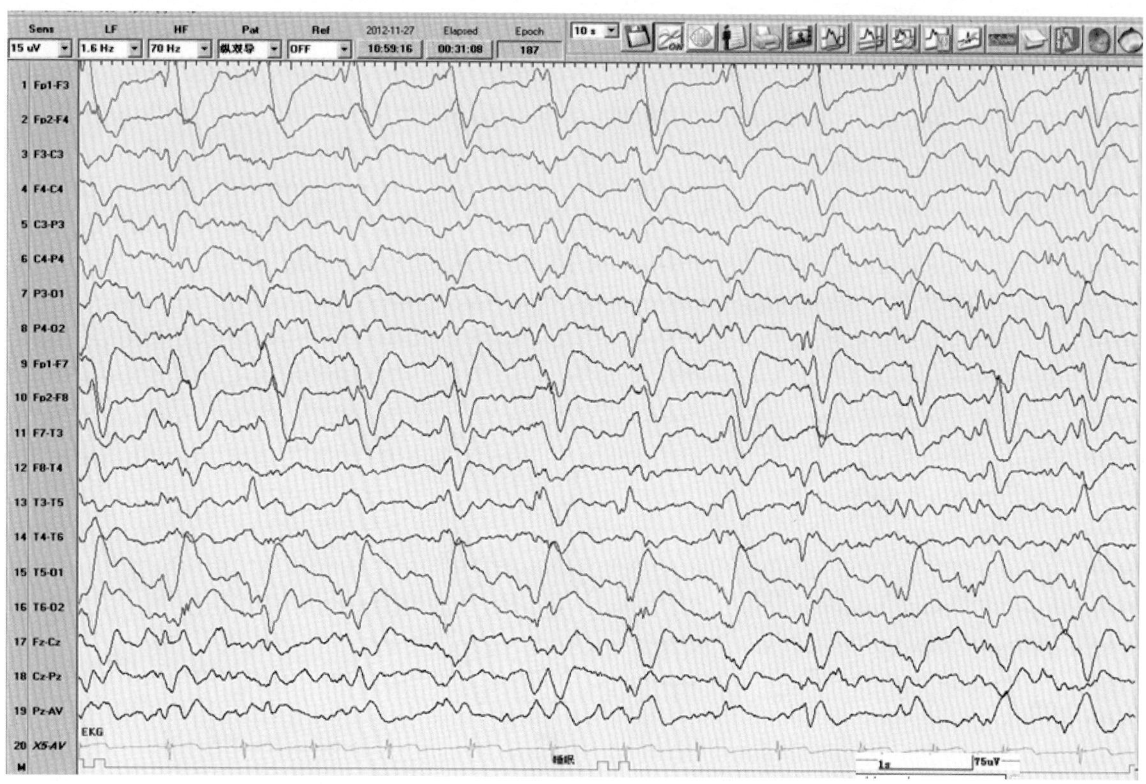

图 4-21 3 岁 9 个月，病毒性脑炎，三相波

入，正常人在枕区视觉皮层出现 α 节律，闭眼初期 α 节律可有短暂的频率增快、波幅增高；睁眼后视觉刺激传入，使枕区皮层兴奋，α 节律减弱或消失，即 α 阻滞或抑制现象。

睁闭眼试验的方法为在清醒状态下指示被检者睁眼，经过 10 秒左右让其闭眼，反复进行多次，两次之间应间隔在 10 秒以上。

睁闭眼试验的异常反应：①当睁眼后 α 节律抑制不完全或其抑制程度有显著的左右差时，推测有双侧性或一侧性异常。②由于睁眼 α 节律抑制，隐藏在背景脑电活动中的不明显的异常波如慢波或棘波往往变得明显。阵发性异常波中，皮层的限局性异常波即使睁眼也难于抑制，广泛性异常波的暴发睁眼容易抑制，有助于两者鉴别。③闭眼（eye closed）特别是刚闭眼之后 3 秒内（称合眼，eye closure）容易诱发广泛性棘慢波、慢波等（图 4-22），此类癫痫患者常合并光敏性。闭眼后限局性放电增多并反复或持续存在常见于枕叶癫痫患者（图 4-23），常不伴光敏性，而可能有失对焦敏感性（fixation-off sensitivity）。

**（二）过度换气**

过度换气（hyperventilation）的原理为过度呼吸使体内 $CO_2$ 排出量增加，出现低碳酸血症及呼吸性碱中毒，引起脑血管收缩、脑血流减少及脑内神经递质等生化代谢改变，引起脑波的改变。

检查方法为让被检者做深呼吸 3 分钟，而且要求在深呼吸时尽力呼气，每分钟 20~25 次，脑电图持续记录过度换气整个过程及停止后至少 3 分钟。儿童进行自主过度换气困难时，检查者可拿着适当大的纸片或风车放在被检者口前，让其吹纸条或风车而完成过度换气。

过度换气在正常儿童和部分成人可诱发出双侧高波幅慢波，慢波开始无节律，随后多为节律性慢波，在儿童波幅可达 300μV，这种慢波的出现及波幅的增高称为慢波建立（build-up）（增值图 4-22）。在健康成人，过度换气停止后慢波迅速消失，大多在 10 秒内恢复到原来水平，儿童则在 30 秒内恢复。

过度换气的异常反应：①慢波延迟消失，慢波建立在过度换气终止后 30 秒以上仍持续，视为轻度非特异性异常；②过度换气诱发的慢波一般在额、顶区明显，当慢波有显著的左右差和限局性出现时，与广泛性出现相比，多属异常（增值图 4-23）；③过度换气诱发阵发性异常波特别是含棘波时，可判定为异常。过度换气是典型失神发作最有效的诱发试验，几乎

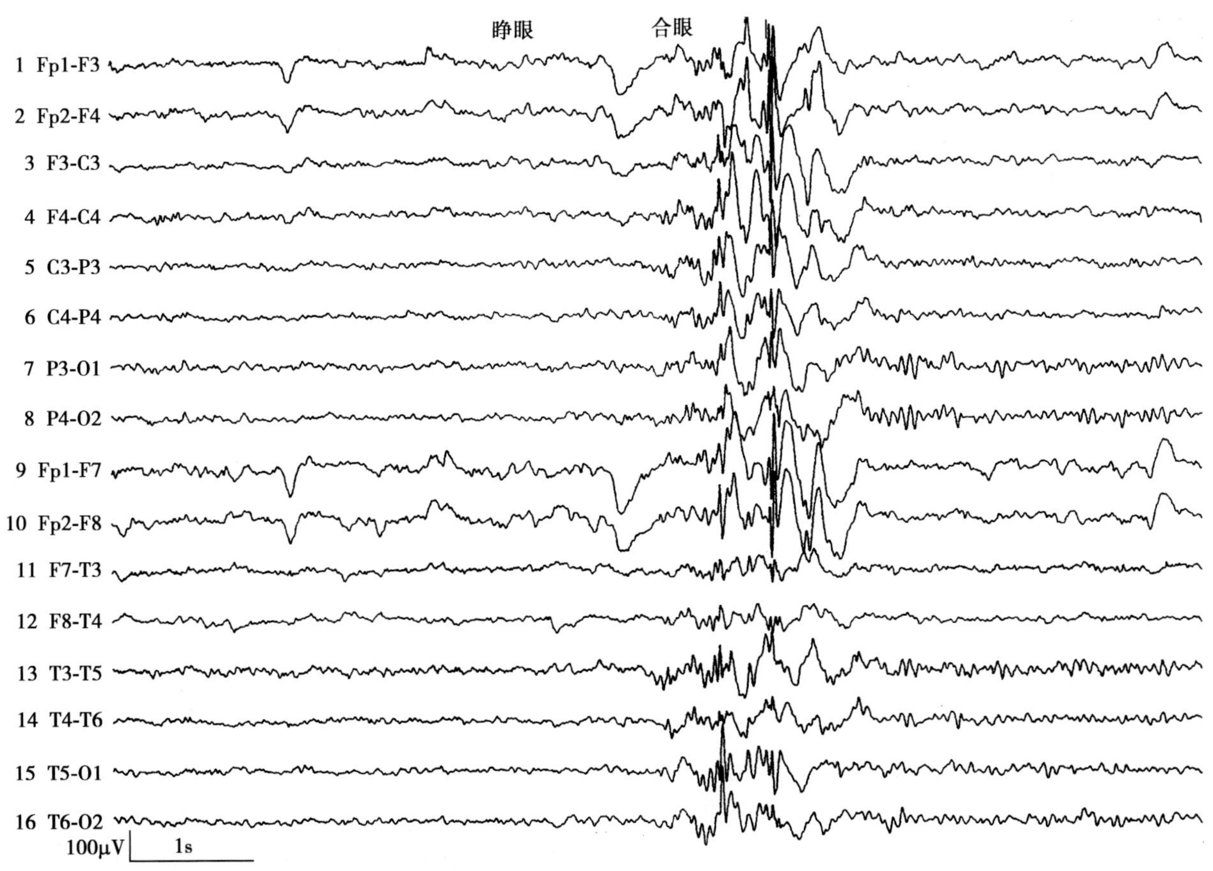


图 4-22 男，14 岁，青少年肌阵挛癫痫，合眼诱发广泛性棘慢波暴发

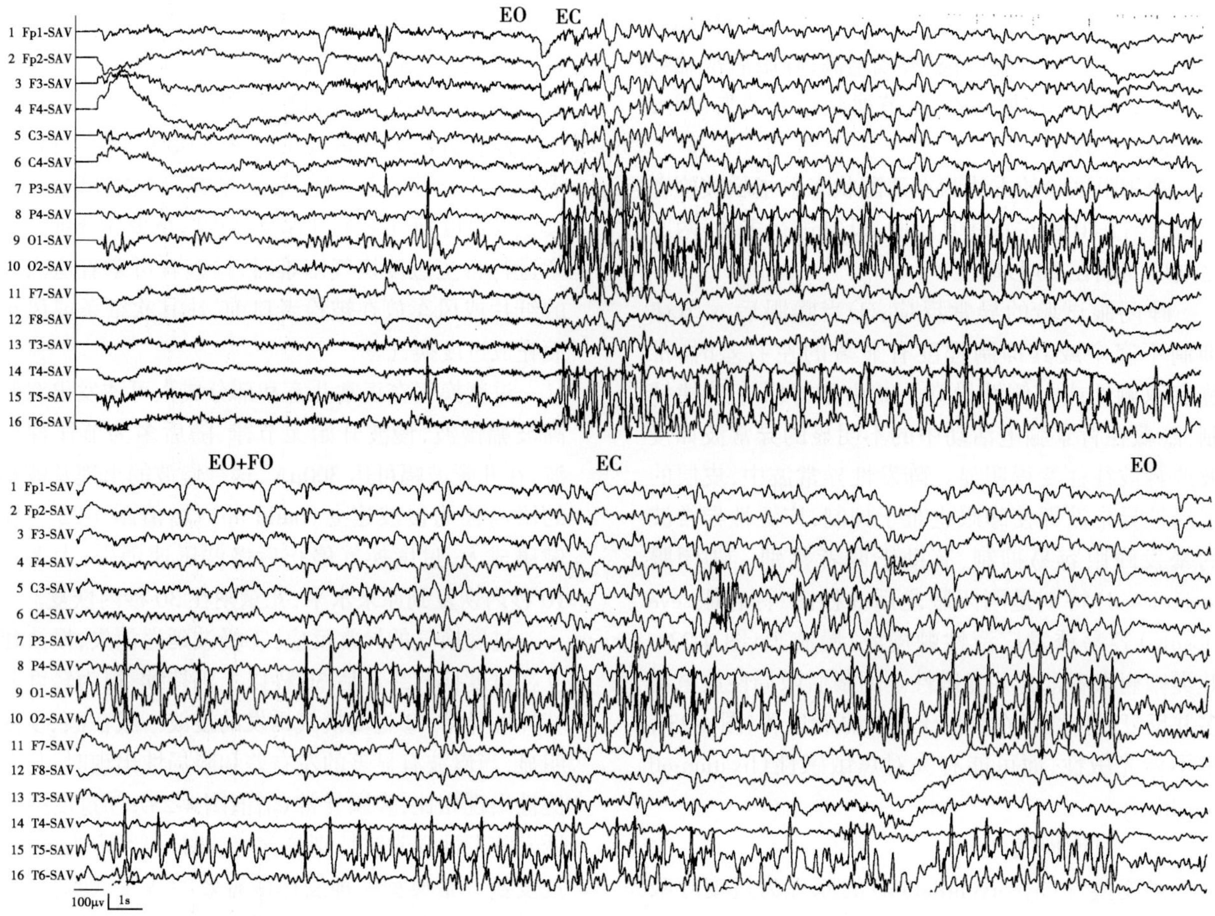

图 4-23 女，10 岁，Panayiotopoulos 综合征。EO，睁眼；EC，闭眼；EO+FO，睁眼状态下失对焦。图中显示睁眼放电消失，闭眼及睁眼失对焦时均见双侧枕、后颞区持续棘波发放

所有未治疗的失神发作患者，过度换气时可诱发典型的 3Hz 棘慢波暴发，并常伴临床失神发作。

**（三）间断闪光刺激**

将强光如闪光刺激器的闪光在被检者的眼前闪烁时，正常者几乎不出现异常波，但在癫痫患者，有时可诱发阵发异常波，进一步还可引起临床发作。间断闪光刺激（intermittent photic stimulation，IPS）所用闪光刺激器的要求及闪光刺激方法，见表 4-7。

IPS 结果的判定分为正常反应及异常反应。正常反应：①光驱动反应（photo driving response），又称节律同化（photic following），指闪光刺激时在顶枕区出现与刺激频率相同或呈谐波关系并与刺激有一定时相关系的频率波。若用 10Hz 闪光刺激引起相同频率的波称为基本节律同化（增值图 4-24），如出现 20Hz 或 30Hz 的频率波称为谐波节律同化，如出现 5Hz 的频率波称为谐波下节律同化。引起光驱动反应的有效频率通常为接近背景波的优势节律，这与年龄有密切关系，引起光驱动的常见频率为 5~30Hz。②α 节律阻滞：类似睁眼时的 α 阻滞，在闭眼状态闪光时常可见到。③光肌源性反应（photicmyogenic response），又称光肌阵挛反应（photomyoclonic response），为非癫痫性的肌肉抽动，主要表现为面肌抽动，特别是眼周围肌肉如眼睑眨动。12~18Hz 光刺激频率易于诱发，随光刺激结束而消失。脑电图上出现棘波样肌肉活动，额、中央区著。成人较儿童多见。

异常反应：①特殊大脑疾病的异常反应：当双侧光驱动不对称时，如果不伴其他脑电图异常则视为正常，当伴有一侧 α 节律不随睁眼阻滞等异常情况时则考虑为异常；在进行性脑变性病者，常出现背景活动的慢化及较低频率的闪光刺激即可诱发高波幅的光驱动，提示异常。②光阵发反应（photoparoxysmal responses，PPR），又称光癫痫样反应（photoepileptiform responses，PERs），指 IPS 诱发癫痫样波形。PPR 大致分为三种类型，分别为广泛性棘慢波、多棘慢波暴发（图 4-24）；颞顶枕区开始，泛化为广泛性棘慢波、多棘慢波暴发；颞顶枕区限局性棘慢波、多棘慢波。当 IPS 诱发 PPR 并伴有临床发

表 4-7 闪光刺激器的要求及间断闪光刺激操作方法

| 闪光刺激器特征及操作过程 | 刺激器的具体要求及间断闪光刺激操作方法 |
|---|---|
| 闪光刺激器特征 | 光亮度 >100Nit-s/ 每次闪光 |
| | 直径为 13cm 的圆形视野 |
| | 颗粒状的弥散器 |
| | 弥散器有中央对焦点 |
| | 光刺激器上不带图形或栅格，但在需要时可以在弥散器前插入图形 |
| | 能输出 1~60Hz 的闪烁光 |
| 操作过程 | 过度换气 3 分钟后才可进行 IPS |
| | 鼻根与光源距离为 30cm |
| | 每一个频段闪光为 10 秒，间隔 7 秒以上 |
| | 每一个频段闪光前 5 秒为睁眼状态，后 5 秒为闭眼状态 |
| | 眼睛注视刺激器的中央 |
| | 光刺激频率及顺序为 1、2、3、4、6、8、10、12、14、16、18、20、60、50、40、30、25Hz |
| | 诱发出光阵发反应时立即停止刺激 |

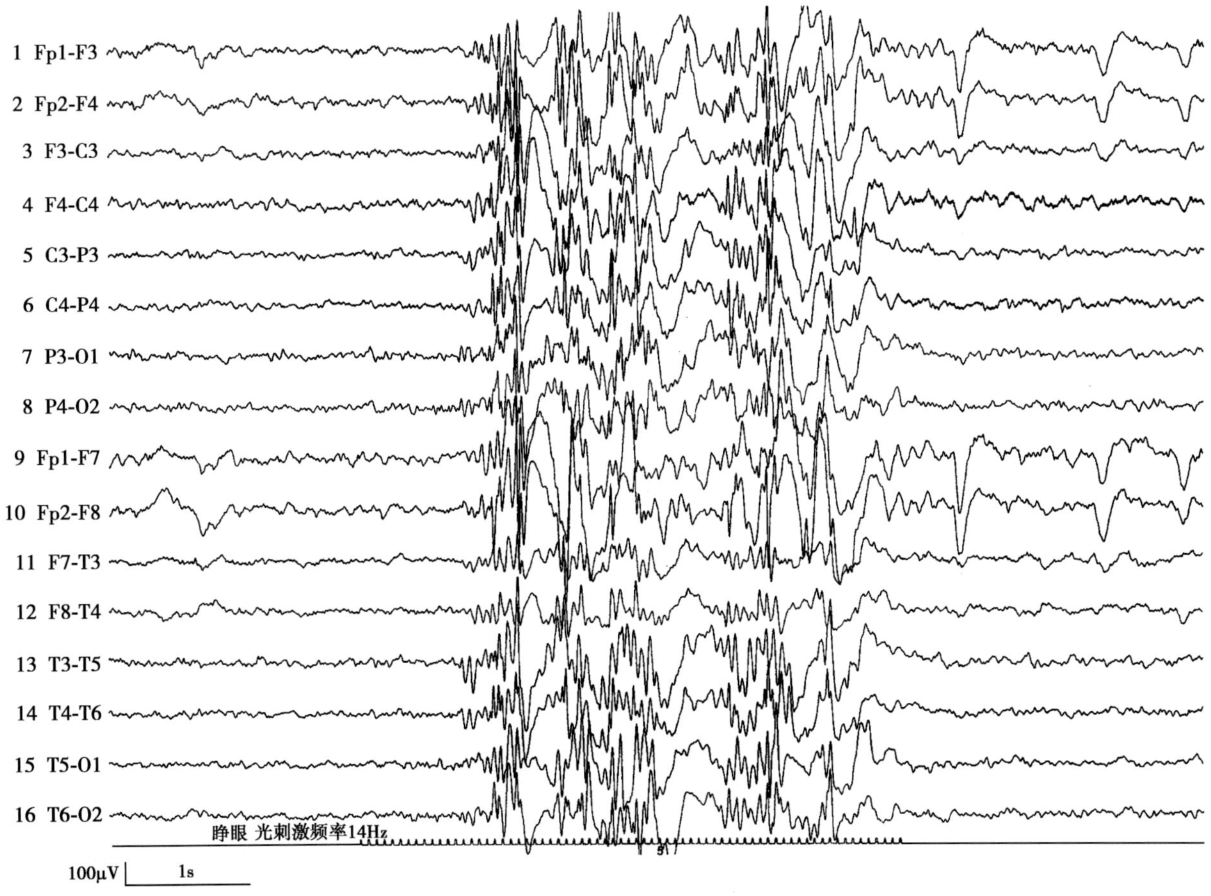


图 4-24 男，14 岁，光敏性癫痫。2 年内因玩游戏、看电视诱发 3 次全面强直 - 阵挛发作；间断闪光刺激诱发广泛性棘慢波、多棘慢波暴发

作时，称为光惊厥反应(photo-convulsive responses，PCR)，发作类型多为全面性发作，也可为局灶性发作。

**(四) 睡眠诱发**

人在睡眠时脑干网状结构上行激活系统对大脑皮质和边缘系统的作用减弱，癫痫样放电及不对称性脑波等异常容易被释放出来，从而提高脑电图异常的检出率。睡眠诱发试验有助于癫痫的诊断及分型，尤其对睡眠中容易发作的癫痫尤为重要。睡眠诱发试验分为自然睡眠法、药物诱导睡眠法及剥夺睡眠法，三者在操作过程及诱导睡眠上各有优缺点，可以根据具体情况选择性采用。一般癫痫样放电在睡眠Ⅰ期最容易出现，随睡眠加深大多减少或消失，也可持续存在于睡眠各期。睡眠还有助于观察大脑皮层病变时正常生理性脑波的减弱或消失，如顶尖波、睡眠纺锤及K综合波限局性减弱或消失等。

## 六、伪差的识别

脑电图伪差的识别是脑电图判读的重要部分。常见的伪差分为生理性伪差与非生理性伪差。非生理性伪迹可有多种起源，生理性伪迹通常来自人体，但均非脑源性活动。在脑电图记录过程中，很多伪差是不可避免的，有时与异常脑电活动非常相似，严重时干扰脑电图记录和分析，导致诊断错误。有些伪差对脑电图的判断和诊断有一定帮助(表 4-8)。

表 4-8　脑电图常见的伪差

| 生理伪差 | 非生理伪差 |
|---|---|
| 心电伪差 | 仪器伪差 |
| 肌电伪差 | 电极伪差 |
| 眼球运动伪差 | 环境伪差 |
| 血管搏动伪差 | |
| 皮肤电反应伪差：出汗和盐桥 | |

**(一) 心电伪差**

心电信号的电压为毫伏(mV)，比脑电信号强一个数量级，在体表大多数部位能够记录到心电信号。如果心电图的尖波样伪差与脑源性慢波先后出现，会酷似尖慢复合波。心电信号常影响耳电极，左侧更易受累。心电伪差容易出现在体型肥胖者、短颈者及儿童中，这些患者的头部更接近胸廓。心电伪差常与体位有关，变换体位可使其出现或消失，因此，在长程EEG记录中多间断出现。目前建议记录脑电图时，常规用胸部电极记录心电，一是为了观察发作性事件(癫痫性或心源性发作)时心电的变化，同时也有助于判断混入脑电活动中的心电伪差，避免误判(增值图 4-25)。

**(二) 肌电伪差**

肌电伪差在清醒期EEG记录中无所不在，睡眠期也可见到。位于头皮肌肉上的任何电极均可记录到肌电伪差。当被试者紧闭眼或光刺激常可导致额肌收缩，可在额区电极记录到肌电伪差，被试者有咀嚼运动时可在颞区相关电极甚至全部电极记录到(增值图 4-26)，额区和枕区的肌电活动在紧张的被试者也常可记录到。

采取安慰患者、使患者情绪稳定或对有关肌群进行按摩等方法使患者放松，可使大多数肌电伪迹减弱或消失。应避免使用高频滤波来排除肌电伪迹，因为高频滤波器虽可将多数高频肌电活动衰减、频率变慢、波形变钝，使原本很明显、很容易辨认的密集肌电活动变成类似β活动、异常快节律发放或多棘波发放，给脑电判读带来迷惑性。

**(三) 眼球运动伪差**

眼球运动本身会造成局部电位发生变化。可将眼球运动电位视为一对偶极子，角膜为正极，视网膜为负极。因此，当眼球发生垂直向上运动的时候，角膜向额区电极靠近，额区电极(FP1和FP2最为明显)能记录到正性电位(向下偏转)；相反，当眼球发生垂直向下运动的时候，额区电极则记录到负性电位(向上偏转)。同理，眼球发生水平运动的时候，如眼球转向左侧时，F7电极记录到正性电位，F8电极记录到负性电位；如眼球水平转向右侧时，F8电极记录到正性电位，F7电极记录到负性电位。眼球发生斜向运动可能更难发现，它可以理解为垂直运动和水平运动的叠加，带来的电位变化可被误认为局灶性异常。此外，分析眼球运动伪差能够帮助判断睡眠分期、眼球震颤的方向。

眼睑颤动较难判断，水平性眼球震颤在正常情况下是双侧出现的，但时常仅在一侧可以检测出来。可记录到这种运动的电极是F7或F8，当这个电极接近角膜，产生一个较高的正相电位，这个伪迹波形常常酷似定标方波。垂直眼球震颤从Fp1和Fp2电极很少能够监测到，这是因为垂直运动和电极与眼球之间的距离很近，产生低电压，所以不容易记录到。

瞬目或眨眼动作是眼睑快速短暂的闭合运动，瞬目时在FP1和FP2可记录到一个很深的向下偏转的正性电位，波幅达100~300μV，波宽在300毫秒左右，该活动可波及前颞区(增值图 4-27)。有时瞬目伪差后见一个较低的向上偏转电位，由睁眼所致。额极的瞬目伪差常提示被试者处于醒觉状态，有助于判断受试者的状态。

**(四) 血管搏动伪差**

当电极安放在表浅动脉上即可出现脉搏伪迹，通常局限在单个电极上，形似慢波，其波形特点常为上升部分较陡峭，顶端圆钝，而后缓慢降至基线(增值图 4-28)。同步心电记录对确定脉搏伪差很有帮助，记录的心电与伪差密切相关，心电信号与慢波呈锁时关系。

**(五) 皮肤电反应伪差**

出汗和盐桥可导致皮肤电反应伪差。出汗时可引起皮肤电阻的改变，导致缓慢而不规则的基线漂移(增值图 4-29)，使用标准低频滤波一般可以减少这种伪迹。幼儿和儿童安放电极哭闹以及发热患者或检查室温度过高时，均可记录到这种伪迹。因此，EEG 检查时室温不宜过高，湿度不宜过大。非常明显的出汗可导致两个相邻电极因汗液的导电作用产生"盐桥"效应，双极导联上显示电压差比较低(增值图 4-30)，这时可使用颈部垫枕，使患者头部离开枕头，或降低室温使患者凉爽等均可消除这种伪迹。

**(六) 仪器伪差**

仪器接地不良会出现广泛的交流电干扰(增值图4-31)。一般EEG仪器应选用正规地线，深埋地下，应该避免将患者的地线连接成回路或双重接地。头皮地线电极的作用是保证放大器电路正常工作，接触不好时也可引起所有导联信号干扰。

放大器电源本身也可能会引起 50Hz(国外常为60Hz)的交流电干扰，这种伪迹是由于高阻抗电极连接到记录设备影响放大器的输入线路而引起，也可由阻抗不均时共模抑制所引起。如能确保阻抗值小于 5 000Ω，一般就可以消除这种电源频率伪迹，现代化的脑电图放大器可以大大减少这种伪迹。如果在所有记录通道中均出现 50Hz 伪迹，则可能存在导电安全性的问题，应该认真进行检查，以保证患者的安全。此外，患者或者脑电图记录室内其他人员使用手机时也会出现高频电磁波干扰。

静电伪差：静电干扰的来源很多，如患者衣服摩擦，有人从患者身边走过，或扇扇子扰动空气产生静电伪差。位于患者头部电极线附近的静脉输液器内滴落的液体也会造成静电伪差，这是由于盐水瓶和人体存在电位差，水滴携带的静电荷坠落会对电极线造成电位干扰。静电干扰引起 EEG 上不规则杂乱波形，有时类似癫痫样放电，应注意鉴别。

**(七) 电极伪差**

大多数电极伪迹与以下几个原因有关：电极安放不良、高电阻、电极线断裂、电极和头皮交界面发生改变(增值图 4-32)。如果电极膏变干或电极下面有气泡，则可造成电极接触不良，引起电位变化，造成伪迹。

**(八) 环境伪差**

在 EEG 记录中出现的各种典型伪迹中，最棘手的就是由周围环境引起的伪迹，这种伪迹很难控制并将其消除。如脑电图记录地点附近的微波产生伪差或监护病房的患者连接的其他的电气设备造成多重伪差。因此，脑电记录过程中应注意到造成干扰的各种外部信号都可能是伪迹潜在的来源。

## 七、脑电图报告的书写

**(一) 正式的脑电图报告**

应包括患者的基本信息：姓名、性别、年龄、记录日期及时间、记录号、技术员的名字。还应包括末次发作的时间、患者记录时的精神状态、正在服用的药物，尤其包括诱发睡眠的药物，剥夺睡眠、禁食或其他特殊情况亦应记录。

**(二) 脑电图报告**

主要由三部分组成。

1. 临床基本情况介绍如前述。

2. 脑电图特征的描述应尽量采用客观的方式，对脑电图的特征包括正常或异常现象进行描述，避免主观判断。

(1) 背景活动描述：首先描述优势活动，其频率、数量、部位、波幅、对称性、是否有节律性或不规则性。其次对非优势活动也要做相应地描述。

(2) 对异常活动进行描述：包括其波形(棘波、尖波和慢波)、波幅、分布(弥漫性或局灶性)、分布范围和部位、对称性、同步性(半球内和半球间)、波幅、时间(持续性、间歇性、片段性、阵发性)、数量(主观描述)。

(3) 对诱发活动进行描述：要说明诱发活动的质量(如过度换气好、一般或很差，睡眠的时间和睡眠达到的阶段)；闪光刺激的类型(阶梯式或滑梯式)和给予的频率范围；诱发的效果，包括是否有反应，以及反应的波形、波幅、出现范围及持续时间。

(4) 发作性事件的描述：监测到癫痫发作时，描述发作出现的状态(清醒期 / 睡眠期 / 醒睡各期 / 觉醒期)、次数(几次 / 十余次 / 数十次 / 频繁)、临床表现，同期 EEG 表现包括起始部位、演变、持续时间；对于监测过程中陪伴者或患者本人指认的发作性事件，即使为非癫痫性发作，也应该描述临床症状及相应的 EEG 有无改变及有无相应的伪差。

3. 脑电图结果的解释对脑电图记录做出正常或异常的判断，如果是异常脑电图，应说明异常的形式和部位；监测到癫痫发作时，尽可能根据 ILAE 的癫痫发作分类写出具体发作类型；指认的发作性事件为非癫痫性事件也要在结果中体现出现。

## 八、癫痫的脑电图

癫痫(epilepsy)是由多种原因所致的慢性脑部疾患，其特点是大脑神经细胞过度放电引起的反复癫痫发作。尽管 21 世纪高分辨率的解剖和功能影像学有了很大的进展，但是在癫痫的诊断和治疗上，脑电图仍然起着不可替代的重要作用(表 4-9)。

表 4-9 脑电图在癫痫诊断和治疗中的作用

| 诊断及治疗 | 具体作用 |
|---|---|
| 诊断 | 有助于确定发作性事件是否为癫痫发作 |
| | 有助于癫痫发作类型的诊断 |
| | 有助于癫痫综合征的诊断 |
| | 有助于发现癫痫发作的诱发因素 |
| | 有助于评估单次非诱发性癫痫发作后再次发作的风险 |
| 治疗 | 辅助评估抗癫痫药治疗的疗效 |
| | 癫痫外科术前评估 |
| | 排除癫痫样放电所致的认知障碍 |

### (一) 脑电图的敏感性、特异性及正确评价

脑电图在癫痫诊断中的敏感性：指癫痫样放电在癫痫人群中的发生率，并不是所有癫痫患者脑电图都能监测到发作间期的癫痫样放电。一般来说，癫痫样放电在癫痫儿童中的发生率明显高于成人，且癫痫起病年龄越早发生率越高。

脑电图癫痫样放电的特异性：指相比癫痫患者而言，癫痫样放电在正常人群中的发生率。10% 正常人可有非特异性脑电图异常，1% 的正常人可检测到癫痫样放电，对于有神经系统异常而无癫痫发作的儿童，其癫痫样放电的检出率会更高。常见有三种类型癫痫样放电可出现在非癫痫人群特别是儿童中：中央颞区放电、广泛性棘慢波放电及光阵发反应。儿童中 60% 的中央颞区放电和 50% 的枕区放电不伴有临床癫痫发作，仅有光阵发反应者很少出现癫痫发作。因此，不能仅凭借脑电图异常而不考虑临床表现来诊断癫痫。

正确评价脑电图的作用：少数癫痫发作的发作期头皮脑电图正常、或被伪差遮盖而难以识别；癫痫发作频率与发作间期放电有时不成比例，放电的多少不一定能反应癫痫的严重性，如儿童良性癫痫伴中央颞区棘波患者在睡眠中常有多量放电，但癫痫发作频率常较低，预后良好。

### (二) 发作间期癫痫样放电

脑电图的阵发性异常主要由棘波、尖波以及与慢波一起形成的复合波即棘慢复合波、尖慢复合波，以及阵发性节律波组成，称为发作间期癫痫样放电(interictal epileptiform discharges，IEDs)。符合 IEDs 必须满足以下标准：暴发性出现且突出于正常背景活动；必须有几毫秒突然的极性变化；每个瞬态的持续时间小于 200 毫秒，棘波持续时间小于 70 毫秒，尖波持续时间为 70~200 毫秒；放电必须有生理性区域分布；必须不是已知的良性变异型或正常图形如门状棘波、小尖棘波或顶尖波等。

**1. 发作间期癫痫样放电的意义** 在某些癫痫综合征中脑电图更可能出现异常，特异性的发作间期脑电图与特殊的癫痫综合征相关，例如 IEDs 几乎不可避免的出现在未经治疗的婴儿痉挛、Landau-Kleffner 综合征和儿童良性癫痫伴中央颞区棘波中。内侧颞叶癫痫常有发作间期脑电图异常，但额叶癫痫患者发作间期 EEG 可能为正常(表 4-10)。

IEDs 有助于预测癫痫发作再发率，首次癫痫发作后脑电图有 IEDs 者其再发率是 EEG 正常者的 2~3 倍，非特异性异常的复发率是脑电图正常者的 1.3 倍。对于症状性或隐源性局灶性癫痫，无论脑电图是否记录到 IEDs，都具有较高的复发风险。复发风险更多取决于病因、发作类型和综合征，因此应结合临床解释脑电图对预测发作的作用。

**2. 发作间期癫痫样放电的特征**

(1) 频率特征：在某些全面性癫痫，发作期放电的频率具有一定特征，如典型失神发作的广泛性 3Hz 棘慢波节律、不典型失神 1.5~2.5Hz 的慢棘慢波，青少年肌阵挛癫痫 3.5~5Hz 的快棘慢波阵发，以及强直发作时 10Hz 左右棘波节律等。而发作间期的广泛性放电可能没有典型的频率特征，或者说 IEDs 的频率对确定全面性发作的类型有时是不可靠的，如典型失神发作患者睡眠期 IEDs 多为频率不规则的片段性棘慢波阵发。对于局灶性癫痫，棘慢波的频率可以较慢也可以较快，但并不具有类型或部位的特异性。除棘慢波或尖慢波外，局部的棘波或快节律在局灶性发作比全面性发作中更常见，频

表 4-10 癫痫样放电及可能的癫痫相关性

| 癫痫相关可能性（%） | 放电部位或性质 | 与癫痫相关性 |
|---|---|---|
| 高度可能性(>80%) | 前中颞区棘波 | 内侧颞叶癫痫 |
| | 中线棘波 | 强直 - 阵挛发作 |
| | 高度失律 | 婴儿痉挛（West 综合征） |
| | 慢棘慢波 | Lennox-Gastaut 综合征 |
| | 广泛阵发性快节律 | Lennox-Gastaut 综合征 |
| 中度可能性(<75%) | 额区棘波 | 额叶癫痫 |
| | 广泛性棘慢波（≥ 3Hz） | 失神癫痫(3Hz，CAE、JAE)、青少年肌阵挛癫痫(>3Hz)及其他特发性全面性癫痫 |
| | 中央 - 颞区棘波 | 儿童良性癫痫伴中央颞区棘波 |
| | 枕叶棘波 | 儿童良性局灶性癫痫（Gastaut 型和 Panayiotopolous 综合征） |
| | 光阵发反应 | 特发性全面性癫痫 |

率在 10~40Hz 不等，低龄儿童更容易记录到，可独立出现，也可出现于局部或广泛性放电之前、之后或复合在棘波、慢波之上。

(2) 空间分布：IEDs 可为局灶性发放及原发双侧同步化放电，前者可伴有局部扩散、半球间扩散、继发双侧同步化放电等方式。

(3) 时间分布：一些患者清醒期 EEG 可观察到 IEDs，而更多的患者睡眠期 IEDs 增多。某些患者在清醒期仅一个部位局灶性放电，但睡眠期会激活其他放电灶。通过记录睡眠期 EEG 来检测 IEDs 对局灶性发作患者是极其必要的，颞叶癫痫的患者清醒期脑电图往往是正常的，但 95% 在睡眠期会监测到 IEDs。NREM 睡眠期常激活局灶性癫痫的 IEDs，睡眠起始后放电增多，在慢波睡眠期达到高峰，而后在 REM 期减少到比清醒状态更低的水平。REM 睡眠期 IEDs 的范围和侧别性有助于确定难治性颞叶癫痫的致痫区。全面性癫痫的 IEDs 也会随睡眠觉醒周期而变化，由于 IEDs 多在清醒期出现而显得睡眠的激活作用相对较弱。对于失神或全面强直 - 阵挛发作的患者，睡眠会进一步激活 IEDs。一般情况下，棘波从睡眠期起始到进入慢波睡眠期会逐渐增多，在 REM 睡眠期急剧减少，觉醒后会再次增多。广泛性棘慢波在 NREM 睡眠期会变得更不规则，波幅变高、频率减慢，而在 REM 睡眠期和清醒期的波形却相似。觉醒期相关癫痫，例如青少年肌阵挛癫痫的脑电图会在早晨醒后或夜间觉醒后最为异常。相反地，与睡眠相关全面性癫痫的脑电图在清醒期趋向正常或者在睡眠期 IEDs 增多。

(4) 波形特征：IEDs 多表现为比较典型的棘波、尖波、棘慢波、尖慢波。在某些情况下，IED 波形对诊断有提示意义，例如儿童良性癫痫伴中央颞区棘波通常表现为 Rolandic 区结构“良好”的典型尖波或尖慢波，但同样位于中央区的放电，波形不典型的 IEDs 则不支持此综合征的诊断。IEDs 也可表现为各种“不典型”的癫痫样波形，既要能正确识别，也要结合临床做出解释。

**(三) 癫痫发作期的脑电图**

**1. 发作期图形的一般特征** 依据发作类型、起始部位、潜在致痫性病变性质的不同，发作期脑电模式各不相同，但也具有一些共性的特征。判断癫痫发作的脑电图时应注意以下要点：一种发作类型可有多种发作期图形，如癫痫性痉挛；不同发作类型可有相似的发作期图形，如肌阵挛发作、失张力发作和肌阵挛失张力发作；不是所有的发作类型都有特异性的发作期图形，如失张力发作；有些发作类型需要发作期脑电图及同步表面肌电图来辅助诊断，如肌阵挛失张力发作；不是所有的癫痫发作头皮脑电图都有明确的发作期图形，如下丘脑错构瘤所致的局灶性发作（发笑发作）。

(1) 发作期放电起源的判定：频率突然变化，出现新的节律性波形，可为 α 频段或较之更快或更慢的波形，节律性波可具有或不具有棘波的特征，波幅逐渐增高、频率逐渐减慢，随后可出现棘波成分。

波幅突然降低：发作开始为突然局灶或广泛性去同步化电活动即电压衰减，在电压衰减前发作间期放电可突然停止或明显增多数秒，随着发作图形的演变波幅逐渐增高，频率逐渐减慢，随后可出现显著的节律性活动。一些强直发作、痉挛发作及局灶性发作均可出现电压衰减图形。

波幅突然增高：发作初期波幅突然增高，如失神发作的双侧对称同步 3Hz 棘慢波节律性暴发。

(2) 发作期放电的演变规律：一个发作期脑电图包括发作间期向发作期的转变(即发作的起始)、发作过程中频率、波幅及范围的时空演变及发作的终止，大部分发作还存在不同于发作间期的发作后状态。

发作间期向发作期的转变：发作间期向发作期转换时，会出现一些变化模式，多数发作常表现为逐渐演变的节律性活动。

频率的变化：绝大多数发作在进展过程中都有频率的变化，通常是从较快的节律开始，逐渐减慢，直至发作停止。

波幅的变化：多数发作在进展过程中波幅逐渐增高，少数表现为波幅逐渐降低，失神发作时波幅可始终无明显变化。

波形的变化：发作期波形变化多样，既可为棘波、尖波，也可为各种频率的正弦样波，或出现各种畸变的波形，但不论什么波形，大都有持续重复发放的特点。

(3) 发作期放电与临床症状的对应关系：发作期放电起始后逐渐伴随出现临床症状，随着放电的演变临床症状也出现相应的演变。当脑电图上出现肯定的发作期图型但不伴有临床可发现的行为改变时，称为电发作(electric seizures)或临床下发作(subclinical seizures)。

**2. 癫痫发作的发作期脑电图检查** 自 ILAE 在 1981 年推出的癫痫发作分类后，到目前为止又经过了多次修订，最新版为 2017 年 ILAE 进行的修订，修订的目的是：认识到有些发作类型既有全面性又有局灶性发作，允许对未观察到的发作进行分类；包括少见的发作类型；采取更加透明或显而易见的名词。在局灶性发作中被认识的发作类型有局灶性强直、阵挛、失张力及肌阵挛和癫痫性痉挛(图 4-25)。

(1) 局灶性发作的脑电图特征

1) 局灶性发作放电的起源和扩散：局灶性发作的发作期脑电图常从局灶开始，发作的开始可表现为以下几种情况：①局灶性(focal)：指发作开始的放电仅影响到一个头皮电极或 1~2 个颅内电极。脑电图常表现为某一导联的背景活动突然或逐渐变为低波幅的持续快波活动，波幅逐渐增高，频率逐渐减慢，范围逐步扩大；②区域性(regional)：涉及一定范围脑区，颅内电极可显示起源于脑叶的一部分，可在空间扩散数厘米。头皮脑电图显示涉及相邻 2~3 个导联的节律性放电；③一侧性(unilateral)：发作期放电累及一侧半球，难以进一步定位。脑电图表现为一侧半球的广泛节律性放电或电压突然降低；④非一侧性(no unilateral)：发作期放电起源于两侧半球的某一局部区域，头皮电极双侧波幅大致相等，或颅内电极双侧半球同时开始。

2) 局灶性发作的常见脑电图模式：大多数(约占 2/3)发作期图形为发作间期放电突然消失，由另一种完全不同的节律性活动所取代，一侧性或区域性起始的各种频率(δ、θ、α、β、γ 频段)的节律性波形，以低波幅快波节律起始多见，少数起始为反复棘波或尖波发放。发作有起始、演变及结束的过程，发作过程中可以从局部起始区域向邻近区域扩散、或通过胼胝体向对侧半球相应区域扩散，范围逐渐扩大，直至发作终止。

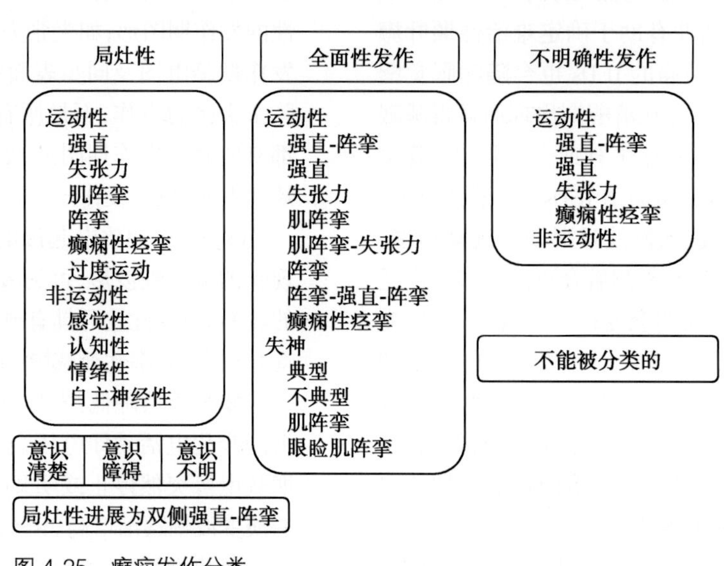

图 4-25 癫痫发作分类

(2) 全面性发作的脑电图特征(表 4-11)

表 4-11 常见全面性癫痫发作的发作期脑电图特征

| 全面性发作 | 发作期脑电图(表面肌电图特点) |
| --- | --- |
| 强直 - 阵挛发作 | 强直相开始为波幅突然降低(去同步化电压衰减)→ 10~20Hz 节律性活动(癫痫性募集节律),伴波幅渐高、频率渐慢 →θ 和 δ 频段的慢波逐渐插入产生类似多棘慢波图形,临床对应阵挛期 |
| 阵挛发作 | 10Hz 以上快节律和慢波混合形成规则或不规则的(多)棘慢波 |
| 典型失神发作 | 双侧对称同步 3Hz 棘慢波节律性暴发 |
| 不典型失神发作 | 广泛性 1.5~2.5Hz 慢棘慢波发放,亦可为不规则棘慢波、多棘慢波或弥漫性慢波 |
| 肌阵挛失神发作 | 同典型失神发作脑电图,为双侧对称同步 3Hz 棘慢波节律性暴发[两者主要的鉴别依据临床上肌阵挛失神发作时伴有肩部、上肢为著(有时累及下肢)的节律性肌阵挛抽动,在 EMG 上呈现受累肌群的节律性肌电暴发,与棘慢波呈一一对应关系] |
| 强直发作 | 广泛性 10~25Hz 棘波节律,呈波幅渐高、频率渐慢趋势 |
| 癫痫性痉挛 | 最常见为高波幅广泛性一过性慢波、伴随低波幅快活动及弥漫性电压衰减,其他图形按出现率由高到低依次有广泛性尖慢波、广泛性尖慢波伴随电压衰减、仅为电压衰减、广泛一过性慢波、电压衰减复合快波活动、广泛性慢波伴随电压衰减和复合快波活动、电压衰减伴节律性慢波、仅为快波活动、棘慢波伴随电压衰减和复合快波活动、电压衰减和复合快波活动伴随节律性慢波 |
| 肌阵挛发作 | 取决于肌阵挛的类型和癫痫综合征类型,特发性全面性癫痫:广泛性(多)棘慢波暴发,频率常在 2.5Hz 以上;Lennox-Gastaut 综合征:1.5~2.5Hz 广泛性(多)棘慢波暴发;婴儿早期肌阵挛性脑病:对应暴发抑制图形的暴发段,或与放电无对应关系;神经系统变性病:与广泛性放电对应或不对应 |
| 眼睑肌阵挛 | 广泛性高波幅 3~6Hz(多)棘慢波暴发,持续时间长时临床伴失神表现 |
| 肌阵挛失张力发作 | 广泛性(多)棘慢波暴发,肌阵挛对应棘波成分,失张力对应慢波成分[同步 EMG 为肌电暴发(肌阵挛)紧随肌电静息(失张力)] |
| 失张力发作 | 广泛性(多)棘慢波暴发;亦可为低或高波幅快波活动、平坦电活动 |

(杨志仙)

## 第二节 诱发电位

诱发电位(evoked potienitials,EPs)是神经系统相应部位对某种特定刺激所产生的反应性电位。通常情况下,单个反应电位波幅很小,需将反复刺激下获得的系列单个瞬间反应电位进行计算机叠加处理,同时又不断减除与刺激无锁时关联的自发性脑电活动波,从而获得被显著增强、形态清晰、重复性佳、又易于进行潜伏期等多项参数测量的 EPs。

根据刺激或记录方式不同而有多种 EPs,现重点介绍临床常用的四种,包括脑干听觉诱发电位(BAEP)、视觉诱发电位(VEP)、躯体感觉诱发电位(SEP)和运动诱发电位(MEP)。除运动诱发电位外,前三种 EPs 均是通过刺激感觉神经系统而获得,也可统称感觉性诱发电位。此外,还简要地介绍在皮层认知功能基础上,通过感觉性刺激诱发的晚发性皮层电位,用于协助判断被试者的认知能力,称为事件相关电位(event-related potential,ERP)。

EPs 测试具有客观、有时较神经系统体格检查更敏感,且不受被测试者意识状态与麻醉镇静药物影响等优点。虽然以磁共振检查为代表的影像学技术已成为当今神经系统疾病的重要实验室检查,但各种 EPs 仍然是探测中枢神经有无结构和功能异常不可缺少的检测项目。不同种类 EPs 反映不同神经传导通路的结构与功能状况,它们在临床应用中的共同优势:①探索或证实相应感觉或运动神经系统传导功能有无异常;②揭示感觉或运动系统是否存在无明显临床症候的“亚临床”损害,尤其当疑为脱髓鞘性疾病时;③协助了解病灶的解剖学范围和疾病的病理生理学状况;④通过对 EP 异常者的神经病学转归定期随访监测，为其病情的好转或加剧提供客观生物学依据。

然而，EPs的共同不足之处：①缺少疾病特异性，不同疾病可能会有相同的检测结果；②测试结果的判断受年龄因素影响，以婴幼儿期最明显；③检查需要患儿充分合作或睡眠中记录，以消除肌电等伪迹干扰；④检查结果可能受各自传导系统终端器官病变的影响，如VEP受到眼科疾患、SEP和MEP可受到周围神经病，而BAEP会受到传导性与感觉性耳聋对测试结果的影响。

美国脑电学会于1984年首次颁布EPs“技术指南”并于1994年进一步修订，在当前我国尚缺乏统一EP技术规范情况下该指南可予借鉴。该指南特别提醒，当引用其他实验室报道的EP正常值时必须同时满足以下两个基本条件：①测试中所设置的刺激与记录技术参数应与被引用实验室一致或充分匹配；②按关键年龄期分组，每年龄组至少测试20名正常人，其中95%~99%的被测试者结果应完全在被引用的同年龄组正常值范围内。

## 一、脑干听觉诱发电位

脑干听觉诱发电位（brainstem auditory evoked potential，BAEP）是借耳机发出声音刺激后，从头顶部头皮表面记录到由听觉传导通路产生的诱发电位。按照其反应电位潜伏期的长短，即10毫秒内、10~50毫秒和50毫秒以上，分为短、中、长三种不同潜伏期的听觉诱发电位。短潜伏期听觉诱发电位主要来自听神经和脑干，而中、长潜伏期听觉诱发电位分别代表来自皮层神经元突触后电位。

由于中、长潜伏期听觉诱发电位极易受被测试人意识水平和注意力影响，个体间差异很大，临床主要应用10毫秒以内的短潜伏期脑干听觉诱发电位。从脑干上段传到头顶的单个BAEP反应电位十分微弱，其波幅仅0.2微伏（μV）左右，需经计算机叠加1 000~2 000次才能显示出有良好重复性的清晰反应波形。由于此项检查不受年龄限制，对受试者无伤害，且可在睡眠状态下完成，因而已广泛用于包括新生儿在内的各年龄期儿童神经与耳科疾病的诊断与随访监测中。

### （一）BAEP图形基本特征

短潜伏期BAEP由6~7个阳性波组成，按国际惯例用罗马数字Ⅰ~Ⅶ顺序标记（图4-26）。虽然这些波都存在多起源可能性，但也可以简单地认为波Ⅰ代表听神经动作电位，波Ⅱ来自耳蜗神经核，波Ⅲ起源于脑桥上橄榄复合核与斜方体，波Ⅳ与波Ⅴ分别代表外侧丘系和中脑下丘核，波Ⅵ与波Ⅶ则是丘脑内膝状体和听放射的动作电位波形。正常情况下，波Ⅰ和波Ⅱ，以及波Ⅳ与波Ⅴ常相互连接融合形成复合波形。常规测试中，又以波Ⅰ~波Ⅴ这前五个波最稳定，其中波Ⅴ波幅最高，出波率最稳定，在实测中

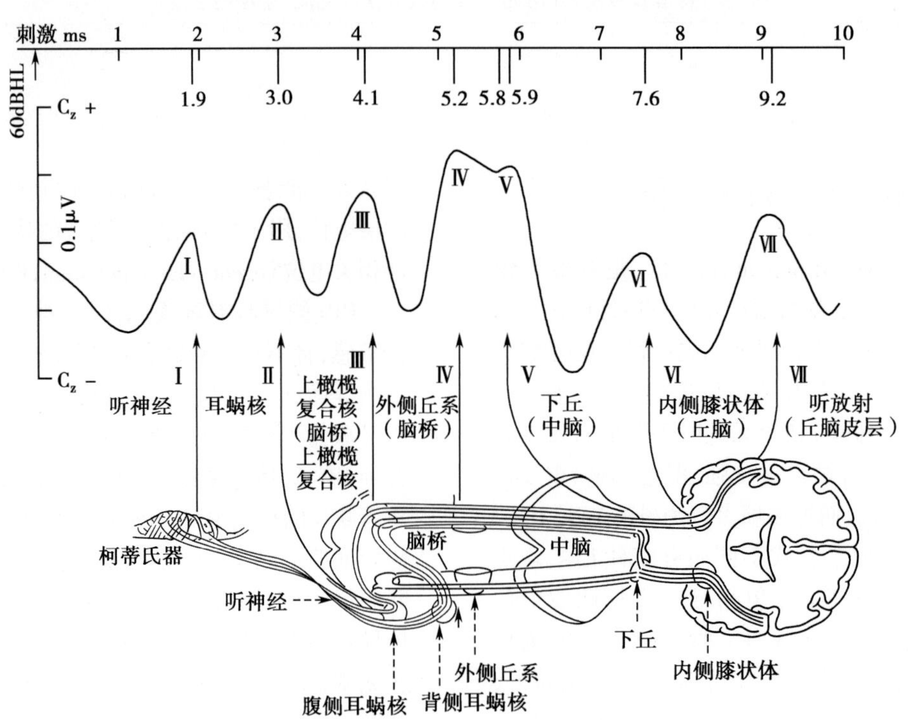


图4-26 BAEP波群及主要起源

通常被作为辨认BAEP波群的主要标志。Ⅰ、Ⅱ波实际代表听觉传入通路的周围性波群，其后各波代表传导通路中枢段的动作电位。换言之，波Ⅰ潜伏期代表听觉通路的周围性传导时间，而波Ⅰ～波Ⅴ的波间潜伏期(interpeak latency，IPL)系脑干段听觉中枢性传导时间，自然也与脑干功能完整性相关。

**（二）检测技术对BAEP测试结果的影响**

**1. 听觉刺激器参数的影响**

(1) 刺激类型：听觉诱发电位大多采用短声(click)或纯音(tone)刺激。经滤过处理后的短声刺激，以突发性高频率和短时限为特征，更适合短潜伏期BAEP测试。又因所诱发的图形清晰，特别适用于神经系统疾病的诊断。纯音为宽频谱刺激声，同时含有低频音成分，理论上对耳科疾患诊断有更大意义。然而，低音频声波时程长，刺激效应弥散，在此基础上诱发的反应波幅低，图形也不恒定。而且，体内对低频音波的感受器主要分布在耳蜗顶部，而高音频感受器主要在基底部。声波到达耳蜗顶部耗时较基底部长，若不同时使用高音频的白噪声，由纯音诱发的BAEP实际上仍主要来自耳蜗基底部对高音频成分的反应。因此，纯音刺激更多用于长潜伏期听觉诱发电位的测试。临床应用的BAEP，仍主要采用短声刺激。

(2) 刺激强度：刺激强度的常用表达方式通常以分贝(decibel，dB)表示。由于所取参考值不同，常有以下几种表达方式：

1) 听力级(hearing level，HL)：以听力正常的青年人对时程0.5秒以上纯音达到阈值的平均刺激强度为零位参考值。常规用于听力计。

2) 正常听力级(normal hearing level，nHL)：同样以听力正常的健康青年听阈所需平均刺激强度为零位参考值。当使用0.5秒以上纯音时，nHL就是HL。但若使用短声、短纯音等其他类型声音刺激时，尽管规定所用刺激声音平均波幅应与0.5秒以上纯音相同，但各自的零位强度参考值自然各不相同。故凡使用nHL表达刺激强度的BAEP测试仪，厂家应为用户标明该测试仪所用的dB表达单位，及其强度参考值。

3) 感觉级(sensory level，SL)：以受试者自身听阈为参考值。作为一个听力正常的年轻人，其SL应与相同刺激方式下的nHL相等。受试者SL与nHL的分贝差值即是该患者在某一特定刺激方式下听力丧失程度。新生儿和婴幼儿，以及智力低下患者无法测出其自身的SL值。

4) 声压级(sound pressure level，SPL)：前述HL、nHL和SL三种分贝的表达均是以正常青年人或患者本人生理性感受为参考值。与其不同，SPL则与人的生理学因素无直接关系。常规是将1 000Hz纯音产生20μPa(0.000 2dyn/cm$^2$)压强为零位参考值，用超过零点的SPL分贝数来表示刺激声强度。

5) 峰值声压级(peak equivalent sound pressure level，peSPL)：短声刺激反应时间太短，很难从声压计准确测出其具体压强值，人们采用与已知SPL有相等波幅的短声峰值压强为其零位参考值。

peSPL与SPL均属客观的物理学测量方式，不涉及人群生理感受阈值的影响，较HL、nHL和SL更适合儿科患者的使用。1984年以来，美国脑电图学会一直推荐在所有年龄组的BAEP或耳蜗电图测试中使用peSPL来表达刺激强度。一般采用的强度范围在40~120peSPL。peSPL与其他表达方式难以直接进行数据间换算，但在短声刺激下，120dB peSPL≈83~85dB HL≈70dB nHL≈50dB SL。实践中可据此参考。

刺激强度对BAEP有影响，BAEP各波潜伏期与刺激强度呈负相关关系，即波潜伏期随刺激强度增强而缩短，反之则延长。2岁以下婴儿对刺激强度的变化更敏感，如当刺激强度由65dB SL降至45dB SL时，早产儿波Ⅴ潜伏期将延长2ms而成人仅延长0.9ms。然而，由于各波潜伏期是随刺激强度成比例地增减，而波间潜伏期IPL在刺激强度的变化过程中却相对恒定，IPL Ⅰ~Ⅲ、Ⅰ~Ⅴ和Ⅲ~Ⅴ值在不同刺激强度下前后相差不大，这对脑干功能完整性的判断很有参考价值。

BAEP的波幅因刺激强度增强而增高，其中以波Ⅰ波幅的增高幅度最明显。由于波Ⅰ是测量IPL的起点，故有重要意义。波幅又随刺激强度减弱而减小，甚至完全引不出，但波Ⅴ总是最后消失者，使它同时也成为测量BAEP听阈的波形标志。

(3) 刺激声波的极性：所谓刺激声波极性是指产生"短声"的电脉冲冲击耳机膜的初始运动方向。朝向鼓室时叫压缩性短声(condensation click)，背向鼓室时叫膨胀性短声(rarefaction click)。单独使用压缩性或膨胀性刺激时，后者各波潜伏期较短，而波Ⅰ潜伏期的缩短较波Ⅴ更明显，使其IPL Ⅰ~Ⅴ和IPLⅠ~Ⅲ均较压缩性短声刺激时短，故在评价BAEP测试结果时，应知道检测中采用的刺激极性。常规检测中，多推荐单独使用膨胀性短声，因为它使波Ⅰ波幅增高，有利于对波Ⅰ的辨认。仅当平均处理过程中伪迹较多时，才选用与压缩性极性交替的短声刺激，以使图形更清晰。

（4）声刺激频率：常规推荐的刺激频率是8~10Hz。超过10Hz会使BAEP各波波幅降低。唯波Ⅴ相对不受影响，故有助于对波Ⅴ的鉴别。高频率刺激还同时伴有各波潜伏期及相应IPLs延长。与此相反，低于8Hz的频率使波Ⅰ波幅升高，潜伏期缩短，有利于对波Ⅰ的识别。一般说来，新生儿期BAEP受刺激频率的影响较成人更明显。

（5）对侧耳的屏蔽性声刺激：当从一侧耳机释放短声刺激时，声音会通过颅骨传导使对侧耳也同时受到刺激。由于常规BAEP要求单耳测试，临床测试中常需在对侧耳给予60dB peSPL的白噪声，以阻断这种交叉性刺激效应的发生。

**2. 记录参数的影响**

（1）记录电极的安置：通常同时采用两个导程记录BAEP。导程之一用于同侧记录，即将一对记录电极分别置于头顶（10-20国际脑电图电极系统的Cz）与同侧耳垂（或乳突）处；导程之二用来记录刺激耳对侧的BAEP图形，即连接Cz和对侧耳垂或乳突。对侧记录一般不出现Ⅰ波，并促使融合的波Ⅳ与波Ⅴ分离，而同侧记录则有利于融合的波Ⅱ和波Ⅲ分开。利用两侧记录的BAEP图形这些差异，就能帮助对BAEP各波，尤其是对波Ⅰ的识别，因为在刺激同侧记录到的波Ⅰ在对侧记录中应该缺失。

若只设置一个导程作BAEP记录则采用同侧记录。

（2）滤波截止频率：滤波截止频率的上、下限对BAEP图形的形成与波潜伏期均有重要影响。上、下限间频宽过窄会使波型不稳，而频宽过大又会使图形失真。推荐的频宽下限为10~30Hz，上限2 500~3 000Hz。当记录中伪迹过多难予清除时，可逐步调整下限至100~200Hz。

（3）叠加次数：足够量的叠加（平均）次数是增大信号与噪声（伪迹）比值，排除伪迹，提高图形清晰度的重要措施。一般需要将1 000~2 000次以上单刺激后的反应波形，经计算机叠加处理，方能形成清晰的BAEP图形。

记录中的伪迹大多来自肌肉电位，尤其颈部肌电干扰。检测中保持被测试者舒适体位，特别是颈部肌肉松弛十分重要。对儿童及不合作患者最好在睡眠中完成测试。

### （三）年龄与性别对BAEP特征的影响

**1. 年龄** 围生期和婴幼儿期的BAEP正常值因年龄而有很大差异。围生期发育程度直接受孕龄（conceptional age，CA）影响，不同孕龄有其相应正常值，甚至可根据BAEP的测试值推算早产儿的受孕龄。虽然最早可从25周CA未成熟儿获得不完全的BAEP反应电位，但一般要到31周CA后才能完整地获得波Ⅰ、波Ⅲ和波Ⅴ等主要波群。作为周围性听路传导时间的波Ⅰ潜伏期，约在足月后6周（46周CA）达正常成人值，但代表中枢性听路传导时间的波间潜伏期IPLⅠ~Ⅴ、IPLⅠ~Ⅲ和IPL Ⅲ~Ⅴ，以及波Ⅲ、波Ⅴ潜伏期约到2岁后始达成人水平。因此，自胚胎中期至生后头两年是人类BAEP发育的快速成熟期，早产儿最好按每2周，足月后则应分别按生后3周、6周、3个月、6个月、1岁、2岁、3岁和3岁以上建立各年龄期正常值。表4-12列出本研究团队参照美国脑电图学会1984年颁布的BAEP操作指南，对我国272名31周CA至14岁正常儿童和23名健康青年的BAEP（刺激强度单位peSPL）测试结果。

基于BAEP各波的波幅随刺激强度减弱而降低，且波Ⅴ是低刺激强度中最后消失波这一特征，临床以引出波Ⅴ的最低刺激强度称谓“BAEP听阈”。新生儿有较高阈值，达（80 ± 14）dB peSPL；足月产后1月即降至（60 ± 10）dB peSPL；2个月~2岁为（51 ± 10）dB peSPL；3岁后与成人不再有差异，为（46 ± 9）dB peSPL。

**2. 性别** 多数人报道新生儿和婴幼儿BAEP无明显性别间差异，但到8岁以后，女性各波的波潜伏期与波间潜伏期较男性短。造成这种差异的可能原因是女性头围较小，使头皮电极与听通路相应节段的解剖距离缩短相关。从听觉传导速度计算出来的成人听通路长度证实，女性确较男性短3.6~9mm。

### （四）异常BAEP的临床解读

临床主要根据波潜伏期、IPL和主要波成分的缺失来判断BAEP是否异常，并以此推测受损听通路的大致部位。实践中，可将BAEP的主要异常及其临床意义简单归类为表4-13中的几种情况。

### （五）BAEP在儿科的临床应用

新生儿和婴幼儿因缺少合作与准确表达能力难以完成临床许多常规听力检测。BAEP和耳声传射（otoacoustic emission，OAE）因不受年龄、睡眠状态或镇静剂影响，且有较好的敏感性和特异性，已成为当前广泛用于新生儿和幼婴听力有无缺损的两项主要实验室检查。OAE显示的是瞬间声刺激（短声或纯音）下耳蜗外侧毛细胞运动的听觉能量，直接反映耳蜗功能是否正常。与BAEP比较，OAE有更高信-噪比，因而检测耗时少，易于临床应用。然而，OAE的缺陷是该检查仅能表明存在因耳蜗损伤导致耳聋的存在，且不能反映其严重程度。同时，对于耳蜗外

表 4-12 各年龄期 BAEP 波潜伏期与波间期正常参考值(120dB peSPL)($M \pm S$,ms)

| 年龄组 | 例数 | 波潜伏期 | | | | | 波间潜伏期 | | |
|---|---|---|---|---|---|---|---|---|---|
| | | Ⅰ | Ⅱ | Ⅲ | Ⅳ | Ⅴ | Ⅲ~Ⅰ | Ⅴ~Ⅲ | Ⅴ~Ⅰ |
| 31~32 孕周 | 4 | 2.50±0.38 | 3.59±0.33 | 5.30±0.44 | 6.54±0.34 | 7.55±0.57 | 2.38±0.13 | 2.80±0.13 | 5.21±0.17 |
| ~36 孕周 | 5 | 1.81±0.11 | 2.93±0.17 | 4.96±0.13 | 6.18±0.14 | 7.41±0.20 | 3.14±0.10 | 2.45±0.11 | 5.60±0.16 |
| 足月新生儿 | 53 | 1.67±0.28 | 2.70±0.28 | 4.63±0.32 | 5.72±0.34 | 6.89±0.32 | 2.73±0.27 | 2.24±0.22 | 5.17±0.27 |
| ~1 个月 | 20 | 1.41±0.19 | 2.51±0.24 | 4.37±0.33 | 5.43±0.37 | 6.54±0.35 | 2.97±0.23 | 2.31±0.24 | 5.22±0.37 |
| ~2 个月 | 20 | 1.35±0.14 | 2.45±0.17 | 4.33±0.20 | 5.24±0.25 | 6.44±0.31 | 2.99±0.24 | 2.11±0.23 | 5.12±0.29 |
| ~3 个月 | 20 | 1.32±0.18 | 2.36±0.23 | 4.25±0.23 | 5.22±0.24 | 6.34±0.23 | 2.87±0.29 | 2.09±0.21 | 4.95±0.31 |
| ~6 个月 | 20 | 1.39±0.17 | 2.33±0.20 | 4.01±0.23 | 5.03±0.35 | 6.09±0.24 | 2.57±0.20 | 2.10±0.18 | 4.67±0.26 |
| ~1 岁 | 25 | 1.37±0.13 | 2.31±0.15 | 3.89±0.23 | 4.70±0.30 | 5.86±0.22 | 2.47±0.20 | 2.00±0.22 | 4.45±0.20 |
| ~2 岁 | 22 | 1.40±0.15 | 2.27±0.17 | 3.72±0.23 | 4.55±0.15 | 5.59±0.20 | 2.37±0.27 | 1.89±0.19 | 4.22±0.21 |
| ~3 岁 | 19 | 1.32±0.13 | 2.28±0.22 | 3.65±0.21 | 4.55±0.26 | 5.54±0.27 | 2.25±0.21 | 1.92±0.18 | 4.17±0.24 |
| ~4 岁 | 21 | 1.34±0.10 | 2.31±0.15 | 3.58±0.17 | 4.52±0.17 | 5.45±0.21 | 2.25±0.17 | 1.90±0.19 | 4.15±0.22 |
| ~7 岁 | 22 | 1.35±0.13 | 2.27±0.16 | 3.58±0.18 | 4.57±0.23 | 5.42±0.16 | 2.22±0.15 | 1.83±0.16 | 4.06±0.17 |
| ~14 岁 | 21 | 1.36±0.11 | 2.35±0.17 | 3.61±0.14 | 4.55±0.26 | 5.46±0.17 | 2.21±0.15 | 1.85±0.12 | 4.09±0.17 |
| 20~30 岁 | 23 | 1.38±0.11 | 2.42±0.20 | 3.58±0.17 | 4.66±0.22 | 5.44±0.21 | 2.20±0.18 | 1.87±0.26 | 4.07±0.25 |

表 4-13 异常 BAEP 的临床解读

| BAEP 的异常表现 | 临床意义 |
|---|---|
| 双侧 BAEP 全部缺失 | 在排除设备和技术因素后考虑双侧听神经病变,也见于脑死亡患者 |
| 双侧 BAEP 的各波潜伏期皆延长 | 在除外低强度刺激导致的可能性后考虑周围性耳聋或听神经病变 |
| 刺激同侧 BAEP 缺失但对侧记录正常 | 同侧耳蜗或听神经损害 |
| 波Ⅰ正常,但其后各波缺失,伴对侧记录正常 | 同侧听神经的近端或脑桥延髓段脑干病变 |
| 波Ⅰ和其后各波的潜伏期皆延长,IPL Ⅲ~Ⅴ正常 | 周围性耳聋或听神经病变 |
| 波Ⅴ缺失或波Ⅴ/Ⅰ波幅比值降低 | 同侧上段脑干病变 |
| IPL Ⅰ~Ⅲ和 IPL Ⅲ~Ⅴ同时延长 | 同侧下段和上段脑干病变 |
| IPL Ⅰ~Ⅲ延长但 IPL Ⅲ~Ⅴ正常 | 同侧脑干下段(听神经至脑桥下段间)病变 |
| IPL Ⅲ~Ⅴ延长但 IPL Ⅰ~Ⅲ正常 | 同侧脑干上段(脑桥下段至中脑间)病变 |
| 快频率重复刺激下波Ⅴ潜伏期异常延长 | 同侧脑干可疑性损害 |
| BAEP 听阈增高 | 可疑性周围性耳聋,或听神经远端病变 |
| 刺激强度 - 波潜伏期相关曲线平行而向上地偏离正常曲线 | 传导性耳聋(由中耳或外耳病变引起的周围性耳聋) |
| 刺激强度 - 波潜伏期相关曲线的低强度刺激段向上偏离 | 感觉神经性耳聋(由内耳即耳蜗或听神经、或脑干听路病变引起的神经性耳聋) |

的听觉通路神经性疾病，OAE 可能完全正常。BAEP 则可对包括听神经在内的脑干听觉传导通路病变作出定位及严重程度分析。因此，对疑有听力障碍的患儿，既使 OAE 初筛正常仍需完成 BAEP 检查。

**1. BAEP 用于儿童听觉功能的测试与评价**

(1) 新生儿和生后初期听力损害的早期诊断与筛查：婴幼儿期是语音发育的关键年龄期，正常听力对儿童的语言和智力发育至关重要，即使轻微的耳聋也会明显影响儿童的语言能力。若能尽早发现婴儿听力损害并对其性质准确判断，便能及早采取有效治疗措施，将有助于患儿获得良好的语言与精神行为发育进程。有关儿童听力障碍发病率因测试条件不同而有一定的差异，英美报道的发病率分别为 1.33‰ 和 1.86‰，某些高发率国家或地区可达 3‰~5‰，其中 20% 的患儿是在生后 2 年内发病的。

新生儿期有多种致耳聋的危险因素，耳聋患儿中约 1/3 有入住 NICU 抢救史。研究证实，若在生后 6 个月内对有听力障碍的患儿进行早期治疗干预，患儿有望获得正常语言发育能力。为此，自 1989 年以来，美国及许多国家对具耳聋危险因素新生儿，于生后一月内进行 BAEP 或 OAE 听力筛查及治疗干预，使全美婴儿耳聋的确诊年龄从平均 24~30 个月下降到生后 2~3 个月，为所有听力障碍新生儿赢得早期听力干预，和正常语言、智能发育进程的显著效益。近年有学者更主张对所有新生儿进行 OAE 或 BAEP 听力筛查，但因耗费太大引发争论。表 4-14 列出美国婴儿听力联合委员会(JCIH) 于 1994 年提出的新生儿期十大耳聋危险因素，每一种危险因素导致新生儿耳聋的概率为 2%~5%，显著高于无危险因素的新生儿。多数国家将这些危险因素作为新生儿期需要听力筛测的重点对象。

然而，不少听力障碍则是发生在新生儿期后(迟发性耳聋)，考虑早期听力干预的重要意义，JCIH 又于 2000 年提出 2 岁以下婴儿发生迟发性耳聋的危险因素(表 4-15)，对具有这些危险因素的婴儿，既使新生儿期听力检查正常，仍应进行 BAEP 或 OAE 等听力监测，以防止对这些患儿听觉康复的延误。

此外，脑性瘫痪也是并发耳聋的危险因素。作者以多种刺激声强度对 84 例脑瘫患儿进行 BAEP 测试，约 2/3(56 例) 合并听路损伤，远高于仅根据患儿听觉行为判断的 6.6% 耳聋发生率，许多患儿的听觉障碍未能得到及早发现与确认，从而延误对其听力及语言发育的早期康复治疗。56 例中，80.3% 属周围性，3.6% 为单纯脑干中枢性听力障碍，余为混合性异常。引起脑性瘫痪的围产期病因如窒息、高胆红素血症和宫内感染等同时也是导致先天性耳聋的危险因素，推测这是脑性瘫痪患儿耳聋发生率高的原因。

(2) 用于儿科其他情况的听力筛测：由于该检查不受患者意识状态及镇静剂影响，BAEP 的测试结果往往比依赖主观听感受的各种行为听力检测更准确。因而，以 BAEP 为主导的“诱发电位听力测试”在儿科有更多实用价值。BAEP 听阈增高提示周围性耳聋或听神经远端损害可能性，但常规 BAEP 听阈检查均采用高音频短声刺激，不能发现某些特殊频段听力障碍。因此，当测试结果正常时应进一步

表 4-14 新生儿耳聋危险因素

| 序号 | 危险因素 |
|---|---|
| 1 | 有遗传性耳聋家族史 |
| 2 | 宫内感染，包括巨细胞病毒(CMV)、风疹病毒、单纯疱疹病毒、弓形体病和梅毒。其中尤以 CMV 和风疹病毒感染最多见 |
| 3 | 累及头颈部位的解剖畸形 |
| 4 | 出生体重 <1 500g |
| 5 | 高胆红素血症，其胆红素浓度达到换血指征 |
| 6 | 耳毒性药物使用史 |
| 7 | 细菌性脑膜炎 |
| 8 | Apgar 评分：1 分钟 0~4 分或 5 分钟 0~6 分 |
| 9 | 连续使用机械通气 5 天以上 |
| 10 | 患有某种综合征，而感觉神经性耳聋为该综合征的一个特征，如 Wardenburg 或 Usher 综合征等 |

表 4-15　2 岁以下婴儿发生迟发性耳聋的危险因素

| 序号 | 危险因素 |
|---|---|
| 1 | 父母或抚养人对患儿的听力、语言能力或生长发育进程提出质疑者 |
| 2 | 有儿童时期发生持续性耳聋的家族史 |
| 3 | 患有伴感觉神经性或传导性耳聋，或伴咽鼓管功能障碍症候的某种临床综合征者 |
| 4 | 新生儿期以后发生可能并发感觉神经性耳聋的感染，包括细菌性脑膜炎 |
| 5 | 宫内感染史，包括巨细胞病毒（CMV）、单纯疱疹病毒、风疹病毒、梅毒和弓形体病 |
| 6 | 新生儿期已存耳聋危险因素，如高胆红素血症，其胆红素血清浓度达换血指征者<br>因持续性肺动脉高压而使用机械通气者，以及使用过体外模式人工氧疗者 |
| 7 | 患有伴进行性耳聋症候的综合征，如神经纤维瘤病、骨硬化症和 Usher 综合征 |
| 8 | 患有神经退行性疾患如 Hunter 综合征，或患有感觉性神经病如 Friedreich 共济失调、遗传性运动感觉神经病等 |
| 9 | 头颅外伤 |
| 10 | 反复性或持续性中耳炎伴积液达 3 个月以上 |

完成低频短声、甚至短纯音刺激下的听阈检测。而当常规 BAEP 听阈异常时则应分别完成 500Hz、1 000Hz、2 000Hz 和 4 000Hz 频率的 BAEP 听阈测试。

据认为，至少一半以上的耳聋患儿不存在表 4-14 和表 4-15 中列出的各种危险因素，他们大多在生后头几年内发病，其中一些与合并有耳聋表现的综合征或非综合征性遗传因素相关。临床工作中，要特别重视家长或抚养人对患儿异常听行为的质疑，尤其对存在慢性中耳积液、早产儿、先天愚型、腭裂、单侧外耳道闭锁、颅面畸形、多发性畸形，以及智力发育延迟或精神行为异常者，是所有年龄期儿童合并听力障碍的易感人群。BAEP 将对其耳聋的存在及其性质提供重要信息。智力障碍患儿难以完成各种行为性听力检测，而 BAEP 更是当今能为其提供听力信息唯一可靠的实验室检查。此外，听力障碍本身又可能是某些智力低下病情加重的原因。

细菌性脑膜炎是婴幼儿期后天性耳聋最常见的病因，1 岁内患脑膜炎者发生率尤高。BAEP 是发现该并发症，并定期随访的重要检测手段。经 BAEP 检测脑膜炎耳聋的发生率为 25%~60%，一半以上在病后几年中部分或完全恢复。并发的耳聋中，约 1/4 为传导性，1/2 属耳蜗损害，余 1/4 为脑干听路损伤。

BAEP 在评价先天性外耳道闭锁的听力损害中也有特别价值。对单侧闭锁婴儿，通过 BAEP 以确认非闭锁侧耳是否正常。对双侧闭锁者，借助 BAEP 检查可了解其内耳功能状态。

中耳炎和中耳积液是生后头 3 年最常见耳病，长期或反复中耳疾病易导致听力损害。BAEP 和气道阻抗恰是无损伤监测该年龄期患儿听觉功能最客观的检查。中耳炎并发传导性耳聋时，BAEP 各波潜伏期等同地延长，延长程度也反映听力损害的严重度。腭裂患儿易并发复发性中耳积液，BAEP 监测有助于早期发现其听力障碍合并症。

(3) 协助儿童助听装置疗效的判断与调控：感觉神经性耳聋常需配用助听器以放大传入的声响，这就需要因人而异地测量每个患儿的听阈，并测出使用助听器前后听阈的差值。BAEP 可为婴儿和不合作儿童配戴助听器后的适宜程度进行客观评价与音量调整，以保证最佳助听效果。近年更以波幅 - 调控声调（amplitude-modulated tones）替代常规检测中短声刺激，获得不易受助听放大器干扰和更为稳定的 BAEP。

对病情严重患儿，既使助听器仍不能对其听神经纤维产生有效刺激，通常需要进行超强度短声 BAEP 测试，以了解患儿耳蜗是否还有残余功能，并分析耳蜗植入治疗的必要性。除此外，BAEP 还被用于对所植入耳蜗功能的术中判断，以及对其术后持续功效与听路状态的连续监测。耳蜗植入后的 BAEP 图形与正常基本相似，其波Ⅴ潜伏期通常在 4.0 毫秒左右。

**2. BAEP 在儿童神经疾病诊断中应用**　BAEP 对累及脑干听通路的神经科疾患诊断十分有益，脑白质营养不良和脑干肿瘤患儿通常都有 BAEP 异常。此外，主要影响脑白质的退行性疾病、共济失调或昏迷患儿也往往伴有 BAEP 改变。然而，BAEP 仅仅反映脑干听觉通路的问题，在许多儿童神经疾病中，BAEP 可能始终正常。同时，仅从异常 BAEP 并不能知晓其病因，例如很难单凭异常 BAEP 或临床表现将脑干脑炎与脑干肿瘤区别开来。

为神经疾病患儿进行 BAEP 测试时，应试用 120~135dBpeSPL 较强声刺激，更有报道在某些神经疾患，仅当快频率刺激时方有更明显异常。

(1) 肿瘤

1) 后颅窝肿瘤：儿童后颅窝肿瘤远较成人多见，BAEP 不仅能证实脑干病变的存在，还有助病变的定位。虽然头颅影像学是后颅窝肿瘤最有诊断价值的检查，但 BAEP 属非损伤性检查且费用较低廉，可用于后颅窝肿瘤疑似病例初筛、影像学中脑干部位体积较小肿瘤或可疑病变的确认，以及治疗过程中病变转归的监测等。

2) 听神经瘤：听神经瘤在儿童少见，通常呈两侧性，且与Ⅱ型神经纤维瘤病相关。BAEP 是早期发现该肿瘤的敏感检查，并在其发生、扩展与治疗转归随访中发挥重要作用。

3) 神经胶质瘤：脑干神经胶质瘤多伴有 BAEP 异常，有时甚至在典型临床表现和影像学改变之前出现。肿瘤大多在脑桥、中脑，个别波及丘脑。BAEP 有助于肿瘤定位。

4) 小脑肿瘤：患小脑肿瘤时也可有 BAEP 异常，这主要取决于小脑肿瘤是否波及或压迫脑干。同时，该检查还可用于对小脑及后颅窝肿瘤的术中、术后以及放射治疗和化疗前后脑干功能的监测。

(2) 发育性疾患

1) 脑积水：患儿大多伴有 BAEP 显著异常，主要表现为波Ⅴ波幅降低、Ⅴ/Ⅰ波幅比值减小，甚至波Ⅴ缺失等。BAEP 异常与脑积水的病理学关系尚不清楚，但部分可能与脑室扩大有关，因为经脑室引流术后 BAEP 异常会得到明显改善。此外，脑积水患儿常伴有脑干发育障碍，后者也可能导致 BAEP 异常。

2) Arnold-Chiari 畸形：可有不同组合的颅底、枕大孔、脊椎、脑干、小脑或大脑先天性畸形。患儿常伴有枕大孔疝和脊髓脊膜膨出，导致延髓受压，引起吞咽困难及窒息发作，严重者致呼吸衰竭死亡。BAEP 检查可见脑干中枢传导时间延长，并能有效地预测危象发生以便及时手术解除脑干受压。有人对 27 例患儿术后随访，81% 于 2 岁时神经系统发育与 BAEP 检查皆正常。

(3) 髓鞘脱失性疾病：影响髓鞘的疾患最初大多引起Ⅴ波、Ⅲ波等 BAEP 后位波群潜伏期延长。随着病情加重，这些后位波群波幅进行性减低，甚至消失，最后只剩相对完好的Ⅰ波。BAEP 的改变并非听觉传导通路的阻断，而与神经冲动同步化缺失关系较大，因为 BAEP 异常通常是在听觉临床症状出现之前就已发生。

对具有进行性脑症状的患儿进行 BAEP 与 EEG 联合检测有助于区分是灰质或白质为主的大脑疾病。灰质病变常引起 EEG 阵发性痫性放电而 BAEP 通常不受影响。然而，白质病变时 EEG 背景呈现弥漫性慢波伴 BAEP 异常。BAEP 的改变往往在脱髓鞘疾病的早期已经出现，各种脑白质病中有恒定的 BAEP 异常，既使在出生仅 1 个月的婴儿脑白质病(如 Krabbe 病或 Pelizaeus-Merzbacher 病)，BAEP 均已显著异常。

在年长儿的脑白质疾病如异染性或肾上腺脑白质病中，同样会在神经症状出现之前呈现异常的 BAEP，但异常程度相对较婴幼儿轻，初期主要表现以 IPLⅠ-Ⅲ为主的波间潜伏期延长，随临床症状加重 BAEP 异常日益明显。

(4) 遗传代谢与变性疾病：遗传代谢病中，枫糖尿病、丙酮酸脱羧酶缺乏症和苯丙酮尿症等常有 BAEP 异常。非酮性高糖血症可引起 IPL Ⅰ~Ⅴ延长。其他遗传代谢病包括 Leber 遗传性视神经病、高丙酸血症、Kearn-Sayre 综合征、脑肝肾(Zellweger)综合征，以及 Menkes 病等也可有 BAEP 异常。亚急性坏死性脑脊髓病(Leigh 病)由多种丙酮酸代谢异常引起，包括丙酮酸脱氢酶、细胞色素氧化酶缺乏症，以及其他线粒体病，患儿 BAEP 异常程度因异常代谢性质和年龄而有所不同。

某些脑部退行性疾患如戈谢(Gaucher)病、尼曼-匹克(Niemann-Pick)病，并不特别影响脑白质，但也常有 BAEP 异常。若肝豆核变性患儿出现 BAEP 改变提示病变已波及脑干听路。黏多糖病Ⅰ型是常染色体隐性遗传的进行性溶酶体病，可并发传导性或感觉神经性耳聋，BAEP 分别显示 IPL、波潜伏期延长或波的缺失。经骨髓移植治疗后，伴随临床症状消失，BAEP 也转正常。因此，其可用于对该病治疗的随访。

遗传性小脑性共济失调(Friedreich 共济失调)因脑干神经元丢失和胶质增生于疾病早期即有 BAEP 异常，主要表现为各波缺失。这有助于本病的诊断与鉴别诊断，以及对病情严重程度的评估，因为其他遗传性共济失调病如共济失调毛细血管扩张综合征等，不会有 BAEP 的异常。

(5) 缺氧缺血性脑损伤：任何年龄期的缺氧缺血性脑损伤往往有 BAEP 异常，主要表现为 IPL 延长、波Ⅴ波幅降低或消失和Ⅴ/Ⅰ波幅比降低，伴耳蜗损伤时则表现为 BAEP 听阈增高。BAEP 测试对缺氧脑损伤是否遗留神经后遗症有提示价值，但急性期 BAEP 检测不如恢复期复查的预后价值大。同时，婴幼儿患者的 BAEP 检测结果常不如年长儿检测的预后相关性大。

(6) 头外伤与昏迷：头外伤或昏迷患儿若 BAEP 持续异常，在排除周围性听力丧失基础上提示预后不良。然而，BAEP 正常者却不一定预后好，因为严重皮层性脑损伤因未波及脑干听觉通路，故 BAEP 测试可以正常但病死率仍高。

头外伤后还要注意周围性耳聋的可能性，外伤后出现一侧性 BAEP 缺失提示颞骨骨折伴耳蜗或听神经损伤的可能性。气管内导管置入可引起中耳积液，致 BAEP 所有的波潜伏期均等同性延长，此时应进行高强度短声刺激以最大程度诱发清晰的Ⅰ波。

(7) 认知障碍疾患：有报道自闭症谱系患者 BAEP 异常，包括 IPL 延长和/或听阈增高等，但这些异常并非自闭症病理特征，可能是其多灶性或弥漫性大脑功能障碍所致，与患者听力无直接关系。在没有智力低下和癫痫合并症患者，BAEP 多正常。

对于语言发育落后的患儿，一般首先想到智力低下，其次就应考虑听力障碍可能性。对智力正常且无周围性耳聋的语言发育障碍者，应依靠详尽的 BAEP 检查，了解有无中枢性听路障碍。

**3. BAEP 用于后颅窝手术监测** BAEP 被用于后颅窝术中监测时，其技术参数的设置与常规 BAEP 测试相似，但因手术视野影响，需用外耳道内置耳机替代头戴耳机。同时，需要更长耳机导线以让诱发电位机远离手术台。

监测中具有重要意义的异常包括：①Ⅰ波之后的所有 BAEP 波缺失；②任何一个主波（Ⅲ或Ⅴ波）波幅减低；③Ⅰ~Ⅲ和Ⅲ~Ⅴ波间潜伏期延长。

当出现包括Ⅰ波的 BAEP 各波缺失时应首先排除听觉刺激不到位等技术因素影响。全身性麻醉对 BAEP 的测试结果几乎没有影响，各波潜伏期的延长不会超过 0.2 毫秒。手术过程太长可能导致手术中心区域温度降低，会引起 BAEP 各波潜伏期延长。此时需与手术损伤的听路传导受阻作出鉴别。由温度降低引起的各波潜伏期延长是逐渐发生的，而创伤导致的 BAEP 异常总是突然出现。

BAEP 对听神经瘤的手术监测因患侧耳的听力总是完全丧失而受限制。

## 二、躯体感觉诱发电位

体感诱发电位（somatosensory evoked potential，SSEP）是对肢体感觉神经纤维进行电刺激后沿脊髓和大脑相应体表位置记录到的相关反应电位。临床主要观察对上肢感觉神经刺激后 25 毫秒内，和对下肢感觉神经刺激后 50 毫秒内到达头顶部的反应电位，统称短潜伏期 SEP。常用的是在腕部对正中神经远端感觉纤维刺激后产生的经上肢 SEP，和在踝部对胫后神经或在膝部对腓总神经感觉纤维刺激的经下肢 SEP。由于经这 3 条神经产生的 SEP 波幅相对较高，图形更清晰，因而被临床更多选用。

### （一）SEP 的基本图形特征

**1. 刺激正中神经腕部感觉纤维的 SEP** 经刺激腕部正中神经的 SEP 通常沿其传入通路分别在 Erb 点（Erb's point，EP）、颈 5（或颈 2）棘突皮肤表面，以及脑电图 10-20 电极安置系统的 $C'_3$、$C'_4$（表 4-16）处头皮记录来自各个位点的反应电位，分别代表臂丛（Erb 点）、颈髓后角神经元（颈 5 或颈 2），以及丘脑皮质束和感觉皮层的头皮反应电位（scalp potential，SP）。在正常成人，通常由 $N_9$、$N_{13}$、$N_{20}$ 三个阴性波和 $P_{23}$ 阳性波组成，依次是从 EP（$N_9$）、颈 5（$N_{13}$）和 SP（$N_{20}$、$P_{23}$）处接收的反应电位。"N"或"P"右下角阿拉伯数字分别代表正常成人该反应电位距刺激点的传导时间（以毫秒表示，ms）。儿童神经系统发育不成熟，虽然 SEP 电位的传导速度较成人慢，但因身长较成人明显短小，使各反应电位的潜伏期反较正常成人短，如以 1~8 岁儿童而言，与成人 $N_9$、$N_{13}$ 和 $N_{20}$ 同记录点的反应电位应分别是 $N_7$、$N_9$ 和 $N_{16}$（图 4-27）。

**2. 刺激踝部胫后神经和膝部腓总神经的 SEP** 在正常成人，经刺激踝部胫后神经的 SEP 通常沿其传入通路分别在腘窝、$L_3$、$T_{12}$，以及脑电图 10-20 电极安置系统的额、中央区中线头皮处获取相应反应电位，它们均发生在踝部胫后神经受刺激后 50 毫秒内。在正常成人将依次引出 $N_7$、$N_{17}$、$N_{21}$、$P_{37}$ 和 $N_{45}$ 五个主要波形。前三者各自代表来自胫神经腘窝段（popliteal fossa，PF；波 $N_7$）、马尾（cauda equina，CE；波 $N_{17}$）和腰髓（lumbar potential，LP；波 $N_{21}$）的反应电位。后两者（P37、N45）则是来自体躯感觉皮层中枢的头皮反应波（scalp potential，SP）。

实践中发现，由于儿童神经传导系统发育尚不成熟，若按上述成人方式设置儿童记录电极，则在 $T_{12}$ 位点处经常记录不到清晰的反应电位。为此，在对儿童，尤其 8 岁以下儿童进行胫后神经 SEP 检测时，人们通常以 C7 替代 $T_{12}$ 为脊髓段反应电位的记

表 4-16 正中及胫后神经 SEP 儿科常用的刺激和记录位点

| 被刺激神经 | 刺激部位 | 导联（记录点～参考点）* |
|---|---|---|
| 正中神经 | 腕横纹中点上约 2cm，或腕的尺、桡侧面 | Ⅰ(左右侧 Erb 点相连) |
| | | Ⅱ(C5S ~Fpz 或 Fz) |
| | | Ⅲ($C'_3$ 或 $C'_4$~Fpz 或 Fz) |
| | | Ⅳ($C'_3$ 或 $C'_4$~Fpz 或 Fz) |
| 胫后神经 | 内踝后约 2~3cm | Ⅰ(PF~ 膝内侧)** |
| | | Ⅱ($L_3$~$L_3$ 头侧 2cm 处)** |
| | | Ⅲ(C7~Fpz 或 Fz)**<br>(>8 岁儿童可按成人方式设置，即($T_{12}$~$T_{12}$ 头侧 2cm 处) |
| | | Ⅳ(C'z~Fpz 或 Fz) |

注：*头部电极按脑电图国际 10-20 电极系统放置。$C'_3$、$C'_4$ 和 C'z 分别为 $C_3$、$C_4$ 和 Cz 后 1cm(新生儿)或 2cm(其他儿童)。Fz 或 Fpz 分别代表双额叶间，或额前叶间中位区。

**新生儿Ⅰ、Ⅱ导联参考点均取 $T_6$ 棘突，Ⅲ导联记录和参考电极位点与一般儿童相同

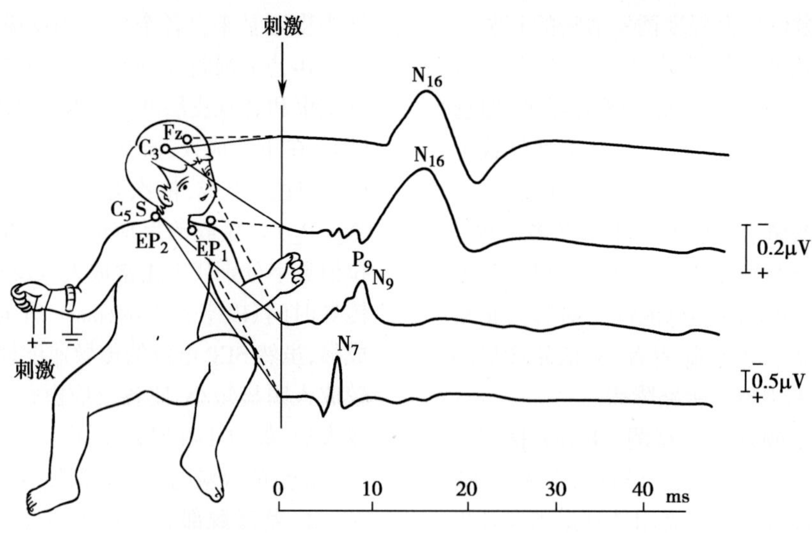


图 4-27 刺激正常婴儿腕部正中神经的 SEP 模式图

自下而上 4 个反应电位图形中，依次见到锁骨区即臂丛反应电位 N7，也即 Erbs 电位、颈髓和脑干丘系通道电位 N9、皮层左侧中央区 C3 与非头皮参考电极间远场电位 P9、N16、以及 C3 与头部参考电极 Fz 间的皮层反应电位 N16

录位点。因此，对儿童胫后神经 SEP 测试常用的记录位点(和反应电位)应分别是：$N_5$(PF)、$N_{11}$(CE)、$N_{20}$(C7)或 $N_{14}$(LP)、和 $P_{28}$(SP)。同样因其身材矮小原因，儿童各反应电位潜伏期也均较正常成人相应为短，但其基本特征则分别与成人 $N_7$、$N_{17}$、$N_{21}$ 和 $P_{37}$ 等相应电位一致(表 4-16，图 4-28)。上述系列波群中，头皮电位 $P_{28}$(成人是 $P_{37}$)乃胫后神经 SEP 的标志性反应电位。$N_{PF}$~$N_{CE}$ 间期属周围性传导时间，而 $N_{CE}$~$P_{SP}$ 代表脊髓、脑干和皮层的中枢通道传导时间。

检测下肢 SEP，也可采取从膝部刺激腓总神经来完成，在成人除同样获得 $N_{17}$(CE)、$N_{21}$(LP)脊髓后束电位外，皮层反应电位潜伏期分别在 $P_{27}$ 和 $N_{35}$。在新生儿，刺激腓总神经可有更高出波率，但其皮层电位往往不及胫后神经 SEP 清晰。

### (二) 测试参数对 SEP 的影响

#### 1. 关于刺激参数

(1) 刺激电极安置：常规测试 SEP 的阴、阳刺激电极间距应达 2cm，新生儿和幼婴儿手腕细小，为保证足够间距并防止电极间短路，可将阴极置于手腕

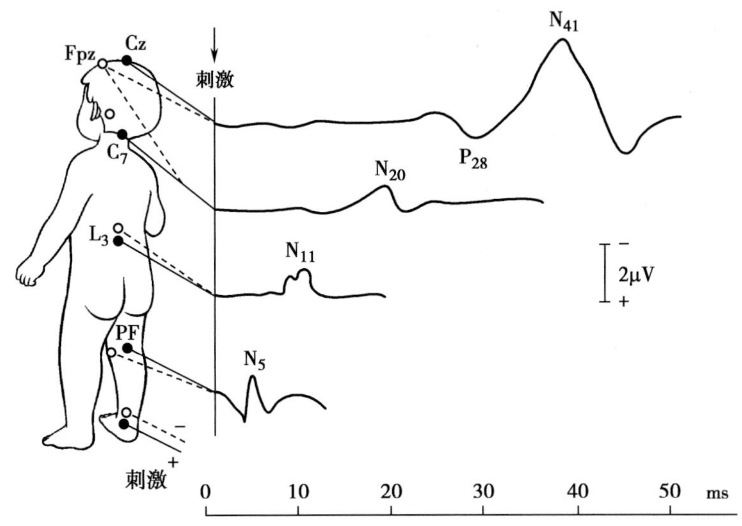


图 4-28 刺激正常婴儿踝部胫后神经的 SEP 模式图
从图中自下而上的 4 个反应电位图形中，依次见到腘窝处电位 $N_{PF}$（即 $N_5$）、脊髓马尾处电位 $N_{CE}$（即 $N_{11}$）、颈部下段电位 $N_{C7}$（即 $N_{20}$）和头部皮层电位 Psp、Nsp（即 $P_{28}$、$N_{41}$）

腹侧而阳极于背侧。

(2) 电流刺激强度：儿童 SEP 的一般设置在 5~15mA。若无波被引出，可适当增加刺激强度。有报道新生儿腓总神经 SEP 对刺激强度的改变比胫神经更敏感，当刺激强度逐渐减弱，前者 SEP 的皮层电位 $P_{27}$ 和 $N_{35}$ 反而更加清晰。

(3) 刺激频率：刺激频率大多取 0.5~3Hz（上肢）或 2~5Hz（下肢）。然而，新生儿髓鞘和突触发育未成熟，对高频刺激易生疲劳，用 0.5~1Hz 低频率刺激时，不仅使皮层电位波幅更高且出波率也明显增加，对潜伏期却无显著影响。

2. **关于记录参数**

(1) 记录电极的安置：SEP 的记录电极放置较复杂，无论上肢或下肢神经 SEP，均需四个导联（表 4-16）。

(2) 滤波带通：滤波带通（bandpass）的设置直接影响 SEP 出波率。既往主张将其设置在 30~3 000Hz 可明显减少伪迹的参入，然而，研究发现将低通带设置在 30Hz 可能降低 SEP 波幅并改变其潜伏期，主张在新生儿低带通设置在 10~30Hz 最为适宜。其他年龄可将其滤通设置于 5~3 000Hz。有报道用 5~1 500Hz 带通有助于对深睡中婴儿和伴有皮层功能障碍患者的 SEP 测定。

(3) 叠加次数：一般进行 50~100 次叠加（平均）足以获得满意信 - 噪比和 SEP 图形，然而，检测新生儿时，减少叠加次数（如 25 次）可能会获得更清晰的最高波幅图形。

(4) 扫描时程：常规检测的 SEP 波群均属其早期（25 毫秒或 50 毫秒）反应波，它们受患儿意识状态及催眠药物影响小，当出现波群可疑缺失时，可将扫描时程延至 100 毫秒，以发现潜伏期被延迟的 SEP 波群。

**（三）生理因素对 SEP 的影响**

1. **体躯感觉传入通路的发育特征** SEP 涉及周围神经、脊髓、脑干和大脑等多级体躯感觉通路功能，各部分的发育速率并不平行，但原则上遵循“先周围后中枢”的发育规律，先后在不同年龄期达成人水平。

发育过程中，周围神经的长度随身高及肢长而平行增长，其传导功能则取决于髓鞘和神经直径的发育程度。胎儿周围神经传导速度与孕龄呈线性增长关系，生后随年龄增大继续增加，由纯感觉纤维组成的腓肠神经传导速度于生后 27 个月前达成人值，而感觉神经根的髓鞘化自胚胎 24 周才开始，并于生后 6 个月完成。

脊髓的发育以长度增加和髓鞘化为基础，完全成熟化迟于周围神经。婴儿期脊髓传导速度的增长超过脊髓长度的增加，到儿童期两者呈平行增长趋势。

脑组织的髓鞘总量在生后头两年内猛增 5 倍。内侧丘系的髓鞘化在生后 12 个月完成，楔束核的传导功能约到 2 岁基本成熟。丘脑是周围信号向大脑传递的枢纽部位，SEP 的皮层反应电位与丘脑髓鞘的发育紧密相关。32 周孕龄（conceptional ages，CA）早产儿丘脑中尚无髓鞘生成，34 周 CA、36 周 CA 和足月时，各有不到20%、70%和87%的新生儿丘脑中见髓鞘发育。丘脑-皮质束的髓鞘化大约在40周CA开始，足月后12~18个月完成。

**2. 年龄与身长对SEP发育的影响** 从33周CA早产儿已能清晰记录到上肢或下肢SEP中的周围性反应电位，包括上肢Erb's点、颈髓、腘窝及腰髓的反应电位。然而，皮层电位的发育较迟，一般要到33周CA后陆续在正中神经SEP中出现皮层电位$N_{19}$~$N_{20}$，在胫神经SEP中出现$P_{55}$（早产儿）和$P_{38}$（足月儿）。既使到足月后2~3个月，仍有20%的正常婴儿不能恒定记录到皮层电位。但到半岁时，所有正常婴儿都应诱发出相应皮层反应波。

由于儿童时期SEP波潜伏期同时受年龄与身高发育的双重影响，使各年龄期的波潜伏期不能显示单一的规律性变化，临床测试中应对照各自相应年龄期正常值。各波潜伏期于出生后随年龄快速缩短，至3岁后减缓，先后于14~18岁达成人值。根据身（肢）长与潜伏期计算出的传导速度能更好反映躯体感觉通路中各节段传导功能，新生儿脊髓段传导速度约为成人的一半，5岁达成人值。周围神经段则于3岁后与成人相近。足月儿的颅内传导速度仅10m/s，约8岁左右达成人值50m/s。充分反映躯体感觉通路的传导功能以周围发育最先，脊髓次之，颅脑最迟。本研究团队参照美国脑电图学会1984年推荐的操作指南，对180名0~14岁正常儿童正中神经与胫神经SEP的波峰与波间潜伏期，以及传导速度进行研究分析，获得各相关参数在不同年龄期儿童的正常参考值（表4-17~表4-20）。

表4-17 0~14岁正常儿童正中神经与胫神经SEPs的波间潜伏期（$M \pm S$，ms）

| 年龄分组 | 被测人数 | 刺激腕部正中神经 | | 刺激踝部胫后神经 | |
|---|---|---|---|---|---|
| | | 周围段（$N_{EP}$~$N_{颈5}$） | 中枢段（$N_{颈5}$~$N_{SP}$） | 周围段（$N_{PF}$~$N_{CE}$） | 中枢段（$N_{CE}$~$P_{SP}$） |
| 新生儿 | 40 | 5.4±1.1 | 16.0±3.5 | 25.4±1.1 | 30.1±3.3 |
| ~6月 | 20 | 3.6±0.8 | 11.1±1.3 | 5.3±1.0 | 25.0±2.5 |
| ~1岁 | 20 | 3.1±0.6 | 9.5±1.4 | 4.7±0.8 | 24.6±1.7 |
| ~2岁 | 20 | 2.9±0.7 | 8.6±0.9 | 4.4±0.8 | 24.2±2.6 |
| ~4岁 | 20 | 2.7±0.5 | 7.6±1.0 | 4.8±0.8 | 24.1±2.7 |
| ~6岁 | 20 | 2.6±0.7 | 6.5±0.3 | 5.1±1.0 | 22.8±2.0 |
| ~8岁 | 20 | 2.6±0.6 | 6.2±0.6 | 5.2±0.9 | 22.1±1.3 |
| ~14岁 | 20 | 2.6±0.5 | 5.9±0.6 | 5.6±1.5 | 20.3±2.0 |

注：表中$N_{EP}$、$N_{颈5}$、$N_{SP}$、$N_{PF}$、$N_{CE}$和$P_{SP}$的具体含意参见本节相关正文

表4-18 0~14岁正常儿童正中神经与胫神经SEPs的传导速度（$M \pm S$，m/s）

| 年龄组 | 被测人数 | 刺激腕部正中神经 | | 刺激踝部胫后神经 | |
|---|---|---|---|---|---|
| | | 周围段（刺激点~Erb） | 中枢段（$C_7$~SP） | 周围段（刺激点~CE） | 中枢段（CE~SP） |
| 新生儿 | 40 | 25.1±3.3 | 6.8±1.8 | 24.4±2.3 | 9.0±1.2 |
| ~6个月 | 20 | 37.0±4.3 | 12.3±1.6 | 31.1±3.3 | 12.7±1.9 |
| ~1岁 | 20 | 41.1±4.3 | 15.9±2.0 | 38.8±3.0 | 16.0±1.5 |
| ~2岁 | 20 | 42.2±4.2 | 17.5±2.3 | 41.8±4.5 | 16.4±2.6 |
| ~4岁 | 20 | 45.9±6.1 | 22.6±4.3 | 46.7±5.0 | 18.2±2.5 |
| ~6岁 | 20 | 49.9±7.1 | 28.7±2.9 | 51.2±5.4 | 21.7±2.5 |
| ~8岁 | 20 | 50.2±4.2 | 31.2±4.1 | 52.9±4.5 | 24.6±2.8 |
| ~14岁 | 20 | 51.9±5.3 | 34.9±4.8 | 58.6±4.5 | 28.6±3.5 |

注：表中各英文字母缩写含意参见本节相关正文

表 4-19　0~14 岁儿童正中神经 SEPs 主要波峰潜伏期正常参考值($M \pm SD$,ms)

| 年龄组 | $N_{EP}$ | $N_{颈5}$ 或 $P_{颈5}$ | $N_{SP}$ |
|---|---|---|---|
| 新生儿 | 4.87±0.55 | 10.24±1.03 | 26.27±3.33 |
| —6 月 | 5.19±0.22※ | 8.80±0.69※※ | 19.85±1.21※※ |
| —1 岁 | 5.25±0.44 | 8.36±0.48※ | 17.88±1.58※※ |
| —2 岁 | 5.43±0.33 | 8.36±0.54 | 16.88±0.87※ |
| —4 岁 | 5.88±0.51※※ | 8.61±0.57 | 16.16±0.95※ |
| —6 岁 | 6.67±0.62※※ | 9.28±0.62※ | 15.74±0.75 |
| —8 岁 | 6.90±0.71 | 9.50±0.49※ | 15.70±0.64 |
| —14 岁 | 7.78±0.69※※ | 10.36±0.77※※ | 16.30±0.71※※ |

注:(1) NEP、$N_{颈5}$ 或 $P_{颈5}$ 和 NSP 分别代表 Erb、颈 5 棘突和头皮(C'3、C'4)记录点波潜伏期,在成人分别为 N9、N13 或 P14、和 N20。

(2) ※ 和 ※※ 分别表示该年龄组与前一年龄组有显著性($P<0.05$)或非常显著性($P<0.01$)差异

表 4-20　0~14 岁儿童胫后神经 SEPs 主要波峰潜伏期正常参考值($M \pm SD$,ms)

| 年龄组 | $N_{PF}$ | $N_{CE}$ | $P_{SP}$ |
|---|---|---|---|
| 新生儿 | 4.60±0.61 | 10.03±1.10 | 40.13±3.0 |
| ~6 个月 | 3.61±0.21※※ | 8.93±1.02※※ | 33.91±2.14※※ |
| ~1 岁 | 4.12±0.52※※ | 8.82±0.55 | 30.45±2.04※※ |
| ~2 岁 | 4.38±0.44 | 8.82±0.68 | 32.98±2.46※※ |
| ~4 岁 | 4.51±0.57 | 9.27±0.87 | 33.34±2.58 |
| ~6 岁 | 5.13±0.46※※ | 10.25±1.01※※ | 33.08±1.91 |
| ~8 岁 | 5.83±0.53※※ | 11.04±0.84※※ | 33.17±1.21 |
| ~14 岁 | 6.60±0.93※※ | 12.21±1.54※※ | 32.55±1.87 |

注:(1) $N_{PF}$、$N_{CE}$ 和 $P_{SP}$ 分别代表从腘窝、马尾和头皮($C'_3$、$C'_4$)记录的波潜伏期,在成人分别为 $N_7$、$N_{17}$ 和 $P_{37}$。

(2) ※ 与 ※※ 分别表示该年龄组与前一年龄组有显著性($P<0.05$)和非常显著性($P<0.01$)差异

**3. 镇静剂对 SEP 测试的影响**　镇静剂有可能影响正中神经或胫神经 SEP 的反应波形、出波率、或使潜伏期延长。对 3 个月以下幼婴原则上都可避免使用镇静剂,其他年龄儿童若必须使用时要避免巴比妥类药物,因为其对 SEP 的皮层反应电位有较大影响。

睡眠对 SEP 也可能造成干扰,其中慢波睡眠期对波形、出波率、甚至潜伏期更易产生影响。而且,对胫神经 SEP 的干扰比正中神经更明显。因此,在可能情况下,睡眠记录 SEP 时最好同时记录脑电图,或在不同睡眠时段记录 SEP 并相互比较。

**(四) 异常 SEP 的分析与判断**

在确认异常 SEP 之前,应首先排除技术性误差,包括刺激强度不够、电极或设备故障、或刺激器与平均器间不同步等操作因素对测试结果的误导。

异常 SEP 的主要表现包括:①反应电位的绝对潜伏期延长;②波间潜伏期延长;③传导速度减低;④反应波缺失,但要注意正常新生儿和生后 3 个月内幼婴可有生理性皮层反应电位的缺失。以相应电极间距离除以波潜伏期和波间潜伏期可获取该段感觉电位传导速度。波幅经常存在明显个体差异,且易受测试技术因素影响,因此,只要反应波肯定存在,波幅高低对 SEP 的判断无重要意义。

**1. 上肢 SEP 的主要异常表现及其临床意义**　临床常规检测中,上肢 SEP 的主要异常表现及其临床意义,见表 4-21。分析判断中采用的关键性电位(波形)包括 $N_{EP}$、$N_{颈5}$、$P_{颈5}$ 和 $N_{SP}$,在正常成人则分别是 $N_9$、$N_{13}$ 及 $P_{14}$ 和 $N_{20}$。

表 4-21 上肢 SEP 的主要异常表现及其临床意义

| SEP 异常表现 | 临床意义 |
|---|---|
| 全部波缺失 | 周围神经损害，但需先排除技术误差 |
| $N_{EP}$ 和 $N_{SP}$ 正常，其他诱发电位波缺失 | 正常 |
| $N_{EP}$ 潜伏期延长，伴 $P_{颈}$和 $N_{SP}$ 潜伏期等同性增加，周围段传导速度减慢而中枢传导时间(CCT)正常 | 周围神经性损害，但需先排除技术误差 |
| 锁骨 - 脊髓段($N_{EP}$~$P_{颈}$)传导时间延长，但周围段和颈(如 $P_{颈5}$ 或 $N_{颈5}$)~ 皮层电位 $N_{SP}$ 间传导时间正常 | 臂丛和延髓下段间损害 |
| 颈部电位缺失，同时伴皮层电位缺失或潜伏期延长 | 臂丛与体躯感觉中枢皮层间损害 |
| 颈(如 $P_{颈5}$ 或 $N_{颈5}$)~ 皮层电位间的中枢传导时间延长，而周围段和锁骨 - 脊髓段(EP~$P_{颈}$)传导时间正常 | 延髓下段以上和体感皮层以下区间，或体感皮层水平处损害 |
| 皮层电位缺失，而周围段和锁骨 - 颈髓段(EP~$P_{颈}$)传导时间正常 | 延髓下段以上和体感皮层以下区间损害 |
| 周围段传导速度减慢伴 CCT 延长 | 周围神经或臂丛，同时伴有中枢病变的联合性损害 |
| 各肢体所有 SEPs 电位的潜伏期均延长 | 体温过低、或刺激电极与记录电极间距离测量不准确 |

除表 4-21 中列出的异常外，上肢 SEP 的其他异常及相应解释包括：

(1) 反应电位缺失

1) Erb 点电位($N_{EP}$)缺失：某些正常人可出现 EP 电位缺失而 $P_{颈}$和 $N_{SP}$ 正常，此种情况属正常。

2) 颈髓波($P_{颈}$)缺失：仅有 $P_{颈}$缺失而 $N_{EP}$ 和 $N_{SP}$ 仍正常时也很少有临床意义，因为不能排除技术因素所致，报道时可作正常 SEP 结论但应注明该波的缺失。

3) 皮质电位($N_{SP}$)缺失：当 $N_{SP}$ 缺失，而 $N_{EP}$ 和 $P_{颈}$正常时不考虑技术伪差，应报告延髓和体感皮层间损害可能性。

(2) 波潜伏期异常

1) Erb 点电位($N_{EP}$)潜伏期延长：体温过高或过低均会导致 $N_{EP}$ 潜伏期延长，故检测中应监测并调控室温以维持正常体表温度。若周围神经传导速度、或 $N_{EP}$~$P_{颈}$和 $P_{颈}$~$N_{SP}$ 的波间潜伏期正常，应认为测试结果正常。

2) 与 $P_{颈}$相关的潜伏期延长：当 $N_{EP}$ 正常而 $P_{颈}$潜伏期延长时提示臂丛与延髓下段间传导损害，若无其他病灶存在，$N_{SP}$ 潜伏期将被动性等同延长而 $P_{颈}$~$N_{SP}$ 波间潜伏期正常。

3) 与 $N_{SP}$ 相关的潜伏期延长：当 $N_{EP}$ 和 $P_{颈}$正常而 $N_{SP}$ 潜伏期延长时提示延髓和体感皮层间传导障碍，若无其他病灶存在，$P_{颈}$~$N_{SP}$ 波间潜伏期将延长而 $N_{EP}$~$P_{颈}$间潜伏期应正常。

(3) 中枢传导时间：中枢传导时间(central conduction time，CCT)是指皮层电位与颈部电位的传导时间差，CCT 延长提示颈髓上段和皮层间体躯感觉通路中病变。

(4) 左右两侧间潜伏期差：既使一侧的波潜伏期或传导速度仍在相同年龄正常范围以内，相同技术条件下左右两侧的波潜伏期差值过大，表明潜伏期延长一侧的体感传入通路相应节段损害。根据作者对 180 名 0~14 岁正常儿童 SEP 的测试，除新生儿外，当各年龄期正常儿童正中神经周围反应电位 $N_{EP}$、$N_{颈}$的两侧波潜伏期差分别大于 0.5ms(≥2*SD*)或超过 0.7ms(≥3*SD*)时应考虑可疑或肯定异常。当两侧皮层波 $N_{SP}$ 间潜伏期大于 3.0ms(≥2*SD*)或 3.9ms(≥3*SD*)时也应考虑延长侧异常。

**2. 下肢 SEP 的主要异常表现及其临床意义** 从下肢神经诱发的 SEP，很难记录到可靠清晰的颈髓电位，故后者一般不被用于常规临床测试。测试胫后神经 SEP 的主要参数包括：腰髓电位 LP、皮层电位 $P_{SP}$ 和 LP~$P_{SP}$ 波间潜伏期。测试腓总神经 SEP 的主要参数包括：LP、皮层电位 $P_{SP}$ 和 $N_{SP}$，以及 LP~$P_{SP}$ 波间潜伏期。临床常规检测中，下肢 SEP 的主要异常表现及其临床意义，见表 4-22。

如表 4-22 所示，在排除技术因素前提下，腰椎段电位 LP 潜伏期延长和周围性传导速度减慢提示周围神经传导功能的原发性损害。最常见的病因是髓鞘损害为主的周围神经病。对下肢 SEP 的测试结果，还必须参照上肢 SEP 进行分析，这是因为从下肢 SEP 测试中无法可靠记录到颈髓电位。因此，即使

表 4-22 下肢 SEP 的主要异常表现及其临床意义

| SEP 异常表现 | 临床意义 |
|---|---|
| 腘窝($N_{PF}$)电位缺失而皮层电位正常，但脊髓电位可有可无 | 正常 SEP |
| PF 前周围神经传导速度(NCV)减低，而 PF 至 $L_3$ 间 NCV 正常 | 踝部至 PF 间周围神经损害 |
| PF 前 NCV 减低，同时 PF 与脊髓间传导时间延长，但 CCT 正常 | 相关周围神经的近、远段同时损害 |
| PF 与脊髓间 NCV 减低，但 PF 前 NCV 正常 | PF 和马尾间损害 |
| $L_3$ 和 $T_{12}$ 电位缺失而 PF 波正常，同时伴皮层电位缺失或潜伏期延迟 | PF 和马尾间可疑性损害 |
| 在腿部任何部位对胫后神经刺激均不能诱发 SEP 电位 | 排除技术因素后应考虑周围神经损害 |
| 皮层电位缺失 | 马尾以上，体感皮层或皮层以下可疑性损害 |
| CCT 减低 | 马尾以上，体感皮层或皮层以下损害 |
| 周围性 NCV 及 CCT 同时降低 | 病变同时损及马尾以下和马尾以上体感通路；或马尾处或脊髓下段单一性病灶 |
| 所有记录部位的 SEP 潜伏期均延长 | 体温过低，刺激电极与记录电极间距离测量不准确 |

下肢 SEP 显示中枢传导时间延迟，除非上肢 SEP 的颅内段传导也同时延长，否则无法仅考虑脑部病变并排除脊髓损害可能性。同理，当上肢 SEP 中 CCT 正常而下肢 SEP 的 CCT 异常，就应主要考虑颈髓以下的脊髓病变。仅有上肢 SEP 中枢传导异常时，则提示病变在颈髓或颈髓以上可能性。

（五）SEP 在儿科的临床应用

**1. 协助对昏迷状态的预后推断** 正中神经诱发的 SEP 对儿童及婴幼儿昏迷预后的推断较有帮助。通过对多种病因昏迷患儿的随访分析发现，凡急性期 SEP 双侧皮层波缺失者预后极差，大多死亡或遗留严重的痉挛性四肢瘫，而一侧性 SEP 皮层电位异常者往往遗留偏瘫。若 SEP 正常、或仅有轻度而短暂数日的 SEP 异常者大多最后能完全康复。

若同时完成脑干听觉诱发电位（BAEP）和视觉诱发电位（VEP）的检测，将提高 SEP 对昏迷预后的判断价值。业已证实，在缺氧缺血性脑损伤所致昏迷患儿中，以正中神经 SEP 加上 BAEP 对慢性植物状态患儿的预后判断，甚至较 EEG 和临床症状体征更有价值。此外，同时检测 BAEP 和 SEP 也较单独测试其中任何一项对儿童脑干病变情况会有更多的了解。

临床虽可根据患者的神经系统症状、体征并根据 Glasgow 昏迷量表来判断昏迷患者的预后，但该评分易受镇静药物或肢体瘫痪等因素影响，而 SEP 等神经电生理检测不受前述因素干扰。许多对照性研究已证实，利用正中神经 SEP 和 BAEP 联合检测，对昏迷患儿预后判断的可靠性和客观性不亚于、甚至更优于 Glasgow 昏迷量表。据报道急性脑损伤患儿 SEP 和 BAEP 正常者预测完全康复的可靠性为 93%，而 SEP 缺失者预测死亡、持续植物状态或严重运动障碍的可靠性也居 92% 左右。

**2. 协助对高危新生儿的预后推断** 对高危新生儿的预后常因检测不方便临床难以推断。然而，诱发电位测试因其非损伤性、可在床边完成、且能对测试结果定量分析而具特别优越性。若干研究证明，SEP 或联合 VEP 等其他电生理检测同样能有效地预测高危新生儿（包括早产儿）预后。据随访观察发现，在具有神经系统并发症危险的高危新生儿中，约 1/3 婴儿存在包括皮层电位潜伏期或中枢传导时间延长，或皮层电位缺失等 SEP 异常。对这些 SEP 异常患儿于其生后 2~3 个月进行 SEP 复查，凡 SEP 转正常者仅遗留轻度神经系统缺陷，而出生时及生后 2~3 个月存在 SEP 皮层波缺失者皆并发痉挛性瘫痪。同时，SEP 能较 EEG 更准确地进行瘫痪肢体的定位预测。

**3. 协助对其他脑病变的预后推断** 据报道，SEP 较 EEG 能更准确地推断 Reye 综合征患儿预后，对急性期 SEP 皮层电位异常的 Reye 综合征患儿，若其异常的短潜伏期（<50 毫秒）皮层电位能在恢复初期不断正常化，患者最后存活的可能性极大。若其长潜伏期（>100 毫秒）皮层电位也很快恢复，临床将不会遗留神经后遗症。

SEP在监测脑性瘫痪、神经退行性疾病和中枢神经代谢性疾病患儿发生运动功能障碍可能性方面也有重要参考价值。凡SEP皮层电位缺失或潜伏期延长的患儿，于出生1年后几乎均存在恒定的运动功能缺陷。不过，由于SEP仅检测传入神经通路的电生理功能，这种预测在临床上尚存在假阴性可能性。

**4. 协助神经退行性疾病的诊断** 多种神经退行性疾病都存在脊髓和皮层SEP电位的异常。其异常主要表现为皮层波缺失或潜伏期延长，而周围性电位大多正常。但异染性脑白质病经常同时存在皮层及周围性电位的异常。

SEP对肾上腺脑白质营养不良的诊断较BAEP更敏感，同时，在肾上腺脑白质营养不良与肾上腺脊髓神经病（adrenomyeloneuropathy）的鉴别诊断中，正中神经SEP具有重要价值，虽然两者都显示中枢传导时间的延长，但后者同时存在Erb点波潜伏期的延迟。

其他退行性神经疾病中，已证实Friedreich共济失调、遗传性运动感觉神经病Ⅰ型或Ⅱ型、家族性痉挛性四肢瘫、橄榄体脑桥小脑萎缩和共济失调伴毛细血管扩张等患者常有正中神经脊髓或脑内SEP中枢传导的明显损伤，而其周围性成分潜伏期正常或仅轻度延长。代谢性疾病如多种氨基酸代谢病、神经元贮积病和有机酸代谢病都可能伴有轻度中枢传导时间延长，有报道有机酸代谢病患儿中约1/3存在SEP异常，其中尤以Leigh病（亚急性坏死性脑脊髓炎）及Krabbe病的改变最明显。典型半乳糖血症大多有SEP，尤其是正中神经SEP异常。

多发性硬化在儿科少见，但SEP对疑似病例，尤其MRI检查阴性者的诊断远较其他诱发电位（尤其较BAEPs）有帮助。在成人多发性硬化中，80%存在异常SEP。无明显临床症状者中25%~35%患者SEP异常。主要表现为正中神经SEP的N13波和/或颈髓电位异常。在疑似病例，约41%患者颈髓电位不正常，当皮层电位正常时，其异常率增高到50%。而在确诊病例，87%患儿呈现颈髓电位缺失或反应波时程增宽。

**5. 在枕大孔和脊髓疾病诊治中的应用** 传入通路中的器质性或占位性病变可引起SEP异常，但因病变部位不同而有很大差异。脊髓颈段压迫性病变如枕骨大孔狭窄就经常伴有异常SEP，患儿的运动发育延迟和肌张力低下的严重程度，以及发生窒息的危险性均与SEP异常程度有显著相关性。颈髓内病变如神经胶质瘤或先天性小脑延髓下疝畸形（Arnold-Chiari畸形）也常有SEP异常，其异常程度与临床严重度相一致。有人对23例先天性软骨发育不全患者作SEP检测，7例有临床症状者均同时有SEP异常，而16例无症状者中44%患儿异常，提示SEP可协助早期发现这些患者脊髓是否受压，有助于及时作出手术减压的决定。低于颈髓的脊髓损害则大多会有胫后神经SEP异常。

脊髓发育不良，包括隐匿性椎管闭合不全患者也常有胸段SEP电位潜伏期延长等异常改变。有人随机地对22例脊髓栓系综合征患儿分析发现，胫后神经SEP的异常程度与患儿椎管闭合不全严重度有非常显著的相关性。SEP还能提示脊髓病变的手术定位，有效监控脊髓椎管手术中因操作导致脊髓缺血及术后并发症的发生，根据北京大学第一医院以胫后神经SEP监控脊柱侧弯等椎管手术的经验，SEP对术中脊髓血管受牵扯导致的脊髓局部缺血十分敏感．会立即出现潜伏期延长，波幅降低，严重者波形消失。一旦解除这种牵伸和缺血，异常SEP立即消失恢复，因而能更有效监测椎管手术的安全性。

**6. 在周围神经疾病中的应用** SEP对周围神经、神经根和神经丛疾病的诊断及定位有参考价值。如吉兰-巴雷综合征患儿可能仅出现腰、臂丛或神经根性损害，SEP有助确认其在常规周围神经传导速度测试中难以发现的周围神经近端损害。

## 三、视觉诱发电位

视觉诱发电位（visual evoked potential，VEP）是指在一定视觉内容刺激下，由视网膜产生的视觉反应信号经视觉通路传入大脑，在枕区头皮记录到由视皮层产生的反应电位。构成这种反应电位的主要解剖学基础视觉传导通路包括：眼部视力及视觉相关结构、视网膜、视神经、视交叉、视束、视放射和枕叶皮层。视觉通路上任何部位发生病损都会影响VEP的正常生成。

依据刺激内容不同，VEP可被分为棋盘格、几何图形和弥散性闪光刺激VEP三种；或按刺激频率不同分为瞬现刺激（<2Hz）和稳态刺激VEP；或因刺激显示方式不同分为图形翻转（pattern reversal）和图形移位（pattern shift）VEP。本文主要介绍临床常用的瞬现图形翻转VEP（pattern reversal visual evoked potentials，PVEP）和瞬现闪光刺激VEP（flash visual evoked potentials，FVEP）。

### （一）图形翻转视觉诱发电位

**1. 枕区记录的图形翻转视觉诱发电位（PVEP）**

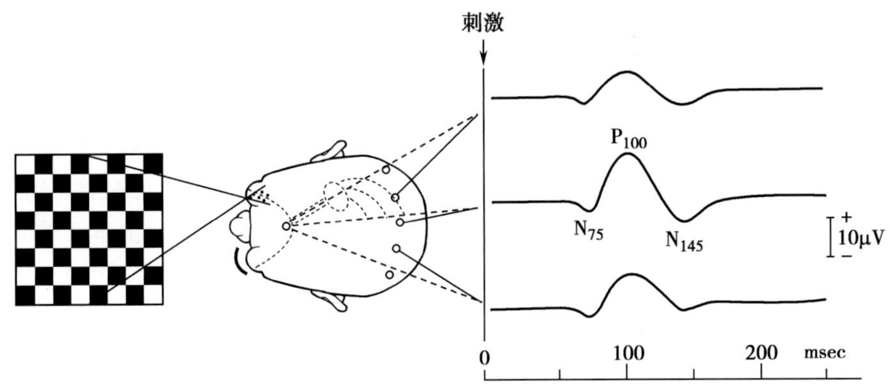


图 4-29　图像翻转单眼全视野刺激下正常 PVEP 图形

图像翻转单眼全视野刺激下枕中及左右两侧枕区均可记录到包括 $N_{75}$、$P_{100}$ 和 $N_{145}$ 三个主波的正常 PVEP 反应电位，其中以枕中记录的波幅最高

**基本特征**　正常 PVEP 主要由四个波组成，国际惯例按波的极性（向上为阳性波，以 P 表示；向下称阴性波，以 N 表示）和潜伏期来命名，依次被称为 $N_{75}$、$P_{100}$、$N_{145}$ 和 $P_{75}$（图 4-29）。婴幼儿发育不成熟，各波潜伏期均较成人长，且随生长发育进程而变化，故对儿童的 PVEP，大多数学者主张根据波的极性和出现顺序来命名，依次被命名为 $N_1$、$P_1$、$N_2$ 和 $P_2$。各波的脑内起源尚不完全清楚，一般认为，$P_1$ 主要起源于皮层 17、18 和 19 区，$N_1$ 源于 17 区，而 $N_2$ 和 $P_2$ 可能由 18 及 19 区产生。与成人一样，儿童 PVEP 也总是以 $P_1$（成人为 $P_{100}$）波最恒定，波幅最高，因而是临床用于分析判断 PVEP 的主要波形。

PVEP 的主要优越性：①对视觉通路中病变较敏感，异常检出率高；②不同个体间变异小，波形稳定且易识别；③可分别进行左或右半侧视野刺激，这种刺激方式对检查视交叉及交叉后视觉通路病变是必须的。

然而，PVEP 检查要求受检者充分合作，在检测中能专一地注视着视觉刺激屏幕，并要求受试人视力基本正常。因而，婴幼儿、智力低下等不合作患者难以完成此项检查。视力极差者因不能充分接收视觉刺激也无法完成有效检测。不过，实践证明采用间断叠加法或散瞳后睡眠中被动撑眼描记方法，依然可在婴幼儿和不合作患者获得满意 PVEP，虽然费时较多，但解决了这些患儿的临床需求。

**2. 测试技术对 PVEP 的影响**

（1）刺激参数

1）视野和棋盘样方格大小：视野大小、以及视觉刺激器屏幕上棋盘样方格的大小，均直接影响 PVEP 的波幅及潜伏期。视野大小通常用视角 β 表示，后者是指一个明的、或暗的棋盘样方格边长两端点与视网膜连线的夹角（图 4-30）。

研究证实，人类视网膜中心 4°~5° 即网膜中央凹处，乃接受视觉传入刺激的最主要部位。该区对视角 β 为 10′~30′ 小方格图形刺激最敏感，而其周边视网膜却对大方格反应灵敏。能产生满意 PVEP 的最小方格约为 10′，但并不适于临床常规检测，因为以这种过小方格刺激时，任何程度的视觉模糊都会对诱发的 PVEP 产生显著影响。相反的是，当用 60′ 大方格棋盘样图像刺激时，从生后一个月的幼婴即可诱出形态清晰的关键性 $P_1$ 波，2 个月时还可引出 $N_1$ 和 $N_2$，生后 3 个月时更引出 $P_2$ 波。然而，当以 15′ 较小方格图像刺激时，于生后第 2 个月才可见 $P_1$，9 个月时始引出 $P_2$ 波。因此，儿童时期最好在不同年龄使用不同大小的棋盘格，如婴儿采

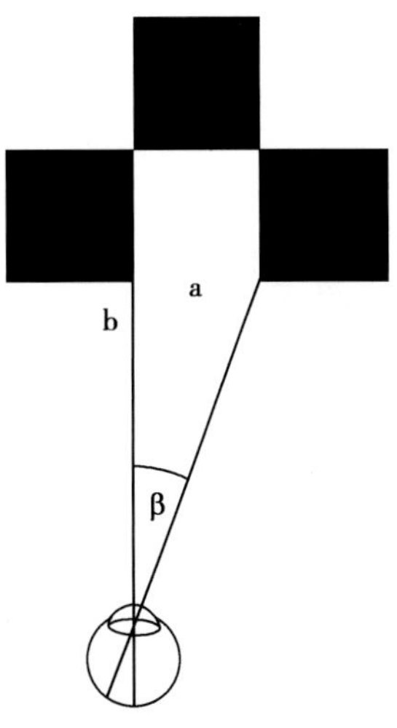


图 4-30　用棋盘格样图形诱发 PVEP 的视角测量示意图

图中 β 代表屏幕图像刺激中一个方格（亮格或暗格均可）在视网膜上的成像夹角。tanβ=a/b，a 即荧光屏上每一小方格边长，b 是眼球至荧光屏距离

用 60′~120′，幼儿期 30′~70′，5 岁后与成人相似为 25′~30′。不同年龄的这种差异可能与婴幼儿视网膜中央凹不断发育成熟有关，当然也受外侧膝状体及枕叶视皮层发育进程的影响。

对视交叉及交叉后视觉通路的检查则需采用半视野刺激（图 4-31，图 4-32）。此时，应增大棋盘方格尺寸到 50′~90′，以保证视网膜周边部分也能收到相关图像刺激。

2）其他刺激参数：①刺激频率：采用 1~2Hz 为宜。超过 4Hz 会明显延长 VEP 的波潜伏期；②光亮对比度：棋盘格亮格与暗格的光亮度之比应大于 0.5，小于该值将使 VEP 波幅降低，潜伏期延长。

（2）记录参数

1）记录电极与导程连接：以 4 枚 EEG 盘状电极分别置于：①枕部中线（简称 MO，位于枕外隆突上方 5cm；②左枕及右枕（分别简称 LO 及 RO，于 MO 外侧 5cm）；③额中（简称 MF，鼻根后方 12cm）。分别组成 RO-MF、MO -MF 和 LO-MF 等 3 个导程。

当采用半视野刺激时，应各自增加左、右颞后区电极（简称 LT 和 RT，分别设在 MO 左右外侧 10cm，另组成导程 LT-MF 和 RT-MF。

2）平均次数和分析时程：临床测试中一般平均 100~200 次，半视野刺激时则需 200 次或更多。分析时程一般取 250 毫秒，婴儿与波潜伏期延长者可增至 500 毫秒。

**3. 生理因素对 PVEP 的影响**

（1）年龄：生后头两年，尤其头 6 个月是人类视觉系统发育的关键年龄期。波潜伏期随视觉通路发育成熟逐渐缩短，与受孕龄（conceptional age，CA）增长成负相关。32~35 周 CA 早产儿的 $P_1$ 波潜伏期约 280ms，足月儿 270ms，较成人长 160ms。生后头半年是该潜伏期快速缩短年龄期，占总缩短时间的 87.8%。头 3 个月平均每天缩短约 1ms，3~6 个月间每天 0.5ms。表 4-23 列出本文作者对 157 名 0~14 岁正常儿童和 20 名健康青年人 PVEP 的测试结果。刺激棋盘方格视角 32′（新生儿 64′），$P_1$ 潜伏期于 2 岁后达成人值。但若改用 50′~60′ 方格，1 岁即达成年人水平。相反，用 12′~15′ 小方格刺激时则要到 5 岁后。表中小年龄组的 PVEP 均采用间断平均法（见后）完成。

从早产儿到足月后 8 周的幼婴，PVEP 常只有一个低波幅 $P_1$ 波。随月龄增长，$N_1$、$N_2$ 和 $P_2$ 等非 $P_1$ 波出波率逐渐增高。1 岁后各波出波率接近成人，PVEP 显示出典型的复合性波群。

（2）单眼或双眼刺激：多数认为无论单眼或双眼刺激，PVEP 潜伏期相同，波幅也无明显差别，但生后 2 个月至 3 岁的婴幼儿，双眼刺激下 PVEP 波幅会高于单眼，代表人类皮层双眼视觉功能的快速发育年龄期。3 岁后单眼与双眼刺激不再有差别。

左、右眼的 $P_1$ 潜伏期应相等，通过对前述 157 名正常儿童的测试表明，各年龄期儿童左、右眼间 $P_1$ 潜伏期差值不应超过 6.2 毫秒（>2*SD*），尤其不应大于 8.3 毫秒（>3*SD*）。

（3）视力：视力太差（<2/200）时将导致 VEP（包括 PVEP）潜伏期延长和波幅降低。当使用小方格刺激或当刺激图像对比度不良时，视力对测试结果

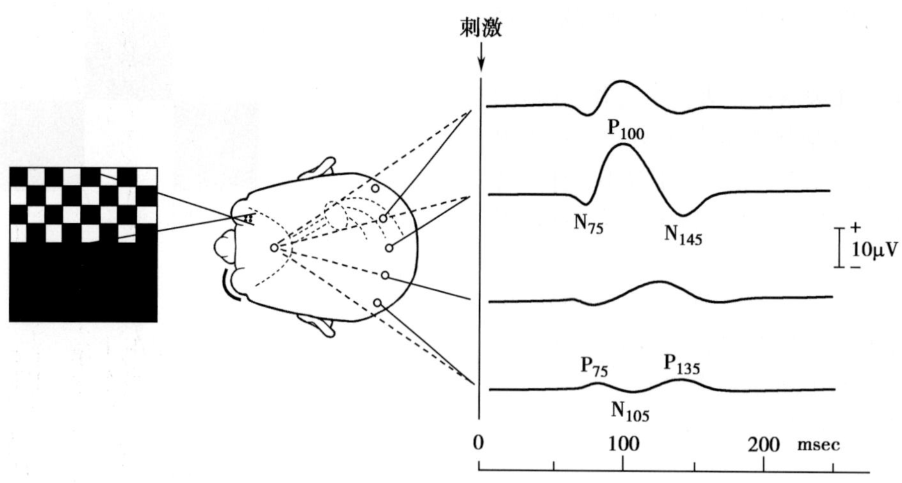


图 4-31 图像翻转单眼半视野刺激下正常 PVEP 图形

图像翻转单眼半视野刺激下正常 PVEP 电位以被兴奋侧半球的对侧，也即与半视野刺激视屏图像同侧的外侧枕区波幅最高。图中右侧半视野图像作用于右眼鼻侧视网膜，经视交叉兴奋左侧半球，但以右半球外侧枕区记录到的 PVEP 波幅最高

表 4-23 各年龄期儿童及成人 PVEP 波潜伏期正常参考值($M \pm S$,ms)

| 年龄分组 | 例数 | $N_1$ | $P_1$ | $N_2$ | $P_2$ |
|---|---|---|---|---|---|
| 38~40 周 CA | 28 | 171.0±22.7 | 271.4±19.5 | 0 | 0 |
| ~44 周 CA | 8 | 131.3±14.7 | 183.0±17.3 | 231.2±17.6 | 0 |
| ~3 个月 | 10 | 100.0±13.7 | 157.2±17.3 | 231.2±17.6 | 0 |
| ~6 个月 | 21 | 79. 6±6.4 | 121.1±14.4 | 161.1±10.5 | 202.5±15.4 |
| ~12 个月 | 22 | 76. 6±7.2 | 113.5±7.5 | 154.8±11.9 | 192.0±12.3 |
| ~2 岁 | 13 | 75. 7±5.7 | 106.5±6.1 | 147.6±9.3 | 189.8±6.3 |
| ~3 岁 | 10 | 73. 6±6.1 | 103.2±5.7 | 141.1±8.5 | 187.4±8.4 |
| ~6 岁 | 25 | 71. 7±4.8 | 102.4±4.6 | 141.9±6.9 | 177.8±12.1 |
| ~14 岁 | 20 | 76. 4±5.3 | 103.4±5.5 | 143.6±17.2 | 177.6±15.4 |
| 成人 | 20 | 76. 2±4.3 | 100.2±5.4 | 135.3±16.9 | 167.2±25.6 |

的影响将更为突出。故屈光不正的患儿测试中应配戴视力矫正眼镜。

此外,尚应注意视力发育的生理性差异,借助 PVEP 测试证实,足月新生儿出生后 4 周的视力仅 20/400,生后迅速发育,于 6~7 个月接近成人水平(20/30 至 20/20)。

(4) 瞳孔大小:瞳孔的生理性大小变化不会影响 PVEP 测试结果,但异常缩小的瞳孔,或有眼内疾患者因影响对刺激光亮度的正常接收,将使 VEP(包括 PVEP)潜伏期与波幅发生不应有的改变。

**4. 婴儿 PVEP 的测试** 儿童 PVEP 的测试技术与成人基本相同,然而,婴幼儿不合作,难以专一地注视荧光屏,影响 PVEP 正常形成。目前主要采用以下两种方法解决:

(1) 间断平均法:即间断分次地完成应平均的总次数。当婴儿注视刺激荧光屏中心时,检查者启动平均器,一旦其视线偏移立即关停。如此反复累积,达到所需总次数或波形清楚为止。测试者应面对被测试婴儿,一人在荧光屏后不断逗引婴儿向屏幕中心注视,另一人根据其注视状况不断关启平均器。此种方法简单易行,但费时增多。

(2) 睡眠中描记:测试前先药物散瞳,以镇静药物诱导入睡,轻柔放置眼睑撑开器,调节视觉刺激屏位置使其正向面对被测试婴儿双目,其他测试方法与常规测试相同。眼睑撑开器的一次连续使用时间不宜超过 3 分钟,测试中若发现婴儿出现眼球浮动或注视偏移应暂时关闭平均器,待恢复注视后再次启动。

本作者对 33 名年龄 3 个月至 6 岁正常儿童进行同一个体清醒(不合作幼婴采用间断平均法)与睡眠 PVEP 的对比性观测,全部出现清晰 $P_1$ 波,表明该波并不受睡眠的明显影响。然而,睡眠 PVEP 的 $P_1$ 波潜伏期均较清醒规律性轻度延长,并与年龄高度相关(表 4-24)。因此,若实验室建立起不同年龄婴幼儿睡眠中 PVEP 正常值,可将睡眠 PVEP 检测用于临床。

**5. 异常 PVEP 的判断**

(1) 全视野视觉刺激下 PVEP 的主要异常及临

表 4-24 不同年龄组同一个体清醒与睡眠 $P_1$ 波潜伏期及波幅比较

| 年龄 | 例数 | 潜伏期(ms)波幅(μV) | | | | |
|---|---|---|---|---|---|---|
| | | 清醒 | 睡眠 | 差数均值 | 清醒 | 睡眠 |
| 3~6 个月 | 6 | 125.3±14.5 | 131.0±13.8 | 5.6±3.6 | 13.4±5.2 | 15.1±4.5 |
| ~12 个月 | 6 | 109.3±6.4 | 119.3±8.5 | 10.0±3.3 | 11.9±5.6 | 12.4±5.3 |
| ~3 岁 | 14 | 105.3±4.6 | 117.7±4.7 | 12.4±3.9 | 10.8±5.9 | 15.1±7.8 |
| ~6 岁 | 7 | 101.6±7.2 | 113.6±7.1 | 10.6±1.5 | 11.9±5.7 | 16.6±14.4 |

床意义：视神经损害是导致 $P_{100}$ 潜伏期延长的最常见原因。当视神经损害特别严重时可引起 PVEP 波的完全缺失或异常，从而也可能对 PVEP 各波的确认带来困难。然而，若与受刺激眼同侧的 $P_{100}$ 潜伏期延长而另一只眼正常时，几乎可以认定同侧视神经存在损害（表 4-25，图 4-32）。

所谓 $P_{100}$ 潜伏期的相对延长是指左右两侧间 $P_{100}$ 潜伏期差值的显著增大，即使各自的单侧 $P_{100}$ 绝对潜伏期仍在正常范围内，依然能敏感地提示视神经损害可能性。

然而，若在一次检测中显示两侧 $P_{100}$ 潜伏期等同性延长，此时反而不应考虑视神经本身病变，而应多考虑代谢性或退行性等全身性疾病可能性，因为真正的视神经本身两侧性病变，往往是引起两侧 $P_{100}$ 潜伏期的不等性延长。

此外，全视野单眼刺激下 PVEP 波幅明显降低者，若另一眼测试均正常，原则上应考虑眼科或视神经疾患，不过，通常都应伴有病变侧 $P_{100}$ 潜伏期的延长，尤其在脱髓鞘性疾病患儿。

（2）半视野视觉刺激下 PVEP 的主要异常及临床意义：半视野刺激下 PVEP 对视觉通路中交叉和交叉后病变的确认十分有价值。若在相对应的半视野刺激下（即先后对左、右眼鼻侧视网膜刺激），两眼 PVEP 均异常时，应考虑符合偏盲的电生理学特征，将高度提示包括视放射、或视皮层在内的视交叉后视觉通路病变。若颞侧半视野刺激下两眼 PVEP 异常，表明病变在视交叉或其紧邻。然而，当单侧眼对半视野刺激下 PVEP 异常，则应考虑存在眼科或视神经的部分性损害（表 4-26，图 4-33，图 4-34）。

（3）视觉通路病变引起的 PVEP 特征：为方便

表 4-25 全视野刺激下异常 PVEP 的病变定位分析

| PVEP 异常表现 | 病变定位分析 |
|---|---|
| 双眼 PVEP 波缺失 | 技术问题、眼科疾患、视力严重障碍或未能对刺激图形注视、或两侧视神经严重损害等 |
| 单眼 PVEP 波缺失 | 视神经病、或眼科疾患 |
| $P_{100}$ 潜伏期延长 | 视神经损害 |
| 双眼间 $P_{100}$ 潜伏期差延长 | 视神经损害 |
| 单眼性 PVEP 波幅降低 | 眼科疾患 |
| 双眼性 PVEP 波幅降低 | 眼科疾患或视交叉病变、两侧性视交叉前或视交叉病变，若波潜伏期正常者也可视为正常 |

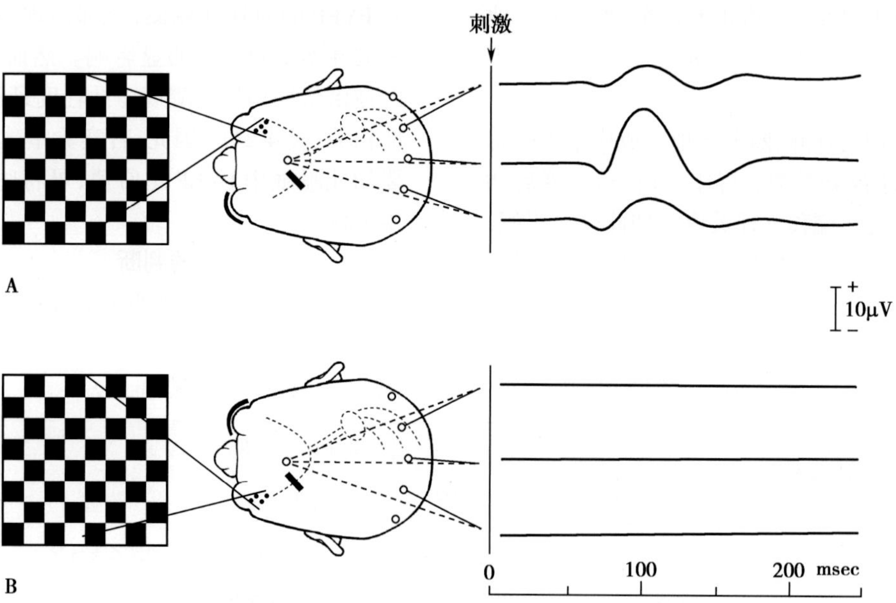


图 4-32 图像翻转单眼全视野刺激下检测左侧视神经病变的 PVEP 图形
当单独右眼接受全视野刺激时仍获得正常 PVEP 图形（A），但单独左眼受刺激时因左侧视神经严重损害无任何反应电位引出（B）

表 4-26 半视野刺激下异常 PVEP 的病变定位分析

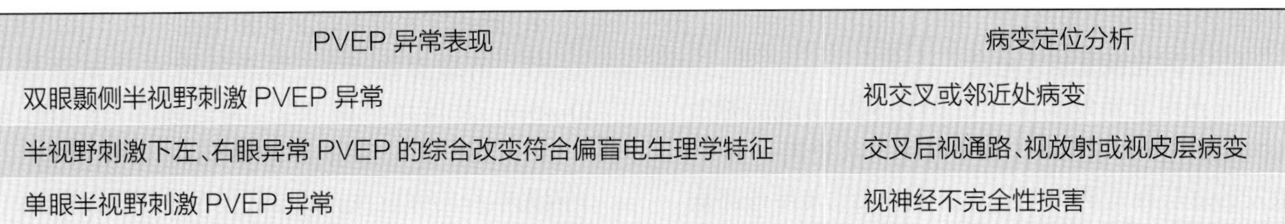

| PVEP 异常表现 | 病变定位分析 |
| --- | --- |
| 双眼颞侧半视野刺激 PVEP 异常 | 视交叉或邻近处病变 |
| 半视野刺激下左、右眼异常 PVEP 的综合改变符合偏盲电生理学特征 | 交叉后视通路、视放射或视皮层病变 |
| 单眼半视野刺激 PVEP 异常 | 视神经不完全性损害 |

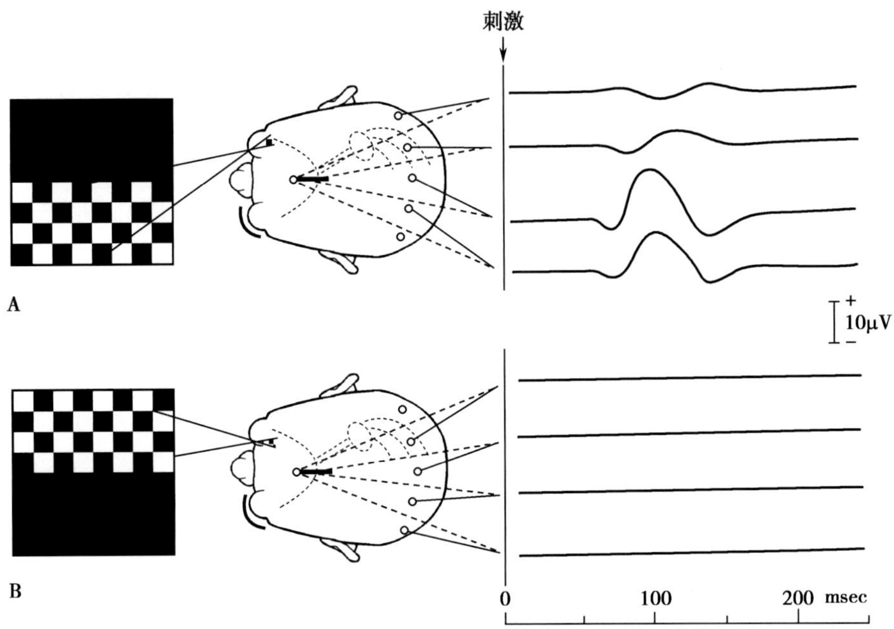


图 4-33 图像翻转单眼半视野刺激下检测视交叉处病变的 PVEP 图形
当右眼的颞侧视网膜接受刺激时仍获得正常 PVEP 图形(A),但刺激该眼鼻侧视网膜时因视交叉传导阻断未能引出任何电位(B)

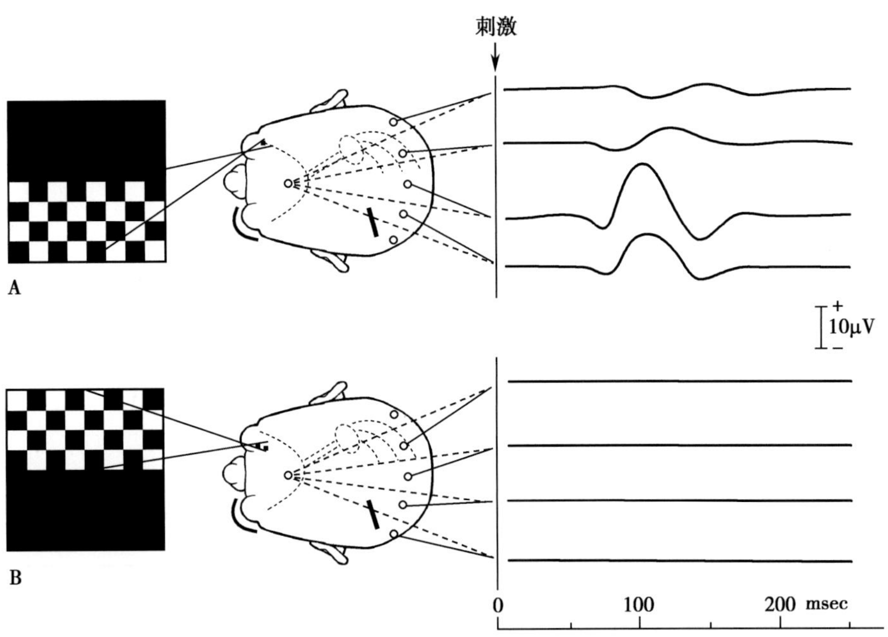


图 4-34 图像翻转单眼半视野刺激下检测交叉后视通路病变的 PVEP 图形
当右眼的颞侧视网膜接受刺激时仍获得正常 PVEP 图形(A),但刺激该眼鼻侧视网膜时因左半球视放射病变未能引出任何电位(B)

临床分析应用，表4-27列出视觉通路中不同部位PVEP的主要异常表现。

### （二）闪光视觉诱发电位

闪光视觉诱发电位（FVEP）是利用瞬现的弥散性闪光刺激（包括频闪刺激和发光二极管闪光刺激）激发的皮层视觉诱发电位。由于对视觉传导通路病变的敏感性远不及PVEP，目前主要用于：①婴幼儿与不合作患儿无法恒定地注视图形刺激荧光屏者；②PVEP检测无反应波者；③严重屈光不正或眼球本身病变致视力模糊直接影响感光效果者。

**1. FVEP的基本特征** 大多数FVEP由6~7个波组成（图4-35），主要发生在闪光刺激后50~250毫秒范围内。在50~100毫秒区间常有一个大的阳性波（波Ⅱ），100~250毫秒间又可见一个大的阴性波（波Ⅶ）。250毫秒后常为一连串节律性快波，与枕区脑电波节律相近。然而，正常FVEP的波形、极性、潜伏期和波幅在不同个体，或同一个体的前后测试中会有较大差异，也易受到测试技术的影响。约5%的正常人可出现一侧头部FVEP波的缺失。

**2. 测试技术对FVEP的影响**

（1）刺激参数：闪光刺激器应在受试者眼前30~45cm，并保持睁眼状态，闪光频率0.5~1Hz，较PVEP的刺激速率慢，最好使用Ganzfeld刺激器。由于闪光本身的弥散性，无法进行半视野刺激检测。

（2）记录因素：主要记录技术与PVEP相同，但有两点差别：①增加头顶区中点（Cz）为第4枚记录电极，因为FVEP的早期波成分虽以枕区波幅最高，但后面的波群往往在Cz处最明显；②最好将双耳垂联线一起作为公用参考电极。

**3. 生理因素对FVEP的影响**

（1）年龄：24~32周CA早产儿FVEP表现为200~300毫秒处枕区阴性主峰。32~35周CA间，该阴性波前200毫秒处出现一阳性波（P200）。随孕龄增加，渐以阳性波占优势，波潜伏期不断缩短。有人认为，该P200相当于成人P100波。FVEP的分布也从枕区向额中区扩展，不同睡眠期FVEP形态可

表4-27 视觉通路病变中PVEP的主要异常表现

| 病变部位 | PVEP的主要异常表现 |
|---|---|
| 眼科疾患 | PVEP缺失、低波幅PVEP |
| 视神经 | PVEP缺失、全视野PVEP波潜伏期延长、左右两侧间PVEP波潜伏期差值增大 |
| 视交叉 | 两侧全视野PVEP异常、两颞侧半视野刺激异常 |
| 交叉后视通路、视放射、或视皮层病变 | 半视野刺激下双眼异常PVEP的综合改变符合偏盲电生理学特征 |
| 枕叶皮层 | 与前述视束病变相同 |

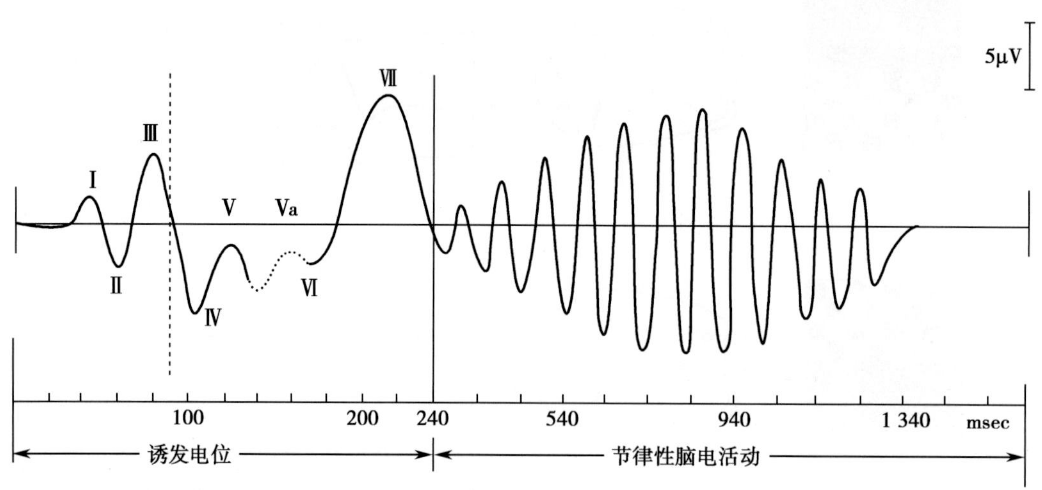


图4-35 正常FVEP示意图

弥漫性闪光刺激诱发的PVEP图形存在显著的个体差异性。该图是将75名正常人记录数据平均后获得的PVEP图形。多数情况下，在闪光刺激后头100ms内有一阳性波（Ⅱ），100~250ms内又有一个大阴性波（Ⅶ）。250ms后常是一连串后放α节律性脑电活动，后者无重要临床意义

能相异。足月后,FVEP 波群随年龄增长而增多,潜伏期继续缩短,早期波群潜伏期约于幼儿期达成人水平,而后期成分要到青春期才达成人值。

(2) 瞳孔大小:增大瞳孔即相当于增加光亮度。应在睁眼状态下完成测试,必要时于检查前先散瞳。

**4. 异常 FVEP 的判断** 由于 FVEP 测试结果在被检者之间、或同一被检者重复检测间均存在变异可能性,FVEP 潜伏期和波幅均不能用作疾病的可靠诊断依据。然而,当单眼闪光刺激下 FVEP 波全部缺失时可考虑为异常,但仍需除外技术因素影响。

枕区记录的阳性或阴性主波潜伏期显著延长,或左、右眼间显著差异者,也可视为可疑性异常。然而,各实验室应按不同年龄期建立 FVEP 正常参考值。

**(三) 视觉诱发电位在儿科的临床应用**

多数情况下,VEP 并不主要用于儿科疾病的诊断与鉴别诊断,却更多被用于对各种伴有视觉损伤疾病患儿进行其损伤严重程度和转归的定量评估。VEP 具有的视力定量分析功能将特别有助于对患儿视力减退程度,以及治疗后病情进展客观判断提供依据。然而,从枕区头皮记录到的 VEP 主要来自集中反映中心视野功能的枕叶表面视觉皮层,而周边视野功能则主要依赖枕叶深部距状裂。中心视野是人类视觉,尤其精细视觉形成的解剖学基础。因此,当患者检测中未能以中心视野注视刺激屏幕,或虽有残存周边视野但中心视野受损,均会直接影响 VEP 测试的可靠性。据观察,即使患者视力仅减退 3 个屈光度,也会使 VEP 反应波幅降低 75% 以上。

在分析判断儿童 VEP 结果时更需注意排除一些干扰因素,包括:①技术因素:对 PVEP 检测的最大干扰是患儿未很好注视刺激图像中心,或在 FVEP 检测中因未睁眼而影响闪光刺激效果;②其他疾病因素:眼球震颤不仅影响患儿注视力,同时还因眼球不自主运动导致 VEP 中混入大量肌电伪迹。脑电图背景明显异常如高度失律患儿,以及颅脑结构显著异常包括脑内导管引流等,都会明显干扰 VEP 结果的真实性。

需指出的是,除 VEP 外,临床还可用优选注视(preferential looking)等视行为判断技术来进行婴幼儿视力的客观定量测试,两者相辅相成,各具优缺点。譬如,存在眼球震颤或眼球偏斜患者很难准确获得 PVEP,但优选注视法测试则有很高成功率。相反,黄斑病变和弱视患者对后者测试很不敏感,却因具有良好中心视野而考虑选择 PVEP 测试。

当前,VEP 在儿科临床的应用主要包括以下一些疾病:

**1. 弱视** 大量研究证实,斜视与先天性白内障是婴幼儿弱视的重要原因。患有神经疾患婴幼儿中,斜视及先天性白内障发生率更是高于一般人群,他们还会因为自身的神经疾患导致视力损伤的不断加重。有关 FVEP 判断弱视的可靠性迄今仍存在不同意见,但却一致认定 PVEP 有肯定价值,因为后者不仅能定量监测弱视程度的加重,同时可对矫治后患儿视力的改善程度提供可靠的定量分析数据。

正常视觉功能为人类实时地获取日常生活中视觉景象,进而为促进人的逻辑思维和语言认知等皮层功能发育起着重要作用。多年来,人们已就视觉障碍对婴幼儿期语言认知等皮层功能发育的负面影响进行了日益深入临床研究。近期韩国学者对 320 名年龄不足 42 个月并确认伴有认知发育落后的患儿进行对照分析,结果 140 名 FVEP 潜伏期延长者的认知量表测试和运动发育水平均明显低于 180 名 FVEP 正常婴幼儿。这不仅进一步确认视觉障碍对婴幼儿皮层功能发育可能的不利影响,同时提示应对各种病因引起的发育落后患儿早期关注是否并存视觉功能障碍,及时的 VEP 检测不仅安全可行并能为这些患儿合理康复治疗提供重要信息。

**2. 皮层性视觉损伤** 严重的皮层性视觉损伤俗称为"皮质盲",临床以严重视觉障碍,但瞳孔光反应正常和无眼球震颤为特征。由于检测方法和判断标准的差异,导致既往有关 VEP 对本病诊断价值的不同结论。近年的研究表明,无论进行 PVEP 或是 FVEP 测试,均可证实皮层性视觉损伤的存在。然而,也确实存在检测结果与临床不全一致的可能性,包括已经从早先皮层性视觉损伤临床康复的患儿其 VEP 继续异常;或 VEP 测试转正常后患儿仍然存在视觉障碍等,推测后者提示患者存在 17 区以外其他视皮层损伤可能性。

晚近资料还发现,FVEP 对因缺氧、感染、创伤或手术导致的急性皮质盲预后有较好预测价值。凡在急性皮质盲起病后即刻 FVEP 正常者,90% 以上都恢复并最后获得正常视觉功能。相反,凡 FVEP 异常或缺失者,90% 以上遗留不同程度视觉功能障碍。

**3. 围生期窒息** 视神经借视神经管进入颅腔并向颅后方向运行,终止于端脑外侧膝状体。无论早产儿或足月儿,其膝状体和解剖上连接膝状体与枕叶距状沟的神经束(也是 VEP 相关视觉通路的一部分)均对缺氧十分敏感,如此,缺氧所致的视觉损伤可借助 VEP 波检测反映出来。临床上可将 VEP 作为评价新生儿,尤其是围生期缺氧、高危早产儿的视觉及神经系统功能的指标，还可用于高危新生儿抢救后病情监测以及神经后遗症的预测。据报道，以 FVEP 预测 81 例早产儿远期结局表明，其灵敏度和特异度分别为 86% 和 89%，而预测脑瘫的灵敏度和特异度约为 60% 及 92%。同时，为初生后第一周新生儿进行 FVEP 检测以预测窒息新生儿视觉功能的研究发现，凡生后第一周 FVEP 正常或仅一过性异常者均未残留任何视觉功能障碍，而 6 名第一周 FVEP 反应波缺失者，3 人持续性视力丧失，2 人明显视觉功能损伤，仅 1 人达正常水平。

**4. 视觉发育延迟** 视觉发育延迟患儿的视力大多随年龄增长而恢复，但这些患儿生后早期可与永久性皮质盲患儿一样，都表现为 FVEP 波潜伏期延迟及波幅降低，因而难以借助 FVEP 对两者预后作出准确判断。然而，PVEP 可能将两者区别开来，因为视觉发育延迟患儿最终将有正常 PVEP 而永久性皮质盲患儿始终异常。临床实践中，PVEP 更多被用于视觉发育延迟患儿视力恢复程度的监测。极个别患儿存在 17 区外其他视觉皮层区功能障碍时同样可以获得正常 PVEP。

**5. 其他神经科疾患** 伴有高度失律 EEG 图形婴儿痉挛患儿的 PVEP 图形往往小而不规则，经有效治疗后若 EEG 转正常，其 PVEP 的图形也随之显著改善。据观察，在中等大小棋盘格刺激下，更易显示出婴儿痉挛患儿的异常 PVEP。

FVEP 可用于高危新生儿视力损伤程度的判断。严重脑室内出血（Ⅲ度）新生儿常有 FVEP 的异常，但轻度出血者往往正常。据认为，重症患儿的这种异常应更多考虑皮层下病变所致，并不真正代表皮层视觉的损伤。影像学检查中存在脑室周围白质软化灶的婴儿通常都有 FVEP 中一个或更多反应波的缺失或潜伏期延长。头颅 CT 扫描正常的极低体重新生儿中，88% 的婴儿也同时显示正常 FVEP。

颅内出血遗留脑积水的婴儿可有 FVEP 正性波的潜伏期延长，其严重程度每随颅内压力的增高而加重。有报道认为 FVEP 潜伏期的延长，主要见于已证实存在脑损伤症状的脑积水患儿，神经系统检查正常者 PVEP 往往也正常。

**6. 手术中监测** 一些学者在进行视神经、视交叉或垂体附近区域手术期间采用 VEP 监测以防止视觉通路被误伤。然而，全身麻醉中患者无法进行 PVEP 测试，所以，常规使用 FVEP。

## 四、运动诱发电位

前面介绍的 BAEP、SSEP 和 VEP 都是通过刺激人体感觉神经系统产生的反应电位，而运动诱发电位（motor evoked potential，MEP）则是借磁场或脉冲电流，经体表相关部位给予大脑皮层运动区或脊髓颈、腰段运动神经传递通道适当刺激，并由此引发的反应性冲动沿皮质脊髓束和周围运动神经传出，且在肢体远端相应靶位肌肉的皮肤表面记录到的反应电位。由于 MEP 能直接反映人体运动神经皮层及其传出系统的完整性与功能状况，从而弥补了 SSEP 只能检测上行性感觉神经通路但不能发现运动神经传出系统病变的不足。

早期采用脉冲电流经颅诱发 MEP，从刺激电极达到皮层，先后要通过头皮、颅骨、脑膜和脑脊液等均有较高阻抗的系列组织，使到达皮层的实际电流强度仅为最初刺激量的 5%~10%。为使刺激有效，势必增加刺激强度，却又往往引起被测试人难以接受的疼痛及肌电伪差。

自 1985 年 Barker 首次报道采用经颅磁刺激成功诱发 MEP 以来，电刺激已基本被无痛的磁刺激替代。后者的基本原理是利用电容器在一组线圈中放电，产生 2~2.5T（Tesla，特斯拉）磁感应电流，能最大限度地激活皮层神经元。由于磁场穿透力强，可基本无衰减地通过头皮、颅骨等高阻抗性组织，使大脑皮层接收到的电流刺激强度与颅外设置相差无几。因此，检测中无须高强度感应电流。这样，既不会致受检者疼痛，也不会因高强度电流引起颅脑组织受损。同时，还有操作简便，刺激部位无须特殊准备等优点。此外，若将磁刺激线圈放置在脊神经根表面皮肤上，还可获得周围神经的磁反应电位。多年来，MEP 已日益在各国得到推广应用，2012 年临床神经电生理学国际联盟（IFCN）发表经颅磁刺激临床实用性指南。现参照该指南，简要介绍磁刺激 MEP 的基本特征、技术要求和在儿科的主要临床应用。

### （一）MEP 的基本特征

**1. 经颅磁刺激 MEP 特征** 实验中以电刺激猴子皮层四区，在同侧锥体细胞和对侧皮质脊髓束即可记录到一系列阳性波，其中第一个波叫 D 波，又称直接（direct）波，它的潜伏期非常短，表明冲动并未通过突触传递，去除皮层后直接刺激大脑白质仍可获得此波。随 D 波之后一系列波称之为 I 波或间接（indirect）波，它需要完整的皮层才能被引出。与电刺激不同，磁刺激只产生 I 波而不出现 D 波，其 MEP 潜伏期较电刺激者长数毫秒，这是因为要先后兴奋皮层中间神经元、锥体细胞轴索侧突，以及皮层、皮层下投射区联系纤维。一系列刺激冲动沿锥体束传导至肢体远端，引起靶位肌肉收缩，在其表面皮肤记录到复合动作电位(CMAP),即 MEP。

临床测试时,通常将一个 50~150mm(标准为 90mm)直径的线圈置于头顶部表面(C3 或 C4),线圈下 5mm 受磁量为 1.4T(最大不超过 2.5T)。磁场形成时限 50~200 微秒。通常从上、下肢远端肌肉表面记录从受刺激皮层下传的 MEP 电位。下肢记录到的电位波幅较矮小,有时必须在肌肉轻微收缩下经易化作用才能获得。测试中应反复多次刺激以获取重复性好,波幅高及潜伏期最短的双相或多相 MEP 电位(图 4-36)。

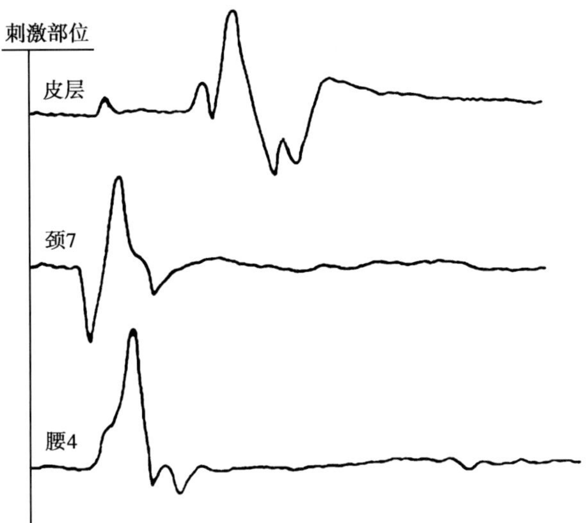


图 4-36 正常婴儿经颅、经脊神经根刺激 MEP 图形
2 岁半婴儿,分别经颅顶和经颈 7 或腰 4 脊神经根施以磁刺激,各自从手掌鱼际肌,及踇短伸肌记录的 MEP 图形

从头顶刺激的经颅刺激 MEP 电位测量内容包括:①经颅刺激的阈强度;②最大反应波幅(阳性与阴性波峰间的垂直波幅值);③MEP 始点潜伏期;④在前述测试的基础上,计算中枢运动传导时间(central motor conduction time,CMCT),以毫秒(ms)表示。该值是以经头顶刺激的 MEP 最短潜伏期减去周围神经运动传导时间求得。后者可在常规周围神经传导速度测定基础上,按(M 波潜伏期 +F 波最短潜伏期 -1ms)÷ 2 计算出来,括弧中的 1ms 是冲动在脊髓内反折的延搁时间。

**2. 脊神经根磁刺激测试运动神经传导功能** 磁场刺激不能直接兴奋脊髓,但可将刺激器置于颈椎或腰椎下段的中线、或中线旁 1~2cm 处,各自达到刺激颈、或腰脊神经根的目的,并分别获得相应运动神经 MEP。甚至还可刺激上肢 Erb 点、肘或臀部各位点,以获得不同周围运动神经 MEP。图 4-36 显示一名 2 岁半正常婴儿分别经颅顶、颈 7 或腰 4 脊神经根施以磁刺激,从手掌鱼际肌,及踇短伸肌记录的 MEP 图形。

对脊神经根刺激的 MEP 通常采用超强度刺激,因而只测量 MEP 的起点潜伏期,其他参数的临床价值不大。

### (二) 测试技术对 MEP 的影响

**1. 刺激强度** 一般用刺激器最大输出量的百分比来表示磁刺激强度,它直接影响 MEP 的出波率。在儿童,经颅磁刺激强度通常从刺激器最大输出量的 40% 开始,然后按每次增加 5%~10% 的最大输出量,直至获得起点清晰的 MEP 波,该强度即为受检人的 MEP 阈值。又在此基础上再增加 10%~20% 最大输出量,作为最后用于测量 MEP 潜伏期与波幅的刺激强度。

对周围神经磁刺激通常不易出现超强反应。据作者观察,一般要当磁刺激强度大于 70%~75% 最大输出量时,始能获得稳定的周围性 MEP 波潜伏期和最大波幅。

**2. 电极放置** 为获取最大波幅和最短潜伏期的 MEP 电位,正确安放刺激与记录电极都十分重要。经头顶磁刺激诱发上肢 MEP 时,应将刺激器中心点置于头顶正中,而诱发下肢 MEP 时宜将刺激器中心点分别向额并向对侧方向(即安放记录电极的肢体对侧方向)侧移 4cm 和 2cm,以便与刺激器成切线方向的感应电流能最大程度地激活皮层运动区外侧,后者为支配下肢肌肉运动的皮层功能区。对脊神经根刺激时,应根据该神经根所支配的肌肉放置记录电极,如在 $C_7$ 脊突刺激时应在同侧二头肌记录 MEP 电位;刺激 $C_3$ 或 $C_4$ 时应在手部作记录;刺激 $L_2$ 时在股四头肌而 $L_4$ 时在胫前肌、或踇展肌作记录。

### (三) 年龄与其他生理因素对 MEP 的影响

**1. 年龄** 有关婴幼儿正常 MEP 的研究尚不多,作者对 197 名 1~14 岁健康儿童和 20 名年龄 20~36 岁健康成人,共分为 7 个年龄组进行肌肉松弛状态下经颅磁刺激的 MEP 电位对比研究,记录电极分别置于上肢拇指短展肌(APB)和下肢踇展肌(AH),结合文献资料,总结儿童时期经颅磁刺激 MEP 的年龄特征如下:

(1) 经颅磁刺激 MEP

1) 出波率和出波阈值:婴幼儿的出波率很低,2 岁前仅有 25% 的正常儿童可在安静状态(非易化状态)下引出上肢记录的 MEP,3 岁时 93%,至 4 岁时其出波率始达 100%。从下肢记录的 MEP 于 4 岁时出波率仅 35%,8 岁时 89%,至 10 岁达 100%。

年龄越小,诱发皮层 MEP 的阈值也越高。诱发

2 岁内上肢记录的和 4 岁前下肢记录的经颅磁刺激 MEP 均需 100% 的最大输出强度。两者分别于 6 岁和 8 岁后快速下降，10 岁和 12 岁后达成人值，各自降为 50% 及 60% 的最大输出强度。

2）始点潜伏期和传导速度：在成年人经颅磁刺激 MEP 判断中，常用的始点潜伏期在儿童却难显示其真实的年龄差异，这是因为与年龄增长并不直线相关的肢长和身长干扰了波潜伏期随年龄缩短的事实。然而，各年龄组左、右间相应始点潜伏期的差值却较恒定，上、下肢分别不得超过 2.6 毫秒和 3.5 毫秒。

作者研究发现，若以实际身高作距离，始点潜伏期为时间计算的经颅磁刺激 MEP 传导速度与年龄高度相关且不受身高影响，两者相关系数(r)分别达 -0.79(上肢)和 -0.75(下肢)。表 4-28 和表 4-29 分别列出从前述 197 名 1~14 岁健康儿童和 20 名健康成人获得的各年龄期经颅磁刺激 MEP 始点潜伏期及传导速度，以助临床参考应用。

3）中枢运动神经传导速度：同样原因，在成人临床常用的经颅磁刺激中枢段传导时间(CMCT)测量，也因儿童身长、肢长增长与年龄非线性相关而难以显示其发育规律，但若以实际传导距离除以相应段中枢段传导时间(central motor conduction time, CMCT)(表 4-30)，即获得各年龄期中枢段运动传导速度(central motor conduction velocity, CMCV)(表 4-31)，同样与年龄高度相关。

(2) 经脊神经根磁刺激周围性 MEP 潜伏期：作者另对 257 名 0~14 岁健康儿童及 20 名年龄 20~36 岁健康成人进行周围性 MEP 测试，刺激电极分别置于颈椎 $C_7$(上肢记录)和腰椎 $L_4$(下肢记录)，记录电

表 4-28 不同年龄期儿童与成人经颅磁刺激 MEP 潜伏期正常参考值(*M*±*S*, ms)

| 年龄 | 拇短展肌记录点 | | 蹋展肌记录点 | |
|---|---|---|---|---|
| | 例数 | *M*±*S* | 例数 | *M*±*S* |
| ~2 岁 | 3 | 22.7±1.23 | | |
| ~4 岁 | 32 | 20.0±1.94 | 7 | 31.6±3.18 |
| ~6 岁 | 34 | 19.5±1.74 | 25 | 31.0±3.29 |
| ~8 岁 | 36 | 19.4±1.84 | 32 | 31.3±2.64 |
| ~10 岁 | 35 | 19.2±1.85 | 35 | 32.2±2.00 |
| ~12 岁 | 28 | 19.4±1.79 | 28 | 34.1±2.71 |
| ~14 岁 | 10 | 18.9±1.00 | 10 | 33.6±2.63 |
| 成人 | 20 | 20.7±1.25 | 20 | 36.8±1.95 |

表 4-29 不同年龄期儿童与成人经颅磁刺激 MEP 传导速度正常参考值(*M*±*S*, m/s)

| 年龄 | 头 - 拇短展肌 | | 头 - 延展肌 | |
|---|---|---|---|---|
| | 例数 | *M*±*S* | 例数 | *M*±*S* |
| 1~2 岁 | 3 | 22.4±2.36 | | |
| ~4 岁 | 32 | 29.3±3.23 | 7 | 31.4±3.71 |
| ~6 岁 | 34 | 33.0±2.90 | 25 | 35.6±2.97 |
| ~8 岁 | 36 | 35.0±3.61 | 32 | 38.0±2.68 |
| ~10 岁 | 35 | 37.1±3.57 | 35 | 39.4±2.35 |
| ~12 岁 | 28 | 40.7±3.91 | 28 | 42.4±2.53 |
| ~14 岁 | 10 | 45.5±3.79 | 10 | 45.2±2.59 |
| 成人 | 20 | 42.1±2.13 | 20 | 43.9±1.79 |

表 4-30　不同年龄期儿童与成人经颅磁刺激 MEP 的中枢段传导时间正常参考值（$M \pm S$,ms）

| 年龄 | 头 - 颈 | | 头 - 腰 | | 颈 - 腰 |
|---|---|---|---|---|---|
| | 例数 | $M \pm S$ | 例数 | $M \pm S$ | $M \pm S$ |
| 1~2 岁 | 3 | 15.0±1.53 | | | |
| ~4 岁 | 32 | 12.2±1.88 | 7 | 19.6±3.19 | 8.00±2.12 |
| ~6 岁 | 34 | 11.4±1.79 | 25 | 17.9±2.92 | 6.49±3.01 |
| ~8 岁 | 36 | 10.7±1.97 | 32 | 17.3±2.32 | 6.57±3.32 |
| ~10 岁 | 35 | 10.1±2.01 | 35 | 16.9±1.84 | 6.87±2.71 |
| ~12 岁 | 28 | 8.91±2.01 | 28 | 16.3±1.86 | 7.36±2.71 |
| ~14 岁 | 10 | 8.53±0.94 | 10 | 16.6±2.09 | 7.48±2.06 |
| 成人 | 20 | 8.69±0.90 | 20 | 16.1±1.90 | 7.39±1.89 |

表 4-31　不同年龄期儿童与成人经颅磁刺激 MEP 的中枢段传导速度正常参考值（$M \pm S$,m/s）

| 年龄 | 头 - 颈 | | 头 - 腰 | | 颈 - 腰 |
|---|---|---|---|---|---|
| | 例数 | $M \pm S$ | 例数 | $M \pm S$ | $M \pm S$ |
| 1~2 岁 | 3 | 12.4±1.41 | | | |
| ~4 岁 | 32 | 16.0±2.76 | 7 | 22.9±3.82 | 32.7±7.81 |
| ~6 岁 | 34 | 17.7±2.89 | 25 | 26.2±3.75 | 40.7±11.7 |
| ~8 岁 | 36 | 19.6±3.69 | 32 | 28.2±3.71 | 41.2±13.2 |
| ~10 岁 | 35 | 21.1±3.68 | 35 | 30.1±3.78 | 42.3±12.7 |
| ~12 岁 | 28 | 25.4±4.70 | 28 | 35.4±4.22 | 45.4±8.62 |
| ~14 岁 | 10 | 26.0±3.19 | 10 | 36.2±4.48 | 47.2±7.84 |
| 成人 | 20 | 26.1±3.02 | 20 | 38.8±4.44 | 47.3±7.02 |

极各置于上肢拇短展肌与下肢䠀展肌，获得如下主要年龄特征：

1）出波率：除部分新生儿因所用刺激电极磁线圈放置困难不能完成测试外，在所有年龄儿童上、下肢均能记录到清晰而重复性好的周围性 MEP 反应波。

2）潜伏期与传导速度：相同年龄的儿童周围性 MEP 潜伏期受肢长个体差异显著影响，进而影响不同年龄组正常值发育规律的正确认定（表 4-32）。然而，所有年龄组上、下肢的左右间潜伏期差（表中未显示）却十分恒定，无论被测试者的年龄或上、下肢体，当相对应的肢体两侧周围性 MEP 潜伏期差值大于 2.2ms 时均应被视为异常。

若将潜伏期除以肢长（从磁刺激点向肢体远端记录点测量），获得周围性 MEP 传导速度（表 4-33），与作者早先对 149 名健康儿童正中神经和胫神经运动神经传导速度（MCV）测试结果一致。充分显示以磁刺激诱导的周围性 MEP 运动神经传导速度不仅有很好临床实用性，而且能直接诱发出神经根电位，补偿了常规周围神经传导测试因从肢体远端刺激不能获取根部电位的不足，因而对神经根部病变诊断有独特优越性。

周围性运动神经传导功能的发育与原纤维髓鞘化呈一致过程。婴幼儿是人类运动神经传导功能发育的快速和关键年龄期。表 4-33 还表明，下肢和上肢周围性 MEP 传导速度分别于 4 岁和 6 岁前达成人值，均早于中枢运动传导功能的发育进程。

**2. 记录部位肌肉的收缩或松弛程度**　实践中发现，在肌肉轻收缩背景下测试，能使 MEP 潜伏期缩短和波幅增高，称为易化现象，后者可使潜伏期

表 4-32 不同年龄期儿童与成人周围神经 MEP 潜伏期正常参考值($M \pm S$,ms)

| 年龄 | 颈 7 | | 肘 | | 腰 4 | | 腘窝 | |
|---|---|---|---|---|---|---|---|---|
| | 例数 | $M \pm S$ | 例数 | $M \pm S$ | 例数 | $M \pm S$ | 例数 | $M \pm S$ |
| ~1 月 | 15 | 9.21±1.23 | | | 20 | 13.0±0.94 | 4 | 5.88±0.48 |
| ~6 月 | 20 | 8.32±0.63 | 12 | 4.44±0.74 | 20 | 12.1±1.29 | 14 | 6.26±0.79 |
| ~1 岁 | 20 | 8.25±0.67 | 20 | 4.74±0.65 | 20 | 11.7±1.72 | 19 | 6.68±1.07 |
| ~2 岁 | 20 | 7.74±0.84 | 20 | 4.26±0.49 | 20 | 10.4±1.81 | 20 | 5.91±0.80 |
| ~4 岁 | 34 | 7.86±0.49 | 34 | 4.52±0.41 | 34 | 11.7±0.85 | 34 | 6.74±0.64 |
| ~6 岁 | 34 | 8.08±0.62 | 34 | 4.70±0.44 | 34 | 13.0±1.15 | 34 | 7.28±0.85 |
| ~8 岁 | 36 | 8.58±0.87 | 36 | 5.13±0.48 | 36 | 14.0±1.28 | 36 | 8.22±0.85 |
| ~10 岁 | 35 | 9.16±0.77 | 35 | 5.18±0.39 | 35 | 15.3±0.78 | 35 | 8.96±0.93 |
| ~14 岁 | 38 | 10.5±0.87 | 38 | 5.82±0.63 | 38 | 17.7±1.88 | 38 | 10.6±1.04 |
| 成人 | 20 | 12.0±1.01 | 20 | 6.73±0.73 | 20 | 20.8±1.22 | 20 | 12.5±1.35 |

表 4-33 各年龄期儿童与成人周围神经 MEP 传导速度正常参考值($M \pm S$,m/s)

| 年龄 | 颈 7- 拇短展肌 | | 肘 - 拇短展肌 | | 腰 4- 踇展肌 | | 腘窝 - 踇展肌 | |
|---|---|---|---|---|---|---|---|---|
| | 例数 | $M \pm S$ | 例数 | $M \pm S$ | 例数 | $M \pm S$ | 例数 | $M \pm S$ |
| 新生儿 | 15 | 24.4±2.87 | | | 20 | 18.7±1.71 | 4 | 17.8±1.73 |
| ~6 月 | 20 | 30.0±2.68 | 12 | 22.9±3.54 | 20 | 25.9±3.88 | 14 | 22.5±3.05 |
| ~1 岁 | 20 | 33.2±2.63 | 20 | 22.1±2.45 | 20 | 31.5±4.42 | 19 | 26.2±3.34 |
| ~2 岁 | 20 | 39.9±4.17 | 20 | 29.9±3.69 | 20 | 41.0±4.12 | 20 | 35.1±5.47 |
| ~4 岁 | 34 | 49.6±3.84 | 34 | 33.4±3.26 | 34 | 46.9±3.81 | 34 | 36.9±4.69 |
| ~6 岁 | 34 | 54.0±2.83 | 34 | 36.0±2.89 | 34 | 49.2±3.12 | 34 | 40.5±3.93 |
| ~8 岁 | 36 | 55.2±5.41 | 36 | 37.3±1.52 | 36 | 50.4±3.53 | 36 | 40.4±3.66 |
| ~10 岁 | 35 | 54.9±3.86 | 35 | 37.9±1.73 | 35 | 49.7±3.29 | 35 | 40.7±4.04 |
| ~14 岁 | 38 | 54.6±4.23 | 38 | 37.0±1.97 | 38 | 49.7±4.02 | 38 | 39.3±3.90 |
| 成人 | 20 | 55.2±3.87 | 20 | 37.7±2.39 | 20 | 48.7±3.26 | 20 | 38.5±3.82 |

“跳跃”性缩短 2~6 毫秒,而在 2 岁儿童更可缩短到 14 毫秒。

利用肌肉轻收缩,可在任何年龄,包括未成熟儿引出 MEP。然而,由于肌收缩程度不同对 MEP 的影响也有显著差异,故常规测试中仍统一规定要在完全松弛条件下进行。仅在一些特殊情况如瘫痪肢体经常规方法诱发不出 MEP,或年幼儿尤其下肢 MEP 难以引出时,可尝试在靶位肌肉轻度收缩背景下使 MEP 波幅增高,以帮助图形的显示与确认。

**(四)异常 MEP 的判断**

以下列举几种 MEP 测试中常见的异常,同一患者可以发生一个或多个异常现象:

1. **中枢或周围性 MEP 传导速度减低或传导时间延长** 无论中枢性或周围性 MEP 传导速度的减低,或传导时间延长,大多与原纤维脱髓鞘病理过程有关。但在中枢神经病变中,也可因皮层神经元本身或轴索变性引起,尤其粗原纤维的轴索变性或传导阻滞,往往迫使冲动沿细小纤维或某些单突触通路下传,从而导致传导速度减慢和时间延长。据研究,皮质冲动下传的延迟可直接导致脊髓前角细胞的兴奋延搁 4ms 以上。

2. **皮层 MEP 刺激阈值增高** 主要与皮层内、

脊髓内的兴奋或抑制功能障碍有关。

3. **左右两侧间中枢或周围 MEP** 传导速度或传导时间差值超过正常范围。

4. **MEP 反应电位缺失或波幅减低** 凡皮质脊髓传导束轴索变性或髓鞘脱失、反应波时程增宽、传导阻滞，以及脊髓运动神经元兴奋性抑制、或皮质脊髓束末梢突触前阻滞等各种因素，均会引起反应电位波幅减低或缺失。然而，与成人相反，MEP 反应波幅值在各年龄期正常儿童不仅存在不同年龄间，而且也存在个体间明显差异。年龄越小这种差异越明显，因此，在儿童 MEP 测试中，若非反应电位缺失或伴其他异常，仅有波幅减低不宜轻易认定为 MEP 异常。

**(五) MEP 在儿科的临床应用**

1. **MEP 在儿科应用的安全性** MEP 被临床应用之前，曾有人担心此种刺激会损伤皮层神经元，影响大脑认知功能，或是诱发癫痫发作，以及对心脏伤害等安全性问题。然而，经过大量动物和临床实验，其安全性已得到充分认定。据测定，经颅磁刺激诱发的颅内感应电流强度仅为精神病患者电惊厥治疗电流的 0.005%~0.05%。按当前常规测试中经颅磁刺激的最大强度 2T 测算，达到脑组织表面的单位面积电荷量不会超过 0.94μC/cm$^2$，远低于可能引起神经元电损伤的最低电荷量 40μC/cm$^2$。临床测试中一般只需 10~15 次磁刺激即可获得清晰 MEP 电位，而据实验观察，即使以 3.4T 磁强度对 31 只大鼠经颅磁刺激 1 万次，或在 2T 强度下对 16 只乳兔经颅刺激 1 000 次，均未发现动物脑组织镜下任何异常。2 名难治性癫痫患者，于颞叶病灶切除前分别给予 1 200 次磁刺激，也未在被切除的病灶中发现任何额外的器质性损害。

经颅磁刺激安全性的关键取决于刺激强度、频率、刺激间歇期和刺激持续时间等因素。当高强度 (>2T) 或小于 1 秒的短间歇期磁刺激时，即使正常人也有被诱发惊厥发作的潜在可能性。但临床经颅 MEP 测试时，规定仅采用单脉冲和间歇期大于 5 秒的重复磁刺激，已证实其良好的安全性。它们对心率、血压、脑电图、心理测试评分，以及下丘脑 - 垂体轴内分泌功能皆无近、远期影响。当前大量患者因诊断或治疗需要，接受各种合理条件的电或磁刺激，仅偶有被诱发局限性惊厥发作的报道。虽有经颅磁刺激在皮层缺血性损伤和多发性硬化患者诱发局灶性惊厥的报导，但对 58 例局灶性和全部性癫痫发作的观察表明，经颅磁刺激既不引起这些患者临床发作，也不导致其脑电图的任何改变。然而，由于磁刺激可诱发人工耳蜗产生强烈噪声损伤听力，因而对置有人工耳蜗的婴幼儿测试时应配戴耳塞。

2. **MEP 在儿科的临床应用**

(1) 协助对运动神经通路发育进程的判断：神经系统发育遵循由周围到中枢这一普遍规律。出生时周围神经髓鞘的发育已较完善，但纤维直径要到 2~5 岁才达成人水平，锥体束的发育更要到 4~7 岁才完成。为此，周围神经、中枢感觉传导和中枢运动传导速度将分别于 3 岁、6 岁和 11 岁达成人值。通过磁刺激 MEP，可分别检测出中枢或周围性运动神经的传导通路发育水平。

由于胼胝体髓鞘发育不全，10 岁前正常儿童的经颅磁刺激测试中，大多会出现较对侧反应（即磁刺激一侧皮层后在对侧肢体靶肌肉引出的 MEP 电位）潜伏期长的同侧反应（即磁刺激一侧皮层后在同侧肢体记录的 MEP 电位），10 岁后同侧反应与肢体联带运动一起消失，表明胼胝体抑制功能增强，标志其组织发育的成熟。临床实践中，凡中、重度痉挛型和徐动型脑性瘫痪患儿常存在异常的同侧反应，且多从未受累或受累较轻侧半球引出，下肢常更明显。轻度脑瘫一般无同侧反应。而且，先天性或出生前脑损伤引起的脑瘫，双侧反应潜伏期差异不显著。但生后脑损伤者，常有同侧反应潜伏期延长和波幅减低。表明经颅磁刺激 MEP 可被用于对脑瘫患儿中枢运动传导功能的评估。

(2) 上运动神经元性瘫痪疾病：有报道对 20 例临床呈单侧上运动神经元性瘫痪表现但影像学检测皆无异常患者行经颅磁刺激 MEP 检测，其中 13 例 (65%) 瘫痪侧肢体的 MEP 波潜伏期和中枢传导时间 CMCT 延长，波幅降低或缺失，表明经颅磁刺激 MEP 对某些锥体束损害的发现可能较影像学更敏感。

另有报道 62 例已经确诊的多发性硬化患者中，分别有 18 例 (29%) 和 31 例 (50%) 显示一侧或两侧经颅磁刺激 MEP 异常，主要表现为 CMCT 延长、低波幅和一侧反应电位缺失。同时，经颅磁刺激 MEP 可被用来定量观察病情变化，当患者病情稳定时 MEP 的动态测试前后结果基本相同，而当病情不稳定时其传导速度和传导时间也同步性恶化。

41 名运动神经元病患者中，近 75% 存在经颅磁刺激 MEP 异常。与多发性硬化主要因脱髓鞘病变引起 CMCT 延长相反，此类疾病因神经元损害多表现为从手部小肌肉记录的 MEP 电位反应波幅减低。另一组 22 例分析中，18.2% 患者并无临床症状但显示亚临床 MEP 异常，但也另有 22.7% 患者虽有显著临床症状而 MEP 检测结果正常。

对10例遗传性疾病并发的痉挛性截瘫测试中，共6例显示经颅磁刺激MEP异常，主要表现为反应波缺失或波幅矮小，潜伏期正常或轻度延长。大多异常来自下肢记录。临床上，即使存在明显锥体束征，从上肢记录的MEP通常都呈正常反应。然而，少年脊髓型遗传性共济失调几乎总是存在从上肢记录的MEP异常，主要表现低波幅或时程异常增宽的反应电位，以及CMCT延长等。MEP的异常程度通常与病情严重度相一致。

(3) 脊髓和颅脑的术中监测：通过经颅刺激诱发大脑皮层运动区MEP电位及同步肌电图观察，可有效用于脊髓和颅脑手术中的实时与术后监测，以便及时防止手术操作对运动传导通路的意外损伤。然而，在此项监测中，使用经颅电刺激比磁刺激有更多优越性：首先，磁场刺激诱发MEP的能力比电刺激更易受麻醉状态影响。其次，电刺激所用的电极体积小，较线圈形状磁刺激器更容易在头顶定点激发所需要观察的肌肉群。而且，被监测患儿在麻醉状态下不会感受电刺激可能引起的疼痛。麻醉状态下，采用每串3~6次，串间隔2秒的间断性多脉冲刺激较单次刺激更易激发脊髓运动神经元反应电位，同时也便于脊髓术中能从手术野的上、下肌肉群同时记录到各自MEP电位。

早年人们成功采用体感诱发电位SEP监测脊髓手术中意外性损伤，但实践中确有一些病例在无法获得SEP情况下能记录到经颅电刺激MEP。

(4) 周围性神经疾病：经椎间孔进行电、或磁刺激均可直接兴奋脊神经根，从而达到对周围神经近端传导功能的测试目的，并因此补偿了常规神经电生理测试中的此点不足。磁刺激通过诱发深部组织电流而有效刺激深层部位神经根，从而避免了直接采用过强电流引起局部难忍性剧痛。采用线圈状磁刺激器，还可保证感应电流精准达到刺激位点，避免因过强刺激电流同时兴奋邻近神经肌肉而造成不应有的干扰。

某些周围神经疾病在经颅磁刺激MEP检测中也可能发现中枢性异常电位。有报道在18例慢性炎症性脱髓鞘性多发性神经病（CIDP）患者中，6例存在经颅磁刺激MEP的CMCT延长，而这些患儿确实皆伴有中枢受累的临床和影像学证据。

## 五、事件相关电位

事件相关电位（event-related potential，ERP）是在特定感觉刺激下从头顶皮肤表面记录的一种特殊皮层诱发电位。它与前述几种感觉性诱发电位的主要区别：①受检者在测试中必须保持清醒；②系由两种或更多种刺激组成不规则相混的刺激序列诱发，被测试者必须从其他非靶性刺激中将指定的靶刺激准确地区别出来；③其反应电位由外源性和内源性成分组成。前者与施予刺激的物理性质直接相关，而后者是皮层对指定刺激信息进行认知加工过程中产生的反应电位。皮层电位反应大脑的认知能力，不受刺激物理性质的影响。ERP已被广泛作为测试皮层认知功能的客观依据。

### （一）ERP的基本特征

典型ERP图形主要包括三个向上的阳性波，以P表示，以及两个向下的阴性波，以N表示。依其出现的先后顺序分别被命名为P1、N1、P2、N2和P3，其中P1、N1、和P2属外源性刺激反应波形，而N2及P3属内源性成分。P3被公认为最具代表性的皮层认知电位，最初认为它的潜伏期大多在刺激后300毫秒而被命名为P300，实际上它多在350~800毫秒间出现，故仍称P3为宜。又因它是ERP波形中潜伏期最长的阳性波，故也有晚发阳性成分（late positive component，LPC）之称，代表从接受刺激信号到皮层对信息认知加工所需时间。一般来说，ERP反应波群中越晚出现的成分就越能代表皮层对信息加工的反应电位。

用于诱发ERP的刺激方式包括听觉、视觉、或躯体感觉等刺激。不同音调的声音、不同颜色的闪光或图画、或不同部位感觉性刺激，甚至语言、文字等都可作为刺激方式与内容。通常由两种或更多种刺激随机地编制成刺激序列。测试中要求被试者对随机出现的靶刺激进行实时选择，包括按键应答、动作示意、或是默记靶刺激出现的次数等。这种要求被测试人作出应答的靶刺激又称任务相关刺激，而不要求被试者作出反应的非靶性刺激又称无关刺激。前者诱发N2及P3等ERP的内源性波形，而后者引起P1、N1、P2等ERP的外源性成分（图4-37）。

由靶刺激诱发的P3波不仅潜伏期长，波幅也较非靶刺激诱发的波群高。在设定两类刺激出现的概率时，靶刺激取低概率，一般为0.15~0.2，而非靶刺激取高概率，0.8~0.85间。举例而言，以视觉刺激诱发ERP时，如采用儿童母亲照片为靶刺激并设定概率为20%，而以大小相同的陌生女人照片作非靶刺激概率占80%。测试中靶刺激不规则地混入非靶性刺激群中出现，嘱咐儿童每当看见母亲照片(靶刺激)出现时立即举手或按下应答键，同步记录其ERP电位。又如以听觉刺激诱发时，可采用频率不同的两种短音，其中出现概率低(0.2)者为靶刺激，与另一

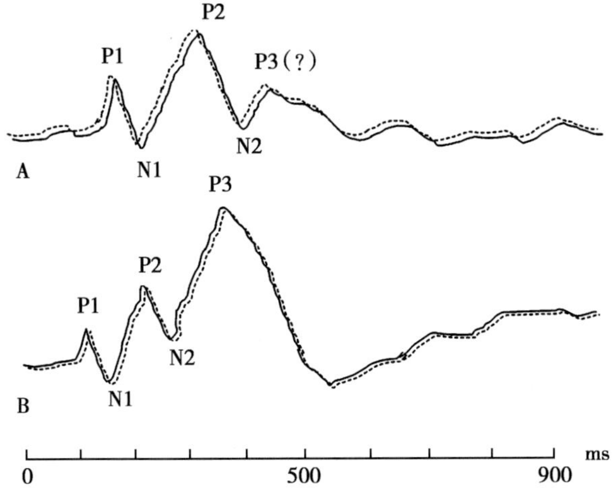


图 4-37 靶刺激参与下的 ERP 图形

A. 在单一非靶性刺激下诱发的 ERP，可见清晰的 P1、N1 和 P2 等外源性反应电位，但无明显 P3 波；B. 在加入不规则出现的靶刺激后，除外源性成分外，尚出现清晰的 P3 和 N2 等内源性成分电位

短音（非靶刺激）无规律地编序出现，一旦听到靶刺激短音立即举手或按应答键。若为年长儿还可采用对出现的靶刺激默默计数方式应答。总之，测试者应选择容易被测试人理解接受的刺激方式、刺激内容和编序。不过，不同测试参数及不同性质刺激均会影响 ERP 结果，故各实验室应设立自己的常用固有设置，并建立相应正常对照值。测试前还应向被测试儿童讲解清楚，并先经反复练习，确认已充分掌握应答规则后再开始正式测试。

### （二）测试技术对 ERP 的影响

**1. 刺激方式** 视觉刺激的 P3 潜伏期较听觉刺激略长，而最短潜伏期见于由躯体感觉性刺激诱发的 P3。有人发现，在发育过程中，儿童视觉或听觉刺激诱导的 ERP 存在不同速率，视觉 P3 稳定而小幅度地随年龄增加而减少，但听觉 P3 潜伏期在 12 岁时突然快速缩短，以后很少变化并基本保持在成人水平，如此，12 岁前视觉 P3 潜伏期比听觉 P3 潜伏期短，但 12 岁以后则比听觉刺激长。

然而，对 P3 影响最大的还是靶刺激本身任务的困难性，难度愈大，P3 波愈明显。但要注意所制定的“任务”不要超过受试人的理解能力。当受试者得知完成测试后有“奖励”时，也会促使 P3 波更清晰。

**2. 靶刺激出现概率** 靶刺激概率加大则 P3 波幅变小，反之，P3 波幅增大。

**3. 记录电极** 通常将记录电极安放于脑电图 10~20 电极系统的 P2(右顶)和 F2(右额)头皮记录点。P2 点的波幅最高，图形也最清晰。从更理想角度也可采用 4 导程记录，即包括 Fz、Cz 和 Pz 三点，并以乳突或鼻尖为参考电极。另一导程用于监测眼动对 P3 的可能干扰。

**4. 刺激间隔时间** 由于从头顶记录电位有较长不应期，刺激间隔时间至少 1 秒以上。一般取 1~3 秒为宜。间隔短于 1 秒或长于 3 秒刺激都将影响 P3 等内源性成分的生成。

### （三）年龄和其他生理因素对 P3 的影响

**1. 年龄** P3 是 ERP 中最主要的事件相关电位，它与非靶性外源性刺激无关，直接反映皮层的认知与信息加工能力。婴幼儿的皮层认知功能尚在初始发育阶段，从临床常规检测中较难获得清晰稳定的 P3 电位。有人用奇异性（novel）刺激从新生儿或婴儿获得潜伏期为 700 毫秒的负向成分（negtive component，NC）和潜伏期为 800~1 360 毫秒的正向成分（positive component，PC），它们实际代表原始的 N2 或 P3，与慢波脑电活动相重叠的复合电位。

虽然 N1、P2 等非靶刺激电位潜伏期于 5~6 岁前已达成人值，但多数儿童要到 6 岁后始能显示清晰 N2、P3 等靶刺激电位（事件相关电位）。后者潜伏期随年龄进行性缩短，两者呈直线负相关变化，并持续缩短到青少年始达成人值，此过程与儿童、青少年皮层认知功能的发育相一致。因此，在儿科开展 ERP 检测时，应按实验室自身的检测条件，获取不同年龄期正常值。

关于儿童不同年龄期 P3 潜伏期正常范围，因刺激方式和测试条件不同而有差异，综合多数研究认为在 300~800 毫秒。有报道在 6~12 岁间每年减少 19 毫秒，而 12~16 岁间每年仅缩短 2.4 毫秒。图 4-38 显示 Finley 等以听觉刺激分别对 39 名 5~17 岁（平均 11.2 岁）正常儿童，和 243 名年龄匹配但患有学习障碍、精神疾病和其他疾病患儿 P3 潜伏期比较，证实该潜伏期值（Y）与年龄（X）呈负相关，可用 Y（ms）= –3.6X（岁）+358 计算。正常儿童的 Y 值全部在均值加 2 个标准差（$2SD=20\times 2$ms）范围内，而相关疾病患儿 P3 值皆在均值 +2*SD* 范围之外。

与 P3 潜伏期相反，P3 波幅在正常儿童也可能呈现明显个体性差异，故对 ERP 测试中仅有 P3 波幅降低者，应结合患儿其他临床信息、病情转归和 ERP 复查结果综合地作出合理判断。

**2. 药物** 多数研究已证实，治疗剂量下的抗精神病、抗抑郁和抗 5- 羟色胺能类药物对 P3 潜伏期及波幅均无重要影响。然而，影响胆碱能系统的药物，尤其抗胆碱酯酶药如毒扁豆碱将引起 P3 潜伏期

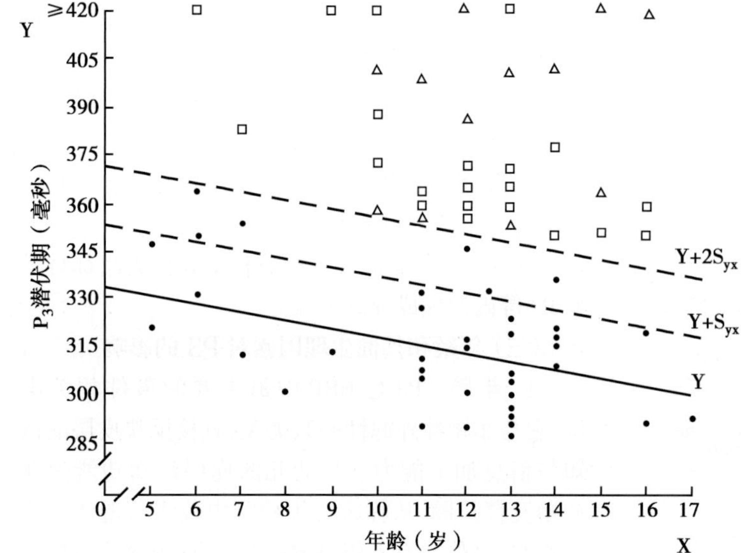


图 4-38 P3 潜伏期与年龄呈负相关关系

图中纵坐标 Y 代表 P3 潜伏期(ms)，横坐标 X 代表年龄(岁)。黑圆点代表 39 名正常儿童 P3 潜伏期，全部在均值 +2 标准差(*SD*)范围内。小正方形和小三角形代表 243 名患儿 P3 潜伏期值，前者仅有该潜伏期延长，后者代表同时有 P3 潜伏期延长和智测异常者

明显延长或波幅的显著降低。一般认为，这并不意味抗胆碱酯酶药物对 P3 电位的生成有任何特殊影响，其波幅的降低可能源自这些药物对被测试人觉醒度或注意力的负性作用，而 P3 潜伏期的延长与 P3 初始形成过程被延迟有关。

关于抗癫痫药物对 P3 的影响存在不同意见。有人通过双盲观察，确认在治疗剂量下卡马西平、苯巴比妥和苯妥英对 P3 潜伏期与波幅均无重要影响。然而，对一组 37 例新诊断的癫痫患儿，进行为期 6 个月和 12 个月的自身对比观测，发现丙戊酸及卡马西平对 P3 潜伏期确无影响，而苯巴比妥使该潜伏期显著延长。此外，也有丙戊酸导致 P3 潜伏期延长而卡马西平无影响的研究报道。造成上述研究结果差异的原因尚不清楚，推测与患者存在不同血药浓度有关，过高的药物血浓度可使 P3 潜伏期延长。

### （四）ERP 的儿科临床应用

如前所述，ERP 的 P3 电位与人的专注、记忆和智能等皮层认知加工能力密切相关。是皮层对体内外各种信号刺激进行识别与编码，并与原先已刻记在脑内储存的部分内容相比较，形成新的信息，再作出决策和重新编码存储的过程。作为探索皮质认知功能的重要电生理指标，在成人精神疾患中，ERP 主要被用于精神分裂症、痴呆，尤其是阿尔茨海默病(Alzheimer's disease)和各种精神心理障碍的认知能力判断。在儿童则更多被用于儿童期精神、神经发育及其相关疾病皮质功能的客观评价，临床研究较多的疾病有：

**1. 儿童注意缺陷多动障碍** 注意缺陷多动障碍(attention deficit hyperactivity disorder，ADHD) 是儿童常见的精神行为性疾病，临床以注意力缺陷、多动及行为冲动为主要表现。ADHD 的确切病因尚不清楚，也缺少有明确生物学特征的实验室检查。多年来，国内外众多学者围绕视、听 ERP 在儿童和青少年 ADHD 患者中的主要异常表现及其临床意义开展了多中心的深入研究，一致发现与正常同龄儿 ERP 相比较，ADHD 患儿均呈现靶刺激电位 P3 波幅异常降低，和潜伏期明显延长。且经有效治疗使患儿症状减轻后，其异常的 P3 波幅和 / 或潜伏期大多会随之呈现不同程度减轻。针对个别报道发现部分 ADHD 患儿在 ERP 检测中虽有 P3 波幅明显减低但其潜伏期仍在正常范围这一现象，日本学者 Yamamuro 在 ADHD 与正常儿童对照研究中，借助 ADHD 诊断量表分析显示，这种现象主要发生在病情较轻的 ADHD 患儿中。虽然这一发现有待更多研究支持，但当前国内外学者一致认定，ERP 检测可为 ADHD 的正确诊断和病情随访提供重要客观证据。

**2. 智能和其他精神行为发育性疾病**

(1) 智力低下：ERP 能客观地以脑电形式反映大脑智能活动状态，动态观测患者智能水平的转变。在各种病因引起的智力低下患儿中，常见 P3 潜伏期的显著延长，且随智能障碍的改善或恶化而有相应的改变。有人发现，在儿童韦氏智力量表(WISC. RC)测验中，与 P3 潜伏期呈负相关的智能项目有领悟、填图和译码等；而在韦氏记忆量表(WMS)测验中与之相关领域主要有数字背诵、视觉再认、时间与空间定向，以及理解记忆等。

(2) 自闭症谱系：近年来，国内外学者针对 ERP 在儿童自闭症谱系(Autism spectrum disorder，ASD)诊断中价值也进行了日益增多的临床研究，均强调

对ASD患者采用视觉靶向刺激比听觉刺激更能诱发出清晰的ERP。多数研究发现，ASD患儿头顶(Pz)处记录的P3波幅通常较正常同龄对照有显著性降低，并可将其视为ASD患儿在记忆和对新生刺激判定困难等皮层相关功能不足的电生理学标记。然而，其间也有不同观测结果的报道，但可能与样本量过小或研究设计上的差异相关。故进一步在全球开展大样本的多中心对照研究十分必要。

(3) 阅读障碍：阅读障碍(dyslexia)属于儿童学习障碍综合征中的常见表型。是指智力正常儿童在文字阅读、表达与拼写等学习功能上呈现的发育性障碍。有关本病的确切病因仍未完全明确，但通过多年来以正常同龄儿童为对照对本病进行的ERP检测深入研究，一致发现听觉刺激下本病患儿大多呈现P3潜伏期延长及其波幅的显著低下。有人更通过对不同头皮位点记录的ERP图形对比分析发现，P3潜伏期的延长及波幅降低分别以记录EEG的额区和中央区位点最明显。均反映本病患儿相关皮层对文字信息处理和应对功能的不足，从而能为本病的临床诊断及病情随访提供客观检测依据。

3. **癫痫** 认知障碍是癫痫最常见的共患病。据统计，约70%~80%的癫痫患者和50%新诊断癫痫伴有不同程度的认知功能受损。在积极全面控制癫痫发作的同时，尽早确认并积极防治并存的认知损伤对提高患者生活质量，防治异常精神心理行为至关重要。临床研究显示，ERP中P3波轨迹与患者专注、学习、记忆与决断等皮层认知活动进程紧密相关。多年来ERP已成为Alzheimer氏病、Parkinson氏病、癫痫和中风等多种神经精神疾患认知功能状态的客观判断依据。与同龄健康人相比，伴有认知障碍的癫痫患者，无论成人或儿童，大多显示P3潜伏期明显延长和波幅的显著降低。导致癫痫患者认知功能障碍的原因复杂，如频繁或严重的临床发作、脑内基础病变、某些抗癫痫药物、以及患者面临的社会家庭环境等，均是导致癫痫认知障碍的重要因素。许多患儿的认知损伤同时受多个因素的影响，通过临床表现的动态对比分析，大多能发现其主要影响因素，但若能结合ERP测试，将更有助于对相关因素的确认。需要注意的是，ERP检测中不当技术参数设置，如靶刺激发放频率或强度，记录电极位置等因素均可能影响其测试准确性。

## 六、儿童癫痫外科的术中神经电生理监测

当致痫区或致痫性病变邻近重要功能表达区，特别是运动及语言功能区时，外科医生面临的最大挑战就是如何在尽可能完全切除致痫区的同时，最大限度保护重要功能，因为癫痫发作的预后和功能的预后对患者来说都是至关重要的。儿童特别是3岁以下的低龄儿童，运动功能发育的相对最完善，因此癫痫手术时对运动功能的保护更为重要。临床上，致痫区和功能区之间的关系相当复杂，有些是截然分开的，有些则是相互重叠的。目前有多种无创性术前评估手段用来确定功能区，包括功能磁共振(fMRI)、磁共振弥散张力成像(diffusive tensor imaging，DTI)、脑磁图(magnetic encephalography，MEG)、经颅刺激运动诱发电位(motor evoked potential，MEP)及体感诱发电位(somatosensory evoked potential，SEP)等。同时侵袭性的术前颅内EEG电刺激功能定位技术也广泛应用于临床。对于精确的功能定位来说，任何单一的术前评估手段都有其局限性，应尽可能利用各种可行的功能定位手段，增加有价值的信息。这在成人患者以及大年龄儿童是必须的，但对于低龄儿童和智障患者，很多术前需要患者配合的非侵袭性功能评估，如fMRI、经颅刺激MEP，以及颅内电极置入功能区定位等无法进行和/或难以配合检查。因此术中感觉运动功能的电生理监测(intraoperative neurophysiological monitoring，IONM)即是一种适用于包括低龄儿童在内的各年龄段患者的最直接客观的功能定位手段，被认为是判断运动功能的"金标准"。

1. SEP 首先通过术中测定SEP来确定中央沟的位置。中央沟(central sulcus，CS)是一个极为重要的解剖标志，根据中央沟可确定中央前回和中央后回的准确部位。尽管在多数情况下外科医生在术中可直接判断中央沟的位置，但有时由于局部病变或先天皮质发育畸形导致解剖结构变异等原因，在术中目测判断中央沟的位置非常困难。而确定中央沟和中央前回的位置，是进一步通过运动诱发电位监测运动功能的基础。

术中记录SEP时由手术医生将条状电极(记录电极)放置在欲预判的位置并与中央沟保持垂直，记录上肢SEP时记录电极的摆放位置在中央沟"反Ω"走形的弯曲处，记录下肢SEP则将记录电极放置在半球内侧中央旁小叶部位。刺激电极上肢位于对侧的正中神经或尺神经，下肢位于对侧的胫后神经或腓肠神经。给予连续单个电刺激，当在条状电极两个相邻触点叠加出位相反转(phase reversal，PR)的皮质电位时，这两个电极所跨越的脑沟即为中央沟。一般主要通过上肢正中神经的SEP确定

中央沟，因为其投射皮质区在半球凸面，暴露良好，解剖投射区标志清楚，电极容易摆放，记录出的PR电位也最清楚。在这个部位确定中央沟后，整个中央沟的走行和中央前回的其他部分多数能够准确判断，除非有明显解剖变异。

中央区以及邻近中央区的额叶是儿童癫痫患者结构性病变，特别是局灶皮质发育不良（focal cortical dysplasia，FCD）的高发区，北京大学第一医院儿童癫痫中心有一半患者的结构性病变在这个区域。如果结构异常范围较小，CS可以辨认，但对于有些低龄儿童中央区结构异常范围常常较大，中央区结构紊乱，不能通过SEP的PR很好的确定CS，需要进一步采用皮质电刺激运动诱发电位的方法进行术中精确定位。

2. **皮质电刺激运动诱发电位** 运动诱发电位测试即电刺激中央前回运动区皮质，在外周相应肌群记录刺激诱发的复合肌肉动作电位（compound muscle active potential，CMAP），以明确中央前回的运动功能分布，并对上、下肢的主要运动功能进行皮质定位。

在完成SEP确定中央沟后，将条状电极放置在中央前回，一般应用第一个触点作为刺激电极的阳极进行电刺激。儿童所需刺激量常比成人大，最大刺激量一般不超过30mA，但婴幼儿可能需要更大的刺激量，因此低龄儿童可直接从较大的刺激量开始尝试，以节省术中时间。测试过程中需要手术医生配合，不断调整刺激电极的位置，根据所诱发的CMAP肌群来确定皮质主要运动功能区的位置。术中MEP能否诱发出CMAP最主要的影响因素是年龄和麻醉剂的应用。年龄是影响MEP检出率最主要的影响因素，年龄越小，检出率越低。在北京大学第一医院儿童癫痫中心的术中MEP监测中，目前最小检出年龄为13个月。对于2岁以上涉及到运动区的癫痫手术，都应该尝试术中MEP监测，以尽可能保护运动功能。如患儿术前已经存在运动功能缺陷（偏瘫），或术前常规SEP未引出，常意味着术中MEP监测可能失败。若患儿为先天皮质发育不良或生后早期的局部损伤，其功能区很可能已经发生转移，特别是那些没有表现出明显功能缺陷的患儿。此时可在周围相邻脑回尝试电刺激，有时可在其他脑区诱发出CMAP，为手术医生提供重要信息。

3. **术中持续运动功能监测** MEP诱发CMAP的最终目的是进行术中持续运动功能监测，以达到对运动功能的最大保护作用。一旦根据CMAP确定了主要肌群在皮质的投射位置，则将刺激电极放置在这些部位，一般放置在距离病变区域或手术切除范围最近的功能区。在手术切除过程中对MEP进行持续监测，每隔1~5秒给予一次串刺激，形成连续的CMAP“瀑布图”。手术操作距离功能区越近，刺激的间隔越短，以便及时发现CMAP波幅的变化。一旦出现CMAP波幅降低甚至消失，表明手术操作影响或损伤到运动区皮质或皮质脊髓束，此时应及时提醒手术医生暂停手术，避免损伤运动功能。如术中CMAP保持波幅稳定，则术后一般没有运动功能损伤。如CMAP短暂减低或消失但能够恢复，术后的运动功能也基本正常。而如果术中CMAP有不可逆的消失，术后运动功能会有不同程度的损伤。

对于不同性质的中央区病变，其致痫区和功能区的关系可能有很大不同。例如FCDⅡb型除引起癫痫外，几乎没有正常功能，因此患者如在发作间期没有功能缺损，即使病变位于中央区，完全切除后也可能不影响正常运动功能。而有些病变，如巨脑回伴多微小脑回、半侧巨脑症等发育畸形，病变本身既有致痫功能又有正常功能，即便不是半球手术，也很难在完全切除致痫区的同时保留正常功能。

对术后运动功能的评价多在术后6~8周左右进行，因为术后早期常有一过性水肿而导致功能一过性降低。此外，辅助运动区的切除也常导致术后一过性运动功能减低，但多在术后6~8周恢复。如果术中CMAP波幅稳定，而术后出现新的运动功能缺损，要进一步寻找原因，必要时应复查术后脑CT或MRI，以了解是否出现术后继发的手术边缘的病变，如梗死或出血等。还应该注意的是，手术过程中的变化是随时发生的，CMAP的变化可能是因为运动通路受损，也可能是因为刺激电极由于手术牵拉等原因接触不良，术中应及时向手术医生反馈及沟通，以达到完美的监测效果。

4. **麻醉对IONM的影响** 麻醉剂对术中电生理监测的影响非常大。SEP及MEP，特别是MEP，受吸入麻醉剂影响很大，且MEP还受肌松剂的影响。因此多数需要术中IONM的麻醉，需在插管结束后停用吸入麻醉剂和肌松剂，仅保留全静脉麻醉（total intravenous anesthesia，TIVA）及镇痛剂。癫痫手术中除了SEP和MEP监测外，还常进行ECoG检测以了解皮质癫痫异常放电情况。而不同的电生理监测对麻醉剂有不同的要求。一般来说，ECoG记录前应停用TIVA，可以用吸入麻醉剂、镇痛剂和肌松剂维持，ECoG结束之后开启TIVA。进行SEP测试时停用吸入性麻醉剂，而TIVA和肌松剂影响不大。MEP持续监测不仅受吸入性麻醉剂的影响，而且特别受肌松剂的影响，因此开始检测 MEP 前和整个 CMAP 连续监测过程中必须彻底停用肌松剂，并监测 TOF 以了解肌松剂代谢情况。儿童药物代谢时间差别很大，有时需要较长时间等待，肌松剂代谢不完全将难以记录到 CMAP，导致 MEP 失败。不同患者对麻醉剂的反应不同，且在不同麻醉剂之间转换时，患者可能由于麻醉过浅而恢复部分意识，或因停用肌松剂而造成患者的运动，给手术带来危险和麻烦。因此电生理人员在整个术中监测过程中不仅需要手术医生的配合，还特别需要麻醉医生的配合，是一个多学科团队密切合作的工作。

综上所述，IONM 在儿童癫痫外科中是可行而且必要的技术，安全有效。对于患儿的运动功能保护起到至关重要的作用。对于不同的病变，IONM 遇到的困难不同，需要对患者的解剖结构、致痫灶与功能区的关系、电生理检测结果的判断以及不同麻醉剂对电生理的影响等知识均有相当的了解，才能在术中瞬息万变的情况下提供有用的信息给术者，从而达到完美的功能保护的结果。

（蔡方成　王爽）

## 第三节　肌电图与神经传导速度

肌电图（electromyography，EMG）学是研究神经和肌肉细胞电活动的科学。EMG 是临床神经电生理的重要检测手段之一，可看作是神经系统疾病定位诊断的延伸，是诊断和鉴别诊断神经肌肉病及神经肌肉接头病变的客观检测手段，组织化学、生物化学、基因检测和影像学检查尚不能取而代之。狭义的肌电图学是指以同心圆针插入肌肉中，收集针电极附近一组肌纤维的动作电位，以及在插入过程中、肌肉处于静息状态下、肌肉做不同程度随意收缩时的电活动（同心圆针电极肌电图）。广义的肌电图学还包括神经传导速度（nerve conduction velocity，NCV）、重复神经刺激（repetitive nerve stimulation，RNS）等有关周围神经、神经肌肉接头和肌肉疾病的电诊断学。

人类运动系统包括上运动神经元（皮质和脊髓）、下运动神经元（前角细胞和外周神经）、神经肌肉接头部及肌肉。EMG 和 NCV 主要记录的是肌肉与周围神经的电活动，反映了包括脊髓前角细胞、周围神经、神经肌肉接头部位及肌肉本身的功能状态。

现代 EMG 仪器是在计算机化基础上工作的，全套仪器包括电极、刺激器、放大器、显示器、扩音器、记录器、存储器及各种分析软件。在电极的选择上，皮肤电极可用作周围神经记录电极，同心圆针电极用作记录运动单位电位（motor unit potential，MUP）。同心圆针电极是由一根不锈钢针管内装有一条绝缘的细金属丝组成，电位变化是在针丝和针管间的电位差造成的。在分析肌电活动时，除了测量电位的图形外，不同电位活动的声音变化也可提供重要的信息。

儿童 EMG 检查的步骤及技术要求与成人基本相同。但由于儿童多惧怕针刺，对刺激耐受性差，不能主动配合作各种程度的肌肉收缩，因此给检查带来一定的困难。这就要求操作者要有娴熟的技术和足够的耐心，以取得可靠的结果。

另外，EMG 检查要解决的问题，必须建立于临床所见及其评价的基础之上，需在这一基础上制订检查方案。EMG 检查的最佳效果，应是通过最少的测定而得到最有价值的信息。在检查过程中，还需经常想到结论是否与预料的相符，以及是否应改变检查计划以适应未曾预料的结果。

### 一、同心圆针电极肌电图

针极 EMG 检测的基本步骤：①插入电活动：在肌肉中移动针电极所产生的电活动；②自发电活动：在肌肉处于静息状态下，将针置于放松的肌肉中不动而记录的电活动；③轻收缩时 MUP：肌肉随意轻收缩期间，运动神经元零星发放所诱发的电活动；④募集和干扰型电活动：逐渐增加收缩力量到肌肉最大用力收缩，期间电活动的变化。

**1. 正常肌电活动**

（1）正常插入电活动：插入电活动是针进入肌肉的一瞬间，或针在肌肉中移动时，机械刺激肌纤维，所产生的一种电活动。常呈暴发性，表现为一组一组的，大小不同的混合性棘波，或呈单相，或呈双相，或正，或负。在扬声器中可听到清脆的阵响。正常插入活动持续时间平均为几百毫秒，国人正常肌肉插入活动的平均持续时间为（465.3 ± 278.3）毫秒，而国外为 300 毫秒左右。

（2）正常自发电活动：将插入肌肉的针电极保持不动，在静息状态下，正常肌肉不会有电活动，但终板区除外。在终板区，由于针尖激惹肌肉内神经末梢，从而产生终板活动。此时，受检者通常会感到钝痛。

终板活动主要有两种成分：①终板噪声（end-plate noise）：为许多低波幅的单相负波，最常表现为基线不稳，扬声器中可听到特征性的海啸样声响。②终板棘波（end-plate spike）：是肌肉中神经末梢受到机械性激活后，继发的肌纤维放电。呈快速、不规则发放，持续时间短。多为初始负相，所发声响好似肥肉在煎锅里噼啪作响。有时与纤颤和正锐波不易区分。

(3) 轻收缩时运动单位电位(motor unit potential，MUP)：由前角细胞发出的运动纤维在末梢发出许多分支，每个分支支配肌纤维上的一个终板。由一个运动神经元及其所支配的全部肌纤维构成一个运动单位(motor unit，MU)。运动神经元的单次发放冲动，可引起其轴突所支配的全部肌纤维的同步收缩。因此 MU 是肌肉收缩的最小功能单位。通过细胞外电极所记录到的波形即运动单位电位(MUP)，它是单个前角细胞支配的所有肌纤维电位的总和。在一个运动单位中的所有肌纤维中，仅小部分靠近针电极，距离较远的肌纤维对 MUP 的作用很小。因此，当电极在运动单位中不同肌纤维记录时，MUP 的形状和波幅随电极位置的不同而变化。任一单个 MUP 不能用来描述运动单位的特征，但在不同部位记录，获得许多不同 MUP(至少 20 个以上)可从某种程度上做到这一点。

描述 MUP 外形特征的主要参数(图 4-39)：

1) 波幅(amplitude)：是在 MUP 时限范围内，最大负峰与最大正峰之间的幅度差。MUP 波幅的高低，取决于针尖附近的少数肌纤维。与肌纤维的密度有关，肌纤维密度越高，波幅越高。

2) 时限(duration)：是反映运动单位的最可靠和最有用的数据，是指电位从最初偏离基线，又回到基线的时间过程。MUP 时限所代表的是整个运动单位所有肌纤维的同步化兴奋的程度。随年龄、肌肉的不同而不同。MUP 时限是最敏感的参数。目前较多采用各年龄组 MUP 时限正常平均时限的 ±20% 作为 MUP 时限的正常范围。

3) 相位(phase)：是指离开基线，至回到基线之间的 MUP 部分。确定相位数的方法：数出与基线交叉的正峰和负峰数，再加一。MUP 相位多于 4 相者称为多相波。多相波的百分比，随所检肌肉，以及年龄的变化而变化。一般来说，除胫前肌超过 35%，三角肌超过 30% 为异常外，其余肌肉超过 20% 即为异常。MUP 的相位取决于电极区域中肌纤维发放的同步性。多相波比率增多，表示各肌纤维的不同步发放，或肌纤维的脱失。

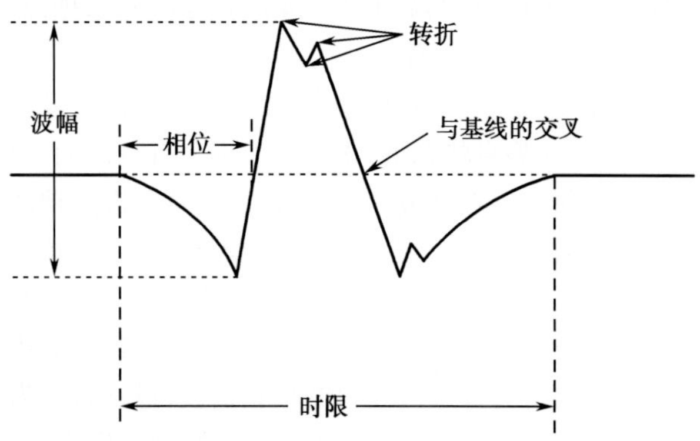


图 4-39 描述 MUP 外形特征的主要参数

(4) 重收缩时的 MU 募集：轻度随意收缩时引起一个或几个 MU 发放冲动，随着肌力的加强，原来不活动的 MU 兴奋和募集起来，原来已发放的 MU 加快发放频率，从而出现不同募集类型的 MUP。

1) 单纯相：肌肉轻度收缩时，可引起一个或几个 MU 以 5~7Hz 的频率发放。

2) 混合相：肌肉中度收缩时，原已兴奋的 MU 发放频率加快，并募集更多的 MU 兴奋，此时多个 MU 混合在一起，但尚能区分开来，可以隐约看出基线，MUP 未完全重叠。

3) 干扰相：当肌肉大力收缩时，有足够的 MU 募集在一起，此时 MUP 相互重叠，难以区分，形成干扰相。

**2. 异常肌电活动**

(1) 插入活动异常

1) 插入活动减少：表明纤维化或严重萎缩的肌肉中，正常肌纤维数目减少。常见于周期性瘫痪的发作期、肌病或神经源性病变中肌肉为结缔组织或脂肪所代替。

2) 插入活动延长：即停止动针后，插入活动仍持续一段时间，>1 秒。提示肌肉激惹，表明肌膜不稳定。常见于失神经支配的肌肉，肌强直性疾病以及某些肌源性疾病。

3) 肌强直电位：一种特殊的插入活动，肌纤维的动作电位在外部刺激后(动针时)呈长时间持续性发放。波幅和频率呈逐渐增大和逐渐减小现象。波幅逐渐增大时频率逐渐减小，反之亦然。可听到轰炸机俯冲或摩托车启动或减速的声音。肌强直放电不一定均伴有临床上的肌强直，临床可见于先天性肌强直症、先天性副肌强直症、强直性肌营养不良，也可见于高钾型周期性瘫痪、多发性肌炎等。

(2) 异常自发电活动：肌纤维在失神经支配后对乙酰胆碱敏感性增加，以及各种代谢原因导致膜电位改变，膜应激性增加，是产生各种自发电位的主要原因。如果在一块肌肉两处以上记录到了自发活动，则为肯定异常，也是临床最有价值的肌电图所见之一。自发活动常见于失神经支配的肌肉，也见于某些原发性肌肉疾病。自发活动有 2~3 周的潜伏期，因此在神经损伤的早期未出现自发活动，不能除外失神经的存在。上运动神经元病变所致的费用性萎缩，不会产生自发电活动。

1）纤颤电位（fibrillation potential）：是单根肌纤维的动作电位，是肌纤维在没有神经支配时产生的自发性颤搐。声音像时钟的嘀嗒声，或下雨时雨点落在屋顶瓦片上的声响。呈缓慢持续规律性发放。纤颤电位需与生理性终板棘波相区别，前者初始为正相（向下），且发放具有节律性（图 4-40）。常见于神经源病变，但在某些原发性肌肉病中，也可因继发性失神经而出现纤颤电位。

2）正锐波（positive sharp wave）：常与纤颤电位同时出现。但因为正锐波可以尾随插入电位出现，所以常被首先发现。其意义同纤颤电位（图 4-40）。

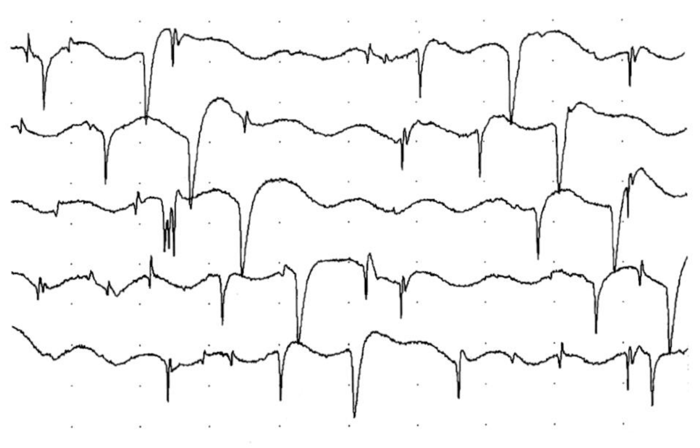


图 4-40　纤颤电位和正锐波
A. 纤颤电位；B. 正锐波

3）束颤单位（fasciculation potential）：是整个运动单位或部分运动单位的一组肌纤维自发放电的结果。形态与 MUP 类似，发放形式不同。束颤电位本身不能作为异常的绝对指征，除非伴有纤颤电位和正锐波。在前角细胞病变时最常见，但可见于所有神经肌肉疾病，也可见于正常人。

4）复合重复放电（complex repetitive discharge）：又称假性肌强直放电。是成群的肌纤维动作电位以很高的频率几乎呈同步性的发放。突然开始，以恒定的发放频率持续短暂一段时间后又突然停止。听起来与肌强直电位相似，但无逐渐增大和逐渐减小的形式。肌源性和神经源性疾病均可出现。

（3）异常运动单位电位

1）短时限运动单位电位：指 MUP 平均时限小于同一年龄组相同肌肉的正常范围（与正常值相比缩短超过 20%）。MUP 的波幅也较低。表明执行功能的肌纤维的随机丧失（生理性或解剖性）。见于肌肉疾病以及神经肌肉传递障碍性疾病（图 4-41）。在代谢性、内分泌性或中毒性肌病，MUP 波幅和时限的改变常不明显。

2）长时限运动单位电位：指 MUP 平均时限大于同一年龄组相同肌肉的正常范围（与正常值相比增宽超过 20%）。在疾病中，当运动单位内的肌纤维密度增加，数目增多或放电纤维失同步时，就会出现长时限 MUP。通常提示下运动神经元病变，包括运动神经元病、脊髓灰质炎、脊髓空洞症、周围神经病变、神经损伤后的神经再支配（图 4-42）。

3）多相运动单位电位：MUP 相位多于 4 相者称为多相波。多相电位在胫前肌超过 35%，三角肌超过 30%，其余肌肉超过 20% 即为异常。最常见于肌病，这是由于肌纤维的再生及纤维密度增加所致。肌源性疾病和神经源性疾病均可多相波增多。在某些肌源性损害时由于多相波增多可使 MUP 时限增加，可通过去多相的方法纠正。

（4）异常募集形式：募集电位取决于用力收缩时参与的 MU 数量和发放频率。在上运动神经元病变及癔症性肢体无力时，会呈现阵发性不规律的 MU 发放。下运动神经元病变时，所能募集的 MU 减少，主要靠频率的增加来维持力度。如果 MU 减少的不多，不到 25%，仍可形成干扰相。如 MU 减少超过 25% 时，用力收缩呈混合相，明显减少时则呈单纯相。在肌源性损伤时，如 MU 代偿增多，在轻收缩时即可出现作为代偿的干扰相，但波幅低，是病理干扰相。根据是否有异常自发电位发放，以及 MUP 各参数的变化，可将针极 EMG 的异常形式大致分为“神

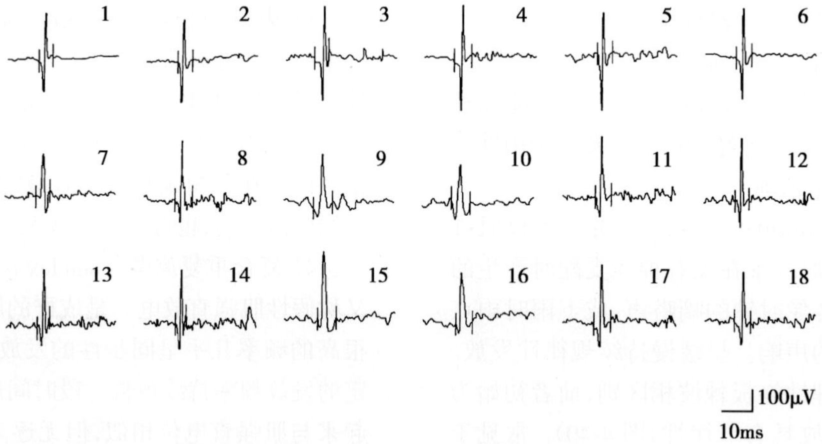

图 4-41 男，4 岁，肌营养不良，针极肌电图呈短时限 MUP

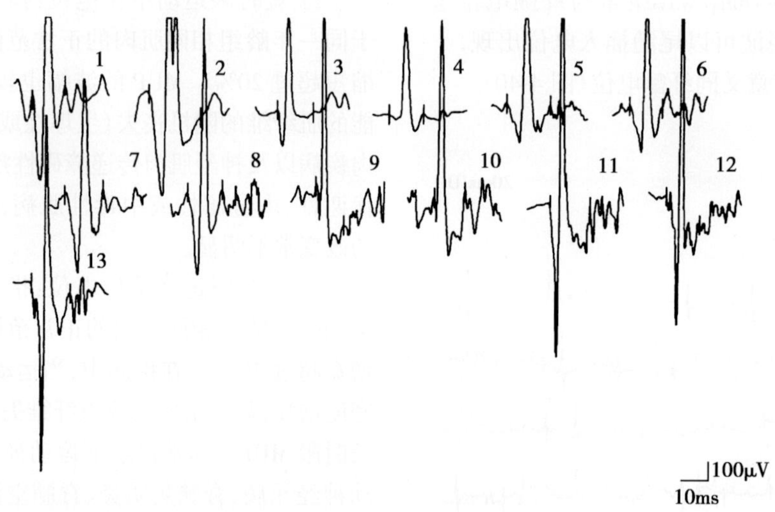


图 4-42 女，2 岁，脊髓性肌萎缩，针极肌电图呈长时限 MUP

经源性”以及“肌源性”两大类。表 4-34 所示为常规针极 EMG 检测四大步骤，及其在正常人、神经源性和肌源性损害所见的总结。

尽管上述 MUP 特征可用于鉴别神经源性和肌源性损伤，但临床上两种损伤的 MUP 现象可有一些交叉。如在失神经早期，其仍可支配少数几根肌纤维，此时 MUP 时限短且波幅低，类似肌源性损伤所见。而肌源性损伤的修复过程中，肌纤维密度增加，并可有不同程度的传导障碍，可形成类似神经源性损伤的高波幅宽大多相波。因此对异常 MUP 所见应结合临床特征仔细分析，并在多块肌肉或一块肌肉的多处进行测定，避免以一代全，作出错误的解释。

## 二、神经传导速度

正常神经根据传导速度的不同，分为 A、B、C 类纤维，其中 A 纤维为有髓鞘纤维，主要为躯体的传入或传出纤维。根据传导速度的快慢又将 A 纤维分为 α、β、γ、δ 四型。A-α 纤维传导速度最快，可达 60m/s，而 A-δ 纤维为 20m/s。C 纤维为无髓鞘纤维，因而传导速度最慢，仅为 1~2m/s，主要分布在自主神经节后传出纤维、后根和周围神经中小的传入纤维。神经纤维的直径也与传导速度有关，直径越细，传导速度越慢。

任何原因（外伤、缺血、压迫、炎症或变性）引起的周围神经损害，均会出现一种或多种病理生理改变：①轴索退行性变，传导纤维数量减少，导致动作电位波幅下降，常为正常均值的 40%~50% 以下，同时可引起一定程度的传导速度减慢。慢性期可有失神经样 EMG 改变。多见于酒精中毒、尿毒症、糖尿病、卟啉病、遗传性感觉运动神经病Ⅱ型及各种中毒性神经病。②节段性脱髓鞘，是施万细胞病变，主

表 4-34 针极 EMG 检查步骤，及其在正常人、神经源性以及肌源性损害时的表现

| 基本步骤 | 正常 | 损害类型 | |
|---|---|---|---|
| | | 神经源性损害 | 肌源性损害 |
| 插入电位 | 正常 | 增加 | 正常或增加 |
| 自发电位 | - | +<br>纤颤及正锐波 | - 或 +<br>纤颤及正锐波 |
| 运动单位电位(轻收缩) | 正常 | 时限延长<br>常伴有波幅增高 | 时限缩短<br>常伴有波幅减低及多相波 |
| 募集形式(最大收缩) | 干扰相 | 单纯相 | 病理干扰相 |

要引起节段性传导速度减慢，传导速度分离，引起动作电位波形离散，波幅下降。MUP 正常，但募集数量减少。可见于吉兰 - 巴雷综合征、遗传性感觉运动神经病、慢性炎性脱髓鞘多发性神经根神经炎等。临床上轴索和髓鞘损伤常常合并存在，可能以某一种损伤为主，但很少单独存在。

神经传导速度(nerve conduction velocity，NCV)的检测是常规 EMG 中的重要组成部分。通过 NCV 的检测可了解周围神经的病变的程度、病变范围、鉴别脱髓鞘和轴索受损。检测时包括运动神经传导速度(motor nerve conduction velocity，MCV)和感觉神经传导速度(sensory nerve conduction velocity，SCV)。

1. **运动神经传导速度**(MCV) 是用超强电刺激神经干的两点，保证全部神经充分兴奋，同时记录肢体远端的复合肌肉动作电位(compound muscle action potential，CMAP)，测定两刺激点所引出的 CMAP 的潜伏期、波幅、面积和性状。通过测定神经干上不同刺激点之间的距离(mm)以及在不同刺激点所得 CMAP 潜伏期的差(ms)，计算出该段神经干的 MCV(m/s)(图 4-43)。如 MCV 潜伏期正常而波幅下降，表明跨病灶两端有轴索断裂或神经失用。如波幅正常而潜伏期延长，则提示有节段性脱髓鞘改变，或快传导纤维的轴索变性。

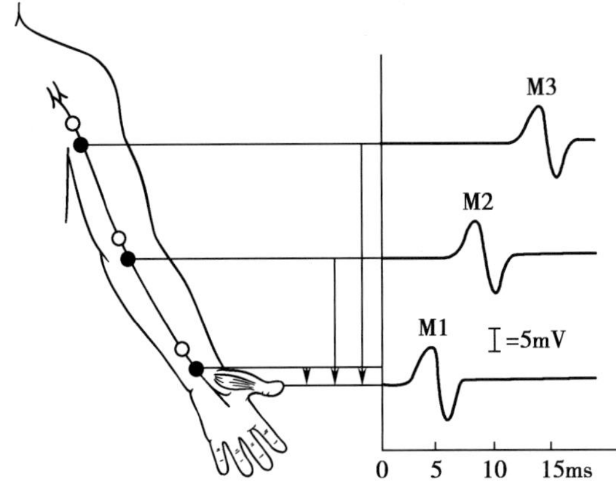


图 4-43 正中神经运动传导电位(示意图)
记录电极置于外展拇短肌肌腹皮肤表面，刺激电极置于正中神经腕部、肘部及腋下，分别获得运动神经传导电位 M1、M2、M3

2. 感觉神经传导速度(SCV) 刺激电极位于指 / 趾末梢，在近段神经干上收集感觉神经动作电位(sensory nerve action potential，SNAP)，测量由刺激至记录到的动作电位的潜伏期(ms)以及记录电极和刺激电极之间的距离(mm)，即可计算出 SCV(m/s)(图 4-44)。其计算及结果分析同 MCV。

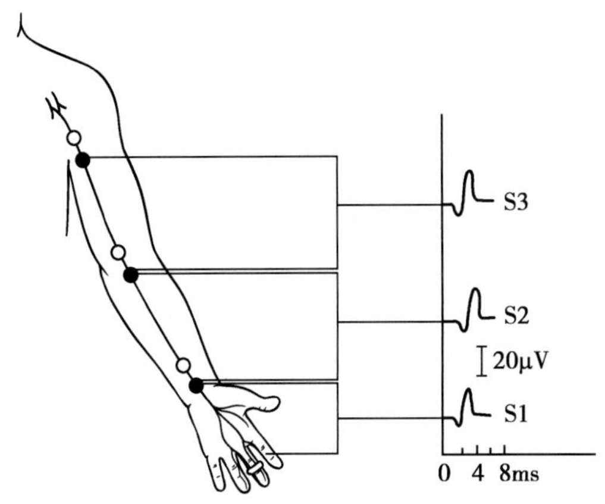


图 4-44 正中神经顺向感觉传导电位(示意图)
刺激电极置于中指，记录电极置于正中神经腕部、肘部及腋下等处，分别记录到感觉传导电位 S1、S2、S3

年龄是影响 NCV 的最重要的生物学因素。周围神经纤维的跳跃式传导，取决于其髓鞘的成熟。3~12 个月是神经纤维发育成熟的关键年龄。在新生儿期，NCV 接近成人的一半，1 岁时已达 80%，3~6 岁时接近或达到成人水平。在各年龄组 NCV 在性别间均无差异。

温度是影响 NCV 的最重要的物理因素。当皮

温在 35~25℃之间变化时，传导速度的下降几乎呈线性关系，即每下降 1℃，传导速度可减慢 2~3m/s。这种变化在感觉神经尤为明显。一般皮温超过 30℃时，温度的影响就不太明显了。故检测时应保持室内温暖。

其他影响 NCV 的因素还包括刺激电极、记录电极的位置、记录及测量误差。在儿童身高和肢长对 NCV 结果有明显影响，应特别注意测量精确。另外长神经纤维的传导速度相对慢，故下肢的 NCV 较上肢慢。

## 三、F 波和 H 反射

1. **F 波** 周围神经接受超强刺激后，引起一个大的顺行传导的复合肌肉动作电位（CMAP）（即 M 波），和一个小的逆行传导的肌肉反应，即 F 波。F 波是周围神经接受超强刺激后，神经冲动沿受刺激运动神经逆向传导后，经脊髓前角细胞产生回返性放电，再循同一运动神经纤维下传至肌肉诱发的反应电位（图 4-45）。

F 波的电兴奋是先离开肌肉的记录电极，经过运动神经的近端段，逆行传向脊髓前角细胞，然后返回到远端肌肉的记录电极，引起电位反应，所以 F 波发生在 CMAP 之后。将刺激点向神经近端移动，M 波潜伏期逐渐延长，F 波潜伏期逐渐缩短。F 波可由单个运动神经元或小部分运动神经元兴奋所引起。

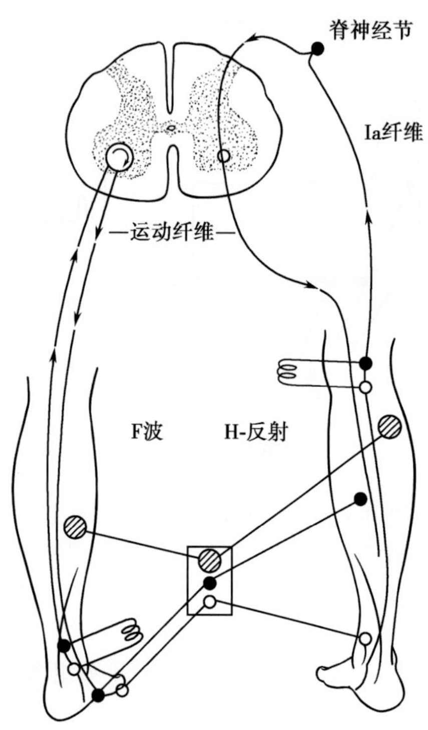


图 4-45 诱发 H 反射和 F 波的解剖通路

运动神经单位的完整性是 F 波出现的基础，一旦神经的某一段因病变传导减慢，F 波的潜伏期即会延长，在神经严重变性或被切断时，F 波就不能引出，所以 F 波能用来评价运动神经纤维包括近段在内的全部的功能状态。

临床上最常用的 F 波参数是 F 波传导速度（F wave conduction velocity，FWCV）和 F 比值（F ratio）。FWCV 反映了运动神经近脊髓段的传导情况。F 波是运动神经中快传导纤维的反应电位，与儿童时期大多数运动神经动作电位 M 波相似，出生时约为成人值的一半，生后一年内快速发育，3~6 岁时接近成人水平。FWCV 的计算公式为：

$$FWCV=\frac{D}{(F-M-1)/2}=\frac{2D(mm)}{F-M-1(ms)}=m/s$$

其中 D 为刺激点到相应棘突的距离，实践中，上肢神经采取从刺激点经腋下和锁骨中点到 $C_7$ 棘突间距离；下肢神经测量刺激点经膝和股骨大转子至 $T_{12}$ 棘突的距离。F 和 M 分别为 F 波和 M 波的潜伏期，1ms 是冲动在前角细胞内的传导时间。

另一个常用的参数是 F 比值，它比较了周围神经远端和近端的传导功能。当病变以运动神经近脊髓段为主时，F 比值增大，远脊髓段受损时 F 比值减小。但当远近病损程度一致时，F 比值可能接近“正常”。最近认为，运动神经传导速度和 F 波传导速度的比值（MCV/FWCV）对周围神经病的诊断有重要临床价值。

F 波的测定主要应用在周围神经病的诊断中，其各项指标的测定，对整个神经特别是近端神经的运动传导功能做出评估，在一些轻微周围神经病或疾病的早期，尤其是在当 MCV 正常时，F 波可提供早期诊断依据。

2. **H 反射** 与 F 波不同，H 反射并非神经组织的动作电位，而是一单突触反射弧，即冲动沿Ⅰa 感觉神经传入，经前角运动神经元，从 α 运动神经纤维传出。H 反射包含了感觉及运动神经传导及脊髓神经元兴奋的性的完整信息（图 4-45）。

引起 H 反射的最佳刺激条件是既能最大限度兴奋传入纤维，同时又不兴奋运动纤维，因此 H 反射是在低于诱发 M 波所需刺激强度下产生的（图 4-46）。H 反射的最大反应波幅往往是在低强度刺激下获得，随着刺激强度增加，H 反射波幅降低并渐消失，而 M 波渐增高。待达到超强刺激时，H 反射消失，代之以 F 波。由 H 反射可计算出近端混合神经的传导速度，计算公式为：

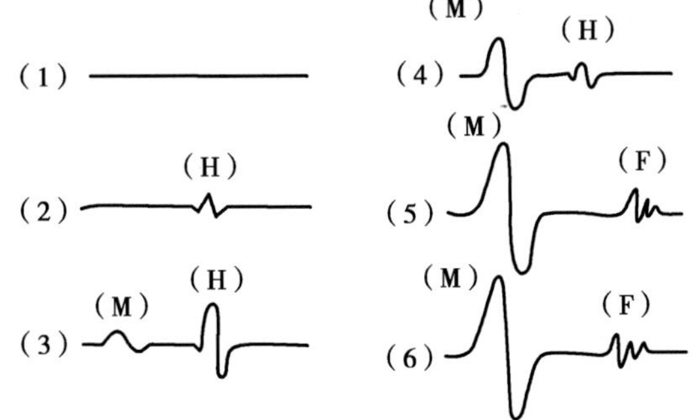


图 4-46 H 反射和 F 波
(1) 刺激强度为零时，无任何反应波；(2) 阈下强度刺激诱发出 H 反射；(3) 增加阈下刺激强度，出现 M 波；(4) 刺激强度达到阈值，M 波增强，H 反射变小；(5) 最大强度刺激，H 反射消失，出现 F 波；(6) 超大强度刺激，F 波潜伏期略缩短

$$NCV=\frac{D}{H-M}$$

无论是 F 波还是 H 反射在低龄儿童引出均困难，两项检查均要求受试者处于非常放松的状态，这在低龄儿童难以做到。这使得此两项检查在儿科的临床应用受到限制。

## 四、重复神经刺激

重复神经刺激(repetitive nerve stimulation，RNS)技术是指在单位时间内以不同频率的超强刺激重复刺激周围神经干，观察该神经所支配肌肉的复合肌肉动作电位(CMAP)在连续刺激下的变化。RNS 主要用于神经肌肉接头处冲动传递功能的测定。至今，RNS 技术仍是临床诊断神经肌肉传递障碍疾病的重要手段，尚不能被免疫学等检测手段取而代之。

冲动在神经肌肉接头处的传递主要包括以下连续生理过程：①在神经动作电位驱动下神经末梢去极化；②电压依赖性钙通道开放；③神经末梢突触前膜囊泡内钙浓度增加；④囊泡释放递质乙酰胆碱(acetylcholine，Ach)并越过突触裂口，与突触后膜上的 Ach 受体结合；⑤突触后运动终板除极化，与邻近未除极化部位间形成电位差并扩大超过阈值，形成单根肌纤维动作电位。继而，Ach 会被 Ach 胆碱酯酶水解为乙酰辅酶 A 和胆碱而失活。为保证冲动在神经肌肉间传递成功，正常神经肌肉接头处总有过量的 Ach 释出，称为冲动传递的“安全余额”(safety margin)。神经肌肉接头疾病中，大多存在 Ach“安全余额”的缺减。

临床上根据刺激频率不同分为低频 RNS 和高频 RNS。

1. **低频重复神经刺激** 低频 RNS 指刺激频率 <5Hz，刺激时间通常为 3 秒。在这种频率的刺激发放下，既可将神经肌肉接头处瞬间堆积的 Ach 全部消耗，产生最大收缩效应；又足以避免因兴奋易化作用干扰测试结果。

正常时可引出连续的动作电位，波幅无明显减低。在重症肌无力患者，由于突触后膜受体数量及功能异常，一般从第二个电位开始下降，到第 4~5 个波时下降最明显，以后可稍有回升(图 4-47)。通常计算第 4 或第 5 个波比第 1 波波幅下降的百分比。低频 RNS 递减的波动范围随肌肉不同有所不同，但递减超过 10% 即为异常，也有认为超过 15% 为异常。

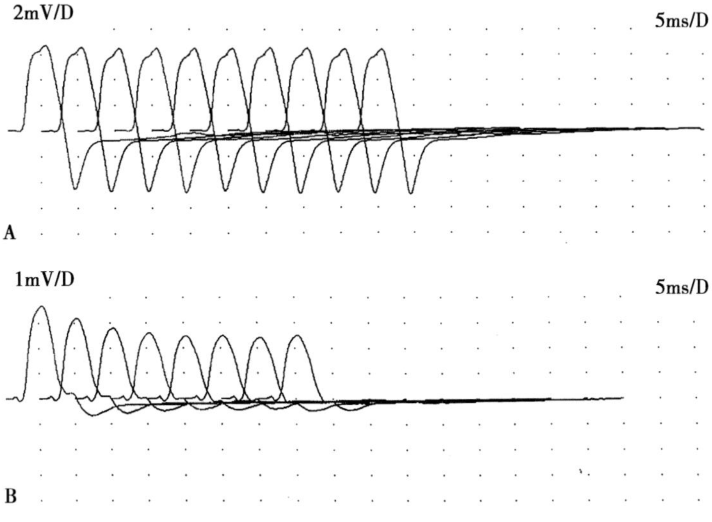


图 4-47 3Hz 超强刺激尺神经
A. 正常；B. 重症肌无力

儿童最常见的神经肌肉接头受累的疾病是眼肌型的重症肌无力，此时主要是动眼神经及其他支配眼外肌的神经受累，而脑神经里只有面神经能在耳前刺激到，因此，单纯眼肌型重症肌无力进行面神经以及肢体神经的 RNS 时常为阴性。然而，有眼睑下垂的患儿，需要仔细观察是否同时合并面神经及其他脑神经受累，比如表情减少，闭目乏力，吞咽构音障碍等。当存在面神经受累时，面神经及肢体神经的 RNS 检查就非常具有疾病诊断的意义了。

2. **高频重复神经刺激** 正常情况下，在给予高频刺激时，由于一开始便激发了全部的肌纤维活动，因而即使持续刺激也不能使电位进一步增大，而是保持在一个稳定的水平。但在 Lambert-Eaton 肌无力综合征、肉毒中毒、偶尔重症肌无力患者，主要异常为突触前膜乙酰胆碱释放量减少，因而在首次刺激时不能释放足够的乙酰胆碱使动作电位达到最大水平，在高频重复刺激下，乙酰胆碱释放增加，从而出现动作电位的递增现象。

肌无力综合征患者对高频刺激的突出表现是对最初几次刺激呈低波幅反应。但若继续给予 10~50Hz 的高频率刺激持续 1 分钟以上，则可见 CMAP 反应波幅逐渐增加至正常和接近正常水平。1 分钟时的末次 CMAP 波幅有时可达第一次刺激波幅的数倍之高。肉毒中毒和少数重症肌无力患者也可有类似反应，但不如肌无力综合征明显。高频刺激在儿科很少应用。

## 五、儿童 EMG 的临床特点

在 EMG 检测的方法学上，儿童与成人并无太大差别，主要差别在于检查过程的难易程度以及儿童与成人的疾病谱有很大差别。儿童特别是低龄儿童进行 EMG 检查的难度远超过成人，需要临床医生相对严格把握适应证，避免患儿不必要的痛苦。

儿科患者有明显下运动单位症状（肌无力，肌萎缩）及体征（腱反射减弱或消失）时，需要 EMG 检查以区分下运动单位受累的部位。儿科患者常需要同时进行针极 EMG 和 NCV 检查，进行综合分析，得出神经源性（前角细胞），神经性（周围神经，还需分清髓鞘还是轴索受累为主）及肌源性（肌肉）损害的结论，并需要与临床其他资料（起病年龄，疾病演变，肌酸激酶水平，神经影像学，病理及遗传学检查）共同分析，得出具体疾病的诊断。神经电生理改变本身常常缺乏疾病的特异性。

除此以外，在儿童期起病的一些遗传性神经变性病，上、下运动单位均可受累，但在疾病的不同时期，受累的先后不同，不同的患者受累的先后也不同。比如异染性脑白质营养不良及婴儿神经轴索营养不良，早期运动里程碑均正常，之后出现运动发育停滞甚至倒退，此时头颅影像学检查可以为阴性，而且患儿可以仅表现为上运动单位体征（腱反射亢进，病理征阳性）。然而，此时的 EMG 很可能已经出现变化，在疾病早期就可以提供下运动单位受累的证据，使疾病的指向性大大增加，为进一步遗传学检查提供依据。此外，尚有很多儿童期遗传性疾病可有下运动单位受累，如线粒体病常有下运动单位受累，肌肉和周围神经最为常见；再如甲基丙二酸血症合并同型半胱氨酸血症常有周围神经受累等。更少见的情况是获得性的神经系统自身免疫性疾病，也可以出现上、下运动单位同时受累。

EMG 虽然能够反映下运动单位受损的情况，但由于具体疾病的不同，疾病发展阶段的不同，也可能缺乏特征性的改变。吉兰 - 巴雷综合征的早期（2 周内）可能没有明显的脱髓鞘改变，应该适时复查。一些没有明显肌纤维破坏的肌肉病（先天性肌病、代谢性肌肉病等）以及呈灶状分布的获得性炎症性肌肉病等，均可能没有典型的肌源性损害的电生理改变。

总之，EMG 和其他很多临床辅助检查一样，需要跟其他临床资料一起综合分析，方能体现出价值。

（王爽）

## 参考文献


1. Schomer DL，Silva FL. Electroencephalography：basic principles，clinical applications，and related fields. $6^{rd}$ ed. Lippincott Willianms & Wilkins，2011
2. Ebersole JS，Pedley TA. Current practice of clinical electroencephalography. 3rd ed. Lippincott Willianms& Wilkins，2004
3. 刘晓燕. 临床脑电图学. 2 版. 北京：人民卫生出版社，2017
4. Groppa S. A practical guide to diagnostic transcranial magnetic stimulation：Report of an IFCN committee. Clinical Neurophysiology，2012，123（5）：858-882
5. Lascano AM，et al. Clinical evoked potentials in neurology：a review of techniques and indications. J Neurol Neurosurg Psychiatry，2017，18（8）：688-696
6. Misulis KE，Fakhoury T. Spehlmann's Evoked Potential Primer. P.35-P.202. 3rd Ed. Butterworth/Heinemann，2001
7. 蔡方成，王琳，郑惠连. 脑干听觉诱发电位的发育规律. 中华儿科杂志，1991，29（5）272-274
8. Kim JY . Visual Evoked Potential in Children

With Developmental Disorders: Correlation With Neurodevelopmental Outcomes. Ann Rehabil Med, 2018, 42(2): 305-312

9. Simon MV. Intraoperative neurophysiological sensorimotor mapping and monitoring in supratentorial surgery. J Clin Neurophysiol, 2013, (30): 571-590

10. 党静霞. 肌电图诊断与临床应用. 2 版. 北京: 人民卫生出版社, 2013

11. 汤晓芙. 临床肌电图学. 北京: 北京医科大学中国协和医科大学联合出版社, 1995

12. 蔡方成, 张杰敏. 0~14 岁小儿感觉神经的传导功能. 中华儿科杂志, 1995, 33(1): 19-21

13. 蔡方成, 张杰敏. 0~14 岁小儿上、下肢神经 F 波研究. 重庆医科大学学报, 1994, 19(4): 307-310

14. 崔丽英. 重复神经电刺激在重症肌无力诊断中的应用价值. 中国实用儿科杂志, 2001, 16(10): 582-584

15. Weiss JM, Weiss LD, Silver JK. Easy EMG: A Gude to Performing Nerve Conduction Studies and Electromyography. 2/E Elsevier Inc, 2016

第五章

# 神经系统疾病的康复

……

# 第一节 康复医学概述与基础理论

## 一、概述

### （一）康复医学概念

康复医学（rehabilitation medicine）是一门针对有功能障碍的病、伤、残者，应用医学手段，最大限度提高或恢复其功能，使之尽可能生活自理并融入社会的学科。康复医学的服务对象包括所有年龄段具有各种功能障碍的病、伤、残者，强调以功能为中心的全人管理，覆盖全生命周期。它的核心目标是改善功能，提高生存质量。

### （二）国际功能、残疾和健康分类

世界卫生组织在 2001 年发布的新版“国际功能、残疾和健康分类”或简称为“国际功能分类”（International Classification of Functioning，Disability and Health，ICF）体现了康复医学的核心理念，它与“国际疾病分类第 10 版（ICD-10）”相互补充，将“疾病诊断”和“人体功能”结合起来，为描述人群或人口的健康状况提供了更科学、全面的语境。针对儿童和青少年的特殊性，2007 年世界卫生组织出版了 ICF 的儿童和青少年版（ICF-Child & Youth，ICF-CY）。ICF 的提出为健康状况的描述提供了一种标准化的统一语言，相对具体分类编码系统而言，ICF 框架（图 5-1）作为指南性构架图体现了康复医学的主体思路。

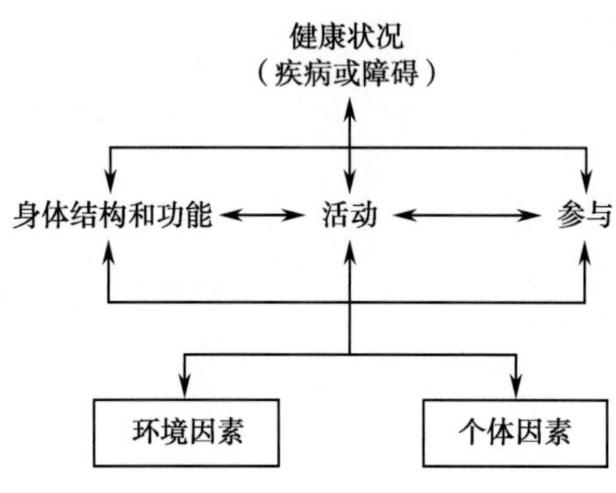


图 5-1 ICF 框架

如 ICF 框架图所示，当疾病或障碍影响健康状况时不仅体现在身体结构和各系统功能层面，同时在个体执行任务活动和融入生活情景的参与能力方面也会受到限制，此外，环境因素和个人因素会对身体结构和功能、活动表现和参与能力产生积极或消极的影响。其中环境因素包括物理环境、社会态度、医疗体制、司法制度等。值得关注的是图中的双向箭头表达了各方面间的交互关系，干预一个方面可能导致一个或多个方面的改变，且这种交互作用具有的独特性是彼此间常常不是一种对应的可预测关系。例如躯体的病理性受损程度不一定与活动和参与受限相平行，通过代偿和辅助仍然可以实现生活自理、社会参与；积极合理的活动和参与很可能促进身体结构和功能的重塑或发育，而缺乏活动将导致肌肉萎缩、体能低下、关节挛缩等一系列失用性改变。因此，在临床应用中，应围绕着康复医学的核心目标，从活动和参与的视角，分析身体结构和功能方面的影响因素及其权重，以及环境和个人因素的影响，制订具有针对性的康复治疗方案，不局限于纠正身体结构和功能层面的病理性损伤（有些损伤是难以治愈的），而是以改善活动和参与能力为主体，使康复治疗更加贴近实际生活，实现提高生存质量的宗旨。

### （三）康复医学内容

康复所涉及的领域较广，不仅包含医学康复（medical rehabilitation），还包含教育康复（educational rehabilitation），即通过特殊教育和培训来促进康复；职业康复（vocational rehabilitation），即通过就业能力评估和培训取得或恢复就业能力；社会康复（social rehabilitation），即研究和协助解决失能者参与或重返社会时所遇到的一切社会问题。这些领域在康复过程中相互支持、相互协调，在不同阶段可能侧重点有所不同，但是，医学康复是基础和前提。医学康复或康复医学包括康复预防、康复评定和康复治疗。

1. **康复预防** 包含三个层次：一级预防，是针对导致功能障碍的原因，采取各种有效措施预防致残性损害的发生；二级预防，是通过早发现、早诊断、早治疗，限制或逆转由致残性损害造成的功能障碍；三级预防，是通过合理的康复治疗，预防继发性损伤的出现，尽可能减小身体结构和功能的异常对活动和参与能力的影响，并与特殊教育、心理干预、就业指导、社会服务等方面协调合作，争取最大限度地提高生存质量。

2. **康复评定** 是通过医务人员的检查和分析，必要时采用各种辅助检查方法和量化的评估指标，准确有效地评价功能障碍的种类、部位、性质、程度以及对生活质量所造成的影响，以便全面反映功能障碍情况、设定康复治疗目标、制定康复方案、评判康复治疗效果以及估计预后。针对各种功能障碍的评定应围绕 ICF 框架的各个方面，并找出最为关键的影响因素，进而指导制订个体化的康复治疗目标和计划。在康复评定中虽然各种评定工具种类繁多，辅助检查技术越来越先进，但是，医生的病史采集、体格检查、对检查结果的解读、病例分析等始终是康复评定的核心技能和思维方式，针对性地选择敏感性强、特异度高、信度和效度好的评定方法也尤为重要。

3. **康复治疗** 主要包括：①物理治疗（physiotherapy or physical therapy，PT），即采用运动疗法（运动学和力学相关）和物理因子疗法（非力学相关，如电、光、声、磁、水、冷、热等物理因子治疗）来预防和治疗伤病或功能障碍的一种治疗方法；②作业治疗（occupational therapy，OT），即利用经过选择和设计的有目的性的作业活动来提高技能的治疗方法，主要进行手的精细功能训练和日常生活能力训练，也包括一些简单的支具和辅助具的制作及生活环境设施的改造；③语言治疗（speech therapy，ST）；④康复工程（rehabilitation engineering），即通过应用假肢、矫形器、辅助具以及环境改建等途径，最大限度改善、代偿或重建患者的功能；⑤与功能障碍相关的心理治疗；⑥康复护理；⑦中医疗法等。

**（四）工作流程和方式**

康复工作流程通常是根据病期和功能障碍的性质和程度，在综合医院康复科、专业康复中心以及社区康复机构等不同层次开展工作，各层次间应建立良好的协作和转诊制度。由于康复医学涉及的学科较多，所以在康复过程中应采取协作组的工作方式（team approach），由康复医师（physiatrist）作为组长，组织并协调物理治疗师（physiotherapist，PT）、作业治疗师（occupational therapist，OT）、语言治疗师（speech therapist，ST）、康复工程师、康复护士等，定期集中商讨，共同制订康复目标和康复方案，必要时邀请相关学科的医务人员、心理学家、教育专家、营养师、社会工作者、职业咨询师等共同参与，通过合理分工和有效合作来达到康复的最终目标。

## 二、神经系统疾病康复的相关基础理论

**（一）运动控制理论**

运动控制（motor control）理论在其发展的历史中出现众多学派，但总体认为运动控制是多个相关子系统在行为学上的高度整合，并具有不断优化的特征，即随着反复应用形成越来越有效且节能的控制策略。其中神经网络理论和系统理论更为广泛地指导着临床实践。

1. **神经网络理论（neural networks theory）** 过去认为神经系统对运动的控制是自上而下的，即等级理论（heirarchical theory），这种理论降低了“下”水平的重要性。目前取而代之的是神经网络理论，认为大量神经元之间交互连接组成复杂的网络体系，这种连接的牢固性因反复使用而增强，因废用而减弱。人类习得性运动活动就是在发育过程中，反复实践，通过成功与失败的经验，在中枢神经系统逐渐形成复杂的“控制程序”或“功能模块”并不断优化，这种“使用依赖的可塑性”（use-dependent plasticity）既表现在功能层面又表现在结构层面，彼此促进，逐渐固化。对于儿童发育中的神经系统而言，可塑性的潜能更大，因此，如何“使用”至关重要。

2. **系统理论（systems theory）** 该理论强调运动的控制或发育是多系统间相互作用的综合效应。影响运动发育的因素可归类为：机体本身、环境条件以及任务特征，这些因素共同作用决定了运动的模式及能力。机体的自身因素又包括许多系统参与，如神经系统的自然成熟、感知 - 运动整合能力和认知能力的发展、肌肉骨骼系统的关节活动度和肌肉力量、心肺系统相关的运动耐受能力、精神方面的心理行为状况等。环境因素中的重力影响和抚养方式，以及任务的高度特异性，所有这些因素协同作用决定了运动的质量。这种协同具有较大的自由度和复杂性，但是，在运动控制形成过程中，目标驱动性策略通过内在的“自我组织”特征引导发展出最佳的“控制程序”，使多因素的协同趋于简化，在完成某项活动或任务时逐渐成为一个有机的整体。因此，目标导向性的活动在运动控制最佳策略的形成过程中起决定性的作用。

**（二）运动学习理论**

20 世纪 80 年代，神经科学领域（特别是运动科学、脑的可塑性、行为学等）处在一个研究高潮，一些学者根据研究成果，提出了强调运动控制训练的运动学习（motor learning）理论，与之前传统的体疗和易化技术形成对比。运动学习理论认为在帮助失能的患者或患儿重获或建立运动技能的康复治疗中，首先应对正常人习得运动技能的过程有充分的科学认识，理解运动控制的机制，然后通过分析与运动功能障碍相关的各种异常表现及其影响因素，针对性地制订治疗方案，设计并引导患者或患儿主动尝试完成功能性活动，以此促进脑及各系统的功能重塑或发育，获得并不断优化运动技能，在此过程中逐渐形成对个体而言最佳的控制策略，亦被认为是内在的“学习”过程。

**（三）运动技能的发育特征**

运动技能的形成离不开自身、环境和任务等因素的影响，在这些因素的交互作用中儿童逐渐形成

适应能力、预期性控制能力和协调运动能力。

1. **适应能力**(adapt ability) 是指机体的结构和功能随着内在和外在的条件变化而不断修饰和重组的能力。发育中的儿童比成人具有更强的适应能力，尤其是神经系统。设计并引导儿童以尽可能正确的方式，在特定的活动和背景所提供的功能提示性(affordances)下，完成目标性活动，有助于神经系统及其他系统良性的适应性改变。但是，当机体出现病损，由于废用或误用同样会引发不良的适应性改变，如肌无力或肌群间失调、肌纤维类型和肌小节长度异常、肌肉内胶原含量过高及脂肪浸润、制动或错误使用导致相应脑部突触和神经肌肉接头异常改变、软组织长度变短及柔韧性降低、关节腔脂肪组织增生、软骨萎缩、韧带连接减弱、骨质疏松、心肺功能下降、肠道蠕动减弱等等。因此，建立良好的适应能力、避免不良的适应性改变是发展技能的重要保障。

2. **预期性控制能力**(anticipatory control) 人类的随意运动均具有预期性控制能力，即前馈(feed forward)，它是指在随意动作发生前，身体根据以往的经验会做出预备性姿势调控，以保障动作的有效完成。例如：在站立位上肢伸出够取物体启动前，下肢相关肌群和脊柱稳定性肌群会早于三角肌预先激活，以稳固躯干，保持平衡，为上肢运动做好准备。目标性的自主活动有助于前馈的建立，对控制策略的优化具有促进作用。

3. **协调运动能力** 是指身体节段或肌群之间良好的配合协同能力，这种能力在自主性的活动中得以不断完善。在发育过程中，运动从单侧性运动过渡到双侧性运动，再到随环境和目标的不同而产生的有选择性的单侧运动和双侧运动；运动模式从不流畅变得平滑、协调，尤其随着头和躯干抗重力稳定性的提高，协调运动能力得以不断发展。例如：5月龄儿童够取物品的动作常常出现多个速度峰值，而2岁儿童的动作变得很平滑，只有一个速度峰值；5月龄儿童在拿物体时缺少前馈能力，他们的手常常张得很大，动作粗笨，而9个月到13个月时，儿童能根据物体的大小，在接触物体前将手打开到略大于物体，并且手的张开与上肢的伸出之间有了更好地协调，使动作更加流畅和准确。

**(四)活动导向性训练原则**

在运动学习理论基础上，活动或任务导向性训练(activity or task-oriented training)或聚焦于活动的治疗(activity-focused therapy)越来越被广泛接受。它是指根据患者或患儿个体能力和训练目标，设计具体的任务或活动，通过引导和辅助，使其在目标性的活动中"学习"技能，诱导发展最佳的控制策略，达到提高运动技能的目的。它适用于物理治疗和作业治疗。人类支配日常生活的行为是直接指向目标的实现，目标性的活动(targeted activity)驱动着发育中的儿童在不同环境和特异性任务的探索中，通过感知觉获取的信息来组织并修正动作，不断挑战极限，实现一个接一个的发育里程碑。因此，目标性的活动调动了各相关子系统间的相互作用(系统理论)，包括认知的发展，促进了神经网络的形成和运动控制策略的优化，以及伴随的从大脑皮层到肌纤维各层级的使用依赖性塑形(或发育)。活动导向性训练在应用中遵循如下原则。

1. **个体化原则** 目标性活动的设计需要基于对患儿全面的评估，通过观察其主动运动方式，结合体格检查，参考辅助检查结果和询问家长相关信息，判断患儿现有的功能水平，找出影响功能进步的限速因子或短板，然后，制订个体化的治疗方案，设计针对现有能力和限速因子的目标性活动。功能障碍在不同的个体之间存在着不同的原因；同一个患儿在不同时期存在着不同的问题；一个患儿身上存在的诸多影响功能的因素间的权重比例不同，需要找出主要因素；找到了主要问题，还要分析它的程度。因此，评估越细致，治疗的个体化就越强，效果才会越显著。

2. **优化原则** 优化(optimization)在此有两层含义：第一是指尽可能有效(effectiveness)地成功达成目标；第二是指以高效(efficiency)的方式即耗费最少的能量来实现目标。训练活动的设计应建立在对功能解剖学、生物力学、发育学、运动控制机制等理解的基础上，引导和辅助患儿以节能、有效的方式尝试自主控制运动并不断优化，促进良性的可塑性改变。否则，反复应用代偿性异常方式，不仅低效、费力，还可能导致继发残损的形成。

3. **内在的驱动性** 兴趣是启动目标性活动的内在驱动力，在设计目标性活动时选择能引起患儿关注和兴趣的物品至关重要。针对不同的患儿，认知程度和兴趣点会有较大的差异，例如有些患儿对奶嘴、特定玩具或食物感兴趣，而有些对塑料袋、纸团感兴趣，对此，询问家长是较好的了解途径。

4. **反馈机制** 反馈分为内源性反馈和外源性反馈，内源性反馈是指反馈来自自身感觉，它需要更多感知能力、认知能力的参与，更有益于神经网络的形成和优化，对技能的掌握和独立性的培养十分重要；外源性反馈是指反馈来自外界，恰当的外源性反馈是内源性反馈的补充，有助于技能的改进和更好地理解内源性的反馈。反馈还可分为结果性反馈和操作性反馈。难易恰当的目标性活动可以通过是否达到目的的结果反馈，诱导患儿不断调整。一旦达标，就是一次结果性的奖赏。治疗人员或家长还可以同时给予外源性反馈，如抱抱、亲亲、鼓掌，等等，以强化患儿的记忆和兴趣。因此，反馈或奖赏的方式应与患儿的理解能力相匹配。

5. **具有挑战性**　当目标性活动的难度设计在患儿能力的边缘时，才会有失败和成功的体验（内源性反馈），才能有机会摸索最佳控制策略，不断优化神经、肌肉的可塑性调整，提高进步速度。过难或过易均不利于技能的内在“学习”过程的建立。如果患儿难以产生主动运动，可采用神经肌肉电刺激以及各种易化技术、按摩、被动活动等诱发主动运动。一旦出现主动运动就应以主动运动训练为主，且具有一定挑战性，难度以患儿稍加努力就可完成为准，并且及时调整，不断提高。

6. **恰当辅助**　当患儿难以独立完成目标性活动时，治疗人员或家长可以给予恰当的辅助。所谓恰当就是在保证具有挑战性的前提下，提供一定的稳定性控制，帮助引导重心的转移等。但如果辅助过多，患儿就失去了自我体验的机会。辅助还可以通过选择合适的家具、墙面、肌贴、支具、辅助具等来实现。

7. **具有社会交流性**　刚出生的婴儿就开始了向周围人学习的过程，因此，患儿需要与亲人、同龄儿或能力相当的儿童交往，从中学习实际且丰富的各种能力。小组性训练是一种很好的形式，可以将认知、言语、运动有机地结合在实际场景中。

8. **融入日常生活**　对患儿家长进行指导是治疗中不可忽视的重要部分。家长的积极配合不仅有助于为患儿营造科学而快乐的训练环境，使目标性活动回归到真实的生活情境之中，还有助于增加训练量，提高疗效。教给家长的目标性活动一定是经专业人员个体化设计并尝试过的，它既具有科学性，又易于非专业人员实施。有时需要家长演示给治疗人员看，以确保家庭训练的质量。另外，患儿需要定期复查，调整训练的难易度，及时发现实施中的问题。指导家长参与治疗还有助于改善家长无助、焦虑、抑郁等心理状态。

9. **结合针对身体结构和功能的治疗**　根据ICF框架，当功能出现障碍时，通过全面的评估，在活动和参与层面设定功能性目标，制订个体化的治疗方案，包括针对身体结构和功能层面异常的辅助治疗，例如合理选择肌力训练、牵伸、按摩、理疗、肌贴、矫形器、肉毒毒素注射、矫形手术、辅助具等，为改善功能提供恰当的协助作用。这些治疗常常难以完全纠正躯体方面的异常，康复治疗的目的也并非是纠正异常，而是提高功能，因此，治疗方案中更重要的部分是针对功能的活动导向性训练（图5-2）。它需要根据每一个体的能力水平和限制因素，设计难易度恰当的任务或活动，并考虑环境因素的影响，引导和辅助患儿挑战能力边缘水平，以此促进中枢神经系统、肌肉骨骼系统、心肺系统等适应性改变，提高生活自理能力和社会参与能力。

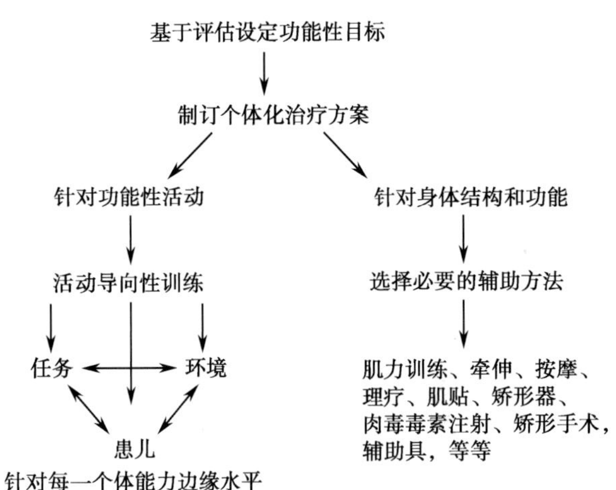


图5-2　康复治疗思路示意图

10. **注重肌力和体能训练**　在活动导向性训练的设计中应考虑肌力和体能的训练。过去认为中枢神经系统损伤后出现痉挛，肌力训练会加重痉挛。研究证明正确模式或功能性的肌力训练不仅不会加重痉挛而且可以抑制痉挛，协调肌群间的配合，对提高运动技能是非常必要的。中枢神经系统损伤后也会出现肌力下降，其原因是下行传导冲动的减少，使下运动神经元募集数目减少，激活速度减慢，运动单位同步化减弱，导致受累肢体肌力下降，运动减慢，肌群间协调不良，灵活性降低，再加上活动不便引起的继发性失用，使肌肉结构和功能出现不良的适应性改变，肌力进一步减退。因此在治疗异常肌张力同时应进行必要的肌力训练，这种肌力训练不等同于周围神经损伤后的力量训练，而更注重肌群间的协调控制，在功能性的活动中进行肌力训练。另外，活动的减少和体质的虚弱，使得瘫痪儿童的有氧运动能力低下，而异常的运动方式又需要高于正常儿童的耗氧量，因此，无论是中枢神经还是周围神经的病损或肌肉病变导致的无力、体力低下，都需要进行有氧运动训练，改善体能状况，降低亚极量运动时的耗氧量，预防废用导致的心肺功能和其他系统的不良适应，造成进一步体力下降，形成恶性循环。

总之，在充满鼓励和挑战的环境中，设计具有探索性驱动和目标性自主活动的训练方法，更加关注功能性活动的有效性和高效性，已成为儿童康复策略的新理念。

（黄真）

## 第二节　康复评定

儿童康复评定是康复治疗的基础，且贯穿始终。需在治疗前、中、后对患儿进行反复多次评定，根据评定的结果，明确康复治疗的近期和远期目标，制定和调整康复方案，对治疗效果作出客观评价并帮助判断预后。2001 年 WHO 颁布了《国际功能、残疾和健康分类》(Inernational Classification of Functioning, Disability and Health, ICF)。ICF 分类系统从身体、个体和社会三个层面对健康状态的结果进行分类，是基于生物 - 心理 - 社会医学模式的新的残疾与健康分类体系。2007 年，WHO 又出版了《国际功能、残疾和健康分类儿童和青少年版》(International Classification of Functioning, Disability and Health-Children and Youth Version, ICF-CY)。ICF-CY 提供了一个基于儿童与青少年特点的全面的评估框架和分类，从身体功能和结构、活动和参与、环境和个人因素，以及各种因素间的交互作用，对患儿进行全方位的分析，从而制订个体化干预计划。

康复评定的内容应包含三个层面，即残损水平、活动能力和参与能力。例如：残损水平包括评定人体形态、关节功能、肌肉功能（肌力、耐力）、运动控制（肌张力、反射、姿势、平衡和协调、运动模式、步态）、感觉、心肺功能、吞咽、认知、语言、情绪、行为等；活动能力包括评定自理能力、生产性活动（工作、家务、学习、玩耍）等；参与能力包括评定生活能力、生活环境、生活质量和社会支持等。

常规评定过程包括：确定评估对象和目的，确定评估内容、方法、工具等要素，建立相应的评估方案，组织实施评估，解释评估结果，指导干预计划。

### 一、一般状况评定

基础性评定包括生命体征、意识、感觉、体格测量、心肺功能、膀胱直肠功能、营养状况和其他并发症的评定（骨质疏松、压疮、血栓、疼痛）等。需要通过仔细询问病史、全面查体和选择必要的实验室、脑电生理及影像学检查来评定。基础性评定主要由康复医师完成。对于意识障碍的评定介绍如下，其他详见本书相关章节。

**1. 急性期意识程度分类**　主要是根据 Jennet 及 Teasdate 等提出的成人昏迷量表(Glasgow Coma Scale, GCS) 及儿童昏迷量表(Pediatric Coma Scale) 来评定（表 5-1）。

表 5-1　儿童昏迷量表

| 活动 | 评分 |
|---|---|
| 睁眼反应(E) | |
| 自发睁眼 | 4 |
| 呼唤睁眼 | 3 |
| 疼痛刺激睁眼 | 2 |
| 不睁眼 | 1 |
| 最佳言语反应(V) | |
| 回答正确 | 5 |
| 单词 | 4 |
| 声音语素 | 3 |
| 哭叫 | 2 |
| 无反应 | 1 |
| 最佳运动反应(M) | |
| 紧跟运动指令 | 6 |
| 疼痛刺激能定位 | 5 |
| 疼痛刺激后屈曲反应 | 4 |
| 疼痛刺激后伸展反应 | 2 |
| 无反应 | 1 |

使用说明：

(1) 昏迷评分：轻度昏迷 13~14 分，中度昏迷 9~12 分，重度昏迷 3~8 分。选评判的最好反应计分。本量表除言语外其他项目同成年人 GCS。

(2) 评分结果记录方式：以 E___V___M___表示，字母中间用数字表示，如 E3V3M5=GCS11。目前认为每项的分数更重要。

(3) 运动评分注意事项：左侧 / 右侧可能不同，用较高的分数进行计分。改良的 GCS 评分应记录最好的反应 / 最差的反应和左侧 / 右侧运动评分。运动无反应，指非偏瘫运动反应，并且应排除脊髓横贯性损伤。

(4) 观察刺痛睁眼：应刺激四肢（对躯干的刺痛刺激引起痛苦表情时可以出现闭眼）。有眼睛损伤、眼周水肿、面部创伤、第Ⅶ脑神经损伤对睁眼的患者睁眼反应无法测得，用 C 代替评分，如 ECV5M6，C 是闭眼（closed）的缩写。

（5）气管插管者的言语评分：因气管插管无法测试言语的患者，在评分的后加“T”作为标记，如 E4VTM6，T 是气管切开（tracheotomy）或气管插管（tracheal intubation）的缩写。

（6）评分与预后：通常 GCS≥7 分意识恢复机会较大，3~5 分并伴有瞳孔对光反应消失或无眼前庭反射者或颅高压者有潜在死亡的危险。

由于 GCS 缺少患者生命体征、瞳孔变化及神经系统检查等重要内容，所以 Born 于 1985 年在 GCS 的基础上，增加了脑干反射计分法，称为格拉斯哥 - 莱吉昏迷计分法（Glasgow-Liegc coma scale，GLCS），包含 5 种脑干反射。

2. **恢复期意识障碍的评定** 临床上常用的有改良的昏迷恢复量表（The Coma Recovery Scale Revised，CRS-R）、感觉模式评估和康复技术量表（Sensory Modality Assessment and Rehabilitation Techniques，SMART）、Wessex 脑损伤量表（Wessex Head Injury Matrix，WHIM）等。2010 年，美国康复医学会的意识障碍工作组完成了基于循证的对意识障碍患者行为量表的一项回顾性研究，指出 CRS-R 在临床应用最广泛。CRS-R 量表涉及意识水平的诊断、鉴别诊断、预后、治疗和护理等，尤其适用于鉴别植物状态和微小意识状态患者。近年来，许多医院使用我国制定的 PVS 疗效临床评分量表（2011 年修订版），既可用于意识评估又可用于治疗评估，其由肢体运动、眼球运动、听觉功能、进食和情感构成。

## 二、神经心理发育评定

常用儿童早期神经心理发育的相关量表及智力评估量表如下：

1. **新生儿行为神经测定**（neonatal behavioral neurological assessment，NBNA） NBNA 评分表只适用于足月新生儿，早产儿需要纠正至 40 周时评估。NBNA 是对新生儿的行为能力、各种神经反射及状态进行的全面评价。该评分可早期发现新生儿因脑损伤所致的神经行为异常，因信度、效度可靠且易于推广，在我国临床工作中已被广泛应用。

2. **丹佛发育筛选量表**（Denver developmental screening test，DDST） 适用于 2 个月 ~6 岁儿童。是世界范围内应用最广且简单、有效的儿童发育筛查量表，包括粗大运动、精细运动、语言、个人 - 社会四个方面，通过适当的培训，基层医院能够开展，多用于初步筛查。

3. **0~1 岁神经运动 20 项检查（52 项简化法）** 鲍秀兰教授根据法国 Amiel-Tison 的 0~6 岁神经运动检查方法结合自己的临床经验加以修订而成，用于 0~1 岁阶段的检查，包括意识反应、视听情况、运动能力、神经反射、肌张力、异常姿势检查等内容，具有较好的实时和预测效度。

4. **贝利婴儿发育量表**（Bayley scale of infant development，BSID） 是目前世界上最流行的一个婴幼儿发育量表。贝利婴幼儿发育量表中国城市修订版（BSID-CR）适用于 2~30 月龄的婴幼儿，内容包括 3 个部分：心理量表 163 个项目，运动量表 81 个项目，行为记录 24 个项目。2011 年上海首次翻译使用 BSID-Ⅲ，包括 3 个量表和 2 个问卷，但国内常模尚未建立。

5. **盖泽尔发育量表**（Gesell development scale，GDS） 是适用于 4 周 ~6 岁儿童的智力评估。我国已有标准化的诊断性量表，包括适应行为、大运动、精细运动、语言和个人 - 社会行为 5 个方面。智力水平以发育商（DQ）表示，发育商超过 86 分者为正常，75~85 分为临界值，低于 75 分为异常。

6. **韦氏智力发育量表** 根据适用年龄分为韦氏学龄前智测量表（Wechsler preschool and primary scale of intelligence，WPPSI），韦氏学龄期智力测量表（Wechsler intelligence scale for children，WISC），韦氏成人自测量表（WAIS）。韦氏智力发育量表因其较高的信效度成为世界上应用最广泛的智力评估工具之一，当前最新版本 WISC-Ⅳ已经在我国得到了广泛的认可和应用。

7. **瑞文测试**（Raven's standard progressive matrices，SPM） 是一种非文字智力测试。该测试反映观察和推理能力，适用于 5~75 岁，优点是指导语简单，测试不受种族、文化及语言限制。

8. **图片词汇测试**（peabody picture vocabulary test，PPVT） 是一种快速评定语言能力和学习能力的筛查量表，适用于 3 岁 3 月 ~9 岁存在阅读或语言障碍、精神发育迟缓、其他测试不能合作或退缩的儿童。可以采用此测试进行儿科临床评定，也可用于集体测试以作为集体间评比。

## 三、运动功能评定

1. **运动发育评定**

（1）全身运动评定（general movements，GMs）：1990 年由欧洲发育神经学家 Heinz Prechtl 提出的一种自然状态下观察婴儿自发性运动的评估方法。其原理是根据人类胎儿、新生儿和小婴儿有特征性的与众不同的自发性运动形式,包括头部、躯干、上肢和下肢的复杂多变和优美流畅的全身的粗大运动,能十分有效地评估年幼儿神经系统的功能。全身运动形式的改变是预测神经系统预后的一个很好的指标。通过对全身运动的质量进行评估,可以在早期预测脑瘫等不良神经发育的结果。但该方法只适用于5、6月龄前的婴儿,需要一定的专用设备,费时较长。

(2) Alberta婴儿运动量表(Alberta infant motor scale,AIMS):通过观察来评估0~18个月龄或从出生到独立行走这段时期婴儿运动发育的工具。AIMS注重对婴儿的运动质量的评定,具有良好的信度和效度,在国际上应用广泛,特别适合高危儿群体监测,可尽早识别运动发育不成熟或运动模式异常的婴儿。

(3) Peabody运动发育量表(Peabody developmental motor scale,PDMS):适用范围0~6岁,是美国发育评估和干预专家编写的一套婴幼儿运动发育评估量表。我国于2006年引进并翻译出版,包括反射、姿势、移动、实物操作、抓握和视觉-运动整合6部分,共249项。测试结果以粗大运动商、精细运动商和总运动商表示。量表还配套有发育干预训练方案,具有很高的专业水平。目前在临床广泛应用的是Peabody运动发育量表第2版(PDMS-2),但PDMS-2相较于Gesell评估操作复杂、费时较长(一般50~60分钟),故当在其他评估中发现运动发育有可疑问题时,或评估治疗疗效时可以选择该量表进行评价。

(4) 粗大、精细运动功能测试及分级系统:粗大功能量表(gross motor function measure,GMFM)是目前脑瘫患儿粗大运动评定中使用最广泛的量表,GMFM 88项是目前使用最广泛的版本。精细运动能力测试(fine motor function measure scale,FMFM)用于观察脑瘫患儿精细运动功能发育状况,对发育轨迹、结局和疗效进行对比。脑瘫粗大运动功能分级系统(gross motor function classification system,GMFCS)能较客观地反映脑瘫儿童粗大运动功能发育情况,指导治疗,评估预后。根据年龄变化规律分为5个年龄组:0~2岁、2~4岁、4~6岁、6~12岁、12~18岁,每个年龄组又分为5个级别。脑瘫儿童手功能分级系统(manual ability classification system,MACS)针对在日常生活中操作物品的能力进行分级,旨在反映儿童在家庭、学校和社区中最典型的日常能力表现。该系统同样有5个级别,适用于4~18岁脑瘫儿童,Mini-MACS适用1~4岁脑瘫儿童。

2. **肌力评定** 肌力测定是肢体运动功能检查最基本的内容之一。肌力测定的方法很多,有传统的手法测试,也有使用各种器械和仪器进行的等长测试、等张测试和等速测试。手法肌力测定(manual muscle testing,MMT)时要求受试者在特定的体位下,分别在减重力、抗重力和抗阻力的条件下完成标准动作。测试者同时通过触摸肌腹、观察肌肉的运动情况和关节的活动范围以及克服阻力的能力,来确定肌力的大小。

3. **肌张力评定** 肌张力是维持身体各种姿势和正常运动的基础,表现形式有静息性肌张力、姿势性肌张力和运动性肌张力。当三种肌张力有机结合、相互协调时才能保证人的正常姿势和运动。目前评定运动性肌张力临床上常采用Ashworth痉挛量表或改良Ashworth痉挛量表(modified Ashworth scale,MAS)(表5-2)。两者评定上肢痉挛的信度优于下肢,对下肢痉挛,可以采用综合痉挛量表(composite spasticity scale,CSS)。CSS包括3个方面:跟腱反射、踝跖屈肌群肌张力及踝阵挛。

表5-2 改良Ashworth痉挛量表

| 等级 | 标准 |
|---|---|
| 0 | 肌张力不增加,被动活动患侧肢体在整个范围内均无阻力 |
| 1 | 肌张力稍增加,被动活动患侧肢体到终末端时有轻微的阻力 |
| 1+ | 肌张力稍增加,被动活动患侧肢体时在前1/2关节活动度中有轻微的“卡住”感觉,后1/2关节活动度中有轻微的阻力 |
| 2 | 肌张力轻度增加,被动活动患侧肢体在大部分关节活动度内均有阻力,但仍可以活动 |
| 3 | 肌张力中度增加,被动活动患侧肢体在整个关节活动度内均有阻力,活动比较困难 |
| 4 | 肌张力高度增加,患侧肢体僵硬,阻力更大,被动活动十分困难 |

4. **关节活动度(range of motion,ROM)** ROM评定是在被动运动下对关节活动范围的测定。当关节活动受限时,还应同时测定主动运动的关节活动范围,并与前者进行比较。测量工具一般使用量角器。临床通常采用以下检查和测量进行判断:头部侧向转动试验、头背屈角、臂弹回试验、围巾征、手掌屈角、腘窝角、股角、足背屈角、跟耳试验等,该方法也可用于肌张力的评定。

5. **平衡与协调功能评定** 平衡与协调功能是

人体保持姿势与体位，完成各项日常生活活动，尤其是各种转移动作（行走、跑、跳等）的基本保证。平衡可以通过量表和平衡测试仪来评定。临床上常用的量表有简易评定法、Berg平衡量表改良儿童版PBS和Fugl-meyer平衡量表。协调功能评定主要包括共济运动和不自主运动的评价。

6. **步行能力评定和步态分析** 步行能力评定包括能否步行、步行方式、速度、距离、能量消耗等。常用的评定方法有Gillette功能评定问卷（Gillette function assessment questionnaire，FAQ）、步行速度测定、步行距离测定和步行能量消耗测定。步态分析的评定可选择直接观察、鞋印法，视觉步态分析和三维步态分析。其中三维步态分析是通过数台高速数码摄像机从各个方位捕获整个步行周期的各项动态关节活动范围（运动学参数），同时通过压力感受器计算关节力矩和力量（动力学参数）。所以更加敏感和精确，但价格昂贵，需要配备经过特别培训的测试人员。

7. **原始反射** 包括原始反射、姿势反射或保护性反射、肌腱反射、病理征等。相关内容详见儿童神经系统检查方法。

## 四、言语吞咽功能评定

1. **语言功能的评定** 神经系统疾病中常见的语言障碍有失语症、构音障碍和语言发育迟缓。

(1) 失语：儿童时期常发生的失语是儿童获得性失语，即儿童在部分获得或者已经获得口语能力以后所患的失语，其主要病因有脑外伤、脑炎等。目前儿童获得性失语的评定采取两种模式：①对于语言未发育成熟前发生失语的儿童采用语言发育迟缓检查；②对于语言发育成熟后发生失语的儿童采用失语症评定。但由于儿童获得性失语的表现不尽相同，临床评定时应综合考虑。

(2) 构音障碍（dysarthria）：分为运动性构音障碍、器质性构音障碍和功能性构音障碍。运动性构音障碍是指神经肌肉病变引起构音器官的运动障碍，出现发声和构音不清等症状，常见于脑血管疾病、颅脑损伤、脑性瘫痪、多发性硬化等疾病。器质性构音障碍是指构音器官异常所导致的构音障碍，如腭咽功能闭合不全、腭裂等。功能性构音障碍是在不存在任何运动障碍、听觉障碍和形态异常的情况下，出现的发音不清晰，多见于学龄前儿童及癔症患者。可应用中国康复研究中心构音障碍评定法对患儿进行评定，该评定法包括构音器官检查和构音检查。

(3) 语言发育迟缓：是指儿童在发育过程中其语言发育落后于实际年龄的状态。常见于大脑功能不全、自闭症、智力障碍的患者。语言发育迟缓评定S-S法，适用于各种原因引起的1~6岁半语言发育迟缓儿童。有些儿童的年龄已超出此年龄段，但其语言发展的现状如不超出此年龄段水平，也可应用（以语言年龄为准）。S-S法不适合听力异常导致的语言障碍。检查前需要先进行听力和发音器官的检查。

2. **吞咽功能评定** 吞咽是最复杂的躯体反射之一，需要有良好的口腔、咽、喉和食管功能的协调。吞咽障碍可导致脱水、营养不良、吸入性肺炎（可反复发生）等，甚至窒息而死亡。吞咽障碍评定需要先进行临床一般状况评定，需多个专业人员一起参与，对儿童进行吞咽功能评定相对困难。目前临床上常用的吞咽障碍检查方法包括视频荧光吞咽检查（video fluoroscopic swallowing study，VFSS）、反复唾液吞咽测试（repetitive saliva swallowing test，RSST）和饮水吞咽试验（water swallowing test，WST）。

## 五、矫形器和辅助具的评定

包括各种支具的舒适度、有效性的评定，各种辅具（轮椅、站立架、助行器、日常生活用具）等使用情况的评定。

## 六、日常生活活动能力评定

现代康复以患儿能重返社会为最终目标，要重返社会就必须具备独立生活的基本能力，即衣食住行、个人卫生等相关活动能力。日常生活活动能力（activity of daily living，ADL）评定通过科学的方法全面而准确地了解患儿日常生活的基本能力，着重了解功能障碍对日常活动的影响，为患儿尽快回归社会提供帮助。ADL的评定是康复医学中独具特色的一项内容，是综合功能评定中不可或缺的重要方面。ADL评定主要通过各种标准化的ADL量表来进行。ADL量表较多，目前儿科常用的有Barthel指数和儿童功能独立性评定量表（functional independence measure for children，WeeFIM）。

**关键点**

1. 评定是康复治疗的基础，目前评定功能障碍的方法和设备很多，在临床工作中我们要选择全面但有指向性的评定项目。
2. 由专业人员从事评估，保证评估结果的准确性和稳定性。
3. 对于儿童，在评定过程中更应掌握好评定时间，获得患儿和家长的积极配合。在评定过程中注意保护患儿，防止意外情况发生。

4. 评定结果不能作为诊断，评定也不同于诊断；但评定远比诊断细致且详尽，评定可以反证诊断。

5. 注意并发症的评定。

（肖农）

## 第三节 康复治疗

康复治疗是康复医学的重要内容，是使病、伤、残者身心健康与功能恢复的重要手段，目的是使人们尽可能地恢复日常生活、学习、工作和劳动，以及社会生活的能力，融入社会，改善生活质量。

2001年5月WHO颁布《国际功能、残疾和健康分类》(ICF)，其提供了全面标准的描述功能和残疾的架构和语言。功能包含身体功能、结构及活动参与的概括性术语。残疾指在身体功能和身体结构上有障碍，活动受限与参与局限。尽管功能与健康状况有关，但是不能简单概括为健康状况导致的结果，而是由健康状况和情景因素(环境和个人因素)交互作用的结果。这种交互作用是动态和双向的，其中一种成分的变化可能影响其他成分。

儿童康复以功能训练为任务导向，遵循儿童神经发育的规律，根据儿童个体病症的特征、类型、程度等因素进行针对性的治疗。儿童康复治疗通常包括：物理治疗、作业治疗、言语治疗、中医治疗、外科治疗、药物治疗、教育康复、辅助器具及矫形器治疗、感觉统合治疗、多感官刺激治疗、音乐治疗、护理与管理等。

### 一、物理治疗

应用力、电、光、声、磁和热动力等物理学因素进行治疗的方法称为物理治疗(physical therapy，PT)。物理治疗可分为两大类，一类以功能训练和手法治疗为主要手段，称为运动疗法或运动治疗；另一类以各种物理因子(如电、光、声、磁、冷、热、水等)治疗为主要手段，称为物理因子疗法。

**(一) 运动疗法**

采用主动和被动运动，改善运动组织(肌肉、骨骼、韧带等)的血液循环和代谢，促进神经肌肉功能的恢复，提高肌力、肌耐力和心肺功能，减轻躯体畸形和功能障碍。常用以下治疗方法。

**1. 人体运动力学疗法** 包括渐进抗阻训练、软组织牵伸技术、关节活动技术、平衡训练和核心肌力训练等。

(1) 增强肌力训练：根据超量负荷原理，通过肌肉的主动收缩来改善和增强肌肉力量。根据肌肉力量的大小可分为助动运动、主动运动和抗阻运动。

(2) 软组织牵伸训练：运用外力牵伸短缩或挛缩的组织并使其延长，做轻度超过组织阻力和关节活动度范围的运动。其目的是使关节周围软组织重新获得延展性，改善和恢复关节活动范围。

(3) 关节活动训练：利用各种方法维持和恢复因组织粘连或肌肉挛缩等多种因素导致的关节活动障碍的治疗技术。包括手法技术、机械设备技术、利用患者自身重力和肢体位置训练等。

(4) 平衡功能训练：通过刺激前庭感受器，激发姿势反射，达到改善平衡的目的。训练的内容主要包括静态平衡、自动态平衡和它动态平衡。

(5) 核心稳定性训练：指人体在运动中通过控制骨盆和躯干肌肉的稳定，为四肢肌肉的发力建立支点，为上下肢力量的传递创造条件，为身体重心的稳定和移动提供力量的身体姿态。

(6) 步行功能训练：步行是躯干、骨盆和下肢各关节及肌肉的一种规律、协调的周期性运动，是一种典型的模式化运动。行走能促进儿童对外界的感知和对周围世界的认识，促进儿童脑的发育和智力的发展，在儿童心理发展上也有着重要的意义，同时也为今后更加复杂的动作打下良好的基础。

**2. 神经生理学疗法** 根据神经生理和神经发育规律，即由头到脚，由近端到远端，由简单到复杂，使患儿逐渐学会正确的运动方式，完成日常生活活动。常用的治疗方法与技术如下：

(1) Bobath疗法：由英国物理治疗师Bobath夫妇根据“运动控制等级理论”，经过多年实践经验确立的方法。它主要采用抑制异常姿势、促进正常姿势的发育来治疗中枢神经系统的损伤。所有中枢神经系统损伤的儿童都有学习比较正常的运动模式以及改善受损功能的潜力，这种潜力是治疗的基础。

(2) Rood技术：由美国治疗师Margearet提出的，该技术最大的特点是强调运动控制的感觉刺激和感觉输入，按正常人体发育顺序，利用手法来诱发有目的的反应和动作。Rood治疗技术中有四个主要内容，即皮肤刺激、身体负重、目标运动，以及人体发育的顺序诱导出运动控制。

(3) Vojita技术：通过对儿童身体一定部位的压迫刺激，诱导产生全身的协调化的反射性移动运动，通过这种运动的形式及其对全身肌肉的赋活作用来促进与改善运动障碍患儿的运动功能，主要应用于以脑性瘫痪为主的运动功能障碍儿童。

(4) PNF 技术：是由美国神经生理学家，内科医师 Herman Kabat 博士提出，主要是通过刺激人体的本体感受器，激活和募集最大数量的运动肌纤维参与活动，促进瘫痪肌肉产生收缩；同时调整感觉神经的异常兴奋性，改变肌肉的张力，缓解肌痉挛。

3. **其他运动疗法**

(1) 悬吊训练(sling exercise training，SET)：是运用悬吊训练装置结合神经肌肉激活技术、骨关节活动度训练、肌力训练等，进行主动、被动或助力治疗和康复训练的一种物理治疗方法。悬吊技术突出运动感觉综合训练，借助重力的治疗手段，强调在不稳定的状态下进行开链和闭链运动，维持平衡与姿势稳定，实施安全无痛的渐行性训练，能充分调动患儿主动参与的乐趣，从而达到最大刺激各种感觉器官，调动及训练深部感觉的综合协调能力，增强其神经、肌肉反馈和肌肉力量，有助于患儿坐位、四点位、立位的完成，提高步行平衡控制能力，促进患儿最大限度的康复。

(2) 虚拟情景互动康复训练系统：采用最新的计算机图形与图像技术，把患儿放置在一个虚拟的环境，用一个时差测距的 3D 动作捕捉仪来创造出一个患者的 3D 图像。根据屏幕中情景的变化和提示做各种动作，以保持屏幕中情景模式的继续，直到最终完成训练目标。VR 虚拟现实技术利用物理治疗加游戏的双重训练模式可以分散患儿对于训练难度的注意力，促进手眼协调能力和注意力，提高本体感觉与认知功能以及多重感觉下的姿势控制能力，让患儿更加主动积极参与训练。

(3) 上田法：依据 Myklebus 相反神经网路学说，通过一套简单的治疗手法，达到降低肌张力，缓解肌肉痉挛，预防关节畸形，抑制异常姿势促进正常运动的发育。

### (二) 物理因子治疗

物理因子治疗(physical modalities)是物理治疗的重要组成部分，它是通过电、光、声、磁、热等物理学因素治疗儿童的方法。主要的治疗手段包括超声波治疗、水疗、电子生物反馈等物理因子疗法，来提高患儿的感知和运动能力。

1. **电疗法** 指的是应用电流或电磁场预防和治疗疾病的方法。低频和中频电疗在儿童康复领域中较为常用。低频电疗法是指频率在 1 000Hz 以下的脉冲电流，对感觉神经和运动神经都有较强的刺激作用，常用疗法包括神经肌肉电刺激疗法(NES)、功能性电刺激疗法(FES)和经皮电刺激神经疗法(TENS)等；中频电疗法是指频率在 1 000~100 000Hz 之间的脉冲电流，可作用组织深处，对自主神经内脏功能有调节作用，并且无明显刺痛，常用疗法包括干扰电疗法、调制中频电疗法和等幅中频电疗法等。

2. **生物反馈** 通过肌电信号反馈指导肌力训练和肌肉放松；通过视觉或听觉指导关节活动度训练；通过电脑游戏训练运动的控制能力和协调能力。反馈性训练方法有助于促进患儿对技能的学习和掌握，同时可以提高治疗的趣味性。

3. **经颅磁刺激**(transcranial magnetic stimulation，TMS) 是一种无创性大脑皮质刺激和神经功能调制技术，利用脉冲磁场作用于中枢神经系统(主要是大脑)，改变皮层神经细胞的膜电位，使之产生感应电流，影响脑内代谢和神经电活动，从而引起一系列生理生化反应的磁刺激技术。重复经颅磁刺激(rTMS)通过改变它的刺激频率而达到兴奋或抑制局部大脑皮质功能的目的。

4. **水疗**(hydrotherapy) 水疗对人体的作用主要有温度刺激、机械刺激和化学刺激。在水中进行各种运动的治疗方法，有水疗和运动疗法的双重治疗作用。患儿借助于水的浮力，在水中可以进行主动运动，建立自主活动的信心，同时水的阻力可以提高患儿对肢体活动的感知性和控制性，促进正常运动模式的建立。

5. **超声波治疗** 超声波作用于人体组织产生机械作用、热作用和空化作用，使组织再生修复能力加强，肌肉放松，肌张力下降，疼痛减轻或缓解。超声的机械作用还能使坚硬的结缔组织延长、变软，用于治疗瘢痕、粘连及硬皮症等。

## 二、作业治疗

作业治疗(occupational therapy，OT)是一门通过作业活动促进身心健康的专业。作业疗法的主要目标是帮助因躯体、精神疾患或发育障碍造成的暂时或永久性残疾者最大限度地改善与提高自理、工作及休闲娱乐等日常生活活动能力，提高生活质量，回归家庭与社会。

儿童康复的作业治疗主要包括手的精细功能训练、日常生活活动能力训练及生活环境设施的简单改造等。治疗根据患儿的功能障碍情况，从日常生活活动、体育活动以及有针对性地选取一些作业活动，对患儿进行训练，以恢复患儿的独立生活能力。有以下常用的治疗方法。

1. **限制诱导疗法**(constraint-induced movement therapy，CIMT) CIMT 治疗是一种处方性、整合性、系统性治疗方案。包括 3 个主要部分：①重复性的任务-导向的患肢训练，每日6小时连续2~3周；②应用坚持-增强行为方法的“转移包”将获得的技能转移到现实环境中；③限制健侧，强迫患者使用患侧。

**2. 镜像疗法** 由Ramachandran和Rogers-Ramachandran提出的，是一种将运动情景在大脑中演练而不伴有实际行动的一种方法，它是利用感觉和知觉的复杂认知过程来重新激活工作记忆中的特定动作。治疗时患者将双上肢均放入“镜箱”中，活动健侧上肢，使患者在镜中看到健侧上肢的影像，利用视错觉“欺骗”大脑是患侧上肢在活动，并通过视觉想象使得患者感觉到其患肢在与健肢进行相同的动作。

## 三、言语治疗

言语治疗（speech therapy，ST）是对各种病因所致的语言障碍、吞咽障碍、认知、交流障碍进行评定、诊断、治疗和研究。言语治疗主要治疗以下障碍：语音产生障碍如失语症、构音障碍；共鸣障碍如鼻音化、口鼻腔漏气；声音异常如音质、音调、呼吸出现异常；语言流畅性障碍如口吃；语言障碍包括语言理解、语言表达、语言应用及语义语法障碍；认知障碍包括注意力、记忆力、解决问题能力、执行功能障碍；喂养和吞咽障碍指在口腔期、咽、食管期出现喂养和吞咽困难。

儿童在言语治疗过程中要注意早期开始，及时评定，循序渐进，由易到难，及时给予反馈，调动患儿主动参与的积极性，并且注重家庭的参与。

## 四、教育疗法

教育疗法是根据特殊儿童疾病及身心发展的特点，通过教育、训练、医疗和康复综合的方法，在家庭和社会影响下对其进行的补偿与补救性教育。

随着社会和康复医学技术的发展，康复治疗从传统的医疗康复模式转变为包括医学、教育、职业及社会为一体的全面康复模式。只有将医疗康复与教育相结合，才能更好地实现生活自理，回归社会。

## 五、中医康复

中医康复主要包括了推拿、针刺、艾灸、拔罐、刮痧、中药内服、中药热敷、传统功法训练、饮食疗法等，强调的是从“整体观”“辨证论治”等中医学理论认识人体的功能障碍，结合现代康复评定方法，运用中医康复技术促进患者功能障碍的恢复。“杂合五方之治而随机应变，则各得其所宜矣”，标本结合、动静结合、医疗与自疗结合，这与现代康复医学的“以功能障碍为导向”理念和综合康复理念高度一致。

## 六、辅助器具治疗

辅助器具是指能预防、改善、代偿、减轻或降低残损、活动受限和参与限制的任何产品，可以是通用产品，也可以是特制产品。

辅助器具的应用可以充分发挥患儿的残存功能。在辅助器具的帮助下，患儿能增强自主性、减少对他人的依赖，最终达到生活独立自主的基本要求。辅助器具的主要功能有代偿肢体已丧失的功能、关节活动范围、视听功能，帮助和改善家居生活环境与社交活动等，如轮椅、拐杖、义肢、矫形器及助听器等。

矫形器是在人体生物力学的基础上，作用于人体四肢或躯干，有保护受损肢体，代偿已瘫痪肌肉的功能，预防及矫正肢体畸形等作用，是骨关节和神经肌肉疾病常用的功能代偿性体外装置。

## 七、药物治疗

儿童康复领域的药物治疗目前大多属于辅助性治疗，主要目的是治疗患儿的伴随症状和并发症，包括改善脑功能、调节肌张力和运动节律、抗癫痫及调节情绪等方面的药物。常见的如肉毒毒素A（botulinum toxin A，BoNT-A）、巴氯芬、苯二氮䓬类等。

BoNT-A是目前临床比较常用的降低肌肉痉挛药物之一，主要作用于神经肌肉接头处，通过裂解突触相关膜蛋白（synaptosomal-associated protein 25，SNAP-25）而阻滞外周胆碱能神经末梢突触前膜乙酰胆碱的释放，从而引起肌肉松弛性麻痹。BoNT-A抑制乙酰胆碱释放是暂时的，研究显示乙酰胆碱释放被抑制一段时间后，通常在28天内，神经末梢开始芽生而与终板重新形成连接，新发芽生神经功能完全恢复约需90天，从而逐步建立一个新的神经肌肉接头，以恢复神经支配肌肉的功能。因此，注射BoNT-A的主要目的是通过暂时性降低患肢肌肉的痉挛程度，为积极的康复治疗创造时间窗，从而更有效地提高运动能力和生活质量。

## 八、外科治疗

长期正规的物理治疗是康复医学最主要内容，外科治疗只是为康复创造条件或为补充的手段而不能替代康复。外科治疗总的原则为：全面临床评估，严格掌握手术适应证，通过解除痉挛、纠正畸形为康复治疗提供条件或起辅助作用。

目前国内外开展的外科治疗主要分为神经术式和矫形手术，神经术式包括选择性脊神经后根部分切断术（selective posterior rhizotomy，SPR）、周围神经选择性部分切断术、巴氯芬鞘内注射（Intrathecal Baclofen，ITB）及脑深部电刺激手术（deep brain stimulation，DBS）等。ITB是通过注射泵将小剂量巴氯芬缓慢持续注入脊髓蛛网膜下腔，可以持久而有效地治疗严重痉挛状态，是一种非常有前途的缓解肌肉痉挛的方法。1996年ITB已被美国FDA批准用于治疗4岁及4岁以上痉挛性脑瘫。矫形外科则需要根据有无骨关节畸形、肌腱挛缩、神经术式疗效不佳等情况而采取针对性的手术方式，目前国内的矫形手术在手术时机和术式选择上尚欠统一。在严重痉挛持续存在的情况下，矫形手术只能暂时"掩盖"症状，较易复发。

## 九、营养与护理

儿童生长发育需要充足的营养满足发育和生理活动的需求，而功能障碍儿童，如脑瘫尤其是不随意运动型脑瘫儿童，消耗能量较多，所需热量高、营养素多，而且残疾儿童常存在吞咽差及消化功能紊乱等营养吸收问题。因此在康复过程中要根据儿童生长需要及自身疾病的特点，合理补充人体所需的营养素。

在日常生活护理方面，功能障碍儿童所在的居室及活动场所地面要注意防滑、洁净、无障碍物，有足够的活动空间，以保证儿童活动安全。功能障碍儿童伴有运动障碍和姿势异常，比如脑瘫儿童，需要纠正异常的运动和姿势模式，学习和建立正确的模式和功能，日常生活中应予以正确的体位摆放，同时应加强日常生活活动如穿脱衣服、洗漱、排泄物的护理。

与成人治疗相比，儿童康复更强调全面性康复和主动性训练，提倡身体结构、功能与环境之间的统一，需要根据儿童的不同生长发育水平制定相适宜的康复方案并及时调整，以最大程度减轻疾病和损伤所致的残损、残疾和残障程度，使患儿有较好的生活质量并重返社会。

（李海峰）

## 参考文献


1. Larin H. Motor Learning：Theories and Strategies for the Practitioner，In S. K. Campbell（Ed.），Physical Therapy for Children. 2nd ed. Philadelphia：W. B. Saunder Co，2000
2. Palisano RJ. Movement Sciences：Transfer of Knowledge into Pediatric Therapy Practice. Haworth Press Inc，USA，2004
3. Morgan C，Novak I，Dale RC，et al. GAME（Goals-Activity-Motor Enrichment）：protocol of a single blind randomized controlled trial of motor training，parent education and environmental enrichment for infants at highrisk of cerebral palsy.BMC Neurology，2014
4. 黄真．婴幼儿期脑性瘫痪：目标性活动优化早期生长和发育．北京：北京大学医学出版社，2016
5. 周丛乐．新生儿神经病学．北京：人民卫生出版社，2012
6. Prechtl HR，Einspieler C，Cioni G，et al.A nearly marker for neurological deficits after perinatal brain. Lancet，1997，349（10）：1361-1363
7. Illum NO，Gradel KO. Assessing Children With Disabilities Using WHO International Classification of Functioning，Disability and Health Child and Youth Version Activities and Participation D Codes. Child Neurology Open，2015，2（4）：1-9
8. Bender A，Jox RJ，Grill E，et al. Persistent vegetative state and minimally conscious state：a systematic review and meta-analysis of diagnostic procedures.Deutsches Arzteblatt International，2015，112（14）：235-242
9. 李晓捷．实用儿科康复医学．2版．北京：人民卫生出版社，2016
10. Beslow LA，Kasner SE，Smith SE，et al. Concurrent Validity and Reliability of Retrospective Scoring of the Pediatric NIH Stroke Scale. Stroke；a journal of cerebral circulation，2012，43（2）：341-345
11. 李晓捷．儿童康复学．北京：人民卫生出版社，2018
12. Novak I，Morgan C，Adde L，et al. Early Accurate Diagnosis and Early Intervention in Cerebral Palsy：Advances in Diagnosis and Treatment. Jama Pediatrics，2017，171（9）：897-907
13. 唐久来，秦炯，邹丽萍，等．中国脑性瘫痪康复指南（2015）：第一部分．中国康复医学杂志，2015，30（7）：747-754

第六章

# 新生儿神经系统疾病

## 第一节　新生儿发作

新生儿发作（neonatal seizures）又称新生儿惊厥（neonatal convulsion），由于“惊厥（convulsion）”一词缺乏特定含义，因此现在多称为“发作（seizures）”，包括各种惊厥性和非惊厥性发作。新生儿发作与癫痫发作的定义相似，即虽然发作的性质为癫痫性的，但并不等同于癫痫。在新生儿期，很多发作是各种病因引起脑功能障碍的一过性症状，以后并不一定遗留慢性反复发作的癫痫，因此新生儿发作和新生儿癫痫的概念是不同的。

**【病因和发病率】**引起新生儿发作的病因很多。随着围生期保健水平的提高和诊断治疗技术的进步，由各种出生损伤引起的惊厥发作相对减少，但早产儿存活率的提高同时又增加了发作风险，同时不断发现由各种先天性或遗传性因素导致的新生儿期起病的癫痫。表 6-1 列举的新生儿发作病因肯定是不完全的，还会不断有新的补充，同时有些病因可以有交叉，如由致病性基因突变导致的遗传性癫痫也可伴有先天脑发育畸形。

从神经发育的角度来说，新生儿脑发育尚不成熟，特别是髓鞘发育不成熟，导致皮质各部位之间电活动的传导缓慢、半球内部以及两半球之间同步化程度差，这使得局部起源的发作期电活动很难快速传导至双侧半球，形成全面强直 - 阵挛发作或典型失神发作等较“成熟”的发作类型。另外，新生儿皮质下结构发育已基本成熟，皮质对皮质下结构的调控能力相对较差，因此临床常出现某些皮质下的发作性症状，如咂嘴吸吮、下肢蹬踏，上肢划动、肢体震颤等动作。在不成熟的脑内，兴奋性神经递质相对占优势，因而比成熟脑更具有惊厥易感性。凡此种种，都可导致新生儿在各种内源性或外源性病理因素的影响下出现惊厥发作。

近年来发现越来越多的致病性基因突变与新生儿发作有关，这些基因突变可通过改变离子通道功能（如 *KCNQ2*、*SCN2A*）、影响蛋白表达功能（如 *CDKL5*）、影响神经元增殖移行的调控（如 mTOR 通路相关的基因）等机制，直接或间接引起出生早期的癫痫发作。多数致病基因具有高度的表型异质性，同一类基因突变可在不同的年龄段引起不同特点的癫痫发作，临床可表现为从良性自限性发作到发育性癫痫性脑病之间不同的表型。

关于新生儿发作的发病率，不同的研究方法得出的结论不尽相同。早期报道大约 1~5/1 000 个活产儿发生惊厥。国内报道住院新生儿惊厥发病率为 4.5%~14.5%，早产儿惊厥发病率为 8.6%~27.4%。最近 Pisani 等（2018）的一项基于地区全部活产新生儿的研究结果显示，经 VEEG 证实的新生儿发作（不含单纯电发作）总体发病率为 2.09‰，且发病率随着胎龄（GA）和出生体重的降低而显著增高（表 6-2）。

基于住院患儿的研究由于病因和检测方法不同，新生儿发作的发生率差别很大。例如，美国斯坦福大学医学院报道（2018）在新生儿神经重症监测病房，新生儿发作占同期住院患儿的 32%，发生率在先

表 6-1　新生儿发作的病因

| 病因分类 | 主要疾病 |
| --- | --- |
| 早发性遗传性癫痫 | 包括致病性基因突变和染色体异常，详见第八章第二节（癫痫的病因学诊断） |
| 先天性脑发育畸形 | 增殖障碍（发育不良性巨脑症、局灶性皮质发育不良Ⅱ型、结节性硬化、发育性肿瘤等），移行障碍（无脑回 - 巨脑回畸形、灰质异位等），皮质分层构筑障碍（多小脑回、局灶性皮质发育不良Ⅰ型等），以及其他先天性皮质畸形 |
| 先天性代谢异常 | 氨基酸或有机酸代谢障碍、尿素循环障碍、溶酶体病、过氧化酶体病、线粒体病、吡哆醇依赖症、Menkes 病，以及其他代谢异常 |
| 新生儿缺氧缺血性脑病（HIE） | |
| 新生儿脑卒中 | 脑室内 / 脑室周围出血、硬膜下出血、蛛网膜下腔出血、脑实质出血 |
| 中枢神经系统感染 | 先天性感染（CMV 感染、风疹综合征、弓形体感染、水痘病毒脑病、肠道病毒感染、先天梅毒等），后天感染（细菌性脑膜炎，病毒性脑炎，新生儿破伤风，新生儿脓毒症等） |
| 生化代谢紊乱 | 低血糖、低钠血症、高钠血症、低钙血症、低镁血症、高胆红素血症、抗利尿激素分泌失调综合征等 |
| 其他 | 先天性心脏病、药物中毒、药物戒断等 |

表 6-2 新生儿发作在不同胎龄和出生体重早产儿的发病率

| 胎龄（周） | 发病率‰ | 出生体重（g） | 发病率‰ |
|---|---|---|---|
| 31~36 | 5.01 | ≥2 500 | 1.19 |
| 28~30 | 54.9 | 1 500~2 499 | 4.8 |
| <28 | 85.6 | 1 000~14 99 | 34.03 |
| | | <1 000 | 127.57 |

天性心脏病为 30%，极度早产儿 18%，HIE 为 9%。而一项对新生儿 HIE 低温治疗的报道显示，59% 的患儿有急性症状性发作，但仅 11% 出院随访期间仍有发作。Shellhaas 等（2017）有关新生儿癫痫的多中心前瞻性研究显示，在 611 例新生儿发作中，79 例（13%）诊断为新生儿癫痫。其中 35 例为癫痫性脑病，32 例有先天脑发育畸形，11 例为良性家族性新生儿癫痫（BFNE），1 例良性新生儿发作。在癫痫性脑病和 BFNE 中，*KCNQ2* 基因突变是最常见的病因。

**【新生儿发作分类】**新生儿发作可表现为多种形式，历史上对新生儿发作提出过各种不同的分类版本，但由于新生儿发作的特殊性，以往 ILAE 提出的癫痫发作国际分类并不适用于新生儿发作。至今对各种新生儿发作的性质和分类仍有不同的观点和争论，以下表 6-3 和表 6-4 的两种分类方法至今临床仍在沿用。其中表 6-4 的“眼部运动、口 - 颊 - 舌运动和行进运动”与表 6-3 的“微小发作”属于同一范畴。但这两种分类都没有包括可能在新生儿期就出现的癫痫性痉挛，或许是在当时的条件下将痉挛发作归类为肌阵挛发作或强直发作。

表 6-3 新生儿发作的分类

| 临床发作 | 发作期放电 | |
|---|---|---|
| | 常见 | 少见 |
| 微小发作 | +* | |
| 阵挛 | | |
| 局灶性 | + | |
| 多灶性 | + | |
| 强直 | | |
| 局灶性 | + | |
| 全面性 | | + |
| 肌阵挛 | | |
| 局灶性，多灶性 | | + |
| 全面性 | + | |

* 只有几种特殊的微小发作常伴有同步 EEG 发作期放电。

表 6-4 根据临床 -EEG 特征和推测的病理生理学机制对新生儿发作的分类

| 发作性质 | 发作表现 |
|---|---|
| 电 - 临床一致，符合癫痫性发作 | 局部阵挛：单灶性、多灶性、一侧性、躯干性（轴性） |
| | 局部强直 |
| | 躯干不对称姿势 |
| | 肢体姿势 |
| | 持续眼偏斜 |
| | 肌阵挛：全面性、局灶性 |
| 没有发作期电活动，推测为非癫痫性发作 | 肌阵挛：全面性、局灶性、节段性 |
| | 全面性强直 |
| | 运动性自动症：口 - 颊 - 舌运动、眼部运动、行进样运动 |
| 电发作而没有临床发作表现 | |

**【电 - 临床表现】**新生儿发作的常见临床特征见表 6-5。其中癫痫性发作很少由刺激诱发，而非癫痫性发作常由刺激诱发，并可能通过安抚缓解。

1. **微小发作**（subtle seizures） 约占新生儿发作的 50%，是临床最常见的发作形式。其特征为新生儿行为、运动或自主神经功能的阵发性改变，但没有明确的阵挛、强直或肌阵挛运动。发作常表现为睁眼、眼球运动或短暂凝视，咀嚼或吞咽等口 - 颊 - 舌运动，重复的面部活动，上肢游泳样划动，下肢蹬车或踏步样运动，阵发性呼吸暂停和各种自主神经症状。但 Volpe 也指出，大多数早产儿的呼吸暂停不是癫痫性的。伴有电发作的惊厥性呼吸暂停在足月儿更常见，发作时很少合并心动过缓，但长时间的惊厥性呼吸暂停如超过 60 秒则可能合并心动过缓，推测可能与继发性脑缺氧有关。

同步 VEEG 记录或直接临床观察表明微小发

表 6-5 新生儿发作的临床特征

| 发作类型 | 临床特征 |
|---|---|
| 局部阵挛 | 肢体、面部或躯干一组肌肉重复而节律性收缩<br>可为单灶或多灶<br>身体各部位可同步或不同步出现 |
| 局部强直 | 单个肢体维持某一姿势<br>躯干维持不对称姿势<br>眼持续向一侧偏斜<br>不能由刺激诱发或抑制 |
| 肌阵挛 | 肢体、面部或躯干无节律的收缩<br>一般不重复,或以较慢的频率重复<br>可为全面性、局灶性或节段性<br>可由刺激诱发 |
| 全面性强直 | 肢体、躯干和颈部维持对称姿势<br>可为屈曲、伸展或混合<br>可由刺激诱发<br>可由安抚或重放体位而抑制 |
| 眼部运动 | 随意或漂浮性眼球运动或眼震<br>与强直性眼偏斜明显不同 |
| 口 - 颊 - 舌运动 | 吸吮、咀嚼或伸舌<br>可由刺激诱发 |
| 行进运动 | 上肢划船或游泳样运动<br>下肢踏板或蹬车样运动<br>可由刺激诱发<br>可由安抚或重放体位而抑制 |

作在早产儿比足月儿更常见。一些研究发现在胎龄(GA)26~32 周早产儿,当 EEG 异常电发作时临床常表现有咀嚼等口部运动、踏车样或游泳样行进性运动、呼吸暂停和各种自主神经症状。足月儿伴有 EEG 发作活动时也具有相似的临床症状。但有些研究发现出现这些症状时 85% 不伴有 EEG 的发作期放电。近年来对新生儿的多导 VEEG 监测显示,仅 17% 的微小发作有同步的电发作。这一现象表明对新生儿微小发作的性质需要进行更多的研究和更仔细地观察分析。有些微小发作可能为非癫痫性的病理性或生理性行为。

2. **阵挛发作**(clonic seizures) 占新生儿发作的 25% 左右,表现为节律性阵挛运动,频率一般较慢,开始大约每秒 1~3 次,而后逐渐减慢。根据阵挛累及的部位和范围分为局灶性和多灶性阵挛发作。局灶性阵挛发作可累及面部、一侧上肢和 / 或下肢,或一侧颈部和躯干,意识常没有完全消失但不容易判断。临床常伴局部或一侧半球脑损伤如脑梗死,但也可见于新生儿代谢性脑病。多灶性阵挛发作累及身体多个部位,常为游走性,但多不以 Jackson 方式扩散,如左上肢可游走至右下肢,通常没有定位意义。全面阵挛发作为广泛性双侧对称同步的阵挛运动,很少见于新生儿。新生儿的双侧阵挛性运动左右常不同步。

绝大多数新生儿阵挛发作时 EEG 有同步的发作期放电,常为节律性的高波幅尖波发放,且放电部位与阵挛部位的定侧和定位比较一致。在多灶性阵挛发作时,EEG 多呈游走性放电。

新生儿阵挛发作需要与非癫痫性的震颤或颤搐症状区别。一般阵挛活动包括快相(收缩)和慢相(松弛)两种成分的交互运动,而非癫痫性的震颤或颤搐则呈钟摆样来回运动。

3. **强直发作**(tonic seizures) 占新生儿发作的 5% 左右,分为全面性强直和局灶性强直。全面强直发作更常见,但多数不是癫痫性发作,其特征常为四肢强直性伸展,类似去大脑姿势;也可上肢强直屈曲而下肢强直伸展,类似去皮质姿势。临床常伴有脑室内出血或严重而广泛的脑损伤,对抗惊厥治疗反应不好。同步 EEG 监测证实 85% 的全面性强直发作不伴有电发作活动,而常伴有广泛性电抑制。发作可能起源于皮质下结构。

局灶性强直发作表现为肢体维持在某种姿势,或躯干和 / 或颈部不对称姿势。有些人将眼的水平偏转归为局灶性强直,有的则归为微小发作。与全面性强直相比,局灶性强直发作多数伴有 EEG 发作期放电。

4. **肌阵挛发作**(myoclonic seizures) 表现为肌阵挛抽动的新生儿发作约占 20%,但这一比例可能包含了很多非癫痫性肌阵挛和癫痫性痉挛发作。根据抽动累及的部位分为局灶性、多灶性和全面性三类。Volpe 引用 Mizzahi 等的研究资料显示,典型的局灶性肌阵挛主要累及上肢,更容易累及屈肌组,多见于睡眠期,绝大多数不伴有发作期放电;多灶性肌阵挛累及身体多个部位,也多见于睡眠期,且多数也无发作期放电。上述不伴 EEG 放电的睡眠肌阵挛有些为良性新生儿睡眠肌阵挛,一般在 6 个月后自然缓解。全面性肌阵挛主要表现为双侧上肢屈曲,有时也累及下肢,类似婴儿痉挛发作,多数伴有发作期放电。

5. **癫痫性痉挛**(epileptic spasms) 新生儿期出现的癫痫性痉挛常见于早发癫痫性脑病,特别是大田原综合征。与婴儿痉挛相比,痉挛发作的强直成分更突出,持续时间也更长,因此也称为强直痉挛

(tonic spasms),但仍具有成串发作的特点,双侧可不对称,并常伴有局灶性发作。EEG 表现为一侧或双侧半球的暴发 - 抑制,强直痉挛多出现在暴发段。

6. **电发作**(electrographic seizures) 在 EEG 上出现突出于背景活动的连续节律性放电,持续至少 10 秒以上,有时能持续数分钟,但没有临床可见的发作症状。电发作的波形可以是棘波、尖波或其他任何频率的脑波,多数为局灶性发放,但部位可随时间而改变;少数表现为突然的电压衰减或低波幅去同步化快波。电发作时间达到或超过 30 分钟或超过记录时间的 50% 为电持续状态。

VEEG 监测表明新生儿电发作比电 - 临床发作更常见。Clancy 等(1999)的研究显示 80% 的电发作不伴临床发作。NICU 使用人工辅助通气的新生儿在使用神经肌肉阻滞剂时,治疗性的肌肉麻痹也使临床无法发现惊厥症状。Connell 等对高危儿的 EEG 监测显示,电发作中 16% 是由于使用神经肌肉阻滞剂所致。应用苯巴比妥等抗癫痫药物可减少或消除临床发作,但仍可有持续的电发作。反复电发作可导致脑损伤加重,并增加患儿以后发生癫痫的风险。因而识别电发作对治疗和预后都有重要意义。

7. **电 - 临床分离**(electroclinical disassociation, ECD) 新生儿发作中广义的电 - 临床分离包括电发作不伴临床发作,或反之,临床发作时不伴 EEG 放电。但真正的电 - 临床分离仅指后一种情况。如上所述,这种不伴有 EEG 放电的临床发作性症状多数是由于皮质广泛而严重损伤导致的皮质下释放现象,EEG 虽然没有同步的电发作,但常表现为重度背景活动异常,预后不好。

对不伴有同步电发作的临床事件,还应注意与新生儿,特别是早产儿的生理行为区分,如躯干伸展、随意肢体动作、吸吮动作、刺激引起的局部或全身震颤、良性睡眠肌阵挛等。通过 EEG 监测识别这些良性新生儿阵发性运动有助于临床评价病情,避免进行某些不必要的检查和干预。

**【诊断】**对临床出现或可疑有惊厥发作的新生儿,应尽快确定发作性质,并进行有关病因学及发作类型等一系列诊断学检查:

1. **病史和查体** 详细了解围产期情况及惊厥家族史,并进行详细的神经系统检查。

2. **感染及代谢紊乱方面的检查** 包括血常规、血生化、电解质、血糖、血气等检查,必要时进行脑脊液检查。

3. **遗传代谢病筛查** 包括血、尿氨基酸和有机酸代谢筛查等。

4. **神经影像学检查** 包括颅脑超声、脑 CT 或 MRI 检查。颅脑超声是早产儿主要的影像学方法,可发现颅内出血、脑积水及缺血性损伤等情况,可在床旁检查,并可在短期内动态随访观察。但颅脑超声的分辨率有限,有时不能确定损伤类型。脑 CT 能明确发现颅内出血、梗死、水肿、钙化、大的畸形及其他病理情况。MRI 的分辨率最高,有助于发现先天性脑发育畸形等病变。在解释新生儿,特别是早产儿的脑 CT 或 MRI 时,要特别注意年龄发育特点,避免得出错误的结论。

5. **脑电图检查** 尽管新生儿头围较小,但由于新生儿发作期放电可能非常局限,EEG 记录至少需要 8 个记录电极,最好 12~16 个记录电极,并应有至少 1 个中线电极,否则可能遗漏局部异常电活动。有条件时应进行多导生理监测。新生儿发作间期散发的棘波、尖波多数与脑发育不成熟有关,难以作为诊断惊厥发作的依据。在某一部位反复恒定出现的棘、尖波可能与发作有关。新生儿常有多灶起源或游走性的发作期放电,但不一定有定位意义;恒定起源于一个部位的发作则提示局部结构性脑损伤。

近年来随着多导 VEEG 监测技术在新生儿的应用,发现单纯根据临床观察很难对新生儿可疑运动的性质(正常行为、非癫痫性病理行为或癫痫性发作)作出准确判断。一方面可能将很多非癫痫性事件误判为癫痫发作,如 Kellaway 等对超过 1 000 例新生儿发作的 EEG 或多导图与临床观察的一致性进行分析,结果显示 42% 的新生儿发作不是癫痫性发作;Mizrahi 对 80 例有可疑运动症状新生儿的 EEG 监测结果显示,仅 10% 有同步的电发作。其结果是导致对癫痫发作的估计过高并给予不必要的抗惊厥治疗。另一方面,由于新生儿电发作多数不伴有明显的临床发作,或仅伴有不典型的自主神经症状(如呼吸、心率、血压、瞳孔的变化或流涎等),临床也可能对癫痫发作的估计过低,使之不能获得及时有效的治疗。因而目前一致认为只有监测到发作期的 VEEG 才能作为诊断新生儿发作的"金标准"。

对于发作频繁或达到持续状态的新生儿发作,应在持续 EEG(cEEG)监测下判断发作负荷(seizure burden),包括监测期间的总发作负荷(总发作时间或总发作占比)或每小时发作负荷(每小时内发作时间总和或占比),以评估发作严重程度及其对预后的影响。研究显示,在 HIE 患儿,发作本身并不对神经预后产生明显影响,但如总发作负荷超过 40 分钟,异常预后的可能性增加 9 倍以上;而每小时发作负荷超过 13min,异常预后的可能性则增加 8 倍,因此发作负荷是独立于 HIE 严重程度和低温治疗的一个预后指标。在另一项研究中，美国神经电生理协会提出除了发作频率和发作负荷，还应考虑发作累及的空间范围，应用发作的时空负荷评估能更准确定量新生儿发作。

振幅整合脑电图（aEEG）广泛应用于新生儿脑功能监测。对于新生儿发作，aEEG 可以发现大多数持续时间超过 10 秒的电发作或电临床发作，但不能发现持续时间短暂的发作（如痉挛、肌阵挛等），不能确定发作类型，容易遗漏部位非常局限的局灶性发作，而且受伪差的影响和新生儿医护人员阅图经验的限制，可能出现假阳性和假阴性结果。因此 aEEG 对于新生儿发作，只能作为一种筛查方法，而不能作为确诊标准。最终诊断仍有赖于对发作期原始 EEG 的分析。

**【鉴别诊断】**对新生儿癫痫性发作和非癫痫性发作的鉴别诊断非常重要，但有时也相当困难。Malone 在一项著名的临床试验中，让 91 位新生儿医生和 46 位护士仅根据发作期录像评价 11 例新生儿癫痫发作和 9 例非癫痫性发作，结果平均正确率仅为 50%，其中对阵挛发作正确率为 36.5%~95.6%，对微小发作正确率仅为 20.4%~49.6%；被试医生之间的一致性为 0.21，正确诊断的一致性仅为 0.09，且医生和护士的判断结果没有明显差异。这说明单纯根据临床评估方法常不可能正确区分新生儿癫痫和非癫痫性发作，医生的识别能力也不比护士更强，如果没有可靠的持续 VEEG 监测，某些真正的新生儿发作难以发现，有些非癫痫性运动则可能被给予不必要的抗惊厥治疗。在新生儿发作的各种类型中，局灶性阵挛发作的正确识别率最高，电 - 临床相关性也最好，而微小发作的电 - 临床一致性差，临床最容易出现判断错误。

需要与新生儿惊厥鉴别的常见临床情况，见表 6-6。这些非癫痫性的发作性事件常有以下共同特征：①临床发作时 EEG 无任何电发作活动；②自发出现的临床事件可通过安抚患儿或重新摆放体位而消除，如改变患儿头、颈部的位置抑制强直性姿势；③临床事件主要由触觉等刺激诱发，增加刺激强度或范围可使阵发性运动强度增加（汇集作用），且刺激一个部位可引起其他部位的阵发性活动（扩散效应）。

表 6-6　新生儿期常见的非癫痫性发作性症状

| 症状分类 | 临床症状及诊断 |
|---|---|
| 正常生理现象的增强 | 惊跳反应 |
| 一过性或良性运动障碍 | 良性新生儿睡眠肌阵挛 |
| | 良性阵发性强直性上视 |
| | 一过性阵发性肌张力障碍 |
| | 良性阵发性斜颈 |
| | 震颤发作（刺激诱发） |
| 症状性异常运动 | 发作性异常姿势性（皮质下症状）：肌张力障碍姿势、去皮质强直、去脑强直过度惊吓症 |
| | 脑病性非癫痫性肌阵挛（皮质下症状） |
| | 脊髓反射运动（Lazarus 征）：深昏迷或脑死亡时强烈刺激引起的四肢远端抽动，起源于脊髓背角冲动，而非皮质肌阵挛 |
| 其他阵发性症状 | 非癫痫性呼吸暂停 |
| | 痉挛性点头 |

1. **良性新生儿睡眠肌阵挛（benign neonatal sleep myoclonus）**　生后 1 个月内出现，肌阵挛主要累及前臂和手，也可累及足、面部、躯干或腹部肌肉。多数出现在 NREM 睡眠期，REM 期少见，偶可为声音等刺激诱发，清醒期从不发作。肌阵挛可为双侧性、局灶性或多灶性，抽动有节律或无节律，常以 1~5c/s 的频率持续数秒并成串出现。此种成串的肌阵挛性抽动可在睡眠中反复出现，有时持续数十分钟，可被误认为惊厥持续状态。安抚或改变体位可终止发作。发作期 EEG 正常，神经系统检查正常。偶有家族史。症状在出生 2 个月之后减轻，6 个月之前消失。长期预后良好，不需治疗。

2. **非惊厥性呼吸暂停**　多见于早产儿，与脑干呼吸中枢发育不成熟有关，常伴有心动过缓，不伴有其他发作症状。而惊厥性呼吸暂停一般不伴有心动过缓，常有面部青紫。

3. **新生儿颤抖**　多由刺激诱发，表现为肢体或下颌快速抖动。安抚后可消失。需注意与阵挛发作鉴别。

4. **活动睡眠期（REM）运动**　新生儿在活动睡眠期常有眼球转动、呼吸不规则、面部怪相等表现，有时被误认为微小发作。

5. **惊跳反应**　由突然感觉刺激引起双侧的粗大肌阵挛性抽动，类似于过度的 Moro 反射，可见于正常新生儿，亦可见于伴有静止性或进行性脑病的患儿，如某些 *KCNQ2* 高功能变异的发育性癫痫性脑病，新生儿肌阵挛可能是非癫痫性症状，常由惊吓诱发，EEG 的暴发－抑制与肌阵挛无关。惊跳反应要注意与癫痫性肌阵挛或痉挛发作鉴别，后两种类型多为自发出现，EEG 有相应的癫痫样放电。

**【治疗】**新生儿发作在进行诊断评估的同时，应及时进行对症处理、抗惊厥治疗和病因治疗。

1. **对症治疗** 加强护理，根据病情给予吸氧、保温，保持呼吸道通畅，维持营养，对心率、呼吸、血压、血氧等生命体征进行监测，密切观察病情变化。

2. **病因治疗** 病因明确者给予有针对性的病因治疗。对发作病因不明者，依次给予 10% 葡萄糖 2ml/kg 静脉滴注，10% 葡萄糖酸钙 2ml/kg 静脉注射。50% 硫酸镁 0.2ml/kg 肌内注射，维生素 $B_6$ 50~100mg 静脉注射，以协助排除低血糖、低血钙、吡哆醇依赖症等病因。每种诊断性用药后应密切观察临床反应，以决定进一步的诊断治疗措施。

3. **抗惊厥治疗** 这方面至今没有公认的治疗指南，多数是经验性用药。广泛应用于新生儿的抗惊厥药物包括苯巴比妥、苯妥英、咪哒唑仑、左乙拉西坦等。其他抗惊厥药物也有应用。

（1）苯巴比妥：为控制新生儿惊厥发作的常用药物。本药半衰期长，进入脑脊液快，效果较好。首次静脉给予负荷量 20mg/kg，10~15 分钟进入。若发作未控制，可增加剂量，每 10~15 分钟增加 5mg/kg，直至发作停止，总量不超过 30~40mg/kg。用这种方法约 70% 的发作可被控制。发作停止后 12~24 小时开始用维持量，每日 3~5mg/kg，分两次静脉注射或口服。用药时需注意苯巴比妥对呼吸的抑制作用。胎龄 <30 周的早产儿负荷量宜小。近年来的研究认为苯巴比妥对新生儿远期的认知功能有不良影响。

（2）苯妥英钠：在应用苯巴比妥已达总量 40mg/kg，药物血浓度已达 40mg/L，发作仍未控制时，可用苯妥英钠负荷量 20mg/kg，静脉缓慢注射 1mg/（kg·min），可终止 85% 的惊厥发作，6~12 小时后开始用维持量 3~5mg/（kg·d），分两次静脉注射。

（3）苯二氮䓬类：主要用于控制惊厥持续状态。国内常用地西泮，作用快，效果好，剂量为每次 0.3~0.5mg/kg，静脉注射。因半衰期短，排泄快，15~20 分钟后可重复应用。或采用静脉持续点滴，剂量为 0.3mg/（kg·h）。也可应用咪哒唑仑，该药半衰期短，一般从 1μg/（kg·min）开始持续静脉滴注，每 15 分钟增加 1μg/（kg·min），直至发作控制或最大量达到 8μg/（kg·min），维持 12~24 小时后开始逐渐减量。国外多应用劳拉西泮，该药是一种长效苯二氮䓬类药物，作用快（<5 分钟），安全、效果好，用药后 95%~100% 的发作可被控制，剂量为每次 0.05~0.1mg/kg，作用持续 6~24 小时。应用苯二氮䓬类药物时要注意观察预防呼吸抑制、血压下降等不良反应，特别是在已经应用了苯巴比妥的患儿。

（4）左乙拉西坦：是新型可经静脉用药的抗癫痫药物，国外已用于新生儿（包括早产儿）的惊厥发作，作用可靠，无明显不良反应。报道在早产儿的负荷剂量为 40~60mg/kg（平均 56mg/kg），维持剂量 20~30mg/kg（平均 23mg/kg），可供参考。

（5）其他抗惊厥药物：在惊厥持续状态或频繁发作时可根据情况临时给予水合氯醛灌肠。对于难以控制的惊厥发作亦可静脉滴注利多卡因，应用时需进行心电监测，防止出现严重心律失常。口服维持用药除苯巴比妥或左乙拉西坦外，卡马西平、托吡酯、拉莫三嗪、氨己烯酸等抗癫痫药物用于控制新生儿发作在国外也有报道，但需进一步积累更多的经验。丙戊酸有肝损伤等不良反应，在新生儿和小婴儿应慎用。

在抗惊厥药物控制临床发作后，可能仍有数量不等的电发作，但是否需要更积极的治疗仍有争论。有些电发作高度抗药，如欲消除电发作，可能需要增加药物剂量或采取多药治疗，进而增加药物不良反应如中枢神经系统抑制、呼吸抑制、低血压等。对此应权衡利弊。系列 EEG 监测随访显示，多数电发作会随时间而平息。由于多数不伴电发作证据的临床症状是非癫痫性的，应慎用抗惊厥药物，以避免嗜睡、肌张力改变或呼吸抑制等药物不良反应掩盖或加重临床症状。

在惊厥发作控制后，抗惊厥药物维持应用的时间取决于发作的病因、脑损伤的严重程度及 EEG 背景活动的情况。多数新生儿发作是短暂的一过性症状，如原发病因已去除，神经精神发育正常，复查 EEG 正常，一般无须长期维持治疗。自最后一次发作后 2 周至 1 个月即可停药。仅有 15% 左右的新生儿发作在新生儿期之后复发。严重而不可逆的脑损伤及 EEG 严重异常是提示惊厥复发的主要因素，需要 3~6 个月或更长时间的抗癫痫药物治疗。

**【预后】**在动物实验研究中，长时间惊厥发作对发育中不成熟脑的影响是矛盾的。有些结果显示惊厥对发育中脑产生更严重的损伤，可干扰神经元分化、移行、髓鞘化、受体形成和突触稳定性等发育过程，惊厥性脑损伤具有高度的年龄和部位依赖性，海马、基底节等深部结构对缺氧缺血性脑损伤更为敏感；也有些实验表明不成熟脑对惊厥性脑损伤具有比成熟脑更强的耐受性。

很多临床研究表明，尽管新生儿发作有很高的死亡率和致残率，但决定预后的主要因素是导致发作的基本病因而不是发作本身。总体来讲,半数左右的新生儿发作以后精神运动发育可达到正常或接近正常水平,存活者中约 1/3 发展为癫痫。提示预后不良的主要因素有:严重缺氧缺血性脑病、严重先天性皮质发育畸形、严重中枢神经系统感染(化脓性脑膜脑炎、单纯疱疹病毒性脑炎等)、频繁发作或癫痫持续状态、全身强直发作及 EEG 重度背景异常(暴发 - 抑制、低电压、电静息、非常不连续图形伴高波幅棘波和慢波暴发)等。

在 2018 年的一项研究中,分析 112 例经 VEEG 证实的新生儿惊厥的预后,结果 25% 死亡,14.3% 遗留癫痫,29.5% 脑性瘫痪,34.8% 发育迟缓。死亡的 28 例中 71% 在新生儿期死亡,25% 在出生后 6 个月内死亡。早产儿占死亡总数的 3/4 以上,病因半数为颅内出血;足月儿死亡的主要病因则为 HIE。除病因外,在新生儿惊厥中,5 分钟 Apgar 评分≤ 3 分是另一个死亡的高风险因素。遗留癫痫的风险因素为癫痫持续状态和 EEG 背景异常。

**关键点**

1. 新生儿发作多数为各种病因引起的一过性症状,少数由遗传性或先天性结构异常所致。
2. 临床观察难以准确区分新生儿发作与非癫痫性事件,发作期 VEEG 是诊断的“金标准”。
3. 通常新生儿局灶性或多灶性阵挛、局灶性强直、癫痫性痉挛是明确的癫痫性发作,但全身性强直、肌阵挛和微小发作中有些可能是非癫痫性的。
4. 新生儿发作的治疗包括对症处理、抗惊厥治疗和病因治疗。
5. 决定新生儿发作预后的主要因素是导致发作的基本病因和发作负荷。

(刘晓燕)

## 第二节 新生儿颅内出血

### 一、概述

新生儿颅内出血(neonatal intracranial hemorrhage, NICH)是一个重要的临床问题,发病率相对高,成为导致新生儿致死致残的重要原因,新生儿期又是脑发育的关键窗口期,颅内出血常导致破坏性神经发育结局。新生儿颅内出血神经发育结局取决于由大脑的成熟度、出血位置及程度,并发症是否得到及时处理,相关病因及合并存在的其他疾病。新生儿颅内出血也可能由各种遗传的和获得性的疾病所致。

在过去的十年中,由于产科实践的改善,如增加了负压辅助分娩和减少旋转产钳,颅内出血的发病率发生了变化。另外一方面颅内出血早产儿的存活率得以改善。此外,神经影像学研究显示,尤其由于 MRI 的 SWI 序列的应用,临床发现足月儿中无症状颅内出血问题,引发了对临床良性颅内出血的发病情况的新认识。

**1. 新生儿颅内出血的发病率** 大部分报道的新生儿颅内出血发病率是基于症状性颅内出血调查。美国资料显示,出生体重 2 500~4 000g,自然分娩的 ICH 发生率 1/1 900 活产儿,真空胎头吸引 1/860 活产儿,产钳助娩 1/664 活产儿。而基于影像筛查的报道 ICH 的发病率要高得多,生后一个月内对无症状的足月儿行 MRI 检查,发现 8% 的硬膜下出血,另外一个报道 3T MRI 对经阴分娩无症状足月儿研究,ICH 的比例为 26%(17/88),因此,足月儿无症状颅内出血的发病率比先前报道的要高。

**2. 新生儿颅内出血的病因** 新生儿颅内出血的病因进行归纳分类,有以下八大类:

(1) 出血性卒中:包括特发性局灶性出血、动脉性梗死的继发出血、脑静脉窦血栓形成、缺氧 - 缺血。

(2) 早产儿相关出血:包括生发基质 - 脑室内出血、小脑出血、点状白质病变。

(3) 出凝血异常:包括同族免疫性血小板减少症、凝血病(ECMO 相关疾病,先天性心脏病)、维生素 K 缺乏症。

(4) 遗传原因:包括Ⅳ型胶原基因(*COL4A1* 和 *COL4A2*)突变、先天性易栓症、促凝因子的基因多态性、与脑血流调节和血压调节相关基因的多态性。

(5) 感染:包括败血症、中枢神经系统感染。

(6) 外伤性出血:包括医源性(产伤)、非意外伤害、意外伤害。

(7) 与先天性脑肿瘤有关的出血。

(8) 血管畸形。

**3. 新生儿颅内出血的神经病理** 新生儿颅内出血的病理类型:①原发性蛛网膜下腔出血;②硬

膜外出血;③硬膜下出血(包括后颅窝硬膜下出血);④脑实质出血(除小脑外);⑤室管膜下-脑室内出血;⑥小脑出血(表 6-7,增值图 6-1)。

原发性蛛网膜下腔出血在早产儿中比足月儿中更常见,但在临床上几乎总是良性的。硬膜下出血在足月儿比早产儿更常见,并且常常无症状,然而,如果大的出血在临床表现上可能比较严重。小脑出血在早产儿中比在足月儿更多见,出血量大时有严重的临床表型,且预后不良。脑室内出血,绝大部分是早产儿的一种病变类型,与其他三种类型的出血相比,既常见又严重。足月儿脑室出血也不少见,病因与早产儿有所不同,与静脉窦血栓形成和/或缺氧缺血性脑损伤有关。其他形式的脑实质内出血,足月比早产儿更常见,相对不常见,临床表现轻重变化较大。

**4. 新生儿颅内出血的诊断**

(1) 新生儿颅脑出血的识别:采取三个主要步骤来确保对新生儿颅内出血的识别。

第一步,应找出导致颅内出血的危险因素。包括妊娠史、分娩方式和细节、新生儿发育成熟度、缺氧事件和复苏模式等。

第二步,明确临床表现的意义,应特别注意细微的神经系统体征。

第三步,出血部位和程度的判断,应该通过影像学检查来实现,通常首先通过超声扫描,然后更明确地判断需要通过 MRI 或 CT 检查(CT 只有在紧急需要时才使用)。

(2) 影像诊断:颅脑超声(cranial ultrasound, CUS)是一种便利、可于床旁进行,是最常用的新生儿颅内出血一线影像学检查技术。它利用新生儿的囟门和乳突囟作为声窗,以获得颅内实时的结构评估。CUS 对评估脑室系统和脑室周围白质特别有价值,尤其是生发基质出血(germinal matrix hemorrhage,GMH)或脑室内出血(intraventricular hemorrhage,IVH)(图 6-1)和囊性脑室周围白质软化(periventricular leukomalacia,PVL)。其他优势包括没有电离辐射,不需镇静或特殊转运。它是一种日常跟踪颅内病理变化,以及对状态不稳定的患病新生儿的理想检查方法。CUS 的局限性在于它依赖于声学窗是前囟为主,意味着脑表面(如硬膜下或蛛网膜下腔出血)的出血可能会漏诊,临床上可以利用其他声窗(乳突囟)作为补充,提高对后颅窝病变(小脑出血)诊断的敏感性。有时临床高度怀疑存在颅内病变,CUS 未发现异常表现,应该选择 MRI 作为进一步检查。MRI 不仅不受声窗的限制,而且整体脑结构的可视化效果佳,其中梯度回波 $T_2$ 和磁敏感加权成像(susceptibility-weighted imaging,SWI)对出血诊断的敏感性极高,能够检测到以前在 CUS 或 CT 上未检测到的微量出血。SWI 的另一个优点是能够区分不同时期的出血。由于 CT 存在电离辐射,因此对新生儿而言,如果有条件做 MRI 的医疗中心,不鼓励 CT 检查。CT 对急性出血有较好的敏感性(图 6-2),可以在紧急情况下应用,但在陈旧性出血或微出血方面不如 MRI。MRI 在软组织分辨率也优于 CT。脑实质出血后不同时期 MRI 改变的信号特征见表 6-8。

(3) 脑脊液检查的意义:首先,要明确对于颅内出血而言,腰穿不是首选的诊断检查。如果存在大的后颅窝出血,腰穿有可能对患儿造成脑疝危险。其次,出血所致的血性脑脊液与腰椎穿刺损伤需要

表 6-7 新生儿颅内出血的主要部位

| 出血类型 | 发生率 | 解剖部位 | 与发育的关系 | 临床情况 |
|---|---|---|---|---|
| 硬膜外出血 | 少见 | 颅骨与硬脑膜外之间 | 足月 > 早产 | 多变 |
| 硬膜下出血 | 5%~25% | 硬脑膜和蛛网膜之间 | 足月 > 早产 | 良好 |
| 蛛网膜下腔出血 | 足月 1%~2%<br>早产 10% | 蛛网膜与软脑膜之间 | 早产 > 足月 | 良好 |
| 小脑出血 | 足月 0.1%<br>早产 5% | 小脑半球和/或蚓部 | 早产 > 足月 | 严重 |
| 脑室内出血 | 足月 0.2%<br>早产 15% | 脑室内或包括脑室周围出血性梗死 | 早产 > 足月 | 严重 |
| 脑实质出血 | 足月 2%~4%<br>早产 0.1% | 脑实质 | 足月 > 早产 | 多变 |

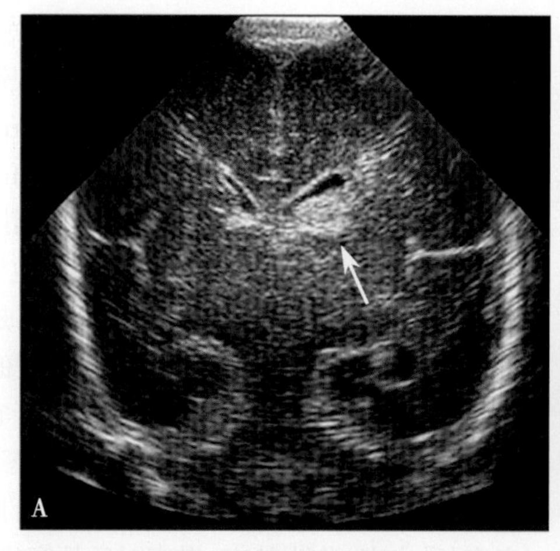


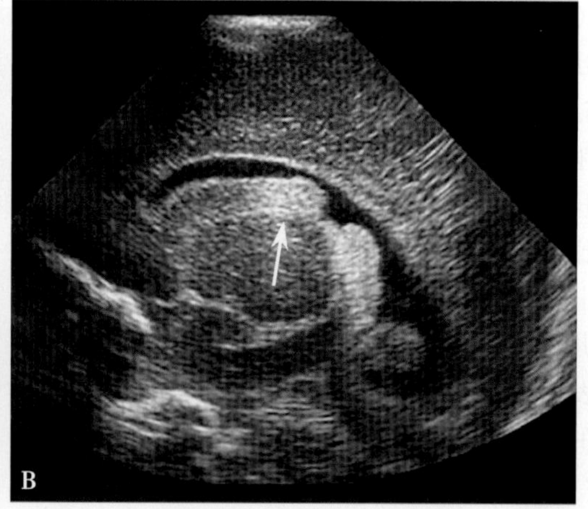


图 6-1 B 超检查室管膜下 - 脑室内出血 -II级

A. 冠状面于尾状核头部、室管膜下可见高回声团块，伴侧脑室前角轻度扩大；B. 旁矢状面于尾状核头沟室管膜下、脑室内可见高回声团块，脉络丛形状不规则，伴侧脑室轻度扩大

表 6-8 脑实质出血后不同时期 MRI 改变的信号特征

| 出血时间 | $T_1$ 加权像 | $T_2$ 加权像 |
|---|---|---|
| 1~3 天 | 等信号 | 低信号 |
| 3~10 天 | 高信号 | 低信号 |
| 10~21 天 | 高信号 | 高信号 |
| 3~6 周 | 高信号 | 高信号 |
| 6 周 ~10 个月 | 等信号 | 低信号 |

鉴别。

出血后脑脊液改变的特点，即脑脊液离心液呈黄色或黄褐色、红细胞计数和蛋白增高，三个指标要结合在一起判断。

在新生儿血清胆红素水平升高的情况下，很难确定脑脊液黄色变的临床意义。红细胞计数的变异较大，在新生儿脑脊液的红细胞计数超过 100/mm$^3$ 是比较常见的，甚至在少数早产儿脑脊液红细胞达到 1 000/mm$^3$ 都没有发现有明显临床症状的颅内出血。新生儿脑脊液蛋白较儿童高，早产儿更高。据报道足月儿平均为 90mg/dl，早产儿平均 115mg/dl，其中 26~28 周均值为 177mg/dl，35~37 周为 109mg/dl。而颅内出血脑脊液蛋白较这些平均值高几倍。有研究发现每增加 1 000 个红细胞，脑脊液蛋白增加 2mg/dl。脑脊液葡萄糖降低，出血后 1 天开始减低，5~15 天更明显，可以持续数周至数月，其主要机制是出血后脑脊液葡萄糖转运机制受损。

脑脊液细胞数增高、葡萄糖降低和蛋白升高，需要与细菌性脑膜炎鉴别。

## 二、新生儿出血性脑卒中

新生儿出血性脑卒中占儿童脑卒中的大约一半，而在成人只有 10%~20%。足月新生儿发病率高达 1/6 000 活产儿，大多数病例在出生后的第一周内出现。出血性脑卒中的危险因素包括先天性心脏病、胎儿窘迫和出凝血异常。新生儿出血性脑卒中不是一个独立的疾病，最常见的病因是特发性脑实质内出血、动脉梗死后继发出血、脑静脉窦血栓形成和缺氧缺血性脑病（HIE）。脑外出血，如硬膜下出血（subdural hemorrhage，SDH）和蛛网膜下腔出血，在新生儿比较常见，以少量、幕下和无症状出血多见，而且吸收比较快。

### （一）特发性脑实质内出血

新生儿特发性脑实质内出血通常伴有惊厥发作，可能还有脑病表现，如意识状态和 / 或神经功能改变。大多数足月儿病例是特发性的，好发于额叶、顶叶和颞叶。与继发于动脉缺血性梗死后出血不同，特发性脑实质内出血的位置不完全符合动脉血供区域（图 6-2）。特发性脑实质内出血可以并发脑室内出血，但概率较低，罕见合并脑室增大，复发性出血也极为罕见。特发性脑实质内出血在 CUS 上很快可以检测到，而缺血性梗死可能需要 2~3 天才被发现或清楚地显示。因此，如果有临床考虑，可行系列 CUS 扫描或进行 CT/MRI 检查。

### （二）原发性动脉性梗死的继发出血

在新生儿期，动脉缺血性梗死最常见于左侧大脑中动脉区域。在新生儿动脉性缺血性梗死继发出血的发生比例报道不一，5%~50% 不等（增值图 6-2）。

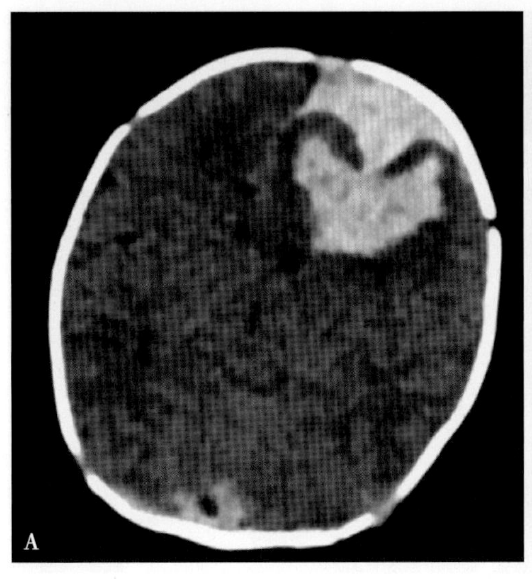

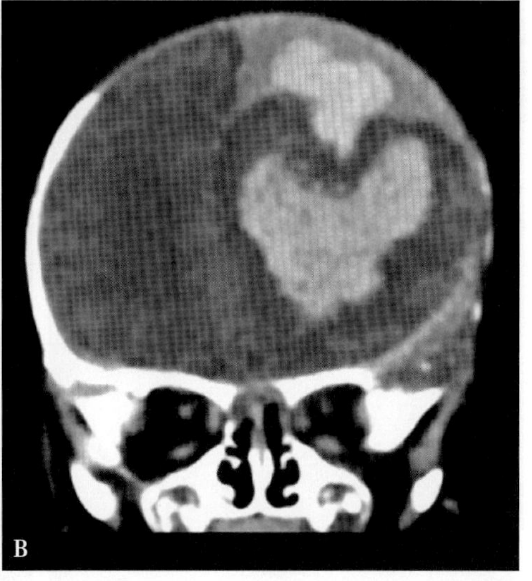


图 6-2 新生儿出血性卒中(特发性脑实质内出血)
轴向(A)和冠状位(B)计算机断层扫描(CT)平扫图像,显示左侧额叶高度致密的血肿延伸到邻近蛛网膜下腔和硬膜下间隙。广泛脑水肿,脑沟消失,中线向右移位。不符合单一的血管区域的病灶,跨越大脑前动脉和大脑中动脉区域,有别于动脉缺血性梗死的继发性出血

实际上孤立的动脉性梗死继发出血比较少见,可能存在多因素病因,例如全身血流动力学改变或凝血功能异常。

**(三)脑静脉窦血栓形成**

新生儿比任何其他儿科年龄组更容易发生脑静脉窦血栓形成(cerebral sinovenous thrombosis,CVST)。CSVT 引起静脉性梗死,常伴出血。

**【病因】**胎盘病变可能导致炎症和促凝状态,从而促使胎盘和胎儿的血栓形成。伴随产程出现的颅骨塑形可损伤直接位于矢状窦和横窦等脑静脉窦结构,从而促使血栓形成。出生后,头部位置及外部压力的变化可以减少颈静脉和上矢状窦的血流量,从而促使易感个体的血栓形成。加拿大报道 69 例 CSVT 新生儿大多有血栓形成的危险因素。最常见的易感因素为围生期并发症(如出生时缺氧、胎膜早破、母体感染)约占 51%。脱水和头颈部疾病分别占 30% 和 16%。在 49 例受检的新生儿中,促血栓形成性疾病占 20%。另外的病例系列研究还显示新生儿在先天性心脏病手术前后出现 CSVT,以及患儿因新生儿持续肺高压而接受了 ECMO(extracorporeal membrane oxygenation)治疗,其发生机制可能是右颈内静脉闭塞后静脉系统的栓子通过 ECMO 导管逆行到脑循环。最主要的诱发因素为细菌性脑膜炎和脱水。

**【临床表现】**大部分 CSVT 新生儿有神经系统表现,特别是惊厥发作和意识改变。71% 出现局灶性或全面性惊厥发作,58% 出现了意识水平降低和颤动,29% 出现局灶性神经系统表现,如轻偏瘫和脑神经麻痹。

**【病理特征与影像学检查】**静脉血栓形成更容易发生在浅表部位,而非深部位置,上矢状窦和横窦最常受累(分别为 62% 和 39%)。CSVT 容易发生在脑室周围白质脑水肿和出血性梗死。梗死或出血可能孤立存在,也可并存。在 IPSS(International Pediatric Stroke Study)的报道显示 CVST 新生儿中,缺血性梗死和出血并存占 39%,出血性梗死或其他出血占 19%,孤立性梗死占 7%,有 34% 无出血或梗死。另有报道 69 例 CSVT 新生儿中 42% 存在脑实质梗死,几乎均呈出血性。一项欧洲多中心回顾性研究,52 例经 MRI 或 MRV 确诊的 CSVT 新生儿,脑实质出血性梗死的发生率为 79%。

通常认为脑室周围白质梗死和脑室内出血与早产有关,足月儿不常见。但是足月儿 CVST 大多表现为局灶性点状白质病变、丘脑出血(图 6-3)和脑室内出血。在足月新生儿 CVST 是症状性脑室内出血最常见的原因。也可发生不符合动脉血管区域的脑叶出血(增值图 6-3),与 Labbe 静脉血栓有关的颞部血肿。与特发性脑实质内出血性病变相比,在 CVST 病例中很少有潜在的缺血证据,其病因更可能与静脉引流受损有关。

**【治疗】**根据现有资料,建议对伴有或不伴有出血性梗死或脑实质出血的急性围生期脑静脉血栓形

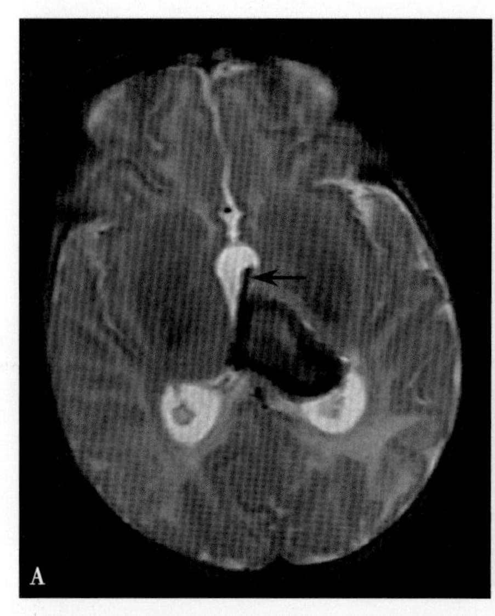

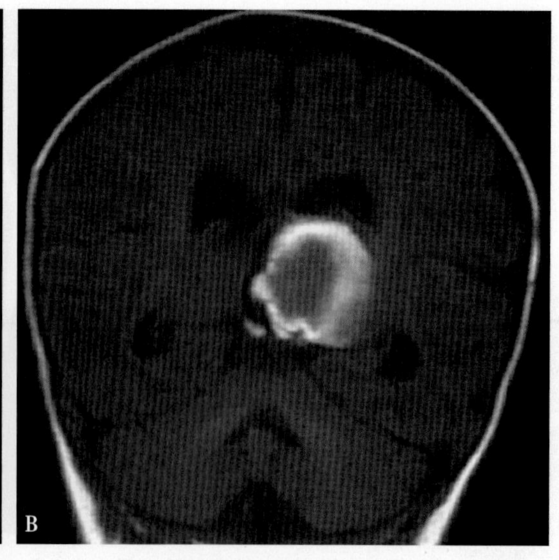


图 6-3 脑静脉窦血栓形成导致丘脑出血
(A)轴向 $T_2$ 加权和(B)冠状位 $T_1$ 加权图像显示左侧丘脑早期亚急性血肿。高 $T_1$ 信号和低 $T_2$ 信号表示存在早期亚急性血液。左侧大脑内静脉可见血栓(A 中的黑色箭头),伴轻度脑室增大

成的新生儿使用普通肝素或低分子肝素(LMWH)进行初始抗凝治疗(图 6-4)。LMWH 抗凝治疗至少 6 周。之后复查 MRI 和 MRV 指导治疗持续时间,对于没有达到临床显著再通的新生儿,建议将抗凝治疗的持续时间延长至 6 个月,至血栓部分或完全再通。

然而,全身抗凝在急性围生期 CSVT 治疗中的作用仍存在争议。CVST 使用抗凝治疗的确切疗效存在不一致的报道。但是积累的观察证据支持围产期 CSVT 的抗凝安全性,抗凝治疗与危及生命的出血无关,也未出现与该疗法相关的新出血。

对于无明显脑出血的 CSVT 新生儿,美国胸科医师学会(ACCP)指南建议使用普通肝素或 LMWH 进行初始抗凝,随后使用 LMWH 治疗至少 6 周但不超过 3 个月。在 6 周时评估再通,如果再通完成,则停止抗凝剂。如果再通不完全,继续抗凝 6 周(总共 3 个月),然后停止。对于有严重出血的 CSVT 新生儿,ACCP 建议在 5~7 天时进行抗凝或支持性护理,对血栓进行影像学监测,如果当时注意到血栓扩展,则进行抗凝治疗。美国心脏协会指南指出,对于有临床或影像学证据证实的 CSVT 新生儿,可考虑使用 LMWH 或普通肝素进行抗凝治疗。

**【预后】**大多数 CSVT 新生儿能在急性期存活。一项荷兰的回顾性研究中,52 例 CSVT 新生儿随访(中位年龄 19 个月),死亡率为 19%。长期的神经功能影响,文献报道运动障碍和癫痫分别为 61% 和 20%,另有文献报道 41 例 CVST 存活患儿中 21% 发育正常,79% 有长期功能障碍,包括认知功能障碍、运动功能障碍(脑性瘫痪)和癫痫。

**(四)新生儿缺氧缺血性脑病**

缺氧缺血性脑病是新生儿获得性神经功能缺损的重要原因。严重窒息导致 HIE 是新生儿脑出血的危险因素之一,因为它与脑血流自身调节紊乱和出凝血紊乱有关。足月新生儿 HIE 的颅内出血发生率为 8%~39%。出血的部位最常见于硬膜下腔,如果缺氧缺血性脑病同时伴有硬膜下出血和脑室内出血,则提示全身性出凝血紊乱是根本原因。

在出生后 6 小时内开始的亚低温治疗成为一些中度至重度 HIE 的婴儿的有效治疗,提高了生存率和预后。临床有与亚低温治疗相关的颅内出血病例的报道,尤其对于晚期早产儿 HIE 进行亚低温治疗时,颅内出血的风险增加。但从 TOBY 研究的影像资料的亚组分析,显示没有增加颅内出血风险。

**(五)原发性蛛网膜下腔出血**

原发性蛛网膜下腔出血是一种常见的新生儿颅内出血。蛛网膜下腔出血(subarachnoid hemorrhage,SAH)可以是原发的,也可以继发于硬膜下、脑室内或小脑出血。此外,还可继发于脑实质内血肿的扩展、结构性血管病变(例如,动脉瘤或动静脉畸形)、肿瘤、出血性梗死或凝血功能紊乱的情况。但是原发性蛛网膜下腔出血的发生可能被高估,过去在临床上被认为有原发性蛛网膜下腔出血,现在通过更详细的神经成像研究,包括超声、CT 或 MRI 扫描,显示为脑室内出血。

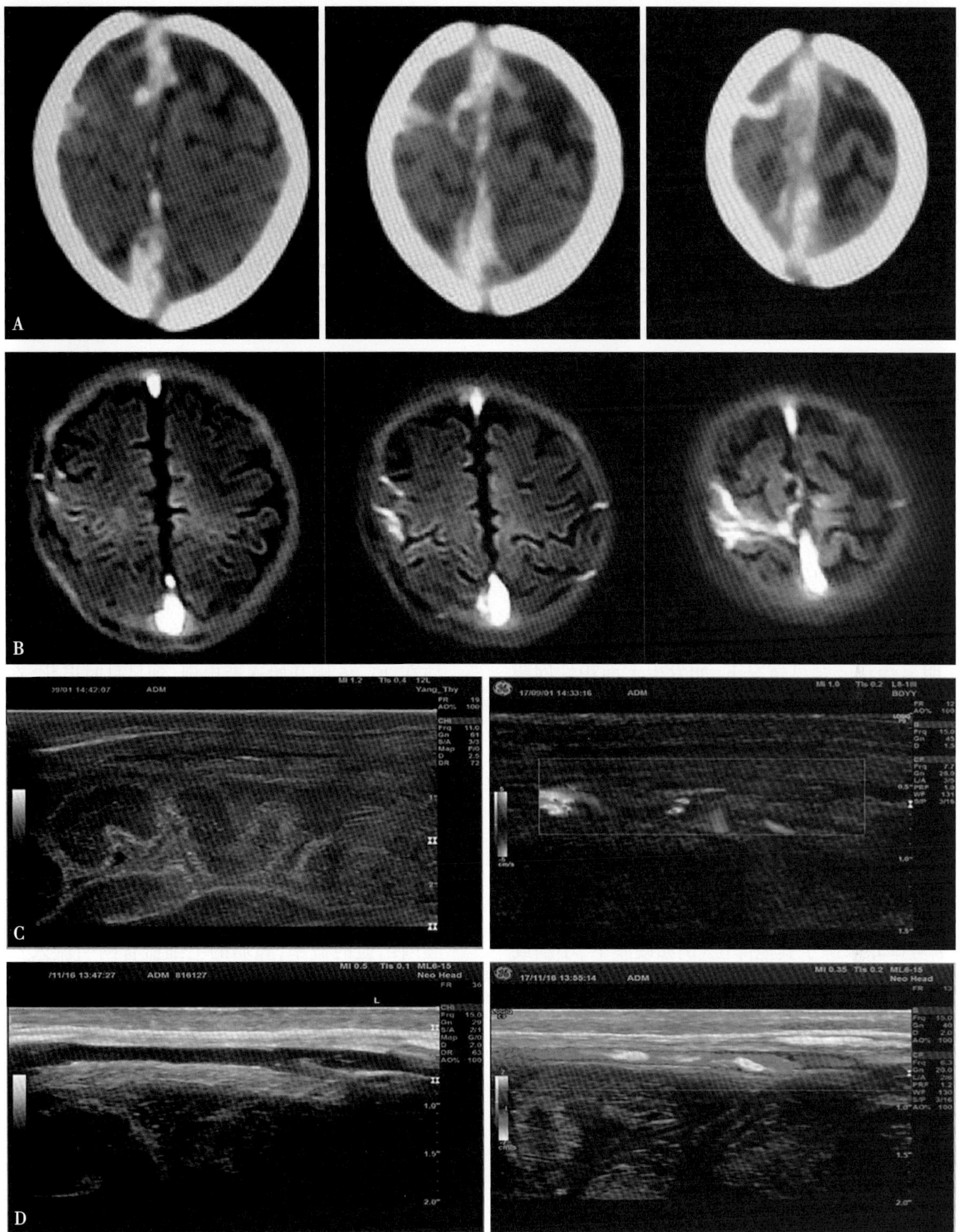

图 6-4　脑静脉窦血栓形成 - 抗凝治疗的效果

$36^{+6}$ 周，生后 7 天，诊断围无乳链球菌脓毒症和脑膜炎。A. 生后 17 天头颅 CT 显示上矢状窦高密度；B. 生后 23 天 MRI-$T_1$ 显示上矢状窦和皮质静脉高信号；C. 生后 24 天 B 超 + 多普勒血流显示上矢状窦内高回声，血流不规则；D. 生后 3 个月（抗凝治疗 2 个月）B 超 + 多普勒血流显示血管再通

【神经病理】血液通常主要位于大脑凸起上方的蛛网膜下腔,尤其是后头部,以及后颅窝。在临床上未表现出颅内出血的新生儿尸检中,发现少量蛛网膜下腔出血的情况并不少见,偶尔也发现有较大量的出血。新生儿原发性蛛网膜下腔出血来源于大脑发育过程中存在的软脑膜动脉之间的退化性吻合的小血管通道,起源于蛛网膜下腔内的静脉桥也是可能原因之一。

【发病机制】尚不完全清楚,但大多数可能与创伤或早产相关循环事件有关。创伤与蛛网膜下腔出血发生的关系,与前述硬膜下出血相似。与早产的关系类似于后续描述早产儿生发基质 - 脑室内出血的关系。两种病因的共同点是软脑膜吻合通道的成熟依赖性退化的基质。常见的较少量蛛网膜下腔出血的发病机制尚不清楚,大多发生在没有任何明显的创伤或循环异常情况下。

【临床表现】最常见的是轻度出血,很少或无明显异常体征。足月儿原发性蛛网膜下腔出血可导致惊厥发作,通常发生在生后第 2 天,在发作间期内通常无明显症状。罕见情况下,如发生大面积蛛网膜下腔出血,则病情严重、进展迅速,危及生命,这类患儿通常有严重围产期窒息,有时在出生时伴有外伤。

【诊断】诊断需要 MRI 或 CT,超声对诊断蛛网膜下腔出血并不敏感。在 CT 上,出血与正常主要静脉窦区域的鉴别可能比较困难。临床上,原发性蛛网膜下腔出血的疑诊,往往是由于该患儿腰穿发现脑脊液中红细胞数量增加和蛋白质含量增加。MRI 或 CT 可排除来源于其他部位(例如硬膜下、小脑或脑室内出血)的出血继发蛛网膜下腔出血,或某些异常来源(如肿瘤、血管病变)。

【预后】新生儿原发性蛛网膜下腔出血的并发症少见,即使是出血量较大,很少见到颅内压显著升高及脑干受压。唯一明显与出血相关的后遗症是脑积水。后者继发于第四脑室流出道周围或天幕切迹周围粘连,导致脑脊液流动受阻,或继发于脑凸起部粘连,导致脑脊液流动或吸收受损。一般来说,没有严重创伤或缺氧损伤的原发性蛛网膜下腔出血的婴儿预后良好。即使表现出惊厥发作的少数足月婴儿,90% 的病例随访是正常的。主要的后遗症是脑积水。

## 三、早产儿相关颅内出血

### (一) 生发基质 - 脑室内出血

【发病率】早产儿脑出血的主要类型是生发基质 - 脑室内出血(GMH-IVH),其发生率和严重程度与胎龄和出生体重成反比,极低出生体重儿脑室内出血的发生率约为 20%,超低出生体重儿脑室内出血的发生率约为 45%。胎龄每增加 1 周,脑室内出血的发生率下降 3.5%。重度 IVH(Ⅲ级和Ⅳ级)患病率也随着胎龄下降而增加。大部分早产儿脑室内出血发生在出生后 5 天内,出生后第 1 天、第 2 天、第 3 天、第 4 天及往后的脑室内出血发生率分别是 50%、25%、15% 和 10%。

【发病机制】

1. **生发基质脆弱** 室管膜下生发基质是早产儿相关生发基质 - 脑室内出血最常见的部位,它位于尾状核和丘脑之间处于室间孔的水平。研究表明,脑室内出血主要发生在与静脉系统自由交通的毛细血管网内,但也可以出现在动脉循环。这些区域的血管位于大脑动脉和大脑深静脉富集区之间的边缘带,这些未成熟的血管缺乏周细胞、基膜不成熟、缺乏紧密连接和星形胶质细胞终足的胶原纤维酸性蛋白。由于缺乏良好的结缔组织支持,各种围产期 / 新生儿事件或疾病(如缺血 - 缺氧)引起的脑血流改变,可能导致出血(增值图 6-4,增值图 6-5)。生发基质在 20~26 周开始逐渐出现,到足月时退化,在尾丘脑切迹和丘脑后面有残留部分生发基质。

2. **脑血流不稳定** 早产儿脑血流自身调节功能不成熟,加上由于呼吸窘迫综合征和机械通气导致早产儿的胸内压力的变化,加重了脑血流的紊乱,可能导致 GMH-IVH。

3. **血管发育不成熟** 与足月新生儿相比,早产儿深静脉系统的解剖学差异也可能增加早产相关性颅内出血的概率,脆弱的毛细血管网引流入发育良好的深静脉系统,形成终末静脉,当其引流入大脑内静脉时,终末静脉以“U”形改变方向。静脉系统容易充血和淤滞,导致脑静脉压升高,促成 GMH-IVH 发生。磁共振敏感性加权成像(SWI)静脉造影显示了室管膜下静脉系统的特征,在早产儿中可能易患 GMH-IVH。与足月婴儿相比,早产儿的丘脑纹状体静脉末端部分的曲率更窄,更容易产生的血流动力学改变、静脉回流受损和剪切应力改变等。

4. **危险因素** 产前因素有母体绒毛膜羊膜炎、缺乏产前类固醇治疗和宫内窘迫;临产和分娩因素有分娩方式、臀先露、产时窒息和胎儿头部受压导致脑静脉压升高等;新生儿及产后因素有早产、长时间的新生儿复苏、凝血功能异常、呼吸窘迫、低血压、缺氧、酸血症和高碳酸血症,伤害性刺激(如气管内吸引)、快速输注液体所致的容量快速扩张和惊厥发作。

【神经病理】生发基质 - 脑室内出血有以下分

级和分度。

1. Papile 定义的生发基质 - 脑室内出血分级 Ⅰ级局限于室管膜下生发基质，经典见于尾丘脑沟（尾状）；Ⅱ级是脑室内存在血液，脑室大小正常；Ⅲ级脑室内出血充盈脑室超过 50%，脑室扩张；Ⅳ级伴有脑室周围出血性梗死。各级脑室内出血可以是单侧受累或是双侧受累；若为双侧受累，两侧脑室内出血分级要分别评级。

2. Volpe 定义的生发基质 - 脑室内出血分级 Ⅰ级为 GMH，无或小量脑室内出血；Ⅱ级有脑室内出血，占矢状位脑室面积的 10%~50%；Ⅲ级有 50% 以上的脑室面积。分别对实质性出血和静脉性梗死进行评价。

出血级别的增加与不良的神经发育结果密切有关，孤立的Ⅰ级和Ⅱ级 GMH 通常与良好的长期神经发育结果。在Ⅲ级出血中常见神经发育异常，与出血后脑室扩大没有得到及时充分处理有关。Ⅳ级脑室内出血幸存者主要表现为实质损伤影响到皮质脊髓束，Ⅳ级脑室内出血累及额叶和颞叶的患者中可能发生视觉、认知和行为问题。

足月儿也可发生脑室内出血，但是初始出血部位不同，发病机制也不尽相同。有报道大多数足月儿脑室内出血来源于脉络丛，也有报道生发基质出血和脉络丛出血的发生率相似。足月儿丘脑出血也可能导致脑室内出血，有报道发现 2/3 的足月儿脑室内出血病例存在相关的丘脑出血，这可能是由脑静脉血栓形成或者是广泛的静脉血栓形成，导致的静脉出血性梗死，而非原发性出血。

**【临床表现】**生发基质 - 脑室内出血有三种不同的临床表现。

1. **临床上无症状的"寂静型"脑室内出血** 占 25%~50%，通过常规超声筛查可发现出血。

2. **跳跃式病程或断续进展型** 是最常见的表现，历经几小时至几天。以非特异性表现为特征，包括意识水平改变、肌张力减退、自发性和诱发性运动减少、眼位异常和运动的微小变化，有时存在呼吸功能紊乱。

3. **急剧恶化型** 是最少见的表现，进展历经几分钟至几小时。很快出现昏睡或者昏迷，呼吸不规则、通气不足或者呼吸暂停，去大脑姿势，全身性惊厥发作，尤其是强直发作，松软，脑神经异常，包括瞳孔对光反射消失。其他急剧恶化的表现，包括前囟隆起、低血压、心动过缓、红细胞比容下降、代谢性酸中毒、抗利尿激素分泌异常等。

**【诊断】**单纯依据高危因素和临床表现诊断颅内出血比较困难，影像学检查极为重要。

颅部超声检查是脑室内出血诊断的首选影像学方法。冠状面和旁矢状面扫描，可识别生发基质出血、脑室内出血或者脑实质出血和任何其他回声异常，并进行分级（图 6-5~ 图 6-8）。美国神经病学学会质量标准委员会和儿童神经病学学会实践委员会推荐：①对所有胎龄小于 30 周的早产儿都应常规超声筛查；②生后 7~14 天应进行筛查，纠正胎龄 36~40 周复查；③当新生儿具有异常临床体征、极严重疾病或其他主要危险因素时也应考虑行超声筛查；④任何胎龄≥30 周，伴有任何神经系统或呼吸状态轻微改变或伴有 IVH 相关疾病时，临床上应高度怀疑 IVH 并应进行头颅超声检查。

与头颅超声相比，CT 或 MRI 作为常规筛查工具来检测脑室内出血或显示脑室大小没有显著优势，但是可以帮助发现是否存在其他的并发病变，包括硬膜下或后颅窝出血、梗死的外周区域或其他实

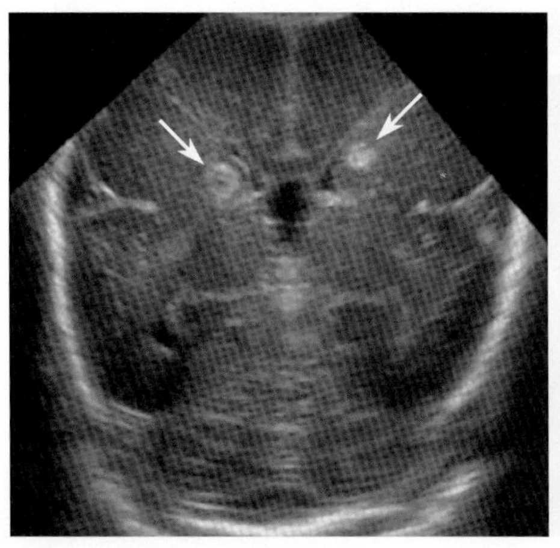
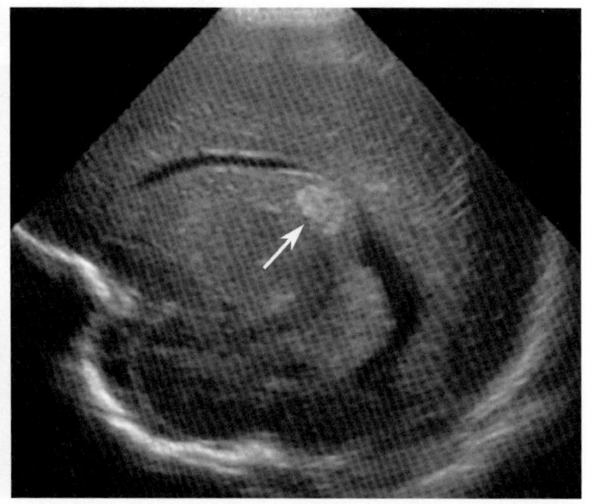

图 6-5 GMH-IVH Ⅰ级

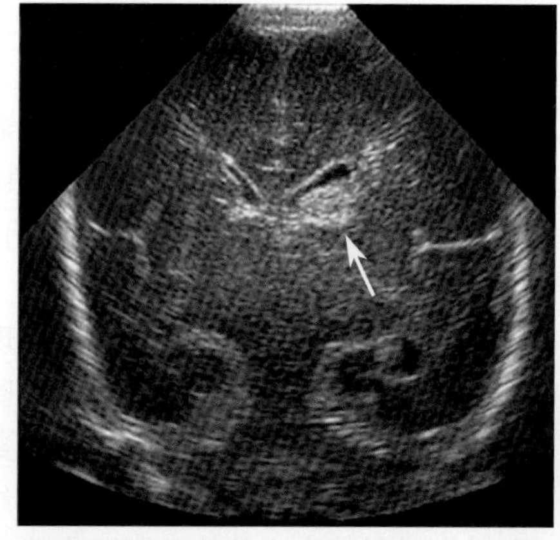
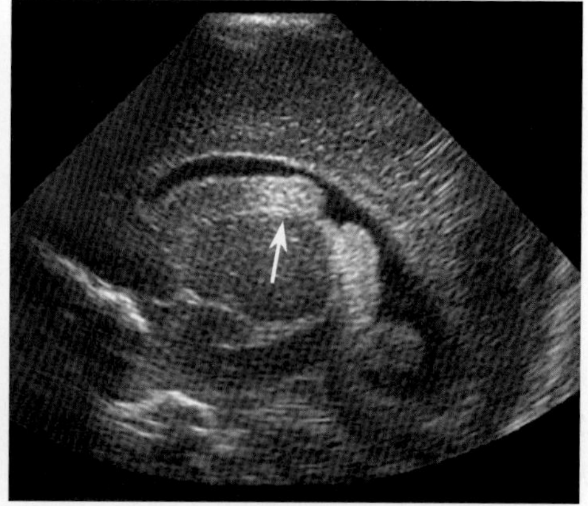

图 6-6 GMH-IVH Ⅱ级

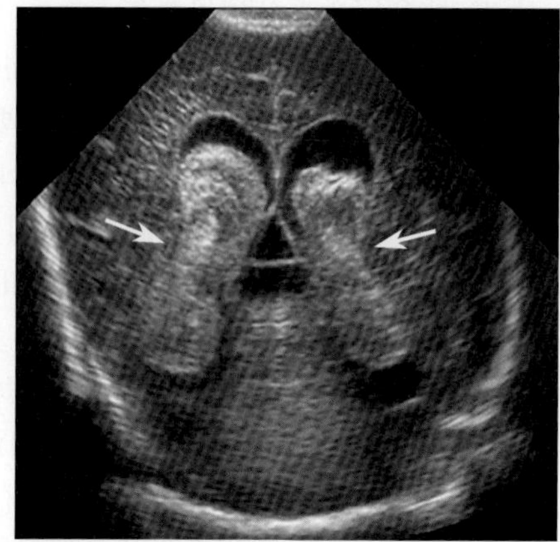
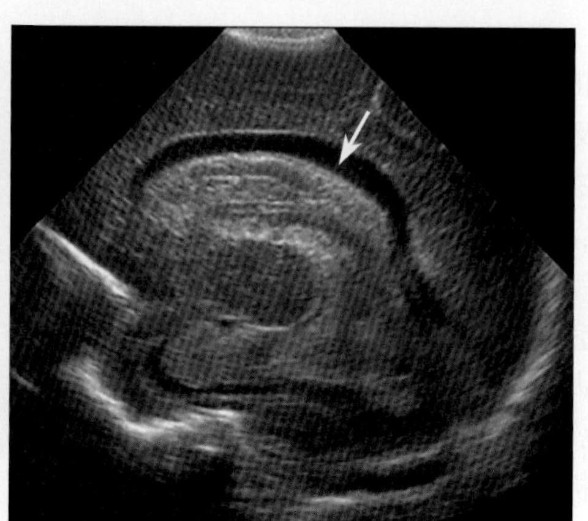

图 6-7 GMH-IHV Ⅲ级

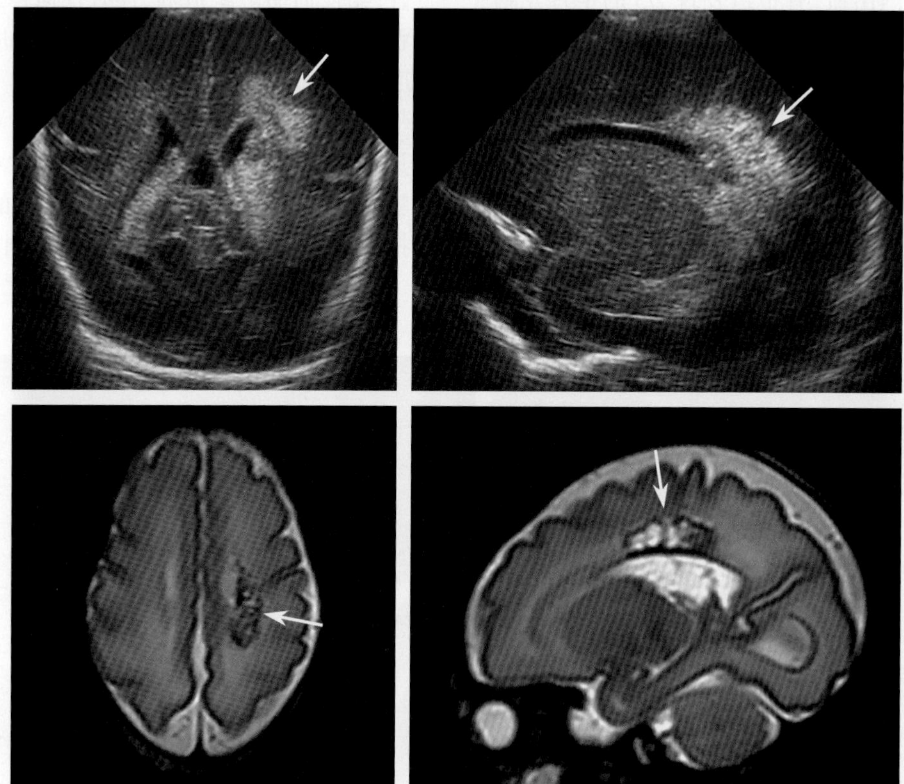

图 6-8 GMH-IVH Ⅳ级

质异常。脑室内出血很少是孤立病变，有研究发现大多数脑室内出血发生1周后死亡的婴儿存在PVL或脑桥和海马下脚的坏死。

【预防】

1. **产前和产房干预预防** 早产是预防脑室内出血最有效的策略。早产儿出生前使用糖皮质激素能够降低脑室内出血的风险（*OR* 0.29，95%*CI* 0.14-0.61）。荟萃分析证实，延迟脐带结扎的早产儿发生脑室内出血的相对风险较早期脐带结扎的低（*RR* 0.59，95%*CI* 0.41-0.85），但并未降低重度脑室内出血或脑室周围白质软化的发病率。内转运可减少脑室内出血的发病率。分娩方式对脑室内出血的影响观察到的数据不一致，以色列的资料显示阴道分娩与剖宫产分娩早产儿之间重度脑室内出血的发生率并无差异。

2. **新生儿预防** ①迅速恰当的复苏，包括避免血流动力学不稳定、避免可能损害脑血管自动调节功能的情况，如缺氧、高碳酸血症、高氧和低碳酸血症。②应避免低血压和高血压，一旦出现应进行纠正。研究发现在重症监护中过程中或自发性运动时早产儿出现的体循环血压升高与脑室内出血相关。③虽然血流动力学不稳定需要及时纠正，但在治疗低血压时应避免血压快速、大幅度的波动，尤其不能快速大量静脉补液。④防止代谢异常如高渗透压、高血糖和低血糖等，导致液体通过细胞膜发生转移。纠正酸中毒或者碱中毒时要谨慎，会增加脑室内出血的风险，因此应尽量避免早产儿使用碳酸氢钠纠酸。⑤生后头几日避免输注浓缩红细胞可能会降低重度脑室内出血的发生率，但输血是否是脑室内出血发生的独立危险因素尚需进一步明确。⑥纠正凝血功能异常，新鲜冰冻血浆的作用不肯定，重组激活因子Ⅶ已被用于新生儿GMH-脑室内出血的潜在治疗方法，但尚未进行大型随机试验以证明有效性或安全性。系统荟萃分析显示，与安慰剂相比，使用乙氨磺酸治疗降低了妊娠<31周的早产婴儿发生GMH-脑室内出血的风险（*RR* 0.63，95%*CI* 0.47-0.86），但是在2岁时死亡率或发育结果没有差异。⑦由于动脉导管未闭（PDA）的早产儿脑室内出血的发生率高于无PDA的早产儿，因此应该考虑对症状性PDA进行治疗，但是最佳的PDA处理方案仍不确定。

3. **其他** 由于效果不肯定和可能增加其他合并症，不推荐吲哚美辛、维生素E、产前和产后使用苯巴比妥、产前应用维生素K和出生后使用布洛芬等用于脑室内出血的预防。

【治疗】脑室内出血的处理主要支持性治疗，目的在于保持脑灌注，将远期脑损伤降低到最小程度，以及早期发现和处理脑室内出血的并发症。

1. **一般性治疗措施** 包括维持动脉灌注，以避免低血压或高血压，以及维持脑血流量。保证充足的氧合与通气，尤其避免低碳酸血症、高碳酸血症及酸中毒。提供适量的补液、代谢及营养支持。

2. **控制惊厥** 惊厥会导致脑氧合、灌注或体循环血压进一步受损。

3. **及时发现和积极处理脑室内出血的主要并发症** 如出血后脑积水（posthemorrhagic hydrocephalus，PHH）。每周1~2次头颅超声是最重要的监测工具，连续检查可以发现早期无症状性PHH。其余评估措施包括每日测量头围（尽管头围迅速增加常在PHH过程中较晚出现）、监测颅内压升高的症状与体征。

【脑室内出血的并发症及处理】脑室内出血的主要并发症有PHH、脑室周围出血性梗死和脑室周围白质软化，也是决定脑室内出血预后的主要因素。

1. **出血后脑积水** PHH通常在脑室内出血后的1~3周内发生，先由影像学检查（动态系列B超）发现，发生颅内高压和头围增大的时间要晚1~2周。Ⅰ~Ⅱ级脑室内出血的患儿仅有7%发生PHH，而Ⅲ~Ⅳ级的患儿有70%~75%发生PHH。重度脑室内出血患儿的PHH进展速度更快、自行停止进展的可能性更小。

PHH的发生机制既有交通性脑积水，又有梗阻性脑积水，每个患儿的侧重点会有不同。脑室中的血液（促炎因子-转化生长因子-β）引起蛛网膜下绒毛炎症，进而引起脑脊液重吸收障碍所致；也可以由于血凝块或者瘢痕形成导致的脑室系统阻塞引起。

40% PHH能够自发缓解，只需密切观察，不需特殊干预。50% PHH表现为缓慢进展，其中20%干预后，给予临时性脑脊液引流，如连续腰穿（serial lumbar punctures，LPs）和脑室-体内皮下引流管-皮下储液囊，脑室扩大停止进展、无须进行脑室腹腔分流术。另外30%需要进行脑室-腹腔分流（ventriculo-peritoneal shunt，VPS）。有10%患儿表现为快速进展。有一些（5%）特殊的PHH患儿，自行缓解或经治疗后缓解，但在新生儿期发生迟发性PHH进展，或极少数患儿在出生后1年发生迟发性PHH进展，因此对PHH的监测应该持续到1岁以后。

目前认为连续腰穿和脑室内纤维蛋白溶解疗法预防PHH的效果不肯定，LPs会增加脑脊液感染的风险，纤维蛋白溶解疗法造成继发性脑室内出血的风险增高。也不推荐使用抑制脑脊液产生的药物，如乙酰唑胺和呋塞米，荟萃分析表明利尿剂治疗组的结局更差，发生运动功能障碍和肾钙质沉着症的风险增加。

PHH 的处理：①持续严密的监测，每周 1~2 次头颅超声（脑室大小的连续测量）、每日 1 次头围测量记录和临床评估有无颅内高压征象；②发现需干预的迅速进展脑积水和颅内压增高患儿。干预指征：如果头颅超声证实重度侧脑室扩张，即 Levene 标准，脑室扩张超过矫正胎龄值的第 97 百分位 4mm 以上；或者出现颅内压增高的临床表现，包括前囟膨隆或颅缝裂开，颅内压大于 80mm$H_2O$ 可以作为早产儿颅内压增高和脑顺应性降低的指征；或者头围增长每周超过 2cm。但是要注意早产儿颅内高压的早期表现往往不典型，仅仅表现为嗜睡、喂养困难、呼吸不规则或暂停，而在早产儿呕吐也比较常见，难以判断是否为颅高压所致。干预方法：①连续腰穿只对部分患儿有一定效果，即腰穿前后脑室有变化且脑室重新变大的速度较慢的患儿；②脑室引流，包括多种形式，各有优缺点，如脑室直接外引流、脑室 - 体内皮下引流管 - 引流袋、脑室 - 体内皮下引流管 - 皮下储液囊，脑室 - 帽状腱膜下引流。我们的经验认为脑室 - 体内皮下引流管 - 皮下储液囊方式发生合并感染的风险相对低一些，临床管理相对容易。③脑室分流，常用的分流术有脑室 - 腹腔分流，其次是脑室 - 帽状腱膜下分流、脑室 - 心房分流。VPS 被视为 PHH 的根治性治疗，随着分流装置的技术改良和新生儿和儿童神经内、外科共同合作管理，总体并发症较以前减少，但是对超早产儿及低体重新生儿而言，VPS 并发症发病率较高，主要包括感染、分流管路堵塞和需要多次延长引流管等。虽然脑室 - 帽状腱膜下引流临床管理比较方便，但对于体重偏大的早产儿经常发生引流不充分现象。

2. **脑白质损伤** 主要发生在Ⅲ级和Ⅳ级脑室内出血患儿，有两种表现形式，即弥漫性胶质损伤和囊性脑室周围白质损伤或白质软化（PVL），以前者更常见。继发于脑室内出血的 PVL 有过度诊断的问题，真正意义上的 PVL 有特征性解剖分布，定位于侧脑室背外侧白质，累及后角三角区、额角和体部白质。目前这种情况已较为少见。PVL 与脑室内出血密切相关，两种病变常常同时发生于同一患者。由于脑室内出血与 PVL 具有相同的病理进程，目前尚无法明确两者之间是互为因果关系还是并行发展。脑室内出血后脑脊液中存在非蛋白结合铁，可能会使 PVL 恶化。PVL 与后期继发脑性瘫痪、智力障碍和视力障碍相关。实际上有一部分患儿所谓的 PVL 是脑室周围出血性梗死的结局，脑室周围局灶性坏死和随后多发性囊腔形成，与侧脑室融合的病灶，最常累及大脑的顶叶及额叶区域，1/4 的患者为双侧病变，导致运动神经和相关的白质轴突破坏。在这部分患儿在神经发育表现为痉挛性轻偏瘫或非对称性痉挛性四肢轻瘫，常伴有智力缺陷。

### （二）小脑出血

近年由于危重早产儿存活增多和 MRI 的广泛应用，有关早产儿和足月儿小脑出血的报道越来越多。相比足月儿，小脑出血在早产儿中更为常见。

**【发病率】**早年通过尸解神经病理研究得到的数据，在胎龄 <32 周和 / 或体重低于 1 500g 中，约有 15%~25% 的病例存在小脑出血。用 CT 或经前囟的标准颅脑超声作为检查方法的研究报道，小脑出血的发生率并不高，可能的原因是标准前囟颅脑超声对检测后颅窝小脑出血的灵敏度比较低，CT 对小出血灶容易漏诊。由于提高了对早产儿小脑出血的认识，以及乳突囟颅脑超声探查（增值图 6-6）将有助于检测小脑出血。Limperopoulos 等观察了 1 242 例早产儿，小脑出血的发病率达 2.8%，其中体重低于 750g，小脑出血发病率达 8.7%，成为极早产儿主要脑损伤类型。最近的资料显示，胎龄小于 32 周早产儿中，小脑出血高达 19%。其中有 70% 的病例前囟标准 CUS 漏诊，近 50% 的小灶性出血甚至加上乳突囟颅脑超声探查也未发现。使用 MRI 作为检查方法，<32 周早产儿的小脑出血发生率 15%~24%，由于部分研究没有使用磁敏感加权成像（susceptibility-weighted imaging，SWI），因此发生率有可能会更高，有报道使用 SWI 和 3T-MRI 研究发现，<33 周早产儿小脑出血高达 37%。

**【神经病理】**小脑出血多见于合并幕上脑损伤，也可以单独发生。病变范围从小的点状出血、单侧局灶性出血到少见的非常大的双侧小脑出血（图 6-9）。主要出血部位在小脑后叶腹侧和蚓部，更倾向双侧出血并累及蚓部。从出血来源分析可有原发性小脑出血、静脉性（出血后）梗死、脑室内出血和 / 或蛛网膜下腔出血扩展到小脑、外伤性小脑撕裂或大静脉或枕窦破裂等类型，以原发性小脑出血最多见。小脑出血病例 2 个月再复查，发现 37% 病例有不同程度的小脑萎缩（增值图 6-7）。Kidokoro 等提出小脑出血的分级：Ⅰ级单侧小点状出血（≤3mm），Ⅱ级双侧小点状出血（≤3mm），Ⅲ级广泛单侧出血（>3mm），Ⅳ级广泛双侧出血（>3mm）。小脑梗死也是极早产儿的并发症之一，与原发性小脑出血不易区分，小脑梗死更倾向发生在两侧小脑半球下部，与小脑下后动脉的血流分布一致，常与幕上的白质损伤共存。有报道 65%~95% 的小脑出血合并脑室内出血，第四脑室出血可以扩散至小脑蚓部，蛛网膜下腔出血也可以扩展到小脑半球。小脑出血第四种潜在机制是外伤性损伤，小脑撕裂或小脑桥静脉破裂或枕窦破裂引起小脑出血，通常合并枕骨发育不全。在足月儿这是一个很重要小脑出血机制。在早产儿，小脑腹后部位出血与小脑后下静脉分布相对应，下侧静脉将下小脑半球血液流入横窦，下蚓部流入汇合处。早产儿颅骨的顺应性较大，容易受外力压迫发生枕骨的鳞状部分移位，并在汇合处扭曲静脉窦，从而增加静脉压力，可能导致小脑出血，以小脑腹侧出血多见。

**【病因】**新生儿小脑出血有多种病因（表 6-9）。

表 6-9　新生儿小脑出血的常见病因

| 血管定位 | 具体原因 |
|---|---|
| 血管内因素 | 压力波动性小脑循环 / 缺血<br>静脉压增高（颅骨可塑性）<br>凝血功能紊乱 |
| 血管因素 | 血管纤细、血管壁完整性<br>室管膜下和生发基质血管脆弱<br>内颗粒细胞层的血管脆弱<br>缺氧 - 缺血 |
| 血管外因素 | 直接外部因素影响小脑实质和血管（颅骨可塑性）<br>血管支持不良 - 室管膜下和生发基质<br>脑室内出血的扩展 |

**【诊断】**小脑出血的早期诊断很重要，为早期神经外科干预创造条件。首先要对小脑出血提高认识，尤其是 <32 周的早产儿。当临床出现脑干功能障碍和 / 颅内压增高的表现时，应该进行动态仔细的颅脑超声检查，尤其是要进行乳突囟扫描。颅脑超声对小病灶仍有漏诊可能。与 MRI 相比，标准前囟颅脑 B 超对小脑出血诊断的敏感性 18%、特异性 100%，如果加上乳突囟扫描，敏感性提高到 45%、特异性 100%（增值图 6-7）。正常情况下小脑蚓部回声偏高，因此当发现有双侧不对称现象时要高度怀疑小脑出血。B 超不易鉴别小脑出血与后颅窝硬膜下出血，需结合旁矢状面和后囟探查来分析。MRI 可以完整显示后颅窝和幕上结构，清楚显示双侧病灶范围，尤其对小出血灶的敏感性明显提高（图 6-9）。

**【治疗】**尽早进行影像学检查筛查，首选经前囟和乳突囟 B 超筛查，必要时行 MRI（尽量有 SWI 序列）。外科手术干预取决于出血点部位和大小，神经系统症状恶化的速度，心肺功能可否经得住麻醉和大手术，以及是否有技术能力开展此类手术。已多例足月儿小脑出血经后颅窝开颅术清除血肿而存活的报道。但是对于小脑出血的手术干预指征存在很大争议，有学者认为只有经保守治疗神经系统症状不稳定的患儿才有必要外科干预。将近一半的小脑血肿患儿容易出现快速进展脑积水，需要及时进行侧脑室引流或 VPS。而早产儿小脑出血的治疗就更加困难，也许预防小脑出血更显重要，包括产程中监护、分娩时避免产伤和温柔复苏，预防脑室内出血等。手术对早产儿是更大的挑战，因此大部分早产儿小脑出血不进行手术。有报道产前使用硫酸镁减

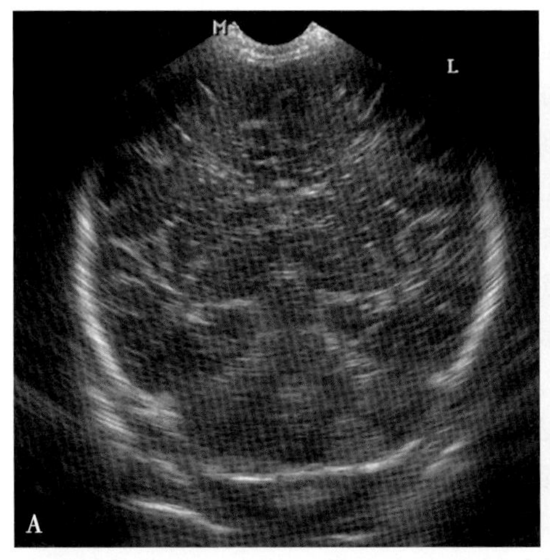

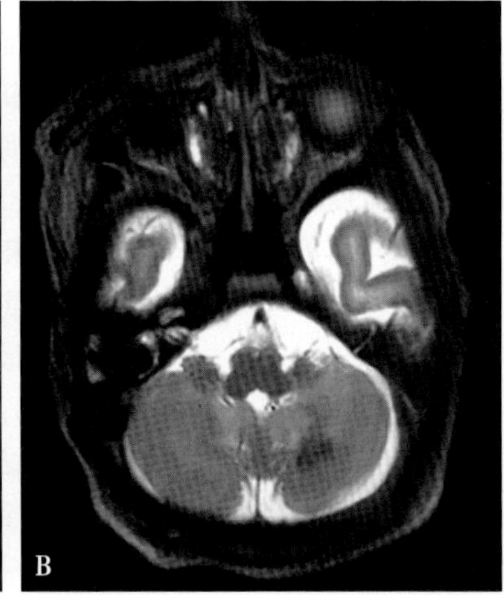

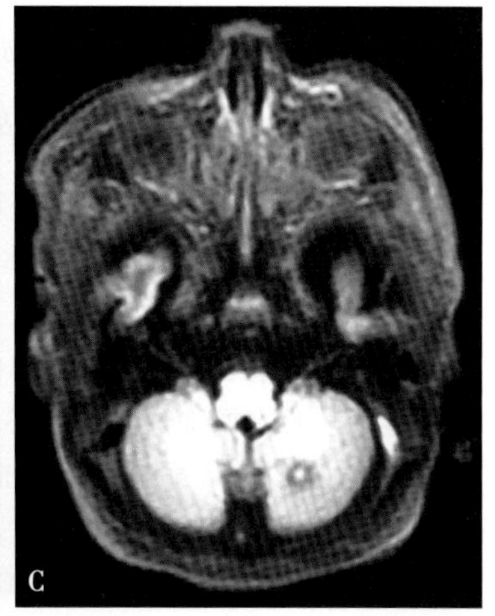


图 6-9　小脑出血

宫内孕 30 周 B 超发现左侧小脑半球高回声，33 周 MRI 示左侧小脑半球局部异常信号。A. 生后 1 天（$38^{+6}$ 周）经前囟 B 超冠状面发现左侧小脑半球片状高回声，B、C 生后 3 天 MRI-$T_1$、$T_2$ 相应部位异常信号，考虑左侧小脑半球出血（非急性期）

少早产儿小脑出血的发生率，有待于进一步观察。

**【预后】**早期的报道，无论是通过尸解还是经CT或B超诊断，早产儿大量小脑出血的预后极差。但近来通过乳突囟B超扫描，发现了一些小灶性的小脑出血，预后相对好。根据最近的大样本数据，小脑出血的病死率为14%~50%，存活早产儿有较高的并发症，但这些并发症不都是与小脑出血直接相关。相对大量的小脑出血（Ⅲ、Ⅳ级）早产儿的神经系统发育异常率30%~100%，表现为大运动、精细运动发育落后，脑瘫和运动障碍。通过更长时间的随访，小脑出血对认知和行为能力的影响很大，往往与小脑蚓部损伤有密切关系，40%~100%存在认知缺陷，40%~77%存在语言障碍，35%存在行为问题和孤独症系谱障碍，因此有学者提出小脑认知影响综合征（cerebellar cognitive-affective syndrome）这个概念。不同于超声可检测的小脑出血，仅在MRI上检测到小脑微出血与不良的短期神经发育结果无关。仅有MRI表现为小脑出血，3~6年的随访发现与运动功能障碍、脑性瘫痪或认知功能障碍无关。要从预后的观点向患儿父母解释偶然发现小脑微出血的临床意义，不要过度解释微量小脑出血的不良预后。

### （三）点状白质病变

随着包含弥散加权成像（DWI）和磁敏感成像（SWI）等MRI序列在早产儿中的应用增多，点状白质病变（punctate white matter lesions，PWMLs）引起临床的关注。Kersbergen等描述了两种不同类型的病变：线状和簇状病变（增值图6-8）。与簇状病变相比，线性病变在病因上更可能是出血性病变（SWI上的低信号，在$T_2$上比$T_1$加权成像更为明显，与脑室内出血相关）。簇状病变的信号特征（在$T_1$上比$T_2$加权成像更明显，SWI上没有信号丢失，DWI弥散限制）更可能成为胶质增生的标志物，并发展为PVL。

## 四、出凝血障碍所致颅内出血

出血性疾病如维生素K缺乏症、同种免疫血小板减少与医源性凝血病（新生儿体外膜氧合）可能导致新生儿脑出血。

### （一）维生素K缺乏相关性出血

维生素K在凝血通路中是必不可少的，在任何年龄维生素K缺乏都是颅内出血危险因素，维生素K不容易透过胎盘，新生儿特别容易受到影响，因此大多数国家的标准做法是预防性给新生儿肌内注射维生素K 1mg作为预防维生素K缺乏相关出血（vitamin K deficient bleeding，VKDB）的有效措施。没有进行维生素K预防时，VKDB发生率约为35/100 000个活产儿，中低收入国家的发病率为80/100 000个活产儿，明显高于高收入国家的8.8/100 000个活产儿。

**【病因】**ICH主要见于晚发型VKDB，其已知危险因素包括缺乏维生素K预防和完全纯母乳喂养。此外还有维生素K依赖性凝血因子缺乏症2型，该病是一种罕见的常染色体隐性遗传出血性疾病，由*VKORC1*基因的点突变引起，通常引起严重的围生期颅内出血。

**【神经病理】**VKDB最常见的颅内出血部位是硬膜下出血（56%），其次是脑实质内（31%）和多发性出血（13%）（图6-10，增值图6-9）。

**【临床表现】**根据发病时间分为三种类型：早发型（出生后24小时内），常见出血为头颅血肿、脐残端出血和颅内出血；经典型（生后2~7天）经常表现为消化道出血、脐残端出血、皮肤黏膜和颅内出血；而晚发型（出生后2~12周）以颅内出血最常见，其次是皮肤黏膜和胃肠道出血。

**【治疗及预后】**给予维生素K和新鲜冷冻血浆，纠正凝血紊乱是主要治疗措施，密切观察有无颅内高压和脑疝表现，动态影像学检查评估出血量、部位及出血进展速度，神经外科评估并决定手术与否。VKDB出现颅内出血的预后不良，死亡率约20%，53%留有神经系统发育异常。

### （二）胎儿和新生儿同种免疫性血小板减少症

**【发病率】**胎儿和新生儿同种免疫性血小板减少症（Fetal and neonatal alloimmune thrombocytopenia，FNAIT）的发生率约0.1~1/1 000个活产儿，主要在高加索人群中。

**【病因】**当胎儿血小板包含一种遗传自父亲而母亲缺乏的抗原时，就有可能出现胎儿和新生儿同种免疫性血小板减少症，母亲产生抗“外源性”抗原的IgG类抗血小板抗体，并可以通过胎盘、破坏表达父源性抗原的胎儿血小板。最常见的血小板抗原是HPA-1A。

**【临床表现】**临床表现取决于血小板减少的程度，中重度血小板减少症的症状包括瘀点、瘀斑和出血，最严重的并发症为颅内出血，发生率为10%~20%，ICH的大多数发生在宫内（图6-11）：54%在孕晚期之前，67%在34孕周之前。第一胎新生儿就容易受到影响，FNIT在后续妊娠中的复发率可能高达75%~90%。

**【诊断】**如果出生后最初的24~48小时新生儿出现无法解释的重度血小板减少，或出现血小板减少与临床疾病的严重程度不相符，或者临床疾病改

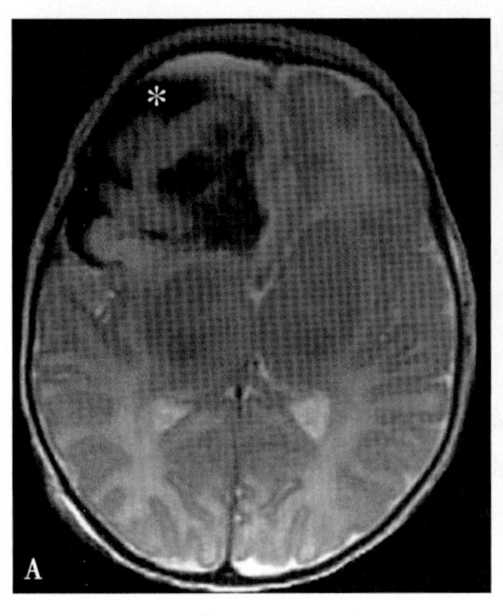

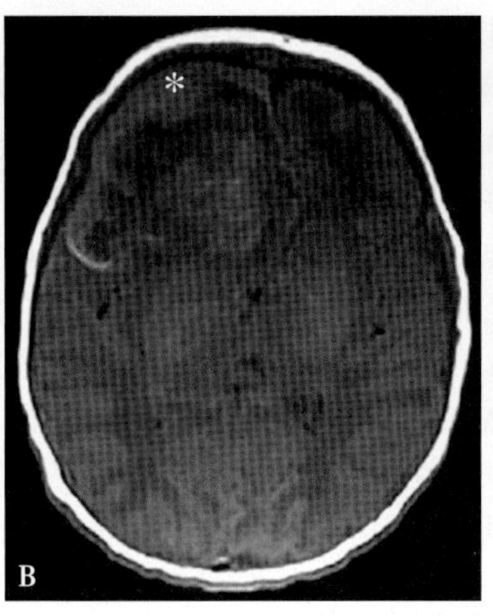

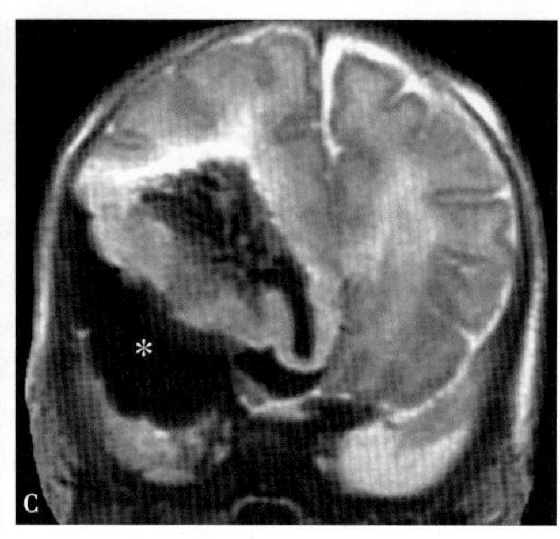


图 6-10 维生素 K 缺乏相关出血

脑实质内、硬膜下和蛛网膜下腔出血。轴向 $T_2$ 加权(A),轴向 $T_1$ 加权(B),冠状位 $T_2$ 加权(C)图像显示右额叶早期亚急性脑实质血肿,右侧额叶凸起也有早期亚急性硬膜下和蛛网膜下腔出血(*)。高 $T_1$ 信号和低 $T_2$ 信号表示早期亚急性血液产物的存在

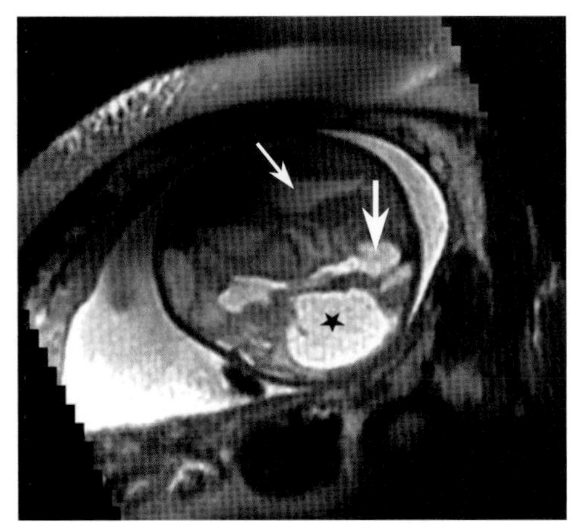

图 6-11 FNAIT 合并宫内发生颅内出血

32 周龄胎的胎儿 MRI $T_2$ 加权像显示右侧脑室扩张(星),左侧硬膜下多量出血(细箭头),中央呈高密度,周围有厚的等 - 高信号边缘,代表不同时间的血液产物,显示有反复出血。左侧大脑半球和左侧脑室有占位效应(粗箭头)

善后血小板减少持续存在时,应该考虑 FNAIT,如血清学试验证实存在母源性抗人血小板抗体,可确诊。家族史对诊断有帮助。有时候以其他疾病作为主诉就诊,检查发现有出血及血小板减少(增值图 6-10)。对所有血小板计数低于 $50 \times 10^9/L$ 的新生儿均应该行头颅 B 超检查,应该在分娩后尽快进行影像学检查,已确定颅脑出血发生在产前还是产后。

**【治疗和预防】**FNAIT 的预防和治疗是从孕中期开始,每周给母亲注射 IVIG。已经发现,即使在持续低血小板计数的情况下,也能显著减少 ICH 的发生。

在有疑似 FNAIT 的新生儿中,不应等待复杂的实验室诊断而延误治疗;推荐新生儿经验性输注血小板和静脉注射 IVIG 治疗。出生后 72~96 小时内颅内出血的风险最高,因此应该维持足够的血小板。一般情况好且无其他出血风险(如创伤性分娩)的足月儿,血小板输注阈值为低于 $30 \times 10^9/L$;早产儿或足月儿有危险因素,血小板输注阈值为低于 $50 \times 10^9/L$;如存在颅内出血,血小板输注阈值为低于 $50 \times 10^9/L$,且应该保持在 $100 \times 10^9/L$ 以上。在输注血小板后立即给予 IVIG,如果血小板稳定在 $30 \times 10^9/L$ 以上,且无严重出血,IVIG 可以作为初始治疗。

**【预后】**Tiller 等人的多中心队列研究报道了出生后 4 天内的死亡率为 35%,53% 的儿童有严重的神经后遗症。

**(三)医源性凝血病**

医源性凝血病也是新生儿脑出血的原因之一。体外膜氧合(extracorporeal membrane oxygenation, ECMO)广泛应用于足月或近足月新生儿重症心脏衰竭和呼吸衰竭,如胎粪吸入综合征、先天性膈疝和持续肺动脉高压的治疗。ECMO 期间抗凝治疗是为了防止血栓形成,但也是造成 ECMO 治疗期间发生 ICH 等并发症的主要原因(增值图 6-11),ICH 往往可以致残或致死。

**【神经病理】**ECMO 新生儿神经系统损伤的发生率为 20%~50%(40% 为严重损伤),其中 40% 为颅内出血,20% 出血合并缺血性损伤,40% 为缺血性损伤。不同的研究系列观察到的出血性病变各不相

同，Mendosa 等报道（$n$=68），34% 的病变是相对较小的生发基质或脑室内出血，37% 的病变是脑实质出血，在脑实质出血中，40% 以上观察到的出血发生在在不寻常部位，如在前循环范围之外以及在颞叶或枕叶。其中 15% 为严重出血，主要累及小脑。最近荷兰的报道中（$n$=677），使用颅脑超声成像，脑损伤的发生率 17.3%，其中 8% 原发性出血，5% 的病例发现脑卒中，2% 的病例发现脑叶出血。ECMO 治疗后出血性脑损伤的左右侧优势不明显，而缺血性脑损伤主要发生在右侧，这种分布并不符合其他原因所致的新生儿缺血性脑卒中的左半球优势特征。

**【发病机制】**ECOM 引起的颅内出血是继发于全身血压的波动引起的脑部自动调节紊乱所致。ECMO 颈动脉插管引起的动脉搏动丧失也被认为一种可能的原因。其中静 - 动脉型 ECMO 引发神经系统损伤概率较高，而静 - 静脉 ECMO 的神经系统损伤相对少。由于静 - 静脉 ECMO 右侧颈总动脉不插管，血液回流至中心静脉，造成脑动脉搏动丧失的程度要轻一些，从而减少发生颅内出血概率。

建议在开始 ECMO 之前先进行头部超声检查，在 ECMO 支持的前 5 日每日检查一次，随后隔日检查一次。此外，如惊厥发作、意识状态改变或任何重大临床事件后（如先天性心脏病手术修补后和低血压或高血压发作后）都需紧急进行头部超声检查，以确定是否发生颅内出血。

## 五、遗传原因

新生儿颅内出血的原因中遗传因素已越来越受重视，医生应了解危险因素并确定高危新生儿。当新生儿出现非典型的脑室周围出血性梗死（periventricular hemorrhagic infarction，PVHI）表现时，应该筛查新生儿血栓形成和胶原基因的突变或多态性分析。

大多数已知的早产儿 PVHI 发病的危险因素与危重早产儿全身和脑血流动力学不稳定有关，主要包括紧急剖宫产、低 Apgar 评分、动脉导管未闭、酸中毒、呼吸窘迫综合征、血管活性药和呼吸支持、肺出血和气胸；而且 PVHI 与同侧严重 GMH-IVH 有关。但是临床有一些不典型早产儿 PVHI 病例，这些病例甚至没有常见的高危因素，PVHI 的同侧只有少量的 GMH-IVH，甚至发生在脑室内出血的另一侧。对这些病例进行易栓症的基因突变研究，发现存在多种类型的易栓症高危因素，比如 *FVL* 突变、凝血酶原 G20210A 突变、*MTHFR* 酶基因多态性、蛋白 C 和蛋白 S 缺乏、脂蛋白 a 异常等，以及与血管发育密切相关的 *COL4A1* 和 *COL4A2* 基因突变。易栓症与静脉和动脉梗死有关，两者均可导致新生儿脑出血（增值图 6-12），可能是因为生发基质内细血管血栓形成的风险增加。

Harteman JC 等报道 62 例早产儿 PVHI 中，发现 17 例（27%）有不典型表现，其中 7 例为 *FVL* 杂合子（G1691A），表明先天性易栓症与非典型 PVHI 的发生有关。对携带 *FVL* 突变早产儿的母亲也进行了易栓症基因突变的检测，发现 6 例母亲都具有这种突变，其中一位母亲在分娩后几天发生肺栓塞，另一位母亲的妹妹在 27 岁时患有心肌梗死。

Ⅳ型胶原 a1（*COL4A1*）和Ⅳ型胶原 A2（*COL4A2*）链构成血管、肾和眼基底膜的主要成分。它们确保血管张力和内皮完整性的维持。*COL4A1* 基因突变与脑微血管病变、家族性脑穿通症、新生儿和成人脑出血、动脉瘤、不同类型的眼部表现、肾病有关。2005 年，Gould 等人报道了基底膜蛋白Ⅳ型胶原 a1 前体发生突变，导致血管缺损，引发围产期脑出血和脑穿通畸形。*COL4A1* 病的影像学表现包括颅内出血、脑穿通性、白质脑病（增值图 6-13）和颅内动脉瘤。还报道 *COL4A2* 基因突变导致散发性和家族性脑穿通病。

## 六、感染相关的颅内出血

新生儿由于其特定的中枢神经系统（CNS）结构以及免疫系统功能不成熟，是感染高风险人群，尤其是早产儿。感染做为颅内出血的高危因素，主要是由于细菌（增值图 6-14）或病毒感染导致弥漫性血管内凝血、肝细胞损伤、血小板减少和血管损伤等。

脑出血是单纯疱疹病毒（HSV）脑炎常见的并发症，严重的 HSV 感染所致的出血倾向、肝衰竭和感染性休克导致弥散性血管内凝血，易患脑出血。据报道，与人呼肠弧病毒（HPeV）感染相关的颅内出血病例通常在发病后的第一周内发生，在 HPeV 脑炎中伴有点状出血，通常累及胼胝体、视放射、内囊和大脑脚。轮状病毒和肠道病毒脑炎也可见到类似的发现。单核细胞增生李斯特氏菌、细小病毒 B19 和巨细胞病毒感染也是新生儿颅内出血的病因。

## 七、外伤性颅内出血

在新生儿期外伤性颅内出血相对少见，一般伴有头皮和颅骨损伤，以及脑外出血。头部外伤通常导致硬膜下出血或原发性蛛网膜下腔出血，也可以观察到硬膜外、脑室内或脑实质内出血。

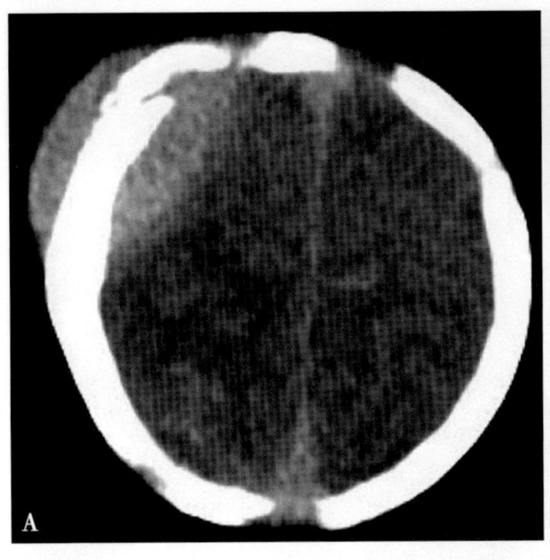


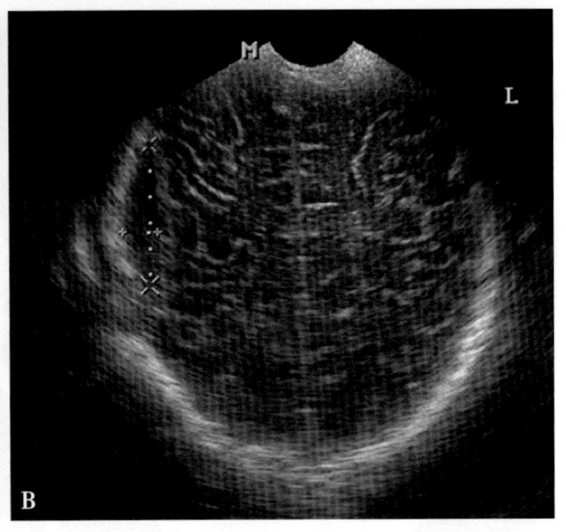


图 6-12 硬膜外出血、头颅血肿和右顶骨骨折
38 周剖宫产，出生体重 3 100g，生后双侧顶部均有头颅血肿，生后 21 小时发现左下肢抽动，24 小时 CT 检查（A）发现右顶部颅板内可见梭性高密度影，可见线性骨折和错位，其外为高密度影的头颅血肿。B 于生后 48 小时经抽吸头颅血肿后硬膜下出血明显减少（B 超）

### （一）硬膜外出血

硬膜外出血是新生儿少见的病变，在尸检中仅占所有新生儿颅内出血病例的 2%。

**【神经病理】**硬膜外出血是指在发生在颅骨和颅骨内表面的骨膜之间的平面内出血，经常与头颅血肿相伴发生。进入硬膜外腔的血液可能来自脑膜中动脉的分支，或者来自大静脉或静脉窦。大部分病例存在线状颅骨骨折，脑膜中动脉分支或大静脉窦撕裂是出血的可能原因。

**【临床表现】**当出血为静脉来源时，体征出现稍晚一点。由于出血多见来源于动脉，所以疾病可迅速恶化，故需要密切的动态检查评估和神经外科密切随诊。大多数患儿经历过外伤性分娩，在出生后头几个小时出现颅内压增加的表现。大约一半的病例出现惊厥发作。一旦出现小脑幕疝，则同侧瞳孔扩大、固定。未经治疗的严重硬膜外出血通常在 24~48 小时内死亡。若及时手术治疗则预后较好。

**【诊断】**尽管硬膜外出血是一种少见的病变，但是对于在生后第一天经历过创伤性分娩或表现出颅内压升高的迹象的新生儿，应该考虑硬膜外出血。通过 CT 或 MRI 快速诊断。对于出血量较多者 CUS 也可以探查。

**【治疗】**对于病变极小、病情稳定的患儿可采用保守治疗。当存在血肿较大（厚度超过 1cm，长度超过 4cm）、凹陷性颅骨骨折、脑积水和 / 或脑实质移位应该采取手术清除血肿。虽然手术清理是最常见的治疗方法。由于头颅血肿与硬膜外血肿之间存在颅骨骨折而联通，根据笔者经验和其他报道可以通过抽吸头颅血肿达到减轻硬膜外血肿的目的（图 6-12）。

### （二）硬膜下出血

**【发病率】**由于许多硬膜下出血（subdural hemorrhage，SDH）是无症状，因此 SDH 发生率往往被低估，尽管总体发病率较低，但硬膜下出血或血肿是新生儿 ICH 最常见类型。SDH 发生于硬脑膜和蛛网膜之间。一项美国的研究（包含 583 340 例 1992—1994 年间由初产妇分娩的单胎活产婴儿）发现，经阴道自然分娩、胎头吸引术辅助分娩和产钳辅助分娩的新生儿 SDH 的发生率分别为 2.9/10 000、8/10 000 和 9.8/10 000。如果相继使用胎头吸引和产钳可使风险增至 21.3/10 000。

**【神经病理】**SDH 最常发生于小脑幕和 / 或大脑间纵裂，SDH 神经病理见表 6-10、图 6-13 和增值图 6-15。

表 6-10 SDH 神经病理

| 出血来源 | 血肿部位 |
|---|---|
| 幕撕裂<br>直窦、Galen 静脉、横窦和幕下静脉 | 幕下（后颅窝），幕上 |
| 枕骨骨裂<br>枕窦 | 幕下（后颅窝） |
| 大脑镰撕裂<br>下矢状窦 | 脑纵裂 |
| 大脑浅静脉 | 大脑表面 |

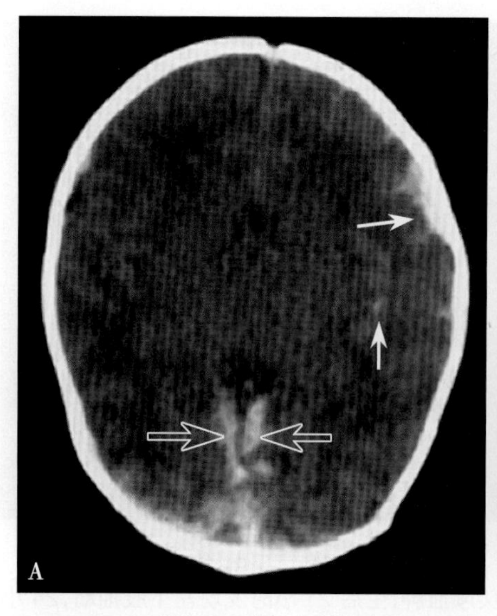


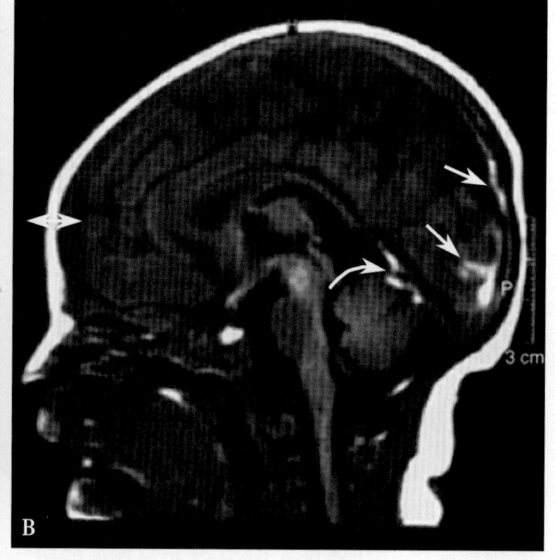


图 6-13 大脑镰和天幕交界处硬膜下出血

A. CT 显示沿天幕的硬膜下血肿(空箭头)、冠状缝下的少量硬膜下出血(长箭头)和左外侧裂处蛛网膜下腔出血(短箭头);B. 矢状位 $T_1$ 加权像(生后 8 天),$T_1$ 高信号的亚急性硬膜下出血,幕上硬膜下出血(长箭头),幕下出血(弯箭头)

**【临床表现】**可能因影像学检查偶然发现无症状新生儿存在 SDH。有症状的婴儿通常在出生后 24~48 小时内表现出症状,通常包括呼吸窘迫、呼吸暂停和 / 或抽搐。其他症状如易激惹、肌张力和意识水平改变。

临床上有两种综合征需要注意,即后颅窝硬膜下血肿相关的低恶性综合征和后颅窝硬膜下血肿伴天幕撕裂、枕骨移位综合征。

**1. 后颅窝硬膜下血肿相关的"低恶性"综合征(less malignant syndrome associated with posterior fossa subdural hematoma)** 临床相对常见,是由于小脑幕的撕裂比较小,导致小脑上部桥静脉破裂而没有天幕撕裂,或者可能是由于枕骨分离程度较小。该临床综合征分为三个阶段。第一阶段,由于难产,胎头吸引、产钳或臀先露等在出生后几个小时到多达 3 或 4 天,没有明显的神经学体征,这段时间与血肿的缓慢扩大有关。第二阶段,各种体征的发展与颅内压的升高有关(如囟门饱满、易怒、嗜睡)。大多与后颅窝脑脊液流阻滞继发脑积水有关。第三阶段,与脑干功能障碍相关的体征,包括呼吸异常、呼吸暂停、心动过缓、动眼异常、眼睛偏斜和面部麻痹。这些表现与后颅窝血肿的直接压迫效应有关。除了脑干症状,大多数婴儿有惊厥发作,可能与伴随有蛛网膜下腔出血有关。大约一半的婴儿可发展成致命的脑干压迫。

**2. 后颅窝硬膜下血肿伴天幕撕裂、枕骨移位综合征** 是一种"快速致死性"综合征(rapidly lethal syndromes),多见于巨大儿,最初表现为中脑 - 上脑桥受压的体征(浅昏迷或昏迷,眼球斜视并且不被"娃娃眼"动作改变,瞳孔不等大、对光反射迟钝),对于这种幕下出血,颈强直伴头后仰或角弓反张体征有助于早期诊断。当同时出现心动过缓就应该考虑幕下大血肿压迫脑干,随着血肿增大,经过数分钟到数小时,意识状态很快发展为昏迷,最后呼吸停止。

**【治疗】**取决于出血的位置和程度。大多数情况下可采用保守治疗,无须手术干预。同时密切观察神经系统症状和体征,尤其要注意颅内压升高、脑疝和脑干受压表现。对于存在颅内压升高表现的 SDH 患儿,手术清除是有必要的。如果 SDH 发生于颅骨可塑性较差的颅后窝,可能导致脑干受压,则需要紧急手术清除出血。应动态监测血常规以评估进行性失血情况,对于失血严重导致低血容量的患儿,首先应给予生理盐水扩容,然后输注全血。对于无明显产伤而出现广泛 SDH 的患儿,应考虑检查是否存在先天性凝血病。若有惊厥应给予苯巴比妥(负荷量为 20mg/kg)作为初始抗惊厥治疗。如果稳定的硬膜下出血演变为硬膜下积液,硬膜下穿刺可以用来减少颅内压升高,防止对脑发育的影响。如果无症状且头围生长正常,则不应反复进行硬膜下穿刺。

**【预后】**天幕撕裂和大量硬膜下出血,总体预后非常差,几乎全部死亡,罕见的幸存者留下脑积水,取决于能否快速识别和及时手术。严重的枕骨移位及其并发症也与不良结局有关。小的后颅窝硬膜下出血往往无严重后遗症。中度或重度大脑凸面硬膜下出血患者预后较好，随访中 50%~90% 的受影响婴儿预后良好，部分留有局灶性神经系统功能障碍，偶见脑积水。

## 八、先天性脑肿瘤出血

先天性脑肿瘤(congenital brain tumors，CBTs)定义为出生后 60 天内出现的脑肿瘤，占所有儿童脑肿瘤的约 0.5%~1.9%。患者经常出现巨颅，较少出现颅内压升高的迹象。高达 14%~18% 的 CBTs 显示自发性出血，这归因于这些肿瘤的高生长潜能。预后取决于组织病理学亚型、肿瘤部位和患者的一般情况，CBTs 一般预后不良，总生存率为 28%。与较大儿童的脑肿瘤相比，CBTS 在发病部位和组织学类型都被认为一个独特的疾病，在大多数情况下，它们位于幕上，而较大儿童的脑肿瘤常见于幕下。年龄较大儿童的脑肿瘤以胶质瘤多见，而畸胎瘤是生殖细胞肿瘤的一种，是新生儿最常见的肿瘤，占 CBTs 的 30%。

研究表明，CBTs 在妊娠 22 周以前常常是畸胎瘤或错构瘤。妊娠 32 周后，星形细胞瘤和多形性胶质母细胞瘤更为常见。此外，在先天性多形性胶质母细胞瘤中，临床和分子特征与成人有明显不同。生殖细胞肿瘤通常发生在妊娠 32 周之前，并且可能起源于胚胎发育过程中的异常细胞。其他少见的 CBTS 包括星形细胞瘤、髓母细胞瘤、其他非髓母细胞瘤胚胎肿瘤[包括小脑幕上原始神经外胚层肿瘤(primitive neuroectodermaltumour，PNET)]、脉络丛乳头状瘤、脂肪瘤、错构瘤和颅咽管瘤。

2016 届世界卫生组织(WHO)的肿瘤分类中 CNS 肿瘤涉及非髓母细胞瘤胚胎肿瘤的分类有较大改变。先前使用的术语幕上 PNET 已从诊断词典中删除。非典型畸胎样 / 横纹肌样肿瘤现以 SMARCB1(INI1)或很少 SMARCA4(BRG)的改变为特征。

CUS 和 MRI 是肿瘤评估的主要检查方式(图 6-14，增值图 6-16)。CBTs 在超声上回声类似局灶性

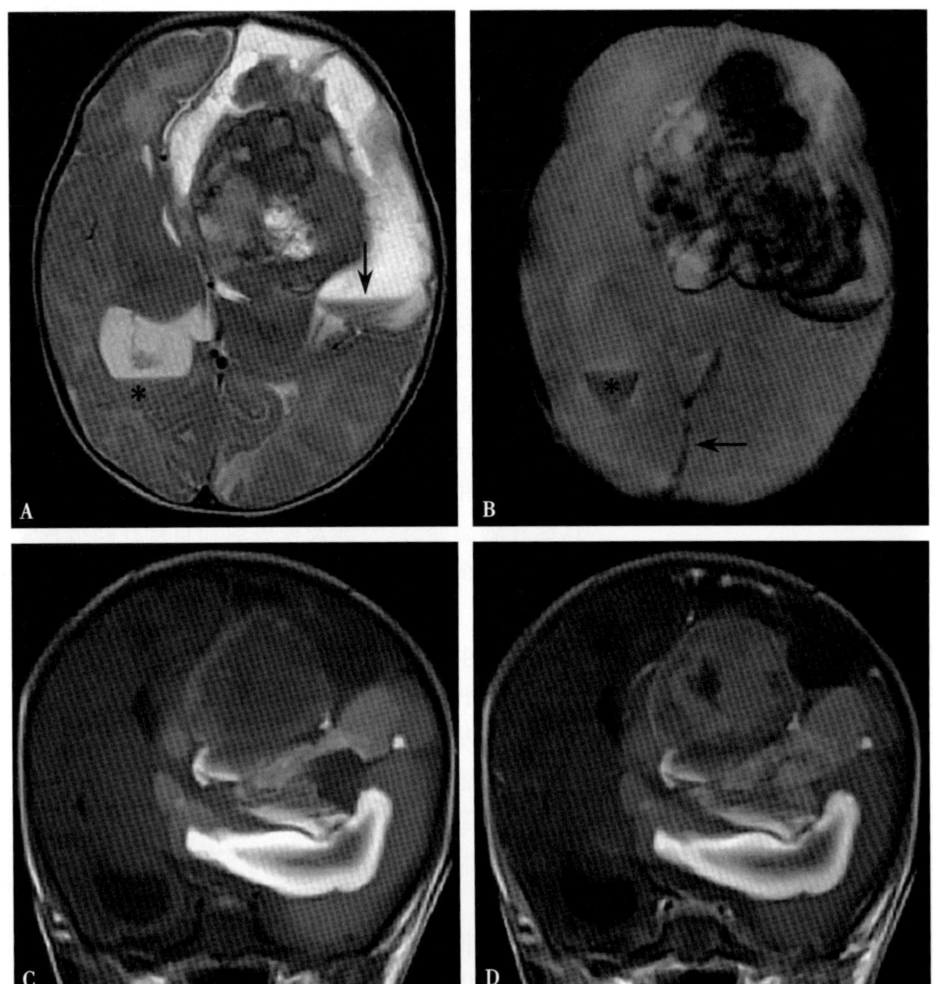


图 6-14 与脑肿瘤相关的颅内出血

5 天新生儿，多形性胶质母细胞瘤。轴位 $T_2$ 加权(A)、$T_2^*$ 加权梯度回波(B)、轴位 $T_1$ 加权(C)和轴位 $T_1$ 加权对比(D)MRI 显示以左额叶为中心的大而混合的囊实性肿块。周围有实质水肿，有明显的中线向右移位。在肿块内可见不同时期的血液产物，囊性成分内有少量的血液分层(A 中的黑箭头)，伴少量 IVH(*)和 SDH(B 中的黑色箭头)，梗阻性脑积水

血肿。近年来，胎儿MRI已经成为一种有价值的检查方式，它有可能为CBTs提供更加有价值的信息。畸胎瘤中常见瘤样钙化，另外两个可能显示肿瘤钙化的先天性脑肿瘤是PNET和脉络丛乳头状瘤。在PNET中，钙化往往是曲线稀疏的，称为肿瘤营养不良性钙化，而畸胎瘤中看到的钙化基质是由肿瘤产生的。

## 九、新生儿期血管畸形

大脑大静脉动脉瘤样畸形(Vein of Galen aneurysmal malformation，VGAM)，硬脑膜窦畸形(dural sinus malformation，DSM)和软脑膜动静脉瘘(pialarteriovenous fistula，AVF)是主要的血管畸形。然而，这些病变很少出现新生儿颅内出血。VGAM和DSM可能很类似于颅内出血，尤其要与SDH鉴别。其他血管畸形，如海绵状血管瘤、硬脑膜动静脉瘘和动脉瘤，在新生儿期虽然罕见，但已有报道。

颅内出血是儿童软脑膜动静脉瘘的首发表现，软脑膜动静脉瘘与遗传性疾病如出血性遗传毛细血管扩张症(hemorrhagic hereditary telangiectasia，HHT)和Klippel-Trenaunay-Weber综合征之间存在相关性。

硬脑膜动静脉瘘约占儿童颅内动静脉分流的10%，低于成人的10%~20%。与成人相比，儿童更多发且进展速度较快。乙状窦、海绵窦和上矢状窦是最常见的部位。新生儿硬脑膜动静脉瘘中，直接动静脉分流在出生时是严重的，由于容量负荷过大往往会出现充血性心力衰竭。在年龄较大的儿童中静脉缺血/梗死和脑静脉高压引起的出血更为常见。

颅内动脉瘤在儿科人群中非常罕见，0.5%~4.6%不等，迄今为止只有数十例新生儿颅内动脉瘤报道。新生儿期颅内动脉瘤的发生与遗传性疾病(1型神经纤维瘤病、Ⅳ型Ehlers-Danlos综合征、家族性免疫缺陷综合征)、结缔组织病和先天性心脏病有关。

## 十、新生儿颅内出血的临床转归

新生儿颅内出血的临床结局随脑的成熟程度、病因、位置和范围，以及其他并发疾病而不同。

硬膜下出血是新生儿脑出血最常见的类型，大多数SDH为小、无症状、无神经发育影响。尽管蛛网膜下腔出血的位置、范围以及并发症的存在可能对神经系统结局有影响，总体而言新生儿的神经发育结局通常良好的。

新生儿脑室内出血的临床结局在很大程度上取决于出血的严重程度、并发的白质损伤和其他并发症，如出血后脑室扩张和脑实质梗死。研究认为新生儿脑室内出血不伴有白质损伤，对主要发育障碍只是略有增加风险。当脑室内出血并发白质损伤时，与脑瘫、精神运动发育迟缓以及视觉功能障碍密切相关。另有报道，如果对伴有脑室扩张的早产儿脑室内出血提供早期的神经外科干预，大多数不会发展为认知功能障碍、脑瘫或癫痫，早期干预可避免长时间颅内压增高、脑室周围白质水肿和轴突通路发育异常，因此对于早产儿进展性出血后脑室扩张强调早期手术干预的重要性。

对于脑实质内出血，预后取决于病变部位，特别是否影响皮质-脊髓束、中央灰质或小脑。相比于多个或双侧病灶，孤立的和单侧病灶的结局相对好。还要注意病变是否发生在其他异常的背景下，如CSVT、感染或HIE。任何潜在的遗传性疾病如*COL4A1*突变可能独立地影响预后。如果双侧基底节丘脑(BGT)损伤，特别是如果从内囊后肢(PLIC)没有看到正常信号，则可以预测双侧脑性瘫痪。在HIE基础上的脑实质出血，如果存在严重双侧基底节丘脑损伤，超过90%婴儿将发展为严重脑性瘫痪。因此，在基底节丘脑和内囊后肢保留正常信号是运动功能预后良好的最好预测指标。在丘脑基底节和脑干损伤的儿童中，功能性喂养困难和语言沟通障碍者与运动损伤的严重程度密切相关。所幸的是在单独脑实质出血中同时累及双侧丘脑基底节损伤的情况并不常见。在新生儿动脉缺血性脑卒中或Ⅳ级脑室内出血伴出血性脑实质梗死的患者，可能发生单侧丘脑基底节损伤，影响皮质脊髓束(直接或间接地导致大脑脚和脑干的退行性变)将导致对侧偏瘫，但其他结果可能是好的。单侧丘脑出血累及前半部分，即使它是非常接近内囊后肢，往往不会导致偏瘫，然而，丘脑后部广泛的受损，随后的癫痫和慢波睡眠癫痫电持续状态的风险增加。这些丘脑病变、以及涉及视放射和直接在初级视觉区中的任何病变都极有可能导致视觉缺陷。广泛的PWMLs聚集在半卵圆中央，累及皮质脊髓束，导致轻度脑性瘫痪。

小脑出血既可以造成小脑萎缩，也可以导致迟发性大脑发育不良，因此小脑出血患儿即使病初没有合并明显的幕上大脑损伤，在远期随访中仍可能出现认知障碍、语言障碍和行为不良等。Allin等发现小脑半球体积的减少与智力下降而不是运动功能下降有关。较大的小脑出血还与孤独症谱系行为有关。但较小的小脑出血，尤其是那些仅在MRI上可检测到的出血，往往预后良好。

**关键点**

1. 病因　与其他年龄段相比比较复杂，有八个方面，早产和器械助娩是主要原因。
2. 临床表现　出血程度与部位的不同，临床表现差异较大，轻则无明显神经系统表现，重则很快出现惊厥、颅内高压、昏迷，甚至脑疝、呼吸心搏骤停。
3. 确诊方法　影像学检查，针对不同类型或不同时期的出血，有针对性地选择B超、CT和MRI。
4. 治疗方法　动态监测和稳定生命体征；止惊和降颅内压等对症处理；神经外科评估是否需要手术干预。

（汤泽中）

## 第三节　新生儿缺氧缺血性脑病

新生儿缺氧缺血性脑病（hypoxic-ischemic encephalopathy，HIE）是指足月儿因围产期缺氧所致的脑损伤，发病率约为活产儿的6/1 000，是婴幼儿神经伤残的主要原因。存活者中25%可能留有神经系统后遗症，如智力低下、脑性瘫痪、惊厥和认知功能障碍等，给家庭及社会带来影响。

**【病因】**围产期缺氧是主要原因，包括宫内、分娩过程及出生后的缺氧。宫内缺氧的因素如产妇低血压；分娩过程的因素如母亲脐带脱垂、胎盘早剥、臀位产等；出生后的因素大约占10%，如新生儿反复的呼吸暂停、严重的肺部疾病等。有35%的患儿既有宫内缺氧，又有分娩过程中的缺氧。

**【发病机制】**

1. **脑血流和能量代谢改变**　缺氧缺血后脑血流自主调节功能受损，脑的小动脉失去对灌注压和$CO_2$浓度变化的反应能力，导致压力被动性脑血流：当血压降低时，出现动脉供血边缘带的缺血性损害；当血压增高时，出现颅内出血。其他因素亦对脑血流有影响，如一氧化氮合酶表达增加，可能减少脑血流自主调节的时间；前列腺素受体下调，可能会抑制前列腺素介导的血管扩张作用而致高血压，从而加重缺血再灌注损伤。在能量代谢方面，缺氧时细胞内氧化代谢障碍，只能依靠葡萄糖无氧酵解产生能量，同时产生大量乳酸堆积在细胞内，可致细胞内酸中毒和脑水肿。由于无氧酵解产生的能量远远少于有氧代谢，需通过增加糖原分解和葡萄糖消耗来代偿，从而引起继发性的能量衰竭。

2. **兴奋性氨基酸的毒性作用**　在严重缺氧缺血性脑损伤的新生儿中，突触前神经末梢释放大量兴奋性氨基酸谷氨酸到突触间隙，从突触间隙中去除谷氨酸主要为能量依赖性的谷氨酸转运体，任何消耗能量供应（例如缺氧缺血，低血糖症）的病理生理过程都会影响谷氨酸的去除，最终脑脊液中谷氨酸水平增加。非N-甲基-D-门冬氨酸（NMDA）受体被谷氨酸激活时，引起钙离子和钠离子内流。大量钠离子和水流入，导致细胞肿胀；细胞内钙离子增多，导致线粒体功能，一氧化氮产生增加，细胞死亡。脑脊液中兴奋性氨基酸的水平与临床缺氧缺血性脑损伤的严重程度是成正比的。

3. **氧化应激**　在缺氧缺血性脑损伤中，兴奋性氨基酸毒性和氧化应激是密不可分的。兴奋性氨基酸毒性导致能量消耗，线粒体功能障碍和细胞内钙积累，产生自由基，如超氧化物、一氧化氮衍生物和羟基自由基。恢复供氧后，线粒体氧化磷酸化被抑制，活性氧堆积，内在的抗氧化防御能力耗尽，氧自由基在体内积聚，损伤细胞膜、蛋白质和核酸，并能激活促凋亡途径，最终导致细胞死亡。缺氧缺血新生儿的血浆和脑脊液中游离铁可以催化各种活性氧的产生，丰富的铁和未成熟大脑的抗氧化剂防御不成熟，均导致脑损伤的发生。

4. **炎症**　Nelson等认为新生儿缺氧缺血后广泛的血清炎症细胞因子升高，与痉挛性双瘫有关。炎症因子包括白细胞介素IL-1b、IL-6、肿瘤坏死因子TNF-α和膜辅因子蛋白-1等。阻断小胶质细胞活化和细胞因子释放的药物可能有一定的脑保护作用。比如米诺环素是一种四环素衍生物，可通过血脑屏障，并对小胶质细胞予抗炎作用，调节免疫细胞活化，细胞因子和NO释放，同时也减少细胞凋亡。

5. **凋亡**　新生儿缺氧缺血后，内源性或外源性凋亡途径激活Caspase3最终导致细胞凋亡，促凋亡因子Bax在缺氧缺血后2周内一直浓度高。细胞凋亡可能不是大多数急性细胞坏死的原因，但是会出现延迟性的损伤和神经变性。

**【病理】**选择性神经元坏死是足月新生儿HIE中最常见的损伤。若缺氧是逐渐发生的，首先是器官间血供分流，保证重要脏器心、脑血供；随着缺氧持续，脑内血供二次分流：大脑半球的血供由于前脑循环血管收缩而减少，而丘脑、脑干和小脑的血供则由于后脑循环血管扩张而增加，故大脑半球较易受损。若缺氧为急性突然事件，脑部损害以丘脑和脑干为主。

大脑半球中矢状旁区的损伤又称“分水岭梗死”,是指该区域大脑皮层和皮层下白质的坏死。由于矢状旁区是足月儿大脑动脉血供的末梢带和边缘带,是对脑灌注压降低的最敏感区域,故足月儿逐渐发生的缺氧,其白质损伤部位会特征性的分布于矢状旁区,多为双侧性和对称性,严重者损伤延伸至皮层。

**【临床表现】** HIE 典型的神经系统症状出现于生后 6~12 小时,72 小时达高峰,随后症状逐渐改善。临床症状与缺氧的程度、缺氧持续时间以及疾病的严重程度的有关。主要表现在意识状态、肌张力、呼吸、反射、喂养几个方面和是否存在惊厥发作。在 HIE 患儿中,症状在数天内逐渐发展,故应在床边进行脑功能的连续检测,评价神经功能,决定是否需要进行有针对性的干预治疗。

中重度 HIE 患儿出生后 1 小时往往先表现为抑制,伴有呼吸暂停、心动过缓以及肌张力低下,瞳孔对光反射减弱或者消失。一般在生后 6~12 小时出现惊厥,惊厥可以表现为微小发作,表现为眼球运动、咂嘴、呼吸暂停、蹬自行车样动作;局灶或者多灶阵挛发作常常提示局灶性脑梗死。生后 12~24 小时,患儿逐渐表现为易激惹,哭声尖直,腱反射活跃,惊厥和呼吸暂停,后两者表现更为突出。损伤严重者则表现为肌张力低,腱反射减弱到消失。

在生后 1~3 天,症状达到顶峰,表现为意识状态差,昏睡或昏迷,中枢性呼吸衰竭以及其他脑干症状在此阶段常见,如呼吸不规则或呼吸停止、眼球运动障碍、瞳孔固定和扩大。在此阶段,缺氧缺血后的脑水肿程度最重,进一步引起脑血流动力学变化而增加了颅内压。但是并没有证据表明目前临床常用的治疗如糖皮质激素、过度通气($PaCO_2$ 20~25mmHg)、呋塞米和甘露醇是有益的。

日龄超过 3 天的新生儿,临床症状逐渐改善,意识状态好转,但是仍有肌张力低、近端肢体无力和延髓麻痹。此时应关注有无喂养困难,以及患儿吸吮吞咽不协调所致的症状等。

**【辅助检查】**

**1. 脑电生理** 脑电图(EEG)与振幅整合脑电图(aEEG)。

HIE 患儿生后 1 周内的脑电图异常程度与临床分度一致,其表现以背景活动异常为主,可表现为低电压、等电位和暴发抑制,首次 EEG 记录应在出生后 6 小时内进行,至少在 3~7 天内复查,若 2~3 周后脑电图仍无好转,可能预示预后不良。

aEEG 是一种脑细胞电生理活动的监测手段,同属脑电图的检查范畴,通过一定时限内的连续监测,提取以振幅电压为主要标志的脑细胞电活动信息,反映大脑电活动基本状态与规律,故又被称之为脑功能监护仪(cerebral function monitor,CFM)。这种脑功能的检查方法在 20 世纪 60 年代后期由 Maynard 首先设计,最初用于成人,70 年代后在瑞典、荷兰被研究,1978 年开始用于新生儿领域,现已在欧美、日本等许多发达国家 NICU 中使用。aEEG 脑电信号来自双顶骨电极,通过放大、频率滤过、振幅压缩和整合,描记在半对数热敏感纸上,纸速为 6cm/h。由于走纸速度慢,相邻波形得以叠加、整合,临床上观察到的是叠加的部分,表现为宽窄相间的波谱带。因此与常规脑电图相比,aEEG 操作方便、图形直观、容易分析。国内外文献均已证明,对有缺氧缺血高危因素的新生儿在生后 6 小时内监护,可有效地预测 HIE 的发生,并可用于判断脑病的严重程度,早期预测患儿的神经发育预后(图 6-15)。

**2. 脑影像学** MRI 是诊断新生儿 HIE 最敏感的影像学方法,生后 2~8 天行 MRI 检查可以判断损伤的部分及程度。弥散加权磁共振成像(diffusion weighted magnetic resonance images,DW-MRI)比传统 MRI 能更早显示异常,对诊断皮层损伤(局灶或者多灶性病变),尤其是伴有脑梗死和白质损伤的患儿更敏感(图 6-16),在损伤后 2~4 天,表观弥散系数(apparent diffusion coefficient,ADC 值)降到最低点,且水分子扩散异常会持续 7~8 天。有人认为,在缺氧后 2 周,损伤都可能一直在进展,尤其是白质部位。磁共振波谱(magnetic resonance spectroscopy,MRS)可观察脑不同部位在损伤后的代谢状况,其中临床有意义的是乙酰天门冬氨酸(NAA,神经元的标志物)和乳酸;在损伤后 24 小时内,乳酸增加;损伤后 3 天,NAA 下降。NAA 下降的与乳酸的升高可以预测脑损伤后神经发育结局。

颅脑超声可以直观、动态地了解颅内病变的程度及演变过程。在病变早期通过强回声的范围、回声强度及脑室变窄的程度判断脑水肿。7~10 天后强回声不恢复,体现不同程度的神经元坏死,可见强回声粗糙不均,脑室重现。缺氧缺血性脑损伤的严重后期结局是脑萎缩及囊腔性改变,可结合早期病变及后期脑室增宽、变形,脑沟加深,脑回密集,脑外间隙增宽等指标综合考虑,双侧脑半球多灶不规则的分布的囊腔是典型的严重缺氧缺血损伤后表现。

但颅脑超声对选择性皮层或脑干的神经元损伤、矢状旁区的损害不敏感。CT 主要用于检查有围产期缺氧缺血高危因素、有出血倾向的患儿是否存

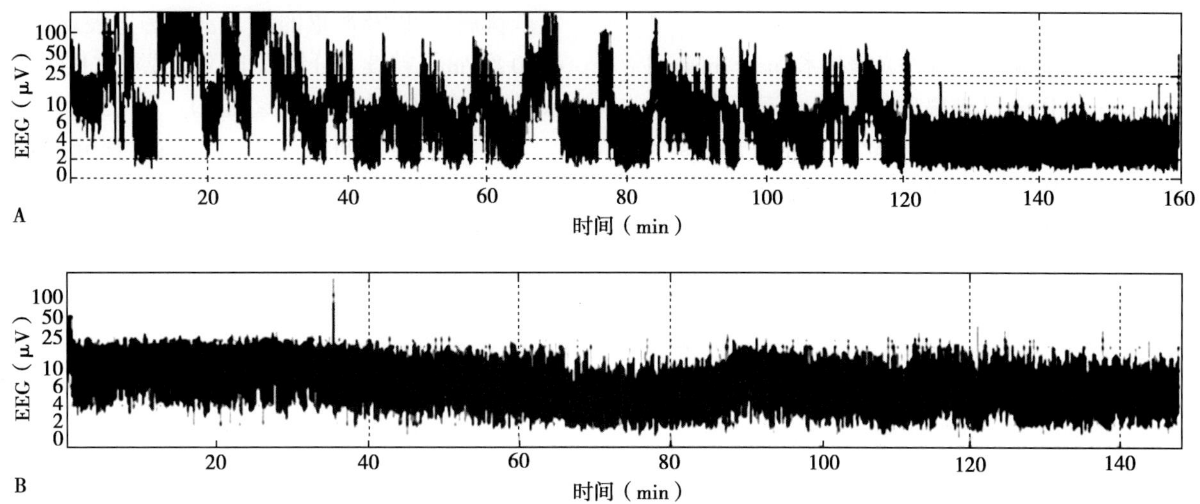


图 6-15 胎龄 $40^{+2}$ 周，HIE 中度

A. 中度 HIE，生后 6 小时惊厥，背景活动重度异常，睡眠周期消失；B. 生后 5 天，意识状态好转，睡眠周期出现

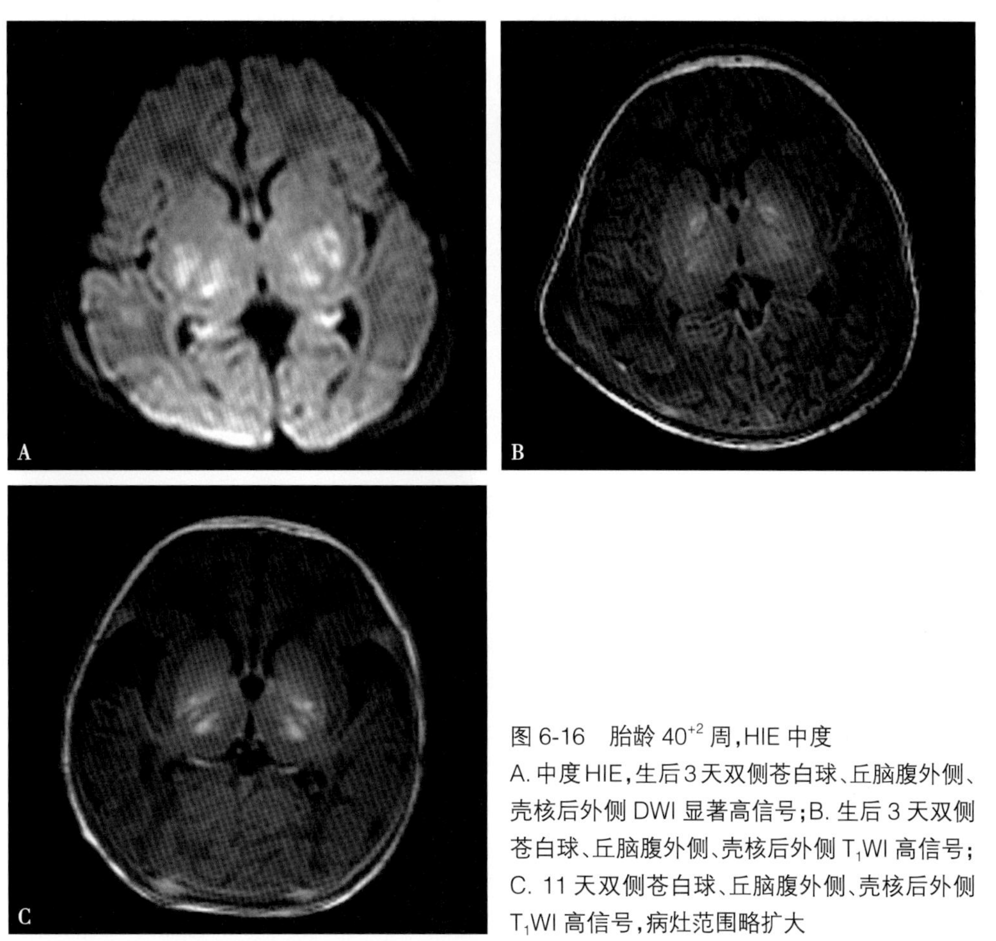


图 6-16 胎龄 $40^{+2}$ 周，HIE 中度

A. 中度 HIE，生后 3 天双侧苍白球、丘脑腹外侧、壳核后外侧 DWI 显著高信号；B. 生后 3 天双侧苍白球、丘脑腹外侧、壳核后外侧 $T_1$WI 高信号；C. 11 天双侧苍白球、丘脑腹外侧、壳核后外侧 $T_1$WI 高信号，病灶范围略扩大

在颅内出血。

3. **脑血流监测** 近红外光谱技术(near infrared spectroscopy,NIRS)已被临床作为脑血流动力学的床旁监测手段。NIRS 的基本思想首先由 Jöbsis 于 1977 年提出,因为波长 700~900nm 的近红外光对人体组织有良好的穿透性,此时人体组织对光的吸收主要源自血液中的氧合血红蛋白、还原血红蛋白两种吸收体,且两者的吸收谱存在显著差异。通过检测机体血红蛋白的变化,能无创、实时、连续测得脑组织的血氧参数,从而可直接评价脑氧合水平,间接反映脑血流动力学状况及细胞内生物氧化过程。

aEEG 和 NIRS 都可实现新生儿脑功能的无创、连续检测,以评定其脑损伤。NIRS 检测的实时性很好,对缺氧缺血事件高度敏感,有利于及时发现损伤;而 aEEG 则对缺氧缺血的程度更敏感,更有利于识别中重度缺氧缺血导致的脑损伤。NIRS 更适合在连续监测中判断脑组织氧饱和度(cerebral oxygen saturation,$ScO_2$)等参数的变化趋势。但 aEEG、NIRS 的空间分辨率较低,对于脑不同部位损伤的定位性能有限,故综合 aEEG、NIRS 与 MRI、颅脑超声等影像手段相结合,将对新生儿脑损伤的判断有重要意义。

**【诊断】**

1. **新生儿缺氧缺血性脑病诊断的临床标准** 临床表现是诊断 HIE 的主要依据,同时具备以下 4 条者可确诊,第 4 条暂时不能确定者可作为拟诊病例。

(1) 病史:有明确的可导致胎儿宫内窘迫的异常产科病史,以及严重的胎儿宫内窘迫表现(胎心 <100 次 /min,持续 5 分钟以上;和 / 或羊水Ⅲ度污染或者在分娩过程中有明显窒息史)。

(2) 出生时有重度窒息:指 Apgar 评分 1 分钟 ≤3 分,并延续至 5 分钟时仍≤5 分;和 / 或出生时脐动脉血气 pH≤7.00。

(3) 神经系统症状:出生后不久出现神经系统症状,并持续至 24 小时以上,如意识改变(过度兴奋、嗜睡、昏迷),肌张力改变(增高或减弱),原始反射异常(吸吮、拥抱反射减弱或消失),病重时可有惊厥,脑干症状(呼吸节律改变、瞳孔改变、对光反应迟钝或消失)和前囟张力增高。

(4) 其他:排除电解质紊乱、颅内出血和产伤等原因引起的抽搐,以及宫内感染、遗传代谢性疾病和其他先天性疾病所引起的脑损伤。

2. **临床分度** 通过对有围产期缺氧窒息病史的新生儿的神经系统症状、体征进行评估,并给予临床分度。HIE 的临床分度,见表 6-11。

**【治疗】**轻度 HIE 给予适当的支持疗法,及时识别中重度 HIE 的新生儿并进行有针对性的治疗。

1. **对症支持疗法**

(1) 维持适当的通气和氧合:维持适当的通气,避免氧的耗竭。既要改善通气,也要避免过度通气导致的脑血流减少。

(2) 维持适当组织灌注避免全身低血压:由于缺氧后脑血流自主调节功能障碍,应尽量避免血压的剧烈波动。

(3) 维持适当的的血糖水平:维持血糖水平

表 6-11 新生儿缺氧缺血性脑病的临床分度

| 项目 | 轻度 | 中度 | 重度 |
|---|---|---|---|
| 意识 | 兴奋、抑制交替 | 嗜睡 | 昏迷 |
| 肌张力 | 正常或稍增高 | 减低 | 松软或间歇性肌张力增高 |
| 原始反射 | | | |
| 拥抱反射 | 活跃 | 减弱 | 消失 |
| 吸吮反射 | 正常 | 减弱 | 消失 |
| 惊厥 | 可有肌阵挛 | 常有 | 有,可呈持续状态 |
| 中枢性呼吸衰竭 | 无 | 有 | 明显 |
| 瞳孔改变 | 正常或扩大 | 常缩小 | 不对称或扩大,对光反射迟钝 |
| EEG | 正常 | 低电压,可有痫样放电 | 暴发抑制,等电线 |
| 病程及预后 | 症状在 72h 内消失,预后好 | 症状在 14d 内消失,可能有后遗症 | 症状可持续数周。病死率高。存活者多有后遗症。 |

4~6mmol/L。

(4) 及时控制惊厥：苯巴比妥是治疗新生儿惊厥的首选药物。

**2. 识别中重度 HIE** 对中重度 HIE 进行有针对性治疗的时间窗约在生后 6h 左右，根据临床病史和症状体征来诊断中重度 HIE 有一定困难。因此对于有缺氧缺血病史的新生儿，生后即给予 aEEG 床旁脑功能监测，若患儿 aEEG 提示明显的持续低电压或脑电电静息，即提示中重度 HIE 并开始治疗。

**3. 针对 HIE 的治疗**

(1) 脑保护：在生后 6 小时内开始亚低温治疗，持续 72 小时，温度 33~34℃为最佳，有脑保护作用。能减少细胞凋亡，减少早期神经细胞坏死，降低脑组织代谢率，减少兴奋性毒素和自由基的释放。对中度 HIE 患儿随访至 12~24 个月龄，亚低温治疗患儿死亡率和神经伤残明显减低。没有严重的不良反应。亚低温和其他药物治疗的组合疗法可能可以提供更持久的神经保护作用。有一定临床前景的药物：①氙被批准在欧洲用作全身麻醉剂，并已显示出作为保护剂的前景；它是一种 NMDA 拮抗剂，可减少兴奋性氨基酸的毒性损伤；在缺氧缺血鼠的动物实验中，在缺氧缺血后 4 小时开始氙和低温联合治疗可以提供协同脑保护作用。②N- 乙酰半胱氨酸是一种已批准用于新生儿的药物，是氧自由基清除剂，能恢复细胞内谷胱甘肽水平，减轻再灌注损伤并减少炎症和 NO 产生；亚低温联合 N- 乙酰半胱氨酸治疗可改善缺氧缺血大鼠模型的远期预后。

(2) 神经营养因子：促红细胞生成素（erythropoietin，EPO）是一种 34kD 的糖蛋白，可调节炎症反应和免疫反应，在大鼠缺氧缺血性损伤后立即给予单剂量外源性 EPO 可改善损伤后的长期空间记忆。血管内皮生长因子（vascular endothelial growth factor，VEGF）是血管生成的调节剂，能促进神经细胞增殖和迁移，起到促进神经系统的发育和修复的作用。VEGF 敲除小鼠的神经元迁移严重受损证实了上述观点。

(3) 神经干细胞（neural stem cells，NSCs）：为多能前体，可自我更新，并有保留在中枢神经系统中分化成神经元和非神经元细胞类型的能力，在中枢神经系统内维持细胞更新，并且在损伤后迁移至损伤部位。在动物模型中，干细胞分化为神经元、星形胶质细胞和少突胶质细胞，不仅促进再生，而且抑制炎症和瘢痕形成，同时促进啮齿类和灵长类动物模型中的血管生成和神经元细胞存活。其疗效取决于干细胞植入时间，而且治疗窗口未知。

**【未来发展方向】**在临床实践中发现，在同样缺氧缺血条件下，不同个体缺氧缺血性脑病的严重程度不同，且神经预后存在差异，可能与遗传变异性有关。动物实验证实，遗传因素影响对缺氧缺血性脑损伤的易感性。使用先进的脑成像技术可以通过早期识别损伤部位及严重程度，为临床应用脑保护策略提供依据，并可用于监测对新治疗方法的早期反应。例如，一项研究表明亚低温治疗可以减少皮质损伤，而另一项则为亚低温治疗减少基底节和白质损伤。因此需要进行进一步研究明确损伤模式，未来力图实现个体化治疗。

**【预后】**HIE 患儿的预后取决于脑损伤的“模式”及其严重程度。目前临床使用的脐动脉血气 pH、Apgar 评分，并不是预测预后的敏感指标。惊厥的存在尤其是发生在生后前 12 小时内的难以控制的惊厥活动可能是预后不良的临床指征。轻度 HIE 患儿，基本没有神经系统后遗症，运动功能障碍和认知障碍的发生率低；中度 HIE 患儿可能有不同程度的后遗症（20%~40%），患儿则需要长期随访其运动功能、视听功能、认知、行为及生活质量，新生儿期影像学改变可以预测预后。中重度 HIE 患儿有 1/2 会有癫痫，尤其是在有脑性瘫痪和发育迟缓的患儿中。重度 HIE 患儿预后差，死亡率高，存活者遗留痉挛性四肢瘫、智力低下、皮层视觉损伤和癫痫等神经系统后遗症。认知发育落后多发生于分水岭损伤和白质损伤的患儿，而不是基底节的损伤。需对 HIE 患儿长期随访，进行认知功能评价包括学龄期的学习、执行功能，行为和社交能力，以及有无发展协调障碍，如孤独症、特定语言障碍等。总体而言对 HIE 患儿需关注其生活质量，包括生理健康和心理健康。

**1. 运动** 1/3 患儿会有脑性瘫痪或者运动障碍，重度 HIE 患儿中，脑性瘫痪的发病率高。痉挛性四肢瘫是最常见的类型。

**2. 视听功能** 中重度 HIE 患儿中，1/4 有严重视觉损害。这可能是由于损伤了后视觉路径，包括视觉皮质，导致“皮质视觉障碍”。对基底核的伤害也可能影响视敏锐度、视野或立体视觉（深度感知）。在中度 HIE 患儿中，18% 存在感音神经性聋，与脑干损伤有关。

**3. 认知** 中度 HIE 患儿到了儿童期，30%~50% 有认知功能障碍，到了学龄期会出现阅读、拼写、算术问题，需要课外辅导。有些患儿表现为语言、记忆功能障碍。部分患儿有行为问题，如多动和情绪障碍。

**4. 脑影像学与预后** 影像学上所显示的损伤

部位的不同，是提示不同神经发育预后的重要信息。伴有脑干损伤的存活患儿有长期的喂养困难。分水岭损伤与认知障碍相关在2岁以后才明显，其严重程度与语言能力受损最为密切相关。

**【总结】** 近十年来，在治疗新生儿缺氧缺血性脑损伤方面取得了巨大进展，包括将低温治疗作为临床脑保护策略。仍然需要确定产前和围产期危险因素与新生儿脑损伤发生之间的因果关系，以便实施预防策略。为了实现这一目标，应更准确在宫内评价胎儿脑损伤（如胎儿MRI）；更好地了解造成发育中大脑损伤的机制。通过详细的临床评估、振幅整合脑电图及高质量的MRI检测，早期识别新生儿缺氧缺血性脑损伤，可能会提高我们实施新生儿干预的能力，优化长期康复治疗。最终减少脑性瘫痪、癫痫、行为和学习障碍等终身残疾。

**关键点**

1. 足月儿因围产期缺氧缺血所致的脑损伤。
2. 典型的神经系统症状出现于生后6~12小时，72小时达高峰。
3. 有缺氧缺血病史的患儿，临床表现是诊断主要依据。
4. 生后6小时内开始亚低温治疗，持续72小时，有脑保护作用。

（侯新琳）

## 第四节 早产儿脑白质损伤

随着围产医学的发展，早产儿的存活率提高。全球大约有1.29亿/年新生儿出生（2005年），其中9.6%是早产儿。我国早产儿发生率为8%~10%，每年有120万~150万早产儿出生。其中胎龄<32周的早产儿和/或极低出生体重儿（<1 500g）占16%，即每年约30万例。但是对出生体重小于1kg的早产儿随访至8岁，其中10%~20%有脑性瘫痪，20%需要到培智学校就读，50%在求学中需要特殊辅导。这些与早产儿脑损伤有关。

脑白质损伤是早产儿常见的脑损伤形式，严重者发生脑白质软化。早产儿脑室周围白质软化（periventricular leukomalacia，PVL）是指脑室周围深部白质局灶性坏死伴其后的囊性变，造成儿童神经系统后遗症，如脑性瘫痪、视听功能异常等。弥散性脑白质软化是早产儿最常见的脑损伤形式，是造成认知障碍和神经发育异常的主要原因。

**【流行病学】** 脑白质损伤主要发生于胎龄小于32周的早产儿和极低出生体重儿。美国胎龄小于32周出生的婴儿约占全部活产儿的2%，极低出生体重儿约占全部活产儿的1%。这些人群中，通过超声检查发现的脑室周围白质软化发病率是5%~15%，通过MRI检查发现的弥散性脑白质软化的发病率甚至高达50%，对夭折的极低出生体重儿行神经病理检查，25%~75%的患儿有脑白质软化。

**【发病因素】** 任何可能导致早产儿缺氧缺血的病因均可导致白质损伤的发生，产前、产时、产后发生的各种缺氧缺血，包括母亲妊娠多种合并症如母胎盘剥离、脐带脱垂、先兆子痫等；早产儿自身疾病如新生儿低血压或休克、反复呼吸暂停、呼吸窘迫综合征等。常见的原因还有感染，包括产前、产时、产后的感染，如胎儿宫内感染/母亲羊膜腔感染、绒毛膜羊膜炎、新生儿脓毒症等。

1. **缺氧缺血** 早产儿脑血管的解剖学特点使早产儿易出现白质损伤甚至软化。脑室周围的白质由穿入深部长穿通支供血，长穿通支在妊娠24~28周发育成熟；皮层下白质由短穿通支供血，短穿通支在妊娠32~40周发育成熟。血管未完全发育会导致脑室周围及皮层下白质形成血管化减少的边缘带，此区域易出现血供减少而导致白质损伤。脑血管的自动调节功能是机体为维持足够的脑灌注压所需要的，正常情况下，脑血管具有自动调节功能，随着脑灌注压的增高或降低，脑血管随之扩张或收缩，以维持脑组织的正常灌注；早产儿由于血管发育不成熟，自主调节功能差，当出现体循环低血压时，可导致脑灌注降低。在各种病理因素下如窒息、低氧血症、低碳酸血症等，脑血管自动调节功能受损，也会加重脑灌注降低，最终导致或者加重白质损伤。

2. **少突胶质前体细胞的易感性** 临床研究表明，脑白质损伤最易发生在胎龄小于32周的早产儿，因为这个时期脑白质内的细胞主要是少突胶质前体细胞。通过体外实验细胞培养显示，分化中的少突胶质前体细胞容易被谷氨酸诱导死亡。在新生鼠缺氧-缺血模型中，少突胶质前体细胞对缺氧-缺血具有易感性，而成熟少突胶质细胞却非如此。

3. **炎症和细胞因子** 母亲或胎儿感染和细胞因子释放参与了脑白质损伤的发生。临床研究表明，有绒毛膜羊膜炎、胎膜早破、阴道细菌定植母亲所生的早产儿更常发生脑白质损伤。感染导致早产的发病机制为释放促炎症细胞因子，导致胎儿炎症反应。母羊膜液中IL-1β、IL-6增加的新生儿，在生后3天内脑白质损伤的发生风险增加了4~6倍，脑性瘫痪的发生风险增加了6倍。白质损伤的主要病理学特征是髓磷脂的损伤和丢失，少突胶质细胞是髓磷脂的来源，其前体在髓鞘化过程中尤其易损。这种髓磷脂的损伤和丢失在孕28周到32周中更多见，与TNF-α和IL-β导致了少突胶质细胞坏死及/或凋亡相关。与轴突病理相关的炎症因子，比如β-淀粉样蛋白前体蛋白和分裂素在白质损伤部位表达，提示炎症诱导弥漫性的轴突损伤。

**4. 其他**

(1) 脑室内出血：脑室内出血的患儿，脑白质损伤的发生率会增高，不仅是因为白质损伤和脑室内出血有相同的发病机制，并且脑室内出血会加重白质损伤。研究表明，脑室内出血所致的脑室增宽患儿与单纯脑室增宽的患儿相比，其远期认知功能障碍和运动障碍更为突出，提示脑室内出血可能加重白质损伤，其机制可能与颅内出血后非蛋白结合铁会加重自由基损伤有关。

(2) 皮质激素：地塞米松可能通过加重缺血而加重白质损伤，也可能直接损伤神经发生和神经元的成熟。

(3) 营养：研究显示多种宏量与微量营养素与白质发育和损伤有关，如糖、蛋白、脂肪酸、胆碱、铁等不足可影响髓鞘发育和星形胶质细胞功能。

**【神经病理】**一般在缺氧缺血后6~12小时出现轴突肿胀，细胞凝固坏死，24~48小时后可见小胶质细胞激活，远期表现为反应性星型胶质细胞增生、髓鞘化不全和轴突损伤。在2~3周后，组织开始溶解形成小囊腔，常为多灶性；小于1mm囊腔常规影像学检查难以发现。在坏死灶周围，也有新生血管。随着胶质细胞的增生，囊腔常常逐渐缩小或消失，但是由于白质受损后体积减少，往往遗留侧脑室增宽。易损伤的部位在脑室周围白质的背外侧到侧脑室，主要在前侧额角到背外侧枕角。少突胶质细胞的受损可导致投射纤维和联络纤维髓鞘化障碍，胎龄23~32周出生的早产儿易发生脑室周围白质损伤甚至软化，与脑性瘫痪的发生相关。相比之下，发生率高的弥漫性的脑白质损伤常见于存活的胎龄小于28周的早产儿，病理改变为晚期少突胶质细胞前体或不成熟少突胶质细胞弥漫性损伤，很少形成囊腔，其神经系统结局以认知功能障碍为主。通过对早产儿长期随访的临床研究发现，脑白质软化的患儿随访至儿童期(平均年龄5.6岁)，通过脑MRI检查发现其丘脑存在萎缩且伴结构异常，因此丘脑损伤是引起脑白质软化患儿中常见的认知功能缺陷的原因之一。

2005年Volpe提出"早产儿脑病"的概念，强调白质损伤同时伴有灰质神经元、丘脑、基底核等多部位的广泛性损伤，是脑性瘫痪、认知落后、视听功能障碍、癫痫等多种后遗症的基础。在白质损伤早期(生后1~2周内)，MRI检查显示脑室周围及皮层下白质广泛严重损伤，同时伴有丘脑、基底核、脑干等多部位损伤，提示"早产儿脑病"之诊断。白质损伤后期(1~2个月后)，若头颅影像学检查在原有白质损伤基础上显示灰、白质容积减少，且有神经系统后遗症，可回顾性分析新生儿期曾发生过"早产儿脑病"。

**【分类】**根据受损白质所处的位置，脑白质损伤分为脑室周围白质损伤及弥散性脑白质损伤。严重者发生白质软化，根据白质软化灶的多少分为单灶性及多灶性白质软化。

**1. 脑室周围白质损伤** 是传统概念中最经典的早产儿脑白质损伤的类型，主要发生在长穿通支动脉的终末供血区，损伤集中分布于脑室周围，是最严重的脑白质损伤结局，也有人称为"囊性脑室旁白质软化"。病灶一般位于侧脑室周围白质，如前角和体部周围白质，即半卵圆区(大脑前动脉和中动脉的终末供血区)，以及侧脑室三角区和枕角周围白质(大脑中动脉和后动脉的终末供血区)。白质区有一个或多个局灶性坏死灶，最终形成囊腔，多见于23~32周的早产儿。

**2. 弥散性脑白质损伤** 是另一种类型的脑白质损伤，也是脑白质损伤最常见的类型。白质损伤比较广泛、弥漫，脑室周围白质和皮质下白质均受累。病变范围较大，可以在侧脑室附近，也可以从侧脑室附近弥散至皮层下，最对于胎龄小于32周的早产儿患儿不形成软化灶，而是表现为整体性的白质容积减少。

**【临床表现】**脑白质损伤在新生儿期无特异的临床症状和体征，所以，根据临床表现很难早期诊断。根据损伤部位的不同，以后可出现各种后遗症改变。位于侧脑室前角外上方的局灶性脑白质软化主要引起痉挛性肢体瘫痪，以下肢多见。位于枕部三角区的脑白质软化可引起视力障碍、斜视、眼球震颤等。弥散性脑白质软化主要引起认知功能障碍、学习困难和行为异常等。

**【诊断】**对于胎龄小于32周的早产儿，有围产期或新生儿期任何缺氧、缺血或感染的高危因素的患儿均需警惕脑白质损伤的发生。因患儿在新生儿期无特异的症状和体征，故很难根据临床表现做出早期诊断。诊断需要行神经影像学检查，包括头颅超声、MRI检查。

颅脑超声检查方便易行、便携、无辐射及低成本，可连续动态观察新生儿颅内病变，可对早产儿行常规颅脑超声检查，包括早期的脑水肿期、典型的囊性变期以及后遗症期的表现。美国神经病学学会建议对小于30周早产儿常规行头颅超声检查：对出生体重小于1 000g的早产儿在生后3~5天进行首次超声筛查早期的白质回声增强，如"光晕征"或"高回声"，生后10~14天监测第2次超声时可以见到囊腔形成，第3次超声（28天）检测可发现早期脑室扩大，建议出院前完成最后一次超声筛查。除囊性PVL之外，连续超声还可以检测到与神经发育落后相关的脑萎缩，包括蛛网膜下腔扩大、纵裂增宽和皮层沟回的减少。但头颅超声对弥漫性脑白质软化不敏感。MRI对脑室周围白质软化及弥漫性白质软化的诊断均较有价值。

**1. 不同阶段的影像学检查重点**

（1）损伤早期：多在损伤后1~2周内，需注意脑室周围白质水肿的发生，是否伴随皮层下白质损伤，同时注意灰质其他深部神经核团的损伤。

（2）白质软化期：一般在损伤后2~4周最为明显，软化灶集中于双侧脑室周围及背侧。

（3）损伤后期：以脑容积减少为突出特点，由于损伤后灰白质丢失、萎缩和脑发育障碍所致。在损伤1~2个月后逐渐明显，影像学检查所示为侧脑室、第三脑室增宽，脑裂、脑外间隙增宽，丘脑变小，脑皮层变薄，脑沟回形态改变等。

**2. 影像学检查方法的选择**

（1）颅脑超声：无创、便捷，可床边检查。对高危尤其是胎龄小于30周的早产儿，都应在生后1周常规筛查，存在白质损伤者在1个月内每周复查，后期酌情复查，原则是观察到病变的发生、严重程度及结局（图6-17）。

（2）MRI：分辨率高，观察视野清晰、完整，对有脑白质损伤高危因素、颅脑超声异常的早产儿，尤其严重脑白质损伤者，建议行MRI检查，包括$T_1$、$T_2$加权相，弥散加权磁共振（diffusion weighted magnetic resonance，DW-MRI），评价损伤的广泛程度及严重程度（图6-18）。

（3）其他影像技术的应用：脑容积定量分析：对严重、广泛的脑灰质、白质损伤患儿，后期可采用3D超声行脑容积测量，也可应用MRI行脑白质容积和皮层厚度测量。脑白质纤维束发育的评价：对于严重脑白质损伤患儿，可在后期行弥散张量磁共振（diffusion tensor magnetic resonance，DTI）检查，了解白质纤维束发育及走形。

**3. 脑功能检查** 在高危因素影响下，早产儿脑

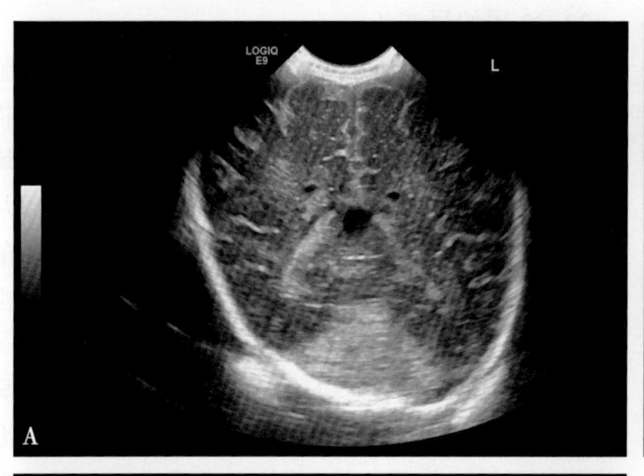


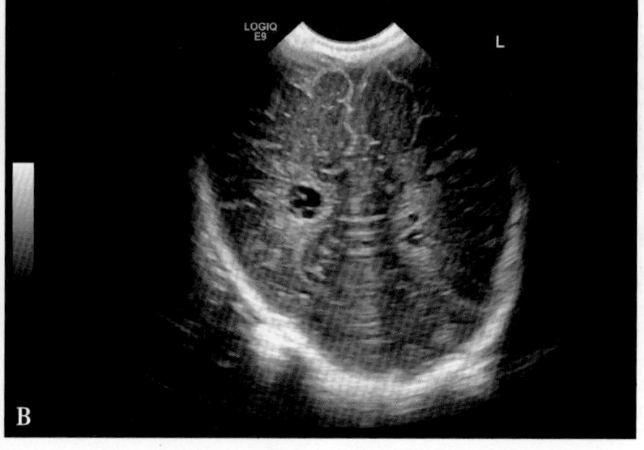


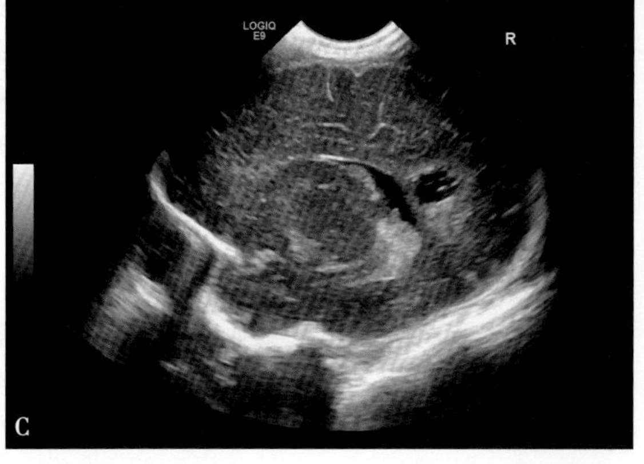


图6-17 胎龄$30^{+5}$周早产儿，矫正胎龄38周

A. 双侧尾状核头部区域小片状高回声区内可见多个无回声小囊腔；B. 双侧脑室中央部-后角附件白质内可见大小不等的无回声囊腔，右侧著；C. 右侧脑室周围可见无回声囊腔，侧脑室中央部到后角增宽

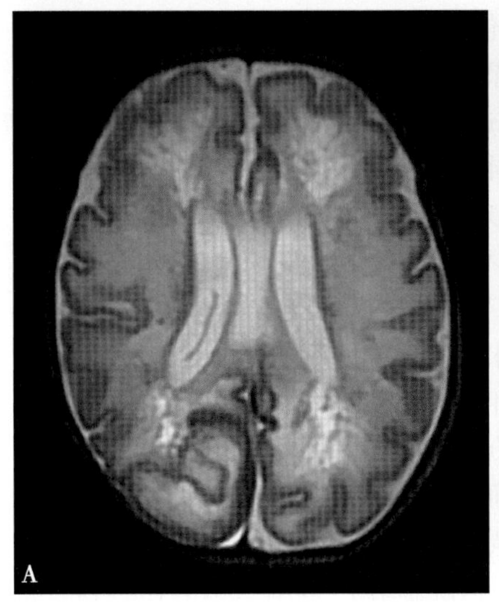

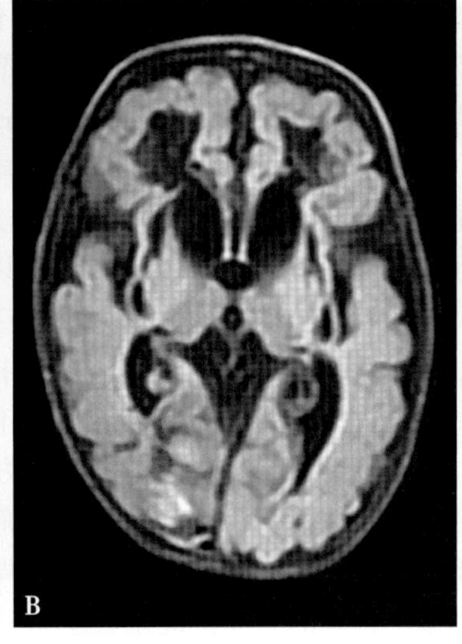

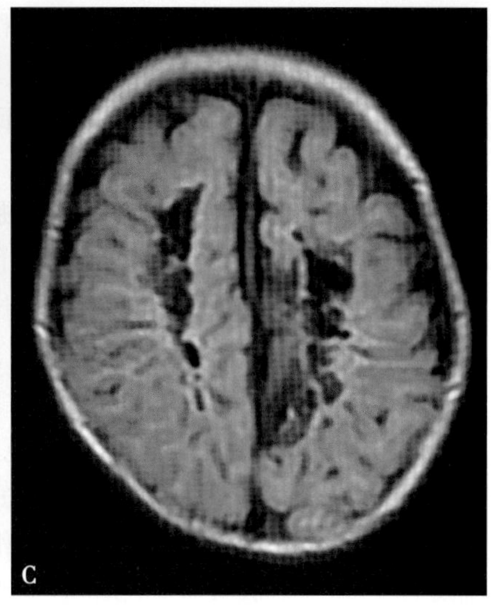


图 6-18 胎龄 34 周早产，生后重度窒息、新生儿脓毒症、脓毒症休克
A. 13 天：双侧额叶、枕叶散在斑片状长 $T_2$ 信号；B. 1.5 个月：双侧侧脑室前角及体部周围见多个囊腔，双侧侧脑室扩张；C. 6 个月半：卵圆中心（侧脑室周围白质）可见多发囊性灶

白质损伤前及损伤急性期，可发生脑功能改变。尽管脑功能检查存在非特异性，但在预测脑损伤发生、评价损伤严重程度及预后方面，仍有积极的参考价值。目前已用于临床和正在研究探索中的方法如下：

(1) 脑电生理检查：脑电图(EEG)是评价神经元电活动的传统方法，传统脑电图中 Rolandic 区的正向尖波可能是脑白质损伤的特异性表现，但敏感性低。近年被我国学术界所接受的振幅整合脑电图(aEEG)技术更适于早产儿的脑功能临床监测。早产儿脑白质损伤时最常见的细胞电活动改变是自身脑成熟度基础上的低电压和电活动迟滞，或者短暂的尖波发放。脑电图的严重程度与脑白质损伤的严重程度与远期预后是相关的。

(2) 脑代谢检查：应用磁共振波谱(Magnetic resonance spectroscopy，MRS)检测脑内神经化学成分，了解神经发育与损伤状况。应用近红外光谱技术(near-infrared spectroscopy，NIRS)了解脑损伤时脑血容量、细胞氧代谢变化。

**【治疗】**目前尚无可推荐于临床使用的针对早产儿脑白质损伤的特异性治疗药物。避免脑灌注不足，及时治疗母亲绒毛膜羊膜炎很重要。抗凋亡剂(自由基清除剂，谷氨酸受体拮抗剂，米诺环素，促红细胞生成素和托吡酯)值得进一步研究。动物实验提示，少突胶质细胞前体细胞移植可以起到组织保护的作用。

**【神经发育预后】**脑白质损伤是小于 32 周早产儿发生认知障碍、行为感觉运动发育异常的主要原因。

认知和足月儿相比，早产儿易出现 IQ 低和多种类型的认知功能障碍。在一项对于出生体重小于 1kg 的早产儿研究中，小胎龄和低体重是远期认知功能障碍的主要危险因素。随访到 8 岁时，只有 30% 能够达到普通学龄期儿童的发育水平。注意力缺陷、数学技能和阅读理解差也多于同龄的足月儿。

社会行为：注意力缺陷、活动过度、情绪障碍、焦虑、孤独症，其中注意力缺陷最为突出。

运动：胎龄小于 26 周的早产儿脑性瘫痪的发生率为 20%，而胎龄 32 周的早产儿仅有 4%。经颅脑超声明确诊断脑白质损伤的新生儿，有 25% 脑性瘫痪。痉挛性双瘫是早产儿最常见的脑性瘫痪的形式，严重者表现为四肢瘫、肌张力高、深肌腱反射活跃、大运动异常、精细动作协调障碍、下肢剪刀样改变和挛缩。偏瘫的发生少于痉挛性双瘫，大多与出血性脑梗死导致的非对称性的脑白质损伤有关。囊性脑室周围白质软化由于破坏控制下肢功能的靠近脑室的内侧的神经纤维，导致痉挛性瘫痪，上肢功能障碍可能与更多的外侧神经纤维损伤相关。由于严重的脑白质损伤发生于脑室周围常见，故而下肢功能障碍者多。开始时，受影响的婴儿可能有肌张力低和头部控制减弱，几个星期后，如果未实施早期适应性定位锻炼，广泛的白质受累可能会导致四肢瘫痪。对于弥散性脑白质软化，预示着可能有运动障碍或者更微小的神经发育异常及神经精神疾病。白质间联合的纤维损伤可能会导致智力障碍和学习困难。

视觉可导致斜视、眼球震颤等，或者视力下降、视野缺失、视觉感知障碍。有的甚至到学龄期才被发现。

**【预防与综合管理】**产科水平的提高及孕产妇保健的广泛开展是减少围生期窒息，预防母/胎感染、早产发生的最为重要措施。治疗母亲合并症，防治母子间感染的传播，尽量延长孕周，减少小胎龄早产。

提高NICU救治水平，出生时规范复苏，转运过程中适宜温度管理及呼吸管理，维持稳定的血压，特别重要的是维持脑灌注压，保证适宜和稳定的脑血流及氧合，避免低碳酸血症，积极控制感染。合理的肠内肠外营养，避免和减少宫外发育迟滞。生后常规影像筛查、检查，早期及时发现脑白质损伤。

定期随访：体格发育；神经发育随访中及时发现神经异常症状体征，如运动障碍、惊厥、认知障碍、癫痫等；注意有无视听障碍；及时发现行为心理异常。

后期发育中存在问题的儿童，需要多学科间的联系与协作，包括物理康复科、神经内科、神经外科、眼耳鼻喉科、保健科、精神科等。建议建立早产儿神经重症监护团队（多学科），进行个体化干预。

**关键点**

1. 主要发生于胎龄小于32周的早产儿和极低出生体重儿。
2. 缺氧缺血与感染是常见病因。
3. 临床无特异的症状和体征，诊断需神经影像学检查。
4. 无特异性的治疗，预防为主。
5. 是早产儿发生认知障碍、行为感觉运动发育异常的主要原因。

（侯新琳）

## 第五节　新生儿动脉缺血性脑卒中

临床上将新生儿脑卒中与围产期脑卒中这两词相互通用。围产期脑卒中是指一组发生在围产期，由于各种原因所致脑动脉或静脉血栓形成或栓塞，引起脑血流局部中断，造成经神经影像或神经病理证实的局灶性或多灶性脑损伤。新生儿脑卒中包括动脉缺血性脑卒中（80%）、脑静脉血栓形成和颅内出血（20%）。可表现为惊厥发作、意识状态改变和感觉运动障碍等急性脑病表现。它可以导致严重的神经系统后遗症，包括脑瘫、视听障碍、认知及行为异常、癫痫等。本节重点讨论新生儿动脉缺血性脑卒中（neonatal arterial ischemicstroke，NAIS）。

在发达国家脑卒中是引起成人死亡的第3位原因，通常对成人脑卒中关注较多，而对新生儿脑卒中的认识比较少。由于医学影像技术的发展和广泛应用，新生儿脑卒中的诊断病例也逐渐增多。事实上新生儿脑卒中在临床中并不罕见，而且是儿科发病风险最高的年龄段。由于以往的报道在病例定义、诊断和确诊方法均存在差异，新生儿脑卒中的确切患病率难以确定。预计患病率仅次于老年人缺血性脑卒中。据调查资料表明，大约在1/4 000~1/1 600。北京大学第一医院总结了2002—2010年的资料，新生儿缺血性脑卒中的发生率为1/1 300（21/27 352）。北美的回顾性队列研究显示围生期动脉缺血性脑卒中和颅内出血每年的复合发病率约为45 /100 000活产儿（1/2 200），加上部分无症状病例和大脑静脉窦血栓形成（cerebral sinovenous thrombosis，CSVT）病例，实际上发病率可能还要高一些。

**【分类】**目前可以根据围产期脑卒中的定义，将其进行按发病时间、累及血管和临床表现进行分类（表6-12）。但是在临床工作中确认准确的血管机制比较困难。还有学者对出血性脑卒中和脑室周围静脉性卒中是否归类到围产期脑卒中仍然存在争议。

1. **胎儿脑卒中**　出生前发病，可由神经影像学证据证实，临床表现为新生儿期就开始的慢性静止性神经功能缺损。

2. **新生儿脑卒中**　出生时至生后28日发病，可由临床和神经影像学证据证实；临床表现为新生儿期急性脑病，通常表现为惊厥发作和意识改变，部分病例在体格检查可见局灶性神经功能障碍。

3. **推测围生期缺血性脑卒中（presumed perinatal ischemic stroke，PPIS）**　根据临床和影像学表现推测发病的确切时间为围生期；临床表现包括在没有急性新生儿脑病的情况下，出生后1年内（>28日）出现慢性静止性局灶性神经功能障碍；影像学检查可能显示动脉供血区域卒中或脑室周围静脉卒中。

**【病因及发病机制】**鉴于围产期脑卒中的病因复杂性，本节重点讨论围产期缺血性脑卒中的病因，虽然动脉源性和静脉源性缺血在病因方面有所不同，但是这两类病因之间有相当大的重叠，而且许多病例被确定是由于多重因素引起。到目前为止已经发现围产期缺血性脑卒中与母亲疾病和胎盘异常、围产窒息、血管异常、血液异常、心脏异常、感染、创

表 6-12 围产期脑卒中分类

| 分类 | 发生时间 |
|---|---|
| 动脉缺血性 | 产前 / 胎儿缺血性脑卒中 |
| | 新生儿缺血性脑卒中(早产儿、足月儿) |
| | 推测围产期缺血性脑卒中 |
| 脑静脉窦血栓形成 | |
| 出血性脑卒中 | |
| 脑室周围静脉性卒中 | |

伤和药物等因素有关。归纳起来有两个方面:一方面为颅内局灶性 / 多灶性血管闭塞或供血不足;另一方面为继发于全身性循环功能不全(表 6-13)。下面从胎儿缺血性脑卒中和新生儿缺血性脑卒中两个方面讨论。

**1. 胎儿缺血性脑卒中** 血管异常、栓子栓塞、胎 - 胎输血综合征和血管扭曲是目前认为与胎儿缺血性脑卒中有关的主要原因。

胎儿 MRI 研究证实许多胎儿脑卒中与脑血管发育不良和脑血管病密切相关。大脑中动脉的豆纹动脉和前脉络丛动脉发育不良可造成胎儿脑实质局灶性缺陷伴脑穿通畸形,并在相应区域的发现皮层多小脑回畸形。已有病例研究报道胎儿脑卒中与遗传性疾病相关的血管病有关,如家族性增生性血管病可引起多灶性血管损伤,导致脑积水。Ⅳ型胶原 A1 突变所致的微血管病也与脑穿通畸形有关。胎儿期发病的同族免疫性血小板减少症,可引起脑实质多发囊腔样改变,通常认为是颅内出血所致,但是其明显的血流分布特点证实为缺血性损伤。母亲吸食可卡因,可导致儿茶酚胺分泌激增,引起母亲血压增高和胎儿脑血管严重痉挛,引发胎儿缺血性脑卒中。

胎儿期的栓子来源于胎盘碎片或凝块,以及胎儿血管内血栓,因此在病理状态下胎盘可能成为导致胎儿脑动脉栓塞的来源,胎盘病变主要涉及母亲绒毛膜羊膜炎、胎儿血管炎和胎儿血栓性血管病、母亲和 / 或凝血病等。胎儿静脉栓子可以通过卵圆孔进入动脉系统。

双胎妊娠中有 25% 为单绒双羊膜腔类型,容易发生双胎输血综合征(twin-twin transfusion syndrome,TTTS),两个胎儿共用一个胎盘,在这种情况下发生胎盘血管吻合,特别是动静脉连接,脑损伤的风险相当大,最严重的表现是双胎之一死胎。最

表 6-13 围产期脑卒中的高危因素

| 血管定位 | 分类 | 具体病因 |
|---|---|---|
| **局灶或多灶性血管闭塞** | **新生儿异常** | |
| | 心脏异常 | 先天性心脏病(右向左分流)<br>心房黏液瘤<br>横纹肌瘤(结节性硬化) |
| | 凝血异常(血液高凝、同型半胱氨酸、脂质异常) | 红细胞增多症<br>弥散性血管内凝血(脓毒症、胎 - 胎输血综合征)<br>凝血因子Ⅴ莱顿突变<br>蛋白 C 缺乏<br>蛋白 S 缺乏<br>凝血酶突变<br>抗凝血酶Ⅲ缺乏<br>因子Ⅷc 增高<br>*MTHFR* 突变<br>高同型半胱氨酸血症<br>脂蛋白 a 增高 |
| | 感染 | 伴动脉炎或静脉炎的脑膜炎<br>脓毒症 |
| | 血管病变 | 血管畸形 |
| | | 血管发育不良 |
| | | 血管痉挛(可卡因) |
| | | 导管置入术(血栓或空气) |
| | | 体外膜肺(ECMO) |
| | | 家族性增生性血管病 |
| | | Ⅳ型胶原 A1 突变 |
| | 其他 | 创伤 |
| | | 脱水和 / 或高钠血症 |
| | | 低血糖 |
| | | 某些遗传性代谢性病 |
| | **母亲异常** | 自身免疫异常 |
| | | 子痫前期 |
| | | 糖尿病 |
| | | 凝血异常<br>抗心磷脂抗体 |
| | | 毒品(可卡因) |
| | | 妊娠期吸烟 |
| | | 感染 |
| | **胎盘异常** | 胎盘栓子 |
| | | 胎盘早剥 |
| | | 胎盘感染 |
| **全身性循环功能不全** | 母亲 | 母亲低血压<br>心搏骤停<br>胎母输血<br>母体创伤(?) |
| | 新生儿 | 围产期窒息<br>全身性低血压<br>心搏骤停<br>先心合并心衰 |

典型的脑损伤病变与妊娠中期及晚期的脑损伤有关,包括局灶性、多灶性和全身性缺血病变,即孤立性梗死、脑穿孔畸形、脑积水、多囊性脑软化和脑室周围白质软化。严重 TTTS 较常见的发病机制主要与 TTTS 的脑血流动力学后果有关,供血胎儿出现低血容量、低血压和严重贫血,导致脑血流减少和脑缺氧缺血性损伤。由于肾血流量减少,少尿导致羊水过少,并有可能引起脐带血流紊乱或胎盘受压。受血胎儿出现高胆固醇血症、红细胞增多症、高黏度和心力衰竭,因此存在全身性和局灶性(血栓性)脑循环功能不全的风险。羊水过多和由此导致的早产可能会导致脑损伤风险。

由于新生儿椎基底动脉系统比较脆弱,容易受局部解剖位置改变而扭曲,胎儿上部颈椎的韧带发育尚不成熟,容易出现寰枢和寰枕关节滑动或滑脱,如果异常胎位头部过伸则导致枕骨大孔解剖位置倒置而影响椎动脉血流。研究报道头部过伸和头部扭转均可造成椎动脉压迫。

2. **新生儿缺血性脑卒中** 涉及新生儿发病的缺血性脑卒中的危险因素主要是因栓子栓塞/血栓形成或系统性低血供,造成脑动脉闭塞。但是仍然有相当多的病例病因不清,通常有母亲、新生儿和胎盘多因素共同参与新生儿缺血性脑卒中发病。

(1) 母亲方面的高危因素:包括初产妊娠、不孕、母亲吸烟、可卡因滥用、宫内生长迟缓、先兆子痫、易栓症和宫内炎症状态,例如母亲发热(产时)、母亲感染、胎膜早破、绒毛膜羊膜炎和胎盘炎症特征等可能触发发生新生儿缺血性脑卒中。妊娠本身就是母亲形成血栓的一个重要危险因素,在妊娠时总体趋势是促进血栓形成,蛋白 S 和活性蛋白 C 的比例是低的,而凝血酶形成、冯威勒布兰特因子(von Willebrand factor)、Ⅷ因子、Ⅴ因子和纤维蛋白原的血浓度处于相对较高水平。母亲伴有遗传性或获得性易栓症疾病时可能导致在胎盘的母体侧形成血栓,此处正是母亲子宫螺旋动脉向压力较低的胎儿绒毛血管灌注的部位。胎儿从父母的任何一方遗传来的凝血异常时可能在胎盘的胎儿侧形成血栓,可能成为栓子的来源,这些栓子旁经肝脏循环和肺循环,并通过卵圆孔,进入胎儿大脑。获得性凝血异常,例如抗磷脂抗体,也容易导致围产期缺血性脑卒中,磷脂参与蛋白 C 的激活和凝血过程,而狼疮抗凝物、抗心磷脂抗体、和 $b_2$- 糖蛋白 -1 抗体能直接拮抗抗凝蛋白,影响正常的凝血。已经有数个关于围产期缺血性脑卒中与母亲和婴儿的磷脂抗体滴度增高有关的病例报道,以及在婴儿脑卒中发生数年之后母亲被诊断为抗磷脂综合征的报道。

(2) 胎盘危险因素:胎盘是一个富含血管的并有低血流区域器官,有自己特有的调节止血的机制。在病理状态下胎盘可能成为导致胎儿大脑栓塞的来源。影响胎盘功能的母子因素均能导致妊娠合并症和新生儿缺血性脑卒中。胎盘的低血流和绒毛膜羊膜炎可能是胎盘形成血栓的主要成因。尤其是慢性绒毛膜炎症伴胎儿闭塞性血管炎和胎儿血栓性血管炎者。

(3) 新生儿危险因素:与动脉缺血性脑卒中有关的新生儿因素,包括男性、早发型脓毒症或脑膜炎、先天性心脏病、缺氧 - 缺血事件需要较长时间复苏(5 分钟 Apga 评分较低)、脱水和/或高钠血症、低血糖、红细胞增多症、弥散性血管内凝血、血管畸形和体外膜氧合等。

最主要的发病机制是血栓形成、栓子栓塞或全身循环功能不全造成动脉阻塞。血栓形成和栓子栓塞这两种致病原因从影像诊断来区分是非常困难的,因此更多的是要根据患儿存在的上述三个方面的高危因素进行综合分析。

引起新生儿缺血性脑卒中的栓子主要有三个来源,即胎盘卒中造成碎片或凝块、胎儿血管(脐静脉和动脉导管)里的血栓,以及因穿刺或置管所致的血栓或空气栓子。研究发现,有 60% 的健康足月新生儿在生后 24 小时证实卵圆孔存在右向左血流,因此这些栓子可以通过卵圆孔进入动脉系统。此外也有来自于颈内动脉、门静脉和心源性的栓子。虽然右向左分流先天性心脏病有脑动脉血栓形成现象,但在新生儿期还是比较少。心源性栓子往往与特定的心脏畸形、其诊断方法中是否用心导管和外科手术的应用,以及同时伴有遗传性或获得性易栓倾向有关。心源性栓子更容易见于大动脉转位和单心室患儿,由于心内存在右向左分流,术前进行球囊导管房间隔造口术,为了桥联 ECOM 而应用心室辅助装置等大大增加了血栓形成的风险。

血栓形成的在很大程度与血管损伤有关,其中临床容易见到 B 组链球菌脑膜炎合并动脉炎或静脉炎时,继发血栓形成,造成缺血性脑卒中。有报道缺血性脑卒中与颈部过度伸展或颅骨创伤伤及血管形成血栓有关。与 ECMO 相关的缺血性和出血性脑损伤有多种发病机制,发现缺血性损伤主要发生在右侧(同侧颈动脉结扎),其中部分原因与结扎侧的前脑循环内血栓形成有关。还有其他相对少见的病因,比如因脱水/高钠血症导致的血栓形成,与低血容量、血液黏稠有关,容易导致静脉性缺血卒中。既往有较多研究证实了脓毒症伴有 DIC 与血栓形成的关系,感染导致高凝状态,在严重感染期间蛋白 C 和抗凝血酶Ⅲ受到快速破坏,此两者在正常情况下是抑制凝血的物质。感染还可导致血管内皮损伤和释放炎症细胞因子,可导致血栓调节素的下调和组织因子的上调。虽然红细胞增多症也可以引起动、静脉血栓形成,国外病例研究认为即使有神经系统症状的红细胞增多症患儿中血栓形成所致缺血性脑卒中也比较少,在北京大学第一医院的病例系列也仅有 1 例明确因红细胞增多症导致右侧 MCA 缺血性脑卒中。

在新生儿缺血性脑卒中的病因研究中,发现与一些促进血栓形成的内源性因子和一些其他遗传因子与 NAIS 发病有密切关系,同样也是新生儿静脉血栓形成的常见病因。因子 VLeiden 突变是白人中最常见的遗传性易栓症病因之一,其他还有先天性蛋白 C、蛋白 S 或抗凝血酶缺陷,抗磷脂抗体 / 狼疮抗凝物,脂蛋白 a 增加,凝血酶原基因突变,以及亚甲基四氢叶酸还原酶 T677T(methylenetetrahydrofolate T677T,MTHFR TT)基因型。大约有 30%~70% 的新生儿缺血性脑卒中存在至少一项上述异常,而且经常(50%~80%)与其他的促进血栓形成的因素,如先兆子痫、妊娠糖尿病、胎盘血管病变、窒息缺氧、脓毒症和先天性心脏病共同致病。根据国内针对易栓症的研究发现与欧美的情况有一些不同,在我国因子 VLeiden 突变并不常见,蛋白 S 缺乏比蛋白 C 缺乏相对常见。

**【病理解剖】**供应大脑的各血管均可发生卒中。虽然在儿童及成人,先天的椎基底血管异常易导致缺血性卒中,但是,新生儿涉及脑干的卒中非常少见,涉及垂体及基底节的卒中也比较少见,一旦发生则后果严重。新生儿脑卒中可以发生在大脑前动脉、中动脉和后动脉。而其中以大脑中动脉缺血性卒中最为常见,国外报道约 95% 新生儿局灶或多灶缺血性脑卒中发生在大脑中动脉供血区,左侧较右侧常见,这可能是由于存在动脉导管造成两侧的血流动力学不同引起的。另有文献报道大脑中、前和后动脉分布区卒中分别占 51%、19% 和 18%,小脑卒中占 9%。大脑以上各动脉缺血性卒中又可分为主干缺血性卒中及分支缺血性卒中,一般分支缺血性卒中较主干缺血性卒中常见。大脑中动脉可分为皮质支和中央支,其中皮质支又分成额前支、额支、顶支以及颞支,主要供应大脑半球背外侧面的大部分皮质;中央支又称为豆纹动脉,分成数支,主要供应尾状核、豆状核及内囊后 3/5。因此,大脑中动脉的卒中又分为主干卒中(全部大脑中动脉卒中)、皮质支卒中(分水岭区卒中)及中央支卒中(豆纹动脉卒中)三种类型。

脑卒中的分布在一定程度上还与胎龄有关,早产儿倾向于发生在大脑中动脉的皮层支或豆状核纹状体分支的多灶性损伤,足月儿倾向于发生在大脑中动脉的主干。

一旦脑动脉缺血性卒中发生,其组织细胞可能经历三个阶段的变化:在早期,脑血管闭塞引起支配区域的脑血流减少或中断,组织进入缺氧缺血状态而发生的一系列病理生理及生化反应,如乳酸堆积、自由基释放、兴奋性氨基酸毒性、细胞内钙超载等,细胞膜的钠 - 钾通道发生异常,故水分子从细胞外进入细胞内,从而产生了细胞毒性脑水肿(急性期),范围较大时可同时累及灰质和白质,缺血发生后 18~23 小时,在光镜下即可见神经轴突变化;病情继续进展,24~48 小时局部微循环持续恶化,缺血区域血脑屏障破坏,血管内血浆成分渗出,又产生了血管源性脑水肿(亚急性期),显现出单核、巨噬细胞、小胶质细胞的渗出等细胞反应;继之,数周以后,肿胀细胞坏死、崩解,局部组织溶解,卒中范围扩大,最终形成广泛的多灶或单灶的囊腔或出现钙化(慢性期),胎儿期或新生儿早期发生的脑卒中,发展成大小不等的囊腔后,常被称为“空洞脑”“多灶性脑软化”,在孕中后期胎儿和新生儿期的脑组织含水量高、紧密排列的有髓纤维束相对少,以及星形胶质反应性不足,因此发生缺血性脑卒中后,脑组织更易倾向溶解和形成空洞。

**【临床表现】**

**1. 在新生儿期被观察到的围产期脑卒中** 由于围产期脑卒中的症状具有非特异性,因此一些病例因为其他原因行影像学检查,而查出存在围产期脑卒中。总体而言,新生惊厥是最常见的临床表现,在尸体解剖研究中发现有缺血性脑卒中的患儿中,有 25%~40% 的患儿临床上有惊厥发作,出现时间大多在生后 1~4 天。另有报道在 48%~88% 的病例中,惊厥发作是主诉症状或主要症状就诊。同时经常缺乏如肌张力异常、喂养异常或意识抑制等新生儿脑病的其他体征,所以这些患儿在惊厥发作间期可能无明显异常表现。如果出现全身性的体征,往往也是非特异性的很轻微的,如肌张力低下、嗜睡、呼吸暂停或喂养困难等。而轻偏瘫比较难以发现,表现为不对称的自主运动,有报道新生儿期之后才逐渐发现轻偏瘫,6 个月后表现的相对明显。

新生儿脑卒中的惊厥发作通常有两个特点,即局灶性发作和迟发性发作。单侧脑梗死新生儿通常出现对侧局灶性惊厥发作，由于临床上明显的脑卒中大多累及大脑中动脉，因此相较于腿部，手臂和面部受累的可能性更大。随着惊厥发作时间延长有可能很快泛化为全面性发作，而观察不到局灶性发作（图 6-19）。惊厥发作通常出现在出生后 12~72 小时，以≥12 小时多见，相对于缺氧缺血性脑病的惊厥通常发生在生后 12 小时内而言，具有迟发性特征，一个 79 例的队列研究表明 NAIS 的惊厥发病中位年龄为生后 19 小时。关于惊厥发作新生儿的回顾性研究认为，迟发性惊厥发作（≥出生后 12 小时）和局灶性运动性惊厥发作是新生儿脑卒中的独立预测指标。

早产儿动脉缺血性脑卒中的临床表型不同于足月儿，往往是症状不明显，而是通过常规头颅 B 超检查发现。Golomb 等通过仔细观察发现大多数早产儿 NAIS 表现为呼吸困难或呼吸暂停，只有 30% 患儿出现惊厥发作。

2. **回顾性诊断的围产期脑卒中** 部分婴儿之前并没有新生儿、围产期脑卒中病史，而在随后的几个月由于出现伸手抓握动作不对称，或达不到预期的发育动作，或者出现新生儿期后癫痫而被诊断。

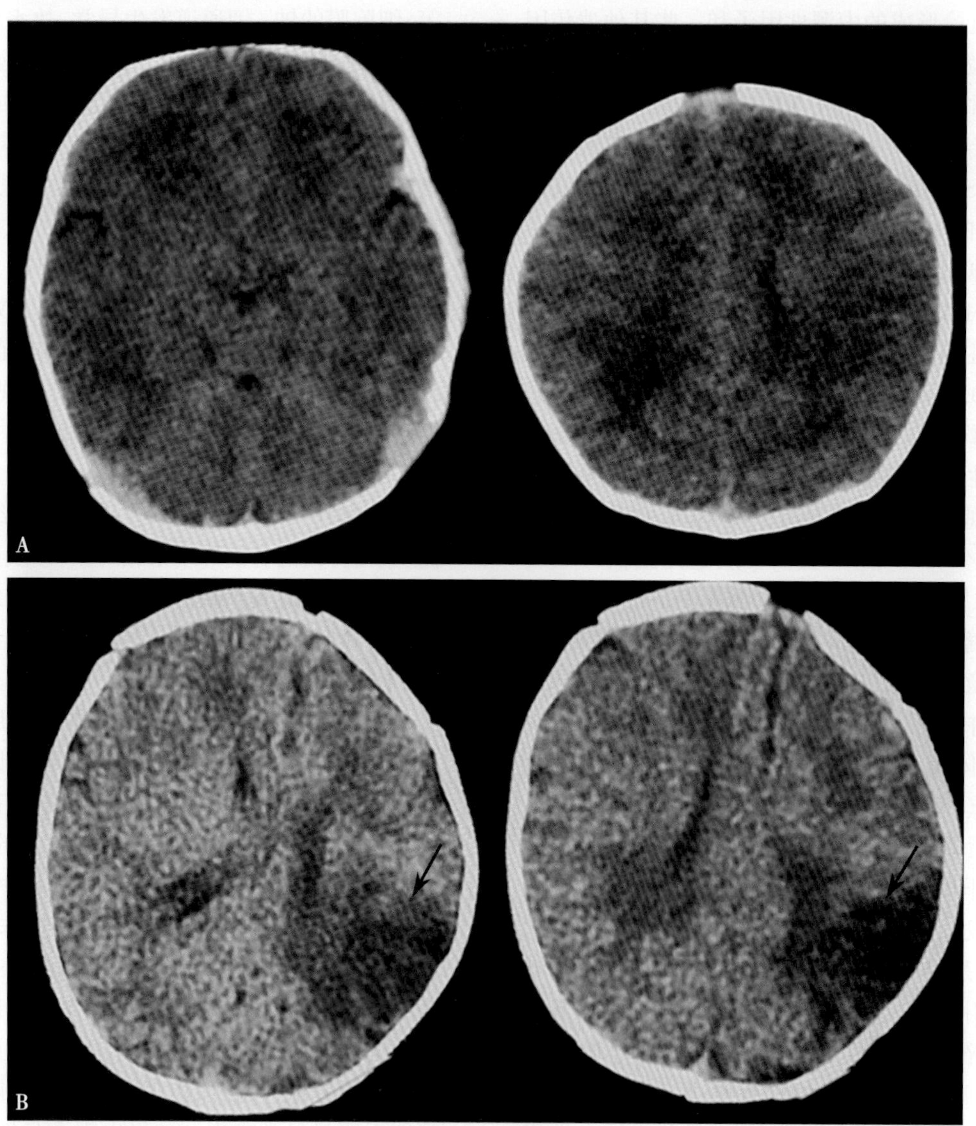


图 6-19 HIE 合并左 MCA 与 PAC 分支动脉缺血性脑卒中

$38^{+5}$ 周，宫内窘迫，胎心减慢，生后重度窒息，5 分钟 Apgar 评分 3 分，生后很快出现兴奋激惹，第 2 天出现嗜睡，肌张力减低和原始反射减弱等 HIE 表现。于生后 18 小时出现频繁右侧面部和右上肢抽动。生后 20 小时 CT（A）显示广泛白质低密度，符合 HIE 改变，未发现明显局灶性缺血性病灶。生后 14 天复查 CT（B）显示左侧 MCA 分支（分水岭区）缺血性卒中病灶。因此推测生后出现的局灶性惊厥发作为脑卒中的症状，而非 HIE 的惊厥发作

由于婴儿早期的自主运动发育不完善，对1岁之内患儿的轻偏瘫可能很难以被察觉到的，在新生儿期发现偏瘫就更困难了。有报道曾作为围产期脑卒中研究的对照组的一例新生儿行MRI检查后发现有脑卒中，因此围产期脑卒中完全有可能被漏诊。

围产期脑卒中的回顾性诊断有赖于神经影像学检查，在头颅平片发现头颅容积的不对称或增厚，或在体检时发现患侧的拇指甲床的宽度变窄可能会提供一点线索。在新生儿期就被诊断的围产期脑卒中患儿神经系统预后不一定都很差，相反，而回顾性诊断的围产期脑卒中的预后常常有神经系统异常，并会持续存在。

【诊断】

**1. 初步诊断** 在新生儿早期出现惊厥，尤其是单侧的局灶性发作时，需要常规除外新生儿脑卒中，据统计新生儿缺血性脑卒中是新生儿惊厥的常见病因之一。一旦疑诊新生儿脑卒中，应详细了解下列病史：母亲疾病史、妊娠疾病史（先兆子痫、流产史、胎盘早剥史、出血史）、患儿出生史、胎盘病理、家族中神经系统疾病史和在年幼时发生血管疾病史（如心肌卒中或脑卒中、深静脉血栓史），以及血液系统疾病史（表6-14）。

**2. 影像诊断** 新生儿脑卒中病灶的确诊依赖于神经系统影像学检查，包括颅脑超声、CT和MRI。通常先选头颅B超结合多普勒血流进行筛查，而MRI结合弥散加权成像（DW-MRI）是目前首选的早期确诊方法，尤其对那些难以确定的缺血性脑卒中的早期病变有独特的敏感性，缺血性脑卒中在MRI上的早期病变表现为边界清晰的、沿血管分布的$T_1$低信号、$T_2$高信号，DW-MRI高信号；中、晚期病变$T_1$信号进一步降低、$T_2$信号进一步增高，而接近脑脊液信号，DW-MRI高信号逐渐消失（图6-20~图6-22）。DWI能超早期探测细胞毒性脑水肿，而细胞毒脑水肿是脑缺血性卒中的一个早期病理改变。新生儿急性缺血性脑卒中发病后第1天内DWI是最快速和敏感的检查方法，对于成人和儿童的研究发现在梗死发生后6小时，甚至早在30分钟DWI即可发现病灶呈高信号，8~32小时最明显，2~4周逐渐变成等信号、低信号。因此，DWI适用于脑梗死的早期探查，1周后敏感性降低，要用传统MRI来补充（图6-23）。

MRA是目前对脑梗死患儿确定脑动脉异常诊断比较理想的技术。它能证明是否存在动脉狭窄或阻塞，能进一步证明潜在的梗死机制，如解剖结构病变、栓塞、血管炎或其他病变。MRA可对1mm宽的血管进行无创血管检查。然而MRA检查也有其局限性，对几小时或几天内的动脉缺血性梗死脑动脉血栓阻塞可造成漏诊。

表6-14 围产期脑卒中的诊断程序

| 诊断程序步骤 | 具体项目 |
|---|---|
| 一、详细询问病史 | 母亲疾病史 |
| | 妊娠疾病史 |
| | 出生史（分娩史、并发症） |
| | 家族神经系统疾病史 |
| | 家族血栓病史 |
| 二、合理选用影像学检查 | MRI（DWI，$T_1$和$T_2$，MRA） |
| | 超声（二维灰阶，3D和多普勒） |
| | CT（如果不能做MRI） |
| | 心动超声 |
| 三、深入调查病因 | |
| 1. 血液检查 | 血细胞计数 |
| | PT、APTT以及比例 |
| | 蛋白C活性 |
| | 蛋白S活性 |
| | 抗凝血酶Ⅲ活性 |
| | 磷脂抗体 |
| | 心磷脂抗体 |
| | 同型半胱氨酸 |
| | 脂蛋白（a） |
| | 纤维蛋白溶解酶原 |
| | 纤维蛋白原 |
| 2. 遗传检查 | 血氨基酸和肉碱谱 |
| | 凝血因子Ⅴ莱顿（fVL）突变 |
| | 凝血酶20210G→A突变 |
| | *MTHFR*突变 |
| 3. 尿液检查 | 毒理学筛查 |
| | 有机酸分析 |
| 4. 其他检查 | EEG |
| | 胎盘病理 |
| | 母亲凝血功能 |

如果无MRI检查或患儿病情不允许行MRI检查时，可考虑选用CT，但是由于CT对小病灶以及早期病灶的敏感性不高，往往会低估了卒中病灶的大小和表现（图6-24）。而且存在辐射，在新生儿脑卒

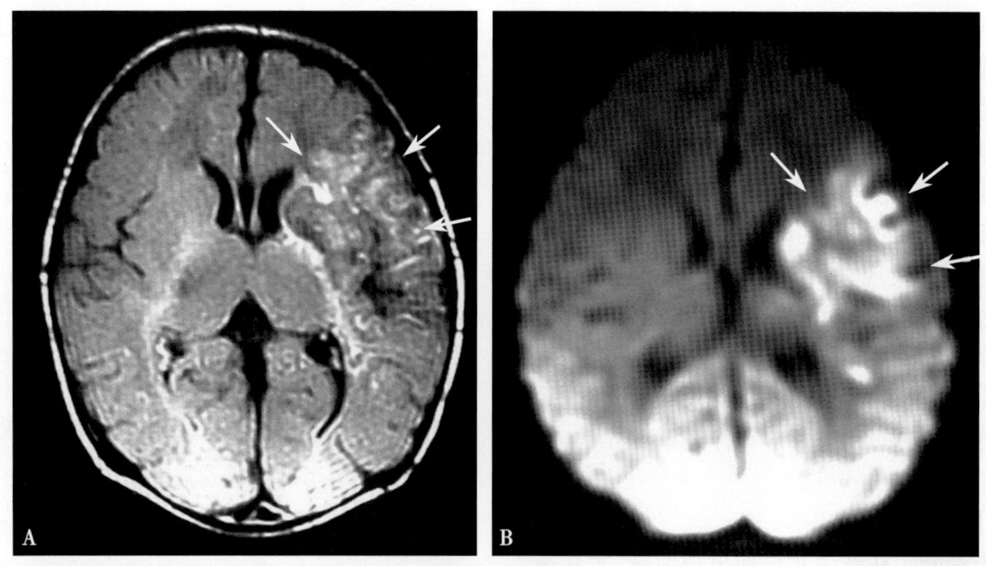

图 6-20 左侧大脑中动脉分支梗死的早期 MRI 改变

孕 $41^{+1}$ 周，出生体重 3 050g，宫内窘迫，剖宫产，Apgar 1 分钟 2 分。生后 36 小时出现抽搐，四肢肌张力增高，前囟张力稍高，原始反射减弱。MRI 检查示左侧大脑中动脉供血区梗死。A. MRI-$T_1$；B. DWI

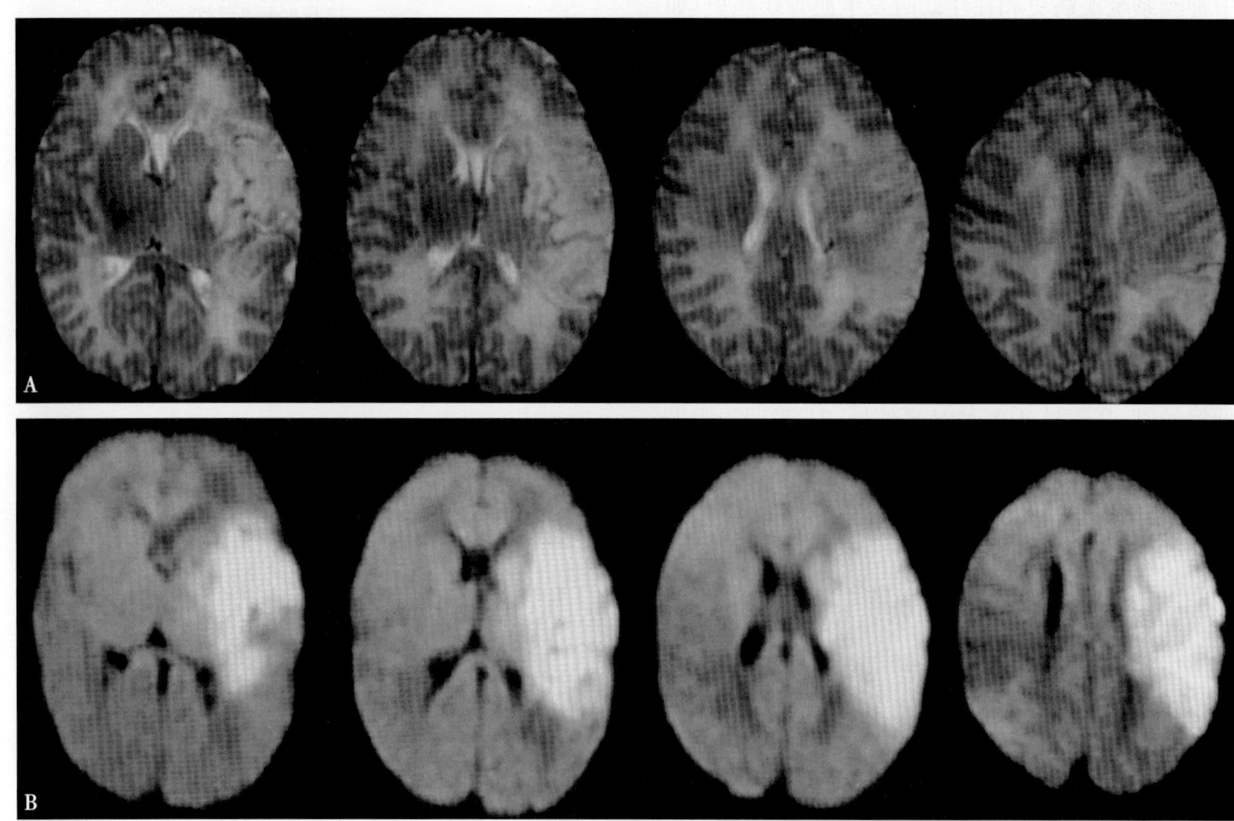

图 6-21 新生儿大脑中动脉脑卒中早期 MRI 成像

生后 5 天，足月新生儿，轴位 MRI$T_2$（A）显示左侧大脑中动脉（主干）供血区高信号，伴有脑组织肿胀、结构模糊。DWI（B）显示高信号更明显，伴有同侧基底节区异常信号

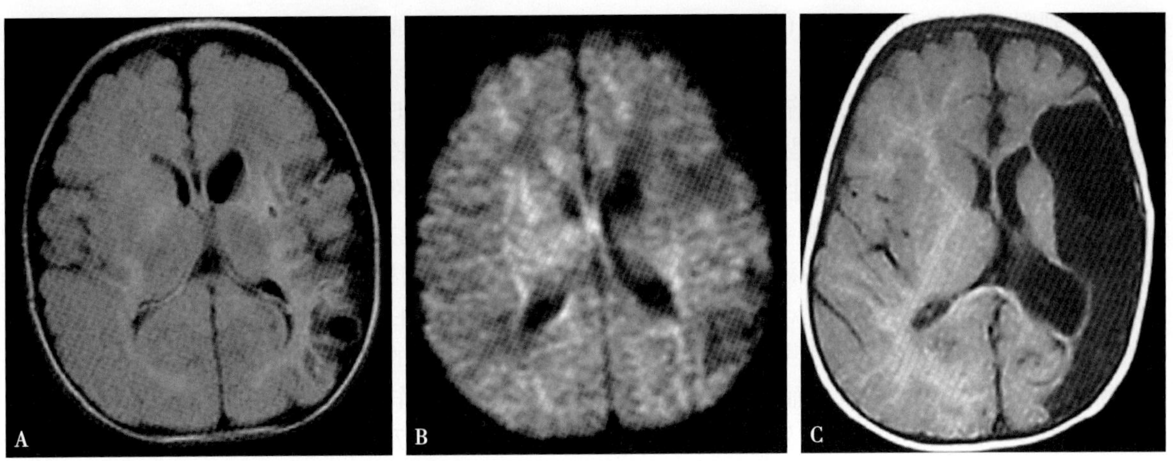

图 6-22 2 例新生期发生左侧大脑中动脉缺血性脑卒后期改变

新生儿早期左大脑中动脉缺血性脑卒中，例 1：于生后 1 个月复查，A. MRI -$T_1$W 显示病灶部位多发囊腔样改变和萎缩，伴同侧侧脑室增宽；B. 此时 DWI 的诊断敏感性下降。例 2：C. 9 个月时的轴位 MRI-$T_1$W 显示头颅变形而不对称，左侧出现脑穿通畸形

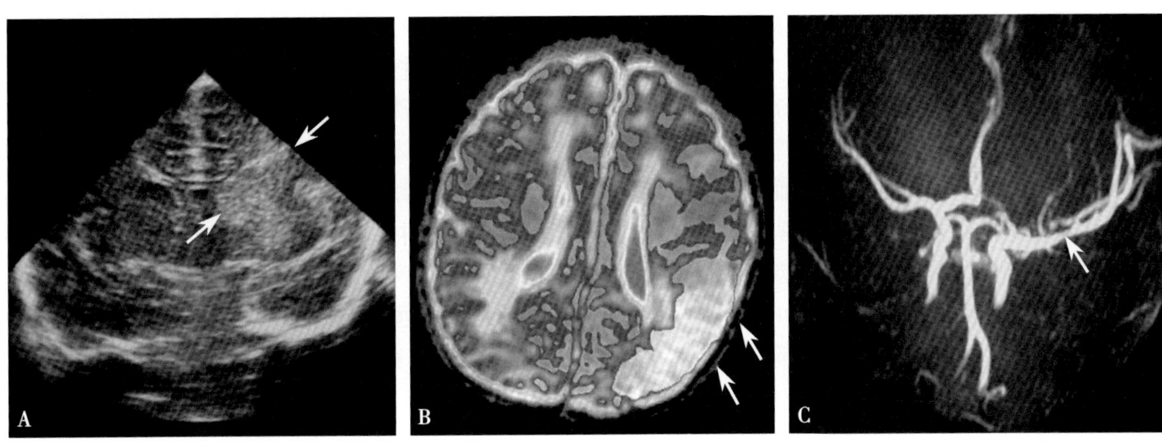

图 6-23 左侧大脑中动脉主干梗死

A. 颅脑 B 超左侧大脑中动脉供血区大范围强回声；B. DWI-MRI（ACD 伪彩图）相同区域 DWI 异常信号；C. MRA 左侧大脑中动脉狭窄，左侧大脑前动脉水平段细小、狭窄

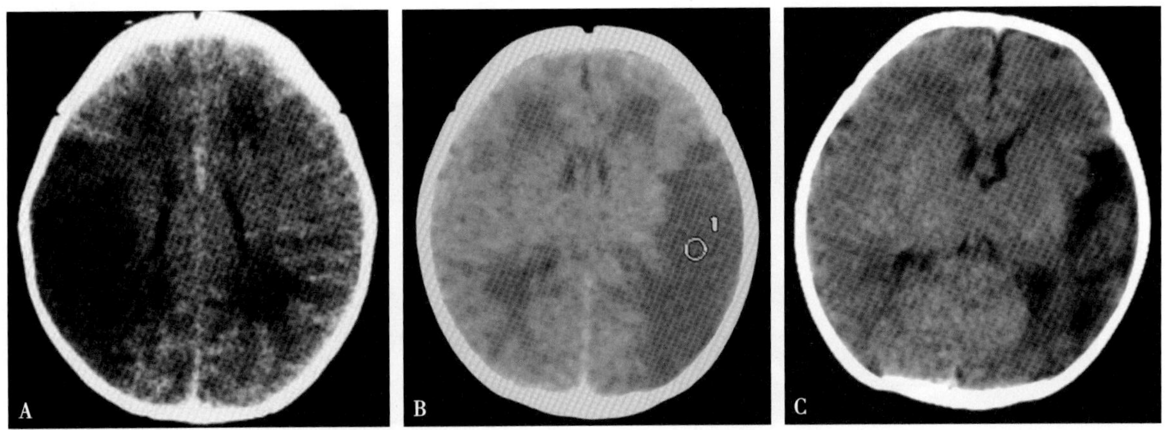

图 6-24 2 例大脑中动脉缺血性脑卒中的 CT 检查

A. 病例 1，$39^{+2}$ 周，生后 2 天，右侧大脑中动脉供血区楔形低密度病灶；B. 病例 2，孕 40W，BW 3 700g，无窒息，生后 4 天发现抽搐，随即 CT 检查示左侧颞、枕叶大脑中动脉供血区梗死；C.6 天时复查低密度梗死灶更清楚，但同侧丘脑基底节是否存在损伤，CT 显示不清

中的应用受到限制。相对而言头颅CT对颅内出血的诊断有优势。

虽然B超对于深部如脑干、大脑后动脉供血区和前囟附近病变不是十分敏感，但是据大样本资料分析，95%新生儿局灶或多灶缺血性脑卒中发生在大脑中动脉供血区，因此在新生儿脑卒中的诊断中，头颅B超仍然是非常有效、方便、经济的筛查手段。而且随着B超仪器的分辨率的提高，尤其是结合多普勒血流和3D成像的应用，颅脑超声在新生儿脑卒中的诊断中是不可或缺的手段。大血管供血区梗死（如MCA主干）表现为从中线部位向外延伸至皮层，呈放射状分布的异常回声（图6-25A，图6-26）。分支血管梗死（如分水岭区梗死）表现为相应区域的局灶性异常回声（图6-27）。其他如多灶性或不规则形状异常回声（如继发于红细胞增多症和血栓栓塞的脑梗死）（图6-28，图6-29），早期为边界不清的强回声；之后回声逐渐变强、边界逐渐清晰；后期为边界清晰的不均匀回声或低回声。

大脑中动脉卒中时，多普勒脑血流测定有一定临床意义，急性期表现为累及血管的搏动消失，如果血管狭窄或痉挛可表现为两侧的脑血流速度不对称，患侧血流速度和阻力指数明显异常（图6-25B）。

3. **功能诊断** 大部分新生儿脑卒中在生后12~72小时出现惊厥，应在第一个24小时内完成EEG检查。EEG可以早期显示病变部位，一般会表现出局灶性或单侧脑功能异常，常见周期性单侧癫痫样放电。EEG异常的部位一般与梗死的部位一致，但是，有时EEG出现异常而无对应的临床表现。在出生第1周EEG异常表现可能是一过性的，随着急性期脑损伤恢复而消失，但生后1岁以内会再次出现异常，可能是出现了继发性癫痫。当临床出现惊厥时，EEG的检查是非常重要的，即使有时临床尚未发现发作，EEG也会表现出异常。另外，EEG检查有助于预后的判断，一般EEG背景异常，即使临床没有惊厥发作也提示预后不良。

4. **病因及高危因素分析** 进一步的诊断应该集中于新生儿脑卒中的高危因素和病因分析，除了详细了解围产期母亲和新生儿的病史外，还需要进一步的影像学检查，如MRA和心脏超声，确定是否存在心脏和脑血管异常。凝血功能检查，与血液高凝相关的生化指标和易栓症的遗传学检查（表6-13，6-14）。母亲和新生儿感染的确定，必要时脑脊液检查及尿液毒物筛查。母亲的凝血异常也需要考虑，因为母体内磷脂抗体滴度是随着时间而变化的，被动进入婴儿体内的抗体会很快消失，有必要尽早进行抗体检查，之后再次复查。胎盘病理检查都是对围产期脑卒中的病理生理认识的重要环节。有报道提示如果发现胎盘血栓合并存在炎症改变时，患儿的神经系统远期预后可能就不太乐观。

**【治疗】**在急性期主要采取支持和对症处理、病

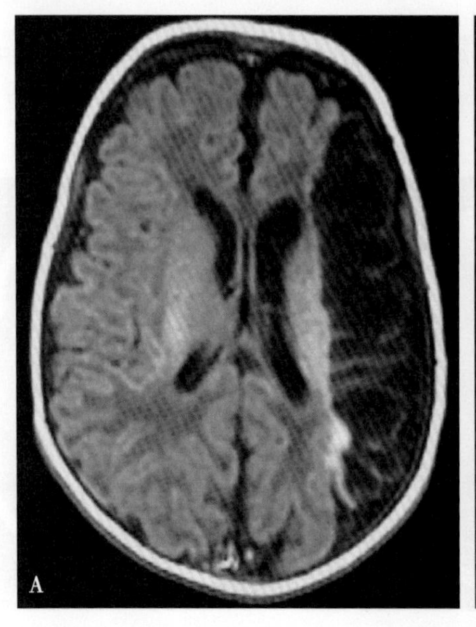


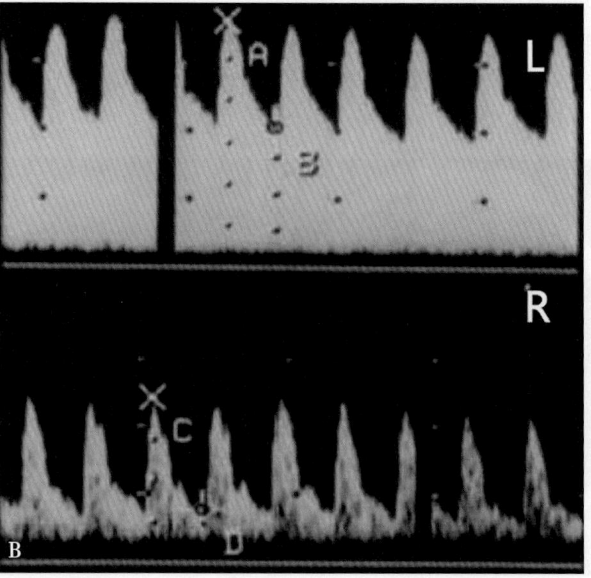


图6-25 左侧MCA脑卒中的MRI和超声多普勒血流检查

A. 生后1个月患儿MRI（$T_1W$）轴位显示左侧大脑中动脉供血区的囊性病变，临床上表现为右侧偏瘫；B. 该患儿在生后11天多普勒检查发现左侧大脑中动脉的收缩期峰和舒张末期（B图上）的血流速度比右侧大脑中动脉（B图下）高，相反左侧的阻力指数比右侧低

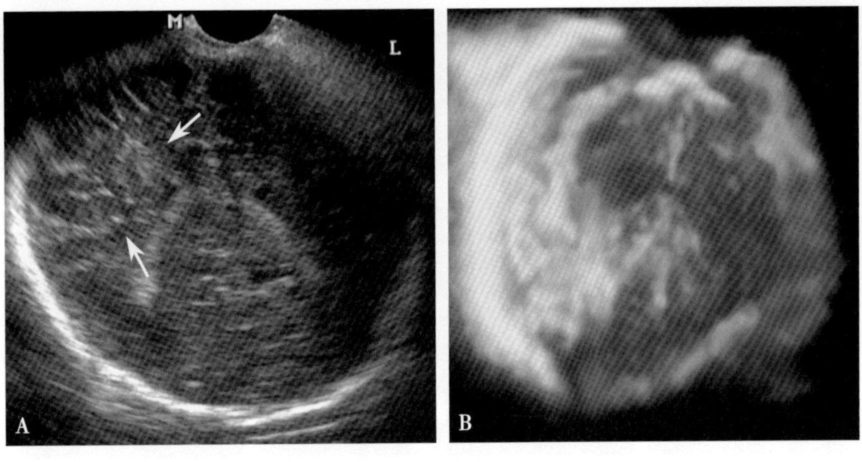


图 6-26 红细胞增多症导致的右侧大脑中动脉缺血性脑卒中

女，36$^{+2}$ 周，出生体重 3 100g，Apgar 评分 10-10-10。母孕 33 周妊高征，BP 160/110mmHg。生后即发现红细胞增多症，Hb 244g/L，HCT 71%。A. 7 天头颅 B 超检查，冠状面显示右侧大脑中动脉供血区大片状高回声；B. 超声 3D 成像右侧大脑中动脉供血区的异常回声

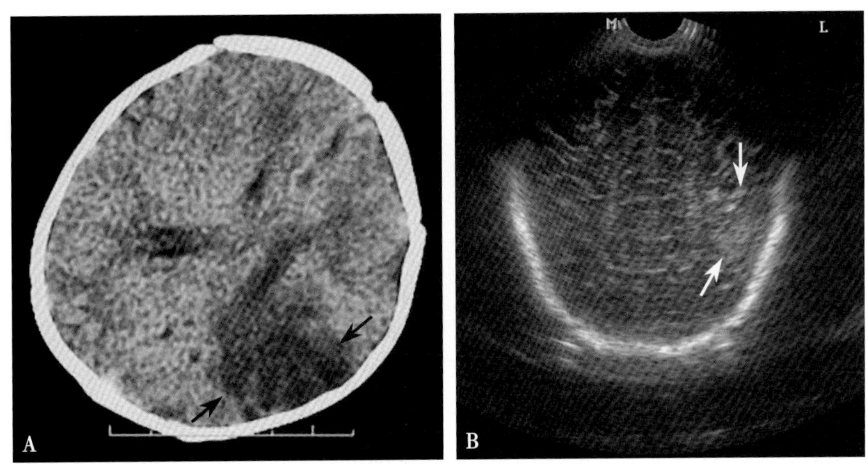


图 6-27 左侧 MCA 与 PCA"分水岭区"缺血性脑卒中

足月儿，生后重度窒息，中度 HIE，于生后 18 小时出现频繁右侧面部和右上肢抽动。A. 生后 14 天 CT，右侧颞枕交界处片状"楔形"低密度影；B. 生后 25 天头颅 B 超检查示右侧颞枕交界处片状"楔形"不均匀高回声

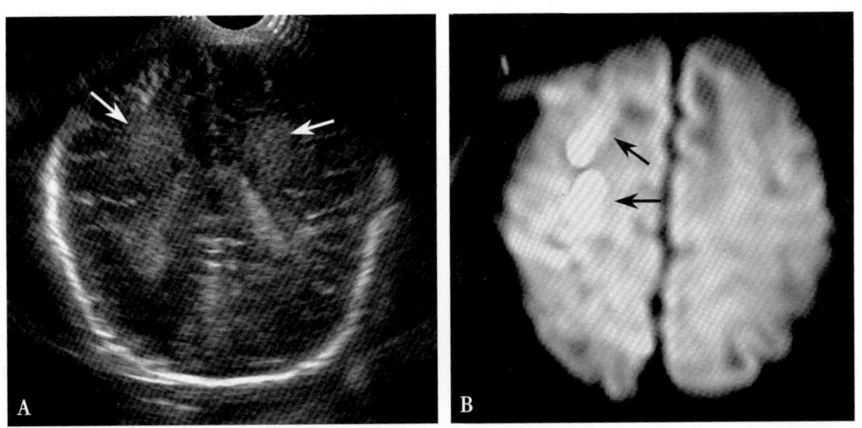


图 6-28 多灶性分支动脉缺血性卒中

A. 双侧侧脑室旁片状高回声；B. 右侧顶叶多处片状高信号

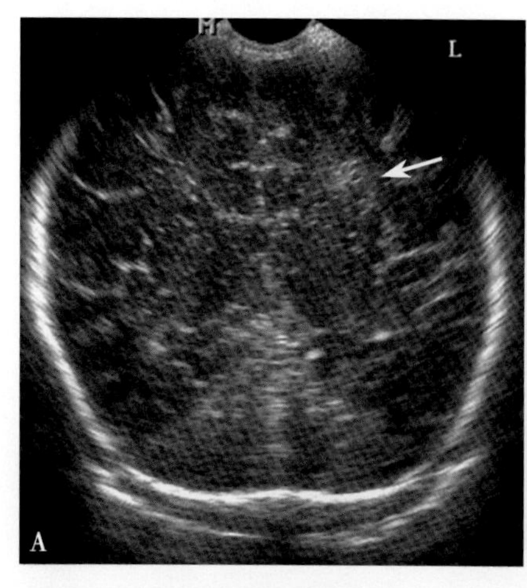


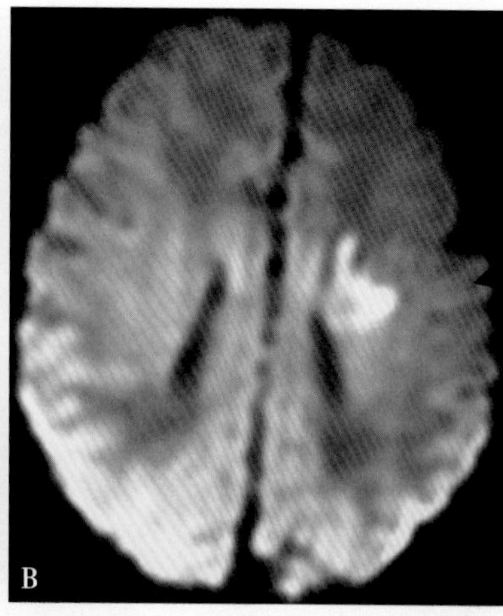


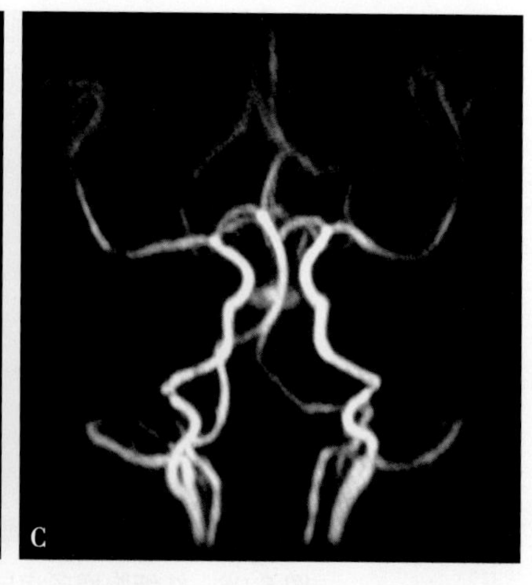


图 6-29 分支动脉缺血性卒中

41$^{+2}$ 周，母亲高龄初产（42 岁），羊水过少；羊水Ⅲ度污染，黄绿色，出生无窒息，生后 50 小时左右出现右侧肢体和面部出现阵挛性抽动发作。A. 头颅 B 超左侧侧脑室前角附近小片状高回声；B. DWI 左侧脑室旁高信号；C. MRA 颅内大血管未见明显异常

因治疗、增加脑血流灌注和防止病情进展等综合手段，恢复期要尽早进行多方面康复治疗。

1. **病因治疗** 病因治疗是围产期脑卒中的基础治疗措施，如针对细菌性脑膜炎积极敏感抗生素治疗、密切监测和稳定血糖、纠正脱水、纠正红细胞增多症、改善缺氧和酸中毒解除血管痉挛、手术纠正心脏畸形等。

2. **对症处理** 在脑卒中研究中发现惊厥与不良预后有关，以及动物实验发现反复惊厥加重梗死体积，对发育中的脑来说惊厥反复发作和惊厥持续状态可以干扰脑发育，尤其是脑边缘系统的发育。因此密切监测和控制惊厥极为重要。国内抗惊厥首选苯巴比妥，负荷量 15~20mg/kg，静脉注射，12 小时后按 3~5mg/（kg·d）维持。如惊厥还未控制，可改用咪哒唑仑，负荷量 0.1~0.3mg/kg，之后予以 1~4ug/（kg·min）持续静脉维持，根据惊厥控制情况适当增减。其他可选苯妥英钠、氯硝安定等。国外报道劳拉西泮的治疗新生儿惊厥效果优于苯巴比妥，托吡酯用于动物实验时可以有效控制惊厥。凭单纯临床观察发现新生儿惊厥发作有时候并不可靠，目前主张在脑卒中患儿进行持续的 EEG 监测，既可及时发现惊厥，又可指导抗惊厥药治疗效果判定。

3. **抗凝治疗** 抗凝治疗的目的是防止血栓进展和复发，据报道新生儿动脉缺血性脑卒中的复发率约为 1%~2%，因此大多数新生儿的血栓栓塞性脑卒中不是复发性或进展性的，抗凝治疗的应用仍存在争议。根据美国胸科医师学会（ACCP）和美国心脏协会（AHA）卒中委员会的指南推荐意见综合，抗凝治疗应该掌握以下原则：患有严重易栓症和多发脑或系统性栓子、有证据证明心源性栓子、卒中病情还在进展、有复发的可能。①普通肝素作为初始治疗，最大剂量为 75~100U/kg，静脉注射时间 >10 分钟，当有明显出血风险时应停止或减量。初始维持剂量：28U/（kg·h）（<1 岁的婴儿），20U/（kg·h）（>1 岁的儿童）。调整肝素，维持 APTT 60~85s（反映了抗 Xa 水平 0.35~0.70）。避免长时间应用普通肝素，临床主要副作用包括出血、肝素诱导的血小板减少和骨质疏松症。②低分子量肝素（low molecular weight heparin，LMWH）是使用化学法或酶法从 UFH 中提取的，是 UFH 安全而有效的替代制剂。优点主要有容易预测药物的代谢分布，需要药物治疗后监测的次数减少，可以皮下给药及较少发生出血和骨质疏松，皮下注射使用方便且相对安全，在新生儿可用依诺肝素、达肝素、瑞韦肝素和亭扎肝素等。依诺肝素是新生儿最常用的 LMWH，有临床研究报道新生儿和婴儿采用 1.5mg/kg，每天 2 次，治疗成功后减为预防量，足量治疗平均持续时间为 16.5 天，预防治疗平均持续时间超过 9.8 个月，所有患儿没有发生血栓复发或出现药物副作用。各种低分子肝素的使用剂量，见表 6-15。使用 LMWH 应同时监测抗 Xa 因子活性，皮下注射 4~6 小时后抗 Xa 因子活性的目标范围为 0.5~1.0U/ml，而皮下注射 2~6 小时后抗 Xa 因子活性的目标范围为 0.5~0.8U/ml。该药的副作用主要是出血，严重时可用硫酸鱼精蛋白逆转抗凝血酶的活性。③口服抗凝剂：华法林是维生素 K 拮抗药，通过降低血浆维生素 K 依赖因子（因子Ⅱ、Ⅶ、

表 6-15 儿科低分子肝素用量

| 药物 | 体重 | 年龄 | 初始治疗剂量 | 初始维持剂量 |
|---|---|---|---|---|
| 瑞韦肝素 | <5kg | | 150U/kg,q.12h. | 50U/kg,q.12h. |
| | >5kg | | 100U/kg,q.12h. | 30U/kg,q.12h. |
| 依诺肝素 | | <2 个月 | 1.5mg/kg,q.12h. | 0.75mg/kg,q.12h. |
| | | >2 个月 | 1.0mg/kg,q.12h. | 0.5mg/kg,q.12h. |
| 达肝素钠 | | 不限 | (129±43)U/kg,q.24h. | (92±52)U/kg,q.24h. |
| 亭扎肝素 | | 0~2 个月 | 275U/kg | |
| | | 2~12 个月 | 250U/kg | |
| | | 1~5 岁 | 240U/kg | |
| | | 5~10 岁 | 200U/kg | |
| | | 10~16 岁 | 175U/kg | |

Ⅸ、Ⅹ)的浓度发挥抗凝作用。华法林只有片剂，治疗效果不稳定，新生儿使用华法林缺乏功效和安全性的基本资料，使用后会影响儿童骨密度。④阿司匹林可预防脑卒中复发，推荐每天 1~5mg/(kg·d)，也有出血倾向问题，但未发现瑞氏综合征。⑤AHA 指南指出，对亚甲基四氢叶酸还原酶(MTHFR)突变患者应该给予叶酸和 B 族维生素，以使同型半胱氨酸水平正常化，降低血栓形成机会。⑥对于临床表现为纯合蛋白 C 缺乏的新生儿，建议应用 10~20ml/kg 的新鲜冰冻血浆，每 12 小时 1 次。条件允许时，可应用蛋白 C 溶液 20~60U/kg，直至临床症状消失。对于纯合蛋白 C 缺乏的新生儿，病情稳定后建议长期应用维生素 K 拮抗剂(VKAs)、低分子肝素、蛋白 C 替代或肝移植。

4. **溶栓治疗** 血栓溶解药物是通过把纤溶酶原转变为纤溶酶而起作用，纤溶酶依次分解纤维蛋白原和纤维蛋白导致纤维蛋白原 / 纤维蛋白降解产物的形成(FDPs)。在成人或儿童脑卒中超急性期(<6 小时)给予溶栓治疗，可尽早恢复缺血区血液供应，恢复或增加脑组织灌注是缺血性脑卒中治疗的重要步骤。最常用的血栓溶解剂药物包括链激酶、尿激酶和组织纤溶酶原激活剂(tPA)。由于难以在超早发现血栓形成或栓塞，同时新生儿使用血栓溶解剂和出血风险的关系还不十分清楚，引起出血的可能性较高，因此 AHA 建议对新生儿动脉缺血性脑卒中不主张采用血栓溶解治疗。一般只应用于已经给予足够的抗凝剂而病情继续恶化的静脉窦血栓的患儿。新生儿期主要选用 tPA，因为它可增加纤维蛋白特异性，溶解血凝块效果更好。tPA 治疗血栓首剂为 0.1mg/kg，10 分钟滴入，然后 0.3mg/(kg·h)维持 3 小时。用药前应先做头颅 B 超及凝血筛查，了解有无出血及凝血性疾病。继发性出血发生率为 20%。

5. **预防继发性脑损伤** ①抗炎治疗：可有效缓解新生儿脑损伤。使用磷酸二脂酶抑制剂己酮可可碱、血小板活化因子抑制剂 WEB2170 或 BN52021 等作预处理，尤其存在新生儿缺血性脑卒中高危因素时作预处理效果更好，可抑制单核巨噬细胞、中性粒细胞、小胶质细胞的活化，阻断内皮 2 白细胞黏附，减少炎症介质和趋化因子产生，以及时阻断损伤级联反应；②caspase 抑制剂：在发育脑急性损伤后，抗凋亡治疗可以为细胞争取到足够的时间重建一个更好的营养环境，维持细胞功能。这些治疗尚处于动物研究阶段，应用到临床尚有很长一段路要走。

6. **亚低温疗法** 动物实验证明，损伤后立刻进行亚低温治疗可获得更好的神经保护作用，其中以海马复苏效果最好，其次是纹状体和皮质。无论在大脑中动脉阻塞时或随后的再灌注期进行持续适度的头部亚低温(32~34℃)治疗均能显著减少皮质卒中面积。亚低温时间在 72 小时可获得较好的保护效果。在一组新生儿缺氧缺血性脑病合并脑卒中的亚低温治疗的研究中发现，低温治疗组惊厥发作明显减少。亚低温疗法的治疗机制：①降低氧耗，减少乳酸产生；②保护血脑屏障，降低脑水肿；③抑制小胶质细胞活化，抑制内源性有害因子生成；④维持细胞功能结构完整性，减少细胞凋亡。亚低温治疗的副作用有心律不齐、心功能下降、凝血异常等。研究表明，在近足月和足月儿应用选择性头部亚低温治疗新生儿缺氧缺血性脑病时是比较安全的治疗手段。

7. **神经营养因子** 促红细胞生成素(EPO)作为神经保护和神经营养药物,即使是延迟应用(非预防性)在新生儿脑卒中动物模型中,证实也可以减轻脑梗死体积和改善神经功能,新生儿使用EPO的安全性比较高。另外国内应用较多神经营养因子,如动物实验将神经源性神经营养因子直接脑室内给药,可减轻皮质卒中和脑水肿,神经节苷脂GM1可拮抗兴奋性氨基酸,增强内源性神经营养因子的作用。但是该类药物分子量较大,静脉用药时能否透过血脑屏障有待于进一步研究。

8. **干细胞治疗** 近几年关于干细胞移植的脑损伤恢复性治疗研究有较多进展,其主要机制是减少细胞凋亡,抗炎作用,刺激局部神经营养因子的水平,促进内源性细胞增殖,刺激神经元和少突胶质细胞前体的成熟等。新生儿脑卒中动物模型研究证实了诱导性多能干细胞、神经干细胞和间充质干细胞等,在损伤发生后数小时至数天后给予干细胞治疗,显示出一定治疗效果。甚至还发现实验性脑卒中后延迟鼻内给予间充质干细胞,在卒中后14、21、28天躯体感觉功能明显增强,卒中后28天脑组织丢失减少、运动功能改善。目前已有自体脐血干细胞治疗新生儿缺血性脑卒中的1期临床研究,研究结果值得期待。

9. **康复治疗** 康复治疗成为围产期脑卒中后期治疗的核心,在病情稳定后即应开始。可以进行功能锻炼、被动运动、理疗和水疗,以及语言教育和特殊教育等,通过康复治疗使有肌张力、心理、行为异常的患儿能最大限度地得到恢复。有学者提出约束-诱发疗法(constraint-induced therapy),这是一种针对单侧脑缺血性梗死患儿的治疗方法,以限制健侧手,并重复、密集地训练患侧上肢约2~3周,以改善患侧上肢运动功能的疗法,有多种不同实验均证实这种治疗的有效性,它对于新生儿脑卒中的治疗作用大于成人。Basu等于2017年开始设计一种家庭参与围产期脑卒中早期康复计划,最主要的是父母参与、基于家庭的复杂康复干预,以弥补当前临床实践的差距,来改善运动功能结局。此外临床还报道无创神经调节在儿童脑卒中后偏瘫康复治疗的应用报道,如抑制性重复经颅磁刺激和经颅直流电刺激等,该项技术应该可以用于新生儿脑卒中的后期康复治疗。还有研究表明,肌内注射肉毒杆菌毒素A可改善偏瘫患儿的肢体功能。

**【预后】**由于存在功能检测方法、卒中类型、随访时间和临床样本的不同,已经报道的关于新生儿脑卒中的预后也不尽相同。围生期脑卒中发病率和死亡率在一定程度上取决于脑损伤的位置和程度、是否并存其他医学问题,以及是否得到及时合理的诊断和治疗,病死率大约为3%~10%。围生期脑卒中可导致运动功能(包括脑瘫)、认知、语言、行为、情绪和视力的长期损害及癫痫等。偏瘫发生率,在新生儿期诊断的患儿约为37%,在新生儿期后诊断的患儿约为82%。视力、认知、行为、语言的损害大约占存活者的20%~60%,癫痫大约占存活者的25%~50%。总体而言预后好于年长的儿童及成人。

1. **运动障碍** 是围生期缺血性卒中最常见的后遗症,包括轻微运动障碍(30%)和偏瘫(25%~35%),偏瘫在6个月后逐渐明显,主要发生在单侧大脑中动脉(MCA)的主干梗死患儿,MCA主干梗死会累及皮层-白质-基底节-内囊后肢,损伤皮质脊髓束的多个环节而造成偏瘫,而皮层支和豆纹动脉分支梗死患儿较少(<10%)发生偏瘫。如果一侧MCA主干梗死伴有对侧同时受累,即使程度不重,几乎100%要发生偏瘫,是因为对侧同时受累时,在后续发育过程中神经功能重塑得不到对侧的代偿。我们发现1例左MCA主干梗死患儿,6月随访并没有偏瘫,DTI检查发现患侧皮质脊髓束发育明显落后,但也发现有对侧神经纤维束代偿性延伸到患侧,1岁、1.5岁随访均未发现偏瘫。

一组基于人群的回顾性研究显示,36例围产期脑卒中,至少随访至12个月,异常结果29例(81%),其中脑瘫21例(58%)、癫痫14例(39%)、语言延迟9例(25%)、行为异常8例(22%)。其中脑性瘫痪与延迟表现有关(即新生儿期无明显表现,新生儿期后被诊断为动脉缺血性卒中),与脑卒中的体积大小和神经影像学定位有关,累及布罗卡氏区(Broca's area)、韦尼克区(Wernicke's area),内囊和基底神经节容易出现脑瘫。

由于婴幼儿神经功能具有很大的可塑性,因此对偏瘫的认定需要动态评估,Wulfeck等报道2例患儿在6~8个月表现为中度偏瘫,2岁随访时均没有偏瘫;另外有3例患儿早期为严重偏瘫,在后期的随访中仅有中度程度的肌无力。

有学者通过MRI研究梗死灶及下行投射系统(皮质脊髓束),3~10天DWI的弥散限制程度和区域定位,和3个月的DTI皮质脊髓束的神经变性和发育,可以较好地早期预测偏瘫,早期DWI发现病变累及内囊后肢和同侧大脑脚,几乎100%发生偏瘫。其中DWI的阳性预测值位86%,而3个月DTI的阳性预测值为100%,阴性预测值为100%(图6-30)。

2. **认知障碍** 在早期的研究中,大约20%~25%的单侧梗死婴儿发生认知障碍,如果双侧受累或较

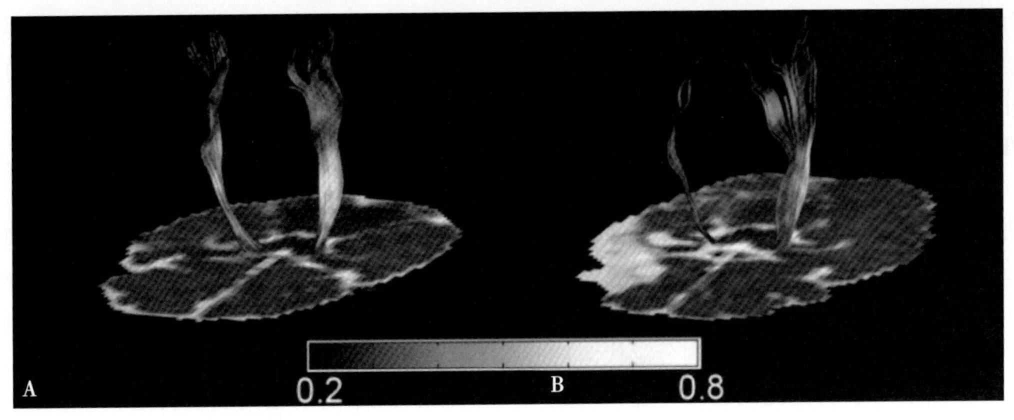


图 6-30 新生儿缺血性脑卒中 DTI 研究
A. 右侧 MCA 供血区动脉缺血性卒中，3 个月时 DTI 显示右侧皮质脊髓束基本正常，随访无偏瘫；B. 右侧 MCA 供血区动脉缺血性卒中，3 个月时 DTI 显示右侧皮质脊髓束明显发育落后，随访出现偏瘫

大病变增加了不良预后的风险。综合近来的多个报道认知障碍发生率为 25%~50%。从理论上说右侧半球受损可能影响空间认知，而左侧半球受累往往影响语言功能，但是在新生儿脑卒中患儿在以后的随访中发现这种差别并不明显。认知障碍与病变是否累及丘脑、基底节和后期出现癫痫有密切关系。

值得注意的是，与发育过程偏瘫得到功能代偿而缓解不同，认知障碍往往随时间推移到学龄期更加明显。这种现象是在 Westmacot 等对 26 例早期出现惊厥的新生儿脑卒中患儿的动态纵向研究中发现的，在学龄前期（平均年龄 4.8 岁）测试时，智力水平与测量标准的差异没有显著性。然而，在学龄期（平均年龄 8.9 岁）进行再测试时，全量 IQ 分数存在有统计学意义的轻度下降，存在非语言推理、工作记忆和处理速度方面的损害。单侧围产期脑卒中会不会损害儿童的社会行为，不同的临床系列有不一样的结论。

3. **癫痫** 也是围产期脑卒中的常见后遗症，急性围产期脑卒中（单侧）的儿童中，继发性癫痫的患病率未 15%~40%，以部分性发作多见，平均发病年龄在 4 岁左右，对药物的治疗反应不尽相同。在迟发型偏瘫儿童中，癫痫的患病率为 19%~67%。可能引发继发性癫痫的危险因素有大的梗死灶、右侧或多灶性、早期出现新生儿惊厥等。

4. **脑卒中复发** 围生期动脉缺血性卒中后，脑部或全身血栓栓塞事件的复发风险较低。在一项前瞻性病例对照研究中，包括 215 名婴儿的中位随访期为 3.5 年，复发性血栓栓塞发生率为 3%。在美国加利福尼亚的一项基于人群的研究中发现了 84 例围生期动脉缺血性卒中，脑卒中的 5 年累积复发率为 1%。

EEG 和神经影像学检查为长期预后的判断提供重要信息，Mercuri 等报道 24 例围产期脑卒中的早期脑电图和 MRI 异常，与 15 个月后运动功能之间的相关性。如果第一周内脑电背景异常或婴儿同时有内囊、基底节和皮层受累，将会发展成偏瘫。

**关键点**

1. 发病率居儿科各年龄段首位。
2. 迟发性（>12 小时）、局灶性发作是新生儿缺血性脑卒中的主要临床表现，可以无明显体征。
3. 影像学检查是确诊方法，首选 B 超筛查，MRI（尤其 DWI）确诊。
4. 早期对症和支持治疗，必要时抗凝，不建议溶栓。

（汤泽中）

## 第六节 新生儿低血糖与脑损伤

新生儿低血糖是指新生儿血糖值低于正常新生儿最低血糖值，是新生儿期常见的疾病。引起新生儿低血糖的原因很多，糖是脑细胞的能量来源，低血糖可影响脑细胞代谢及生理活动，严重且未及时纠正的低血糖可能造成永久性脑损伤。

【**定义**】新生儿低血糖是血糖低至可引起临床症状或引起神经系统损伤，目前对于新生儿低血糖的定义仍有争议，有文献报道对于有新生儿低血糖高危因素的新生儿，包括糖尿病母亲婴儿、晚期早产儿（胎龄 35~37 周）、小于胎龄儿（出生体重在同胎龄10百分位以下或≤2 500g)、大于胎龄儿(出生体重在同胎龄90百分位以上或≥4 500g),以生后48小时内血糖<2.0mmol/L、生后48小时后血糖<2.6mmol/L作为诊断标准,也有学者提出应根据生后低血糖严重程度分为轻度(血糖2.2~2.8mmol/L)、中度(血糖1.1~2.2mmol/L)、重度(血糖<1.1mmol/L)。我国比较公认的标准是,任何胎龄、任何日龄全血血糖<2.2mmol/L。血糖<2.6mmol/L是需要干预的标准。由于新生儿生理特点和生后过渡阶段内分泌代谢对于低血糖适应不同,对于新生儿低血糖的定义缺乏单一的界值。

【病因】引起新生儿低血糖的原因很多。

1. **糖原和脂肪贮备不足** 糖原主要在孕晚期贮备,低出生体重儿包括早产儿和小于胎龄儿糖原贮备不足,生后能量需求相对高,容易发生低血糖。

2. **糖消耗过多** 许多疾病状态如窒息、新生儿呼吸窘迫综合征、新生儿硬肿症等会引起新生儿糖消耗过多,常同时伴有缺氧、低体温、摄入减少、代谢率增加。

3. **高胰岛素血症** 分为暂时性高胰岛素血症和持续性高胰岛素血症。暂时性高胰岛素血症常见于母亲患糖尿病的婴儿,由于孕母血糖升高,胎儿血糖也随之升高,胎儿胰岛细胞产生胰岛素增加,生后来自于母亲的葡萄糖中断而胰岛素水平相对较高,导致新生儿低血糖。

4. **内分泌疾病** 调节葡萄糖稳态的激素如皮质醇、甲状腺素、生长激素等缺乏会引起低血糖,这些激素可以单一缺乏,也可能由于垂体激素缺乏或原发肾上腺皮质功能减退同时出现。持续性高胰岛素血症可见于胰岛细胞瘤、胰岛细胞增殖和Beckwith综合征等。近年来发现多达50%的患者携带某些基因突变,这些基因编码的酶调控胰岛β细胞的细胞内代谢途径或阳离子穿过β细胞膜的转运。这些基因最常影响磺酰脲受体(sulfonylurea receptor,SUR1)及内向整流钾通道(Kir6.2)的调控,而这些蛋白构成了β细胞膜上的功能性ATP依赖性钾通道。

5. **遗传代谢性疾病** 各种氨基酸(如枫糖尿症)、脂肪酸(如中链、长链、极长链脂酰辅酶A缺乏)、糖代谢缺陷(如半乳糖血症)可以引起低血糖;参与糖原合成、糖原降解或调控这些过程的蛋白质的编码基因突变可引起糖原代谢(糖原分解)障碍,如糖原贮积症。

6. **其他** 母体接受β拟交感神经药物如特布他林治疗,通过阻滞肾上腺素的作用阻止了糖原分解;低体温婴儿,可用的葡萄糖减少且葡萄糖消耗增加;严重肝功能障碍、糖原分解和糖异生作用受损引起新生儿低血糖。

【发病机制】大脑是人体唯一需要持续供糖的组织,一旦发生低血糖,葡萄糖供应不足,会引起脑细胞能量代谢的异常,出现脑损伤。低血糖时脑细胞能量代谢发生障碍,三羧酸循环受阻,脑细胞磷酸肌酸和ATP产生减少。由于能量代谢障碍,兴奋性氨基酸如谷氨酸释放增加,与突触后神经细胞膜受体结合,能量依赖离子泵转运失常,$Na^+$、$Ca^{2+}$内流,细胞毒性水肿,甚至神经细胞死亡。由于能量代谢障碍,氧自由基产生增加引起过氧化,可导致神经元细胞死亡。

【临床表现】新生儿低血糖大部分为无症状低血糖,症状性低血糖的出现与低血糖的程度、持续时间,以及是否有其他伴随症状如低氧血症等相关,常表现非特异症状和体征,包括自主神经症状如面色苍白、出汗、震颤、呼吸增快、易激惹等,神经系统能量代谢障碍出现脑功能异常,包括反应差、吸吮无力、喂养困难、哭声弱、意识改变如嗜睡、烦躁不安,甚至昏迷,肌张力低下、惊厥发作等,其他低血糖表现包括呼吸暂停、心动过缓、发绀和低体温。大部分非特异性症状及体征经及时干预,随着葡萄糖供给和血糖恢复正常易快速纠正。而严重、持续或反复低血糖常致惊厥发作或昏迷等,即使低血糖纠正,临床恢复较难且慢,甚至可引起远期神经系统不可逆性损伤,包括认知、行为的异常,运动功能的异常,视、听功能的异常,癫痫发作等。

对于症状性低血糖,在之后应用头颅MRI评价后发现,与脑损伤可能存在相关性,因此,需要积极治疗症状性低血糖。无症状性低血糖患儿在随访过程中可能出现学习能力下降、视觉运动能力下降等,低血糖持续时间越长、反复发作低血糖可能会更严重。早产儿无症状性低血糖是否会引起神经系统损伤,以及早产儿需要接受干预的血糖值是否应低于足月儿,目前仍有争议。有研究报道,早产儿中反复或持久的无症状低血糖发作会导致神经发育后遗症,对于有反复低血糖发作且同时为小于胎龄儿的早产儿,远期神经发育损害可能更大,但也有一些研究认为早产儿无症状性低血糖不影响远期神经发育。

【辅助检查】低血糖脑损伤部位以双侧顶枕叶后部脑组织、胼胝体压部及内囊后肢、皮质脊髓束受累为主,常呈对称性分布,脑干、小脑及基底核区受累相对少见。

1. **头颅磁共振成像检查** 是新生儿低血糖脑损伤的重要检查评估方法。新生儿低血糖脑损伤的程度与头颅MRI病变范围有关，程度越重病变范围越大。新生儿低血糖脑损伤的主要易损部位主要在顶枕部，但并不能忽视其他可能受累的区域。在一些病例中会发现皮质脊髓束受累，而且这部分患儿远期发生运动异常的概率更高，提示皮质脊髓束的受累是低血糖的潜在易损区域而且与预后密切相关。血糖越低、症状体征越严重，病变范围可能更大，有可能出现弥漫性皮层受累、脑白质受累、基底节受累。低血糖性脑损伤的MRI影像学表现为受损部位的$T_1$低信号、$T_2$信号正常或稍高，可在低血糖脑损伤后5天出现。严重低血糖，急性期代谢紊乱、能量衰竭，会引起神经细胞水肿、坏死，后期可出现脑萎缩或脑室扩大，在MRI上也会有相应改变。

磁共振弥散成像技术（DWI）对组织损伤后细胞内水分子的移动变化特别敏感，图像上表现为高信号，因此DWI可为低血糖脑损伤早期提供证据，更早地发现病灶（24小时内）。

2. **脑电图（EEG）检查** 低血糖脑损伤的EEG改变缺乏特异性，可表现为脑电节律改变、背景不连续、持续低电压、局灶性放电、棘波棘慢波发放等。EEG改变越严重提示脑损伤越严重，发生后遗症风险越高。新生儿低血糖脑损伤早期即可出现EEG异常，半数以上EEG异常的低血糖患儿在早期没有脑损伤症状，因此，EEG检查能够客观反映脑细胞功能状态及损伤程度，对于新生儿低血糖患儿应常规进行EEG检查。

振幅整合脑电图（aEEG）能够较好地评估脑电背景活动，与传统EEG比较，具有实时、动态、操作及判读简单等优点。根据aEEG判读结果分为正常、轻度异常及重度异常。正常指连续正常电压的aEEG图形，轻度异常指不连续电压或连续正常电压合并单次惊厥发作，重度异常指其余异常背景图形或反复惊厥发作或惊厥持续状态等。aEEG不仅可用于发现低血糖脑损伤，一定程度上可用于判断预后。有研究发现aEEG背景活动异常、睡眠觉醒周期异常与近期神经系统预后呈正相关，而两者结合起来其相关性更高。低血糖可以引起新生儿惊厥发作，而新生儿惊厥常表现为微小发作，临床有时不易观察。aEEG能够监测低血糖脑损伤的癫痫发作，可用于预测脑损伤的程度和预后。

3. **闪光视觉诱发电位** 新生儿低血糖脑损伤易累及顶枕叶区，持续而严重的低血糖脑损伤还易造成视觉障碍，视觉诱发电位可反映急性脑损伤及其程度。

**【治疗】**

1. **低血糖治疗** 对于无症状性低血糖，可先给予母乳或配方奶喂养，监测血糖，如血糖仍不能维持正常需要静脉应用葡萄糖。

对于症状性低血糖或血糖<2.6mmol/L，应尽快给予葡萄糖治疗，首先给予10%葡萄糖2ml/kg静脉推注，之后足月儿给予4~6mg/(kg·min)葡萄糖持续静脉输注，早产儿给予6~8mg/(kg·min)葡萄糖持续静脉输注以维持血糖，如血糖不能维持正常可逐渐上调输糖速度。如输注葡萄糖浓度超过12.5%需放置中心静脉，如血糖能够维持正常，可逐渐下调输糖速度，同时无喂养禁忌证可继续喂养。

口服40%葡萄糖凝胶治疗新生儿低血糖，能够减少由于治疗原因造成的母婴分离，提高纯母乳喂养率，在新生儿期及2岁时未发现副作用，可以作为新生儿无症状性低血糖的一线治疗，目前在国内尚未开展。

糖皮质激素可以减少胰岛素分泌，增加糖异生及糖原分解，持续性低血糖可给予氢化可的松治疗。新生儿持续性低血糖还可以考虑胰高血糖素、二氮嗪、生长抑素等治疗，同时需进一步明确病因指导治疗。

2. **低血糖脑损伤治疗** 目前无特效治疗方法，重在预防。应对高危新生儿做到严密监测、早发现、及时干预，尽量减轻低血糖程度，缩短低血糖持续时间，稳定血糖，以减少神经系统损伤。对新生儿低血糖患儿，于纠正月龄1、3、6、9、12和18个月常规进行随访，评估其生长及神经发育情况，并进行视、听觉脑干诱发电位等检查，及时干预，降低新生儿低血糖对神经系统的远期不良影响。

**关键点**

1. 新生儿低血糖比较公认的诊断标准是任何胎龄、任何日龄全血血糖<2.2mmol/L。血糖<2.6mmol/L需进行干预。
2. 严重、持续或反复低血糖常致惊厥发作，甚至昏迷等，可能引起远期神经系统不可逆性损伤。
3. 低血糖脑损伤头颅MRI典型改变为顶枕叶DWI高信号，$T_1$低信号、$T_2$信号正常或稍高。
4. 低血糖脑损伤无特效治疗方法，重在预防新生儿低血糖发生，早发现，及时治疗低血糖。

（张欣）

## 第七节 胆红素脑病

胆红素脑病(bilirubin encephalopathy)是胆红素的神经毒性引起基底节和不同脑干核损伤的中枢神经系统表现。自2004年以来,将出生1周内新生儿由于胆红素神经毒性所致的急性神经系统表现称为急性胆红素脑病,胆红素慢性和永久性神经系统表现称为核黄疸(kernicterus)。除胆红素脑病的典型表现外,胆红素还可以引起其他形式的轻型神经系统损伤,表现为一个或多个系统功能障碍,称为胆红素引起的神经功能障碍(bilirubin-induced neurologic dysfunction,BIND)。

虽然随着光疗、换血等技术的发展,胆红素脑病的发生有所下降,但即便发达国家也仍有胆红素脑病的报道,病死率高,遗留神经系统后遗症概率高。我国于2009年开展大规模多中心研究,33家医院共报道348例胆红素脑病病例,约占收治患儿总数的4.8%。

**【病理生理】**胆红素具有潜在的神经毒素,当总胆红素浓度≥ 25mg/dl(428μmol/L)时,足月儿和晚期早产儿存在胆红素相关神经损伤的危险。一般而言,在此阈值水平,不与白蛋白相结合的未结合胆红素可进入脑组织,并通过细胞凋亡(程序性细胞死亡)和/或坏死的方式引起细胞死亡。体外动物细胞培养研究表明,较低水平的未结合胆红素诱发细胞凋亡,较高水平的未结合胆红素诱发坏死性细胞死亡。

未结合胆红素在血浆中主要与白蛋白结合,当白蛋白水平较低、白蛋白与胆红素结合能力下降,其他物质与胆红素竞争与白蛋白的结合时,血浆中游离胆红素增加,游离胆红素更容易穿过血脑屏障引起细胞损伤;血脑屏障能够限制一些物质进入中枢神经系统,早产儿、缺氧、酸中毒、感染等情况下可引起血脑屏障通透性增加,游离胆红素甚至与白蛋白结合的胆红素也有可能通过血脑屏障,造成细胞损伤。

选择性的受损伤区域:基底节,特别是苍白球和丘脑下核;海马,尤其H2-H3区;黑质网状部;各种神经核团,如前庭神经核、动眼神经核、听神经传导通路及面神经核;脑干神经核,尤其是脑桥的网状结构下橄榄核;脊髓前角细胞。

**【危险因素】**胆红素脑病有以下高危因素:①出院前总胆红素或经皮测得的胆红素处于高危区,高危区的定义为大于年龄对应值的第95百分位值;②出生24小时内的黄疸;③同族免疫性溶血导致的溶血性疾病,遗传性红细胞酶缺乏(如葡萄糖-6-磷酸脱氢酶缺乏)或红细胞膜缺陷,网织红细胞升高、纠正吸入的CO水平或潮气末CO浓度升高等提示溶血的可能;④胆红素与白蛋白比值,白蛋白水平过低会增加血浆游离胆红素水平,当胆红素/白蛋白>1,发生胆红素脑病的风险明显升高;⑤早产儿或低出生体重儿;⑥糖尿病母亲所生的巨大儿;⑦新生儿红细胞增多症;⑧男性患儿;⑨其他高危因素,如窒息、呼吸窘迫、严重酸中毒、严重感染、低血糖、低体温等。

**【临床表现】**

**1. 急性胆红素脑病** 急性胆红素脑病主要基于临床诊断,见于总胆红素>342umol/L(20mg/dl)和/或每小时上升速度>8.5umol/L(0.5mg/dl)、>35周的新生儿,是胆红素神经毒性所致的急性中枢神经系统损害。随病情进展可分为三个阶段。早期阶段,临床体征可能较轻微,患儿表现为嗜睡,唤醒时有轻至中度肌张力低下和尖声哭泣。如未进行干预,随着高胆红素血症的进展和持续存在,进入中期,患儿可有发热、嗜睡伴吸吮力弱,或易激惹和紧张不安伴吸吮力强。患儿的哭声可较尖锐,且难以安抚。可出现轻至中度肌张力过高,最初表现为在受到刺激时,角弓反张,在此阶段进行紧急换血疗法可能防止永久性胆红素介导的神经系统损害。进展期的特征是呼吸暂停、无法进食、发热、抽搐以及半昏迷状态(可进展为昏迷)。肌张力过高表现为持续性颈后倾和角弓反张,伴手足蹬车样运动或惊厥发作。哭闹难以抚慰,或可能有仅微弱啼哭或没有啼哭。患儿的直接死亡原因是呼吸衰竭或难治性惊厥。第三阶段通常在1周后,肌张力增高转为肌张力减低,吸吮力和对外界反应逐渐好转,呼吸逐渐好转,1~2周后急性期症状可消失。

**2. 核黄疸** 核黄疸指出生数周以后出现的胆红素神经毒性作用所引起的慢性、永久性损害及后遗症,常在1岁内表现比较典型,典型四联征包括锥体外系运动障碍、感音神经性聋、眼球运动障碍和牙釉质发育异常,认知功能通常不受损。锥体外系症状可表现为手足徐动、舞蹈、震颤、肌张力不全等。感音神经性聋通常表现为听神经病变,眼球运动障碍表现为眼球转动困难,尤其是向上凝视受限。牙釉质发育不良可表现为绿色或棕褐色牙,门齿月牙形缺失。

3. BIND 胆红素引起的轻微神经系统损伤可以表现为认知、学习、运动障碍,或者仅表现为耳聋或听觉障碍。

**4. 早产儿胆红素脑病的特点** 早产儿在新生

儿期发生胆红素脑病时常常缺乏典型临床表现,可表现为呼吸暂停、呼吸循环功能急剧恶化等。随访中少有核黄疸的表现,听觉损伤是胆红素神经毒性最敏感的指标,也是早产儿胆红素脑病的主要表现,锥体外系异常比较少见。这主要是由于早产儿相对较轻的高胆红素血症即得到积极治疗,而且早产儿中枢神经系统发育不成熟,在发育过程中的重塑和修复能够一定程度上进行代偿。

【辅助检查】

**1. 头颅 MRI 检查** 常规头颅 MRI 检查在胆红素脑病的诊断及预后判断方面有重要的参考意义,异常信号出现部位与病理部位相符,主要位于苍白球。急性期苍白球 $T_1WI$ 高信号为特征性改变,$T_2WI$ 双侧苍白球常常呈等信号或稍高信号。慢性期双侧苍白球可出现特征性 $T_2WI$ 高信号,为胶质细胞增生所致,如早期出现 $T_2WI$ 高信号提示病情严重或持续进展,预后不佳。磁共振弥散加权像(DWI)对于缺氧缺血引起的细胞毒性水肿和神经纤维损伤比较敏感,胆红素脑病患儿常无异常,故 DWI 不能用于胆红素脑病的诊断,可以用于与新生儿缺氧缺血性脑病相鉴别。磁共振波谱(magnetic resonance spectrum,MRS)中,N- 乙酰天门冬氨酸(NAA)只存在于神经元中,在胆红素毒性作用下,无论神经元出现凋亡还是坏死,NAA 峰都将不同程度降低,能够更早的发现神经元及轴突代谢异常或功能障碍,对于胆红素脑病急性期脑组织损伤,比 MRI 更敏感。目前由于研究仅限于小样本,尚未能广泛应用于临床。

**2. 脑干听觉诱发电位(BAEP)检查** 听力损害是胆红素神经毒性的一个突出表现,BAEP 异常是胆红素脑病患儿常见临床表现,可以是胆红素脑病唯一表现,而且出现相对较早,可用于胆红素脑病早期诊断。主要表现Ⅰ波、Ⅲ波、Ⅴ波潜伏期延长,波形分化不良,甚至波形消失,可以表现单侧或双侧;BAEP 的改变与胆红素升高程度和持续时间有关,轻症患儿可呈可逆性,可以作为监测病情进展的指标。BAEP 用于胆红素脑病的诊断敏感性相对较高,但诊断特异性不高,其他神经系统疾病如宫内感染、脑发育畸形等也可引起 BAEP 异常,还应参照不同胎龄及日龄的正常值。

**3. 脑电图检查** 可反映大脑半球基本功能状态和发育成熟水平,胆红素脑病患儿脑电图可表现为脑电成熟度延迟,波幅降低,双侧放电不对称,惊厥发作,暴发抑制,弥漫性低电压等。

振幅整合脑电图(aEEG)检查能够早期实时动态在床旁完成,图形直观,容易分析,能够早期发现脑功能异常,及时指导临床处理及判断预后,在各种神经系统损伤高危患儿脑功能监测中发挥作用。aEEG 可用于胆红素脑病患儿急性期脑功能监测。

**4. 血清神经元特异性烯醇化酶(NSE)检查** NSE 是主要位于中枢神经系统的神经元及神经内分泌细胞胞质中的一类酶,在糖酵解调节过程中起到关键作用,具有高度神经组织特异性,神经系统损伤后从神经元漏出,在脑脊液及外周血中可以检测。NSE 对中枢神经系统损害具有高度的敏感性和特异性,是早期诊断神经系统损伤最敏感的客观生化指标之一。NSE 浓度与黄疸程度呈正相关,对胆红素神经损伤早期诊断有一定参考意义。

**【诊断与鉴别诊断】**出生 1 周内新生儿,有重度高胆红素血症,特别是合并早产、溶血病、严重感染、窒息、低白蛋白血症等,在黄疸高峰期出现神经系统症状,结合典型 MRI 表现,可以诊断胆红素脑病。

鉴别诊断:主要与其他原因引起的中枢神经系统损伤相鉴别,如低血糖脑损伤、新生儿缺氧缺血性脑病、中枢神经系统感染等,一般结合病史及典型 MRI 表现比较好鉴别。

**【预防与治疗】**早期干预治疗能够一定程度上防止新生儿高胆红素血症和胆红素脑病的发生。宫内诊断和治疗新生儿溶血病、生后 72 小时内出院的新生儿随访胆红素水平是重要的预防措施,降低血清胆红素、减少游离胆红素、及时治疗发生胆红素脑病的高危因素是主要治疗措施。

**1. 产前预防** 做好产前检查,避免早产、宫内感染等高危因素的发生,对于怀疑新生儿溶血病患儿监测血清抗体滴度、根据情况及时给予治疗。

**2. 产后预防** 对于生后早期出现、进展快的黄疸应密切监测胆红素水平,根据胆红素水平及时给予治疗。包括:及时治疗发生胆红素脑病可能的高危因素,如纠正酸中毒、改善缺氧、积极抗感染治疗等;达到光疗指征时积极给予光照疗法,降低血清胆红素;达到换血指征时积极给予换血治疗,能够快速有效地降低血清胆红素;确诊新生儿溶血病患儿可给予静脉丙种球蛋白治疗;当血清胆红素接近换血水平,且白蛋白 <25g/L,可静脉输注白蛋白 1g/kg,能够提高白蛋白水平,减少游离胆红素水平。

**3. 治疗** 已发生胆红素脑病患儿根据各期表现给予对症治疗,后遗症期给予康复治疗,对于遗留听力障碍患儿可尝试人工耳蜗植入,对于听力、语言能力和认知能力有一定帮助。

**关键点**

1. 根据发病时间及临床表现分为急性胆红素脑病和核黄疸。
2. 急性期头颅 MRI 苍白球 $T_1$WI 高信号为特征性影像学改变。
3. 密切监测胆红素水平、及时给予降低胆红素治疗等能够一定程度上防止新生儿高胆红素血症和胆红素脑病的发生。
4. 已发生胆红素脑病和核黄疸患儿主要给予对症治疗及指导康复。

（张欣）

## 参考文献


1. Glass HC. Neonatal Seizures: Advances in Mechanisms and Management. Clin Perinatol, 2014, 41 (1): 177-190
2. Laureta E, Mizrahi EM, Moshé SL. Seizures and Epilepsies in the Preterm and Term Neonate. In. Schomer DL and Lopes da Silva FH edit. Niedermeyer's Electroencephalography: Basic Principles, Clinical Applications, and Related Fields. 6th ed. Copyright ©2011 Lippincott Williams & Wilkins, 2011
3. Shellhaas RA, Wusthoff CJ, Tsuchida TN, et al. Profile of neonatal epilepsies: Characteristics of a prospective US cohort. Neurology, 2017, 89 (9): 893-899
4. Shellhaas RA. Continuous long-term electroencephalography: the gold standard for neonatal seizure diagnosis. Semin Fetal Neonatal Med, 2015, 20 (3): 149-153
5. Tan AP, Svrckova P, Cowan F, et al. Intracranial hemorrhage in neonates: A review of etiologies, patterns and predicted clinical outcomes. Eur J Paediatr Neurol, 2018, 22 (4): 690-717
6. 周丛乐，汤泽中，侯新琳．新生儿神经病学．北京：人民卫生出版社，2012
7. Cole L, Dewey D, Letourneau N, et al. Clinical Characteristics, Risk Factors, and Outcomes Associated With Neonatal Hemorrhagic Stroke: A Population-Based Case-Control Study. JAMA Pediatr, 2017, 171: 230-238
8. Inder TE, Volpe JJ. Stroke in the Newborn. in Volpe's neurology of the newborn. 6th ed. Elsevier, Philadelphia, 2018
9. Mckinlay CJ, Alsweiler JM, Anstice NS, et al. Neonatal Glycemia and Neurodevelopmental Outcomes at 2 Years.NEngl J Med, 2015, 373 (16): 1507-1518
10. Paudel N, Chakraborty A, Anstice N, et al. Neonatal Hypoglycaemia and Visual Development: A Review. Neonatology, 2017, 112 (1): 47-52
11. 中华医学会儿科学分会新生儿学组《中华儿科杂志》编辑委员会．新生儿高胆红素血症诊断和治疗专家共识．中华儿科杂志，2014, 52 (10): 745-748
12. Bhutani VK, Johnson-Hamerman L. The clinical syndrome of bilirubin-induced neurologic dysfunction. SeminFetal Neonatal Med, 2015, 20 (1): 6-13

第七章

# 中枢神经系统感染

## 第一节 中枢神经系统细菌感染

细菌性脑膜炎（bacterial meningitis，BM）是各种化脓性细菌感染所致的脑膜炎症，又称化脓性脑膜炎（purulent meningitis，PM），简称化脑，是儿童时期常见的中枢神经系统感染。以发热、颅内压增高、脑膜刺激症状及脑脊液呈化脓性改变为特征。随着诊治本病水平的不断提高、疫苗的推广应用，化脑的发病率和病死率均已明显下降，但仍是目前死亡率较高的儿童感染性疾病，并有较高的致残率。早期诊断、及时合理的治疗可显著改善预后。

**【病原与流行病学】**化脑的发病率具有国家和地区、年龄的差异性。发达国家化脑的发病率为1.4/10万~6.0/10万，病死率约为5%；在发展中国家，其发病率可增加10倍以上，病死率更高。据统计，我国5岁以下化脑的年发病率为12.28/10万，病死率约为18.42%。新生儿期发病率最高，为62/10万~130/10万活产儿，死亡率为20%~40%；90%以上的化脑发生在5岁以下，其中1岁以内占1/2~2/3，死亡率为5%~10%，后遗症发生率约25%~50%。本病冬春季好发，新生儿化脑常缺乏明显的季节特点。

不同年龄化脑的致病菌也有所不同。新生儿及<3个月婴儿，以革兰氏阴性杆菌（包括大肠埃希菌、铜绿假单胞菌等）、无乳链球菌、凝固酶阴性葡萄球菌和金黄色葡萄球菌多见；3个月~3岁婴幼儿，以流感嗜血杆菌、肺炎链球菌和脑膜炎双球菌多见；学龄前和学龄期儿童以脑膜炎双球菌、肺炎链球菌、流感嗜血杆菌和金黄色葡萄球菌相对较多见。

疫苗的研发与推广应用大大降低了化脑的发病率和死亡率。脑膜炎奈瑟菌已知有12种血清型，其中A、B、C、W135、X、Y型感染可致病，引起流行性脑膜炎，美国的主要致病血清型是B、C、Y型，而发展中国家主要是A型。目前我国流脑的发病率<0.02/10万，死亡率<0.01/10万。密切接触脑膜炎球菌脑膜炎患者后，发病风险可增加400~800倍。

流感嗜血杆菌疫苗推广后，该菌引起的脑膜炎发病率降低了94%，在发达国家已基本消失。而在非洲、亚洲等地区，5岁以下儿童的年发病率约为6.2/10万~60/10万。

肺炎链球菌共有90个血清型，是否致病与血清型有关。在美国等常规接种7价肺炎链球菌结合疫苗的国家，该菌引起的脑膜炎发病率下降至0.5/10万。肺炎链球菌脑膜炎的复发风险为1%~5%，与创伤或手术后脑脊液漏、脾切除术后免疫低下或先天性免疫功能低下等危险因素有关。

由于我国尚未能全面普及接种流感嗜血杆菌疫苗和肺炎链球菌结合疫苗，细菌性脑膜炎的病原菌以流感嗜血杆菌、肺炎链球菌、大肠埃希菌常见。

各种原因所致的解剖缺陷和机体免疫功能低下均可能增加化脑的发病率，包括颅底骨折、颅脑手术、脑室引流、皮肤窦道、脑脊膜膨出，以及各类免疫缺陷等。这些患儿除易发生上述常见致病菌感染外，还容易发生表皮葡萄球菌、白色葡萄球菌和铜绿假单胞菌等条件致病菌和肠球菌等革兰氏阴性菌感染。此外，临床抗生素的不规范使用，导致耐药菌的广泛传播，条件致病菌感染增加。

**【发病机制与病理改变】**致病菌可通过多种途径侵入脑膜：①最常见的途径是血源性播散，体内感染灶（如上呼吸道、皮肤、胃肠道、脐部等感染）通过菌血症或败血症抵达脑膜微血管，当儿童免疫防御功能降低时，细菌通过血脑屏障侵犯至脑膜；②邻近组织器官感染蔓延或扩散，常见有头面部软组织感染、鼻窦炎、中耳炎、乳突炎等；③颅腔存在与外界直接相通的通道，如颅骨骨折、神经外科手术、皮肤窦道或脑脊膜膨出，细菌可通过异常通道直接侵入蛛网膜下腔。

化脑的发生与细菌的毒力、菌血症持续时间、机体免疫状态有关。致病菌在机体局部定植有赖于其自身的某些特殊因子。细菌纤毛是革兰氏阴性致病菌，如脑膜炎双球菌、流感嗜血杆菌和某些类型大肠埃希菌等黏附于局部组织上皮细胞的主要因子之一；细菌荚膜则是B组溶血性链球菌和肺炎链球菌等革兰氏阳性菌重要的黏附因子。此外，肺炎链球菌、b型流感嗜血杆菌、脑膜炎双球菌可产生蛋白酶，中和黏膜表面的分泌型IgA，损伤黏膜纤毛，进而黏附和侵入黏膜深部；肺炎链球菌、b型流感嗜血杆菌还可通过侵袭鼻咽部黏膜上皮或直接侵入柱状上皮间的紧密连接而入血。细菌荚膜、外膜蛋白、脂多糖等也是细菌致病和侵犯黏膜的重要因子。

细菌入血后能否繁殖引起持续性菌血症，主要与机体抵抗力和细菌的防御能力有关。机体对入侵病原菌的抵抗能力取决于特异性抗体的产生、脾脏功能和补体系统的完整性。随着年龄增长，机体产生IgM和IgG抗体的能力增加，特异性免疫力能强，脑膜炎的发生相对减少。细菌数量、是否具有荚膜是细菌入血后得以生存并形成持续性菌血症的关键。

血流中的细菌可通过产生基质金属蛋白酶、一氧化氮、活性氧等破坏内皮细胞间的紧密连接，导致血脑屏障通透性增高。同时炎症反应促使机体释放多种细胞因子，包括肿瘤坏死因子(tumor necrosis factor，TNF)，白细胞介素-1β(interleukin-1β，IL-1β)、IL-6、IL-8、IL-10，转化生长因子β(transforming growth factor β，TGF-β)，血小板活化因子(platelet activating factor，PAF)，前列腺素等，造成中性粒细胞浸润、血脑屏障通透性增加、脑血流自身调节障碍、血栓形成等病理改变。

细菌进入蛛网膜下腔，导致脑膜炎症，主要累及蛛网膜、软脑膜。蛛网膜下腔增宽，脑组织表面可见不同程度的炎性渗出，内含大量中性粒细胞、纤维蛋白、单核细胞及淋巴细胞。病变严重时可累及血管，引起血管炎、血栓形成，继发脑缺血或梗死，亦可伴有出血。感染进一步蔓延，可导致脑室管膜炎、脑膜脑炎；广泛炎性病变使脑脊液循环受阻或脑脊液重吸收障碍，产生阻塞性或交通性脑积水。感染波及脑神经，或因颅内压力增高使脑神经受压、坏死，从而导致相应脑神经功能受损，如失明、面瘫、耳聋、复视等。部分病例可有抗利尿激素异常分泌，或并发脑脓肿、硬膜下积液或积脓。炎症损伤可引起弥漫性脑水肿、颅内压增高，严重时发生脑疝。

**【临床表现】**

1. **起病** 多数患儿急性起病，发病前常有上呼吸道、胃肠道、泌尿道或皮肤感染等前驱感染症状。脑膜炎奈瑟菌感染所致的流行性脑膜炎起病急骤，呈暴发性，迅速出现皮肤瘀点瘀斑、休克、弥漫性血管内凝血及多脏器功能衰竭，重者可在24小时内死亡。

2. **感染中毒症状** 为全身感染或菌血症所产生的感染中毒症状，如发热、精神萎靡、易激惹、食欲下降、疲乏，皮肤瘀点、瘀斑、血压下降等症状。新生儿及<3个月的婴儿可有发热或体温不升、反应差、易激惹、皮肤苍白、黄疸、目光呆滞等。

3. **中枢神经系统表现**

(1) 脑膜刺激征：为脑膜炎的特征性表现，表现为颈项强直、Kernig征和Brudzinski征阳性，但新生儿及小婴儿由于肌肉不发达，脑膜刺激征可不明显。

(2) 颅内压增高：典型症状为剧烈头痛、喷射性呕吐，可伴有血压增高、心动过缓、呼吸节律改变。小婴儿可出现尖叫、皱眉、前囟膨隆或紧张、头围增大或颅缝分离。严重者可出现去皮质和去大脑强直、谵妄、昏迷或脑疝。如出现视乳头水肿，则提示颅内压增高时间较长，需考虑脑脓肿、硬膜下积液、静脉窦阻塞等慢性病变。

(3) 惊厥：20%~30%的患儿可有惊厥发作，与脑实质炎症、梗死或电解质紊乱有关。病程急性期的惊厥发作与预后无关，若惊厥持续不好转，或发作难以控制，常提示预后不良。新生儿和<3月龄幼婴常表现为微小惊厥发作，如眨眼、面部抽动、肢体局灶或多灶性抖动、局部或全身性肌阵挛。

(4) 意识障碍：表现为嗜睡、反应迟钝、昏睡、谵妄或昏迷，与颅内压增高、脑实质损害、低血压等相关。若发生昏迷，则常提示预后不良。

(5) 局灶体征：约10%~20%患儿出现局灶体征，表现为偏瘫、感觉异常、脑神经受损等。一般由血管炎症闭塞所致。肺炎链球菌脑膜炎出现局灶性体征的发生率较高，约为30%以上。

**【并发症】**

1. **硬膜下积液** 发生率约为10%~60%，多见于1岁以下婴幼儿，尤其是4~6个月，1岁半以后少见，严重者发生硬膜下积脓。以流感嗜血杆菌最为常见，其次是肺炎链球菌和脑膜炎双球菌感染，大肠埃希菌感染并发硬膜下积液或积脓的发生率逐渐增多。

硬膜下积液的发生可能与炎症状态下脑血管壁通透性增加、血浆成分外渗至硬膜下腔，或硬膜下桥静脉炎性栓塞引起渗出或出血、局部渗透压增高导致水分进入硬膜下腔等两方面有关。临床考虑并发硬脑膜下积液的指征：①经合理、规则的抗生素治疗3~5天后，体温不降或退而复升，而脑脊液好转；②病程中出现进行性前囟饱满或颅缝分离、头围增大、呕吐等颅内压增高表现；③一般情况好转后，再次出现意识障碍、局灶性体征、持续性惊厥发作。临床可行颅骨透照试验，或头颅B超、CT、MRI等影像学检查助诊。硬膜下诊断性穿刺液>2ml，蛋白定量>0.4g/L时即可确诊。发生硬膜下积脓时，穿刺液涂片及细菌培养可发现致病菌。

2. **脑室管膜炎** 因致病菌血行播散至脉络膜裂隙直接蔓延或经脑脊液逆行累及脑室管膜所致。多见于新生儿或小婴儿革兰氏阴性杆菌脑膜炎，延误治疗者发生率更高，是预后不良和遗留严重后遗症的重要原因。在有效抗生素治疗下，仍持续高热、频繁惊厥或惊厥持续状态、意识障碍不改善，颈强直甚至角弓反张，脑脊液持续异常，应考虑本并发症。头颅MRI或CT显示脑室扩大，增强见脑室管膜、脉络丛强化支持诊断。侧脑室穿刺液呈炎性改变，白细胞≥$50 \times 10^6$/L，蛋白质>0.4g/L，糖<1.6mmol/L，细菌学阳性，即可明确诊断。

3. **脑积水** 主要由于炎性渗出物造成脑脊液流出道如第四脑室侧孔、正中孔或大脑导水管阻塞，脑脊液循环障碍，或蛛网膜颗粒因炎症阻塞或粘连影响脑脊液重吸收所致。常见于治疗延误或治疗不当时,尤其是新生儿和小婴儿。临床上出现进行性头围增大、颅内压增高、神经功能障碍时应考虑。头颅影像学检查可以确诊。

**4. 抗利尿激素分泌异常综合征(syndrome of inappropriate secretion of antidiuretic hormone, SIADH)** 约发生于20%的患儿。表现为低钠血症、血浆渗透压下降,使脑水肿进一步加重,促使惊厥发作、意识障碍,甚至昏迷。

**5. 其他** 炎症累及脑神经如视神经、听神经等,可出现失明、耳聋。脑实质损害可发生症状性癫痫、瘫痪、智力障碍、学习和认知功能障碍,下丘脑和垂体病变可继发中枢性尿崩症。

**【实验室检查】**

**1. 外周血象检查** 白细胞总数明显增多,可达(20~40)×$10^9$/L,分类以中性粒细胞为主,可伴有核左移。重症患儿特别是新生儿可出现白细胞总数减少。血清C-反应蛋白、降钙素原可明显升高。

**2. 脑脊液检查** 脑脊液外观浑浊或呈脓样,压力增高;白细胞总数升高,可达(500~1 000)×$10^6$/L以上,以中性粒细胞为主;蛋白质明显增高,常>1g/L,糖降低(<1.1mmol/L),脑脊液糖与血糖比值<0.4,氯化物可降低。

**3. 特异性细菌病原检测** 脑脊液沉渣涂片革兰染色或亚甲蓝染色查找细菌是早期明确致病菌的重要方法,阳性率一般为70%~90%,与细菌数量有关,当细菌数量>$10^5$CFU时,阳性率可达95%。脑脊液中细菌培养出细菌,是诊断化脑的金标准,同时也能够通过进行药物敏感试验指导临床选用最合适的抗生素治疗。据报道,腰穿前未经抗生素治疗的患儿,脑脊液培养阳性率在70%~85%。为提高细菌培养的阳性率,应尽可能在抗生素使用之前采集脑脊液标本,并尽快送检;同时进行脑脊液需氧菌和厌氧菌培养。

由于抗生素的广泛应用,目前细菌涂片和培养的阳性率低,基于对细菌核酸的检测,PCR技术不依赖于存活细菌的含量,受抗生素的影响小,敏感性和特异性均较高,提高了特定病原体检出的阳性率,采用PCR明确细菌抗原,已成为多数国家诊断化脑的主要方法之一,尤其适用于腰穿前已经静脉使用抗生素、脑脊液和血细菌培养阴性者。同样不依赖于细菌培养的检测技术,高通量测序能检测到难以发现的细菌,可能成为病原学检查的重要辅助手段。

**4. 其他检查**

(1)血培养:大多数的化脑系血源性播散,血培养对于辅助确定化脑的致病菌和筛选敏感抗生素具有一定价值,特别是脑脊液培养阴性或暂不能进行腰穿脑脊液检查时。不同细菌血培养的阳性率各有不同,肺炎链球菌75%;流感嗜血杆菌50%~90%;脑膜炎球菌40%~60%。如果血培养前已经使用抗生素,阳性率下降20%。

(2)局部病灶分泌物培养:如咽拭子培养、皮肤疱疹液、新生儿脐炎分泌物等中分离出致病菌,对化脓性脑膜炎的病原学诊断有参考价值。

(3)皮肤瘀点、瘀斑涂片染色:是检测脑膜炎奈瑟菌感染的重要方法,阳性率在90%以上。

**【诊断与鉴别诊断】** 早期诊断和及时治疗是改善患儿预后的关键。发热患儿,若伴有头痛、呕吐、意识障碍、惊厥、脑膜刺激征阳性、前囟饱满等,应尽早行腰椎穿刺取脑脊液检查,以明确诊断。对新生儿、小年龄婴幼儿及不规则抗生素治疗者,其临床表现不典型,可能出现脑脊液改变不明显,应结合病史、症状体征及治疗过程综合分析,以免延误诊治。

脑脊液检查是确诊化脑的主要依据。在没有禁忌证时,应尽早进行腰椎穿刺脑脊液检查。但在以下情况,禁忌或暂缓腰穿:①颅内压明显增高,特别是有早期脑疝可能性者,如出现第Ⅲ或Ⅵ组脑神经麻痹,伴意识障碍,或血压升高、心动过缓伴呼吸异常等;②病情危重,严重心肺功能不全及休克急需抢救者;③腰骶部皮肤软组织感染;④有严重凝血功能障碍,如血友病;⑤疑有颅内占位性病变。在颅内压明显增高而又必须行腰椎穿刺术时,可先静脉注射20%甘露醇,待颅内压降低后再评估是否适合检查,以防脑疝发生。

除化脓性细菌外,多种病原均能引起脑膜炎,如结核分枝杆菌、病毒、真菌等,需结合不同的临床特点,特别是脑脊液改变(表7-1)和病原学检测,进行鉴别诊断。

**1. 病毒性脑膜(脑)炎** 起病可稍缓于化脑,全身感染中毒症状相对较轻,病程自限,一般2周左右开始稳定。脑脊液外观多清亮,白细胞计数可正常或轻-中度增高,以淋巴细胞增高为主,蛋白正常或轻度升高,糖、氯化物正常。病毒培养或病毒抗原检测可阳性。

**2. 结核性脑膜炎** 易与抗生素不规则治疗后的化脑相混淆。结核性脑膜炎多呈亚急性起病,病情缓慢进展,可有结核接触史,结核中毒症状,其他部位可有结核病灶。脑脊液外观呈毛玻璃样,白细胞数达数十万,以淋巴细胞为主,蛋白明显增高,糖、

表 7-1　常见颅内感染性疾病的脑脊液改变特点

| 项目 | 压力(kPa) | 外观 | 潘氏试验 | 白细胞数($10^6$/L) | 蛋白(g/L) | 糖(mmol/L) | 氯化物(mmol/L) | 病原学 |
|---|---|---|---|---|---|---|---|---|
| 正常 | 0.69~1.96 | 清亮透明 | - | 0~10 | 0.2~0.4 | 2.8~4.5 | 117~127 | |
| 化脓性脑膜炎 | 高 | 米汤样混浊 | +~+++ | 数百～数千，多核为主 | 明显增高 | 明显降低 | 多数降低 | 涂片或培养可发现致病菌 |
| 病毒性脑炎 | 正常或轻度增高 | 清亮 | ±~+ | 正常～数百，淋巴为主 | 正常或轻度增高 | 正常 | 正常 | 特异性抗体阳性，可分离出病毒 |
| 结核性脑膜炎 | 增高 | 微浊，毛玻璃样 | +~+++ | 数十～数百，淋巴为主 | 明显增高(通常1.0g/L以上) | 降低 | 降低 | 薄膜涂片或培养可发现抗酸杆菌 |
| 隐球菌性脑膜炎 | 增高或明显增高 | 微浊 | +~+++ | 数十～数百，淋巴为主 | 增高 | 降低 | 多数降低 | 涂片墨汁染色或培养可发现隐球菌 |

氯化物明显降低，确诊有赖于脑脊液薄膜涂片找到抗酸杆菌、结核菌培养或抗原检测阳性。

3. **真菌性脑膜炎**　以新型隐球菌、白色念珠菌感染较为多见。临床上呈亚急性或慢性起病，以进行性颅内高压为主要改变，头痛明显，有脑膜刺激症状，眼底检查常见视乳头水肿。脑脊液改变与结核性脑膜炎相似，墨汁染色检测到隐球菌、真菌培养阳性可确诊。

**【治疗】**

**1. 抗生素治疗**

(1) 治疗原则：应选用对病原菌敏感、易透过血脑屏障、在脑脊液中能达到杀菌浓度的抗生素，尽早、足量、足疗程、静脉给药。常规剂量能透过血脑屏障，在脑脊液达到有效治疗浓度的抗菌药物有氯霉素、磺胺类、异烟肼、利福平、甲硝唑等；大剂量用药或有脑膜炎症时，在脑脊液可达到有效治疗浓度的有青霉素和二、三代头孢菌素等；在较大剂量用药或脑膜炎时，脑脊液中可能达到一定治疗浓度的药物有四环素、万古霉素、红霉素、乙胺丁醇等；脑脊液中不能达到有效浓度的药物有氨基糖苷类、多黏菌素类。

(2) 早期经验性治疗：临床疑为细菌性脑膜炎的患儿，建议入院后 1 小时内行血和脑脊液培养后，开始经验性抗菌治疗；但若有任何原因使腰椎穿刺延迟，在行血培养后也应立即开始抗菌治疗。根据患儿年龄、当地细菌株流行特点和耐药情况选用能覆盖最可能病原菌的药物，目前首选三代头孢菌素，如头孢曲松或头孢噻肟；对头孢菌素过敏者，可选用美罗培南替代治疗。由于耐药细菌的增加，1 月龄以上的患儿可选用万古霉素联合三代头孢菌素治疗；怀疑为李斯特菌感染，选择阿莫西林 / 氨苄西林，必要时联合头孢噻肟或氨基糖苷类；考虑为革兰氏阴性菌脑膜炎时，可选择三代头孢加氨基糖苷类，或美罗培南治疗。常用药物剂量为：头孢噻肟 200~300mg/(kg·d)，头孢曲松 80~100mg/(kg·d)，头孢他啶 100~150mg/(kg·d)，万古霉素 40~60mg/(kg·d)，美罗培南 80~120mg/(kg·d)。

(3) 针对性治疗：患儿脑脊液细菌培养明确病原后，应根据病原和药敏试验结果，及时调整抗生素(表 7-2)。

(4) 疗程：所有化脑均应进行足疗程抗生素治疗，而不同病原疗程不同。流感嗜血杆菌脑膜炎 7~10 天，肺炎链球菌脑膜炎 10~14 天，脑膜炎奈瑟菌脑膜炎一般 7 天左右，而金黄色葡萄球菌脑膜炎需 4~8 周，革兰氏阴性杆菌脑膜炎需 3~4 周。病原不明时，疗程一般为 2~3 周。

对于常见病原菌所致无并发症的化脓性脑膜炎，无须反复复查脑脊液，仅需在接近疗程结束时复查一次，以指导下一步治疗。抗生素停药指征：临床症状消失，体温正常至少 1 周，脑脊液恢复正常，细菌培养阴性。若治疗不顺利，特别是新生儿脑膜炎，则应及时复查脑脊液，并行必要的影像学检查除外脑内并发症，并延长治疗疗程。

2. **对症治疗**　对所有患儿均应密切观察生命体征，维持水、电解质、酸碱平衡，保证水分和热量供给，同时警惕抗利尿激素分泌异常综合征。及时处理高热、惊厥。有颅内压增高时，使用脱水剂或利尿剂减轻脑水肿，控制颅内高压。对感染重、存在免疫功能低下者，积极输注新鲜血、血浆或免疫球蛋白支持治疗。

表 7-2 常见病原菌脑膜炎的抗生素选择

| 病原菌 | 药敏结果 | 标准治疗 | 替代治疗 |
|---|---|---|---|
| 流感嗜血杆菌 | β- 内酰胺酶阴性 | 阿莫西林、氨苄西林 | 头孢曲松、头孢噻肟、氯霉素 |
| | β- 内酰胺酶阳性 | 头孢曲松、头孢噻肟 | 头孢吡肟、环丙沙星、氯霉素 |
| | β- 内酰胺酶阴性且氨苄西林耐药 | 头孢曲松 / 头孢噻肟 + 美罗培南 | 环丙沙星 |
| 肺炎链球菌 | 青霉素敏感 | 青霉素、阿莫西林、氨苄西林 | 头孢曲松、头孢噻肟、氯霉素 |
| | 青霉素耐药，三代头孢菌素敏感 | 头孢曲松、头孢噻肟 | 头孢吡肟、美罗培南、莫西沙星 |
| | 头孢菌素耐药 | 万古霉素 + 利福平、万古霉素 / 利福平 + 头孢曲松 / 头孢噻肟 | 万古霉素 + 莫西沙星、利奈唑胺 |
| 脑膜炎双球菌 | 青霉素敏感 | 青霉素、阿莫西林、氨苄西林 | 头孢曲松、头孢噻肟、氯霉素 |
| | 青霉素耐药 | 头孢曲松、头孢噻肟 | 头孢吡肟、美罗培南、环丙沙星、氯霉素 |
| 金黄色葡萄球菌 | 甲氧西林敏感 | 氯氟西林、萘夫西林、苯唑西林 | 万古霉素、利奈唑胺 / 利福平、磷霉素、达托霉素 |
| | 甲氧西林耐药 | 万古霉素 | 复方新诺明、利奈唑胺、利福平、磷霉素、达托霉素 |
| | 万古霉素耐药 | 利奈唑胺 | 利福平、磷霉素、达托霉素 |
| 革兰氏阴性杆菌 | 头孢菌素敏感 | 头孢曲松、头孢噻肟 | 头孢呋辛、头孢哌酮、亚胺培南、美罗培南、阿米卡星 |
| | 头孢菌素耐药 | 美罗培南、美罗培南 + 庆大霉素 / 阿米卡星 | 多黏菌素 B |
| 病原不明 | | 头孢曲松 / 头孢噻肟 + 氨苄西林 | 头孢呋辛、氨基糖苷类 |

3. **肾上腺皮质激素** 可降低血管通透性，减轻脑水肿和颅高压，抑制脑内炎症介质如 $PGE_2$、TNF、IL-1 等的产生，减少抗生素溶菌作用后继发的炎症反应。荟萃分析提示，糖皮质激素可有效减少病原体所致脑膜炎并发的耳聋和神经系统后遗症。因此目前推荐在流感嗜血杆菌或肺炎链球菌脑膜炎患儿应用地塞米松，也可用于急性期严重颅内压增高者或脑脊液循环受阻时。小于 6 周的患儿不推荐使用皮质激素。临床常用地塞米松，剂量为 0.6mg/(kg·d)，分 4 次静脉注射，在首剂抗生素治疗之前或开始抗菌治疗 4 小时内使用，疗程 2~4 天。

4. **并发症的治疗**

(1) 硬膜下积液：少量积液可自行吸收，不必处理，不建议穿刺放液或局部给药抗感染治疗。如积液量多，有明显颅内压增高症状、引起反复惊厥发作、出现神经系统局灶体征时，需行硬膜下穿刺放液。每日或隔日穿刺 1 次，每次放液一侧不超过 15ml，两侧不超过 30ml，症状好转后可延长穿刺间隔时间，一般共需 2~3 周。必要时外科治疗。有硬膜下积脓、积血时，难以自行吸收，可请外科评估是否手术干预治疗。

(2) 脑室管膜炎：全身应用抗生素疗程延长至 6~8 周，必要时侧脑室穿刺引流缓解症状。如脑室液压力增高或侧脑室积脓者，可早期行侧脑室持续引流或 Omaya 囊预埋引流，不仅可缓解颅内压力，也有利于控制脑室内细菌感染。

**【预后】**化脑的预后与病原菌、患儿年龄、脑脊液中细菌数量、治疗开始的时间、用药是否合理、有无并发症等相关。肺炎链球菌脑膜炎的死亡率为 15%~20%，且病情易于复发、再燃，约 20% 患儿出现严重后遗症。流感嗜血杆菌脑膜炎的病死率为 5%~10%，金黄色葡萄球菌脑膜炎病死率高达 50%。大约 25%~50% 的化脑患儿可遗留神经系统后遗症，包括听力障碍、认知和语言发育障碍、行为问题、学习困难、运动障碍、癫痫、视力受损和脑积水等。

关键点

1. 90% 以上发生在 5 岁以下，尤其是 1 岁以内。
2. 主要致病菌为肺炎链球菌、流感嗜血杆菌和大肠埃希菌。
3. 典型表现为发热、意识障碍、惊厥、颅内压增高、脑膜刺激征阳性及脑脊液化脓性改变。
4. 新生儿、<3 月龄的小婴儿和不规则治疗者表现可不典型。
5. 早期诊断、及时正确治疗对改善预后、降低死亡率和后遗症发生率极其重要。

（蒋莉）

## 第二节　中枢神经系统结核菌感染

结核性脑膜炎（tuberculous meningitis，TBM）是由结核分枝杆菌引起的脑膜非化脓性炎症，常累及蛛网膜、脑实质及脑血管等，占中枢神经系统结核病的 70%，是结核病中最严重的类型。本病多见于儿童，临床表现特异性不强，误诊率、病死率和致残率都很高，早期诊断和合理治疗是改善预后的关键。近年来，随着结核病疫情在全球范围内的加剧，结核性脑膜炎的发病率及病死率也呈日益回升的趋势，值得重视。

**【流行病学】**据世界卫生组织（World Health Organization，WHO）2016 年发布的疫情报道，目前全球近 1/3 人口感染结核分枝杆菌，结核病患者近 2 亿，2015 年全球新增结核病例 1 040 万，死亡 180 万，然而仍有学者认为此数据被明显低估。我国属于疫情高发国家之一，全国有超过 5 亿人感染过结核分枝杆菌，每年约有 100 万新发结核病患者。

结核性脑膜炎作为最常见的中枢神经系统结核病，约占肺外结核病的 5%~15%，占所有结核病的 1% 左右，估计全球每年新增约 100 000 患者。本病好发于儿童及免疫缺陷人群，特别是在 6 月龄至 5 岁的婴幼儿及合并 HIV 感染的人群，其发病率明显升高，其他高危因素包括儿童营养不良、酗酒、恶性肿瘤和应用免疫抑制剂。

**【病原与发病机制】**引起人类结核病的结核分枝杆菌复合群包括人结核分枝杆菌、牛分枝杆菌、牛分枝杆菌 BCG、非洲分枝杆菌、田鼠分枝杆菌和坎纳分枝杆菌。其中人结核分枝杆菌最为常见，占人类结核病的 90% 以上，非洲分枝杆菌主要引起部分热带非洲人类的结核感染，田鼠分枝杆菌引起免疫缺陷个体的结核感染。结核分枝杆菌耐干燥，黏附在尘埃中可保持传染性 8~10 天，在干燥痰内可存活 6~8 个月；但对湿热、紫外线、乙醇敏感，煮沸、在液体中加热至 62~63℃持续 15 分钟、直接日光照射数小时或在 70% 乙醇中 2 分钟均可死亡。

病原菌主要经空气传播，其他途径还包括肠道、皮肤、胎盘。病原菌原发感染后经血行播散，在大脑、脑膜或邻近组织中形成分散的结核灶（结节），如形成广泛室管膜下结节，并且破溃导致病原菌进入蛛网膜下腔引起结核性脑膜炎，有时也可因脑实质或脑膜干酪灶破溃而引起，偶见脊椎、颅骨或中耳与乳突的结核灶直接蔓延侵犯脑膜。

结核性脑膜炎的发病机制包括病原体因素、宿主因素及免疫机制因素。在病原体方面，结核分枝杆菌不产生内毒素、外毒素和侵袭性酶类，其致病物质与荚膜、脂质和蛋白质等菌体成分有关。研究显示不同基因型的结核分枝杆菌的致病性、临床表现等也有差异。免疫机制方面，目前认为结核性脑膜炎致病机制主要包括细菌在机体细胞内大量繁殖引起的炎症、菌体成分和代谢物质的毒性以及机体对菌体成分产生的免疫损伤，其中病原菌穿过血脑屏障后诱导炎症细胞和激活固有的细胞因子反应，导致血脑屏障破坏、大量吞噬细胞涌入产生的免疫损伤是结核性脑膜炎病理生理过程中最为关键的一环，但具体调控机制仍有待进一步阐明。近年来发现，宿主因素也在结核性脑膜炎致病过程中起重要作用，以 Toll 样受体途径为代表的免疫应答受体和以 LTA4H 为代表的炎症信号转导通路相关基因的多态性可能影响人类对结核性脑膜炎的易感性。

**【病理】**

1. **增生性蛛网膜炎**　大体外观软脑膜弥漫性充血、水肿，许多粟粒状结核结节、灰黄色浆液纤维素性渗出物遍布其下，以脑底部桥池、视交叉池及额叶底部最为显著。镜下可见软脑膜弥漫性炎性细胞浸润，以单核、淋巴细胞为主，并有少量巨噬细胞及浆细胞。结核结节多由数个多核巨细胞、大量单核细胞及成纤维细胞组成，并有少量浆细胞，后者多见于较晚期。浆液纤维蛋白渗出物可波及脑神经鞘，包围挤压脑神经，引起脑神经损害，临床常见面神经、视神经及支配眼球运动（Ⅲ、Ⅳ、Ⅵ）的神经等脑神经麻痹。此外，脑膜炎症可累及脑皮质而形成结核性脑膜脑炎，少数病例在脑实质内有结核瘤。有时炎症蔓延至脊髓膜、脊髓及脊神经根，出现截瘫等脊髓功能障碍。室管膜及脉络丛亦可有炎症性渗出物，出现脑室管膜炎。

2. **脑血管炎** 炎性过程由外膜开始，破坏弹力纤维并引起血管内膜炎，进一步引起动脉瘤、血栓形成、血管闭塞、脑梗死或出血，可累及基底节、脊髓及脑实质内血管，导致颅内多发病灶（常见于基底节、大脑皮质、脑桥、小脑等）及相应卒中样表现。

3. **脑积水** 由于脉络膜充血及室管膜炎致脑脊液生成增加，脑膜炎症粘连使脑蛛网膜粒及其他表浅部的血管间隙、神经根周围间隙脑脊液回吸收功能障碍，致半数以上的结脑患儿发生交通性脑积水；如脑干周围渗出物粘连或脑干存在结核瘤，可能导致导水管梗阻，引起梗阻性脑积水。

**【临床表现】**

1. **典型表现** 儿童多在结核原发感染后3个月内发展为结核性脑膜炎，大部分可追溯到结核接触史。本病临床主要表现为亚急性脑膜炎，按临床表现可将自然病程分为3期，如不治疗，绝大多数患者在5~8周内死亡。

(1) 前驱期（早期）：约1~3周，主要表现为精神、性格改变，如烦躁易激惹、疲倦少动、精神不振或眼神呆滞等。此外可有低热、食欲减退、睡眠不安、消瘦、盗汗、感觉过敏、便秘或呕吐等一般结核中毒症状。值得注意的是婴幼儿可起病急骤，前驱期很短或无。患儿格拉斯昏迷评分（Glasgow coma scale，GCS）15分，无局灶性神经系统体征，无脑膜刺激征。

(2) 脑膜刺激期（中期）：约1~2周，主要表现为前驱期症状加重，并且出现脑膜刺激的表现，如持续性头痛、恶心、呕吐、嗜睡，脑神经麻痹发生率高达50%，可出现脑实质或脊髓受损症状及自主神经功能障碍。可有惊厥发作，但一般尚未出现惊厥持续状态。常见体征有前囟饱满或膨隆，颈强直，偏瘫、锥体束征阳性、脑神经麻痹（如复视、眼外肌瘫痪、瞳孔散大或不等大、周围性面瘫）等。部分患儿出现脑积水及严重颅压高的表现，如呼吸节律不整、视乳头水肿等。患儿GCS评分11~14分，或GCS评分15分但合并局灶性神经系统损害的体征。

(3) 昏迷期（晚期）：约1~3周，主要表现为早中期症状逐渐加重，持续高热，意识障碍逐渐加重，最终进入昏迷。惊厥发作频繁或呈持续状态。脑积水及颅压增高更为明显，甚至发生脑疝。四肢肌肉逐渐松弛、瘫痪或呈去大脑强直，出现尿潴留，一切反射消失。最终多死于呼吸及心血管运动中枢麻痹。患儿GCS评分≤10分。

2. **不典型表现** 病原体不同基因型、耐药模式（耐多药结核病）、HIV合并感染、婴儿期起病等均可导致结核性脑膜炎临床表现不典型。如表现为急性甚至急骤起病，快速进展，早期出现惊厥、昏迷、呼吸循环衰竭；以惊厥或偏瘫等脑实质损害表现为首发症状起病，随后出现结核性脑膜炎其他表现；表现为在数月甚至数年内缓慢进展性的痴呆，其特征是人格改变和记忆缺陷等；在开始抗结核治疗后出现反常反应（paradoxical reaction，PR），表现为发热、精神异常等，如发生在合并HIV感染患者中可被称为免疫重建炎症综合征（immune reconstitution inflammatory syndrome，ISIS）。

**【实验室检查】**

1. **脑脊液检查** 对结核性脑膜炎早期诊断至关重要，应尽早进行，对粟粒性肺结核患儿要常规检查脑脊液（CSF）。对于一次检查阴性者，必要时应及时复查，以免误诊。

(1) 常规检查：典型结脑脑脊液压力增高，外观无色透明或呈毛玻璃样，CSF淋巴细胞增多，一般在$(50\sim500)\times10^6/L$，以单核为主；早期也可表现为多核细胞占优势；当脑膜病灶或结核瘤破溃时，白细胞可大于$1\,000\times10^6/L$，中性粒细胞为主；在开始抗结核治疗后，部分患者的CSF可短暂地以多核细胞占优势，与短暂的临床治疗反应欠佳相关。CSF糖含量常明显减少，80%的病例<45mg/dl。CSF蛋白含量增高，多在1~3g/L，椎管阻塞时可高达10~50g/L。氯化物含量降低。

(2) 细菌学检查：留取大容量（≥10ml）脑脊液及连续重复腰穿送检可提高病原学诊断阳性率，达80%以上。结核菌培养或豚鼠接种阳性具有确诊意义，但因需时较长，不适于早期诊断。脑脊液涂片进行抗酸染色是早期诊断的重要方法，但敏感性低于脑脊液培养，连续四次进行可提高检出率至87%，待脑脊液涂片静置12~24小时后，可见网状薄膜形成，取之涂片行抗酸染色检查也可提高检出率。

(3) 核酸检测：以半巢式荧光定量PCR为基础的GeneXpert MTB/RIF系统在结核性脑膜炎诊断中的敏感性约为60%~100%、特异性达91%~100%，已于2010年被WHO采纳，并推荐作为结核性脑膜炎初始诊断实验，但该系统仅可作为结核性脑膜炎诊断的纳入实验而非排除实验。一项单中心、前瞻性研究显示第二代GeneXpert（GeneXpert MTB/RIF Ultra）对于结核性脑膜炎检测的敏感性达95%，2017年WHO也推荐其作为结核性脑膜炎的初始诊断试验。此外，进行CSF中病原二代测序检测也是具有很有应用前景的实验方法。

(4) 免疫学检查：包括凝集试验、ELISA双夹心法及免疫金标等技术检测脑脊液结核菌抗原，是早期快速诊断结核性脑膜炎的辅助方法,但敏感性及特异性均有限。用 ELISA 法检测结核性脑膜炎患者脑脊液纯蛋白衍生物结核菌素(purified protein derivative,PPD)抗体,如阳性具有重要诊断价值。PPD-IgM 抗体阳性为结脑早期诊断依据之一,其开始出现于病后 2~4 天,2 周达高峰,以后逐渐下降,至 8 周时基本降至正常;而 PPD-IgG 抗体于病后 2 周起逐渐上升,至 6 周达高峰,约在 12 周降至正常。但对结核性脑膜炎的诊断价值有限。

(5) 腺苷脱氨酶(adenosine deaminase,ADA)活性测定:可作为早期诊断的辅助方法之一,但对结核性脑膜炎确诊意义有限。

(6) 细胞因子测定:干扰素 -γ(IFN-γ),肿瘤坏死因子 -α(TNF-α),白细胞介素(IL)-1β、2、6、8、23 和乳酸脱氢酶(LDH)在患者 CSF 中可升高,但对结核性脑膜炎的诊断价值尚待进一步探讨。

2. **影像学检查** 可以提供重要的辅助诊断证据。

(1) 胸部 X 线检查:所有怀疑结核性脑膜炎的患者均需进行胸片检查。约 85% 的结核性脑膜炎患儿胸片有阳性发现,其中 90% 为活动性病变,但需注意亦有近 10% 患儿胸片正常,特别是年长儿。

(2) 头部 CT:所有怀疑结核性脑膜炎的患者均建议完善急诊头部 CT 明确有无出血、脑积水及脑梗死。CT 可见脑池密度增高、模糊、钙化,脑室扩大或脑室管膜炎症、脑实质改变等。颅脑非增强 CT 中基底脑池的高信号可能有助于诊断结核性脑膜炎,但需要进一步研究。

(3) 颅脑磁共振成像:磁共振成像上特征性改变包括脑积水(见于 75% 患者)、基底脑膜增厚强化(见于 38% 患者)、基底节和内囊区为主的深部脑实质梗死(见于 15%~30% 患者)。相比成人,儿童患者更容易出现脑积水。但是结核性脑膜炎影像特征难以和其他中枢神经系统感染(真菌性脑膜炎、细菌性脑膜炎等)、免疫性疾病(神经系统结节病等)、恶性肿瘤相鉴别。此外,约半数以上的结核性脑膜炎患者同时合并脊髓结核,但经常被忽略,值得重视。

3. **结核菌素试验** 阳性反应有助于诊断。但结核性脑膜炎患儿对结核菌素试验反应有时较弱,因此 OT 0.1mg 或 PPD5IU 阴性时,应增大剂量复试。值得注意的是,少数患儿尤其是结脑晚期或重症患儿 OT 或 PPD 试验可呈假阴性,不能因结核菌素试验阴性而轻易否定结核性脑膜炎的诊断。

4. **其他** ①从痰、胃液、浆膜腔液中找到结核菌是病因诊断常用的确诊方法,采用厚涂片法或荧光染色法可提高阳性率。对脑室引流者应留取脑室液进行检验,尤其是病原学检查;②血沉增快是活动结核的表现之一;③脑电图改变无特异性,可表现为弥漫性慢波活动,不对称,也可见不对称、偶发的尖波或棘波,对病因诊断意义不大,但对随访和判断预后有一定帮助;④眼底检查有助于发现视乳头水肿,并且 14% 结核性脑膜炎患儿眼底检查可发现脉络膜粟粒结节,与胸片证实粟粒型肺结核具有同样重要的诊断价值。

**【诊断和鉴别诊断】**对儿童结核性脑膜炎诊断仍依赖于仔细评估病史、详细的体格检查和及时的临床检验,如有典型的临床表现,结合脑脊液或脑组织中检出抗酸杆菌可诊断。本病临床症状早期不典型,诊断试验欠敏感,早期诊断困难。因此,Marais 等提出结核性脑膜炎量化诊断标准:在符合临床进入标准(包括下列一项或多项脑膜炎的临床表现:头痛、烦躁、呕吐、发热、颈强直、抽搐、局灶性神经功能障碍、意识改变或嗜睡)的基础上,结合结核性脑膜炎诊断评分系统(表 7-3)及相应的病原学实验室检查,将结核性脑膜炎诊断分为 3 类:

(1) 确诊的结核性脑膜炎:满足①或②可诊断;①符合临床进入标准并且具备以下一项或多项条件:脑脊液检出抗酸杆菌、脑脊液结核分枝杆菌培养阳性、脑脊液结核分枝杆菌核酸扩增试验阳性;②脑组织或脊髓组织发现抗酸杆菌或呈结核病病理改变,并且患者有相应临床症状体征和脑脊液改变,或尸检呈现脑膜炎症反应。

(2) 很可能的结核性脑膜炎:符合临床进入标准,排除了其他疾病并且诊断评分≥10 分(未行神经影像学),或≥12 分(行神经影像学)者,但诊断评分中必须有≥2 分来自脑脊液或神经影像学评估。

(3) 可能的结核性脑膜炎:符合临床进入标准,排除了其他疾病并且诊断评分 6~9 分(未行神经影像学),或诊断评分 9~11 分(行神经影像学),但未行腰椎穿刺或神经影像学检查不能确定或排除本层次的诊断。值得注意的是,本标准在不同国家结核性脑膜炎患者中敏感性及特异性波动范围较大,分别为 78%~90% 及 43%~90%,目前仅可作为临床诊断的参考依据。

本病在神经系统症候出现前应与上呼吸道感染、肺炎、消化不良、伤寒等其他系统疾病相鉴别,脑脊液检查即可鉴别。在出现脑膜刺激征后,或在脑脊液检查结果不典型时,需与中枢神经系统其他疾病鉴别。包括:①其他病原感染:真菌性脑膜炎(隐球菌病、组织胞浆菌病、芽生菌病、球孢子菌病)、病

表 7-3 结核性脑膜炎诊断评分系统

| 诊断标准 | 诊断评分 |
| --- | --- |
| **临床表现** | **最大分值 6 分** |
| 症状持续时间 >5 天 | 4 |
| 有结核感染的全身症状(一项或多项):体重下降(或儿童体重增长缓慢),盗汗,或持续咳嗽 >2 周 | 2 |
| 近期(1 年内)有肺结核接触史或结核菌素试验阳性或 γ- 干扰素释放试验阳性(仅限于 10 岁以下儿童) | 2 |
| 局灶性神经功能缺损(不包括脑神经麻痹) | 1 |
| 脑神经麻痹 | 1 |
| 意识障碍 | 1 |
| **脑脊液** | **最大分值 4 分** |
| 外观清亮 | 1 |
| 细胞数(50~500)× $10^6$/L | 1 |
| 淋巴细胞占优势(>50%) | 1 |
| 蛋白浓度 >1g/L | 1 |
| CSF 葡萄糖与血葡萄糖比例 <50% 或 CSF 葡萄糖 <2.2mmol/L | 1 |
| **脑影像学** | **最大分值 6 分** |
| 脑积水 | 1 |
| 脑膜强化 | 2 |
| 结核瘤 | 2 |
| 脑梗死 | 1 |
| 非增强 CT 中基底脑池的高信号 | 2 |
| **其他部位结核的证据** | **最大分值 4 分** |
| 胸部 X 线片显示有活动性结核:肺结核征(2 分);粟粒性结核(4 分) | 2/4 |
| CT/MRI、超声在 CNS 外发现结核灶 | 2 |
| CNS 外的标本显示抗酸染色阳性或结核分枝杆菌培养阳性 | 4 |
| CNS 外的标本显示结核菌核酸扩增检测阳性 | 4 |

毒性脑膜脑炎、化脓性脑膜炎、脑脓肿、脊髓硬膜外脓肿、神经梅毒、神经布鲁氏菌病、寄生虫性脑膜炎;②免疫性疾病:神经结节病;③肿瘤性脑膜炎:淋巴瘤及其他恶性肿瘤。

【治疗】

1. **抗结核药物疗法** 考虑结脑病原学诊断困难,其预后与是否早期治疗密切相关,延误诊治显著增加致残、致死率。因此当临床高度疑似结脑时,可给予经验性抗结核治疗,一旦开始经验治疗,建议完成足疗程,除非确诊为其他疾病。结脑患儿接受正规抗结核治疗后,体温和脑脊液成分常需要数周至数月才恢复正常,因此短期内患儿对抗痨治疗的反应不能作为判断诊断是否正确的依据。

治疗上应以早期、联合、足疗程的抗结核治疗为策略。抗结核一线药物为异烟肼(INH)、利福平(RFP)、吡嗪酰胺(PZA)和乙胺丁醇(EMB),现已证实,EMB 在推荐剂量下 20mg/(kg·d)和有限的时间内,视神经炎的发生风险低,因此 EMB 替代链霉素成为结脑的一线治疗,低龄儿童可行视觉诱发电位检查,进行严密监测。治疗过程中应密切监测肝毒性、耳毒性、周围神经炎、视神经炎等药物毒副作用,并及时进行药物调整。药物性肝损害最常见,如果发生,停药的指征应比肺结核控制松一些,因为停药可以增加结脑死亡率。单纯谷丙转氨酶增高 3~5 倍以下没有症状，严密观察无须特殊处理；谷丙转氨酶升高达到正常的3~5倍以上时，停用吡嗪酰胺，每天监测转氨酶；当血白蛋白下降、凝血时间延长或谷丙转氨酶继续上升，停用INH、RFP，给予链霉素(SM)和EMB；一旦转氨酶正常，立即重新给予INH、RFP，建议7天缓慢加量。1、2天5mg/(kg·d)，3~5天10mg/(kg·d)，5~7天10~20mg/(kg·d)；加量完成后14天如果肝功能正常，可以缓慢加PZA。每周监测3次肝功能。如果INH、RFP加到治疗量后，可以停用SM；如果PZA不能耐受，整个疗程应该延长到18个月。上述依据肝功能改变而调整抗痨药物的方法主要适用于成人患者，儿童是否合适还需进一步研究。

(1) 强化治疗阶段：为最初的2个月，联合使用INH、RFP、PZA及EMB。常用剂量为INH每日10~15mg/kg(最大量<300mg，疗程12个月)，RFP每日10~20mg/kg(最大量<600mg，疗程12个月)，清晨空腹顿服，PZA每日30~34mg/kg(最大量<2 000mg，疗程2个月)，EMB每日15~25mg/kg(最大量<1 000mg，疗程2个月)。利福平进入脑脊液的浓度不足血浆的10%，已经证实在给予10mg/(kg·d)时，脑脊液浓度<1μg/ml，这通常不足以杀灭细菌。因此推荐<10kg的儿童采用最大推荐剂量，10~20kg的儿童至少15mg/kg。更高的剂量是安全的和更有效的。

(2) 巩固治疗阶段：继用INH、RFP。总疗程12个月。

**2. 糖皮质激素** 结核性脑膜炎患儿颅内的炎症反应可以导致脑膜炎、结核瘤形成、血管炎、梗阻性脑积水等，并对预后起决定作用。糖皮质激素能抑制炎症反应，从而减少颅底的渗出粘连，减轻血管炎症状，降低脑积水、颅高压、脑梗死的发生率，并可改善患者一般状态，从而降低结核性脑膜炎患者的死亡率，但并不显著减少神经系统后遗症，甚至可能导致严重残疾的幸存者比例增加。在积极抗结核的基础上，早期使用效果较好。常用泼尼松，2mg/(kg·d)，最大剂量60mg/d，2周后逐渐减量(每周减少10mg)，疗程8~12周。在HIV阳性的患儿中应用需要谨慎，如结核瘤导致颅高压、脑水肿时推荐使用。其他情况需要评估CD4细胞计数、颅压、疾病分期和是否存在机会感染后决定是否应用。

**3. 其他** 激素疗效欠佳时可以考虑抗肿瘤坏死因子的生物制剂，如英夫利昔单抗和γ-干扰素。沙利度胺可同时作用于血管内皮细胞生长因子(vascularendothelialgrowthfactor，VEGF)并降低脑脊液中TNF-a浓度，大剂量12~24mg/(kg·d)导致儿童结脑患儿病情恶化，小剂量3~5mg/(kg·d)可能对儿童视交叉结核瘤、结核脓肿有效。但生物制剂对结核性脑膜炎的疗效及安全性需要进一步研究。小剂量阿司匹林可以用于预防脑卒中发生，但其有效性没有得到证实。

**4. 并发症治疗** 结脑的并发症包括颅高压、脑积水、低钠血症和脑卒中等，与不良预后密切相关，需要严密监测、积极处置。

(1) 颅高压、脑水肿：颅压增高、感染相关的血管炎、卒中、低血容量和组织缺氧可以影响脑灌注和氧合。脑积水是导致颅高压常见的原因，血管源性脑水肿、细胞毒性脑水肿、高碳酸血症、低碳酸血症、低钠血症和高热也可增加颅内压。增高的颅内压使动脉痉挛、梗死、视力损害、脑干功能损害的概率增加，致死率、致残率增高。

治疗目标是维持颅内压<20mmHg的同时保证脑灌注压>50mmHg，以避免继发性缺血损伤。因此临床上应严密监护，严重颅高压时要求患儿绝对卧床，头正中位抬高15°~30°；保证体温、血压、水电解质平衡，及时纠正气体交换障碍或组织缺氧，对于有抽搐风险的患者可适当使用镇静剂。

临床常用高渗性脱水剂，20%甘露醇0.5~1g/kg快速静脉注射(10~15分钟以上)，每4~6小时重复一次，或频繁小剂量使用(0.25g/kg，每2~3小时/次)，但无大样本研究证实其有效性，使用时需要监测24小时出入水量、电解质、肾功能；对常规治疗无效的顽固性颅内高压，静脉输入高渗盐水，可以降低颅内压，增加脑灌注，不会导致渗透性利尿和血容量过低的并发症，特别适用于合并低血容量、低血压或肾功能损害的患儿。常用的剂量3%的盐水2~6ml/kg，以每小时0.1~1ml/kg速度连续注入，在使用时应密切观察血钠的变化。

(2) 脑积水：儿童结核性脑膜炎并发脑积水的发生率高达71%。当出现轻到中度交通性脑积水致颅高压时，可以进行连续腰穿放液，严密监测病情变化，一旦病情恶化或出现局灶性神经系统体征，可考虑侧脑室腹腔分流术或脑室镜三脑室造瘘；出现梗阻性脑积水，大多数学者认为早期脑室腹腔或脑室心房分流术能显著改善预后。结合笔者自己的经验和已有报道已经证实，急性期行分流手术不会导致结核扩散。如果患者有严重的代谢紊乱、脑干功能障碍、循环动力学不稳定，不能耐受麻醉和手术，给予侧脑室外引流，病情稳定后再行分流术。

(3) 控制惊厥：频繁或长时间的惊厥发作可加重脑损伤，严重影响远期预后，故应积极处理。可给予地西泮每次 0.3~0.5mg/kg，静脉注射。考虑继发癫痫时，建议完善长程视频脑电图检查，给予正规抗癫痫治疗。

（4）水、电解质紊乱的处理：结脑时丘脑下部视上核和室旁核受炎症刺激，使垂体分泌抗利尿激素增多，造成稀释性低钠血症，或因心房利钠肽分泌增加，钠排出增多，造成脑性失盐综合征。大量高渗性脱水剂的使用也大大增加尿钠的排出，加重低钠血症。严重的稀释性低钠血症和脑性失盐综合征可加重中枢神经系统症候，两者鉴别比较困难，前者治疗主要为限制液体摄入，后者为补钠。但没有证据表明液体限制对脑膜炎患儿有益，相反可能会导致血容量不足和脑灌注不足加重脑损伤。同时，结脑可诱发高凝状态，在脑灌注不足的情况下可增加静脉血栓形成和梗死的风险。必要时(血钠 <120mmol/L，或出现水中毒、低钠血症的症候）可用 3% 氯化钠液静滴，每次 6~12ml/kg（提高血钠 5~10mmol/L）。低钾血症宜用含 0.2%~0.3% 氯化钾的溶液静滴，或口服补钾。

**【预后】**一项系统性综述回顾了 19 项研究，共纳入 1 636 例接受了治疗的结核性脑膜炎儿童患者，结果显示儿童结核性脑膜炎死亡率为 19%，存活患者中 54% 出现神经系统后遗症。而在成人中的研究显示结核性脑膜炎后遗症发生率更高（78.5%）。常见后遗症包括认知功能障碍、运动障碍、视神经萎缩、其他脑神经麻痹、癫痫发作等。目前认为缺血性脑卒中是结核性脑膜炎患者发生神经系统后遗症的明确危险因素，然而已有针对结核性脑膜炎神经系统后遗症危险因素的研究相当少见，需要强化对此领域的研究。

**关键点**

1. 结核性脑膜炎早期诊断困难，CSF 抗酸杆菌的检测仍是早期诊断的最快速有效的手段，在 CSF 中检测病原体核酸是有前景的初始诊断方法，重复腰穿有助于增加病原检出率。
2. 高度怀疑结核性脑膜炎患者应尽早开始经验性抗结核药物治疗，以提高治愈率、降低病死率、减少后遗症。
3. 抗结核治疗遵循早期、足量、联合、规则、足疗程治疗原则。
4. 早期、足量使用糖皮质激素可以降低致死率；积极合理治疗并发症，控制颅高压、脑积水可以显著降低神经系统后遗症发生。
5. 中到重度交通性脑积水内科治疗无效时，或梗阻性脑积水时推荐早期脑室腹腔/脑室心房分流手术，急性期分流术不会导致感染扩散。

（尹飞　彭镜）

## 第三节　急性中枢神经系统病毒感染

急性中枢神经系统病毒感染，根据其累及中枢神经系统的部位不同，引起病毒性脑炎（viral encephalitis）或病毒性脑膜脑炎（viral meningioencephalitis）。如果感染仅累及脑实质或者脑膜，称为病毒性脑炎或者病毒性脑膜炎，如果感染同时累及脑膜和脑实质，则称为病毒性脑膜脑炎，急性中枢神经系统病毒感染常常累及脑实质，以病毒性脑炎常见。其在西方人群中的发病率约为（6.3~7.4）/10 万，呈现双峰分布，其中儿童及老年人群的发病率更高，儿童中的发病率约为（10.5~13.8）/10 万。

**【病因与发病机制】**引起病毒性脑炎的病原体种类繁多，已知的有 130 余种，主要包括：疱疹病毒家族中的单纯疱疹病毒（herpes simplex virus，HSV）Ⅰ型或Ⅱ型、水痘 - 带状疱疹病毒（varicella-zoster virus，VZV）、EB 病毒、巨细胞病毒、人类疱疹病毒等；肠道病毒中的柯萨奇病毒 A 和 B、埃可病毒、EV71 病毒等；副粘病毒中的麻疹病毒和腮腺炎病毒等。人体的免疫状态不同，所感染的病毒可能不同，如 HSV-1 常感染免疫功能正常的患儿，HSV-2 则一般感染免疫功能有缺陷者，如新生儿和 HIV 患者。这些病毒的感染没有明显的地域性差异，最常见的是单纯疱疹病毒和肠道病毒；而另有一类病毒，其感染具有地域性差异（表 7-4），它们主要是虫媒病毒和人畜共患病毒，如乙型脑炎病毒感染主要发生在亚洲地区，而西尼罗河病毒感染则发生在北美、欧洲南部、非洲、中东、西亚和中亚。

急性中枢神经系统病毒感染通过病毒直接入侵中枢神经而致病，伴或不伴感染后自身免疫反应。病毒通过消化道或呼吸道黏膜或者皮肤等途径侵入机体，在淋巴系统繁殖产生全身症状，如发热、寒战、腹痛、腹泻、皮疹或关节痛等，形成初次病毒血症；当病毒扩散到除中枢神经系统外的其他器官，尤其是肝脏和脾脏，产生复制，则形成二次病毒血症，如果机体血脑屏障功能异常，病毒则可通过脉络丛或血管内膜侵入中枢神经系统，一方面通过大量繁殖病毒，直接破坏神经组织，另一方面病毒感染通过激发

表 7-4 具有地域性差异的中枢神经系统病毒感染种类及主要流行区域

| 病毒种类 | 病毒名称 | 主要流行区域 |
|---|---|---|
| 黄病毒属（黄病毒家族） | 西尼罗河病毒 | 北美，欧洲南部，非洲，中东，西亚和中亚 |
| | 日本脑炎病毒 | 亚洲，蚊虫传播 |
| | 蜱传播脑炎病毒 | 东欧旅游史，蜱叮咬 |
| 甲病毒属（披膜病毒科） | 西方型、东方型、委内瑞拉马脑炎病毒 | 发现于美洲大陆 |
| | 基孔肯雅病毒 | 亚太，非洲 |
| 布亚病毒 | 拉克罗斯病毒 | 美国 |
| Coltivirus | 科罗拉多蜱传热病病毒 | 北美 |
| 弹状病毒科 | 狂犬病病毒 | 散发，由犬、猫、蝙蝠等非节肢动物传播 |
| 散发 | 金迪普拉病毒 | 印度，白蛉传播 |
| 亨尼帕病毒 | 尼帕病毒 | 马来西亚、孟加拉，果蝠粪便传播 |

宿主的自身免疫反应，造成感染后的急性脱髓鞘和血管及血管周围损害。有的病毒可以沿周围神经直接进入脑组织而致病，如：狂犬病病毒。

**【病理】**中枢神经系统感染病毒后，脑膜和/或脑实质广泛性充血、水肿，伴淋巴细胞和浆细胞浸润。炎症细胞在小血管周围呈袖套样分布，血管周围神经细胞变性、坏死和髓鞘崩解，小胶质细胞增殖形成小胶质细胞结节。病理改变大多弥漫分布，大脑、脑干、小脑、脊髓和脑膜均可受累，但也可在某些脑叶突出，呈相对局限倾向，例如：单纯疱疹病毒感染常引起颞叶、额叶的坏死出血。

**【临床表现】**不同病毒引起的急性中枢神经系统感染临床表现差异较大，主要取决于神经系统受累的部位、病毒的致病强度、患儿的免疫反应等。即使是同一病毒引起的感染，不同患者的临床表现亦可轻重不一。

1. **前驱症状** 急性中枢神经系统病毒感染一般以非特异性的全身症状起病，如发热，不适，恶心，呕吐，头痛或者肌痛等。

2. **脑膜受累（脑膜炎）的症状和体征** 表现为剧烈头痛，呕吐和颈部、后背的疼痛，体格检查有颈强直、布氏征、克氏征阳性。一般来讲，病毒性脑炎的脑膜受累症状并不突出，当患儿表现为脑膜炎的突出症状时，更应注意是否为其他病原的感染，如化脓菌、结核菌等。

3. **脑实质受累（脑炎）的症状和体征** 表现为不同程度的意识改变和/或性格行为改变、惊厥发作、局灶性神经系统异常等。意识改变包括嗜睡、易激惹甚至昏迷。惊厥发作约占病毒性脑炎患儿的15%~80%，以局灶性抽搐为主。局限性神经损伤症状根据受累部位的不同而异，如皮质运动区受累表现为肢体瘫痪，边缘系统受累则精神行为异常突出，小脑受累一般出现共济失调，基底节受累易出现震颤、多动、肌张力改变，脑干受累可有肌阵挛发作、震颤、瞳孔异常、呼吸抑制、休克等。脑炎患儿查体可有腱反射亢进、巴氏征阳性、共济失调、认知障碍、语言困难、偏瘫等。脑实质受累表现是病毒性脑炎的突出脑部表现，对于症状较轻，如仅有烦躁或性格行为改变者，常为中枢损伤早期表现，临床中应注意识别并引起警惕。

4. **颅内高压表现** 典型颅内高压三联征为头痛、呕吐、视乳头水肿。头痛表现为弥漫性、持续性，在咳嗽、用力时加重。呕吐为喷射样，不伴恶心，与进食无关。颅缝未闭的婴幼儿，颅内压增高往往表现不典型，可为前囟饱满或张力增高，头围增大。

**【辅助检查】**急性中枢神经系统病毒感染的检测包括血常规、脑脊液、病原学、脑电图和神经影像学等检查。一旦怀疑急性中枢感染，在无腰穿禁忌证的情况下，首先应积极进行脑脊液的检查，头部MRI作为病毒性脑炎诊断和鉴别诊断的重要依据，应在疑诊时即进行检查，在病程中必要时应复查。

1. **血常规检查** 应常规检查，可协助判断感染的性质，急性中枢神经系统病毒感染时，血白细胞计数正常或轻度升高，分类以淋巴细胞为主。

2. **脑脊液检查** 急性中枢神经系统病毒感染时脑脊液压力正常或增高，外观无色透明，细胞数正常或轻度增高，范围$(5\sim500)\times10^6/L$，起病8~12小时内分类计数可以多核细胞为主，以后以淋巴细胞为主。蛋白正常或轻度增高，糖和氯化物正常。

3. **脑脊液病原学检测** 脑脊液病毒分离和培养可找到相关病毒。脑脊液病毒核酸检测（如PCR）则是目前推荐的检测手段。此外特异性病毒抗体检查对病原学诊断有参考意义，脑脊液中病毒特异性IgM抗体阳性或IgG抗体在疾病恢复期较急性期有4倍以上升高时具有诊断价值。

4. **血及脑脊液中自身抗体检测** 脑脊液中自身免疫相关抗体（如NMDA受体抗体）检测对于中枢神经系统病毒感染与自身免疫性脑炎的鉴别非常重要，抗体阳性提示自身免疫脑炎的存在。

5. **血病原学检测** 中枢神经系统以外的病原学检测不能用于直接诊断中枢神经系统病毒感染，但具有辅助诊断价值。

6. **脑电图检查** 脑电图是脑功能变化早期敏感指标，对于脑损伤的存在和严重程度，以及惊厥或非惊厥性持续状态具有诊断价值，尤其是对于重症中枢神经系统感染，可实施动态连续监测，但脑电图原则上不具备急性感染的感染性质或病原的诊断价值。急性中枢神经系统病毒感染时，可有弥漫性或局限性慢波及癫痫样放电。

7. **影像学检查** 头颅MRI比CT在急性中枢神经系统病毒感染中的应用价值更大，虽然多数急性中枢神经系统病毒感染脑部影像学检测无阳性发现，但个别病毒感染具有特征性的影像学改变，如HSV-1感染常见颞、眶额叶受累，通常延及岛叶和扣带回（图7-1），乙型脑炎病毒感染常见丘脑损害（图7-2），EV71感染引起脑干病变。急性中枢神经系统病毒感染MRI检查的另一重要价值在于明确是否存在脱髓鞘改变，以判断是否合并免疫损伤或鉴别

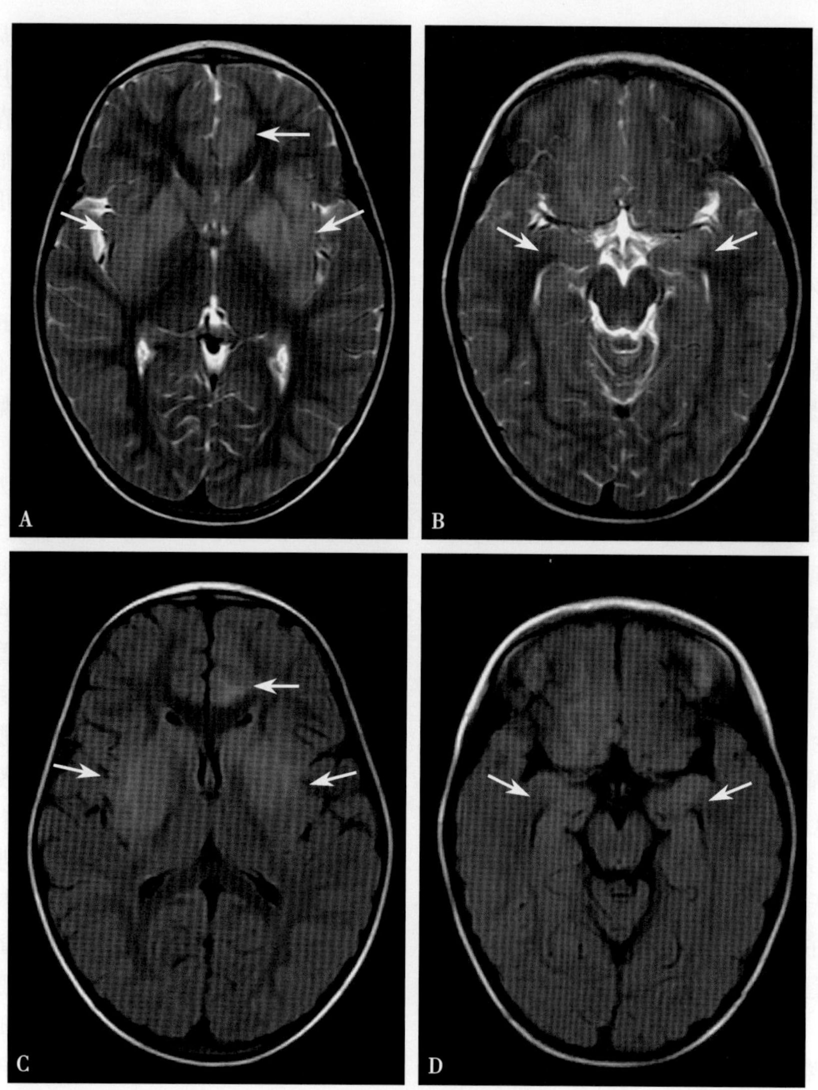


图7-1 HSV-1感染

女，5岁。A、B. $T_2$WI序列；C、D. $T_2$-Flair序列，可见双侧颞叶皮层、岛叶皮层、基底节区、左侧额叶皮层肿胀，$T_2$WI、$T_2$-Flair呈片状稍高信号

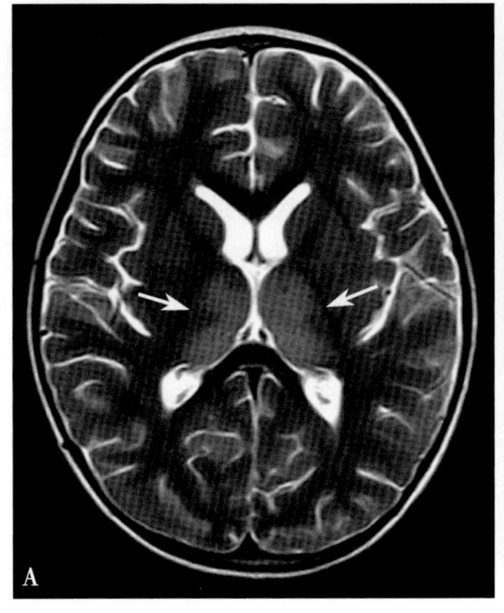

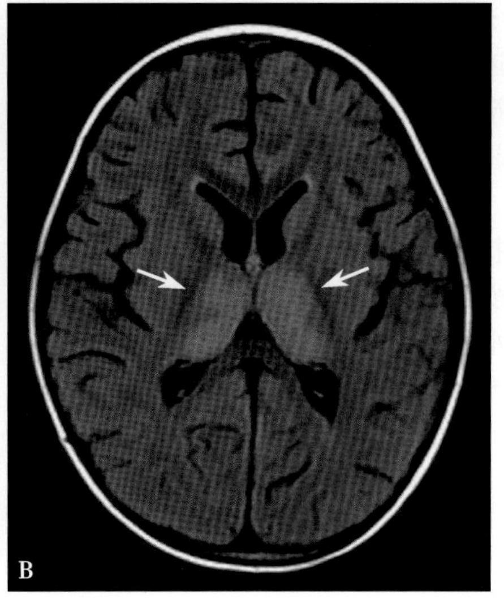


图 7-2　乙型脑炎
女，4 岁。A. $T_2WI$ 序列；B. $T_2$-Flair 序列　可见双侧背侧丘脑肿胀，$T_2WI$、$T_2$-Flair 呈片状稍高信号

中枢免疫性疾病，具有重要的鉴别诊断价值。

8. **脑组织活检病毒分离或培养**　是中枢病毒感染的金标准，但临床极少使用，在急性中枢神经系统病毒感染更罕有应用。

**【诊断与鉴别诊断】**急性中枢神经系统病毒感染的诊断主要依据病史、临床表现、体格检查、脑脊液常规生化、病原学 PCR、血清学和影像学检查（如头颅 MRI）等综合判断。

1. **症状和体征**　急性中枢神经系统病毒感染时，临床上的某些症状或体征具有一定的病原学提示意义，可能提示相应的病毒感染，如：

（1）突出的精神症状：提示颞叶、眶额叶皮层和边缘结构受累，常见于 HSV-1 等感染。

（2）自主功能障碍、肌阵挛和脑神经损伤症状：提示脑干脑炎的可能，常见于 EV-71 等病毒。

（3）震颤和运动障碍：提示丘脑等基底区病变，多见于黄病毒，如西尼罗河病毒和乙型脑炎病毒感染。

（4）急性弛缓性麻痹：可见于脊髓灰质炎、EV-71 及黄病毒等。

（5）伴有胃肠道症状：肠道病毒，如轮状病毒等。

（6）皮疹：如水疱常见于手足口病、水痘带状疱疹感染等。

2. **病史**　询问有无动物咬伤（狂犬病）或昆虫叮咬伤（虫媒病毒）等病史，也可提供相应的诊断线索。

3. **直接病原学诊断**　虽然中枢神经系统病毒感染诊断的金标准是脑组织活检病毒分离或培养，但临床很难实施，仅适合于诊断困难以及慢性中枢神经病毒感染的病例。临床实践中，可以获得包括脑脊液、血液、甚至其他局部器官的病原学感染证据，一般来讲，脑脊液中病毒病原学检测阳性可以基本肯定诊断，如 HSV-1 核酸 PCR 检测阳性，或脑脊液中某种病毒的特异性 IgM 抗体阳性或 IgG 恢复期滴度高于急性期 4 倍以上；如果脑脊液病原学为阴性而血清中为阳性，则可能性较低；如脑脊液与血清病原学检测均为阴性，仅身体局部器官如口咽部病原学为阳性，则可能性不大。

4. **鉴别诊断**　当无法获得病原学证据时，需排除其他病因所致的脑炎或脑膜炎后方可诊断急性中枢神经系统病毒感染。需要鉴别的主要疾病包括其他病原微生物感染，如细菌、结核、寄生虫、真菌、立克次体等，各种免疫性炎症如急性播散性脑脊髓炎、自身抗体脑炎，以及由于代谢，中毒或中枢神经系统外脓毒症、肿瘤如脑膜白血病等。临床表现中存在以下情况时，更应注意鉴别：既往类似发作病史，对称性的神经系统病变，肌阵挛，肝衰竭，不伴发热，酸中毒或碱中毒等。某些情况下，病毒性脑炎也应与复杂性热性惊厥相鉴别。

**【治疗与预后】**病毒感染多呈自限性，常常缺乏特异性治疗。急性中枢神经系统病毒感染时，急性期正确的对症支持治疗是保证病情顺利恢复、降低病死率和致残率的关键。治疗包括一般治疗、对症支持治疗和抗病毒治疗。

1. **一般治疗** 密切观察患儿的病情变化和生命体征。对昏迷不能进食的患儿,应采用鼻饲喂养或给予静脉营养,以提供足够的能量;注意保持呼吸道通畅,防止误吸;勤翻身,防止发生褥疮和深部静脉血栓等。

2. **对症支持治疗**

(1) 止惊:按照惊厥或惊厥持续状态相应章节的介绍进行及时处理。

(2) 降低颅内高压:一般选用20%甘露醇0.5~1g/kg,根据颅内压增高的程度选择其他药物,并调整用药间隔。

(3) 维持内环境的稳定:维持水、电解质、酸碱平衡等。

3. **抗病毒治疗** 一旦怀疑病毒性脑炎,应早期积极进行无环鸟苷或阿昔洛韦抗病毒治疗,并根据后续检查结果,调整用药。阿昔洛韦用于疱疹病毒性脑炎的治疗,剂量为10mg/kg,每8小时一次,疗程2~3周。更昔洛韦对巨细胞病毒脑炎有效,剂量为5mg/kg,每12小时一次。

4. **康复治疗** 一旦生命体征平稳,即可行床旁早期康复介入,有神经后遗症者应坚持后续的长期综合康复治疗。

**关键点**

1. 急性中枢神经系统病毒感染的主要病原为单纯疱疹病毒和肠道病毒。
2. 病毒对中枢神经的直接侵犯是急性中枢神经系统病毒感染的主要损伤机制,伴或不伴免疫性损伤。
3. 由于脑脊液病毒检测的阳性率有限,根据临床表现的诊断特异性差,鉴别诊断涉及广,易于误诊。
4. 某些病毒感染可以引起特征性的临床改变,常常具有提示诊断的价值。
5. 急性中枢神经系统病毒感染的鉴别诊断中,尤其注意与免疫性脑炎的鉴别。
6. 头部MRI的检查在免疫性脑炎或脱髓鞘的诊断中具有重要价值,应早期进行,且应注意儿童MRI发育的特殊性和病变的差异性。
7. 鉴于阿昔洛韦在HSV-1脑炎早期治疗中的重要价值,对于怀疑病毒性脑炎的患者,应予以阿昔洛韦抗病毒,直到否定诊断停药或肯定诊断继续用药。

(罗蓉)

## 第四节 慢性中枢神经系统病毒感染

### 一、慢病毒疾病

慢病毒疾病是一组由普通病毒引起的以慢性进行性脑病为主要表现的综合征,是神经系统慢性持续性病毒感染的结果。目前发现的属于本组的人类疾病包括:麻疹病毒感染所致的亚急性硬化性全脑炎(subacute sclerosis panencephalitis, SSPE)和麻疹包涵体脑炎(measles inclusion body encephalitis,MIBE)、人类乳头多瘤空泡病毒感染所致进行性多灶性白质脑炎(progressive multifocal leukoencephalitis,PML);以及进行性风疹全脑炎(progressive rubella panencephalitis)、直接逆转录病毒脑病(direct retrovirus encephalopathy)、人类免疫缺陷病毒脑炎(Human immunodeficiency virus encephalitis)。本组疾病具有共同的特征:①初始病毒感染;②在一段较长的无症状期后再次出现新的症状,通常仅表现为脑病;③感染的影响局限于神经系统。这些疾病的临床表现、实验室检查特点、病理改变和治疗均十分相似。

亚急性硬化性全脑炎(subacute sclerosis panencephalitis,SSPE)是麻疹病毒引起的亚急性、慢性全脑炎。主要表现为进行性脑部变性症状,由性格和行为改变逐渐发展为严重肌阵挛性抽搐和智力衰退。

**【病因和发病机制】**SSPE是由麻疹病毒持续性感染所致的波及大脑灰质和白质的全脑炎症性变性病。虽然1969年即首次证实本病系麻疹病毒感染所致,但其发病机制至今尚不完全清楚。目前主要存在两种假说:

1. **机体免疫功能异常** 正常情况下麻疹病毒感染后激活细胞免疫,其中主要激活Th1细胞释放α-干扰素(INF-α)和白介素2(IL-2)清除病毒感染细胞,待皮疹消退后体液免疫应答占主导,Th2细胞激活和IL-4水平增加,而INFα和IL-2表达下降。研究发现SSPE患者INF、IL-2、IL-10、IL-12表达水平降低,而IL-4和IL-1b表达水平增加,细胞免疫功能障碍和体液免疫过度激活均可能影响机体免疫功能的正常发挥,导致病毒不能被有效清除而持续感染。

2. **麻疹病毒变异学说** SSPE患者脑中并未找到完整的麻疹病毒颗粒,也未见到其基质蛋白(mprotein),但麻疹病毒编码各种蛋白质所需的遗传物质全都存在且功能完整。对此,有研究提示,基质蛋白虽已被编码，但由于存在基因突变，导致其抗原表达异常，形成缺陷型麻疹病毒，逃避机体免疫识别和监视作用，形成慢性持续性感染。由于引起SSPE的并不是完整的麻疹病毒颗粒，所以一般不具有传染性。

流行病学调查发现麻疹病毒感染后易患SSPE的主要危险因素包括：患麻疹年龄小，生活在农村、贫困，居住环境差，教育程度低，母亲年龄大，兄弟姐妹多且为年长者（接触病原机会增加），免疫功能缺陷者。而接种麻疹减毒活疫苗并不是SSPE的危险因素。

**【病理】**SSPE的典型病理表现为炎症、坏死和修复的亚急性炎症过程，不同时期病理改变不同。病程初期，脑内病毒感染细胞，核酸氧化损伤、脂质过氧化反应，出现组织水肿、脱髓鞘改变；进入急性炎症反应期，少突胶质细胞和神经元内可见病毒核壳，星形胶质细胞中可见含核体的颗粒丝状包涵体，也可见皮层和皮层下血管周围炎症细胞浸润、髓鞘脱失；继而出现神经元丢失，疾病进展恶化。

**【临床表现】**SSPE多见于儿童及青少年，好发年龄为4~12岁，高峰发病年龄为8~10岁。儿童发病率约为（4~11）/100万，男童发病率高于女童，约2~4∶1；农村发病率高于城市。SSPE的临床症状多于感染麻疹病毒6~15年后出现，呈亚急性隐匿起病。根据其典型的临床表现，本病可分为4期：

1. **第1期（早期）** 典型表现包括行为改变、嗜睡、疲倦、学校适应困难、非频发性癫痫发作、多动、性格变化等。症状常隐匿出现，程度轻微。此期症状持续时间不等，从数周至数年，但仍保留大部分正常的神经功能。神经功能障碍量表（neurologic disability scale）定量分析发现神经功能下降水平不超过30%。此期的进展速度因人而异，取决于大脑皮层炎症的严重程度以及病变向皮层下发展的快慢程度。当大脑皮层灰质病变恶化并向下波及皮层下白质和深部灰质时，肌阵挛逐渐明显，即进展到本病的第2期。

2. **第2期** 肌阵挛、痉挛、失张力发作是本期的特征性表现，常随病程发展渐渐发生，并逐渐累及全身所有肌群，特别是躯干轴部肌群。发作特点包括弥漫性、重复性和频发性，大多为对称性出现，常有相对固定的间隔，一般每5~10秒发生一次。其发作是锥体外系广泛的刺激性病变所致，而非大脑皮层神经元异常放电所致的癫痫发作。除有明显的不自主运动外，出现中枢神经运动或感觉长束受累的明确体征，癫痫和痴呆也进一步恶化。此期持续时间也不一样，通常为3~12个月。

3. **第3期** 此期始于病变进展累及皮层下灰质核团和脑干后，以进行性智力、运动衰退为标志。脑损伤进一步加重引起特征性锥体外系症状，如舞蹈手足徐动症等。出现明显的长束性感觉和运动障碍，智力明显恶化，提示大脑皮层灰质开始了破坏性变化。代表锥体外系刺激性病变的肌阵挛消失。此期通常持续3~18个月。

4. **第4期** 由于大脑功能丧失及脑干、脊髓上段的广泛受累，出现昏迷、无运动性缄默、自主神经功能衰竭，最终死亡。

大多数SSPE患者发病后具有典型的临床表现，按上述4期顺序发展，每期持续数月，于2~4年左右死亡。研究发现SSPE的病期和神经功能丧失的程度密切相关。若将所有4期神经功能丧失的总量定为100%，则在1~4期中神经功能丧失的构成比例依次为0~30%、31%~55%、56%~80%、81%~100%。而对各类症状进行分析比较发现100%患者会出现运动倒退，86%存在认知下降，74%出现肌阵挛（痉挛、失张力），16%出现全面性癫痫，10%发生局灶性癫痫，少部分患者以视觉障碍为首发表现。

部分患者起病后未按上述4期顺序发展，约10%患者出现暴发性病程，病情进展十分迅速，在最初3个月内出现66%的神经功能障碍或起病后6个月内死亡，目前研究发现出现暴发性起病的危险因素包括：2岁内感染麻疹病毒，病毒毒性强以及合并其他病毒感染，免疫缺陷患者或患者母亲患免疫缺陷综合征，创伤也可能诱发暴发性起病；母孕期患麻疹或母体内不完整的抗体传输给胎儿是早发暴发性SSPE的高危因素。而少部分患者则进展缓慢，至死亡时未进展至第4期。此外，在SSPE的任何一期都有可能出现病情相对静止，或呈波动性病程。

有人建议根据病情进展速度将SSPE分为3型：①急性型：3个月内神经功能至少丧失66%，有典型分期；②亚急性型：在9个月内神经功能丧失66%，有典型分期；③慢性型：发病9月以后神经功能丧失不足66%，没有典型的临床分期。

**【辅助检查】**

1. **脑脊液和血清学检测** 脑脊液常规、生化可以正常或仅有细胞数和蛋白的轻度增加；脑脊液免疫球蛋白IgM、IgG增高，并可出现寡克隆带。脑脊液中抗麻疹病毒IgG抗体可高达1∶40~1∶1 280，而脑脊液-血清抗麻疹病毒IgG抗体的比值增加达5∶1~40∶1。

2. **脑电图检查** 65%~83%患者可见特征性的脑电图改变即SSPE综合波：低背景电活动基础上周期性出现双侧同步对称的100~1 000mV，1~3Hz巨大δ波，或中间混杂尖棘波。起病初期外界刺激后该类脑电活动可消失，随着疾病进展，SSPE综合波周期性出现，且外界刺激也不能消除。

3. **头颅影像学检查**　其改变与临床分期并不相对应，而主要与病程相关。早期头颅影像学检查正常或在脑后部皮层或皮层下呈非对称性损伤，随着病损逐渐累及皮层下深部组织，并向脑室周围、脑前部、脑干、脊髓上段扩展，影像学检查显示皮层萎缩、脑室扩大、脑白质区多灶性病变。磁共振波谱分析早期可发现乙酰天冬氨酸减少、胆碱增加，提示神经脱髓鞘和炎症反应，脑组织代谢活动增加可引起乳酸增加；后期以脑萎缩和胶质增生病变为主，磁共振波谱可发现乙酰天冬氨酸-肌酸酐比值减少、胆碱-肌酸酐，以及肌醇-肌酸酐比值增加。

4. **脑组织活检**　可见典型的病理改变。

**【诊断和鉴别诊断】**SSPE的诊断主要依赖临床表现和相关辅助检查综合分析，需符合下述5项条件中至少3项：①典型的临床表现；②特征性脑电图改变；③脑脊液球蛋白超过总蛋白的20%；④血清和脑脊液麻疹抗体滴度升高，血清中>1∶24，脑脊液中>1∶8（补体结合抗体）；⑤脑活检或尸检有典型病理发现。

SSPE应与快速进展性痴呆、肌阵挛性癫痫、急性播散性脑脊髓炎、急性病毒性脑炎、多发性硬化、代谢性脑白质病、慢性Rasmussen脑炎、青少年神经元蜡样质脂褐质沉积症、神经氨酸苷酶缺乏症等脑病相鉴别，但麻疹病史、典型的4期临床表现，以及特征性脑电图改变和脑脊液中抗麻疹病毒抗体有助于鉴别诊断。

**【治疗与预后】**迄今尚缺乏特效治疗方法，患者预后差，约5%的SSPE患者可自行缓解，95%患者于诊断后5年内死亡。目前所采用的治疗主要为减缓疾病进展、延长存活期、防治并发症。

1. **常规抗病毒治疗**　异丙肌苷（isoprinosine）、干扰素、病毒唑联合治疗较单药治疗效果好，为增强疗效可鞘内注射干扰素，对轻症者延缓病情进展效果较好，但对重症者无效。

2. **新型抗病毒治疗**　随着基因治疗和RNA干扰技术的研究进展，推动对新的治疗方法的探索。目前提出融合抑制肽和神经递质P物质可抑制麻疹病毒与细胞膜融合，预防病毒在脑内传播，但还需进一步研究以提高两者在脑内的含量和活性达到治疗效果。此外，SiRNA干预可使目标基因降解、失活，有望成为治愈SSPE的方法，但SiRNA干预技术的临床应用还有诸多问题待解决。

3. **对症治疗**　包括止惊、防止感染、理疗及护理等，可减少并发症，延缓死亡，改善患者及家庭的生活质量。

**关键点**

1. 麻疹病史及麻疹患者接触史。
2. 运动倒退、认知下降、肌阵挛（痉挛、失张力）为主要表现，慢性进行性病程，典型的临床表现呈4期进展。
3. 脑脊液抗麻疹病毒IgG滴度增加是诊断本病的特异性方法。
4. 抗病毒及对症治疗仅可延缓病情进展，预后差。

## 二、非传统性进行性脑病

与慢病毒感染不同，非传统性进行性脑病（unconventional progressive encephalopathy）的病因是比病毒还小的致病因子-朊蛋白（prion）。体内正常朊蛋白（$PrP^{c}$）编码基因*PRNP*发生突变或正常朊蛋白与所感染的致病性朊蛋白（$PrP^{sc}$）结合形成新的$PrP^{sc}$，$PrP^{sc}$异常折叠不能被蛋白酶有效清除而在神经系统中不断堆积并增殖，引起神经系统退行性变，最终导致痴呆、死亡。此类疾病的临床特点与慢病毒感染十分相似，故大多习惯于将它们归为一类描述。与儿童神经有关的非传统性进行性脑病包括两个综合征：库鲁病和克-雅病（CJD）。

### （一）库鲁病（Kuru disease）

首先发现于新几内亚。当地人有食人习性，接触者大多在死亡仪式上获得感染。妇女和儿童由于承担为食人者准备尸脑的任务，故受到感染的机会较大。初次接触病原后大约4~20年发病。近些年来由于这类死亡仪式逐步被禁止，该类病也逐渐减少或消失。

Kuru病患者以小脑性共济失调伴震颤、舞蹈样动作和手足徐动为主要特征，同时还有进行性痴呆、情绪改变等。部分患者起病前会经历持续数月的前驱期，表现为头痛、四肢疼痛，少数出现关节疼痛，由下肢逐渐累及上肢。起病后病情进展大致可分为3个阶段：早期为可行走阶段，表现为轻微震颤、步态不稳，逐渐进展为不能站立、共济失调、躯干和下肢肌肉运动协同障碍、静止性震颤、构音障碍，50%患者出现意向性震颤，部分患者还会出现双眼水平汇聚不良、眼球震颤、偏侧面肌痉挛及核上性面神经瘫痪。起病早期闭目难立征可阴性，随着病情进展呈阳性，当不借助外力无法行走后进入第二个阶段（久坐期）。久坐期，患者共济失调、震颤、构音障碍进一步加重，深反射增强，但足底反射可以引出、巴氏征阴性。当不借助外力无法独坐时进入第三阶段(终末期),患者卧床不起,言语不能,原始反射逐渐出现,肌张力障碍、手足徐动、舞蹈样动作、痴呆。病程数月至2年不等,多数1年内死亡。

辅助检查包括脑脊液分析、病毒分离和抗体测定,均常无阳性发现。头颅MRI检查结果类似克-雅病。诊断主要靠病理检查,病理异常局限于中枢神经系统,可见弥漫性神经元变性、小胶质增生、星形胶质细胞肥大以及大脑皮层灰质海绵样变,小脑、脑干和基底节病变尤为严重。全脑可见圆形淀粉样变斑块,形态与在疯羊病脑内所见的纤丝相似。

迄今本病尚无特效疗法,目前提出免疫治疗等手段,但仍处于实验阶段。

**关键点**

1. 病原接触史。
2. 小脑性共济失调为突出特点,疾病快速进展。
3. 病理检查是确诊依据。

### (二) 克-雅病(Creutzfeldt-Jakobdisease,CJD)

见于50~60岁成人,儿童少见。散发性发病。起病隐匿,首发症状多为疲倦、抑郁和体重减轻。精神异常发生较早,表现为记忆力减退、判断力下降、异常行为和人格改变,提示高级皮层的特异性受累。早期最常见的运动症状是协同障碍,常逐渐进展至典型的小脑性共济失调。发病数周至数月以内出现其他神经体征,如强直、动作缓慢、静止时面部表情丧失、静止性震颤等。中期患者出现肌阵挛,常可为突然的感觉性刺激所诱发。随后可出现惊厥。CJD典型的特征是快速进展的痴呆,伴有视觉障碍、感觉障碍、构音障碍等。最终发展至植物状态并很快死亡。通常病程为1~15个月,平均6~7个月。

CJD的脑脊液可仅有轻度蛋白升高;脑电图均有异常,随病程进展脑电图呈进行性慢化,某些病例呈周期性异常,表现为高波幅慢波和尖波暴发,继为相对低平活动。头颅MRI检查对CJD的诊断具有重要意义,美国旧金山加州大学2011年提出的诊断标准,根据MRI的不同改变,可以确诊、疑诊及可能性小、排除CJD的诊断(表7-5)。本病的诊断也有赖于病理检查,病理特点是:大脑皮层各层均有神经细胞丢失,伴明显星形细胞增生,肉眼一般均可见大脑皮层萎缩。海绵样变在皮质深层尤为明显,镜下改变更为显著。小脑改变以颗粒细胞减少为主,伴各层致密纤维胶质增生。进展迅速的病例海绵样变更突出,死亡较晚的病例则出现更明显的胶质增生。

表7-5 CJD的MRI诊断标准

| 诊断 | MRI特点 |
|---|---|
| 确诊CJD | 以下部位DWI信号高于FLAIR信号:<br>1. 皮层(累及1个以上脑回)和纹状体<br>确诊依据:扣带回、纹状体和累及1个以上新皮层脑回<br>皮层下受累依据:纹状体前后信号梯度a、ADC呈低信号<br>皮层受累依据:非对称性中线部位新皮层或扣带回受累<br>2. 仅皮层(累及3个以上脑回脑回) |
| 疑诊CJD | 1. 单侧纹状体或皮层受累不超过3个脑回<br>2. 双侧纹状体或后中部丘脑<br>3. FLAIR信号高于DWI信号 |
| CJD可能性小 | 1. 仅边缘区域FLAIR/DWI信号异常,ADC图形正常<br>2. DWI高信号为伪像<br>3. FLAIR信号高于DWI信号 |
| 排除CJD | 不符合上述标准 |

a:纹状体尾部高信号而后壳部信号相对减低;ADC:Apparent diffusion coefficient,表观扩散系;DWI:Diffusion-weightedimaging,弥散加权成像;FLAIR:Fluid-attenuated inversion recovery,液体衰减反转恢复序列

本病目前尚缺乏特效治疗,只能对症处理。在动物实验和临床研究发现采用戊聚糖多硫酸酯、奎纳克林、两性霉素B治疗能够延缓病情进展,同时免疫治疗也取得不错的进展,但对于临床应用还有较多问题亟待解决。

**关键点**

1. 病原接触史。
2. 快速进展的痴呆为典型特征,伴小脑性共济失调,病情进展迅速。
3. 头颅MRI和脑电图均有特异性改变。

(蒋莉)

## 第五节 新型隐球菌性脑膜炎

新型隐球菌性脑膜炎(cryptococcal meningitis)是临床上最常见的真菌性脑膜炎,由新型隐球菌感染脑膜和/或脑实质引起的亚急性或慢性脑膜

炎，可并发脑脓肿、肉芽肿或囊肿。1905年，von Hansemann首次描述了隐球菌所致脑膜脑炎病例，我国1946年首次正式报道本病。本病在获得性免疫缺陷综合征（AIDS）流行之前十分罕见。然而20世纪80年代以来，随着全球AIDS的蔓延、广谱抗菌药物、化疗药物、免疫抑制剂的广泛使用及免疫缺陷性疾病和器官移植病例的增加，发病率逐渐上升。但在国内，相当部分患者的免疫功能正常。由于该病早期临床表现不典型，误诊率、病死率和致残率都很高。

**【流行病学】**全球每年新增新型隐球菌性脑膜炎患者超过100万人，主要是在撒哈拉沙漠以南的非洲地区。中国台湾地区的调查显示新型隐球菌性脑膜炎年发病率为每百万人口4.7；中国大陆的相关流行病学数据的报道较少，2012年发表的一篇系统性综述总结了中国大陆1985—2010年共有7 315例新型隐球菌脑膜炎病例，估计每年不少于3 000~6 000新发病例。欧、美及非洲的大部分患者具有AIDS的原发性疾病或免疫抑制状态。来自美国、法国等高收入国家的研究显示仅有少数患者（17%~35%）为免疫正常人群；美国每年人类免疫缺陷病毒（human immunodeficiency virus，HIV）感染患者的新型隐球菌脑膜炎发病率（66例/1 000）显著高于非HIV感染患者（0.9例/10万），非洲低收入国家中HIV相关性新型隐球菌性脑膜炎发病率更是居高不下。但是，中国（包括台湾地区）新型隐球菌性脑膜炎患者中免疫功能正常者比例高达55.3%~69%，并且合并HIV感染的比例远低于国外报道，仅为12.9%~24.7%。亚洲其他国家华裔中也有类似表现，来自新加坡的报道显示96%的新型隐球菌性脑膜炎患者免疫功能正常，来自马来西亚的研究显示仅6.7%的新型隐球菌性脑膜炎患者有免疫功能低下。本病致死率高达25%~60%，在撒哈拉沙漠以南的非洲地区，隐球菌病位居死亡率的第四位，全球每年约有60万人死于此病。

**【病原学】**新型隐球菌呈圆形或卵圆形，由细胞壁和荚膜组成的被膜包裹。多存在于鸽子排泄物、土壤和植物腐败物中。按新型隐球菌细胞外荚膜多糖的抗原差异性可将其分为5个血清型：A、B、C、D及AD。其中A为新型隐球菌Grubii变异型，临床最为常见，95%的隐球菌感染与之有关，我国绝大多数为A型。B和C为格特隐球菌，D为新生变种型，AD为Grubii变异型和新生变种型的杂合体。但近年来也有人认为，格特隐球菌是一个独立的菌种。格特隐球菌主要分布在热带和亚热带气候地区的澳大利亚、亚洲、南非和欧洲南部，多存在于尤加利树中。

**【发病机制】**人主要通过吸入隐球菌的孢子感染，其次可通过皮肤感染。体外隐球菌无荚膜，吸入肺泡后，在细胞内的高尔基体合成荚膜多糖，再由囊泡运输至胞外与质膜融合形成荚膜。早期认为带荚膜的隐球菌才具有致病性，随后电子显微镜下观察发现无荚膜或小荚膜菌株侵入内皮细胞的能力更强。隐球菌可引起肺内局限性感染，但一般很少出现严重症状。若患者有免疫功能缺陷或健康人群大剂量的隐球菌暴露，此菌易经血流播散至全身各个脏器。由于其对脑膜和脑实质有高亲和性，所以最常累及中枢神经系统。隐球菌可通过细胞内迁移、隐匿在单核细胞内或者采用细胞旁迁移途径等方式穿过血脑屏障，进入中枢神经系统引起脑膜炎症。其还可沿血管鞘膜进入血管周围间隙增殖，在基底核和丘脑等部位形成多发性小囊肿或脓肿，也可沿着血管周围鞘膜侵入脑实质内形成肉芽肿。

有关隐球菌与神经系统的高亲和性具体机制不明，现有假说包括：中枢神经系统内可能存在隐球菌的特异性神经元受体；脑组织基底神经节区富含儿茶酚胺类物质，可辅助隐球菌黑色素形成，使其免于氧化应激和吞噬作用的损伤，促使其致病毒力和耐药性得到提高；脑脊液中缺乏正常人血清中的抗隐球菌因子，有利于隐球菌生长繁殖。

**【病理】**隐球菌主要侵犯脑及脑膜，一般以颅底软脑膜感染最重。软脑膜表现为弥漫性浑浊，血管充血、扩张；脑蛛网膜下腔可见胶冻样的炎性渗出物，其中包含淋巴细胞、浆细胞、多核巨细胞以及大量隐球菌。脑实质内可有多发性充满隐球菌的囊肿，也可出现特征性的慢性肉芽肿，包括组织细胞、淋巴样细胞、巨细胞和成纤维细胞浸润，伴血脑屏障破坏。也可继发血管炎，脑膜炎性渗出可累及血管外膜，进而影响整个血管壁，继发血栓及血管闭塞，出现脑梗死。部分患者出现轻度脑萎缩，可能和脑组织变性、坏死有关。

**【临床表现】**多数患者呈亚急性或慢性病程，免疫功能低下者可起病急骤。临床症状主要取决于治疗开始时的真菌载量、宿主的免疫状态和地域及种族因素。首发症状为发热、头痛、精神和神经症状（嗜睡、定向力障碍、易激惹、行为改变、精神错乱等），其中最为典型的表现是渐进性头痛，头痛可持续数周至数月。其他中枢神经系统的症状包括脑积水（交通性和非交通性）、视乳头水肿引起的视盲、突发性感音性耳聋、脑神经麻痹、运动和感觉功能缺损、小脑功能障碍和癫痫。和 HIV 阳性患者相比，免疫功能正常的患者更容易发生脑水肿、昏迷、抽搐和脑积水，但高热、脑实质病变少见。由于隐球菌脑膜炎早期症状隐匿、临床表现非特异性，导致误诊率很高，需要临床医生提高警惕。

神经体征包括颈抵抗、克氏征等脑膜刺激征，可逐渐出现意识障碍，重症患者可昏迷。约 1/3 患者有病理反射和脑神经受累，最常见累及视神经。可因视神经乳头水肿和视网膜渗出导致视觉障碍、眼球震颤及瞳孔扩大等。

**【实验室检查】**

1. **脑脊液检查** 脑脊液的压力、细胞数、糖、蛋白等指标有助于隐球菌脑膜脑炎的诊断性评估。60%~100% 患者脑脊液压力升高，21%~97% 存在白细胞升高，一般为轻 - 中度升高，早期以中性粒细胞增高为主，中后期以淋巴细胞为主。55%~90% 脑脊液蛋白水平增高，主要为轻 - 中度升高。24%~61% 脑脊液中葡萄糖水平下降。糖在早期变化不明显，中后期可明显减少，甚至为零。

2. **神经影像学检查** 头部 CT 阳性率较低，建议进行 MRI 平扫及增强检查，有助于发现病变。病变最常见于基底节区和脑膜。可有多种表现，包括血管周围间隙增宽、胶状假性囊肿、脑膜强化、脑积水、肉芽肿。免疫正常患者更易出现假性囊肿、肉芽肿及脑膜强化。部分患者还可有脑萎缩、血管炎等征象。

3. **病原检查** 脑脊液培养阳性率高，是确诊本病的"金标准"，但培养周期偏长，不利于早期诊断。离心脑脊液取沉淀物进行墨汁染色是最为常用的检查方法，但敏感性和特异性不一，依赖于检验者的技术水平，当病原不明时，一次检查未找到隐球菌时需要多次腰穿反复检查。目前认为脑脊液中查找隐球菌荚膜抗原是诊断隐球脑膜炎较为可靠的方法，检查可采用乳胶凝集实验、酶联免疫分析等，但在免疫性疾病患者中可能呈假阳性结果。此外，组织病理检查也可以确认诊断。

**【诊断与鉴别诊断】**根据典型临床表现、实验室检查并在脑脊液中查到新型隐球菌可以确诊。

临床上本病需要与结核性脑膜炎、其他病原所致脑脓肿、颅内肿瘤进行鉴别。特别是结核性脑膜炎极易和本病混淆，单纯通过临床症状、体征及一般实验室检查很难鉴别。结核接触史、抗结核治疗有效可支持结核性脑膜炎诊断。颅脑影像学上隐球菌和结核分枝杆菌感染均常累及基底池，但后者强化更明显，因此如位于基底节区和脑室旁的血管周围间隙，表现为无强化的囊性病灶则提示隐球菌感染的可能性更大。最终确诊仍需依赖脑脊液中查找到病原菌。

**【治疗】**治疗的目标为消除或减轻临床症状；清除脑脊液中的隐球菌；预防中枢神经系统后遗症发生。

1. **抗真菌治疗** 本病一经确诊，需立即抗真菌治疗。能有效对抗隐球菌的经典抗菌药物为多烯类（两性霉素 B 制剂）、唑类和氟胞嘧啶。棘白菌素类抗真菌药对新型隐球菌没有显著作用，不应选用。在治疗方案上，目前国内外均建议采取分期（诱导期 / 巩固期 / 维持期）治疗的方式进行，其中诱导期治疗是否成功显著影响了患儿的病死率和后遗症发生率，现在被广泛认可的诱导期标准方案仍为两性霉素 B/ 或两性霉素 B 脂质体联合 5- 氟胞嘧啶的治疗，病情稳定后改用氟康唑巩固、维持治疗。两性霉素 B 毒性较强，常见副作用包括恶心、呕吐、畏寒、发热和贫血、低钾血症等，其中最为严重的毒副作用是肾脏损害。氟胞嘧啶常见副作用有食欲减退、恶心、血象异常、皮疹、嗜睡、肝肾功能损害等，特别注意其骨髓毒性，停药后一般能缓解。因此，在治疗过程中，必须严密监测血常规、血清电解质和肝、肾功能。值得注意的是，近年来对于包括免疫功能正常患者在内的非 HIV/AIDS 相关隐球菌性脑膜炎治疗方案仍存在一定的争议：美国感染病学会（IDSA）在 2010 年重新修订的隐球菌病治疗指南中推荐参照 HIV/AIDS 相关隐球菌性脑膜炎的治疗方案，即诱导期首选两性霉素 B0.7~1.0mg/（kg·d）联合氟胞嘧啶 100mg/（kg·d），疗程在 4 周以上，病情稳定后改用氟康唑巩固维持治疗。然而，根据笔者经验，在诱导期选择低剂量两性霉素 B 或两性霉素 B 脂质体联合氟胞嘧啶治疗方案并且适当延长诱导期(大于 8 周)，在非 HIV/AIDS 相关隐球菌性脑膜炎中可减少药物副作用且有较好的疗效；我国 2018 年隐球菌脑膜炎诊治专家共识中也推荐诱导期较低剂量两性霉素 B 0.5~0.7mg/（kg·d）联合氟胞嘧啶（100mg/（kg·d））治疗非 HIV/AIDS 相关隐球菌性脑膜炎，具有较好的疗效和安全性。

2. **处理颅内高压** 高颅压是导致隐球菌性脑膜炎患者死亡和发生各种并发症的一个重要原因。处理高颅压的方法有药物治疗（甘露醇等）和脑脊液引流（如反复腰穿间断引流脑脊液、置管持续外引流、脑室腹腔分流等）。药物降颅压的长期效果不明确。腰穿引流脑脊液是目前最为有效、快速的降颅压方法，如果脑脊液压力≥250mm$H_2O$，每天进行腰椎穿刺,直到脑脊液压力 <200mm$H_2O$。如果经充分抗真菌治疗且其他控制颅内压方法无效时,可给予脑室腹腔分流术。在进行抗真菌治疗时分流术通常不会引起隐球菌感染的扩散。

3. **处理免疫重建炎症综合征(IRIS)** HIV 阳性患者同时进行抗病毒治疗时、器官移植患者减量免疫抑制剂时、免疫功能正常患者异常增高的炎症反应时(少见)均可发生 IRIS。其表现为临床症状突然加重,但 CSF 培养持续阴性,隐球菌抗原滴度持续下降,且 CSF 中白细胞数增多,糖含量降低,蛋白增加。此时并非直接抗真菌治疗失败造成,而是炎症反应所致。治疗上应及时使用糖皮质激素。

4. **激素的应用** 基于多中心前瞻性随机双盲对照研究显示,即使在早期激素能迅速缓解颅内高压,但死亡率并未下降,激素导致不良反应和残疾发生率明显增高。但是,在出现免疫重建炎症综合征样反应时应使用皮质类固醇。

5. **支持治疗** 对于意识清楚的患者应鼓励进食高蛋白高营养食物,补充各种维生素,注意治疗过程中容易出现低血钾及其他水电解质紊乱,应及时复查与纠正。

6. **手术治疗** 对局限性的脑部隐球菌肉芽肿等可采用手术切除。

**【预后】**本病死亡率高,未经治疗者常在数月内死亡,存活患者超过半数可留有长期神经系统后遗症。

早期被误诊、用药剂量或疗程不足、合并多种基础疾病、长期脑脊液压力过高、应用激素或抗生素时间过长者预后较差。

HIV 阳性患者如果出现脑脊液中隐球菌抗原水平高(抗原滴度 >1 : 1 024)、体重低、脑脊液炎症反应差(脑脊液白细胞计数 <20/μL),以及就诊时存在神志改变,均提示不良结局。

**关键点**

1. 怀疑新型隐球菌性脑膜炎时,及时行 CSF 检查,多次真菌培养和墨汁染色是确诊本病的主要措施。
2. 分阶段、合适剂量、足疗程、联合用药是清除脑脊液中隐球菌最重要的方法。
3. 正确处理脑积水、颅高压是改善本病预后的关键措施之一。

(尹飞)

## 第六节 脑囊虫病

囊虫病(cysticercosis)又称囊尾蚴病,是由猪带绦虫的幼虫(即囊尾蚴)寄生于人体组织内引起的疾病,脑是最容易受累的部位之一,占囊虫病的 60%~80%。脑囊虫病是中枢神经系统最常见、最严重的寄生虫病,可造成严重的临床损害,是引起继发性癫痫的最常见的原因之一。

**【病原学】**本病是由猪绦虫的幼虫(囊尾蚴)引起。人是绦虫的终宿主,绦虫寄生在人体肠道,猪是最常见的中间宿主(痘猪),但人也可以是其中间宿主,绦虫病患者约 1/4 伴有囊虫病。囊虫感染途径:①体外感染:由于食用被绦虫卵污染的生蔬菜、生水等而感染,约占 55% 左右;②自身体外感染:肠绦虫症患者卫生习惯不良,将自体排出的虫卵,借助污染的手随食物送入口中,约占 45% 左右;③自身体内感染:肠绦虫患者在恶心或呕吐时,随肠道逆蠕动将自身肠绦虫的虫卵逆流至胃中感染。在胃液及肠液作用下,虫卵内的六钩蚴破卵壳而出,钻入肠黏膜入血,随之进入各组织器官,如皮下组织、肌肉、脑、眼、心、舌、肺等处。由于儿童的胃酸较弱,难以融化虫卵的胚膜,因此,儿童较成人较少患此病。

**【流行病学】**世界各地均有发病,发展中国家较多,农村人口发病高于城市人口。我国主要流行于华北、东北、西北等地。传染源主要是患猪带绦虫的患者。

**【发病机制与病理】**六钩蚴随血流入脑后,大多寄生在脑实质内,约经 3 个月左右发育成为囊虫,脑实质内囊虫多为圆形,直径 2~8mm,可以单发,也可以多发。在初始的活虫期,囊虫被宿主炎症细胞包绕(单核细胞、嗜酸性细胞、中性粒细胞),此期无明显周围脑组织炎症,通常没有症状。囊虫在此阶段可能持续数年。经过几年的活虫期后,囊虫分解退化,死亡时释放大量抗原及毒素,强烈刺激宿主免疫系统及炎症细胞攻击,引起虫体周围脑组织水肿,此时病灶为变性水肿期。之后,病灶周围炎症逐渐形成肉芽肿,为肉芽肿期。最终囊性灶溶解或形成钙化的肉芽肿,病灶活动停止。研究认为癫痫的发生可能是宿主炎症反应的结果,而不是囊虫本身浸润所致。

囊虫感染也可位于脑实质外,包括蛛网膜下腔、脑室内、眼内及脊髓内。脑实质外囊虫病与脑积水的发生有关。脑室内的囊虫可梗阻导水管及脑室孔,引起梗阻性脑积水。蛛网膜下腔的囊虫可生长为大囊状或葡萄状囊丛(尤其大脑外侧裂部位),感染多迁延为慢性蛛网膜炎，可导致蛛网膜增厚及粘连，阻塞脑底池，引起梗阻性脑积水，也可伴有交通性脑积水、脑室炎、脑膜炎、血管炎及卒中发生。脑实质受累的预后通常较实质外受累好，蛛网膜下腔、脑室内、脑池内感染预后较差，后者常引起脑积水。

**【临床表现】**临床表现取决于囊虫病灶存在的部位、数量及机体免疫炎症反应。通常脑实质内囊虫病主要表现为癫痫及头痛。脑实质外囊虫病主要表现为颅高压症状（头痛、恶心、呕吐）及精神障碍。少见的症状包括占位效应、视力障碍、局灶神经体征、精神障碍及脑膜炎症状。脑囊虫病通常无发热，神经系统查体无特殊。

**1. 脑实质内囊虫病** 脑实质内囊虫病最常见，占脑囊虫病的 60% 以上，多在感染后 3~5 年出现症状。癫痫是最常见的症状之一，主要为局灶运动性发作，可泛化为全面性发作。儿童典型的脑囊虫病表现为癫痫发作及影像学的单个增强灶。若脑实质内存在大量囊虫病灶，加之机体强烈的免疫反应导致广泛的脑水肿，可出现类似于脑炎的症状，如惊厥、头痛、恶心、呕吐、意识障碍、视力减退，偶尔可伴发热。这些症状也可发生在驱虫药物治疗时（由于大量囊虫死亡释放大量异体蛋白引发强烈免疫反应所致）。这种表现更多见于儿童。本型的预后取决于病灶的数量及炎症反应程度，仅有单个增强病灶的患者预后较好。

**2. 脑实质外囊虫病** 脑实质外的囊虫感染可寄生于蛛网膜下腔、脑室内、脊髓及眼睛等部位。蛛网膜下腔的囊虫病可导致慢性蛛网膜炎，伴发脑积水、脑膜炎、卒中及血管炎等。脑基底部软脑膜及蛛网膜炎性增厚可导致脑神经麻痹，增殖性血管炎可引起脑梗死。蛛网膜下腔的囊虫，尤其寄生于外侧裂（缺乏周围组织限制）的囊虫可生长至 10cm 或更大，称巨型囊尾蚴，可引起占位效应及局灶神经缺陷。寄生在脑室内的囊虫可引起脑室流出道梗阻，导致梗阻性脑积水及颅内压增高，临床表现为头痛、恶心、呕吐、精神症状及视力改变（视乳头水肿）。当患儿头部急剧活动时，存在于第三、第四脑室的囊虫可随之漂浮移动，引起间歇性梗阻，出现恶心、呕吐、平衡障碍或意识丧失，称布龙氏征（Brun's syndrome）。

**【实验室检查】**

**1. 常规实验室检查** 通常无特殊，外周血嗜酸性细胞可能增高或正常。

**2. 脑脊液** 50% 的患者脑脊液正常，可以有轻度的白细胞数增加，极少超过 $300 \times 10^6$/L，糖多数正常（12%~18% 可减低），蛋白轻度增加，嗜酸性细胞不定。若囊虫病灶位于基底部蛛网膜下腔或脑室系统内，脑脊液白细胞数可达 $1\,000 \times 10^6$/L 以上。

**3. 免疫学检查** 酶联免疫吸附（ELISA）试验、酶联免疫印迹（EITB）试验可用来检测血液及脑脊液囊虫抗体，EITB 对脑囊虫病诊断的特异性及敏感性均较 ELISA 高。

**4. 神经影像学检查** 影像学检查对脑囊虫病的诊断具有重要价值，可确定病变的部位、数量及病理分期。CT 对钙化更敏感，MRI 则有更好的分辨率。脑实质囊虫病灶常见于皮层及基底节。活囊虫病灶为圆形低密度影（5~20mm）、通常无强化，有时其内可见囊虫头节（特异性表现）；当囊虫分解退化，囊壁信号增强，常伴有周围脑组织水肿；随后，囊壁塌陷，可见钙化的肉芽肿结节（通常 2~4mm）。囊性病灶及钙化病灶可同时存在。不能显示头节时，脑囊虫病最典型的影像特点为单发或多发环状或结节状增强灶，可见钙化。出现此类征象高度提示脑囊虫病。脑实质外的囊虫病可表现为脑室内或蛛网膜下腔囊肿、软脑膜强化及脑积水征象（伴脑室扩大）。蛛网膜下腔的囊虫可生长到 60mm 或更大，常见于外侧裂（缺乏周围组织限制），称巨型囊尾蚴，可导致占位效应及局灶神经缺陷。若有脑基底部蛛网膜下腔囊虫病灶，应常规脊髓 MRI 检查，明确脊髓是否受累。

新的 MRI 三维成像技术，如稳态采集快速成像技术（fast imaging employing steady-state acquisition，FIESTA）、稳态三维结构干扰技术（three-dimensional constructive interference in steady state，3DCISS）大大提高了蛛网膜下腔及脑室内囊虫病的诊断率。

**【诊断及鉴别诊断】**脑囊虫病的诊断需要结合流行病学史、临床表现、神经影像学检查、血清及脑脊液免疫学检查综合判断。典型脑囊虫病的诊断依靠临床表现及头颅影像学检查，免疫学检查可帮助诊断，极少需要脑活检等侵袭性检查。

鉴别诊断注意与以下影像改变的疾病相鉴别：单发或多发环状或结节状增强灶还可见于结核瘤、脑脓肿、真菌性肉芽肿及脑肿瘤；脑实质钙化可见于代谢性疾病、血管畸形、颅内肿瘤及先天畸形；伴脑室扩大的蛛网膜炎可见于结核性脑膜炎及真菌性脑膜炎。

**【治疗】**治疗原则为驱绦虫（成虫），灭囊虫，对症治疗（高颅压、癫痫），必要时外科干预。

**1. 驱绦虫成虫** 常规推荐处理成虫。单剂量口服吡喹酮（praziquantel）5mg/kg 或氯硝柳胺（niclosamide）2mg/kg，可有效消灭存在于肠道中的绦虫成虫。

2. **消灭囊虫** 针对脑囊虫治疗应该是个性化的,基于临床表现、囊虫数量及部位及囊虫的生存期等不同而异。

(1)阿苯达唑(albendazole):是治疗囊虫病的首选药物,疗效在98%以上。阿苯达唑与抗癫痫药物无相互作用,与皮质激素同服不影响其血清浓度。剂量每日15mg/kg(最大剂量800mg),分二次服用。与食物同服,可增加其生物利用率。根据囊虫病灶部位及数量的不同,疗程可为8~30天。仅有一个脑实质病灶,服药3~7天即可达到理想治疗效果;脑实质内多发灶疗程需要10~14天;蛛网膜下腔囊虫病或存在巨大囊虫病灶者,至少服用1个月。根据影像变化酌情使用2~3个疗程,或更多。疗程间可休息7~10天。服药后患儿可能出现临床症状加重,尤其治疗后第一周,需要住院治疗。由于虫体被杀死后,虫体周围炎症反应加重,脑水肿加重,可使颅内压进一步增高,症状加重或出现新的症状。因此,治疗前颅内压较高者,应使用脱水剂减低颅内压后,再进行驱虫治疗,应同时使用肾上腺皮质激素如地塞米松等,以减轻虫体死亡后的炎症反应及水肿,必要时同时使用甘露醇等脱水剂,以保证治疗的安全进行。

(2)吡喹酮:吡喹酮为杀虫剂,作用较快,因此虫体被杀死后引起的不良反应也较大,临床应谨慎使用。剂量为每天50mg/kg,分3次口服,共服15天。可用于阿苯达唑治疗失败者。

影像显示为非活虫期(肉芽肿期及钙化期)患者。大部分专家建议无须使用抗囊虫药物。此外,眼型及脊髓型驱虫治疗可导致虫体周围炎症反应加重,可引起不可逆的损伤,驱虫治疗前常规眼科检查以排除脊髓及眼部囊虫病。

3. **对症治疗**

(1)抗癫痫治疗:囊虫病引起的癫痫为症状性癫痫,根据不同的癫痫形式选择用药,多选用局灶性癫痫的药物,如奥卡西平、卡马西平、拉莫三嗪等,推荐抗癫痫药物使用到影像学检查病灶吸收,无癫痫发作1~2年。

(2)脱水降颅压及抗炎治疗:存在颅内高压者需使用皮质激素或甘露醇脱水降颅压治疗。使用阿苯达唑或吡喹酮同时可给予皮质激素,以减轻虫体死亡引起的炎症反应导致的脑水肿及颅内高压。多项随机对照研究显示,灭囊虫治疗的前几天加用皮质激素,癫痫控制效果较对照组好,影像病灶消失时间也短于对照组。通常使用泼尼松1mg/(kg·d),或地塞米松0.1mg/(kg·d),5~10天。

4. **手术治疗** 外科手术可切除具有占位效应的肿块,切除引起脑室梗阻的肿物,分流脑脊液改善脑积水,眼型囊虫病需要外科切除。

**关键点**

1. 脑囊虫病患者血嗜酸性细胞增高并不常见。
2. 影像学检查特点有重要的诊断意义。
3. 灭囊虫治疗(阿苯达唑或吡喹酮)可能加重病情,早期可加用皮质激素。

(束晓梅)

## 参考文献


1. van de Beek D, Brouwer MC, Thwaites GE, et al. Advances in treatment of bacterial meningitis. Lancet, 2012, 380(9854): 1693-1702
2. 中华医学会儿科学分会神经学组. 儿童社区获得性细菌性脑膜炎诊断与治疗专家共识. 中华儿科杂志, 2019, 57(8): 584-591
3. Wilkinson RJ, Rohlwink U, Misra UK, et al. Tuberculous Meningitis International Research Consortium. Tuberculous meningitis. Nat Rev Neurol, 2017, 13(10): 581-598
4. Webb CM. White AC Update on the diagnosis and management of neurocysticercosis. Curr Infect Dis Rep, 2016, 18(12): 44
5. Kneen R, Michael BD, Menson E, et al. Management of suspected viral encephalitis in children. Journal of Infection, 2012, 64(5): 449-477
6. Rota PA, Rota JS, Goodson JL. Subacute sclerosing Panencephalitis. Clin Infect Dis, 2017, 65(2): 233-234
7. Burchell JT, Panegyres PK. Prion diseases: immunotargets and therapy. Immunotargets Ther, 2016, 5: 57-68
8. Fang W, Fa Z, Liao W. Epidemiology of Cryptococcus and cryptococcosis in China. Fungal Genet Biol, 2015, 78: 7-15
9. Schwartz S, Kontoyiannis DP, Harrison T, et al. Advances in the diagnosis and treatment of fungal infections of the CNS. Lancet Neurol, 2018, 17(4): 362-372
10. Carpio A, Fleury A, Romo ML, et al. New diagnostic criteria for neurocysticercosis: Reliability and validity. Ann Neurol, 2016, 80(3): 434-442

第八章

# 自身免疫性脑炎与副肿瘤综合征

## 第一节 概述

自身免疫性脑炎(autoimmune encephalitis，AE)是指一类由自身免疫反应所介导的中枢神经系统炎症性疾病，主要特点为急性或亚急性起病，癫痫发作、精神行为异常、认知障碍、自主神经异常等。自2007年Dalmau等正式提出抗N-甲基-D-天冬氨酸受体脑炎以来，一系列抗神经元表面或细胞内的自身抗体被陆续发现，血和/或脑脊液特异性抗体的检测，可以帮助进一步明确诊断并指导治疗。

自身免疫性脑炎囊括了免疫介导的累及中枢神经系统的所有疾病，根据是否伴有肿瘤分为副肿瘤性和非副肿瘤性，非副肿瘤性又分为病毒感染性、自身免疫疾病相关性和自身抗体介导性。随着研究的进展越来越多的特异抗体被认识，根据抗原部位不同，分为细胞膜抗原和细胞内抗原(表8-1)。虽然越来越多的特异抗体被认识，但临床上仍有很多符合自身免疫性脑炎特点的病例找不到相应的抗体。为了更好地指导临床诊治，国内外在自身免疫性脑炎的临床表型、辅助检查、确诊的实验室检查(血和/或脑脊液抗体)及排除其他疾病四个方面，提出了不同诊断层次及其相应标准：确诊的自身免疫性脑炎(表8-2)和可能诊断的自身免疫性脑炎(表8-3)。

自身免疫性脑炎的治疗包括免疫治疗(一线治疗包括糖皮质激素、静脉注射免疫球蛋白和血浆置换；二线治疗包括利妥昔单抗与环磷酰胺，主要用于一线免疫治疗效果不佳的患者；长程免疫治疗包括吗替麦考酚酯、硫唑嘌呤等，主要用于复发的病例)、抗癫痫治疗、针对精神症状的治疗及康复治疗等。对于合并肿瘤的患者应首先切除肿瘤等抗肿瘤治疗。对可能的自身免疫性脑炎患者，也可酌情试用一线免疫治疗。

表8-1 与自身免疫性脑炎相关的细胞内与细胞表面抗原

| 分类 | 抗原 | 主要临床表现 | 肿瘤的比例 | 主要肿瘤类型 |
|---|---|---|---|---|
| 位于细胞内 | Hu | 边缘性脑炎 | >95% | 小细胞肺癌 |
| | Ma 2 | 边缘性脑炎 | >95% | 精原细胞瘤 |
| | GAD | 边缘性脑炎 | 25% | 胸腺瘤，小细胞肺癌 |
| | CV2 | 边缘性脑炎 | 86.5% | 小细胞肺癌，乳腺瘤 |
| 位于细胞表面 | NMDAR | 抗DMDAR脑炎 | 与年龄、性别相关 | 卵巢畸胎瘤 |
| | LGI1 | 边缘性脑炎 | 5%~10% | 胸腺瘤 |
| | $GABA_BR$ | 边缘性脑炎 | 50% | 小细胞肺癌 |
| | AMPAR | 边缘性脑炎 | 60% | 胸腺瘤，小细胞肺癌 |
| | CASPR2 | 莫旺综合征、边缘性脑炎 | 20%~50% | 胸腺瘤 |
| | D2R | 基底节脑炎 | — | — |
| | GQ1b | Bickerstaff脑干脑炎 | — | — |

表8-2 确诊自身免疫性脑炎的诊断标准(满足以下4项标准)

| | |
|---|---|
| 临床表型 | 急性或亚急性起病(病程在3个月内快速进展)，表现为精神行为异常、意识障碍、近事记忆障碍或癫痫发作 |
| 辅助检查 | 具有以下至少1个阳性发现：①脑脊液：白细胞增多(>5×$10^6$/L)，或者脑脊液细胞学呈淋巴细胞性炎症，或者脑脊液寡克隆区带阳性；②头颅MRI：显示脑炎改变，多累及边缘系统(一侧或双侧MRI$T_2$或FLAIR异常信号)，或者符合脱髓鞘或炎症改变的累及其他区域的$T_2$或FLAIR异常信号；③脑电图：局灶性癫痫或者癫痫样放电，或弥漫性、多灶性慢波节律 |
| 确诊实验 | 特异性自身抗体阳性 |
| 合理排除其他疾病 | |

表 8-3 可能诊断为自身免疫性脑炎的诊断标准(满足以下 3 项标准)

| | |
|---|---|
| 临床表型 | 急性或亚急性起病(病程在 3 个月内快速进展),表现为精神行为异常、意识障碍、近事记忆障碍或癫痫发作 |
| 辅助检查 | 具有以下至少 1 个阳性发现:①脑脊液:白细胞增多($>5\times10^6/L$),或者脑脊液细胞学呈淋巴细胞性炎症,或者脑脊液寡克隆区带阳性;②头颅 MRI:显示脑炎改变,多累及边缘系统(一侧或双侧 MRI$T_2$ 或 FLAIR 异常信号),或者符合脱髓鞘或炎症改变的累及其他区域的 $T_2$ 或 FLAIR 异常信号;③脑电图:局灶性癫痫或者癫痫样放电,或弥漫性、多灶性慢波节律 |
| 合理地排除其他疾病 | |

(季涛云)

## 第二节 边缘性脑炎

边缘性脑炎(limbic encephalitis,LE)由 Corsellis 等于 1968 年首次报道,是选择性累及边缘系统的中枢神经系统自身免疫性炎症。急性或亚急性起病,以精神症状、起源于颞叶的癫痫发作和记忆力障碍为主要表现。与边缘性脑炎相关的抗体包括抗细胞内抗原抗体(抗 Hu 抗体、抗 Ma2/TA 抗体、抗 GAD 抗体、抗 CV2 抗体等)及抗细胞膜抗原抗体(抗 LGl1 抗体、抗 $GABA_BR$ 抗体、抗 CASPR2 抗体及抗 AMPAR 抗体等)。

**【病因与发病机制】**边缘性脑炎的发生与自身免疫异常密切相关,但具体机制尚未完全明确。目前将导致 LE 的可能机制归结为 3 类:自身抗体介导所致、病毒感染所致和自身免疫性疾病所致。在自身抗体介导性边缘性脑炎中,抗细胞内抗原抗体(抗 Hu 抗体、抗 Ma2/TA 抗体、抗 GAD 抗体及抗 CV2 抗体等)所致 LE 对免疫治疗反应欠佳、预后较差。抗细胞膜抗原抗体(抗 LGl1 抗体、抗 GABABR 抗体及抗 AMPAR 抗体等)抗体所诱发的边缘性脑炎对免疫治疗反应相对较好。病毒感染所致的 LE 中单纯疱疹病毒感染最多见,在免疫功能异常患者(如器官移植后免疫抑制治疗)中存在人类疱疹病毒 6 型、EB 病毒或水痘 - 带状疱疹病毒等感染相关性 LE 的风险,称之为移植后急性 LE。自身免疫性疾病所致的 LE:研究发现在病因未明的 LE 患者体内可检测到血清甲状腺抗体,同时发现某些自身免疫性疾病,如系统性红斑狼疮患者体内有自身抗体和抗神经元抗体(如抗 Ma2/TA 抗体)共存现象。

**【临床表现】**边缘性脑炎可由不同机制所致,但其临床表现基本一致。边缘性脑炎顾名思义与边缘系统息息相关。边缘系统与内脏调节、情绪、睡眠、学习、记忆等密切相关。因此,边缘性脑炎典型的临床表现以精神异常(如烦躁、易激惹、抑郁、幻觉等)、认知功能障碍和起源于颞叶的癫痫发作为主要表现。在儿童边缘性脑炎中能明确抗体的较为少见,其中抗 LGl1 抗体、抗 GAD 抗体、抗 $GABA_BR$ 抗体及抗 AMPAR 抗体阳性的均有报道,但病例数均很少。

1. **抗 LGl1 抗体相关脑炎** 多见于中老年人,急性或者亚急性起病,除上述 LE 的典型表现外,面 - 臂肌张力障碍发作是该病特征性表现,单侧手臂及面部甚至下肢的短暂而频繁的肌张力障碍样不自主动作,发作时间短暂(仅数秒),频繁者可达每日数十次。除此之外,部分患者合并语言障碍、睡眠障碍、小脑性共济失调和抗利尿激素分泌不当综合征(顽固性低钠血症)等。在儿童抗 LGl1 抗体相关脑炎罕有报道。2018 年 AS Lopez-Chiriboga 等报道了 7 例抗 LGll 抗体阳性的患儿,其临床表现包括脑病、癫痫发作和周围神经兴奋性增高的表现。

2. **抗 $GABA_BR$ 抗体相关脑炎** 多见于中老年,急性或亚急性起病,除癫痫发作、精神行为异常、近事记忆力下降等 LE 的典型表现外,部分患者的癫痫发作难以控制,并可出现癫痫持续状态。有研究对 20 例抗 $GABA_BR$ 抗体阳性患者的临床表型进行了分析,结果显示 17 例患者符合 LE 的表现(其中 5 例患者的癫痫发作难以控制),1 例患者以癫痫发作、癫痫持续状态为主要表现,1 例表现为眼球阵挛 - 肌阵挛综合征,1 例以小脑性共济失调为主要表现。

3. **抗 GAD 抗体相关脑炎** 多见于成年人,急性或亚急性起病,临床表现与上述的 LE 表现类似。除此之外,尚可导致僵人综合征、重症肌无力、共济失调等。Michael P 等报道了 53 例 LE 患者,其中抗 GAD 抗体阳性有 10 例,平均年龄 23 岁(17~66 岁)。在儿童与抗 GAD 抗体相关疾病报道很少,多为个例报道且表现较为复杂,可表现为 LE 或其他累及神经系统的多样化表现,如有文献报道一例 6 岁女童,25 个月起病,表现为顽固性局灶性癫痫发作,进行性发育倒退及步态异常;另有文献报道一例 6 岁男童,主要表现为部分性持续性癫痫。

【辅助检查】

1. **脑脊液检查** 压力正常或者升高；脑脊液常规白细胞数轻度升高或者正常，以单核细胞为主；脑脊液蛋白轻度升高，寡克隆区带可呈阳性。

2. **头颅 MRI 检查** 多数可见单侧或者双侧颞叶内侧（杏仁体与海马）异常信号，部分可有其他部位受累，所示双侧额叶、左侧顶叶、右侧颞叶及岛叶皮层及双侧海马多发异常信号（图 8-1）。

3. **脑电图检查** 可呈弥漫或者多灶的慢波，以及颞叶起源的癫痫样放电。

4. **抗体检查** 血清和/或脑脊液相应的特异性抗体阳性。

5. **肿瘤相关检查** 行相应肿瘤标志物或影像学检查以排除肿瘤，在儿童肿瘤的发生率明显低于成年人。

【诊断与鉴别诊断】2016 年 Graus F 等提出边缘性脑炎的诊断标准，必须满足以下 4 条标准：①亚急性起病（3 个月内病情快速进展），具有边缘系统受累的表现，如近事记忆障碍、癫痫发作，精神症状；②头颅 MRI 提示双侧颞叶内侧 $T_2$、FLAIR 异常信号；③至少符合两项中的一项：脑脊液细胞数增多（白细胞 >5 × $10^6$/L）；脑电图有颞叶癫痫样放电或慢波活动；④排除其他病因。如果检测到特异性抗体，并可排除其他病因，可以确诊为自身免疫性边缘性脑炎，而不必完全符合上述 1~3 项标准。

边缘性脑炎以边缘系统受累为主要临床表现，临床上有上述表现的疾病均应和其鉴别，如感染脑炎、桥本脑病、代谢性脑病、中枢神经系统肿瘤如胶质瘤等。

【治疗】参照抗 NMDAR 脑炎的相关治疗。

【预后】在自身抗体介导的边缘性脑炎中，抗细胞内抗原抗体所致 LE 对免疫治疗反应欠佳、预后较差。抗细胞膜抗原抗体所诱发的边缘性脑炎对免疫治疗反应相对较好。以上多为成人数据，儿童数据较少，需进一步积累经验，以更好地判断 LE 的预后。

**关键点**

1. 边缘性脑炎急性或亚急性起病，以精神症状、起源于颞叶的癫痫发作和记忆力障碍为主要表现。
2. 在儿童边缘性脑炎中能明确抗体的较为少见，抗 GAD 抗体、抗 LGI1 抗体、抗 $GABA_BR$

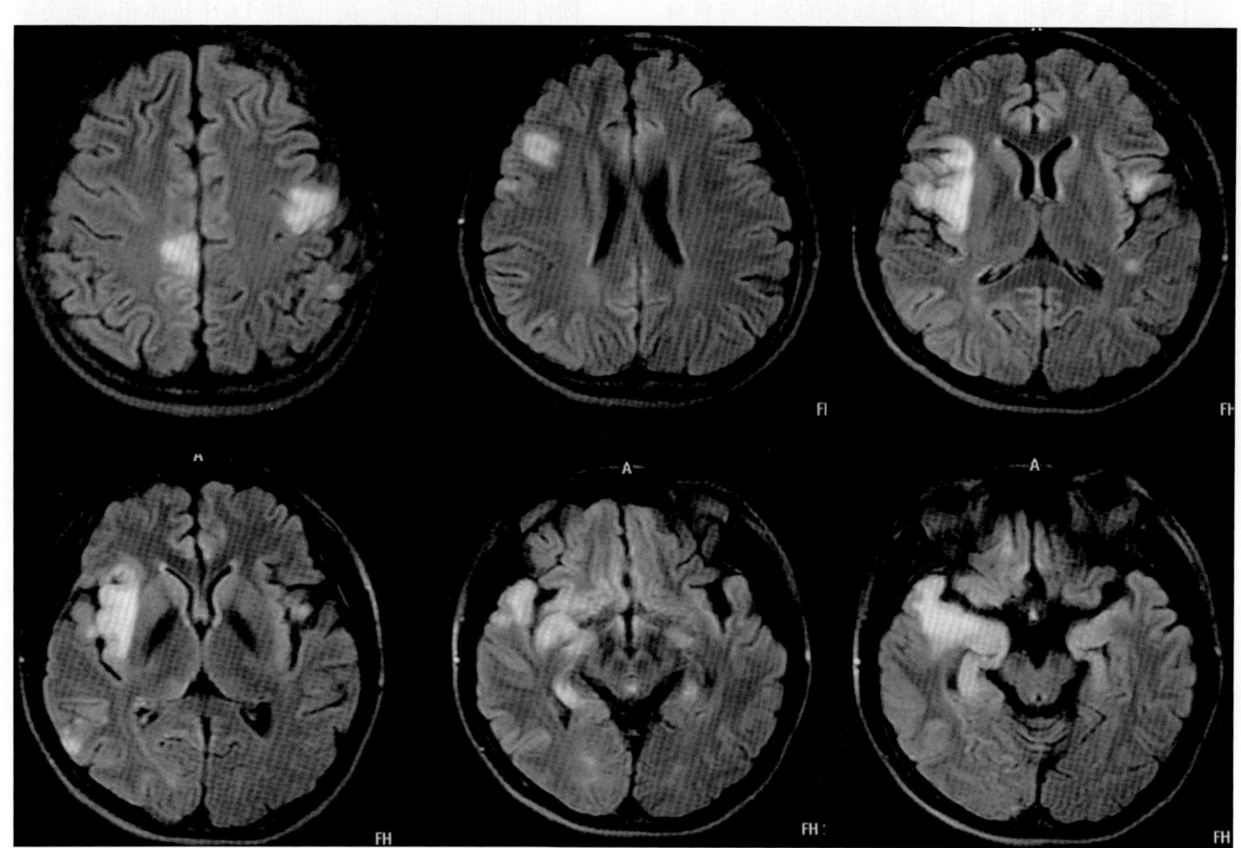


图 8-1 抗 GAD 抗体相关脑炎头颅 MRI

女，15 岁，病程 7 个月头颅 MRI，双侧额叶、左侧顶叶、右侧颞叶及岛叶皮层及皮层下白质及双侧海马异常信号

抗体及抗 AMPAR 抗体阳性多为个例报道。

3. 在自身抗体介导的边缘性脑炎中，抗细胞内抗原抗体所致 LE 预后较差，抗细胞膜抗原抗体所诱发的边缘性脑炎预后相对较好。

（季涛云）

## 第三节 抗 N- 甲基 -D- 天门冬氨酸受体脑炎

抗 N- 甲基 -D- 天门冬氨酸受体（N-methyl-D-aspartate receptor，NMDAR）脑炎是一种抗神经元表面抗原 N- 甲基 -D- 天门冬氨酸受体的抗体相关性脑炎，也是目前在儿童能明确诊断的最常见的免疫性脑炎。Vitaliani R 等在 2005 年报道了 4 例具有记忆障碍、精神异常伴有畸胎瘤的女性患者。Dalmau 等于 2007 年在 8 例表型类似的患者的脑脊液中发现抗 NMDAR 抗体，正式提出了抗 NMDAR 脑炎的诊断。2010 年一项多中心研究发现在所有脑炎中抗 NMDAR 脑炎占 4%，在免疫介导的中枢神经系统炎症中排在第二位，仅次于急性播散性脑脊髓炎。一项单中心脑炎流行病学研究显示，抗 NMDAR 脑炎是最常见的一种脑炎。抗 NMDAR 脑炎发病率高，具有相对一致的临床表现和特异型的实验室指标，治疗效果较好。

**【病因与发病机制】**在抗 NMDAR 脑炎中体液免疫起主要作用。NMDAR 由 3 种亚基组成，即 NRl、NR2 及 NR3。NRl 是必须的亚基，其他亚基以不同形式和 NRl 组成功能性 NMDAR。NMDAR 为离子型谷氨酸受体，在体内发挥着重要作用，如调节突触传递、触发突触重塑、参与学习记忆等，其功能障碍与脑发育异常、精神行为异常、神经退行性变、药物成瘾等密切有关。NMDAR 位于突触后膜表面，是兴奋性氨基酸（谷氨酸、天冬氨酸等）受体，其广泛表达于边缘叶、下丘脑、脑干等部位，抗体与受体结合，抑制神经元膜上 NMDAR 的定位聚集，干扰神经元的正常信息传递，从而产生一系列临床症状。卵巢畸胎瘤中存在含有 NMDAR 亚单位的神经组织，推测与卵巢畸胎瘤相关的抗 NMDAR 脑炎是因受体异位表达诱发自身免疫系统紊乱所致。

**【临床表现】**抗 NMDAR 脑炎有较为特异性的临床表现，主要有 6 项核心症状：①精神行为异常或者认知功能障碍；②言语功能障碍（强直性语言、言语减少、缄默）；③癫痫发作；④运动障碍 / 不自主运动（肢体远端或口咽部自动症等）；⑤意识水平下降；⑥自主神经功能障碍或者中枢性低通气。按照其病程发展顺序分为 5 期，但各期之间无严格分界：①前驱期：约 70% 患者有前驱症状，类似病毒感染，如头痛、发热、咽痛、咳嗽、恶心、呕吐等症状；②精神症状期：前驱期后数天 ~ 十余天出现精神症状，表现为焦虑、烦躁、易激惹、幻听、幻视、行为异常及刻板动作等。上述症状出现的早期常常被忽略，当出现较为严重的神经系统症状如抽搐发作、运动障碍、言语减少、进食困难、缄默等后就诊；③无反应期：随着病情的进展，患者意识水平下降，对刺激反应减弱，亦可与紧张、焦虑状态交替出现，有些患儿表现为不吃、不动、不言语的“三不状态”，同时伴有大量流涎；④不随意运动期：呈突出的锥体外系症状，口、咽、面部异常运动最常见，如舔唇、咀嚼动作、做鬼脸等，其他如手足徐动、肌张力不全等；⑤恢复期：恢复期较长，少数患者完全康复需要 2 年以上。此外病程中常伴有以下症状：①癫痫发作：以局灶性发作最为常见，严重者可出现惊厥持续状态。惊厥常常是抗 NMDAR 脑炎患儿就诊的主要原因；②自主神经功能障碍：表现为中枢性通气功能障碍、心率增快或减慢、多涎、血压异常、尿便障碍、性功能障碍等，在成人发生率较高，在儿童中出现的比例明显低于成人。

虽然儿童抗 NMDAR 脑炎的临床表现与成年人相似，但仍有其自身特点：①前驱症状发生比例低；②精神症状常常被忽视，从而延误治疗时机；③惊厥发作、意识障碍、运动障碍往往是就诊的主要原因；④自主神经功能紊乱较成年人相对少见；⑤肿瘤发生比率明显低于成人。

卵巢畸胎瘤是此病的重要致病因素之一，在诊断抗 NMDAR 脑炎后，要认真排查肿瘤的可能性。大量研究显示肿瘤的发生与年龄、性别和种族相关：年龄越小，肿瘤发生的可能性越小；女性患者明显高于男性；非洲裔的美国人比白种人合并卵巢畸胎瘤的比率高。国外研究发现 18 岁以上女性患者合并卵巢畸胎瘤的比率约为 40%，男性患者的发生率约为 5%。我国女性抗 NMDAR 脑炎患者卵巢畸胎瘤的发生率为 14.3%~47.8%。在一项涉及 577 例患者（18 岁以下有 211 例）的研究中，6 岁以下的女性患者和 18 岁以下的男性患者肿瘤的发生率几乎为 0%。

**【诊断与鉴别诊断】**诊断标准：确诊抗 NMDAR 脑炎需要符合以下 3 个条件：①6 项核心症状的 1 项或者多项；②抗 NMDAR 抗体阳性：以脑脊液 CBA 法测定的抗体阳性为准；③合理地排除其他病因。

对于临床上高度怀疑而无抗体结果的患者，符合以下3项条件可以拟诊为抗NMDAR脑炎：①临床表型：急性或亚急性起病（病程小于3个月），至少具有6项核心症状的4项；②辅助检查：具有以下至少1项阳性发现，a. 脑脊液：细胞数增多（$>5\times10^6$/L）或者脑脊液寡克隆区带阳性；b. 脑电图：慢波增多（局灶或弥漫性慢波）或节律异常，癫痫样放电或异常δ刷；③合理地排除其他病因。若发现卵巢畸胎瘤，在临床表型中只需满足3项即可。

抗NMDAR脑炎有其独特的临床症状及演变过程容易识别，但在疾病早期临床表现不典型，患者可以仅有一项突出表现，如精神异常、抽搐发作、肌张力不全等，因此可被误诊为以下疾病：病毒性脑炎、精神疾病、癫痫、其他免疫性脑炎等，故需要与此类疾病相鉴别。①病毒性脑炎：既往抗NMAR脑炎常被误诊为病毒性脑炎，但两者在临床表型及病情的演变过程很大差异，可资鉴别；②精神疾病：当患者仅表现精神行为异常时，常常被误诊，但随着疾病进展患者出现抽搐、认知障碍、意识水平下降、锥体外系等症状时易于区分；③其他自身免疫性脑炎如抗Hu、CV2、Ma2等神经元内抗体脑炎、桥本氏脑病等，在临床表现上与抗NMDAR脑炎很难鉴别，需进行血清和脑脊液相关特异性抗体检查，如甲状腺自身抗体，抗CV2/CRMP5抗体、抗Ma2抗体、抗Ri/Yo/Hu抗体等以鉴别。

**【辅助检查】**

**1. 脑脊液检查**　压力正常或者升高，脑脊液白细胞数轻度升高或者正常，少数超过$100\times10^6$/L，以单核细胞为主。脑脊液蛋白轻度升高，寡克隆区带可呈阳性，抗NMDAR抗体阳性。

**2. 头颅MRI检查**　无特异性表现，可无明显异常，亦可见海马、大脑皮质、小脑、基底节等长$T_1$、长$T_2$信号，FLAIR高信号，少数患者可有脊髓受累。

**3. 脑电图检查**　呈弥漫性或多灶慢波，亦可见癫痫波，异常δ刷多见于重症患者。

**4. 肿瘤学检查**　卵巢超声和盆腔CT有助于发现卵巢畸胎瘤。对于未发现肿瘤且年龄≥12岁的女性患者，应在发病后的4年内每6~12个月进行一次盆腔超声检查。

**【治疗】**抗NMDAR脑炎的治疗主要为免疫治疗、肿瘤切除和对症治疗。

**1. 肿瘤治疗**　发现卵巢畸胎瘤应尽快予以切除。

**2. 免疫治疗**　一线治疗为糖皮质激素、大剂量免疫球蛋白和血浆置换；二线治疗包括利妥昔单抗、环磷酰胺，若一线治疗结束后1~2周效果欠佳，可考虑给予二线治疗；长程免疫治疗包括吗替麦考酚酯与硫唑嘌呤等，主要用于复发病例，也可以用于一线免疫治疗效果不佳的患者和肿瘤阴性患者。

（1）糖皮质激素：一般采用冲击治疗，甲泼尼龙15~30mg/（kg·d）（最大量1 000mg），连续静脉输注3天，然后减半量静脉输注3天，而后可减量为甲泼尼龙1~2mg/（kg·d），静脉输注2周；或者改为醋酸泼尼松1mg/（kg·d），口服2周；之后逐渐减量。对于症状较轻的患者，可以直接采用口服激素。也有采用以下方案：甲泼尼龙冲击1~3疗程（甲泼尼龙15~30mg/（kg·d），连用3天，口服醋酸泼尼松1.5~2mg/（kg·d），连用4天为1个疗程），冲击结束后，口服醋酸泼尼松1.5~2mg/（kg·d）1个月，之后逐渐减量，激素总疗程6个月左右。在减停激素的过程中需要评估脑炎的活动性，注意病情波动与复发。

（2）大剂量免疫球蛋白：总量2g/kg，分3~5天静脉滴注。对于重症患者，可每2~4周重复应用。

（3）血浆置换：可与糖皮质激素联合使用。在静脉注射免疫球蛋白之后不宜立即进行血浆交换。对于脑脊液抗体阳性而血清抗体阴性的病例，血浆置换的疗效有待证实。

（4）利妥昔单抗：375mg/$m^2$体表面积静脉输注，每周1次，共给4次。

（5）环磷酰胺：750mg/$m^2$体表面积，每4周1次，累及总剂量≤150mg/kg。有文献报道在成年人可予利妥昔单抗和环磷酰胺联合应用，在儿童建议应用其中一种，首选利妥昔单抗。

（6）吗替麦考酚酯：口服剂量20~25mg/（kg·d），分两次口服，至少1年。主要用于复发的患者以及肿瘤阴性患者。

（7）硫唑嘌呤：口服剂量2~3mg/（kg·d），至少1年。主要用于预防复发。

**3. 对症治疗**　针对癫痫发作、精神症状及锥体外系症状行对症治疗。

**【预后】**约80%的抗NMDAR脑炎患者预后良好，早期接受免疫治疗及非重症患者预后较好。Dalmau等对105例患者的治疗研究发现，49例伴有肿瘤的患者经肿瘤切除和一线免疫治疗后，80%症状显著改善，56例无肿瘤的患者中仅48%缓解；给予二线免疫治疗后（环磷酰胺或利妥昔单抗，或两者合用），有肿瘤和无肿瘤患者症状改善率分别达到84%和71%。重症抗NMDAR脑炎患者重症监护病房治疗周期为1~2个月，病死率为2.9%~9.5%，少数患者完全康复需要2年以上。抗NMDAR脑炎患者复发率为12.0%~31.4%,可以单次复发也可多次复发,复发间隔平均5个月,通常复发时的病情较首次发病时轻;肿瘤阴性患者和未应用二线免疫治疗的患者复发率较高。

**关键点**

1. 抗NMDAR脑炎是在儿童中目前能明确诊断的最常见的免疫性脑炎,具有相对一致的临床表现,特异的实验室检查,治疗效果较好。
2. 抗NMDAR脑炎主要有6项核心症状:①精神行为异常或者认知功能障碍;②言语功能障碍(强直性语言、言语减少、缄默);③癫痫发作;④运动障碍/不自主运动(肢体远端或口咽部自动症等);⑤意识水平下降;⑥自主神经功能障碍或者中枢性低通气。
3. 抗NMDAR脑炎的治疗主要为免疫治疗、肿瘤切除,早期积极治疗与预后密切相关。

(季涛云)

## 第四节 桥本脑病

桥本脑病(Hashimoto encephalopathy,HE)是一种与桥本甲状腺炎相关的免疫介导的以神经系统受累为主要表现的罕见疾病,发病率约为2.1/100 000。该病于1966年由Brain首次报道。因此病对糖皮质激素治疗敏感,故又被称为自身免疫性甲状腺炎相关的激素反应性脑病(steroid-responsive encephalopathy associated with autoimmune thyroiditis,SREAT)。

**【病因与发病机制】** 目前尚不清楚桥本脑病的发病机制,研究发现其发病与自身免疫性血管炎或其他炎症过程有关,但并非由抗甲状腺抗体直接导致。根据不同的研究及脑活检结果提出以下不同的理论:自身免疫机制介导的血管炎引起脑损伤;自身抗神经细胞抗体与甲状腺组织和中枢神经系统共有的抗原发生自身免疫反应;促甲状腺激素释放激素的毒性效应。

**【组织病理】** 桥本脑病的病理无特异性改变,有研究在桥本脑病患者脑活检病理上发现微动脉和微静脉周围有淋巴细胞浸润;亦有研究发现桥本脑病患者脑组织病理与ADEM患者相似,呈免疫性脱髓鞘样改变。

**【临床表现】** 桥本脑病多见于中年女性,男女发病率比约为1∶4,发病平均年龄为41~44岁(范围为9~78岁)。桥本脑病的病程可表现为自限性、复发-缓解性或进展性,以神经系统受累为主,全身性症状如发热较为少见,其常见症状见表8-4。根据临床表现的不同,将桥本脑病归纳为两种常见的类型:脑卒中样和弥漫进展性。脑卒中样:以反复卒中发作伴认知功能损害为特点,卒中样发作表现为肢体瘫痪、失语、惊厥等。弥漫进展性:是以痴呆和精神症状(情绪改变,幻觉等)为主,呈持续进展性病程。两种类型可以重叠,有的患者表现为暴发性,起病后迅速进展。除上述表现外,桥本脑病尚可累及或单独累及小脑、脊髓、锥体外系(如表现为舞蹈症)、周围神经等。

表8-4 桥本脑病常见症状

| 临床表现 | 发生率 |
|---|---|
| 脑病 | 100% |
| 认知障碍(记忆及语言功能障碍等) | 80% |
| 行为异常 | 90%~100% |
| 癫痫发作(局灶性、全面性、惊厥持续状态等) | 60%~70% |
| 卒中发作 | 25%~30% |
| 肌阵挛或震颤 | 20%~30% |
| 精神异常(如幻视等) | 30% |
| 情绪异常 | 10%~20% |

**【辅助检查】**

1. **抗甲状腺过氧化物酶抗体(thyroid peroxidase antibody,TPOAb)和抗甲状腺球蛋白抗体(thyroglobulin antibody,TgAb)检查** 血清中两者或其一水平升高是桥本脑病至关重要的实验室特征。神经系统症状的严重程度与抗体水平或类型之间无明确的相关性。健康人群中2%~20%此抗体阳性,因此,单纯抗体阳性不能诊断桥本脑病。输注血液制品如血浆、丙种球蛋白会导致相关抗体假阳性,所以应在应用血液制品前检测。少有文献研究脑脊液中TPOAb和TgAb与桥本脑病的关系,故目前尚不明确脑脊液中抗体的特异性和敏感性。

2. **甲状腺激素检查** 甲状腺激素水平与桥本脑病无必然关系,可以正常,也可以表现为甲状腺功能减退或亢进。

3. **脑脊液检查** 多数患者脑脊液异常,但无特异性。可有脑脊液白细胞数升高(淋巴细胞为主),

蛋白升高，寡克隆区带阳性等。

4. **脑电图检查** 缺乏特异性，多表现为背景活动减慢、癫痫样放电。亦有报道三相波和额区间歇性节律性δ活动（frontal intermittent rhythmic delta activity，FIRDA）。

5. **头颅MRI检查** 约50%的患者头颅MRI正常，余者多为非特异性改变，如脑萎缩、白质脱髓鞘样改变等。

**【诊断与鉴别诊断】**桥本脑病的临床表现缺乏特异性，若患者以下述神经系统症状为主要表现，如脑病、精神行为异常、癫痫发作、卒中样发作等，需检测TPOAb和TgAb，若两者或之一升高，同时排除其他疾病，才能诊断为桥本脑病。既往桥本脑病的诊断标准如下：伴或不伴神经精神症状的认知功能损害；卒中样事件；局灶性神经损害或运动障碍；抗甲状腺抗体升高；激素治疗有效。2007年Mocelli等提出桥本脑病应至少具备以下3个条件：①具有认知功能受损或神经精神症状的脑病；②抗甲状腺抗体升高；③除外感染性、中毒性、代谢性、肿瘤性及副肿瘤性病因。脑电图呈现弥漫性慢波、脑脊液蛋白增高、CT及MRI无特征性发现，以及对糖皮质激素反应良好，有助于诊断。

由于桥本脑病的临床表现不特异，其他具有上述临床表现的疾病都有可能误诊为桥本脑病。故在诊断桥本脑病时要与以下疾病相鉴别：自身免疫性脑炎、急性播散性脑脊髓炎、原发性中枢神经系统血管炎、偏瘫性偏头痛、特殊感染如亚急性硬化性全脑炎、神经变性病等。

**【治疗】**桥本脑病又叫自身免疫性甲状腺炎相关的激素反应性脑病，顾名思义此病对糖皮质激素治疗敏感，90%以上的患者有效。但目前糖皮质激素在桥本脑病治疗中的剂量及疗程尚无明确规定。可采用甲泼尼龙冲击1~3疗程（甲泼尼龙20~30mg/(kg·d)，连用3天，口服泼尼松1.5~2mg/(kg·d)，连用4天为1个疗程），冲击结束后，口服醋酸泼尼松，根据症状的改善情况决定其总的疗程。对于不能耐受糖皮质激素、治疗无反应或复发者，可给予大剂量丙种球蛋白、环磷酰胺、硫唑嘌呤等。

**【预后】**桥本脑病预后一般较好，但如果长期延误治疗，约1/4的患者会遗留认知损害。儿童患者的预后在不同文献中存在差异，Vasconcellos等报道了6例儿童桥本脑病患者，其预后较差，即使早期应用激素治疗，仍常遗留不同程度的后遗症。而Lee Ji等报道的6例患者，预后均较好。

**关键点**

1. 桥本脑病是一种自身免疫性疾病，但并不是由抗甲状腺抗体直接导致。
2. 桥本脑病的临床表现缺乏特异性，若患者以下述神经系统症状为主要表现，如脑病、精神行为异常、癫痫发作、卒中样发作等，需检测TPOAb和TgAb，若两者或之一升高，同时排除其他疾病，才能诊断为桥本脑病。
3. 多数患者糖皮质激素有效。

（季涛云）

## 第五节 病毒感染后自身免疫性脑炎

病毒感染后自身免疫性脑炎（postviral autoimmune encephalitis）是在病毒性脑炎后出现临床症状的反复或加重，脑脊液病毒检测阴性，于部分患者的脑脊液中可检测到神经元表面抗体，免疫治疗可改善临床症状，提示继发自身免疫性脑炎。

**【病因与发病机制】**已经证实多种病毒性脑炎后可继发自身免疫性脑炎。最为常见的是单纯疱疹病毒脑炎（herpes simplex virus encephalitis，HSE）继发抗N-甲基-D-天冬氨酸受体（N-methyl-D-aspartate receptor，NMDAR）脑炎。除单纯疱疹病毒脑炎外，其他病毒性脑炎如水痘带状疱疹病毒、EB病毒、人类疱疹病毒6型、巨细胞病毒、肠道病毒、人免疫缺陷病毒和腺病毒等也有继发抗NMDAR脑炎或其他自身免疫性脑炎的报道。约14%~26%的单纯疱疹病毒脑炎患者会出现病情的反复，其病因为病毒的再复制或继发免疫反应。后者的可能机制为病毒感染引起神经元破坏，导致脑特异性“新抗原”的释放，诱发相应的自身抗体产生。抗原被转运至局部淋巴结并刺激NMDAR抗体特异的B细胞分化成熟。共刺激信号可能来源于坏死组织或直接来源于病毒。此外，病毒感染后的炎症反应可能非特异性地刺激脑细胞，导致产生抗NMDAR抗体和其他抗体如γ-氨基丁酸A型受体（Gamma-aminobutyric acid A receptor，$GABA_AR$）、α-氨基-3-羟基-5-甲基-4-异噁唑丙酸（Alpha-amino-3-hydroxy-5-methyl-4- isoxazolepropionicacid，AMPAR）或多巴胺2受体（dopamine-2 receptor，D2R）抗体等。也有推测可能存在分子模拟机制，如单纯疱疹病毒与NMDAR存在分子模拟的可能。人类疱疹病毒6型脑炎可继发抗NMDAR、谷氨酸脱羧酶（glutamic acid decarboxylase, GAD) 或 γ- 氨基丁酸 B 型受体 (Gamma-aminobutyric acid B receptor, $GABA_BR$) 脑炎，除上述机制外，病毒可能整合至体细胞染色体引起自身免疫性抗体产生，也是发病机制之一。还有报道在病毒性脑炎早期即可同时检测到病毒抗原和神经元表面抗体，这种抗体可以是一过性的，并不继发自身免疫性脑炎的产生，仅当免疫反应长期存在时才会出现相应症状。

**【临床表现】**病毒性脑炎继发自身免疫性脑炎在各年龄组均可出现，从婴儿期至 60 余岁均有报道，但儿童多见。有报道在≤4 岁的儿童，多数于脑炎后 1~2 个月出现症状反复。儿童单纯疱疹病毒脑炎继发的自身免疫性脑炎多表现为运动增多，最常见的症状为舞蹈手足徐动，伴有肌张力不全，认知下降、缄默和难治性癫痫包括痉挛发作；>4 岁儿童或成人以精神行为异常如人格改变和妄想为主要表现，伴认知下降，以及癫痫发作，但罕见舞蹈手足徐动表现，易延误诊断，但免疫治疗效果优于≤4 岁儿童。

**【辅助检查】**

1. **脑脊液检查** 脑脊液病毒抗体和核酸检测有助于区分症状复发是否由于病毒的再复制所致。

2. **神经元表面抗体检测** 行脑脊液神经元表面抗体检测，包括抗 NMDAR、D2R、$GABA_AR$、$GABA_BR$、AMPAR 等抗体。约 27% 的单纯疱疹病毒脑炎患者可于抗病毒治疗 3 周左右检测到神经元表面抗体。

3. **头颅影像学检查** 约 30% 的单纯疱疹病毒脑炎患者头颅 MRI 在原有病灶基础上，可见新的改变，如脑室旁白质的长 $T_1$ 长 $T_2$ 信号。

**【诊断与鉴别诊断】**病毒感染后自身免疫性脑炎的诊断需结合临床表现和脑脊液神经元表面抗体及头颅 MRI 检查结果，并除外病毒再活化的证据，免疫治疗有效，可临床诊断。脑脊液神经元表面抗体阳性可确诊。脑脊液神经元表面抗体阴性不能排除诊断。需与病毒性脑炎的病毒再活化相鉴别。

**【治疗与预后】**

1. **免疫治疗** 与自身免疫性脑炎相同。一线治疗包括血浆置换、糖皮质激素和静脉用大剂量丙种球蛋白 (2g/kg)。二线治疗包括利妥昔单抗、环磷酰胺和霉酚酸酯等。

2. **抗病毒治疗** 有文献建议同时应用阿昔洛韦等抗病毒治疗，防止病毒再复制，尤其是在免疫缺陷和造血干细胞移植术后等免疫力低下的患者。

3. **对症治疗** 包括抗癫痫治疗，改善锥体外系症状的药物治疗，康复训练，以及相应的营养支持等。

4. **预后** 4 岁以上的患者免疫治疗反应优于 4 岁以下患儿，后者预后相对较差。

**关键点**

1. 病毒性脑炎 1~2 个月后出现新的症状，4 岁以下多表现为舞蹈手足徐动、精神行为异常、认知下降和难治性癫痫发作；>4 岁儿童或成人多以精神行为异常，伴认知下降，以及新出现癫痫，应警惕病毒感染后自身免疫性脑炎。
2. 脑脊液神经元表面抗体可阳性。
3. 脑脊液无病毒复制的证据。
4. 免疫治疗有效。

（张尧）

## 第六节 眼球阵挛 - 肌阵挛综合征

眼球阵挛 - 肌阵挛综合征 (opsoclonus-myoclonus syndrome, OMS) 曾被称为“舞蹈眼综合征 (dancing eye syndrome)”，或眼球阵挛肌阵挛共济失调综合征 (opsoclonus myoclonus ataxia syndrome, OMAS)，临床表现为眼球阵挛，伴全身或局灶肌阵挛，步履蹒跚，伴或不伴共济失调和其他小脑受累的体征。

**【病因和发病机制】**本病为一种少见的副肿瘤综合征或病毒感染后导致的严重的神经系统综合征，大部分患儿在发病前 1~2 周有上呼吸道、胃肠道或其他病毒感染史，也可见于链球菌感染所致的咽炎、代谢病、颅内出血、有机磷中毒、药物中毒、高渗性昏迷患者。目前认为主要病损部位可能位于小脑。部分患者 MRI 可发现中脑后部、小脑蚓部或脑桥 $T_2$ 加权像异常信号。现多认为本病属于自身免疫性疾病。最近有研究在 OMS 患儿中发现谷氨酸受体 δ2 (GluD2) 抗体，GluD2 主要在小脑表面表达，而 GluD2 抗体在 87% 的 OMS 患儿中可以检测到。同时发现趋化因子异常，趋化因子受体配体 CCL21 水平升高，当给予皮质激素或 ACTH 治疗后下降。儿童与 OMS 相关的最常见的肿瘤为神经母细胞瘤。近 50%OMS 患儿合并神经母细胞瘤，而 2% 的儿童神经母细胞瘤患者可出现副肿瘤性 OMS。

**【临床表现及分型】**主要于儿童期起病，常见发病年龄为 1.5~2 岁，女孩多见。病前常有病毒感染史，最初表现为急性或亚急性起病的躯干或肢体的共济失调，跌倒，多被诊断为急性小脑性共济失调，持续数日至数周，随后出现眼球阵挛(视频 07 眼球阵挛)，躯干、四肢和头面部肌阵挛，行为改变和睡眠障碍。可有自发缓解。所有患儿均出现眼球阵挛，与急性小脑性共济失调时的眼球震颤不同，眼球阵挛表现为联合的不自主、无节律、大幅度、多方向、持续性的快速眼球运动，闭眼和睡眠时依然存在，注视或跟随物体时明显，当眼球已经固定于注视目标后，异常运动减轻。患儿同时伴有全身或局灶肌肉收缩引起的肌阵挛，包括眼睑、四肢和躯干，呈快速、短暂、电击样不自主运动，严重影响运动功能。浅睡期可观察到四肢游走性肌阵挛，深睡后消失。共济失调也是 OMS 的主要临床表现，OMS 患儿多合并行为异常和睡眠障碍，行为异常表现为易激惹，尖叫、来回扭动躯体、难以安抚，畏惧生人，睡眠障碍表现为入睡困难、睡眠间断、睡眠量减少和打鼾等多种类型的睡眠障碍，导致暴怒发作。此类患儿脑脊液中 5- 羟色胺浓度降低，因此推测这些表现可能与单胺能神经功能失调有关。给予曲唑酮(5 羟色胺兴奋剂)治疗可有效改善睡眠、减少暴怒发作。

视频 07 眼球阵挛

【辅助检查】OMS 可合并多种肿瘤，最常见为神经母细胞瘤，多位于腹腔与胸腔内，也可见于颈部、脊柱旁、肾上腺。近半数患儿神经系统症状出现在确诊神经母细胞瘤之前，病初 CT 检查时未发现异常，但是在病程中复查可见肿瘤生长，因此对于一次扫描未发现肿瘤者是否意味着没有肿瘤并不肯定，需定期随访胸腹部 CT、尿 VMA 检测，尤其建议薄层 CT 或胸腹部、盆腔磁共振成像(magnetic resonance imaging，MRI)扫描。另外有条件者可检测循环中抗 -Ri 自身抗体(抗神经元核抗体 2 型，ANNA-2)和 GluD2 抗体协助诊断。头颅影像学检查多无异常发现。

【诊断及鉴别诊断】OMS 的眼球阵挛体征具有疾病诊断的特异性，所以当临床上患儿同时出现眼球阵挛、肌阵挛，尤其是伴有共济失调、行为改变及睡眠障碍时应高度警惕本病。总结 OMS 的诊断要点：①起病年龄在 3 岁以前；②急性或亚急性起病；③眼球阵挛；④严重肌阵挛，见于肢体或躯干，影响运动功能；⑤小脑性共济失调，走路不稳，意向性震颤，言语不清，精细动作不能完成；⑥行为异常，易激惹，睡眠障碍；⑦可合并肿瘤。

多数患儿起病前有病毒感染病史，临床上还需与感染后急性小脑性共济失调或其他获得性小脑性共济失调相鉴别。感染后急性小脑性共济失调很少伴随有行为异常和睡眠障碍，无肌阵挛、眼球阵挛，很少出现易激惹，语言障碍表现为语速减慢，爆破音，呈“吟诗样”语言，内容并不减少，且很少复发，因此可以做出鉴别。另外需要详细询问既往病史及进行必要的辅助检查排除中毒 - 代谢性脑病，特殊感染等。

【治疗】OMS 治疗困难，考虑本病为自身免疫性疾病，多用免疫抑制剂或免疫调节剂，包括口服泼尼松、静脉应用大剂量甲泼尼龙、ACTH、血浆置换、静脉输注免疫球蛋白(IVIG)等。ACTH 30~40U/($m^2$·d)可以迅速提高脑脊液中皮质激素的浓度，较口服泼尼松和小剂量 ACTH 疗效显著。也可用 IVIG，急性期 2g/kg，维持期 1g/kg，每个月 1 次。因本病复发率高，激素移行减量至停药时间可延长至 6~12 个月。当上述治疗不满意或激素依赖时可加用环磷酰胺 1~5mg/(kg·d)。利妥昔单抗(rituximab)可以通过发挥抗 CD20 功能，从而改善患儿症状，是一种有效、安全的添加用药，有研究认为早期应用(病程 1 年内)优于延迟应用(病程大于 1 年)。还有研究认为 ACTH 联合利妥昔单抗或环磷酰胺较单用 ACTH 疗效更好。

肿瘤切除不能改善神经系统症状，OMS 合并神经母细胞瘤者，肿瘤本身手术后一般经过良好，较无 OMS 的神经母细胞瘤患者预后更好。远期预后上由于肿瘤进展导致死亡者罕见，而后续的神经缺陷常见。在初始治疗后近 60% 运动症状可改善或恢复，但 60%~80% 可有行为异常或精神发育迟缓，尤其在激素减停或反复感染需要延长治疗时。可遗留神经后遗症，早期或更积极的治疗并无明确的证据能减少神经精神残疾。认知、语言障碍，行为问题，注意力缺陷和学习困难是 OMS 常见的后遗症，少数仍有共济失调。Tate 和 Pohl 进行的最大样本量研究分别为 105 例和 54 例，最长随访 41 年。随访结果表明，OMS 容易复发且神经系统后遗症明显，需长期治疗，仅 12%~38% 的患者可以完全恢复。患儿的预后与肿瘤切除及对治疗的反应程度没有相关性，相应的行为干预和心理治疗很重要。

## 关键点

1. 眼球阵挛-肌阵挛综合征属于自身免疫性疾病，多呈急性或亚急性起病，可合并肿瘤，常见神经母细胞瘤。
2. 眼球阵挛体征具有疾病诊断的特异性，诊断要点：①起病年龄在3岁以前；②急性或亚急性起病；③眼球阵挛；④肌阵挛；⑤小脑性共济失调；⑥行为异常，易激惹，睡眠障碍。
3. 最近有研究在OMS患儿中发现谷氨酸受体δ2(GluD2)抗体阳性。
4. 治疗首选ACTH 30~40U/($m^2$·d)，如疗效欠佳，可给予ACTH联合利妥昔单抗或环磷酰胺治疗。
5. 远期预后上由于肿瘤进展导致死亡者罕见，但是神经后遗症常见。

(熊晖)

## 参考文献


1. Sebastian Lopez-Chiriboga A, Klein C, Zekeridou A, et al.LGI1 and CASPR2 Neurological Autoimmunity in Children. Ann Neurol, 2018
2. Höftberger R, Titulaer MJ, Sabater L, et al. Encephalitis and GABAB receptor antibodies Novel findings in a new case series of 20 patients.Neurology, 2013, 81(17): 1500-1506
3. Malter MP, Helmstaedter C, Urbach H, et al. Antibodies to glutamic acid decarboxylase define a form of limbic encephalitis. Ann Neurol, 2010, 67(4): 470-478
4. Graus F, Titulaer MJ, Balu R, et al. A clinical approach to diagnosis of autoimmune encephalitis. Lancet Neurol, 2016, 15: 391-404
5. Dalmau J, Lancaster E, Martinez HE, et al. Clinical experience and laboratory investigations in patients with anti-NMDAR encephalitis. Lancet Neural, 2011, 10(1): 63-74
6. Dalmau J, Graus F. Antibody-Mediated Encephalitis. N Engl J Med. 2018; 378(9): 840-851
7. Graus F, MJ Titulaer, et al. A clinical approach to diagnosis of autoimmune encephalitis.Lancet Neurology, 2016, 15(4): 391-404
8. 季涛云，张月华，吴晔，等．儿童抗N-甲基-D-天门冬氨酸受体脑炎17例临床研究．中国实用儿科杂志，2014, 29(7): 515-519
9. Lee J, Yu HJ, Lee J.Hashimoto encephalopathy in pediatric patients: Homogeneity in clinical presentation and heterogeneity in antibody titers. Brain Dev, 2018, 40(1): 42-48
10. Prüss H. Postviral autoimmune encephalitis: manifestations in children and adults. CurrOpin Neurol, 2017, 30(3): 327-333
11. 张尧，王爽，张春雨，等．病毒性脑炎继发抗N-甲基-D-天冬氨酸受体脑炎．中国小儿急救医学，2017, 24(1): 75-78
12. Armangue T, Spatola M, Vlagea A, et al. Spanish Herpes Simplex Encephalitis Study Group. Frequency, symptoms, risk factors, and outcomes of autoimmune encephalitis after herpes simplex encephalitis: a prospective observational study and retrospective analysis. Lancet Neurol, 2018, 17(9): 760-772
13. Gelfand JM. Autoimmune encephalitis after herpes simplex encephalitis: insights into pathogenesis. Lancet Neurol, 2018, 17(9): 733-735
14. Pike M. Opsoclonus-myoclonus syndrome. Handb Clin Neurol, 2013, 112: 1209-1211
15. Berridge G, Menassa D, Moloney T, et al. Glutamate receptor δ2 serum antibodies in pediatric opsoclonus myoclonus ataxia syndrome. Neurology, 2018, 91(8): 714-723
16. Pranzatelli M, Tate E. Dexamethasone, Intravenous Immunoglobulin, and Rituximab Combination-Immunotherapy for Pediatric Opsoclonus-Myoclonus Syndrome. Pediatr Neurol, 2017, 73: 48-56
17. Wilbur C, Yea C, Licht C, et al. An upfront immunomodulatory therapy protocol for pediatric opsoclonus-myoclonus syndrome. Pediatr Blood Cancer, 2019, 66(8): 27776

# 第九章

# 癫　痫

## 第一节 癫痫概述及分类框架

癫痫是神经系统常见的发作性疾病，在任何年龄和种族人群中都有发病，但以儿童和青少年发病率较高。癫痫发作给患者造成生理和心理上的痛苦，严重影响患者和家庭的生活质量。在小儿神经领域，癫痫是最常见、最重要的疾病之一，其病因涉及诸多神经系统疾病甚至全身性疾病。随着分子遗传学、分子生物学、神经影像学和神经电生理技术的快速发展，癫痫的诊断和治疗水平不断提高。

**【癫痫相关的基本概念】**

1. **癫痫发作**(epileptic seizure) 是指脑神经元异常过度同步化放电活动所引起的一过性脑功能障碍。

根据异常过度同步化放电神经元群的部位和传导范围的不同，脑功能障碍的临床表现也不同。癫痫发作的临床表现最常见的是意识改变或意识丧失、限局性或全身肌肉的强直性或阵挛性抽搐及感觉异常，也可有行为异常、情感和知觉异常、记忆改变或自主神经功能改变等。

2. **癫痫**(epilepsy) 是一种具有持久性的致痫倾向为特征的发作性脑部疾病。癫痫不是单一的疾病实体，而是一种有着不同病因基础、以反复癫痫发作为共同特征的慢性脑部疾患。癫痫以发作性、反复性、短暂性、通常表现为刻板性的中枢神经系统功能失常为特征。

按照传统，临床出现两次(间隔至少 24 小时)非诱发性癫痫发作时就可确诊为癫痫。这是目前普遍采用的、具有临床可操作性的诊断方法。2005 年国际抗癫痫联盟(ILAE)对癫痫定义作了修订，并指出“在脑部存在持久性致痫倾向的前提下，诊断癫痫可只需要一次癫痫发作”。该定义对于尽早诊断并治疗癫痫有积极意义，但由于多数情况下很难确定某个体首次发作后的再发风险，该定义缺乏临床可操作性。2014 年 ILAE 推出新的癫痫临床实用性定义，符合如下任何一种情况可确定为癫痫：①至少两次间隔 >24 小时的非诱发性(或反射性)发作；②一次非诱发性(或反射性)发作，并且在未来 10 年内，再次发作风险与两次非诱发性发作后的再发风险相当时(至少 60%)；③诊断某种癫痫综合征。新定义的潜在影响有待临床进一步检验。

3. **癫痫综合征**(epileptic syndrome) 是指由一组特定的临床表现和脑电图改变组成的癫痫疾患。

临床上常结合癫痫发病年龄、发作类型、脑电图特点、头颅影像学结果、发作时间规律和诱发因素、发育情况、家族史、对药物的反应及转归等资料，做出某种癫痫综合征的诊断。诊断癫痫综合征对于治疗选药、判断预后等具有指导意义。

4. **癫痫性脑病**(epileptic encephalopathy) 是指由癫痫活动(包括频繁的癫痫发作和/或大量的癫痫样放电)本身造成严重的认知和行为损害，并超过基础病理改变(如皮层发育不良)所造成的损害，且随着时间的推移不断恶化。

癫痫性脑病导致的进行性神经精神功能障碍或倒退可涉及认知、语言、运动及行为等方面，损伤可为全面性或具有选择性，且可表现出不同的严重程度。癫痫性脑病是一组癫痫疾患(disorder)的总称。在潜在病因所致的脑损伤之外，强调的是由于频繁的癫痫发作和/或脑电图大量癫痫样放电本身造成的进行性脑病。癫痫性脑病大多在新生儿、婴幼儿或儿童期发病，脑电图明显异常，药物治疗效果差，临床总体表现为慢性进行性神经功能衰退。如大田原综合征、West 综合征、Lennox-Gastaut 综合征、Dravet 综合征等均属于癫痫性脑病。将发病年龄在 6 个月以内的癫痫性脑病统称为早发癫痫性脑病(early onset epileptic encephalopathy)。

5. **发育性及癫痫性脑病**(developmental and epileptic encephalopathy) 是指癫痫患儿出现的脑病与病因及癫痫活动均相关，即使癫痫发作能够完全控制，其脑病表现也不能完全恢复，甚至还可能随着年龄增长而继续加重。发育性及癫痫性脑病的病因多与遗传因素相关，某些基因突变既可导致严重的癫痫样活动，也可影响脑的发育。如 *KCNQ2*、*SCN2A* 和 *STXBP1* 等基因突变导致的发育性及癫痫性脑病，即使患儿发作控制后，其发育仍无明显进步。对于致病基因突变明确的癫痫患者，诊断建议使用”基因名称”相关脑病，如 *KCNQ2* 相关脑病或 *STXBP1* 相关脑病。

**【癫痫的发病率和患病率】** 发病率(incidence)指在一定期间内，某人群中发生某病新病例的频率。患病率(prevalence)又称现患率，是指某个时间内某病的病例数与同期平均人口之比。有关癫痫的发病率，由于方法学、调查地区及范围、人群构成等因素的影响，国内外不同调查的结果有所不同。发达国家癫痫的年发病率为 24/10 万 ~53/10 万，发展中国家为 77/10 万(坦桑尼亚)~114/10 万(智利)。我国调查癫痫的年发病率为 35/10 万。儿童癫痫的发病率更高，对全国六省二市 85 170 名 0~14 岁儿童的流行病调查显示，儿童癫痫(不含热性惊厥)的年发病率为151/10万。国外报道的癫痫患病率为4‰~8‰。我国癫痫患病率为4.4‰~7‰。

**【癫痫的起病年龄】**癫痫的起病与年龄有密切关系，多数癫痫综合征为年龄依赖性起病，如婴儿良性局灶性癫痫多在3~12个月发病，儿童失神癫痫多在4~10岁发病，伴中央颞区棘波的儿童良性癫痫多在3~12岁发病。各国对不同年龄组癫痫发病率的研究显示，出生后1岁内发病率最高。北京大学第一医院儿科左启华等的研究表明，1岁以内起病者占儿童癫痫总数的29.0%，7岁以内起病者占总数的82.2%，说明儿童癫痫大多数发生于学龄前期。

**【癫痫的分类】**中枢神经系统具有复杂的结构和功能，在癫痫发作时异常电活动可累及皮层或皮层下的不同区域，并通过各种途径在脑内扩散传导，引起复杂多变的临床表现。为了更好地认识和理解癫痫，在癫痫研究的历史上，曾提出过多种癫痫分类的方法。在过去大量工作的基础上，国际抗癫痫联盟(International League Against Epilepsy，ILAE)分类与术语委员会于1981年和1989年分别提出了癫痫发作分类(Classification of Epileptic Seizures)和癫痫与癫痫综合征分类(Classification of Epilepsy and Epilepsy Syndromes)。这是两个不同层次的癫痫分类系统，代表了20世纪80年代前后国际范围内对癫痫的基本认识。但在其后的30年间，由于脑电监测技术、影像学检查技术及遗传检测技术的进步和研究的深入，人类对于癫痫的认识水平已经有了很大的进步。为了反映国际上对癫痫及其基本机制的理解取得的进步，2010年ILAE在分类中引入了新的概念和分类框架，引发了广泛关注和讨论。2017年ILAE指派了两个工作组进一步更新癫痫发作分类和癫痫分类，在2010年分类方案的基础上，进行了扩展和修订，分别提出了2017年新的发作分类方案和癫痫分类框架。癫痫分类最初的目的是对患者进行诊断，但是分类对于抗癫痫药物的选择及预后判断和全世界的交流也非常重要。

## 一、癫痫发作分类

癫痫发作分类主要是对发作期症状的观察和描述为基础，随着临床和脑电监测技术的发展，可通过视频脑电图对发作期症状进行详细而准确的描述，并结合头皮和颅内脑电图、解剖学、生理学、神经发育生物学及分子遗传学等多学科的知识，为各种类型的癫痫发作提供更科学的分类依据。近30年来，世界范围内普遍应用的是ILAE在1981年推出的癫痫发作分类。2010年ILAE分类工作报告对癫痫发作的分类进行了部分修订，没有得到广泛应用(表9-1)。2017年癫痫发作分类工作组听取了广泛意见，以确保分类和定义概念健全、可接受和临床有意义。

### (一) 1981年ILAE癫痫发作分类

以临床表现和EEG改变(发作间期及发作期)作为分类依据，将癫痫发作分为：

1. **部分性癫痫发作** 最初的临床发作表现和EEG改变提示“一侧大脑半球内的一组神经元首先受累”。按照有无意识障碍，将部分性发作进一步分为复杂部分发作和简单部分发作。

2. **全面性癫痫发作** 最初的临床发作表现及EEG改变提示“双侧大脑半球同时受累”。

3. **不能分类的发作**

### (二) 2010年ILAE分类工作报告

保留了对发作的“两分法”(局灶性发作和全面性发作)。建议将部分性发作改为局灶性发作，并取消对局灶性发作的进一步分类(简单和复杂部分性发作)，但提出可根据需要对局灶性发作进行具体描述。2010年ILAE分类报告对癫痫发作的概念进行了修订，将网络的概念引入到癫痫发作的概念中：

1. **局灶性发作**(focal seizure) 定义为发作恒定的起源于一侧大脑半球内、呈局限性或更广泛分布的致痫网络，并有着放电的优势传导途径，可以继发累及对侧半球。局灶性发作可以起源于皮层下结构。有些患者可以有多个致痫网络和多种发作类型，但每种发作类型的起始部位是恒定的。

2. **全面性发作**(generalized seizure) 定义为发作起源于双侧大脑皮层和皮层下结构所构成的致痫网络中的某一点，并快速波及整个网络。每次发作起源点在网络中的位置均不固定。全面性发作时整个皮层未必均被累及，发作可不对称。

1981年及2010年ILAE关于癫痫发作分类的对比见表9-1。

### (三) 2017年ILAE癫痫发作分类

2017年ILAE对癫痫发作分类进行了新的修订，修订的原因是一些发作类型既可为局灶起源也可为全面性起源；未知起源使发作难以分类；一些术语缺乏广泛共识，如认知障碍性、精神性、部分性、简单部分性、复杂部分性等；一些新发现的重要发作类型需补充到新修订的分类中。2017年的发作分类方案是在1981年和2010年发作分类的基础上进行的可操作性(实用性)修订。新的发作分类变化：①“部分性”改为“局灶性”；②起源未知的发作也可以归

表 9-1 1981 年及 2010 年 ILAE 癫痫发作的分类对比

| 1981 年分类 | 2010 年分类 |
| --- | --- |
| **全面性发作** | **全面性发作** |
| 强直 - 阵挛(大发作) | 强直 - 阵挛 |
| 失神 | 失神 |
| 肌阵挛 | —典型失神 |
| 阵挛 | —不典型失神 |
| 强直 | —伴特殊表现的失神 |
| 失张力 | 肌阵挛失神 |
| | 眼睑肌阵挛 |
| | 肌阵挛 |
| | —肌阵挛 |
| | —肌阵挛失张力 |
| | —肌阵挛强直 |
| | 阵挛 |
| | 强直 |
| | 失张力 |
| **部分性发作** | **局灶性发作** |
| 简单部分性发作(无意识障碍) | 根据需要,对局灶性发作进行具体描述 |
| 复杂部分发作(有意识障碍) | |
| 继发全面性发作 | |
| **不能分类的发作** | **发作类型不明** |
| | 癫痫性痉挛 |

类;③知觉状态用于局灶性发作的区分因素;④删除"认知障碍性""精神性""简单部分性""复杂部分性""继发全面性"等术语;⑤认识到局灶性强直、阵挛、失张力、肌阵挛和癫痫性痉挛发作;⑥增加了新的全面性发作类型:眼睑肌阵挛伴失神、肌阵挛失神、肌阵挛 - 失张力、阵挛 - 强直 - 阵挛、癫痫性痉挛;癫痫性痉挛可以是局灶性、全面性或起源不明性;⑦双侧强直阵挛发作取代了继发全面性发作。

## 二、癫痫及癫痫综合征分类

1989 年 ILAE 推出《癫痫和癫痫综合征的国际分类》方案。鉴于随后二十余年陆续发现了一些新的癫痫综合征,以及对癫痫及癫痫综合征尤其是病因学的深入研究,ILAE 一直在尝试对癫痫及癫痫综合征相关术语进行修订和补充,以期建立一个更为完善的分类系统。以下介绍 1989 年、2010 年和 2017 年 ILAE 癫痫及癫痫综合征分类方案。

### (一) 1989 年 ILAE 癫痫及癫痫综合征分类

**1. 与部位相关(局灶性、限局性、部分性)的癫痫及综合征**

(1) 特发性(起病与年龄有关):儿童良性癫痫伴中央颞区棘波、具有枕叶暴发的儿童癫痫、原发性阅读性癫痫。

(2) 症状性:慢性进行性部分性癫痫持续状态、以特殊形式诱发发作为特征的综合征、颞叶癫痫、额叶癫痫、枕叶癫痫、顶叶癫痫。

(3) 隐源性。

**2. 全面性癫痫及综合征**

(1) 特发性(按起病年龄次序列举):良性家族性新生儿惊厥、良性新生儿惊厥、良性婴儿肌阵挛癫痫、儿童失神癫痫、青少年失神癫痫、青少年肌阵挛癫痫、觉醒期大发作的癫痫、其他全面性特发性癫痫、以特殊状态诱发发作的癫痫。

(2) 隐源性和或症状性:West 综合征(婴儿痉挛)、Lennox-Gastaut 综合征、肌阵挛站立不能性癫痫、肌阵挛失神癫痫。

(3) 症状性:早期肌阵挛性脑病、婴儿早期伴有暴发抑制脑电图的癫痫性脑病、其他症状性全面性癫痫、合并其他疾病的癫痫发作。

**3. 不能明确为局灶性还是全面性的癫痫和癫痫综合征**

(1) 兼有全面性和局灶性发作的癫痫:新生儿惊厥、婴儿严重肌阵挛癫痫、慢波睡眠期持续棘慢波的癫痫、获得性癫痫性失语症(Landau-Kleffner 综合征)、其他不能确定的癫痫。

(2) 没有明确的全面性或局灶性特征的癫痫。

**4. 特殊综合征** 热性惊厥、孤立稀少的发作或孤立的癫痫状态、仅由于急性代谢性或中毒性事件的发作,如酒精、药物、子痫、非酮性高血糖等因素而引起的发作。

1989 年 ILAE 将癫痫及癫痫综合征分为四大类:部位相关性(局灶性、部分性)癫痫及综合征、全面性癫痫及综合征、不能确定为局灶性还是全面性的癫痫及综合征、特殊综合征,并从病因学角度,将癫痫及癫痫综合征主要分为三种类型:①特发性癫痫及综合征(idiopathic epilepsies and syndromes):除了可能的遗传易感性之外,没有其他潜在的病因。除了癫痫发作之外,没有结构性脑部病变和其他神经系统症状或体征。通常为年龄依赖性。举例:儿童失神癫痫、青少年肌阵挛癫痫。②症状性癫痫及综合征(Symptomatic epilepsies and syndromes):癫痫发作是由一个或多个可辨认的结构性脑部病变引起。举例：海马硬化引起的颞叶内侧癫痫、局灶性皮质发育不良引起的额叶癫痫。③隐源性癫痫及综合征(cryptogenic epilepsies and syndromes)：推测病因也是症状性的，但以目前检查手段无法明确病因。也与年龄相关，但通常没有定义明确的脑电和临床特征。随着高分辨率 MRI 的应用以及遗传病因学的研究进展，隐源性癫痫的数量将越来越少。由于分子遗传学、神经影像学检查和脑电监测技术等的发展，对癫痫的认识水平不断提高，1989 年 ILAE 有关癫痫和癫痫综合征的分类已经逐渐被 2017 年的新分类取代。

### (二) 2010 年 ILAE 关于癫痫及癫痫综合征分类的修订

2010 年 ILAE 提出了癫痫的过渡性分类框架，并依据发病年龄对癫痫综合征进行了分组。该分类在全球癫痫领域引起了广泛的关注和讨论，并于 2017 年进行了修订。2010 年 ILAE 提出的脑电 - 临床综合征和其他癫痫病分类方案见下：

**1. 按起病年龄排列的脑电 - 临床综合征(癫痫综合征)**

(1) 新生儿期：新生儿良性家族性癫痫(BFNE)、早期肌阵挛脑病(EME)、大田原综合征。

(2) 婴儿期：游走性局灶性发作的婴儿癫痫、West 综合征、婴儿肌阵挛癫痫(MEI)、婴儿良性癫痫、婴儿良性家族性癫痫、Dravet 综合征、非进展性疾病中肌阵挛脑病。

(3) 儿童期：热性惊厥附加症(FS+)(可始于婴儿期)、Panayiotopoulos 综合征、肌阵挛失张力(以前称站立不能性)癫痫、良性癫痫伴中央颞区棘波(BECTS)、常染色体显性遗传夜发额叶癫痫(ADNFLE)、晚发性儿童枕叶癫痫(Gastaut 型)、肌阵挛失神癫痫、Lennox-Gastaut 综合征、伴睡眠期持续棘 - 慢波(CSWS)的癫痫性脑病、Landau-Kleffner 综合征(LKS)、儿童失神癫痫(CAE)。

(4) 青少年 - 成年期：青少年失神癫痫(JAE)、青少年肌阵挛癫痫(JME)、仅有全面强直 - 阵挛发作的癫痫、进行性肌阵挛癫痫(PME)、伴有听觉表现的常染色体显性遗传性癫痫(ADEAF)、其他家族性颞叶癫痫。

(5) 起病年龄可变的癫痫：不同起源部位的家族性局灶性癫痫(儿童至成人)、反射性癫痫。

**2. 其他一组癫痫** 伴有海马硬化的颞叶内侧癫痫(MTLE 伴 HS)、Rasmussen 综合征、伴下丘脑错构瘤的发笑性发作、偏身惊厥 - 偏瘫性癫痫、不符合上述任何诊断类型的癫痫[(可首先根据是否存在已知的结构或代谢异常(推测的原因)，然后根据发作起始的主要形式(全面性或局灶性)]。

**3. 脑结构 - 代谢异常所致的癫痫** 皮质发育畸形(半侧巨脑回，灰质异位等)、神经皮肤综合征(结节性硬化，Sturge-Weber 等)、肿瘤、感染、创伤、血管瘤、围生期损伤卒中等。

**4. 原因不明的癫痫。**

**5. 有癫痫发作但传统上不诊断为一种癫痫的情况** 良性新生儿惊厥、热性发作。

### (三) 2017 年 ILAE 癫痫分类修订

2017 年 ILAE 更新了癫痫的分类框架(图 9-1)，以反映科学取得巨大进步后对癫痫及其基本机制的理解方面的进步。此分类呈现了三个层次：首先，是发作类型，假设患者已经有最新的 2017 年 ILAE 癫痫发作分类所确定的发作类型。诊断了发作类型后，下一步就是诊断癫痫类型，包括局灶性癫痫、全面性癫痫、全面性及局灶性癫痫两者兼有，以及分类不明

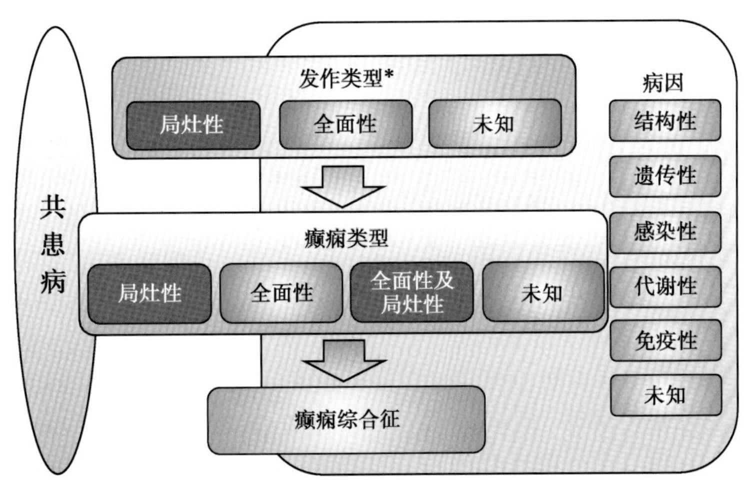


图 9-1 2017 年 ILAE 癫痫分类框架图

的癫痫。第三层次是癫痫综合征,此处可以做出特定综合征的诊断。这一新分类在每一层次均包含了病因,强调在每一步诊断时都要考虑病因,因为病因将会对治疗产生重要影响。选择将病因分为6个亚组是基于其潜在的治疗因果关系。该分类同时强调应关注癫痫共患病,如注意缺陷多动障碍、孤独症谱系障碍等,有助于提高癫痫患者的管理水平。

随着对癫痫发作和癫痫神经生物学认识的进步,关于分类基本概念的主要术语已经发生转变,2017年的分类引入了新的术语,如“发育性及癫痫性脑病(developmental and epileptic encephalopathy)”。“自限性(self-limited)”和“药物反应性(drug-responsive)”取代“良性(benign)”一词。分类的进展旨在反映当前对癫痫的理解,使其与临床实践密切结合,并能成为临床和科研领域交流的基础工具。

(张月华)

## 第二节 癫痫的病因学诊断

癫痫是一种以具有持久性的产生癫痫发作倾向为特征的慢性脑部疾病。癫痫不是单一的疾病实体,而是一种有着不同病因基础、临床表现各异但以反复癫痫发作为共同特征的慢性脑功能障碍疾病。癫痫的发生是内在遗传因素和外界环境因素在个体内相互作用的结果。每个癫痫患者的病因学均包括这两种因素,只不过各自所占的比例不同。随着分子遗传学、神经影像学检查及神经科学的快速发展,近年来癫痫病因学的研究进展迅速,国际抗癫痫联盟(ILAE)关于癫痫病因的分类也因此推陈出新,2017年ILAE提出了新的癫痫分类框架,其中癫痫病因分为6类,即结构性、遗传性、感染性、代谢性、免疫性和原因不明。目前认为20%~30%的癫痫病例主要是由明确的外源性获得性因素导致,如卒中、脑外伤和肿瘤等,而在剩下的70%~80%的癫痫病例中遗传因素扮演了更重要的角色。

### 一、遗传性病因

遗传性癫痫是指癫痫由一种已知/推断的遗传缺陷所直接导致,并且癫痫发作是该疾病的核心症状。由此定义可以看出,确定遗传性病因(genetic etiology)主要基于两种条件之一,基于可靠的分子或细胞遗传学检测结果及分析直接诊断,或者基于既往明确的家系研究结果而推论诊断。例如:某患者符合Dravet综合征表型,通过基因测序检测到*SCN1A*基因的新发杂合错义致病性变异,即可以确定该患者为遗传性病因;另外一个患儿,临床符合典型儿童失神癫痫(childhood absence epilepsy,CAE),根据既往家系研究及双生子研究的充分证据,已经公认典型CAE病因为遗传性,因此此典型CAE患儿的病因可推论诊断为遗传性。当然,遗传性病因导致的癫痫并不排除环境因素对临床表型的贡献。遗传性变异导致所涉及基因编码的蛋白的功能异常,使神经元的兴奋性与抑制性功能失衡,导致局灶或者整个脑网络的功能异常从而导致癫痫病发生。

癫痫的遗传性病因包括单基因遗传、多基因/复杂遗传、染色体结构异常及线粒体基因突变等各种遗传变异。新一代测序技术及基因组技术的最新进展使得通过外显子组测序或全基因组测序、染色体芯片(chromosome microarray analysis,CMA)等新技术检测癫痫的致病性遗传变异越来越快捷和准确,也鉴定出与单基因遗传性癫痫有关的大量基因变异及染色体拷贝数改变(copy number variation)。

单基因遗传性:一个基因的致病性变异就足以导致癫痫表型。符合孟德尔遗传方式,包括常染色体显性遗传、常染色体隐性遗传、X连锁遗传等。单基因遗传性癫痫的临床表型和基因型之间关系很复杂,存在遗传异质性(genetic heterogeneity)和表型异质性(phenotypic heterogeneity),也就是基因型-表型之间并非一对一关系。遗传异质性是指不同基因的变异可以导致相同临床表型,例如*ARX*、*CDKL5*、*STXBP1*等数十个基因变异均可导致婴儿痉挛症这一临床表型;表型异质性是指同一基因的变异可以导致不同临床表型,例如*KCNQ2*基因致病性变异既可引起家族性良性新生儿癫痫,又可导致预后不良的发育性癫痫性脑病;*SCN1A*致病性变异可导致预后不良的Dravet综合征,又可导致预后相对良好的热性惊厥附加症。另外,某些家族性常染色体显性遗传性癫痫,存在外显不全(incomplete penetrance)现象,即家族中携带同样基因变异的某些个体可以不发病,例如*DEPDC5*基因变异家系中外显率约60%。目前已知的癫痫相关致病基因与离子通道、突触形成、DNA修复、转录调控以及神经细胞内各种转运体等有关,其中离子通道及其相关基因最常见,主要包括编码电压门控的钠离子通道基因(如*SCN1A*、*SCN2A*、*SCN3A*、*SCN8A*、*SCN1B*)、钾离子通道基因(如*KCNQ1*、*KCNQ2*、*KCNQ3*、*KCNQ5*、*KCNT1*、*KCNA1*、*KCNA2*、*KCNB1*、*KCNC1*、*KCNM1*)、钙离子通道基因(如CACNA1A、CACNA1D、CACNA1H、CACNB4)和氯离子通道基因(如*CLCN2*),以及编码配体门控的离子通道基因,如γ-氨基丁酸离子型受体通道（GABAAR）和谷氨酸离子型受体通道N-甲基-D-天冬氨酸（NMDAR）、α-氨基-3羟基-5甲基-4异噁唑受体（AMPAR）、烟碱型乙酰胆碱受体（nAChR）相关的基因。这些离子通道基因突变通过多种机制提高神经元兴奋性，包括改变门控、通道失活和失活恢复的时间、受体的分布和密度，以及内质网对受体的保留等。2017年，有学者通过PubMed、OMIM、HGMD和EpilepsyGene数据库共发现977个与癫痫相关的基因，其中以癫痫为核心症状的基因有84个。随着测序技术的进步，近两年仍有很多以癫痫为核心症状的基因被发现，如截至2020年5月，仅早发性癫痫性脑病（early infantileepileptic encephalopathy，EIEE）明确相关的基因已有85个。

多基因遗传（polygenic）/复杂遗传（complex inheritance）：多个基因的变异共同导致癫痫，每个变异都会增加癫痫的患病风险。罕见变异（特定人群中的等位基因变异频率 <1%）和常见变异（特定人群中的等位基因变异频率 >1%）都对常见遗传相关癫痫的发病以及临床表型起作用。

染色体异常：染色体数目或结构异常均可能导致癫痫，包括拷贝数变异、染色体异位、倒位、环形染色体等，患者常伴有发育迟缓/智力障碍，部分可伴有表观畸形。某些染色体异常以癫痫为主要表型，例如环形20号染色体综合征。染色体异常区域所包含的基因是决定临床表型的重要因素。拷贝数变异（Copy number variation，CNV）定义为长度为1kb以上的变异，是人类遗传多样性的重要元素之一，常见于健康人。近来研究发现CNV，尤其是新生CNV也是癫痫的重要病因，因而日益引起更多的注意。

由于表型异质性、遗传异质性、不完全外显及X染色体非随机失活的存在，使得癫痫的遗传病因的诊断变得复杂，有时需要借助更多病例积累和基础实验进行验证。遗传性癫痫并未排除环境因素的作用，目前广泛认同环境因素可以导致癫痫发作，如许多癫痫患者在剥夺睡眠、应激或者疾病状态下更容易发作。此外，除常见的遵循孟德尔遗传规律的基因外，还有特殊遗传方式的基因需要我们注意，如*PCDH19*（Xq22.1），该基因仅在杂合突变女性和嵌合突变男性发病，OMIM数据库中对应的表型为早发婴儿癫痫性脑病9型（EIEE 9；OMIM 300088）。

虽然目前强调任何没有找到明确获得性病因的癫痫均应考虑是否为遗传性癫痫的可能性，但是对于以下情况尤其需要注意：①新生儿期或婴儿期起病的癫痫（排除获得性病因）；②有癫痫家族史；③常规检查原因不明的癫痫性脑病；④合并发育迟缓或孤独症表现，尤其在癫痫起病前这些发育异常即存在；⑤合并表观畸形、生长迟缓、喂养困难等；⑥双侧广泛皮质发育畸形；⑦符合遗传性癫痫的特定临床表型（如结节性硬化症表型、Dravet综合征表型）等。

遗传性癫痫的遗传学检测可以分为下列三种情况进行：

1. 临床诊断明确的特征性很强的癫痫综合征，且单一基因突变可以解释绝大多数患者（>70%~80%）可以用一代Sanger测序法直接进行致病基因检测及MLPA检测该特定基因的CNV，例如Dravet综合征，80%以上是*SCN1A*基因的突变或者CNV，就可以一代Sanger测序法直接测序*SCN1A*基因及MLPA法检测其CNV。如果上述均阴性，再进行Ⅱ代测序-癫痫靶向基因包/全外显子组/全基因组和/或染色体芯片（CMA）。

2. 临床诊断无明显特异性特征的遗传性癫痫，有多个已知的致病基因　如婴儿痉挛症、Lennox-Gastaut综合征、发育性及癫痫性脑病等，建议首选Ⅱ代测序遗传检测-包括癫痫靶向基因包/全外显子组/全基因组，如果阴性，建议行染色体芯片（CMA）检测，尤其是在癫痫发生之前即存在重度神经发育性疾病（智力障碍/发育迟缓，孤独症谱系疾病等）以及多发小畸形等情况下，可首先进行染色体芯片检测。但是需要注意的是，有些染色体病相关癫痫，例如环形染色体20，只能通过染色体核型分析进行诊断，而染色体芯片不能诊断这种染色体变异。

3. 临床有些特殊遗传性癫痫可以有多种遗传学致病机制或者是非孟德尔遗传方式　例如Angelman综合征（AS）是由母源染色体15q11-13区域中编码泛素蛋白连接酶*UBE3A*基因缺失（染色体微缺失、父源性单亲二倍体）或者表达下降/不表达（基因突变、甲基化）所致，诊断此疾病需要分别针对15q11-13区域染色体微缺失、父源单亲二倍体、UBE3A基因突变、甲基化异常等四方面的特异性检测，如果仅用全外显子组测序，则只能检测*UBE3A*基因突变，容易造成漏诊。脆性X综合征是男性智力障碍的主要原因之一，20%患者有癫痫，怀疑此症需要特殊方法检测*FMR1*基因CGG重复数是否存在重复次数的异常增多。线粒体DNA异常相关癫痫，即使用全外显子组也无法检测，必须进行线粒体DNA的全长测序来检测突变。

## 二、结构性病因

结构性病因指神经影像学检查可见脑结构性异常，并且电临床评估与影像学检查结合，可以推测该影像学检查异常很可能就是患儿癫痫发作的直接原因。结构性病因可以是获得性的，如卒中、出血、外伤、肿瘤和感染等，也可以是遗传性的，如皮质发育畸形，结节性硬化。有些脑结构异常既可以是遗传性的，也可以是获得性的，如多小脑回畸形可能是继发于 *GPR56* 基因突变，或者获得性地继发于宫内巨细胞病毒感染。尽管这些畸形可能存在遗传性基础或由获得性病因所致，但是结构异常是患者癫痫的直接致病机制。

儿童卒中发病率约 2/10 000 每年，在癫痫发作的新生儿中，卒中约占 12%~14%。脑血管事件还可能会增加以后癫痫发作的风险。癫痫发作也是幕上动静脉畸形出血后的常见特征，并且相当大比例的患者发展成癫痫。海绵状血管畸形与癫痫发作相关的可能性是幕上动静脉畸形的或具有相似体积和位置的肿瘤的两倍。癫痫的发生可能是由于病变周围高度致痫的含铁血黄素沉积所致。

儿童脑中的大多数肿瘤是幕下的，因此通常不与癫痫相关。在儿童的幕上肿瘤中，癫痫通常是低度恶性肿瘤的首要表现，如胚胎发育不良的神经上皮肿瘤、神经胶质瘤、低级别星形胶质瘤和少突神经胶质瘤。癫痫放电不是在肿瘤本身，而是在肿瘤周围的皮质中发生。胚胎发育不良的神经上皮肿瘤是一个例外，它是一种发育起源的肿瘤，与皮质发育的其他畸形一样，具有内在的致痫性。

与结构性病因相关的综合征，包括较为常见的伴海马硬化的颞叶内侧癫痫、伴下丘脑错构瘤的发笑发作、Rasmussen 综合征和半侧惊厥 - 偏瘫癫痫。认识到这些相关性非常重要，可以确保仔细检阅这些患者的影像学检查资料从而发现特异性的结构性异常。反过来也强调了如果患者药物治疗效果不好，则需要着重考虑癫痫的病灶切除手术治疗。

皮质发育畸形（malformation of cortical development，MCD）是神经发育迟缓和癫痫的常见原因，其种类繁多，包括局灶性皮层发育不良（focal cortical dysplasia，FCD）、多小脑回畸形（polymicrogyria，PMG）、脑室周围结节状灰质异位（periventricular nodular heterotopia，PNH）、皮层下带状灰质异位（subcortical band heterotopia，SBH）及脑裂畸形等。这些皮质发育畸形都具有明显的遗传异质性，既可以是符合孟德尔遗传的生殖细胞单基因致病突变所致，也可以是体细胞致病性突变所致。在人类和小鼠进行的遗传学研究已经确定了数十种脑发育畸形相关的基因，这些基因突变常常干扰大脑皮层的发育。除了 *ARX* 和 *WDR62*，编码细胞骨架蛋白的重要性也很明显，例如，*DCX* 和 *LIS1*（两者都编码参与微管体内平衡的蛋白质）的突变与大范围的神经元迁移障碍（neuronal migration disorders）有关。编码 α 或 β 微管蛋白的基因如 *TUBA1A*、*TUBB2B*、*TUBB3* 和 *TUBB5* 等造成的脑发育畸形被认为是因为涉及异常的神经元增殖、迁移、分化和轴突导向。最近的研究显示 *WDR62*、*DYNC1H1* 和 *TUBG1* 中发生突变可导致广泛的畸形，提示神经细胞增殖、迁移或随后的皮层组织紊乱之间的界限正在消失。需要注意的是，结构性病因如有明确的遗传基础，如结节性硬化是分别由编码错构瘤蛋白和结节蛋白的 *TSC1* 和 *TSC2* 基因突变引起的，则这种癫痫为结构性和遗传性两种病因。

## 三、感染性病因

感染性病因是指癫痫由已知的感染性事件直接导致，并且癫痫发作是疾病的核心症状。感染性病因不是指发生于中枢神经系统感染急性期（如脑膜炎或脑炎急性期）的诱发性癫痫发作，有高达 30% 的中枢神经系统感染患者在疾病早期会出现癫痫发作，但这些癫痫发作在过了急性期后有可能完全缓解，与获得性慢性感染性癫痫（一种慢性脑疾病）的发生机制不同，因而不应被诊断为癫痫。癫痫的感染性病因包括脑囊虫病、结核病、人类免疫缺陷病毒（HIV）、脑型疟疾、亚急性硬化性全脑炎、脑弓形体原虫病以及先天性寨卡病毒和巨细胞病毒感染等，这些感染性病因在非洲以及南美洲的某些地区是导致癫痫的相对常见病因之一。感染性病因的确定有助于制订特异的治疗方案。感染性病因也指感染后发展为癫痫，如病毒性脑炎感染急性期之后出现慢性反复性癫痫发作；如果感染性脑炎后出现了明确的结构性损害，且这种结构性损害与患者的癫痫发作有直接关系，就可以考虑兼有感染性和结构性病因。

## 四、代谢性病因

代谢性病因是癫痫相对少见的病因，但是在婴幼儿期相对常见。代谢性癫痫的概念为已知或推测的代谢性疾病直接导致的癫痫，并且癫痫发作是该疾病的核心症状。代谢性病因是指明确的代谢缺陷伴生化改变如氨基酸代谢病、有机酸代谢病、卟啉病或吡哆醇依赖症、葡萄糖转运子 I 缺陷症等。大多数的代谢性癫痫都有遗传基础，但仍有些可能是获得性的，如脑叶酸缺乏症。代谢性病因相关的癫痫通常有年龄依赖的电临床特征。许多代谢性疾病干扰脑代谢的重要功能，如能量底物的运输和利用、富含能量的磷酸盐产生、神经元和星形胶质细胞之间的代谢耦合、神经递质合成和传递、脑血流的自动调节和跨血脑屏障的底物运输等。还有一些代谢性疾病，积聚的化合物可能会直接产生神经毒性，在这类疾病中，直到有毒产物积累到足以干扰细胞功能时，症状才会出现，如有机酸尿症。其他机制包括神经元膜通透性紊乱（如全羧化酶合成酶缺乏）、底物缺乏（如丝氨酸缺乏）、金属转运障碍（Menkes 病）等。

提示可能是遗传代谢病导致癫痫的线索：①发作类型及综合征：肌阵挛发作、一些早发癫痫脑病（婴儿痉挛症、大田原综合征以及婴儿早期肌阵挛脑病）等，多数治疗困难；②癫痫起病时间：新生儿期或婴儿期，尤其是生后数日后出现发作；③癫痫伴随其他神经系统症状或者伴全身多系统受累：智力运动发育落后 / 倒退；肝脾大，心肌病，皮肤病变，特殊气味等；④实验室检查：大细胞贫血，尤其是与表面上的疾病不相符合的代谢性紊乱或发作性代谢紊乱；⑤EEG：脑病样改变，如暴发抑制、多灶性棘慢波；⑥家族史：有同胞不明原因死亡，或者近亲结婚史。

识别特异性代谢障碍导致的癫痫对于特异性治疗非常重要，部分遗传代谢性疾病相关的癫痫有针对性的治疗方法，有些甚至是非常好的效果，如果足够早期的及时特异性治疗，可以达到癫痫完全控制，智力接近甚至完全正常。如葡萄糖转运蛋白 -1 缺陷症患儿因脑葡萄糖转运蛋白 -1 缺乏导致葡萄糖不能有效地通过血脑屏障和进入神经细胞，导致神经细胞缺乏能量供应，从而产生一系列中枢神经系统症状。对于此症，抗癫痫药治疗常常无效，而生酮饮食常常非常有效。其他具有特异性良好疗效的代谢性病因所致的癫痫还包括：吡哆醇依赖性癫痫、亚叶酸反应性癫痫、生物素酶 / 全羧化酶合成缺乏症和丝氨酸生物合成障碍等。

## 五、免疫性病因

免疫性癫痫的概念就是癫痫为自身免疫介导的中枢神经系统炎症所导致，而且癫痫发作是疾病的核心症状。近来在儿童及成人认识到一系列有特殊表型的免疫性癫痫，急性起病的重症或者难治性颞叶癫痫以及符合自身免疫性脑炎临床综合征样表现的癫痫均应考虑做相关抗体检测。免疫性病因可以通过检测到中枢神经系统的自身免疫性炎症证据（如自身免疫抗体）或者符合具有特征性临床表现的免疫性癫痫诊断标准而确定。由于癫痫与自身免疫异常的研究不断深入，新的抗体不断被发现和可以检测，而且早期识别、早期治疗不仅能改善急性期预后，而且也能减少远期慢性癫痫的发生，因此免疫性病因越来越成为癫痫的重要病因日益受到更多的重视。

## 六、原因不明

目前仍有很多癫痫患者的病因不能确定，新的国际癫痫分类将这些癫痫归类为原因不明的癫痫。在这一类中，只能根据基本的电临床表现，做出癫痫基本诊断。

总体来讲，能找到病因的程度取决于能用于患者评估的资料的程度和评估手段，随着各种诊断技术的不断进步，尤其是头颅影像学检查及遗传学、神经免疫学的快速发展，相信越来越多的癫痫患者的病因可以被确定。明确病因，才有可能进行精准治疗，因此对于所有癫痫患儿，尤其是药物难治性癫痫患儿，应该不断努力争取明确其病因，从而使治疗更有针对性，改善治疗效果和预后。

（姜玉武）

# 第三节　癫痫发作类型

自 1981 年以来，根据对癫痫症状学认识的不断进步，国际抗癫痫联盟（ILAE）先后发布过多个癫痫发作分类的版本，本节介绍 ILAE 在 2017 年提出的操作性的癫痫发作分类框架。

2017 年版的分类框架将癫痫发作分为局灶性起始（focal onset）和全面性起始（generalized onset）两大类，每一类之下都有若干亚型。首先根据发作的最初表现确定是局灶性起始还是全面性起始的发作。如果没有观察到发作开始的症状（例如目击者没有观察到强直 - 阵挛发作最开始的表现），则归类为起始不明（unknown），但起始不明的发作仍然可以根据已知的发作症状分类，一旦获得足够的证据（如 VEEG 监测到局部起始继发双侧强直 - 阵挛发作），则可以修改分类。如果起始模式及发作特征不符合现有分类中的任何一种类型，则属于不能分类（unclassified）的发作。各种发作类型都有可能进展为相应的持续状态。

对于局灶性（或可能为局灶起始的）发作，需要判断发作期的知觉（aware）状态，这对于评价发作对患者行为的影响（如驾驶、学习等）非常重要。知觉是指对自身及环境的感知能力。伴有知觉损伤的局灶性发作相当于过去所说的“复杂部分性发作”，没有知觉损伤的局灶性发作则相当于以往的“简单部分性发作”。在局灶性发作过程中测试患者对外界的反应性(responsiveness)非常重要,但反应性并不等同于知觉,因为在知觉保留的情况下可能会因为肢体抽搐或失语而无法做出适当反应,而在知觉损伤状态下也可能作出某些无意识的反应。

## 一、局灶性起始的发作

局灶性发作(focal seizure)的定义是“发作起源于一侧半球的局部网络,部位可以是离散的,或分布更广泛,且可以起源于皮质下结构”。由于局灶性发作的表现繁多难以详细分类。2017 年的发作分类框架在列出几种常见发作类型的同时,列举了一些描述局灶性发作行为的常用术语(表 9-2),这些术语用以描述个体发作的具体表现,但并没有定义为独特的发作类型。因此除了确定发作类型外,对发作的详细文字描述也有助于临床诊断和处理。

### (一) 局灶性运动性发作

局灶性运动性发作(focal motor seizures)是一类最常见的局灶性发作,发作主要表现为各种不同的运动症状,EEG 显示发作从局部起始,可以演变和扩散,但头皮 EEG 并非都能记录到发作起源。根据运动症状的复杂程度可以分为简单运动症状和复杂运动症状,简单运动症状是指不自然的、相对简单的动作,如强直、阵挛、肌阵挛、失张力等,可以通过电刺激初级运动皮质或辅助感觉运动区诱发,由于简单运动症状的皮质代表区相对单一,对发作起源具有较高的定位意义。复杂运动症状是指发作时出现的运动症状相对协调和复杂,类似于自然动作,有时看似有目的性或半目的性,涉及身体的多个部位多个维度,如典型自动症及过度运动等。复杂运动症状的产生常涉及多个皮质及皮质下结构。

**1. 局灶性阵挛发作** 阵挛运动起源于对侧中央前回的初级运动皮质区(M1 区)。由于面部和手在运动皮质的表达区最大,所以局部阵挛性发作最常由一侧面部或手开始,以 Jackson 方式在同侧扩散,也可经胼胝体传导至对侧皮质相应区域引起双侧阵挛发作,但动作强度通常不一致或不同步。发作后可有 Todd 瘫痪。

**2. 局灶性强直发作** 是由于一组或多组肌群持续性收缩导致的异常姿势,双侧受累时常不对称,以对侧肌群受累为主,从而形成特殊的不对称的姿势性发作,即对侧上肢上举伸直,同侧外展并在肘关节处屈曲,有时形成特殊的“击剑样”姿势,部分患者伴有头眼向一侧偏转,如同注视上举的手臂,双下肢则不对称屈曲或伸展。但头眼偏转的方向对定侧并不可靠。不对称强直姿势发作的症状表达区是辅助感觉运动区(SSMA),但多数 SSMA 发作可能是从其他部位传导而来的症状。

**3. 局灶性肌阵挛发作** 为局部肌群快速而短暂的收缩,可单次或连续不规则出现,可累及不同范围(手指、口角、眼睑、肢体等),起源于运动皮质区,部分具有反射性特点,躯体感觉刺激容易诱发。局灶性的肌阵挛持续状态,即持续性部分性癫痫(epilepsiapartialis continua,EPC)是一种特殊类型的癫痫发作,常与特殊病因有关,如 Rasmussen 综合征、代谢性脑病等。

**4. 局灶性失张力发作和负性肌阵挛发作** 均为短暂的局部肌张力丧失。临床上发作可以非常轻微,患者常表现为动作不稳,类似粗大震颤,手中拿的东西常不自主掉落;严重时可有快速点头或跌倒发作。失张力的持续时间在 500ms 至 2s 左右,而负性肌阵挛则 <500ms。EEG 记录时进行直立伸臂试验,可见一侧手臂的瞬间下垂。发作期 EEG 为对侧 Rolandic 区棘慢复合波发放,同步体表肌电图(EMG)显示维持姿势的紧张性肌张力短暂丧失,与 EEG 的棘波或尖波有锁时关系。负性肌阵挛常见于儿童良性 Rolandic 癫痫的变异型。

**5. 局灶性癫痫性痉挛** 发作具有癫痫性痉挛的特点,即短暂的肌肉收缩,比肌阵挛发作的持续时间略长,但比强直的时间短,且常成串出现。但同时具有局灶性发作的特点,表现为双侧明显不对称的痉挛、或仅累及一侧肢体、单个肢体甚至局部肌群(如面部肌群),和 / 或发作期 EEG 具有明确的局灶性或一侧性放电特征。局灶性痉挛常伴有脑内局灶性病变,婴儿期常见,但可见于任何年龄。

**6. 自动症发作** 发作时的动作具有一定的协调性,类似于自主运动,但与环境不相适应,常出现在认知损伤状态下,发作后多数不能回忆。典型的自动症常表现为口部与进食有关的动作(咂嘴、咀嚼、吞咽、舔唇等),手的无目的或半目的性刻板重复动作(如搓手、摸索衣服、解扣子、揉搓)及反应性自动症(对外部环境保留一定的反应,如可以避开障碍物)等。典型自动症发作常见于颞叶内侧癫痫,但颞叶以外起源的发作激活边缘系统时也可出现类似症状。

**7. 过度运动发作** 表现为躯干及四肢近端大幅度、不规则、快速的混乱运动,在上肢可表现为划船样或投掷样舞动,下肢可为蹬车样交替划圈或乱踢乱伸,躯干可表现为髋部前冲运动或扭动翻转等动作,发作时常伴有发声、发笑、大声喊叫。过度运

表 9-2 发作期和发作后行为常用描述词

| 认知 | Cognitive | 自动症 | Auomatism |
|---|---|---|---|
| 计算力缺失 | Acalculia | 攻击行为 | Aggression |
| 失语 | Aphasia | 眨眼 | Eye-blinking |
| 注意力损伤 | Attention impairment | 点头 | Head-nodding |
| 似曾相识或陌生感 | Déjà vu or jamais vu | 手动 | Manual |
| 人格分裂 | Dissociation | 口面部 | Oral-facial |
| 言语障碍 | Dysphasia | 蹬踏 | Pedaling |
| 幻觉 | Hallucinations | 骨盆前冲 | Pelvic thrusting |
| 错觉 | Illusions | 持续言语 | Perseveration |
| 记忆力损伤 | Memory imairment | 奔跑（草书样） | Running（cursive） |
| 忽视 | Neglect | 性行为 | Sexual |
| 强迫思维 | Forced thingking | 脱衣 | Undressing |
| 反应力损伤 | Responsiveness impairment | 发音或说话<br>行走 | Vocalization/speech<br>Walking |
| **情绪或情感** | **Emotional or affective** | **运动性** | **Motor** |
| 激越 | Agitation | 构音障碍 | Dyarthria |
| 愤怒 | Anger | 肌张力障碍 | Dystonic |
| 焦虑 | Anxiety | 击剑样姿势（4 字征） | Fencer's posture（figure-of-4） |
| 哭泣（流泪） | Crying（dacrystic） | 不协调 | Incoordination |
| 恐惧 | Fear | 杰克逊发作 | Jacksonian |
| 大笑（发笑） | Laughing（gelastic） | 瘫痪 | Paralysis |
| 偏执 | Paranoia | 轻瘫 | Paresis |
| 欣快 | Pleasure | 偏转 | Versive |
| **自主神经** | **Autonomic** | **感觉性** | **Sensory** |
| 心搏停止 | Asystole | 听觉 | Auditory |
| 心动过缓 | bradycardia | 味觉 | Gustatory |
| 勃起 | Erection | 冷 - 热感觉 | Hot-cold sensation |
| 潮红 | Flushing | 嗅觉 | Olfactory |
| 胃肠道的 | Gastrointestinal | 躯体感觉 | Somatosensory |
| 过度通气或通气不足 | Hyper/hypoventilation | 前庭感觉 | Vestibular |
| 恶心或呕吐 | Nausea or vomiting | 视觉 | visual |
| 苍白 | Pallor | | |
| 心悸 | Palpitation | **偏侧性** | **Laterality** |
| 竖毛 | Piloerection | 左侧 | Left |
| 呼吸改变 | Respiration change | 右侧 | Right |
| 心动过速 | Tachycardia | 双侧 | Bilateral |

动性自动症多见于额叶癫痫,但也有来自岛叶和颞叶癫痫的报道。

（二）非运动性发作

各种局灶性非运动性发作很少单独出现,但如果是发作最初的突出表现,具有重要的定位意义。儿童由于表达能力差,很多症状或感受不能充分描述。

1. **感觉性发作** 以往称为先兆,是指在局部运动性发作或继发全面性发作之前出现的简单感觉症状,包括躯体感觉(如局部的麻木、刺痛、温热感或非寻常感觉,以及头痛或弥漫性感觉异常)及各种幻觉或错觉(视觉、听觉、嗅觉、味觉等)等。先兆是整个发作过程的一部分,单纯先兆发作即为局灶性感觉性发作,通常可以回忆,但也可能因为继发全面性发作而遗忘。简单感觉性发作的特征常可提示发作的起源(表 9-3)。

2. **行为停止发作** 是 2017 年发作分类中新增加的局灶性发作类型。患者在整个发作过程中突出表现为凝视不动或少动,反应减低或消失,肌张力正常,没有局部运动性症状,亦无明显自动症。这种发作症状在婴幼儿局灶性发作中并不少见,但很难提供明确的定位和定侧信息,同时需要与全面性发作(失神)鉴别。

3. **认知性发作** 可表现为记忆障碍,如陌生感(jǘmais-vu)、似曾相识感(dǘjà-vu)、过去经历的全景式闪回等,主要来自颞叶。也可表现为知觉障碍,往往是涉及多种感觉症状的幻觉或错觉,如梦样状态、时间或空间感觉异样,比如看见人们在交谈、眼前出现某个小时候的场景以及灵魂出窍等。产生这些复杂幻觉或错觉症状的皮质区较为广泛,包括边缘系统的内侧基底部、颞叶新皮质以及颞 - 顶 - 枕交界区的联合皮质。认知性发作也可表现为失语、失用、忽视症、强迫思维等症状。

4. **情绪性发作** 表现为恐惧、生气、抑郁、躁怒、欣快、大笑或哭泣等情感症状。恐惧症状最多见,多数来自杏仁核、海马、内侧额叶等结构;欣快和愉悦感多数来自颞叶。

5. **自主神经发作** 发作时具有明显的自主神经障碍,如心脏症状,最常见的为心悸或心动过速,少数为心动过缓或心脏停搏;呼吸症状,如呼吸节律改变、呼吸困难、窒息感或呼吸暂停,常见于岛叶癫痫;瞳孔变化及腺体分泌增加,如出汗、流泪或支气管分泌物增多;血管运动症状,如面色苍白、潮红、皮肤红斑等;排尿症状,多见于全面性发作;竖毛反应,可见皮肤起"鸡皮疙瘩",常合并上腹部症状及出汗,多见于颞叶癫痫;消化道症状,如腹鸣、恶心、呕吐,可见于颞叶癫痫、岛叶癫痫及某些枕叶癫痫;少数发作期有体温的变化。临床上极少有以自主神经症状为唯一表现的癫痫发作,但在某些局灶性发作中,自主神经症状往往是最早出现的突出症状,结合发作症状的演变顺序,可提示发作的起源和演变。

（三）局灶性继发双侧强直 - 阵挛发作

起源于不同部位的各种类型的局灶性发作均可能进展为双侧强直 - 阵挛发作,临床表现为上述各

表 9-3 感觉性发作的表现及定位

| 分类 | 表现 | 定位 |
|---|---|---|
| 躯体感觉症状(对侧) | 刺痛感、麻木感、运动感、冷、热或疼痛感、电击感等 | 中央后回、第二感觉区、辅助感觉运动区(SSMA) |
| 躯体感觉症状(双侧、对侧或同侧) | 上述感觉症状常累及指尖、足,或唇、舌等口周区 | 第二感觉区(运动区下方外侧裂附近额、顶、岛盖交界区) |
| 视觉症状 | 黑蒙、光点或周边视觉症状,不包括有内容的视幻觉 | 距状裂和距状裂周围枕叶皮质 |
| 听觉症状 | 蜂鸣音、敲鼓声或噪声感,声错觉(声音变大或变小、变远或变近),不包括听到音乐、说话等有内容的听幻觉 | 颞上回听觉皮质(Heschl 回) |
| 前庭症状 | 眩晕 | 颞上回前庭皮质到听皮质 |
| 味觉 | 味幻觉或错觉 | 顶叶接近岛盖区 |
| 嗅觉 | 嗅幻觉或错觉 | 内侧颞叶,包括前梨状区皮质,外嗅皮质、内嗅皮质、杏仁核及周围皮质、膈核、视丘下部 |

种局灶性发作演变为双侧强直-阵挛发作，但常有不对称姿势或双侧不同步的抽动。发作终止时，常有起源半球对侧的肢体先停止抽搐后，同侧肢体仍有数次抽搐，称为“末次征”，对定侧有一定价值。

## 二、全面性起始的发作

全面性发作（generalized seizure）的定义为“发作起源于脑内某一点，快速扩散至双侧分布的网络”。多数全面性发作都有知觉损伤，但在某些全面性发作，如短暂失神、失神伴眼睑肌阵挛或肌阵挛发作时，知觉和反应性可能有部分保留。全面性发作又分为运动性和非运动性（失神）发作。

### （一）全面性运动性发作

1. **强直-阵挛发作** 全面性强直-阵挛发作时双侧肌肉抽搐对称或轻度不对称，并伴有明显的自主神经症状。发作大体分为三个时相。①强直期，发作时突然意识丧失，瞳孔散大，全身肌肉持续强烈收缩，以躯干的轴性强直开始，迅速扩散到四肢，患者跌倒在地，头向后仰，双眼上翻，牙关紧闭，四肢强直性伸展，或上肢屈曲而下肢伸展。呼吸肌最初的强烈收缩使患者发出特殊的喊声，继而呼吸运动停止，逐渐出现发绀。②阵挛期，强直期持续数秒或数十秒后转为频率较快而幅度较小的抖动，随后抖动的频率逐渐减慢，演变为阵挛期，全身肌肉有节律地收缩和放松，频率逐渐减慢，肌肉放松期逐渐延长，最终结束发作。此期多伴有心率增加、血压升高、出汗、支气管分泌物增多等自主神经表现。发作全程一般持续1~3分钟。③发作后抑制期，发作结束后患者可再次出现短暂的全身肌张力增高，为发作后皮质广泛抑制引起的一过性去皮质强直。也可出现短暂的发作后意识混沌，伴有某些自动症表现。尿失禁多出现在发作结束时。随后患者进入深度睡眠状态，呼吸深大。醒后常感头痛及全身肌肉酸痛，对发作过程不能回忆。

2. **阵挛发作** 表现为双侧肢体的节律性阵挛性收缩，远端更明显，也可伴有眼睑、下颌及面肌的抽动。持续时间短暂，随着阵挛频率的减慢，抽动的幅度逐渐变小直至消失。发作后状态一般短暂。单纯全面性阵挛发作不多见，可出现在某些儿童热性惊厥发作。

3. **强直发作** 以肌肉持续而强力的收缩为特征，使躯干或肢体维持固定在某种姿势。发作可持续数秒至数分钟。颈部和面部肌肉的强直性收缩引起颈部屈曲或后仰，眼睑上提，眼球上视；呼吸肌受累时导致呼吸暂停引起发绀；发作累及上肢近端肌群（斜方肌、三角肌等）引起肩部抬高；累及躯干及四肢时表现为上肢外展、上举、呈半屈曲位，躯干和下肢伸展，站立时常引起向前跌倒。强直发作多见于儿童Lennox-Gastaut综合征。

4. **肌阵挛发作** 肌阵挛是指一组肌群或全身肌肉突然而短暂的（<100毫秒）不自主收缩，可以单次也可连续不规则出现，一般主动肌和拮抗肌同时收缩。全面性肌阵挛涉及丘脑-皮质网络，发作主要累及双侧颈部、躯干、肩部及上肢近端肌肉（轴性肌阵挛），临床表现为点头、头后仰或双侧肩部及手臂抽动，导致患者动作不稳定或掉物；如下肢受累，患者可出现站立或步态不稳、跌倒甚至跌伤。连续的肌阵挛发作可演变为其他发作类型，特别是全面性强直-阵挛发作。全面性肌阵挛常见于青少年肌阵挛癫痫及婴儿良性肌阵挛癫痫，也可见于Lennox-Gastaut综合征及某些进行性肌阵挛癫痫。

5. **肌阵挛-强直-阵挛发作** 以双侧连续不规则肌阵挛发作开始，继而出现双侧强直-阵挛发作，是青少年肌阵挛癫痫的特征之一。

6. **肌阵挛-失张力发作** 特点为失张力跌倒之前有短暂的肌阵挛抽动，为躯干和颈部的轴性肌阵挛，屈肌更明显；随即出现肌张力丧失而致跌倒。临床表现为轻微点头或身体前屈（肌阵挛），而后快速跌倒（失张力），常跌伤面部。同步多导EMG记录有助于确定发作类型。肌阵挛-失张力发作是Doose综合征的特征之一。

7. **失张力发作** 短暂的失张力跌倒，之前没有肌阵挛成分。临床表现为全身肌张力突然减低或丧失，导致头下垂或突然跌倒，跌倒的姿势多为低头、弯腰、屈膝，臀部着地瘫倒在地，而后迅速起来，持续1~2秒，意识丧失常不明显。同步EMG记录有助于与肌阵挛发作鉴别。

8. **癫痫性痉挛** 典型的癫痫性痉挛表现为突然而短暂的身体屈曲、伸展或混合运动，躯干和四肢近端突出，双侧对称，一般维持时间比肌阵挛略长，但比强直发作短。也可出现面部怪相、点头或轻微眼的运动。癫痫性痉挛常成串出现，多见于婴儿痉挛，但也可出现在其他任何年龄。

### （二）全面性非运动性（失神）发作

1. **典型失神发作** 发作表现为突发突止，正在进行的自主性活动及语言停止，双眼茫然凝视，表情呆滞，对外界刺激无反应，一般不跌倒或掉物，可伴有轻微的自动症。发作持续数秒至数十秒后突然恢复，继续发作前正在进行的动作，无发作后意识障碍。患者往往意识不到曾经历过发作，或仅感觉脑子中曾有一阵“空白”。未经治疗的典型失神多数发作频繁，一日可达数次至数十次甚至上百次。发作期 EEG 为特征性的双侧对称同步 3Hz 左右棘慢波节律暴发，过度换气容易诱发电 - 临床发作。典型失神发作是儿童失神癫痫及青少年失神癫痫的主要发作类型。

2. **不典型失神发作** 与典型失神相比，不典型失神发作的起始与终止均缓慢，尤其是发作终止时有较长（数秒至数十秒，甚至 2 分钟）的朦胧期，因而发作后常不能继续发作前的活动，临床观察以凝视为主要表现，伴有不同程度的反应减低，动作减少或停止。发作期肌张力改变比典型失神更明显，可伴有轻微的强直、不规律的眼睑或面部肌阵挛，或伴有失张力成分，表现为缓慢低头或流涎。发作期 EEG 为广泛性 1.5~2.5Hz 不太规则的慢棘慢波发放。不典型失神是 Lennox-Gastaut 综合征的主要发作类型之一，也可见于 Doose 综合征等其他儿童癫痫性脑病。

3. **肌阵挛失神发作** 发作首先表现为双侧肩部和上肢为主的节律性肌阵挛抽动，伴随的强直成分导致双上肢近端逐渐抬高伴低头前倾姿势。随着发作的持续，出现意识障碍，但程度可能比典型失神发作轻。发作期 EEG 与典型失神发作相同，为双侧半球 3Hz 左右棘慢复合波节律暴发，也容易被过度换气诱发。同步 EMG 显示肌阵挛抽动与棘慢复合波发放同步。以肌阵挛失神发作为主的癫痫综合征称为肌阵挛失神癫痫。

4. **失神伴眼睑肌阵挛** 突出症状为双侧眼睑的节律性肌阵挛抽搐，表现为眼睑和眼球每秒 3~6 次的抽动，常伴有眼球上视及头后仰，表明有轻微的强直成分。合眼敏感和光敏感是其突出特征，几乎所有患者均存在。发作持续时间短暂，很少超过 10 秒。短暂的发作一般只有单纯的眼睑肌阵挛而无意识障碍。如发作时间进一步延长，则出现轻 - 中度的意识障碍，即失神伴眼睑肌阵挛。眼睑肌阵挛是 Jeavons 综合征的主要发作类型。

**关键点**

1. 癫痫发作分为局灶性起始的发作和全面性起始的发作。
2. 局灶性起始的发作应首先判断发作期的知觉状态，而后根据症状学分为运动性和非运动性发作的各种类型。
3. 全面性起始的发作根据发作期症状学和 EEG 特征，分为运动性和非运动性（失神）发作的各种类型。
4. 如果没有观察到发作开始的症状，归类为起始不明；如果起始模式及发作特征不符合现有分类中的任何一种类型，则属于不能分类的发作。

（刘晓燕）

## 第四节 癫痫综合征

癫痫综合征（epilepsy syndrome）又称电 - 临床综合征（electro-clinical syndrome），是指由一组临床和脑电特征所组成的癫痫疾患。每一种癫痫综合征有其相应的发病年龄、发作类型和脑电图特点。如大田原综合征的起病年龄在 3 个月之内，表现为强直痉挛性发作，脑电图特点为暴发 - 抑制图形。一种癫痫综合征可由不同的病因导致，如婴儿痉挛症可由遗传性、结构性或代谢性病因导致。明确癫痫综合征的诊断对于指导选择抗癫痫药物及判断预后具有重要的指导作用，对每一个癫痫患儿明确癫痫发作类型后，应尽量给出癫痫综合征的诊断。2010 年国际抗癫痫联盟根据癫痫综合征的起病年龄将癫痫综合征分组，分为新生儿期起病、婴儿期起病、儿童期起病、青少年至成年期起病及起病年龄可变的癫痫综合征，还有一些新近报道的癫痫综合征，共计近 30 种。

**【新生儿期起病的癫痫综合征】**

1. **良性家族性新生儿癫痫**（Benign familial neonatal epilepsy，BFNE） 既往又称良性家族性新生儿惊厥，是一种少见的常染色体显性遗传性疾病。致病基因包括 *KCNQ2* 和 *KCNQ3*，以 *KCNQ2* 突变最常见。*KCNQ2* 定位于染色体 20q13.33，编码电压门控钾离子通道 KQT 样亚家族成员 2。本病的主要特点是正常足月新生儿出生后不久（多数在 7 天内）出现强直、阵挛性惊厥发作，常合并自主神经症状和运动性自动症，发作频繁、短暂。发作间期患儿一般状态良好，除家族中有类似发作史和脑电图非特异性改变之外，其他病史和检查均正常。预后良好，惊厥发作多于 2~4 周内消失。EEG 发作间期大多正常，部分病例有全面性或局灶性异常。

2. **大田原综合征**（Ohtahara syndrome） 被认为是年龄依赖性癫痫性脑病的最早发病形式，由日本学者大田原（Ohtahara）于 1977 年首次报道。多数患儿有严重的先天性脑发育异常或围产期脑损伤。没有发现明确病因的患儿中,近年来通过二代测序的方法发现少数患儿可由致病基因 *STXBP1*、*ARX*、*PLCB1*、*PNKP*、*SCN2A*、*KCNQ2*、*GNAO1* 突变导致。起病年龄在 3 个月之内,多数可早到生后 1 个月内发病,表现为强直痉挛性发作,脑电图特点为暴发 - 抑制图形,有严重的精神运动发育落后,发作难以控制,预后极差,死亡率高,存活者可演变为 West 综合征和 Lennox-Gastaut 综合征。

3. **早期肌阵挛性脑病**(early myoclonic encephalopathy,BME) 与大田原综合征有某些共同特点,如婴儿早期起病及脑电图暴发 - 异致图形。主要区别点在于病因和发作类型不同。病因多不清楚,有些病例为先天代谢性障碍,如丙酸血症、非酮症性高甘氨酸血症等。近年来发现部分病例由致病基因 *SLC25A22* 或 *PNPO* 突变导致。其临床特点为生后 3 个月内发病,可早到新生儿期发病。出现节段性、游走性肌阵挛,主要累及四肢远端及面部小肌群,位置不固定。以后有频繁的局灶性发作,部分患者有肌阵挛和强直痉挛发作。脑电图表现为暴发 - 抑制图形,睡眠期明显,肌阵挛抽动。病情严重,死亡率高,存活者常有精神运动发育迟滞,预后差,属于癫痫性脑病。

**【婴儿期起病的癫痫综合征】**

1. **婴儿癫痫伴游走性局灶性发作**(epilepsy of infancy with migrating focal seizures,EIMFS) 既往又称为婴儿游走性部分性癫痫,是一种罕见的婴儿早期发病的癫痫性脑病,多数为散发病例,少数可有家族史。其病因主要与遗传因素有关,遗传方式复杂。文献已报道 23 个致病基因可导致 EIMFS 表型,可由 *KCNT1*、*SCN1A*、*SCN2A*、*SCN8A*、*KCNQ2*、*GABRA1*、*GABRB3*、*HCN1*、*ATP1A3* 基因杂合新生突变导致,呈常染色体显性遗传;也可由 *PLCB1*、*SLC25A22*、*TBC1D24*、*SLC12A5*、*WWOX*、*QARS*、*KARS*、*AIMP1*、*ITPA*、*BRAT1* 基因复合杂合突变导致,呈常染色体隐性遗传;罕见由 *PIGA*、*CDKL5* 基因新生变异导致,呈 X 连锁显性遗传。EIMFS 的临床特点为生后 3 个月内起病,可早到新生儿期,发病高峰年龄为生后 1 个月,发作表现为游走性局灶性发作,具有多种形式的局灶性发作,发作频率逐渐增多,最终发展为持续性发作并伴有发育倒退。脑电图发作间期为大量多灶性放电,发作期为游走性多灶性放电,发作起源在一侧半球内或双侧半球之间游走。本病对抗癫痫药物疗效差,预后不良,死亡率高,可死于癫痫持续状态。

2. **West 综合征**(West syndrome) 又称婴儿痉挛症(infantile spasms),由 West 医生于 1841 年首次报道。病因复杂多样,可由先天性脑发育异常、遗传代谢病、围产期脑损伤、中枢神经系统感染等导致。近年来发现约 20%~30% 的患儿可由致病基因 *STXBP1*、*ARX*、*CDKL5*、*FOXG1*、*MAGI2*、*SPTNA1*、*SCN2A*、*GRIN2B*、*DNM1*、*PLCB1*、*ST3GAL3*、*PIGA*、*SLC35A2*、*DOCK7* 等突变导致。通常 3~12 个月发病,特征性表现为癫痫性痉挛发作、脑电图为高峰失律和精神运动发育落后三联征。本病为临床最常见的癫痫性脑病,多数患儿治疗效果不佳,预后不良,部分可演变为 Lennox-Gastaut 综合征。

3. **婴儿肌阵挛癫痫**(myoclonic epilepsy in infancy) 早期称为良性婴儿肌阵挛癫痫,是一种临床少见的癫痫综合征,病因尚不清楚,可能与遗传易感性有关。其主要特点为 1~2 岁(3 岁以前)发病,表现全面性肌阵挛发作,不伴其他发作类型。发作期脑电图为广泛性棘慢波或多棘慢综合波。发病前发育正常,发作易于控制,发作多在 4~11 岁缓解,预后良好。少数发作不易控制者,可遗留认知损伤。

4. **良性婴儿癫痫**(benign infantile epilepsy,BIE) 早期又称良性婴儿惊厥,发病年龄为生后 3~20 个月,病因主要与遗传易感性有关,少数患儿可发现基因 *KCNQ2*、*SCN2A* 或 *PRRT2* 突变。其临床和脑电图特点与良性家族性婴儿癫痫受累者相似,只是没有良性婴儿癫痫家族史,为散发病例。预后良好,2 岁后可自行缓解,不再发作。

5. **良性家族性婴儿癫痫**(benign familial infantile epilepsy,BFIE) 既往又称为良性家族性婴儿惊厥,为常染色体显性遗传,可有外显率不全。约 60%~80% 的家系可发现致病基因,包括 *KCNQ2*、*SCN2A* 和 *PRRT2* 突变,以 *PRRT2* 突变更常见,少数可有外显率不全。*SCN2A* 编码电压门控钠离子通道 $\alpha_2$ 亚单位,*PRRT2* 编码富脯氨酸跨膜蛋白。本病首发年龄为 3~20 个月,绝大多数在 1 岁以内发病,起病前后智力运动发育正常,表现为局灶性发作或局灶性发作继发全面性发作,发作常呈丛集性,无癫痫持续状态。EEG 发作间期背景正常,无典型癫痫样放电,睡眠期可有 Rolandic 区小棘波;发作期 EEG 放电可起源于颞区、顶区、枕区或额区。头颅影像学检查无异常,排除了低血钙、低血糖等代谢紊乱导致的惊厥。本病对抗癫痫药物治疗效果好,预后良好,2 岁后不再发作。*PRRT2* 突变的家系部分受累者在儿童期或青少年可出现阵发性运动诱发的运动障碍(paroxysmal kinesigenic dyskinesias,PKD),这种 BFIE 的临床亚型被称为婴儿惊厥伴阵发性舞蹈手足徐动症(infantile convulsions with paroxysmal

choreoathetosis syndrome，ICCA)。

6. **Dravet 综合征**(Dravet syndrome) 既往又称婴儿严重肌阵挛癫痫(Severe myoclonic epilepsy in infancy)，因发现少数患儿病程中可始终不出现肌阵挛发作，2001 年国际抗癫痫联盟将其更名为 Dravet 综合征。本病由法国医生 Dravet 于 1978 年首先报道，本病多为散发病例，少数有热性惊厥或癫痫家族史。约 80% 的患儿可发现钠离子通道基因 *SCN1A* 突变，多数为新生突变，少数为遗传性突变。少数患儿可由致病基因 *PCDH19*、*SCN2A*、*SCN8A*、*SCN1B*、*GABRA1*、*GABRB2*、*GABRG2*、*CHD2*、*ALDH7A1*、*HCN1*、*KCNA2* 突变导致。其临床特点为 1 岁以内起病，首次发作多表现为热性惊厥，1 岁以内主要表现为发热诱发的持续时间较长的全面性或半侧阵挛发作，1 岁后逐渐出现多种形式的无热发作，包括全面性或半侧阵挛或强直阵挛发作、肌阵挛发作、不典型失神、局灶性发作，发作具有热敏感的特点，易发生癫痫持续状态，约 30% 的患儿发作有光敏感的特点。早期发育正常，1 岁后逐渐出现智力运动发育落后或倒退，约 60% 的患儿可出现共济失调。脑电图在 1 岁以前常无异常，1 岁以后出现广泛性棘慢波、多棘慢波或局灶性、多灶性痫样放电。多数患儿对抗癫痫药物疗效差，成年期仍有发作，智力发育落后，预后不良。本病死亡率高，文献报道可达 10%，可由于癫痫猝死或发热诱发的严重癫痫持续状态导致急性脑病死亡。

**【儿童期起病的癫痫综合征】**

1. **热性惊厥附加症**(febrile seizures plus，FS+) 该综合征 1997 年由澳大利亚 Scheffer 医生首先提出，常为遗传性癫痫伴热性惊厥附加症(genetic epilepsy with febrile seizures plus，GEFS+)家系表型之一，但也可散发。病因与遗传因素有关，已发现的致病基因包括 *SCN1A*、*SCN2A*、*SCN1B*、*STX1B*、*GABRG2* 和 *GABRD*。表现 6 岁以前以发热诱发的全面强直阵挛发作为主，偶尔可出现无热的全面强直阵挛发作，或 6 岁以后仍有发热诱发的全面强直阵挛发作。发作间期脑电图正常或有少量的广泛性棘慢波。对抗癫痫药物治疗效果好，多在青春期发作缓解，预后良好。

2. **Lennox-Gastaut 综合征**(Lennox-Gastaut syndrome) 是一种临床常见的年龄相关性癫痫性脑病，1939 年由 Lennox 首先报道其临床和脑电图特点，1966 年由 Gastaut 加以补充。LGS 部分病例可由 West 综合征演变而来。病因复杂多样，包括脑发育异常、围产期脑损伤、中枢神经系统感染或外伤等导致的脑损伤。近年来发现少数病例可由致病基因 *CHD2*、*SCN2A*、*SCN8A*、*GRIN2B*、*ALG13*、*GABRB3*、*STXBP1*、*MT-ND1* 突变导致。多发生于 1~8 岁儿童，主要特点为多种癫痫发作类型、脑电图广泛性慢的(1.5~2.5Hz)棘-慢综合波和智力发育落后三联征。最常见的发作类型有强直发作、不典型失神及失张力发作，也可有肌阵挛、全面强直-阵挛和局灶性发作。通常发作频繁，药物难以控制，总体预后不良。

3. **癫痫伴肌阵挛-失张力发作**(epilepsy with myoclonic-atonic seizures，EMAS) 又称肌阵挛失张力癫痫(myoclonic-atonic epilepsy)或 Doose 综合征，由德国医生 Herman Doose 于 1970 年首次报道，临床相对少见。病因不明，可能与遗传易感性有关，近年来发现致病基因 *SCN1A*、*SCN2A*、*SCN1B*、*GABRG2*、*SLC2A1*、*CHD2*、*SYNGAP1* 和 *SLC6A1* 突变可导致 Doose 综合征表型。发病年龄 1~5 岁，疾风暴雨式发病，常以全面强直阵挛发作起病，很快出现多种形式的全面性发作类型，包括肌阵挛、肌阵挛-失张力、失张力、不典型失神发作，发作频繁，可由于肌阵挛、肌阵挛-失张力或失张力发作导致跌倒，部分患儿可出现不典型失神持续状态。脑电图表现为广泛性不规则的 2.5~3Hz(多)棘-慢综合波，肌阵挛-失张力或失张力发作时同步肌电图可见短暂电静息期。本病预后变化大，约 70% 的患者对抗癫痫药物治疗有效，发作最终可缓解，预后良好。少数患者病程后期可出现强直发作，进展为 Lennox-Gastaut 综合征。多数患者智力正常或接近正常，少数发作不能及时控制的患者，出现智力发育落后。

4. **Panayiotopoulos 综合征**(Panayiotopoulos syndrome) 又称早发型儿童良性枕叶癫痫，2010 年 ILAE 将其更名为 Panayiotopoulos 综合征，病因不明，年龄依赖性发病，可能与遗传易感性有关。绝大多数 3~6 岁发病(1~14 岁)，主要临床特征为以呕吐为主的自主神经症状性发作及发作持续状态，其他少见的自主神经症状为苍白、流涎、瞳孔放大等。脑电图显示枕区为主的多灶性棘波放电，约 1/3 的病例棘波发放可在枕以外。对抗癫痫药物疗效好，预后良好。

5. **晚发型儿童枕叶癫痫**(late onset childhood occipital epilepsy) 发病较早发型晚，发病年龄 3~16 岁，一般认为发病与遗传易感性有关。主要临床特点为发作性视幻觉或黑矇，日间发作为主，也可表现为发作性眼球偏斜、眼震、眼睑扑动、半侧阵挛或继发双侧全面强直阵挛发作。脑电图有枕叶阵发性放电。对抗癫痫药物疗效好，预后良好。

6. **儿童良性癫痫伴中央颞区棘波**(benign

childhood epilepsy with centrotemporal spikes, BECTS） 又称良性Rolandic癫痫，是儿童期最常见的癫痫综合征，发病有明显的年龄依赖性，病因可能与遗传易感性有关。多数患儿5~10岁发病（3~12岁）。主要特点是面部和口咽部局灶运动性和感觉性发作，偶有继发全面性发作。大多数患儿仅在睡眠中发作，通常发作不频繁。EEG特征为中央颞区棘波，在睡眠中发放明显增多，对抗癫痫药物疗效好，几乎所有病例在16岁前缓解，预后良好。

值得注意的是少数早期诊断为BECTS的患儿，在随访中演变为BECTS变异型。BECTS变异型的特点：①病程早期符合BECTS的临床特点；②病程中出现新的发作类型（负性肌阵挛、不典型失神）和/或口咽部运动障碍；③EEG显示Rolandic区限局性放电在清醒期及睡眠期均明显增多，符合睡眠中癫痫性电持续状态（electrical status epilepticus during sleep, ESES）的诊断标准；④起病后可出现轻度的认知损伤。当BECTS患儿在随访的过程中出现以下情况时应警惕演变为BECTS变异型的可能：①睡眠中局灶性发作加重；②日间出现了新的发作类型；③EEG显示清醒期Rolandic区放电明显增多，NREM睡眠期棘慢波指数大于50%以上。早期明确诊断BECTS变异型，有利于制订正确的治疗策略，从而避免使用加重发作的药物。BECTS变异型属年龄依赖性的自限性疾病，癫痫发作缓解及EEG恢复正常的年龄与BECTS相似，但由于脑电图大量的放电可遗留认知损伤，故长远预后不如典型BECTS好。

7. **Landau-Kleffner综合征（Landau-Kleffner syndrome）** 又称获得性癫痫性失语（acquired epileptic aphasia），于1957年由Landau和Kleffner首次报道。本病少见，病因不明，年龄依赖性发病，可能与遗传因素有关，文献报道少数患儿发现*GRIN2A*、*SETD1B*、*CDH4*、*HIPK3*、*CNTNAP2*、*DLG2*基因突变。起病年龄多在2~8岁。临床特点为获得性失语、癫痫发作、脑电图异常和行为心理障碍。脑电图以慢波睡眠期连续出现的棘慢综合波为特征，多为双侧性，颞区为主。癫痫发作和脑电图改变呈年龄依赖性，常在15岁后缓解，半数以上患者持续有语言、心理和行为障碍。

8. **癫痫性脑病伴慢波睡眠期持续棘慢波（epileptic encephalopathy with continuous spike and waves during slow wave sleep, CSWS）** 属于癫痫性脑病，为年龄依赖性发病，主要见于儿童期。1/3的患儿起病前即有神经系统异常，包括围产期脑损伤和先天性脑发育异常。2/3的患儿病因不明，约13%~15%的患儿有癫痫家族史，也有单卵双胎共患的报道，故遗传因素可能与部分患儿的发病有关，少数患儿发现*GRIN2A*、*FOXP1*、*KCNMA1*、*CSNK1D*、*CDH4*、*HIPK3*、*CNTNAP2*、*CDH13*、*CTNNA3*、*DLAPH3*、*CNTN6*、*PCDH15*、*SGCZ*、*SHANK3*、*CNKSR2*、*DLG2*基因突变。主要特征为多种类型的癫痫发作，有局灶性发作、不典型失神、肌阵挛发作和失张力发作。脑电图在慢波睡眠期呈电持续状态（electrical status epilepticus during slow-wave sleep, ESES），有神经心理和运动行为障碍，其中脑电图有ESES现象是必备条件。CSWS患儿的EEG清醒期可见一侧或双侧额区、中央区、Rolandic区或额、颞区为主的限局性棘波、棘慢波。睡眠期为广泛性持续的1.5~4.0Hz棘慢复合波发放，间有少量额区或额颞区为主的局灶性异常。睡眠期出现ESES现象，ESES与神经心理损伤密切相关。出现ESES后才会有认知及运动倒退。本病2/3的患儿发病前智力运动发育正常，1/3有智力发育落后，以语言发育落后最为明显。少数患儿有痉挛性四肢瘫、偏瘫、肌张力低下、共济失调等神经系统异常体征。CSWS患儿不论起病前的智力运动水平如何，起病后均会有新的损伤出现。多数患儿在EEG出现ESES期间，有进行性的神经心理学损伤，常表现为全面性的认知倒退。运动倒退也较常见，可见于半数患儿，表现为共济失调、偏瘫或精细动作差。语言障碍在CSWS患儿中也可出现，但主要表现为语言表达障碍，这与典型的LKS患儿的听觉失认不同。CSWS患儿神经心理学损伤的程度和表现与ESES的严重程度、累及部位、持续时间等多种因素有关。CSWS患儿癫痫发作一般呈良性演变过程，在青春期前后消失，但神经心理学方面的预后并不乐观，患儿有广泛的认知障碍、智力倒退及行为问题。

诊断CSWS时应注意与LKS鉴别，CSWS与LKS在电-临床特征方面有部分重叠性，均可出现语言障碍、认知损伤、脑电图有Rolandic区放电和ESES现象，有的学者认为这两种癫痫综合征属于同一个疾病谱。但LKS的主要特点为听觉失认，即对语言的理解有障碍。而CSWS患儿的主要特点为出现全面的认知倒退，认知损伤程度较LKS严重。

9. **儿童失神癫痫（childhood absence epilepsy, CAE）** 是儿童期常见的遗传性全面性癫痫综合征（genetic generalized epilepsy, GGE），单卵双胎共患率显著高于双卵双胎，支持发病与遗传因素有关，已发现*CACNA1H*、*GABRA1*、*GABRB2*、*GABRB3*、*GABRG2*、

*GABRD* 是其易感基因。CAE 是最常见的失神癫痫综合征，占小儿癫痫的 2%~10%。发病年龄 4~10 岁，临床表现为频繁的典型失神发作，过度换气可诱发。15% 的患儿有热性惊厥或癫痫家族史。脑电图背景正常，发作间期发作期为双侧广泛、同步、对称性 3Hz 棘慢综合波。患儿发育正常，对抗癫痫药物治疗效果好，常在 12 岁前缓解，预后良好。

10. **肌阵挛失神癫痫**（epilepsy with myoclonic absences） 是一种少见的儿童癫痫综合征，20% 有癫痫家族史（多数为全面性癫痫），2/3 的病例未找到明确病因，可能与遗传易感性有关。1/3 的病例有围产期脑损伤、脑发育异常、染色体异常（12p- 三体综合征、Angelman 综合征）等，少数患儿有智力损害或头颅影像学检查异常。起病年龄高峰年龄 7 岁（11 个月 ~12.5 岁），以肌阵挛失神为主要发作类型，部分患者还可出现全面强直 - 阵挛发作或失张力发作。发作间期 EEG 背景活动正常或轻度非特异性异常，可见全导棘慢波散发或短阵暴发，14% 的病例间断闪光刺激可诱发发作；发作期 EEG 为双侧对称同步的 3Hz 左右棘慢波节律暴发，类似典型失神发作的脑电图，棘慢波的频率与肌阵挛的频率相同，同步肌电图对鉴别典型失神发作和肌阵挛失神发作有帮助。药物治疗反应欠佳，总体预后不如儿童失神癫痫和青少年失神癫痫好。

11. Jeavons **综合征**（Jeavons syndrome） 又称眼睑肌阵挛癫痫，1977 年由 Jeavons 首先描述，其病因与遗传易感性有关，已明确的致病基因包括 *SYNGAP1*、*CHD2*、*RORB* 和 *NEXMIF*。起病年龄 2~14 岁，高峰 6~8 岁。以眼睑肌阵挛为主要发作类型，突出症状为双侧眼睑的节律性肌阵挛抽搐，常伴有眼球上视及头后仰（视频 08 眼睑肌阵挛）。发作持续时间短暂，很少超过 10 秒。合眼敏感和光敏感是其突出特征，几乎所有患者均存在。短暂的发作只有单纯的眼睑肌阵挛而无意识障碍。如发作时间延长，则出现轻 - 中度的意识障碍，即眼睑肌阵挛伴失神。EEG 发作期为 3~6Hz 多棘慢波短 - 长程阵发，合眼可诱发放电和发作。发作控制或停药困难，为终身性疾病。发作难以控制、病程长可对认知和行为造成影响。

12. **常染色体显性遗传的夜间额叶癫痫**（autosomal dominant nocturnal frontal lobe epilepsy，ADNFLE） 是一种遗传性局灶性癫痫综合征，1994 年由澳大利亚 Scheffer 等首先报道，已发现的相关致病基因包括 *CHRNA4*、*CHRNA2*、*CHRNB2* 和 *KCNT1*，呈常染色体显性遗传，可有外显率不全。部分家系致病基因尚不明确。发病年龄 2 月至 52 岁，儿童期多见，平均发病年龄 11 岁，表现为睡眠期的丛集性运动性发作。运动性发作可表现为过度运动、强直和肌张力不全的特点，发作时可无意识障碍，发作形式刻板、持续时间短暂，常小于 1 分钟，少数可继发全面强直阵挛发作。EEG 发作间期很少发现异常，75% 仅在睡眠期有异常，表现为一侧或双侧额区痫样活动或限局性慢波活动；发作期 EEG 也可能未发现异常，仅 40%~88% 有发作期图形，表现一侧或双侧额区尖慢波、节律性棘波或节律性 θ 活动。本病易被误诊为睡眠障碍等非癫痫性发作，诊断主要依靠病史和家族史及发作期视频脑电图。发作易控制，但到成年期停药仍有复发可能。

视频 08 眼睑肌阵挛

**【青少年期 - 成年期起病的癫痫综合征】**

1. **青少年失神癫痫**（juvenile absence epilepsy，JAE） 是常见的遗传性性全面性癫痫综合征（genetic generalized epilepsy，GGE）之一，已发现 *GABRB2* 是其易感基因。发病年龄多在 7~16 岁，高峰为 10~12 岁。主要临床特征为典型失神发作，约 80% 的病例伴有全面强直阵挛发作，约 15% 的病例有肌阵挛发作。发作期脑电图为双侧广泛同步、对称性 3~4Hz 棘 - 慢综合波，多数病例治疗后缓解，预后良好。

2. **青少年肌阵挛癫痫**（juvenile myoclonic epilepsy） 为常见的遗传性全面性癫痫综合征（genetic generalized epilepsy，GGE）之一，已发现 *GABRA1*、*EFHC1*、*EFHC2* 是其易感基因。通常起病于 12~18 岁，生长发育及神经系统检查正常。临床主要表现为觉醒后不久出现肌阵挛发作，80% 以上的病例有全面强直 - 阵挛发作，约 1/3 的病例有失神发作。发作间期脑电图特征为广泛性 4~6Hz 多棘慢综合波。本病对药物治疗反应好，但多数患者需长期治疗。

3. **仅有全面强直 - 阵挛发作的癫痫**（epilepsy with generalized tonic-clonic seizures only） 发病年龄为 5~50 岁，高峰年龄段为 10~20 岁。属于遗传性全面性癫痫之一。全部患者均有 GTCS，可发生于任何时间（睡眠、清醒或觉醒时），无其他发作类型。本综合征包含了 1989 年 ILAE 提出的觉醒期强直 - 阵挛发作性癫痫（epilepsy with generalized tonic-clonic seizures on awakening），脑电图特点为广泛性 4~5Hz 多棘慢综合波或多棘波发放。预后良好。

【与年龄无特殊关系的癫痫综合征】

1. **反射性癫痫(reflex epilepsy)** 也称感觉促发癫痫(sensory precipitation epilepsy)或刺激敏感性癫痫(stimulus sensitive epilepsy),是指癫痫发作有明确而固定的诱发因素,无自发性发作,也称为单纯反射性癫痫。反射性癫痫发病率低,占各类癫痫的5.1%。诱发因素包括视觉刺激(闪烁光、图形、其他视觉刺激)、思维、音乐、进食、操作、躯体感觉、本体感觉、阅读、热水、惊吓等。临床上,仔细询问患儿在每次癫痫发作时所处的环境和正在进行的活动对诊断反射性癫痫非常重要。光敏性癫痫是最常见的反射性癫痫,发作类型以全面强直阵挛发作为主,占84%,6%为失神发作,去除或避免刺激因素可以使发作消失。

2. **进行性肌阵挛癫痫(progressive myoclonic epilepsies,PME)** PME的概念于1903年由Herman Lundborg首先提出,病因包括一组神经遗传病,大多数为家族遗传性疾病,也有散发病例。共同临床特点为肌阵挛(包括癫痫性和非癫痫性)、多种类型的癫痫发作和进行性神经功能及智能倒退。PME的肌阵挛可为多灶性、节段性或全身性,可自发出现,亦可由外部刺激或自主运动诱发,有些肌阵挛与EEG阵发性棘慢波、多棘慢波有良好的相关性,提示为皮层起源的癫痫性肌阵挛;亦有些肌阵挛与EEG阵发性电活动无明显相关性,肌阵挛抽动时缺乏EEG改变的证据,推测为皮层下起源的肌阵挛,但目前对其确切起源及性质仍无定论。导致PME常见的具体疾病包括:神经元蜡样褐脂质沉积症(neuronal ceroid lipofuscinosis,NCL)、肌阵挛癫痫伴破碎红纤维病(myocolinic epilepsy with ragged red fibers,MERRF)、唾液酸沉积症(sialidoses)、翁-隆氏病(Unverricht-Lundborg disease)、Lafora病、齿状核红核苍白球路易体萎缩症(dentatorubral-pallidoluysian atrophy,DRPLA)、神经型戈谢病(neuronopathic gaucher disease)和C型尼曼-皮克病等。但部分PME患者进行了多种方法的病因学检查后,除外了上述已知疾病,仍不能明确病因。近年来随着分子遗传学研究的进展,特别是二代测序技术在临床上的应用,新发现了多种基因突变可导致PME表型(*GOSR2*、*ASAH1*、*KCNC1*、*KCTD7*、*TBC1D24*、*SCARB2*、*PRICKLE1*、*CARS2*、*SERPINI1*),每一种基因突变导致的表型有其相应的临床特点。新基因的发现提高了对PME病因学的认识,为PME的精确诊断、预后判断及遗传咨询提供了重要依据。除成人型NCL(Parry病)、DRPLA、家族性脑病伴神经系统包涵体和*KCNC1*基因突变导致的PME为常染色体显性遗传以及MERRF为母系遗传外,其他PME均为常染色体隐性遗传疾病。目前已经明确的NCL相关致病基因有13种(表9-4)。另外16种PME相

表9-4 NCL分型及相关致病基因

| 分型 | 按起病年龄分型 | 遗传方式 | 基因名称 | 基因编码产物 |
|---|---|---|---|---|
| CLN1 | 婴儿型、晚婴型、青少年型、成人型(Kufs病) | 常隐 | *PPT1* | 棕榈酰蛋白硫酯酶1 |
| CLN2 | 晚婴型、青少年型 | 常隐 | *TPP1* | 三肽基肽酶1 |
| CLN3 | 青少年型、成人型(Kufs病) | 常隐 | *CLN3* | Battenin |
| CLN4 | 成人型(Parry病) | 常显 | *DNAJC5* | 热休克蛋白家族成员C5 |
| CLN5 | 晚婴型、青少年型、成人型 | 常隐 | *CLN5* | CLN蛋白5 |
| CLN6 | 晚婴型、成人型(Kufs病) | 常隐 | *CLN6* | CLN蛋白6 |
| CLN7 | 晚婴型、青少年型 | 常隐 | *MFSD8* | 溶酶体膜蛋白 |
| CLN8 | 晚婴型 | 常隐 | *CLN8* | CLN蛋白8 |
| CLN9 | 青少年型 | 未知 | 未知 | 未知 |
| CLN10 | 先天型、晚婴型、青少年型、成人型 | 常隐 | *CTSD* | 组织蛋白酶D |
| CLN11 | 成人型(Kufs病) | 常隐 | *GRN* | 颗粒体蛋白 |
| CLN12 | 青少年型 | 常隐 | *ATP13A2* | 溶酶体P5型ATP水解酶 |
| CLN13 | 成人型(Kufs病) | 常隐 | *CTSF* | 组织蛋白酶F |
| CLN14 | 婴儿型 | 常隐 | *KCTD7* | 钾离子通道蛋白 |

关的致病基因，见表 9-5。PME 的病因多为神经遗传病，尚无特效治疗方法，目前的治疗主要包括控制癫痫发作、对症支持治疗和康复治疗。PME 中的肌阵挛和癫痫发作通常很难控制，且对抗癫痫药有耐药倾向。PME 患者多数病情呈进展性，进展情况与病因有关，多数预后不良。

**【其他癫痫综合征】**

1. Rasmussen **综合征**（Rasmussen syndrome）又称 Rasmussen 脑炎，由法国医生 Rasmussen 等于 1958 年首次描述，病因和发病机制均不清楚，可能与自身免疫因素有关，病理特征为一侧大脑半球慢性局限性炎症。主要在儿童期发病，多数在 14 个月至 14 岁发病，少数可在成年期发病。临床表现为局灶性运动性发作，常发展为持续性部分性癫痫（Epilepsiapartialiscontinua，EPC）、进行性偏瘫和认知倒退。头颅影像学检查显示一侧大脑半球进行性萎缩。本病对抗癫痫药物治疗反应差，少数对大剂量激素和丙种球蛋白治疗有短暂效果，手术可有效控制癫痫发作，阻止病情进展。本病预后不良，多数留有神经系统后遗症。

2. **遗传性癫痫伴热性惊厥附加症**（genetic epilepsy with febrile seizures plus，GEFS+） 为家族性遗传性癫痫综合征，既往又称全面性癫痫伴热性惊厥附加症（generalized epilepsy with febrile seizures plus，GEFS+），该综合征 1997 年由澳大利亚 Scheffer 医生首先报道。家系成员发病年龄主要在儿童期和青少年期。已报道的致病基因包括 *SCN1A*、*SCN1B*、*SCN2A*、*GABRG2*、*GABRD* 和 *STX1B*。家系成员的临床表型具有异质性，最常见的表型为热性惊厥（febrile seizures，FS）和热性惊厥附加症（febrile seizures plus，FS+）、其次为 FS/FS+ 伴肌阵挛发作、FS/FS+ 伴失神发作、FS/FS+ 伴失张力发作、FS/FS+ 伴部分性发作，其他少见的表型为局灶性癫痫、特发性全面性癫痫（如 CAE、JAE、JME），个别患者表现为 Dravet 综合征或 Doose 综合征。家族成员中有 FS 和 FS+ 病史是 GEFS+ 家系诊断的重要依据。GEFS+ 家系受累成员的具体表型诊断依据每个个体的发作类型和脑电图特点确定。GEFS+ 家系受累者总体预后良好，青春期后不再发作，但如果为 Dravet 综合征，则预后不良。

表 9-5 PME 及相关致病基因

| 疾病 | 遗传方式 | 基因名称 | 基因编码产物 |
|---|---|---|---|
| Unverricht-Lundborg 病 | 常隐 | *CSTB* | 半胱氨酸蛋白酶抑制剂超家族成员 |
| Lafora 病 | 常隐 | *EPM2A*<br>*EPM2B* | laforin 碳水化合物双重结合特异性磷酸酶<br>malin 泛素 E3 连接酶 |
| 唾液酸沉积症 | 常隐 | *NEU1* | α-N- 乙酰神经氨酸酶 -1 |
| 肌阵挛癫痫伴破碎样红纤维 | 母系遗传 | *MT-TK* | 线粒体转移 RNA |
| 齿状核红核苍白球路易体萎缩症 | 常显 | *ATN1* | 多聚谷氨酰胺片段 |
| 神经型戈谢病 | 常隐 | *GBA* | 溶酶体葡萄糖脑苷脂酶 |
| 神经型尼曼 - 皮克病 | 常隐 | *NPC1* | 尼曼匹克 C1 蛋白 |
| | | *NPC2* | 附睾分泌蛋白 E1 |
| 动作性肌阵挛 - 肾衰综合征 | 常隐 | *SCARB2* | 溶酶体膜 2 型蛋白 |
| 进行性肌阵挛癫痫 - 共济失调综合征 | 常隐 | *PRICKLE1* | 细胞极性信号通路的核心成员 |
| 北海进行性肌阵挛癫痫 | 常隐 | *GOSR2* | 高尔基 SNAP 受体复合体成员 2 |
| 脊肌萎缩症 -PME | 常隐 | *ASAH1* | 溶酶体酸性神经酰胺酶 |
| KCNC1 基因突变相关 PME | 常显 | *KCNC1* | 钾离子电压门控通道亚家族 C 成员 |
| KCTD7 基因突变相关 PME | 常隐 | *KCTD7* | 钾通道四聚体结构域包含蛋白 7 |
| CARS2 基因突变相关 PME | 常隐 | *CARS2* | 线粒体半胱氨酰 -tRNA 合成酶 2 |
| 家族性脑病伴神经系统包涵体 | 常显 | *SERPINI1* | 丝氨酸蛋白酶抑制剂 |
| TBC1D24 基因突变相关 PME | 常隐 | *TBC1D24* | TBC1 结构域家族成员 24 |

3. **热性感染相关性癫痫综合征(febrile infection-related epilepsy syndrome,FIRES)** 是近年来逐渐被认识的一种严重的癫痫性脑病,2010年由Van Baalen首次命名定义,既往又称发热诱发的学龄儿童难治性癫痫性脑病(fever induced refractory epileptic encephalopathy in school age children,FIRES)或暴发性炎症反应癫痫综合征(fulminant inflammatory response epilepsy syndrome,FIRES)。临床特点为发病前发育正常,发病年龄2~17岁(平均8岁),发热诱发难治性癫痫及癫痫持续状态,首次发作出现在发热2周内(平均4~5天),发作类型主要为局灶性或局灶继发全面性发作,发作间期意识不清,表现为嗜睡甚至昏迷。急性期经历数周或数月后,癫痫持续状态减少或停止,意识逐渐恢复进入慢性期。慢性期表现为难治性局灶性癫痫,认知减退和运动功能障碍。绝大多数患者直接从急性期到慢性期,中间缺乏静止期。脑脊液检查正常,少数伴淋巴细胞增多,蛋白正常或轻微升高,病毒及细菌学检查均阴性,没有中枢神经系统感染的直接证据。影像学检查缺乏特异性改变,急性期头颅MRI大多正常,仅少数可有颞叶、岛叶和基底节区异常信号。慢性期MRI多表现为脑萎缩及海马硬化,也可显示正常。脑电图急性期显示背景异常,并可见痫样放电,放电主要集中在外侧裂周围;发作时EEG提示主要累及颞叶、有时累及额叶,表现高幅慢波,部分患儿可有广泛性放电;发作间期主要表现为弥漫性慢波。对多种抗癫痫药物及免疫治疗无效,死亡率高,幸存者遗留严重的认知障碍,缺少有效治疗方法。

随着对癫痫的临床和脑电特点及病因学研究的不断深入,近年来一些新的癫痫综合征被报道,但尚未被ILAE确认。如早发性失神癫痫(early onset absence epilepsy),其特点为起病年龄1~3岁,典型失神发作,EEG显示3~4Hz不规则棘慢波,可有全面强直阵挛发作和肌阵挛发作,但不频繁,常有典型失神持续状态,可有热性惊厥或癫痫家族史,长远预后不如CAE,部分患儿病因为葡萄糖转运子1缺陷,生酮饮食治疗有效。口周肌阵挛伴失神(perioral myoclonia with absence)也有报道,起病年龄2~13岁,发作表现口轮匝肌节律性收缩引起反复嘴唇突出或口角向下收缩,少数累及咀嚼肌引起下颌抽动,伴不同程度的意识损伤,多数患者对发作有知觉,持续时间2~9秒,每日多次或每周数次发作。EEG特点为发作期广泛性3~4Hz棘慢波,棘波数量不定;发作间期广泛性4~7Hz棘慢波,局灶性棘慢波、慢波,无光敏性。可合并其他类型的发作,特别是典型失神发作,常有典型失神持续状态,病因尚不清楚,可能与遗传易感性有关。治疗困难,发作常持续至成年,需终身治疗。

**关键点**

1. 每一种癫痫综合征有其相应的发病年龄、发作类型和脑电图特点。
2. 癫痫综合征的诊断需结合癫痫发病年龄、发作类型、脑电图特点、头颅影像学检查结果、发作时间规律和诱发因素、发育情况、家族史、对药物的反应及转归等。
3. 明确癫痫综合征的诊断有助于指导治疗和判断预后。

(张月华)

## 第五节 癫痫的诊断

### 一、癫痫的诊断原则

癫痫的诊断可分为五个步骤(图9-2):

**(一)确定发作性事件是否为癫痫发作**

首先对发作性事件进行鉴别,区分是不是癫痫发作。如果是癫痫发作,进一步区分诱发性癫痫发作和非诱发性癫痫发作。诱发性癫痫发作为急性症状性发作,由于急性中枢神经系统及其他疾病导致的癫痫发作,由急性、不稳定、非持续性原因导致,例如脑中风、脑炎、脑外伤、(血糖/电解质等)代谢紊乱、药物中毒、药物/酒精戒断等;特殊的反射性因素如光敏性、惊吓性、进食性引起的癫痫发作也为诱发性癫痫发作。

非诱发性癫痫发作指无明确急性诱发因素导致的癫痫发作,由慢性、稳定、持续性原因导致,对于脑炎后1年、脑中风后3个月出现的癫痫发作均属于此种情况。

**(二)确定癫痫发作的类型**

按照ILAE癫痫发作分类来确定,首先确定是全面性还是局灶性发作,再进一步细化具体的发作类型。

**(三)确定癫痫及癫痫综合征的类型**

临床上出现两次(间隔至少24小时)非诱发性(或反射性)癫痫发作时就可诊断癫痫。

诊断为癫痫后,进一步按照ILAE癫痫综合征的分类系统来确定可能的癫痫综合征。应注意,并非

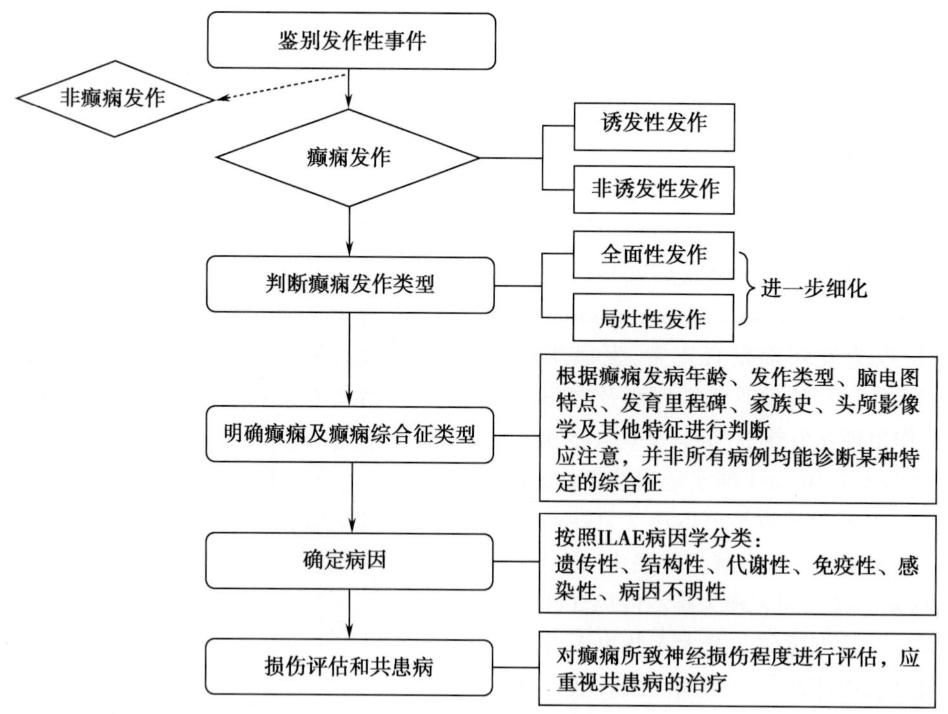


图 9-2 癫痫诊断的步骤

所有癫痫均能诊断某种特定的癫痫综合征。

**（四）确定病因**

按照 ILAE 癫痫病因学分类分为：遗传性、结构性、代谢性、免疫性、感染性、病因不明。

**（五）损伤评估和共患病**

对癫痫所致的神经损伤程度进行评估，应重视共患病的诊断和治疗。

## 二、癫痫的诊断方法

主要根据病史及脑电图检查。体格检查、神经影像学、代谢及遗传学等检查有助于判断病因。

**（一）病史资料**

发作特征是诊断癫痫最重要的依据，但多数癫痫发作历时短暂，医生很难有机会目睹发作过程。儿童癫痫的病史往往由患儿父母提供，患儿发作时父母有时不一定在场，则需要由目击者描述发作时情况。目前随着电子设备的发展，视频录像相对方便，可采用手机及时抓拍癫痫发作全程或部分过程，如果发作时的场所如幼儿园、学校及家中等恰好安装有摄像头，方便时可调取录像资料提供给医生。

在询问病史时有些方面需要注意，如询问发作前状态或促发因素，家长常常会把一些无关因素如积食、受惊吓、被家长责备等进行过度关联，同时家长在叙述病史时可能会遗漏一些重要的诊断线索，此时医生可给予特别的提问，但注意不要诱导家长夸大或歪曲病史。

对于发作开始时的症状，婴幼儿不会描述先兆时的感觉，家长可能提供先兆的表现，如表情惊恐、扑向父母怀中等，对有能力叙述发作感觉的患儿，应以其容易接受理解的方式直接询问患儿发作时的主观感觉，如发作时自己是否清楚、是否听到家长的呼唤、是否看到彩色的东西及物体大小有无变化、耳中是否有声响、是否感到害怕、是否感到头痛、是否感到某侧肢体不适或抽搐、是否对周围环境感到熟悉或陌生等。如患儿已有多次发作，应了解每次发作症状是否相同或有何不同。

仔细询问发作持续时间有助于判断发作类型，如发作仅持续 1~2 秒的瞬间点头或跌倒，则常会考虑肌阵挛发作、失张力发作或肌阵挛失张力发作，时间略长则会考虑强直发作、痉挛发作等，如果发作呈间隔数秒的成串发作，则提示痉挛发作的可能，持续几秒的发作基本不会考虑强直阵挛发作或局灶运动性发作；在询问发作持续时间时，要注意家长在孩子发作时因为担心会感到时间漫长，因此常把持续时间夸大，或是把发作后状态如昏睡、头痛、乏力等均计算在发作持续时间内。

询问发作频率时要概括出最长多久不发作、最短多久有发作，如最长到数月或 1~2 年不发作、最短到每天或每周或每月均有发作。当询问发作严重程度时，许多家长会用“大发作”“小发作”来形容，有的家长以是否存在抽搐分类大小发作，有的家长则根据发作时间长短或严重程度分类大小发作，这些与临床上俗称的全面强直阵挛发作为"大发作"及典型失神发作为"小发作"均不符合。

收集一份完整的癫痫病史非常重要，但在发作次数少或初诊时家长对发作的一些细节可能未曾注意，如发作时头眼偏斜或偏转的方向、最先开始抽搐的部位、发作开始时意识状态等，因此病史需要病程中家长多次的仔细观察，再次就诊时不断的补充完善（表 9-6）。

（二）出生史、生长发育史、既往史和家族史

1. **出生史** 出生时是否足月、出生体重、是否顺产、有无窒息、有无产伤或颅内出血，新生儿时期有无惊厥及中枢神经系统感染，上述异常情况均有可能成为癫痫的病因。

2. **生长发育史** 了解生长发育史，判断儿童神经系统是否正常。如一些患儿为发育性及癫痫性脑病，常常先有神经系统发育异常导致的脑病，病程中出现难治性癫痫发作后进一步加重脑病的症状；对于癫痫性脑病如儿童良性癫痫伴中央颞区棘波变异型，是由于癫痫发作及频繁的癫痫样放电导致的脑病症状，癫痫起病前并没有发育性脑病。

3. **既往史** 尤其神经系统疾病，如中枢神经系统感染（脑炎、脑膜炎）、脑部外伤、中毒、缺氧等，还需要注意有无其他系统的疾病。

4. **家族史** 癫痫与遗传密切相关，每个患儿均应详细询问家族中有无热性惊厥、癫痫、偏头痛、睡眠障碍及其他发作性疾病等。如有相关家族史，应进一步了解患病成员的起病年龄及病情转归，必要时绘制家系图。有些癫痫和发作性疾病可以共患，并有共同的病因，如良性家族性婴儿癫痫和阵发性运动诱发的运动障碍（PKD）可以在同一个患者的不同年龄段先后出现，也可以是同一家族中不同成员分别患两种疾病之一，编码富脯氨酸跨膜蛋白的基因 *PRRT2* 是这两种疾病的共同致病基因。

（三）体格检查

对癫痫患儿应做全面的体格检查，特别是详细的神经系统检查。体格检查的目的不是为了肯定或

表 9-6 癫痫诊断中的重要病史资料

| 病史 | 具体询问的项目 |
|---|---|
| 现病史 | 首次发作年龄 |
| | 发作前的状态或诱发因素（觉醒、清醒、睡眠、饮酒、少眠、过度疲劳、心理压力、精神刺激、发热、体位、运动等） |
| | 发作开始时的症状（先兆、最初的感觉或运动性表现等） |
| | 发作时表现（睁眼、闭眼、姿势、肌张力、运动症状、自主神经症状、自动症、意识状态、舌咬伤、尿失禁等） |
| | 发作演变过程 |
| | 发作持续时间（有无持续状态病史） |
| | 发作后表现（清醒、烦躁、嗜睡、朦胧状态、Todd 氏麻痹、失语、遗忘、头痛、肌肉酸痛或立即恢复正常等） |
| | 发作频率和严重程度（每年、每月、每周或每日多少次） |
| | 有无其他发作形式（如有，应按上述要点询问发作细节） |
| | 是否服用抗癫痫药物（种类、剂量、疗程、疗效、副反应、依从性等） |
| | 发作期间状态（意识状态、精神症状、记忆力、焦虑、抑郁等） |
| | 发病后有无精神运动发育倒退或认知损伤 |
| 既往史和家族史 | 围产史（早产、难产、缺氧窒息、产伤、颅内出血等） |
| | 中枢神经系统其他病史（感染、外伤、中风、遗传代谢疾病等） |
| | 生长发育史（精神运动发育迟滞、倒退） |
| | 有无新生儿惊厥及热性惊厥史（简单型、复杂型） |
| | 疾病的影响（求学困难、被过度保护、活动受限、心理压力等） |
| | 家族史（癫痫、热性惊厥、偏头痛、睡眠障碍、遗传代谢疾病等） |

否定癫痫的诊断,而是为了发现癫痫的病因或其他合并症。

神经系统检查主要包括:意识状态、精神状态、局灶体征(偏瘫 / 偏盲等)、各种反射及病理征等。注意观察头颅形状和大小、特殊外貌、身体特别是四肢和外生殖器有无畸形、皮肤有无特殊(如色素脱失斑、咖啡牛奶斑等)进而提示某种神经皮肤综合征等。

**(四) 辅助检查**

1. **脑电图检查** 癫痫发作最本质的特征是脑神经元异常过度放电,而脑电图是能够反映脑电活动最直观、便捷的检查方法,是癫痫诊断和治疗中最重要的一项检查工具,为癫痫患者的常规检查。

脑电图在癫痫诊断中的作用概括有以下几点:确定发作性事件是否为癫痫发作;确定癫痫发作类型;确定可能的癫痫综合征;有助于发现癫痫的诱发因素。脑电图在癫痫治疗中的作用主要有:评估单次无诱因的癫痫发作后再次发作的风险性;评估何种类型的抗癫痫药可能最有效;评估有无外科手术适应证,确定发作起源部位;寻找认知功能受损的原因;判断临床行为变化是否为非惊厥性持续状态;评估抗癫痫药撤药后复发的风险性等。

脑电图有一定的敏感性和特异性。敏感性指癫痫样放电在癫痫人群中的发生率,它受多种因素的影响,并不是所有癫痫患者脑电图都能监测到发作间期的癫痫样放电。特异性是指相比癫痫患者而言,癫痫样放电在正常人群中的发生率,10% 的正常人可有非特异性脑电图异常,1% 的正常人可检测到癫痫样放电,对于有神经系统异常而无癫痫发作的儿童,其癫痫样放电的检出率会更高,因此不能仅凭脑电图异常而诊断癫痫。

2. **神经影像学检查** 影像学检查对确定癫痫的病因有很大帮助。头颅磁共振成像(MRI)对于发现脑部结构性异常有很高的价值,可发现颅内占位、变性、畸形、寄生虫及神经元移行障碍等导致癫痫的病因,头部 CT 检查在显示钙化性或出血性病变时较 MRI 有优势。

对于局灶性癫痫患者进行术前评估定位诊断时,在常规影像学检查阴性时,可进行高分辨率的 MRI 检查,必要时可进行功能磁共振成像(fMRI)、磁共振波谱(MRS)、单光子发射计算机断层扫描(SPECT)、正电子发射断层扫描(PET)等相关检查。

3. **其他检查** 应根据患者具体情况选择性的进行检查。

(1) 血液检查:包括血常规、血糖、电解质、肝肾功能、血气分析、丙酮酸、乳酸、血代谢筛查等方面的检查,能够帮助查找病因。定期检查血常规和肝肾功能等指标还可辅助监测药物的不良反应。临床怀疑中毒时,应进行毒物筛查。已经服用抗癫痫药者,可酌情进行药物浓度监测。

(2) 尿液检查:包括尿常规及遗传代谢病的尿代谢筛查。

(3) 脑脊液检查:主要为排除颅内感染性疾病,对某些遗传性疾病如葡萄糖转运体 1 缺乏综合征检测脑脊液中的血糖对诊断很有帮助。

(4) 心电图检查:对于疑诊癫痫或新诊断的癫痫患者,多主张常规进行心电图检查。这有助于发现容易误诊为癫痫发作的某些心源性发作(如心律失常所致的晕厥发作),还能早期发现某些心律失常(如长 QT 综合征和传导阻滞等),从而避免因使用某些抗癫痫药而可能导致的严重后果。

(5) 遗传学检测:遗传因素在癫痫病因中的作用越来越受到重视,遗传性检测目前已经成为癫痫病因学诊断的重要辅助手段之一。除了传统的染色体核型分析技术用来发现染色体病如 21- 三体综合征、20 号环状染色体综合征等,近年来,随着基因检测技术的发展,越来越多的癫痫致病基因被发现。

**关键点**

1. 癫痫的诊断原则可分为五个步骤。
2. 癫痫的诊断方法中病史资料很重要。
3. 癫痫的诊断方法中辅助检查如脑电图、神经影像学、代谢及遗传学检测等有助于判断病因。

(杨志仙)

## 第六节 癫痫的鉴别诊断

癫痫可表现为各种类型的发作,但类似于癫痫发作的发作性症状也可见于非癫痫性的疾病,或为儿童生理性或一过性的事件(表 9-7)。非癫痫性的发作性症状或疾病与癫痫的鉴别,最重要的是详细询问病史,获得可靠的发作期症状,现在通过智能手机捕捉发作期录像也是获得发作期症状的,非常重要的手段。实验室检查中,EEG 检查特别是发作期的 EEG 改变对鉴别诊断有非常重要的意义。Video-EEG 是目前鉴别癫痫性和非癫痫性发作的最可靠的检查方法。

非癫痫性发作(paroxysmal non-epileptic seizure,

表 9-7 非癫痫性发作性症状和疾病一览表

| 发作性症状 | 疾病 |
|---|---|
| 晕厥 | 心源性晕厥、血管迷走性晕厥等 |
| 代谢和内分泌障碍 | 低血糖、低血钙、甲状腺功能亢进、卟啉病、周期性瘫痪、嗜铬细胞瘤等 |
| 呼吸障碍 | 呼吸暂停、屏气发作、过度通气综合征等 |
| 感觉障碍 | 偏头痛、其他疼痛发作、眩晕等 |
| 运动障碍 | 运动诱发的阵发性运动障碍、非运动诱发的阵发性运动障碍、持续用力诱发的阵发性运动障碍、婴儿一过性阵发性肌张力不全、睡眠诱发的阵发性肌张力不全等 |
| 新生儿及婴儿期一过性运动 | 正常生理现象的增强、一过性或良性运动障碍、习惯性运动和自我满足现象、症状性异常运动、其他阵发性症状或神经系统病变等 |
| 睡眠障碍 | 梦魇、夜惊、梦游、发作性睡病、周期性睡眠增多、REM 睡眠行为紊乱、遗尿症、周期性肢体运动、睡眠中节律性运动、阻塞性睡眠呼吸暂停综合征等 |
| 非癫痫性肌阵挛 | 肌张力不全性肌阵挛和其他不自主运动、原发性肌阵挛、节段性肌阵挛、腭肌阵挛、扑翼样震颤等 |
| 行为障碍 | 发作性失控综合征、恐怖症、虚构疾病、癔症等 |

PNES)的种类似乎不比癫痫性发作少,需要仔细分析症状学。在一个患者身上可能存在非常复杂的情况,以下举几个例子:①癫痫患者可能会有心因性的非癫痫性发作;②儿童交替性偏瘫(AHC)患儿的眼球异常运动及肌张力障碍,常常会被误诊为癫痫,然而 AHC 患儿也可能会有真正的癫痫发作;③儿童期抽动障碍的患儿如果做脑电图可能会有异常,因为这个时期的 rolandic 区痫样放电非常常见;④婴儿惊厥伴阵发性运动障碍(ICCA)家系中的发作性事件并非都是癫痫发作,还有发作性运动诱发的运动障碍(PKD);⑤偏头痛的患者极少数也会有真正的癫痫发作,但是必须有发作期 EEG 的证实;⑥屏气发作的婴儿,多数发作都是屏气,少数屏气时间过长,脑缺氧明显时也会继发真正的全面强直阵挛发作;⑦葡萄糖转运子缺陷的患儿,在疾病的不同阶段呈现出不同的发作性症状,包括眼球运动障碍,癫痫发作及阵发性运动障碍。类似的情况还非常多,每个患者都需要仔细分析症状学,观看发作录像,有条件时发作期 EEG 会提供至关重要的信息。

## 一、晕厥

晕厥(syncope)又称缺氧性发作(anoxic seizures),指由任何原因引起的一过性脑血流灌注减低或能量供应不足,导致脑缺氧或神经元能量代谢障碍所引起的临床症状。临床主要表现为意识障碍及全身肌张力丧失,严重时可有惊厥发作。常见病因有心源性脑缺血发作、血管迷走性晕厥等。

1. **心源性晕厥** 各种心脏病变引起的一过性心输出量减低,如阵发性心律失常、心搏骤停等,导致脑灌注不足,可引起晕厥症状。伴有右向左分流的婴幼儿先天性心脏病可有阵发性发绀、呼吸暂停及意识丧失,部分伴有惊厥发作。心电图、EEG 的同步记录有助于对心源性晕厥病因及病理生理过程的分析。当心率明显减慢或心跳暂停时,EEG 出现同步化高波幅慢波,并进一步出现广泛的电压降低,随着心搏的恢复而再次出现慢波并逐渐恢复正常背景活动。

2. **血管迷走性晕厥** 因迷走神经张力增加引起全身血管扩张,大量血液分布在肌肉组织,导致血压降低,心输出量减少及脑供血不足。上述过程继发性兴奋交感神经系统,引起心率加快,血管收缩等改变。本症又称为直立调节障碍,常见于体型瘦长的学龄期至青春期女孩,多在由卧位、坐位或蹲位突然变为直立位时出现,其他引起血管迷走性晕厥的原因为疲劳、闷热、情绪激动、恐惧(如惧怕打针或见血)等。患者发作前有头晕、心慌、恶心、黑蒙、腹部不适等先兆,发作时常伴有自主神经症状如苍白、出汗,持续数秒钟逐渐恢复,严重时可有惊厥发作。

## 二、代谢和内分泌障碍

1. **低血糖** 低血糖发作时可引起一过性的神经功能障碍,临床有出汗、视物不清、复视、疲劳、无力、嗜睡、朦胧、行为改变等症状。严重时可有意识丧失及惊厥发作,多为强直–阵挛性发作,伴相应的

EEG 改变。低血糖发作常出现在清晨或餐前空腹状态时，患者可有胰岛 β 细胞功能亢进或其他内分泌障碍。糖尿患者使用胰岛素不当或糖尿病母亲所生的新生儿也可发生一过性低血糖发作。当血糖浓度低于 30~50mg% 时即可出现临床症状。可疑病例应测定空腹血糖、发作期血糖及糖耐量试验。空腹或发作期血糖降低，进食或补充葡萄糖后症状很快消失可帮助确诊。我们曾诊治 1 例 2 岁男孩，反复全身强直—阵挛性发作，发作前有精神萎靡、无力等前驱症状，多数发作出现在餐前空腹时，发作间期 EEG 正常，抗癫痫治疗无效。经检测清晨空腹血糖减低，发作后即刻血糖为零。经每日多次进食含糖饮食后未再出现惊厥发作。确诊病例应预防饥饿，并应进一步寻找低血糖的病因。低血糖发作时可口服或静脉注射葡萄糖，必要时皮下注射肾上腺素或升血糖素。

2. **低血钙** 血清钙降低可由维生素 D 缺乏，甲状旁腺功能不全，假性甲状旁腺功能能不全，慢性肾功能不全或其他代谢异常引起。血浆游离钙降低导致神经肌肉兴奋性增高。低血钙时可出现阵发性手指或口周麻木、感觉异常、肌肉僵硬或痉挛及手足搐搦症，发作时意识多无障碍，严重时可有喉痉挛及惊厥发作。其他症状包括头痛、呕吐、视神经乳头水肿、白内障等。部分患儿无临床症状，仅有陶瑟氏症和佛斯特氏症阳性。实验室检查有血钙降低，血磷升高，碱性磷酸酶降低，尿钙减少，苏氏试验阴性，脑基底节钙化等。低钙惊厥时 EEG 可有棘波或尖波发放，但发作间期一般正常。由低血钙引起的手足搐搦或惊厥发作可在心脏监护下缓慢静脉注射 10% 的葡萄糖酸钙治疗。

3. **甲状腺功能亢进** 甲亢可引起阵发性急性全身不适、焦虑、出汗、震颤及心动过速等类似局部性癫痫发作的症状。提示甲亢的临床特征包括畏热、食欲增加，体重减低，甲状腺肿大，突眼，心悸，心房纤颤，肌肉消耗，无力等。晚期可有发热、痴呆、昏迷、锥体束征、延髓功能不全及惊厥发作，偶见舞蹈样运动。实验室检查 $T_3$、$T_4$ 增高可帮助诊断。EEG 可有大量快波，但一般无癫痫样波。

4. **卟啉病** 卟啉病是由遗传性酶缺陷导致的卟啉代谢和血红素合成障碍，造成具有神经毒性和精神活性的卟啉前体堆积，引起各种急性、亚急性和慢性神经改变。其中急性间歇性卟啉病类似于发作性疾病。本病多在青春期后起病，亦可在儿童期起病。成年患者中女性多见，儿童患者中男女受累相同。发作可持续数天至数周，表现为剧烈腹部绞痛、呕吐、便秘、肢体疼痛或瘫痪、发热、血压升高、心动过速、智力改变、惊厥发作、昏迷等。少数发作期可有迷乱、幻觉和精神症状。有些患者早期可能只有精神病样或脑病样症状，缺乏典型的卟啉病表现。某些抗惊厥药物如苯巴比妥、水合氯醛、副醛等可诱发卟啉病发作。急性间歇性卟啉病应与急腹症、"腹型癫痫"及精神性疾病鉴别。实验室检查取急性发作期新鲜尿液置于日光下，尿卟啉原经日光氧化为尿卟啉而使尿液呈现红色，有助于本病诊断。

5. **周期性瘫痪** 表现为周期性发作的迟缓性肌肉无力或瘫痪，持续数小时或数日恢复正常。目前已明确周期性瘫痪的病因与离子通道相关。发作持续时间长，双侧下肢为主，发作时 EEG 正常，部分心电图或血清钾异常，可资与癫痫发作鉴别。

6. **嗜铬细胞瘤** 嗜铬细胞瘤主要发生于肾上腺髓质的嗜铬组织，也可发生于肾上腺以外的部位。瘤体可产生大量的肾上腺素和去甲肾上腺素。少数患儿有家族性嗜铬细胞瘤病史或同时有神经纤维瘤病。主要临床表现为阵发性或持续性高血压，也可为持续性高血压阵发性加剧。高血压发作时可伴有心悸、出汗、苍白、恶心、呕吐、头痛等症状，严重时可有惊厥。发作间歇期可完全正常。患儿常因神经系统主诉就诊，如头痛，视力障碍或惊厥等。检查除血压增高外，病程较长时可有左心室肥厚及眼底改变。本病应与其他原因的儿童高血压鉴别，在神经系统症状突出，特别是在有剧烈头痛，惊厥等症状时，可能与癫痫发作混淆。测定 24 小时尿中的儿茶酚胺、肾上腺素，去甲肾上腺素及香草基杏仁酸可判断嗜铬细胞瘤的存在。肿瘤一般很小，单发或多发，定位依赖于影像学的检查。确诊后应行手术摘除肿瘤。

## 三、呼吸障碍

1. **呼吸暂停**(apnea) 新生儿及小婴儿的呼吸暂停分为两种：惊厥性呼吸暂停和非惊厥性呼吸暂停。惊厥性呼吸暂停在生后数小时内即可发生，常伴有其他形式的轻微惊厥症状。发作期 EEG 常可记录到新生儿型的惊厥性放电。发作期心电图常有心率加快，少有心搏徐缓。非惊厥性呼吸暂停常见于未成熟儿，也可见于足月儿，主要病因为脑干呼吸中枢调节功能不成熟。呼吸暂停常发生在睡眠中，伴有心搏徐缓，长时间的呼吸暂停可伴有青紫，肌张力减低，反应消失及阵挛或肌阵挛样运动，但不是真正的癫痫发作。如呼吸暂停出现在完全清醒时，可能伴有胃 - 食管反流。多在婴儿平卧位喂食时发生。诊断困难时可通过 Video-EEG 协助诊断。

2. **屏气发作**(breath-holding spells) 屏气发作见于6个月至6岁的儿童,高峰年龄在6~18个月。发作常有诱因,如生气、恐惧、兴奋或轻微损伤。发作时首先大哭,然后呼吸突然停止,持续数秒至数十秒,伴有意识丧失,头向后仰,躯干及肢体强直,姿势不能维持,常有震颤或阵挛样抽动,1~2分钟后意识迅速恢复,活动正常,无发作后状态。发作时EEG背景可有阵发性慢波,但无痫样放电。屏气发作时的症状主要由脑一过性缺氧引起。缺氧的机制包括大哭时过度通气造成低碳酸血症,呼吸暂停引起低氧血症,持续屏气时胸腔内压力增高,心输出量减少等因素造成脑循环障碍。有人将屏气发作分为单纯型和混合型。单纯性又称青紫型屏气发作,较常见,发作时有青紫伴心率增快。混合型又称苍白型屏气发作,常由轻微损伤诱发,发作时哭声较弱或不哭,很快意识丧失伴肌张力降低,心率减慢。苍白型屏气发作时伴有Valsalva运动,具有迷走反射性晕厥的成分。屏气发作应与癫痫的强直性发作或强直-阵挛性发作鉴别。主要鉴别点为屏气发作有明显诱因,发作间期及发作期EEG无痫样放电。屏气发作不需药物治疗,严重时可进行适当的行为治疗。

3. **过度通气综合征**(hyperventilation syndrome) 常见于年长儿,特别是青春期前后。患者常诉阵发性呼吸困难、胸闷或胸痛,有时伴轻微头痛。偶有晕厥或假性失神发作,可能被误认为癫痫发作。观察患者发作时呼吸浅快而不规律,常有叹气样深呼吸。患者常有焦虑或精神障碍。精神治疗或抗焦虑治疗有效。代谢性酸中毒的患者也常出现阵发性过度通气,如有机酸血症、Rett综合征等。血pH和血气测定及血乳酸、丙酮酸测定有助于鉴别由酸中毒引起的过度通气。

## 四、感觉障碍

1. **疼痛发作**(panic attacks) 疼痛是很多疾病的常见症状之一,身体不同部位的反复阵发性疼痛反映了不同系统的病变。由于疼痛主要是一种主观的感觉,临床对以疼痛发作为主诉的患者应进行详细的病史询问和体格检查,并辅以必要的实验室和影像学检查,以排除有关的器质性或功能性病变。学龄期前后的儿童常有发作性的头痛、腹痛或肢体疼痛,引起这些症状的原因是多方面的,在少数情况下,疼痛可能是癫痫发作的伴随症状,但很少为癫痫发作的主要或唯一表现,除非伴有其他癫痫发作的症状和/或发作期典型的EEG癫痫样改变,临床不宜作出"头痛性癫痫""腹型癫痫"或"肢痛性癫痫"的诊断。除各种器质性或功能性病变外,儿童期疼痛发作还应注意慢性焦虑性疾病伴发的躯体化症状。年长儿常有抑郁症等精神疾患,儿童则可能有学校恐惧、虐待等诱因。发作时疼痛症状明显而无相关的体征,发作期EEG无痫样放电,或患儿虽主诉疼痛但不影响日常活动,持续数十分钟至数小时。应仔细了解发作的有关诱发因素。诊断困难时可进行长程EEG监测,捕捉发作期的EEG特征。偏头痛详见具体章节。

2. **眩晕**(vertigo) 分为中枢性眩晕及外周性眩晕。外周性眩晕主要由内耳前庭功能障碍引起,如中耳炎、迷路炎、内耳结石、外伤或加速性前庭损伤等。中枢性眩晕可为药物性、脑血管病、脑肿瘤或多发性硬化的表现之一。癫痫发作时也可伴有眩晕,但很少是主要或唯一的表现,且持续时间短暂。以下情况特别需要与癫痫发作鉴别:

(1) 儿童期良性阵发性眩晕(benign paroxysmal vertigo of childhood):4岁后起病,偶可早至1岁以前起病。特点为突然而短暂的眩晕和眼震发作,可伴有恶心、呕吐和头痛,患儿由于平衡障碍致走路不稳或跌倒,常有恐惧或朦胧状态,类似于癫痫的局部性发作。发作持续20秒至30分钟,一般每月发作1~5次,眼震仅在发作期可观察到,发作间歇期正常。听力学、耳科学及神经系统检查正常。EEG正常。典型病例到10岁以后发作消失。基底动脉型偏头痛或一过性脑缺血发作也可有阵发性眩晕的症状,系由椎-基底动脉循环障碍引起的前庭功能障碍所致。

(2) 良性复发性位置性眩晕(benign recurrent positional vertigo):常见于成年女性,偶可见于儿童。患者于某种头位时出现短暂眩晕,持续数秒至数十秒,常伴有水平性或旋转性眼震。无听力障碍及其他神经系统问题,前庭功能正常。病变呈良性过程,数周至数月自愈,但常可复发。

(3) 梅尼埃病(Ménière disease):早期有时可与癫痫混淆。发作前常有耳内胀满不适等非特异性先兆。发作时有严重的眩晕,视物旋转,伴眼震、耳鸣、听力丧失及恶心呕吐。发作可非常突然而严重,以致患者跌倒。与癫痫发作的主要鉴别点为梅尼埃病发作持续时间较长,一般为数小时,发作中从无意识改变。眼震图、听力图、脑干听觉诱发电位及EEG有助于诊断及鉴别诊断。

## 五、运动障碍

运动障碍(movement disorders)可表现为震

颤(tremor)、抽动(tic)、舞蹈(chorea)、手足徐动(athetosis)、肌张力不全(dystonia)、颤搐(ballism)、扭转痉挛(torsions spasm)、肌强直(rigidity)等。症状可累及身体的局部、一侧或双侧,亦可左右交替出现,严重时可致跌倒或构音障碍。异常运动的出现方式可为节律性或非节律性,持续性或阵发性,可在休息时出现,亦可由活动诱发。异常运动可表现为不同的速度、幅度及复杂程度,多数睡眠时消失。阵发性运动障碍有时可被误诊为癫痫,特别是在发作短暂和有感觉先兆的患者。但运动障碍的突出特点为发作期无意识障碍及 EEG 异常,借此可与癫痫发作鉴别。病因学方面,阵发性运动障碍可为特发性,常有家族史,也可为散发性。症状性阵发性运动障碍可由脑炎、多发性硬化、头部外伤、围产期脑损伤、甲状旁腺功能低下、一过性脑缺血发作、脑肿瘤等病变引起,病理检查或影像学检查有基底结、丘脑或皮层损伤。根据阵发性运动障碍的诱发因素不同,临床可将其分为运动诱发的阵发性运动障碍,非运动诱发的阵发性运动障碍及持续用力诱发的阵发性运动障碍等。

## 六、新生儿及婴儿期一过性运动

新生儿至婴幼儿期有多种发作性症状容易误诊为癫痫,其中很多表现属于和发育成熟有关的症状(表 9-8)。

表 9-8 新生儿及婴幼儿期常见的非癫痫性发作性症状

| | |
|---|---|
| 正常生理现象的增强 | 生理性睡眠肌阵挛 |
| | 磨牙 |
| | 惊跳反应 |
| 一过性或良性运动障碍 | 良性新生儿睡眠肌阵挛 |
| | 婴儿早期良性肌阵挛(良性非癫痫性婴儿痉挛) |
| | 良性阵发性强直性上视 |
| | 一过性阵发性肌张力不全 |
| | 良性阵发性斜颈 |
| | 震颤发作 |
| 习惯性运动和自我满足现象 | 刻板性或强迫性动作 |
| | 手淫样发作 |
| 症状性异常运动 | 新生儿姿势性或其他非癫痫性发作 |
| | 眼阵挛 - 肌阵挛综合征 |
| | 洋娃娃摆头综合征 |
| | 脑病性非癫痫性肌阵挛 |
| 其他阵发性症状或神经系统情况 | 非癫痫性呼吸暂停 |
| | 眼运动失用症 |
| | 良性阵发性眩晕 |
| | 痉挛性点头 |
| | 儿童交替性偏瘫 |
| | 阵发性肌张力不全和舞蹈手足徐动症 |

1. **正常生理现象的增强**(enhanced normal physiologic phenomena)

(1) 生理性睡眠肌阵挛(physiologic sleep myoclonus):在正常人群中普遍存在,见于睡眠初期及 REM 睡眠期,典型表现为面肌收缩及手指或脚趾的短暂运动,也可于浅睡期突然出现全身或一侧肢体的粗大肌阵挛性抽动,主要累及下肢,如同落空感。EEG 正常,或出现类似 K —综合波的阵发性高波幅慢波,但无棘、尖波。常引起觉醒反应。

(2) 惊吓反应(startle responses):是临床常见的症状,由突然感觉刺激引起双侧的粗大肌阵挛性抽动,类似于过度的 Moro 反射,可见于正常婴儿,需与反射性癫痫鉴别(见“反射性癫痫”)。正常惊跳反应的性质不同于过度 Moro 反射或病理性的刺激诱发的肌阵挛,后者常伴有静止性或进行性脑病。

(3) 磨牙(bruxism):正常成人或儿童睡眠中偶有磨牙。孤独症或智力低下儿童在清醒时也可有磨牙,有时需与局部性发作时的口部自动症鉴别。

2. **一过性或良性运动障碍**(transient or benign movement disorders) 见表 9-9,详见其他相关章节。

3. **症状性异常运动**(symptomatic abnormal movements)

(1) 新生儿姿势性或其他非癫痫性发作(neonatal posturing and other nonepileptic episodes):运动性自动症和强直性姿势是新生儿最常见的发作性事件,常无相应的 EEG 异常。新生儿的强直性姿势可以是局部的或全身的,有些伴有肌阵挛的成分,这些运动性行为常被归类为“微小发作”(subtle or minimal seizures),但其与 EEG 的发作期图形不一致,多见于有严重脑病或前脑功能抑制的患儿,推测这些症状是由于正常皮层功能异常而导致的脑干水平的释放性症状。新生儿癫痫性发作也可产生类似症状,EEG 监测对鉴别诊断有一定帮助。新生儿期其他的非癫痫性行为包括口部运动如咀嚼、吸吮,节

表 9-9 婴儿期运动障碍

| 症状 | 起病年龄 | 缓解年龄 | 主要表现 |
| --- | --- | --- | --- |
| 良性新生儿睡眠肌阵挛 | <1 个月 | 6 个月 | 只发生在睡眠期 |
| 婴儿早期良性肌阵挛 | 3~9 个月 | <2 岁 | 发作间期及发作期 EEG 均正常 |
| 震颤 | <1 周 | <6 个月 | 对刺激敏感<br>可抑制 |
| 颤抖 | 婴儿期至早期儿童期 | 不定 | 可有诱发因素<br>意识清楚 |
| 阵发性强直性上视 | <1 岁 | 1~4 岁 | 持续上视或者少见下视 |
| 点头痉挛 | 3~8 个月 | 数月内缓解 | 头部震颤、眼震及斜颈三联征 |
| 点头 | <3 岁 | 不定 | 站立或坐位时发生，可以抑制 |
| 良性阵发性斜颈 | <1 岁 | <5 岁 | 偏头痛家族史 |
| 婴儿良性特发性肌张力不全 | <5 个月 | <1 岁 | 节段性肌张力不全 |
| 婴儿自慰行为 | <3 岁 | 不定 | 特征性姿势，分散注意力可缓解 |

律性眨眼，游泳样或踏车样肢体运动。上述症状在婴幼儿或儿童期可以是癫痫发作的表现，但对新生儿这类发作的性质一直有争论。下列特点有助于支持新生儿的非癫痫性发作：①症状由感觉刺激诱发；②症状可被轻柔的安抚抑制；③不伴有自主神经症状（心动过速、呼吸暂停、血压改变等）。具有上述特点的发作一般不需使用抗惊厥药物。预后取决于脑损伤的程度。

(2) 眼阵挛 - 肌阵挛综合征（opsoclonus-myoclonus syndrome，OMS）：起病年龄在 5 岁以前，多数在 14 个月左右。急性或亚急性起病，典型特征：①严重的小脑性共济失调；②眼阵挛伴快速的眼睑扑动；③面部、肢体及躯干的多发游走性肌阵挛，睡眠可减轻或消失；④明显的兴奋和易激惹。神经影像学、EEG、脑脊液及血清儿茶酚胺水平正常，病程早期脑干听觉诱发电位可有异常。可能的病因有病毒感染引起的小脑炎或脑干炎，或起源于腹部交感链的神经母细胞瘤，但多数病因不明。ACTH、肾上腺皮质激素或免疫球蛋白治疗有效。远期随访可遗留运动发育延迟、语言障碍、认知损伤或行为异常等问题。

(3) 洋娃娃摆头综合征（bobble-head doll syndrome）：见于阻塞性脑积水的婴幼儿。特征为 2~3Hz 的节律性点头，好似安有弹簧脖子的洋娃娃。当头部有支撑物如平卧位或睡眠时可消失。有些患儿还可有上肢的钟摆样运动。治疗脑积水后症状可明显改善。本症一般不容易与癫痫混淆。

## 七、睡眠障碍

睡眠障碍包括异常的睡眠过多、觉醒障碍及睡眠中的异常行为或运动（表 9-10）。儿童期的睡眠障碍很多与神经系统发育不成熟有关，可随年龄增长而自行消失。由于睡眠与癫痫有密切联系，睡眠障碍常需与癫痫发作鉴别。如非惊厥性癫痫持续状态（nonconvulsive status epilepticus，NCSE）引起的"癫痫性神游症"应与梦游鉴别，睡眠中阵发性肌张力不全可能是夜间额叶癫痫发作的表现，强直性发作常表现为睡眠中 EEG 的棘波节律性放电，并导致患者的异常觉醒。在诊断困难的患者，多导睡眠 EEG 监测或 Video-EEG 监测可对鉴别有所帮助。

1. **梦魇**（nightmares） 睡眠中经历恐惧的梦境，使做梦者从 REM 睡眠中惊醒。幼儿不能理解或诉说梦境，常表现为睡眠中突然尖声哭叫并伴有恐惧，年长儿对梦境可有回忆，并常有心悸、恐惧、出汗或濒死感。醒后意识及活动正常，无运动性症状，可资与觉醒障碍及癫痫鉴别。

2. **夜惊**（night terror） 为觉醒障碍的一种表现。多见于 2~5 岁幼儿。症状出现在 NREM 睡眠的 3~4 期，患儿于入睡一段时间后突然惊醒，瞪眼坐起，恐惧，哭闹喊叫或躁动不安，持续数分钟至十余分钟。发作期间患儿意识蒙眬，对外界的哄劝无反应且不易唤醒。发作结束后可转清醒或直接入睡，对发作过程不能回忆或仅有片断记忆。发作常与睡前过度紧张兴奋有关。数天或数月发作一次，罕有

表 9-10 睡眠障碍分类

| NREM | REM | 其他睡眠障碍 | 正常变异 | 其他障碍 |
|---|---|---|---|---|
| 梦游 | REM 睡眠行为紊乱 | 夜间遗尿 | 梦呓 | 睡眠相关的呼吸障碍 |
| 觉醒 | 复发性孤立性睡瘫 | 爆炸头综合征 | | 睡眠头疼 |
| 夜惊 | 梦魇 | 睡眠幻觉 | | |
| 睡眠进食 | | | | |

注:NREM:非快速眼动;REM:快速眼动

一夜发作数次。发作期 EEG 为觉醒反应,无癫痫样电活动。夜惊应与额叶癫痫的睡眠中发作鉴别,后者的发作有时与夜惊极为相似,且 EEG 的阳性率较低。发作持续时间短暂,每夜多次成串发作有助于额叶癫痫的诊断。鉴别困难时可行 Video-EEG 监测或多导睡眠监测。

3. **梦游**(somnambulism or sleepwalking) 也是觉醒障碍的一种表现,常见于 10 岁以内的儿童。患者在进入 NREM 睡眠 3~4 期时突然起身,进行一些较复杂的,半目的性的活动,如开灯,开抽屉,或进厨房取食物,甚至打开房门外出漫游,活动过程中表情淡漠,双目无神,动作笨拙,持续 10~30 分钟后自行返回入睡或睡于其他地方。醒后对梦游过程不能回忆。发作时 EEG 为超同步化单一节律的慢波。梦游与精神运动性癫痫发作的主要鉴别在于:①梦游时表现为较复杂的,似有目的的自动症,而癫痫发作时多为咂嘴、摸索衣服等简单重复的自动症;②梦游无运动性发作的症状;③梦游时 EEG 无癫痫发作波形。

4. **发作性睡病**(narcolepsy) 典型发作性睡病的四联症为日间睡眠过多、猝倒症、睡眠幻觉及睡眠瘫痪。儿童期或青春期发病。①睡眠过多,见于所有的患儿,白天经常有不可抗拒的睡眠发作,几乎可在任何情况下入睡,一般持续数秒钟至半小时不等,容易唤醒。醒后精神正常,每日可短睡数次至十余次。患者可强行抗拒睡眠,但觉醒水平降低。多导睡眠监测显示患者睡眠周期紊乱,入睡后直接或很快进入 REM 睡眠期,且全夜睡眠中 REM 睡眠的百分比较正常人增加。②大笑猝倒,见于 70% 的患者,多在情绪激动时发生,大笑时最为明显。患者突然全身肌张力丧失而致跌倒,轻者仅有头下垂或双膝弯曲。猝倒后肌张力迅即恢复,无意识障碍。③睡眠幻觉,见于 30% 的患者,为在入睡或半醒时出现各种视听幻觉,内容鲜明,多与日常活动有关。④睡眠瘫痪,出现率为 20~30%,患者虽已睡醒,但身体及四肢均不能活动,常需外部的触觉刺激方能缓解。治疗可用哌甲酯或苯丙胺。猝倒发作应与失张力发作鉴别,睡眠幻觉应与局部性发作鉴别。但发作性睡病除睡眠过多外无意识损伤,无任何形式的运动性发作,EEG 无癫痫样电活动,可资鉴别。

5. **周期性睡眠增多**(periodic hypersomnia) 又称 Kleine-Levin 综合征,10~20 岁时多发,男孩多见。持续嗜睡达数天至数周,睡时不易唤醒,但可自醒,醒后食欲亢进,进食后立即入睡。嗜睡期过后一切正常,间隔 3~7 个月发作一次。发作期 EEG 为持续性慢波睡眠,无 REM 睡眠波。成年后症状可消失。治疗同发作性睡病。

6. **REM 睡眠行为紊乱**(REM sleep behavior disorder) 此类患者在 REM 睡眠期并非正常所见的肌张力消失,而是出现复杂而混乱的行为异常,多见于 60 岁以上的老年男性,也有女性及儿童发病。发作时患者从 REM 睡眠中突然起来,并出现各种狂暴的攻击性行为,常造成自身或他人的伤害。醒后对发作过程不能回忆或感觉其仅为一个梦境。清醒时一般无攻击行为。本病常被误认为夜间的癫痫发作或精神病。多导睡眠监测显示 REM 睡眠期肌张力不消失,无癫痫性 EEG 异常。对氯硝基安定治疗反应良好。

7. **遗尿症**(enuresis) 除智力发育落后及脊柱裂等病变外,3 岁以上的儿童睡眠中一般不再尿床。因日间过度疲劳偶然出现睡眠中遗尿一般不属于异常。经常夜间遗尿则属于觉醒障碍性疾病。遗尿一般发生在 NREM 睡眠 3~4 期,多见于 10 岁以下儿童,可为一时性的,也可以断续或持续数月至数年,少数可持续到青春期。对无其他方面异常的遗尿儿童应建立合理的生活习惯,避免过度疲劳,下午至睡前少饮水,夜间定时唤醒排尿,严重时可辅以药物治疗。

8. **周期性肢体运动**(periodic limb movement disorder) 多见于成人。浅睡期脚趾及足背屈,甚至整条腿屈曲,间隔 20~30 秒重复出现。异常运动的速度较肌阵挛缓慢(持续 1~2 秒)。患者自身无明显异常感觉,或可有失眠或白天困倦。EEG 无异常。

9. **节律性运动**(rhythmic movement disorder) 常见于儿童,成人罕见。为睡眠中的刻板动作如摇头、身体摇晃,肢体节律性摆动等,可出现在睡眠的任何一期。这种动作极少为癫痫发作的表现,睡眠EEG正常。患儿精神运动发育正常,可有类似症状的家族史。

10. **阻塞性睡眠呼吸暂停综合征**(obstructive sleep apnea syndrome,OSAS) 本征为鼻咽部软组织或骨组织增生、畸形或脑干病变所致的上气道梗阻,主要表现为睡眠中频繁呼吸暂停或低通气呼吸,并常伴有肥胖、智力行为问题及心肺功能异常。多导睡眠生理监测有助于本病诊断并与癫痫发作鉴别,偶有因严重的低氧血症诱发惊厥发作。

## 八、非癫痫性肌阵挛

肌阵挛是肌肉简单、快速的不自主运动。肌阵挛累及的范围可为局灶性、全面性或多灶性,对称或不对称,反复节律性或孤立性出现,自发或诱发出现。肌阵挛仅为一种临床症状,有生理性的,也有病理性的。对肌阵挛有多种分类方法,不同类型的肌阵挛具有不同的病因、病理生理学机制及治疗(表9-11,表9-12)。

表9-11 癫痫性和非癫痫性肌阵挛

| 癫痫性肌阵挛 | 非癫痫性肌阵挛 |
|---|---|
| 癫痫性肌阵挛性脑病 | 肌张力不全性肌阵挛或其他不自主运动的片段 |
| 进行性肌阵挛性癫痫 | 原发性肌阵挛 |
| 癫痫性负性肌阵挛 | 过度惊吓 |
| 病毒性脑炎(包括慢病毒感染) | 睡眠肌阵挛及睡眠周期性运动 |
| 代谢性(包括内分泌性)脑病 | 节段性肌阵挛 |
| 中毒性(包括药物副作用)脑病 | 腭肌阵挛 |
| 缺氧性脑病 | 扑翼样震颤 |
| 其他脑损伤 | |

表9-12 肌阵挛的起源及性质

| 起源 | 性质 |
|---|---|
| 皮层起源 | 皮层反射性肌阵挛(癫痫性) |
| 皮层下起源 | 网状反射性肌阵挛(癫痫性或非癫痫性) |
| 脊髓起源 | 节段性肌阵挛或腭肌阵挛(非癫痫性) |

对肌阵挛症状首先应确定其为癫痫性或非癫痫性肌阵挛。除详细了解病史,全面的体格检查及对临床症状的仔细观察外,电生理检查对确定肌阵挛的性质非常重要。最好进行EEG和肌电图(EMG)的同步记录(表9-13)。

表9-13 癫痫性和非癫痫性肌阵挛的电生理特征

| 项目 | 癫痫性肌阵挛 | 非癫痫性肌阵挛 |
|---|---|---|
| EMG暴发长度 | 10~50ms | 50~300ms |
| 主动肌与拮抗肌活动 | 同步 | 同步/不同步 |
| EMG与EEG的相关性 | 有 | 无 |

非癫痫性肌阵挛中的很多种类已在前面介绍。此外以下非癫痫性肌阵挛在临床也可见到:

1. **肌张力不全性肌阵挛和其他不自主运动性疾病的片段** 在肌张力不全或舞蹈症的患者,可有快速的肌阵挛抽动及缓慢的不自主运动。锥体外系病变如Wilson氏病、神经元轴突变性、Hallervorden-Spatz病、进行性核上性麻痹、Pakinson氏病等均可有肌阵挛的症状。诊断主要基于全面的临床评价。有报道丙戊酸可改善Huntington病的肌阵挛,其机制可能涉及GABA系统。肌张力不全的肌阵挛可通过局部注射肉毒碱治疗。

2. **原发性肌阵挛**(essential myoclonus) 常染色体显性遗传,病例为家族性或散发性。10~20岁以内起病,肌阵挛为唯一的神经系统异常。肌阵挛可为全面性或局部性,抽动幅度多变,有些很轻微,一般在休息时出现,无反射性肌阵挛,但可能对酒精敏感。肌阵挛为良性经过,不影响正常生活。患者或其家族成员可伴有原发性震颤。

3. **清醒时的局部肌阵挛**(localized myoclonus during wakefulness) 为少见的生理现象,常发生在肌肉疲劳后。处于某种姿势且无支撑的肌群出现连续的肌阵挛性抽搐,持续数秒钟至数分钟,变换姿势后可消失。EEG正常。有研究提示肌阵挛起源于脊髓。

4. **过度惊吓反应症** 过度惊吓反应症(hyperekplexia,OMIM:149400),也称为遗传性惊吓病(hereditary startle disease),是一种罕见的遗传性神经系统疾病,由Kirstein和Silfverskiold于1958年首次报道。另有"先天性僵人综合征""遗传性僵婴综合征"等命名也曾被使用。本病特征为对突然不能预期的听觉、视觉或触觉刺激产生过度的惊吓反应(眨眼、肢体抖动、惊跳)及进而出现全身僵硬。1993

年第1个相关基因甘氨酸受体 $\alpha_1$ 亚基(GLRA1)基因被发现,随后陆续发现了甘氨酸转运蛋白2(SLC6A5)及甘氨酸受体β亚基(GLRB)等基因,其中 *GLRA1* 基因是最常见的致病基因。本病是一种可治疗的遗传性疾病,氯硝西泮疗效较好。

(1)病因与发病机制:本病是由哺乳动物抑制性甘氨酸神经传递缺陷所致,目前主要由编码突触后甘氨酸受体(GlyR;*GLRA1* 和 *GLRB*)或编码突触前甘氨酸转运蛋白2(GlyT2;*SLC6A5*)的基因突变引起。甘氨酸是一种重要的突触后抑制性神经递质,在脑干和脊髓中甘氨酸能为中间神经元提供反馈性抑制,以调节肌张力,协调脊髓反射,控制运动节律。而GlyR是由 $\alpha_1$~$\alpha_3$ 和β亚基组合而成的五聚体配体门控氯离子通道,可引起脑干和脊髓突触后超级化和突触抑制。

1993年第一个致病基因 *GLRA1* 被发现,该基因定位于染色体5q32-35,编码突触后甘氨酸受体 $\alpha_1$ 亚基,为最常见的致病基因。该基因的突变可引起多种功能影响,包括 $\alpha_1$ 蛋白功能缺失、受体复合体不能插入胞膜、甘氨酸受体复合体形成障碍、配体敏感性改变及通道门控异常等。R271Q为 *GLRA1* 基因目前最常见的突变位点,该突变导致甘氨酸敏感性显著降低。*SLC6A5* 基因是次要的致病基因,定位于染色体11q15,编码突触前钠/氯离子依赖的甘氨酸转运蛋白2,参与从突触间隙到甘氨酸能神经元的甘氨酸再摄取,从而维持突触前膜囊泡甘氨酸的补给。*GLRB* 基因是第三个主要致病基因,定位于染色体4q32,编码突触后甘氨酸受体β亚基,与野生型GlyR相比,该基因的突变导致细胞表面蛋白质表达减少。另外,甘氨酸受体定位器gephyrin(*GPHN*)及突触后甘氨酸增强子collybistin(*ARHGEF9*)基因突变也被证实可出现在包括本病在内的多种疾病中,但在本病中阳性率较低,已不再作为本病的候选基因。

*GLRA1*、*SLC6A5* 及 *GLRB* 基因的遗传方式均可为常染色体显性或隐性遗传。其中 *GLRA1* 基因以常染色体显性遗传多见,*SLC6A5* 及 *GLRB* 基因则以常染色体隐性遗传多见。

早期文献报道过度惊吓反应症患者中,*GLRA1* 基因突变致病占80%左右。近期,Chung等将其过度惊吓反应症队列研究扩大至232例,并对其中117例未发现 *GLRA1* 及 *SLC6A5* 基因突变的患者行 *GLRB* 基因突变检测,发现13例 *GLRB* 基因突变病例;在232例患者中,35%患者携带 *GLRA1* 基因突变,13%患者携带 *SLC6A5* 基因突变,6%患者携带 *GLRB* 基因突变,然而仍有46%患者未得到遗传学解释。

(2)临床表现:典型临床表现为出生后不久即出现全身僵硬;对意外的刺激产生过度惊吓反应(眨眼、肢体抖动、惊跳);惊吓反应后可紧随短暂的全身僵硬。常于新生儿期起病,甚至在宫内即起病(发作样异常胎动)。诱发因素常为突然不能预期的声音、视觉或触觉刺激。患儿存在特征性的点鼻反射,可为早期诊断本病的线索之一。阳性反应为:叩击患儿鼻尖或上唇可诱发出面部肌肉收缩同时伴有头后仰或身体僵硬的表现。该反射在清醒期或睡眠期均可引出,且不出现适应性。临床症状轻重不一,轻者仅表现为过度的惊吓反应,重者可紧随出现身体的僵硬,甚至硬如木棍(图9-3)。部分年长儿可出现惊吓后摔倒(不伴意识障碍),易导致外伤或骨折,并因担心摔倒呈宽基底步态样行走而无共济失调表现。部分病例可出现严重窒息和婴儿猝死综合征威胁到生命。过度的惊吓反应及身体僵硬常在婴儿期逐渐减轻或消失,但摔倒常可持续至成年,某些病例的过度惊吓反应可持续存在。此外,还可出现先天性髋关节脱位、脐疝或腹股沟疝(可能与持续腹内压增高有关)、睡眠期周期性肢体运动等表现。部分患者可出现淡漠、自卑、社交恐惧、焦虑症等心理问题。

随着基因突变确诊病例的逐渐增多,一些基因型-表型间相关性的特点被发现。*GLRB* 基因突变者与新生儿窒息、学习困难及发育迟滞有显著的相关性,多数 *GLRB* 基因突变者存在轻-重度语言落后,且较 *GLRA1* 及 *SLC6A5* 基因突变者更常出现全身僵硬表现。*SLC6A5* 基因突变者较 *GLRA1* 基因突变者更可能出现反复的婴幼儿窒息。

(3)辅助检查:实验室检查、神经影像学检查、EEG及肌电图等均可无异常发现。

(4)诊断与鉴别诊断:过度惊吓反应和身体僵硬伴或不伴眨眼反应、脑电图正常、点鼻实验阳性、基因检测有助于确诊。与以下疾病相鉴别:

1)正常惊吓反应:正常情况下突然惊吓刺激可引起肌阵挛样抽动,EEG发作间期正常,惊吓反应时EEG可出现广泛的电压衰减或短暂的肌电及运动伪差,不伴异常放电。

2)惊跳反应:神经节苷脂沉积病,特别是GM1型,婴儿期起病,对声音敏感及稍加刺激即可引起惊跳。

3)惊吓性癫痫:癫痫发作由为突然的、不能预料的声音或体感刺激而诱发,发作间期EEG常有癫痫样放电,发作期EEG因惊吓诱发的发作类型不同

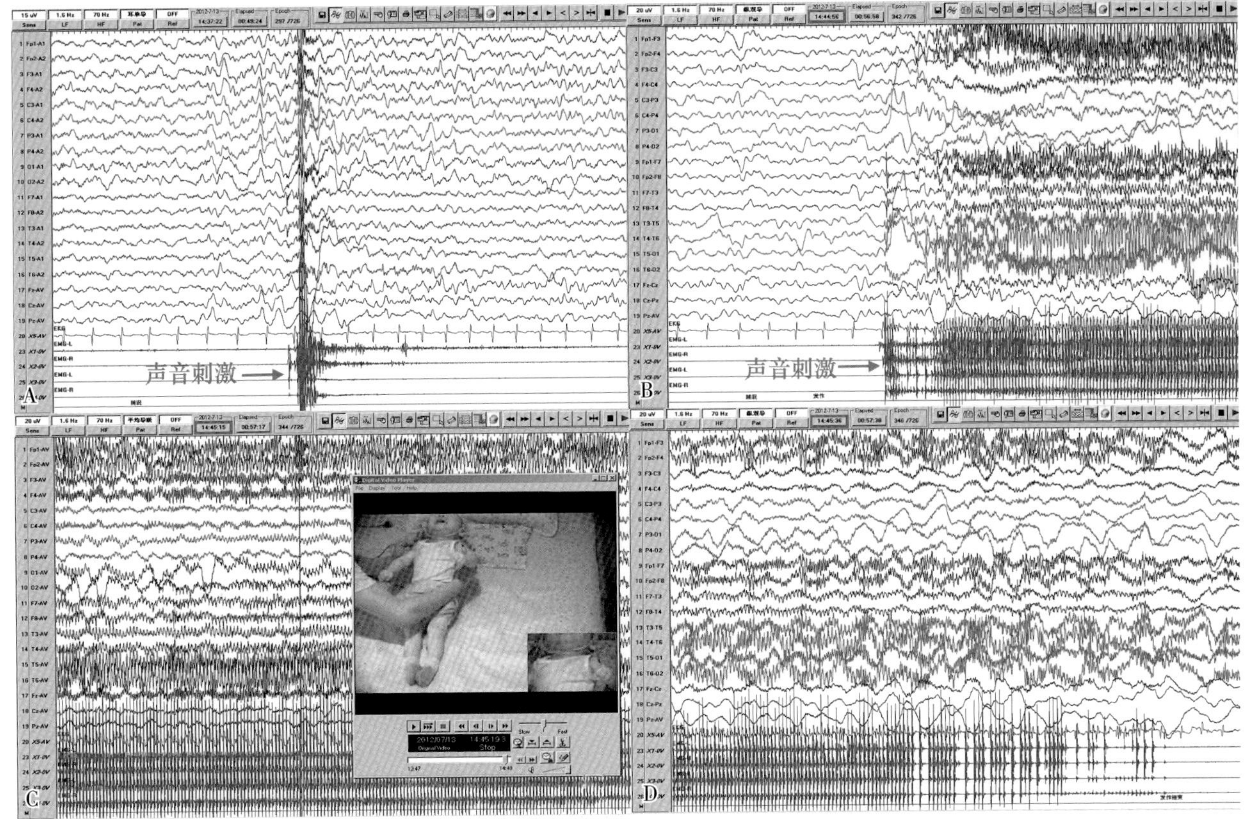


图 9-3 过度惊吓反应症患者发作期 VEEG 与同步 EMG

A. 声音刺激后 EEG 及 EMG 均表现为短暂高波幅肌电伪差；B~D. 声音刺激后 EEG 及 EMG 均表现为大量高波幅肌电伪差，持续约 40 秒。X1、X2 分别为左、右三角肌、X3、X4 分别为左、右股四头肌。监测期间给予声音刺激时已获得患儿家长知情同意

而不同，最常见的 EEG 图形为弥漫性电压衰减图形（弥漫性波幅低于 25μV、频率大于 15Hz 的快波活动或弥漫性低平电活动），此种图形常与惊吓反应不易鉴别。

（5）治疗：氯硝西泮是治疗本病最有效的药物，为一种 GABA 激动剂，作用于甘氨酸门控氯离子通道，加速神经细胞的氯离子内流，使细胞超极化，从而使神经细胞兴奋性降低达到治疗效果。氯硝西泮的副作用如嗜睡或呼吸道分泌物增加致使有些患儿不能耐受，因此，治疗剂量应从小到大、逐步增加，特别是出生后的第一年。临床上需根据患儿的病情及耐受情况调整氯硝西泮剂量，范围为 0.02~0.2mg/(kg·d)。个别患者症状控制后停药没有复发，也有个别患者在症状控制后长期维持治疗时也可复发。

其他抗癫痫药物应用于治疗本病也有报道，如卡马西平、丙戊酸、吡拉西坦、苯巴比妥、氨己烯酸、氯巴占等，这些药物通过各自不同的作用机制能够在一定程度上降低神经细胞兴奋性，但疗效尚有争议。

除药物治疗外，Vigevano 动作（使患儿保持头及四肢向躯干屈曲的姿势）可应用于严重病例，此项操作有助于缓解全身僵硬导致的新生儿青紫。

（6）预后：智力运动发育常为正常或轻度落后，多数发育落后的患儿可随年龄增长而逐步恢复到正常水平，这种发育的追赶现象可能提示一种涉及上调抑制性 γ- 氨基丁酸（GABA）或下调拮抗谷氨酸系统的补偿机制。

5. 节段性肌阵挛（segmental myoclonus） 由脊髓或脑干的节段性病变引起，如感染、变性、肿瘤或脱髓鞘病，偶可继发于腰麻后。临床表现为持续的节律性肌阵挛收缩，频率在 0.5~3Hz 不等，累及一侧或双侧下肢，或波及邻近的躯干部位，常自发出现，睡眠中亦不消失，但一般不影响睡眠。另一种脊髓性肌阵挛为非节律性的轴性肌阵挛抽动，引起颈部、躯干、膝、肘的对称性屈曲，可自发出现或因刺激诱发。

6. 腭肌阵挛（palatal myoclonus） 又称腭震颤，分原发性和症状性。原发性腭肌阵挛表现为一侧耳内反复的咔嗒声，也可归于特发性的节段性肌阵挛。症状性腭肌阵挛常伴有小脑病变。

7. 扑翼样震颤(asterixis) 又称负性肌阵挛(negative myoclonus),为反复出现的局部肌张力的短暂丧失,上肢更明显,如令患者双上肢向前平举,则可见因局部失张力而致一侧或双侧手臂频频下垂,如粗大的震颤。起源于皮层的负性肌阵挛为癫痫性,多为一侧性,肌阵挛症状与EEG的棘慢波有严格的锁时关系,常伴有其他类型的癫痫发作,特别是与负性肌阵挛部位一致的部分运动性发作。非癫痫性的扑翼样震颤由皮层下损伤引起,常为代谢性或中毒性脑病的表现。

## 九、行为障碍

儿童在发育过程中可出现一些行为问题,使敏感的父母感到焦虑,也令老师感到烦恼。出现这些行为问题的原因是多方面的,包括遗传素质,神经精神发育延迟,环境影响或精神因素等,医生应详细了解各方面情况,对患儿及家长进行正确的解释,并指导适当的治疗,包括心理治疗。

1. **发作性失控综合征**(episodic dyscontrol syndrome) 又称暴怒发作(rage attacks)。其特征为反复发生不能控制的暴怒。可能仅因为很小的事情诱发或完全没有诱因,突然出现暴发性的情绪和行为失控,可表现为乱踢乱打,伤人毁物等暴力行为,其表现完全不符合患者平日的性格和行为。发作后患者对发作过程记忆模糊并感到懊悔。失控综合征常见于10~20岁的患者,在幼儿也可见到。部分患者有智力落后或其他神经系统问题。发作性失控症应与癫痫的精神运动性发作鉴别。后者也可有暴怒发作,但发作无诱因,且多无明确的攻击目标,常伴有意识朦胧状态。EEG对鉴别诊断有帮助。

2. **恐怖症**(phobia) 儿童常对某些现实存在的,可能发生的或想象中的危险产生恐怖反应,但一般事过境迁可以释然,这些是常见的正常现象。少数儿童的恐惧心情十分严重,明显干扰了儿童的正常行为。这种异常的恐惧发作常有明显的指向,如惧怕带毛的玩具、惧怕某种动物或某种物品,以致于听到有关的词也产生恐惧。发作时表现为惊叫、回避、心跳加快、呼吸急促、苍白、发抖等症状。可有家庭、学校等环境诱因。学校恐怖症在学龄早期多与分离性焦虑有关,较大的学龄儿则可能与个性特质及在校的人际关系有关。患儿除上述恐惧症状外,还可表现为头痛、腹痛、恶心、呕吐等躯体症状。恐惧症应与癫痫的局部感觉性发作或自主神经性癫痫鉴别,后者恐惧发作无诱因,常伴有其他癫痫发作表现及癫痫性EEG异常。

3. **虚构疾病** 美国一些医生特别提出了某些儿科患者的家长具有虚构疾病的倾向,称为"Munchausen's syndrome by proxy"(Munchausen为传说中夸大故事的作者)。患儿反复出现某些躯体不适的症状,如头痛、头昏、腹痛、纳差、无力等。家长对这些症状的重视程度超过孩子,经常带孩子到不同医院门诊或住院检查,代替孩子诉说病史且常常夸大病情。反复多次各种检查没有任何异常发现。由于各系统检查均为阴性结果,有时可被怀疑为癫痫。患儿的家长把很多精力放在研究孩子的病症上,翻阅很多医学书籍,与自己孩子的症状一一对应,并以自己的敏感和焦虑情绪影响孩子。这种儿童由于反复到医院看病,经常住院、会诊,接受各种烦琐甚至创伤性的检查,长期脱离学校生活休闲在家,在体育运动等方面受到过多的约束,常导致精神抑郁,自信心下降,躯体化症状增加,形成恶性循环难以解脱。国内这种情况也相当常见,这对患儿正常的学习生活以及将来的社会适应均可造成负面影响。应对患儿及家长进行相应的精神心理治疗。

4. **癔症**(hysteria) 常见于成年女性,但在儿童也可出现,多为女孩,年长儿比幼儿多见。主要表现为各种躯体性症状,以神经系统症状最为常见,如抽搐、瘫痪、感觉异常、失聪、失明等,甚至角弓反张,其他系统的症状可有腹痛、呼吸困难、心悸等。起病突然,症状富于变换性。发作持续时间长,可达数小时。发作期间无明显意识障碍、发绀或呼吸暂停,瞳孔对光反应正常,不会因抽搐发作引起外伤。患儿可具有某些癔症性格的特点,如自我中心,好表现,情绪不稳,做作,易于接受暗示等。主要诊断要点:①发作前多有明显的心因性和/或癔症性素质,如一患儿因一般发热性疾病住院时目睹同病房患者的癫痫强直-阵挛性发作,其后即出现类似大发作的表现;②症状多变,与解剖生理不相符,如双下肢瘫痪但无相应的脊髓或周围神经损伤的证据,或腹痛但找不到有关的病因;③各种实验室检查均无异常发现;④病情常有起伏波动;暗示治疗多能奏效;⑤排除可能的器质性病变。癔症需与癫痫发作,特别是额叶起源的局部性发作鉴别,后者发作无诱发因素,多出现在睡眠期,发作症状短暂而刻板,每日可有多次发作,EEG可发现额叶放电的线索。鉴别困难时可行长程EEG监测。

非癫痫性的事件(paroxysmal nonepileptic event)可以是生理性的、病理性的,也可以是心因性的(psychogenic nonepileptic seizure,PNES)。PNES占所有非癫痫性事件的30%。癫痫患者服药后仍然诉有发作，如果发作形式较前有明显变化，需仔细分析症状学，复查VEEG，尽量获得发作期脑电图。可能是否药物相关副作用，如震颤，眩晕，是否为其他病理、生理性非癫痫性发作，最后考虑PNES。

**关键点**

1. 有各种发作性事件需要与癫痫发作鉴别，包括神经系统和非神经系统症状。
2. 发作性事件可以是一过性生理性症状，也可能是其他病理性症状，最后才能考虑心因性症状。
3. 癫痫患者也可能有PNES，复查脑电图，尽量获得发作期脑电图有助于鉴别诊断。

（王爽 杨志仙）

## 第七节 癫痫的治疗概述及药物治疗

### 一、癫痫的治疗原则

癫痫是一种由多种病因导致的临床表现复杂的慢性脑功能障碍疾病，所以临床治疗和处理中既要强调遵循治疗原则，又要充分考虑个体性差异，即有原则的个体化的治疗。癫痫处理的基本原则包括：

1. **明确诊断** 完整的癫痫诊断包括3个方面：①是否癫痫；②癫痫发作的分类、癫痫综合征的分类；③癫痫的病因以及癫痫的共病。在长期治疗过程中应不断完善诊断，尤其是当治疗效果不佳时，应特别强调重新审视初始诊断是否正确，包括癫痫诊断是否成立、癫痫发作/癫痫综合征/病因学诊断是否正确。如果不能及时修正诊断，常导致长期的误诊误治。

2. **合理选择治疗方案** 目前癫痫的治疗包括针对病因的特异性治疗（遗传代谢、结构性、免疫性等）、抗癫痫药治疗、外科治疗（包括病灶切除性、姑息性以及神经调控治疗）、生酮饮食治疗以及皮质激素治疗等。由于癫痫病的病因学异质性很高，明确病因对于精准治疗、提高疗效非常重要，尤其是对于抗癫痫药物疗效不佳时，尤应注意仔细寻找、确定是否存在可治疗的病因。因此在首次开始治疗以及后期的长期治疗过程中，均需要强调尽可能明确病因！有些癫痫病因明确后，进行针对病因的特异性治疗，可以取得良好的疗效，甚至可以不用抗癫痫药物治疗，例如维生素$B_6$依赖症，如果能早期诊断，单独使用维生素$B_6$就可以很好的控制癫痫发作；葡萄糖转运子缺乏症需要用生酮饮食治疗以及可以切除的局灶性病灶常需要癫痫外科治疗等。因此，制订治疗方案时，应充分考虑癫痫病（病因、发作/综合征分类等）的特点、共患病情况、患者的个人、社会因素以及长期治疗对患者各方面的影响等情况，做好顶层设计，进行有原则的个体化综合治疗。需要强调的是，癫痫治疗并不一定都是顺利的，因此初始治疗方案常常需要随着根据治疗反应，在治疗过程中不断修正，或者进行多种治疗手段的序贯/联合治疗。

3. **恰当的长期治疗** 癫痫的治疗应当坚持长期足疗程的原则，根据不同的癫痫病因、综合征类型及发作类型以及患者的实际情况选择合适的疗程。

4. **保持规律健康的生活方式** 与其他慢性疾病的治疗一样，癫痫患者应保持健康、规律性生活，目前有明确证据表明可以降低惊厥阈值（增加癫痫发作风险）的生活因素只有饮酒和睡眠不足（睡眠剥夺），因此癫痫患者应避免饮酒，保障规律、充足睡眠。如确有个体性的发作诱因，也应尽量祛除或者避免。另外，如癫痫发作尚未控制，尤其是还存在清醒期影响意识的各种发作，会增加患儿意外伤害的风险，因此需要教育和保护患儿，注意避免意外伤害。但是，也要强调避免过度限制患者活动，尤其是癫痫控制良好的患儿，一定要鼓励患儿尽可能和同龄儿童一样正常生活。

5. **明确治疗的目标** 目前癫痫治疗主要还是以控制癫痫发作为首要目标，尚无证据表明抗癫痫药能够改变病程，抗癫痫药的治疗就是控制癫痫发作，减少甚至避免癫痫发作给患儿带来的身心伤害，保障患儿健康成长，如果是年龄自限性癫痫，治疗到一定年龄即可停药。应该强调的是，癫痫治疗的最终目标不仅仅是控制发作，更重要的是提高患者生活质量。对于伴有精神运动障碍的患者，还应进行长期针对躯体、精神心理方面的康复治疗，降低致残程度，提高心理调节能力，掌握必要的工作、生活技能，尽可能促进其获得正常的社会及家庭生活。对于儿童期患者应强调通过全面的智力精神运动康复，在控制癫痫的同时促进其正常发育。

### 二、癫痫的治疗方法

目前癫痫的治疗方法较多，近年来在药物治疗、神经调控等方面都有许多进展。常用的治疗方法：①癫痫的药物治疗；②癫痫外科治疗（包括神经调控疗法）；③生酮饮食。下面对不同治疗方法进行简要介绍。

### （一）癫痫的药物治疗

抗癫痫药物（antiepileptic drugs，AEDs）治疗是癫痫治疗最重要和最基本的治疗，也往往是癫痫的首选治疗，AEDs能使约60%~70%的患者发作控制。目前现有AEDs都是控制癫痫发作的药物，并不能改变病程，也不能治愈癫痫和直接改善长期预后（例如让癫痫提前痊愈），所以应该仔细权衡AEDs治疗对患者的获益和风险，并非所有癫痫患者都需要治疗，例如儿童良性癫痫伴中央颞区棘波（BECTS）的部分患儿只有很稀少的睡眠期发作，AEDs治疗的获益并不能大于其对患儿身心健康带来的风险，所以可以不用或者暂缓使用抗癫痫治疗。从20世纪80年代开始一直强调单药治疗，并认为至少进行2种或2种以上的单药治疗失败后再考虑进行联合药物治疗，但从2007年以后部分专家认为在第一种抗癫痫药失败后，即可以考虑"合理的多药治疗"。所谓合理的多药（联合）治疗应当注意几个方面：①作用机制不同；②药效动力学：具有疗效协同增强作用（synergistic effect）；③药代动力学-无相互作用，至少是无不良的相互作用可以产生协同作用；④副作用：无协同增强或者叠加作用。

### （二）癫痫的外科治疗

癫痫外科治疗是癫痫治疗的重要一部分，需要明确的是癫痫手术并不是癫痫治疗的最后一环，也可能是第一个环节。癫痫外科治疗既包括病灶切除/离断性治疗，也包括姑息性治疗（如胼胝体切开术、神经调控治疗等）。由于癫痫外科治疗大多是有创性治疗手段，必须经过严格的多学科术前评估，确保符合适应证，并兼顾控制发作及保护脑功能。

**1. 癫痫外科治疗的目的** 是提高患者生活质量，终止或减少癫痫发作。当然，具体每一例考虑进行手术治疗的癫痫患者，均需要明确手术的具体目标，包括手术希望终止癫痫发作还是减少癫痫发作，癫痫发作终止或减轻的概率有多少，可能造成的脑功能损伤，最终是否可以改善患者生活质量。

**2. 目前切除性癫痫手术的适应证** 主要是药物治疗失败，且可以确定可切除/离断的致痫部位的难治性癫痫，同时还需要平衡获益与风险，判定切除/离断手术后是否可能产生永久性功能损害以及这种功能损害对患者生活质量的影响；姑息性手术主要可以用于一些特殊的癫痫性脑病和其他一些不能行切除/离断性手术的难治性癫痫患者，主要是胼胝体切除术及各种神经调控治疗。不论是切除性手术还是姑息性手术，术前均应该运用可能的各种技术手段，仔细充分评估手术可能给患者带来的获益及风险，并且与患者及其监护人充分沟通手术的利弊，共同决定是否手术及手术方案。

**3. 癫痫外科治疗方法** ①切除性手术：病灶切除术、致痫灶切除术、（多）脑叶切除术、大脑半球切除术、选择性海马-杏仁核切除术；②离断性手术：单脑叶或多脑叶离断术、大脑半球离断术；③姑息性手术：胼胝体切开术、多处软膜下横切术、脑皮层电凝热灼术；④立体定向病灶损毁治疗术：利用激光、超声、射频等各种损毁技术精准处理致痫灶及致痫网络；⑤神经调控手术：利用植入性和非植入性技术手段，依靠调节电活动或化学递质的手段，来达到控制或减少癫痫发作的目的，神经调控相对于切除性手术的优点是可逆、治疗参数可体外调整及创伤小；相对于药物的优点是没有内脏功能损害，嗜睡等神经系统不良反应轻或者没有。目前癫痫常用的神经调控手术有：迷走神经刺激术、脑深部电刺激术、反应式神经电刺激术及经颅磁刺激、直流电刺激等。

**4. 癫痫外科手术后的药物治疗** 癫痫外科手术后仍应当继续应用抗癫痫药物，根据癫痫控制情况、脑电图变化等决定疗程。

**5. 癫痫外科治疗后随访** 癫痫外科手术后应做好患者的早期和长期随访，早期主要关注癫痫控制、手术并发症、药物治疗方案和药物不良反应，长期随访重点做好患者的癫痫长期疗效和生活质量变化。

### （三）生酮饮食

生酮饮食（ketogenic diet，KD）是一种高脂肪、低碳水化合物、适量蛋白质的饮食。经典KD从1921年开始应用，经过近百年的实践，证实其对于药物难治性癫痫是一种有效的治疗方法。目前KD主要包括4种类型：①经典KD：长链甘油三酯为主，生酮比值通常为4∶1；②中链甘油三酯（medium-chain triglyceride，MCT）饮食；③改良的阿特金斯饮食（modified Atkins diet，MAD），不限制蛋白质摄入及热卡、液量，没有严格的生酮比例要求，仅需要限制全天碳水化合物量10~15g；④低升糖指数治疗（low glycemic index treatment，LGIT）：摄入的碳水化合物全天总量可以达到40~60g，但要求尽可能为升糖指数< 50的食物。经典KD及MCT均要求准确地称量食物，相对更加费时和不方便，但是临床研究充分，疗效肯定；MAD和LGIT不要求准确称量所有食物，相对更加简便和易于执行，但是相关的研究比经典KD少。开始选择哪种KD治疗，需要结合患者病情、耐受性及患者家庭情况在医师和营养师指导下个体化进行。也可以在开始治疗的时候采用经典

KD，后期病情控制稳定时酌情换成 MAD 或 LGIT。

**1. 适应证**

(1) 难治性儿童癫痫：在排除不适合 KD 治疗的禁忌证或存在针对病因的其他更有效治疗措施后，且通常在 2 种或 2 种以上 AEDs 治疗失败后的各年龄段儿童难治性癫痫均可以考虑 KD 治疗。

(2) KD 疗效最好的癫痫：葡萄糖转运体 I 缺陷症：由于葡萄糖不能进入脑内，导致癫痫发作、发育迟缓和复杂的运动障碍；丙酮酸脱氢酶缺乏症：丙酮酸盐不能代谢或乙酰辅酶 A 导致严重的发育障碍和乳酸酸中毒。

(3) 建议可早期进行 KD 治疗的难治性癫痫：婴儿痉挛症、Dravet 综合征、Doose 综合征、大田原综合征等；可建议 KD 治疗的难治性癫痫：早期肌阵挛脑病、Lennox-Gastaut 综合征、婴儿癫痫伴游走性局灶性发作、Landau-Kleffner 综合征、癫痫性脑病伴慢波睡眠期持续棘慢波，以及部分遗传性癫痫，如 CDKL5、STXBP1 及 KCNQ2 等相关癫痫。

**2. 禁忌证** ①绝对禁忌证：卟啉病、肉碱缺乏症（原发性）、肉碱棕榈酰基转移酶（CPT）Ⅰ和Ⅱ缺乏症、肉碱移位酶缺乏症、β- 氧化缺陷、短链酰基脱氢酶缺乏症（SCAD）、中链酰基脱氢酶缺乏症（MCAD）、长链酰基脱氢酶缺乏症（LCAD）、长链 3 - 羟酰辅酶 A 缺乏症、中链 3- 羟酰辅酶 A 缺乏症、丙酮酸羧化酶缺乏症。②相对禁忌证：体质差、营养不良、可以进行致痫灶切除手术的患儿、父母或监护者不配合、丙泊酚联合使用(丙泊酚输注综合征风险可能较高)。另外，存在肾结石、家族性血脂异常、严重肝脏疾病、慢性代谢性酸中毒、进食困难等问题的患儿建议谨慎评估，或先解决以上问题，再行 KD 治疗。

**3. 治疗原则**

(1) 治疗前进行全面性评估：包括对患者营养状态的评估、吞咽功能评估、癫痫发作类型及严重程度的判断、病因的分析、绝对或相对禁忌证的识别、并发症发生风险的预估，并完善相应的实验室检查。需要了解患儿及家属的期望值、配合度和心理状态，与其做一个良好的沟通，以达到 KD 治疗的良好依从性、最佳效果，并且避免严重不良反应的出现。同时，需要指导患儿照顾者学习 KD 相关知识，了解 AEDs 和其他常用药物的含糖量，熟悉常见不良反应的处理等。

(2) KD 的启动期：①如患儿伴有不同程度的认知、运动和行为障碍，为了医疗安全监护与患儿家长 / 监护人的宣教，推荐低龄患儿采用住院启动的方式开始 KD 治疗；住院启动时间推荐 5~7 天；②KD 治疗启动需要多学科团队（包括儿童神经科或儿童癫痫专科医师、脑电生理医师、临床营养师、专科护士等）进行医学评估、实验室评估、发育与营养评估、KD 知识和配餐宣教、心理支持服务。同时指导患儿家长 / 监护人学会血酮与血糖检测、癫痫发作日记记录、关注孩子的体格发育与神经精神发育状况；③启动方案包括：禁食启动或非禁食启动方案，依据临床需要选择；非禁食启动方案能提高患儿启动期饮食耐受性；启动期脂肪 /（蛋白质 + 碳水化合物）重量比例（生酮比例）通常为 2∶1 或 3∶1，对于婴幼儿、难治性癫痫持续状态患者，4∶1 的启动方案能更快提高血酮水平，发挥控制发作的效果。4 种不同类型的 KD，可依据患儿 KD 启动的年龄、儿童耐受性、EE 的病因而选择。

(3) KD 的维持期：①KD 饮食比例调整：专科医师和临床营养师根据癫痫发作疗效、不良反应及饮食耐受情况、个体血酮波动范围逐步调整患儿的饮食比例，可以按“周或月”为单位逐步从生酮比例 2∶1 过渡到 4∶1 饮食。原则上以癫痫控制及尽可能的最佳生活质量为目标进行个体化的饮食比例的调整；②KD 维持期安全性评估：在进入稳定阶段前，血酮体和血糖需每天测量，以后推荐每周 1 次。维持期定期测量身高、体质量及实验室评估，治疗 3 个月内，血生化检查推荐每个月进行 1 次；治疗 3 个月后，推荐 3~6 个月进行 1 次血生化检测，必要时心脏超声、泌尿系统 B 超、骨龄、脑电图复查；③KD 维持期营养素补充与预防用药：补充多种维生素和微量元素矿物质，尤其是硒；补充每日推荐量的钙及维生素 D。另外，每日口服枸橼酸，预防泌尿系统结石。

(4) 正确处理 KD 治疗期间的不良反应：常见的不良反应包括：嗜睡和乏力、低血糖、泌尿系统结石、酸中毒、恶心 / 呕吐、高脂血症、低蛋白血症等。其他罕见不良反应包括心肌病、胰腺炎、猝死等，均为严重的不良反应，一旦发生需停止 KD。出现不良反应，应及时就医处置。

(5) 停止生酮饮食：终止或暂时终止 KD 治疗的指征：①KD 治疗有效病例：癫痫发作达到 50% 以上减少（尤其是完全不发作者），维持 KD 疗程至少 2 年；特殊癫痫综合征，如婴儿痉挛症病例，疗程推荐 6~10 个月；②KD 治疗无效病例：KD 治疗生酮比例 4∶1 或其他比例（2∶1 与 3∶1），血酮检测已经达到最佳状态（血酮 4.0~5.0mmol/L），治疗 3~6 个月仍无效，可视为治疗无效，随后可逐渐停止 KD，恢复正常饮食；③KD 治疗出现严重不良反应者：包括出现不能纠正的严重低蛋白血症、严重高脂血症（甘油三酯

>11.3mmol/L，胆固醇 >25.9mmol/L)、心肌功能受损、胰腺炎、严重感染等危及生命的不良反应者，立即终止 KD 治疗；④饮食不耐受病例：不作为绝对停止 KD 的指征，可换用 MAD 或者 LGIT 饮食替代。

## 三、抗癫痫药物治疗

### (一) 抗癫痫药物治疗原则

**1. 开始 AEDs 治疗的原则** 癫痫治疗的最终目的是使癫痫患儿能够正常生活、学习，并不是只看癫痫发作一个方面，因为有些发作，比如 BECTs 的发作，如果仅在夜间睡眠期，发作很轻(局限在口周部)、时间很短，其所带来的身体风险几乎没有，主要是患儿和家长的心理影响，暂时不用抗癫痫药，做好心理疏导，可能是对患儿身心发展和正常生活、学习更好的选择。所以癫痫诊断明确后是否开始药物治疗，需要仔细评估其所患癫痫的再发风险，如果再发作对患儿身体、生活、学习可能带来的风险，以及 AEDs 治疗可能带来的获益和风险，只有综合评估后确定 AEDs 治疗对于患儿生活质量带来的获益大于风险时，才应开始 AEDs 治疗。

(1) 癫痫诊断明确时即可开始抗癫痫药治疗，但是有些预后良好的癫痫综合征，部分患儿发作稀少，且出现意外伤害风险很低时，比如较大年龄新发的 BECTs，可以与患者或监护人进行讨论后暂缓开始 AEDs 治疗。

(2) 通常情况下，推荐第二次癫痫发作后开始用抗癫痫药治疗。

(3) 虽然已有两次发作，但发作间隔期在一年以上，且评估显示发作导致意外伤害的风险较低时(比如未出现完全意识丧失、未出现突然跌倒)，可以暂时推迟药物治疗。

(4) 以下情况，在与患者或监护人进行充分沟通后，在第一次无诱因发作后即可开始 AEDs 治疗：①患者病前即有脑功能缺陷；②脑电图提示明确的痫样放电；③患者或监护人认为不能承受再发一次的风险；④头颅影像显示脑结构损害；⑤第一次发作即为癫痫持续状态。

**2. AEDs 使用的基本原则**

(1) 根据综合征和发作类型分类选择药物：应尽可能依据综合征类型选择抗癫痫药物，如果综合征诊断不明确，应根据癫痫发作类型作出决定；还需要综合考虑共患病、共用药、患者自身的特殊性(如儿童、孕龄期妇女、年长者等)，并且与患者或监护人共同商讨进行 AEDs 的个体化选择。

(2) 首选单药治疗：如果选择合适的药物及剂量，大约 50% 的患者在第一种治疗方案即达到无发作。如果选用的第一种抗癫痫药因为不良反应或仍有发作而治疗失败，应试用另一种药物，并加量至足够剂量后，将第一种用药缓慢地减量；如果第二种用药仍无效，在开始另一个药物前，应根据相对疗效、不良反应和药物耐受性将第一或第二个药物缓慢撤药。

(3) 治疗失败后的再评价：治疗过程中如果合理使用抗癫痫药物仍有发作，每次均需要再次仔细评估，患儿的癫痫诊断是否正确，如果确定为癫痫，其分类是否正确，另外，药物剂量是否足够，患者依从性是否好，然后再调整治疗方案。不要频繁换药：除非出现不可耐受的副作用或者发作加重，如果药物选用合理，应加至药物允许的最大剂量，观察足够长的时间再决定药物是否有效，是否需要换药。

(4) 合理的联合用药治疗：仅在单药治疗没有达到无发作时才推荐联合治疗；不同作用机制药物联用更有可能产生疗效协同增强作用，而更少出现副作用叠加；同一种机制的药物多产生叠加作用(包括正作用、副作用)，因而会导致毒性副反应发生增加。联合治疗时应该仔细考虑不同 AEDs 之间可能的药代动力学及药效动力学对于疗效及不良反应的影响。如果联合治疗没有使患者获益，治疗应回到原来患者最能接受的方案(单药治疗或联合治疗)，以取得疗效和不良反应耐受方面的最佳平衡。联合治疗的药物以 2~3 种为宜，不宜过多，以免增加不良反应发生率以及难以预料的药物相互作用。

(5) 剂量个体化：如无特殊情况，AEDs 应用遵循“小量开始、缓慢加量”(start low go slow)的原则。同时应该注意不同患者对药物反应的个体化差异，有些患儿甚至在说明书标注的最小维持剂量之下就可以控制得很好，此时不应再继续加量，因此，应尽可能寻找和确定最大化控制癫痫发作和最小化不良反应的个体化治疗剂量。

(6) 规律用药：按照所服药物半衰期和临床发作规律，合理分配给药次数、剂量和给药间隔，规律服药可避免药物血浓度波动过大而出现癫痫发作或不良反应。服药时间准确，尽量即可，并不需要精确，而是要充分考虑患儿的实际生活习惯，尤其是婴幼儿的睡眠习惯，以不易忘记，而且不干扰患儿睡眠和生活为宜。因为，根据药代动力学，经过多次服药后，血药物浓度就会达到平台期，这时候服药时间有小幅改变时对于整个血药浓度的整体影响是很小的，这种小幅波动也不会明显增加发作风险。尽可能避免漏服药，如果确实漏服，而且距离下次服药时间较长，则应该尽快全量重新补服；如果不能确信是否漏服，只是怀疑，则可以立即补服既定剂量的一半。如果发现漏服时已经很接近下次服药时间，则可以将全天的药量一次性提前服用。

(7) 长期定期随访：主要是长期、定期随访观察药物的疗效和不良反应。儿童需要根据癫痫控制情况、体重的增长和血药浓度的变化调整剂量，同时既要注意加药或者加量期的急性不良反应(过敏反应、血常规、肝功能损害等)，也需要监测长期用药的不良反应，根据所服药物的特点，定期检查肝功、血常规、生长发育等多方面指标。还要注意共患病的监测和早期发现，例如注意缺陷多动障碍、抑郁、焦虑、学习困难等。

(8) 疗程要足，撤药要慢：绝大多数癫痫患者的AEDs治疗需要持续到无发作2年以上，具体参见下面的相关详述。

另外，目前AEDs国产化越来越普遍，但是需要注意由于抗癫痫药的不同制剂工艺在生物利用度和药代动力学方面可能存在差异，仿制药替代原研药或者不同厂家的同种药物替换时需要仔细评估其疗效和副作用改变的风险；如各方面条件允许，推荐患者在治疗过程中尽量不要更换所用药品的生产厂家，如确需更换，要做好可能的癫痫发作波动的风险应对方案。

3. **停药原则** 癫痫患者在经过抗癫痫药物治疗后，大约有60%~70%可以实现无发作。目前研究表明，一定时间后，进一步延长服药时间，并不会显著降低再发风险；AED持续长期治疗的风险包括认知及行为的不良反应，更常见于儿童，有时很难被觉察，特别是学龄前就开始服药的患儿，在药物出现不良反应时可能并未被察觉。只有当停药时，才会明显发现患儿的认知行为障碍是由于药物治疗所导致；持续服用AEDs治疗的隐匿不良反应是被标签化为慢性患者，病耻感可能对患儿正常的社会心理成熟过程产生不利影响，另外也会带来生活的不便。需要理解的是，停药是否成功最关键的因素还是病因(是否自限性)，以及病因是否已经完全祛除(比如手术完全切除病灶)。目前所有抗癫痫药都不是针对病因的，也不是针对癫痫发生的，均为抗发作药，也没有任何证据表明现在的抗癫痫药能够改变癫痫的病程，也就意味着所有用抗癫痫药最终痊愈的癫痫都不是抗癫痫药治愈的，是属于自限性癫痫，比如年龄相关的自限性癫痫-BECTs、儿童失神癫痫等。抗癫痫药只是控制癫痫发作，帮助患者安全度过这段时间，避免癫痫发作带来的身心损伤。所以，是否停药，实际上是要判断癫痫是否已经痊愈，这个目前还没有很好的办法，通常情况下，根据既往流行病学调查结果，癫痫患者如果持续无发作2年以上，即存在减停药的可能性，但是否减停、如何减停，则需要综合考虑患者的癫痫类型(病因、发作类型、综合征分类)、既往治疗反应以及患者个人情况，仔细评估停药复发风险，确定减停药复发风险较低时，并且与患者或者其监护人充分沟通减药与继续服药的风险/效益比之后，可考虑开始逐渐减停抗癫痫药物。撤停药物时的注意事项如下：

(1) EEG对减停抗癫痫药物有参考价值，减药前须复查EEG，停药前最好再次复查。任何形式的EEG异常，而不仅仅是癫痫样放电，均与复发的风险增加有关，无论是背景节律慢还是棘波的出现均提示再发风险增加，若两者同时在一个患者身上出现，则再发风险非常高，某些特殊类别的癫痫放电活动，如不规则的广泛性棘慢波，与撤药后的再发风险增加有关。少年肌阵挛癫痫，大多数不能停药，完全无发作3~5年以上且无癫痫样放电可考虑减停药物，但是减药过程中需要定期(每3~6个月)复查长程EEG，如果撤停药过程中再次出现癫痫样放电，需要停止减量，恢复至既往有效控制剂量。

(2) 少数年龄相关的自限性癫痫综合征(如BECT)，超过其高发年龄，即使EEG未完全恢复正常，仍然可以选择试行减停药，因为这个时候再发风险很低，即使再发，也会很稀少，对患者生活质量影响很小。

(3) 存在脑结构性异常者或特发性全面性癫痫，有研究表明应当延长到3~5年无发作再开始试着减停药。

(4) 应逐渐停药，一次只能减一种药，可以4~6周减一种药物，整个减药过程一般在6个月以上。但是需要明确的是，减药慢并不能减少复发率，只是减少撤药过快可能导致的长时间严重发作的风险，所以过度延长并不必要；苯二氮䓬类药物与巴比妥药物撤药时出现癫痫发作的风险更高，可适当延长撤停时间。

(5) 停药时应该制订复发的处理预案，撤药过程中再次出现癫痫发作，建议将药物恢复至减量前一次的剂量，继续治疗。

(6) 停药后短期内出现癫痫复发，应恢复既往药物治疗并随访；停药1年后出现有诱因的短暂发作可以仔细评估再发风险，注意避免诱发因素，可以暂不应用抗癫痫药物；如有每年2次以上的发作，应再次评估确定治疗方案。

（二）抗癫痫药物简介

目前 AEDs 按照 1989 年开始划分，之前共有 7 种主要的 AEDs 应用于临床，习惯上称为传统 AEDs，以 1989 年氨己烯酸和唑尼沙胺上市为新一代 AEDs 的标志，其后有多种新型 AEDs 已经用于临床（表 9-14）。

（三）抗癫痫药的作用机制

目前对于 AEDs 的作用机制尚未完全了解，有些 AEDs 是单一作用机制，而有些 AEDs 可能是多重作用机制。了解 AEDs 的作用机制是恰当的选择药物、了解药物之间相互作用的基础。以下是已知的 AEDs 的可能的作用机制（表 9-15）。

（四）抗癫痫药的药代动力学及药效动力学

1. **药代动力学** 药代动力学特征是决定血液中和脑组织中药物浓度的关键环节，是了解药物的疗效、不良反应及药物之间相互作用的基础。理想的 AEDs 应具有以下特征：生物利用度完全且稳定；半衰期较长，每日服药次数少；一级药代动力学特征，即剂量与血药浓度成比例变化；蛋白结合率低，并且呈饱和性；无肝酶诱导作用；无活性代谢产物。苯妥英（phenytoyin，PHT）体内代谢与其他抗癫痫药物显著不同的是其代谢过程存在限速或饱和现象，在小剂量时 PHT 代谢呈一级动力学过程，而大剂量、血药浓度较高时则为零级动力学过程，因此，PHT 半衰期是随着剂量与血药浓度的变化而发生改变，当剂量增大、血药浓度较高时，其半衰期延长，容易出现蓄积中毒。

AEDs 的药代动力学特征见表 9-16。

临床医师需要掌握 AEDs 的药代动力学知识，如稳态血药浓度、半衰期、达峰时间、不同年龄的药代动力学差异以及药物的相互作用等，以利于更准确的理解 AEDs 的治疗反应，准确地进行调整。

2. **治疗药物浓度测定** AEDs 的治疗药物浓度测定（therapeutic drug monitoring，TDM）可以帮助临床医生更好地调整用药，提高药物治疗效果，避免或减少可能产生的药物不良反应。同时，临床医生也要掌握 AEDs 监测的指征，并不是所有患者、所有药物使用都需要进行 TDM，应该根据所有药物及患者自身的药代动力学特点、用药后的反应（包括正作用和副作用），来决定是否进行 TDM 以及监测的时间

表 9-14 目前临床使用的 AEDs

| 传统 AEDs（1989 年以前上市） | 新型 AEDs（国外最早上市时间） |
|---|---|
| 苯巴比妥（Phenobarbitone，PB） | 氨己烯酸（Vigabatrin，VGB）（1989） |
| 苯妥英钠（Phenytoin，PHT） | 唑尼沙胺（Zonisamide，ZNS）（1989） |
| 乙琥胺（Ethosuximide，ESM） | 拉莫三嗪（Lamotrigine，LTG）（1990） |
| 卡马西平（Carbamazepine，CBZ） | |
| 丙戊酸（Valproate，VPA） | 奥卡西平（Oxcarbazepine，OXC）（1990） |
| 氯硝西泮（Clonazepam，CZP） | 非氨脂（Felbamate，FBM）（1993） |
| 氯巴占（Clobazam，CLB） | 加巴喷丁（Gabapentin，GBP）（1993） |
| | 托吡酯（Topiramate，TPM）（1995） |
| | 替加宾（Tiagabine，TGB）（1996） |
| | 左乙拉西坦（Levetiracetam，LEV）（1999） |
| | 普瑞巴林（Pregabalin，PGB）（2004）<br>卢菲酰胺（Rufinamide，RUF）（2007） |
| | 司替戊醇（stiripentol）（2007） |
| | 拉考沙胺（Lacosamide，LCS）（2008） |
| | 醋酸艾司利卡西平（Eslicarbazepine acetate，ESL）（2009） |
| | 吡仑帕奈（Perampanel，PER）（2012） |
| | 布瓦西坦（Brivaracetam）（2016） |
| | 大麻二酚（Cannabidiol）（2018） |

表 9-15 抗癫痫药物可能的作用机制

| 传统 AEDs | 电压依赖性的钠通道阻滞剂 | 增加脑内或突触的 GABA 水平 | 选择性增强 $GABA_A$ 介导的作用 | 直接促进氯离子的内流 | 钙通道阻滞剂 | 其他 |
|---|---|---|---|---|---|---|
| 传统 AEDs | | | | | | |
| 卡马西平 | ++ | ? | | | +(L 型) | + |
| 苯二氮草类 | | | ++ | | | |
| 苯巴比妥 | | + | + | ++ | ? | |
| 苯妥英钠 | ++ | | | | ? | + |
| 扑痫酮 | | | | | | |
| 丙戊酸 | ? | + | ? | | +(T 型) | ++ |
| 新型 AEDs | | | | | | |
| 非氨脂 | ++ | + | + | | +(L 型) | + |
| 加巴喷丁 | ? | ? | | | ++(N 型,P/Q 型) | ? |
| 拉莫三嗪 | ++ | + | | | ++(N,P/Q,R,T 型) | + |
| 左乙拉西坦 | | ? | + | | +(N 型) | ++SV2A |
| 奥卡西平 | ++ | ? | | | +(N,P 型) | + |
| 替加宾 | | ++ | | | | |
| 托吡酯 | ++ | + | + | | +(L 型) | + |
| 氨己烯酸 | | ++ | | | | |
| 唑尼沙胺 | ++ | ? | | | ++(N,P,T 型) | |
| 吡仑帕奈 | | | | | | ++AMPA 拮抗剂 |
| 拉考沙胺 | ++（慢失活钠通道） | | | | | |

注：++ 主要作用机制；+ 次要作用机制；? 不肯定

表 9-16 抗癫痫药物的药代动力学特征

| | 生物利用度（%） | 一级动力学 | 蛋白结合率（%） | 半衰期（h） | 血浆达峰浓度时间（h） | 活性代谢产物 | 对肝酶的作用 |
|---|---|---|---|---|---|---|---|
| 卡马西平 | 75~85 | 是 | 65~85 | 25~34（初用药）8~20（4 周后） | 4~8 | 有 | 诱导 自身诱导 |
| 氯硝西泮 | >80 | 是 | 85 | 20~60 | 1~4 | 有 | |
| 苯巴比妥 | 80~90 | 是 | 45~50 | 40~90 | 1~6 | 无 | 诱导 |
| 苯妥英钠 | 95 | 否 | 90 | 12~22 | 3~9 | 无 | 诱导 |
| 扑痫酮 | 80~100 | 是 | 20~30 | 10~12 | 2~4 | 有 | 间接诱导 |
| 丙戊酸 | 70~100 | 是 | 90~95 | 8~15 | 1~4 | 有 | 抑制 |

续表

| | 生物利用度（%） | 一级动力学 | 蛋白结合率（%） | 半衰期（h） | 血浆达峰浓度时间（h） | 活性代谢产物 | 对肝酶的作用 |
|---|---|---|---|---|---|---|---|
| 非氨脂 | ≥ | 是 | 30 | 14~25 | 1~4 | 有 | 抑制 |
| 加巴喷丁 | <60 | 否 | 0 | 5~7 | 2~3 | 无 | 无 |
| 拉莫三嗪 | 98 | 是 | 55 | 15~30 | 2~3 | 无 | 无 |
| 左乙拉西坦 | 约 100 | 是 | 0 | 6~8 | 0.6~1.3 | 无 | 无 |
| 奥卡西平 | <95 | 是 | 40 | 8~25 | 4.5~8 | 有 | 弱诱导 |
| 替加宾 | ≥90 | 是 | 96 | 4~13 | 0.5~1.5 | 无 | 无 |
| 托吡酯 | ≥80 | 是 | 13 | 20~30 | 2~4 | 无 | 抑制 |
| 氨己烯酸 | ≥60 | 是 | 0 | 5~8 | 1~3 | 无 | 无 |
| 唑尼沙胺 | ≥50 | 是 | 50 | 50~70 | 2~6 | 无 | 无 |
| 拉考沙胺 | 约 100 | 是 | <15% | ~13 | 0.5~4 | 无 | 无 |
| 吡仑帕奈 | 约 100 | 是 | ~95% | 85.6~122 | 0.75~1.25 | 无 | 弱 |

及频度。血药浓度检测的指征如下：

(1) 对于零级药代动力学的 AEDs，均需要进行 TDM。例如苯妥英钠，药物剂量与血药浓度不成正比例关系，治疗窗很窄，安全范围小，易发生血药浓度过高引起的毒性反应。因此患者服用苯妥英钠达到目标剂量后以及每次剂量调整后，都应当测定血药浓度。

(2) AEDs 已用至维持剂量仍不能控制发作时应测定血药浓度，以帮助确定是否需要调整药物剂量或更换药物。

(3) 在服药过程中患者出现了明显的不良反应，测定血药浓度，可以明确是否药物剂量过大或血药浓度过高所致。

(4) 出现特殊的临床状况，如患者出现肝、肾或胃肠功能障碍，癫痫持续状态、怀孕等可能影响药物在体内的代谢，应监测血药浓度，以便及时调整药物剂量。

(5) 合并用药尤其与影响肝酶系统的药物合用时，可能产生药物相互作用，影响药物代谢和血药浓度。

(6) 成分不明的药，特别是国内有些自制或地区配制的抗癫痫“中成药”，往往加入廉价 AEDs。血药浓度测定有助于了解患者所服药物的真实情况，引导患者接受正规治疗。

(7) 评价患者对药物的依从性：即患者是否按医嘱服药或者存在过量服用药物的情况，尤其是控制良好的患者突然出现癫痫发作甚至持续状态，或者服用 AEDs 患者出现不明原因意识障碍，均需要尽快查血药浓度。

国内常用 AEDs 的用法及已开展的 AEDS 血药浓度参考值，见表 9-17。

**（五）抗癫痫药物的选择**

60% 左右新诊断的癫痫患者可以通过服用单一 AEDs 使发作得以控制，所以初始治疗的药物选择非常重要，一般根据四个方面的因素来进行考量：癫痫的特征（综合征类型、发作类型、发作频率），患者本身的特征（年龄、性别、是否育龄期妇女、合并症 - 偏头痛及肥胖等、肝肾功能情况、过敏史、遗传学特征），AEDs 的特征（作用机制、治疗谱、副作用、适宜的加量速度、半衰期及服药频率、剂型、AEDs 之间以及和其他治疗药物之间的相互影响、致畸风险以及对儿童生长发育的长期影响等）以及其他影响因素（如 AEDs 费用、可及性以及个人偏好等）。

**1. 根据发作类型选药（表 9-18）**

(1) 全面强直阵挛发作：丙戊酸是新诊断的全面强直阵挛发作患者的一线用药。如果丙戊酸不适用则使用拉莫三嗪、左乙拉西坦或苯巴比妥。拉莫三嗪可能会加重某些癫痫的肌阵挛发作（如 Dravet 综合征）。卡马西平和奥卡西平可用于仅有全面强直阵挛发作的患者，但是不适合用于特发性全面性癫痫综合征患者。

当一线药物治疗无效或不能耐受时，拉莫三嗪、氯巴占、左乙拉西坦、丙戊酸、托吡酯、吡仑帕奈或苯巴比妥可作为添加治疗。

表 9-17 常用抗癫痫药物使用方法及有效血药浓度

| | 起始剂量 | 增加剂量 | 维持剂量 | 最大剂量 | 有效浓度 | 服药次数（次/天） |
|---|---|---|---|---|---|---|
| **卡马西平** | | | | | | |
| 儿童 | <6 岁 5mg/(kg·d) | 5~7 天增加 1 次 | 10~20mg/(kg·d) | 400mg/d | 4~12mg/l | 2 |
| | 6~12 岁 | 每 2 周增加 1 次 100mg/d | 400~800mg | 1 000mg/d | | 2~3 |
| **氯硝西泮** | | | | | | |
| 儿童 | 10 岁以下或体重 <30kg，0.01~0.03mg/(kg·d) | 每周 0.03~0.05mg/kg | 0.1~0.2mg/(kg·d) | <20mg/d | 20~90mg/l | 2~3 |
| **苯巴比妥(鲁米那)** | | | | | | |
| 儿童 | 2~3mg/(kg·d) | 2mg/(kg·d) | 5~8mg/(kg·d) | ~8mg/(kg·d)(<180mg) | 10~40mg/l | 1~2 |
| **苯妥英钠(大仑丁)** | | | | | | |
| 儿童 | 5mg/(kg·d) | 逐渐增加 | 4~8mg/(kg·d) | <250mg/d | 5~20mg/l | 2~3 |
| **丙戊酸钠** | | | | | | |
| 儿童 | 15mg/(kg·d) | 逐渐增加 | 20~30mg/(kg·d) | 60mg/(kg·d)(<2500mg/d) | 50~100mg/l | 2~3 |
| **加巴喷丁** | | | | | | |
| 儿童 | 10~15mg/(kg·d) | | 25~35mg/(kg·d) | <12 岁，50mg/(kg·d)<br>>12 岁，<1.8g/d | | 3 |
| **拉莫三嗪** | | | | | | |
| **单药治疗** | | | | | | |
| 儿童 | 0.3mg/(kg·d) | 1~2 周 0.3mg/(kg·d) | 2~10mg/(kg·d) | 10mg/(kg·d)(<500mg/d) | | 2 |
| **与肝酶诱导类的 AEDs 物合用** | | | | | | |
| 儿童 | 0.6mg/(kg·d) | 1~2 周 0.6mg/(kg·d) | 5~15mg/(kg·d) | 15mg/(kg·d)(<500mg/d) | | 2 |
| **与丙戊酸类药物合用** | | | | | | |
| 儿童 | 0.15mg/(kg·d) | 1~2 周 0.15mg/(kg·d) | 1~5mg/(kg·d) | 5mg/(kg·d)(<200mg/d) | | 2 |
| **左乙拉西坦** | | | | | | |
| 1~6 月龄 | 7~14mg/kg | 每周 7~14mg/(kg·d) | 21~42mg/(kg·d) | 42mg/(kg·d)(<3 000mg/d) | | |
| >6 月 | 10~20mg/(kg·d) | 每周 10~20mg/(kg·d) | 20~60mg/(kg·d)(<3 000mg/d) | 60mg/(kg·d)(<3 000mg/d) | | 2 |
| **奥卡西平** | | | | | | |
| 儿童 | 8~10mg/(kg·d) | 每周 10mg/kg | 20~46mg/(kg·d)(片剂)<br>20~60mg/(kg·d)(口服液) | 46mg/(kg·d)<br>60mg/(kg·d) | | 2 |

续表

| | 起始剂量 | 增加剂量 | 维持剂量 | 最大剂量 | 有效浓度 | 服药次数（次/天） |
|---|---|---|---|---|---|---|
| **托吡酯** | | | | | | |
| 儿童 | 0.5~1mg/(kg·d) | 0.5~1mg/kg | 3~6mg/(kg·d) | 30mg/(kg·d)<br>(<500mg/d) | | 2 |
| **唑尼沙胺** | | | | | | |
| 儿童 | 2~4mg/(kg·d) | 每周 2~4mg/kg | 4~8mg/(kg·d) | 12mg/(kg·d)<br>(600mg/d) | | 1~3 |
| **拉考沙胺** | | | | | | |
| 儿童 | 2mg/(kg·d) | 每周 2mg/kg | 6~10mg/(kg·d) | 12mg/(kg·d)<br>(400mg/d) | | 2 |
| **吡仑帕奈** | | | | | | |
| >12 岁 | 2mg/d | 1~2 周 2mg | 4~8mg/d | 12mg/d | | 1 |

表 9-18 根据发作类型的选药原则

| 发作类型 | 一线药物 | 添加药物 | 可以考虑的药物 | 可能加重发作的药物 |
|---|---|---|---|---|
| 全面强直阵挛发作 | 丙戊酸<br>拉莫三嗪<br>卡马西平<br>奥卡西平<br>左乙拉西坦 | 左乙拉西坦<br>托吡酯<br>丙戊酸<br>拉莫三嗪<br>氯巴占 * | 氯硝西泮<br>苯巴比妥 | |
| 强直或失张力发作 | 丙戊酸 | 拉莫三嗪 | 托吡酯<br>卢菲酰胺 * | 卡马西平<br>奥卡西平<br>加巴喷丁<br>普瑞巴林<br>替加宾 *<br>氨己烯酸 * |
| 失神发作 | 丙戊酸<br>乙琥胺 *<br>拉莫三嗪 | 丙戊酸<br>乙琥胺 *<br>拉莫三嗪 | 氯硝西泮<br>氯巴占 *<br>左乙拉西坦<br>托吡酯<br>唑尼沙胺 | 卡马西平<br>奥卡西平<br>苯妥英钠<br>加巴喷丁<br>普瑞巴林<br>替加宾 *<br>氨己烯酸 * |
| 肌阵挛发作 | 丙戊酸<br>左乙拉西坦<br>托吡酯 | 左乙拉西坦<br>丙戊酸<br>托吡酯 | 氯硝西泮<br>氯巴占 *<br>唑尼沙胺 | 卡马西平<br>奥卡西平<br>苯妥英钠<br>加巴喷丁<br>普瑞巴林<br>替加宾 *<br>氨己烯酸 * |

续表

| 发作类型 | 一线药物 | 添加药物 | 可以考虑的药物 | 可能加重发作的药物 |
|---|---|---|---|---|
| 局灶性发作 | 卡马西平<br>拉莫三嗪<br>奥卡西平<br>左乙拉西坦<br>丙戊酸 | 卡马西平<br>左乙拉西坦<br>拉莫三嗪<br>奥卡西平<br>加巴喷丁<br>丙戊酸<br>托吡酯<br>拉考沙胺<br>吡仑帕奈<br>唑尼沙胺<br>氯巴占* | 苯妥英钠<br>苯巴比妥 | |

注:* 为目前国内市场尚没有的抗癫痫药

如果患者同时有失神或肌阵挛发作,或者怀疑青少年肌阵挛癫痫、少年失神癫痫等,不能使用卡马西平、奥卡西平、加巴喷丁、苯妥英钠、普瑞巴林、替加宾或氨己烯酸。

(2) 强直或失张力发作:丙戊酸是强直或失张力发作患者的一线药物治疗。如果丙戊酸无效或不能耐受,可选拉莫三嗪添加治疗。如果添加治疗仍然无效或者不能耐受,可考虑托吡酯。

不建议应用卡马西平、奥卡西平、加巴喷丁、普瑞巴林、替加宾或氨己烯酸。氯硝西泮可能增加LGS综合征的强直发作。

(3) 失神发作:乙琥胺或丙戊酸是治疗失神发作的一线用药。如果出现全面强直阵挛发作的风险高,且无禁忌证,应优先考虑丙戊酸。当乙琥胺和丙戊酸不适用、无效或不能耐受时,可考虑拉莫三嗪。如果两个一线抗癫痫药无效,可考虑乙琥胺、丙戊酸和拉莫三嗪三种药中的两药联合使用。

如果联合治疗无效或不能耐受,可考虑选用氯硝西泮、氯巴占、左乙拉西坦、托吡酯或唑尼沙胺。

不能选用卡马西平、加巴喷丁、奥卡西平、苯妥英钠、普瑞巴林、替加宾或氨己烯酸。

(4) 肌阵挛发作:丙戊酸是新诊断肌阵挛发作患者的一线用药。如果丙戊酸不适用或不耐受,可考虑使用左乙拉西坦、托吡酯、氯巴占 / 氯硝西泮。

当一线治疗无效或无法耐受,左乙拉西坦、丙戊酸或托吡酯可作为肌阵挛发作患者的添加用药。拉莫三嗪也可以作为特发性全面性癫痫综合征中的肌阵挛发作的添加治疗。如果上述添加用药无效或无法耐受,还可考虑选用氯巴占、氯硝西泮或唑尼沙胺。

不能使用卡马西平、加巴喷丁、奥卡西平、苯妥英钠、普瑞巴林、替加宾或氨己烯酸。

(5) 局灶性发作:卡马西平、奥卡西平、拉莫三嗪或左乙拉西坦可作为一线用药用于新诊断局灶性发作的患者。如果上述药物不合适或不耐受,也可考虑丙戊酸。

当一线治疗无效或不能耐受时,卡马西平、奥卡西平、拉莫三嗪、左乙拉西坦、丙戊酸、托吡酯、氯巴占、加巴喷丁、唑尼沙胺、拉考沙胺、吡仑帕奈均可作为局灶性发作的添加用药。

**2. 根据癫痫综合征选药(表 9-19)**

(1) 儿童失神癫痫、青少年失神癫痫与其他失神癫痫综合征:对于失神综合征的患者推荐使用乙琥胺或丙戊酸作为一线治疗药物。如果患者有发生全面强直阵挛发作的风险,应该首选丙戊酸,除非存在不适合的因素。如果乙琥胺和丙戊酸均不适合选用、无效或者不能耐受,可以考虑选用拉莫三嗪。如果两种一线药物治疗均无效,可以考虑选择乙琥胺、丙戊酸和拉莫三嗪中的两药或三种药物联合治疗。在育龄期女性,上述选药过程中均应警惕丙戊酸对胎儿的致畸性风险。

如果联合治疗仍无效或者不能耐受,可以考虑应用氯巴占、氯硝西泮、左乙拉西坦、托吡酯或者唑尼沙胺。

不推荐使用卡马西平、加巴喷丁、奥卡西平、苯妥英钠、普瑞巴林、替加宾或氨己烯酸。

(2) 青少年肌阵挛癫痫(JME):对于新诊断的JME患者,除部分不适合的患者外,均考虑给予丙戊酸作为首选治疗。要警惕丙戊酸的致畸性风险。如果丙戊酸不适合或不耐受,考虑拉莫三嗪、左乙拉西

表 9-19 根据癫痫综合征的选药原则

| 癫痫综合征 | 一线药物 | 添加药物 | 可以考虑的药物 | 可能加重发作的药物 |
|---|---|---|---|---|
| 儿童失神癫痫、青少年失神癫痫或其他失神综合征 | 丙戊酸、乙琥胺 *<br>拉莫三嗪 | 丙戊酸、<br>乙琥胺 *<br>拉莫三嗪 | 氯硝西泮<br>唑尼沙胺<br>左乙拉西坦、<br>托吡酯<br>氯巴占 * | 卡马西平、<br>奥卡西平<br>苯妥英钠<br>加巴喷丁<br>普瑞巴林<br>替加宾 *<br>氨己烯酸 * |
| 青少年肌阵挛癫痫 | 丙戊酸、拉莫三嗪 | 左乙拉西坦、<br>托吡酯 | 氯硝西泮<br>唑尼沙胺<br>氯巴占 *<br>苯巴比妥 | 卡马西平、<br>奥卡西平<br>苯妥英钠<br>加巴喷丁<br>普瑞巴林<br>替加宾 *<br>氨己烯酸 * |
| 仅有全面强直阵挛发作的癫痫 | 丙戊酸、<br>拉莫三嗪<br>卡马西平<br>奥卡西平 | 左乙拉西坦、<br>托吡酯、<br>丙戊酸、<br>拉莫三嗪<br>氯巴占 * | 苯巴比妥 | |
| 特发性全面性癫痫 | 丙戊酸、<br>拉莫三嗪 | 左乙拉西坦<br>丙戊酸、<br>拉莫三嗪<br>托吡酯 | 氯硝西泮<br>唑尼沙胺<br>氯巴占 *<br>苯巴比妥<br>吡仑帕奈 | 卡马西平、<br>奥卡西平<br>苯妥英钠<br>加巴喷丁<br>普瑞巴林<br>替加宾 *<br>氨己烯酸 * |
| 儿童良性癫痫伴中央颞区棘波、Panayiotopoulos 综合征或晚发性儿童枕叶癫痫（Gastaut 型） | 卡马西平<br>奥卡西平<br>左乙拉西坦<br>丙戊酸<br>拉莫三嗪 | 卡马西平<br>奥卡西平<br>左乙拉西坦<br>丙戊酸<br>拉莫三嗪<br>托吡酯<br>拉考沙胺<br>吡仑帕奈<br>氯巴占 * | 唑尼沙胺<br>普瑞巴林<br>替加宾 *<br>艾司利卡西平 * | |
| West 综合征（婴儿痉挛症） | 皮质激素<br>氨己烯酸 * | 托吡酯、<br>丙戊酸<br>氯硝西泮、<br>拉莫三嗪 | | |
| Lennox-Gastaut 综合征 | 丙戊酸、 | 拉莫三嗪 | 托吡酯、<br>左乙拉西坦<br>卢非酰胺 *<br>非氨酯 *<br>大麻二酚 * | 卡马西平、<br>奥卡西平、<br>加巴喷丁<br>普瑞巴林<br>替加宾 *<br>氨己烯酸 * |

续表

| 癫痫综合征 | 一线药物 | 添加药物 | 可以考虑的药物 | 可能加重发作的药物 |
|---|---|---|---|---|
| Dravet 综合征 | 丙戊酸、托吡酯 | 氯巴占 *<br>司替戊醇 *<br>左乙拉西坦<br>氯硝西泮 | 氟苯丙胺 | 卡马西平、<br>奥卡西平<br>加巴喷丁<br>拉莫三嗪<br>苯妥英钠<br>普瑞巴林<br>替加宾 *<br>氨己烯酸 * |
| 癫痫性脑病伴慢波睡眠期持续棘慢波 | 丙戊酸、氯硝西泮<br>皮质激素 | 左乙拉西坦、<br>拉莫三嗪<br>托吡酯 | | 卡马西平、<br>奥卡西平 |
| Landau-Kleffner 综合征 | 丙戊酸、氯硝西泮、<br>皮质激素 | 左乙拉西坦、<br>拉莫三嗪<br>托吡酯 | | 卡马西平、<br>奥卡西平 |
| 肌阵挛 - 失张力癫痫 | 丙戊酸、 | 拉莫三嗪<br>左乙拉西坦<br>托吡酯<br>氯硝西泮<br>氯巴占 * | | 卡马西平、<br>奥卡西平<br>苯妥英钠<br>加巴喷丁<br>普瑞巴林<br>替加宾 *<br>氨己烯酸 * |

注：* 为目前国内市场尚没有的抗癫痫药

坦或者托吡酯进行治疗。需要注意托吡酯出现难以耐受性不良事件的发生率较拉莫三嗪、左乙拉西坦与丙戊酸高，而拉莫三嗪可以作为添加治疗药物，也有可能会加重肌阵挛性发作。在育龄期女性，上述选药过程中均应警惕丙戊酸对胎儿的致畸性风险。

如果首选治疗无效或不能耐受，可以给予拉莫三嗪、左乙拉西坦，丙戊酸或者托吡酯作为添加治疗。如果添加治疗无效或者不能耐受，可以考虑应用氯硝西泮、唑尼沙胺、苯巴比妥或氯巴占治疗。

不推荐应用卡马西平、加巴喷丁、奥卡西平、苯妥英钠、普瑞巴林、替加宾或氨己烯酸治疗。

(3) 仅有全面强直阵挛发作的癫痫：对于仅有全面性强直阵挛发作的癫痫患者推荐应用丙戊酸或者拉莫三嗪作为一线治疗药物，也可以用左乙拉西坦、托吡酯。如果患者存在可疑的肌阵挛发作，或者怀疑为 JME，则首先推荐丙戊酸，除非患者不适合应用丙戊酸。在育龄期女性，上述选药过程中均应警惕丙戊酸对胎儿的致畸性风险。卡马西平与奥卡西平也可以选用，但应当注意其加重与恶化肌阵挛或失神发作的风险。

如果一线治疗无效或者不能耐受，建议使用氯巴占 / 氯硝西泮、拉莫三嗪、左乙拉西坦、丙戊酸、苯巴比妥或者托吡酯作为添加治疗。

(4) 特发性全面性癫痫(IGE)：对于新诊断的 IGE 患者，给予丙戊酸作为一线药物治疗，特别是存在全面强直阵挛发作以及当脑电图存在光敏性反应时。如果丙戊酸不合适或不耐受，可以考虑应用拉莫三嗪。应当注意拉莫三嗪可能会加重肌阵挛发作。也可以考虑应用托吡酯治疗，但应当注意其出现耐受不良的风险较丙戊酸与拉莫三嗪高。

如果一线药物治疗无效或者不能耐受，可以给予拉莫三嗪、左乙拉西坦、丙戊酸或者托吡酯作为添加治疗。如果添加治疗无效或者不能耐受，可考虑应用氯硝西泮、氯巴占、苯巴比妥或者唑尼沙胺治疗。

不推荐应用卡马西平、加巴喷丁、奥卡西平、苯妥英钠、普瑞巴林、替加宾或氨己烯酸治疗。

(5) 儿童良性癫痫伴中央颞区棘波、Panayiotopoulos 综合征或晚发性枕叶癫痫(Gastaut 型)：对于儿童良性癫痫伴中央颞区棘波的患者，首先与患者监护人讨论，是否需要开始抗癫痫药物治疗，尤其是起病较晚及发作稀少、程度轻的患者。对于以上三类儿童部分性癫痫综合征，卡马西平、奥卡西平或左乙拉西坦可作为一线治疗药物。需要注意少数儿童良性癫痫伴中央颞区棘波的患儿，卡马西平与奥卡西平可能会加重慢波睡眠期的持续性棘慢波发放。如果不合适或不耐受，可以应用拉莫三嗪或丙戊酸治疗。如果上述五种药物中首选的药物治疗无效，可以从中选择其他药物进行治疗。如果第二种能较好耐受的抗癫痫药物仍然无效，应当考虑联合治疗。

如果首选治疗无效或不耐受，建议给予卡马西平、氯巴占、加巴喷丁、拉莫三嗪、左乙拉西坦、奥卡西平，丙戊酸或托吡酯作为添加治疗。

(6) West 综合征(婴儿痉挛症)：婴儿痉挛症的一线治疗只推荐皮质激素和氨己烯酸。对于不伴结节性硬化的 West 综合征患儿给予皮质激素，包括促肾上腺皮质激素(adrenocorticotropic hormone，ACTH)及大剂量泼尼松龙(或者泼尼松)，或者氨基烯酸作为一线治疗药物。对于由结节性硬化引起的 West 综合征给予氨己烯酸作为一线治疗药物，如果无效，再给予类固醇(ACTH 或者泼尼松)治疗。应用类固醇或氨己烯酸时要仔细考虑用药的风险 - 效益比，尤其要注意氨己烯酸可能存在的不可逆性视野及视力损伤风险。

如果一线药物治疗无效或不能耐受，可以应用托吡酯、丙戊酸、氯巴占 / 氯硝西泮或拉莫三嗪作为添加治疗。

婴儿痉挛症不建议使用卡马西平、奥卡西平等药物。

(7) Lennox-Gastaut 综合征(LGS)的药物治疗：对于 LGS 的患儿给予丙戊酸作为一线治疗药物。

如果一线应用丙戊酸治疗无效或不能耐受，可以应用拉莫三嗪作为添加治疗。如果添加治疗仍无效或不能耐受，可考虑的其他抗癫痫药物有卢菲酰胺、托吡酯、左乙拉西坦、氯巴占、非氨酯以及大麻二酚添加治疗。

不建议应用卡马西平、加巴喷丁、奥卡西平、普瑞巴林、替加宾或氨己烯酸。

要强调 LGS 可能是局灶皮质病灶所致，有可能进行病灶切除治疗，而达到良好癫痫控制。迷走神经刺激术、生酮饮食也可以试用。胼胝体切开对于跌倒发作疗效较好，大约 2/3 的患者跌倒发作可以减轻或者完全控制。

(8) Dravet 综合征：Dravet 综合征的患儿应当考虑丙戊酸或托吡酯作为一线治疗药物。

如果一线药物治疗无效或不能耐受，可考虑应用氯巴占、司替戊醇、氯硝西泮、左乙拉西坦、大麻二酚及氟苯丙胺作为添加治疗。

不建议应用卡马西平、加巴喷丁、拉莫三嗪、奥卡西平、苯妥英钠、普瑞巴林、替加宾或氨己烯酸。

(9) 癫痫性脑病伴慢波睡眠期持续性棘慢波和 Landau-Kleffner 综合征：对于癫痫性脑病伴慢波睡眠期持续性棘慢波和 Landau-Kleffner 综合征，可首选丙戊酸治疗，如果无效，再给予氯硝西泮或皮质激素(甲泼尼松龙或者泼尼松)治疗。应用皮质激素时要仔细考虑用药的风险 - 效益比。

如果一线药物治疗无效或不能耐受，可以应用左乙拉西坦、拉莫三嗪或托吡酯作为添加治疗。

(10) 肌阵挛 - 失张力癫痫：肌阵挛 - 失张力癫痫首选丙戊酸治疗，如果无效或不耐受，再给予拉莫三嗪、托吡酯或氯硝西泮治疗。

如果一线药物治疗无效或不能耐受，可以应用左乙拉西坦、拉莫三嗪作为添加治疗。丙戊酸及拉莫三嗪的联合治疗常有较好的效果。

不推荐应用卡马西平、加巴喷丁、奥卡西平、苯妥英钠、普瑞巴林、替加宾或氨己烯酸治疗。

**(六) 抗癫痫药物的不良反应**

1. 所有的 AEDs 都可能(但并不是一定)产生不良反应，其严重程度在不同个体有很大差异。AEDs 的不良反应是导致治疗失败的另一个主要原因。大部分不良反应是轻微的，但也有少数会危及生命。

2. 最常见的不良反应包括对中枢神经系统的影响(镇静、思睡、头晕、共济障碍、认知、记忆等)、对全身多系统的影响(血液系统、消化系统、体重改变、生育问题、骨骼健康等)和特异体质反应(表 9-20)。可以分为四类：

(1) 剂量及 AEDs 用药负荷相关的不良反应：例如对中枢神经系统的影响，常见的包括苯巴比妥的镇静作用，卡马西平、苯妥英钠引起的头晕、复视、共济失调等。从小剂量开始缓慢增加剂量，尽可能不要超过说明书推荐的最大治疗剂量、尽可能减少 AEDs 的用药负荷(维持剂量及药物种类)可以减轻这类不良反应。儿童按体重计算药量，但最大剂量不应该超过成人剂量。治疗过程中患者如果出现剂量相关的不良反应(如头晕、嗜睡、疲劳、共济失调等)可暂时停止增加剂量或酌情减少当前用量，待不良反应消退后再继续增加量至目标剂量。

(2) 特异体质的不良反应：一般出现在治疗开始的前几周，与剂量无关。部分特异体质不良反应虽然罕见但有可能危及生命。传统 AEDs 特异体质不良反应的报道较常见。主要有过敏反应、严重的肝毒性、血液系统损害。新型 AEDs 中的拉莫三嗪和

表 9-20 抗癫癫痫药物常见的不良反应

| 药物 | 剂量相关的副作用 | 长期治疗的副作用 | 特异体质副作用 | 对妊娠的影响 |
|---|---|---|---|---|
| 卡马西平 | 复视、头晕、视物模糊、恶心、困倦、中性粒细胞减少、低钠血症 | 低钠血症 | 皮疹、再生障碍性贫血、Stevens-Johnson 综合征、中毒性表皮溶解症、肝损害 | FDA 妊娠安全分级 * D 级 能透过胎盘屏障，可能导致神经管畸形 |
| 氯硝西泮 | 镇静、呼吸道分泌增多(婴幼儿)、共济失调 | 易激惹、攻击行为、多动(儿童) | 少见，偶见白细胞减少 | FDA 妊娠安全分级 D 级 能透过胎盘屏障，有致畸性及胎儿镇静、肌张力下降 |
| 苯巴比妥 | 疲劳、嗜睡、抑郁、注意力涣散、多动、易激惹(见于儿童)、攻击行为、记忆力下降 | 少见皮肤粗糙、突然停药可出现戒断症状，焦虑、失眠等 | 皮 疹、Stevens-Johnson 综合征、中毒性表皮溶解症、肝炎 | FDA 妊娠安全分级 D 级 能透过胎盘屏障，可发生新生儿出血 |
| 苯妥英钠 | 眼球震颤、共济失调、厌食、恶心、呕吐、攻击行为、巨幼红细胞性贫血、 | 痤疮、齿龈增生、面部粗糙、多毛、骨质疏松、小脑及脑干萎缩(长期大量使用)、性欲缺乏、维生素 K 和叶酸缺乏 | 皮疹、周围神经病、Stevens-Johnson 综合征、中毒性表皮溶解症、肝毒性 | FDA 妊娠安全分级 D 级 能透过胎盘屏障，可能导致胎儿头面部畸形、心脏发育异常、精神发育缺陷及新生儿出血 |
| 丙戊酸钠 | 震颤、厌食、恶心、呕吐、困倦、 | 体重增加、脱发、月经失调或多囊卵巢综合征 | 肝毒性(尤其在 2 岁以下的儿童)、血小板减少、急性胰腺炎(罕见)、高氨血症 | FDA 妊娠安全分级 D 级 能透过胎盘屏障，可能导致神经管畸形及新生儿出血 |
| 加巴喷丁 | 嗜睡、头晕、疲劳、复视、感觉异常、健忘 | 较少 | 罕见 | FDA 妊娠安全分级 C 级 |
| 拉莫三嗪 | 复视、头晕、头痛、恶心、呕吐、困倦、共济失调、嗜睡 | 攻击行为、易激惹 | 皮疹、Stevens-Johnson 综合征、中毒性表皮溶解症、肝衰竭、再生障碍性贫血 | FDA 妊娠安全分级 C 级 |
| 奥卡西平 | 疲劳、困倦、复视、头晕、共济失调、恶心 | 低钠血症 | 皮疹 | FDA 妊娠安全分级 C 级 |
| 左乙拉西坦 | 头痛、困倦、易激惹 | 较少 | 罕见过敏 | FDA 妊娠安全分级 C 级 |
| 托吡酯 | 厌食、注意力、语言、记忆障碍、感觉异常、无汗 | 肾结石、体重下降、 | 急性闭角性青光眼(罕见) | FDA 妊娠安全分级 C 级 |

注：*FDA 妊娠安全分级：美国药品和食品管理局（FDA）根据药物对动物或人类所具有的不同程度的致畸性，将药物对妊娠的影响分为五级

A 级：妊娠头 3 个月的孕妇的充分的良好对照研究没有发现对胎儿的危害（并且也没有在其后 6 个月具有危害性的证据）。此类药物对胎儿的影响甚微。

B 级：动物研究没有发现对胎仔的危害，但在孕妇没有充分的良好对照的研究；或动物研究发现对胎仔有危害，但对孕妇的充分的的良好对照的研究没有发现对胎儿的危害。此类药品对胎儿影响较小。

C 级：动物研究表明，药物对胎仔有致畸或杀死胚胎的作用，但对孕妇没有充分的的良好对照的研究；或对孕妇没有研究，也没有动物研究。此类药品必须经过医师评估，权衡利弊后才能使用。

D 级：有危害人类胎儿的明确证据，但在某些情况下（如孕妇存在严重的、危及生命的疾病，没有更安全的药物可供使用，或药物虽安全但使用无效）孕妇用药的益处大于危害。

X 级：动物或人类研究表明，能导致胎儿异常；或根据人类和动物用药经验，有危害胎儿的明确证据。孕妇使用药物显然没有益处。禁用于怀孕或可能怀孕的妇女

奥卡西平也有严重甚至致死性过敏反应的报道。这类不良反应，如果及时处理，大多数在停药后迅速缓解。部分严重的不良反应在立即停药的同时，尚需积极对症处理。

(3) 长期的不良反应：与累计剂量有关。如给予患者能够控制发作的最小剂量，若干年无发作后可考虑逐渐撤药或减量，有助于减少 AEDs 的长期不良反应。

(4) 致畸作用：癫痫妇女后代的畸形发生风险增加，不同的 AEDs、不同剂量出现主要先天畸形(major congenital malformation)的风险不同，大剂量(>1 450mg/d)丙戊酸钠的风险最高，其次是中等剂量丙戊酸(650~1 450mg/d)及大剂量苯巴比妥(>130mg/d)，相对来说新一代 AEDs 相对风险较低，左乙拉西坦和低剂量(<325mg/d)拉莫三嗪的风险最低。

（姜玉武）

## 第八节 药物难治性癫痫的诊治原则及术前评估

癫痫是儿童神经系统中最常见的疾病之一，随着治疗手段和检查技术(头颅影像学、影像后处理、脑电图和遗传学)的进步，越来越多的患儿得到了有效的治疗，但是仍有约 30% 的患儿发作不能完全控制。相对于成人癫痫而言，由于儿童正处于特殊的脑发育阶段，频繁的癫痫发作对患儿的认知、记忆、生长发育、生活质量、社会心理及等都会造成严重的影响。因此，正确的认识药物难治性癫痫是儿童癫痫治疗过程中的重点和难点。

**【药物难治性癫痫的定义】** 2010 年国际抗癫痫联盟给出了药物难治性癫痫(drug resistant epilepsy)的定义，指应用选择正确且能耐受的两种抗癫痫药物(单药或联合用药)，仍未能达到持续无发作。同时指出若在临床中诊断药物难治性癫痫，为了给予其更合理的治疗，建议此类患者应转到具有一定经验的癫痫专业机构或癫痫专科医师处进一步检查评估、确认诊断，并将患者纳入"评估 - 治疗 - 随访 - 再评估 - 再治疗 - 随访"的动态管理和治疗中。

**【药物难治性癫痫的诊断】** 根据药物难治性癫痫概念，临床诊断药物难治性癫痫较为简单，但是在诊断药物难治性癫痫的过程中要注意以下问题：①正确理解"正规"应用两种抗癫痫药物：正规应用药物是指选药正确(根据癫痫发作类型和综合征选药)，并应用足够的剂量 / 达到有效的血药浓度和足够长的时间，如果某种药物的应用未按抗癫痫药物选择原则正确应用(如 Dravet 综合征患者选择钠离子拮抗剂如卡马西平或奥卡西平等发作加重)，患者因为不能耐受该药物副作用而停用(如因过敏或肝脏功能损伤而停用)或在未达到药物有效治疗浓度之前停用，此种情况不能视为正规应用；②正确判断"无发作"：在治疗过程中出现任何形式的发作(包括先兆发作)，或因睡眠剥夺、发热等因素诱发的发作，均应视为存在癫痫发作；③正确鉴别"非癫痫性发作"：某些非癫痫性发作和癫痫发作有一些相似性如抽动症、晕厥、屏气发作、癔症等，在临床上容易与癫痫发作想混淆，所以在临床诊治应认真询问病史结合相应的辅助检查如视频脑电图作出正确的判断，给予恰当的治疗以免延误病情；④正确识别药物难治性癫痫的病因：对于每一个难治性癫痫的患儿应进一步寻找其病因，以避免延误可治疗的导致癫痫的疾病如局灶皮质发育不良、吡哆醇依赖症、葡萄糖转运体 I 缺陷等。

**【病因】** 儿童药物难治性癫痫的病因较为复杂，包含了目前癫痫病因分类(遗传性、结构性、感染性、免疫性、代谢性和未知病因)的各个方面。药物难治性癫痫病因的确定，有利于进一步有针对性的实施治疗，如代谢异常中的苯丙酮尿症、甲基丙二酸尿症合并高同型半胱氨酸血症。随着癫痫外科的发展，一些结构异常的患儿可以通过癫痫外科手术达到无发作或发作明显减少，导致药物难治性癫痫的脑结构异常包括皮质发育不良、脑肿瘤、脑血管病、外伤性软化灶等。随着磁共振等影像学技术的发展，越来越多的隐源性癫痫被发现存在局灶性的脑结构异常。所以在药物难治性癫痫的诊治过程中应进一步寻找其病因，以避免遗漏可治疗的导致癫痫的疾病。

儿童癫痫与成人相比症状复杂多样、癫痫综合征种类多、诊疗复杂。在儿童癫痫中易发展为药物难治性癫痫的综合征有早期肌阵挛性脑病、大田原综合征、婴儿痉挛症、Dravet 综合征、Lennox-Gastaut 综合征、癫痫伴肌阵挛失张力发作、进行性肌阵挛癫痫、伴有海马硬化的颞叶内侧癫痫、Rasmussen 综合征、伴下丘脑错构瘤的痴笑性发作等。

**【辅助检查】**

**1. 血药浓度检查** 评估患儿所用药物是否达到有效的剂量。

**2. 视频脑电图检查** 是癫痫诊断及治疗过程中最重要的检查手段，对应于药物难治性癫痫应尽可能行长程视频脑电图监测，必要时行发作期脑电监测。以进一步判断发作类型、综合征及与非癫痫性发作相鉴别。

3. **头颅影像学检查** 头颅CT和MRI是最为常见的两种结构影像学检查检测手段。对于药物难治性癫痫的患儿即使病初检查未发现问题，必要时应复查，因为随着疾病的进展和大脑的发育(如脑白质髓鞘化的完成)，有一些改变在一定病程或年龄才能显示的更为清楚。

4. **遗传学检测** 随着遗传学诊断技术的发展，使一些引起癫痫发作的遗传性病因的诊断和针对病因治疗成为可能，并使这部分患儿的预后极大改善，根据患儿的临床表型可以选择染色体核型分析、染色体微列阵分析、候选基因检测、基因组检测、全外显子测序等以明确病因并指导治疗。

**【治疗】**

1. **内科治疗** ①进一步抗癫痫药物治疗：应用新型抗癫痫药物和尝试多药联合应用；②生酮饮食：适用于儿童各年龄段发作频繁的药物难治性癫痫，其中葡萄糖转运体Ⅰ缺陷症、丙酮酸脱氢酶缺乏症等首选生酮饮食治疗；③糖皮质激素治疗：主要用于部分儿童药物难治性癫痫，如婴儿痉挛症，Landau-Kleffner综合征、ESES、CSWS等；④其他：静脉用免疫球蛋白等。

2. **外科治疗** ①切除性外科手术：对于有明确致痫灶且致痫灶位于脑非重要功能区的手术风险较低的药物难治性癫痫患者，应尽早考虑切除性手术。包括致痫灶切除、脑叶切除、多脑叶切除、大脑半球切除等；②姑息性外科手术如胼胝体切开。

3. **神经调控** 包括迷走神经电刺激(VNS)、脑深部电刺激(DBS)等。此治疗手段的治疗目的为减少发作，改善生活质量，但治疗费用较高，在实施前应和患儿家长充分沟通，告知此种治疗的利弊，慎重评价患者的风险与收益比。

**【术前评估】**药物难治癫痫的患者中部分患者可以通过癫痫外科手术而取得良好的效果。术前评估主要的目的是精确定位致痫区和保护重要神经功能区。术前的多学科，规范化的评估是确保癫痫手术成功的关键。术前评估包括非侵袭性评估和侵袭性评估。侵袭性评估需要在非侵袭性评估的基础之上进行。

1. **术前评估中的相关概念**

(1) 致痫区：是一个理论上的概念，是大脑皮质兴奋-抑制功能失常的区域，并且这种失常的强度足以引起患者的临床癫痫发作，手术切除此区域后，发作可以得到完全缓解。致痫区可以是单发的，也可以是多发的，目前尚无那种手段精确测定致痫区的具体范围。同时要认识“致痫网络”的概念，即癫痫发作的表现是放电在致痫网络中传到或震荡的结果，而并非仅仅某一点放电所致。

(2) 发作起始区：与癫痫发作起始相关的大脑皮质区域，发作起始区是一个电生理概念。相对于其他区域来讲，它和致痫区重叠的概率最大。但是该区域也不完全等同于致痫区，致痫区可能大于或小于发作起始区。

(3) 激惹区：是由于各种原因造成的大脑中兴奋-抑制功能失常的区域，这种失常的强度主要表现为发作间歇期的异常放电。

(4) 致痫病灶：导致癫痫发病的异常结构性病灶。它与致痫区关系密切，但亦有不同。致痫区多邻近于致痫病变或者就是致痫病变本身，少数情况下可以远离致痫病变。因此，单纯切除致痫病灶不一定能彻底治愈癫痫。当颅内有多个病灶时，致痫病灶可能只有一个(如结节硬化等)，确定致痫病变非常重要。

(5) 症状产生区：是受癫痫发作期放电刺激而能够产生发作症状的皮质区域。这些皮质本质上是功能皮质，多位于致痫区的附近或者与致痫区有密切的结构联系。根据患儿的癫痫发作的起始症状、演变顺序及其辅助检查综合分析得出。

(6) 功能缺损区：癫痫发作间期表现为功能障碍的大脑皮质区域。通过详细的神经系统体格检查、功能磁共振、PET、SPECT及神经心理学评估，对功能缺损区进行定位，不同的检查得出的功能缺损区的范围可能不同。功能缺失区：在癫痫发作间歇期引起非癫痫性功能障碍的大脑皮质区域。该区域可能与已有或潜在的脑结构异常、脑电生理紊乱等有关。一般的，通过详细的神经系统检查、神经心理功能测试以及PET、SPECT等客观检查，常能发现功能缺失区的部位，只不过范围有所差异。目前所知：功能缺失区与致痫区的侧别一致率较高，但前者范围明显大于后者。

(7) 脑功能区：负责某项神经功能的大脑皮质。包括运动、感觉、视觉、听觉、语言以及记忆等皮层功能。此区域的准确定位能够帮助手术避开这些区域，防止手术造成新的神经功能缺陷。

2. **术前评估相关内容**

(1) 症状学：癫痫发作的症状学分析是定位致痫区的基础，但是在儿童尤其是低龄儿童(通常小于3岁)，癫痫发作症状的定位与成年人有所不同。在成年人的术前评估中重点强调先兆、首发症状和症状的演变过程。而在儿童尤其是低龄儿童中感觉先兆往往难以正确描述或表达，当有感觉先兆时可能均表现为恐惧、哭闹、易激惹等。在低龄儿童中呆顿发作较为常见，表现为不动或少动，反应减低，缺少演变及定位症状，此种发作可起始于各个脑区。在低龄儿童中会用多种形式共存的发作，并且发作的类型会随着年龄的增长而发生演变。这些特点给儿童癫痫的术前评估带来了很大的困难。

(2) 辅助检查：目前有多种检查手段应用于术前评估，从定位的内容来讲，可以分为定位致痫区和定位功能区的检查。从定位的性质来讲，可以分为无创性检查和有创性检查。

1) 头皮视频脑电图：是目前应用最为广泛的术前评估检查手段，具有安全、可靠、无损伤的特点。术前评估的视频脑电图监测除监测发作间期的放电以外，需要监测到患儿数次的惯常发作，同时要求记录患儿发作症状学的视频要清晰，能较为清楚及完整的展现癫痫发作的起始及演变过程。

2) 神经影像学检查：是术前评估检查中最为重要的检查手段之一，对于定位致痫区具有重要的意义。随着神经影像学检查技术及影像后处理技术的提高，越来越多的曾被认为影像学检查阴性的患者，通过检查发现了致痫病灶。目前常用的神经影像学检查检查包括结构影像学(头颅 CT、头颅 MRI 等)、功能影像学(SPECT、PET 等)、结构 - 功能影像学(fMRI 等)等。目前常用的影像后处理技术包括 PET 和 MRI 融合、VBM(通过灰白质对比发现隐匿的病变)、DTI 等，通过影像后处理可以进一步发现一些隐匿的病变，并对功能区和致痫病灶之间的关系进行初步的判断(见文末彩图 9-4)。

3) 神经心理学评估：儿童尚处于发育过程中，所以需要进行全面的评估，以减少癫痫术后对其精神运动发育带来的影响。术后应进行积极康复和定期随访评估。

4) Wada 试验：Wada 试验的全称是经颈动脉内注射异戊巴比妥试验(intracarotid amobarbital procedure，IAP)。通过在一侧颈动脉注射阿米妥，在同侧半球完全麻醉而对侧半球尚未受到影响的短暂窗口期，进行简单的功能测定。初始主要是用于脑功能语言优势侧别的研究，以后又逐渐增加了测试记忆功能、运动等功能。此试验有很大局限性和主观性，受试者的智商要相对正常且能积极配合，而药物难治性癫痫的患儿多不能满足这一要求。同时随着功能影像学检查的进步，有些功能的判断可以通过无创检查来实现，因此 Wada 试验在儿童难治性癫痫中的相对较少。

5) 颅内视频脑电图：由于头皮 VEEG 的局限性，部分难治性癫痫患者会选用颅内视频脑电图。通过外科手术把不同类型的电极置入到颅内不同部位监测获得的相关信息。根据可以置入颅内的电极形状，颅内电极包括条状电极、栅状电极、深部电极等。目前常用的颅内视频脑电图的记录方法包括硬膜下电极记录、深部电极记录及立体定向 EEG。颅内电极在寻找致痫区和保护功能区方面有其自身的优势：可以更准确地定位发作起始区和致痫区；更好的阐述症状演变过程对应的脑区的演变过程；通过皮层电刺激还可进行脑主要功能区定位及脑功能区与致痫区的关系。但是也要认识到颅内电极的局限性，颅内电极的设计方案是基于术前综合评估结果，颅内电极覆盖范围效果，如果术前评估出现偏差，会导致颅内电极定位甚至定侧的错误。

**3. 术前评估的流程** 儿童癫痫术前评估包括儿童神经内科(癫痫内科)、癫痫外科、神经电生理、影像科、核医学科、神经心理发育评估、病理科等多个学科的共同合作。儿童神经内科(癫痫内科)医生负责难治性癫痫的诊断、鉴别诊断及相应的内科病因的排查。之后完善评估之前的相应资料收集及辅助检查如癫痫发作症状学、发作期视频脑电图、头颅 MRI、PET、影像后处理、神经心理发育评估等。之后进行评估的结果决定下一步的治疗方案，继续内科治疗，进一步行侵袭性评估检查或直接行切除性手术治疗。

当在临床中药物难治性癫痫诊断成立后，应积极行病因学的相关检查。若 MRI 等神经影像学检查发现脑内有明显的结构性、功能性异常，且证实该异常与癫痫发作有密切关系，均应及时进行手术前的综合评估和外科治疗。有一些癫痫性脑病如婴儿痉挛症、LGS 等，若有脑结构异常，早期手术不论是对癫痫的控制，还是对神经心理功能的改善均有积极意义。

**关键点**

1. 正确识别药物难治性癫痫包括两个方面，掌握药物难治性癫痫的概念，同时要正确鉴别“假性”药物难治性癫痫。
2. 确认药物难治性癫痫后，要积极寻找病因，同时将患者纳入“评估 - 治疗 - 随访 - 再评估 - 再治疗 - 随访”的动态管理和治疗中。
3. 癫痫术前评估是确保癫痫手术成功的关键，应建立多学科、规范、严谨术前评估流程。

(季涛云)

## 第九节 癫痫的外科治疗

世界上约1 050万儿童患有癫痫，在忍受癫痫发作的同时，许多患儿还会饱受共患病的折磨，这在药物难治性癫痫患儿中更为明显。大约一半以上的患儿会同时伴有学习困难、智力低下、发育迟缓、精神行为障碍，以及社会心理等问题。对于这些患者，阻止发育及认知停滞甚至倒退与控制发作具有同等重要的位置，否则即使患儿发作得到了有效治疗，今后的生活质量依然无法提高。虽然目前癫痫的诊断技术及治疗水平有了飞速发展，但依然会有约30%的癫痫患儿其发作无法用现有抗癫痫药物控制。对于他们，癫痫外科手术治疗就成为其唯一可以治愈癫痫的手段了。本文的重点将介绍儿童癫痫外科的主要特点，如何正确选择手术的适应证和时机以及癫痫外科的主要内容，希望对从事儿童神经内科、癫痫外科的医生将有所帮助。

### 一、儿童与成人癫痫外科之间的区别及特殊关注点

正确选择适应证是保证手术疗效的关键。然而临床上要做到这一点并非易事。目前国内的儿科神经内科医生普遍对癫痫外科认识还不充分，全国具有一定规模且设有正规儿童癫痫外科的儿童癫痫中心屈指可数，很多儿科医生对患儿治疗时，即使效果不佳，也仍坚持内科治疗，对手术治疗偏于保守，甚至不予考虑。这很可能会延误患儿治疗的最佳时间窗，造成无法挽回的后果。

虽然儿童癫痫外科与成人癫痫外科在内容上有很多相似之处，但前者有着与后者非常不同的特点。充分了解儿童癫痫疾病及患儿自身的特点，是认识儿童癫痫外科手术适应证并准确把握手术时机的基础。临床上我们应对以下这些要点给予重点关注。

1. **儿童癫痫外科中的致病因素众多** 包括围产期损伤，皮质发育障碍，脑炎、皮肤综合征，半球综合征如Rasmussen综合征、Sturge-Weber综合征等，每种病因均有其自身独特的临床特点且只出现在儿童时期。儿童癫痫外科致痫灶的病理组成也与成人有很大不同。儿童癫痫手术病例中皮质发育障碍最多见，约占总比例的40%~60%。而成人最为多见的为颞叶海马硬化。儿童一旦出现海马硬化，多有可能为双重病理。可见儿童癫痫外科所针对的疾病谱与成人不同。正如2003年IEAE儿童癫痫外科分会发表的共识，认为儿童癫痫外科非常独特，需要专门的儿童神经外科医生给予治疗。术前评估需要内、外科医生共同参与诊治，才有可能制定最佳治疗方案。

2. **致痫病灶的特点** 儿童癫痫中一些病灶致痫性非常强，如果发现癫痫患者存在此类病灶，如皮质发育不良(focal cortical dysplasia，FCD)、发育性肿瘤如胚胎发育不良的神经上皮肿瘤、Sturge-weber综合征、Rasmussen综合征等，均与难治性癫痫密切相关。即使药物控制多年后停药的概率也非常小，而手术切除后发作消失的可能性非常高。因此发现此类病灶时，癫痫手术适应证可以适当放宽。这与新版的《中国癫痫指南》中非常一致。此外，正是上述原因，临床上仔细寻找致痫病灶就成为了一项非常重要的工作，应该尽最大可能采用高分辨率的磁共振进行检查。

3. **电临床症状复杂多样** 虽然手术的患儿均为局灶性癫痫，但术前评估时其脑电图及症状学均非常复杂，不典型。许多在成年患者表现为全面或者多灶性的特点在儿童局灶性癫痫中均可以出现。此外一些不典型的临床表现还需要与其他一些不可手术儿童难治性癫痫性疾病相鉴别，包括遗传、代谢病等。所以全面的儿科神经内科团队是儿童癫痫外科顺利开展的基础。临床上诊断为Lennox-Gastaut、West综合征的患儿并不能排除为局灶性癫痫的可能性，一些患者手术后的效果是非常满意的。例如：一个2岁左右的低龄儿，其任何脑叶上的致痫病灶均可以表现为婴儿痉挛，脑电图也可以表现为多灶或全面性放电。

4. **年龄是贯穿儿童癫痫外科始终的一项重要指标** 对于儿童来讲，癫痫的临床特点明确与年龄有相关性。患儿的年龄问题将贯穿于癫痫外科的术前评估检查、手术时机、手术适应证与手术方法选择的整个过程中。低龄儿童早期神经系统快速的发育成熟过程，是上述癫痫复杂表现的主要原因，认知及语言的不成熟也是术前评估的重要阻碍。患儿的临床检查及发育心理评估非常困难，需要有经验的医师采用专门的检查方法进行。

5. **低龄儿童发育中的大脑可塑性强** 在3~7岁时达到高峰，主要表现在两个方面：首先，受到损伤后较强的康复能力，包括语言及运动，因此尽早手术，特别是半球手术应越早越好。其次，表现为受到癫痫发作危害时，神经系统功能极易受到干扰，不仅正常的功能不足以建立，而且还会出现新的继发癫痫灶。如果长期存在异常放电，继发致痫灶可以转变为独立的致痫灶，使患儿成为广泛性或多灶性癫痫。因此在制订手术计划时，应将重点放在手术的

有效性上，而不是过度地保护功能。再有，发作的程度及对患儿认知及发育有极大危害。低龄儿童的发作往往并不只是单纯的发作，严重的发育迟滞甚至倒退以及发作过多造成的致死率增高是难治性癫痫对患儿的最大危害。文献报道：五大高危因素造成患儿的认知低下，包括：发作类型、起病年龄、发作频率、发作时间以及抗癫痫药物的多少。这些因素极易造成癫痫性脑病，而这种脑病多数是不可逆转的。尽早手术是针对低龄儿童预防其发展为癫痫性脑病最重要的手段。

## 二、儿童癫痫外科的手术适应证

**1. 儿童癫痫外科手术适应证** 在明确儿童癫痫外科特点后，临床上应密切结合这些特点考虑是否可以手术及手术的具体时机和方案。

(1) 癫痫外科手术的适应证：针对儿科神经科医生，当你的患者出现下述情况时，应考虑让患儿进行术前评估：①患儿为药物难治性癫痫，或者服用药物有严重的不良反应；②因为低龄儿童非常容易进展为癫痫性脑病，患儿一旦出现频繁发作如难以控制的痉挛发作时，应考虑术前评估；③发现影像学上有明确致痫病灶的患儿，考虑其今后发展为药物难治性癫痫的可能性及药物副作用，即使发作没有达到非常频繁的程度也应考虑术前评估。

(2) 术前评估会得出两种不同结果：①患儿的致痫灶来自某个脑叶、多个相邻脑叶，甚至一侧半球，但另一侧半球完全正常，这样的患者适合行癫痫灶切除手术，虽然手术对患儿的风险因致痫灶部位及大小而定，但这类手术会有很大可能性使患儿无发作，这样可以彻底缓解发作对患儿神经系统发育及认知的影响并避免大量药物的副作用；②患儿的致痫灶无法定位，或者为多灶性或全面性。针对这样的患者，我们无法行切除性手术，可以考虑姑息性手术，包括胼胝体切开或迷走神经电刺激手术，虽然患儿术后无发作的概率低，但是50%以上的发作减少或程度减轻也会在很大程度上缓解发作对患儿的影响。

**2. 关于儿童难治性癫痫手术适应证的误区** 从目前国际、国内的现状来看，儿童癫痫外科仍然是一项被严重低估的成熟手术方式，即使在美国也是这样。这与儿科医生潜意识中普遍存在的关于儿童癫痫外科手术误区相关。这些误区包括：

(1) 婴幼儿身体过于稚嫩，手术风险极高。虽然低龄儿童神经外科手术的风险明显高于大龄儿童，因为一个半球手术的失血量对于小于6个月的婴幼儿来说，相当于他全身一半以上的血容量。但只要在正规的儿童癫痫中心，拥有成熟的神经外科及麻醉科团队，手术还是具有很大保证的。文献报道出生后1个月安全实施行半球切除手术。此外，3岁以内等待患儿长大再行手术治疗并不能降低手术的风险，而严重的发作常会给患儿造成神经系统不可逆的损伤。

(2) 儿童癫痫综合征，特别是全面性癫痫综合征是手术禁忌证。前文所述，儿童癫痫的临床表现呈现多样化，但全面性癫痫并不意味着致痫灶就是双侧半球，大量文献已经报道：儿童Lenox-Gastraut综合征及West综合征切除性手术后很大比例可以无发作。

(3) 儿童脑炎致痫灶为全脑，无法手术。文献报道：在其大脑半球手术的患者中很多为脑炎后药物难治性癫痫，手术后可以达到50%以上的患者无发作。此外脑炎后由于海马硬化引起的难治性癫痫，只要评估准确，简单的前颞叶切除即可使患者发作彻底消失。

(4) 儿童影像学检查没有异常的癫痫都为特发性癫痫，即使目前发作频繁今后也会自行缓解。虽然多数儿童无病灶癫痫为特发性癫痫，但其中有部分是由于皮质局灶细微的发育异常导致，这类患者临床上病史、脑电图及症状学均有一定的特点，且发作常为药物难治性。文献报道：应用皮层或立体定向脑电图定位致痫灶可以取得良好疗效，最小的年龄可以到2岁。当然，在决定手术之前一定要排除患儿是否为特发性癫痫或自限性癫痫。

(5) 癫痫性脑病患者手术治疗的意义不大。由于手术时机延误，一些患儿不幸发展成为癫痫性脑病，发育、智力及认知倒退严重。针对这些患者，尽早手术消除发作，不仅可以中断癫痫的继续危害，同时可以大大减轻患儿家庭的经济和生活负担。虽然术后患者的生活质量无法和非癫痫性脑病的患儿比较，但手术治疗还是非常有意义的。

## 三、儿童癫痫外科的术前评估

所谓的术前评估是指：多学科评估团队对患者所有关于致痫灶的术前检查结果进行综合分析，判断致痫灶部位并制订相应的手术方案。下面将逐一叙述目前术前评估的各种方法。

**1. 病史及神经系统查体** 患儿的病史非常重要，不仅可以提示癫痫的性质与诊断，对判断手术预后也非常重要。如高热惊厥史，发病前注射疫苗，出生时缺氧等。患儿多数很难精确描述发作的具体情况，因此家属对发作的描述就非常重要，但不可完全相信家属的信息。因为发作时家属多十分紧张和慌乱,对发作细节多不能进行准确地描述。非常轻微的神经功能损害对术前定位非常重要,但需要仔细查体。患侧肢体有时只表现出活动轻度减少,或家属描述其更善于用健侧肢体,也可以只表现出手部精细活动减弱或与对侧相比发育略小。巨大的MCD往往与基因突变有关,必要时应查全外显子测序进一步寻找病因。

2. **长程视频脑电图监测**(long-term video EEG monitoring,VEEG) VEEG在术前评估定位致痫灶中是重中之重。对儿童,特别是婴幼儿发作的判断与成年人又很大不同。众所周知,先兆对癫痫定位的意义非常大,通过仔细观察,少数儿童患者可以知道其存在先兆,但具体内容则很难知晓。发作过程中的意识情况也同样难以获得。一些在成年患者中出现的典型局灶性癫痫症状在儿童患者中会变得不典型。如儿童局灶性癫痫出现局灶性肢体运动症状的比例就很少,相反常会表现出全面性癫痫的症状,如动作静止失神,失张力发作、强直发作、双侧眼睑痉挛、肌阵挛或婴儿痉挛等。Hamer等总结的3岁以下患儿发作的定侧体征只有:局灶性阵挛、强直,单侧肢体痉挛,发作期眼震及发作后偏瘫。而其他一些在成人中常见的定位、定侧体征,如头部偏侧扭转则极其罕见。因此,在儿童癫痫发作中只依靠症状学判断癫痫发作的性质并进行定位、定侧致痫灶较为困难。了解这个特点可以避免我们片面依靠症状学进行术前评估。

3. **儿童VEEG** VEEG中的脑电图信息非常重要,儿童癫痫同样与成人有着非常不同的特点。首先,在此年龄段,通过EEG鉴别全面与局灶性癫痫具有很大的挑战性。首先儿童患者的头颅很小,电极之间的距离近,异常放电常较为广泛。其次,儿童神经系统正处于发育阶段,很难看到成人局灶性癫痫中的局限性棘波、棘慢波。但是,我们可通过一些儿童特有的异常放电形式进行判断。儿童局灶性癫痫发作间期往往会出现区域性的尖波、慢波,患侧脑电背景减弱,局部睡眠梭形波消失等表现;而发作期EEG可表现为发作起始局灶性电压低或双侧脑电图不对称。有些患儿前来就诊时诊断为婴儿痉挛症,但复习其发作初期EEG可以发现局灶性癫痫异常放电信息,所以不能排除其为局灶性癫痫。另有些儿童癫痫患者,虽然术前评估中无论从症状还是EEG上看都提示是全面性发作,如失张力发作,婴儿痉挛及不典型失神发作等,但影像学检查存在局灶性病变,同样提示患者可能为局灶性起源,可以受益于手术治疗。

4. **长程颅内电极埋置**(long-term intracranial electrode implantation,IEI) 定位致痫灶在目前成人难治性癫痫手术治疗中应用广泛,已被国内广大神经内、外科医师所接受。目前主要包括两种形式:一种是以北美较为流行的硬膜下电极进行长程监测。即将皮层栅状电极经开颅手术埋置于大脑皮层上,关颅后进行长程脑电图监测。另一种方式是以欧洲为代表的立体定向脑电图技术(SEEG),不用开颅,通过神经外科立体定向手术技术将深部电极埋置于术前评估怀疑的靶点上。两种埋置方法各有优缺点,不同的中心由于理念不同,经验不同,采取的埋置方法也不同。伴随国内机器人辅助立体定向电极埋置的飞速开展,由于创伤小,出血少,术后恢复快,国内大有完全取代皮层电极之势。然而,对于儿童癫痫外科情况要复杂一些。由于对疾病认识及经验的不同,各癫痫中心应用IEI进行术前定位的适应证有很大不同。综合来讲,IEI主要用于精确定位致痫灶及功能区,从而提高手术的疗效及安全性。北京大学第一医院儿童癫痫中心对3岁以下儿童癫痫患者实施IEI非常慎重。因为如果是皮层下电极埋置,手术的创伤大,时间长,反复需要2次开颅手术,对全身系统的要求非常高,手术出现并发症的概率高。如果应用SEEG,需要患儿颅骨有一定的厚度,而且低龄儿童病灶较广泛,电临床不典型,局灶性特征少,长程监测过程中患儿也比较难配合,功能区电刺激很难得到准确的信息。为弥补侵袭性检查的缺陷,我们可以通过采用一些术中监测的特殊技术,如应用术中绕神经刺激记录中央沟诱发电位定位中央区,术中持续电刺激检查运动诱发电位技术等。

5. **影像学检查** 影像学检查对于诊断癫痫综合征,定位致痫灶与EEG具有同等重要的作用。尤其在儿童癫痫外科中更显得尤为重要。如前面所述,儿童癫痫EEG非常复杂,且异常放电相对广泛,症状学不典型,很多提示患儿为局灶性癫痫的唯一证据就是MRI中存在明确的病灶。然而,1岁之前患者MRI的正确阅读同样具有难度。因为在此期间患儿髓鞘尚未完全成熟,皮层的灰、白质交界不易区分,这点需要值得从事儿童癫痫外科同行们的注意。

众多文献证实,彻底切除病灶的癫痫患者术后效果明显高于部分切除及无病灶的癫痫患者。儿童难治性癫痫致痫病灶有其突出的特点。认识这些特点有意于排除其他检查的干扰而确定癫痫类型。儿童肿瘤性致痫病灶多为良性发育性肿瘤,有些在成年人中少见。首都医科大学宣武医院功能神经外科研究所总结前些年儿童癫痫致痫肿瘤的类别中，以神经元的肿瘤和混合性神经元 - 胶质肿瘤占多数，其中包括神经节细胞瘤、节细胞胶质瘤、胚胎发育不良性神经上皮瘤（DNTS）、混合性神经元胶质细胞瘤以及各种分化位于其间的肿瘤。这些肿瘤在 MRI 上都有其特点，有些肿瘤，如 DNTs，容易被误诊为恶性胶质瘤而对患者术后采用化疗放疗，非常不妥。局灶性皮层发育不良（focal cortical dysplasia，FCD）是儿童局灶性癫痫中最为常见病因。但有时会非常难以识别。严重的皮层发育障碍可以表现为半球弥漫性病变；而轻微的 FCD 可能只表现为皮层灰白质交界不清，局部灰质增厚，皮层下很小的 FLAIR 异常信号，或白质内存在皮层突入的灰质等。MRI 中 FLARI 成像对 FCD 的判断非常有帮助，应作为术前评估中必须做的检查项目。伴随 MRI 仪器的不断更新换代以及癫痫科医生临床经验的不断提高，目前很多细微的致痫病灶都可以在术前评估中被发现。儿童 FCD 的另一个极端是对于发育障碍范围非常广泛的患儿。我们的经验告诉我们只有彻底切除发育异常的脑组织方可使发作彻底消失，因此有时需牺牲一定程度的重要神经功能。手术前应与家属仔细沟通，术后通过积极的康复治疗，多数儿童患者可以得到很好的恢复。结节性硬化在儿童顽固性癫痫中很常见。虽然存在全脑多发结节，但多数患者发作惯常由单一致痫结节所引起，手术彻底切除后效果会非常好。发现致痫结节常规 CT 及 MRI 的 FLAIR 像非常重要。目前国际上开始采用新型 PET 显影剂，Flumazenil 和 Tryptophan 判断结节性硬化致痫结节及 FCD 致痫灶取得一定的效果。发作间期 PET 及发作期 SPECT 对影像学无病灶性儿童癫痫具有重要作用。然而在判断检查结果时需要注意以下问题：由于发作频繁在儿童癫痫中很常见，同时还存在很多临床下发作，应注意鉴别结果是否为真正的发作间期 PET，不然，致痫灶发作间期低代谢会被掩盖而误导诊断；有些进展性疾病，如 Rasmussen 脑炎，对 PET 结果存在一定的影响，在读片时需要注意。儿童患者多数是颞叶外癫痫，发作期 SPECT 对于此类致痫灶定位可以起到重要的补充作用。但儿童癫痫发作多起始迅速，且无法判断先兆，要得到真正的发作期结果非常困难，目前国内尚无常规采用次此手段进行术前评估的中心。

除上述影像学检查外，成人癫痫中波普分析（MRS）、脑磁图（MEG）及功能 MRI 等在临床上均有被用于术前评估的报道，然而由于儿童配合性差，头围小等特点，目前国际上还鲜有报道。

**6. 神经心理检查以及发育评估** 神经心理检查在术前评估中被用于判断患者语言及非语言记忆功能，优势半球侧别以及术前术后在此方面的变化。由于儿童患者多数存在神经系统发育及精神方面异常，所以目前普遍认为此项检查在术前评估中非常必要。但只限于大龄儿童，儿童很难配合从而得出正确结果。对于低龄儿童（5 岁以下）患者，发育评估对其术前术后的手术效果的评估非常重要，因为儿童癫痫的主要危害就是对认知及发育的影响。目前主要采用的评估量表是 peabody。ILEA 下属儿童癫痫外科分会，在制定可以实施儿童癫痫手术的癫痫中心条件中指出，建议设立神经心理评估小组，但这并不是必须条件。主要因为儿童癫痫手术的主要目的与成人不同，这点前面已有所述。目前我国儿童癫痫外科术前神经心理评估的普及率与国际发达国家相比还非常低。

## 四、儿童难治性癫痫的外科治疗

难治性癫痫在尝试各种非侵袭性内科治疗之后，最终进入术前评估流程。在完善术前各项评估检查之后，患儿临床资料及检查结果会在多学科参与的术前评估会诊中仔细分析，主要的目的：①明确患者癫痫病因及判断难治性；②定位致痫灶的具体部位与范围，判断手术的可行性、预后以及手术风险，并制订详细的手术计划；③对于不能确定致痫灶范围的患儿，判断可否行姑息性手术。

目前癫痫外科的手术主要分为两大类型，即切除性手术与姑息性手术。前者是明确致痫灶部位与范围，并可以通过手术彻底切除的患者。这类手术的主要目的是使发作彻底消除，最终达到无发作的预后。姑息性手术是针对不能确定致痫灶部位或者致痫灶部位为多处而不可以彻底切除的患者，主要目的是使发作显著减少，从而减少发作对患儿神经发育及认知的影响。伴随对癫痫机制的深入了解以及医疗科技的不断发展，为减少手术对患儿的创伤与痛苦，近些年来出现了一些微创癫痫外科技术，并取得了一定的效果。下面将针对上述这三种不同的手术方式进行详细介绍。

**1. 切除性手术** 是癫痫外科应该首选的手术方式，因为其手术的最终目的是使发作彻底消除，甚至可以使癫痫彻底治愈。手术的良好预后取决于两个方面：首先是对致痫灶的精确定位及对手术时机的准确把握，请参考其他文献，这里不再赘述。其次是严格按照术前评估计划，安全、彻底地将致痫灶切除。下面将对后者进行详细的介绍。

关于切除性手术，儿童癫痫外科与成人的外科有着明显区别。儿童癫痫外科中皮质发育障碍（malformation of cortical disorder，MCD）不良占绝大多数。MRI出现特征性异常改变的患者约占65%，影像学较大的FCD患者通常起病较早。MCD患者多在3岁之前发作起病，所以接受手术的年龄较小。越早出现症状的癫痫患者其发作频率越多，其病灶的范围相对较大，手术切除的范围也越大。文献报道儿童癫痫外科中采用大脑半球切除术的患儿约占30%左右，这与成人癫痫外科非常不同。除病灶范围较大外，切除范围大还有很多其他原因，包括：发育性病灶界限往往不能确定，低龄儿童颅内电极实施困难，从而不能确定发作起源点，此外，儿童的康复可塑性强，为确保手术疗效往往需要切除较大的范围。下面将对儿童切除性手术的种类，并发症及预后给予详细介绍。

（1）病灶切除术：病灶切除主要根据患儿临床症状学、发作间期、发作期视频脑电图、影像学检查等结果，综合分析定位致痫灶位置及范围，对致痫灶进行裁剪式切除。其中，影像学检查结果，尤其是MRI的阳性结果，对于外科医生判断病灶切除范围的大小，起着决定性作用。致痫灶的病因多种多样，包括皮质发育不良、海马硬化、肿瘤（如低级别胶质瘤、胚胎发育不良性神经上皮瘤）、海绵状血管瘤等（图9-5）。需要注意的一点是，即使影像学检查提示的病灶位置与边界范围较为明确，对于癫痫外科医生来说，不能只依靠影像学检查结果对病灶进行定位切除，必要的发作间期和发作期脑电图分析，以及术中脑电图监测，可进一步精确定位致痫灶的边界范围，指导手术切除。

功能区癫痫的手术治疗是一种较为特殊的病灶切除术。功能区癫痫是指发作起源于皮层功能区，或紧邻功能区，发作症状学表现为相应功能代表区症状的一类癫痫。对于低龄儿童，由于癫痫起病年龄早，即使致痫灶起源于功能区，但由于相应的功能代偿较早，且术后有一定的功能代偿能力，因此手术仍以彻底切除病灶为主，不必过于担心损伤功能区。而对于非低龄儿童，术后功能代偿能力不如低龄儿童，如果致痫灶和功能区关系较为密切，需充分评估，明确致痫灶和邻近功能区之间的空间位置关系后，再进行裁剪式切除。对于功能区癫痫的致痫灶定位，首先要重视症状学的定位信息。发作先兆为发作时的第一个症状，对于癫痫发作起源的定位非常重要。比如躯体感觉症状，往往提示发作起源于对侧顶叶，视觉先兆提示发作起源于枕叶。其次，脑电图的判读对于定位至关重要。头皮脑电图可以明确异常放电位置，有时为了进一步明确致痫灶和功能区之间的位置关系，可采取埋置颅内电极的手术方式，并进行皮层电刺激脑功能定位。对于功能区的保护，我们还可以采取术中神经电生理监测的方式，采用体感诱发电位确定中央沟，持续运动诱发电位监测定位功能区，最大程度降低损伤功能区的风险。

（2）脑叶切除术：大脑分为额叶、颞叶、顶叶、枕叶、岛叶五大脑叶，致痫区累及单个脑叶，可行脑叶切除术。癫痫发作最常见的类型为颞叶癫痫，而标准的前颞叶切除术是癫痫外科中最常见的手术方式。额叶作为最大的脑叶，占人脑皮层总面积的35%~40%，额叶癫痫为继颞叶癫痫之后第二个常见的癫痫类型。而顶叶、枕叶癫痫，由于该区域的致痫灶范围较广，往往跨越人为的解剖界限，在进行手术治疗时，也难以局限于人为界定的顶叶或枕叶中，因此有时无法确认患儿究竟是枕叶癫痫还是顶叶癫痫，因此我们将该类型称之为“后皮层癫痫”，该类

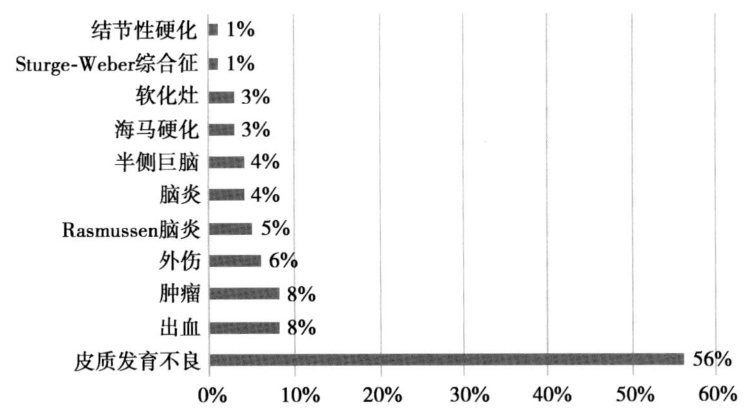

图9-5 北京大学第一医院儿童癫痫中心手术患儿病因分布图（2015—2017，$n$=228）

型将会在多脑叶切除术部分中介绍。特别需要说明一点的是，岛叶作为人类的第五脑叶，儿童癫痫中很少有单纯的岛叶癫痫，往往是位于额、颞、顶的致痫灶累及到岛叶皮层。因此，儿童癫痫外科手术中，如果定位致痫灶时，有明确累及岛叶的证据，应积极切除部分岛叶，以降低癫痫复发的概率。总体来说，大约 65%~70% 的患儿可以获得良好的效果。

(3) 多脑叶切除术：与成人癫痫不同，儿童癫痫由于早期起病，故致痫灶范围较广泛，且儿童癫痫以皮质发育障碍为主，因此致痫灶会侵袭多个脑叶，如同时侵袭颞顶枕叶，除非广泛切除，否则不可能获得良好效果。由于多脑叶切除术手术切除范围较大，为了降低手术自身的风险，儿童癫痫外科更多采用离断的方式，如颞顶枕离断术(TPO)。TPO 手术主要目的是孤立颞顶枕致痫灶的异常放电，阻止异常放电向其他脑区扩步。相比于切除手术，离断手术优势在于开颅切口小、出血量少，远期并发症如含铁血黄素沉着症、脑积水等并发症的发生率大大降低。而 TPO 手术疗效好坏的关键点在于彻底离断颞顶枕区与其他脑区之间的联系。

(4) 半球切除术：是一种相对极端的手术方法。手术对象为半球病变非常广泛，无法采用局灶性切除而其半球功能相对很少或已转移到对侧的癫痫患者，如 Rasmussens 脑炎、Struge-Weber 综合征，半球巨脑回，半球出血及缺血后遗症等。大脑半球切除术是儿童癫痫外科中最有特点的一项手术方法。其最终目的是使患侧大脑半球的功能完全丧失，癫痫异常放电不能在患侧各脑叶间传导，也不能通过脑干传导到周围神经系统及不能通过胼胝体传导到健侧半球。手术方法主要包括解剖性大脑半球离断术，功能性大脑半球切除术及大脑半球离断术。目前我科主要采用功能性大脑半球切除术，即保留多脑叶解剖性存在，但各脑叶之间、与对侧半球之间及半球与脑干之间的纤维联系均被离断，手术创伤小、并发症较少。无论什么方式，此类手术与局灶性切除手术相比，都是创伤大，风险高，并发症较多，尤其是对儿童患者。因此需要具备儿童癫痫术前评估及儿童神经外科队伍的中心才能开展。手术后发作消失的成功率为在 80% 以上。此项手术对术前大脑功能的评估要求非常高，术前一定要确定患侧半球不存在重要的功能。如果患侧肢体手指存在较为精细动作功能，术后出现偏瘫或肢体功能障碍的可能性极大。6 岁之前切除优势半球手术后语言功能尚可转移至对侧，此后年龄越大，则语言功能恢复得越差。

**2. 姑息性手术** 姑息性手术的患者人群主要是那些不可以行切除性手术且发作严重影响神经系统发育或生活质量的难治性癫痫患者。手术获得无发作疗效的概率比较低，而发作频率减少或严重程度降低的可能性大，一般都可以超过 50% 的患者会获得可靠的疗效。

(1) 胼胝体切开术：20 世纪 40 年代，van Wagenen 和 Herren 首次将胼胝体切开作为姑息性治疗手段，主要应用于 Lennox-Gastaut 综合征失张力发作，以及强直性发作的治疗。由于该种术式并发症较多，如裂脑综合征、缄默等，且近些年来，迷走神经电刺激术(vagus nerve stimulation，VNS)的疗效与该术式相似，且该手术为开颅手术，并发症有可能会比较严重，而且手术后胼胝体不可逆，因此该术式逐渐被 VNS 替代。

(2) 迷走神经电刺激：1990 年，Reid 完成了第一例 VNS 手术，试图治疗难治性癫痫。1997 年，美国食品药品监督管理局批准将开环式 VNS 作为成年人及 12 岁以上青少年难治性部分性癫痫的一项辅助性治疗手段。目前，美国神经病学会评估并提出将 VNS 用于治疗 6 岁以上不适合切除性手术的药物难治性部分性发作患者，但强调全面评估以排除非癫痫性疾病和可治的症状性癫痫。相比于开环式 VNS，闭环式 VNS 是根据患者癫痫发作时心率的改变，脉冲刺激器接收上述信号，从而触发并给予脉冲电刺激，试图终止癫痫发作。

VNS 手术首先解剖分离颈阔肌，打开颈动脉鞘，暴露一部分左侧迷走神经，并将护腕状的刺激电极缠绕在迷走神经上，刺激电极的另一端通过隧道穿过皮下组织，与锁骨下区域的脉冲发生器相连。电刺激参数通常是电流强度 1.0~3.0mA，刺激频率 20~30Hz，脉宽 0.13~0.5 毫秒，通常刺激模式为每开机刺激 30 秒，间歇关机 5 分钟。VNS 刺激设备还配有磁铁，如果患者出现先兆或者正处于癫痫发作的起始阶段，当磁铁经过 VNS 脉冲发生器时，可额外给予脉冲电刺激，以试图终止癫痫发作。

VNS 治疗药物难治性癫痫的确切机制，目前还尚未完全解释清楚。VNS 治疗癫痫电生理机制的主流观点认为，VNS 刺激迷走神经，通过调节蓝斑和中缝核，从而影响去甲肾上腺素能和 5- 羟色胺能投射，最终调节了大脑皮层的活动。具体的传导机制可能为电刺激迷走神经，蓝斑的兴奋性增加，并激发了边缘系统去甲肾上腺素的释放，同时也激活了中缝背核，中缝背核可释放 5- 羟色胺投射至间脑和端脑，从而抑制癫痫异常放电。

(3) 脑深部电刺激(deep brain stimulation，DBS)：

DBS 通过立体定向技术在特定的靶点植入颅内电极，应用神经刺激器给予适当的电刺激，以改变靶点核团的兴奋性，从而达到控制癫痫发作的目的。由于迷走神经电刺激已经应用于临床二十余年，但由于其对不同类型癫痫网络的调控缺乏特异性，因此，越来越多的研究者将视线转移至 DBS 上。DBS 治疗药物难治性癫痫可以选择多个靶点，比如小脑、尾状核、海马、丘脑中央中核、丘脑底核和丘脑前核等等。但是 DBS 只适用于大龄儿童，一般应在 12 岁以上。

DBS 治疗药物难治性癫痫的电生理机制，目前尚未完全解释清楚。对于其作用机制，存在多种假说，包括去极化阻滞、突触抑制、突触耗竭等。去极化阻滞即为电刺激改变了电压门控通道的活性，从而阻滞了刺激电极周围的电信号输出；突触抑制即为电刺激作用于神经元有突触联系的轴突终末，间接调节神经信号的传递；突触耗竭即为电刺激使得神经递质耗竭，阻碍突触信息的传递。上述假说主要围绕降低神经兴奋性和增强抑制性的角度。目前，较新颖的观点认为去同步化是电刺激治疗癫痫的核心。其作用机制可能与电刺激导致脑内核团兴奋性改变，核团与大脑皮层存在复杂的网络连接，从而导致位于皮层的致痫灶内棘波和高频振荡减少，这反映了癫痫起源局部环路中异常放电的去同步化；而在癫痫发作传播的区域，去同步化作用使得发作起源部位与周围大脑皮层之间的联结减弱，综合导致癫痫发作起源和传播能力下降。尽管 DBS 的作用机制因疾病类型和靶点核团的不同而有所差别，但其核心的机制应该是大致相同的。

3. **微创手术治疗**

(1) 立体定向脑电图引导下射频热凝术（radiofrequency thermocoagulation，RFTC）：立体定向脑电图（stereotactic electroencephalography，SEEG）是一项微创的检查方法，将深部电极植入颅内，通过解剖 - 电 - 临床的理论基础，对致痫灶进行精确定位，探索癫痫网络，并指导手术治疗。SEEG 的电极不仅能记录脑电图数据，还能在其引导下开展射频热凝术。RFTC 较适合应用于局灶性病灶，如下丘脑错构瘤、灰质异位、海马硬化、结节性硬化等等。其优势在于：SEEG 电极触点较多，可以选择多个毁损靶点；可以实时监测患者术前、术中、术后的视频脑电图，对比毁损前后脑电图的变化；术前可以通过皮层电刺激定位脑功能区，在 RFTC 时有针对性地避开重要功能区进行毁损；RFTC 无须麻醉即可进行，操作方便，创伤小；若第一次毁损效果不理想，还可以短时间内进行第二次毁损。

(2) MRI 引导下激光间质热疗（laser interstitial thermal therapy，LITT）：LITT 技术结合了影像学检查立体定向导航与微导管激光热疗的新技术，具有激光精准定位和温度可控的优点，最早应用于肿瘤的治疗。因 LITT 能引起神经元的凝固性坏死，故可应用于难治性癫痫的治疗。目前，LITT 已被美国 FDA 批准用于治疗难治性癫痫，目前尚未引入我国。手术时，借助手术导航系统，将激光光导纤维置入致痫灶区域，MRI 扫描确认激光光导纤维位置后，予以激光热疗，热疗全程在 MRI 即时温度成像下进行，治疗后 MRI 也可提供热疗效果成像。相比于 RFTC，LITT 的优势在于可以实时监测热疗的范围，并及时调整热疗的温度。

总之，癫痫外科是治疗儿童难治性癫痫最重要的且最为有效的治疗方法。手术成功后给患儿带来的益处是无比巨大的。目前国内从事癫痫外科事业的医生已经逐步认识到儿童癫痫外科的重要地位。伴随医疗科技的飞速发展，我们对难治性癫痫的认识会不断深入，未来的趋势将会是更为精准的致痫灶定位以及更加微创的手术治疗，使患儿可以在非常安全的前提下，获得最为满意的手术效果。

**关键点**

1. 癫痫外科是治疗儿童药物难治性癫痫最重要的手段，约 60%~70% 的患者可以达到长期无发作的效果。
2. 术前评估需是癫痫外科最重要的组成部分，要多学科合作才可以完成
3. 儿童癫痫外科具有多方面的特殊性，与成人癫痫外科非常不同。
4. 伴随医疗科技水平的进步，儿童癫痫外科已被证实是非常安全的治疗方法，并且逐步向微创发展。
5. 儿童癫痫患者一旦被证实为药物难治性，应尽快推荐到综合的儿童癫痫中心进行术前评估及治疗。

（蔡立新）

## 第十节　癫痫共患病

近年来，随着神经学科的发展和多学科的相互协作，初步形成了具有我国特色的癫痫病学新的专业领域。对于癫痫的诊断、分类与处理日臻完善并

逐步与国际接轨，在机制研究方面也不断取得新的进展。但迄今我们对于癫痫共患病的临床意义认识还很不充分，诊断和干预经常不够及时和完善。有些癫痫患儿，随着治疗的进行，癫痫得到良好控制，其共患病的症状成了影响其远期预后的主要原因。因此，癫痫共患病应当引起高度重视。

共患病（comorbidity）是指患者同时患有非因果关联的两种及两种以上疾病，分别达到各自疾病的诊断标准。共患病的共同患病率高于一般人群，提示两种疾病可能存在共同的病因病理机制。

**【病因与发病机制】**癫痫患儿存在的神经发育异常可能是癫痫共患病的原因之一。共患病和癫痫存在共同的潜在病因，例如：共患病和癫痫有共同的遗传易感性，部分相关基因出现重叠。另外，生物化学因素方面，癫痫患儿体内肾上腺素能系统功能失调可能也是导致癫痫共患病的病因之一。这些导致癫痫的遗传和环境因素的交互作用引起了转录水平改变的级联反应影响了脑可塑性、神经细胞凋亡及神经再生的病理改变，从而导致癫痫以外的其他行为或认知功能改变，从而导致了癫痫共患病的发生。

**【常见的癫痫共患病】**

1. **癫痫共患注意缺陷多动障碍（attention deficit hyperactivity disorder，ADHD）** 研究发现，癫痫儿童的 ADHD 共患率可高达 20%~40% 左右，约 70% 的 ADHD 症状可持续至青春期，并可能持续终身。成年后发展为反社会人格障碍、违法犯罪和物质滥用的风险是正常人群的 5~10 倍，严重影响患儿的预后和患儿及家庭的生活质量。

（1）癫痫共患 ADHD 的诊断：诊断标准请见相关章节。

诊断时需要注意详细询问整个癫痫病程及治疗过程，分析产生 ADHD 症状的可能相关因素；进行智力及学习能力测试，以发现是否存在任何学习困难或认知障碍导致的类似 ADHD 行为；评估是否存在其他合并精神问题，如抑郁、焦虑等；评估是否存在睡眠障碍，等。另外要注意，ADHD 症状常可先于癫痫首次发作出现，要注意 ADHD 症状与癫痫发作的治疗的关系，特别要注意抗癫痫治疗的变化与 ADHD 症状增加的关系。

鉴别诊断主要包括：癫痫共患精神障碍性疾病，如焦虑障碍、双相障碍等；癫痫共患神经系统疾病，如智力发育障碍等；癫痫共患家庭或学校的重大心理应激，如恐吓、校园欺凌等；癫痫共患其他疾病，如物质滥用、颅脑外伤、甲亢等。

癫痫共患 ADHD 的基础上共患第三种疾病的情况也很多，如焦虑障碍、双相障碍、对立违抗、抽动障碍、睡眠障碍等。诊断时应予以重视。

（2）癫痫共患 ADHD 的治疗：整体来看，ADHD 的表现与癫痫的神经系统特征之间无显著性相关，包括起病年龄、抗癫痫药物的数目、发作频率。无论单用或者联合应用苯二氮䓬类、苯巴比妥、托吡酯都与 ADHD 严重性无关。但也有研究认为，抗癫痫药物、反复癫痫发作及 / 或痫样放电对于警觉性、记忆及认知处理速度方面的不良影响均可能导致 ADHD。因此，癫痫共患 ADHD 在治疗前应该尽可能优化抗癫痫治疗；尽量争取更好的发作控制；减少多药治疗及可能的药物相互作用；如果可能，更换成对认知及行为影响更小的药物；控制 ESES 或者其他严重的 EEG 痫性放电。要早期诊断，早期干预，坚持长期系统治疗，足量，足疗程治疗，要定期评估和调整治疗方案和目标。

抗癫痫治疗和 ADHD 治疗请见相关章节。

另外注意，共患混合型 ADHD 的癫痫患儿多为早发性癫痫、全面性癫痫、低适应性的患儿，而且其癫痫比共患注意障碍为主型 ADHD 的癫痫患儿更难治，提示癫痫患儿共患混合型 ADHD 可能是一种严重的癫痫及 / 或严重脑功能障碍的标志。对于这部分患儿，应予以重视。

2. **癫痫共患孤独症谱系障碍（autism spectrum disorder，ASD）** 研究发现，癫痫和 ASD 共患是较为常见的临床现象，5%~37% 的癫痫患儿共患孤独症或孤独症谱系障碍，癫痫共患 ASD 使病情更为复杂，治疗更为困难，对患者健康造成了更严重的影响，如认知和行为障碍的风险更高，更明显的社交互动损害，预后更差。

（1）癫痫共患 ASD 的诊断：诊断标准请见相关章节。

与没有共患 ASD 的癫痫患儿相比，共患 ASD 的癫痫患儿局灶性发作更为多见，难治性癫痫发生率更高，智力发育障碍更突出，运动发育问题和行为症状更多见，适应不良更明显，有更多睡眠问题，包括醒后难以继续入睡和早醒。

临床上应特别注意，癫痫共患 ASD 致残率高，治疗困难，早期筛查和及时干预尤为重要。癫痫患儿在 2 岁或 2 岁以前出现以下 5 种行为，要密切随访并在适当时间予以共患 ASD 的筛查：①不（少）看：指目光接触异常，患儿早期即开始表现出对有意义的社交刺激的视觉注视缺乏或减少，对人尤其是人眼部的注视减少；②不（少）应：幼儿对父母的呼唤声充耳不闻，叫名反应不敏感；③不（少）指：缺乏恰当的肢体动作，无法对感兴趣的东西提出请求；④不(少)语：多数 ASD 患儿存在语言出现延迟；⑤不当：指不恰当的物品使用及相关的感知觉异常。

(2) 癫痫共患 ASD 的治疗：对于癫痫共患 ASD 患儿，在选择抗癫痫药物时首先，应考虑对癫痫发作的控制，可根据癫痫发作类型和癫痫综合征类型选择临床常用的抗癫痫药物；其次，选择抗癫痫药物应兼顾到患儿本身的情绪、行为和认知等表现及药物不良反应。丙戊酸钠、拉莫三嗪有助于稳定患儿情绪，对患儿的交流、注意、情绪和行为的影响更小。苯妥英钠、氯硝西泮、卡马西平和苯巴比妥可加重患儿睡眠、交流、行为、注意力和情绪问题。治疗时应予以重视。

目前 ASD 尚无特效治疗药物，专科治疗以综合干预为主，不推荐单独的药物干预。应遵循如下干预原则：①早发现，早诊断，早干预；②制订系统化和个体化的训练方案；③依据干预效果随时调整教育训练方案。具体治疗请见相关章节。

**3. 癫痫共患睡眠障碍** 癫痫患儿共患睡眠障碍的患病率较高，癫痫患儿在床上花费的时间更长；睡眠总时间更长；睡眠潜伏期和快动眼睡眠更短；睡眠周期的次数更多。癫痫患儿共患的睡眠障碍常见为：失眠、睡眠呼吸暂停、不宁腿综合征和异态睡眠等。不同癫痫综合征所表现的睡眠障碍特征也存在差别。

(1) 癫痫共患睡眠障碍的诊断：诊断标准请见相关章节。

(2) 癫痫共患睡眠障碍的治疗：癫痫共患睡眠障碍严重干扰了患儿及父母的学习和工作，打破了家庭正常的生活结构；导致症状和相关情绪问题的加重，给治疗带来更大困难，应当引起充分关注。临床上合理选择以下必要的治疗策略：

1) 寻找导致睡眠障碍的原因，采用相应的对策：在最大程度优化抗癫痫治疗的基础上，尽量避免可能引发患儿睡眠障碍的相关抗癫痫药物；消除引起睡眠障碍的环境因素，提供良好的睡眠环境，使其心情愉快地入睡。如果明确是由于抗癫痫药物引起，应在抗癫痫治疗的原则允许范围内予以调整；如果由于家庭环境不良引起，则应努力取得父母或监护人的配合，积极改善。

2) 进行必要的行为干预，包括：严格限定入睡和早起的时间，减少入睡前的环境刺激(如限制看电视和玩视频游戏等)，鼓励日常的体育锻炼，养成规律的睡眠习惯等。

3) 进行有效的心理调适：对于学业表现差、在学校受欺负、被孤立及有焦虑情绪的患儿，进行必要的心理疏导，使患儿消除焦虑，放松身心，培养患儿积极乐观的生活态度。

4) 药物治疗：必要时可予以药物治疗，如：铁剂，但不建议使用抗组胺药、镇静剂及抗抑郁药。在治疗的同时应密切观察患儿症状的变化，以及患儿生活质量的改善状况，并予以适当调整。

**4. 癫痫共患其他疾病**

(1) 癫痫共患抑郁障碍：根据癫痫与抑郁发作时间分布，可分为发作前期、发作期、发作间歇期及发作后期抑郁。癫痫合并抑郁的患者在服用抗癫痫治疗的同时积极采用抗抑郁治疗，要首先排除导致抑郁的病因 / 诱因，同时予以药物治疗和非药物治疗。选择性 5-HT 再摄取抑制剂(SSRIs)及 5-HT 和去甲肾上腺素再摄取抑制剂(SNRIs)可改善癫痫患者的抑郁症状。癫痫患者添加抗抑郁药治疗时，要注意抗抑郁药与抗癫痫药物之间的相互作用。

癫痫患儿抗抑郁治疗的注意事项：①明确抑郁发作是否在停用具有情感稳定作用的抗癫痫药物之后，如卡马西平、丙戊酸钠、拉莫三嗪。如果明确抑郁发作是在停用具有情感稳定作用的抗癫痫药物之后，治疗上要再次应用停用药物或者引入另外的情感稳定剂。也要明确抑郁发作是否在应用具有负性精神作用的抗癫痫药物之后或加量之后，如苯巴比妥、扑米酮、噻加宾、托吡酯、氨己烯酸。如果明确抑郁发作是在应用具有负性精神作用的抗癫痫药物之后或加量之后，要明确该抗癫痫药物的疗效。如果抗癫痫效果不理想，则减量或者停用该药；如果抗癫痫效果理想，则加用抗抑郁药物。②选择抗抑郁药要从小剂量开始，逐渐加量，直到达到满意疗效。③注意抗抑郁药物与抗癫痫药的药代动力学相互影响。④注意抗抑郁药物的致痫性(抗抑郁药物多数具致痫性)。舍曲林、帕罗西汀、氟西汀、氟伏沙明相对较好，阿咪替林、丙咪嗪、氯丙咪嗪有较明显的致痫性，安非他酮、马普替林、阿莫沙平具有强致痫性。

(2) 癫痫共患精神分裂症：治疗上要尽最大努力控制癫痫发作，将抗癫痫药物的副作用降低到最低限度。注意抗精神病药物潜在的致惊厥作用：高致痫类的抗精神分裂症药物包括：氯氮平、洛沙平等。低致痫类的抗精神分裂症药物包括：氟哌啶醇、吗茚酮、氟奋乃静、奋乃静、利培酮等。注意药物之间药代动力学相互作用，抗精神病药物和抗癫痫药物有可能产生相互作用，影响疗效。

(3) 癫痫共患焦虑障碍：在抗癫痫治疗的基础上，癫痫共患惊恐障碍可选择药物治疗结合认知行为疗法或单用认知行为疗法;癫痫共患广泛性焦虑障碍首选普瑞巴林,次选帕罗西汀、文拉法辛、丙咪嗪;癫痫共患社交焦虑障碍,可选择 SSRIs 治疗,舍曲林、依他普伦、帕罗西汀;癫痫共患创伤后应激障碍,可选择 SSRIs 治疗,舍曲林、帕罗西汀。

(4) 癫痫共患偏头痛:癫痫共患偏头痛的治疗关键是针对癫痫进行治疗,积极控制癫痫发作,尤其是儿童,可减少偏头痛发生。部分抗癫痫药物可以同时治疗两种疾病。

癫痫共患病是其发病机制和临床表现复杂性的体现,同时也与药物治疗或其他干预措施的影响有一定关系,并直接影响治疗效果。儿科神经临床应特别强调把握癫痫现代治疗的新理念,注重了解患者的自我感受和是否伴有其他障碍,给予必要的药物治疗和可能的心理行为干预,以进一步改善癫痫患儿的预后。

**关键点**

1. 要注意早期发现、早期诊断和干预。
2. 治疗应注重规范化和个体化相结合。
3. 治疗需要药物治疗和非药物治疗相结合的联合治疗非常重要。

(韩颖)

## 第十一节 癫痫猝死

癫痫猝死(sudden unexpected death in epilepsy, SUDEP)即癫痫患者发生突然的缺乏合理解剖学及毒理学证据的死亡。SUDEP 的发生率在 0.09‰~2.3‰,儿童 SUDEP 发生率较成人低,但确切发病率不详。到目前为止,有关 SUDEP 的发生机制尚不明确。

**【定义、诊断标准及分类】**

1. **SUDEP 的定义及诊断标准** Nashef 等于 1997 年指出,SUDEP 是癫痫患者在有或无目击者情况下发生的、非外伤或溺水等引起的、突然的无法解释的死亡,可有或无癫痫发作的证据,并且需除外癫痫持续状态,尸检无可致死的毒理学及解剖学原因。同期 Annergers 等制定了 SUDEP 的诊断标准:①癫痫诊断明确;②猝死前身体状况良好;③死亡在数分钟内发生;④猝死发生在正常活动和良好的环境中,除外因溺水、车祸及外伤等所致的意外死亡;⑤无明确的死亡原因;⑥除外癫痫持续状态或发作时外伤导致的死亡。

为了统一诊断标准,Nashef 等四位国际重要专家在 2012 年对 SUDEP 的定义及诊断标准进行了修改,提出以下建议:①SUDEP 全称中用"无法预料的死亡(unexpected)"一词代替"不能解释的死亡(unexplained)";②死亡前有或无癫痫发作不作为 SUDEP 排除条件;③死亡在 1 小时内发生;④除外癫痫持续状态所致死亡,癫痫持续状态要求统一发作时间≥30 分钟;⑤尸检应制定统一检查内容并及时更新(如补充完善基因检测等)。修正后的诊断标准对于 SUDEP 研究纳入标准以及机制探索等方面具有重要指导意义。

2. **SUDEP 的分类** Annergers 等在 1997 年对 SUDEP 进行了分类,2012 年 Nashef 等四位专家对 SUDEP 分类进行了补充及修正(表 9-21)。在 SUDEP 最新分类中强调 3 点:①对患有其他基础疾病的癫痫患者发生 SUDEP 病例进行独立分类;②补充分类:对发生心搏呼吸骤停但经过心肺复苏存活时间 >1 小时的病例进行补充分类;③不再将死因具有争议和患者信息不足的 SUDEP 划归一类(即 Possible SUDEP),而是分别列出,即可能的 SUDEP 和未分类的 SUDEP。修订后的 SUDEP 更全面,更合理。

**【流行病学】** SUDEP 发生率受诊断标准、研究方法、研究群体以及是否设立对照等因素的影响。基于癫痫人群的研究显示其年发生率在 0.09‰~2.3‰,慢性难治性癫痫患者 SUDEP 发生率在 1.1‰~5.9‰,而接受癫痫手术治疗患者的 SUDEP 发生率高达 6.3‰~9.3‰。目前有关儿童 SUDEP 研究较少,这与儿童 SUDEP 发生率低及尸检率低有关。儿童 SUDEP 发生率为 0.11‰~0.43‰,低于成年癫痫患者,但是正常患儿的 10 倍。Dravet 综合征(既往又称婴儿严重肌阵挛癫痫)患儿除外,其 SUDEP 发生率高达 4.9%,明显高于一般癫痫患儿的 SUDEP 发生率,该病 70%~80% 的患儿其病因为钠离子通道 *SCN1A* 基因突变导致,其 SUDEP 发生率高可能与其特殊的病因有关。

**【危险因素】** 国际抗癫痫联盟(International League Against Epilepsy, ILAE)对有关 SUDEP 的四个相同设计的国际大样本研究进行联合分析(包括 289 名 SUDEP 病例以及 958 名癫痫对照患者),结果显示男性 SUDEP 发生率是女性的 1.42 倍;16 岁前起病患者是 16~60 岁间起病癫痫患者的 1.72 倍;病程超过 15 年的患者 SUDEP 发生风险提高 1.95 倍;最大危险因素是全面强直 - 阵挛发作频率,与无强直 - 阵挛发作的患者相比,每年 1~2 次强直阵挛发

表 9-21 SUDEP 分类

| 1997 年（Annergers 等） | 2012 年（Nashef 等） |
| --- | --- |
| 肯定的 SUDEP：符合所有诊断条件，尸解无致死毒理及解剖学证据 | 肯定的 SUEDP：符合所有诊断条件，尸解无致死毒理及解剖学证据 |
| | 肯定的 SUDEP+：符合"肯定的 SUDEP"诊断标准，但患者除癫痫外存在其他基础疾病（如冠状动脉缺血或长 QT 综合征），死亡可能是两者共同作用的结果，尸检等除外基础疾病直接导致（如心肌梗死或原发性室性心律失常） |
| 很可能的 SUDEP：符合所有诊断条件，没有进行尸解 | 很可能的 SUDEP：符合所有诊断条件，没有进行尸解 |
| | 很可能的 SUDEP+ |
| 可能的 SUDEP：不能除外 SUDEP，没有足够证据证明，没有进行尸解 | 可能的 SUDEP：符合所有诊断条件，死因存在争议者，如患者死亡发生在水中，但缺乏患者溺死的证据 |
| | 接近 SUDEP：癫痫患者发生非结构性病变导致的心跳呼吸骤停，经过心肺复苏存活时间 >1 小时者 |
| | 接近 SUDEP+ |
| 非 SUDEP：有明确死因，没有进行尸解 | 非 SUDEP：有明确死因，没有进行尸解 |
| | 未分类：缺乏足够证据证明或无法进行分类的病例 |

作其风险提高 2.94 倍，每年 3~50 次发作风险将提高 8~9 倍，而 >50 次 / 年其风险将提高 14.51 倍；无药物治疗患者其风险会提高，而抗癫痫药物多药联合应用亦增加 SUDEP 风险。

1. **癫痫发作** 研究表明癫痫发作类型及频率与 SUDEP 关系密切，几乎所有 SUDEP 研究都认为频繁强直 - 阵挛发作会导致 SUDEP。尽管 SUDEP 更多见于慢性难治性癫痫，在少数癫痫发作不频繁患者中也可出现 SUDEP。另有研究认为颞叶癫痫或起源于颞叶附近的癫痫发作其发生 SUDEP 的风险大，因为这些区域是心血管功能的调节中枢，发作时会影响循环呼吸功能。

儿童早期起病（≤16 岁）的癫痫患者其 SUDEP 发生率是晚发者（>16 岁）的 1.72 倍，Sillanpää 等对儿童早期发病癫痫死亡状况进行了一项前瞻性研究，此研究对 245 例 16 岁前起病的癫痫患者随访近 40 年，共有 60 名患者死亡，其中 SUDEP23 例（38%），癫痫持续状态 4 例（7%），癫痫发作意外溺水 6 例（10%），余 27 例为非癫痫相关死亡。同时研究显示，儿童早期发病的癫痫患者在儿童时期 SUDEP 发生率低，到青春期后发生率急剧升高，高峰年龄为 20~40 岁。另外，症状性癫痫患儿更容易发生 SUDEP。因此儿童早期起病癫痫患者，尤其是早期合并神经系统损伤、癫痫难以控制、存在发育落后的患者更应引起重视。

2. **抗癫痫药物** 早期研究报道多种抗癫痫药物联合应用是 SUDEP 发生的危险因素，拉莫三嗪及卡马西平增加 SUDEP 风险。而 Hesdorffer 等的一项包含有 216 名确定 SUDEP 病例及 831 名癫痫存活病例对照的研究显示，在原始分析中，多种抗癫痫药物联合应用增加 SUDEP 发生风险，但如果除外全面性强直 - 阵挛发作频率等多种混杂因素的影响，单独分析抗癫痫药物应用时，发现联合用药并没有明显增加 SUDEP 风险，全面强直 - 阵挛发作频率在原始分析及校正后分析中均是 SUDEP 的高危因素，从而说明全面强直 - 阵挛发作控制效果欠佳才是导致 SUDEP 发生的重要因素；另外该研究显示拉莫三嗪和卡马西平应用与 SUDEP 发生无统计学意义，即两者不增加 SUEEP 发生风险。Ryvlin 等在难治性癫痫患者多药联合及安慰剂对照的随机试验中发现，添加有效抗癫痫药物组 SUDEP 发生风险（0.9‰）要比添加安慰剂组风险（6.9‰）低，说明有效抗癫痫药物可减少发作频率，降低 SUDEP 发生风险。些研究表明，抗癫痫药物种类及数量与 SUDEP 发生没有直接关联，只能说明癫痫控制程度，而频繁强直 - 阵挛发作才是 SUDEP 最重要的危险因素，对于难治性癫痫患者，应积极联合用药控制其发作，避免 SUDEP 发生。

3. **癫痫患者监护** 大部分 SUDEP 发生在无目击者情况下，多在睡眠中发生，俯卧位更常见。Lamberts 等发现 SUDEP 病例中 86% 没有目击者，58% 在睡眠中发生，睡眠相关 SUDEP 的患者既往夜间发作次数要比非睡眠相关 SUDEP 要多，且与癫痫存活病例相比，死亡患者多有夜间发作的病史，故夜间发作是 SUDEP 的危险因素，此时常常缺乏有效监护，无法及时干预。儿童癫痫患者，由于年龄小，夜间睡眠时多有家属陪护，能及时发现患儿异常情况且在发作后得到细致的照顾，SUDEP 发生率很低。而成年癫痫患者中 SUDEP 发生率明显上升。因此，应加强对高危患者夜间监护。

综上所述，SUDEP 发生与癫痫起病年龄、癫痫发作类型、发作频率及病程长短有关，其中频繁强直 - 阵挛发作是 SUDEP 最重要的独立危险因素，值得注意的是儿童早期起病癫痫患者其 SUDEP 发生风险增加。另外睡眠中俯卧位、单独居住、无有效监护也是其相关危险因素。

**【发生机制】**到目前为止 SUDEP 发生机制尚不明确。单一机制不能解释所有的 SUDEP 病例，多数研究表明存在以下可能机制：

1. **呼吸抑制** 癫痫发作中，常见低氧血症，提示呼吸抑制是 SUDEP 的可能原因，有关 SUDEP 的动物模型研究及临床病例研究均显示 SUDEP 发生者存在中枢性通气障碍或阻塞性呼吸困难，以前者为主。其参与机制涉及颞叶与脑干呼吸中枢之间传导通路异常，另外可能与调节呼吸及觉醒的 5- 羟色胺能神经元有关，其缺失会导致癫痫发作后呼吸功能障碍及意识丧失，从而导致 SUDEP。

2. **致命性心律失常** 普通人群发生猝死常与心律失常相关，故理论上认为致命性心律失常可能是 SUDEP 发生机制之一。癫痫发作时可出现窦性心动过速，心动过缓及心脏停搏，颞叶癫痫患者中更容易出现心率减慢，且夜晚更容易发生。另外，癫痫发作可导致 QT 间期延长或缩短，会导致心肌复极化异常，从而导致心脏停搏或室性心动过速，导致 SUDEP 发生。长 QT 综合征（离子通道病）患者更容易发生，Goldman 等发现 *KCNQ1*（家族性长 QT 综合征突变基因）在脑干神经核表达，可通过影响自主神经系统，导致心律失常。同时有研究表明癫痫发作所致低氧血症可继发心律失常，导致 SUDEP。

3. **脑电异常** 有研究认为脑部频繁痫样放电导致调节心血管系统自主神经的皮层和皮层下结构受损，从而导致自主神经功能紊乱，心率变异性减低，使恶性心律失常更容易发生。而自主神经功能紊乱夜间更容易发生，可解释癫痫猝死易夜间出现的现象。

Lhatoo 等发现 SUDEP 患者脑电图监测到癫痫发作后脑电活动广泛性压低，且在呼吸改变或致命性心律失常发生之前出现。此研究认为中枢抑制是发病基础，随后出现中枢性呼吸抑制或致命性心律失常。但近期研究则不支持此观点，因此中枢功能抑制是否导致 SUDEP 发生仍需进一步探索。

4. **个体易感性** 有研究认为，SUDEP 具有个体易感性。在 SUDEP 患者中发现至少 9 种基因突变：*SCN1A*、*SCN8A*、*KCNA1*、*HCN2*、*PRRT2*、*KCNQ1*、*KCNH2*、*SCN5A* 和 *RYR2*。除了近期发现的 *PRRT2* 基因外其他基因均编码离子通道蛋白，其中 *KCNQ1*、*KCNH2* 和 *SCN5A* 基因突变在家族性长 QT 综合征已知基因突变中最常见，而 *SCN1A* 基因编码钠离子通道亚单位，是 Dravet 综合征最常见的基因突变。这些基因在中枢神经系统与心脏有共同表达，另有研究认为相关基因也在呼吸系统表达。这些基因突变更易因痫性放电通过自主神经系统间接导致心肌功能受累、QT 间期延长及呼吸抑制，从而导致 SUDEP 发生。提示 SUDEP 有一定遗传基础。

**【预防】**研究 SUDEP 的最终目的是减少其发生，通过全面评估 SUDEP 发生危险因素，深入了解其可能的发生机制，采用行之有效的预防措施，从而减少其发生。结合 SUDEP 发生的危险因素从以下方面采取预防措施。

1. **积极控制癫痫发作** 由于频繁强直 - 阵挛发作是 SUDEP 最重要独立危险因素，故积极控制癫痫发作至关重要。可选择有效抗癫痫药物，有明确癫痫病灶者可行手术治疗。对有明确基因突变的癫痫综合征患者应积极完善基因检测，合理选择抗癫痫药物。

2. **监护** 对高危患者加强夜间监护，避免俯卧位睡眠，如有癫痫发作，应注意发作后状态，予支持性干预（清理气道、心电监护等）。

3. **患者及家属教育** 目前国际上对于是否告知每一位癫痫患者及其家属 SUDEP 发生的风险存在争议，部分专家认为告知所有癫痫患者及其家属 SUDEP 的发生，会导致焦虑及增加压力，影响患者生活质量，焦虑和压力同时会增加癫痫发作次数，增加 SUDEP 发生可能性，但多数专家认为应该对高危患者及家属提供 SUDEP 教育，而对预后相对较好如儿童良性癫痫伴中央颞区棘波的患儿则选择不告知。另应选择合适时机进行教育，儿童早期起病的癫痫患者，其 SUDEP 宣教重点放在青春期后，而症状性癫痫患儿应在儿童时期进行教育。

4. **饮食** 添加不饱和脂肪酸尤其是 Ω-3 多不饱和脂肪酸的摄入可减少惊厥发生，另外还可以减少心律失常及心脏猝死的发生，因此难治性癫痫患者可增加 Ω-3 脂肪酸摄入。

**关键点**

1. 癫痫患者猝死风险较普通人群高。
2. SUDEP 已成为慢性难治性癫痫患者的主要死因之一。
3. 警惕 SUDEP 发生的危险因素，如发作控制不佳、全面强直 - 阵挛发作、使用多种抗癫痫药物及某些基因突变导致的癫痫（*SCN1A*、*SCN8A*、*SCN5A* 等）。
4. 通过有效控制癫痫发作，加强高危患者监护，提高临床医生及癫痫患者对 SUDEP 的认识，可以降低其发生风险。

（张月华）

## 第十二节 热性惊厥

热性惊厥（febrile seizure，SE）患病率约为 2%~5%，通常发生于 6 个月 ~5 岁的婴幼儿及学龄前儿童。1993 年国际抗癫痫联盟对热性惊厥的定义是“发生在大于 1 月龄的婴儿及儿童，与非中枢神经系统感染的其他发热性疾病有关，患儿既往无新生儿惊厥及无诱因惊厥病史，并且没有引发惊厥的急性病因”。2001 年美国儿科学会定义为“发热状态下出现的惊厥发作，无中枢神经系统感染证据及导致惊厥的其他原因，既往没有无热惊厥病史”。

**【病因与发病机制】**

1. **遗传因素** 约 25%~40% 的 FS 患儿具有阳性家族史，患儿的同胞发生 FS 的危险性为 9%~22%，提示遗传因素可能是该病发生的关键因素。目前发现一些炎症因子相关基因以及神经元离子通道及受体等基因的变异可能增加了热性惊厥的易感性。

2. **环境因素** 主要是感染因素：病毒和细菌感染是 FS 的重要促发因素，其中以病毒感染更为多见。多种病毒均可引发 FS，包括流感病毒 A/ B、呼吸道合胞病毒、肠道病毒、轮状病毒、疱疹病毒（单纯疱疹病毒、水痘 - 带状疱疹病毒、EB 病毒、巨细胞病毒、人类疱疹病毒 6 型）等，某些研究发现人类疱疹病毒 6 型更易引发 FS。

3. **发育因素** FS 为年龄依赖性，婴幼儿期（即发育中的脑）存在易感性。

**【临床表现】**

1. **临床特征** ①年龄：多数患儿 FS 首次发作在 6~36 个月时，其中在 18 个月龄最多见，一半患儿发生在 12~30 个月时；②惊厥发作形式：FS 发作通常表现为全面性强直阵挛发作，约 4%~16% 可表现为局灶性发作；③发作持续时间：87% 的 FS 患儿惊厥发作持续时间 <10 分钟，约 9% 患儿发作 >15 分钟。5% 发生惊厥持续状态 >30 分钟。

2. **临床分型** 根据临床特点可以分为单纯性和复杂性两种。

（1）单纯性：满足以下所有特征：发作表现为全面性发作；发作持续时间小于 15 分钟；24 小时之内仅发作 1 次。占 FS 的 75%。

（2）复杂性：具有以下特征之一：发作时间长（>15 分钟）；局灶性发作；惊厥在 24 小时之内中发作 ≥2 次。

**【辅助检查】**对于发生 FS 的患儿，尤其是首次发生时，儿科医生该如何进行临床评估目前国内尚缺乏统一的规范。下面是临床应评估的几个方面：

1. **病史** ①诱发 FS 的发热性疾病是什么，有无任何症状提示中枢神经系统感染；②除发热以外有无其他可能导致惊厥的急性疾病（例如中毒、外伤等）；③有无复发或日后发生癫痫的危险因素。

2. **体格检查** ①有无提示中枢神经系统感染的神经系统体征；②寻找导致发热的感染灶。

3. **辅助检查**

（1）实验室检查：对于单纯性 FS 患儿通常无须进行过多的实验室检查。为寻找导致发热的病因可以进行血常规检查。根据情况酌情进行血、尿或便培养。对于伴有腹泻或呕吐，尤其是具有脱水征象的患儿可以酌情进行血电解质检查。

（2）头颅影像学检查：具有以下情况之一者可进行检查：①病史或体检提示头部外伤可能；②神经系统异常体征（例如小头、肌张力异常、局灶体征等）；③存在颅压高征象。

（3）腰椎穿刺：目的是检查是否存在中枢神经系统感染，尤其是脑膜炎。对于发热伴惊厥的婴幼儿，存在以下指征应考虑腰穿：①脑膜刺激征；②复杂型 FS；③患儿嗜睡、易激惹或全身情况差；④<12 月龄应进行腰穿；⑤对于之前使用了抗生素的婴幼儿，其脑膜刺激征可以被掩盖，因此最好进行腰穿。

（4）脑电图：无论对于单纯性还是复杂性 FS，脑电图均不作为常规检查项目。如果患儿有癫痫高危因素，必要时随访时进行脑电图检查。

**【诊断与鉴别诊断】**

1. **诊断** 主要根据年龄特点（首次发作多为婴幼儿期）、发热（体温通常 38℃以上）、惊厥发作（通常为全面强直阵挛发作）、并排除其他原因导致的惊厥发作（既往无热性惊厥史，且无可导致惊厥的进行症状性病因）做出临床诊断。

2. 鉴别诊断

（1）急性病因导致的发热伴惊厥：包括中枢神经系统感染、脓毒症脑病、电解质紊乱等。

（2）以FS为首发表现的癫痫：如Dravet综合征等，这类患儿多表现为复杂性FS特征（尤其局灶性发作、发作持续时间长）、癫痫家族史或神经系统异常。

**【治疗与预后】**

**1. 治疗** 由于多数情况下FS为良性病程，因此无须过度治疗。注意以下几个方面：

（1）家长教育：应使家长了解绝大多数FS的良性预后，并教会家长如何应对急性发作，从而避免家长过度的紧张焦虑，有助于更好地医患配合，避免不必要的过度治疗。

（2）急性期处理：①止惊：通常FS发作可以在5分钟内自行缓解，如果超过分钟仍未缓解需进行处理。急性期可应用地西泮灌肠（0.3~0.5mg/kg），或静脉推注地西泮（0.2~0.3mg/kg）等；②解热：急性期使用退热药可增加患儿舒适度，但无须过度使用，研究表明退热治疗对于FS复发无帮助；③抗感染：针对导致发热的病原及感染灶进行治疗。

（3）预防性治疗：目前没有证据表明积极退热对于FS的发生有预防作用。由于多数FS的良性预后以及抗癫痫药的潜在不良反应，因此对于绝大多数FS患儿多不主张预防性治疗。①长期口服抗癫痫药预防：通常不推荐，对于某些患儿，例如发生FS持续状态或者是每年FS发作5次以上者，与家长沟通权衡利弊，可以考虑应用；②间断临时预防：多数观点认为在发热时临时口服或直肠应用地西泮具有预防FS发生的作用，剂量为每次0.5mg/kg，可每间隔8小时应用1次，最多连续应用3次。多数FS患儿无须进行临时预防，对于以下情况可以考虑临时预防：频繁反复FS；FS持续时间长；家长对FS过于焦虑。

**2. 预后**

（1）FS复发：约30%患儿在以后的发热性疾病过程中出现FS复发。复发的危险因素有：①18个月龄前发病；②FS发作时体温<38℃；③热性惊厥家族史；④FS发生前的发热时间短（<1小时）。具有所有危险因素的患儿76%将出现FS复发，无危险因素者仅4%复发。

（2）癫痫的发生：大部分FS患儿日后并不患癫痫。大规模队列研究发现以后患癫痫的危险因素包括：①复杂型FS；②存在神经系统异常（如发育迟缓）；③癫痫家族史。

（3）对认知功能的影响：研究表明FS通常预后良好，即使是复杂型FS患儿认知功能和行为等与同龄儿比较均无显著差异。

**关键点**

1. 见于6个月至5岁，但首次发作多于婴幼儿期。
2. 诊断需排除其他急性原因导致发热伴惊厥，且既往没有无热惊厥病史。
3. 预后多数良好。

（吴晔）

## 参考文献


1. Fisher R, Acevedo C, Arzimanoglou A, et al. A practical clinical definition of epilepsy. Epilepsia, 2014, 55(4): 475-482
2. Berg AT, Berkovic SF, Brodie MJ, et al. Revised terminology and concepts for organization of seizures and epilepsies: report of the ILAE Commission on Classification and Terminology, 2005-2009.Epilepsia, 2010, 51: 676-685
3. Fisher RS, Cross JH, French JA. Operational classification of seizure types by the International League against Epilepsy. Epilepsia, 2017, 58: 522-530.
4. Scheffer IE, French J, Hirsch E, et al. ILAE Classification of the epilepsies: Position paper of the ILAE commission for Classification and Terminology. Epilepsia, 2017, 58(4): 512-521
5. Wang J, Lin ZJ, Liu L, et al. Epilepsy-associated genes. Seizure, 2017, 44: 11-20
6. Tsuchida N, Nakashima M, Kato M, et al. Detection of copy number variations in epilepsy using exome data. Clinical genetics, 2018, 93: 577-587
7. 刘晓燕. 临床脑电图学. 2版. 北京：人民卫生出版社，2016
8. Zeng Q, Yang XL. Genetic analysis of benign familial epilepsies in the first year of life in a Chinese cohort. J Hum Genet, 2018, 63(1): 9-18
9. Tague AM, Howell KB, Cross JH, et al.The genetic landscape of the epileptic encephalopathies of infancy and childhood. Neurology, 2016, 15: 304-316
10. 中国抗癫痫协会. 临床诊疗指南·癫痫病分册（2015修订版）. 北京：人民卫生出版社，2015
11. Jović NJ. Non-epileptic attacks - A common diagnostic challenge. Clinical Neurophysiology, 2015, 126(9): 179
12. Operto FF, Coppola G, Mazza R, et al. Psychogenic nonepileptic seizures in pediatric population: A review.

Brain Behav, 2019, 9(12): 01406

13. Kanner AM, Ashman E, Gloss D, et al. Practice guideline update summary: Efficacy and tolerability of the new antiepileptic drugs II: Treatment-resistant epilepsy: Report of the Guideline Development, Dissemination, and Implementation Subcommittee of the American Academy of Neurology and the American Epilepsy Society. Neurology, 2018, 91(2): 82-90
14. Isnard J, Taussig D, Bartolomei F, et al. French guidelines on stereoelectroencephalography (SEEG). Neurophysiol Clin, 2018, 48(1): 5-13
15. Oliveira T, Francisco AN, Demartini ZJ and Stebel SL. The role of vagus nerve stimulation in refractory epilepsy. Arq Neuropsiquiatr, 2017, 75(9): 657-666
16. Achkar CM, Spence SJ. Clinical characteristics of children and young adults with co-occurring autism spectrum disorder and epilepsy. Epilepsy & Behave, 2015, 47(14): 183-190
17. Devinsky O, Hesdorffer DC, Thurman DJ, et al. Sudden unexpected death in epilepsy: epidemiology, mechanisms, and prevention. Lancet Neurology, 2016, 15(10): 1075-1088
18. Tomson T, Surges R, Delamont R, et al. Who to target in sudden unexpected death in epilepsy prevention and how? Risk factors, biomarkers, and intervention study designs. Epilepsia, 2016, 57: 4-16
19. 热性惊厥诊断治疗与管理专家共识(2016). 中华儿科杂志, 2016, 54(10): 723-728

第十章

# 遗传代谢病

## 第一节 概述

遗传代谢病(inherited metabolic disorders)是遗传病中一组代表性疾病,是遗传性生化代谢缺陷的总称,迄今已命名九百余种遗传代谢病。患者可自新生儿至成人发病,表现为某个脏器或多脏器损害,神经精神损害为常见或首发表现,致残率及致死率很高,需要高度重视。随着医学遗传学的进步,各类遗传代谢病的病因、发病机制、遗传方式逐步明确,筛查、诊断与治疗技术迅速发展,很多遗传病从不治之症成为可治可防的疾病,患者的生存质量显著提高。

绝大多数遗传代谢病为常染色体遗传性疾病,以隐性遗传为主,少数疾病为常染色体显性、X 连锁或线粒体基因遗传方式。由于疾病类型、缺陷程度、生活环境、诊断早晚的差异,患者临床表现各异,轻重不等,发病年龄早至胎儿,晚至老年,导致单个脏器或多个脏器损伤,严重损害患者生存质量。因此,临床医师需要提高警惕,重视症状、体征及一般检查中的线索,争取病因诊断。

**【分类】**基因突变导致蛋白质分子在结构上发生缺陷,或者合成、分解代谢异常,使蛋白质功能发生改变,引起相应的病理损害和临床症状。有缺陷的蛋白质可能是一个复杂的大分子,也可能是一个较简单的小分子,或者影响一个细胞器。由于生化反应阻滞,导致合成代谢或分解代谢异常,相关生化物质在体内的合成、代谢、转运和储存等环节出现异常。根据异常代谢物的分子大小,可将遗传代谢病分为两类:①小分子病:例如氨基酸代谢病、有机酸代谢病、线粒体脂肪酸代谢病、单糖类代谢病等,起病较早,严重者可在出生后数分钟发病,表现为急性重症脑病症状,甚至猝死;轻者可能终身不发病;②细胞器病,又称大分子病,代谢物沉积在细胞及组织中,例如糖原贮积症、脂类代谢病、黏多糖贮积症、糖蛋白病等,常在婴幼儿期或儿童期起病,病程多为慢性进行性变性过程(表 10-1)。

**【发病机制】**先天代谢性疾病对机体的不良影响可表现为一个或多个方面:①代谢终末产物缺乏,机体所需产物合成不足或完全不能产生。例如生物素酶缺乏导致肠道生物素吸收障碍、体内生物素运输障碍,导致多种羧化酶功能缺陷、有机酸血症;②前身代谢物蓄积,引起自身中毒、细胞及器官

表 10-1 遗传代谢病的主要类型和病种

| 分类 | 生化物质 | 病种举例 |
|---|---|---|
| 小分子代谢病 | | |
| | 碳水化合物 | 半乳糖血症,糖原贮积症,果糖不耐症 |
| | 氨基酸代谢病 | 高苯丙氨酸血症,枫糖尿症,同型半胱氨酸尿症,色氨酸转运异常,尿素循环障碍 |
| | 有机酸代谢病 | 甲基丙二酸尿症,丙酸血症,异戊酸尿症,戊二酸尿症 1 型,多种羧化酶缺乏症,甘油酸尿症 |
| | 线粒体脂肪酸代谢病 | 原发性肉碱缺乏症,中链酰基辅酶 A 脱氢酶缺乏症,极长链酰基辅酶 A 脱氢酶缺乏症,多种酰基辅酶 A 脱氢酶缺乏症(戊二酸尿症 2 型) |
| | 金属代谢病 | 肝豆状核变性,Menkes 病 |
| | 电解质代谢异常 | 遗传性低镁血症,X 染色体邻近缺失综合征,先天性肾上腺皮质增生症 |
| | 嘌呤代谢病 | Lesch-Nyhan 综合征 |
| | 其他代谢病 | 吡哆醇依赖性癫痫,肌酸缺乏症,高胰岛素血症 |
| 细胞器病 | | |
| | 线粒体病 | 线粒体脑肌病伴乳酸酸中毒和卒中样发作,线粒体呼吸链复合物 1 缺陷,丙酮酸脱氢酶复合物缺陷 |
| | 溶酶体贮积症 | 黏多糖贮积症,黏脂病,Fabry 病,Pompe 病,神经元蜡样质脂褐质沉积症 |
| | 过氧化物酶体病 | 肾上腺脑白质营养不良,Zellweger 病 |
| | 高尔基体病 | 糖基化异常 |

肿大、代谢紊乱。例如甲基丙二酸血症患者体内甲基丙二酸及其代谢物有严重的神经毒性，糖原贮积症Ⅰ型患者糖原分解受阻，引起肝大、葡萄糖形成不足、低血糖和能量代谢障碍。③旁路代谢途径加强。例如高苯丙氨酸血症患者，除了苯丙氨酸蓄积外，由旁路代谢形成大量苯丙酮酸、苯乙酸，引起毒性作用；④生理活性物质合成障碍。例如21-羟化酶缺乏症导致皮质醇合成障碍、肾上腺皮质功能不全、肾上腺皮质增生症；⑤物质转运功能障碍。细胞膜有主动转运系统，例如肠道黏膜铜吸收障碍，引起Menkes病，肾小管回吸收障碍，引起Hartnup病、肾小管酸中毒、磷酸尿性佝偻病等。

**【临床表现】**遗传代谢病的临床表现复杂多样，轻重不等，任何器官和系统均可受累，诊断困难，应仔细调查病史、家族史、发病经过和病程特点，全面分析，并了解发病诱因，以指导生活管理，规避风险。

病史和家族史中应注意：①同胞或近亲有相似疾病；②同胞或近亲有智力低下；③患儿有智力低下、惊厥发作等进行性或间歇性神经精神症状，但不伴明显畸形；④婴儿期或新生儿期有反复发作的代谢紊乱表现。

按遗传代谢病导致的各系统损害分布来看，神经系统受累的频率最高，多数遗传代谢病伴有神经系统异常，约1/3以上的病种以神经精神损害为主要表现。常见临床症候如下：

1. **神经精神异常** 主要表现是智力运动落后和惊厥发作，也可有脑瘫、共济失调、锥体外系运动障碍，病程呈进行性或间歇性。

2. **代谢紊乱** 如代谢性酸中毒、酮症性低血糖、非酮症性低血糖、高氨血症、高脂血症、高尿酸血症，主要见于小分子代谢病，如有机酸代谢病、氨基酸代谢病、脂肪酸代谢病、单糖类代谢异常，起病早，症状危重，急性期死亡率很高。

3. **消化功能障碍** 如喂养困难、呕吐、偏食、腹泻、便秘，常与胃肠功能损害、代谢缺陷有关，如果糖不耐受患者厌食水果，枫糖尿症、尿素循环障碍等氨基酸代谢病患者厌食高蛋白食物，希特林蛋白缺乏症患者嗜好高蛋白高脂肪食物。

4. **肝脏肿大或肝功能不全** 糖原贮积症、半乳糖血症、黏多糖贮积症、神经鞘脂病、肝豆状核变性等常有肝大及肝损害。

5. **特殊气味** 主要见于未治疗或控制不良的氨基酸和有机酸代谢异常患者，如苯丙酮尿症患者有特殊的发霉气味（鼠尿味），枫糖尿症患者有枫糖气味，异戊酸血症患者有汗脚样体臭，多种羧化酶缺乏症患者有猫尿气味。

6. **容貌异常** 多见于黏多糖贮积症、神经鞘脂病、糖基化异常。

7. **多脏器损害** 一些代谢病患者表现为神经系统以外的一个脏器或多脏器损害。

（1）皮肤和毛发异常：苯丙酮尿症、白化病、同型半胱氨酸尿症1型患者黑色素减少。肾上腺脑白质营养不良及肾上腺皮质增生症患者皮肤黏膜色素加深。生物素代谢障碍、Hartnup病患者常有湿疹、皮肤黏膜损害、脱发，Menkes病患者亦常有脱发。Fabry病青春期以后的患者常有皮肤血管角质瘤、皮下结节。Sjogren-Larsson综合征及Refsum病患者有轻重不等的鱼鳞病。

（2）眼部异常：一些疾病以眼病为首发表现，如同型半胱氨酸尿症1型于幼儿至学龄期因弱视、斜视就诊，检查可见晶状体脱垂。角膜混浊见于黏多糖贮积症、黏脂病、Fabry病。白内障见于半乳糖血症、脑腱黄瘤病、Lowe综合征。青光眼和晶体半脱位见于同型半胱氨酸尿症1型、Lowe综合征。眼底黄斑部樱桃红斑见于GM1和GM2神经节苷脂病、尼曼-皮克病等。

（3）耳聋：见于黏多糖贮积症Ⅰ、Ⅱ、Ⅲ、Ⅳ各型及某些神经鞘磷脂病、Menkes病、先天性甲状腺功能减退、肾上腺脑白质营养不良。

（4）骨病：尿黑酸尿症、先天性软骨发育不全、肾小管疾病、溶酶体贮积症可导致轻重不同的骨病。

（5）肌病、心肌病：线粒体脂肪酸代谢病患者常有骨骼肌、心肌脂肪堆积，严重时发生横纹肌溶解、暴发性心肌病。

（6）肾病：Lowe综合征、巴特综合征以肾小管损害为主，一些甲基丙二酸尿症患者合并肾小球或肾小管损害，严重患者发生溶血尿毒综合征。

**【诊断】**遗传代谢病的实验室诊断分为筛查和确诊两方面。新生儿筛查作为公共卫生项目，在国内外取得了良好的社会效益与经济效益，目的是在症状前发现部分可治疗的、发病率相对较高的疾病，早期治疗，防止脑损伤。我国一线新生儿筛查的疾病为高苯丙氨酸血症、先天性甲状腺功能减退症，南方省市普及了葡萄糖-6-磷酸脱氢酶缺乏症（蚕豆病）的筛查，一些地区开展了先天性肾上腺皮质增生症的筛查。

近年来，液相串联质谱法应用于多种遗传代谢病的新生儿筛查和临床高危筛查，气相色谱质谱法应用于高危筛查，可以检出更多的氨基酸、有机酸、线粒体脂肪酸代谢病，如枫糖尿症、同型半胱氨酸尿症1型、酪氨酸血症、甲基丙二酸血症、戊二酸血症1型等疾病。

遗传代谢病的确诊依靠生化检查，即代谢物的测定和酶活性测定。对于氨基酸代谢病，需检测血、尿中的氨基酸。肝豆状核变性、Menkes病需依靠血清铜蓝蛋白测定。一些糖原贮积症、脂类代谢病、黏多糖贮积症等则需依靠酶学检查确诊。可用酶活性测定来诊断的遗传代谢病病种在100种以上，采取的标本应根据酶存在的部位，如血清、皮肤成纤维细胞、白细胞、红细胞、血小板、肌肉、肝、肾等组织。

随着分子遗传学技术的进展，DNA分析成为遗传代谢病诊断的主要技术之一，明确致病基因变异，不仅有助于诊断，也是家族携带者筛查、遗传咨询及下一胎产前诊断的关键。在先证者生化及基因诊断明确的基础上，通过羊水上清液代谢物分析、胎盘绒毛或羊水细胞基因分析，可以进行胎儿诊断，对患难治性疾病的胎儿选择性引产。

**【治疗与预后】**虽然多数遗传代谢病缺乏有效的治疗方法，但是随着研究的进展，能治疗的疾病在逐步增加，通过支持和对症治疗，可以减轻症状，延缓病程。

遗传代谢病总的治疗原则为针对疾病可能造成或已经造成的器官损害进行干预，针对原发病，补其所缺、排其所余、禁其所忌，根据不同的病种和患者个体情况选择相应的方法，通过饮食、药物、移植、基因治疗进行干预（表10-2）。

**（一）饮食治疗**

1953年德国Bickel医师创立了遗传代谢病的饮食疗法，通过低苯丙氨酸饮食治疗有效地降低了一位苯丙酮尿症（phenylketonuria，PKU）女童血液苯丙氨酸浓度，临床症状随之改善。此后，借鉴PKU的饮食治疗原理，国内外逐步建立了氨基酸、有机酸、脂肪酸、碳水化合物等多种代谢病的饮食治疗方法（表10-3）。

饮食治疗的原理为限制代谢障碍前驱物质，减少毒性代谢物产生。特殊饮食治疗的目的不仅是防止体内异常代谢物的蓄积，同时要保证生长发育所需要的热量、蛋白质、脂肪、维生素、矿物质等各种营养素。即使是相同疾病的患者，由于酶缺陷程度的不同，对于各种食物的耐受能力及营养素的需求不同，个体化饮示指导至关重要。

**（二）药物治疗**

对于部分遗传病，可采用维生素、辅酶、激素等药物进行治疗，促进有害蓄积物的排泄，补充生理活

表10-2 不同类型的遗传性疾病需要的诊断与治疗技术

| 诊断技术 | 检测目标 | 疾病举例 | 产前诊断 | 治疗与干预 |
|---|---|---|---|---|
| 细胞遗传学 | 染色体 | 唐氏综合征 | 能 | 早期训练，对症治疗 |
| | | 特纳综合征 | 能 | 生长激素，性激素 |
| | 基因 | Prader-Willi综合征 | 能 | 饮食与生活管理<br>生长激素 |
| 分子生物学 | 基因 | Alport综合征 | 能 | 血管紧张素转换酶抑制剂 |
| | | 脊肌萎缩症 | 能 | 生活管理 |
| | | 结节性硬化症 | 能 | 雷帕霉素 |
| | | 糖原贮积症 | 能 | 饮食与药物，肝移植 |
| | | 先天性骨病 | 能 | 药物与生活管理，手术 |
| 生化分析 | 氨基酸 | 苯丙酮尿症 | 能 | 饮食与药物 |
| | | 尿素循环障碍 | 能 | 饮食与药物，肝移植 |
| | 血液肉碱谱 | 原发性肉碱缺乏症 | 能 | 左卡尼汀 |
| | 尿液有机酸 | 甲基丙二酸尿症 | 能 | 药物与饮食，肝移植 |
| | 酶活性 | 戈谢病 | 能 | 酶替代治疗 |
| | | 黏多糖贮积症 | 能 | 酶替代，造血干细胞移植 |
| | | 线粒体病 | 部分可能 | 药物与饮食，对症治疗 |

表 10-3 遗传代谢病的饮食治疗方法

| 疾病名称 | 方法 |
|---|---|
| 苯丙酮尿症 | 低苯丙氨酸饮食 |
| 枫糖尿症 | 低亮氨酸饮食 |
| 半乳糖血症 | 免乳糖、免半乳糖饮食 |
| 家族性高胆固醇血症 | 限制动物固醇饮食 |
| 谷固醇血症 | 限制植物固醇饮食 |
| 肝豆状核变性 | 低铜饮食 |
| 尿素循环障碍 | 低蛋白、高热量饮食 |
| 有机酸血症(部分疾病) | 低蛋白、高热量饮食 |
| 脂肪酸代谢病 | 低脂肪、高碳水化合物饮食,避免长时间空腹 |
| 糖原贮积症 | 生玉米淀粉 |

性物质(表 10-4)。对于特纳综合征、Prader-Willi 综合征、Noonan 综合征,自婴儿期给予患儿生长激素支持,特纳综合征患儿于青春前期开始雌孕激素补充治疗,绝大多数患者可以获得良好的体格及智能发育。

近十年来,气相色谱质谱法尿液有机酸分析、液相串联质谱法血液氨基酸及酰基肉碱谱分析已经成为我国遗传代谢病筛查与诊断的主要技术,关于氨基酸、有机酸、脂肪酸代谢病的治疗经验逐步成熟。随着高危筛查的普及,临床医师对于酪氨酸血症、枫糖尿症、同型半胱氨酸血症、尿素循环障碍等氨基酸代谢病的识别能力逐步提高,越来越多的患者被发现,一些患者获得了正确诊断与治疗。甲基丙二酸尿症、丙酸尿症、生物素酶缺乏症、异戊酸尿症、戊二酸尿症等有机酸尿症受到了儿科、围产医学领域的高度重视,通过临床高危筛查,很多新生儿 ~ 成人的患者获得了正确诊断与治疗,预后良好。在先证者生化与基因诊断明确的基础上,很多遗传病可以进行产前诊断,帮助相关家庭避免疾病再发的风险,生育健康后代。液相串联质谱的应用发展促进了线粒体脂肪酸代谢病的筛查、诊断与治疗学研究,原发性肉碱缺乏症、中链酰基辅酶 A 脱氢酶缺乏症、多种酰基辅酶 A 脱氢酶缺乏症等脂肪酸代谢病患者得以正确诊断,通过药物与饮食治疗,避免脑、肝、心脏等重要脏器损害,患者生存质量显著改善。

线粒体病的治疗也取得了大步发展。经典线粒体病以维生素 $B_1$、辅酶 $Q_{10}$、左卡尼汀、中链脂肪酸等能量支持为主,精氨酸、丙酮酸钠、肌酸在线粒体DNA3243 位点突变患者治疗有效。核基因缺陷所导致的线粒体病中一些疾病可以有效干预,如丙酮酸脱氢酶复合物 E1α 亚单位缺陷,大剂量维生素 $B_1$ 对部分患者疗效良好,生物素及维生素 $B_1$ 反应性脑病患者经生物素及维生素 $B_1$ 治疗后显著好转。

溶酶体存在于人体各种细胞的细胞质内,是细胞的消化器官,含有 50 多种酸性水解酶,分别参与糖蛋白、脂蛋白、多糖、黏多糖、黏脂、核酸等基质的分解代谢。对于其中一些疾病,如黏多糖贮积症 1 型、戈谢病、糖原贮积症 2 型、Fabry 病,酶替代治疗方法成熟,一些疾病可以通过小分子伴侣药物改善病情。对于异染性脑白质营养不良、尼曼 - 皮克病,一些国家也在进行酶替代治疗研究,在神经系统受损之前,可以争取造血干细胞移植。

在其他疾病的药物治疗研究方面,国内外同行亦获得了可喜的进展。如雷帕霉素在结节性硬化的治疗中有一定疗效。甘露糖对蛋白糖基化异常综合征 2b 型疗效良好。

1. **祛除有害物质** 针对高氨血症,苯甲酸钠、苯乙酸钠、苯丁酸钠可促进氨的排泄。针对酪氨酸血症,近年应用 2-(2- 硝基 -4- 三氟苯甲酰)-1,3- 环己二醇(尼替西农)取得了良好的治疗效果。左卡尼汀是线粒体脂肪酸 β 氧化循环的关键物质,是有机酸、脂肪酸代谢性疾病治疗的基本药物,不仅有助于纠正急性酸中毒,也可有效地改善远期预后。D- 青霉胺可与铜结合,促进铜的排泄,对多数肝豆状核变性患者有效。硫酸锌、醋酸锌等锌剂可阻止肠道铜的吸收,减少铜的蓄积,可减少 D- 青霉胺剂量,提高肝豆状核变性的治疗效果。

2. **维生素疗法** 很多维生素作为辅酶参与物质代谢,除了先天性酶缺陷以外,一些疾病为辅酶代谢障碍所致。某些维生素对于遗传代谢病患者为关键治疗药物,例如:生物素对于生物素酶缺乏症和全羧化酶合成酶缺乏症患者有戏剧性治疗效果,维生素 $B_{12}$ 对维生素 $B_{12}$ 反应型甲基丙二酸尿症、维生素 $B_2$ 对于部分戊二酸血症 2 型疗效良好(表 10-4)。

3. **补充缺乏的生理活性物质** 由于吸收障碍、生成不足、消耗增多,遗传代谢病患者体内常缺乏一些生理活性物质。例如:6- 丙酮酰四氢生物蝶呤合成酶缺乏症患者低苯丙氨酸饮食无效,需要长期补充四氢生物蝶呤、5- 羟色氨酸、左旋多巴等神经递质前体。Menkes 病患者肠道铜吸收障碍,体内铜缺乏,需要皮下注射组氨酸铜、硫酸铜或氯化亚铜。鸟氨酸氨甲酰基转移酶缺乏症和氨甲酰磷酸合成酶缺乏症患者需要长期补充瓜氨酸,而瓜氨酸血症患者则

表 10-4 遗传病的药物治疗

| 疾病 | 药物 |
|---|---|
| 酪氨酸血症Ⅰ型 | 2-(2-硝基-4-三氟苯甲酰)-1,3-环己二醇 |
| 四氢生物蝶呤缺乏症 | 四氢生物蝶呤、5-羟色氨酸、左旋多巴 |
| 同型半胱氨酸血症 1 型 | |
| 维生素 $B_6$ 反应型 | 维生素 $B_6$ |
| 维生素 $B_6$ 无反应型 | 甜菜碱，叶酸，低蛋氨酸饮食 |
| 同型半胱氨酸血症 2 型 | 叶酸，甜菜碱 |
| 甲基丙二酸血症 | |
| 维生素 $B_{12}$ 反应型 | 维生素 $B_{12}$，左卡尼汀 |
| 维生素 $B_{12}$ 无反应型 | 维生素 $B_{12}$，左卡尼汀，特殊配方奶粉 |
| 甲基丙二酸血症合并同型半胱氨酸血症 | 维生素 $B_{12}$，左卡尼汀，甜菜碱 |
| 戊二酸尿症 1 型 | 左卡尼汀，维生素 $B_2$，特殊配方奶粉 |
| 戊二酸尿症 2 型 | 维生素 $B_2$，左卡尼汀，苯扎贝特 |
| 黑酸尿症 | 维生素 C |
| 生物素酶缺乏症 | 生物素，左卡尼汀 |
| 多种羧化酶缺乏症 | 生物素，左卡尼汀 |
| 氧合脯氨酸血症 | 维生素 E，左卡尼汀 |
| 异戊酸血症 | 左卡尼汀，甘氨酸 |
| 肉碱缺乏症 | 左卡尼汀 |
| 甘油尿症 | 氢化可的松，氟氢可的松 |
| 鸟氨酸氨甲酰基转移酶缺乏症 | 瓜氨酸，苯甲酸，苯丁酸，精氨酸，精氨酸谷氨酸 |
| 瓜氨酸血症 | 精氨酸，精氨酸谷氨酸 |
| 肝豆状核变性 | D-青霉胺，锌剂 |
| Hartnup 病 | 烟酸 |
| 多巴反应性肌张力不全 | 左旋多巴 |
| 蛋白糖基化异常综合征 2b 型 | 甘露糖 |
| 线粒体病 | 维生素 $B_1$，辅酶 $Q_{10}$，左卡尼汀，肌酸，生物素，丙酮酸钠 |
| Menkes 病 | 组氨酸铜，硫酸铜，氯化亚铜 |
| Fabry 病 | 酶替代治疗，分子伴侣 |
| 结节性硬化症 | 雷帕霉素 |
| 脑叶酸缺乏症 | 亚叶酸钙 |

需要补充精氨酸或精氨酸谷氨酸。

（三）**酶替代治疗**

1. **血浆、血细胞** 细胞生物化学研究证实，溶酶体酶可从淋巴细胞转移到成纤维细胞中，黏多糖病贮积症、神经鞘脂病、糖原贮积症 2 型可通过输注健康人血浆暂时改善患者病情。静脉滴注红细胞悬液可改善重症精氨酸酶缺乏症患者生化代谢，缓解症状。

2. **酶替代治疗** 近年来，分子生物学技术应用于酶的纯化生产，酶替代治疗在溶酶体贮积症的治疗中取得了巨大成功。例如：戈谢病Ⅰ型、Fabry 病、黏多糖贮积症 1 型、糖原贮积症 2 型，通过定期静脉注射补充所需的酶，可有效控制疾病进展。

（四）细胞或器官移植

同种器官移植可以提高患者体内酶的活性，并导入正常的遗传信息，有时可以修正患者器官功能。骨髓造血干细胞移植在遗传病的治疗中应用最为广泛，例如：黏多糖贮积症、过氧化物酶体病、腺苷脱氨酶缺乏症等疾病，预后良好。对于地中海贫血、噬血细胞增生症、联合免疫缺陷，早期骨髓移植是挽救生命的关键方法。全肝移植或活体部分肝移植是治疗尿素循环障碍、糖原贮积症1型、家族性高胆固醇血症、肝豆状核变性、酪氨酸血症等疾病的重要手段，国内外取得了成功的经验。近年来，干细胞培养技术也开始应用于一些遗传病的治疗，可望使更多的患者受益。

（五）基因治疗

从理论上讲，基因治疗是治疗各种单基因遗传病最理想的方法，腺苷脱氨酶缺乏症、镰状红细胞病、进行性肌营养不良等疾病的基因治疗取得了成功。但是，基因治疗受多种物理、化学、伦理因素的影响，面临很多困难，与骨髓移植相比难度更大。

（六）急性期治疗

部分氨基酸、有机酸、脂肪酸代谢病患者以急性形式起病，合并酮症、代谢性酸中毒、低血糖、高氨血症等严重代谢紊乱，多脏器损害，严重时猝死。根据不同的病种应给予静脉补液、药物与饮食治疗、对症治疗，必要时需透析或换血治疗。一些患者既往无异常病史，因"发热、腹泻、呕吐、饥饿、疲劳、暴饮暴食、预防接种"等应激因素或药物诱发急性发作，导致瑞氏综合征、心肌病，甚至猝死，易引发医疗纠纷。如果患儿在病因不明的情况下死亡，无法对家族成员进行正确的遗传咨询与健康指导，同胞可能再次发生类似灾难。留取尿液、血液或细胞样本，进行生化代谢与基因分析，有助于进一步病因分析。

（七）治疗时期

**1. 出生前治疗**　如母性PKU，随着新生儿筛查的普及和治疗方法的成熟，各国已经有很多PKU患者长大成人，结婚生育。经过治疗发育正常并同健康男性结婚的PKU女患者，如果孕前、孕期不合理地控制饮食，胎儿流产、死产、畸形、宫内发育不全等发生率很高，出生后多有小头畸形、智力低下、癫痫、先天性心脏病等合并症。因此，对育龄期女性PKU患者应进行饮食管理，最好在孕前半年开始治疗直至分娩，使血苯丙氨酸浓度控制在120~360μmol/L，以保护胎儿。

**2. 症前治疗**　很多疾病一旦发病，将造成难以逆转的脑损害或其他脏器功能损害，治疗越早，疗效越好。因此，对于少数治疗方法简单、筛查技术成熟的疾病，应进行新生儿筛查，争取在症状前确诊并开始治疗，以避免重要脏器损害，保证患儿健康成长。如苯丙酮尿症、原发性肉碱缺乏症、中链酰基辅酶A脱氢酶缺乏症，通过新生儿筛查或高危筛查帮助患儿获得早期诊断，在发病前开始治疗，则可预防脑损害、肝损害、心肌损害。

（八）其他治疗

很多遗传病患者出生时或确诊时已经存在不同程度的脏器损害或肢体功能残障，需要综合干预，对症治疗，康复训练，必要时手术矫形。如：对于肝损害的患儿给予保肝药物，心功能不全的患儿需要抗心力衰竭治疗，智力障碍或运动障碍的患儿需要语言、运动及认知训练。先天性骨病、肌营养不良患者容易出现骨折、肢体畸形、脊柱畸形，需要给予支具防护，延缓功能性损害。

**关键点**

1. 遗传代谢病病种繁多，个体差异显著，缺乏特异性症状与体征，需要高度警惕。
2. 新生儿筛查和高危筛查是发现遗传代谢病的关键。
3. 生化诊断、基因诊断是确诊遗传代谢病的关键。
4. 很多遗传代谢病是可以治疗的，一些患者通过饮食、药物、细胞移植或器官移植等方法疗效良好。
5. 在先证者明确的基因诊断基础上，可以进行下一胎同胞的产前诊断。

（杨艳玲）

## 第二节　氨基酸代谢病

先天性氨基酸代谢病是小分子代谢病中一组主要疾病，由于基因突变导致酶缺陷，造成相关氨基酸及其代谢物质的代谢障碍和脏器损伤，以脑、肝、肾最常受累。绝大多数氨基酸代谢病为常染色体隐性遗传病，种类复杂，个体差异显著，严重时致死或致残，临床诊断困难，需采用血液或尿液氨基酸分析进行生化诊断，通过患者及其父母基因分析确定基因突变，才能进行下一个同胞的产前诊断（表10-5）。

表 10-5 部分氨基酸代谢病及其酶缺陷、基因缺陷、遗传方式

| 疾病 | 酶缺陷 | 基因缺陷 | 遗传方式 |
|---|---|---|---|
| 高苯丙氨酸血症 | | | |
| 苯丙酮尿症 | 苯丙氨酸羟化酶 | *PAH* | 常染色体隐性 |
| 轻度高苯丙氨酸血症 | 含 J 域蛋白 1 | *DNAJC12* | 常染色体隐性 |
| 四氢生物蝶呤代谢障碍 | 6- 丙酮酰四氢生物蝶呤合成酶 | *PTS* | 常染色体隐性 |
| | 二氢蝶啶还原酶 | *QDPR* | 常染色体隐性 |
| | 鸟苷三磷酸环化水合酶 1 | *GCH1* | 常染色体显性 / 隐性 |
| | 蝶呤 -4α- 甲醇胺水解酶 | *PCBD1* | 常染色体隐性 |
| 酪氨酸血症 | | | |
| 1 型 | 延胡索酰乙酰乙酸水解酶 | *FAH* | 常染色体隐性 |
| 2 型 | 酪氨酸 -δ- 转氨酶 | *TAT* | 常染色体隐性 |
| 3 型 | 4- 羟基 - 苯基 - 丙酮酸双氧化酶 | *HPD* | 常染色体隐性 |
| 枫糖尿症 | | | |
| 1a 型 | 支链 α- 酮酸脱氢酶复合体 E1α 亚基 | *BCKDHA* | 常染色体隐性 |
| 1b 型 | 支链 α- 酮酸脱氢酶复合体 E1β 亚基 | *BCKDHB* | 常染色体隐性 |
| 2 型 | 支链 α- 酮酸脱氢酶复合体 E2 | *DBT* | 常染色体隐性 |
| 同型半胱氨酸血症 | | | |
| 1 型 | 胱硫醚 -β- 合成酶 | *CBS* | 常染色体隐性 |
| 2 型 | 亚甲基四氢叶酸还原酶 | *MTHFR* | 常染色体隐性 |
| 3 型 | 蛋氨酸合成酶 | *MTR* | 常染色体隐性 |

## 一、遗传性高苯丙氨酸血症

血液苯丙氨酸浓度高于 2mg/dl（120μmol/L）称为高苯丙氨酸血症（hyperphenylalaninemia）。遗传性高苯丙氨酸血症患者血液苯丙氨酸持续性高浓度，高于 6mg/dl（360μmol/L）。

遗传性高苯丙氨酸血症包括两类遗传缺陷：一类为苯丙氨酸羟化酶（phenylalanine hydroxylase，PAH）缺陷所致经典型苯丙酮尿症（phenylketonuria，PKU）和高苯丙氨酸血症，占 90% 以上；另一类为 PAH 的辅酶四氢生物蝶呤（tetrahydrobiopterin，BH4）的代谢缺陷所致四氢生物蝶呤缺乏症。两类缺陷均导致苯丙氨酸代谢障碍，体内苯丙氨酸异常蓄积，引起一系列神经系统损害。但两类疾病的诊断与治疗方法不同，应及早鉴别（表 10-6）。

PKU 患者肝 PAH 的水平仅有正常人的 1% 或更低，因此，经食物摄取的蛋白质降解后的苯丙氨酸不能代谢转化，患者体内苯丙氨酸、苯丙酮酸、苯乙酸蓄积，酪氨酸、黑色素、肾上腺素等生物活性物质缺乏，引起神经髓鞘发育障碍、神经精神异常。四氢生物蝶呤缺乏症患者缺乏四氢生物蝶呤等神经递质，导致肌张力异常、癫痫发作、免疫力下降。

### （一）经典型苯丙酮尿症

PKU 是常染色体隐性遗传代谢病，由于 *PAH* 基因突变导致苯丙氨酸代谢障碍。*PAH* 位于 12q23.2，含 13 个外显子，国内外已报道了近千种基因突变，具有高度遗传异质性，突变类型与人种、民族、临床特点有一定的关系。我国 PKU 患病率较高，一般人群中 PAH 基因杂合突变携带者高达 1/50~1/30。

**【临床表现】** PKU 的主要危害为神经系统损害。患儿在新生儿期多无明显症状，生后数月出现轻重不同的智力发育落后，近半数患儿合并癫痫，其中婴儿痉挛症占 1/3。大多数患儿有烦躁、易激惹、抑郁、多动、孤独症倾向等精神行为异常，最终将造成中度至极重度智力障碍。由于黑色素缺乏，患儿毛发逐渐变黄，皮肤白，虹膜颜色浅。旁路代谢产物苯丙酮

表 10-6 遗传性高苯丙氨酸血症的分类、鉴别与治疗

| 病名 | 酶缺陷 | 尿蝶呤谱 | | | 临床表现 | 治疗 |
|---|---|---|---|---|---|---|
| | | 生物蝶呤 | 新蝶呤 | 生物蝶呤 / 新蝶呤 | | |
| 苯丙酮尿症<br>轻度高苯丙氨酸血症 | PAH | ↑<br>↑ | ↑<br>↑ | →<br>→ | 智力损害<br>惊厥<br>黑色素缺乏 | 低苯丙氨酸饮食<br>低苯丙氨酸饮食<br>部分患者 $BH_4$ 有效 |
| $BH_4$ 缺乏 | PTPS 等 | ↓↓ | ↑↑ | ↓↓ | 肌张力异常<br>智力损害<br>惊厥 | $BH_4$ 1~5mg/(kg·d)<br>5- 羟色氨酸 1~10mg/(kg·d)<br>左旋多巴 2~15mg/(kg·d) |

酸、苯乙酸自尿液、汗液中大量排出，患儿常有鼠尿样体臭。

必须重视的是，PKU 患儿在新生儿期和婴儿早期多无明显异常，部分患儿有呕吐、喂养困难、烦躁等非特异性症状，临床表现个体差异较大，极易漏诊或误诊，只有通过新生儿筛查才能早期发现。

【辅助检查】

1. **新生儿筛查或高危筛查** 血苯丙氨酸显著增高，血 Phe 浓度 >120μmol/L 及 Phe/Tyr>2.0。Phe>6mg/dl（360μmol/L），经低苯丙氨酸饮食控制后下降。

2. **尿蝶呤谱分析** 尿蝶呤谱正常，可鉴别四氢生物蝶呤缺乏症。

3. **红细胞二氢蝶啶还原酶活性** 如正常，可鉴别二氢蝶啶还原酶缺乏症。

4. **基因诊断 *PAH* 双等位基因突变**。

5. **四氢生物蝶呤负荷试验** 约 30% 的 PKU 患者服用四氢生物蝶呤血液苯丙氨酸浓度下降。

6. **脑影像学检查** 一些疾病控制不良的患者可见脑白质信号异常。

【诊断与鉴别诊断】

1. **诊断**

(1) 对新生儿筛查或临床高危筛查血 Phe 增高者，建议采用定量法（荧光法或串联质谱法）测定 Phe 浓度 >120μmol/L 及 Phe/Tyr>2.0 确诊为高苯丙氨酸血症。

(2) 临床患者出现智力发育落后、皮肤和毛发色浅淡，汗液和尿液有鼠臭味，结合 Phe 浓度 >120μmol/L 及 Phe/Tyr>2.0 确诊。

2. **鉴别诊断** 与肝病及其他疾病导致的继发性高苯丙氨酸血症相鉴别，任何疾病导致的先天或后天肝损害患者血液苯丙氨酸均可轻度增高，需要通过病因调查、血液氨基酸分析等生化分析、基因分析鉴别诊断。

【治疗与预后】PKU 一旦确诊，应立即开始饮食或药物干预，终身治疗。开始治疗的年龄越小，预后越好。如能在症状前开始治疗，绝大多数 PKU 患者可以获得正常发育，与同龄人一样就学就业、结婚生育。新生儿筛查是早期发现 PKU 的重要措施，2019 年我国新生儿 PKU 筛查覆盖率达到了 98%。如果在发病后开始治疗，多数患儿将遗留不可逆性脑损害。

1. **低苯丙氨酸饮食** 是治疗 PKU 的主要方法，限制天然蛋白质摄入，以防止苯丙氨酸及其代谢产物的异常蓄积，补充无或低苯丙氨酸配方奶粉，满足机体蛋白质、热量等营养需要，保证患儿的正常发育。血中苯丙氨酸浓度应控制在理想范围（2~6mg/dl，120~360μmol/L），苯丙氨酸浓度过高或者过低都将影响生长发育。待血苯丙氨酸降至理想浓度时，可逐渐少量添加天然饮食，首选母乳。较大婴儿及儿童可添加低蛋白低苯丙氨酸食物及少量添加牛奶、粥、面、蛋等。

2. **四氢生物蝶呤** 近 30% 的 PKU 患者为四氢生物蝶呤反应型，经四氢生物蝶呤 1~20mg/(kg·d) 治疗后血液苯丙氨酸浓度显著降低。部分患者只需口服四氢生物蝶呤即可获得良好的控制，部分患者在服用四氢生物蝶呤的基础上，可以减少低苯丙氨酸配方奶粉，提高对天然蛋白质的耐受性。

### （二）四氢生物蝶呤缺乏症

四氢生物蝶呤缺乏症（tetrahydrobiopterin deficiency）又称异型 PKU，约占遗传性高苯丙氨酸血症的 5%~10%，中国南方多于北方。

【病因与发病机制】已发现六种酶缺陷与四氢生物蝶呤生成障碍有关，其中 6- 丙酮酰四氢蝶呤合成酶（6-pyruvoyl tetrohydropterin synthase，PTS）缺乏症最常见，二氢蝶啶还原酶（dihydropteridine reductase，DHPR）缺乏症次之，其余较为少见。编码 6-

丙酮酰四氢蝶呤合成酶的 *PTS* 基因位于 11q23.1，含 6 个外显子，编码 DHPR 的基因 *QDPR* 位于 4p15.32，含有 7 个外显子，均已发现多种致病突变。

四氢生物蝶呤是 PAH、酪氨酸羟化酶和色氨酸羟化酶的辅酶，不仅参与苯丙氨酸的代谢，也参与多巴、肾上腺素、5- 羟色氨酸的合成，具有多种生物作用。四氢生物蝶呤缺乏症导致高苯丙氨酸血症，同时引起多巴、肾上腺素、5- 羟色氨酸等生理活性物质缺乏，神经细胞髓鞘蛋白合成下降，机体免疫功能下降。

**【临床表现】**四氢生物蝶呤缺乏症患儿出生时正常，无特异性症状与体征，临床诊断困难。与 PAH 缺乏症导致的高苯丙氨酸血症患儿相比，患儿多自婴儿期出现惊厥、发育落后、吞咽困难、肌张力异常、松软或角弓反张。低苯丙氨酸饮食治疗无效，即使食用特殊奶粉后血苯丙氨酸浓度降至正常，神经系统损害仍进行性加重。四氢生物蝶呤参与免疫机制，患儿抵抗力较差，易感染，多数患者死于肺炎等感染性疾病。

**【辅助检查】**

1. **新生儿筛查或高危筛查** 血苯丙氨酸增高，可波动在 2~20mg/dl（120~1 200μmol/L）以上，经治疗后下降。

2. **尿蝶呤谱异常** 各型酶缺乏患者尿蝶呤谱有所不同，PTS 缺乏症患者尿新蝶呤浓度明显增高，生物蝶呤浓度降低，新蝶呤 / 生物蝶呤显著增高；DHPR 患者尿新蝶呤、生物蝶呤均增高，新蝶呤 / 生物蝶呤正常；GTPCH1 缺乏症患者尿新蝶呤、生物蝶呤浓度均降低，两者比例正常，有助于鉴别。

3. **红细胞二氢蝶啶还原酶（DHPR）活性测定** DHPR 缺乏症患者酶活性低下。

4. **四氢生物蝶呤负荷试验** 对于血液苯丙氨酸基础浓度 >6mg/dl 的患者，给予四氢生物蝶呤 20mg/kg，负荷前、负荷后 1、2、4、8 小时取血测定血苯丙氨酸浓度，负荷前、负荷后 4~8 小时留尿进行蝶呤谱分析。四氢生物蝶呤缺乏症患儿常于负荷后 4~8 小时血苯丙氨酸浓度降至正常，而 PAH 缺乏所致经典型 PKU 和高苯丙氨酸血症患儿血苯丙氨酸浓度无明显下降。

5. **基因诊断** 根据患者的疾病种类进行相应的基因诊断，如 *PTPS*、*QDPR* 等基因分析。

**【诊断与鉴别诊断】**对所有新生儿筛查或临床患者高危筛查中血苯丙氨酸增高的患者，通过尿蝶呤谱分析、红细胞 DHPR 活性测定和基因分析进行确诊及分型。

**【治疗与预后】**一旦确诊，应立即开始治疗，以预防或缓解神经系统损害，终身治疗。

1. **四氢生物蝶呤** 各型四氢生物蝶呤缺乏症方法不同，PTPS 缺乏症患者四氢生物蝶呤剂量为 1~5mg/（kg·d），根据体重、血苯丙氨酸浓度及尿蝶呤谱分析等调节剂量。

2. **神经递质前质补充治疗** 如左旋多巴、5- 羟色氨酸。

3. **低苯丙氨酸饮食治疗** 对于 DHPR 缺乏症患者，需要限制天然蛋白质，补充特殊奶粉，并补充亚叶酸，以防治脑叶酸缺乏症。

新生儿筛查是早期发现四氢生物蝶呤缺乏症的重要措施，如果在发病后开始治疗，患儿可能遗留不可逆性脑损害。如能在症状前开始治疗，绝大多数四氢生物蝶呤缺乏症患儿可以获得正常发育，与同龄人一样就学就业、结婚生育。

**关键点**

1. 新生儿筛查、症状前治疗是防治高苯丙氨酸血症脑损害的关键。
2. 多种先天或后天疾病及肝损害可导致高苯丙氨酸血症，需要进行鉴别诊断。
3. 苯丙氨酸羟化酶缺乏症的主要治疗方法为低苯丙氨酸饮食。
4. 四氢生物蝶呤缺乏症患者常有显著肌张力异常，易被误诊为脑瘫，主要治疗方法为补充四氢生物蝶呤及神经递质前质。

## 二、酪氨酸血症

酪氨酸血症（tyrosinemia）是由于体内酪氨酸蓄积导致的疾病，患者血液酪氨酸持续增高（>360μmol/L，正常值 20~360μmol/L）。酪氨酸部分经饮食摄入，部分经苯丙氨酸代谢产生，除供蛋白质合成外，还是多巴胺、去甲肾上腺素、肾上腺素、甲状腺素和黑色素等物质的前身物质；多余的酪氨酸降解为二氧化碳和水。

酪氨酸代谢途径中各步骤酶的缺陷可导致不同表型的疾病（表 10-7），临床表现轻重不同，重症患儿自新生儿期出现严重肝、肾、神经损害，轻症表现为晚发型肝病或不发病。

一些早产儿和足月新生儿由于肝 4- 羟基苯丙酮酸双加氧酶发育不成熟，可发生暂时性高酪氨酸血症，通常在限制饮食中蛋白质含量至每日 1.5g/kg、添加维生素 C 后数周即可消失。重症肝病导致酪氨

表 10-7 各型酪氨酸血症的病因与主要临床表现

| 疾病 | 酶缺陷 | 临床表现 |
| --- | --- | --- |
| 酪氨酸血症Ⅰ型<br>(肝肾型酪氨酸血症) | 延胡索酰乙酰乙酸水解酶 | 肝硬化,肝肿瘤,肾小管功能障碍 |
| 2 酪氨酸血症Ⅱ型<br>(Richner-Hanhart 综合征) | 酪氨酸转氨酶 | 智力障碍<br>眼和皮肤损害 |
| 酪氨酸血症Ⅲ型 | 4- 羟苯基丙酮酸双加氧酶 | 智力障碍,共济失调,小头畸形,癫痫发作 |
| 新生儿暂时性酪氨酸血症 | 4- 羟基苯丙酮酸双加氧酶 | 早产儿,无症状 |
| 尿黑酸症 | 尿黑酸氧化酶 | 尿黑酸增高,骨关节病 |
| 其他严重肝病 | 希特林蛋白<br>酪氨酸氨基转移酶等 | 胆汁淤积症 |

酸转氨酶、4- 羟基苯丙酮酸双加氧酶、尿黑酸氧化酶等活性下降,常合并酪氨酸代谢障碍。

(一) **酪氨酸血症Ⅰ型**

**【病因与发病机制】**又名肝肾型酪氨酸血症,为常染色体隐性遗传病。患者肝、肾组织延胡索酰乙酰乙酸水解酶(fumarylacetoacetate hydrolase,FAH)缺乏,导致马来酰乙酰乙酸、延胡索酰乙酰乙酸以及其旁路代谢产物琥珀酰乙酰乙酸和琥珀酰丙酮蓄积,造成肝、肾功能损伤。4- 羟基苯丙酮酸双加氧酶(4-hydroxyphenylpyruvate dioxygenese,HPPD)活性降低,血中酪氨酸增高,尿中排出大量 4- 羟基苯丙酮酸及其衍生物。

编码的 *FAH* 基因位于常染色体 15q25.1,包含 14 个外显子,国内外已报道多种基因突变。患者体内蓄积的琥珀酰丙酮对 δ- 氨基 -γ- 酮戊酸(δ-ALA)脱水酶活性具有强力抑制作用,影响卟啉的合成代谢。累积的琥珀酰丙酮对细胞生长、免疫功能和肾小管转运功能均有一定影响。

**【临床表现】**患者自出生后数周至成人发病,病情急缓、轻重不同。急性患儿病情发展迅速,发病愈早者病情愈重。新生儿期发病者多病情急骤,早期症状类似婴儿肝炎,如呕吐、腹泻、腹胀、嗜睡、生长迟缓、肝脾大、水肿、黄疸、贫血、血小板减少和出血症状等,常在 3~9 个月内死于肝衰竭。慢性型患儿常在 1 岁以后发病,以生长发育迟缓、进行性肝硬化和肾小管功能损害为主,常合并低磷血症性佝偻病、糖尿、蛋白尿以及氨基酸尿(范科尼综合征)等,一些患儿并发肝肿瘤。一般在 10 岁以内死于肝硬变或肝癌。

**【辅助检查】**

1. **新生儿筛查或高危筛查** 血液酪氨酸持续增高(>360μmol/L),琥珀酰丙酮浓度增高,常伴有高蛋氨酸血症。部分患者血液苯丙氨酸、脯氨酸、苏氨酸、鸟氨酸、精氨酸、赖氨酸和丙氨酸等亦增高。

2. **一般化验** 常见贫血、血小板减少、白细胞减少、肝功能损害、血磷降低,血清转氨酶正常或轻度异常,血清胆红素升高,血浆白蛋白水平降低,凝血因子Ⅱ、Ⅶ、Ⅸ、Ⅺ和Ⅻ水平降低。患儿血清 α- 甲胎蛋白常显著增高。

3. **肾小管功能评估** 尿液氨基酸排出量增高,以酪氨酸、苯丙氨酸、甘氨酸和组氨酸等为主,为肾小管功能损害所致。

4. **尿液有机酸** 琥珀酰丙酮、4- 羟基苯丙酮酸、4- 羟基苯乳酸和 4- 羟基苯乙酸的排出量增加。少数患者 δ-ALA 排出量明显增高并伴有腹痛发作和神经系统症状,酷似急性间隙性卟啉病。

5. **腹部超声** 患者肝、肾常明显肿大,随疾病进展,出现肝硬变、肝肿瘤、肾萎缩。

6. **组织活检** 肝细胞呈现脂肪变性,肝门脉区有淋巴细胞和浆细胞浸润,并见广泛纤维化。晚期患者常有肝硬变及癌变。多数患儿有胰岛增生。

7. **酶学分析** 患者肝组织、红细胞或淋巴细胞中延胡索酰乙酰乙酸水解酶活性降低。

8. **基因诊断** *FAH* 基因双等位基因致病变异。

**【诊断与鉴别诊断】**新生儿筛查血液酪氨酸持续增高(>360μmol/L),琥珀酰丙酮浓度增高,尿有机酸分析及基因分析可明确诊断及分型。

对于婴幼儿肝病的患儿,伴肾性佝偻病和多神经病变等表现,应进行血液氨基酸及琥珀酰丙酮测定,酪氨酸、琥珀酰丙酮浓度持续增高,结合尿有机酸分析及基因分析确诊。并监测肾小管功能、尿液氨基酸浓度。

希特林蛋白缺乏症、线粒体DNA耗竭综合征、胆汁淤积症患者也常有不同程度的血液、尿液酪氨酸增高，但是琥珀酰丙酮正常，基因分析有助于鉴别诊断。

【治疗与预后】

1. **低酪氨酸、低苯丙氨酸饮食** 降低血液酪氨酸及其代谢产物的浓度，改善肾小管功能，纠正低磷血症、糖尿、氨基酸尿和蛋白尿，但对肝功能的改善无明显效果。

2. **药物治疗** 2-(2-硝基-4-三氟苯甲酰)-1,3-环己二醇[2-(2-nitro-4-trifluoromethylbenzoyl)-1,3-cyclohaxanedione，NTBC，尼替西农]，为4-羟基苯丙酮酸双加氧酶的抑制剂，每天口服0.6~1.0mg/kg可使症状明显改善，无明显副作用，目前被认为是最有效的药物。

3. **肝移植** 是有效的根治方法，尤其是对于并发肝肿瘤的患儿，应考虑进行同种肝移植术。

4. **对症治疗** 保肝、维生素等支持治疗。

新生儿筛查是早期发现酪氨酸血症的重要措施，如果在发病后开始治疗，患儿可能遗留不可逆性脑损害、肝损害及肾损害。如能在症状前开始治疗，绝大多数酪氨酸血症患儿可以获得正常发育，与同龄人一样就学就业、结婚生育。

### （二）酪氨酸血症Ⅱ型

酪氨酸血症Ⅱ型由Richner及Hanhart在1938年和1947年分别报道，故又称Richner-Hanhart综合征，为常染色体隐性遗传病。

【病因与发病机制】酪氨酸血症Ⅱ型是由于酪氨酸氨基转移酶(tyrosine aminotransferase，TAT)缺乏所导致的罕见病，主要表现为眼、皮肤和神经系统症状，故又称为眼、皮肤型酪氨酸血症(oculocutaneous tyrosinemia)。*TAT*基因位于16q22.2，含12个外显子，已发现多种突变。

【临床表现】患儿常在1岁内出现眼病，双眼充血疼痛，畏光流泪，视力下降，症状时轻时重；检查可见结合膜炎症改变，角膜中央有树突状糜烂，病程久者可见角膜混浊、屈光异常、斜视、青光眼，甚至发生白内障、眼球震颤等。皮肤症状常在1岁以后出现，亦有在新生儿期即出现者，以疼痛性皮肤角化斑为主，多见于掌跖部位，亦可发生在肘、膝、踝和足跟等处，可伴有多汗，但无色素沉着。偶见疼痛，可影响日常活动。半数患儿伴有智力运动落后，少数伴有行为问题、癫痫和小头畸形等异常。

【辅助检查】

1. **新生儿筛查或高危筛查** 患者血液酪氨酸水平显著增高，可达370~3 300μmol/L(正常值为20~120μmol/L)，琥珀酰丙酮正常。

2. **尿液氨基酸、有机酸分析** 酪氨酸增高，其代谢产物4-羟基苯丙酮酸、4-羟基苯乳酸、4-羟基苯乙酸等显著增加，琥珀酰丙酮正常。

3. **酶学分析** 酪氨酸氨基转移酶仅在肝细胞质中表达，患者肝细胞中酪氨酸氨基转移酶的活性降低。

4. **基因诊断** *TAT*基因双等位基因致病变异。

【诊断与鉴别诊断】新生儿筛查发现血液酪氨酸水平持续增高，尿氨基酸及有机酸异常，经基因分析可明确诊断及分型。

对于婴幼儿肝病患儿，尤其伴有皮肤及眼睛症状，应进行血液氨基酸、琥珀酰丙酮测定及基因分析，并应注意鉴别感染性结膜炎、希特林蛋白缺乏症、线粒体肝病等代谢性肝病。

【治疗与预后】

1. **饮食疗法** 低苯丙氨酸、低酪氨酸饮食，限制天然蛋白质，补充特殊配方奶粉，使血浆酪氨酸浓度维持在360μmol/L以下。

2. **阿维A脂** 可改善皮肤病变。

3. **大剂量维生素$B_6$** 剂量50~500mg/d，一些患者早期应用有效。

新生儿筛查是早期发现酪氨酸血症的重要措施，如果在发病后开始治疗，患儿可能遗留不可逆性脑损害、视力、肝损害及肾损害。如能在症状前开始饮食治疗，绝大多数患儿可以获得正常发育，与同龄人一样就学就业、结婚生育。

**关键点**

1. 新生儿筛查、症前治疗是防治酪氨酸血症脏器损害的关键。
2. 多种先天及后天疾病导致的肝损害患者合并继发性酪氨酸血症，需要进行鉴别诊断。
3. 一些酪氨酸血症患者饮食及药物控制不良，需要早期进行肝移植。

## 三、枫糖尿症

枫糖尿症(maple syrup urine disease，MSUD)是一种常染色体隐性遗传病，是支链氨基酸(亮氨酸、异亮氨酸和缬氨酸)代谢障碍中的主要疾病，重症患儿尿液中排出大量α-支链酮酸，带有枫糖浆的香甜气味。国外资料报道，枫糖尿症患病率约为1/185 000，在东南亚和某些近亲通婚率较高的地区患病率较高。

【病因与发病机制】亮氨酸、异亮氨酸和缬氨酸在氨基转移后生成多种支链 α- 酮酸，由线粒体中的支链 α 酮酸脱氢酶进一步催化脱羧，支链 α- 酮酸脱氢酶是一个复合酶系统，由脱羧酶（E1，包括 E1α 和 E1β 两个亚单位）、二氢硫辛酰胺酰基转移酶（E2）和二氢硫辛酰胺酰基脱氢酶（E3）等四部分组成。其中 E3 是丙酮酸脱氢酶和 α- 酮戊二酸脱氢酶的组成部分。支链 α 酮酸脱氢酶系统还需焦磷酸硫胺作为辅酶参与作用，相关酶蛋白基因突变均会导致支链 α 酮酸脱氢酶复合体的缺陷，造成各种不同类型的枫糖尿症。

编码 E1α 的基因 *BCKDHA* 位于 19q13.2，包含 9 个外显子，*BCKDHA* 缺陷约占枫糖尿症的 45%；编码 E1β 基因 *BCKDHB* 位于 6q14.1，含 11 个外显子；编码二氢硫辛酰胺酰基转移酶（E2）的 *DBT* 基因位于 1p21.2，包含 11 个外显子，维生素 B1 有效型患者多是 *DBT* 基因突变。

【病理】支链 α- 酮酸脱氢酶复合物缺陷造成支链氨基酸代谢障碍，患儿脑内支链氨基酸增高，谷氨酸、谷氨酰胺和 γ- 氨基丁酸等下降，鞘脂类如脑苷脂、蛋白脂质和硫酸脑苷脂等不足，脑白质发生海绵状变性和髓鞘形成障碍；由于急性代谢紊乱死亡的患儿大都伴有严重代谢性脑病及脑水肿。

【临床表现】患者轻重不同，可分为以下类型。

1. **经典型枫糖尿症**　是枫糖尿症中最常见、最严重的一型。患儿出生时多正常，于生后数日出现嗜睡、烦躁、哺乳困难、体重下降等异常；随即交替出现肌张力降低和增高、角弓反张、痉挛性瘫痪、惊厥和昏迷，病情进展迅速。患儿常有枫糖浆样体味或尿味，部分患儿伴低血糖、酮症、酸中毒、高血氨等。预后很差，多数患儿于生后数月内死于反复发作的代谢紊乱或脑损害，少数存活者亦都遗留智力落后、痉挛性瘫痪、皮质盲等神经系统残疾。

2. **轻（或中间）型**　患儿血中支链氨基酸和支链酮酸仅轻度增高；尿液大量支链酮酸排出。多数患儿新生儿时期正常，婴儿期起智力运动发育迟缓、惊厥，少数患儿发生酮症酸中毒等急性代谢紊乱。

3. **间歇型**　患儿出生时多无异常，常于 0.5~2 岁时发病，轻症患者迟至成人期发病，多因感染、手术、疲劳、高蛋白饮食、药物等应激因素诱发急性发作，出现嗜睡、共济失调、行为改变、步态不稳，重症可有惊厥、昏迷、甚至死亡，体味及尿液呈现枫糖浆样气味。患儿在发作间歇期血、尿生化检查通常正常。

4. **硫胺有效型**　临床表现与间歇型类似。硫胺素（维生素 $B_1$ 100~500mg/d）治疗效果显著。

5. **二氢硫辛酰胺酰基脱氢酶（E3）缺乏型**　极为罕见，患儿除支链 α- 酮酸脱氢酶活力低下外，丙酮酸脱氢酶和 α- 酮戊二酸脱氢酶功能亦降低，故伴有严重乳酸酸中毒。患儿在生后数月内常无症状，随着病程进展，逐渐出现进行性神经系统异常，如肌张力降低、运动障碍、发育迟缓等。尿液中排出大量乳酸、丙酮酸、α- 酮戊二酸、α- 羟基异戊酸和 α- 羟基酮戊二酸等有机酸。由于丙酮酸的大量累积，血中丙氨酸浓度增高。低蛋白饮食、大剂量硫胺素等治疗对本型患儿无效。

【辅助检查】

1. **新生儿筛查或高危筛查**　血液 L- 亮氨酸、异亮氨酸、缬氨酸增高，L- 别异亮氨酸（L-alloisoleucine）增高，急性期尤为显著。

2. **尿有机酸分析**　尿 α- 酮异戊酸、α- 酮异戊酸、α- 羟异戊酸浓度增高，在急性期显著增高。

3. **一般检测**　一些患儿急性期合并低血糖、高血氨、电解质紊乱及代谢性酸中毒。

4. **酶学检测**　成纤维细胞、淋巴细胞支链酮酸脱氢酶复合物活性降低。

5. **基因分析**　枫糖尿症相关基因双等位基因致病变异。

【诊断与鉴别诊断】根据患者临床症状，血 L- 亮氨酸、异亮氨酸、缬氨酸、别异亮氨酸增高，尿 α- 酮异戊酸、α- 酮异戊酸、α- 羟异戊酸浓度增高，结合酶活性测定及基因分析可明确诊断并分型。

维生素 $B_1$ 缺乏、营养不良及一些线粒体病患者也可能血液亮氨酸、异亮氨酸、缬氨酸增高，别异亮氨酸正常，血液维生素测定及基因分析有助于鉴别诊断。

【治疗与预后】

1. **饮食治疗**　是枫糖尿症的主要治疗方法，限制食物中 L- 亮氨酸、异亮氨酸、缬氨酸的摄入，将血中支链氨基酸浓度控制在合理范围内。为保证蛋白质、脂肪、碳水化合物、维生素及矿物质的支持，可选用枫糖尿症治疗专用配方奶粉或氨基酸配方。

2. **急性期代谢危象时的治疗**　严重代谢紊乱损害神经系统功能，危及生命，应积极治疗，促进体内毒性代谢产物的排泄，提供足够的营养物质，促进机体的合成代谢，抑制分解代谢。

（1）血液透析或血浆置换。

（2）全静脉营养：可用去除支链氨基酸的全静脉营养液。

(3) 静脉滴注胰岛素 0.3~0.4U/(kg·d) 和含 10%~15% 葡萄糖的电解质溶液，使血支链氨基酸及其酮酸保持在低水平。

(4) 鼻饲：高热量的无支链氨基酸流质饮食，以保证营养。亮氨酸、缬氨酸均为必需氨基酸，无蛋白饮食状态不宜超过 24 小时，24 小时后应从 0.3g/(kg·d)开始给予少量天然蛋白质，婴儿首选母乳。

(5) 药物：对硫胺素有效型的患者，应给予维生素 $B_1$ 100~1 000mg/d。急性代谢危象期可使用基因重组生长激素(recombinant human growth hormone，rhGH，0.1~0.15U/(kg·d)皮下注射，以减少组织蛋白分解，促进蛋白质合成。

(6) 肝移植：对于饮食及药物治疗控制不良的经典型枫糖尿症患儿，可考虑肝移植，可达到根治效果。

新生儿筛查是发现枫糖尿症的重要措施，如果在发病后开始治疗，患儿可能遗留不可逆性脑损害。如能在症状前开始治疗，绝大多数患儿可以获得正常发育，与同龄人一样就学就业、结婚生育。

**关键点**

1. 新生儿筛查、症前治疗是防治枫糖尿症脑损害的关键。
2. 枫糖尿症病因复杂，治疗方法不同，部分患者维生素 $B_1$ 有效，需要进行鉴别诊断。
3. 一些枫糖尿症患者饮食及药物控制不良，需要早期进行肝移植。

## 四、同型半胱氨酸血症

同型半胱氨酸血症(homocystinemia)又称同型胱氨酸尿症(homocystinuria)是相对常见的可治疗的氨基酸代谢病，为常染色体隐性遗传病。

**【病因与发病机制】**同型半胱氨酸大部分通过两条途径进行再甲基化、恢复成甲硫氨酸。其中一条途径是由甜菜碱提供甲基，由甜菜碱 - 同型半胱氨酸甲基转移酶催化，另一条途径是由甲基四氢叶酸提供甲基，经 5- 甲基四氢叶酸同型半胱氨酸甲基转移酶催化进行，这一过程尚需维生素 $B_{12}$ 的衍生物甲钴铵作为辅助因子参与。因此，维生素 $B_{12}$ 代谢异常也可导致这一途径发生障碍。

已知的甲硫氨酸代谢途径中的酶缺陷有 9 种，经典型同型半胱氨酸血症共 3 型(表 10-8)，有些则涉及钴胺素(维生素 $B_{12}$)的遗传性代谢缺陷。胱硫醚合酶(cystathionine synthase，CBS)缺乏症导致的同型半胱氨酸血症Ⅰ型是最严重的类型。*CBS* 基因位于染色体 21q22.3，含 23 个外显子，已发现 160 余种突变类型，有报道 p.Gly307Ser 等位基因突变患者对维生素 $B_6$ 无反应，而 p.Ile278Thr 等位基因变异通常对维生素 $B_6$ 有反应，其他变异位点与维生素 $B_6$ 反应性无相关性。

同型半胱氨酸血症Ⅱ型病因为编码亚甲基四氢叶酸还原酶的 *MTHFR* 基因致病变异，*MTHFR* 位于染色体 1p36.22，含 11 个外显子。欧洲、亚洲、美洲、中东和澳大利亚 *MTHFR* 基因 c.677C>T 多态性的研究发现，TT 基因型在中国北方(20%)、意大利南部(26%)和墨西哥(32%)尤为常见，是引起高血压、心脑血管疾病的主要原因之一，一些患者发生神经精神损害。

同型半胱氨酸血症Ⅲ型病因为编码蛋氨酸合成酶(methionine synthase，MS)的基因 *MTR* 缺陷，*MTR* 位于染色体 1q43，含 33 个外显子，以错义突变常见。

**【临床表现】**患儿出生时正常，在婴儿期以非特异性症状为主，如体重不增、发育迟滞等，多数在 3 岁以后因发现眼症状而获得诊断。

1. **眼** 晶状体脱位常在幼儿期出现，逐渐加重，导致重度近视，在眼球或头部活动时可见到特殊的虹膜颤动。随着病程发展，出现散光、青光眼、白内障、视网膜脱离、视神经萎缩等表现。

2. **骨骼** 身材细长，酷似 Marfan 综合征，接近青春期时可见骨骺和干骺端增大，尤以膝关节最显著。因全身骨质疏松，常见脊柱侧凸、椎体压缩、病理性骨折等骨骼损害；其他骨骼畸形尚有膝外翻、鸡胸或漏斗胸等。

3. **中枢神经系统** 约 50% 的患者智力运动发育迟缓，智力较好的患者大多为维生素 $B_6$ 反应型(维生素 $B_6$ 治疗有效)。患者心理、行为异常亦较多见，约 20% 的患者伴有癫痫发作和脑电图异常。

4. **心、血管系统** 血液同型半胱氨酸持续增高会增强血小板的粘连，造成动、静脉血管壁损伤，极易发生血栓栓塞，导致肾血管梗死、脑梗死、肺源性心脏病、肢体静脉血栓等。应用超声检查可早期发现血管病变。

**【辅助检查】**

1. **新生儿筛查或高危筛查** 血液蛋氨酸浓度增高，总同型半胱氨酸增高，胱硫醚和胱氨酸下降，为同型半胱氨酸血症 1 型的特征。

2. **尿硝普盐试验** 可作为疑诊患儿的初筛方法，尿液中含有同型(半)胱氨酸、胱氨酸时亦呈阳性结果。

表 10-8 经典型同型胱氨酸尿症三型的病因、临床及生化特点

| | Ⅰ型 | Ⅱ型 | Ⅲ型 |
|---|---|---|---|
| 病因 | 胱硫醚合酶缺陷 | 亚甲基四氢叶酸还原酶缺陷 | 蛋氨酸合成酶 |
| 临床表现 | | | |
| 智力发育迟缓 | 常见 | 常见 | 常见 |
| 生长迟缓 | 无 | 常见 | 无 |
| 骨骼畸变 | 常见 | 偶有 | 无 |
| 晶状体异位 | 常见 | 无 | 无 |
| 血栓栓塞 | 常见 | 偶有 | 无 |
| 巨红细胞性贫血 | 无 | 偶有 | 无 |
| 甲基丙二酸尿症 | 无 | 无 | 有 |
| 生化特征 | | | |
| 血浆和尿总同型半胱氨酸 | ↑ | 正常 ~ ↑ | ↑ |
| 血浆甲硫氨酸 | ↑ | ↓ ~ 正常 | ↓ ~ 正常 |
| 血浆和尿中的胱硫醚 | 测不出 | 可能 | 可能 |
| 血清叶酸 | ↓ ~ 正常 | ↓ ~ 正常 | ↓ ~ 正常 |
| 治疗 | | | |
| 维生素 | $B_6$ 对部分患者有效 | $B_{12}$，叶酸 | 叶酸 |
| 严格限制甲硫氨酸 | 有益 | 有害 | 有害 |
| 甜菜碱 | 2~9g/d | 2~9g/d | 2~9g/d |

3. **尿代谢筛查** 尿液总同型半胱氨酸显著增高，有机酸正常。

4. **酶学检测** 同型半胱氨酸血症 1 型患者淋巴细胞、皮肤成纤维细胞、肝、脑、胰等组织胱硫醚合成酶活性降低。

5. **基因诊断** 相关基因双等位致病变异。

**【诊断与鉴别诊断】**对于晶状体脱位、严重近视、骨骼异常(类似 Marfan 综合征的体型)、以血栓栓塞为特征的血管异常或合并发育迟缓 / 智力残疾的患者，需注意同型半胱氨酸血症 1 型的可能，及早进行血液总同型半胱氨酸、蛋氨酸测定。

新生儿疾病筛查发现蛋氨酸升高，需通过血液总同型半胱氨酸检测明确诊断。

血液维生素 $B_{12}$、$B_6$、叶酸测定有助于鉴别营养因素导致的继发性同型半胱氨酸血症。

尿有机酸分析是鉴别甲基丙二酸尿症合并同型半胱氨酸血症的关键方法。

**【治疗】**

1. 药物及饮食治疗

(1) 维生素 $B_6$：对约半数同型半胱氨酸血症 1 型患者有效，剂量因人而异，100~1 000mg/d，同时应加用叶酸或亚叶酸 5~10mg/d；当每日口服 500~1 000mg 数周而血生化指标无好转时，可视为维生素 $B_6$ 无反应型。

(2) 低蛋氨酸 - 高胱氨酸饮食：对部分同型半胱氨酸血症 1 型患者有效，需限制天然蛋白质，补充无蛋氨酸的特殊治疗用配方奶粉。对于同型半胱氨酸血症 2、3 型患者，无须限制蛋白质，应正常饮食。

(3) 甜菜碱：用于非维生素 $B_6$ 反应型同型半胱氨酸血症 1 型患者的治疗，每日 2~9g，分次服用。有助于改善同型半胱氨酸血症 2、3 型患者的临床症状。

治疗过程中应定期监测生长速率、神经精神及骨骼情况，血和尿的氨基酸测定，维持血浆蛋氨酸浓度 <40μmol/L；血和尿中的总同型半胱氨酸浓度应维持在正常范围。

2. 肝移植对于饮食及药物治疗控制不良的同型半胱氨酸血症 1 型患者，可考虑肝移植。

**【预后】**新生儿筛查是发现同型半胱氨酸血症 1 型的重要措施，如果在发病后开始治疗，患儿可能

遗留不可逆性脑损害。如能在症状前开始治疗，部分患儿可以获得正常发育。

**关键点**

1. 新生儿筛查、高危筛查是改善同型半胱氨酸血症预后的关键。
2. 同型半胱氨酸血症以神经、心脑血管、眼损害为主要表现。
3. 同型半胱氨酸血症病因复杂，治疗方法不同，需要进行鉴别诊断。
4. 一些同型半胱氨酸血症1型患者饮食及药物控制不良，需要早期进行肝移植。

## 五、非酮症性高甘氨酸血症

非酮症性高甘氨酸血症(nonketotic hyperglycinemia，NKH)为罕见的常染色体隐性遗传病，主要是由于甘氨酸脱羧酶缺陷导致血中甘氨酸大量积聚，引起脑损害。患者常在新生儿期发病，患病率不明，芬兰筛查资料为1/12 000，我国患病率不详。

**【病因与发病机制】**甘氨酸是分子结构最简单的生糖氨基酸，在人体合成代谢过程中具有重要作用，参与嘌呤类、谷胱甘肽、肌酸等物质合成，也是胶原、弹性蛋白和胶蛋白等结构蛋白的主要组成氨基酸。甘氨酸对各种物质具有解毒功能。甘氨酸在脑干和脊髓中是抑制性的，而在大脑皮质和前脑等部位则是兴奋性神经递质。

甘氨酸与丝氨酸在丝氨酸羟甲基酶的作用下可以相互转换，在饥饿状态下，甘氨酸是生成丙酮酸的重要来源。甘氨酸的分解主要通过甘氨酸裂解系统(glycine cleavage system，GCS)进行，这一系统是由四个多肽(P、H、T、L蛋白)组成的复合物。甘氨酸裂解系统遗传缺陷造成非酮症性甘氨酸血症，其中以P蛋白缺陷最为多见。编码P蛋白的*GLDC*基因定位于9p24.1，包含25个外显子，以错义突变常见。*GLDC*有一假基因，没有内含子，与功能性GLDC的编码区具有97.5%的同源性。

甘氨酸在脑干和脊髓中的抑制作用与正常肌张力的维持有关，当患有非酮症性高甘氨酸血症时，增强的这种抑制作用即导致临床上出现肌张力降低、呼吸受抑制、眼肌麻痹和呃逆异常反射。当血中甘氨酸发生累积时可造成神经发育障碍、脑功能受损。

**【临床表现】**根据非酮症性高甘氨酸血症患者发病早晚及轻重，可分为3种类型。

1. **新生儿型** 也称为甘氨酸脑病，为最多见的类型，生后数日内发病，约2/3的患儿在48小时内发病，典型表现有嗜睡、肌张力降低、拒食、呃逆、肌阵挛、癫痫、痉挛、角弓反张或去大脑强直，脑电图异常，常见眼球不自主游动和间歇性眼肌麻痹，还可昏迷、呼吸暂停。约30%的患儿在新生儿期死亡，幸存者遗留脑发育障碍。

2. **非典型性** 患者于婴儿期至成年发病，重者酷似新生儿型，但临床症状较轻；后者以进行性痉挛性瘫痪和视神经萎缩为主，部分患者伴随轻度智能低下、癫痫、舞蹈征、手足徐动症等。

3. **暂时型** 临床表现与新生儿型无差异，但症状在发病2~8周后消失，血浆甘氨酸水平恢复正常，可能与少数新生儿肝和脑组织甘氨酸裂解酶的不成熟有关。

**【辅助检查】**

1. **脑脊液和血浆甘氨酸测定** 脑脊液和血浆甘氨酸增高，计算脑脊液和血浆中的甘氨酸比值。患儿血中甘氨酸可高达正常高值的4倍以上，脑脊液中甘氨酸浓度常高出正常水平的15~30倍，远超过血浆中甘氨酸的增高幅度，脑脊液和血浆中甘氨酸比值>0.08时，即可诊断。

2. **其他常规生化检查** 一些患者合并代谢性酸中毒、低血糖及电解质紊乱，尿液有机酸多正常。

3. **基因诊断** 甘氨酸裂解酶P蛋白的编码基因*GLDC*位于9p13，已发现多种基因突变。

**【诊断与鉴别诊断】**对于发生难治性癫痫的新生儿，尤其是顽固性呃逆的患儿，应怀疑非酮性高甘氨酸血症的可能，如果血、尿和脑脊液中甘氨酸明显升高，可以确定诊断。应注意与酮性高甘氨酸血症、有机酸尿症相鉴别，需通过血液氨基酸及酯酰肉碱谱分析、尿有机酸分析、基因分析进行甄别。

**【治疗与预后】**目前尚无有效的治疗方法，可尝试以下方法：

1. **低(或无)甘氨酸饮食** 虽然可降低血和尿液中的甘氨酸含量，但不能改善神经系统发育状况和减少癫痫发作。

2. **地西泮、苯甲酸盐和亚叶酸** 地西泮可增强γ-氨基丁酸抑制过程，苯甲酸盐则可与甘氨酸结合成马尿酸排出体外，亚叶酸可使血清甘氨浓度降低。

本病预后不良，新生儿及婴幼儿期死亡率很高。

**关键点**

1. 非酮性高甘氨酸血症常表现为早发新生儿脑病，死亡率很高。

2. 血液、脑脊液氨基酸检测及基因分析是确诊的关键。
3. 治疗困难，需争取基因诊断，指导家族遗传咨询及下一胎的预防。

（杨艳玲）

## 第三节 有机酸代谢障碍

### 一、概述

有机酸是氨基酸、脂肪、糖等多种物质中间代谢过程中所产生的羧基酸，有机酸代谢障碍是由于某种酶的缺乏导致相关羧酸及其代谢产物蓄积，又称有机酸血症或有机酸尿症。1966 年，Tanaka 运用气相色谱 - 质谱联用技术诊断了首例异戊酸血症，迄今已陆续发现了 60 余种有机酸代谢障碍所导致的疾病。虽然每种疾病患病率较低，但因病种较多，整体患病率较高，据报道，在活产婴儿中总体发病率大约为 1/3 000。

有机酸血症半数以上于新生儿、婴儿早期急性起病，临床表现类似缺氧缺血性脑病、败血症、感染中毒性休克等常见疾病，部分患者则表现为进行性神经系统损害或多脏器损害，如不能及时诊断并正确治疗，死亡率很高，存活者多遗留严重智力残疾。酮体及脂肪酸 β- 氧化异常可表现为稳定期无明显异常，在感染、腹泻、饥饿、疲劳、饮食不当等状态下易诱发急性发作，严重时猝死。生物素酶缺乏症、多种羧化酶缺乏症患儿在婴幼儿期常表现为顽固性湿疹，易被误诊为过敏性皮炎。高草酸尿症、甘油酸尿症早期表现为尿路结石，而黑酸尿症早期仅为尿色异常，学龄期前后逐渐出现关节畸形、软骨损害等。

有机酸类物质的异常蓄积可引起代谢性酸中毒以及脑、肝、肾、心脏、骨髓等多脏器功能损害。同时，旁路代谢增加，其他相关有机酸的产生亦随之增多，体液分析常见多种有机酸异常。以甲基丙二酸血症、丙酸血症为例，体内除甲基丙二酸、丙酸蓄积外，可合并甘氨酸、丙酮酸、谷氨酸的蓄积，线粒体能量合成功能下降。并且，体内蓄积的有机酸需与游离肉碱结合，转化为水溶性酰基肉碱，肉碱消耗异常增加，因此，有机酸血症患者常伴有严重的继发性肉碱缺乏症。

**【分类】**根据有机酸代谢阻断的途径，有机酸血症可分为以下几类（表 10-9）：

1. **氨基酸代谢过程的障碍** 约占有机酸血症半数以上，多为氨基酸代谢第 2、3 步之后的中间代谢障碍。其中以支链氨基酸中间代谢障碍最多，也可见于芳香族氨基酸、赖氨酸、色氨酸的代谢障碍。生化特点为有机酸蓄积，一般不伴有氨基酸蓄积。

2. **氨基酸以外的代谢障碍** 如糖、脂肪的中间代谢障碍，乳酸、丙酮酸、三羧酸循环、酮体、谷胱甘肽循环、甘油酸等代谢障碍。

3. **多环节的代谢障碍** 某种因子的缺乏可导致一组酶的功能障碍，例如，维生素 $B_{12}$（钴胺素）代

表 10-9 有机酸血症的分类

| 物质代谢障碍类型 | 疾病 |
|---|---|
| 支链氨基酸 | 甲基丙二酸血症、丙酸血症、3- 羟基 -3- 甲基戊二酸尿症、异戊酸血症、甲基巴豆酰辅酶 A 羧化酶缺乏症、羟甲基戊二酸尿症 |
| 芳香族氨基酸 | 黑酸尿症 |
| 赖氨酸 - 色氨酸 | 戊二酸血症Ⅰ型、2- 酮脂酸尿症、黄尿酸尿症 |
| 丙酮酸 | 丙酮酸脱氢酶缺乏症、丙酮酸激酶缺乏症、丙酮酸羧化酶缺乏症、磷酸烯醇丙酮酸羧化激酶缺乏症 |
| 三羧酸循环 | 延胡索酸酶缺乏症 |
| 酮体 | β- 酮硫解酶缺乏症、细胞质型乙酰酰基辅酶 A 硫解酶缺乏症 |
| 多部分缺陷 | 戊二酸尿症Ⅱ型、多种羧化酶缺乏症、E3- 硫辛酰胺脱氢酶缺乏症 |
| 谷胱甘肽循环 | 氧合脯氨酸酶缺乏症、谷胱甘肽合成酶缺乏症、γ- 谷氨酰半胱氨酸合成酶缺乏症、γ- 谷氨酰转肽酶缺乏症 |
| 甘油酸 | 复合型甘油尿症、散发性甘油尿症、甘油不耐症 |
| 其他中间代谢障碍 | Canavan 病、D-2- 羟基戊二酸尿症、L-2- 羟基戊二酸尿症、4- 羟基丁酸尿症、高草酸尿症Ⅱ型（L- 甘油酸尿症） |

谢障碍所致维生素 $B_{12}$ 反应型甲基丙二酸尿症及甲基丙二酸尿症合并同型半胱氨酸血症、生物素代谢障碍所致多种羧化酶缺乏症、电子传导黄素蛋白缺乏导致戊二酸尿症Ⅱ型(多种酰基辅酶 A 脱氢酶缺乏症)。

**4. 线粒体脂肪酸β-氧化障碍(β-氧化异常)** 导致脂肪酸及其相关有机酸类代谢产物的异常增加，一些患者以急性脑病、Reye 综合征、猝死的形式起病，一些患者亦可表现为进行性加重或间歇性发病。

**【诊断】** 基于临床、生化、基因诊断的原则，对于临床可疑的患儿，应及早进行确诊检查。有机酸血症死亡率很高，部分患儿可能在确诊前死亡。对高度可疑的患儿，应争取及早采集并保存必要的标本或组织，如尿、血清或血浆、干燥血液滤纸、抗凝血、冷冻组织(肝、肾、脑、皮肤)，用于确诊和遗传咨询与优生优育指导。

**1. 常规检查** 尿酮体、血糖、血气、血氨、电解质、肝肾功能、心肌酶谱、乳酸、丙酮酸、尿氨基酸检测可作为一般临床筛查方法。

**2. 尿有机酸分析** 是有机酸血症确诊的关键，急性期的尿液检查更有助于发现异常，必要时应反复检测。对于重症患儿可进行膀胱穿刺或导尿，留取尿液进行分析。

**3. 血氨基酸、游离肉碱及酰基肉碱谱分析** 采用液相色谱-串联质谱法(liquid chromategraphy-tandem mass spectrometry，LC-MS/MS)可进行多种有机酸血症的筛查、诊断与监测，如甲基丙二酸血症、丙酸血症、多种羧化酶缺乏症患者丙酰肉碱增高，异戊酸血症患者异戊酰肉碱增高，中链酰基辅酶 A 脱氢酶缺乏症患者中链酰基肉碱增高。原发性肉碱缺乏症患者游离肉碱及酰基肉碱降低。

**4. 酶学诊断** 采用培养的皮肤成纤维细胞或淋巴细胞进行相应酶活性测定。

**5. 基因诊断** 采用 Sanger 测序或高通量测序可进行有机酸代谢相关的基因诊断，用于确诊、携带者筛查与产前诊断。

新生儿筛查是早期发现有机酸代谢病的重要措施，随着 LC-MS/MS 的应用普及，有机酸血症的早期确诊率大幅度提高，患者生存质量显著改善。但 4-羟基丁酸尿症、Canavan 病等病种尚无有效治疗方法，预后较差。

**【治疗】**

**1. 急性期** 有机酸血症患者急性发作时病情危重，死亡率极高，存活者易遗留严重神经系统损害，早期治疗是挽救患儿的关键。因此，对于高度怀疑有机酸血症的患儿，可在确诊前开始治疗。静脉补液纠正酸中毒，必要时进行血液透析。对于合并高氨血症的患儿，应适当禁食或限制蛋白质摄入。同时，给予左卡尼汀、精氨酸、精氨酸谷氨酸、小剂量胰岛素，并保证充足的热量供给，防止机体蛋白分解(表 10-10)。

**2. 维持治疗** 生命体征稳定后，根据病种进行相应的饮食控制。对于与氨基酸代谢有关的有机酸代谢病患者，应适当限制天然蛋白质，补充特殊氨基酸粉或奶粉。对于脂肪酸代谢异常患者，则应增加碳水化合物，限制脂肪，避免长时间饥饿与疲劳。各类疾病的饮食治疗中，热量供给及个体化营养管理均为关键方法。对于喂养困难的患儿，必要时应采用鼻饲或胃造瘘喂养(表 10-10)。

根据不同的病种给予适当的药物治疗。左卡尼汀有助于多数有机酸血症的控制，维生素 $B_{12}$(羟钴胺、腺苷钴胺素及甲钴胺)对于维生素 $B_{12}$ 反应型甲基丙二酸血症、生物素对于全羧化酶合成酶缺乏症或生物素酶缺乏症、维生素 C 对于黑酸尿症常有显著疗效。

为保证疗效，治疗中应定期复查，监测患儿体格、智力、营养和各种生化指标，及时调整治疗。

有机酸血症急性期病情危重、死亡率极高，早期诊断、合理治疗是决定预后的关键。如能在症状前获得诊断，很多患者可以获得良好的预后。

**【产前诊断】** 通过尿有机酸分析、血液氨基酸及酰基肉碱谱分析、基因分析，确定有机酸血症患者的生化表型及基因型，常染色体隐性遗传病患者父母均为携带者，每一次生育胎儿有 25% 的可能性为患病，与性别无关。生育过有机酸血症患者的夫妇应在再次妊娠前进行遗传风险评估和咨询。

在先证者基因诊断明确的基础上，母亲再次妊娠时通过胎盘绒毛或羊水细胞的基因分析可进行产前诊断，在妊娠 11 周左右采取胎盘绒毛，或在妊娠 16~22 周抽取羊水，通过分析胎儿基因进行胎儿产前诊断。羊水代谢物检测也可用于辅助产前诊断。如果胎儿为甲基丙二酸血症患者，母亲妊娠中期羊水甲基丙二酸、丙酰肉碱增高，尿中甲基丙二酸亦常增高。如果胎儿为丙酸血症患者，一些母亲妊娠中期羊水 3-羟基丙酸、丙酰肉碱增高。如果胎儿为异戊酸血症患者，一些母亲妊娠中期羊水 3-羟基异戊酸、异戊酰肉碱增高。如胎儿为戊二酸血症 1 型患者，一些母亲妊娠中期羊水及尿中戊二酸及 3-羟基戊二酸增高。

植入前遗传学诊断是可选择的方法，但也需要

表 10-10 有机酸血症的治疗

| 疾病时期 | 原则 | 方法 | |
|---|---|---|---|
| 急性期 | | | |
| | (1) 限制蛋白质入量 | | |
| | (2) 葡萄糖静脉滴注 | 保证充足的水分、葡萄糖和电解质供给，小剂量胰岛素(约每 4g 葡萄糖 1 个单位胰岛素) | |
| | (3) 碱性药物 | 纠正酸中毒 | |
| | (4) 降氨 | 精氨酸或精氨酸谷氨酸[100~500mg/(kg·d)] | |
| | (5) 透析、换血 | 去除体内毒性有机酸 | |
| 稳定期 | | | |
| | (1) 饮食治疗 | 限制前驱物质，保证热量供给，保证维生素、矿物质和微量元素供给 | |
| | (2) 药物治疗 | 左卡尼汀 | 多数有机酸代谢病 |
| | | 辅酶 $Q_{10}$ | 各种疾病所致高乳酸血症 |
| | | 维生素 $B_{12}$ | 维生素 $B_{12}$ 反应型甲基丙二酸血症 |
| | | 甜菜碱 | 甲基丙二酸血症合并同型半胱氨酸血症 |
| | | 生物素 | 全羧化酶合成酶缺乏症，生物素酶缺乏症 |
| | | 维生素 $B_1$ | 各种疾病所致高乳酸血症 |
| | | 维生素 $B_2$ | 戊二酸血症Ⅱ型 |
| | | 维生素 E | 氧合脯氨酸血症 |
| | | 维生素 C | 黑酸尿症 |
| | | 巴氯芬 | 戊二酸血症Ⅰ型 |
| | | 甘氨酸 | 异戊酸血症 |
| | | 氢化可的松 | 甘油尿症 |

进行常规的产前诊断，通过羊水有机酸及羊水细胞基因检测进行胎儿诊断。

**关键点**

1. 有机酸代谢障碍是一组严重的遗传代谢病，致死、致残率很高。
2. 尿有机酸、血液氨基酸及酰基肉碱谱、基因分析是有机酸代谢障碍确证的关键。
3. 有机酸代谢障碍可导致多脏器损害，缺乏特异性，需要及早进行鉴别诊断。
4. 一些有机酸代谢病患者对某些维生素反应良好，应积极治疗。

## 二、甲基丙二酸血症

甲基丙二酸血症(methylmalonic acidemia)又称甲基丙二酸尿症(methylmalonic aciduria)，是我国先天性有机酸代谢异常中最常见的疾病。患者临床表现复杂多样，轻重不等，可表现为急性或慢性病程，严重患儿于新生儿期死亡，轻症可晚至成年发病。据调查报道美国患病率为 1/29 000，加拿大为 1/61 000；我国患病率不详，新生儿筛查发现河南、河北、山东、山西患病率高达 1/4 000，南方患病率稍低。

**【病因与发病机制】**根据酶缺陷的类型，甲基丙二酸血症主要分为甲基丙二酰辅酶 A 变位酶(Methylmalonyl Coenzyme A mutase，MCM)缺陷及其辅酶维生素 $B_{12}$(钴胺素，cobalamin，cbl)代谢障碍两大类，迄今共发现 12 个亚型(表 10-11)。其中，仅 cblX 型为 X 连锁遗传，其余 9 种亚型均为常染色体隐性遗传病。

根据患者血液总同型半胱氨酸增高与否，分为

表 10-11 甲基丙二酸血症的病因、基因缺陷与生化表型

| 蛋白缺陷类型 | 基因 | 遗传方式 | 生化表型 |
|---|---|---|---|
| 甲基丙二酰辅酶 A 变位酶缺陷 | | | |
| 完全缺陷 | *MMUT* | AR | 单纯型甲基丙二酸血症 |
| 部分缺陷 | *MMUT* | AR | 单纯型甲基丙二酸血症 |
| 钴胺素代谢障碍 | | | |
| 腺苷钴胺素合成缺陷 | | | |
| cblA | *MMAA* | AR | 单纯型甲基丙二酸血症 |
| cblB | *MMAB* | AR | 单纯型甲基丙二酸血症 |
| cblD-变异型 2（cblH 型） | *MMADHC* | AR | 单纯型甲基丙二酸血症 |
| 甲基丙二酰辅酶 A 异构酶缺陷 | *MCEE* | AR | 单纯型甲基丙二酸血症 |
| 胞质和溶酶体钴胺素代谢异常 | | | |
| cblC | *MMACHC* | AR | 甲基丙二酸血症合并同型半胱氨酸血症 |
| cblD | *MMADHC* | AR | 甲基丙二酸血症合并同型半胱氨酸血症 |
| cblF | *LMBRD1* | AR | 甲基丙二酸血症合并同型半胱氨酸血症 |
| cblJ | *ABCD4* | AR | 甲基丙二酸血症合并同型半胱氨酸血症 |
| cblX | *HCFC1* | XL | 单纯型甲基丙二酸血症或甲基丙二酸血症合并同型半胱氨酸血症 |
| 线粒体 DNA 耗竭综合征 | | | |
| 琥珀酰辅酶 A 连接酶缺乏 | *SUCLG1*, *SUCLA2* | AR | 单纯型甲基丙二酸血症 |

AR：常染色体隐性遗传；XL：X 连锁遗传

单纯型甲基丙二酸血症及合并型甲基丙二酸血症，单纯型甲基丙二酸血症患者血总同型半胱氨酸正常，合并型甲基丙二酸血症患者血总同型半胱氨酸明显升高，我国约 70% 的甲基丙二酸血症患者为合并型甲基丙二酸血症，30% 为单纯型甲基丙二酸血症。

单纯型甲基丙二酸血症的主要病因是甲基丙二酰辅酶 A 变位酶缺陷，编码甲基丙二酰辅酶 A 变位酶基因为 *MMUT*，*MMUT* 变异导致甲基丙二酰辅酶 A 变位酶功能完全缺乏（$mut^0$ 型）或部分缺乏（$mut^-$ 型）。$mut^0$ 最重，多于新生儿期死亡，$mut^-$ 患者病情轻重不一。*MCEE* 基因变异导致甲基丙二酰辅酶 A 异构酶缺陷，还有 cblA 型（*MMAA* 基因缺陷）、cblB 型（*MMAB* 基因缺陷）及 cblH 型（*MMADHC* 基因缺陷），均表现为腺苷钴胺素转运和合成障碍，生化表型为单纯型甲基丙二酸血症。

合并型甲基丙二酸血症病是由于 5 种胞质和溶酶体钴胺素代谢异常引起的腺苷钴胺素和甲基钴胺素（MeCbl）合成缺陷 cblC、cblD、cblF、cblJ、cblX。cblC 型是钴胺素代谢障碍中最常见的类型，其编码基因 *MMACHC* 位于 1p34.1，c.609G>A 和 c.658_660del 变异是我国最常见的变异。

cblX 型为 X 连锁遗传病，*HCFC1* 基因编码染色质相关的转录调节因子，位于 Xq28。患者生化表型可为单纯型甲基丙二酸血症或甲基丙二酸血症合并同型半胱氨酸血症。

此外，*SUCLG1* 基因、*SUCLA2* 基因缺陷导致线粒体 DNA 耗竭综合征，生化异常虽然为轻度甲基丙二酸血症，但临床症状严重，表现为线粒体脑肌病及多脏器损害。

**【病理】**甲基丙二酸血症患者脑组织病理分析可见脑萎缩，深部皮质、小脑颗粒层和胶质细胞发育不良，弥漫性神经胶质细胞增生、星形细胞变性、丘脑和内囊细胞水肿。尸检发现肾脏、肺部血栓性毛细血管病、肝脏弥漫性脂肪变性、骨髓巨幼红细胞增生、严重胃黏膜发育不良伴胃炎。

【临床表现】甲基丙二酸血症患者个体差异较大，发病年龄越早病情越重。由于甲基丙二酰辅酶A、甲基丙二酸、3-羟基丙酸、同型半胱氨酸等有机酸蓄积，造成一系列神经系统损害，严重时引起酮症酸中毒、低血糖、高血氨、高甘氨酸血症等生化异常。重症患儿可于新生儿期发病，$mut^0$ 型半数于生后1周内发病，起病急骤，死亡率极高。婴幼儿期起病的患儿初发症状多为喂养困难、发育迟缓、惊厥、肌张力低下，常因发热、饥饿、高蛋白饮食、感染等诱发代谢性酸中毒急性发作，出现呕吐、呼吸困难、意识障碍、多脏器损害，若不能及时诊断、合理治疗，死亡率很高，存活者常遗留癫痫、智力障碍等严重神经系统损害。近年来随着筛查的普及，发现了一些发育相对良好、无症状的甲基丙二酸血症病例，可能为晚发型。

【辅助检查】

1. **新生儿筛查** 对于血丙酰肉碱增高和/或丙酰肉碱/游离肉碱、丙酰肉碱/乙酰肉碱比值增高的新生儿，应高度重视，通过尿有机酸分析、血总同型半胱氨酸测定、基因分析进行鉴别诊断。

2. **尿有机酸分析** 患者尿甲基丙二酸、3-羟基丙酸、甲基枸橼酸等有机酸显著增高。

3. **血氨基酸、游离肉碱、酰基肉碱谱分析** 患者丙酰肉碱多显著增高（>5μmol/L），游离肉碱降低，丙酰肉碱/游离肉碱及丙酰肉碱/乙酰肉碱比值增高。甲基丙二酸血症合并同型半胱氨酸血症患者蛋氨酸常明显下降。

4. **血清或血浆、尿总同型半胱氨酸测定** 单纯型甲基丙二酸血症患者血清或血浆总同型半胱氨酸浓度正常，甲基丙二酸血症合并同型半胱氨酸血症患者血及尿总同型半胱氨酸浓度常显著增高。

5. **血维生素 $B_{12}$、叶酸测定，维生素 $B_{12}$ 负荷试验** 是鉴别疾病类型、指导治疗的重要手段。根据维生素 $B_{12}$ 治疗是否有效，临床分为维生素 $B_{12}$ 有效型和 $B_{12}$ 无效型，每天肌内注射维生素 $B_{12}$ 1mg，连续3~7天，如果临床症状好转、生化指标改善则为维生素 $B_{12}$ 有效型。

6. **影像学检查** 脑CT及MRI可见以苍白球损害为主的对称性基底节损害，白质发育落后或变性，随病情进展出现弥漫性脑萎缩；典型患者可见弥漫性幕上白质水肿和髓鞘化不良，严重患者发生脑积水。

7. **基因诊断** 可采用Sanger测序或高通量测序，对甲基丙二酸血症相关致病基因进行分析。

【诊断与鉴别诊断】甲基丙二酸血症患者缺乏特异性症状与体征，临床诊断困难，需要通过生化代谢及基因分析才能确诊。

1. **临床诊断** 对新生儿筛查阳性或临床可疑的患者，立即进行血氨基酸及酰基肉碱谱、总同型半胱氨酸和尿有机酸分析，并检测血糖、血氨、电解质、血气，评估脑、心血管、肝肾等脏器功能。患者血丙酰肉碱、丙酰肉碱/游离肉碱及丙酰肉碱/乙酰肉碱比值增高，蛋氨酸降低或正常，尿甲基丙二酸、3-羟基丙酸、甲基枸橼酸等有机酸显著增高，血同型半胱氨酸升高或正常。

2. **生化分型** 单纯型甲基丙二酸血症患者血、尿总同型半胱氨酸浓度正常，甲基丙二酸血症合并同型半胱氨酸血症患者血、尿总同型半胱氨酸浓度常显著增高。

3. **基因诊断** 根据患者基因分析结果判断基因型及变异类型。

4. **血液维生素 $B_{12}$ 及叶酸测定** 鉴别营养不良导致的继发性甲基丙二酸血症。对于母乳喂养的婴儿，需注意母亲营养状况及其血液维生素 $B_{12}$、叶酸、总同型半胱氨酸水平，以鉴别母源性甲基丙二酸血症。

【治疗与预后】

1. **急性期治疗** 以维生素 $B_{12}$、左卡尼汀及静脉补液为主，纠正酸中毒、能量支持、对症治疗，必要时进行血液透析或血浆置换。同时，保证高热量供给以减少机体蛋白分解。鉴于重症患儿或代谢性酸中毒急性发作期死亡率极高，临床高度怀疑时，可在确诊前即开始治疗，如限制蛋白质摄入、静脉补液保证高热量供给、注射大剂量维生素 $B_{12}$ 及左卡尼汀。

2. **长期治疗** 根据疾病分型进行针对性饮食和药物治疗。

对于单纯型甲基丙二酸血症维生素 $B_{12}$ 有效型患者，维生素 $B_{12}$ 需长期维持，每周一次或数次肌内注射1mg，使血液游离肉碱、酰基肉碱谱、尿甲基丙二酸浓度维持在理想范围，同时口服左卡尼汀30~100mg/(kg·d)。

对于维生素 $B_{12}$ 无效型单纯型甲基丙二酸尿症，以饮食治疗为主，限制天然蛋白质，补充去除异亮氨酸、缬氨酸、甲硫氨酸、苏氨酸的特殊配方奶粉。如果饮食及药物效果不好，可以考虑肝移植。

甲基丙二酸血症合并同型半胱氨酸血症的患者无须限制蛋白质，正常饮食，保证蛋氨酸等营养支持。以维生素 $B_{12}$、叶酸、左卡尼汀、甜菜碱支持治疗为主，根据病情对症治疗。

左卡尼汀常用剂量为30~60mg/(kg·d)，急性期可增至 100~500mg/(kg·d),有助于控制急性酸中毒发作,有效改善远期预后。对于合并高氨血症(血氨>100μmol/L)的患者,需静脉滴注或口服精氨酸或精氨酸谷氨酸 100~500mg/(kg·d)。合并同型半胱氨酸血症的患者需口服甜菜碱 2~9g/d。

3. **预后** 甲基丙二酸血症患者的预后取决于疾病类型、发现早晚和长期治疗三方面。单纯型甲基丙二酸血症维生素 $B_{12}$ 有效型患者预后较好,其中 cblA、cblD 型预后最好。维生素 $B_{12}$ 无效型患者预后较差,死亡率、残障率很高。甲基丙二酸血症合并同型半胱氨酸血症早发型预后较差,早期诊断及晚发型患者预后相对较好。新生儿筛查的普及显著地提高了本病的早期诊断率,患儿预后明显改善。

**关键点**

1. 甲基丙二酸血症基因型及临床表型复杂,可在各个年龄发病,以神经精神损害为主。
2. 早期治疗是降低死亡率、防治脑损伤及多脏器损伤的关键。
3. 新生儿筛查及高危筛查是诊断关键。
4. 血液总同型半胱氨酸测定是鉴别甲基丙二酸血症单纯型及合并型、指导治疗的关键检查。
5. 根据不同的疾病类型,对甲基丙二酸血症患者给予饮食、药物、肝移植治疗。

## 三、丙酸血症

丙酸血症(propionic acidemia)又称为丙酸尿症,是有机酸血症的较常见病种,为常染色体隐性遗传病,其患病率略低于甲基丙二酸血症。

**【病因与发病机制】**丙酰辅酶 A 由缬氨酸、异亮氨酸、苏氨酸、甲硫氨酸、脂肪酸和胆固醇代谢产生。丙酰辅酶 A 羧化酶是由 α、β 两种亚单位组成的 $\alpha_6\beta_6$ 多聚体,编码两种亚基的基因分别是 *PCCA* 和 *PCCB*,分别定位于 13q32.3 和 3q22.3。由于丙酰辅酶 A 羧化酶(propoinyl-CoA carboxylase,PCC)缺陷导致丙酰辅酶 A 向甲基丙二酰辅酶 A 的转化障碍,体内大量的丙酰辅酶 A 蓄积,丙酸及其旁路代谢物质甲基枸橼酸、3- 羟基丙酸、丙酰甘氨酸、酮体等增多,造成脑损害、代谢性酸中毒、低血糖等。

**【病理】**典型丙酸血症患者脑神经病理损伤为大脑和小脑白质海绵状变性,头颅影像学检查提示丘脑和基底节信号异常。

**【临床表现】**丙酸血症与甲基丙二酸血症患者临床表现类似,缺乏特异性,个体差异较大。

重症患儿于新生儿期发病,初发症状多为喂养困难、呕吐、脱水、低体温、嗜睡、肌张力低下、惊厥和呼吸困难,如治疗不当,则进行性加重,出现酮症、代谢性酸中毒、高氨血症,死亡率极高。丙酸等有机酸严重蓄积可造成骨髓抑制,引起贫血、粒细胞减少、血小板减少,有易感染和出血倾向。婴幼儿期及以后起病的患者多表现为喂养困难、发育迟缓、惊厥、肌张力低下,常因发热、饥饿、高蛋白饮食、感染等诱发代谢性酸中毒急性发作。一些患者合并心肌病、心律失常、长 QT 综合征,导致心脏性猝死。

**【辅助检查】**

1. **常规检验** 可见贫血、粒细胞减少、酮症、代谢性酸中毒、高血氨、低血糖、心肌酶增高。一些患者心电图异常,心肌肥厚。

2. **尿有机酸分析** 甲基枸橼酸、3- 羟基丙酸、丙酰甘氨酸显著增高。

3. **血氨基酸、游离肉碱及酰基肉碱谱分析** 丙酰肉碱常呈显著增高(>5μmol/L),游离肉碱降低,丙酰肉碱 / 游离肉碱及丙酰肉碱 / 乙酰肉碱比值增高。严重患者伴甘氨酸增高。

4. **酶学分析** 外周血白细胞、皮肤成纤维细胞丙酰辅酶 A 羧化酶活性下降。

5. **基因检测** *PCCA* 和 *PCCB* 基因双等位基因致病性变异。

**【诊断与鉴别诊断】**

1. **新生儿筛查** 对于血液丙酰肉碱增高和 / 或丙酰肉碱 / 游离肉碱、丙酰肉碱 / 乙酰肉碱比值增高的新生儿,通过尿有机酸分析、血总同型半胱氨酸测定、基因分析,与甲基丙二酸血症进行鉴别诊断。

2. **临床诊断** 对于临床可疑的患儿需进行血氨基酸及酰基肉碱谱分析和尿有机酸分析,患者血丙酰肉碱常显著增高,丙酰肉碱 / 游离肉碱及丙酰肉碱 / 乙酰肉碱比值增高,尿中甲基枸橼酸、3- 羟基丙酸、丙酰甘氨酸显著增高。

3. **基因诊断** *PCCA* 和 *PCCB* 基因检测有助于基因型诊断及母亲下次妊娠的产前诊断。

**【治疗与预后】**一旦诊断,应立即开始治疗。对于高度疑似丙酸血症的患者,可在确诊前即开始治疗,以降低死亡率及致残率。

1. **急性期治疗** 暂时中止蛋白摄入,补充含 10% 葡萄糖的电解质溶液,静脉滴注左卡尼汀 100~500mg/(kg·d)及碳酸氢钠,尽快纠正代谢性酸中毒。对于合并严重高氨血症或酸中毒的患者,静脉滴注精氨酸或精氨酸谷氨酸,必要时进行血液透析。限制天然蛋白质的时间不宜超过 48h,以避免自身蛋白分解。

2. **长期治疗** 应以低蛋白质、高热量饮食为主,限制天然蛋白质的摄入。为保证患儿营养发育需要,应补充去除异亮氨酸、缬氨酸、甲硫氨酸、苏氨酸的特殊奶粉或氨基酸粉,并保证足够的热量供给及其他营养素。左卡尼汀需终身维持,一般剂量为 30~100mg/(kg·d)。

3. **肝移植** 对于饮食及药物治疗效果不佳的患者,可考虑肝移植。

4. **预后** 丙酸血症患儿的预后取决于疾病类型、发现早晚和长期治疗三方面。经新生儿筛查发现、早期治疗的患者多数相对预后良好。

**关键点**

1. 丙酸血症致死率、致残率很高,多在新生儿、婴幼儿期发病。
2. 早期治疗是防治脑损伤的关键。
3. 新生儿筛查及高危筛查是诊断丙酸血症的关键。
4. 根据个体情况,可对丙酸血症患者进行饮食、左卡尼汀、肝移植治疗。

## 四、异戊酸血症

异戊酸血症(isovaleric acidemia)又称为异戊酸尿症,由 Tanaka 等于 1966 年首次报道,是少数可治疗的致死性有机酸尿症之一,为常染色体隐性遗传病。

**【病因与发病机制】**异戊酰辅酶 A 脱氢酶(isovaleryl-CoA dehydrogenase,IVD)是线粒体的一种四聚体黄素蛋白酶,在亮氨酸代谢过程中发挥关键作用。编码异戊酰辅酶 A 脱氢酶的 *IVD* 基因位于染色体 15q15.1,含有 12 个外显子,基因变异导致异戊酰辅酶 A 脱氢酶功能缺陷,异戊酰辅酶 A 向 3- 甲基巴豆酰辅酶 A 的转化障碍,异戊酰辅酶 A 及其代谢旁路代谢产物蓄积,导致自身中毒,引起一系列损害。迄今已发现 IVD 基因多种变异,其中错义变异较常见。

**【临床表现】**临床可见两种不同的类型,约半数患者为新生儿期发病,病情严重,早期死亡率很高。另一半为慢性间歇性发作。

新生儿期发病的患儿在出生时多无明显异常,出生数小时到数天后出现拒奶、呕吐、脱水、倦怠和嗜睡,伴有低体温、震颤、惊厥。患儿尿液、汗液常有难闻的“汗脚”样气味。一般检验可见代谢性酸中毒、酮症、阴离子间隙增高、高乳酸血症、高氨血症、低血糖、低钙血症等。严重患者疾病进展迅速,很快出现呼吸循环衰竭,甚至死亡。一些患者伴有腹泻、血小板减少、中性粒细胞减少和全血细胞减少,部分病例还有脱发、高血糖等。

慢性间歇型患者通常在 1 岁以内出现第一次临床发作,发热、腹泻、高蛋白饮食、预防接种为常见诱因。患者反复呕吐、嗜睡、昏迷,发作时伴有酮症、酸中毒,以及特殊的“汗脚”样体臭。限制蛋白质摄入和输注葡萄糖可缓解急性期症状。多数慢性间歇型患者智力运动发育正常,部分患者有轻度到重度智力障碍。许多患者厌食高蛋白食物。

**【辅助检查】**

1. **常规检验** 急性期患者常有酮症、代谢性酸中毒、低血糖、高血氨、肝肾功能损害,一些患者可合并低钙血症、血小板减少、中性粒细胞减少和全血细胞减少。

2. **尿有机酸分析** 3- 羟基异戊酸、异戊酰甘氨酸及其代谢产物显著增高。

3. **血酰基肉碱谱分析** 异戊酰肉碱浓度显著增高,游离肉碱降低。

4. **酶学分析** 患者皮肤成纤维细胞及外周血白细胞异戊酰辅酶 A 脱氢酶活性下降。

5. **基因诊断** *IVD* 基因双等位基因致病性变异。

**【诊断与鉴别诊断】**

1. **新生儿筛查** 对于血液异戊酰肉碱增高和 / 或异戊酰肉碱 / 游离肉碱比值增高的新生儿,应进行尿有机酸分析、基因分析,明确诊断。

2. **临床诊断** 对于临床可疑的患儿需进行一般检查、血氨基酸及酰基肉碱谱分析、尿有机酸分析,血异戊酰肉碱和尿异戊酰甘氨酸浓度显著增高即可诊断。

3. **基因检测** 采用 Sanger 或高通量测序,检测 *IVD* 基因。

**【治疗与预后】**

1. **急性期** 治疗类似其他类型的有机酸尿症,限制天然蛋白质,静脉输注含葡萄糖 10%~15% 的电解质溶液,左卡尼汀 100~500mg/(kg·d),小剂量胰岛素,保证热量以减少内源性蛋白质分解代谢,必要时应用碳酸氢钠纠正酸中毒。

2. **缓解期治疗** 限制天然蛋白质饮食,根据年龄调整亮氨酸需要量,必要时补充不含亮氨酸的特殊配方奶粉,注意补充其他营养素。左卡尼汀 30~200mg/((kg·d),需终身维持;补充甘氨酸 100~600mg/(kg·d)有助于改善代谢状况。

3. **预后** 预后取决于疾病类型、发现早晚和长期治疗三方面。经新生儿筛查发现、无症状时期开始治疗的患者预后相对良好。如不能及时或正确治疗,死亡率、致残率很高。

**关键点**

1. 异戊酸血症致死率、致残率很高,多在新生儿、婴幼儿期发病。
2. 早期治疗是防治脑损伤的关键。
3. 新生儿筛查及高危筛查是诊断关键。
4. 根据个体情况,对异戊酸血症患者给予饮食、左卡尼汀、甘氨酸治疗。

## 五、戊二酸血症Ⅰ型

戊二酸血症Ⅰ型(glutaric acidemia type 1)又称戊二酸尿症Ⅰ型(glutaric aciduria type 1),是有机酸代谢病中较常见的病种,为常染色体隐性遗传病。

**【病因与发病机制】**戊二酰辅酶A脱氢酶(glutaryl-CoA dehydrogenase,GCDH)位于线粒体基质,参与赖氨酸、羟赖氨酸与色氨酸等氨基酸分解代谢,在线粒体内将戊二酰辅酶A转化成巴豆酰辅酶A。编码戊二酰辅酶A脱氢酶的*GCDH*基因位于染色体19p13.2,含有11个外显子,长约8kb,*GCDH*变异导致戊二酰辅酶A脱氢酶活性降低或缺陷,赖氨酸、羟赖氨酸和色氨酸代谢障碍,戊二酰辅酶A过度堆积,体内戊二酸、3-羟基戊二酸浓度显著升高,引起以神经系统损害为主的多脏器损害。

**【临床表现】**绝大多数患儿出生时正常,多于出生后不久出现大头畸形,婴儿早期发育常无明显异常,常在婴幼儿期发病,出现肌张力低下、头部运动失控、惊厥、肢体扭转、角弓反张、表情怪异、伸舌、肌肉强直等,呈慢性进展。常在感染、高蛋白饮食、疲劳或预防接种等应激刺激后加重,出现酮症、呕吐、脑病(昏迷、惊厥)、肝大等表现,或可停留在静止状态,主要表现为锥体外系症状。患者多在10岁内死于伴发疾病或Reye综合征样发作。晚发型患者在儿童~成年发病,表现为运动迟缓、肌张力异常和进行性运动障碍,智能发育基本正常。少数患者无明显神经系统表现。

**【辅助检查】**

1. **常规检验** 急性发作期可有代谢性酸中毒、贫血、低血糖、酮症、高氨血症等。

2. **血氨基酸、游离肉碱、酰基肉碱谱分析** 戊二酰肉碱增高(>0.5μmol/L),游离肉碱降低,但是游离肉碱显著降低的患者戊二酰肉碱可能在正常范围,出现假阴性。

3. **尿有机酸分析** 尿、血清、脑脊液中戊二酸、3-羟基戊二酸等有机酸显著增高。

4. **影像学检查** 脑CT扫描结果多为异常,在神经系统症状出现数天内可见侧脑室扩大和皮质沟增宽,额、顶叶脑白质密度降低。MRI常见皮质萎缩、侧脑室扩大,苍白球、尾状核和豆状核对称性损害,尾状核和豆状核缩小。额颞部脑萎缩、双侧侧裂池明显扩大为戊二酸血症Ⅰ型特征性表现。

5. **酶学分析** 皮肤成纤维细胞细胞及外周血白细胞中戊二酰辅酶A脱氢酶活性下降。

6. **基因检测** *GCDH*基因双等位基因致病变异。

**【诊断与鉴别诊断】**根据临床症状、尿有机酸分析及血游离肉碱及酰基肉碱谱测定、脑影像学检查等结果进行综合分析,*GCDH*基因检测有助于确诊,明确变异类型。

**【治疗与预后】**

1. **饮食治疗** 限制天然蛋白质,减少赖氨酸、色氨酸的摄入,为保证营养,须补充去除赖氨酸、色氨酸的特殊配方奶粉。如果患者疾病控制良好,6岁以后可以逐渐恢复普通饮食,继续左卡尼汀等药物治疗。

2. **左卡尼汀** 剂量50~200mg/(kg·d),急性期静脉滴注或肌内注射,稳定后口服,终身维持。

3. **对症治疗** 对于肌张力不全患者,可给予对症治疗药物。对于急性期伴发感染的患者,应静脉补充液体、左卡尼汀、葡萄糖、碳酸氢盐和精氨酸,纠正酸中毒,保证热量,以防止或减轻脑纹状体损伤。

4. **预后** 如能在症状前开始治疗,多数患者预后相对良好。在治疗前已合并严重脑损害的患儿预后不良。随着新生儿筛查技术的应用普及,戊二酸血症Ⅰ型的症状前诊断率显著提高,患儿预后明显改善。

**关键点**

1. 戊二酸血症Ⅰ型致死率、致残率很高,多在新生儿、婴幼儿期发病。
2. 如果疾病控制不良,患者常有肌张力不全等锥体外系损害,并有脑萎缩。
3. 新生儿筛查及高危筛查是诊断关键。

4. 根据个体情况，可对戊二酸血症 1 型患者给予饮食、左卡尼汀及对症治疗。

（杨艳玲）

## 第四节 尿素循环障碍

尿素循环又称鸟氨酸循环，由氨、二氧化碳、鸟氨酸、瓜氨酸、精氨酸组成。先天性尿素循环障碍是引起高氨血症的一组主要疾病，已知包括 7 种酶的缺陷：氨甲酰磷酸合成酶、鸟氨酸氨甲酰转移酶、N-乙酰谷氨酸合成酶缺乏症、精氨酰琥珀酸合成酶、希特林缺陷病、精氨酰琥珀酸裂解酶、精氨酸酶及鸟氨酸 -δ- 转氨酶（表 10-12）。不同的疾病临床表现有所不同，急性期死亡率、致残率很高，应积极治疗，尽快控制血氨。

**【病因与发病机制】**各种蛋白质均含有氨基酸氮，氮元素以蛋白质的形式储备于体内。在饥饿、发热等应激状态下，部分蛋白质分解以供给机体能量需要。随着机体蛋白质的合成与分解，各种氨基酸在转氨基、脱氨基、再氨基化等反应中，分解产生氨。此外，肠道微生物的脱氨基酶和尿素酶将部分氨基酸和尿素分解为氨，并经肠道吸收。正常情况下，大部分的氨通过尿素循环在肝形成尿素，自尿中排出，部分为机体再利用，不会产生蓄积。而在尿素循环障碍、严重肝功能异常、部分氨基酸代谢异常、有机酸血症、脂肪酸代谢异常、线粒体病时则出现血氨蓄积，导致高氨血症（表 10-13）。

氨对机体尤其是神经系统有很强的毒性。患者的临床表现与血氨浓度密切相关，血氨低于 100μmol/L 时，患者表现多正常，血氨在 100~200μmol/L 之间时，可能表现为兴奋、行为异常、呕吐、喂养困难、厌食蛋白倾向，血氨在 200μmol/L 左右则将出现意识障碍、惊厥，400μmol/L 以上将出现昏迷、呼吸困难。

**【病理】**严重高氨血症可导致中毒性脑病、脑水肿，病理可见脑内广泛星形细胞肿胀，肝线粒体呈多形性异常改变。慢性高氨血症可见脑皮质萎缩、髓鞘生成不良、海绵样变性。

表 10-12 尿素循环障碍的分类及其特点

| 酶缺陷及病名 | 遗传形式 | 基因缺陷 | 生化改变 | 临床表现 |
|---|---|---|---|---|
| N- 乙酰谷氨酸合成酶缺乏症 | 常染色体隐性 | *NAGS* | 血、尿中谷氨酰胺增高，不伴有瓜氨酸和乳清酸增高 | 新生儿期易激惹、呕吐和意识障碍；婴幼儿发病的患儿进行性神经系统损害 |
| 氨甲酰磷酸合成酶（高氨血症Ⅰ型） | 常染色体隐性 | *CPS1* | 血甘氨酸、谷氨酸增高 | 多于新生儿期起病，呕吐、惊厥、呼吸困难，死亡率高，智力损害严重 |
| 鸟氨酸氨甲酰转移酶（高氨血症Ⅱ型） | X 连锁 | *OTC* | 血瓜氨酸下降<br>尿乳清酸增高 | 新生儿型起病急骤，惊厥、呕吐、呼吸困难，死亡率高；<br>迟发型个体差异较大，预后不良 |
| 精氨酰琥珀酸合成酶（瓜氨酸血症Ⅰ型） | 常染色体隐性 | *ASS1* | 血、尿瓜氨酸增高 | 可于新生儿至成人起病，个体差异明显 |
| 希特林缺陷病（希特林蛋白缺乏症） | 常染色体隐性 | *SLC25A13* | 血瓜氨酸、蛋氨酸、酪氨酸等增高 | 可于新生儿至成人起病，个体差异明显 |
| 精氨酰琥珀酸裂解酶（精氨酰琥珀酸尿症） | 常染色体隐性 | *ASL* | 血、尿精氨酰琥珀酸增高 | 可于新生儿或婴幼儿起病，头发呈结节状、脆且易断 |
| 精氨酸酶（精氨酸血症） | 常染色体隐性 | *ARG1* | 血、尿精氨酸增高 | 呕吐、惊厥、智力低下等，步态异常、痉挛性瘫痪、小脑性共济失调 |
| 鸟氨酸 -δ - 转氨酶 | 常染色体隐性 | *OAT* | 血、尿鸟氨酸增高 | 呕吐、惊厥、智力低下等，进行性视力下降、夜盲、失明 |
| 高鸟氨酸血症 - 高氨血症 - 高同型瓜氨酸尿症综合征 | 常染色体隐性 | *SLC25A15* | 血鸟氨酸增高，尿乳清酸、尿嘧啶增高 | 智力运动落后或倒退，神经退行性疾病 |

表 10-13 高氨血症的病因与治疗

| 疾病 | 治疗 |
|---|---|
| 1. 尿素循环障碍 | |
| (1) N-乙酰谷氨酰胺合成酶缺乏症 | 卡谷氨酸、苯甲酸钠或苯丁酸钠，瓜氨酸，精氨酸，限制天然蛋白质 |
| (2) 氨甲酰磷酸合成酶Ⅰ缺乏症 | 瓜氨酸，卡谷氨酸、苯甲酸钠或苯丁酸钠，限制天然蛋白质 |
| (3) 鸟氨酸氨甲酰基转移酶缺乏症 | 瓜氨酸，苯甲酸钠或苯丁酸钠，限制天然蛋白质 |
| (4) 瓜氨酸血症Ⅰ型 | 精氨酸，精氨酸谷氨酸，限制天然蛋白质 |
| (5) 希特林缺陷病 | 精氨酸，低碳水化合物、高脂肪高蛋白饮食 |
| (6) 精氨酰琥珀酸尿症 | 苯甲酸钠或苯丁酸钠，限制天然蛋白质 |
| (7) 精氨酸血症 | 瓜氨酸，限制天然蛋白质 |
| 2. 其他先天代谢性疾病继发高氨血症 | |
| (1) 鸟氨酸-δ-转氨酶缺乏症 | 瓜氨酸，苯甲酸钠或苯丁酸钠，限制天然蛋白质 |
| (2) 高鸟氨酸高氨高同型瓜氨酸血症 | 精氨酸，维生素 $B_6$，限制天然蛋白质 |
| (3) 赖氨酸尿性蛋白不耐症 | 限制天然蛋白质 |
| (4) 有机酸血症 | 左卡尼汀，饮食、维生素等支持 |
| (5) 脂肪酸代谢异常 | 低脂肪、高碳水化合物饮食，预防饥饿 |
| (6) 酮症性甘氨酸血症 | 限制天然蛋白质 |
| (7) 家族性蛋白不耐症 | 限制天然蛋白质 |
| (8) 线粒体病 | 维生素 B、C、E 及辅酶 $Q_{10}$ 治疗 |
| 3. 遗传代谢病继发性肝硬变 | |
| 如肝豆状核变性、半乳糖血症、果糖不耐症、酪氨酸血症 | 根据病因进行饮食及药物治疗 |

### (一) 高氨血症Ⅰ型

高氨血症Ⅰ型(Hyperammonemia type Ⅰ)又称氨甲酰磷酸合成酶(carbamyl phosphate synthase 1，CPS1)缺乏症，为常染色体隐性遗传病。CPS1 只存在于肝线粒体内。*CPS1* 基因位于 2q34，含 38 个外显子，目前已报道 200 余种突变，以错义突变多见。

**【临床表现】**可分为两类形式：

1. **新生儿型** 常于生后数日出现反应差、喂养困难、呕吐惊厥、意识障碍、脱水、代谢性酸中毒、呼吸性碱中毒、酮症等异常，死亡率高。

2. **迟发型** 可于婴儿早期～成年起病，临床表现轻重不等，发作可为间歇性，常因高蛋白饮食、饥饿、发热等诱发急性发作，神经系统损害进行性加重。

**【辅助检查】**

1. **血生化与血尿代谢筛查** 血氨增高，血液甘氨酸、谷氨酸增高，瓜氨酸和精氨酸浓度降低，尿乳清酸浓度正常，严重时合并肝损害。

2. **基因诊断** *CPS1* 双等位基因致病变异。

**【诊断与鉴别诊断】**根据患者症状、血氨增高、血液甘氨酸、谷氨酸增高等，结合基因分析结果诊断。需注意鉴别其他疾病导致的高氨血症。

**【治疗与预后】**

1. **饮食治疗** 限制天然蛋白质，保证热量。

2. **药物治疗** 精氨酸、瓜氨酸、卡谷氨酸、苯甲酸钠或苯丁酸钠等降氨治疗。

3. **肝移植**。

### (二) 高氨血症Ⅱ型

高氨血症Ⅱ型(hyperammonemia type Ⅱ)又称鸟氨酸氨甲酰转移酶(ornithine transcarbamylase，OTC)缺乏症，是先天性尿素循环障碍中最常见的类型，约占半数。遗传方式为 X 连锁遗传，男女发病率大致相同。

鸟氨酸氨甲酰转移酶是一种线粒体基质酶，催化尿素循环的第二步。*OTC* 基因位于 Xp11.4,包含10个外显子,女性纯合子和男性半合子发病,女性杂合子也有发病,但症状较男性轻,其类型与临床表现有一定关系。

**【临床表现】**新生儿期起病的 OTC 缺乏症患者约占 1/3,由于起病急骤,多导致严重脑病、肝病,临床表现类似败血症、缺血缺氧性脑病,诊断困难,死亡率极高,一些患者在获诊前死亡,需要依靠尸检诊断。

迟发型患者个体差异较大,可于婴幼儿期至成年起病,氨在体内蓄积,引起高氨血症脑病、肝病等一系列症状,可呈急性、间歇性或慢性进行性病程。大多迟发型患者初次发病之前无特异性症状,智力发育正常,也有少数患者成年后发病,甚至有的 *OTC* 基因变异携带者终身不发病。在发热、饥饿、感染、手术等应激状态时,由于肌肉蛋白分解增加,可能导致高氨血症的急性发作。一些患者因上呼吸道感染服用退热剂、大环内酯类抗生素诱发瑞氏综合征,发生多脏器损害,死亡率很高。

**【辅助检查】**

1. **生化检测** 血氨增高,典型患者血液瓜氨酸降低,谷氨酸增高,尿乳清酸及尿嘧啶排泄增加,常伴有程度不同的肝损害。

2. **酶学分析** 患者肝脏 OTC 活性降低。新生儿期发病的患儿肝脏 OTC 活性极低,多在测定灵敏度以下。

3. **基因诊断** *OTC* 基因致病性变异。

**【诊断与鉴别诊断】**临床患者根据症状、血氨、血氨基酸及尿有机酸异常等,结合基因分析可确诊。

**【治疗与预后】**

1. **饮食治疗** 限制天然蛋白质,保证热量。

2. **药物治疗** 瓜氨酸、精氨酸、苯甲酸钠、苯丁酸等支持治疗。

3. **肝移植** 对于饮食及药物控制不良的患者,应考虑肝移植。

**(三)瓜氨酸血症 1 型**

瓜氨酸血症 1 型(Citrullinemia type I)是由于精氨酰琥珀酸合成酶(argininosuccinate synthetase,ASS)缺乏导致的瓜氨酸降解障碍,为常染色体隐性遗传病。

*ASS1* 基因位于染色体 9q34.11,含 16 个外显子,国内外已发现多种突变,以错义突变多见。精氨酰琥珀酸合成酶在很多种组织中表达,主要在肝脏,催化瓜氨酸及天冬氨酸合成精氨酰琥珀酸,精氨酰琥珀酸合成酶缺陷,导致尿素循环受阻,血氨增高、瓜氨酸增高。

**【临床表现】**根据病因可分为两类:

1. **经典型** 全身性精氨酰琥珀酸合成酶缺乏,多于新生儿期起病,成人偶见,血、尿瓜氨酸浓度多显著增高,精氨酸水平低下,出现哺乳困难、呕吐、惊厥、四肢强直、意识障碍、智力运动发育落后,急性期死亡率高,存活者多有脑萎缩、智力损害。

2. **成人型** 肝脏精氨酰琥珀酸合成酶缺乏,可于青春期至成年发病,血、尿瓜氨基酸浓度常为中等度增高,精氨酸水平正常或增高,临床症状可见精神行为异常,半数患者有嗜豆倾向,急性发作时出现意识障碍、昏迷、猝死。

**【辅助检查】**

1. **新生儿筛查或高危筛查** 血液瓜氨酸显著增高,尿乳清酸、尿嘧啶增高。

2. **一般化验** 血氨显著增高,肝功能损害。

3. **酶学分析** 经典型患者全身各组织精氨酰琥珀酸合成酶活性降低,成人型患者肝精氨酰琥珀酸合成酶缺乏。

4. **基因诊断** *ASS1* 双等位基因致病性变异。

**【诊断与鉴别诊断】**新生儿筛查或高危筛查发现血液瓜氨酸显著增高,尿有机酸分析显示乳清酸、尿嘧啶增高,结合基因分析有助确诊。

不明原因呕吐、意识障碍、惊厥、精神行为异常、昏迷或死亡等严重神经系统症状的患者,血氨持续显著增高,血瓜氨酸明显升高,结合尿乳清酸及尿嘧啶升高可以确诊,通过基因分析可明确类型。

**【治疗与预后】**

1. **饮食治疗** 限制天然蛋白质,保证热量。

2. **药物治疗** 精氨酸、苯甲酸钠、苯丁酸钠等降血氨治疗。

3. **肝移植** 对于饮食及药物控制不良的患者,应考虑肝移植。

**(四)希特林缺陷病**

希特林缺陷病(citrin deficiency)是由于线粒体内膜的天冬氨酸/谷氨酸载体蛋白希特林功能缺陷导致的遗传代谢病,为常染色体隐性遗传病。

希特林是一种钙调节蛋白,主要表达于肝细胞线粒体内膜,负责将线粒体内合成的天冬氨酸转运到胞质,同时把胞质中的谷氨酸和质子转运进线粒体内。这一过程与苹果酸穿梭、柠檬酸穿梭、尿素循环、蛋白质合成、糖酵解、糖异生等生化反应相偶联,对肝细胞生理功能的发挥至关重要。编码希特林蛋白的 *SLC25A13* 基因位于染色体 7q21.3,含有 18 个外显子,突变导致希特林蛋白功能下降,肝脏多种物质代谢失常，引起复杂多样的生化代谢紊乱，造成与年龄相关的不同临床表现。国内外已报道的 *SLC25A13* 突变类型达百余种，我国希特林缺陷病发病率较高，一般人群中杂合突变携带者高达 1/60~1/30，高频突变类型是 c.851_854del、c.1638_1660dup、IVS6+5G>A、IVS16ins3kb 和 c.1399C>T。

**【临床表现】**已报道 3 种年龄依赖性的临床表型：

1. 新生儿期或婴儿期发病的希特林缺陷导致的新生儿肝内胆汁淤积症（neonatal intrahepatic cholestasis caused by citrin deficiency，NICCD）是国内外最常见的儿童希特林缺陷临床表型，多在 1 岁以内发病，生长发育落后，黄疸，肝大，肝功能损害，胆汁淤积，常伴有低蛋白血症、凝血功能异常、溶血性贫血、低血糖等。

2. 儿童期发病的希特林缺陷导致的生长发育落后和血脂异常多在 1~2 岁发病，大部分患者有典型的高蛋白高脂和低碳水化合物饮食偏好，临床主要表现为生长发育落后和血脂异常（甘油三酯和总胆固醇水平增高，伴高密度脂蛋白胆固醇降低）。

3. 成人期或青少年发病的成人发病瓜氨酸血症 2 型（adult-onset type 2 citrullinemia，CTLN2）年长儿或者成人发病，以反复发作的高氨血症和神经精神症状为主要临床表现，血液瓜氨酸升高、精氨酸升高或正常、苏氨酸 / 丝氨酸比值上升等特征性血浆氨基酸变化，肝脏特异性精氨酰琥珀酸合成酶活性低下。国内外报道的病例于 11~79 岁发病，表现为反复发作的高氨血症及其相关神经精神症状，如癫痫、精神行为异常、记忆力下降、定向力障碍或意识障碍等，部分患者可因严重脑水肿而死亡。

**【辅助检查】**

1. **一般化验** 未经治疗的患者可有血清转氨酶、GGT、DBIL 和 TBA 升高及肝内胆汁淤积表现，常伴随高氨血症，甲胎蛋白显著升高。患者常有凝血功能障碍，而纤维蛋白原水平降低。另外，常见低血糖、高乳酸血症、轻度代谢性酸中毒和贫血。

2. **代谢分析** 尿液半乳糖、半乳糖醇和半乳糖酸等半乳糖代谢指标与 4- 羟基苯乳酸和 4- 羟基苯丙酮酸等酪氨酸代谢指标并存，因此容易误诊为半乳糖血症、酪氨酸血症。典型病例血液瓜氨酸、蛋氨酸、苏氨酸、赖氨酸和精氨酸等氨基酸升高，而缬氨酸、亮氨酸和异亮氨酸下降，同时伴长链酰基肉碱水平升高，具有相对的特异性。

3. **影像学检查** 有脂肪肝表现。由于肠道显影延迟，容易误诊为胆道闭锁。

4. **肝脏病理** 主要特点为肝细胞和小胆管内的胆汁淤积，肝细胞内脂肪沉积、不同程度的炎症和纤维化。

5. **基因诊断** *SLC25A13* 基因分析是确诊的关键方法。

**【诊断与鉴别诊断】**缺乏特异性的生化或临床诊断标准，需综合分析临床、生化、代谢组学、影像和病理等多种检查结果，确诊需要依靠 *SLC25A13* 基因分析。需注意与胆道闭锁、胆汁酸合成障碍、酪氨酸血症、半乳糖血症、线粒体肝病等疾病鉴别。

**【治疗与预后】**以饮食管理为基础，限制乳糖、半乳糖，强化中链甘油三酯，并补充脂溶性维生素和微量元素锌。年长儿及成人患者除低碳水化合物饮食外，口服丙酮酸钠可改善生长发育落后状况。精氨酸和丙酮酸钠有助于改善肝功能。大量饮酒或输注高浓度葡萄糖或甘油、果糖制剂，可触发代谢危象。对于脑水肿的患者，应注意避免使用甘露醇、高浓度葡萄糖及甘油果糖。

对于饮食及药物控制不良的患者，可以考虑肝移植，以预防高氨血症导致的脑病。

只要诊断治疗及时，希特林缺陷病患者大多预后良好，但有个别患者因肝硬化及其并发症夭折。新生儿筛查有助于症前发现希特林缺陷病患儿，但是，半数患儿血液代谢改变不典型，可能漏诊。

### （五）精氨酰琥珀酸尿症

精氨酰琥珀酸尿症（argininosuccinic aciduria，ASA）是由于精氨酰琥珀酸裂解酶（argininosuccinatelysase，ASL）缺乏症引起的尿素循环障碍，为常染色体隐性遗传病，相对其他尿素循环障碍该类型较少见。

*ASL* 基因位于染色体 7q11.21，含有 17 个外显子，目前报道多种突变类型，以错义突变多见。*ASL* 基因突变导致精氨酰琥珀酸裂解酶活性下降或缺失，不能裂解为精氨酸和延胡索酸，导致大量的精氨酰琥珀酸及血氨蓄积，对肝脏及神经系统均有很强的毒性。

**【临床表现】**根据发病时期可分为新生儿型和迟发型。与高氨血症Ⅰ型类似，新生儿型死亡率高，预后差，迟发型患者的预后取决于诊断与治疗的早晚。

约半数患儿有结节性脆发症，发干上有小结节，脆且易断，毛发较短。

**【辅助检查】**

1. **新生儿筛查及高危筛查** 患者血液及尿液精氨酰琥珀酸显著增高。

2. **尿有机酸分析** 尿嘧啶和尿乳清酸明显增多。

3. **酶学分析** 精氨酰琥珀酸裂解酶存在于全身组织，以肝最多，患者肝组织精氨酰琥珀酸裂解酶活性降低。

4. **基因诊断** *ASL* 双等位基因致病性变异。

**【诊断与鉴别诊断】**新生儿筛查及高危筛查发现血液及尿液精氨酰琥珀酸显著增高，结合基因分析可确诊。

临床患者出现高血氨、血液及尿液精氨酰琥珀酸显著增高、尿乳清酸及尿嘧啶增高，结合酶活性测定或基因分析可确诊。

**【治疗与预后】**

1. **饮食治疗** 限制天然蛋白质，保证热量。

2. **药物治疗** 苯甲酸钠、苯丁酸钠、精氨酸、瓜氨酸等支持治疗。

3. **肝移植** 是有效的根治方法。

本病预后不良，多数患者饮食及药物疗效较差，死亡率及致残率很高，需要及早进行肝移植。

**（六）精氨酸血症**

精氨酸血症（argininemia）是由于精氨酸酶-1（arginase-1）缺乏导致精氨酸蓄积，为常染色体隐性遗传病。精氨酸酶-1是尿素循环最后一步，将精氨酸水解为鸟氨酸和尿素。编码精氨酸酶-1的 *ARG1* 基因位于6q23.2，长约11.1kb，主要在肝脏、红细胞中表达，国内外已报道多种突变，以错义突变常见，尚未发现表型与基因型有明显的相关性。

**【临床表现】**患者新生儿时期多无明显症状，或表现为非特异性症状，如易激惹、喂养困难、呕吐，严重时抽搐。随着年龄增长及病情加重，可有步态异常、痉挛性瘫痪、小脑性共济失调，常被误诊为脑性瘫痪。

**【辅助检查】**

1. **新生儿筛查或高危筛查** 患者血、尿液精氨酸浓度增高。

2. **一般化验** 血氨轻度-中度增高，常有肝损害。

3. **脑MRI检查** 随着疾病进展，一些患者出现小脑萎缩或广泛脑萎缩。

4. **酶学分析** 精氨酸酶主要存在于肝与红细胞，肝约占80%，患者精氨酸酶活性常显著下降。

5. **基因诊断** *ARG1* 双等位基因致病性变异。

**【诊断与鉴别诊断】**

1. **新生儿筛查或高危筛查** 患者血、尿液精氨酸浓度增高，结合基因分析协助诊断。

2. **其他** 对于喂养困难、四肢痉挛性瘫痪、认知能力落后、嗜睡、小脑萎缩等患者，应及早检测血氨及氨基酸，结合血氨增高、精氨酸增高、精氨酸酶活性降低及基因分析确诊。

**【治疗与预后】**

1. **饮食治疗** 限制天然蛋白质，低精氨酸饮食，保证热量。

2. **药物治疗** 苯甲酸钠、苯丁酸钠、瓜氨酸。

3. **肝移植** 多数患者饮食及药物疗效不良，疾病进行性加重，应及早进行肝移植。

4. **预后** 与开始治疗时间、依从性及神经系统症状轻重有关。新生儿筛查有助于早期发现，早期治疗，改善预后。

**关键点**

1. 尿素循环障碍以急慢性脑病、肝病为主要表现，致死率及致残率很高。
2. 血液氨基酸、尿有机酸分析、基因分析是病因诊断的关键。
3. 一些尿素循环障碍可通过饮食或药物治疗。
4. 对于严重患者，应考虑肝移植，是有效的根治方法。

（杨艳玲）

## 第五节 肉碱与线粒体脂肪酸代谢障碍

自然界中的肉碱（又名卡尼汀、维生素 $B_T$）有左旋、右旋两种形式，只有左卡尼汀（左旋肉碱，以下简称肉碱）具有生理活性，其化学结构为γ-三甲基胺-β-羟基丁酸，是一种水溶性四胺化合物。正常人体内75%的肉碱来源于食物，主要是肉类和奶制品。其余肉碱为内源性，以赖氨酸、甲硫氨酸、维生素C、铁等营养素为原料，在肝脏和肾脏合成。体内肉碱包括游离肉碱及酰基肉碱多种形式，约98%的肉碱存在于心肌、骨骼肌等肌肉组织中，2%存在于肝、大脑、肾及细胞外液（如血浆、尿液）。肉碱主要从尿液中排出，而95%从肾脏滤过的肉碱在近曲小管内吸收，以保持体内肉碱内环境平衡。

由肉碱参与的长链脂肪酸转运系统称为肉碱循环。肉碱在细胞膜肉碱转运蛋白的作用下进入细胞内。长链脂肪酸在长链脂肪酸转运蛋白的作用下进入细胞质，在线粒体外膜酰基辅酶A合成酶作用下生成长链酰基辅酶A，经肉碱棕榈酰转移酶Ⅰ催化与肉碱结合，生成酰基肉碱。酰基肉碱在线粒体内膜的肉碱酰基肉碱转位酶的作用下进入线粒体基质，在位于线粒体内膜内侧面的肉碱棕榈酰转移酶Ⅱ的催化作用下，转变为酰基 CoA，进行 β- 氧化，而释出的肉碱则在肉碱酰基肉碱转位酶作用下转运出线粒体内膜外，重新被利用。过剩的酰基辅酶 A 也在肉碱棕榈酰转移酶Ⅱ的作用下再转化为酰基肉碱，经肉碱酰基肉碱转位酶的帮助排出到细胞外。通过这些反应，完成肉碱循环。

**【病因】**很多遗传和非遗传性疾病可导致肉碱和线粒体脂肪酸代谢障碍（表 10-14），如肉碱转运蛋白、肉碱棕榈酰转移酶Ⅰ、肉碱棕榈酰转移酶Ⅱ、肉碱酰基肉碱转位酶缺乏等常染色体隐性遗传病，均可导致肉碱合成或转运障碍，由于病因和受累器官的不同，临床表现不同，可引起脂肪累积性肌肉病、肝性脑病、脂肪肝或心肌病。继发性肉碱缺乏症较原发性肉碱缺乏症远为多见。短链、中链、长链脂肪酸脱氢酶缺乏及多种酰基辅酶 A 脱氢酶缺乏导致脂肪酸 β- 氧化障碍，肉碱消耗增加；有机酸代谢病患者体内蓄积的大量有机酸需转化为酰基肉碱从尿排泄，多合并严重肉碱缺乏；慢性肝病患者肉碱合成能力下降，慢性肾病、肾小管疾病患者由于肾小管回吸收功能下降，肉碱丢失增加，易合并肉碱缺乏；透析或长期服用丙戊酸、抗生素、糖皮质激素等药物，导致医源性肉碱丢失或消耗增加，严重时诱发瑞氏综合征。

表 10-14　导致肉碱与线粒体脂肪酸代谢障碍的病因

| 疾病 |
| --- |
| 1. 原发性肉碱缺乏症 |
| 肉碱转运蛋白缺乏 |
| 肉碱酰基肉碱转位酶缺乏 |
| 2. 脂肪酸 β- 氧化障碍 |
| 极长链酰基辅酶 A 脱氢酶缺乏症 |
| 长链酰基辅酶 A 脱氢酶缺乏症 |
| 中链酰基辅酶 A 脱氢酶缺乏症 |
| 短链酰基辅酶 A 脱氢酶缺乏症 |
| 多种酰基辅酶 A 脱氢酶缺乏症（戊二酸尿症Ⅱ型） |
| 3. 有机酸代谢病（如甲基丙二酸血症、丙酸血症、戊二酸血症 1 型等） |
| 4. 高氨血症（如尿素循环障碍） |
| 5. 线粒体病 |
| 6. 其他导致继发性肉碱缺乏的原因 |
| (1) 摄取不足、合成低下 |
| a. 低肉碱饮食（长期素食、低蛋白饮食） |
| b. 完全静脉营养 |
| c. 慢性消耗性疾病（胃肠、肝、肾、内分泌、肌肉、肿瘤等疾病） |
| (2) 酰基肉碱生成过剩，消耗增加（服用丙戊酸、抗生素、糖皮质激素等） |
| (3) 丢失增加（透析、肾小管损害） |
| (4) 剧烈运动、肥胖、酒精中毒 |

早产儿、严重感染、脑性瘫痪、顽固性癫痫、长期静脉营养或鼻饲喂养的患者肉碱摄取不足；苯丙酮尿症等氨基酸代谢病、尿素循环障碍、有机酸尿症等患者需限制肉类食品，以控制天然蛋白摄入；对有继发性肉碱缺乏可能的患者，应额外补充左卡尼汀。

**【诊断及产前诊断】**肉碱及线粒体脂肪酸代谢障碍的患者临床表现缺乏特异性，需要提高警惕，重视病史调查与营养调查，新生儿筛查及高危筛查是发现患者、指导诊断与治疗的关键。确诊需通过血液游离肉碱及酰基肉碱谱分析、尿液有机酸分析及基因分析。

上表中的常染色体隐性遗传肉碱和线粒体脂肪酸代谢障碍疾病患者父母为携带者，每次生育时胎儿有 25% 的可能性为患者。生育过肉碱与线粒体脂肪酸代谢障碍患者的夫妇应在再次妊娠前进行遗传风险评估和咨询。患者的健康同胞也应进行基因分析及血游离肉碱和酰基肉碱谱分析。对于基因诊断明确的家系，可在母亲再次妊娠 11 周左右采取绒毛，或在妊娠 16~20 周抽取羊水，通过基因分析进行胎儿产前诊断。植入前遗传学诊断也是可以选择的方法，减少治疗性引产。

原发性肉碱缺乏症患者的健康同胞也应进行血液游离肉碱、酰基肉碱谱分析及基因分析，携带者常有轻度肉碱缺乏，需要在生育前、妊娠期、哺乳期补充左卡尼汀。原发性肉碱缺乏症患者仅需补充左卡尼汀，疗效良好，一般不建议进行产前诊断。短链、中链酰基辅酶 A 脱氢酶缺乏症和原发性肉碱缺乏症胎儿，不建议医学引产，需监测母亲血液游离肉碱水平，孕期及哺乳期补充左卡尼汀。新生儿出生后监测血液游离肉碱及酰基肉碱水平，及早补充左卡尼汀。

## 一、原发性肉碱缺乏症

原发性肉碱缺乏症（primary carnitine deficiency）

又称原发性肉碱吸收障碍(carnitine uptake defect),是罕见的常染色体隐性遗传病。美国报道患病率为1∶70 000~1∶20 000,日本1∶40 000,法罗群岛1∶300,中国新生儿筛查结果显示患病率约为1∶45 000~1∶20 000,具有较明显的种族差异。

**【病因与发病机制】**游离肉碱通过位于细胞膜上*SLC22A5*基因编码的肉碱转运蛋白OCTN2作用进入细胞内,OCTN2在心肌、骨骼肌、肾小管、成纤维细胞和胎盘中高表达,对维持细胞内高浓度的游离肉碱起重要作用,通常细胞内游离肉碱浓度是细胞外的20~50倍。*SLC22A5*基因缺陷时肾小管回吸收游离肉碱功能下降,尿液中游离肉碱丢失增多,血清游离肉碱下降,细胞内游离肉碱浓度降低,脂肪酸氧化障碍,导致体内酮体和能量产生减少,脂肪酸在受累细胞中蓄积,损伤多种器官如心肌、骨骼肌及肝脏。这种现象在饥饿和应激时更明显。肉碱缺乏导致线粒体脂肪酸β-氧化代谢受阻,能量生成障碍,引起心肌病、肌无力及脂肪肝等病理损害。

**【临床表现】**原发性肉碱缺乏症患者临床表现缺乏特异性,患者临床表现复杂,可在新生儿至成年发病,以急性、间歇性或慢性形式发病,轻重不等,可单个或多脏器受累,严重患者猝死。主要表现如下:

1. **发作性急性代谢紊乱** 多在3个月至2岁发病,易被误诊为瑞氏综合征、暴发性心肌炎、脑炎、肝炎。患者常因上呼吸道感染、胃肠炎、疲劳等应激引起的高代谢状态诱发代谢危象,出现低酮症性低血糖、代谢性酸中毒、高尿酸血症,一些患儿伴心律失常、心功能衰竭、脂肪肝、脑损害等,严重者猝死。

2. **心肌病原发性肉碱缺乏症** 患儿通常在1~4岁时出现进行性心肌损害,扩张型心肌病较肥厚型心肌病多见,往往数年后出现明显的心肌病或充血性心力衰竭,强心剂和利尿药对改善患者心脏功能障碍疗效不良。如果未能及时诊断并补充左卡尼汀治疗,可能导致猝死。心肌组织病理检查可见大量脂质沉积,伴心内膜纤维化。部分患者可表现为房颤、室性早搏、室颤等心律失常,甚至猝死。

3. **肌病肌无力或肌张力减弱** 可见于任何年龄,肌无力多从近侧肢体开始进行性加重,运动后肌肉疼痛。肌肉活检可见脂质沉积。

4. **肝损害** 婴幼儿及儿童较为多见,肝大,肝功能损伤,肝脏超声可见脂肪肝。

5. **其他表现** 常有运动耐力下降、贫血、呼吸窘迫、智力运动发育落后、学习困难、精神行为异常、妊娠期脂肪肝等症状。部分成人患者仅表现为易疲劳或无明显症状,可能在剧烈运动、感冒或暴饮暴食时猝死。焦虑、抑郁也是较常见的异常,常被疑诊为心理疾病。

**【辅助检查】**

1. **血液氨基酸、游离肉碱及酰基肉碱谱检测** 患者游离肉碱水平显著降低(<10μmol/L),常伴多种酰基肉碱水平降低。对于婴儿患者尚需检测母亲血液氨基酸、游离肉碱及酰基肉碱谱,以鉴别母源性肉碱缺乏症。

2. **常规检验及检查** 患者急性期常有低酮症性低血糖、血清肌酸激酶及肌酸激酶同工酶升高、高氨血症、代谢性酸中毒、转氨酶升高,尿酮体可正常。腹部超声常见脂肪肝,一些患者合并心肌病。病理检查可见脂肪累积性心肌病及肌肉病。

3. **基因诊断** *SLC22A5*双等位基因致病性变异。

**【诊断与鉴别诊断】**原发性肉碱缺乏症患者临床表现缺乏特异性,与其他有机酸代谢病及线粒体脂肪酸氧化障碍症状类似,需要通过生化代谢分析、基因分析等进行筛查、诊断鉴别诊断。

1. **新生儿筛查及诊断** 定量分析血液氨基酸、游离肉碱及酰基肉碱谱,对异常者应尽快复测,并检测母亲血液氨基酸、游离肉碱及酰基肉碱谱,以排除母源性肉碱缺乏症。根据病情进行生化、影像学及遗传学检查,争取早期确诊。

2. **高危筛查及诊断** 对发作性急性代谢紊乱的患者及其他临床症状疑似肉碱缺乏症的患者,应根据病情及时进行血液氨基酸、游离肉碱及酰基肉碱谱检测、生化、影像学及遗传学检查。

对于血游离肉碱水平降低的患者,需通过病史调查、尿有机酸分析、基因分析等鉴别继发性肉碱缺乏症。对于母乳喂养的婴儿,需注意母亲营养状况及其血液游离肉碱及酰基肉碱谱,以鉴别母源性肉碱缺乏症。

**【治疗与预后】**

1. **长期治疗** 原发性肉碱缺乏症患者需终身补充左卡尼汀,维持血液游离肉碱浓度在正常范围(20~60μmol/L),以保护心脏、肝脏、大脑等脏器功能,改善生存质量。

2. **急症处理** 急性重症患者初始剂量100~400mg/(kg·d),分3次口服或静脉滴注。病情稳定后改口服左卡尼汀30~100mg/(kg·d)。应注意监测患者生长发育、代谢状况、肝肾及心肌功能,避免饥饿及疲劳,防止发生低血糖。

在脏器不可逆损伤前开始补充左卡尼汀的原发

性肉碱缺乏症患者长期预后良好。

## 二、中链酰基辅酶A脱氢酶缺乏症

中链酰基辅酶A脱氢酶(medium-chain acyl-CoA dehydrogenase)缺乏症是先天性线粒体脂肪酸氧化缺陷中最常见的一种类型,是常染色体隐性遗传病,由于中链酰基辅酶A脱氢酶功能缺陷,中链脂肪酸β-氧化障碍,导致能量生成不足。中链酰基辅酶A脱氢酶缺乏症在欧洲北部、澳大利亚和美国的患病率为1:14 600,中国南方人群患病率为1:222 902,日本的发病率在1/110 000~1/80 000之间。

**【病因与发病机制】**中链酰基辅酶A脱氢酶是特异性催化中链脂肪酸β-氧化的第一步。患者中链酰基辅酶A脱氢酶活性下降,线粒体内中链(C8~C12)酰基辅酶A及其中间产物积聚,抑制丙酮酸脱氢酶和α-酮戊二酸脱氢酶活性,丙酮酸转变成乙酰辅酶A进入三羧酸循环减少,供能障碍;患者在空腹情况下不能产生足够的酮体,易出现低血糖,耗能器官易出现损害;血浆脂肪酸随空腹时间延长而增高,游离脂肪酸结合生成甘油三酯,导致脂肪肝、心肌脂肪变性,心脏受累严重者可发生严重的室性心律失常,导致猝死。

**【临床表现】**患者临床表现多样,从无症状到瑞氏综合征样表现、急慢性脑病、猝死均有报道。急性发作时,患者常表现为低酮症性低血糖、呕吐,常有肌无力、抽搐、肝大、高氨血症、嗜睡、昏迷,甚至猝死。部分患儿表现为室性心动过速、肺出血等症状,也有以黄疸为首发症状的患儿。约20%的患儿死于第1次代谢紊乱发作,20%的患儿合并严重神经系统损伤。患者急性发作前常有诱因,如疫苗接种、感染、疲劳、饥饿、外伤等需要高能量的应激状态。

**【辅助检查】**

1. **新生儿筛查与高危筛查** 血液氨基酸、游离肉碱及酰基肉碱谱定量检测,辛酰肉碱(C8)浓度显著增高,已酰肉碱(C6)、癸酰肉碱(C10)、C8/C8:1(辛烯酰肉碱)及C8/C10比值增高。

2. **常规检验及检查** 急性发作期可有低酮症性低血糖、代谢性酸中毒、肝功能损害、高氨血症、肌酶增高等;腹部超声常见脂肪肝,病理检查可见脂肪累积性心肌病及肌肉病。

3. **酶学分析** 皮肤成纤维细胞、外周血淋巴细胞及骨骼肌细胞中链酰基辅酶A脱氢酶活性降低。

4. **基因诊断** *ACADM*双等位基因致病性变异。

**【诊断与鉴别诊断】**

1. **新生儿筛查及诊断** 采取足跟血或静脉血进行氨基酸、游离肉碱及酰基肉碱谱定量检测,并根据病情进行生化、尿液有机酸、影像学及遗传学检查,争取早期确诊。

2. **高危筛查及诊断** 对发作性急性代谢紊乱的患者,及其他临床症状符合的患者,应根据病情及时进行血液氨基酸、游离肉碱及酰基肉碱谱定量检测、生化、影像学及遗传学检查以确诊。

**【治疗与预后】**

1. **急症处理** 应以能量支持及对症治疗为主,限制高脂肪食物摄入,给予高碳水化合物饮食,静脉点滴或口服左卡尼汀,根据病情予补液、纠酸、保肝、降血氨、缓解低血糖等治疗。

2. **长期治疗** 避免长时间饥饿,高碳水化合物饮食,限制高脂肪食物,监测血糖,对婴幼儿患儿应定时喂养;补充左卡尼汀,将血液游离肉碱水平维持在20~60μmol/L,预防肉碱缺乏症,保证充足的脂肪酸氧化。

通过新生儿筛查可在疾病早期或无症状期发现患儿,早期治疗,预后一般较好,可有效降低致死率及致残率。需预防感染、外伤等应激条件下引发急性发作。

## 三、极长链酰基辅酶A脱氢酶缺乏症

极长链酰基辅酶A脱氢酶缺乏症(verylong-chainacyl-CoAdehydrogenasedeficiency)是一种罕见的遗传代谢病,是长链脂肪酸代谢障碍中最常见的类型,以常染色体隐性方式遗传。在澳大利亚、德国及北美联合筛查中,极长链酰基辅酶A脱氢酶缺乏症患病率为1/85 000,我国患病率不详。

**【病因与发病机制】**极长链酰基辅酶A脱氢酶是催化线粒体内膜12~18个碳的线粒体脂肪酸β-氧化过程第一步的关键酶,催化长链酰基辅酶A产生烯酰基辅酶A,与其他酶共同完成长链脂肪酸β-氧化过程,最终产生乙酰辅酶A和少2个碳原子的乙酰辅酶A。极长链酰基辅酶A脱氢酶缺陷时,乙酰辅酶A水平降低,无法参与三羧酸循环进行氧化磷酸化供能,也无法在肝脏形成酮体供能。同时,毒性长链酰基肉碱在患者体内积蓄具有毒性作用。

**【临床表现】**极长链酰基辅酶A脱氢酶缺乏症可分为3种亚型:①心肌病型,病情最重,病死率极高,患儿多于新生儿期出现心肌病、心律失常、低酮症性低血糖、脑病、新生儿猝死等;②肝病型,于婴儿晚期或幼儿期起病,以低酮症性低血糖为主,可伴有肝功能异常，一些患者表现为肝性脑病，类似瑞氏综合征。少有心脏累及；③肌病型，多于青少年或成人期起病，表现为运动不耐受、肌痛、横纹肌溶解、肌红蛋白尿等。急性发作的常见诱因为饥饿、发热、疲劳、药物、饮酒及高脂肪食物摄入。

**【辅助检查】**

1. **新生儿筛查或高危筛查** 足跟血或静脉血氨基酸、游离肉碱及酰基肉碱谱定量检测，多种长链酰基肉碱水平增高，如肉豆蔻烯酰肉碱（C14：1）、C14、C14：2、C16、C18、C14：1/C10等，其中以C14：1升高最为明显，游离肉碱水平不同程度降低。

2. **常规检验及检查** 常见肝功能异常、高脂血症、肌酸激酶、肌酸激酶同工酶水平增高，一些患者急性期出现肌红蛋白尿，常见低酮症性低血糖、代谢性酸中毒等。腹部超声可见肝大、脂肪肝，超声心动常见肥厚型心肌病样改变。

3. **酶学分析** 对患者成纤维细胞、外周血淋巴细胞、骨骼细胞或组织进行极长链酰基辅酶A脱氢酶活性测定。

4. **基因诊断** *ACADVL*双等位基因致病性变异。

**【诊断与鉴别诊断】**

1. **新生儿筛查及诊断** 通过足跟血或静脉血氨基酸、游离肉碱及酰基肉碱谱定量检测，早期发现患者，并根据病情进行常规生化检查、尿有机酸分析、影像学及遗传学检查以确诊。

2. **高危筛查及诊断** 对发作性急性代谢紊乱的患者，及其他临床症状疑似脂肪酸代谢病的患者，应尽早进行血氨基酸、游离肉碱及酰基肉碱谱定量检测、生化、影像学及遗传学检查以确诊。

要注意的是，禁食后健康人体也会出现C14:1和C14:2酰基肉碱升高，这是对脂肪分解的一种生理反应，应加以鉴别。

**【治疗与预后】**

1. **长期治疗** 规律饮食，避免长时间空腹，高碳水化合物饮食，限制高脂肪食物，禁酒，补充中链甘油三酯，监测血糖、血脂，对婴幼儿应缩短喂奶间隔；补充小剂量左卡尼汀，保证脂肪酸氧化效率。应禁止大剂量左卡尼汀，以免产生大量毒性长链酰基肉碱；苯扎贝特能提高患者细胞的脂肪酸氧化能力，减少毒性作用的长链酰基肉碱的生成。

2. **急症处理** 应以能量支持及对症治疗为主，限制高脂肪食物摄入并给予高碳水化合物饮食，静脉输注葡萄糖，并根据病情予补液、纠酸、保肝、解痉、降血氨、缓解低血糖等治疗。

通过新生儿筛查可在疾病早期或无症状期发现患者，并开始治疗，显著降低本病的致死率及致残率。肌肉型及肝脏型的患者早期治疗预后良好，部分心肌型患者预后不良。需避免感染、外伤、暴饮暴食、药物等应激刺激，以免引发疾病急性发作。

## 四、多种酰基辅酶A脱氢酶缺乏症

多种酰基辅酶A脱氢酶缺乏症（multiple acyl-CoA dehydrogenase deficiency）又称戊二酸尿症Ⅱ型（glutaric aciduria typeⅡ），是一种罕见的常染色体隐性遗传代谢病。

**【病因与发病机制】**线粒体脂肪酸β氧化过程中，由黄素蛋白酰基辅酶A脱氢酶、二甲基甘氨酸脱氢酶和肌氨酸脱氢酶等多种脱氢酶脱氢产生电子，经电子转运黄素蛋白（ETF）转运至位于线粒体内膜的黄素蛋白-泛醌氧化还原酶（ETFDH），再由ETFDH所结合的泛醌运至呼吸链复合体Ⅲ，产生ATP为机体供能，因此ETF及ETFDH是脂肪酸β-氧化电子传递过程中关键的转运体。而ETF的α亚基、β亚基及ETFDH分别由*ETFA*、*ETFB*和*ETFDH*编码，其中任何一个基因缺陷都可引起线粒体呼吸链脱氢酶脱氢产生的电子不能下传，导致脂肪酸、氨基酸及胆固醇能量代谢障碍，即多种酰基辅酶A脱氢酶缺乏症。

多种酰基辅酶A脱氢酶缺乏导致短链、中链、长链、极长链脂肪酸代谢障碍，主要病理改变为肝细胞、肾小管上皮细胞和心肌细胞脂肪变性，由于线粒体能量生成障碍，一些患者发生脑基底节损害、脑水肿、脑萎缩等脑损害。

**【临床表现】**根据临床特点，多种酰基辅酶A脱氢酶缺乏症分为3型，即新生儿期发病伴先天畸形、新生儿期发病不伴先天畸形、迟发型。前两型为严重多种酰基辅酶A脱氢酶缺陷，后者有轻度多种酰基辅酶A脱氢酶缺陷或乙基丙二酸-己二酸尿症。

1. 新生儿期发病伴先天畸形型患儿多为早产儿，于生后数小时至48h发病，多于新生儿期死亡。患儿常有肌张力低下，惊厥，肝肿大，严重低血糖，代谢性酸中毒。典型患儿有“汗脚”样体臭。部分患儿可触及肿大的肾，或有畸形表观及发育异常（高前额、低耳位、眼距过宽、下面部发育不良、腹部肌肉发育缺陷、外生殖器异常等）。

2. 新生儿期发病而无先天畸形患儿常在生后数小时或数天发病，急慢性脑病，惊厥，智力运动障碍，与新生儿期发病伴先天畸形症状类似，但不存在先天畸形。部分获得及时诊断和治疗的患儿可存活较长时间，但伴有严重心肌病者常在数月内死亡。

3. 迟发型患者临床表现多变，于多个年龄段均可发病，常累及骨骼肌、心脏、肝脏、脑等或多器官，主要表现为间歇发作性呕吐、低血糖、酸中毒、肌无力、肌痛（以躯干及四肢近端骨骼肌为主）、横纹肌溶解等，部分伴心脏增大、心肌病、肝大、肝损害和脂肪肝等器官损伤，甚至出现脑白质病变、周围神经损害或精神异常。

【辅助检查】

1. **新生儿筛查或高危筛查** 即血液氨基酸、游离肉碱及酰基肉碱谱检测，多数患者血氨基酸谱正常，游离肉碱水平正常或降低，短、中和长链酰基肉碱（C4-C18）不同程度增高。

2. **尿有机酸分析** 可有多种谱型，包括挥发性短链有机酸、戊二酸、乙基丙二酸、3-羟基异戊酸、2-羟基戊二酸、5-羟基己酸、己二酸、辛二酸、癸二酸、十二烷酸、异戊酰甘氨酸和2-甲基丁酰甘氨酸增高。部分患者，尤其是迟发型的患者，仅在急性期存在尿有机酸谱异常。

3. **常规检验及检查** 急性期可见严重代谢性酸中毒，轻至中度高氨血症，严重非酮症性或低酮症性低血糖，血清肝酶、肌酶增高，凝血功能异常；腹部超声可见肝肿大及脂肪肝；超声心动图可见部分患者心脏扩大，可合并肥厚型心肌病；腹部超声或CT扫描可见肾囊肿；部分患者颅脑核磁可见脑室旁白质脱髓鞘性白质病变。

4. **酶学分析** 患者皮肤成纤维细胞、肌肉组织中ETF或ETF-辅酶Q氧化还原酶活性降低，可以辅助诊断。

5. **基因诊断** *ETFDH*、*ETFA*或*ETFB*双等位基因致病性变异。

【诊断与鉴别诊断】

1. **新生儿筛查及诊断** 足跟血或静脉血氨基酸、游离肉碱及酰基肉碱谱检测，典型患者多种酰基肉碱增高，游离肉碱降低，根据病情进行生化、尿有机酸分析、影像学及遗传学检查，协助确诊。

2. **高危筛查及诊断** 对急性发作期的患者，及其他临床症状疑似多种酰基辅酶A脱氢酶缺乏症的患者，应根据病情及时进行血氨基酸、游离肉碱及酰基肉碱谱检测、常规生化、尿有机酸检查、影像学及遗传学检查。

【治疗与预后】

1. **早发型患者** 多为维生素$B_2$无反应型，需终身低脂饮食，以苯扎贝特、左卡尼汀、辅酶$Q_{10}$及3-羟基丁酸钠等治疗为主，一些患儿预后不良。部分患者口服苯扎贝特有效。

2. **迟发型患者** 多为维生素$B_2$有效型，需口服维生素$B_2$（100~300mg/d），低脂饮食，并予左卡尼汀及苯扎贝特治疗，预后较好。

3. **急症处理** 应以能量支持及对症治疗为主，限制高脂肪食物摄入并给予高碳水化合物饮食，补充左卡尼汀，静脉输注葡萄糖，并根据病情予补液、纠酸、保肝等对症治疗。需预防感染、外伤等应激条件下引发的疾病急性发作。

患者预后和疾病分型及诊疗时间相关，一般迟发型患者疗效较好。

## 五、肉碱棕榈酰转移酶1缺乏症

肉碱棕榈酰转移酶1缺乏症（carnitinepalmitoyl transferase 1 deficiency）是一种罕见的常染色体隐性遗传病。美国、德国、澳大利亚的新生儿患病率低于1∶75万~1∶200万，国内报道较少。

【病因与发病机制】现已发现肉碱棕榈酰转移酶1三种同工酶形式：肝型（CPT1A）、肌肉型（CPT1B）和脑型（CPT1C）。CPT1A和CPT1B位于线粒体外膜上，催化长链酰基辅酶A与肉碱合成酰基肉碱。而CPT1C位于神经元内质网，不参与脂肪酸氧化代谢，可能与摄食行为和整体内稳态的调节有关。

*CPT1A*基因致病变异可导致肉碱棕榈酰转移酶1活性降低或缺乏，肉碱与中长链酰基辅酶A合成酰基肉碱过程受阻，中长链脂肪酸不能进入线粒体进行氧化代谢，导致乙酰辅酶A生成减少；同时影响肝脏的生酮作用，且长链酰基辅酶A大量堆积，尤其当葡萄糖摄入不足或其他疾病导致能量需求增高时，可出现肝功能损害及大脑功能障碍。

【临床表现】肉碱棕榈酰转移酶1缺乏症患者临床表现多样，从胎儿至儿童期均可发病。

1. 胎儿罹患肉碱棕榈酰转移酶1缺乏症时，孕妇可发生妊娠急性脂肪肝、低血糖、高氨血症、肝功能异常等。

2. 新生儿患者的低血糖常被误认为是新生儿的“生理性”低血糖而漏诊。大多数患儿在新生儿期至儿童期早期因饥饿诱发肝性脑病发作，可出现低体温、呼吸窘迫、惊厥、喂养困难、昏迷、肝大、肝功能衰竭、心脏扩大，死亡率很高。

3. 儿童期发病的患儿常因饥饿、感染、腹泻、劳累、寒冷、睡眠不足、药物及全身麻醉也等引发疾病急性发作，起病急骤，类似Reye综合征发作，常可复发。主要表现为肌痛、肌红蛋白尿、肌无力、肌强直及横纹肌溶解，严重者可引起肾衰竭、心肌病，死亡率较高。患者脑功能远期预后主要取决于低血糖的严重程度。

【辅助检查】

1. **新生儿筛查或高危筛查** 检测血液氨基酸、游离肉碱及酰基肉碱谱，患者游离肉碱显著增高（>100μmol/L），以 C16、C18 和 C18：1 为代表的多种中长链酰基肉碱水平降低，且 C0/（C16+C18）升高。

2. **常规检验及检查** 急性期可见低酮症性低血糖或非酮症性低血糖、代谢性酸中毒、血清肌酶增高、高血氨、肝酶升高、高血脂，一些患儿伴肾小管性酸中毒。腹部超声可见肝肿大、脂肪肝。一些患者超声心动图检查可见心肌肥厚、心脏扩大

3. **尿液有机酸分析** 在急性期和随后的几天中可见十二烷二酸水平升高。

4. **酶学分析** 患者皮肤成纤维细胞、肌肉组织肉碱棕榈酰转移酶 1 酶活性降低。

5. **基因诊断** *CPT1A* 双等位基因致病性变异。

【诊断与鉴别诊断】

1. **新生儿筛查及诊断** 检测血液氨基酸、游离肉碱及酰基肉碱谱，并根据病情进行相应生化、影像学及遗传学检查。

2. **高危筛查及诊断** 对急性发作期的患者及其他临床症状疑似的患者，应及时进行血液氨基酸、游离肉碱及酰基肉碱谱检测、常规生化、影像学及遗传学检查。

【治疗与预后】

1. **长期治疗** 基本原则为避免饥饿，低脂肪、高碳水化合物饮食，以减少低血糖的发生、减少脂肪动员的供能途径，并增加糖原储备。对婴儿应增加喂养频率，夜晚则应食用生玉米淀粉预防低血糖。对儿童及成人应在饮食控制的基础上，补充中链甘油三酸酯（约占总热量的三分之一）。预防感染，并监测患者生长发育情况、肝功能及心脏情况。

2. **急症处理** 需给予能量支持治疗及对症治疗。应持续葡萄糖电解质溶液静脉输入，以最大限度地抑制急性期的脂肪分解和脂肪酸氧化，根据病情进行纠酸、保肝、解痉、降血氨等治疗。

3. **加强监测** 成年女性患者或携带者孕期时容易发生急性脂肪肝、HELLP 综合征，应加强监测，注意避免饥饿，坚持低脂高碳水化合物饮食，避免低血糖的风险，并保护胎儿。

4. **慎用药物** 大环内酯类抗生素、丙戊酸钠、水杨酸类等具有潜在的肝毒性药物，并禁用左卡尼汀。

在无症状时期或疾病早期开始治疗，可避免脏器损害，显著改善预后。但也有运动、语言、智力发育落后的病例报道，可能与低血糖导致的神经系统受损有关。

## 六、肉碱酰基肉碱移位酶缺乏症

肉碱酰基肉碱移位酶缺乏症（carnitine acylcarnitine translocase deficiency）是一种罕见的常染色体隐性遗传的脂肪酸氧化障碍。由于肉碱酰基肉碱移位酶功能缺陷导致长链酰基肉碱不能进入线粒体内膜进行 β- 氧化，长链脂肪酸代谢受阻，能量生成障碍。国外发病率在 0.2~1.8/10 万，我国的发病率不详，在湖南省约 15 万新生儿筛查资料中，确诊 2 例，患病率约为 1/76 895；香港患病率约为 1/60 000。

【病因与发病机制】肉碱酰基肉碱移位酶在依赖肉碱的长链脂肪酸的线粒体转运起到关键作用，可催化线粒体内膜两侧酰基肉碱和游离肉碱的交换。肉碱酰基肉碱移位酶缺陷时，酰基肉碱不能进入线粒体，游离肉碱不能转运出线粒体，长链酰基肉碱不能进入线粒体内进行 β- 氧化，乙酰辅酶 A 和酮体生成不足，导致供能不足；且蓄积的长链酰基肉碱可产生毒性作用，最终引发脑、心、骨骼肌以及肝脏多脏器损害。

【临床表现】大部分肉碱酰基肉碱移位酶缺乏症患儿在新生儿期即发病，常以低酮症性低血糖、呕吐、嗜睡、意识障碍、惊厥、心肌病、严重的室性心律失常、肝大、肝功能异常、急性肝衰竭、肌无力、肌张力减低等为主要症状，并在新生儿或婴儿期死亡。常因饥饿或感染诱发急性代谢紊乱。

【辅助检查】

1. **新生儿筛查或高危筛查** 足跟血或静脉血氨基酸、游离肉碱及酰基肉碱谱检测，患者游离肉碱减低或正常，长链酰基肉碱增高，C16、C18：1 显著增高，C0/（C16+C18）减低。

2. **常规检查** 急性发作期可有代谢性酸中毒、低酮症性低血糖、高氨血症、血清肌酸激酶及肝酶升高等。腹部超声可见肝肿大，一些患者心肌肥厚或心脏扩大。

3. **尿有机酸分析** 二羧酸增高或正常。

4. **基因诊断** *SLC25A20* 双等位基因致病性变异。

【诊断与鉴别诊断】

1. **新生儿筛查及诊断** 检测血液氨基酸、游离肉碱及酰基肉碱谱，并根据病情进行相应生化、尿有机酸、影像学及遗传学检查。

2. **高危筛查及诊断** 对急性发作期的患者及其他临床症状疑似的患者，应根据病情及时进行血氨基酸、游离肉碱及酰基肉碱谱检测、常规生化、影像学及遗传学检查，协助确诊。

**【治疗与预后】**

1. **长期治疗** 基本原则为避免饥饿，低脂肪高碳水化合物饮食，补充中链脂肪酸及左卡尼汀。对婴儿应增加喂养频率，补充麦芽糊精，对幼儿及年长儿夜间给予生玉米淀粉，防止低血糖。

2. **急症处理** 需给予能量支持治疗及对症治疗。应持续葡萄糖电解质溶液静脉输入，以最大限度地抑制急性期的脂肪分解和脂肪酸氧化；予左卡尼汀静脉输入，病情平稳后改为口服；并根据病情进行纠酸、保肝、解痉、降血氨、抗心律失常等治疗。

在无症状时期或疾病早期开始治疗，可显著改善预后。

**关键点**

1. 肉碱及线粒体脂肪酸代谢是能量供给的主要途径。
2. 多种遗传和非遗传疾病可以导致肉碱及脂肪酸代谢障碍，需通过血液氨基酸、游离肉碱、酰基肉碱谱分析及尿有机酸分析进行生化诊断，基因分析有助于确诊。
3. 左卡尼汀是治疗原发及继发性肉碱缺乏症的关键药物。
4. 针对不同的疾病，可进行饮食、营养及对症治疗。

（杨艳玲）

## 第六节 碳水化合物代谢障碍

### 一、糖原贮积症

糖原贮积症（glycogen storage disease，GSD）是一组以糖原颗粒在组织内异常贮积为特征的基因遗传病，由编码参与糖原合成、分解代谢和调节的蛋白酶的基因突变所导致。由于基因突变导致糖原代谢过程中的酶先天性缺陷，GSD的分类主要是按照导致这些疾病的酶缺陷得到确认的年代顺序进行编号的。目前已确定了的GSD有15种（图10-1）。对第Ⅶ型以后的编号在不同学者中意见稍不统一，磷酸化酶激酶缺陷曾被同时编码为GSD Ⅷ型和Ⅸ型。本节仍采用磷酸化酶b激酶为第Ⅷ型。

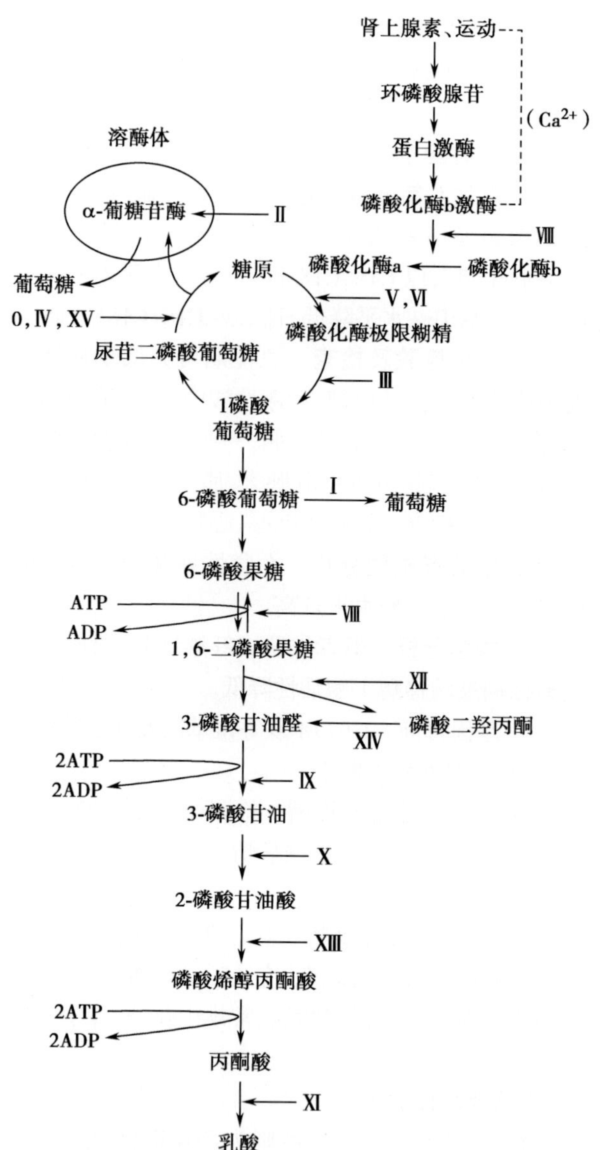


图10-1 糖原贮积症代谢途径

糖原含量最丰富的脏器是肝脏和肌肉。肝糖原的主要作用是储存和补充血中葡萄糖，以维持葡萄糖稳态；肌糖原是高强度肌肉活动的能量来源，不影响血糖浓度。因此，肝脏受累的糖原贮积症的主要表现为低血糖和肝肿大，而肌肉受累的糖原贮积症的主要表现是肌肉痛性痉挛、运动不耐受和易疲劳、进行性肌无力和不同程度的心脏受累（心肌病和传导障碍）。某些类型的GSD可能同时存在肝脏和肌肉的表现，且合并有神经系统受累和溶血这些不太常见的并发症。一项纳入了1 438例GSD患者的回顾性研究发现，其中5种最常见的GSD占所有病例的94%，包括GSD Ⅰ型、GSD Ⅲ型、GSD Ⅵ型、GSD Ⅷ型（均累及肝脏）和累及骨骼肌的GSD Ⅱ型。GSD Ⅱ型以及其他主要累及肌肉的GSD见代谢性肌病章节，本节重点介绍常见的以肝脏受累为主的GSD。

（一）Ia型GSD（von Gierke Disease）

葡萄糖-6-磷酸酶系统活力缺陷所导致的糖原贮积症Ⅰ型约占糖原贮积症病例总数的25%。其中，以葡萄糖-6-磷酸酶缺乏所致的GSD Ⅰa型最常见（占80%），又称为von Gierke disease。本病主要由肝、肾组织中的葡萄糖-6-磷酸酶活性缺乏所致，故又称肝肾型GSD。患病率约1/100 000~300 000。临床以反复低血糖伴肝脏增大、代谢性酸中毒和高脂血症为特征。

**【发病机制】**常染色体隐性遗传，编码葡萄糖-6-磷酸酶的致病基因*G6PC*位于17q2.1。在正常人体中，由糖原分解或糖原异生过程所产生的6-磷酸葡萄糖必须经葡萄糖-6-磷酸酶水解以获得所需的葡萄糖，该酶可提供由肝糖原分解所得的90%葡萄糖，在维持血糖稳定方面起主导作用。因此，葡萄糖-6-磷酸酶缺乏的病理生理机制就是空腹低血糖以及低血糖引起的一系列病理生理变化。首先，低血糖激活磷酸化酶和糖原水解酶，导致更多6-磷酸葡萄糖生成，堆积的6-磷酸葡萄糖不能释放出葡萄糖，部分进入糖酵解途径，导致了高乳酸血症和代谢性酸中毒；同时低血糖也刺激蛋白质分解，向肝脏输送糖原异生原料，加速肝糖原合成；而低血糖刺激了胰高糖素的分泌，又促进了肝糖原的分解和葡萄糖异生，加剧了糖代谢紊乱。而糖代谢异常导致的丙酮酸和乳酸增多，生成了大量乙酰辅酶A，为脂肪酸和胆固醇合成提供了原料，最终造成了甘油三酯、胆固醇、极低密度脂蛋白、游离脂肪酸和尿酸水平的升高，临床表现为高脂血症和肝脂肪变性。

**【病理】**肝活检病理检查示肝细胞质甚至细胞核内大量糖原聚集，以及大量大小不等的脂肪滴颗粒。缺乏组织纤维化、胆道梗阻和炎症的证据。

**【临床表现】**本病临床表现轻重不一。重症患者在新生儿期即可出现严重低血糖、低血糖惊厥或意识障碍、酸中毒、呼吸困难和肝脏增大等症状；轻症病例则常表现为婴幼儿期生长迟缓、腹部膨隆等。由于慢性乳酸酸中毒和长期胰岛素/胰高糖素比例失常，患儿多数身材明显矮小，骨龄落后，骨质疏松。常伴面部毛细血管扩张、四肢伸侧皮下常可见黄色瘤，肌张力低下。腹部因肝脏进行性增大而膨隆显著，多于生后3~4个月发现，或因查体时偶然发现肝大。肝大常至平脐或脐下，质地偏软，密度正常，表面平滑，无触痛。患儿时有低血糖发作和腹泻发生。空腹低血糖明显，易在清晨出现苍白、出汗、甚至惊厥等症状。随年龄增长，低血糖发作次数有减少趋势。由于与低血糖相关的血小板黏附力下降，血小板功能不良，患儿常有流鼻血等出血倾向。

随着年龄的增长，多于青春期前后，腹部膨隆可有所减轻，低血糖、鼻出血和面部毛细血管扩张渐不明显，但其他并发症日渐显现，主要包括：肝腺瘤（即肝实质内发生单个或多个腺瘤结节，腺瘤多为良性，亦可并发急性瘤内出血致急腹症、腺瘤恶变）、痛风、肾脏病变（肾结石，局灶性肾小球硬化及肾间质纤维化、高尿钙等）、骨质疏松、贫血等。

**【辅助检查】**空腹血生化示程度不等的血糖降低、血乳酸升高、酸中毒、高甘油三酯、高尿酸、高血钙、低血磷，肝转氨酶正常或轻度升高。随年龄增加而尿中蛋白渐增多。有相当比例的患儿尿$\beta_2$-微球蛋白排出增多。

腹部B超声示肝脏增大，回声增强，随年龄增加常可发现单个或多个腺瘤。肾脏可中度增大，脾脏一般不大。

骨骼X线检查可见骨龄落后，骨质疏松。

**【诊断】**主要依据典型临床表现、体征和血生化检测。糖代谢功能试验有助于诊断：如糖耐量试验中因患儿胰岛素分泌不足，呈现典型糖尿病特征；胰高糖素或肾上腺素试验亦不能使患儿血糖明显上升，且注射胰高糖素后，血乳酸明显增高；由于患儿不能使半乳糖或果糖转化为葡萄糖，因此在半乳糖或果糖耐量试验中血葡萄糖水平不升高。

胰高糖素刺激试验：20~30μg/kg，最大剂量1mg，肌内注射或静脉输入，观察见血糖浓度维持不变或下降，或虽偶可升高，但升高幅度很少达到基线血糖的50%以上。血乳酸曲线明显上升。

肾上腺素刺激试验：试验宜在空腹和餐后2小时进行，皮下注射肾上腺素0.02mg/kg，于0、60分钟抽血化验血糖。正常人血糖上升>45mg/dl，本型在餐前和餐后血糖上升均不能达到这一水平。

肝组织内的糖原含量和葡萄糖-6-磷酸酶活性测定可作为本病的确诊依据，但为创伤性检查。由于基因检测的无创性，目前*G6PC*基因检测已成为常用的确诊方法。

**【治疗】**目前尚无特异性治疗。因为本病的病理生理基础是空腹低血糖，因此，主要是饮食治疗，预防低血糖，并尽可能抑制继发的代谢异常，减轻GSD临床症状，避免神经系统损伤和远期并发症。可以日间多次少量进食和夜间使用鼻饲管持续点滴高碳水化合物液，或每4~6小时口服生玉米淀粉2g/kg混悬液，以维持血糖水平在4~5mmol/L。限制半乳糖和果糖的摄入。所有患者均需要长期随访，监测血尿酸、血脂、血钙等，依据情况给予相应对症处理，包括口服别嘌呤醇预防高尿酸导致的痛风和肾脏损害，血脂高时可以口服洛伐他汀等降脂药物以降低血浆中甘油三酯和胆固醇水平。以上治疗均无效时，肝移植可纠正GSD的生化代谢异常。

（二）Ⅱ型GSD

1. Ⅱ型GSD又被称为Pompe病，是由溶酶体酸性麦芽糖酶缺乏所致，见相关章节。

2. GSDⅡb型（Danon病）又称为X连锁空泡变性肌病或心肌病，属于自噬性空泡性肌病的一种，是由于溶酶体相关膜蛋白2（lysosomal-associate membrane protein 2，LAMP2）的缺陷所致，LAMP2是溶酶体膜上的一种受体蛋白，是防止溶酶体膜水解起保护作用的蛋白，所报道的患者均有内含体-溶酶体转运（trafficking）缺陷和空泡变性细胞的积聚。LAMP2主要在心肌和骨骼肌表达，病理主要累及肌细胞，以骨骼肌细胞细胞质内可见自噬空泡为特征，此空泡内包含具有胞膜特点的自噬物质和糖原，在心肌细胞也可见此空泡变性。其确切的发病机制尚不清楚。

Danon病以严重心肌病，轻度骨骼肌肌病，眼部异常和不同程度智力障碍为特征。自婴儿期至成年期起病，心肌病多为首发症状。呈X连锁显性遗传方式，女性携带者可以产生疾病相关症状，发病较晚。并发症在小于20岁的大多数男性患者发生率较高。眼部异常在男性患者表现为视网膜色素几乎完全缺失，女性携带者表现为周边视网膜色素改变。

血清肌酸激酶中度增高。心电图与超声心动图均显示心肌肥厚或扩张性心肌病，心脏传导阻滞，35%的患者表现为Wolff-Parkinson-White综合征，心脏衰竭和骤停所导致死亡的男性平均年龄约19岁（12~19岁），女性患者起病年龄约40岁。

Danon病的诊断通过免疫组织化学或Western blot检测LAMP2缺陷，LAMP2染色可阴性但是并非所有病例都如此，肌肉活检可见自噬空泡，酸性磷酸酶染色阳性物质，此典型特点在儿童期阳性率较低。酸性α-葡糖苷酶活性正常，确诊依靠*LAMP2*基因检测。

目前无特效治疗方法，也有Danon患者进行心脏移植手术或心脏起搏器植入。

（三）Ⅲ型GSD（Cori Disease）

Ⅲ型GSD又被称为糖原脱支酶缺乏症GSD，Cori病、Forbes病和极限糊精病，是由于*AGL*基因突变，导致大量形态和结构异常的极限糊精在患者的肝脏和或骨骼肌、心肌内的堆积所致。

**【发病机制】**本病为常染色体隐性遗传，致病基因为位于染色体1p21上编码淀粉葡萄糖苷酶（amyloglucosidase，AGL）的*AGL*基因。经过不同的组织特异性启动子的作用和第一外显子的选择性剪接，RNA的差异性转录可产生不同的肌肉和肝脏脱支酶亚型。选择性剪接可产生至少6种组织分布不同的转录本。同时有肌病和肝脏受累的患者在这两种组织中均有脱支酶的缺陷。在只有肝脏受累的患者中，脱支酶活性在肝脏中缺失，但在肌肉中正常。

糖原分解的过程是通过磷酸化酶的作用，逐步移除葡萄糖分子来进行的。当糖原支链减少到2-4个相连的葡萄糖分子（极限糊精）时，磷酸化酶对糖原的解聚停止。*AGL*基因突变可影响2种酶的催化活性：淀粉-1,6-葡萄糖苷酶（该酶可以从剩下的糖原分子中裂解出糊精）和寡聚-1,4-1,4-葡聚糖转移酶（该酶可以将糊精转移至葡聚糖聚合物的游离末端，然后被磷酸化酶进一步解聚），导致糖原支链不能被分解，使得大量带短支链的结构异常的极限糊精在肝脏、和/或骨骼肌、心肌内聚集。

**【病理】**与Ⅰ型GSD相比，肝活检标本中脂肪滴较少，且常可见到纤维隔膜。糖原含量增多。电镜下可见到糖原增多，且糖原结构不正常。

肌肉病理可见肌纤维内大量空泡，空泡内为PAS阳性的物质，可以被唾液酶消化。电镜下可见浆膜下或肌原纤维间糖原颗粒堆积，且呈带短支链的异常结构。

**【临床表现】**该病的临床表现多种多样，依据受累组织的不同分为4类。大约85%患者的肝脏和肌肉均受累，为GSDⅢa型，只有肝脏受累而无肌病的GSDⅢb型约占15%。在少见的Ⅲc型和Ⅲd型中，淀粉-1,6-葡萄糖苷酶活性和寡聚-1,4-1,4-葡聚糖转移酶的活性选择性缺失，临床特征取决于受累的组织。

GSDⅢa型是儿童期比较常见的GSD，发病率存在地域差异，临床表现随年龄增加而不同。在婴儿期表现为反复低血糖，低血糖惊厥或意识障碍，肝脏增大、心肌病、肌张力低下，多在4岁内死亡。儿童期主要表现为肝病和低血糖，所有患者均有肝功能异常和肝脏增大。饥饿易诱发低血糖，重者可以惊厥。可伴随酮症酸中毒和生长迟缓，偶有高脂血症。半数患者可以有轻度肌病症状，表现为易疲劳和乏力、肌张力低、运动发育迟缓。心肌病以左心室肥厚，一般症状较轻，甚至无任何临床症状而只有ECG异常，重者可伴发严重心律失常和心力衰竭。

多数患者的体征和症状在儿童期后减轻，大

约 20% 的患者有严重的并发症。肝脏增大和肝功能异常随年龄增加而改善，大部分病例在青春期后恢复正常。偶尔可见腺瘤，偶有患者进展至肝硬化者。

【辅助检查】

1. **血生化检查** 血清肌酸激酶在肌肉受累的患者中可以轻至中度升高。肝脏受累的患者可以出现转氨酶升高。低龄儿童可见反复空腹低血糖，餐后血糖多正常。偶可见高脂血症。

2. **肌电图检查** 多数患者可见肌源性改变。在年龄较大的患者中偶可见到肌源性和周围神经混合性损害。

3. **心电图检查** 多数患者心电图异常，提示左室肥厚、ST-T 波低平、传导异常。

4. **超声检查** 部分患者心脏超声可以发现心肌肥厚、心室增大。腹部超声可以发现肝脏增大。

5. **肌肉组织活检** 肌纤维内可见过碘酸 - 希夫 (periodic acid-Schiff，PAS) 染色阳性的糖原颗粒堆积，且可被淀粉酶消化。

6. **脱支酶活性测定** 外周血、肝脏、肌肉或皮肤成纤维细胞中脱支酶活性降低或缺乏，但酶活性降低的程度与临床症状严重程度无明显相关性。

7. **基因检测** 目前已发现数十种 *AGL* 基因致病突变，突变异质性大，在不同地域和种族之间致病突变类型不同。

【诊断】主要依据特征性临床表现和体征，结合脱支酶活性和 *AGL* 基因检测可以明确诊断。以反复低血糖为主要表现的婴儿期 GSD Ⅲa 型需要与 GSD Ⅰ型相鉴别，两者虽然都有空腹低血糖、肝脏增大及生长发育障碍，但Ⅲa 型一般较Ⅰ型患者的低血糖程度轻，可有脾大，但肾脏不大。Ⅲa 型患者的血尿酸、乳酸、血脂的升高不突出，而血清肌酶的升高和空腹尿酮体阳性比较明显。对肾上腺素刺激试验的反应与 GSD Ⅰ型不同，GSD Ⅲa 型在餐前空腹时对肾上腺素反应不一，但餐后（进食碳水化合物后 2 小时）反应正常，即血糖可明显升高。Ⅲa 型儿童患者还可通过肌张力低、肌无力、骨骼肌萎缩和心脏受累与Ⅰ型 GSD 相鉴别。

半数 GSD Ⅲa 型患者存在肌病症状，被称为脱支酶缺乏性肌病。依据起病年龄不同，脱支酶缺乏性肌病要与肌营养不良、炎症性肌肉病等鉴别。儿童时期肝大或低血糖的病史、肌源性和周围神经混合性损害肌电图改变有助于脱支酶缺乏性肌病的诊断。

【治疗】GSD Ⅲ型目前尚无特异性治疗方法，主要是对症支持治疗，避免低血糖。少量多次给予生玉米淀粉和夜间持续喂养婴儿奶粉有助于维持血糖水平。GSD Ⅲ型患者的糖异生作用正常，所以高蛋白饮食对患者有益。无须在饮食中避免果糖和半乳糖。高蛋白饮食（总能量的 30%）并且避免过量食用玉米淀粉可以逆转和可能预防 GSD Ⅲa 型相关的心肌病。肝移植可能改善代谢，但对肌病无效。定期监测心电图和心脏超声，及早发现心脏问题并给予相应治疗。

（四）Ⅳ型 GSD（Andersen Disease）

Ⅳ型 GSD 是由于编码糖原分支酶（淀粉 -1，4-1，6- 葡萄糖基转移酶）的 *GBE1* 基因突变，导致糖原分支酶活性缺乏，糖原在肝脏、骨骼肌、心肌、中枢神经系统等组织内的沉积所导致的。由于所贮积的糖原结构异常（也被称为葡聚糖），外形类似支链淀粉，因此又称为支链淀粉病。

【病因和发病机制】本病为常染色体隐性遗传，致病 *GBE1* 基因位于 3p12。由于糖原分支酶活性缺乏，糖原的分支减少使得其本身溶解度下降，难于溶解的糖原在细胞质中呈细丝和杆状，作为异物沉积于肝、脾、淋巴结、骨骼肌、心肌和中枢神经系统，引起功能障碍。临床症状的严重程度与残余酶活性有关。

【病理】肝组织活检可见肝硬化，肝细胞中见到特征性包涵体，内容物为结构异常的糖原。肌活检病理可见肌细胞内大量 PAS 阳性物质聚集，且不能被唾液完全消化。电镜下可见到葡聚糖包涵体，类似 Lafora 样小体。中枢神经和周围神经也可见到类似包涵体。

【临床表现】本病临床表型多样，多个脏器可单独或陆续出现症状，包括肝脏、神经、肌肉、心脏器官等。各个年龄段均可发病。

经典型表现为婴儿早期起病的肝脾大。患者出生时正常，在生后数月内出现进行性肝脏增大和生长迟缓，多于 1.5 岁内因肝脾大就诊。体检发现肝脏大，质硬如鹅卵石般。如不治疗，病情进行性加重直至肝功能衰竭，肝硬化、食管静脉曲张、腹水等均可能发生。多于 4~5 岁前死亡。

神经肌肉受累为主的Ⅳ型 GSD 临床较少见，临床表现与发病年龄相关，按照起病年龄可分为四型：围产期起病的特征性表现为运动不能畸形（fetal akinesia deformation sequence，FADS），具体表现为多发先天挛缩畸形、胎儿水肿、心脏功能障碍、宫内窒息和胎死宫内；婴儿期起病患儿表现为肌张力低下、肌肉萎缩、肌无力和心肌病，病程进行性发展，常因严重先天性神经肌肉受累而致婴儿早期死亡；儿童期起病患者可表现为肌病或心肌病，有些心肌病可以十分严重；成人期患者多表现为孤立性肌病或成人型葡聚糖体病（adult polyglucosan body disease）。

【辅助检查】

1. **血生化检查** 肝脏受累患者的血生化检查发现血清转氨酶升高。肌肉受累患者的CK轻中度升高。

2. **电生理检查** 肌肉受累患者的肌电图可见肌源性改变。心脏受累患者可以有心电图异常。

3. **超声检查** 心脏受累患者的超声心动图异常，提示心肌肥厚、心室增大。肝脏受累患者的腹部超声可以发现肝脏增大、肝脏纤维化。

4. **肌肉组织活检** 示肌纤维内可见PAS染色阳性的糖原颗粒堆积，且不能被淀粉酶消化。

5. **分支酶活性测定** 外周血、肝脏、肌肉或皮肤成纤维细胞中分支酶活性降低或缺乏。

6. **基因检测** 目前已发现数十种*GBE1*基因致病突变。

【诊断和鉴别诊断】依据特征性临床表现和体征，结合分支酶活性和*GBE1*基因检测可以明确诊断。皮肤成纤维细胞、肝脏、肌肉分支酶活性缺乏和/或*GBE1*基因突变检测可确诊本病。可通过检测羊水或绒毛细胞中分支酶活性和/或*GBE1*基因突变进行产前诊断。

以肝脏受累为主的经典型Ⅳ型GSD和$\alpha_1$-抗胰蛋白酶缺乏症都以婴儿早期肝硬化和肝功能衰竭为主要临床特征，容易混淆，区别在于前者常常伴有肌无力、肌张力下降、失用性肌萎缩和腱反射减低等症状，而后者缺乏神经肌肉受损的表现。

【治疗】本病无特异治疗，肝移植是目前唯一可选择的治疗，其预后报道不一，多数认为肝移植后有助于减少心脏和骨骼肌内的糖原贮积。

### （五）Ⅵ型和Ⅷ型GSD

糖原贮积症Ⅵ型（肝磷酸化酶缺陷）和GSD Ⅷ型（调节磷酸化酶活性的磷酸化酶b激酶缺陷）是临床相对常见的累及肝脏的GSD，两者共占所有GSD的25%~30%。因两者临床表现相似，故两者一起叙述。

【病因和发病机制】Ⅵ型GSD是由编码肝磷酸化酶同工酶基因（*PGYL*）突变所导致，致病基因位于14q21。磷酸化酶b激酶在糖原分解过程中，将活性程度低的磷酸化酶b激活为活性程度高的磷酸化酶a。磷酸化酶b激酶由α，β，γ，δ4个亚单位构成，每个亚单位由不同的基因编码。75%的病例是由编码α亚单位的*PHKA2*基因突变所导致的，该基因位于Xp22，编码肝脏磷酸化酶b激酶，而编码肌肉特异性α亚单位的*PHKA1*基因位于Xq13，两者均为X连锁隐性遗传。编码β亚单位的*PHKB*基因位于16q12，编码γ亚单位的*PHKG2*基因位于16p12，两者均为常染色体隐性遗传；而编码δ亚单位的*PHKD*基因也被称为*CALM1*（calmodulin 1），位于14q32.11，常染色体显性遗传。

【临床表现】两者的临床表现相似，临床症状较其他类型肝脏受累的GSD轻。患者多在婴幼儿期出现临床症状，大部分患儿有肝脏增大和肝脏转氨酶增高，部分有生长迟缓，其他还有低血糖，高乳酸血症、高脂血症和血酮体增高。低血糖症和酮症通常发生在整晚禁食后或白天长时间空腹后，例如在生病期间。绝大多数病例智力发育正常。如果疾病未得到治疗，患者可发生骨质疏松症。步入青春期临床表现得以改善，肝大缩小和生长情况改善。Ⅵ型GSD一般不影响骨骼肌和心肌。GSD Ⅷ型有以骨骼肌受累为主的肌病型，以及肝脏和骨骼肌同时受累的不同表型，尤其*PHKA1*基因变异，临床可以表现为运动不耐受，运动诱发的肌肉疼痛和肌痉挛。大约50%的*PHKA1*基因变异病例可以有运动诱发的横纹肌溶解。偶有智力障碍的报道。

【辅助检查】血生化检查经常会有血清氨基转移酶浓度升高和高脂血症。血浆中尿酸浓度一般正常，但可观察到餐后乳酸血症。血清肌酸激酶活性在Ⅵ型GSD一般正常，但在发生横纹肌溶解的GSD Ⅷ型患者可以显著升高。

【诊断与鉴别诊断】对于存在无法解释的肝肿大和酮症伴氨基转移酶升高的儿童，应考虑肝磷酸化酶缺乏的诊断。应进行空腹血糖测定和酮体的检测。同时应警惕Ⅰ型GSD，因为该病具有发生严重低血糖的风险，因此需要对儿童进行密切监测。GSD Ⅷ型更为常见，因此，如果患者是女性，应首先检测Ⅵ型GSD的相关基因；如果患者是男性，应首先检测*PHKA2*基因。虽然肝组织中酶活性降低或缺失也可确诊，但酶活性可能受其他因素影响而得出错误的结果；由于酶缺陷仅限于肝脏，红细胞和白细胞的磷酸化酶和磷酸化酶激酶活性检测常常出现假阴性。因此，基因突变的分子检测是首选的确诊手段。如果分子检测结果不具诊断性，则可以进行肝活检测定酶活性。

磷酸化酶激酶对激活肝糖原磷酸化酶是必要的。因此，如前所述，GSD Ⅷ型磷酸化酶激酶缺陷与

Ⅵ型磷酸化酶缺陷的临床表现相似。但是,两者对胰高血糖素的反应不同,Ⅵ型 GSD 对胰高血糖素没反应,而Ⅷ型 GSD 对胰高血糖素的反应正常。另外,两者的遗传方式不同,Ⅵ型为常染色体隐性遗传,而Ⅷ型多数是 X 连锁隐性遗传。

与其他类型肝脏受累的 GSD 相鉴别。低血糖症在 GSD Ⅰ型中通常更严重,且在 GSD Ⅰ型中空腹血清乳酸盐升高,而在 GSDⅥ中则是正常的。GSDⅢ型表现为低血糖和肝大,且部分患者也会出现伴有血清肌酸激酶升高的骨骼肌无力,需要和Ⅷ型 GSD 鉴别。GSDⅢ型容易伴随心肌肥厚和心电图异常,而Ⅵ型和Ⅷ型 GSD 均不累及心肌。

**【治疗】**目前尚无特异性治疗。低血糖患者应频繁、少量进食富含碳水化合物的饮食。另外,在两餐之间和睡前可食用生玉米淀粉,一次量为 1~2g/kg。睡前量通常要高于餐间量。小婴儿(<6 个月)食用玉米淀粉后可能出现胃肠道不适(腹绞痛症状或腹泻),这是因为婴幼儿的胰淀粉酶还未达到正常成人水平。监测餐前血糖有助于调整治疗。由于代谢控制更佳,玉米淀粉治疗可改善生长发育、肝大、骨密度、体力,甚至对没有低血糖发作的患者亦是如此。罹患 GSDⅥ的妊娠女性应进行血糖监测。一旦个体停止生长,应进行骨密度检测

**【预后】**该疾病通常为良性病程,随年龄增长而好转,但是在妊娠期间可能会出现低血糖。大多数病例的肝肿大会消退。患者发生肝肿瘤的风险可能增加。应从 10 岁左右起每年进行 1 次肝脏超声检查以筛查肝腺瘤。

### (六)其他类型 GSD

根据主要受累脏器的不同,不同类型 GSD 的主要临床表现不同,最常受累的脏器主要包括肝脏、骨骼肌和心肌。不同类型糖原贮积症的简要临床特征和主要治疗总结见表 10-15。还有一些未被顺序编码的影响糖原代谢的疾病,包括肝脏葡萄糖转运子 2 缺乏症(GLUT2 缺乏症)及 RBCK1 缺乏症,也被归为糖原贮积症。

表 10-15 糖原贮积症类型

| 编号 | 名称 | 临床特征 | 治疗 |
|---|---|---|---|
| GSD 0a 型 | 肝糖原合酶 2 缺乏症 | 酮症性低血糖,肝脏无增大 | 生玉米淀粉<br>肝移植 |
| GSD 0b 型 | 肌糖原合酶缺乏症 | 心肌病、运动不耐受、肌无力 | 无 |
| GSDⅠa 型 | 葡萄糖 -6- 磷酸酶缺乏症 | 酮症性低血糖、肝脏增大 | 生玉米淀粉,别嘌呤醇,粒细胞集落刺激因子<br>肝移植 |
| GSDⅠb 型 | 葡萄糖 -6- 磷酸转运蛋白缺乏症 | 同 GSDⅠa 型 | 同 GSDⅠa 型 |
| GSDⅡ型 | 溶酶体酸性麦芽糖酶缺乏症 | 肌张力低下、肌无力、肥厚型心肌病、横纹肌溶解 | 酶替代治疗、肝移植 |
| GSDⅡb 型(Danon 病) | 溶酶体相关膜蛋白 2 缺乏症(LAMP2) | 肌张力低下、肥厚型心肌病、横纹肌溶解 | 无 |
| GSDⅢ型 | 糖原脱支酶缺乏症 | 酮症性低血糖、肝脏增大 | 生玉米淀粉<br>肝移植 |
| GSDⅣ型 | 糖原分支酶缺乏症 | 肝脏增大,肝硬化,肌肉病,轴索性周围神经病 | 改良的玉米淀粉<br>肝移植 |
| GSDⅤ型 | 肌磷酸化酶缺乏症 | 乏力,肌红蛋白尿,横纹肌溶解 | 运动前补充蔗糖 |
| GSDⅥ型 | 肝磷酸化酶缺乏症 | 肝脏增大、轻度低血糖 | 改良玉米淀粉、肝移植 |
| GSDⅦ型 | 磷酸果糖激酶缺乏症 | 乏力,肌红蛋白尿,横纹肌溶解 | 无 |
| GSDⅧ型 | 磷酸化酶 b 激酶缺乏症 | 肝脏增大、轻度低血糖、乏力、运动不能耐受 | 改良玉米淀粉、肝移植 |

续表

| 编号 | 名称 | 临床特征 | 治疗 |
|---|---|---|---|
| GSDⅨ型 | 磷酸甘油酸激酶缺乏症 | 溶血，乏力，肌红蛋白尿，中枢神经系统功能障碍，横纹肌溶解 | 骨髓移植 |
| GSDⅩ型 | 磷酸甘油酸变位酶缺乏症 | 乏力，肌红蛋白尿，运动不耐受，横纹肌溶解 | 无 |
| GSDⅪ型 | 乳酸脱氢酶A缺乏症 | 乏力，肌红蛋白尿，横纹肌溶解 | 无 |
| GSD Ⅻ型 | 醛缩酶A缺乏症 | 溶血，黄疸，肌红蛋白尿，肌无力，乏力、横纹肌溶解 | 无 |
| GSDⅩⅢ型 | β-烯醇化酶缺乏症 | 运动不耐受、CK升高、横纹肌溶解 | 无 |
| GSDⅩⅣ型 | 葡萄糖磷酸变位酶-1缺乏症 | 运动不耐受、CK升高、横纹肌溶解、肌红蛋白尿 | 无 |
| GSDⅩⅤ型 | 糖原蛋白-1缺乏症 | 肌无力、心律失常 | 无 |
| Fanconi-Bickel综合征 | GLUT2缺乏症 | 生长发育迟缓、肾脏Fanconi综合征、半乳糖血症 | 少食多餐、玉米淀粉、补充电解质 |

**关键点**

1. 提示葡萄糖代谢紊乱的生化改变包括低血糖，伴或不伴高血脂、高乳酸血症、酮症等。
2. 糖原贮积征象如肝脏增大、心肌肥厚。
3. 骨骼肌受累时出现运动不耐受、肌肉痛性痉挛、肌无力。

## 二、半乳糖血症

半乳糖血症（galactocemia）是半乳糖代谢过程中半乳糖-1-磷酸尿苷转移酶（galactose-1-phosphate uridyltransferase，GALT，OMIM# 230400）、半乳糖激酶（galactokinase，GALK，OMIM# 230200）或尿苷二磷酸半乳糖-4-表异构酶（uridinediphosphategalactose 4-epimerase，GALE，OMIM# 230350）三种酶之一的缺乏，导致半乳糖及其产物在体内的异常蓄积而引起的一种常染色体隐性遗传病。其中GALT缺陷最常见，称为半乳糖血症Ⅰ型，后两者为Ⅱ和Ⅲ型。半乳糖血症的患病率存在地区差异，中国台湾1/400 000，欧洲1/40 000~1/30 000，日本1/1 000 000，美国1/53 000。

**【发病机制】**乳类食品含有大量乳糖。乳糖在肠道中经乳糖酶分解为半乳糖和葡萄糖，两者经小肠吸收入血。半乳糖主要通过Leloir途径代谢。在Leloir途径中，α-D-半乳糖依次经过GALK、GALT和GALE三种酶代谢转化为尿苷二磷酸葡萄糖。GALK催化α-D-半乳糖磷酸化为半乳糖-1-磷酸；GALT催化半乳糖-1-磷酸接受来自尿苷二磷酸葡萄糖的尿苷一磷酸基转化为尿苷二磷酸半乳糖和葡萄糖-1-磷酸，尿苷二磷酸半乳糖是合成糖蛋白、糖脂及乳糖的前体物质；GALE催化尿苷二磷酸半乳糖和尿苷二磷酸葡萄糖的相互转化（图10-2）。当GALK、GALT和GALE三种酶中任何一种酶缺乏时，引起半乳糖在体内的异常蓄积，后者在醛糖还原酶和半乳糖脱氢酶的作用下生成半乳糖醇和半乳糖酸，导致半乳糖血症的发生。GALT缺乏时半乳糖及其代谢产物在肝脏、脑、肾脏和肠道蓄积，引起肝大、肝功能损害、智力运动发育落后、蛋白尿和氨基酸尿等。增多的半乳糖在晶状体内在醛糖还原酶作用下变为半乳糖醇，后者改变晶状体渗透压引起晶状体小滴病变及上皮细胞凋亡，导致白内障。女性患者可出现卵泡细胞减少或条索状卵巢。

**【遗传学】***GALT*基因位于9p13，全长约4.3kb，11个外显子，mRNA全长1.2kb，编码379个氨基酸。不同患者根据GALT酶蛋白分子在电泳中显示不同的泳行速度，表现出不同的酶活性，临床分为不同的变异型。该基因经典型的等位基因（G/G），但有多种变异型，其中最常见的是Duarte变异型，这种变异型的患者有一个Duarte等位基因和一个典型的等位基因（D/G），因此GALT的活性为正常值的5%~25%，有两个Duarte等位基因（D/D）的患者中，

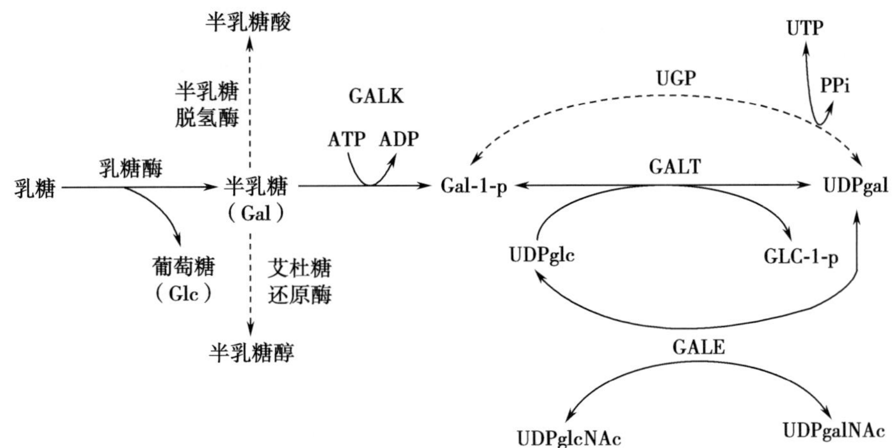


图 10-2 半乳糖代谢途径及其缺陷部位
UDP：尿苷二磷酸；UTP：尿苷三磷酸；UDPglc：UDP-N-乙酰葡糖胺；UDPgal：UDP-N-乙酰半乳糖胺；UDPglc：UDP 葡萄糖/半乳糖焦磷酸化酶；Gal-1-p：半乳糖-1-磷酸；Glc-1-p：葡萄糖-1-磷酸

GALT 活性约为正常值的 25%。对于 GALT 活性大于或等于正常值 50% 的患者，几乎或完全没有新生儿期或远期发病的证据。目前已经发现的 *GALT* 基因突变超过 300 种，不同种族热点突变不同，Q188R 美国白人及西班牙语裔美国人最常见，K285N 东欧人中常见，S135L 是非洲裔美国人中典型半乳糖血症的最常见的突变等位基因。GALK 和 GALE 缺乏较少见，*GALK* 基因位于 17q23-q25，*GALE* 基因位于 1p35-p36。已发现 20 余种 GALK 基因突变，为缺失和点突变为主，其中 P28T 为罗马人奠基性突变，突变所致影响仅限于晶状体。

**【临床表现】**

**1. 半乳糖血症Ⅰ型** 即 GALT 缺乏型，GALT 酶活性完全缺乏引起典型的半乳糖血症，是临床最常见和严重的类型。生长迟滞、喂养困难、嗜睡、腹泻。生后两周左右即可出现轻度白内障表现。存活至婴儿期，如果继续摄取乳糖可能会出现智力运动落后、言语障碍、体格发育落后、共济失调及女性患者的卵巢功能障碍等远期并发症。如果治疗不及时，可能会出现大肠埃希菌性脓毒症、休克甚至死亡。

(1) 初期症状：患儿常于开始食用母乳或含乳糖配方奶粉后数日出现食欲缺乏、呕吐、腹泻、精神萎靡、体重增加不良和喂养困难。

(2) 肝功能异常症状：常在起病一周左右出现黄疸和肝大，肝大呈进行性增大变硬，进而出现腹水和脾大。肝的基本病理改变为肝细胞脂肪变性和肝硬化。若不及时治疗，则患儿多因肝功衰竭而死亡。

(3) 代谢紊乱：进食半乳糖或乳糖后常见有低血糖和高半乳糖血症，严重时导致酸中毒、氨基酸尿。

(4) 中枢神经系统症状：新生儿期除肌张力低下外，严重患儿可出现低血糖性惊厥。由于半乳糖醇在脑内蓄积引起的脑水肿，部分患儿显示颅内压增高。智力运动损害常于生后数月后逐渐出现。

(5) 白内障：发生较早，常于出生数日至数月出现。

(6) 其他：易合并败血症、脑膜炎等感染。后期可出现女性患者的卵巢功能障碍。

**2. 半乳糖血症Ⅱ型** 即 GALK 缺乏型，患儿新生儿期多无明显异常，经常于婴幼儿期逐渐出现白内障。智力运动发育多数正常。罕见病例可见假性脑瘤，其发生机制认为是脑脊液中半乳糖醇浓度增高导致脑脊液胶体渗透压升高所致。除少数患儿合并黄疸、肝大、肝损害、惊厥、智力低下外，白内障常为本型患儿唯一的临床表现，容易漏诊。

**3. 半乳糖血症Ⅲ型** 即 GALE 缺乏型，因 GALE 仅存在于红细胞中可临床无症状。酶活性显著降低者，可表现类似 GALT 缺乏型。

**【辅助检查】**典型半乳糖血症的实验室表现包括以下方面：

**1. 生化检查** 可见溶血性贫血、转氨酶增高，结合或非结合高胆红素血症、低血糖、凝血功能障碍、代谢性酸中毒、半乳糖尿、葡萄糖尿、氨基酸尿和白蛋白尿。

**2. 半乳糖及其代谢产物测定** 血浆半乳糖和红细胞半乳糖-1-P 浓度升高，血液和尿液中半乳糖醇水平升高。

3. **血氨基酸分析** 血液氨基酸(特别是苯丙氨酸、酪氨酸和蛋氨酸)水平升高。

4. **酶活性测定** 中国台湾和一些国家已经开展经典型半乳糖血症的新生儿筛查,测定 GALT 酶活性。

5. **基因检测** 基因检测可用于临床确诊半乳糖血症,以及半乳糖血症先证者家庭的遗传咨询。

**【诊断与鉴别诊断】**半乳糖血症患儿临床表现无特异性,主要依赖实验室检查包括酶学检测、血和尿中半乳糖及其代谢产物的检测和基因诊断确诊。

正常新生儿的半乳糖常有轻度升高(6~10mg/dl),可能导致假阳性结果。本病需要与临床表现为新生儿肝内胆汁淤积症,及其他遗传代谢性疾病,如尼曼 - 皮克病 C 型、肝豆状核变性、希特林蛋白缺乏等进行鉴别诊断。

**【治疗与预后】**对于 Durate 型不建议治疗。临床怀疑经典型半乳糖血症,应立即停止母乳和牛乳为基础的配方奶粉摄入,避免应用含乳糖的药物。不能使用含乳糖的婴儿配方奶粉。可以应用以豆类为基础的奶粉,天然未发酵的豆类,少量熟奶酪(半乳糖 <25mg/100g),不限制蔬菜和水果。需终身控制半乳糖和乳糖的摄入。根据各年龄阶段的不同,选择适当的食品(表 10-16),制订合理的饮食计划。对于肝损害、高胆红素血症、低血糖、出血及败血症等并发症,可予以对症治疗。同时建议补充钙和维生素 D。定期检测患儿红细胞中的半乳糖 -1- 磷酸、钙及 25- 羟维生素 D 的水平。女性患儿如 12 岁第二性征未发育或 14 岁无初潮,定期检测 17β- 雌二醇和卵泡刺激素,必要时建议小剂量的补充雌激素。

表 10-16 食物中的乳糖

| 含乳糖的食品 | 不含乳糖的食品 |
|---|---|
| 一般市售面包、蛋糕、点心、饼干 | 粮食(大米、小麦等各种谷物) |
| 巧克力、奶糖 | 蔬菜、薯类、水果 |
| 母乳、牛乳、羊乳等 | 豆类、豆浆及豆制品 |
| 黄油、奶酪、奶饼 | 油类(动、植物油) |
| 普通奶粉、炼乳 | 鱼肉类 |
| 酸奶、冰激凌等含奶冷饮 | 砂糖、蜂蜜 |
| 动物内脏 | 免乳糖奶粉 |
| 含奶的加工食品、调味料等 | |

对于存在运动、语言以及认知障碍的患儿建议进行神经心理评估及必要的康复训练。如果新生儿期无白内障,控制饮食后发生白内障的概率下降,建议 1 岁、5 岁和青春期定期复查。

GALT 缺乏型半乳糖血症患儿的临床症状出现早且重、死亡率高,重点在于早诊断早治疗。经新生儿筛查发现的患儿,早期给予无乳糖奶粉治疗,预后良好,但需终身治疗随访。

**关键点**

1. 常染色体隐性遗传,GALT、GALK、GALE 三种缺陷,GALT 缺陷为经典型。
2. 经典型围生期发病,肝肾损害、高胆红素血症、喂养困难、低血糖和脓毒症。
3. 确诊需 GALT 活性测定和基因分析。
4. 经典型终身限制半乳糖的摄入。

## 三、遗传性果糖不耐受症

遗传性果糖不耐受症(hereditary fructose intolerance,HFI,OMIM# 229600),又称果糖血症,是由于果糖 -1- 磷酸醛缩酶同工酶 B(简称醛缩酶 B)缺乏,使果糖 -1- 磷酸在肝、肾和小肠中蓄积,而导致果糖代谢障碍的常染色体隐性遗传病。HFI 在儿童的发病率大约为 1/20 000 活产婴,欧洲患病率约为 1/26 100。

**【病因与发病机制】**正常情况下,外源性果糖经空肠黏膜吸收入血,后经门静脉入肝。果糖代谢障碍涉及三种酶:①果糖激酶:负责把果糖磷酸化为果糖 -1- 磷酸,其缺陷引起果糖激酶缺乏症(又称特发性果糖尿)。②醛缩酶 B:醛缩酶有 A、B、C 三种同工酶,其中醛缩酶 B 具有三种催化活性:果糖 -1- 磷酸裂解,1,6- 二磷酸果糖裂解,磷酸二羟丙酮和 3- 磷酸甘油醛可缩合成 1,6- 二磷酸果糖。把果糖 -1- 磷酸转化为 D- 甘油醛和磷酸二羟丙酮,D- 甘油醛在果糖激酶作用下磷酸化为 3- 磷酸甘油醛。醛缩酶 B 在肝脏、肾脏和小肠中表现,其缺乏引起相应的临床表现导致遗传性果糖不耐症。醛缩酶 B 编码基因为 *ALDOB*,位于染色体 9q31.3,长约 14.5kb,共 9 个外显子。目前已明确的醛缩酶 B 基因有近 60 种突变。③果糖 1,6- 二磷酸酶:可把 1,6- 二磷酸果糖转变为 6- 磷酸果糖,该酶缺陷引起果糖 1,6- 二磷酸缺乏症。

**【临床表现】**HFI 的临床表现轻重与发病年龄和饮食习惯等有关,年龄越小,症状越重。经典的

HFI多于6个月左右起病，通常在首次食用了含有果糖或蔗糖的食物，如水果、蜂蜜和某些蔬菜等而发病，部分患儿食用配方奶粉及加入甜味剂的药品中如含有蔗糖、山梨醇等成分，在肝脏中水解为果糖而导致患儿出现症状。生后即人工喂养的新生儿可于生后2~3天出现拒食、恶心、呕吐、腹痛，及出汗、震颤和抽搐等低血糖表现。长期摄入果糖食品可导致肝大、肾小管损害、腹水、黄疸及生长发育迟缓，病情严重者出现肝肾衰竭、昏迷，甚至死亡。

**【辅助检查】**

1. **血生化检测** 急性期患儿呈一过性低血糖，同时可见血磷和钾降低、代谢性酸中毒、高尿酸血症和高镁血症。血清果糖、乳酸、丙酮酸、尿酸和游离脂肪酸显著增高。可伴有转氨酶升高、胆红素增高及凝血功能障碍等。

2. **尿液生化检测** 当血中果糖浓度超过2mmol/L时，尿中出现果糖。多数患者可见蛋白尿、非特异性氨基酸尿和肾小管酸中毒等肾小管功能损伤。

3. **静脉果糖负荷实验** 一次性给予果糖200~250mg/kg，静脉注射2分钟完成，分别在注射0、5、10、15、30、45、60和90分钟采集外周血。可检测到注射后10~20分钟血糖和血磷快速下降，同时果糖、乳酸和脂肪酸升高。本试验易引起严重的低血糖，故易慎用且操作过程中应密切监测患儿反应。

4. **酶学检测** 是确诊方法，采集肝、肾或肠黏膜组织，测定醛缩酶B活性。因取材困难，不作为常规检测方法。

5. **基因诊断** *ALDOB*基因突变检测可确诊HFI。

**【诊断与鉴别诊断】**HFI诊断需结合临床表现和实验室检查，确诊需依靠酶学检查和基因检测。

1. **因进食含果糖食物后出现低血糖** 可根据基因检测与果糖代谢障碍中其他两个酶的缺陷相鉴别。

2. **引起低血糖的其他遗传代谢或内分泌疾病** ①其他的糖代谢障碍性疾病：如半乳糖血症、糖原贮积症等，与果糖摄入无关；②氨基酸代谢病：如支链氨基酸代谢障碍、枫糖尿症等。尿有机酸分析，酶学检测和基因确诊；③线粒体脂肪酸代谢障碍：可出现低酮症性低血糖，可行酯酰肉碱谱及基因检测明确诊断；④内分泌疾病：高胰岛素血症、肾上腺皮质功能低下、垂体功能低下等。

3. **引起肝肾功能和凝血功能异常的疾病** 需与各种感染性肝炎、先天性肾病、希特林蛋白缺乏症等鉴别。

4. **引起高乳酸血症的疾病** 如线粒体DNA耗竭综合征等，结合头颅MRI和基因确诊。

**【治疗与预后】**HFI应早诊断，早治疗。

1. **饮食治疗** 一旦怀疑，应终止一切果糖、蔗糖或山梨醇成分的食物和药物，给予含葡萄糖、麦芽糖等食物。

2. **对症治疗** ①静脉应用葡萄糖纠正低血糖；②纠正电解质紊乱；③降低高胆红素，改善肝肾功能，输血改善凝血功能等。

3. **肝移植** 肝功能衰竭患儿，可考虑肝移植。

**关键点**

1. 遗传性果糖不耐受是由于果糖-1-磷酸醛缩酶B缺乏引起的常染色体隐性遗传病。
2. 进食含果糖、蔗糖或山梨醇食物后出现恶心、呕吐、腹痛、低血糖、低磷和低钾、肝肾损害等，后期出现生长发育迟缓。
3. 醛缩酶B活性分析和*ALDOB*基因突变分析可确诊。
4. 早诊断，早治疗。饮食和对症治疗为主，必要时肝移植。

## 四、先天性乳糖酶缺乏症

先天性乳糖酶缺乏症（congenital lactase deficiency，OMIM# 223000），是由于乳糖酶缺乏导致人体不能吸收和消化乳糖而致的一种罕见的遗传代谢病。芬兰报道病例较多，患病率约为1/60 000。

**【病因与发病机制】**婴儿主要以母乳或牛乳喂养，其中乳糖为主要糖类物质。小肠黏膜表面绒毛的顶端分泌乳糖酶，乳糖酶缺陷使得乳品中的乳糖不能降解呈半乳糖，被肠道菌群降解成乳酸等有机酸。并在肠道生成大量氮气、甲烷和二氧化碳，引起腹胀，刺激肠壁造成水样便腹泻，大便含有糖分并呈酸性。

**【遗传学】**乳糖酶的编码基因为*LCT*，定位于2q21.3，含17个外显子，编码1 927个氨基酸。已发现20余种不同类型的突变。*LCT*基因由Ⅰ~Ⅳ个同源结构域组成，结构域Ⅳ具有乳糖酶活性。84%的芬兰患者携带纯合的c.4170T>A（p.1390X）突变。

**【临床表现】**生后予母乳或牛乳喂养后数小时至1周内出现严重的水泻、腹胀和肠鸣音亢进，如未治疗则出现脱水、代谢性酸中毒、体重下降和营养不良。改用无乳糖牛奶或豆类配方奶后腹泻在2~3天内好转，生长发育正常。

【辅助检查】

1. **大便检查** 大便常规 pH<5.5，还原糖试验阳性。

2. **小肠黏膜活检** 测定其匀浆的乳糖酶活力。本方法最直接也最可靠，但可行性差。

3. **基因诊断** *LCT* 基因突变检测可确诊先天性乳糖酶缺乏症。

【诊断与鉴别诊断】先天性乳糖酶缺乏症诊断需结合临床表现和实验室检查，确诊需依靠基因检测。

需与继发性乳糖不耐受鉴别。有些新生儿和早产儿由于肠黏膜发育不够成熟或乳糖酶活性暂时低下，对乳糖暂时不耐受，大便次数多，待活性正常后大便次数即减少。

【治疗与预后】先天性乳糖酶缺乏症一旦怀疑，应早诊断早治疗。

1. **饮食治疗** 给予无乳糖的婴儿配方奶粉或食品喂养。3 个月以后的婴儿尽早加用谷类或麦类的食品。

2. **对症治疗** 纠正脱水和纠正电解质紊乱。

**关键点**

1. 先天性乳糖酶缺乏症是由乳糖酶缺乏引起的常染色体隐性遗传病。
2. 生后进食乳类后出现严重的水泻和脱水。
3. 便常规、还原糖试验和 *LCT* 基因突变分析可确诊。
4. 早诊断，早治疗。饮食和对症治疗为主。

## 五、先天性蔗糖酶 - 异麦芽糖酶缺乏症

先天性蔗糖酶 - 异麦芽糖酶缺乏症（congenital sucrose-isomaltase deficiency，OMIM# 222900），是由于蔗糖酶 - 异麦芽糖酶缺乏导致人体不能吸收双糖而引起的一种罕见的常染色体隐性遗传病。

【病因与发病机制】碳水化合物在人体分解为单糖的最后一步需三种酶的参与，分别为蔗糖酶 - 异麦芽糖酶、麦芽糖酶 - 葡萄糖糖化酶和乳糖酶 - 根皮苷水解酶。小肠黏膜刷状缘蔗糖酶 - 异麦芽糖酶缺乏，导致患者食用蔗糖、麦芽糖和淀粉类食物后无法吸收，肠道细菌将这些双糖发酵，产生乳酸等有机酸及二氧化碳和氮气，未吸收的双糖还使肠腔内渗透压增高，肠道水分吸收减少，引起水泻和腹胀。

【遗传学】蔗糖酶 - 异麦芽糖酶的编码基因为 *SI*，定位于 3q26.1，含 17 个外显子，编码 1 927 个氨基酸。

【临床表现】婴儿哺乳期正常，添加米糊、粥或果汁后开始出现迁延性或慢性腹泻。粪便为黄色稀水或稀糊样便，每天数次至十余次不等，严重的出现水泻、腹胀、腹痛、恶心、呕吐、尿布疹，甚至肠预激综合征。如未治疗则影响生长发育。改用无蔗糖、麦芽糖或淀粉的食物后腹泻可部分好转。轻型的成年人可仅有腹部不适，至成年诊断。

【辅助检查】

1. **便常规。**

2. **蔗糖耐量试验和葡萄糖激发试验** 在禁食 4 小时后，口服 20% 蔗糖 2g/kg。葡萄糖激发试验方法同蔗糖耐量试验。在口服的 0、30、60、120 和 180 分钟测血糖。服蔗糖后与禁食相比血糖升高 <1.1mmol/L 且腹泻加重提示蔗糖吸收不良；服葡萄糖后血糖升高 >1.4mmol/L，说明葡萄糖吸收正常。

3. **肠黏膜蔗糖酶和麦芽糖酶活性测定** 本方法最直接也最可靠，但可行性差。

4. **基因诊断** 检测 *SI* 基因突变可确诊先天性蔗糖 - 异麦芽糖酶缺乏症。

【诊断与鉴别诊断】先天性蔗糖酶 - 异麦芽糖酶缺乏症诊断需结合临床表现和实验室检查，确诊需依靠基因检测。需与婴儿期引起迁延性或慢性腹泻的疾病相鉴别，如感染性腹泻、免疫缺陷或炎症性肠病等。

【治疗与预后】

1. **饮食治疗** 禁食蔗糖，限制支链淀粉的摄入。患儿在停止蔗糖和淀粉类食物，改用黄豆和猪肉糊喂养 1~2 天后大便次数和性状有所缓解。但是单纯饮食治疗约 60%~75% 仍有腹泻或腹痛，20% 仍有恶心。

2. **药物治疗** 蔗糖酶在饮食基础上，加用口服骶苷酶可使得患儿大便恢复正常，但停药后仍会出现腹泻。

**关键点**

1. 由蔗糖酶 - 异麦芽糖酶缺乏引起的常染色体隐性遗传病。
2. 婴儿期加用米糊、粥或果汁后出现迁延性和慢性腹泻，体重不增，轻型成年发病。
3. 蔗糖耐量试验和 *SI* 基因突变分析可确诊。
4. 饮食和蔗糖酶治疗可缓解症状。

## 六、葡萄糖/半乳糖吸收不良症

葡萄糖/半乳糖吸收不良症(glucose/galactose malabsorption,OMIM#606824),是由钠依赖葡萄糖共同转运体1(sodium-dependent glucose cotransporter1 SGLT1)缺陷,导致葡萄糖和半乳糖吸收受限而致的一种罕见的常染色体隐性遗传病。已报道约300例患者。

**【病因与发病机制】**小肠黏膜刷状缘SGLT1功能缺陷,导致葡萄糖、半乳糖不能被吸收,蓄积在肠道并缩短其到达结肠的时间,引起低渗性腹泻和脱水。

**【遗传学】**SGLT1的编码基因为*SLC5A1*,定位于22q12.3,含15个外显子,编码664个氨基酸。已报道突变近60种。

**【临床表现】**孕期和出生时正常的患儿在生后一周内出现威胁生命的难治性酸性水泻,常伴高渗性脱水,高钠血症和代谢性酸中毒。生后1~2周内体重下降约20%。由于腹泻后出现严重的高渗性脱水,常导致发热,易被误诊为胃肠道感染。查体可见前囟凹陷,黏膜干燥,腹部膨隆,肠鸣音亢进和肠预激样症状。早期食欲不受影响,持续的水泻,甚至有时被误认为尿,可危及生命。限制葡萄糖、半乳糖、蔗糖和乳糖后腹泻可迅速好转,生长发育正常。如果给新生儿喝含葡萄糖或葡萄糖聚合物的甜茶,甚至在牛奶喂养之前就可能开始出现症状。

**【辅助检查】**

1. **尿、便常规** 粪便pH<5.3,便还原试验阳性;有时尿糖轻度增高。

2. **生化检测** 高钠血症、代谢性酸中毒。

3. **基因诊断** *SLC5A1*基因突变检测可确诊。

**【诊断与鉴别诊断】**葡萄糖/半乳糖吸收不良症诊断需结合临床表现和实验室检查及饮食治疗的效果。便pH呈酸性和粪便中检测到还原性物质提示诊断,确诊需依靠基因检测。

需与各种原因引起生后早期出现的难治性腹泻鉴别,如先天性乳糖缺乏症、遗传性果糖不耐受症及炎症性肠病等鉴别。

**【治疗与预后】**早期给予无碳水化合物的配方奶粉,同时添加果糖补充能力。随着年龄增长,肠道菌群适应性增加,可提高人体耐受碳水化合物的能力。尤其添加嗜乳酸菌后,可以缩短适应的时间,1岁后可应用低碳水化合物和高果糖饮食及蔬菜。可逐渐添加含糖高的水果和淀粉含量的蔬菜。但是一些患儿耐受葡萄糖的能力仍然很差。多数应用高蛋白和高脂肪饮食。

**关键点**

1. 葡萄糖/半乳糖吸收不良症是由钠依赖葡萄糖共同转运体1缺陷引起的常染色体隐性遗传病。
2. 生后1周内出现严重的水泻、高渗性脱水、高钠血症和代谢性酸中毒。
3. 便常规、生化和*SLC5A1*基因突变分析可确诊。
4. 早期无碳水化合物饮食治疗,部分可逐渐耐受正常的碳水化合物。

## 七、丙酮酸羧化酶缺乏症

丙酮酸羧化酶缺乏症(pyruvate carboxylase deficiency,OMIM#266150),是一种罕见的遗传代谢病。

**【病因与发病机制】**在线粒体内丙酮酸羧化酶将生物素的羧基转移到丙酮酸上,使丙酮酸转化为草酰乙酸,参与三羧酸循环、糖异生和脂肪及神经递质合成等。丙酮酸羧化酶活性下降导致机体能量供应不足。高氨血症是丙酮酸穿梭的结果。草酰乙酸前体物质缺陷导致低天冬氨酸和谷氨酰胺,低天冬氨酸影响尿素循环导致瓜氨酸和赖氨酸增高。

**【遗传学】**丙酮酸羧化酶的编码基因为*PC*,定位于11q13.2,含20个外显子,编码1 187个氨基酸。*PC*基因是个同源四聚体,每个多肽供价结合一个生物素分子。已报道20余种不同的突变类型。

**【临床表现】**丙酮酸羧化酶缺乏症表现为喂养困难,发育迟缓和反复癫痫发作。感染或应激易诱发代谢性酸中毒,有时伴低血糖。临床可分为三种类型:A型婴儿型(北美型):多于婴儿期起病,表现为智力运动发育落后、肌张力低下、共济失调、眼震、惊厥、锥体束征阳性和轻度的代谢性酸中毒,多数于婴幼儿期死亡。B型严重新生儿型(法国型):多于3个月内死亡,表现为严重的智力运动发育落后、惊厥、厌食、意识改变、肝大,伴肌张力降低、锥体束征阳性、高幅震颤和运动障碍,伴有高氨血症、低血糖、高钠血症。C型间歇型/良性:患儿发育正常或仅轻度的发育落后,阵发性的代谢性酸中毒。

**【辅助检查】**

1. **乳酸和丙酮酸测定** 血乳酸浓度增高,A型2~10mmol/L,B型>10mmol/L,C型2~5mmol/L。B型丙酮酸和乳酸与丙酮酸比值增高,A型和C型比值多正常。

2. **血和尿氨基酸分析** 丙氨酸、瓜氨酸和赖氨酸增高；天冬氨酸和谷氨酰胺降低。

3. **生化检测** 血中3-羟基丁酸和乙酰乙酸增高，提示酮症，B型乙酰乙酸/3-羟基丁酸增高。血氨升高，有时可见低血糖。

4. **脑脊液检查** 乳酸和丙酮酸增高，还原型谷氨酰胺显著增高，谷氨酸和脯氨酸增高。

5. **头颅MRI和MRS检查** 头颅MRI可见双侧对称性的皮层、基底节、脑干和小脑长$T_1$、长$T_2$信号；广泛的髓鞘化落后。MRS可见乳酸峰和胆碱峰增高，而N-乙酰天冬氨酸降低。

6. **基因诊断** *PC*基因突变检测可确诊丙酮酸羧化酶缺乏症。

**【诊断与鉴别诊断】**丙酮酸羧化酶缺乏症诊断需结合临床表现和实验室检查，确诊需依靠酶活性分析和基因检测。

**【治疗与预后】**

1. 急性期治疗可予静脉补充葡萄糖，纠正代谢性酸中毒和代谢紊乱。

2. 补充枸橼酸、天冬氨酸和生物素，疗效不确定。

3. 肝移植对部分患者有效。

4. 三庚酸甘油酯作为补充治疗可改善神经系统症状，仍在研究中。

5. 降低感染概率和尽量避免环境应激变化。

6. 高碳水化合物和高蛋白饮食，避免禁食和生酮饮食。

**关键点**

1. 丙酮酸羧化酶缺乏症是由丙酮酸羧化酶缺乏引起的常染色体隐性遗传病。
2. 临床分为A、B和C三型。
3. 血乳酸、丙氨酸增高，基因突变分析可确诊。
4. 无特效治疗方法，避免禁食和生酮饮食。

（常杏芝 张尧）

## 第七节 先天性糖基化障碍

先天性糖基化障碍（congenital disorders of glycosylation，CDG）包括N连接寡糖和O连接寡糖合成通路缺陷，共享的底物、糖基磷脂酰肌醇（glycophosphatidylinostitol，GPI）锚定蛋白和多萜醇等合成缺陷，是一类表现为多系统受累的遗传代谢病。N-糖基化缺陷性疾病由比利时儿科医生Jaeken等于1980年首次报道，第1例O-糖基化缺陷性疾病报道于1990年，迄今已发现有60余种基因突变参与100余种糖基化生物合成缺陷。本节重点介绍先天性N糖基化缺陷（congenital disorders of N-Linked glycosylation，CDG-N-linked），旧称糖类缺陷性糖蛋白综合征（carbohydrate-deficient glycoprotein syndromes，CDGS）。O糖基化缺陷在介绍先天性肌营养不良时会提及。CDG是一组由于N连接聚糖的合成和结合到其他复合体（蛋白质和脂质）过程的缺陷而引起的疾病，大多为常染色体隐性遗传，少数为X连锁隐性遗传。绝大多数CDG患者为多系统病变，可有不同程度的精神发育迟缓。

**【病因和发病机制】**真核细胞合成数百种糖链，称为聚糖，可作用于细胞内、细胞表面和细胞外。在细胞内，聚糖影响蛋白的折叠、稳定、蛋白质转换和胞内运输。在细胞表面，它们影响或决定细胞-细胞结合、受体-配体作用、信号复合物组装、连接细胞外基质、组织形态形成等。糖蛋白是蛋白质中的氨基酸侧链被糖基化修饰后的蛋白质，广泛存在于生物体中，具有特殊的生物学功能，如细胞识别和黏附，细胞移行，蛋白酶抗性，宿主防御和抗原性等。蛋白质的糖基化分为N-糖苷键连接和O-糖苷键连接。糖链的N-乙酰氨基葡萄糖与多肽链的天冬酰胺的酰胺氮连接，形成N-糖苷键，这种糖链称为N-连接糖链。这一糖基化过程在细胞质、内质网和高尔基体中进行，首先是N-糖链前体的合成，需要一个脂类物质即磷酸多萜醇（dolicol phosphate，P-Dol）作为甘露糖、葡萄糖和糖链的运载体。在二磷酸多萜醇寡糖转移酶的催化下，将一个14糖的核心寡糖转移到新生多肽链的天冬酰胺上，核心寡糖是由N-乙酰氨基葡萄糖、甘露糖和葡萄糖组成的。已转出糖链的二磷酸多萜醇释放一个磷酸而恢复成磷酸多萜醇，完成磷酸多萜醇循环。被转移到新生肽链上的寡糖在内质网和高尔基体中通过去除葡萄糖和甘露糖残基而加上乙酰氨基葡萄糖、半乳糖、岩藻糖和唾液酸等进一步加工成熟。O-连接糖基化是将糖链转移到多肽链的丝氨酸、苏氨酸或羟赖氨酸的羟基上，O-连接糖基化是由不同的糖基转移酶催化的，每次加上一个单糖。同一种聚糖修饰不同的蛋白后所起的作用不同。已知的CDG可以累及人体几乎全部器官和系统（表10-17），并且可以涵盖非常广泛的典型临床表现谱，比如胎儿水肿、畸形、周期性呕吐、发育停滞、生长迟缓、反复感染、肿瘤表现和早老症等。除多发性外生骨疣综合征属于常染色体显性遗传外，这类疾病的遗传方式绝大部分为常染色体隐性遗传，少数为 X 连锁隐性遗传。迄今发现的 CDG 主要是由于人体内蛋白质 N- 连接糖基化途径缺陷所引起的，不同酶的缺陷产生不同的 CDG 类型，已知 42 种相关酶。蛋白质的 N- 连接糖链的合成是在内质网中进行的，而对糖链的修饰加工则在高尔基体中完成。既往根据酶缺陷发生的环节分为两类：CDG Ⅰ型为二磷酸多萜醇寡糖的合成过程和转移到蛋白质多肽链过程中的缺陷所引起的疾病（发生在胞质和内质网）；而 CDG Ⅱ型为发生在已与多肽链结合的糖链的延伸、修饰过程的缺陷（内质网和高尔基体内）。因缺陷的酶的不同，两型中又各自有一些亚型，以英文小写字母排序，但是因为不断有新的基因和新的酶被发现，因此，2009 年新的命名采取以致病基因命名具体亚型。如原来的 CDG-Ⅰa 现命名为 PMM2-CDG，原来的 CDG-Ⅱa 现命名为 MGAT2-CDG（表 10-18）。绝大多数 CDG 影响所有的器官，尤其是中枢神经系统。

**【临床表现及分型】**由于寡糖在糖蛋白和糖脂中的重要的生物功能，其合成缺陷导致多系统受累的临床表现，包括：①生长发育受限，发育迟缓，低血糖；②发育异常，面容畸形；③神经系统受累，表现为肌张力低下，智力运动发育落后，小脑性共济失调，癫痫，外周神经病；④肝肾功能不全；⑤心肌病、心功能不全；⑥胃肠道症状：呕吐，腹泻，蛋白丢失性肠病；⑦血液系统异常：凝血功能障碍；⑧皮肤关节骨骼异常：骨发育不良、关节挛缩；⑨眼部畸形；⑩免疫功能异常等。患者大多于婴儿期起病，其临床表现从严重的发育迟缓和肌张力低下伴多系统受累到仅表现为低血糖和蛋白丢失性肠病而发育正常，病情轻重程度不等。目前已明确，不同类型的 CDG 患者存在 N- 连接糖链合成和加工（即 N- 连接糖基化）过程中不同的酶的缺陷，有些亚型仅为个例报道。在一些 N- 糖基化缺陷性疾病中，O- 糖基化也受到影响。

1. PMM2-CDG　是 CDG 中最常见的亚型，其特征是小脑发育不良、面部畸形、皮下脂肪分布异常、乳头内陷和精神运动发育迟滞，可见转氨酶升高，骨质疏松等。临床上按疾病的发展过程分为 3 个时期：婴儿的多系统受损期（常死于严重感染和多器官衰竭）、晚婴和儿童的共济失调 - 精神发育迟滞期（可有惊厥和卒中样发作）、成年的非进展性永久性残疾期（共济失调、痴呆、外周神经病）。表型谱从严重的胎儿水肿到轻度成年起病的神经系统受累伴多系统异常不等。婴儿多系统受损期以生长发育受限、乳头内陷、皮下脂肪分布异常、小脑发育不良、面

表 10-17　先天性糖基化缺陷已有报道的受累器官和系统

| 受累器官系统 | 异常表现 |
|---|---|
| 发育 | 发育异常、体重不增和面容畸形 |
| 神经系统 | 智力运动发育落后、小头畸形、小脑性共济失调，惊厥，外周神经病 |
| 眼 | 斜视、色素性视网膜炎、视神经萎缩、眼组织缺损、白内障 |
| 骨骼系统 | 骨质疏松、挛缩性关节炎和外生骨疣 |
| 肌肉 | 遗传性包涵体肌病 |
| 皮肤 | 乳头内陷、橘皮样皮肤或鱼鳞样皮肤 |
| 脂肪组织 | 异常脂肪堆积 |
| 心血管系统 | 心肌病、心包积液和新生儿期心包炎 |
| 胃肠道 | 周期性呕吐、慢性腹泻、蛋白丢失性肠病 |
| 肝脏 | 肝脾大、肝炎样表现 |
| 肾脏 | 蛋白尿、先天性肾病综合征、微囊变和新生儿期近端肾小管病 |
| 性腺 | 性腺发育不良、青春期延迟或无 |
| 内分泌器官 | 生长落后、高胰岛素血症 |
| 血液 / 免疫系统 | 血栓形成、出血倾向和静脉炎，反复感染 |
| 其他 | 胎儿水肿 |

表 10-18 迄今发现的先天性糖基化缺陷临床分类、致病基因及基因产物

| CDG 亚型（既往分型） | 致病基因 | 染色体定位 | 基因产物 | 遗传方式 | 占总病例数 |
|---|---|---|---|---|---|
| PMM2-CDG（*CDG-Ia*） | *PMM2* | 16p13.3-p13.2 | 磷酸甘露糖变位酶 2 | AR | 80% |
| MPI-CDG（*CDG-Ib*） | *MPI* | 15q24.1 | 甘露糖 6 磷酸异构酶 | AR | 5% |
| ALG6-CDG（*CDG-Ic*） | *ALG6* | 1p31.3 | 多萜基焦磷酸甘露糖(9)乙酰氨基葡萄糖(2)-二磷酸-多萜醇 α 1,3-葡萄糖转移酶 | AR | 5% |
| ALG3-CDG（*CDG-Id*） | *ALG3* | 3q27.1 | 多萜醇-磷酸-甘露糖：甘露糖(5)乙酰氨基葡萄糖(2)-二磷酸-多萜醇 α 1,3-甘露糖转移酶 | AR | 罕见 |
| DPM1-CDG（*CDG-Ie*） | *DPM1* | 20q13.13 | 多萜醇-磷酸-甘露糖转移酶亚单位 1 | AR | 罕见 |
| MPDU1-CDG（*CDG-If*） | *MPDU1* | 17p13.1 | 甘露糖-磷酸-多萜醇利用缺陷 1 蛋白 | AR | 罕见 |
| ALG12-CDG（*CDG-Ig*） | *ALG12* | 22q13.33 | 多萜醇-磷酸-甘露糖：甘露糖(7)乙酰氨基葡萄糖(2)-二磷酸-多萜醇 α 1,6-甘露糖转移酶 | AR | 罕见 |
| ALG8-CDG（*CDG-Ih*） | *ALG8* | 11q14.1 | 多萜基焦磷酸葡萄糖(1)甘露糖(9)乙酰氨基葡萄糖(2) α1,3-葡萄糖转移酶 | AR | 罕见 |
| ALG2-CDG（*CDG-Ii*） | *ALG2* | 9q22.33 | α1,3/1,6-甘露糖转移酶 | AR | 罕见 |
| DPAGT1-CDG（*CDG-Ij*） | *DPAGT1* | 11q23.3 | UDP(尿嘌呤二磷酸核苷酸)-N-乙酰氨基葡萄糖-多萜醇-磷酸 N-乙酰氨基葡萄糖磷酸转移酶 | AR | 罕见 |
| ALG1-CDG（*CDG-Ik*） | *ALG1* | 16p13.3 | 壳二糖基二磷酸多萜醇 β-甘露糖基转移酶 | AR | 罕见 |
| ALG9-CDG（*CDG-IL*） | *ALG9* | 11q23.1 | α-1,2 甘露糖转移酶 | AR | 罕见 |
| DOLK-CDG（*CDG-Im*） | *DOLK* (*DK1*) | 9q34.11 | 多萜醇激酶 | AR | 罕见 |
| RFT1-CDG（*CDG-In*） | *RFT1* | 3p21.1 | 蛋白 RFT1 同系物 | AR | 罕见 |
| DPM3-CDG（*CDG-Io*） | *DPM3* | 1q22 | 多萜醇-磷酸-甘露糖转移酶亚单位 3 | AR | 罕见 |
| ALG11-CDG（*CDG-Ip*） | *ALG11* | 13q14.3 | GDP-甘露糖：甘露糖(3)乙酰氨基葡萄糖(2)-二磷酸-多萜醇 α-1,2-甘露糖转移酶 | AR | 罕见 |
| SRD5A3-CDG（*CDG-Iq*） | *SRD5A3* | 4q12 | 聚丙二醇还原酶 | AR | 罕见 |
| DDOST-CDG（*CDG-Ir*） | *DDOST* | 1p36.12 | 多萜基-二磷酸寡糖-蛋白质糖基转移酶 48kD 亚单位 | AR | 罕见 |
| MAGT1-CDG | *MAGT1* | Xq21.1 | 镁转运蛋白 1 | XL | 罕见 |
| TUSC3-CDG | *TUSC3* | 8p22 | 肿瘤抑制候选蛋白 3 | AR | 罕见 |
| ALG13-CDG | *ALG13* | Xq23 | 推测的双功能 UDP-N-乙酰氨基葡萄糖转移酶和去泛素酶 | XL | 罕见 |

续表

| CDG 亚型（既往分型） | 致病基因 | 染色体定位 | 基因产物 | 遗传方式 | 占总病例数 |
|---|---|---|---|---|---|
| PGM1-CDG | *PGM1* | 1p31.3 | 葡萄糖磷酸变位酶 1 | AR | 罕见 |
| MGAT2-CDG（*CDG-IIa*） | *MGAT2* | 14q21.3 | α-1,6- 甘露糖基糖蛋白 2β-N-乙酰氨基葡萄糖转移酶 | AR | 罕见 |
| STT3A-CDG，STT3B-CDG | *STT3A*，*STT3B* | 11q24.2 | 多萜基 - 二磷酸寡糖 - 蛋白质糖基转移酶亚单位 STT3A/STT3B | AR | 罕见 |
| SSR4-CDG | *SSR4* | Xq28 | 转运子相关蛋白亚单位 δ | XL | 罕见 |
| MOGS-CDG（*CDG-IIb*） | *GCS1* | 2p13.1 | 甘露糖基寡糖类葡糖苷酶 | AR | 罕见 |
| SLC35C1-CDG（*CDG-IIc*） | *SLC35C1* | 11p11.2 | GDP（鸟嘌呤二磷酸核苷酸）-岩藻糖转运蛋白 1 | AR | 罕见 |
| B4GALT1-CDG（*CDG-IId*） | *B4GALT1* | 9p21.1 | β-1,4- 半乳糖转移酶 1 | AR | 罕见 |
| SLC35A2-CDG | *SLC35A2* | Xp11.23 | UDP- 半乳糖转运体 | XL | 罕见 |
| GMPPA-CDG | *GMPPA* | 2q35 | 甘露糖 -1- 磷酸鸟苷酸转移酶 α | AR | 罕见 |
| COG7-CDG（*CDG-IIe*） | *COG7* | 16p12.2 | 保守的寡聚高尔基复合体亚基 7 | AR | 罕见 |
| SLC35A1-CDG（*CDG-IIf*） | *SLC35A1* | 6q15 | 胞苷酸 - 唾液酸转运蛋白 | AR | 罕见 |
| COG1-CDG（*CDG-IIg*） | *COG1* | 17q25.1 | 保守的寡聚高尔基复合体亚基 1 | AR | 罕见 |
| COG2-CDG | *COG2* | 1q42.2 | 保守的寡聚高尔基复合体亚基 2 | AR | 罕见 |
| COG8-CDG（*CDG-IIh*） | *COG8* | 16q22.1 | 保守的寡聚高尔基复合体亚基 8 | AR | 罕见 |
| COG5-CDG（*CDG-IIi*） | *COG5* | 7q22.3 | 保守的寡聚高尔基复合体亚基 5 | AR | 罕见 |
| COG4-CDG（*CDG-IIj*） | *COG4* | 16q22.1 | 保守的寡聚高尔基复合体亚基 4 | AR | 罕见 |
| TMEM165-CDG（*CDG-IIk*） | *TMEM165* | 4q12 | 跨膜蛋白 165 | AR | 罕见 |
| COG6-CDG（*CDG-IIL*） | *COG6* | 13q14.11 | 保守的寡聚高尔基复合体亚基 6 | AR | 罕见 |
| DPM2-CDG | *DPM2* | 9q34.11 | 多萜醇磷酸甘露糖生物合成调节蛋白 | AR | 罕见 |
| DHDDS-CDG | *DHDDS* | 1p36.11 | 脱氢多萜基二磷酸合成酶复合物亚基 | AR | 罕见 |
| MAN1B1-CDG | *MAN1B1* | 9q34.3 | 内质网甘露糖基 - 寡糖 1,2-α-甘露糖苷酶 | AR | 罕见 |
| PGM3-CDG | *PGM3* | 6q14.1 | 葡萄糖磷酸变位酶 | AR | 罕见 |

部畸形和发育迟缓为主要表现，有先天性肾病综合征的病例报道。头颅影像学检查可见晚婴和儿童期小脑延髓池和小脑上池扩大、Dandy-Walker 畸形和脑白质小囊肿，白质髓鞘化可正常或延迟。近期有卒中样发作的患儿可见缺血或水肿病灶随后局部坏死软化。

2. MPI-CDG 特征是周期性呕吐、显著低血糖、发育落后、肝纤维化和蛋白丢失性肠病，偶伴随凝血障碍，无神经系统受累。其临床经过即使在同一家系中亦有所不同。

3. ALG6-CDG 较常见 CDG，临床特征为肌张力减低、发育迟滞、共济失调和癫痫。临床表现较 CDG-Ia 轻，卒中样发作、周围神经病变或骨骼畸形都未见报道。

4. ALG3-CDG 特征为严重神经系统受累，小头畸形，惊厥发作，面容畸形，骨骼异常（先天性多关节挛缩和点状软骨发育不良）和眼部畸形（白内障、角膜混浊、虹膜缺损）。

5. DPM1-CDG 严重发育迟滞，小头畸形，惊厥发作，共济失调，周围神经病，眼部畸形（视网膜病变、眼球震颤、斜视）和严重胃肠道受累。

6. MPDU1-CDG 已报道的 5 例有严重精神运动迟滞、全身鱼鳞样皮肤、皮肤红斑和发作性肌张力增高。

7. ALG12-CDG 特征包括全身肌张力低下，喂养困难，中至重度发育迟缓，进行性小头畸形，惊厥发作，面部畸形，反复上呼吸道感染，性腺功能减退伴或不伴尿道下裂，免疫球蛋白水平降低，心脏畸形和凝血因子异常。

8. ALG8-CDG 严重多系统受累包括惊厥，典型面部特征，蛋白丢失性肠病和造血异常（贫血、血小板减少，Ⅺ因子、蛋白 C 和抗凝血酶Ⅲ水平降低）。

9. ALG2-CDG 文献报道一个 6 岁患儿有双侧虹膜缺损、单侧白内障、从 4 个月开始出现痉挛发作并伴有高度失律脑电图改变，严重发育迟滞，凝血因子异常。这是首次报道的位于内质网细胞质侧的结合磷酸多萜醇的寡糖生物合成过程中早期步骤发生缺陷的病例。

10. DPAGT1-CDG 肌张力减低，难治性癫痫，发育迟缓，骨骼畸形和小头。

11. ALG1-CDG 病情轻重不等，已报道病例从轻度智力障碍到生后数周死亡。特点为严重精神运动发育迟滞，快速进行性小头畸形、肌张力减低、早发癫痫、昏睡不醒、肝功异常、凝血功能异常、心肌病、免疫缺陷、肾病综合征。

12. ALG9-CDG 临床特点包括小头，肌张力减低，发育迟缓，惊厥，肝脏肿大，心包积液，肾囊肿和骨发育不良。头颅 MRI 可见脑萎缩和髓鞘发育延迟。

13. DOLK-CDG 特点为肌张力低下，鱼鳞癣，惊厥，进行性小头。有报道表现为扩张型心肌病伴肌营养不良的表型。

14. RFT1-CDG 常见临床表现为严重发育迟缓，肌张力低下，视力障碍，惊厥，喂养困难，感应神经性耳聋，乳头内陷和小头畸形。

15. DPM3-CDG 仅报道了 1 例 27 岁患者，智商轻度落后，轻度肌无力，从 11 岁开始出现轻度肌无力和肌病步态，20 岁发现扩张型心肌病，21 岁出现卒中样发作。

16. ALG11-CDG 特点包括发育迟缓，斜视，惊厥。

17. SRD5A3-CDG 常见表现为先天性眼部畸形（眼缺损，视神经发育不良，不同程度视力减退），眼球震颤，肌张力减低，发育迟缓 / 智力障碍，小脑性共济失调。

18. DDOST-CDG 仅报道了 1 例表现为生长发育受限、发育迟缓、肌张力减低、斜视和肝功能异常的患儿，3 岁时可独立行走，但是精细运动差，语言发育落后，头颅 MRI 提示髓鞘形成障碍。

19. MAGT1-CDG 在一个家系中母亲和两个女儿有轻度认知障碍，两个儿子有严重的认知受损。

20. TUSC3-CDG 表现为非综合征性中至重度认知障碍，头颅 MRI 正常。

21. ALG13-CDG 已报道的 1 例患儿表现为小头、肝大、四肢水肿，难治性癫痫，反复感染，出血倾向，1 岁时死亡。

22. PGM1-CDG 特征包括扩张型心肌病，慢性肝炎，易疲劳，Pierre Robin 序列征伴腭裂。

23. STT3A-CDG 已报道病例表现为小头，认知障碍，生长发育受限，惊厥和小脑萎缩。

24. STT3B-CDG 1 例患儿表现为小头，严重发育迟缓，生长发育受限，惊厥，肝脏和泌尿生殖系统畸形。

25. SSR4-CDG 为 X 连锁隐性遗传，男性患儿小头，认知障碍，惊厥，生长发育受限，面部特征性表现等。

26. MGAT2-CDG 患儿多有面部畸形、刻板的手的运动、惊厥发作和不同程度的精神运动发育迟滞，但无周围神经病变或小脑发育不良。因血小板聚集减少可引起出血性疾病。

27. MOGS-CDG 特殊的面容特征，全身肌张力低下，认知障碍，惊厥，头颅影像学检查异常，听力丧失，反复感染伴低丙种球蛋白血症。

28. SLC35C1-CDG　严重的生长和精神运动发育迟滞，小头畸形，肌张力低下，颅面畸形，反复细菌感染并有外周血白细胞计数持续升高是其主要特征。

29. B4GALT1-CDG　可见轻度精神运动迟滞、Dandy-Walker 畸形、进行性脑积水、凝血障碍、血清肌酸激酶（CK）水平升高。

30. SLC35A2-CDG　是 X 连锁隐性遗传的导致严重早发型脑病的亚型。

31. GMPPA-CDG　认知障碍，自主神经功能障碍包括贲门失弛缓症和无泪，可见步态异常。

以下亚型影响到 N 和 O 糖基化多通路缺陷，多为高尔基体保守寡聚体（COG）8 个亚基中的基因突变所致。

32. COG7-CDG　畸形面容，小嘴，小下颌，颌后缩，短颈，皮肤皱褶松弛，拇指内收，肌张力减低，肝脾大，进行性黄疸，惊厥，早期死亡。

33. SLC35A1-CDG　已报道的 1 例患儿在 4 个月时出现巨血小板减少症，中性粒细胞减少症，免疫缺陷，37 个月死于骨髓移植并发症。

34. COG1-CDG　已报道的 1 例患儿在新生儿期出现喂养困难，生长发育受限，肌张力减低。轻度发育迟缓，四肢近端短小，进行性小头，MRI 显示轻度大小脑萎缩，心脏异常和肝脾大。

35. COG2-CDG　个例报道获得性小头，认知障碍，惊厥和肝功能异常。

36. COG8-CDG　2 例患儿表现为严重发育迟缓，肌张力低下，惊厥，内斜视，生长发育受限，进行性小头。

37. COG5-CDG　多表现为周围神经病，肝功能异常，轻度认知障碍。

38. COG4-CDG　多表现为严重认知障碍，惊厥，肌张力低下，肝硬化，反复感染和早期夭折。

39. TMEM165-CDG　已报道的病例表现为骨发育不良，影响到骺、干骺端、骨干，其他还可在头颅 MRI 检查发现脑白质异常和垂体发育不良。

40. COG6-CDG　特征包括小头，认知障碍，惊厥，肝功能异常，反复感染，外胚层受累包括少汗症和皮肤过度角化。

41. DHDDS-CDG　特征包括小头，严重发育迟缓，肝肾功能异常，严重惊厥和色素性视网膜炎。

42. DPM2-CDG　生长发育受限，发育迟缓，骨质减少，肌张力低下，肝功能异常，CK 增高，早期夭折。

43. MAN1B1-CDG　表现为非综合征性智力障碍。

44. PGM3-CDG　严重异位性皮炎，由于免疫缺陷导致反复感染，肾脏受累。

**【辅助检查】**

**1. 一般实验室检查**　通过血、尿、便常规，肝肾功能、凝血功能、内分泌以及影像学检查等，对疑似患者进行系统检查，以了解有无多脏器受累以及受累的程度。头颅 MRI 改变包括：PMM2-CDG 患儿在晚婴期及儿童早期可以观察到小脑延髓池和小脑上池扩大；大脑半球和小脑萎缩；Dandy-Walker 畸形和脑白质小囊肿；白质髓鞘化延迟。其他类型的 CDG 患者，MRI 可正常，也可能发现大小脑萎缩、无小脑等畸形。

**2. 特殊实验室检查**

(1) 血清转铁蛋白（transferrins，TF）糖型分析：分析血清转铁蛋白的糖型可对 CDG 做出初步诊断，应用等电点聚焦电泳（isoelectricfocussing，IEF）技术或其他分析方法（如毛细管电泳，GC/MS 等），测定与血清 TF 相联接的唾液酸化的 N- 连接寡糖残基的数目。通过免疫固定后进行银染，可清楚地显示 TF 的糖基化不完全的条带分布，从而进行诊断。正常的 TF 的 IEF 形式为有四个唾液酸残基的两个二天线聚糖连接到天冬酰胺上。由于缺陷部位的不同，患者血清 TF 的 IEF 图谱亦不同，可以归为两种类型：Ⅰ型的特点是四唾液酸 TF 减少而二唾液酸 TF 和无唾液酸 TF 增多，提示 N- 连接寡糖合成途径的开始阶段发生缺陷，糖链完全缺失。Ⅱ型表现为三唾液酸 TF 和 / 或单唾液酸 TF 增多，可能是由于掺入截断的或单天线寡糖所致，提示 N- 连接寡糖合成途径的终末阶段发生缺陷，从而产生糖链结构异常。因此，IEF 技术不仅有助于 CDG 诊断，还可对患者进行初步分型。

需要注意的是出生后 1 周内的血液标本可能出现假阴性，因此，IEF 分析技术不能用来进行产前诊断。对于高危患者，应在出生后 2~3 个月复查，避免误诊。另外，酗酒、半乳糖血症和果糖不耐受症等其他原因也可引起继发性的糖蛋白糖基化异常，患者血清 TF 的 IEF 条带类似 CDG，需进行鉴别诊断。有报道极少数患者存在 PMM2 酶缺陷而转铁蛋白糖基化正常。另外还有可能 TF 的异常形式是由于 TF 发生变异造成的，对患者父母的血清标本进行等电聚焦电泳可协助诊断。在迄今发现的 CDG 中，MOGS-CDG 和 SLC35C1-CDG 患者血液 TF 的 IEF

条带与正常人相同，采用 IEF 不能进行诊断，对于疑似病例，应进行其他糖蛋白(如 $\alpha_1$- 抗胰蛋白酶)分析以助诊。

(2) 酶学分析和分子生物学诊断：随着对 CDG 的认识和医学诊断技术的提高，CDG 的病因、缺陷蛋白与致病基因逐步明确，应用酶学分析和分子生物学诊断技术可对患者的确诊、产前诊断、相关家系的遗传咨询提供更多的支持。在皮肤成纤维细胞或外周血白细胞中可检测 PMM2 和 MPI 的酶活性。研究发现在用酶学方法证实了的 PMM2-CDG 患者用分子遗传学方法检测 *PMM2* 基因，在 MPI-CDG 患者检测 *MPI* 基因，突变率达到 100%。应用 CDG 相关基因 panel 或全外显子组测序甚至 RNA sequence，可进行分子遗传学诊断。

**【诊断及鉴别诊断】**CDG 的诊断首先基于临床表现。CDG 无特异性临床表现，患儿任何器官(系统)均可受累，最常见的是神经系统。因此，对于不明原因的多脏器损害，特别是合并智力运动发育落后、斜视、小脑萎缩和凝血功能障碍时均应考虑到本病的可能，对患者应进行详细的病史询问与体格检查，依靠实验室技术行进一步的诊断。所有类型 CDG 都可通过等电点聚焦电泳来观察血清转铁蛋白的 N- 连接糖链的糖型，以确定唾液酸化的与血清转铁蛋白相联接的 N- 连接寡糖残基的数目。确诊依靠血清转铁蛋白糖型分析、酶活性分析及基因检测。

鉴别诊断：①Prader-Willi 综合征，早婴期严重的肌张力低下和喂养困难，晚婴期以后出现食欲增加和病理性肥胖，伴一定程度认知障碍和特异行为异常。主要是染色体 15q11-q13 父源拷贝内的印记基因 *SNRPN*、*NDN*，以及其他基因缺失导致的邻近基因缺失综合征；②先天性肌营养不良：出生时或生后数月内出现肌力、肌张力低下和关节挛缩，肌酶多升高，肌活检组织病理检查可见肌营养不良样改变；③先天性肌病：病程多无进展，肌酶正常或接近正常，肌肉组织学、酶组织化学或超微病理检查可发现诸如轴空、中央核、杆状体、管状积聚物等具有特征性的改变。还需和以下几种有肌张力低下、发育延迟和停滞表现的代谢性疾病相鉴别：①线粒体病；②过氧化物酶体病，如 Zellweger 综合征；③尿素循环缺障碍。临床表现及辅助检查如尿有机酸、氨基酸和脂肪酸分析，血氨、血乳酸、丙酮酸测定、影像学检查等有助于鉴别。

**【处理】**CDG 为慢性进行性遗传病，多数目前尚无特殊治疗方法，因其累及多脏器，因此对患者及其家庭需进行综合、细致的多学科管理。对于基因确诊家庭应进行遗传咨询。

1. **康复训练、手术干预**　对于智力、运动障碍的患者应给予物理治疗、语言训练；对于合并畸形如斜视的患儿可进行矫形，可以通过配戴眼镜、眼罩或外科手术以保存视力；成年患者的处理包括整形外科手术和物理治疗，轮椅、移动设备的应用，理疗和脊柱弯曲的外科治疗。

2. **喂养问题**　除 MPI-CDG 之外的所有 CDG 婴儿和儿童应给予配方奶喂养以达到最大热卡摄入，一些患儿还需要通过鼻饲或胃造口管摄入营养。摄入增稠的食物、进食后维持直立体位和抗酸药的应用可以防止胃食管反流和 / 或持续性呕吐。

3. **凝血障碍**　对伴有凝血障碍的 CDG 患者应格外注意，患者的出血倾向和血栓形成可随病程而加重。在日常的活动中，凝血因子水平低下很少会导致临床问题，但当需进行手术时必须引起重视。对于需要进行全身麻醉和外科手术时，应注意避免禁食和脱水，通过持续静脉输液，尽可能缩短禁食时间。术前，即便是凝血功能正常，亦应检测其他凝血因子，特别是凝血因子Ⅸ和Ⅺ，以及蛋白 C、蛋白 S、ATⅢ和 heparin cofactor Ⅱ，并应与外科医师共同讨论手术问题。必要时输入新鲜冷冻血浆以纠正凝血因子缺乏和术中出血。患儿常有卒中样发作，应给予小剂量的乙酰水杨酸 1mg/(kg·d)治疗，静脉水化和物理疗法以支持卒中样发作后的患儿。久坐是深静脉血栓的高危因素。深静脉血栓在 PMM2-CDG 和 MPI-CDG 成人患者中有报道，快速诊断和处理非常重要，可减少肺栓塞的风险。

4. **以肝肠疾病为特征的** MPI-CDG　是唯一可以治疗的 CDG，应用甘露糖 1g/(kg·d)，分 5 次口服，可以纠正低蛋白血症、凝血功能障碍以及迅速改善蛋白丢失性肠病和低血糖。另外，肝素可替代甘露糖治疗肠病。对于甘露糖和肝素治疗后仍发展为进行性肝纤维化的患者，可以考虑肝移植。

5. **其他**　对于间歇性发病的患者，应注意预防脱水，特别是在伴有肠道感染时应及时静脉补液，除监测血气、电解质和血糖外，还应测定凝血因子、蛋白 C、蛋白 S 和 ATⅢ；甲状腺素替代疗法用于治疗 TSH 升高和游离 T4 降低的患者；另外需注意慎用对乙酰氨基酚和其他一些通过肝脏代谢的药物。随访过程中应定期进行全面检查，包括血尿常规、肝肾功能、凝血功能、腹部 B 超等，以了解疾病进展情况并及时实施相应的治疗措施。对于罕见的婴儿期出现的感染、惊厥、低白蛋白血症进而进展至全身性水肿(婴儿危象)，可积极给予白蛋白，同时给予利尿剂(呋塞米)治疗。

总之,由于缺乏特殊治疗方法,CDG 的治疗管理是一个综合的、多学科参与的过程。

**关键点**

1. 先天性糖基化障碍是一组多系统受累的遗传代谢病,多于婴儿期起病,临床表现多样。
2. 临床以生长受限、发育落后、肝病、神经系统异常、低血糖、蛋白丢失性肠病、眼部畸形、免疫系统异常、皮肤骨骼异常等为主要表现。
3. 利用等电点聚焦电泳或 GC/MS 技术可根据血清转铁蛋白糖型异常类型和基因变异进行分类。
4. PMM2-CDG(CDG Ⅰa)最常见,MPI-CDG(CDG Ⅰb)可应用甘露糖治疗。
5. 对患者及其家庭需进行综合、细致的多学科管理。对于基因确诊家庭应进行遗传咨询。

(熊晖)

## 第八节　溶酶体病

溶酶体是将代谢产物降解的重要细胞器,溶酶体贮积症是遗传代谢病中一类具有临床异质性的疾病,由于遗传缺陷导致溶酶体酸性水解酶、受体、激活蛋白、膜蛋白、转运体功能障碍,引起细胞内没有被降解的一些底物大分子包括鞘磷脂、糖蛋白及氨基葡聚糖(黏多糖)等进行性在溶酶体内蓄积,引起细胞毒性作用,最终出现细胞功能障碍,导致一系列疾病,统称为溶酶体贮积症(lysosomal storage disease,LSD)。患者可从生后至成年起病,可表现为多系统受累的临床症状,如肝脾大、骨发育不良,大部分可有神经系统症状,包括发育迟缓、行为/精神障碍,惊厥,肢端感觉异常,肌无力,脑血管缺血性事件和锥体外系症状等。多为常染色体隐性遗传,确诊可结合生化和分子生物学分析。神经型溶酶体贮积症以神经系统病变为突出表现,常呈慢性病程,无饮食或饥饿相关症状波动的情况,眼底樱桃红斑或头颅 MRI 提示脑白质病变是某些亚型的诊断线索,传导性、感音神经性或混合性耳聋是很多亚型的特征,神经系统外症状包括心肌病、血液系统异常、肝脾大、骨骼异常等。

传统上根据不同组织中积聚的不完全降解大分子的生物学特征进行分类(表 10-19),目前大约有 50 多种。虽然单个溶酶体贮积症的患病率较低,但总的患病率约为 1/7 000~1/8 000,绝大多数溶酶体贮积症为常染色体隐性遗传,但是至少有三种疾病(Fabry 病、Danon 病与 Hunter 综合征)为 X 连锁遗传方式,部分 Fabry 病与 Danon 病的女性携带者可以表现疾病相关的症状,少数可与男性患者的临床表现一样严重,根据这些患者的表现能够发现家族中典型的男性患者,这些女性携带者的多种临床表现与 X 染色体失活有关。

底物的组织来源、相关的代谢途径和转运系统决定了各种溶酶体贮积症的不同临床表现和病情的严重程度。例如:硫酸角质素是角膜与软骨的主要成分,当其更新异常就会形成黏多糖贮积症的角膜混浊和骨发育不全。戈谢病的葡糖脑苷脂酶活性缺陷导致其底物葡糖脑苷脂的蓄积。在某种程度上,患者病情的严重程度与不同基因突变形式导致酶活性缺陷的程度相关,酶活性完全丧失者病情严重,仍残留部分酶活性者病情相对较轻。

溶酶体贮积症种类繁多,大体可以分为鞘脂类贮积症,黏多糖贮积症,糖原贮积症,多种酶缺陷,寡聚糖/糖肽类、脂类、单糖/氨基酸单体、肽类和酰化蛋白贮积症九大类(表 10-19),以下我们将逐个进行介绍。

对于溶酶体贮积症的治疗目前包括:①酶替代治疗:如戈谢病、Fabry 病、Pompe 病和黏多糖贮积症的一些亚型(Hurler-scheie 综合征和 Morquio 综合征)等;②降低底物治疗:如尼曼皮克病 C 型应用 Miglustat 治疗;③骨髓及造血干细胞移植:有研究用于部分疾病症状前或疾病早期患者;④酶增强疗法(enzyme enhancement therapy):使用分子伴侣(chaperone)制剂,使突变酶稳定,对于引起蛋白质折叠错误(misfolding)和蛋白质快速降解的缺陷酶可能有效;⑤基因治疗:是未来的发展方向。目前大多数溶酶体贮积症尚无有效的治疗方法,对于他们主要还是对症治疗,这对于提高患者的生存质量具有积极的作用。

### 一、鞘脂类贮积症

鞘脂类贮积症(sphingolipidoses)是由于鞘脂类降解障碍所致。鞘脂类(sphingolipid)的基本成分为神经酰胺(ceramide),由鞘氨醇与长链脂肪酸连接组成,其他还有鞘磷脂和糖鞘脂,前者是由神经酰胺与磷酰胆碱组成,后者包括脑苷脂(葡糖脑苷脂、半乳糖脑苷脂和硫酸脑苷脂)与神经节苷脂。鞘脂类广泛存在于人体各种组织内,是构成各种膜的重要成分,在神经组织和脑内含量甚高。它的分解必须在

表 10-19 溶酶体贮积症一览表

| 贮积底物 | 疾病 | 酶 / 蛋白缺陷 | 致病基因 | 基因位点 |
|---|---|---|---|---|
| **鞘脂类贮积症** | | | | |
| GM1 神经节苷脂，寡聚糖，硫酸透明质酸，糖脂 | GM1 神经节苷脂贮积症 | β 半乳糖苷酶 | *GLB1* | 3p22.3 |
| GM2 神经节苷脂，糖脂，红细胞糖苷脂 | GM2 神经节苷脂贮积症 | | | |
| | Tay-Sachs 病 | β 己糖胺酶 α 亚基 | *HEXA* | 15q23 |
| | Sandhoff 病 | β 己糖胺酶 β 亚基 | *HEXB* | 5q13.3 |
| | AB 变异型 | GM2 激活蛋白 | *GM2A* | 5q33.1 |
| 硫酸脑苷脂 | 异染性脑白质营养不良 | 芳香硫酸酯酶 A | *ARSA* | 22q13.33 |
| GM1 神经节苷脂，鞘磷脂，糖脂，硫酸脑苷脂 | 异染性脑白质营养不良变异型 | 硫酸脑苷脂激活蛋白（Saposin B） | *PSAP* | 10q22.1 |
| 半乳糖脑苷脂 | 球形脑白质营养不良（Krabbe） | 半乳糖脑苷脂酶 | *GALC* | 14q31.3 |
| α 半乳糖苷，寡聚糖 | Fabry 病 | α 半乳糖苷酶 A | *GLA* | Xq22.1 |
| 葡糖脑苷脂，红细胞糖苷脂 | 戈谢病 | β 葡糖脑苷脂酶 | *GBA* | 1q22 |
| 葡糖脑苷脂，红细胞糖苷脂 | 戈谢病变异型 | 硫酸脑苷脂激活蛋白（Saposin C） | *PSAP* | 10q22 |
| 神经酰胺 | Faber 病 | 神经酰胺酶 | *ASAH1* | 8p22 |
| 鞘磷脂 | 尼曼 - 皮克病 A 型与 B 型 | 酸性鞘磷脂酶 | *SMPD1* | 11p15.4 |
| **黏多糖贮积症（MPS）** | | | | |
| 硫酸皮肤素，硫酸类肝素 | MPS Ⅰ，Hurler-Scheie | α-L- 艾杜糖醛酸酶 | *IDUA* | 4p16.3 |
| | MPS Ⅱ，Hunter | 艾杜糖醛酸 -2- 硫酸酯酶 | *IDS* | Xq28 |
| 硫酸类肝素 | MPS ⅢA，Sanfilippo A | 乙酰肝素 N- 硫酸酯酶 | *SGSH* | 17q25.3 |
| | MPS ⅢB，Sanfilippo B | α-N- 乙酰氨基葡糖苷酶 | *NAGLU* | 17q21.2 |
| | MPS ⅢC，Sanfilippo C | 硫酸类肝素乙酰辅酶 A：α- 氨基葡糖苷 -N- 乙酰转移酶 | *HGSNAT* | 8p11.2-p11.1 |
| | MPS ⅢD，Sanfilippo D | N- 乙酰氨基葡糖苷 -6- 硫酸酯酶 | *GNS* | 12q14.3 |
| 硫酸角质素 | MPS IVA，Morquio A | N- 乙酰氨基半乳糖 -6- 硫酸酯酶 | *GALNS* | 16q24.3 |
| | MPS IVB，Morquio B | β-D- 半乳糖苷酶 | *GLB1* | 3p22.3 |
| 硫酸皮肤素 | MPS Ⅵ，Maroteanx-Lamy | N- 乙酰氨基半乳糖苷 -4- 硫酸酯酶 | *ARSB* | 5q14.1 |
| 硫酸皮肤素，硫酸类肝素 | MPS Ⅶ，Sly | β-D- 葡萄糖醛酸苷酶 | *GUSB* | 7q11.21 |
| 透明质酸 | MPS IX，Natowicz | 透明质酸氨基葡糖苷酶 | *HYAL1* | 3p21.31 |

续表

| 贮积底物 | 疾病 | 酶/蛋白缺陷 | 致病基因 | 基因位点 |
|---|---|---|---|---|
| **糖原贮积症** | | | | |
| 糖原 | Pompe 病，糖原贮积症Ⅱ型 | 酸性 α-D-葡糖苷酶 | *GAA* | 17q25.3 |
| 糖原 | Danon 病 | 溶酶体相关膜蛋白-2 | *LAMP2* | Xq24 |
| **寡聚糖/糖肽类贮积症** | | | | |
| α-甘露糖苷 | α-甘露糖苷贮积症 | α-甘露糖苷酶 | *MAN2B1* | 19p13.1 |
| β-甘露糖苷 | β-甘露糖苷贮积症 | β-甘露糖苷酶 | *MANBA* | 4q24 |
| 致病型岩藻糖苷，糖脂 | α-岩藻糖苷贮积症 | α-岩藻糖苷酶 | *FUCA1* | 1p36 |
| 致病型 N-乙酰半乳糖苷 | Schindler-Kanzaki 病 | α-N-乙酰半乳糖苷酶 | *NAGA* | 22q13.2 |
| 唾液酸寡聚糖 | 唾液酸贮积症 | α-神经氨酸苷酶 | *NEU1* | 6p21.33 |
| 天冬氨酰葡糖胺 | 天冬氨酰葡糖胺尿症 | 天冬氨酰葡糖胺苷酶 | *AGA* | 4q34.3 |
| **多种酶缺陷** | | | | |
| 糖脂，低聚糖 | 黏脂贮积症Ⅱ(Ⅰ细胞病)<br>黏脂贮积症Ⅲ(假 Hurler 多发营养不良) | N-乙酰葡糖胺-1-磷酸转移酶 | 黏脂贮积症Ⅱ，IIIA/B：α/β 亚单位 *GNPTAB*<br>黏脂贮积症 IIIC：γ 亚单位 *GNPTG* | 12q23.2<br>16p13.3 |
| 糖脂，神经节苷脂，磷脂 | 黏脂贮积症Ⅳ<br>半乳糖唾液酸贮积症 | 黏脂蛋白-1<br>保护性蛋白/组织蛋白酶 A | *MCOLN1*<br>*CTSA* | 19p13.2<br>20q13.12 |
| 硫酸脑苷脂，糖脂，黏多糖 | 多种硫脂酶缺乏症 | 硫酸酯酶-修饰因子 1(SUMF1) | *SUMF1* | 3p26.1 |
| **脂类贮积症** | | | | |
| 胆固醇酯类 | Wolman 病/胆固醇酯贮积症 | 溶酶体酸性脂酶 | *LIPA* | 10q23.3 |
| 胆固醇，鞘磷脂 | 尼曼-皮克病 C 型 | NPC1; NPC2 | *NPC1*<br>*NPC2* | 18q11.2<br>14q24.3 |
| **单糖/氨基酸单体贮积症** | | | | |
| 唾液酸，葡萄糖醛酸 | Salla 病，婴儿游离唾液酸贮积症 | Sialin | *SLC17A5* | 6q13 |
| 胱氨酸 | 胱氨酸贮积症 | Cystinosin | *CTNS* | 17p13.2 |
| **肽类贮积症** | | | | |
| 骨蛋白 | 致密性骨发育不全 | 组织蛋白酶 K | *CTSK* | 1q21.3 |
| **S 酰化蛋白** | | | | |
| 棕榈酰化蛋白 | 婴儿神经元蜡样质脂褐质沉积症 | 棕榈酰基硫酯酶 | *PPT1* | 1p34.2 |
| 抑肽素不敏感的溶酶体肽酶 | 晚婴神经元蜡样质脂褐质沉积症 | 三肽酰肽酶 | *TPP1* | 11p15.4 |

细胞溶酶体内进行，经一系列溶酶体水解酶逐步分解。上述任何一种代谢过程中的酶的缺陷都会导致其相应的脂类降解障碍而贮积在溶酶体内，最终造成细胞脏器功能损害。如果鞘脂类同时贮积在中枢神经系统和外周组织器官，临床可见神经系统症状、肝脾大、骨骼畸形和肺的改变等。在这类疾病中，戈谢病、尼曼 - 皮克病和 GM1 神经节苷脂贮积症等患儿骨髓中可以检出形态特殊的泡沫细胞。本组疾病除 Fabry 病为 X 连锁隐性遗传外，其他均为常染色体隐性遗传。

### （一）GM1 神经节苷脂贮积症

神经节苷脂广泛存在于人体各种细胞内，以脑和神经组织内含量最高，其降解环节中的任意酶缺陷均会导致神经节苷脂在溶酶体内贮积，常见 GM1 神经节苷脂贮积症和 GM2 神经节苷脂贮积症，GM1 是指单唾液酸己糖神经节苷脂（monosialotetrahexosylganglioside，GM1），GM2 为单唾液酸丙糖神经节苷脂（monosialopropylganglioside，GM2）。

GM1 神经节苷脂贮积症（GM1 gangliosidosis）是一种罕见的溶酶体病，1951 年 Caffey 报道了首例婴儿型患者，随后本病的发病机制逐步被阐明，1965 年被确定为一种新型遗传代谢病，迄今世界各国陆续报道了婴儿至成年起病的多种临床表型。

**【病因和机制】**该病的病因为患儿体内缺乏酸性 β- 半乳糖苷酶，GM1 通过半乳糖基与含半乳糖的低聚糖分子结合，该酶的作用是使 GM1 通过半乳糖基水解脱离，酶活性缺陷使 GM1 末端 β- 半乳糖不能被切割，造成糖复合物蓄积。其编码基因 *GLB1* 位于 3p21.33，编码的基因产物 β- 半乳糖苷酶与 α- 神经氨酸苷酶（NEU1）和保护性蛋白 / 组织蛋白酶 A 形成高分子量复合物发挥作用。基因突变种类较多，导致酶活性缺陷程度不同，临床症状的轻重程度与酶活性缺陷程度相关。常分为Ⅰ型(婴儿型)、Ⅱ型（晚婴型和幼年型）和Ⅲ型（慢性晚发型）。GLB1 基因突变还可引起另一等位基因病 - 黏多糖贮积症ⅣB 型。

**【临床表现】**Ⅰ型患儿 1 岁内发病，初起表现为全身肌张力低下，吸吮力差，喂养困难，对外界反应差，出生数月内可见肝脾大，常伴丑陋面容，如前额突出、大耳、鼻梁低平、齿龈增生和巨舌。患儿智力运动发育迟缓，逐渐出现对声音敏感，稍加刺激可使之惊跳（惊跳反应）；动作失定向并逐渐出现眼球震颤，阵发性痉挛，惊厥，腱反射亢进，腰椎后突，关节强直等。进行性中枢神经系统功能障碍最终导致痉挛性瘫痪，耳聋，失明和去大脑强直。如能存活至 1 岁以上，患儿常呈去大脑状态，且易发生呼吸道感染，常在 2 岁左右死于呼吸道感染或脑干功能不全。患儿的骨骼、肝脾、淋巴结中可以找到特殊的泡沫细胞。骨骼 X 线片常显示多发性骨发育不良，骨质疏松，椎体前缘尖突和畸形等。约 50% 患儿眼底检查可发现樱桃红斑。

Ⅱ型（晚婴型和幼年型）发病年龄稍晚，晚婴型在 1~3 岁起病，寿命多在 5~10 岁。幼年型在 3~10 岁起病，起病隐匿，运动和认知发育停滞，随后缓慢倒退，首发症状常是步态异常，步态不稳，易摔跤，继而上肢运动障碍，不能独坐，独站和失语，逐渐发展成痉挛性四肢瘫，常见癫痫发作。患儿通常无外周神经受累和肝脾大，视网膜和角膜无病变，视力正常，面容正常。伴或不伴骨骼发育不良，X 线片可见轻微髋臼和胸腰椎椎体发育不良，近端掌骨畸形。

Ⅲ型患儿的发病在 10 岁以后，也有迟至三四十岁者。患者常以构音障碍和肌张力改变为初始症状，可有心肌病。病情进展缓慢可长达数 10 年，病程晚期可有认知障碍，通常无共济失调、肌阵挛、癫痫等症状，无面容异常、肝脾大，无视网膜、角膜病变。骨骼 X 线片可见到脊椎椎体轻度扁平。

**【诊断】**本病患儿尿中可见硫酸角质素排出，外周血淋巴细胞常有空泡形成，骨骼 X 线片有特征性改变等均有助于诊断。确诊需行外周血白细胞、培养的皮肤成纤维细胞或肝活检组织的酸性 β- 半乳糖苷酶活性测定，进一步行 *GLB1* 基因突变分析。

### （二）GM2 神经节苷脂贮积症

GM2 神经节苷脂贮积症（GM2 gangliosidosis）是由于 β- 己糖胺酶（又叫 β- 氨基己糖苷酶，β-Hexosaminidase，β-Hex）或 GM2 激活蛋白的缺陷所致，均为常染色体隐性遗传。β-Hex 缺陷时，GM2 分子所结合的 N- 乙酰半乳糖（NANA）不能被水解脱离，造成单唾液酸神经节苷脂 GM2 降解障碍而贮积在体内。β-Hex 有两种同工酶，即己糖胺酶 A（Hex A）和己糖胺酶 B（Hex B），两者均由两条多态链组成：Hex A 者为 α 和 β 两条肽链；Hex B 则为两条 β 肽链。α 和 β 的编码基因分别位于 15q23-24 和 5q13，α 肽链基因突变即导致 Hex A 活性降低，临床表现为 Tay-Sachs 病；β 肽链基因突变时，Hex A 和 Hex B 的活性均降低，临床表现为 Sandhoff 病。由于基因突变的种类繁多，这类疾病的临床表现变异甚大。GM2 激活蛋白具有稳定 GM2 神经节苷脂 -Hex A 复合体的作用，编码基因位于 5q32-33。

1. Tay-Sachs 病由英国眼科医生 W.Tay 和美国神经科医生 B.Sachs 于 1880 年首先描述本病。是由于己糖胺酶α链缺陷,GM2在神经元贮积所致,患病率约为1/11.2万。根据起病年龄和临床表现可分为婴儿型、晚婴型和晚发(儿童、青春期和成人)型三种。

婴儿型为最常见的GM2神经节苷脂贮积症。患儿在出生时均正常,出生至4个月左右即可出现异常的听音动作性(acousticomotor)反应,即对声音刺激特别敏感,表现为声音诱发的突发惊跳和四肢伸展性痉挛,正常婴儿对声音刺激的反应常随重复刺激而逐渐减退,但患儿的反应始终和刺激同步。至4~6个月时呈现精神运动发育倒退,逐渐不能独坐,翻身或抓物,开始对外界反应淡漠,肌张力减退,锥体束征阳性,此后肢体逐渐痉挛。至8~9个月时可有眼震,失明,眼底可见樱桃红斑(Cherry-red spot)。生后第2年常有癫痫发作和脑电图异常表现,但无外周神经受累表现,也没有骨骼和面容的改变。随病情进展,逐渐痴呆,3~5年内死于恶病质。

晚婴型患儿通常于生后第2年起病,临床表现类似婴儿型。慢性晚发型患者可在儿童期、青春期或成人期的任何年龄发病,约1/3病例在10岁以前起病。初期以失语、构音障碍、行走困难、小脑性共济失调等症状为主,也有以乏力,淡漠,行为异常等起病,随病程进展逐渐出现智力倒退、肌阵挛、癫痫、失明等症状。起病3~10年后患者呈现痴呆状。

慢性型患者的临床表现虽然变化多端,但多数有下运动神经元和脊髓小脑受累的征象,表现为眼肌麻痹、肢体肌张力减低、肌萎缩等。有些患者病情发展缓慢,病程可长达数十年,少数患者起病隐袭,症状轻微且进展极慢。

酶学检测可以诊断该病,可采用外周血白细胞和培养皮肤成纤维细胞进行,患儿的HexA活性降低,Hex B的活性正常。

2. 是由于己糖胺酶β肽链的编码基因突变所致。由于β肽链的缺陷,患儿HexA和B的活性均降低;Hex A缺乏导致GM2贮积,部分累积的GM2也可通过代谢旁路脱去N-乙酰神经氨酸,衍生为无唾液酸神经节苷脂(GA2),但由于GA2的进一步降解,仍需要在Hex B的参与下进行。因此Sandhoff病患儿同时有GM2和GA2的贮积。此外还有红细胞糖苷脂贮积。

Sandhoff病临床表现除中枢神经系统症状外,内脏亦有病理改变。与Tay-Sachs病极相似,幼年型表现为共济失调、抽搐和进行性智力运动倒退。患儿在出生后数月内大多正常,仅惊跳现象较多,至6月左右逐渐出现肌张力降低,不能坐、站,失明,惊厥,轻度肝脾大等症状。病情进展迅速,常在2岁内死亡。

可测定外周血白细胞或培养皮肤成纤维细胞的Hex A和Hex B的活性,进一步可进行基因检测。目前应用减少底物疗法正在试验阶段。

3. GM2神经节苷脂贮积症变异型　为GM2激活蛋白缺陷所致,本病罕见,临床表现与Tay-Sachs病及Sandhoff病非常相似,但HexA与HexB活性检测正常。

**(三)异染性脑白质营养不良**

参见其他章节相关内容。

**(四)球形脑白质营养不良**

参见其他章节相关内容。

**(五)法布里病**

法布里病(Fabry disease)也称Fabry病,是由于α-半乳糖苷脂酶A(α-galactosidase A,α-Gal A)缺陷所致的溶酶体病,患病率约为1/6万~1/4万。Fabry病为X连锁遗传性疾病,主要累及男性,70%女性杂合突变者可有Fabry病表现。本病为进展性疾病,男性患者平均寿命为50~55岁,女性患者起病年龄较男性晚,病情较轻,平均寿命约70岁。

**【病因与发病机制】**Fabry病的致病基因*GLA*位于Xq22.1,编码α-半乳糖苷脂酶A,其突变导致α-半乳糖苷脂酶A活性部分或全部丧失,造成代谢底物三己糖基神经酰胺(globotriaoslyceramide,$Gb_3$/GL-3)和二半乳糖基神经酰胺(galabiosylceramide;gal-gal-cer)等糖鞘脂类(glycosphingolipid)在多个组织器官大量贮积,如心脏、肾脏、胰腺、皮肤、神经、肺等,最终引起一系列脏器病变。

**【病理】**Fabry病的肾脏、皮肤、心肌和神经组织均可见病理学异常,光镜下可见相应的组织细胞空泡改变,电镜下相应的组织细胞,如肾小球足细胞、肾小管上皮细胞、血管内皮细胞和平滑肌细胞、心肌细胞、神经束衣细胞以及皮肤的汗腺等细胞质内充满嗜锇"髓样小体",为法布里病特征性的病理改变。

**【临床表现】**根据临床表现的不同将患者分为经典型和迟发型。

1. **经典型**　经典型Fabry病常累及男性,儿童与青少年期起病,由α-半乳糖苷脂酶A酶活性严重缺乏所导致。初起症状为间歇性、发作性四肢末端剧烈的烧灼样疼痛或刺痛,皮肤损害、少汗和特征性血管病变。病情进行性发展,不同年龄阶段常见表现不一(表10-20),患者常于40~50岁死于肾衰竭或心脑血管病。

表 10-20 Fabry 病不同时期的临床表现

| 临床表现 | 儿童期 | 青春期 | 成人期 |
|---|---|---|---|
| 神经痛 | + | + | + |
| 角膜浑浊 | + | + | + |
| 腹痛、腹泻、便秘 | + | + | + |
| 血管角质瘤 | ± | + | + |
| 心电图异常 | − | + | + |
| 感音神经性聋 | − | ± | + |
| 少尿 | − | ± | + |
| 终末期肾病 | − | − | + |
| 心肌病 | − | − | + |
| 脑白质病变 | − | − | + |
| 中风 | − | ± | + |

±:部分患者有相应的临床表现

(1) 肢端感觉异常:是经典型 Fabry 病最早出现、最突出的症状。表现为指、趾反复发作的肢端疼痛,具有慢性或间歇性发作的特点,常常被描述为足底和手掌难以忍受的烧灼感,并放射到四肢近端,偶尔累及腹部。疼痛发作常因天气变化、发热、精神紧张、体育锻炼加剧。儿童期出现,青春期加重,青春期后疼痛程度可能会减轻。

(2) 皮肤损害:皮损为弥漫性血管角质瘤,呈散在性或成簇的圆形或卵圆形青红色乃至黑色痣样小丘疹,针尖大至数毫米不等,压之不退色。多见于"坐浴"区,即生殖器、阴囊、臀部和大腿内侧,也可见于背部、口周或身体其他部位,血管角质瘤的数量和分布范围可随病程进展而增加。

(3) 眼部症状:最常见角膜浑浊。裂隙灯下角膜浅层有旋涡状浑浊和从角膜中心向周缘走行的不同程度的浑浊条纹。几乎 100% 男性和 70%~80% 女性患者有此改变,另外可见结膜及视网膜血管怒张、迂曲,并伴有节段性扩张。上述改变大多不影响视力,个别患者可因视网膜中央动脉阻塞造成急性失明。

(4) 肾脏、心脏、脑部改变:大部分患者肾脏受累,表现为中度蛋白尿、多尿、低比重尿、踝关节水肿。尿中出现红细胞、管型是肾脏受累的最早信号。随着年龄的增长,肾功能不全进行性加重,最终进展为肾衰竭(35~45 岁)。心脏症状多为疾病晚期的表现,常见肥厚型心肌病(主要表现为左心室肥厚)、心律失常、瓣膜病变及心肌梗死等,可发展为心力衰竭。脑血管受累可引起癫痫发作、偏瘫、失语、偏身感觉异常及脑出血。

(5) 其他:呼吸系统受累可表现为慢性支气管炎、呼吸困难、喘息等阻塞性肺功能障碍,少数患者可出现感音神经性聋。青年及成年患者中骨质疏松较常见,多见于腰椎及股骨颈。自主神经系统症状包括恶心、呕吐、腹泻和汗液减少。部分患者可有抑郁、焦虑等精神心理异常。

2. **迟发型** 该型多见于女性患者及部分男性患者,其 α- 半乳糖苷脂酶 A 活性部分下降,往往限于心脏或肾脏受累,又进一步分为"肾脏型"和"心脏型"。

(1) 肾脏型:Nakao 等于 2003 年报道在 514 例终末期肾脏病患者中发现 6 例(1.2%)患者存在 *GLA* 基因突变,其 α- 半乳糖苷脂酶 A 酶活性均有降低。此后,相继有文献报道在终末期肾病透析的患者中发现 *GLA* 基因突变。该型患者肾脏受累,肾脏病情进展与经典型患者类似,但无肢端感觉异常、皮肤损害、无汗或角膜混浊等症状,可有中到重度左室肥厚。

(2) 心脏型:患者约在 60~80 岁出现左室肥厚、二尖瓣关闭不全和 / 或心肌病。个别患者也可有心脏扩大,累及心室及室间隔,伴心电图异常,诊断为肥厚型心肌病。患者具有正常肾功能,但可有轻到中度蛋白尿,一般不进展至肾衰竭。

**【辅助检查】**

1. **α- 半乳糖苷脂酶 A 活性检测** 是最为简易快速的检测手段,可采外周血白细胞或培养的皮肤成纤维细胞等进行 α- 半乳糖苷脂酶 A 活性测定,典型男性患者低于正常人的 1%,甚至检测不到。但对女性携带者,单用此方法诊断不可靠。

2. **病理检查** Fabry 病的肾脏、皮肤、心肌或神经组织在光镜下可见细胞空泡改变,电镜下见细胞质内充满嗜锇"髓样小体"。

3. **血、尿三己糖基神经酰胺和血浆脱乙酰基三己糖基神经酰胺(lyso-GL3)测定** 自 2005 年以来相继发现在 Fabry 病男性患者血、尿中三己糖基神经酰胺明显高于健康人,部分女性患者也有增高,其较酶活性检测敏感性高。血浆脱乙酰基三己糖基神经酰胺检测的敏感性较血、尿三己糖基神经酰胺更高,尤其对 Fabry 病女性患者。

4. **基因检测** 是诊断的金指标,尤其是女性杂合子患者,可提取外周血 DNA 或提取头发毛囊 DNA 进行 *GLA* 基因检测。

5. **影像学检查** 脑血管检查可见部分患者血

管迂曲度增加(前循环明显);颅脑 MRI 检查可见白质信号异常。

【诊断与鉴别诊断】Fabry 病诊断需结合临床表现、实验室检查、家族史综合判断,确诊需依靠酶学检查和基因检测。疼痛需与生长痛、少年型类风湿、风湿病、雷诺综合征、其他原因导致的感觉神经病及红斑肢痛症等鉴别。皮肤血管角质瘤需与过敏性紫癜或其他皮疹进行鉴别。蛋白尿、肾功能不全需与原发性肾小球肾炎或其他继发性肾小球疾病进行鉴别。心脏受累需与其他原因导致的肥厚型心肌病、心律失常、心功能不全进行鉴别。脑部受累需要与其他因素导致的早发性脑卒中和白质脑病相鉴别。

【治疗与预后】

1. **对症治疗** 主要针对各脏器受累情况给予相应的处理,苯妥英钠或卡马西平单用或合用可减轻疼痛和缓解肢端感觉异常,加巴喷丁也可改善疼痛;阿司匹林可抑制血小板聚集,用于预防栓塞;高血压可予血管紧张素转换酶抑制剂。

2. **透析和肾移植** 由于肾功能不全是晚期患者最常见的并发症,透析和肾移植可作为治疗策略之一。

3. **酶替代治疗** 利用基因重组技术体外合成 α- 半乳糖苷脂酶 A,来替代体内缺陷的酶。多个随机对照及开放扩展临床试验均显示重组人类 α- 半乳糖苷脂酶 A 替代治疗可减少患者细胞内三己糖基神经酰胺的沉积,有效减轻患者的肢端疼痛、胃肠道症状,改善心肌肥厚,稳定肾功能,从而改善患者的生活质量和预后。目前有两种剂型,半乳糖苷酶 α 和半乳糖苷酶 β,前者每次 0.2mg/kg,两周一次,后者每次 1.0mg/kg,两周一次。

4. **酶增强治疗** 是一种新的特异性治疗方法。部分基因突变可导致蛋白分子折叠异常从而影响酶活性,药物性分子伴侣可促进蛋白正确折叠、提高酶活性。脱氧半乳糖野尢霉素(1-deoxygalactonojirimycin,DGJ)已完成Ⅱ期临床试验,显示其可提高某些基因型患者的酶活性,且具有很好的安全性,缺点是该治疗对突变位点有选择性。

5. **其他** 多个新的治疗方法如底物降解治疗、蛋白稳定性调节治疗、基因治疗等仍在研究中。

确诊 Fabry 病的患者需进行详细的家系调查,所有的患者均需给予相应的遗传咨询,对成年高风险女性进行杂合子检测。并可通过对绒毛或羊水细胞 α- 半乳糖苷脂酶 A 活性检测及 *GLA* 基因突变分析,进行产前诊断。

**关键点**

1. Fabry 病男性发病为主。
2. 肢端烧灼样疼痛为突出特点,肾脏、心脏受累常见。
3. α- 半乳糖苷脂酶 A 活性分析与基因突变分析为诊断的关键。
4. 早期酶替代治疗对改善预后极其重要。

### (六)戈谢病

戈谢病(Gaucher's disease,GD)为溶酶体病的一种,呈常染色体隐性遗传,患病率为 1/5.7 万,在犹太人中高达 1/800。是由 β- 葡萄糖脑苷酶缺陷所致。临床表现为脾、肝进行性增大,部分患者有中枢神经系统受累,表现为智力运动倒退、癫痫发作。

【病因与发病机制】戈谢病的致病基因 *GBA* 位于 1q21,编码 β- 葡萄糖脑苷酶。*GBA* 基因突变,导致 β- 葡萄糖脑苷酶缺陷,引起葡萄糖脑苷脂在组织器官中沉积,产生一系列的症状体征。外周的葡萄糖脑苷脂来源于衰老崩解的红细胞与白细胞的细胞膜,中枢神经系统的葡萄糖脑苷脂来源于红细胞糖苷脂和神经节苷脂。*GBA* 基因常见突变包括 N370S、L444P、IVS2+1、84insG 和 R496H,上述突变在德系犹太人中约占 96%,在非犹太人中约占 40%~60%,后者 55 个碱基缺失常见。基因型与表型有一定的相关性,例如只要患者一条等位基因上具有 N370S 突变,就不出现原发性中枢神经系统受累的表现;N370S 纯合突变较复合杂合突变(一条等位基因上具有 N370S 突变,另一条等位基因为其他突变)症状轻。L444P 纯合突变病情较重,常常具有原发性中枢神经系统症状。D409H 纯合突变常有心脏瓣膜受累。

戈谢病存在多种亚型,某些亚型有神经系统受累,但其机制尚不清楚。与肝脾中脂类沉积不同,脑组织中的葡萄糖脑苷脂增高并不显著,推测当葡萄糖脑苷脂酶严重缺乏时,其旁路代谢产物葡糖鞘氨醇(glucosylsphingosine)(鞘氨醇半乳糖苷)增高,葡糖鞘氨醇或葡萄糖脑苷脂的贮积导致神经元凋亡,引起神经系统症状。

少数患者虽然组织中有葡萄糖脑苷脂贮积,但葡萄糖脑苷脂酶活性正常,研究显示其存在激活蛋白 C(saposin C)或激活蛋白原(prosaposin)缺乏。激活蛋白 C 是由激活蛋白原水解产生,是葡萄糖脑苷脂酶的辅酶,其缺乏同样导致葡萄糖脑苷脂水解障碍,而在组织中沉积。另外,激活蛋白原尚有抑制凋亡的作用,其缺乏可以促进细胞死亡。患者常常为亚急性神经型,表现为进行性水平性眼肌麻痹、锥体束和小脑体征、肌阵挛样抖动和全面性癫痫发作。

**【病理】**骨髓涂片以及肝、脾、淋巴结活检中可见戈谢细胞。戈谢细胞体积大,直径约 20~100μm,多呈卵圆形,含有一或数个偏心细胞核,核染色质粗糙,细胞质量多,呈淡蓝色,充满交织成网状或洋葱皮样的条纹结构(见文末彩图 10-3)。戈谢细胞为吞噬脂类后的巨噬细胞,其表达酸性磷酸酶、CD68、CD14 和 HLA Ⅱ,但不表达 CD11b、CD40、树突细胞标记物。电镜检查可见细胞质中有特异性的管状脑苷脂包涵体。脑组织病理可见神经元丢失,星形胶质细胞增生,偶见神经元中脂质沉积。

**【临床表现】**根据中枢神经系统是否受累以及发病年龄将戈谢病分为Ⅰ、Ⅱ、Ⅲ型、围生期致死型和心血管病型(表 10-21)。

Ⅰ型即慢性非神经型,是本病最为常见的类型,患病率约 1/50 000,各种族均有发病。发病年龄可自生后数月至成年的任何阶段,起病隐匿,在发病早期,仅有脾大和轻度贫血。随着病程进展,脾脏增大显著,并出现脾功能亢进现象,贫血显著,白细胞和血小板亦减少,并有肝脏增大及肺、骨骼受累。病程晚期,肝功能受损严重,常见食管静脉曲张、凝血因子缺乏。骨髓浸润导致严重骨痛和关节肿胀,X 线检查可见普遍性骨质疏松、髓腔增宽、股骨远端呈烧瓶状和股骨头无菌性坏死等局限性骨质破坏,甚至骨折。尽管Ⅰ型患者无原发性神经变性,但可继发神经系统合并症,如出血导致局灶性神经损伤、椎体病变压迫脊髓等。另有报道成人患者可同时患有帕金森病。Ⅰ型患者病情差异很大,有的无症状,有的病情重,进展迅速。

Ⅱ型又称为急性神经型或婴儿型,12 个月内发病,以 3~4 个月发病多见。表现为哭声弱、吸吮能力差和肝脾进行性增大,继而出现吞咽困难、斜视、头后仰、痉挛状态,吸入性肺炎是常见的并发症。多数患儿在 6~9 个月时出现肌张力增高、腱反射亢进、喉喘鸣、牙关紧、惊厥和病理反射等神经系统症状体征。高度提示本病的三联征包括:角弓反张、球麻痹(尤其是严重的吞咽困难)、动眼麻痹(双侧固定性斜视)。肺内可有大量戈谢细胞浸润,常并发肺炎,表现为咳嗽、呼吸困难和发绀。一般在 2~3 岁死亡。患者无畸形,眼底无樱桃红斑,依此可与 Tay-Sachs 病及尼曼 - 皮克病的婴儿型相鉴别。由于Ⅱ型患者病情进展非常迅速,存活时间短,骨骼一般不受累。

Ⅲ型即亚急性神经型或少年型,常在 2 岁前发病,初期以脾大为主,肝脾大发展缓慢。经过 3~7 年的无症状期后,逐渐出现神经系统异常,如眼球运动障碍,呈麻痹性斜视,动眼失用;锥体外系症状,如呈肌张力增高,肢体强直;癫痫发作,以强直 - 阵挛,肌阵挛发作为主;共济失调,智力倒退。常合并严重的肺部病变,好发间质性肺炎。少数患者神经系统的症状仅限于核上性水平注视麻痹。晚期出现骨骼病变,如严重的骨质疏松,肱骨、股骨头坏死;脾功能亢进,全血细胞减少和出血症状。患儿常在神经系统症状出现后数年死亡。

除此之外,尚有几种少见类型。围生期致死型:病情严重,受累者可有先天性鱼鳞癣样皮肤改变,或非免疫性胎儿水肿,病情进展迅速,于生后数周死亡。心血管病型:少见,可有主动脉、二尖瓣钙化,此型通常限于某些特殊基因型患者,如 D409H 纯合突变者。

**【实验室检查】**

1. **病理检查** 患者外周血涂片,可见淋巴细胞空泡,提示脂类代谢异常。骨髓、脾、肝或淋巴结活检,显微镜下见到戈谢细胞为本病的重要诊断依据之一。

2. **酶活性检测** 外周血白细胞及培养的皮肤成纤维细胞中 β- 葡萄糖脑苷酶活性降低,可以作为戈谢病的诊断依据。

表 10-21 戈谢病的分类

| 亚型 | 中枢神经系统受累 | 骨骼受累 | 其他 |
|---|---|---|---|
| Ⅰ | 无 | 有 | 脾大、肝大、贫血、肺部受累 |
| Ⅱ(急性型或婴儿型) | 锥体束征阳性,认知障碍 | 无 | 脾大、肝大、贫血、肺部受累 |
| Ⅲ(亚急性或青少年型) | 斜视,进行性肌阵挛癫痫 | 有 | 脾大、肝大、贫血、肺部受累 |
| 围生期致死型 | 锥体束征 | 无 | 无汗 |
| 心血管病型 | 斜视 | 有 | 冠状动脉钙化和角膜混浊 |

3. **基因检测** 对患者 *GBA* 基因进行突变分析，可见纯合突变或复合杂合突变，携带者呈杂合突变。

4. **脑干听觉诱发电位检查** 可见峰值延迟、Ⅰ-Ⅴ波峰间期延长、波形异常等。

5. **脊柱、股骨 MRI 检查** 用于评估骨髓的浸润程度，可见骨质疏松，股骨头坏死等。

6. **其他检查** 患者血浆或血清中抗酒石酸盐酸性磷酸酶、血管紧张素转化酶、铁蛋白、CCL18/PARC，以及壳三糖苷酶(chitotriosidase)活性增高；多克隆高丙球蛋白血症常见，尤其是在年长者，且多发性骨髓瘤的风险增高。

**【诊断】**在有典型的戈谢病的症状和体征的患者，发现戈谢细胞、血清酸性磷酸酶增高、β-葡萄糖脑苷脂酶活性降低以及 *GBA* 基因突变可以诊断本病。

**【鉴别诊断】**

1. **尼曼-皮克病** 也可有肝、脾大，中枢神经系统受累，但此病肝大比脾大明显，部分患者可见黄斑部有樱桃红斑，骨髓中可见尼曼-匹克细胞，且酸性磷酸酶反应阴性，结合基因突变分析以资鉴别。

2. **具有戈谢细胞的疾病** 戈谢细胞还可见于慢性粒细胞白血病、重型珠蛋白生成障碍性贫血、慢性淋巴细胞白血病，此类患者 β-葡萄糖脑苷脂酶正常，但由于白细胞太多，如慢性粒细胞白血病中神经鞘脂的日转换率为正常的 5~10 倍；重型珠蛋白生成障碍性贫血时，红细胞的神经鞘脂转换率也增加，超越组织巨噬系统的分解代谢能力，而出现葡萄糖脑苷脂的沉积，形成戈谢细胞。艾滋病及分枝杆菌属感染及霍奇金病时也可有戈谢细胞。鉴别有赖于临床、相应的辅助检查及 β-葡萄糖脑苷脂酶的测定。

**【治疗与预后】**

1. **对症治疗** 对于骨痛患者给予止痛剂，严重贫血及血小板减少者可输血治疗，Ⅰ型和Ⅲ型患者脾脏极度肿大且有脾功能亢进者可进行脾切除术，但有可能加速疾病进程，加重其他系统并发症。成人戈谢病及伴骨质疏松的患者补充二磷酸盐、钙剂和维生素 D。

2. **酶替代治疗**(enzyme replacement therapy，ERT) 为戈谢病的特异性治疗手段，适用于Ⅰ型患者和Ⅲ型早期患者，静脉给药。第一代药物为自胎盘提取的阿糖苷酶(alglucerase/Ceredase)，第二代为重组酶，称为伊米苷酶(imiglucerase/Cerezyme)，是由哺乳动物细胞过表达产生的。另外两种药物 h-GCB(velaglucerase-α)和 pr-GCD(taliglucerase-α)分别在 2010 年和 2012 年上市，前者可以通过高甘露糖型 N-连接聚糖链特异性识别巨噬细胞表面的甘露糖受体，并由此进入巨噬细胞，并在溶酶体内催化葡萄糖脑苷脂水解为葡萄糖和神经酰胺；后者为 β-葡萄糖脑苷酶的一种变异体。酶替代治疗可以逆转神经系统以外的症状，如血液和内脏异常，但由于其无法透过血脑屏障，不适用于有中枢神经系统受累且进展迅速的Ⅱ型患者。药物无严重的不良反应，只有少数患者输注过程中出现瘙痒和荨麻疹，可于输注前给予抗组胺药。约 10%~15% 接受酶替代治疗的患者产生葡萄糖脑苷脂酶抗体。

3. **减少底物治疗**(substrate reduction therapy，SRT) 药物包括美格鲁特(miglustat)、D-反式-1-苯基-2-癸酰氨基-3-吗啉基-1-丙醇(D-threo-1-phenyl-2-decanoylamion-3-morpholino-1-propanol，PDMP)，以及 2014 年在美国上市的 Cerdelga，又称依利格鲁司特(eliglustat)，此类药物通过抑制神经酰胺葡萄糖基转移酶的活性减少底物生成，可以改善部分临床症状，主要适用于Ⅰ型患者。虽然口服用药可以通过血脑屏障，但在Ⅲ型患者进行的临床试验中，减少底物的治疗与酶替代治疗同时进行，最终并未阻止神经系统病情的进展。

4. **干细胞移植治疗** Ⅰ型与Ⅲ早期患者可行干细胞移植治疗，可使酶活性上升，肝、脾缩小，戈谢细胞减少，但术后约有 10% 患者死亡，故应慎重考虑。

5. **基因治疗** 将正常 *GBA* 基因整合到自身干细胞中，然后进行自身移植。此治疗仍在探索中。

**【产前诊断】**对携带 *GBA* 基因突变的夫妇，孕期可通过测定培养的羊水细胞或绒毛细胞中的 β-葡萄糖脑苷脂酶活性以及基因突变分析，进行产前诊断。

**关键点**

1. 肝脾大为戈谢病常见的体征。
2. 骨髓涂片发现戈谢细胞为其重要的诊断线索。
3. 通过葡萄糖脑苷脂酶活性检测以及基因突变分析可以确诊。
4. 酶替代治疗已成功应用在Ⅰ型和Ⅲ型早期患者，故早诊断、早治疗非常重要。
5. 行遗传咨询、产前诊断，预防本病在家族中再发。

### (七) Farber 病

Farber 病(Farber disease)又称脂质肉芽肿病(Lipogranulomatosis)及神经酰胺酶缺乏症，由 Farber

等于 1952 年首先描述。本病属溶酶体贮积症，呈常染色体隐性遗传。起病较早，多在生后 4 个月内发病，临床主要表现为关节挛缩畸形、皮下结节、声音嘶哑及中枢神经系统退行性病变，而以关节症状最为突出，患儿多因关节受累就诊于风湿免疫科，直至出现神经系统症状才转至神经科就诊。本病预后不良，致残率和致死率高，患儿多在 2 岁左右死于呼吸衰竭或呼吸道感染。

**【病因与发病机制】**Farber 病是由 *ASAH1* 基因突变导致的神经酰胺酶缺乏所致，*ASAH1* 基因编码的蛋白质为酸性神经酰胺酶家族一员，负责将溶酶体中的神经酰胺降解为鞘氨醇和游离脂肪酸，同时也可反向催化合成神经酰胺。*ASAH1* 基因突变致酸性神经酰胺酶缺乏致使神经鞘氨醇分子上带氨基的脂肪酸不能降解脱落，导致神经酰胺在溶酶体内聚集，继而广泛蓄积于关节、皮下、喉部、声带周围、肺部及神经元内，导致相应的临床症状。个别患儿（第 7 亚型）是由鞘磷脂激活蛋白前体缺乏所致。另外，*ASAH1* 基因突变还可导致脊髓性肌萎缩伴进行性肌阵挛癫痫（spinal muscular atrophy with progressivemyoclonic epilepsy）。

**【病理】**本病典型的组织病理学特征为脂质肉芽肿，巨噬细胞中神经酰胺大量蓄积，呈泡沫样改变。皮下结节组织病理示巨噬细胞浸润及大量的泡沫细胞聚集。肝脏活检显示大量泡沫细胞及胆汁淤积，电子显微镜下见包涵体内含有颗粒、纤维增生和曲线结构即法伯小体。脊髓活检示神经元肿胀，有噬神经现象和前角细胞神经元丢失。

**【临床表现】**患者大多在生后 4 个月内发病，个别轻症患者可晚至 20 个月发病。皮肤关节症状首发，于近关节处出现皮下结节，常见部位包括指趾关节、腕关节、肘关节、脚踝处或受压部位，结节疼痛明显，并导致关节进行性僵硬、挛缩，致运动受限，最终关节畸形固定。另一特征性的表现为喉部受累，致声音嘶哑，并进行性加重。另外，支气管周围、肺泡周围的脂质肉芽肿浸润导致呼吸困难。脂质还可沉积于神经元和胶质细胞内，主要包括脑干核团，基底节、前角细胞和视网膜节细胞，但神经系统症状常常不显著。只有部分患儿中枢神经系统受累，表现为进行性智力运动倒退，视力丧失，癫痫发作，脑脊液蛋白增高。肝脏受累可表现为胆汁淤积性黄疸，快速进展至肝功能衰竭。患儿还可有厌食、呕吐、吞咽困难导致恶病质。心脏、淋巴结等也可受累，还可引起骨质破坏。

基于发病年龄、病情的严重程度、神经酰胺沉积所累及器官的不同，本病分为 7 个临床亚型。Ⅰ型是以关节病变、皮下结节（关节周围、耳朵、眼睑、鼻子、嘴唇）及声音嘶哑为主要临床特征，可累及中枢神经系统及其他器官，后期出现营养不良，发病 2~3 年死亡。Ⅱ型亦是以关节病变、皮下结节及声音嘶哑为主要临床特征，相对较少累及中枢神经系统，营养不良多见，较Ⅰ型进展缓慢，发病后数十年死亡。Ⅲ型与Ⅱ型相似，只是营养不良较Ⅱ型少见，发病后数十年死亡。Ⅳ型往往在新生儿期便出现巨大肝脾以及严重的神经系统症状，晚期可出现关节病变、皮下结节及声音嘶哑，中枢神经系统、骨髓及其他器官可受累，眼底可见樱桃红斑，往往发病后 1 年内死亡。Ⅴ型与Ⅳ型相比，起病年龄相对较晚，多在 1~2.5 岁间起病，往往合并中枢神经系统受累，多表现为四肢瘫痪，语言丧失，肌阵挛发作以及智力低下，其关节症状、皮下结节、声音嘶哑及其他器官受累的症状较Ⅳ型相对轻一些，发病后 2 至 3 年死亡。Ⅵ型除了以关节病变、皮下结节及声音嘶哑为主要临床特征外，同时合并 Sandhoff 病的症状。Ⅶ型则表现为关节病变、皮下结节及声音嘶哑，并且同时合并葡萄糖苷脂酶、半乳糖苷脂酶缺乏。

部分患者临床表现为脊肌萎缩伴进行性肌阵挛癫痫（spinal muscular atrophy associated with progressive myoclonic epilepsy，SMA-PME），合并不同程度的智力障碍，起病较晚，多在 1~10 岁发病。少数患者表现为儿童期反复发热及关节痛，至青少年期出现类风湿样的关节改变，终末期逐渐进展为骨质破坏，而神经系统不受累。

**【辅助检查】**

1. **EEG 检查** 有神经系统受累的患者，EEG 可见背景减慢，及癫痫样放电。

2. **头颅 MRI 检查** 神经系统受累的患者，影像学检查可见进行性脑萎缩。

3. **神经酰胺含量检测** 组织或培养的皮肤成纤维细胞中神经酰胺含量显著增高。

4. **组织病理学检查** 可见肉芽肿样改变，巨噬细胞中存在脂质包涵体，呈泡沫样变。

5. **神经酰胺酶活性检测** 皮肤成纤维细胞神经酰胺酶活性显著降低，常常低于正常值的 10%。但此项检查国内尚未开展。

6. **基因检测** *ASAH1* 基因呈纯合突变或复合杂合突变。

**【诊断与鉴别诊断】**依据皮肤、关节特征性的病变，病理脂质肉芽肿样改变以及 *ASAH1* 基因突变，可以明确诊断。需要与风湿免疫性疾病相鉴别，可依据其典型的皮下结节、及脂质肉芽肿的病理改变作出初步鉴别，进一步通过基因检测加以明确。

**【治疗与预后】**Farber 病的酶替代治疗正在研究中，尚未到临床试验阶段。造血干细胞移植可缓解患者关节肿胀、疼痛症状，但不能阻止神经系统退行性变。基因治疗仍有待研究。小分子伴侣可以减少神经酰胺的产生与贮积，有可能成为未来的治疗手段之一。主要进行支持对症治疗，如呼吸支持，抗癫痫治疗等。预后差，为预防本病的再发，可行产前诊断。

**关键点**

1. Farber 病具有特征性的皮肤关节症状，于近关节处出现皮下结节，常见部位包括指趾关节、腕关节、肘关节、脚踝处或受压部位，结节疼痛明显，并导致关节进行性僵硬、挛缩，致运动受限，最终关节畸形固定。
2. 具有特异性病理改变，组织细胞显著增生，呈脂质性肉芽肿样改变，伴大量泡沫细胞。
3. 神经酰胺酶活性检测及 *ASAH1* 基因突变分析是确诊的关键。
4. 早诊断，早治疗。在神经系统症状出现前可尝试干细胞移植治疗。
5. 为预防本病的再发，应行产前诊断。

### （八）尼曼 - 皮克病

尼曼 - 皮克病（Niemann-Pick disease，NPD）于 1914 年由 Albert Niemann 首先报道，1927 年由 Ludwig Pick 进一步阐述而得名，这是一组相对常见的髓鞘磷脂贮积症（sphingolipidosis），临床上以肝脾大和神经系统受累为主。因症状变化多样，既往将本病分成 A-F 共六型，后发现该组疾病由不同基因突变所致，既往的尼曼 - 皮克病 A 型和 B 型又称为酸性鞘磷脂酶缺乏症，由 SMPD1 基因突变所致，而尼曼 - 皮克病 C 型由 NPC1 和 NPC2 基因突变所致。均为常染色体隐性遗传病。

**【病因和发病机制】**鞘磷脂是广泛存在于质膜、内质网、线粒体和构成神经髓鞘的一种脂类物质。它的降解是通过酸性鞘磷脂酶的水解作用，使神经酰胺 C1 位上的磷脂胆碱断开。当该酶缺乏时，鞘磷脂即广泛贮积在肝、脾、骨髓、肺、淋巴结和脑组织等器官中，导致功能障碍。A 型患儿的肝组织中酸性鞘磷脂酶活性低于正常的 10%，白细胞和培养的皮肤成纤维细胞中仅为正常的 4% 左右；B 型患儿的酶活性较 A 型稍高；C 型患儿的酶活性正常或轻度继发性降低。酸性鞘磷脂酶的编码基因 *SMPD1* 位于 11p15.4，含有 6 个外显子，长度为 5Kb，编码含 629 个氨基酸的糖蛋白，A、B 两型为该基因突变所致。C 型由位于 18q11.2 的 *NPC1* 基因（90%）和 14q24.3 的 *NPC2* 基因（4%）突变所致，其编码的细胞内胆固醇转运体 1 和 2 功能缺陷使得细胞不能酯化和转运外源性胆固醇，游离的胆固醇在溶酶体内贮积致病，而其酸性鞘磷脂酶活力降低为继发性改变。国外不同人种之间 NPD-A/B 型患病率为 1/250 000~1/44 960，NPD-C 型患病率为 1/150 000~1/100 000，国内缺乏准确的患病率数据。

**【病理】**患儿全身网状内皮系统中可找见富含脂类的直径为 20~90μm 的大型泡沫细胞，以脾、骨髓、肝、肺和淋巴结等部位为主。这种泡沫细胞又称为尼曼 - 匹克细胞，通常仅见一个偏位的小细胞核，染色质疏松；细胞质充满脂类小滴（胞质体），在未染色片上呈“桑椹”状，吉姆萨染色时，细胞质呈蓝或蓝绿色，内有深浅不一的蓝色颗粒。不同于 Gaucher 细胞的是：酸性磷酸酶染色呈弱阳性；Schultz 反应（检测胆固醇）呈阳性。亦可用位相显微镜或电镜检查来鉴别两种病变。

**【临床表现】**各型的共同特点为肝脾大，伴神经系统受累症状。

1. **A 型（婴儿型）** 是最常见的亚型，患儿在 3 个月左右出现腹部膨隆，肝脾增大，肌张力减低，喂养困难，发育停滞，胃肠道症状（呕吐、腹泻和便秘），病情逐渐进展，除肝脾极度增大外，神经系统症状出现较早，12 个月后即可呈现精神运动发育倒退表现，表情淡漠、听视力逐渐丧失、惊厥发作等为常见症状。大部分患儿可见眼底黄斑部樱桃红斑，并且随着病程进展所有患儿均会出现。由于鞘磷脂蓄积引起的间质性肺疾病可导致患儿反复呼吸道感染、低氧血症甚至呼吸衰竭。患儿最终极度消瘦呈恶病质状态，大多在 3 岁左右死亡。

2. **B 型（慢性非神经型）** 患儿通常发病较 A 型晚，病情严重程度差异较大。可在各个年龄阶段因肝脾大而被发现。常见脾脏先增大，然后出现肝脏增大。病情进展缓慢，多数患者无明显神经系统受累，智力正常，也有个别报道有智力低下。随着病程进展可出现进行性脾功能亢进和肝功能受损，肺部因弥漫性浸润而容易发生感染导致肺功能受损，还可发现钙化性肺结节。其他症状包括骨质减少和高脂血症（甘油三酯、低密度脂蛋白胆固醇升高而高密度脂蛋白胆固醇降低），1/3 患者可见眼底樱桃红斑。神经系统症状表现为小脑性共济失调和眼球震颤，锥体外系病变、认知障碍和精神症状，多在起病较早患者中出现。生长受限和骨龄延迟在儿童和青春期患者常见，因此导致成年期矮身材。一般不影响寿命。

3. **C 型(慢性神经型)** 新生儿和婴儿期起病者表现为腹水，严重新生儿期肝病伴黄疸和持续腹水，多数患儿死亡，存活者出现肌张力减低，智力运动发育迟缓，也有部分症状完全缓解，而在数年后表现为神经系统症状。儿童期起病者多数在学龄前至学龄期起病，步态异常、僵硬，逐渐表现为共济失调，可观察到垂直注视障碍，核上性垂直注视麻痹(vertical supranuclear gaze palsy，VSGP)最初表现为垂直扫视变慢，直至完全丧失垂直运动，在疾病后期水平注视亦受损，表现为眼球固定。伴随隐匿起病缓慢进展的认知障碍，表现为学习成绩下降，随着疾病进展，出现智力倒退，肌张力障碍，构音障碍，吞咽困难，最终不能经口进食。近三分之一患者有局灶性和 / 或全面性癫痫发作，对抗癫痫药疗效差。20% 表现为大笑猝倒。随着疾病进展，神经元持续丢失，癫痫发作会有一定程度改善。多于 20 岁左右死于吸入性肺炎。青春期至成年起病者表现为精神症状，如抑郁或精神分裂，或痴呆表现，可掩盖神经系统体征。多数患者可发现肝或脾大。

**【诊断】**对原因不明的肝脾大患儿，不论是否伴有神经系统症状，都应考虑本病的可能性，尤需注意同时伴有反复肺部感染者。

肝脾大、早期出现神经系统症状和骨髓涂片找到典型的泡沫细胞即可对 NPD-A 型患儿做出初步诊断，但确诊仍需依据酶活性检测和基因突变分析。对于 NDP-C 型，可用 LC-MS/MS 方法检测血浆 7- 酮胆固醇水平，皮肤成纤维细胞 Filipin 染色及基因突变分析确诊。酸性鞘磷脂酶活性正常以及骨穿发现泡沫细胞和海蓝组织细胞有助于诊断，但不能确诊。Filipin 可与游离的胆固醇特异性结合，荧光显微镜下可见核周溶酶体强荧光信号(即游离胆固醇)，为 NPD-C 阳性细胞，是确诊 NPD-C 的方法之一。

**【治疗】**目前尚无有效治疗方法。脐血干细胞移植可针对无神经系统受累的 A、B 型患儿，重组酸性鞘磷脂酶替代治疗 A、B 型患儿正在进行临床试验。CFDA 已批准泽维可(Miglustat)用于治疗 C 型患儿，其作用机制为通过抑制鞘糖脂合成进而阻止或延缓 NPD-C 型患者神经系统症状的进展，可用于 4 岁以上 NPC1 基因突变有神经系统受累表现的 NPD-C 型患者。

## 二、黏多糖贮积症

### (一) 概述

黏多糖贮积症(mucopolysaccharidoses，MPS)是一组由溶酶体酶缺陷导致的黏多糖又称氨基葡聚糖(glycosaminoglycans，GAGs)降解障碍引起的贮积性疾病。未完全降解的黏多糖在溶酶体内聚积引起细胞功能异常，产生一系列临床症状，如面容粗陋、多发性骨发育障碍等。本病罕见，发病率为 1/ 25 000~1/50 000。

**【病因和发病机制】**黏多糖是含氮的不均一多糖，是构成结缔组织的主要成分，广泛存在于哺乳动物的各种细胞内。黏多糖的多聚糖链通过木醛糖连接到多肽核心，在溶酶体内通过糖苷酶(glycosidases)与硫酸酯酶(sulfatases)水解，酶缺陷导致不完全降解产物硫酸皮肤素(dermatan sulfate，DS)、硫酸类肝素(heparan sulfate，HS)、硫酸透明质酸(keratan sulfate，KS)和硫酸软骨素(chondroitin sulfate，CS)在组织中沉积，并自尿排出增加。目前已知有 11 种糖苷酶、硫酸酯酶和乙酰基转移酶参与黏多糖的降解，特定酶的缺陷，导致上述特定的异常代谢产物在组织中贮积及从尿中排出。

黏多糖贮积可引起肝脾增大，面容粗陋等异常。除此之外，黏多糖还参与了核内体分子的转运，维持细胞内外寡糖和蛋白聚糖的稳定，激活溶酶体酶，调控黏多糖依赖的抑制因子，如丝氨酸蛋白酶抑制剂及组织蛋白酶等，故黏多糖降解异常，影响多个生化、生理过程，例如对 MPS Ⅰ型鼠研究发现贮积的黏多糖影响骨骼组织蛋白酶的活性，引起破骨细胞活性下降，使软骨再吸收障碍，导致骨骼发育不良。还有研究发现黏多糖可激活凋亡途径，致软骨细胞、神经元凋亡增加。另外，自噬异常、多泛素蛋白蓄积和线粒体功能异常也参与了 MPS 的发病。

**【临床表现】**MPS 是由多个酶的缺陷所致的一组疾病，根据缺陷的酶分为七型：Ⅰ(3 个亚型)，Ⅱ，Ⅲ(4 个亚型)，Ⅳ(2 个亚型)，Ⅵ，Ⅶ和 Ⅸ型，Ⅴ型和Ⅷ被证实是上述类型中的轻型而被去除。各型间临床表现有重叠，有两个共同特征：面容粗陋和多发性骨发育障碍(dysostosis multiplex)。面容粗陋是由于口面部软组织中的黏多糖贮积和面部骨骼发育障碍所致，表现为头大，舟型头，前额突出，眉毛浓密，眼睛突出，眼睑肿胀，鼻梁低平，鼻孔上翻，嘴唇大而厚，舌大，突出口外，牙龈增生，牙齿细小且间距宽，头发浓密，发际线低。多发性骨发育障碍表现为特征性的骨骼改变和影像学检查异常，如子弹头样指骨，椎体扁平，前缘呈鸟喙样改变等。

而以下临床表现仅见于某个亚型或部分患者。如皮肤增厚，关节挛缩，颈部与四肢活动受限；眼部并发症如角膜混浊、色素视网膜变性、视神经萎缩和青光眼等；心血管受累常见，如二尖瓣肥厚致反流或狭窄；智力倒退见于大部分亚型，还可见因黏多糖贮积继发的脊髓和神经根的压迫症状，重症患者因脑膜组织细胞浸润和胶质增生导致脑脊液吸收障碍，引起交通性脑积水；其他表现包括耳聋、肝脾大、气道梗阻、脐疝和腹股沟疝、腕管综合征等。反复上呼吸道感染和中耳炎是婴儿期的主要并发症。

同一种酶的缺陷导致的MPS其临床表型存在差异，从轻型到严重表型。通常疾病的严重程度与基因型、残留酶的活性有一定的相关性，当基因突变并未导致酶活性完全丧失，其临床表型较轻。家系成员间临床表型的差异可能与其他遗传或环境因素有关。根据临床特征，将MPS分为四大类（表10-22）：①软组织贮积与骨骼病变，伴（或不伴）中枢神经系统症状（MPS Ⅰ、Ⅱ、Ⅶ）；②软组织和骨骼疾病（MPS、Ⅵ）；③以骨骼病变为主（MPS ⅣA，ⅣB）；④以中枢神经系统受累为主的疾病（MPS ⅢA-D）。

【辅助检查】

**1. 尿甲苯胺蓝实验** 可作为本病的筛查试验，阳性提示本病。

**2. 尿液黏多糖定量和电泳** 尿液中黏多糖排泄增加，每一型有不同种类的黏多糖，电泳时Ⅰ型和Ⅱ型有硫酸皮肤素和硫酸类肝素条带，Ⅲ型患者有硫酸类肝素条带，Ⅳ型患者有硫酸角质素条带。因此，尿黏多糖定量结合电泳分析有助疾病诊断和鉴别诊断，但此方法有假阴性和假阳性现象。

表10-22 MPS分型与主要临床特征

| 主要受累组织 | 分型 | 亚型 | 缺陷酶 | 贮积底物 | 发病年龄 | 主要临床特征 |
|---|---|---|---|---|---|---|
| 骨骼异常，软组织贮积，常伴中枢神经系统受累 | MPS Ⅰ | Hurler | α-L-艾杜糖醛酸酶 | 硫酸类肝素、硫酸皮肤素 | 1~2岁 | 发育迟滞，粗陋面容，肝脾肿大，听力损害，关节活动受限，通常在10岁内死亡 |
| | | Hurler-Scheie | 同上 | 同上 | 1~5岁 | 外貌粗陋，智力可以正常，20岁左右死亡 |
| | | Scheie | 同上 | 同上 | 3~15岁 | 主动脉瓣异常，关节病变，角膜混浊，在几十岁死亡 |
| | MPS Ⅱ | 重型Hunter | 艾杜糖醛酸-2-硫酸酯酶 | 硫酸类肝素、硫酸皮肤素 | 1~3岁 | 无角膜混浊，外貌类似于MPS Ⅰ，有特征性皮肤改变、攻击行为和发育迟滞等，神经系统严重受累，常于十几岁死亡 |
| | | 轻型Hunter | 同上 | 同上 | 1~5岁 | 智能正常或正常低限，可存活至成年 |
| | MPS Ⅶ | Sly | β-葡萄糖醛酸苷酶 | 硫酸类肝素、硫酸皮肤素 | 出生至5岁 | 类似于MPS Ⅰ（粗陋面容，智力障碍，肝脾大，轻度骨发育障碍），在青少年期死亡 |
| | | 胎儿水肿 | 同上 | 同上 | 宫内至出生 | 胎儿宫内水肿 |
| | | 轻型 | 同上 | 同上 | 青少年至20余岁 | 轻度的骨骼异常，智力多正常，在20余岁死亡 |
| 以骨骼，软组织病变为主 | MPS Ⅵ | 严重型Maroteaux-Lamy | 芳基硫酸酯酶B | 硫酸皮肤素 | 1~5岁 | 类似于MPS Ⅰ，但无中枢神经系统异常；颈部硬脊膜炎，在十余岁至20余岁死亡 |
| | | 轻型Maroteaux-Lamy | 同上 | 同上 | 3~12岁 | 在20余岁死亡 |

续表

| 主要受累组织 | 分型 | 亚型 | 缺陷酶 | 贮积底物 | 发病年龄 | 主要临床特征 |
|---|---|---|---|---|---|---|
| 骨、软骨和韧带病变为主 | MPS Ⅳ | Morquio A 型 | N-乙酰氨基半乳糖苷-6-硫酸酯酶 | 硫酸角质素、6-硫酸软骨素 | 严重型在1~5岁 | 骨骼病变，身材矮小，韧带松弛，角膜浑浊，智力通常正常，最终身高多 <125cm |
| | | Morquio B 型 | β-D-半乳糖苷酶 | 硫酸角质素 | 严重型在1~5岁 | 同 Morquio A 型，但病变较轻，最终身高可达 150cm |
| | MPS Ⅸ | Natowicz 综合征 | 透明质酸酶 | 透明质酸 | 少有报道 | 滑膜结节、腘窝囊肿、大关节积液 |
| 中枢神经系统病变为主，骨骼与软组织病变不显著 | MPS Ⅲ | Sanfilippo A | 类肝素-N-硫酸酯酶 | 硫酸类肝素 | 2~6岁 | 攻击性行为，神经系统功能倒退 |
| | | Sanfilippo B | α-N-乙酰氨基葡萄糖苷酶 | 硫酸类肝素 | 2~6岁 | 攻击性行为，神经系统功能倒退 |
| | | Sanfilippo C | α-氨基葡萄糖苷-N-乙酰转移酶 | 硫酸类肝素 | 2~6岁 | 攻击性行为，神经系统功能倒退 |
| | | Sanfilippo D | N-乙酰氨基葡萄糖苷-6-硫酸脂酶 | 硫酸类肝素 | 2~6岁 | 攻击性行为，神经系统功能倒退 |

3. **细胞学检查** 骨髓或周围血淋巴细胞行瑞氏或吉姆萨染色，在胞质中可以见到紫色深染颗粒，对诊断有辅助价值。在电镜下可见溶酶体内包涵体，最具特征性的为斑马样小体。

4. **骨骼 X 线检查** 可见颅骨增大，蝶鞍浅长；脊柱后、侧凸；椎体呈楔形，胸、腰椎椎体前下缘呈“鸟喙样”前突；肋骨的脊柱端细小而胸骨端变宽，呈“飘带样”；尺、桡骨粗短，掌骨基底变尖，指骨似“子弹头”样改变。

5. **头颅 CT 或 MRI 检查** 可见交通性脑积水导致的脑室增大。MRI 还可见白质信号异常。

6. **酶活性测定** 对外周血白细胞或培养的皮肤成纤维细胞进行酶学分析，各型 MPS 具有不同的酶活性降低或测不出。

7. **基因检测** 行各型 MPS 基因检测，明确诊断与分型。并可通过对培养的绒毛细胞、羊水细胞行基因检测，进行产前诊断。

8. **其他检查** 行角膜、视力及眼底检查，心脏、神经系统的其他评估等。

**【诊断与鉴别诊断】**根据患者的临床表现，如粗陋面容、肝脾大、骨骼异常，伴或不伴中枢神经系统受累，可作出初步临床诊断，尿中黏多糖定量及电泳分析可作为 MPS 初步筛查指标，进一步根据酶学分析、基因检测明确诊断。对于病初表现轻微，临床症状不典型的病例，应提高警惕，避免延误。

需与其他代谢病相鉴别，如多发性硫酸脂酶缺乏症、神经节苷脂病、甘露糖苷贮积症、岩藻糖贮积症、粘脂贮积病等，在外观、骨骼改变、肝脾大等方面有许多相似之处，除可通过各自独特的临床表现，还可通过特异性的溶酶体酶的改变及相应的基因突变进行鉴别。

**【治疗】**

1. **一般治疗** 采用姑息与对症治疗，改善生活质量。对呼吸道梗阻，可采用持续正压通气，或气管切开。脊柱畸形可用特制支架防止进一步发展，胸椎后凸可行脊柱融合术，腕管、颈髓等有压迫症状时可进行外科手术。

2. **骨髓移植** 目前用于 MPS Ⅰ、Ⅱ、Ⅵ、Ⅶ型患者的治疗，能改善部分临床症状，如肝脾大、呼吸道梗阻等。骨髓移植无法逆转骨骼畸形，对神经系统的治疗效果与接受治疗时的年龄及认知损害程度有关，当已有严重的智力低下或骨骼畸形时，骨髓移植疗效不佳。

3. **减少底物治疗** 小分子物质可抑制黏多糖的合成，从而改善黏多糖蓄积所导致的代谢紊乱。4,5,7-三羟基异黄酮（4,5,7-trihydroxyisoflavone）为小分子化合物之一，在 MPS 患者培养的成纤维细胞中可以抑制黏多糖的合成，减少黏多糖的贮积。有报道 MPS 小鼠服用大剂量的 4,5,7- 三羟基异黄酮 9 个月后，大脑中贮积的黏多糖减少了三分之一，神经系统功能的退化速度减慢，未出现 MPS 导致的行为异常，初步的研究结果显示小分子化合物为 MPS 潜在的治疗药物。

4. **酶替代治疗** MPS Ⅰ、Ⅱ、ⅣA 和Ⅵ型可行酶替代治疗。酶替代治疗方法简便，风险小，但需终身治疗，费用高，且重组酶制剂无法直达中枢神经系统，在改善神经系统症状等方面的作用有限。目前，国外已开展鞘内注射重组酶的临床试验，有望能改善患者的神经系统症状。

5. **基因治疗** 尚处于动物实验阶段，已显示有较好的疗效与安全性。

### （二）MPSⅠ型

MPSⅠ型为常染色体隐性疾病，其致病基因 *IDUA* 位于 4p16.3，编码 α-L- 艾杜糖醛酸酶（α-L-iduronidase，IDUA），该酶缺陷导致硫酸皮肤素和硫酸类肝素在组织中贮积，在尿中排出增加。

**【临床表现与分型】**根据发病年龄和疾病严重程度分为三型：Hurler 综合征（MPS IH）、Scheie 综合征（MPSIS）和中间型 Hurler-Scheie 综合征（MPS IH/S）。

Hurler 综合征是 1919 年由 G.Hurler 首次描述，是 3 个亚型中最为严重的一型，患病率为 1/100 000。主要临床表现包括骨骼异常，肝脾大，重度智力障碍。患儿出生正常，1 岁后逐渐出现黏多糖病特征性的粗陋面容，如舟状头、塌鼻梁、前额突出、舌体肥大、体毛增多，皮肤坚韧，似皮革样增厚。其他的临床特征包括：肝脾大，脐疝与腹股沟疝，典型的骨骼异常，如爪形手、手指短粗、脊柱后凸。

患者于 12~15 个月逐渐出现发育落后，动作笨拙，语言落后，反应迟钝。随着疾病的进展，可出现视力、听力异常。可因角膜混浊，视网膜病变，视神经受压，或原发性脑疾病致失明。反复中耳炎、听骨异常、听神经受压致感觉神经性和传导性耳聋。继发性神经系统异常包括交通性脑积水致颅压高，寰枢椎半脱位与齿状突发育异常致脊髓受压和猝死。黏多糖在扁桃体、腺样体、气管软骨中贮积，导致鼻咽部软组织增厚、气道狭窄，引起睡眠呼吸暂停、睡眠期低氧血症，导致肺动脉高压和肺心病。黏多糖的贮积还可导致心肌病，心内膜弹力纤维增生，心瓣膜反流，致心功能衰竭。黏多糖在血管内贮积可导致冠状动脉、主动脉狭窄。脊柱后突在 1 岁左右显现。关节僵硬较为普遍，且逐渐进展，导致肩、腿疼痛和运动受损，腕管综合征可致手指僵硬、屈曲挛缩。另外，患儿常有反复的上呼吸道感染和中耳炎。Hurler 综合征患者寿命短暂，多在 10 岁内死亡，通常死于上呼吸道梗阻、呼吸系统感染及心血管并发症。

Hurler-Scheie 综合征为中间型，患者的智力接近正常，骨骼与体貌特征出现较晚，约 3~8 岁出现。早期临床症状较轻，进展缓慢，关节僵直、疼痛是最常见的临床表现，可有脐疝，反复的中耳炎、鼻窦炎。大部分患者能活到成人，20 岁左右死亡，常见死因为心脏病或呼吸衰竭。

Scheie 综合征是 Scheie 等于 1962 年首次报道，为 MPS Ⅰ亚型中最轻的一型，以前曾划分为 MPS Ⅴ型。患者智力通常正常，并可以有正常成人的体格，面部特征不显著，可有云雾状角膜、颈短、肝脾大，进展性的心脏瓣膜病可引起主动脉瓣和二尖瓣反流，骨骼改变较轻，可有关节活动受限、疼痛，爪形手和腕管综合征。明显的临床症状通常在 5 岁以后出现，一般在 10~20 岁得以诊断。是 MPS Ⅰ中寿命最长的亚型，可存活至中年。

**【诊断】**根据酶学检测及基因检测可明确诊断。尿中硫酸皮肤素、硫酸类肝素排出增多，酶学检查示 α-L- 艾杜糖醛酸酶活性降低或无活性。*IDUA* 基因检测显示基因型与表型有一定的相关性，70% 欧洲患者有 p.W402X 与 p.Q70X 的纯合或复合杂合突变，表现为 MPS IH 型，p.R89Q 与 p.R89W 突变也较为常见，常表现 MPS IH/S 和 MPS IS，其次为 P533R，R383H 突变。

**【治疗】**

1. **一般治疗** 对 MPSⅠ型患者的呼吸道管理非常重要，解除呼吸道梗阻，持续正压通气，必要时气管切开。此型患者麻醉风险较高，麻醉时应采取恰当的预防措施，避免寰枢椎脱位。脐疝可行保守治疗，伴脑积水时应行引流减压。

2. **骨髓移植** 可以提高内源性酶活性，改善临床症状如肝脾大及呼吸道梗阻等。但对骨骼畸形等改善不明显，对神经系统的疗效差异较大，与移植时患者的年龄、智力水平有关。对于 MPS Ⅰ型患者，在年龄 <2 岁且智力发育指数（mental development index，MDI）>70 者进行骨髓移植效果好，能有效改善认知水平。年龄 >2 岁且已有智力下降，或者表现为 Hurler-Scheie 型和 Scheie 型者，更推荐酶替代治疗。

3. **酶替代治疗** 重组人 α-L- 艾杜糖醛酸酶（laronidase，Aldurazyme）静脉输注有肯定的疗效，可改善肝脾大、肺功能、关节活动度，减少睡眠呼吸暂停、低通气，降低尿液中黏多糖的排出，但无法改善角膜混浊、心血管疾病及骨骼异常。尽管抗体产生率较高（>90%），但不影响疗效。重组酶也用于不能耐受骨髓移植的婴儿或骨髓移植前。由于静脉输注的重组酶无法通过血脑屏障，因而对认知障碍或其他神经系统功能损伤的改善不明显。有研究对患 MPS Ⅰ型的狗鞘内注射重组 α-L- 艾杜糖醛酸酶，发现酶可以进入深部脑组织，提示鞘内注射可用于 MPS Ⅰ型中枢神经系统病变的治疗。目前国外已开展 MPS Ⅰ型鞘内注射重组酶的临床试验。

4. **基因疗法** 仍在动物实验阶段。

（三）MPSⅡ型

MPSⅡ型又称 Hunter 综合征，是 MPS 中唯一的 X 连锁隐性遗传病，致病基因 *IDS* 位于 Xq28，编码艾杜糖醛酸 -2- 硫酸酯酶（iduronate-2-sulfatase），此酶缺陷导致硫酸类肝素和硫酸皮肤素的贮积。男性发病，发病率约 1/162 000 男性，也有个别女性受累，见于 X 染色体非随机失活、X 染色体与常染色体异位、特纳综合征等。临床表现类似于 MPSⅠ型，但无角膜混浊。

**【临床表现与分型】**根据智力发育与疾病进展速度分为轻型与重型。重型患者临床表现类似于 Hurler 综合征，有神经系统受累，表现为认知功能下降，好动、攻击性行为、睡眠障碍、耳聋。有外貌异常，肝脾大，心血管病变，骨骼改变，侏儒症。继发的神经系统并发症包括脑积水、脊髓受压、颈部脊髓病、视神经受压和听力异常。部分患者后背、肩胛骨、上臂和大腿有白斑皮肤损害，为 Hunter 特征性的皮肤改变，患者多能存活至青少年及二十余岁。

轻型患者智力正常或轻度受累，进展缓慢，且无角膜浑浊，类似于 Scheie 综合征，寿命可长达 60~70 岁。

**【诊断】**白细胞或培养的皮肤成纤维细胞艾杜糖醛酸 -2- 硫酸酯酶活性降低即可诊断此病。此外，也可对患者行基因检测以明确诊断，约 80% 的 MPSⅡ型患者为 *IDS* 基因点突变，超过 35% 的突变位于 CpG 岛，大片段缺失的患者认知受累更为严重。必要时可通过酶学分析、基因检测进行产前诊断。

**【治疗】**

1. **骨髓移植** 可稳定心血管症状，减轻肝脾增大，改善关节僵硬，对感音性与传导性耳聋有效。但对神经系统的症状的改善程度不一，与病情轻重及开始治疗的时间有关。

2. **酶替代治疗** 人重组艾杜糖醛酸 -2- 硫酸酯酶替代治疗，可使尿中的黏多糖显著降低，减少黏多糖在组织中的蓄积，改善肝脾大，减轻关节挛缩，增强运动能力，使肺功能稳定或增强。鞘内注射重组酶正在临床试验阶段，初步研究结果表明，鞘内注射重组酶者其神经系统退行性病变的进展较慢且程度较轻，可以延缓认知倒退的进程。

3. **基因治疗** 在动物疾病模型上已取得初步成功，基因治疗有望改善患者的中枢神经系统症状。

（四）MPSⅢ型

MPS Ⅲ型又称 Sanfilippo 综合征，是由 4 种降解硫酸类肝素（heparan sulfate）的溶酶体酶缺陷引起的一组具有相同临床表现的疾病。分为 MPS ⅢA、B、C 和 D4 个亚型，相应的缺陷的酶分别为类肝素 -N- 硫酸酯酶、α-N- 乙酰氨基葡萄糖苷酶、α- 氨基葡萄糖苷 -N- 乙酰转移酶与 N- 乙酰氨基葡萄糖苷 -6- 硫酸脂酶。

**【临床表现】**MPS ⅢA 最常见，临床最为严重，致病基因 *SGSH* 位于 17q25.3，编码类肝素 -N- 硫酸酯酶。MPS ⅢB 的致病基因为 *NAGLU*，位于 17q21.2，编码 α-N- 乙酰氨基葡萄糖苷酶；MPS ⅢC 的致病基因 *HGSNAT* 位于 8p11.2-p11.1，编码 α- 氨基葡萄糖苷 -N- 乙酰转移酶；MPS ⅢD 的致病基因 *GNS* 位于 12q14.3，编码 N- 乙酰氨基葡萄糖苷 -6- 硫酸脂酶，均呈常染色体隐性遗传。

MPS Ⅲ型的临床特征为进行性中枢神经系统功能衰退，患者多在 2~6 岁出现临床症状，表现为语言发育迟滞、药物难治性的多动症、攻击性行为、发育落后等。大部分患者有觉醒 - 睡眠周期紊乱、失眠。年长儿可有癫痫发作。患者普遍具有 MPS 特征性的面部、骨骼改变，但非常轻微，容易漏诊。可有肝脾大、疝气和多毛等。神经功能进行性减退，患者严重痴呆，10 岁左右卧床，可在青少年期死亡，部分患者可存活至成年。

MPS ⅢA 是 MPS Ⅲ型中最常见及最严重的亚型，ⅢA 型具有起病年龄早、疾病进展快及存活时间短的特征，常见的首发症状为语言落后、听力损害和肝肿大，还可出现多毛、攻击性行为、粗陋面容等表现。ⅢB 型患者临床表现具有异质性，主要表现为粗陋面容、心脏肥大、进行性痴呆、抽搐等，可存活至 20~30 岁。ⅢC 型则可表现为精神运动发育迟滞、行为异常、睡眠障碍、听力损害、粗陋面容、反复感染、腹泻、癫痫和色素性视网膜炎，个别 MPS ⅢC 可成人起病。MPSⅢD 型是 MPS Ⅲ中最少见的亚型，临床表现多样，可见发育停滞、行为异常、语言和运动倒退。

**【诊断】**尿中硫酸类肝素排出增加可以用于 MPS Ⅲ患者的筛查，但有假阴性。确诊依赖于白细胞或培养的皮肤成纤维细胞中各亚型酶活性降低及相应基因的突变检测。

【治疗】

1. **对症支持**　治疗改善行为与睡眠。

2. **酶替代治疗**　MPS ⅢA 型的重组酶替代疗法正在临床试验阶段。

3. **基因治疗**　基因治疗尚处于动物实验阶段。对 MPS ⅢB 型小鼠进行治疗后,小鼠脑内大部分区域的酶活性得以恢复,认知功能改善,且存活时间延长。

4. **减少底物治疗**　辅酶 Q10 联合抗氧化剂(α-生育酚、N-乙酰半胱氨酸、α-硫辛酸)可减少 MPS Ⅲ型患者成纤维细胞的黏多糖,并增加 MPS ⅢB 型残留酶的活性,可能是一种潜在的治疗方法。

（五）MPS Ⅳ型

MPS Ⅳ型也称 Morquio 综合征,分为 A、B 两型,A 型的致病基因 *GALNS* 位于 16q24.3,编码 N-乙酰氨基半乳糖苷-6-硫酸酯酶(N-acetylgalactosamine-6-sulfate)。B 型致病基因 *GLB1* 位于 3p22.3,编码 β-D-半乳糖苷酶(β-galactosidase)。两者缺陷均导致硫酸角质素在体内聚集。

【临床表现】Morquio 综合征 A 型与 B 型的临床表现相似,以骨骼特征性改变为主。患儿多在 1~3 岁出现临床症状,表现为身材矮小、短颈,关节松弛,多发性骨发育不良,胸骨外翻(鸡胸)和足外翻常见,也可出现迟发性脊椎骨骺发育不良和严重的椎体扁平。患者可有角膜轻度混浊、肝脾大和心瓣膜病。部分患者有进行性听力损害,甚至听力丧失。釉质发育不全只出现在 MPS ⅣA 型患者。患者通常智力正常,但常常因骨骼异常、关节松弛,产生继发性神经系统并发症,可因枢椎齿突发育不良和颈部韧带松弛,使颈髓受压的风险显著增加,在轻微摔倒后可能出现急性脊髓压迫和呼吸停止。麻醉时、运动时存在寰枢椎半脱位的潜在风险,需采取预防措施。MPS ⅣA 和ⅣB 均有轻型和重型,取决于残余酶的活性。成年 MPS ⅣA 型患者身高通常低于 125cm,而 MPS ⅣB 型患者身高可达 150cm。患者 6~7 岁后,疾病进展趋缓,多在 20~30 岁时失去行走能力,30~40 岁死于心肺衰竭,轻型患者可存活至 70 余岁。

【诊断】尿中硫酸角质素排出增多可用来筛查 MPS Ⅳ型患者,确诊依赖于白细胞或培养的皮肤成纤维细胞中 A、B 亚型酶的活性降低与相应的基因突变。拉丁美洲患者 MPS ⅣA 型的 *GALNS* 基因 R386C 突变占 32.5%,R380S 与轻型相关。大部分 MPS ⅣB 型患者为 *GLB1* 基因 W273L 纯合突变或复合杂合突变,残存一定的酶活性。

【治疗】无特异性治疗。手术时注意麻醉风险,关注呼吸、骨骼、肝功能等异常。由于智力正常,骨髓移植又不能改善骨骼异常,故 MPS Ⅳ型不推荐骨髓移植治疗。用于治疗ⅣA 型的人重组酶(elosulfase alfa)已于 2014 年批准上市,临床试验结果表明酶替代治疗可减少ⅣA 型患者尿中硫酸角质素的排泄,改善患者的运动耐量和呼吸功能。2015 年英国国家卫生保健研究所(National Institute for Health Care and Excellence,NICE)建议 MPS ⅣA 患者应尽早应用酶替代治疗,每周静脉输注一次,推荐剂量为 2mg/kg,4~5 小时输完。

（六）MPS Ⅵ型

MPS Ⅵ型又称 Maroteaux-Lamy 综合征,呈常染色体隐性遗传,致病基因 *ARSB* 位于 5q11-q13,编码芳基硫酸酯酶 B(arylsulfatase B);酶的缺陷导致未完全降解的硫酸皮肤素及硫酸软骨素贮积。

【临床表现】MPS Ⅵ主要累及骨骼及软组织,具有黏多糖贮积症典型的骨骼和面部特征。临床表现差异很大,分为轻型、中间型与重型。重型患者在 1~6 岁出现黏多糖贮积症典型的面部特征、严重的骨骼畸形及关节异常,呼吸节律异常和心血管疾病,如心脏瓣膜病,包括二尖瓣和主动脉瓣关闭不全,但心肌病和心内膜弹力纤维增生症少见。阻塞性睡眠呼吸暂停和肺动脉高压在未治疗的患者中很常见。智力多正常,但听力及视力可受损,脑积水可以继发认知功能下降。颈椎处的硬膜、前纵韧带和后纵韧带增厚,可引起椎管狭窄,导致脊髓压迫。患者多在 20~30 岁死亡。轻型患者类似于 Scheie 综合征,但 MPS Ⅵ型患者身材更为矮小且智力多正常。轻型患者疾病进展较为缓慢。中间型患者临床表型则在轻型及重型之间。

【诊断】白细胞或培养的皮肤成纤维细胞芳基硫酸酯酶 B 活性降低及 *ARSB* 基因突变可以明确诊断。培养的绒毛细胞或羊水细胞的酶活性测定、基因检测可用于产前诊断。

【治疗】

1. **骨髓移植**　可使肝脾缩小,心肺功能稳定,视觉、关节活动改善。

2. **酶替代治疗**　重组芳基硫酸酯酶 B 静脉输注可改善患者体力、减少尿中黏多糖的排出,耐受性好。但髋关节病、颈髓受压有继续进展的风险。早期开始治疗效果好。

3. **基因治疗**　对患有 MPS Ⅵ型的猫进行转基

因治疗，可清除贮积的黏多糖、增加长骨长度、改善心血管症状及运动功能等。

### （七）MPS Ⅶ型

MPS Ⅶ型又称Sly综合征，较为罕见，呈常染色体隐性遗传，致病基因*GUSB*位于7q21.11，编码β-葡萄糖醛酸苷酶（beta-glucuronidase，GUSB），酶缺陷导致黏多糖贮积。

**【临床表现】**临床表现及并发症类似于MPS Ⅰ型，严重程度存在差异，最为严重的类型表现为胎儿水肿，常常为死胎或生后不久死亡。重型患儿生后至5岁逐渐出现黏多糖贮积导致的特征性表现，如面容粗陋、巨舌、肝脾大、心瓣膜异常、脐疝和腹股沟疝，因呼吸道狭窄导致频发的呼吸道感染和睡眠呼吸暂停，角膜混浊导致视力丧失，频繁的中耳炎，发育迟滞和进行性的认知倒退，可有各种骨骼异常，并随年龄增长逐渐明显，包括个子矮小，关节挛缩影响运动功能，X线显示多发性骨骼发育异常，可有腕管综合征，表现为麻木、刺痛感，手、指无力，可有颈部椎管狭窄，压迫脊髓，还可有脑积水。轻型者可仅限于骨骼异常，由于软骨细胞增殖减少，致骨骼短小，可有角膜混浊，智力多正常。严重者婴儿期死亡，轻型者可存活至青少年或成人，死亡的主要原因为呼吸道梗阻和心脏疾病。

**【诊断】**β-葡萄糖醛酸苷酶活性降低以及*GUSB*基因突变可以明确诊断。应用培养的绒毛细胞或羊水细胞的酶活性测定、基因突变分析进行产前诊断。

**【治疗】**骨髓移植治疗有效，可使白细胞中的β-葡萄糖醛酸苷酶的活性接近正常，尿中黏多糖排出减少，运动功能改善，上呼吸道感染、中耳炎减少，呼吸困难、眩晕好转，但骨髓移植不能改善认知功能。酶替代治疗正在进行临床研究。基因治疗还在动物实验阶段，有报道应用重组腺相关病毒2载体对成年MPS Ⅶ鼠行转基因治疗，症状改善；在MPS Ⅶ新生鼠的侧脑室中注射基因修饰的骨髓基质细胞，可以降低脑中黏多糖的含量，显著提高其认知功能。

### （八）MPS Ⅸ型

MPS Ⅸ型又称Natowicz综合征，也较罕见。其致病基因*HYAL1*位于3p21.3，编码透明质酸酶（hyaluronidase），由于酶活性缺陷，使得透明质酸的浓度高于正常的38~90倍。透明质酸是细胞外基质的重要结构与功能的组成成分之一，其代谢异常影响细胞分化、增殖、迁移、胚胎形成、炎症、创伤愈合、代谢等。膝关节病理见骨骺、关节软骨细胞质与细胞周围透明质酸增多。

**【临床表现】**MPS Ⅸ型具有相对较轻微的表型，临床特征包括：关节周围软组织肿块、轻度身材矮小和髋臼异常，没有神经系统和内脏受累表现。有报道一个家系中3例患者表现为膝关节和/或髋关节疼痛和肿胀。患者均有滑膜巨噬细胞浸润，弥漫性关节受累。骨性关节炎是MPS Ⅸ型一个典型表现。

**【诊断】**此型极为罕见，目前仅有数例报道。MRI提示增生性滑膜炎，对抗炎治疗无效的青少年特发性关节炎应考虑此病，可进一步行酶活性检测及基因突变分析明确诊断。

**【治疗】**对症治疗为主，尚无特异性治疗。

**关键点**

1. 除MPS Ⅱ型为X连锁隐性遗传外，其余诸型均为常染色体隐性遗传。
2. 特征性的临床表现为粗陋面容及多发性骨发育障碍。
3. 酶学检测及基因突变分析是确诊的依据，并可据此进行产前诊断。
4. MPS的部分亚型在病程早期进行酶替代治疗、骨髓移植治疗可改善预后。

## 三、寡聚糖/糖肽类贮积症

### （一）甘露糖苷贮积症

甘露糖苷贮积症（mannosidosis）是由于α或β-甘露糖苷酶缺陷所致。α甘露糖苷贮积症的临床特点为面部特征（包括面容粗陋、巨颅、前额突出、高眉弓、塌鼻梁、齿距宽、巨舌、凸颌等），骨骼异常（包括多发性骨发育障碍，局灶性破坏或硬化性病变，骨坏死，骨质减少），混合性听力丧失，反复感染，发言迟缓，智力障碍，共济失调。根据发病年龄的不同分为三型：1型（轻型）、2型（中间型）和3型（重型）。1型10岁后发病，表现为缓慢进展的肌病，无骨骼受累。2型10岁以前发病，智力障碍常见于2~3岁后，特征为说话不完整并延迟、运动发育落后，眼部检查可见角膜混浊及放射状晶状体混浊，病程进展慢，能存活至成人。其他表现有耳聋、轻微面部畸形（主要为下颌与齿龈增生）及影像学检查骨骼异常，脑积水及痉挛性截瘫。3型在新生儿期即可有症状，常见于3~12个月发病，特征为重度智力障碍、面部畸形、多发骨发育障碍和肝脾肿大，病程短，多于3~10岁死亡。头颅MRI表现部分空蝶鞍，小脑萎缩，顶枕叶白质信号异常，进行性皮层-皮层下萎缩。

A-甘露糖苷贮积症的致病基因为，*MAN2B1*，

欧洲患者的 *MAN2B1* 突变分析显示 27% 携带 p.R750W，此为其始祖突变。

β- 甘露糖苷贮积症表现为严重的精神运动发育迟缓、听力丧失和惊厥，临床表现多种多样，甚至在同一家系的不同患者临床表现也不相同，可见血管角质瘤和视网膜血管迂曲，皮肤成纤维细胞、上皮细胞、肝细胞、淋巴细胞等多种细胞的细胞质空泡变性。编码 β- 甘露糖苷酶基因为 *MANBA*。

已有部分 α- 甘露糖苷贮积症患者进行了骨髓移植，移植后随访结果表明神经认知及心肺功能得到保留，适应性技能与语言记忆功能也有改善，异常的听力与语速接近于正常。在欧洲酶替代治疗（velmanase alfa）已批准治疗 α- 甘露糖苷贮积症。

β- 甘露糖苷贮积症目前暂无特效治疗。

**（二）岩角藻糖苷贮积症**

岩角藻糖苷贮积症（fucosidosis）是一种常染色体隐性遗传病，是由于 α- 岩角藻糖苷酶缺陷导致了含有海藻糖的寡糖、糖肽和糖苷在组织中积聚及尿中排泄量增加，贮积物形成了大量的葡糖天冬酰胺、少量寡糖、多糖和糖脂，导致所有患者神经系统功能障碍，其余系统的临床表现则多种多样。主要临床特点包括血管角质瘤，进行性智力运动发育迟缓伴倒退，神经系统体征，面容粗陋，多发性骨发育障碍。

伴神经系统损害的婴儿型（1 型）患儿在生后 6 个月左右起病，快速发展至去大脑强直状态，汗液氯化钠水平升高，常于 10 岁以内死亡。轻型（2 型）患儿在生后几年内发现神经系统受损，病情进展缓慢，无肝脾大，皮肤有血管角质瘤，汗液的氯化钠含量正常，可存活至青春期甚至成年期。眼部检查可见结膜血管迂曲和视网膜色素变性。

岩角藻糖苷贮积症的致病基因是 *FUCA1*，已报道的突变类型包括错义、无义、缺失、重复与剪切位点突变，所有突变均可以导致酶活性几乎完全丧失。

岩角藻糖苷贮积症的头颅 MRI 表现为脑白质的信号广泛异常和进展性改变，包括脑室周围、皮质下、内外囊与丘脑内髓层等白质，苍白球与黑质也可以表现为 $T_1$ 高信号和 $T_2$Flair 低信号，年龄大的患者可有大脑和小脑萎缩。

岩角藻糖苷贮积症的诊断主要依赖于淋巴细胞或皮肤成纤维细胞的 α- 岩角藻糖苷酶活性的测定，由于部分正常人的血浆或血清的岩角藻糖苷酶活性可以明显降低，所以血浆和血清的岩角藻糖苷酶活性不适宜用作诊断指标，尿液分析可见岩角藻糖苷的寡糖和糖脂明显增高。结合基因分析可确诊并指导遗传咨询和产前诊断。对患者进行造血干细胞移植已见报道。

**（三）Schindler-Kanzaki 病**

Schindler-Kanzaki 病（α-N- 乙酰基半乳糖苷酶缺陷）是神经轴索变性病的一种类型，是由于溶酶体的 α-N- 乙酰基半乳糖苷酶缺陷所致。本病是 1987 年由 D. Schindler 首先在德国报道了同胞兄弟，表现为进行性运动、智力损害，肌阵挛发作，去皮层状态，视神经萎缩，失明，锥体束征，4 岁时已对外界无反应，卧床不起。没有发现其他溶酶体贮积症可见的内脏损害，头颅 MRI 显示脑萎缩，脑脊液蛋白水平不高，神经传导速度正常，但神经病理提示神经轴索营养不良。随后发现患者存在 α-N- 乙酰基半乳糖苷酶（α-N-acetylgalactosaminidase，*NAGA*）活性缺陷。1989 年 Kanzaki 等描述了一组日本成年患者没有明显的神经系统表现，却有弥漫的血管角质瘤、α-N- 乙酰基半乳糖苷酶缺陷以及数种尿中糖肽增高，分子研究表明 *NAGA* 基因 p. R329W/Q 突变。另有报道 59 岁 α-N- 乙酰基半乳糖苷酶缺陷患者表现为感觉 - 运动多神经病，有轻微的智力损害、反复发作性眩晕，腓肠神经活检提示轴索变性的有髓纤维密度降低，脑 MRI 显示顶 - 枕区脑萎缩、侧脑室后角以及半卵圆中心点片状高密度影，感音神经性听力损害。

α-N- 乙酰基半乳糖苷酶缺陷在临床上有三种表型，1 型即 Schindler 病 1 型，为婴儿期起病神经轴索营养不良，2 型即 Kanzaki 病，为成年起病的弥漫性血管角质瘤伴轻度认知障碍，3 型即 Schindler 病 3 型，为中间型，表现为轻至中度神经系统病变。

确诊可检测酶活性或发现致病基因 *NAGA* 突变，目前无特效治疗方法。

**（四）唾液酸贮积症**

唾液酸贮积症（sialidosis）是由 Historically 等于 1977 年首先命名的，本病是由 α- 神经氨酸苷酶（唾液酸苷酶）缺陷导致的，分为两种临床亚型：唾液酸贮积症Ⅰ型和Ⅱ型，两型患者均有尿中唾液酸低聚糖排出增多。人类 α- 神经氨酸苷酶与组织蛋白酶 A（cathepsin A）和 β 半乳糖苷酶（β-galactosidase）等组成复合体，该复合体对 α- 神经氨酸苷酶的整合与酶活性非常重要。

**【病因与发病机制】**唾液酸贮积症为常染色体隐性遗传性溶酶体病，其致病基因 *NEU1*，定位于 6p21.3，编码 α- 神经氨酸苷酶（唾液酸苷酶），基因突变导致 α- 神经氨酸苷酶活性降低，引起唾液酸化的复合糖分解障碍，使其在溶酶体中贮积，导致多系统功能障碍，产生一系列的临床症状。

**【病理】**有关本病的病理研究较少。一例孕 20

周终止妊娠的胎儿其组织在光镜下显示肝脏、骨髓、肾脏、脑等组织空泡化。另有1例α-神经氨酸苷酶缺陷的患者死于并发的急性暴发性肾病综合征，其肾脏病理显示上皮细胞损伤，以肾小球和近端小管处的上皮细胞受累为著。1例唾液酸贮积症Ⅰ型患者尸检显示脊髓前角和脑干运动神经元核周体扩大，脊髓背根神经节、小脑齿状神经元、以及下丘脑和基底节处的神经细胞也有受累；新皮层可有轻度海绵样变伴神经元肿胀，神经元可见脂褐质样颗粒，溶酶体内见少量层状结构；小脑蚓部发育不良，如Purkinje细胞分层、颗粒细胞层稀薄、突触结构不完整等。

**【临床表现】**唾液酸贮积症分为两种临床亚型：唾液酸贮积症Ⅰ型和Ⅱ型。

Ⅰ型起病晚，多于10~20岁发病，症状较轻，其典型的表现包括：在儿童晚期或青春期出现进行性视力丧失、多发性肌阵挛、癫痫发作、小脑性共济失调、感觉异常、无或仅有轻微智力损害。肌阵挛发作既可以为癫痫性的，也可以为非癫痫性的，可由运动、感觉和情绪刺激诱发，也可由月经、吸烟所诱发。癫痫发作以肌阵挛发作和全面性强直-阵挛发作为主。感觉异常表现为肢体疼痛，患者可有一侧或双侧小腿疼，较剧烈，睡眠中可疼醒，疼痛时伴腓肠肌收缩，劳累、遇冷可诱发。临床症状呈进行性加重，最终影响到语言、行走、进食。眼底樱桃红斑是涎酸贮积症Ⅰ型的特征性表现，因此，Ⅰ型也称为樱桃红斑肌阵挛综合征；部分患者可见斑点状晶状体浑浊，常常致盲及视神经萎缩。CT或MRI可见大脑、小脑萎缩，有报道1例患者21岁时脑CT显示第四脑室扩大，40岁时MRI显示小脑、脑桥、大脑半球和胼胝体严重萎缩。Ⅰ型患者无外观畸形、骨与关节异常和肝脾大。

也有少数患者表现不典型，起病较晚(20~30岁)，仅有肌阵挛癫痫发作，而无眼底樱桃红斑，尿唾液酸低聚糖含量在正常范围，病情进展缓慢。

Ⅱ型也称黏脂贮积症Ⅰ型，患者有神经、内脏和骨骼异常，与半乳糖唾液酸贮积症(组织蛋白酶A缺乏)的临床表现相似。其发病较Ⅰ型早，症状更为严重，表现为多发性骨发育不全、Hurler样面容、严重的智力低下和肝脾大。偶有新生儿发病，有肝脾大和腹水。根据起病年龄又分为三型：先天型(宫内起病)，婴儿型(1岁内发病)和少年型(2岁后发病)。先天型通常为死胎或生后数周内死亡，临床表现为胎儿水肿和/或新生儿腹水，随后有面容粗陋，多发性骨发育障碍，肝脾大。少数患者有肾脏、心脏、眼睛受累，肌阵挛，腹股沟疝，毛细血管扩张，瘀点，脑积水等。婴儿型在新生儿期出现肝脾大和腹水，眼底检查可见樱桃红斑和晶状体点状浑浊，患儿通常生后数月至2岁内死亡。少年型存活时间稍长，表现为严重智力低下，惊厥及运动功能异常，小部分有严重肾功能不全及蛋白尿，此型个别可以存活至青春期。婴儿型和少年型均可表现为进行发展的黏多糖样表型，如面容粗陋，内脏增大，多发性骨发育障碍，椎体畸形，智力迟滞，听力丧失。

**【辅助检查】**淋巴细胞与培养的皮肤成纤维细胞中α-神经氨酸苷酶活性下降，尿中唾液酸低聚糖增高，部分患者早期可出现视觉诱发电位异常。

**【诊断与鉴别诊断】**诊断依赖于临床表现、α-神经氨酸苷酶活性分析及*NEU1*基因突变检测。唾液酸贮积症Ⅰ型常伴有肌阵挛、癫痫发作等症状，需要与导致进行性肌阵挛癫痫的其他病因相鉴别，如神经元蜡样质脂褐质沉积症、线粒体脑肌病(如MERRF)、Lafora病、戈谢病等。

**【治疗与预防】**本病以对症、康复治疗为主，目前尚无特异性治疗方法，基因治疗及酶替代治疗仍有待研究。应对患者家庭进行遗传咨询，并可通过对绒毛或羊水细胞行*NEU1*基因突变分析，进行产前诊断。

**关键点**

1. 唾液酸贮积症呈常染色体隐性遗传。
2. 是进行性肌阵挛癫痫较为常见的病因之一，具有进行性肌阵挛癫痫共同的临床症状，如癫痫发作、肌阵挛(癫痫性与非癫痫性的)、共济失调等，而其特有的临床表现包括视力丧失、感觉异常、无或仅有轻微智力损害。
3. α-神经氨酸苷酶活性下降与*NEU1*基因突变为确诊依据。
4. 尚无特异性治疗手段，为避免再发风险，可行产前诊断。

### (五) 天冬氨酰葡糖胺尿症

天冬氨酰葡糖胺尿症(aspartylglycosaminuria)是由于溶酶体天冬氨酰葡糖胺苷酶缺陷所致，属于严重的常染色体隐性遗传性溶酶体贮积症，主要表现为中枢神经系统、骨骼和结缔组织等病变。天冬氨酰葡糖胺苷酶的正常功能是在N-连接糖蛋白的降解过程中对天冬酰胺与N乙酰葡糖胺的连接处进行酶切。致病基因*AGA*位于4q34.3，已报道的患者绝大多数是芬兰人，而且98%芬兰患者为同一种*AGA*

基因突变（c.488G>C，p.Cys163Ser），在芬兰此突变的携带者频率约为 1/40。

天冬氨酰葡糖胺尿症患者在生后数月至数年可以表现为反复感染和腹泻，在 2~6 岁出现运动智力逐渐恶化，5~15 岁之间缓慢进展，出现语言障碍和严重的行为异常。青春期常见轻微的面部粗陋及骨骼异常，面部特征为小头、宽鼻梁、小耳、厚嘴唇、巨舌和方脸，其他还有矮身材、晶状体混浊、肝大、疝气、二尖瓣关闭不全与关节松弛。

天冬氨酰葡糖胺尿症的诊断依赖于尿中天冬氨酰葡糖胺增高和血浆、白细胞和皮肤成纤维细胞的天冬氨酰葡糖胺苷酶的活性下降。外周血淋巴细胞可见空泡样改变，AGA 基因突变分析也可明确诊断。

目前本病无特殊治疗，有报道试用造血干细胞移植有一定疗效。

## 四、多种酶缺陷

### （一）黏脂贮积症

黏脂贮积症（mucolipidoses）是一组临床表现类似于黏多糖贮积症的疾病。这组疾病的命名是基于氨基葡聚糖和鞘脂类共同贮积于组织中的病理改变而得名，分为Ⅰ~Ⅳ型。

**1. 黏脂贮积症Ⅰ型** 现更多称为唾液酸贮积症Ⅱ型（sialidosis，type Ⅱ）根据发病年龄临床主要分为两型：

（1）婴儿型：在新生儿期或婴儿早期表现为肝脾大和脱水，眼部检查常见樱桃红斑和晶体混浊，神经系统发育严重受损，大多数患儿于生后数月或 2 岁内死亡。部分可生存时间较长，但伴有严重的智力低下，惊厥和运动障碍。部分患者表现为肾功能不全和蛋白尿，多可存活至青春期。肾脏病理检查可见肾上皮细胞损害，在肾小球和近端小管细胞膜更明显，这些病理表现和这些区域的唾液酸含量增高一致。

（2）少年型：表现为较轻的发育障碍，有异常的面部特征和多发骨发育障碍，进行性肌阵挛癫痫，常于 20~30 岁死亡。

诊断依赖于尿中排泄唾液酸寡糖增加以及培养的皮肤成纤维细胞和白细胞中 α- 神经氨酸酶活性下降。基因分析是诊断的重要方法。

本病没有特异性治疗方法。

**2. 黏脂贮积症Ⅱ型（Ⅰ- 细胞病）和Ⅲ型（又称 Pseudo-Hurler polydystrophy）** 均为常染色体隐性遗传。在正常细胞中，溶酶体各种酸性水解酶在粗面内质网上合成后进入内质网腔，加上寡糖链后转运至高尔基体，经 UDP-N- 乙酰葡糖胺 -1- 磷酸转移酶（UDP-N-acetylglucosamine-1-phosphotransferase，GNPT）将溶酶体酶寡糖链上的甘露糖磷酸化，形成甘露糖 -6- 磷酸识别标志物，通过甘露糖 -6- 磷酸受体识别溶酶体酶及在溶酶体内定位。而催化这个过程中第一步的 GNPT 酶缺陷可以导致黏脂贮积症Ⅱ、Ⅲ型。由于 GNPT 缺乏，不能在溶酶体酶的寡糖链上形成识别标志物，致使在粗面内质网形成的多种酸性水解酶不能到达溶酶体内，溶酶体内未能降解的氨基葡聚糖、糖蛋白及糖脂类物质贮积在全身组织器官，主要累及骨骼、中枢神经系统、肌肉和心血管系统等，引起生长迟缓、智力运动发育障碍、面容粗陋、肝脾大、多发性骨发育障碍及心脏损害等。

此磷酸转移酶是一种膜结合酶复合物，由 2 个 α 亚单位、2 个 β 亚单位和 2 个 γ 亚单位构成。α 和 β 亚单位由同一个基因 *GNPTAB* 编码，γ 亚单位由另一个 *GNPTG* 基因编码。所有黏脂贮积症Ⅱ型和Ⅲα/β 型由 *GNPTAB* 基因突变所致，Ⅲγ 型由 *GNPTG* 基因突变所致。一般来说，*GNPTAB* 基因的严重突变，如终止突变、插入突变、缺失突变等，导致黏脂贮积症Ⅱ型（又称Ⅰ- 细胞病）。

Ⅰ- 细胞病具有很多与 Hurler 综合征相同的临床及影像学特点，但是起病更早，尿黏多糖分析正常，受累细胞中可发现致密包涵体充满了贮积物质。患儿有严重进展性精神运动发育障碍，多在 10 岁以内死亡。黏脂贮积症Ⅲ型症状较轻，且起病晚，多可存活至成年。

黏脂贮积症Ⅱ、Ⅲ型的诊断可以根据血浆中多种溶酶体水解酶活性明显升高，而培养的皮肤成纤维细胞或白细胞溶酶体酶活性降低或缺乏得到诊断。也可以直接测定磷酸转移酶的活性，或进行基因突变分析。

本病尚无特异性治疗方法。

**3. 黏脂贮积症Ⅳ型** 是一种常染色体隐性遗传性细胞内膜转运（intracellular membrane trafficking）先天缺陷。其病理机制是由于瞬时受体电位离子通道家族成员中的跨膜蛋白之一粘脂蛋白 -1（mucolipin-1）的致病基因 *MCOLN1* 突变，导致多种细胞中出现溶酶体的包涵体而致病。此症可见于所有种族，但是大多数已报道患者是犹太人，其中 95% 的犹太患者具有 c.406-2A>G 和 g.511_6943del 这两种突变。

大多数患者表现为严重智力运动发育迟缓、角膜云雾状改变、进行性视网膜变性以及胃酸缺乏。

患者通常在3~8个月表现神经系统发育异常和视力损害，运动功能严重损害，大多数患者最终没有或者丧失独立行走能力，可见角膜混浊和视网膜萎缩。少数患者相对较轻，仅表现为广泛发育迟缓、共济失调及构音困难，伴角膜云雾状改变和视网膜营养性萎缩。无骨骼发育障碍性畸形以及内脏器官增大(如肝脾大)是其突出特点。

本病的临床诊断主要是根据临床表现，血浆胃泌素水平增高，以及皮肤或结膜活检发现多形溶酶体包涵体。发现 *MCOLN1* 基因突变可以确定诊断及进行产前诊断。

尚无特效治疗，但是综合性康复治疗可以显著提高生活质量，如应用人工泪液可减少角膜云雾状表现等。

### （二）多种硫酸酯酶缺乏症

多种硫酸酯酶缺乏症(multiple sulfatase deficiency，MSD)是由于细胞内数种硫酸酯酶翻译后修饰过程缺陷所致，特征为硫酸脑苷脂、氨基葡聚糖及硫酸胆固醇等在组织中聚集，是由于编码人甲酰甘氨酸合成酶(又称硫酸酯酶修饰因子1蛋白)的SUMF1基因突变所致。硫酸酯酶是细胞内大分子上硫酸盐残体(如硫酸脑苷脂、氨基葡聚糖、转录因子等)降解所必需的一组酶，所有新合成的硫酸酯酶需要由甲酰甘氨酸合成酶(FGE)激活才具有催化活性。由于大部分细胞内硫酸酯酶位于溶酶体，因此硫酸酯酶功能缺陷导致多种底物在溶酶体贮积以及细胞病理改变，产生与黏多糖贮积症患者相似的症状。

本病的临床特征为多系统受累的表现，患儿自婴儿期至儿童早期起病，可有早发婴儿型异染性脑白质营养不良的神经系统损害、黏多糖贮积症的面部畸形特征及骨骼畸形。新生儿型MSD是最严重类型，生后至新生儿期病情快速进展，多于2岁内死亡。婴儿型MSD是最常见类型，患儿在幼儿期出现认知障碍和神经变性，学龄前期丧失大部分发育里程碑。青少年型MSD罕见，起病晚，症状轻。其他表现还有伴或不伴脑积水的头围增大，癫痫发作，反复中耳炎或上呼吸道感染，进行性听力丧失，肝脾大，骨骼改变，心肌肥厚或心脏瓣膜增厚。

头颅MRI表现为进行性脱髓鞘，血管间隙扩大，脑萎缩和/或脑积水。骨骼影像学检查可见脊椎、手足、长骨和颅骨多发骨发育障碍特点。诊断需要检测到至少两种硫酸酯酶活性降低。尿中可有氨基葡聚糖和硫酯类排出增多。还可以检测SUMF1基因突变确诊。

目前对本病无特异治疗，对症治疗，润肤霜、含羧基酸化合物或尿素可以缓解皮肤干燥。

### （三）半乳糖唾液酸贮积症

半乳糖唾液酸贮积症(galactosialidosis)是由于编码保护性蛋白/组织蛋白酶A(protective protein/cathepsin A，PPCA)的基因 *CTSA* 突变所致，组织蛋白酶A(保护性蛋白)是广泛表达的多功能蛋白，具有脱酰胺酶、酯酶和羧肽酶活性，对维持β-半乳糖苷酶的稳定和激活溶酶体α-神经氨酸苷酶至关重要，溶酶体中的这种多酶复合物在正常情况下保持稳定，以适应快速降解蛋白的需求。

半乳糖唾液酸贮积症的临床特征为小脑性共济失调、肌阵挛及视力丧失，常见于儿童晚期及青春期，其他表现包括樱桃红斑、面部畸形、肝脾大及骨骼改变，青少年发病患者可以存活至成年，也有报道早发和晚发婴儿型患者，目前报道的大多数患者来自日本。

本病的诊断依赖于白细胞或培养的皮肤成纤维细胞α-神经氨酸苷酶和β-半乳糖苷酶的酶活性测定，发现两种酶活性缺陷，或行 *CTSA* 基因突变分析。皮肤组织电镜检查可见内皮细胞、毛细血管外膜细胞与成纤维细胞的细胞质空泡变性。

目前无特异疗法，动物研究表明在基因突变小鼠中应用骨髓移植可以纠正白细胞和单核巨噬细胞的酶活性，表型也有改变。

## 五、脂类贮积症

### （一）Wolman病与胆固醇酯贮积症

正常状态下，溶酶体酸性酯酶通过受体介导的脂蛋白颗粒的入胞作用，参与了胆固醇酯和甘油三酯的水解，当此酶缺陷时，可导致绝大多数组织器官中外源性胆固醇的大量聚集，统称为溶酶体酸性酯酶缺乏症。根据病情严重程度又分为婴儿期起病的Wolman病和较晚起病的胆固醇酯贮积症(cholesterol ester storage disease，CESD)，Wolman病患者中溶酶体酸性酯酶的活性完全丧失，胆固醇酯贮积症患者中残留部分酶活性。

Wolman病于1956年由Abramov等首次报道，特征为婴儿期起病的吸收障碍，临床表现为呕吐、腹泻、吸收不良、消瘦，可见肌无力、进行性贫血及重度肝脾肿大，肝组织活检可见肝细胞脂肪变性与胆固醇结晶，CT扫描可见肾上腺增大伴钙化，骨髓穿刺检查可见泡沫状巨噬细胞增多。常于1岁内死亡，死亡原因多为肝衰竭、凝血障碍及全血细胞减少。

胆固醇酯贮积症的表型多样，可表现为儿童期起病的Wolman病样症状，或成年期的血脂异常、肝脾大、肝酶升高。迟发型 CESD 脂质聚集范围广泛，肝肿大是最主要的表现，有时为唯一的疾病征象。

Wolman 病与胆固醇贮积症的诊断可根据典型临床表现、培养的皮肤成纤维细胞或外周血白细胞中溶酶体酸性酯酶活性检测进行诊断。LIPA 基因突变分析亦可确诊。

FDA 已批准 sebelipase alfa 酶替代疗法用于治疗 Wolman 病和 CESD，如果肝病进展至肝纤维化和肝衰竭，可行肝移植。造血干细胞移植可纠正代谢缺陷。

**（二）尼曼匹克 C 型（见其他相关章节）**

## 六、单糖 / 氨基酸单体贮积症

**（一）游离唾液酸贮积症**

游离唾液酸贮积症（free sialic acid storage disorder）包括三种常染色体隐性遗传的等位基因病：Salla 病、中间型严重 Salla 病以及婴儿游离唾液酸贮积症（infantile free sialic acid storage disease，ISSD）。这些病都是由于 *SLC17A5* 基因突变所致，此基因正常情况下编码一种参与唾液酸（N- 乙酰神经氨酸，一种带负电荷的单糖）转运的溶酶体膜蛋白 sialin，sialin 功能异常导致溶酶体内游离唾液酸因转运障碍而堆积。

表型最轻的是 Salla 病，临床特点为出生时外观和神经系统检查正常，病情缓慢进展至轻到中度的精神运动发育迟缓、痉挛性瘫痪、手足徐动以及癫痫发作。最重的表型是 ISSD，其特征是严重发育迟缓、面容粗陋、肝脾大及心脏扩大，常在儿童早期死亡。

唾液酸贮积症的诊断依赖于血清和尿中检测到游离唾液酸显著增加。高效液相串联质谱分析可检测尿中游离唾液酸，快速、准确、敏感性和特异性强。确诊需要证实培养的皮肤成纤维细胞中游离唾液酸是贮积在溶酶体而非细胞质中，或者发现 *SLC17A5* 基因的致病性变异。

目前尚无有效的治疗方法，可对症处理。

**（二）胱氨酸贮积症**

胱氨酸贮积症（icystinoss）是一种由于溶酶体转运障碍所致的常染色体隐性遗传病，包括三种等位基因病，即肾病型胱氨酸贮积症，中间型胱氨酸贮积症和非肾病型胱氨酸贮积症。胱氨酸贮积在所有细胞的溶酶体中，导致细胞功能障碍及组织器官受累。

肾病型胱氨酸贮积症是肾性 Fanconi 综合征最常见的病因，表现为酸中毒、电解质紊乱、佝偻病和发育障碍。患儿多于婴儿期至儿童早期起病，发育迟缓，生长缓慢，喂养困难，多尿、烦渴、脱水，进行性佝偻病样骨骼改变，手足搐搦。辅助检查发现低磷酸盐血症性 / 钙缺乏性佝偻病，低氯性代谢性酸中毒，肾性 Fanconi 综合征表现，血清碱性磷酸酶升高，低钙血症、低磷血症、低钾血症等，肾小球功能受损最终至完全肾衰竭。肾外表现包括轻度颅面形态异常，牙齿发育延迟，畏光，甲状腺功能减退，排汗异常，表现为头痛和视乳头水肿的良性颅内压增高，青春期延迟，男性性腺发育不全。中间型胱氨酸贮积症可出现肾病型胱氨酸贮积症的所有典型表现，但起病年龄较晚，青少年起病，肾衰竭发生在 15 至 25 岁。非肾病型胱氨酸贮积症典型表现是由于角膜胱氨酸晶体蓄积引起的成年畏光现象。患者智力正常，但一些成年患者表现神经系统损伤的表现，如智商正常低限、吞咽困难和肌病等。

致病基因为 *CTNS*，编码含 367 个氨基酸的有 7 个跨膜结构域和 2 个溶酶体靶向结构域的溶酶体蛋白，叫胱氨酸素（Cystinosin），它是 $H^+$ 驱动胱氨酸转运子（H+-driven cystiote transporter）。CTNS 基因的截断致病性变异，以及 57kb 的缺失（g.36，254_93，510del），导致严重的经典的早期起病的肾病型胱氨酸贮积症。有蛋白残余活性者多为错义变异。

裂隙灯检查发现角膜胱氨酸晶体、多形核白细胞中胱氨酸含量升高、培养的皮肤成纤维细胞胱氨酸含量升高或检测到 CTNS 基因致病性变异均可确诊本病。产前诊断可行绒毛或羊水的胱氨酸测定及 CTNS 基因分析。

胱氨酸贮积症的对症处理包括肾替代、肾移植，生长激素替代，L- 甲状腺素治疗甲状腺功能减退，胰岛素治疗糖尿病，睾酮治疗男性性腺发育不全等，均可使患儿获益。血管紧张素转化酶抑制剂可以减少白蛋白尿。服用巯乙胺可以降低白细胞和组织胱氨酸水平。因为确诊时已经存在的肾脏病变是不可逆的，因此一旦确诊，应尽早服用，生后很快应用巯乙胺可显著延缓肾脏病变的进展。若 2 岁以前服用，常常能够增加肾小球滤过率，副作用主要为胃肠道反应。巯乙胺眼药水可减轻畏光症状。

## 七、神经元蜡样质脂褐质沉积症

**（一）概述**

神经元蜡样质脂褐质沉积症（neuronal ceroid lipofuscinoses，NCLs）是一组具有遗传异质性的神经变性病，多在婴儿期和儿童期发病，也可在成年发病。其遗传方式大多为常染色体隐性遗传，但 CLN4（neuronal ceroid lipofuscinoses 4）型为常染色体显性遗传。NCLs 的患病率为 1：25 000，在不同国家新生儿发病率在0.1/10万~7/10万新生儿不等。NCLs临床表现主要为快速的视力下降、癫痫、进行性智力倒退、共济失调和行为异常等，其中视觉丧失为大多数亚型的共同临床特征之一。组织形态学改变以神经元丢失为特征，主要是大脑和小脑皮层萎缩。病理学特征包括神经元及其他组织细胞溶酶体内脂褐质沉积，导致神经细胞的气球样肿胀，以及以大脑皮质及视网膜为主的神经细胞丢失。电子显微镜下沉积物形状具有多样性，包括嗜锇颗粒体（granular osmophilic deposits，GROD）、曲线体（curvilinear profiles，CV）、指纹体（fingerprint profiles，FP）、直线复合体（rectilinear complex，RL）等。不同亚型NCLs的沉积物形状不一样，在非典型病例中可出现混合沉积。由于NCLs存在溶酶体蛋白酶基因缺陷及结构蛋白功能失调，故NCLs目前被认为是一种溶酶体贮积症。最初依据发病年龄和临床特征NCLs可分为婴儿型（infantile neuronal ceroid-lipofuscinosis，INCL）、晚婴型（late-infantile neuronal ceroid-lipofuscinosis，LINCL）、少年型（juvenile neuronal ceroid-lipofuscinosis，JNCL）以及成年型（adult neuronal ceroid-lipofuscinosis，ANCL），还包括进行性癫痫伴智力低下（progressive epilepsy with mental retardation，PPMR）。分子与生化技术的进步使我们能够依据致病基因来进行分类。目前NCLs可分为13种亚型，致病基因分别为*CLN1-CLN8*、*CLN10-CLN14*（表10-23）。

**【病因和发病机制】**NCLs具有表型与基因型异质性。CLN1基因突变可导致婴儿、儿童及成年发病，而在儿童期发病的也可以由CLN2、CLN3、CLN5、CLN7、CLN8、CLN10和CLN12基因突变引起。13种导致不同类型NCLs的基因根据其编码的蛋白质分为四型：Ⅰ型基因（*CLN1*、*CLN2*、*CLN5*、*CLN10*和*CLN13*）编码溶酶体可溶性蛋白/酶；Ⅱ型基因（*CLN3*、*CLN7*和*CLN12*）编码膜蛋白，另外2个基因（*CLN6*和*CLN8*）编码内质网膜蛋白；Ⅲ型基因（*CLN4*和*CLN14*）编码胞质可溶性蛋白；Ⅳ型基因（*CLN11*）编码一种分泌途径中的蛋白。

CLN1基因编码的棕榈酰蛋白硫脂酶1（palmitoyl-protein thioesterase 1，PPT1）是一种可溶性棕榈酰化酶，对溶酶体水解酶降解S-酰化蛋白至关重要。PPT1缺乏会损害溶酶体降解功能，导致S-酰化蛋白在细胞内积聚，从而导致发病。CLN2基因编码的

表10-23 NCLs的基本情况

| OMIM | 疾病亚型 | 临床分型 | 致病基因 | 染色体定位 | 基因产物 |
|---|---|---|---|---|---|
| 256730 | CLN1 | 婴儿型、晚婴型、少年型、成人型 | *CLN1*（*PPT1*） | 1p34.2 | 棕榈酰蛋白硫脂酶1（可溶性溶酶体蛋白） |
| 204500 | CLN2 | 晚婴型、少年型 | *CLN2*（*TPP1*） | 11p15.4 | 三肽基肽酶1（可溶性溶酶体蛋白） |
| 204200 | CLN3 | 少年型 | *CLN3* | 16p12.1 | CLN3蛋白（溶酶体膜蛋白） |
| 162350 | CLN4 | 成人型 | *CLN4*（*DNAJC5*） | 20q13.33 | 半胱氨酸链蛋白α（胞质，与囊泡膜相关） |
| 256731 | CLN5 | 晚婴型、少年型、成人型 | *CLN5* | 13q22.3 | CLN5蛋白（可溶性溶酶体蛋白） |
| 601780 | CLN6 | 晚婴型、少年型 | *CLN6* | 15q23 | CLN6蛋白（内质网膜蛋白） |
| 610951 | CLN7 | 晚婴型、少年型 | *CLN7*（*MFSD8*） | 4q28.2 | CLN7蛋白（溶酶体膜蛋白） |
| 600143 | CLN8 | 晚婴型、少年型 | *CLN8* | 8p23.3 | CLN8蛋白（内质网膜蛋白） |
| 610127 | CLN10 | 先天型、少年型、成人型 | *CLN10*（*CTSD*） | 11p15.5 | 组织蛋白酶D（可溶性溶酶体蛋白） |
| 614706 | CLN11 | 成人型 | *CLN11*（*GRN*） | 17q21.31 | 前角蛋白（可溶性溶酶体蛋白） |
| 610513 | CLN12 | 少年型 | *CLN12*（*ATP13A2*） | 1p36.13 | ATP13A2蛋白（溶酶体膜蛋白） |
| 615362 | CLN13 | 成人型 | *CLN13*（*CTSF*） | 11q13.2 | 组织蛋白酶F（可溶性溶酶体蛋白） |
| 611725 | CLN14 | 婴儿型、晚婴型 | *CLN14*（*KCTD7*） | 7q11.21 | 钾通道四聚结构域含蛋白7型（胞质，部分与膜相关） |

三肽基肽酶 1（tripeptidyl peptidase 1，TPP1）是一种溶酶体可溶性蛋白酶，广泛表达并参与调控发育，在内质网合成，需酸性 pH 条件下激活，TPP1 的氨基肽酶失活可损害三肽从小分子蛋白 N 端的去除，导致发病。CLN3 基因编码的 CLN3 蛋白（Batenin 蛋白）是一种跨膜溶酶体蛋白，其功能仍不十分明确，可能参与调节溶酶体 pH、内吞作用、自噬、细胞增殖、细胞凋亡与突触传递等。DNAJC5 基因编码的半胱氨酸链蛋白 α（Cysteine string protein α，CSPα）可作为分子伴侣促进蛋白质（如 α- 突触核蛋白、Hsc-70 蛋白）的正确折叠，发挥神经保护作用。*CLN5* 基因编码的 CLN5 蛋白是一种功能未知的可溶性溶酶体糖蛋白，可能参与调节囊泡运输。*CLN6* 基因编码的 CLN6 蛋白是一种跨膜内质网膜蛋白，在包括小脑和下丘脑在内的所有组织中广泛表达，其功能不明确，可能参与调节细胞酸化、内吞、自噬与生物金属代谢等。*CLN7* 基因编码的 CLN7 蛋白是一种跨膜溶酶体膜蛋白，属于活性渗透酶的促进子超家族，是多种物质的转运蛋白，CLN7 蛋白异常导致溶酶体功能障碍，损害自噬功能。*CLN8* 基因编码的 CLN8 蛋白是一种内质网跨膜蛋白，其功能仍不十分明确，可能参与脂质代谢、内质网氧化应激、线粒体功能障碍、钙稳态破坏、炎症和细胞凋亡等。*CLN10* 基因编码的组织蛋白酶 D 是一种胃蛋白酶超家族的天冬氨酸蛋白酶，能水解多种底物，参与异常蛋白及细胞碎片的降解、自噬和凋亡。*CLN11* 基因编码的前角蛋白可与多种受体（如 sortilin、TNFα 受体、A 型 ephrin 受体）结合，激活下游信号通路如 Akt、Toll 样受体 9 等，参与炎症、组织修复等。*CLN12* 基因编码的 ATP13A2 蛋白是一种溶酶体跨膜蛋白，参与调节溶酶体酸化相关的自噬体清除、细胞氧化应激等。*CLN13* 基因编码的组织蛋白酶 F 是一种溶酶体半胱氨酸蛋白酶，在内质网中合成，在大脑皮层、海马和小脑神经元中高表达，具体功能仍不清楚。*CLN14* 基因编码的钾通道四聚结构域含蛋白 7 型是一种可溶性胞质蛋白，与泛素连接酶复合物相互作用，参与细胞膜的超极化。

已知的导致 NCLs 的 13 种致病基因主要编码溶酶体可溶性蛋白 / 酶、膜蛋白、内质网膜蛋白、胞质可溶性蛋白、分泌蛋白等，广泛参与细胞尤其是神经细胞的溶酶体 pH、内吞作用、自噬、细胞增殖、氧化应激、细胞凋亡、突触传递、细胞信号传导等，多种蛋白的功能仍有待于进一步研究。

**【诊断】**NCLs 的诊断通常是基于临床表现、影像学检查、电镜检查、酶学分析和分子遗传学检查。对于某些病例，可以通过临床表现和活组织电镜观察进行诊断。

**1. 临床诊断** NCLs 具有以下临床特征：①癫痫发作，可有多种发作形式，甚至癫痫持续状态；②进行性认知倒退（智力倒退，语言功能异常）；③运动功能倒退（包括步态异常、不自主运动、共济失调、肢体强直）；④视力丧失，眼底检查有可能发现视网膜病变、视神经萎缩等；⑤头颅影像学检查提示不同程度的缓慢进行性脑萎缩改变。

**2. 实验室诊断**

（1）病理学诊断：取 5~10ml 肝素化全血（淋巴细胞），或进行皮肤神经活检，用电子显微镜对组织进行蜡样质脂褐质沉积的病理学检查是诊断及与其他神经系统疾病进行鉴别诊断的标准方法。

（2）酶学分析：临床上我们可以对 PPT1 蛋白、TPP-1 蛋白和组织蛋白酶 D 等进行酶活性检测（表 10-24）。

（3）分子遗传学检查：目前已确定与 NCL 相关的 13 个基因分别为 *PPT1*、*TPP1*、*CLN3*、*CLN4*、*CLN5*、*CLN6*、*CLN7*、*CLN8*、*CLN10*、*CLN11*、*CLN12*、*CLN13* 和 *CLN14*。随着基因检测技术的迅速发展，可以运用二代测序靶向捕获、外显子组测序及 MLPA 等技术对上述基因进行检测。

**【治疗】**治疗主要为对症治疗：首先要通过神经系统检查、眼科检查与发育状况检查等确定病变范围，再进行对症治疗减轻 NCLs 临床症状，如：癫痫、睡眠障碍、营养不良、胃食管反流、肺炎、流涎、多动及行为异常、抑郁、强直状态、帕金森样症状和肌张力障碍等。Cerliponase alfa 已获临床批准用于治疗 CLN2，全反式维甲酸和吉非罗齐组合（PLX-100）是 CLN2 的孤儿药，其他药理学治疗、干细胞治疗、基因治疗、视网膜退化与视力丧失的相关治疗等仍在研究中。

**1. 药物治疗** ①酶替代治疗：鞘内注射重组 TPP1 的酶替代疗法在 CLN2 小鼠模型和犬模型中有明显的治疗效果，改善神经损害症状及神经病理改变，延长了动物模型寿命。鞘内注射或静脉注射重组 PPT1 酶原可改善 CLN1 小鼠模型。重组人组织蛋白酶 D 有效改善 CLN10 小鼠模型的神经病理改变，并延长寿命。②免疫调节剂：神经炎症是 NCLs 的重要改变，通过芬戈莫德和特立氟胺可减少 CLN1 小鼠模型和 CLN3 小鼠模型的小胶质细胞增生、神经元丢失与脑萎缩；抗炎小分子 MW151 腹膜内注射，可降低 CLN1 小鼠模型的癫痫发生率；MW151 与 AAV-PPT1 组合治疗与 AAV-PPT1 单治

表 10-24 NCLs 不同分型的电镜超微结构和酶学分析

| 疾病亚型 | 基因 | 电镜下病理改变 | 淋巴细胞 | 酶活性 |
|---|---|---|---|---|
| CLN1 | *PPT1* | GROD | | PPT1 缺乏 |
| CLN2 | *TPP1* | CV | | TPP-1 缺乏 |
| CLN3 | *CLN3* | FP | 空泡化 | 不明 |
| CLN4 | *DNAJC5* | 混合 | | |
| CLN5 | *CLN5* | FP | 无空泡 | |
| CLN6 | *CLN6* | CV, FP, RL | | |
| CLN7 | *MFSD8* | FP, CV, RL 或混合 | | |
| CLN8 | *CLN8* | CV 或类 GROD 结构 | | |
| CLN10 | *CTSD* | 有类 GROD 结构和类髓鞘板层结构 | | 组织蛋白酶 D 缺乏 |
| CLN11 | *GRN* | FP | | 不明 |
| CLN12 | *ATP13A2* | FP | | 不明 |
| CLN13 | *CTSF* | FP | | 不明 |
| CLN14 | *KCTD7* | FP, CV, RL | | 不明 |

注：GROD：嗜锇颗粒沉积（granular osmophilic deposits）；CV：曲线体（curvilinear profiles）；FP：指纹体（fingerprint profiles）；RL：直线复合体（rectilinear complex）；混合（Mixed）：CV、FP、RL、GROD；PPT1：棕榈酰蛋白硫脂酶（palmitoyl-protein thioesterase 1）；TPP-1 = 三肽基肽酶（tripeptidyl peptidase 1）；NA：不适用的（Not applicable）

疗相比，前者明显减轻神经炎症与脑萎缩，延长寿命。③调节转录因子 EB：通过增加转录因子 EB 的表达或核内移从而活化转录因子 EB，上调溶酶体生物合成与功能。全反式维甲酸和降脂药物如吉非罗齐、非诺贝特、苯扎贝特等在 CLN2 或 CLN3 的细胞或动物模型上有一定疗效，全反式维甲酸和吉非罗齐组合（PLX-100）可增加 CLN2 患者的成纤维细胞中转录因子 EB 表达，成为美国食品与药品管理局批准治疗 NCLs 的孤儿药。④Akt 抑制剂：海藻糖与 MK2206 为 Akt 抑制剂，可促进转录因子 EB 核转位，增强溶酶体内蓄积物的清除，减轻神经炎症与神经变性。⑤促进硫酯键裂解：PPT1 蛋白是一种硫酯酶，PPT1 蛋白缺失损害了棕榈酰化蛋白质中硫酯键的裂解，继而被溶酶体水解酶水解。硫酯键易受磷酸半胱胺及 N- 乙酰半胱氨酸的亲核攻击，小分子 N-(叔丁基)羟胺可模拟硫酯酶功能，磷酸半胱胺、N- 乙酰半胱氨酸及 N-(叔丁基)羟胺等对 CLN1 疾病有一定的疗效。⑥磷酸二酯酶 -4 抑制剂：磷酸二酯酶 -4 抑制剂如罗氟司特、PF-06266047 等可减少 CLN3 小鼠模型的星形胶质细胞和小胶质细胞增生，改善运动功能。⑦N- 甲基 -D- 天冬氨酸型谷氨酸受体拮抗剂：如 EGIS-8332 及美金刚等可短期改善 CLN3 小鼠模型的运动功能。

**2. 干细胞治疗** 来自健康供体的人神经干细胞移植后将分化为受体患者的神经元与神经胶质细胞，表达并分泌有功能的溶酶体酶。基于上述原理，将人神经干细胞移植入 CLN1 小鼠模型的脑中，引起脑内 PPT1 蛋白表达，自体荧光储积物减少，海马与皮质神经元的丢失减少，运动功能改善。一项Ⅰ期临床试验（NCT00337636）对 2 例 CLN1 患者与 4 例 CLN2 患者进行干细胞移植研究，将纯化的同种异体胚胎人神经干细胞移植入大脑半球与侧脑室，尽管术后无相关不良反应，但与未治疗组患者相比，并未改善患者的疾病自然史。因此，干细胞治疗尚待进一步研究及探索。

**3. 基因治疗** 正在进行临床前研究和临床试验。①临床前研究：Crystal 等将基因疗法首次引入对 LINCL 患儿的治疗当中，使用腺相关病毒 AAV 载体直接在患儿脑中表达人 CLN2 的 cDNA，所选择的患儿是具有严重或中等程度的 LINCL 症状，需要足够量的 TPP1 来抑制神经元的进一步缺失从而抑制病程。目前基因治疗方法已在各种 NCL 的动物模型中显示出良好效果。AAV2-PPT1、AAV5-PPT1、AAV9-PPT1 等均可改善 CLN1 小鼠模型神经病理改变与运动功能，AAV2-TPP1 可使 CLN2 犬模型室管膜细胞中 TPP1 蛋白高表达及脑内广泛分布，神经细胞内沉积物减少，神经胶质细胞增生减少，神经系统症状起病及进展延缓、寿命延长。AAV9-CLN3 可改善 CLN3 小鼠模型，慢病毒 -CLN5 及 AAV9-CLN5 可改善 CLN5 绵羊模型症状，AAV-CLN10、AAV-CLN11 分别可改善 CLN10 小鼠模型、CLN11 小鼠模型的神经病理改变；②临床试验：使用 AAV2-CLN2 颅内注射治疗 CLN2 的临床试验（NCT00151216）已经完成，颅脑 MRI 显示神经损害减轻，提示减轻 CLN2 患者病情进展。2010 年开始的一项Ⅰ/Ⅱ期临床试验（NCT01161576）通过颅内注射 AAVrh.10-CLN2 治疗 CLN2 患者，主要是评估治疗的安全性、潜在毒性与治疗效果，类似的另一项 CLN2 临床试验（NCT01414985）也在进行中。使用 AAV9-CLN6 鞘内注射治疗 CLN6 患者的Ⅰ/Ⅱa 期临床试验（NCT02725580）也正在进行，结果尚未确定。另一项使用 AAV9-CLN3 鞘内注射治疗 CLN3 患者的Ⅰ/Ⅱa 期临床试验（NCT03770572）也已启动，正在进行注册登记。

**4. 视网膜退化与视力丧失的治疗策略** ①基因治疗：AAV-CLN6 可在 CLN6 动物模型的感光细胞中表达，延缓视网膜结构与功能的恶化。AAV2-CLN3 可恢复 CLN3 患者多能干细胞诱导的视网膜神经元中全长 CLN3 蛋白的表达。②神经保护：将过表达睫状神经营养因子的神经干细胞移植至 CLN6 小鼠玻璃体，6 周后对视网膜进行分析，结果显示治疗侧感光细胞数量明显高于对照侧。③免疫调节治疗：反应性小胶质细胞增生和淋巴细胞向脑组织迁移是 CLN1 小鼠模型特征性神经病理改变，淋巴细胞失活可明显减少视网膜神经节细胞的丢失与视觉恶化。一种与免疫调节和炎症有关的唾液酸结合免疫球蛋白样凝集素可部分阻止 CLN1 小鼠模型和 CLN3 小鼠模型中视网膜神经节细胞的丢失，改善晚期 CLN1 小鼠模型视网膜内侧变薄。免疫调节剂如芬戈莫德和特立氟胺可显著减轻 CLN1 小鼠模型和 CLN3 小鼠模型中视网膜神经节细胞的丢失与视网膜变薄。膳食补充姜黄素也可减轻 CLN6 小鼠模型视网膜中反应性小胶质细胞增生，部分保留视网膜功能。④酶替代治疗：上述的重组 TPP1、重组 PPT1 酶原、重组人组织蛋白酶 D 等靶向大脑的酶替代治疗可改善相应 NCL 模型的神经病变与运动功能，延缓病情进展，但对视网膜病变无明显作用。为评估持续眼内注射溶酶体酶对视网膜病变的治疗效果，Griey 等使用 AAV2-PPT1 对 CLN1 小鼠模型进行玻璃体内注射，结果显示视网膜神经节细胞中 PPT1 表达，且酶水平超过野生型，延迟了视网膜功能的恶化。单次玻璃体内注射自体间充质干细胞基因修饰过表达 TPP1 的 CLN2 犬模型可明显保留视网膜结构和功能。

**【遗传咨询】**除了 CLN4 为常染色体显性遗传外，其他类型的 NCLs 均为常染色体隐性遗传。常染色体隐性遗传的 NCLs 患儿父母一定是杂合子，携带一个突变的等位基因，杂合子不表现症状。理论上，这样一对父母的后代有 25% 的概率为患者，50% 的概率为无症状携带者，25% 的概率为正常。如果父母的突变已知，那么在临床上可以进行携带者筛查。如果先证者经生化检测已经发现有 PPT1 或 TPP1 酶活性丧失，并经基因检测已确定先证者及其双亲存在相关基因突变，那么应当进行产前检查。

**（二）神经元蜡样质脂褐质沉积症 1 型**

神经元蜡样质脂褐质沉积症 1 型（neuronal ceroid lipofuscinoses 1，CLN1）是由 *CLN1*（*PPT1*）基因纯合突变或复合杂合突变引起的 NCLs 类型，遗传方式为常染色体隐性遗传。*CLN1* 编码溶酶体蛋白水解酶 PPT1，*CLN1* 突变导致酶活性缺陷，引起临床症状。

**【发病机制】***CLN1* 基因定位在 1p34.2，全长 25kb，包含 9 个外显子，编码由 306 个氨基酸组成的肽链，其中包含 25 个氨基酸的信号肽，3 个 N 连接的糖基化位点以及硫酯酶的保守结构域，称为棕榈酰蛋白硫脂酶（palmitoyl-protein thioesterase-1，PPT1），分子量为 35-37kd。该酶是一种小分子的糖蛋白，可以将棕榈酰从脂修饰的蛋白半胱氨酸残基上去除。由于在大脑皮层发育过程中，从神经发生开始 *PPT1* 基因在胚胎脑组织中的表达就不断升高，这说明 PPT1 对神经发育很重要。另外，PPT1 可能参与神经元的凋亡信号通路。

由 *PPT1* 基因突变导致的 CLN1 均表现出溶酶体内大量颗粒状的沉积物。因此通过对淋巴细胞或成纤维细胞甚至腺细胞中 PPT1 的酶活性检测可以诊断 CLN1。

**【临床表现】**根据发病年龄的不同，表现为婴儿型、晚婴型、少年型以及成年型，其中经典婴儿型最常见，患者通常在 6~24 个月发病，症状和体征进展至严重痉挛状态，意识水平降低，早期死亡。其他临床类型表现为发病年龄延迟以及临床症状程度减轻。

**【诊断及实验室检查】**6~24 个月发病，表现为快速发育倒退，惊厥发作，肌阵挛癫痫，共济失调，视觉丧失等临床症状。晚发者可在 3~38 岁发病，除了上述症状之外还表现为行为异常。

1. **病理学诊断** CLN1型电镜特征是溶酶体内出现颗粒样嗜锇沉积物(Granular osmophilic deposits,GROD)。值得注意的一点是,病理性包涵体出现也依赖于检查的组织来源。

生化分析揭示NCL1型的沉积物主要成分是saposins A和D,又叫神经鞘磷脂激活蛋白(sphingolipid activator proteins,SAPs),具有此类沉积物的NCLs类型还有CLN10。

2. **酶学分析** CLN1型是由*CLN1*基因突变导致编码蛋白PPT1功能缺失造成的。可检测CLN1患者的白细胞、成纤维细胞、淋巴母细胞、羊水或绒毛膜细胞中该酶的活性。可通过荧光测定法进行分析,该方法是基于对荧光物质fluorochrome 4-methylumbelliferone的检测。

3. **分子遗传检测与产前诊断** 进行靶基因突变分析,*PPT1*基因常见的突变是c.364A>T(p.R122W)和c.451C>T(p.R151X)。c.364A>T突变在芬兰患者的检出率为98%,其他国家的患者检出率为10%。c.451C>T检出率为60%。目前常用二代测序检测技术进行*PPT1*基因突变的检测。该病为常染色体隐性遗传,患儿父母再生下一胎,需进行产前诊断。

**【治疗】**目前,CLN1的治疗以对症治疗为主,治疗相关研究多处于临床前试验与临床试验阶段。

### (三) 神经元蜡样质脂褐质沉积症2型

神经元蜡样质脂褐质沉积症2型(neuronal ceroid lipofuscinoses 2,CLN2)是NCLs最常见类型之一,由*CLN2*突变引起,遗传方式为常染色体隐性遗传。该基因编码tripeptidyl-peptidase 1(TPP1)蛋白,这是一个溶酶体肽水解酶,属于丝氨酸羧基蛋白酶家族中的一员,主要作用为将三肽从多肽的游离N末端去除。过去按发病年龄分型,把CLN2型定义为晚婴型NCL(late-infantile NCL,LINCL),随着致病基因突变检测的发展,目前认为该病由*CLN2*基因突变所致,与发病年龄无关。CLN2型表现为晚婴型和少年型(变异型),晚婴型CLN2为Jansky-Bielschowsky型,发病年龄为25月~4岁,少年型(变异型)CLN2占13%,在4~8岁发病。CLN2型发病率在每10万新生儿中有0.36~0.46例。

**【发病机制】***CLN2*基因定位在11p15.4,包括13个外显子,全长6.65kb。cDNA全长14.863kb,其编码的蛋白质为563个氨基酸残基的溶酶体蛋白水解酶TPP1蛋白。TPP1先合成前体,在溶酶体中加工成为成熟的TPP1,并进行糖基化修饰。其表观分子量为46kD,N末端从L196开始。TPP1属于丝氨酸羧基蛋白酶家族中的一员,可以将三肽从多肽的游离N末端去除,如可以将线粒体ATP合成酶c亚基N末端的三肽水解掉。也有证据提示TPP1可能降解一定的神经递质和激素。TPP1可以与CLN5相互作用。相关酶PSCP(Pseudomonas serine-carboxyl proteinase)的晶体结构已经解出,使TPP1的结构得以解析。

TPP1蛋白在全身组织广泛表达,没有组织特异性,人脑中2岁以后开始高表达。TPP1活性的丧失导致神经肽降解障碍和ATP合成酶c亚基的大量累积。体外研究表明TPP1缺乏与氧化应激、线粒体形态改变等有关。TPP1活性可通过酶学方法测得,从而可使*CLN2*基因突变导致的NCL通过酶活性检查得到确诊。

*CLN2*基因的突变包括微小缺失,微小插入突变,错义突变,无义突变,影响剪切位点或内含子序列的突变等。最常见的两个突变是IVS5-1G>C(影响第5内含子的剪切位点)和R208X(无义突变),此两种突变见于60%的CLN2患者中,占疾病相关等位基因的50%。至少86种(66%)突变发生在单个家庭。45%CLN2患者基因突变为纯合突变。

**【病理特征】**通过电镜检查,其特征性超微结构为以膜结合形式聚集在溶酶体的曲线状沉积物。单纯的曲线状包涵体没有明显的脂滴,是CLN2基因突变导致的NCL的特征性改变,也成为一个可靠的诊断指标。曲线状沉积物不仅可以在神经细胞中观察到,还可以在神经外组织如淋巴细胞中观察到。对携带有突变基因的胎儿进行体细胞如淋巴细胞,皮肤成纤维细胞的检查也能发现曲线状沉积物。羊水细胞中可见曲线状沉积物,但绒毛组织中未显示有特征性沉积物。

**【临床特征】**患儿多于幼儿期起病,临床上以癫痫、肌阵挛发作以及早期发育受限为特征。视觉受损出现的较晚。少数基因突变可引起变异型(少年型),发病年龄推迟,症状进展较慢。

1. **晚婴型CLN2(Jansky-Bielschowsky型)** 约占87%,是欧洲最常见的遗传性神经系统变性病之一。患儿2岁前发育正常,发病年龄通常为2~4岁,常以语言发育迟缓、癫痫发作为首发症状,肌阵挛发作为典型症状,但也可以观察到全面强直-阵挛发作、局灶性发作、失张力发作或失神发作等。之后出现发育迟缓、倒退,共济失调、锥体外系和锥体系症状,语言和运动迅速倒退,视力障碍在4~6岁时出现,并且很快发展为失明。疾病后期,患者往往卧床不起,没有语言,需要精心护理。此类型患者能活至

6~40 岁，但多数在 6~15 岁死亡。

脑电图显示枕区在 1~2Hz 光刺激下，出现巨大电位，脑电图光敏感是晚婴型 CLN2 疾病的早期标志。视网膜电流图病初检查即可以出现异常，疾病晚期则检测不到波形。视觉诱发电位在很长一段时期潜伏期延长，在疾病晚期则会消失。头颅 MRI 显示大脑和小脑的进行性萎缩，严重的小脑萎缩是其特征性改变，但基底节和丘脑无异常。

2. **变异型 CLN2** 占 13%，与晚婴型 CLN2 相比，表现为发病年龄延迟、疾病进展延缓，偶有发病年龄小于 2 岁的病例报道。

Sleat 等报道了两例复合杂合突变的病例。两位患者在 8 岁发病，分别于 40 多岁和 50 多岁死亡。这两例均携带有一个常见突变和一个错义突变 R447H。有一例晚发型，带有纯合的 R208X 突变，6 岁时诊断为早期语言功能丧失，学习能力丧失，但直到 8 岁才发生癫痫发作。在 10 岁期间，ERG 和脑成像显示正常，12 岁时表现出认知能力显著下降，直到 14 岁时视力都很好。2018 年 Nickel 等报道了发病年龄小于 2 岁的 CLN2 病例。

**【诊断】**在发病早期，神经电生理的改变非常特异，以此能够做出迅速诊断。在出现癫痫发作之前，可以出现 1~2Hz 低频光刺激诱发的枕部巨大电位，随着症状的加重，该现象更加明显，但在家长注意到患儿视力损伤时 ERG 改变已经消失了。脑影像学检查可见小脑和大脑的萎缩，且小脑萎缩严重。外周血淋巴细胞不发生空泡样变。确诊依赖于对 TPP1 的酶学分析和 CLN2 基因突变分析。如果酶活性缺陷则不需要再做活检。

1. **病理诊断** 电镜下观察到特征性的曲线状溶酶体沉积物。

2. **酶学分析** TPP1 酶活性缺陷，通常带有 *TPP1* 基因突变的淋巴细胞、皮肤成纤维细胞和羊水细胞或绒毛膜细胞内检测不到 TPP1 活性。而携带者通常会有 50% 的相应酶活性。

3. **基因诊断** *TPP1* 基因的常见突变为 c.622C>T（R208X）和 IVS5-1G>C（g.3556G>C）。可对该基因进行突变筛查。目前该病常用的基因检测方法为全外显子测序、癫痫相关基因二代测序 panel 等。

**【治疗】**Cerliponase alfa 是一种重组人 TPP1 酶原，临床批准用于治疗 CLN2 疾病，2017 年开始，Cerliponase alfa 在全球范围内用于治疗 CLN2 患者，每隔一周进行脑室内注射。Cerliponase alfa 通过甘露糖 6- 磷酸受体介导的内吞作用进入神经元，靶向溶酶体酶原激活发挥作用，减少溶酶体内的沉积物。在Ⅰ/Ⅱ期临床试验中，脑室内注射 Cerliponase alfa 可明显延缓 CLN2 患儿的运动功能与语言等障碍进展，与治疗相关的不良反应（发热、呕吐、过敏、操作相关感染等）轻微，惊厥发作仍有，可能与疾病本身相关。全反式维 A 酸和吉非罗齐组合（PLX-100）可增加 CLN2 患者的成纤维细胞中转录因子 EB 表达，成为美国食品与药品管理局批准治疗 NCLs 的孤儿药。CLN2 对症治疗以及治疗相关的临床前试验与临床试验研究已于“概述”中陈述。

### （四）神经元蜡样质脂褐质沉积症 3 型

是 NCLs 中最常见类型之一，又称为 Batten 病或 Vogt-Spielmeyer 型，临床表现为少年型，即 JNCL，为常染色体隐性遗传。该类型多在 5~10 岁发病，通常 10 岁内死亡。CLN3 是由 *CLN3* 突变引起。1995 年克隆出了 *CLN3* 基因，*CLN3* 定位在 16p12.1，全长 15kb，包含 15 个外显子，编码的蛋白 CLN3（又称 Battenin）由 438 个氨基酸组成，未经修饰的分子量为 43kd，经翻译后修饰分子量可达 55kd。*CLN3* 突变造成蛋白质截短或结构构象改变从而引发病理改变。

**【发病机制】**CLN3 基因突变包括较大片段缺失，错义突变，无义突变，微小缺失、插入或重复导致移码突变，影响剪切位点的突变和内含子改变。这些突变可以出现在整个基因序列范围。最常见的突变类型是基因组 1.02kb 的缺失，占所有 JNCL 患者突变类型的 85%。该突变导致第 7、8 外显子缺失，产生移码，提前终止蛋白合成，产生截短的蛋白。有一些影响 mRNA 剪接位点的突变会产生错误剪接的转录本，编码出只具有部分功能的蛋白。所有的错义突变都影响种属保守的氨基酸残基。

**【病理特征】**CLN3 型主要的病理特征：①严重广泛的神经元变性导致视神经萎缩和脑组织丢失，平均脑的重量只有 600mg；②在神经元以及其他细胞溶酶体内含有蜡样质脂褐质沉积物。生化分析显示沉积物的主要成分是线粒体 ATP 合成酶 c 亚基。淋巴细胞空泡样变是纯合子的一个特征改变。

电镜检查显示 CLN3 的特征性超微结构为指纹样包涵体，可以表现为以下三种形式：纯的溶酶体残小体，在大脑与大脑外的神经元中并不能经常见到；与曲线状或杆状包涵体混合存在；只是存在于大量膜结合的溶酶体中的很小一部分。在血管的 mural 细胞，内皮细胞和平滑肌细胞中会见到混合的指纹样包涵体。溶酶体空泡内复合型指纹样包涵体是血淋巴细胞的一个普遍特征，偶尔也会出现在神经浦肯野细胞和内分泌汗腺上皮细胞中。空泡中的成分及其重要性还不明确，但反映出CLN3蛋白在代谢途径中的重要性。这种电子密度图形或空泡样结构是CLN3的特征性变化。

**【临床特征】**CLN3发病率在不同国家有很大差异，冰岛发病率约为每10万个新生儿中有7.0个发病，而在西德每10万个新生儿中只有0.71个。大多数患者为北欧人群或带有纯合1.02kb缺失突变的人群。1.02kb缺失约占CLN3基因突变的73%，可为纯合缺失或复合杂合缺失，即其中一个等位基因带有1.02kb缺失，另一个等位基因为另一种突变。这些复合杂合变异患者与纯合缺失患者相比，临床表现有很大差异。

**1. 典型Batten病(Spielmeyer-Vogt)** 典型Batten病多是1.02kb缺失突变的纯合子。发病年龄通常在4~10岁(平均年龄在5岁左右)。首发症状为快速进展的视力恶化，在2~4年完全失明。在2~5岁期间视力丧失常是唯一的临床症状。在疾病早期进行眼底检查可能只有斑点改变，眼底视网膜色素变性的典型改变逐步出现：视网膜周边出现色素改变，视网膜血管变薄，视乳头苍白。疾病早期ERG显示光受体功能丧失。通常在5~18岁时会出现癫痫，表现为全面强直-阵挛发作，局灶性发作或肌阵挛发作。EEG异常，显示棘波和慢波混杂。在视觉症状和癫痫发作上很少有变异，但运动障碍和智力倒退会有不同程度的表现。在8~14岁之后常会出现语言障碍(口吃等)和认知水平的缓慢下降。行为异常、锥体外系症状和睡眠紊乱等通常在20岁后出现。典型Batten病患者通常在发病后20~30年死亡。头颅CT与MRI成像显示疾病后期为大脑萎缩和一定程度的小脑萎缩。

**2. 不典型Batten病** 通常为*CLN3*基因复合杂合突变的患者，其中一个等位基因有1.02kb缺失，另一个等位基因存在其他突变，如点突变E295K、外显子缺失等。患有1.02kb缺失/E295K复合杂合突变的所有患者存在视力损害，但癫痫及其他神经系统症状的严重程度存在差异。来自一个家庭的两名患儿，其中一名在5岁左右出现视力丧失，到12岁时失明，40岁后表现有进行性认知/运动障碍和癫痫。另一例表现为6岁出现视力丧失，19岁时出现癫痫，20多岁时患有多种神经系统功能障碍。出现这些临床表型差异的原因尚不清楚。

**【诊断】**

**1. 临床诊断** 视觉丧失，认知/运动障碍，癫痫。Marshall等人于2005年发展了多级临床评定量表，统一Batten病评定量表(Unified Batten Disease Rating Scale，UBDRS)，以评估Batten病患者的运动能力、行为以及功能性活动。

**2. 实验室检查** Goebel认为该病诊断要依赖于对患者细胞准确的超微结构诊断。电镜下显示指纹样的超微结构，伴有或不伴有曲线状结构，淋巴细胞空泡样变。头颅CT与MRI成像显示疾病后期大脑萎缩和一定程度的小脑萎缩(15岁之后)。

**3. 基因诊断** *CLN3*基因最常见的突变为1.02kb缺失使第7、8外显子丢失，其他类型突变可通过二代测序进行检测。

**4. 产前诊断** 可用绒毛取样或羊水细胞来进行Batten病的产前诊断。

**【治疗】**左旋多巴对治疗锥体外系症状有效果。骨髓移植无效，基因治疗正在进行动物实验。

### (五)神经元蜡样质脂褐质沉积症4型(CLN4型)

CLN4型是由于*DNAJC5*基因杂合突变所致，又称为Parry型，现在把过去认为的CLN9型也归为CLN4型，其遗传方式为常染色体显性遗传。CLN4型为成年型，25~45岁发病，临床表现为全面性癫痫、运动障碍、精神行为异常、进行性痴呆等，通常无视力影响。

**【发病机制】**CLN4型的致病基因*DNAJC5*定位于20q13.33，全长48kb，包含4个外显子，编码由198个氨基酸组成的半胱氨酸链蛋白α(Cysteine string protein α，CSPα)。CSPα是一种胞质可溶性蛋白。已发现DNAJC5基因的错义突变c.344T>G(p.Leu115Arg)和微小缺失c.346_348del(p.Leu116del)，这2个突变位于编码蛋白的由棕榈酰化的14个半胱氨酸组成的半胱氨酸区域。目前认为，CLN4型占常染色体显性Kufs病的25%。已报道的CLN4型患者来源于美国、加拿大和捷克共和国等。

**【病理特征】**CLN4型的脂褐质沉积符合Kuf的神经病理改变特点：超微结构的类型和异常脂褐质的分布。超微结构的类型是混合型的，在同一患者的不同细胞类型和组织中可以出现颗粒状，曲线状，指纹样等不同类型的包涵体，也有报道同一细胞中会出现混合包涵体，如颗粒状和指纹状同时出现在一个细胞中。早期CLN4患者皮质锥体神经元肿胀，无明显脑萎缩，肿胀的神经元附近局灶性星形胶质细胞增生和少量小胶质细胞增生，手掌汗腺中也检测到含有脂褐素颗粒的分泌系，电镜显示细胞中含有致密和粒状的亲脂性脂沉积、粒状脂沉淀、细胞质内脂质小球等。晚期CLN4患者神经病理提示额叶和颞叶弥漫性萎缩，顶叶和枕叶的萎缩程度较小，神经元内脂褐素异常沉积。

【临床特征】2003 年 Burneo 等描述了来自美国的一家 4 代 20 个患者的 Kuf 病家系，表现为癫痫、痴呆、肌阵挛、帕金森样症状等，2013 年 Cadieux-Diond 等证实 *DNAJC5* c.346_348del（p.Leu116del）是导致该家系的致病突变。2011 年报道了 2 个分别来自捷克共和国和美国的由 p.Leu116del 突变导致的 CLN4 型家系，以及分别来自美国、荷兰、法国 - 加拿大的 3 个 CLN4 型家系，所有患者表型均符合成人型 NCL 或 Kuf's 病。2017 年 Pamela Jarrett 等报道的 CLN4 型家系中先证者 36 岁发病，表现为癫痫发作，闪光刺激诱发，逐渐演变为全面性癫痫发作，42 岁大发作后出现认知障碍、步态改变、摆臂动作减少，运动功能障碍，出现口吃、幻听，逐渐出现震颤、肌阵挛性癫痫，43 岁出现认知障碍，在集中注意力、方向感、空间视觉、命名、书写等方面存在困难，55 岁去世。头颅 MRI 示中度至重度广泛性大脑和小脑萎缩。先证者女儿 31 岁开始出现记忆力下降，癫痫发作，认知障碍进行性加重，出现震颤，性格改变，步态异常及语言障碍进行性加重，肌阵挛性癫痫反复发作，经常跌倒。另外家系内 2 个患者分别于 30 岁、33 岁出现类似症状，还有 1 例基因突变的家系成员 28 岁，尚无临床症状。

CLN4 型表现为成年型 NCL，25~45 岁发病，临床表现为全面性癫痫、运动障碍、精神行为异常、进行性痴呆等，无视力影响。成年型 NCL 目前存在两种临床亚型：A 型：以进行性肌阵挛性癫痫伴痴呆，共济失调，迟发型的锥体系和锥体外系症状为特征。癫痫发作通常属于难治性。B 型：以行为异常和痴呆为特征，可能与运动功能障碍、共济失调、锥体外系症状相关。CLN4 型临床特点符合成年型 NCL 的 B 型。

【诊断】CLN4 型主要是依据发病年龄、临床表现、头颅 MRI 改变、脑电图、电镜超微结构特征等进行临床诊断和病理诊断，行 *DNAJC5* 致病基因突变检测进行基因水平的确诊。

【治疗】目前，CLN4 的治疗以对症治疗为主。

### （六）神经元蜡样质脂褐质沉积症 5 型（CLN5 型）

CLN5（Finnish Variant，Finnish variant LINCL，fLINCL）最初根据芬兰的患者发病年龄在 4~7 岁而命名，通常是指 Finnish variant of late-infantile NCL'（Finnish vLINCL）。随着分子缺陷的确定，现在根据缺陷的基因来进行分类，由 CLN5 基因突变引起的 NCLs 均属于 NCL5，主要有 3 种表型，分别为晚婴型、少年型、成年型，临床表现为进行性痴呆、癫痫和进行性视力恶化等。

【发病机制】*CLN5* 基因定位于 13q22.3，基因组 DNA 全长 13kb，转录本大约有 4.1kb，包含 4 个外显子。该基因编码 407 个氨基酸残基的可溶性溶酶体糖蛋白，经过糖基化修饰之后，表观分子量达 60kd。*CLN5* 在内质网内合成 4 个前体，加工为成熟的 CLN5 蛋白后运输至溶酶体，CLN5 蛋白高度糖基化。CLN5 蛋白在全身广泛表达，在中枢神经系统表达水平最高，尤其是大脑皮层和小脑中高表达。2013 年 Larkin 等人鉴定了位于 N 和 C 端的 2 个疏水区，并提出 CLN5 前体在 N 末端的跨膜结构域糖基化并在信号裂解位点被切割，导致成熟的 CLN5 蛋白完全位于细胞内，C 端的两亲性螺旋介导了成熟糖基化蛋白与内膜的紧密结合。成熟 CLN5 蛋白定位于溶酶体，与 PPT1 蛋白、TPP1 蛋白、CLN3 蛋白和 CLN8 蛋白等相互作用。目前已发现了 CLN5 基因的最常见的突变是 2bp 的缺失 c.1175delAT，导致 Y392X，翻译提前终止，产生截短的蛋白。Y392X 突变主要见于芬兰患者，在一个芬兰高发地区，该突变在其中 1 个社区中人群携带率为 1/24，其他地区突变携带率为 1/100。插入突变 c.669insC 导致移码，而使蛋白合成提前终止。两个无义突变 c.225G>A（W75X）、c.565C>T（Q198X）导致蛋白合成提前终止。错义突变 c.835G>A（D279N）改变了一个保守的氨基酸残基天冬氨酸，该残基位于蛋白的疏水区内。错义突变 c.1627G>A（R112H）会导致发病年龄的延迟，在儿童期发病。大多数 CLN5 基因的突变都来自芬兰患者，其他少数患者为非芬兰人。

【病理特征】电镜检查示脂褐质沉积超微结构广泛分布在中枢神经系统和脑组织以外的组织。包括典型的指纹样和曲线样沉积，但有时也会出现薄层状包涵体。致密的指纹样包涵体有时会混有脂滴。绒毛膜基底血管中的 Mural 细胞包含薄层样的脂褐质包涵体，类似于 NCL3。

【临床特征】CLN5 可为晚婴型、少年型、成年型，临床上以进行性运动障碍、认知障碍、癫痫以及视力恶化等为特征。

【诊断】主要是通过临床表现、超微结构和基因突变等分析进行诊断。

1. **临床诊断** 特征性的临床表现为认知障碍、运动障碍、共济失调、视觉丧失、癫痫发作等。头颅 MRI 早期出现小脑和大脑皮层萎缩。脑电图示慢频率的光刺激后出现枕部的巨大电位，多棘波等。

2. **病理学诊断** 组织电镜显示典型指纹样、曲线样和颗粒状沉积，有时出现混合型沉积。

3. **基因诊断** 目前全外显子组测序、靶向二代测序为 CLN5 疾病的常用基因检测方法。

【治疗】目前,CLN5 的治疗以对症治疗为主,基因治疗仍在研究中。

### (七) 神经元蜡样质脂褐质沉积症 6 型(CLN6 型)

CLN6 型指由于 *CLN6* 基因突变导致的 NCL 亚型,遗传方式为常染色体隐性遗传,可为晚婴型和成年型。目前根据基因检测分类,把既往认为的 CLN4A 型归类为 CLN6 型。临床表现主要为进行性痴呆、癫痫发作、进行性视觉障碍等。

【发病机制】CLN6 型的致病基因为 *CLN6*,该基因定位于 15q23,基因组 DNA 共有 23kb,鼠和人的 mRNA 全长 2.4kb,包含 7 个外显子。该基因编码 311 个氨基酸残基的 CLN6 蛋白,序列分析该蛋白在脊椎动物中序列保守,结构预测有 7 次跨膜,分子量为 36kd。CLN6 蛋白是一种跨膜内质网膜蛋白,在包括小脑和下丘脑在内的所有组织中广泛表达,与已知的蛋白或功能域没有同源性,CLN6 以二聚体的形式存在,其功能可能参与调节细胞酸化、内吞、自噬与生物金属代谢等,蛋白缺失会影响芳香硫酸酯酶 A 的降解。*CLN6* 基因目前发现的突变形式有微小缺失、插入或重复突变导致移码突变,缺失突变,插入突变,错义突变,无义突变,剪切突变等,无热点突变。

【病理特征】脂褐质沉积分布在大脑和脑组织以外的细胞中,与其他 NCLs 的表现一致。脂褐质的超微结构包括曲线状、指纹状和颗粒状,也有杆状包涵体。

【临床特征】CLN6 可为晚婴型和成年型,临床表现以进行性痴呆、癫痫发作、进行性视觉障碍等为特征。

【诊断】主要是通过临床表现、超微结构和基因突变等分析进行诊断。

1. **临床诊断** 特征性的临床表现为认知障碍、运动障碍、共济失调、视觉丧失、癫痫发作等。MRI 成像显示进行性小脑和大脑皮层萎缩。早期脑电图可见高度光敏性。

2. **病理学诊断** 脑组织病理显示小脑和大脑皮层萎缩,电镜显示典型的指纹体,也可曲线体。

3. **基因诊断** 目前全外显子组测序、靶向二代测序为 CLN5 疾病的常用基因检测方法。

【治疗】目前,CLN6 的治疗以对症治疗为主,基因治疗正在进行临床试验,其他治疗仍在研究中。

### (八) 神经元蜡样质脂褐质沉积症 7 型(CLN7 型)

CLN7 型指由于 MFSD8 基因突变导致的 NCL 亚型,遗传方式为常染色体隐性遗传,可为晚婴型和少年型。临床表现主要为癫痫发作、进行性运动障碍、认知障碍、视力恶化等。

【发病机制】CLN7 型的致病基因为 *MFSD8*,该基因定位于 4q28.2,基因组 DNA 共有 48kb,包含 13 个外显子。该基因编码 518 个氨基酸残基的 CLN7 蛋白,分子量为 58kD。CLN7 蛋白是一种跨膜溶酶体膜蛋白,预测有 12 个跨膜区。氨基酸序列 Pfam 分析表明,在 42-477 位有一个 MFS 结构域,在 72-147 位含有一个转运蛋白结构域。CLN7 蛋白组织表达水平很低,但在肝脏、心脏和胰腺中表达明显增多。大鼠神经元、星形胶质细胞和小胶质细胞以及培养的小胶质细胞显示出高水平 *MFSD8* mRNA,以大脑皮层和中脑为著。

CLN7 蛋白是属于活性渗透酶的促进子超家族,是多种物质(如糖、糖磷酸酯、药物、无机和有机阳离子、氨基酸和跨膜神经递质等)的转运蛋白,CLN7 蛋白异常导致溶酶体功能障碍,损害自噬功能。还已经证明 CLN7 蛋白被溶酶体蛋白水解酶切割,产生 N 端和 C 端片段,然后释放到细胞外空间。mTOR 是细胞生长和代谢的有效合成代谢调节剂,CLN7 缺失会导致溶酶体中可溶性蛋白的耗尽,从而破坏 mTOR 的再激活。

*MFSD8* 基因突变形式有移码突变、错义突变、无义突变、剪切突变等。2009 年,Kousi 等报道了由 *MFSD8* 基因 T294K 突变导致的来自 12 个前捷克斯洛伐克家系的 14 例罗马患者,单倍型分析提示此突变为一个始祖突变。2009 年 Aiello 等在 23 例晚婴型 CLN 病例中确诊了 9 例(39%)由 *MFSD8* 基因 T294K 纯合突变或复合杂合突变所致的 CLN7 病例。

【病理特征】患者脑组织中脂褐质沉积的组织分布与超微结构和 CLN5、CLN6 相似,包括指纹样,曲线样或直线样的混合包涵体。外周血淋巴细胞无空泡样变,含有指纹样或不定形,或颗粒状物质。

【临床特征】CLN7 可为晚婴型和少年型,临床表现为癫痫发作、进行性运动障碍、认知障碍、视力恶化等。

【诊断】主要是通过临床表现、超微结构和基因突变等分析进行诊断。

1. **临床诊断** 患者临床表现为难治性癫痫、认知障碍、运动障碍、视觉丧失等。MRI 成像显示脑萎缩。脑电图示癫痫样放电,可见弥漫性慢波伴多发尖波。

2. **病理学诊断** 脑组织病理显示脑萎缩,电镜显示指纹样,曲线样或直线样的混合包涵体。外周血淋巴细胞无空泡样变,含有指纹样或不定形,或颗粒样物质。

3. **基因诊断** 目前全外显子组测序、靶向二代测序为CLN7疾病的常用基因检测方法。

**【治疗】**目前,CLN7型的治疗以对症治疗为主。

### (九)神经元蜡样质脂褐质沉积症8型(CLN8型)

CLN8型是指由CLN8基因突变导致的CLN。1999年Ranta确定一种表现为癫痫伴智力障碍(Northern Epilepsy,NE)的疾病为NCL亚型CLN8,也称为进行性癫痫伴智力障碍(progressive epilepsy with mental retardation,PEMR),其遗传方式为常染色体隐性遗传,临床表现为5~10岁出现的全面性癫痫,随后出现进行性智力倒退。最初是在芬兰发现。

**【发病机制】**CLN8型的致病基因为*CLN8*,该基因定位在8p23.3,其cDNA全长为4 891bp,包括3个外显子,编码区为861bp,位于第2和第3外显子,编码286个氨基酸的跨膜蛋白,分子量约为80kd(理论分子量为33kD)。CLN8蛋白是一种内质网跨膜蛋白,定位在内质网,部分定位在内质网-高尔基中间囊泡,在终末分化的神经细胞内定位在内质网以外。*CLN8*突变(Arg24Gly)编码的异常蛋白在内质网-高尔基中间囊泡的定位没有改变。CLN8的分选信号KKRP突变可使CLN8定位到高尔基体。故认为CLN8定位在内质网,并且在内质网和高尔基中间囊泡之间循环。

CLN8蛋白是TLC家族中的一员,67-258氨基酸为TLC结构域,是TRAM,LAG1和CLN8的同源结构域(smart00724),可能包含脂敏感结构域,提示CLN8型可能是由于脂质合成或运输障碍导致。在鼠的动物模型和天然存在的狗的模型中同源基因也存在突变。CLN8蛋白功能还不十分清楚,可能参与脂质代谢、内质网氧化应激、线粒体功能障碍、钙稳态破坏、炎症和细胞凋亡等。

*CLN8*基因突变形式有移码突变、错义突变、无义突变、缺失突变等。1999年Ranta报道了由*CLN8*基因突变导致的CLN8型,22例芬兰患者均由一个始祖突变Arg24Gly纯合突变所致,该突变的携带率为1/135。2004年Ranta等报道了9例来自18个家系的土耳其晚婴型CLN,证实由*CLN8*基因突变所致。2006年Cannelli等报道了3例无血缘关系的意大利CLN8患者。

**【病理特征】**病理表现为脂褐质沉积,电镜下显示指纹样、曲线样或颗粒样的混合包涵体。

**【临床特征】**CLN8型可为晚婴型和少年型,临床表现为癫痫发作、认知障碍、进行性运动障碍、视力恶化等。

**【诊断】**CLN8型主要是根据临床表现、超微结构和基因突变等分析进行诊断。

1. **临床诊断** 患者临床表现为认知能力下降,癫痫发作,运动功能障碍,可出现视力障碍。MRI成像显示脑萎缩。脑电图示癫痫样放电。

2. **病理学诊断** 在NE类型中,只观察到在海马CA2区有轻微的神经元丢失。神经元浦肯野细胞由于脂褐质沉积而增大。脂褐质不仅聚集在皮质和皮层下神经细胞,还在脑外的多个组织中表达包括心脏,肝脏与肾脏。在外周血淋巴细胞中无法确定有空泡样变,但详细的超微结构还没有报道。NE患者沉积在神经元内自发荧光物质具有线粒体ATP合成酶的免疫活性。膜结合的贮积物表现为曲线状超微结构混合有颗粒状成分。

3. **基因诊断** 目前全外显子组测序、靶向二代测序为CLN8疾病的常用基因检测方法。基因检测发现芬兰患者大多数带有纯合的错义突变c.70C>G(Arg24Gly)。

**【治疗】**目前,CLN8型的治疗以对症治疗为主。

### (十)神经元蜡样质脂褐质沉积症10型(CLN10型)

CLN10型是指由*CTSD*基因突变导致的CLN,遗传方式为常染色体隐性遗传。

**【发病机制】**CLN10型的致病基因为*CTSD*,该基因定位于11p15.5,有9个外显子,编码412个氨基酸残基的组织蛋白酶D(cathepsin D)。组织蛋白酶D是一种胃蛋白酶超家族的天冬氨酸蛋白酶,能水解多种底物,参与异常蛋白及细胞碎片的降解、自噬和凋亡。CTSD基因突变形式为错义突变、无义突变、缺失突变等。Steinfeld等于2006年确定了CTSD基因的复合杂合变异Phe229Ile和Trp383Cys导致cathepsin D蛋白水解酶活性明显降低,并且成纤维细胞内cathepsin D的含量也减少。另外在巴基斯坦一严重的先天性CLN10中检测到CTSD基因c.764dupA(p.Tyr255X)与c.845G>A(p.Gly282Arg)。

**【病理特征】**视网膜检查表现为视网膜色素沉积。皮肤活检超微结构检查显示施旺细胞中具有颗粒状的沉积和髓鞘样的层状结构。与CLN1中的颗粒状沉积相比较,CLN10中的颗粒状沉积物似乎具有更大的异形性,并且在细胞中并不是大量存在。髓鞘样的片状结构并不是CLN的特征性结构,而在其他储积症中则常见,如黏多糖贮积症(mucopolysaccharidoses)。另外,在患者的内皮细胞,成纤维细胞,汗腺或外周淋巴细胞中并未发现包涵体。

【临床特征】CLN10 型可为先天型、少年型和成年型,临床表现为癫痫发作、认知障碍、进行性运动障碍、视力恶化等,其中先天型早期死亡。

【诊断】CLN10 型主要是根据临床表现、超微结构和基因突变等分析进行诊断。

1. **临床诊断** 患者临床表现为癫痫发作、认知障碍、进行性运动障碍、视力恶化等,其中先天型早期死亡。MRI 成像显示大脑和小脑的萎缩。脑电图示癫痫样放电。

2. **病理学诊断** 超微结构检查显示施旺细胞中有颗粒状的沉积和髓鞘样的层状结构。

3. **基因诊断** 目前全外显子组测序、靶向二代测序为 CLN10 疾病的常用基因检测方法。

【治疗】目前,CLN10 型的治疗以对症治疗为主。

### (十一) 神经元蜡样质脂褐质沉积症 11 型(CLN11 型)

CLN11 型是指由 *GRN* 基因突变导致的 CLN,其遗传方式为常染色体隐性遗传,临床特征为快速进展性视力丧失、癫痫、小脑性共济失调,也可出现认知能力下降。

【发病机制】CLN10 型的致病基因为 *GRN*,该基因定位于 17q21.31,有 13 个外显子,编码 593 个氨基酸残基的前角蛋白。前角蛋白可与多种受体(如 sortilin、TNFα 受体、A 型 ephrin 受体)结合,激活下游信号通路如 Akt、Toll 样受体 9 等,参与炎症、组织修复等。已知的 GRN 基因致病性变异分别为 c.1477C>T(p.Arg493*)、c.813_816del(p.Thr272Serfs*10)、c.900_901dupGT(p.Ser301Cysfs*60)。

【病理特征】皮肤活检的电镜检查显示小汗腺分泌细胞和内皮细胞的指纹状包涵体。

【临床特征】CLN11 型为成年型,临床表现为视力恶化、癫痫发作、认知障碍、共济失调等。

2012 年 Smith 等通过全外显子测序诊断了由 GRN 基因 c.813_816del 纯合突变导致的 2 例意大利 CLN 患者,患者成年发病,表现为迟发性痴呆。先证者 22 岁时出现快速进展性视力障碍,25 岁时出现严重抽搐,26 岁时出现肌阵挛发作,轻度小脑性共济失调,认知功能障碍。脑电图(EEG)显示广泛性多棘波放电,视网膜电图(ERG)显示视杆和视锥反应严重衰减,头颅 MRI 显示小脑萎缩。皮肤活检的电镜检查显示小汗腺分泌细胞和内皮细胞的指纹状包涵体。另一例先证者在 23 岁时出现反复癫痫发作,有时伴视觉扭曲,逐渐出现视力恶化,查体显示小脑性共济失调和视网膜发育不良。脑电图结果显示多棘波放电,后头部为主,头颅 MRI 显示小脑萎缩。

【诊断】CLN11 型主要是根据临床表现、组织超微结构和基因突变等分析进行诊断。

1. **临床诊断** 患者临床表现为癫痫发作、视力恶化、共济失调、认知障碍等。头颅 MRI 成像显示脑萎缩。脑电图示多棘波放电。

2. **病理学诊断** 超微结构检查显示指纹状包涵体。

3. **基因诊断** 目前全外显子组测序、靶向二代测序为 CLN11 的常用基因检测方法。

【治疗】目前,CLN11 型的治疗以对症治疗为主。

### (十二) 神经元蜡样质脂褐质沉积症 12 型(CLN12 型)

CLN12 型是指由 *ATP13A2* 基因突变导致的 CLN,其遗传方式为常染色体隐性遗传,为少年型,临床特征为认知障碍、癫痫发作、共济失调、帕金森样症状等。

【发病机制】CLN12 型的致病基因为 *ATP13A2*,该基因定位于 1p36.13,有 29 个外显子,编码 1 180 个氨基酸残基的 ATP13A2 蛋白。ATP13A2 蛋白是一种溶酶体跨膜蛋白,参与调节溶酶体酸化相关的自噬体清除、细胞氧化应激等。目前报道的与 CLN12 相关的 *ATP13A2* 基因突变为 c.2429T>G(p.Met810Arg)。

【病理特征】淋巴细胞示空泡淋巴细胞,淋巴细胞、肌细胞、脑组织细胞等电子显微镜下显示指纹样包涵体。

【临床特征】CLN11 型为少年型,临床表现为认知障碍、癫痫发作、共济失调、帕金森样症状等。

2012 年 Bras J 等报道了一个由 ATP13A2 基因 c.1118C>T 纯合突变导致发病的 CLN 家系。所有患者在 8 岁左右表现出学习困难,11~13 岁出现步态不稳,肌阵挛和情绪障碍,其后 5 年病情进展,出现明显锥体外系受累症状,运动障碍和僵硬、发音障碍等。先证者予以左旋多巴治疗,出现了与 KRS 相似的运动障碍。25 岁时出现严重肌阵挛,言语不清,肌无力,肌萎缩,只能坐轮椅。查体示锥体束受累,小脑性共济失调和延髓麻痹(发音困难、吞咽困难和构音障碍)。患者存在垂直眼球运动缓慢,但没有明显的视网膜受累,36 岁时死于肺栓塞。淋巴细胞示空泡淋巴细胞,超微结构病理与 NCL 相似。肌肉活检显示大量的肌膜下自体荧光小体,电子显微镜下示指纹样包涵体,死后脑组织病理检查显示大量神经元和胶质细胞内脂褐素沉着，累及皮质、基底节和小脑，电镜下可见典型的 NCL 的指纹样包涵体，视网膜中也有脂褐素沉积。该家系中其他 3 个患者表现为进行性脊髓小脑性共济失调、延髓麻痹、锥体外系和锥体系受累、认知功能障碍等。

**【诊断】**CLN12 型主要是根据临床表现、超微结构和 ATP13A2 基因突变等分析进行诊断。

**【治疗】**目前，CLN12 型的治疗以对症治疗为主。

### （十三）神经元蜡样质脂褐质沉积症 13 型（CLN13 型）

CLN13 型是指由 *CTSF* 基因突变导致的 CLN，其遗传方式为常染色体隐性遗传，表现为成年型，临床特征为快速进展性视力丧失、癫痫、小脑性共济失调，也可出现认知能力下降。

**【发病机制】**CLN13 型的致病基因为 *CTSF*，该基因定位于 11q13.2，有 13 个外显子，编码 484 个氨基酸残基的组织蛋白酶 F。组织蛋白酶 F 是一种溶酶体半胱氨酸蛋白酶，在内质网中合成，在大脑皮层、海马和小脑神经元中高表达，具体功能仍不清楚。已知 CTSF 基因突变有错义突变、微小缺失导致的移码突变（c.954delC）和剪切突变（c.213+1G>C）。

**【病理特征】**脑组织电镜检查显示神经元有大量的自体荧光物质沉积，电镜下显示指纹样包涵体。

**【临床特征】**CLN13 型为成年型，临床表现为认知障碍、震颤、共济失调、延髓麻痹、癫痫发作等。

2013 年 Smith 等报道了 2 名意大利姐妹，患有成人 CLN，由 CTSF 基因 c.1373G>C 和 c.1439C>T 复合杂合突变导致发病。先证者 20 岁时出现进行性小脑综合征，表现为震颤、共济失调和构音障碍，逐渐出现强直 - 阵挛发作、进行性认知障碍，情绪不稳定，进展为痴呆，42 岁时去世。神经病理检查显示弥漫性脑萎缩、神经元丢失和星形胶质细胞增生，大脑皮层、丘脑、纹状体、脑干核团和浦肯野细胞的神经元细胞质中有大量的自体荧光物质沉积，并有指纹样包涵体。家系中另一例患者 32 岁时出现了与认知能力下降相关的抑郁症，41 岁出现癫痫发作，随后出现共济失调、构音障碍、锥体束和锥体外系体征，51 岁时卧床不起。脑 MRI 显示弥漫性脑萎缩。另 1 例由 c.962A>G 纯合突变所致的加拿大 CLN13 患者，20 余岁偶有局灶性癫痫发作，35 岁时出现进行性认知障碍、情绪障碍、运动障碍包括震颤、共济失调和锥体外系症状，伴轻度腱反射亢进，40 余岁时表现为痴呆症，只能坐轮椅。脑活检显示神经元中自体荧光物质沉积。另 1 例由 c.802A>G 和 c.954delC 复合杂合突变导致的澳大利亚 CLN13 患者，35 岁有认知功能下降和构音障碍，癫痫发作，轻度共济失调伴震颤。

**【诊断】**CLN13 型主要是根据临床表现、超微结构和 CTSF 基因突变等分析进行诊断。

**【治疗】**目前，CLN13 型的治疗以对症治疗为主。

### （十四）神经元蜡样质脂褐质沉积症 14 型（CLN14 型）

CLN14 型是指由 *KCTD7* 基因突变导致的 CLN，其遗传方式为常染色体隐性遗传，临床特征为快速进展性视力丧失、癫痫、小脑性共济失调，也可出现认知能力下降。

**【发病机制】**CLN14 型的致病基因为 *KCTD7*，该基因定位于 7q11.21，有 5 个外显子，编码 288 个氨基酸残基的钾通道四聚结构域含蛋白 7 型。钾通道四聚结构域含蛋白 7 型是一种可溶性胞质蛋白，与泛素连接酶复合物相互作用，参与细胞膜的超极化。已知与 CLN14 型相关的 *KCTD7* 基因突变为错义突变 c.550C>T（p.Arg184Cys）。

**【病理特征】**电镜检查显示指纹样、直线体和曲线样沉积物。

**【临床特征】**CLN14 型为婴儿型和成年型，临床表现为视力恶化、癫痫发作、认知障碍、共济失调等。

2012 年 Staropoli 等报道了由 *KCTD7* 基因 c.550C>T 纯合突变导致的一个墨西哥家系中 2 例 CLN14 患者，分别在 9 岁和 8 个月时出现严重的顽固性肌阵挛发作，肌阵挛主要累及面部和四肢，常因发热恶化。约 18 个月时出现运动和语言倒退。分别于 12 岁和 10 岁时出现小头畸形，视力下降，瞳孔对光反射减弱；1 例出现双侧视神经萎缩，头颅影像学检查显示广泛大脑皮质和小脑萎缩，胼胝体变薄。1 例患者的皮肤活检显示成纤维细胞、神经细胞和小汗腺分泌上皮细胞中有 CLN 型沉积物。有髓神经轴突含有直线样沉积物。电子显微镜显示淋巴细胞的指纹样和颗粒样溶酶体嗜锇沉淀物，免疫印迹分析显示线粒体 ATP 合酶 C 亚基在指纹样、直线体和曲线样沉积物中水平增加。2 例患者均在 10 余岁死于并发症。

**【诊断】**CLN14 型主要是根据临床表现、超微结构和基因突变等分析进行诊断。

**【治疗】**目前，CLN14 型的治疗以对症治疗为主。

**关键点**

1. 溶酶体病是一组多系统受累的遗传代谢病，绝大多数溶酶体贮积症为常染色体隐性遗传。
2. 根据受累化合物或代谢途径可分为黏多糖贮积症、鞘脂类贮积病、糖蛋白贮积症、溶酶体酶转运蛋白缺陷、溶酶体膜转运障碍等。
3. 临床表现可有肝脾大、骨发育不良，大部分可有神经系统症状，包括发育迟缓、行为/精神障碍，惊厥，肢端感觉异常，运动障碍，脑血管缺血性事件和锥体外系症状等。神经型溶酶体贮积症以神经系统病变为突出表现，常呈慢性病程。
4. 可根据临床表现、酶活性检测、病理检查及基因分析确诊。
5. 近年来在酶替代疗法和器官移植方面取得很多进展。

（包新华　熊晖）

## 第九节　过氧化物酶体病

过氧化物酶体(peroxisome)是真核细胞的细胞器之一，为单层膜，含细小的基质颗粒，除红细胞以外，可见于其他所有人体组织细胞，每个细胞含有数百个过氧化物酶体。在过氧化物酶体内现已发现50多种酶，其中最具特征性的酶为过氧化氢酶。在过氧化物酶体内进行着多种物质的代谢，如极长链脂肪酸(very long chain fatty acids，$VLCFA_S$)、支链脂肪酸、植烷酸与哌啶酸的氧化，单不饱和脂肪酸和多不饱和脂肪酸的降解，氨基酸如赖氨酸、D-氨基酸的代谢，缩醛磷脂与胆酸合成的某些步骤。另外，脂肪酸的氧化及胆固醇的合成既可以在过氧化物酶体内进行，也可在其他细胞器中进行。

近年来发现超过15种遗传代谢性疾病与过氧化物酶体缺陷有关，称之为过氧化物酶体病(Peroxisomal Disorders)。其总患病率大约为1/25 000。过氧化物酶体病的共同特点：均为遗传性疾病，除X连锁肾上腺脑白质营养不良外，其他均为常染色体隐性遗传；大多可以通过生化检查确诊；几乎均累及神经系统。过氧化物酶体病分为两大类，第一类，过氧化物酶体形成障碍，导致多种过氧化物酶体酶缺陷；第二类，单一过氧化物酶体酶缺陷，过氧化物酶体结构正常。见表10-25。这两类疾病实际上均为单一基因突变导致的单一蛋白缺陷所致，但前者影响了多个过氧化物酶体的代谢通路。过氧化物酶体病的诊断步骤，见图10-4。

表10-25　过氧化物酶体病

| 分类 | 疾病 |
|---|---|
| 过氧化物酶体形成障碍性疾病 | Zellweger谱系疾病<br>　Zellweger综合征<br>　新生儿脑白质营养不良<br>　婴儿植烷酸病<br>肢根点状软骨发育不全<br>继发于PEX7突变的植烷酸病 |
| 单一过氧化物酶体酶缺陷 | X连锁肾上腺脑白质营养不良<br>相邻的ABCD1和DXS1357E缺失综合征<br>酰基辅酶A氧化酶缺乏<br>双功能酶缺乏<br>磷酸二羟丙酮酰基转移酶缺乏<br>烷基磷酸二羟丙酮合成酶缺乏<br>高草酸尿症Ⅰ型<br>成人植烷酸病<br>无过氧化氢酶血症<br>肌肉-肝-脑-眼侏儒症 |

### 一、过氧化物酶体形成障碍性疾病

过氧化物酶体组装包括基质蛋白的转入、合成

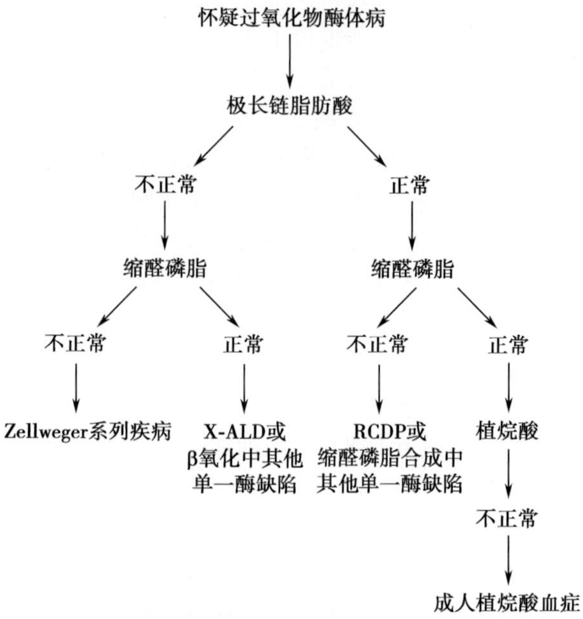


图10-4　过氧化物酶体病的诊断步骤
X-ALD：X连锁肾上腺脑白质营养不良；RCDP：肢根点状软骨发育不全

新的细胞器以及裂解旧的细胞器。16 个 PEX 基因所编码的过氧化物酶体蛋白（peroxins），在这一过程中起重要作用。过氧化物酶体基质转运分别经过氧化物酶体靶序列 1（peroxisome targeting sequence 1，PTS1）和过氧化物酶体靶序列 2（peroxisome targeting sequence 2，PTS2）介导的通路进行的。PTS1 具有丝氨酸 - 赖氨酸 - 亮氨酸三肽末端，被可溶性受体 Pex5p 识别，介导大多数的蛋白进入过氧化物酶体，少数蛋白如过氧化物酶体 3- 酮乙酰辅酶 A 硫解酶和植烷酰辅酶 A 羟化酶由 PTS2 介导，PTS2 的氨基端有 9 个残基信号，被可溶性受体 Pex7p 识别。已发现 14 种 PEX 基因突变导致过氧化物酶体形成与基质转运障碍，引起多种过氧化物酶体代谢缺陷。其中 *PEX7* 基因突变导致过氧化物酶体靶序列 2 介导的通路异常，引起的疾病为肢根点状软骨发育不全（Rhizomelic chondrodysplasia punctata，RCDP）；其他 PEX 基因（*PEX1*，*2*，*3*，*5*，*6*，*10*，*11β*，*12*，*13*，*14*，*16*，*19*，*26*）突变导致过氧化物酶体靶序列 1 介导的通路异常，引起 Zellweger 谱系疾病（Zellweger spectrum disorders）。在北美过氧化物酶体形成障碍性疾病（The peroxisome biogenesis disorders）的发病率为 1/50 000 新生儿。

### （一）Zellweger 谱系疾病

Zellweger 谱系疾病包括 Zellweger 综合征（Zellweger's syndrome），新生儿肾上腺脑白质营养不良（neonatal adrenoleukodystrophy）和婴儿 Refsum 病（infantile Refsum's disease）。

**【临床表现】**各个疾病间临床表现相互重叠，有相似的形态异常和生化缺陷，因此将这类疾病称之为 Zellweger 谱系疾病，其共同的临床表现包括肌张力低下、发育迟滞、视听功能障碍和肝功能异常。其中典型的 Zellweger 综合征最为严重，婴儿 Refsum 病最轻，新生儿肾上腺脑白质营养不良处于中间，近期认识的 Heimler 综合征为较婴儿 Refsum 病更轻的类型。Zellweger 谱系疾病致病基因大多已经明确，

**1. Zellweger 综合征** Zellweger 综合征又称脑肝肾综合征，是 1964 年由 Bowen 等首先报道。患儿有多发的先天畸形，其容貌特征包括高前额，眶上嵴发育不良，内眦赘皮，眼距宽，前囟大，高腭弓，小下颌。眼睛异常包括白内障，青光眼，角膜混浊，Brushfield 斑，视神经发育不良，色素视网膜病。存在感觉神经性耳聋。神经元移行障碍，主要在大脑半球，有巨脑回，多小脑回畸形，灰质异位。小脑浦肯野细胞散在异位于皮层和颗粒细胞层。78% 的患儿有肝大，门静脉周围纤维化导致胆汁淤积，黄疸，结节状肝硬化，转氨酶增高和凝血酶原降低。病理检查 97% 的患儿有大小不等的肾皮层囊肿，但超声检查可能漏诊。肾上腺改变与 X 连锁肾上腺脑白质营养不良相似，细胞内含有胆固醇与极长链脂肪酸脂化的层状细胞质内包涵体。骨骼异常包括足畸形、拇指转位，50% 的患儿有髌骨和髋臼点状软骨钙化，点状软骨发育不良。在新生儿期患儿即有严重力弱、肌张力低下，常常合并惊厥和呼吸暂停。吸吮、吞咽无力，常需要鼻饲。精神运动无明显发育，平均寿命 12.5 周，但有的可存活至 12 个月。

**2. 新生儿肾上腺脑白质营养不良和婴儿 Refsum 病** 新生儿肾上腺脑白质营养是 1978 年由 Ulrich 等首先报道。婴儿 Refsum 病也称婴儿植烷酸血症是由 Scotto 等于 1982 年首先报道的。尽管过去将新生儿肾上腺脑白质营养不良和婴儿植烷酸血症在临床表现上进行了明确的划分，但根据近期遗传学研究的进展，从机制上来看两者很难区分。

两者的临床表现较 Zellweger 综合征轻，但即便是轻型患儿也有智力低下，视网膜变性和运动功能异常。患儿有轻到重度畸形，新生儿期肌张力低下，喂养困难，肝大伴小结节性肝硬化，常有肝功能异常，有出血倾向，维生素 K 治疗有效。部分患儿有食管静脉曲张，与门静脉高压症有关。患儿有智力运动发育落后，惊厥，感觉神经性听力丧失。可以行走的患儿，常常有共济失调，其小脑颗粒细胞层有不同程度的发育不良，浦肯野细胞迁移异常。在新生儿肾上腺脑白质营养不良尽管也可见到多小脑回畸形，但其特征性的改变为婴儿早期出现的脑白质营养不良，在大脑、中脑、小脑出现活动性脱髓鞘改变，随之出现智力运动倒退。婴儿植烷酸血症神经元数量减少，小脑萎缩，无活动性脱髓鞘改变。患儿 4~6 月后色素视网膜变性逐渐明显，常在 1 岁内视力丧失，几乎所有患者均有视网膜电流图异常。视网膜病变包括神经节细胞丧失，神经纤维层胶质增生等。随着年龄的增长会发生肾上腺功能异常。肾脏出现草酸钙结石。寿命差异很大，有活到成人的病例。

**3. 不典型 Zellweger 谱系疾病** 近期证实 Heimler 综合征（Heimlersyndrome）也属于 Zellweger 谱系疾病，由 *PEX1*、*PEX6* 和 *PEX26* 基因突变所致，症状较轻，表现为感觉神经性耳聋，釉质发育不良，指甲异常，伴或不伴视力异常。另外，近期还报道了一系列不典型 Zellweger 谱系疾病，患儿智力均相对正常。有报道婴儿植烷酸血症患儿，其听力、视力丧失，但智力保留。另有一组 *PEX2*、*PEX10* 和 *PEX12* 基因突变患儿，于儿童早期发病，表现为小脑性共济

失调伴或不伴外周神经病变,感觉异常不明显,病情逐渐进展,但智力相对正常。MRI 显示小脑萎缩。还有一组 *PEX16* 基因突变患儿,智能也相对正常,在儿童早期发病,表现为痉挛性截瘫、共济失调,晚期出现周围神经病和白内障。MRI 显示小脑萎缩和大脑白质营养不良。上述不典型病例,可能跟突变基因所编码的蛋白功能有一定残余有关。

由于 Zellweger 谱系疾病各个类型之间没有截然的界限,故目前认为上述的分型意义不大。有人按照发病年龄对 Zellweger 谱系疾病的临床表现进行了描述。①新生儿 - 婴儿发病:常常表现为肝功能异常,严重的肌张力低下,黄疸时间延长和喂养困难,常常有癫痫发作。常可见特征性的面部异常,而感觉神经性耳聋和眼睛异常如视网膜病,白内障、青光眼可随后出现。MRI 示皮层发育不良,外侧裂多小脑回畸形常见,白质少,髓鞘化延迟,双侧脑室扩大。可见膝、髋点状钙化。预后差,常常 1 岁内死亡。这一时期发病其临床表现常常与 Zellweger 综合征相对应。②儿童期发病:症状多样,常常有发育落后,眼睛异常,包括色素视网膜炎,白内障和青光眼,常常致盲或管状视野。常常有感觉神经性耳聋。肝大、肝功能异常伴凝血功能异常,转氨酶增高,黄疸史常见。部分有癫痫,颅面部畸形不如新生儿 - 婴儿期起病的患儿明显。可有肾草酸结石和肾上腺功能不全。可有早发的进行性脑白质营养不良,导致智力运动倒退。脱髓鞘为进行性、广泛性的,影响大脑、中脑和小脑。研究显示,首先累及齿状核门(hilus of the dentate nucleus)和小脑上脚,随后累及小脑白质、脑干传导束、顶枕白质、胼胝体压部,最后累及整个大脑白质。上述症状与新生儿肾上腺脑白质营养不良类似。少数患者白质脱髓鞘出现相对晚些,但均在 5 岁前出现。大部分患者青春期前死亡。③青少年 - 成人发病:症状较轻,眼部异常与感觉神经性耳聋是最常见的症状。颅面畸形可以有,也可完全缺如。发育落后差异很大,部分患者智力可以正常。原发性肾上腺功能异常常见。还可见其他神经系统异常包括周围神经病、小脑性共济失调和锥体束征。病程常缓慢进展,甚至可以稳定数年。缓慢进展、无症状的脑白质病常见,但也有患者 MRI 正常。

新生儿脑白质营养不良与婴儿植烷酸血症的视神经萎缩易与 Leber 视神经病相混淆。色素视网膜变性与感觉神经性耳聋易误诊为 Usher 综合征。年长儿常常被误诊为脑性瘫痪,X- 连锁肾上腺脑白质营养不良,线粒体病或溶酶体病。当患儿有下列特点时应考虑过氧化物酶体形成障碍性疾病:①精神运动发育落后;②畸形;③肌张力低;④肝大;⑤惊厥;⑥色素视网膜变性,视网膜电流缺如;⑦感觉神经性耳聋;⑧肾囊肿;⑨异常点状钙化;⑩肾上腺功能不全。

**【生化】**各种过氧化物酶体病的生化异常见表 10-26。

1. **极长链脂肪酸** Zellweger 系列疾病的主要生化异常为极长链脂肪酸增高,Zellweger 综合征较其他两型增高明显。此异常也见于过氧化物酶体 β 氧化过程中单一酶缺陷,所以为非特异性的,还需要其他诊断指标。在肢根点状软骨发育不良和其他某些过氧化物酶体病(如无过氧化氢酶血症)极长链脂肪酸不高,因其不涉及脂类氧化。所以,极长链脂肪酸水平正常不能排除过氧化物酶体病。

2. **缩醛磷脂** 因为缩醛磷脂合成的前两步在过氧化物酶体中进行,所以在过氧化物酶体形成障碍性疾病中缩醛磷脂水平下降。在 Zellweger 综合征缩醛磷脂水平仅为正常对照的 5%。

3. **植烷酸** 所有过氧化物酶体形成障碍性疾病,包括肢根点状软骨发育不良,均有植烷酸水平增高,并与年龄相关。

4. **胆汁酸代谢中间产物** 正常情况下,胆汁酸代谢的中间产物如三羟胆固醇酸(trihydroxycholestanoic acid)和二羟胆固醇酸(dihydroxycholestanoic acid)很少

表 10-26 过氧化物酶体病的血浆生化异常

| 分类 | 极长链脂肪酸 | 红细胞缩醛磷脂 | 哌啶酸 | 植烷酸 |
|---|---|---|---|---|
| Zellweger 系列疾病 | ↑↑ | ↓↓ | ↑ | ↑ |
| Rhizomelic 点状软骨发育不良 | 正常 | ↓↓ | 正常 | ↑ |
| 肾上腺脑白质营养不良 | ↑ | 正常 | 正常 | 正常 |
| L- 双功能酶异常 | ↑↑ | 正常 | 正常 | ↑ |
| 成人植烷酸病 | 正常 | 正常 | 正常 | ↑↑ |

或测不到。在Zellweger系列疾病，它们可达总血浆胆酸的30%~50%。单一酶缺陷疾病，胆酸中间产物也可增高，如过氧化物酶体双功能酶缺陷。

5. **哌啶酸** 在Zellweger系列疾病中，L-哌啶酸氧化酶活性异常导致血浆哌啶酸蓄积，尿中哌啶酸的排出增多。血与尿中哌啶酸的水平随年龄增长进一步增高。

6. **中链与长链二羧酸蓄积并在尿中排除出。**

**【病理】**在Zellweger综合征肝、肾活检组织中，含有过氧化氢酶的颗粒即过氧化物酶体几近缺如。在新生儿肾上腺脑白质营养不良和婴儿Refsum病过氧化物酶体的数目也有减少，但较Zellweger综合征轻。过氧化氢酶及过氧化物酶体β氧化酶散落在细胞质中，而不是包裹在过氧化物酶体颗粒中，它们在细胞质中很快降解。在Zellweger综合征患者细胞中存在含有过氧化物酶体膜蛋白的膜结构，称之为过氧化物酶体幽灵，这些过氧化物酶体幽灵缺乏过氧化氢酶及全部或部分基质蛋白。

**【基因】**可有*PEX1*、*2*、*3*、*5*、*6*、*10*、*11β*、*12*、*13*、*14*、*16*、*19*、*26*基因突变。其中*PEX1*基因突变占60%，绝大多数患者由*PEX1*、*6*、*26*、*10*、*12*、*2*基因突变所致。

**【产前诊断】**所有过氧化物酶体形成障碍性疾病均可进行产前诊断。通过测定羊水细胞或绒毛膜细胞极长链脂肪酸的β氧化和缩醛磷脂的合成可以进行精确的诊断。对于已知基因突变的家庭，可以进行基因突变分析。

**【治疗】**

1. **对症与支持治疗** 维生素K治疗凝血酶功能障碍，皮质激素治疗肾上腺皮质功能不全，口腔科治疗牙釉质发育不良，抗癫痫药物控制癫痫发作，助听器、耳蜗移植改善听力，摘除白内障等改善视力，鼻饲提供足够的营养。轻型康复治疗，包括交流训练、物理治疗、操作治疗等。

2. **纠正生化异常** 补充二十二碳六烯酸（docosahexaenoic acid，DHA；C22:6ω3），DHA是一种长不饱和脂肪酸，在视网膜、大脑中具有重要功能，是由二十四碳六烯酸（Tetracosahexaenoic acid，C24:6ω3）于过氧化物酶体中β氧化而来，在过氧化物酶体形成障碍性疾病中，存在DHA缺乏，但补充DHA的治疗作用尚不确定。口服胆酸与去氧胆酸，鲨肝醇（batyl alcohol，缩醛磷脂的前体），限制极长链脂肪酸和植烷酸的摄入，可以使血浆极长链脂肪酸和植烷酸、红细胞缩醛磷脂水平正常，但临床效果尚不清楚。口服枸橼酸，补充足量水分，治疗高草酸尿症与肾结石。

**关键点**

1. Zellweger谱系疾病为一组*PEX*基因（*PEX7*除外）突变所致的常染色体隐性遗传性疾病。
2. 病情轻重差异较大，发病年龄自新生儿至成人不等，具有以下特征的患者应考虑Zellweger谱系疾病：①精神运动发育落后；②畸形；③肌张力低；④肝大；⑤惊厥；⑥色素视网膜变性，视网膜电流缺如；⑦感觉神经性耳聋；⑧肾囊肿；⑨异常点状钙化；⑩肾上腺功能不全。
3. 生化特点包括极长链脂肪酸增高，红细胞缩醛磷脂降低，哌啶酸和植烷酸增高。
4. *PEX*系列基因突变分析可明确病因。
5. 羊水细胞或绒毛膜细胞极长链脂肪酸和缩醛磷脂的测定及基因突变分析可用于产前诊断。
6. 尚无特异性治疗手段，以纠正生化缺陷，对症支持治疗为主。
7. 预后不良。

### （二）肢根点状软骨发育不全1型

肢根点状软骨发育不全1型（Rhizomelic chondrodysplasia punctate，type 1，RCDP1）属经典型，为过氧化物酶体形成障碍性疾病之一，其患病率低于1∶100 000。是由*PEX7*基因突变所致，*PEX7*编码过氧化物酶体-靶信号2受体（peroxisome-targeting signal 2 receptor），*PTX7*基因突变导致过氧化物酶体靶序列2介导的过氧化物酶体基质酶转运异常，包括烷基-二羟基丙酮磷酸合成酶（alkyl-dihydroxyacetone phosphate synthase，AGPS），植烷酰-辅酶A羟化酶（phytanoyl-CoA hydroxylase，PhyH）和过氧化物体3-酮脂酰-辅酶A硫解酶（3-ketoacyl-CoA thiolase，ACAA1）。烷基-二羟基丙酮磷酸合成酶与PTS1蛋白二羟基丙酮磷酸酰基转移酶（dihydroxyacetone phosphate acyltransferase，GNPAT）在同一复合体中，催化缩醛磷脂合成的第一步，缩醛磷脂是质膜与髓鞘的重要成分，具有抗氧化损伤，参与膜融合与裂解及脂质信号作用。单纯二羟基丙酮磷酸酰基转移酶缺陷导致肢根点状软骨发育不全2型，烷基-二羟基丙酮磷酸合成酶缺陷导致肢根点状软骨发育不全3型。植烷酰-辅酶A羟化酶催化植烷酸分解的第一步，其单独缺陷导致成人植烷酸病。过氧化物酶体硫解酶（ACAA1）催化极长直链脂肪酸β氧化的最后一步，在肢根点状软骨发育不全1型β氧化正常，推测PTS1蛋白甾醇载体蛋白-X的硫解活性起了代偿作用。

*PEX7*缺陷导致PTS2酶活性异常，其他过氧化物体酶功能正常。尽管在肢根点状软骨发育不全患儿的过氧化物酶体中存在过氧化氢酶，但其过氧化物酶体结构仍存在异常。Heymans等发现患者的部分肝细胞中缺乏过氧化物酶体，部分肝细胞中过氧化物酶体体积大或形状不规则。

**【临床表现】**肢根点状软骨发育不全1型患儿出生时身高、体重和头围在正常低限，新生儿期发病，临床特征为骨骼发育不全，四肢短，智力低下。患儿矮小，四肢近端短，不成比例。小头，面部畸形，包括额部隆起，鼻梁低平，小鼻子，面中部发育不良等，出生时或随后出现白内障，鱼鳞癣，严重的智力低下，惊厥。有的病情较轻，四肢近端短可以不显著，智力低下较轻，但所有患者均有白内障和软骨发育异常。另外，患者常合并呼吸道感染，颈椎狭窄，伴或不伴脊髓压迫症状，5%~10%有腭裂，少数患儿有先天性心脏病、肾输尿管狭窄。寿命差异较大，大部分1岁内死亡，一部分在新生儿期死亡，而有的可存活至成人。

**【辅助检查】**本病具有特征性的生化及骨骼改变。

1. **生化检查** 肢根点状软骨发育不全的生化缺陷包括：①缩醛磷脂合成障碍，缩醛磷脂显著降低；②植烷酸氧化缺陷，致血浆植烷酸水平增高；③3-酮脂酰-辅酶A硫解酶异常，但极长链脂肪酸水平正常，可能其他硫解酶起到代偿作用。

2. **骨骼X线检查** 肢体近端短，干骺端呈杯口状，骨化异常，伴骨骺及骨骺外的钙化。脊柱侧位示椎体冠状裂隙。骨骺点状钙化主要见于膝、髋、肘和肩，脊柱不常见。

3. **颅脑MRI检查** 正常或非特异性改变。神经元移行障碍不常见，可有白质髓鞘化延迟，大脑与小脑萎缩。MRS可见胆碱/肌酸比值下降。

4. **基因检测** *PEX7*基因突变，其中p.Leu292Ter突变最为常见，达51%，c.903+1G>C、p.Gly217Arg和p.Ala218Val共占17%。

**【诊断与鉴别诊断】**根据骨骼异常、白内障和特殊外貌等临床特点，骨骺点状钙化的X线表现，缩醛磷脂下降、植烷酸增高和极长链脂肪酸正常的生化特点，及*PEX7*基因突变可以诊断。应用羊水细胞或绒毛膜细胞可以进行产前诊断，也有利用超声检查进行产前诊断的报道。

需要与其他具有点状软骨发育不良、肢体不对称、矮小、智力低下、白内障和皮肤改变的疾病相鉴别。

1. **肢根点状软骨发育不全2型，3型和5型** 2型是由过氧化物酶二羟基丙酮磷酸酰基转移酶缺陷所致，致病基因为*GNPAT*。3型是由过氧化物酶烷基-二羟基丙酮磷酸合成酶缺陷所致，致病基因为*AGPS*，两者均为常染色体隐性遗传，属于单一过氧化物酶体病，临床表现与1型相似，但生化改变不同，两者仅有血浆缩醛磷脂降低，植烷酸水平和3-酮脂酰硫解酶正常。5型由*PEX5*基因突变所致，其临床症状较轻，骨骼改变不显著，癫痫起病晚，生长落后与智力低下较轻，可以独立行走，获得一定的语言。均有先天性白内障，可有中枢神经脱髓鞘改变。生化改变轻微，组织缩醛磷脂稍降低。

2. **X连锁隐性遗传点状软骨发育不全（X-linked recessive chondrodysplasia punctata）**或称brachytelephalangic型（CDPX1），由芳香硫酸酯酶E（arylsulfatase E，*ARSE*）缺陷所致，芳香硫酸酯酶E是一种维生素K依赖酶。受累的男性有指骨远端发育不良，无肢体短与白内障。

3. **X连锁显性遗传点状软骨发育不全（X-linked dominant chondrodysplasia punctata）或Conradi-Hünermann综合征（CDPX2）** 由δ(8)-δ(7)固醇异构酶依莫帕米-结合蛋白（delta(8)-delta(7) sterol isomerase emopamil-binding proteindelta）缺陷所致，该酶由*EBP*基因所编码，其功能是将羊毛甾醇（lanosterol）转化为胆固醇。男性常常胚胎致死，95%以上的活婴为女性。病情轻重差异很大，重者可胎儿期死亡，伴多发畸形与严重发育迟缓，轻型成人无明显的体格异常。典型表现为发育落后，矮小，特征性的颅面外观，四肢近端短，常不对称，脊柱侧弯。新生儿鱼鳞病，常常在1个月内消退，遗留线状、漩涡状萎缩斑块，可累及毛囊。小眼，小角膜，白内障。智力常常正常。男性少见，可有肌张力低下，中到重度发育落后，惊厥。X-线检查见长骨骨骺、椎骨、气管、肋骨远端点状钙化。头颅MRI见小脑发育不良，尤其是小脑蚓部，及胼胝体发育不良。生化异常8(9)胆甾烯醇的前体和8-脱氢胆固醇水平增高及基因*EBP*突变可与肢根点状软骨发育不全1型相鉴别。

4. **点状软骨发育不全（胫-掌型）** 呈常染色体显性遗传，掌骨及长骨短，无白内障和皮肤改变。

5. **其他** 华法林胚胎病、胎儿维生素K缺乏、孕妇患系统性红斑狼疮或其他自身免疫性疾病，子代临床表型类似于X连锁隐性遗传点状软骨发育不全。

【治疗】治疗手段很有限，主要为对症支持治疗，包括整形，白内障摘除，胃造瘘，补充 DHA，抗癫痫治疗，康复训练。有提议限制植烷酸的摄入，对轻型患者可能有效。

**关键点**

1. 肢根点状软骨发育不全 1 型呈常染色体隐性遗传。
2. 特征性的临床表现包括特殊外貌，四肢近端短，白内障。
3. X- 线在膝、髋、肘和肩骨骺处见点状钙化，高度怀疑此病。
4. 生化改变包括缩醛磷脂显著降低，血浆植烷酸水平增高，极长链脂肪酸正常。
5. *PTX7* 基因突变可以明确诊断。
6. 本病无特异性治疗，可以通过产前诊断避免再发。

## 二、单一过氧化物酶体酶缺陷疾病

此组疾病仅有一个过氧化物酶体酶缺陷，而过氧化物酶体结构完整。所包括的疾病有 X 连锁肾上腺脑白质营养不良，相邻的 *ABCD1* 和 DXS1357E 缺失综合征，酰基辅酶 A 氧化酶缺乏，双功能酶缺乏，磷酸二羟丙酮酰基转移酶缺乏，烷基磷酸二羟丙酮合成酶缺乏，高草酸尿症Ⅰ型，成人植烷酸病，无过氧化氢酶血症，肌肉 - 肝 - 脑 - 眼侏儒症（表 10-25）。

### （一）X 连锁肾上腺脑白质营养不良

X 连锁肾上腺脑白质营养不良（X-linked adrenoleukodystrophy，X-ALD）是一种最常见的过氧化物酶体病，呈 X 连锁隐性遗传，男性受累为主，患病率为 1∶20 000~1∶50 000，美国为 1/21 000 男性，女性携带率约为 1∶16 800。

**【致病基因与发病机制】**1993 年 Mosser 等通过定位克隆发现了 X-ALD 的致病基因 *ABCD1*，该基因位于 Xq28，长约 19kb，包含 10 个外显子。随后研究发现所有 X-ALD 患者均存在该基因的突变，突变种类繁多，现已报道突变达 800 余种，其中错义突变占 60%，移码突变占 22%，无义突变占 10%，核苷酸插入或缺失及一个或多个外显子缺失各占 4%。突变鲜见“热点”，大多数突变为各个家系所特有。尽管文献报道 10.3% 的 X-ALD 家系存在第 5 外显子 1415delAG 移码突变，被认为是热点突变，但对国内 X-ALD 患者 *ABCD1* 基因突变分析显示此位点不是中国人群的“突变热点”。另外，基因型与表型之间无明显的相关性，同一家系相同突变的患者，甚至是同样突变的同卵双生子也可以有不同的临床表型，而同样的临床表型可以有不同的基因型。

*ABCD1* 基因编码 ALD 蛋白（Adrenoleukodystrophy protein，ALDP），为含有 745 个氨基酸的过氧化物酶体膜蛋白。ALDP 属于 ATP 结合跨膜转运子（ATP-binding cassette transporter，ABC）家族中的一员。ABC 蛋白的转运底物多样化，包括离子、糖分、氨基酸、蛋白和脂质。根据蛋白质的结构和功能，ABC 家族分为七个亚家族（ABCA-ABCG），其中位于过氧化物酶体膜上的四个蛋白为 ABCD 亚家族，它们分别是 ALDP（ABCD1）、ALD 相关蛋白（ALD-related protein，ALDRP（ABCD2））、70kD 过氧化物酶体膜蛋白（peroxisomal membrane protein，PMP70（ABCD3））和 PMP70 相关蛋白（PMP-related protein，P70R/PMP69（ABCD4））。ALDRP、PMP70、P70R 与 ALDP 氨基酸的同源性分别为 66%、38% 和 27%。这四种蛋白均为半转运子，各含一个疏水膜结构域和 6 个跨膜结构。研究发现 ALDP、ALDRP、PMP70 之间通过 C 末端结合，形成同源或异源二聚体，此二聚体具有转运特定物质的功能。由于 X-ALD 患者极长链脂肪酸（very long chain fatty acids，VLCFAs）大量蓄积，且过氧化物酶体是 VLCFAs 进行 β 氧化的唯一场所，所以推断 ALDP 与 VLCFAs 在过氧化物酶体的 β 氧化密切相关。

尽管 ALD 基因已经明确多年，但是 ALDP 在 VLCFAsβ 氧化过程中的具体作用至今仍不清楚。推测 ALDP 的功能是将 VLCFAs 或 VLCFAsβ 氧化过程中某种因子转运至过氧化物酶体内。ALDP 功能异常，导致 VLCFAs 的 β 氧化缺陷，进而在组织与体液中大量蓄积。

当 $VLCFA_S$ 在组织中蓄积到一定程度时，脑白质和肾上腺皮质内胆固醇酯的脂肪酸构成比即发生显著变化，形成胆固醇结晶。正常人胆固醇酯主要为 C16~C20 的脂肪酸，而 X-ALD 患者脑部和肾上腺皮质胆固醇酯中含有大量的 $VLCFA_S$（C24~C30），这种酯类构成的改变使髓鞘的稳定性下降，从而引发脱髓鞘病变。另外，脂肪酸代谢的改变和细胞内 VLCFAs 的堆积对细胞产生毒性作用，直接导致细胞死亡和炎性反应的产生。过量的 VLCFAs 还进一步促使星形胶质细胞、血管周围的巨噬细胞表达炎性细胞因子，如 TNF-α、IL-1β 等，并触发 TNF-α 介导的一系列级联反应，损伤髓鞘与少突胶质细胞，引发脱髓鞘反应。VLCFAs 在肾上腺皮质聚积，导致生物膜结构和功能的改变及肾上腺皮质激素受体活性下降,使血中促肾上腺皮质激素(ACTH)升高,皮质醇降低,产生肾上腺皮质功能不全的临床表现。

**【病理】**X-ALD 在神经病理上分为两大类别,即脑型和肾上腺脊髓神经病型。前者脑白质呈快速进展性脱髓鞘改变,约 85% 的患者病变自枕叶开始,向前不断发展。只有约 15% 的病例先累及额叶、内囊或半卵圆中心。病变对称,弓形纤维多不受累。病变性质与多发性硬化相似,为炎性脱髓鞘反应。在血管周围有巨噬细胞和 T 淋巴细胞浸润,病变区域炎性因子表达增加,脑组织中 IgA、IgG 水平升高。与多发性硬化不同的是,X-ALD 炎性细胞在损伤边缘的后方,而多发性硬化在病变的前缘。单纯肾上腺脊髓神经病型以轴索病变为主,累及脊髓和外周神经。髓鞘损伤作为轴索损伤的反应,出现于轴索损伤之后。病变炎症反应轻微或缺如。肾上腺萎缩,肾上腺皮质细胞和睾丸间质细胞内有特异性的板层线状包涵体(主要成分为 $VLCFA_S$ 的胆固醇结晶)。

**【生化】**X-ALD 是一种脂类代谢异常性疾病。患者组织和体液中饱和 VLCFs 异常增高是该病特征性的生化改变。VLCFAs 是指碳链长度大于 22 的脂肪酸,人体内 VLCFAs 来源于饮食与内源合成。X-ALD 患者体内堆积的是饱和的非分枝 VLCFAs,主要包括 C26:0 和 C24:0。在 X-ALD 患者的脑白质、肾上腺皮质、睾丸中,VLCFAs 含量是正常对照的上千倍。

**【临床表现】**X-ALD 临床表型极其多样,大部分患者以神经系统症状为主,呈进行性智力、运动倒退,视、听功能障碍,癫痫发作,痉挛性瘫痪等。约 2/3 患者伴有肾上腺皮质功能不全,少数患者仅表现为肾上腺皮质功能不全,而无神经系统症状。

其临床症状可归纳如下:①儿童脑型(childhood cerebral ALD,CCALD):约占 35%,10 岁前发病,常见发病年龄 4~8 岁,高峰年龄 7 岁,3 岁前几乎不发病。表现为进行性行为、认知和运动功能倒退。发病初期患儿表现为注意力不集中,多动,常被误诊为注意缺陷多动障碍综合征,数月后出现理解、阅读困难,记忆及学习能力下降,视力、听力异常,走路不稳等,个别患儿以惊厥起病。大部分患者在出现神经系统症状时即有肾上腺皮质功能不全。患儿病情进展迅速,逐渐出现痉挛性瘫痪、共济失调,6 月 ~2 年内发展至完全瘫痪,或呈植物人状态,随后死亡。②肾上腺脊髓神经病型(adrenomyeloneuropathy,AMN):占 40%~45%,起病年龄自二十几岁至中年(28 ± 9 岁),表现为进行性双下肢痉挛性瘫,扩约肌功能障碍和性功能丧失,70% 的 AMN 患者在出现神经系统症状时有肾上腺皮质功能不全。病情在数十年内缓慢进展。其中 40%~45% 的患者在 MRI 上或在体征上有脑部受累的表现,10%~20% 的患者脑部病变严重,呈进行性认知行为异常,最终神经功能完全丧失、死亡。③单纯 Addison 病(Addison only,AO):约占 10%,主要表现为原发性肾上腺皮质功能不全的症状、体征,男性 2 岁至成年发病,大部分 7.5 岁发病,表现为不明原因的呕吐、无力或昏迷,皮肤色素深,常常诊断为 Addison 病,无神经系统病变。患者常常在中年时发展为肾上腺脊髓神经病型。在 X-ALD 患者中,90% 有神经系统症状的男孩和 70%AMN 的成年男性有肾上腺皮质功能不全,女性携带者常常正常。肾上腺皮质功能不全最为敏感的检测指标为血浆 ACTH 增高。其余 5%~10% 的患者有以下表现。④头痛,颅压高,偏瘫,视野缺损,失语或其他神经系统局灶性症状与体征。4~10 岁起病,但可发生于青春期,少数发生于成人。⑤成人起病,呈进行性行为异常,痴呆,瘫痪。⑥儿童或成人起病,呈进行性协调障碍,共济失调。⑦成年男性,神经性膀胱、直肠功能异常,偶见阳痿而无其他神经或内分泌异常。⑧无症状(asymptomatic):仅有基因异常及生化改变,无神经系统和内分泌系统异常。

此外,20% 左右的女性携带者在中年后逐渐出现轻至中重度的痉挛性瘫痪,括约肌功能障碍和深浅感觉异常。表现为易摔、上下楼梯及跑步困难,严重者需借助于拐杖、轮椅活动。尿急、尿频、遗尿很常见,少数患者伴有大便功能障碍。查体时常可发现肢体远端感觉异常,尤其是深感觉障碍,以及腱反射亢进和病理征。脑部受累(约 2%)和肾上腺皮质功能不全(<1%)少见。

**【辅助检查】**X-ALD 具有特征性的生化与影像学改变。基因突变分析在携带者筛查、产前诊断方面非常重要。

**1. 生化检查** 血浆、培养的皮肤成纤维细胞中 VLCFAs 的异常升高是目前 X-ALD 诊断的主要生化指标。VLCFAs 的测定包括 C22:0,C24:0 和 C26:0 及 C26:0/C22:0 和 C24:0/C22:0,检测方法包括毛细管气相色谱法及气相色谱质谱联用法(GC-MS)等。

所有男性 X-ALD 患者均有 VLCFAs 增高,与年龄及病程无相关性。另外,在女性携带者中,80% 有血浆 VLCFAs 水平增高,假阴性率为 20%,故为更好地进行遗传咨询,对于 VLCFAs 正常的可疑携带者,需进一步行基因突变分析加以明确。X-ALD 男性胎儿的羊水细胞和绒毛膜细胞中 VLCFAs 异常增高,可用于 X-ALD 产前诊断，同时结合 *ABCD1* 基因突变分析，以确保诊断的可靠性。

但患者 VLCFAs 水平与临床表型、基因型没有明显相关性，因此，血浆 VLCFAs 水平不能预测无症状者将来可能出现的表型，也不能用来评估病情的轻重、预后及其对治疗的反应性。

2. **影像学检查** 脑型 X-ALD 颅脑 CT 表现为对称性的脑白质低密度病灶，但 CT 对于本病诊断有一定的局限性。MRI 优于 CT，是 X-ALD 的重要辅助诊断手段。在脑部受累的 X-ALD 患者中，MRI 异常通常早于临床症状，因此 MRI 有早期诊断价值。85% 的 X-ALD 脑型患者具有特征性的 MRI 表现：①脑白质呈对称性长 $T_1$、长 $T_2$ 信号，并可累及胼胝体及脑干；②病变由后向前发展，逐一累及枕、顶、颞、额叶；③增强后病灶的周边区强化，呈"蝴蝶"状。此外，X-ALD 的另一个特征性改变为脑干皮质脊髓束受累。上述征象有助于 X-ALD 与其他脑白质病变相鉴别。国外报道 15% 的脑型 X-ALD 具有不典型头颅 MRI 表现，以额叶或内囊、半卵圆中心等部位最先受累。肾上腺脊髓神经病型脊髓 MRI 可见脊髓萎缩，也可以正常。

3. **基因检测** 大量研究表明 X-ALD 患者均有 *ABCD1* 基因突变。采用 *ABCD1* 单基因测序，或包括 *ABCD1* 在内的脑白质病基因包检测，阳性率约 97%，阴性者进一步应用 MLPA（multiplex ligation-dependent probe amplification）等方法检测大片段缺失与重复，阳性率约为 3%。检测到的 *ABCD1* 基因变异的致病性可以通过临床表现与 VLCFA 测定加以明确。明确基因变异，不仅对 X-ALD 患者的诊断有重要意义，且为携带者筛查、产前诊断和遗传学咨询提供可靠依据。

4. **ALDP 检测及其他检查** *ABCD1* 基因突变导致 ALDP 的稳定性下降、功能缺陷或肽链大段缺损，最终影响 VLCFAs 的 β 氧化功能。因此，通过免疫荧光、免疫印迹等方法对 ALDP 进行检测，结合 VLCFAs 测定和 *ABCD*1 基因检测，可提高 X-ALD 的确诊率。

5. **内分泌功能检查** 包括肾上腺皮质功能检查和性功能检查。伴肾上腺皮质功能不全的患者 24 小时尿 17- 羟类固醇和 17- 酮类固醇排出减少，血浆 ACTH 升高，ACTH 兴奋试验呈低反应或无反应。成人患者，特别是成人脊髓神经病型患者，有相当一部分具有性功能下降的临床表现与实验室指标异常，如血浆睾酮下降，黄体生成素和卵泡刺激素升高。

**【诊断】**

1. 疑诊具有以下四项之一，或新生儿 X-ALD 筛查阳性的婴儿，高度怀疑 X-ALD。

(1) 男孩：具有注意缺陷，同时伴有智力倒退、进行性行为异常，视力丧失，语言理解障碍，书写困难，协调障碍或其他神经系统异常。

(2) 青年至中年男性：进行性步态异常，下肢僵硬、无力，括约肌功能障碍，性功能异常，伴或不伴肾上腺皮质功能不全，伴或不伴认知或行为异常。

(3) 所有男性：具有原发性肾上腺皮质功能不全，伴或不伴神经系统异常。

(4) 成年女性：进行性下肢瘫痪，括约肌功能异常，下肢感觉异常。无家族史的女性 X-ALD 诊断困难，需依靠临床特点与实验室检查。

2. 确诊 X-ALD 的确诊依靠 VLCFAs 的测定与 *ABCD1* 基因突变分析。

(1) 男性先证者的确诊：临床表现提示 X-ALD，VLCFAs 增高，即可确诊。少数情况下，VLCFAs 结果不确定，通过 *ABCD1* 基因突变来明确。

(2) 女性先证者的确诊：*ABCD1* 基因杂合突变，VLCFAs 增高。有报道一例儿童期发病的女性，其 *ABCD1* 基因呈复合杂合突变。

(3) X-ALD 患者家族中无症状者：需要通过生化检测或 *ABCD1* 基因突变分析来明确诊断。

(4) 新生儿筛查：首先应用 MS/MS 测定 C26:0，如有增高进一步应用 HPLC-MS/MS 测定 C26:0- 溶血磷脂酰胆碱（C26:0-lysophosphatidylcholine，C26:0-LPC），如仍异常，行 *ABCD1* 基因突变分析以确诊。

**【鉴别诊断】** X-ALD 主要表现为脑型、脊髓神经病型和单纯的 Addison 病。脑型以性格改变，智力运动倒退，视听功能障碍为主要表现，需与注意力缺陷多动综合征及其他脑白质营养不良相鉴别，也有极少患者误诊为脑肿瘤而接受放射治疗。

脊髓神经病型通常表现为进展性双下肢轻瘫，肢体远端感觉缺失，直肠、膀胱括约肌功能障碍等症状。当患者没有出现肾上腺皮质功能不全的症状时，易误诊为多发性硬化或痉挛性截瘫。

无明显神经系统症状的单纯肾上腺皮质功能不全患者，常常误诊为 Addison 病，临床上除了自身免疫性肾上腺炎以外，X-ALD 是原发性肾上腺皮质功能不全最常见的病因。因此对有肾上腺皮质功能不全的患者，尤其是有 X-ALD 家族史的患者，需进一步除外 X-ALD 的可能。

**【治疗】** X-ALD 的治疗包括以下几个方面：激素替代疗法、Lorenzo 油与饮食疗法、造血干细胞移植，以及对症与支持治疗。其他如四苯丁酸盐、洛伐他汀等药物治疗,及基因治疗等仍在研究中。

1. **激素替代治疗** 伴有肾上腺皮质功能不全的 X-ALD 患者需行肾上腺皮质激素替代治疗,方法与其他原发性肾上腺皮质功能不全相同。由于大部分男性 X-ALD 患者存在肾上腺皮质功能不全,因此所有男性患者均应监测 ACTH 与皮质醇水平,进行 ACTH 刺激实验。虽然替代疗法能够显著改善内分泌状态,避免因肾上腺皮质功能不全导致的死亡,却不能改善神经系统的症状,也不能阻滞神经系统病变的恶化。

2. **Lorenzo 油与低脂饮食** Lorenzo 油是三油酸甘油酯(GTO)和三芥酸甘油酯(GTE)按 4∶1 比例制成的混合物。口服该油配合低脂饮食,能使患者血浆内的 VLCFAs 在四周之内降至正常。然而,临床研究显示 Lorenzo 油并不能改变已经出现的神经系统症状,特别是具有脑部症状的 X-ALD 患者的病程。有研究认为 Lorenzo 油可能延缓两种表型的病程:一种是脑部 MRI 正常的无症状患儿,另一种是进展缓慢的单纯肾上腺脊髓神经病型患者。

3. **造血干细胞移植治疗(HSCT)** 造血干细胞移植是目前治疗病程早期的儿童脑型 X-ALD 最有效的方法。Peter 等对 126 例接受骨髓或脐血干细胞移植治疗的患者进行了长达 18 年的随访研究,结果显示疾病早期接受干细胞移植治疗的儿童脑型患者,5 年生存率大于 92%,神经功能明显优于未接受治疗者。而病程晚期接受治疗的患者,5 年生存率仅有 45%,甚至低于未接受治疗组。因此,提倡造血干细胞移植用于病程早期、MRI 有受累、PIQ>80、神经系统查体正常的脑型 X-ALD 患者的治疗,而不提倡用于处于疾病快速进展的中晚期患儿。另外,基于造血干细胞移植治疗的风险,不建议对头颅 MRI 正常的无症状患者,及单纯肾上腺脊髓神经病型患者进行造血干细胞移植治疗。造血干细胞移植对 X-ALD 的治疗机制仍不清楚。有学者发现供体来源的细胞确实进入到患者的中枢神经系统,并逐渐替代了部分血管周围的小胶质细胞,推测由此改善了患者体内 VLCFAs 的代谢。

4. **药物诱导基因治疗(pharmacological gene therapy)** 实验研究发现多种药物能够诱导 *ABCD2* 基因的表达,其产物 ALDRP 对 ALDP 有一定的代偿作用,可以降低 $VLCFA_S$ 水平。此类药物包括 4 苯丁酸及其他丁酸盐衍生物、非诺贝特、他汀类药物、甲状腺激素等。但其在临床的应用尚需进一步研究。

5. **基因治疗** Lenti-D 基因治疗方法为用正常的 *ABCD1* 基因转入患者自身的干细胞,协助产生具有正常功能的 ALD 蛋白,有效地降解 VLCFAs,抑制神经退行性变。多中心研究证实有肯定疗效,可用于儿童脑型患者病程早期的治疗。

6. **对症与支持治疗** 对症与支持治疗对于改善 X-ALD 患儿的生活质量非常重要。病程早期进行康复治疗,特殊教育。对有惊厥的患儿,行抗癫痫治疗。疾病晚期患儿常常进展至植物人状态,需加强对患儿的护理,通过鼻饲提供足够的营养,必要时进行辅助通气支持。

**【随访】** 确诊的 X-ALD 患者应每 6 个月复查肾上腺皮质功能;对尚无脑部病变的患者,1~3 岁期间每年进行一次头颅 MRI 检查,3~10 岁期间每 6 个月进行一次头颅 MRI 检测,10 岁之后每年进行一次头颅 MRI 检查。

**【遗传咨询和产前诊断】** X-ALD 为 X 连锁隐性遗传性疾病,95% 的突变基因遗传自父母,仅 4.1% 为新发突变。男性患者将突变基因遗传给所有女儿,女儿成为携带者,不传给儿子。女性携带者 50% 的机会将突变基因传给下一代,男孩发病,但其发病类型不能预测,女孩大多不发病,少数受累,病情轻微。携带者筛查、产前诊断或种植前诊断,可以降低再发风险。通过家系调查与相应的生化、影像与基因突变分析,可以检出无症状者、携带者,为早期进行造血干细胞移植治疗及产前诊断提供了可能。通过对培养的羊水细胞或绒毛膜细胞的极长链脂肪酸测定与 *ABCD1* 基因突变分析,进行产前诊断。

### (二)相邻的 ABCD1 和 DXS1357E 缺失综合征

2002 年 Corzo 等报道了 3 例新生儿,有极长链脂肪酸增高,肌张力低下,肝脏异常,均在 1 岁内死亡,怀疑为双功能酶缺陷。进一步研究发现 *ABCD1* 基因有大片段缺失,包括了启动子区域,以及 5′ 端相邻的 DNA 标记 DXS1357E,故将该临床现象称之为相邻的 ABCD1 和 DXS1357E 缺失综合征(contiguous ABCD1 DXS1357E deletion syndrome,CADDS)。 与 *ABCD1* 相邻的缺失的 DNA 区域的功能尚不清楚。随后有类似的病例报道,患者起病年龄较单纯 *ABCD1* 基因突变早,所有受累男孩均有新生儿胆汁淤积,肌张力低下,发育落后,均在 1 岁内死亡。免疫组化研究显示其细胞内的过氧化物酶体形态正常,缺少 *ABCD1* 基因编码的膜蛋白。5 例患儿中 3 例患儿的母亲为此大片段缺失的携带者。

需与 X-ALD 相鉴别,X-ALD 起病最早年龄为 2.75 岁,无肝脏受累。与其他常染色体隐性遗传的过氧化酶体形成障碍性疾病（Zellweger 谱系疾病）鉴别在于其仅有极长链脂肪酸增高，其他过氧化物酶体代谢途径正常。

**（三）酰基辅酶 A 氧化酶缺乏**

酰基辅酶 A 氧化酶缺乏（acyl CoA-oxidase deficiency）是由 *ACOX1* 基因突变所致，酰基辅酶 A 氧化酶参与极长链脂肪酸 β 氧化的第一步。本病的临床特点包括先天畸形（眼距宽、鼻梁低、耳位低、多指、多趾）、肌张力低下、喂养困难和新生儿难治性惊厥。患儿 2 岁内智力运动发育严重落后与倒退，反射亢进，病理征阳性，无脏器增大，可有肾上腺皮质功能不全。视听功能逐渐丧失，视网膜电流图异常，影像学检查可见脑萎缩，脑白质病变，可强化。常常儿童早期死亡。以下两个特点可与 Zellweger 谱系疾病相区别：①肝脏内有丰富的过氧化物酶体，且体积大于正常；②除极长链脂肪酸增高与 Zellweger 综合征相同外，其他过氧化物酶体功能正常，如植烷酸、哌啶酸、胆汁酸中间产物、缩醛磷脂正常。免疫杂交研究显示肝脏内缺乏酰基辅酶 A 氧化酶，过氧化物酶体 β 氧化中的其他酶正常。通过对羊水细胞极长链脂肪酸、缩醛磷脂及酰基辅酶 A 氧化酶的测定，及基因突变分析可行产前诊断。

**（四）双功能酶缺乏症**

双功能酶缺乏症（bifunctional enzyme deficiency）属于常染色体隐性遗传，致病基因羟基类固醇 17-β 脱氢酶 4（Hydroxysteroid 17-Beta Dehydrogenase 4，*HSD17B4*）位于 5q2。患者婴儿期起病，表现为肌张力低下，新生儿惊厥，有特殊面容（头大，眼距宽），肝脏增大。大多数患儿无任何发育，有的患儿早期可以获得些许功能，如眼睛追物、竖头，随后出现倒退，数月内逐渐丧失上述功能，出现反射亢进、肌张力增高体征。癫痫发作频繁，视听功能丧失。大部分患儿 2 岁内死亡。少数患者较轻，倒退前可以有自主的手的活动，独坐，可以存活至儿童期。

脑组织病理显示多小脑回畸形，灰质异位，与过氧化物酶体形成障碍性疾病相似，但肝脏过氧化物酶体形态正常。生化显示极长链脂肪酸与胆酸中间产物增高，其他过氧化物酶体酶功能正常。肝脏免疫杂交显示双功能酶蛋白缺乏，但双功能酶 mRNA 的量正常，表明翻译水平或翻译后异常，如过氧化物酶体摄入机制异常。过氧化物酶体 β 氧化中的其他酶无异常。

尽管双功能酶缺乏与酰基辅酶 A 氧化酶缺乏在临床上有相似之处，且生化检查均有极长链脂肪酸增高，但其胆酸中间产物的蓄积，可与酰基辅酶 A 氧化酶缺乏相鉴别。

目前尚无特异性治疗，干细胞移植可能有一定疗效。

**（五）缩醛磷脂合成缺陷**

酰基 - 二羟丙酮磷酸转移酶（acyl-dihydroxyacetone phosphate transferase）及烷基二羟丙酮磷酸合成酶（alkyl-dihydroxyacetone phosphate synthase）属于缩醛磷脂合成过程中所需的酶，其缺乏导致缩醛磷脂显著降低。植烷酸代谢及硫解酶形成过程正常。大部分病例临床与肢根点状软骨发育不全（*PEX7* 突变所致）相似，后者植烷酸代谢异常，两者可资鉴别。

**（六）无过氧化氢酶血症**

无过氧化氢酶血症（acatalasemia）呈常染色体隐性遗传，由 *CAT* 基因突变所致。临床相对良性，从无症状到口腔溃疡、牙龈感染、坏疽。日本变异型过氧化氢酶活性显著降低，而瑞士变异型尚存在大量的过氧化氢酶，但与正常人相比，其酶活性有很强的热不稳定性。有研究显示，日本变异型基因突变导致基因不能转录，瑞士变异型基因突变导致酶不稳定。

**（七）高草酸尿症 I 型**

原发型高草酸尿 I 型（hyperoxaluria type Ⅰ）为常染色体隐性遗传，由编码丙氨酸 - 乙醛酸转氨酶的 *AGT* 基因突变所致。发病率 1/5 000 000~1/15 000 000。

儿童或青少年起病，表现为与尿路结石有关的肾绞痛或无症状血尿，逐渐发展为肾衰竭，多数患者 20 岁前死于肾衰竭。2%~2.7% 的终末肾患者是由此病导致。患者尿中草酸盐排除增加，每日排除的草酸盐大于 50mg/1.73m$^2$，羟乙酸盐大于 70mg/1.73m$^2$。本病是由丙氨酸 - 乙醛酸转氨酶缺陷所导致，该酶将乙醛酸转化为甘氨酸，维生素 B6 是该酶的辅酶。此酶位于过氧化物酶体内。当酶缺乏时，乙醛酸不能转化为甘氨酸，而被转运至细胞质，进一步被氧化为草酸，导致高草酸尿。不同患者酶的活性有差异，并与疾病的严重程度有关，维生素 B6 有效的轻型患者酶活性轻微下降。肝活检显示此酶缺乏，但过氧化物酶体完整，其他过氧化物酶体酶正常。有研究发现 1/3 患者存在一定的丙胺酸 - 乙醛酸转氨酶活性，但位于线粒体内，而不是正常情况下的过氧化物酶体中。可通过胎儿肝活检酶的测定、基因突变分析进行产前诊断。肝肾联合移植治疗取得很好的疗效。而单纯的肾移植因高草酸可再次导致肾衰竭。某些轻型患者对维生素 $B_6$ 反应好。

### (八) 成人 Refsum 病

成人 Refsum 病(adult Refsum's disease)也称经典型 Refsum 病或植烷酸累积症,是 1946 年由 Refsum 首先报道的。1963 年 Klenk 和 Lahklke 发现 Refsum 病与植烷酸蓄积有关。

**【病因】**本病为常染色体隐性遗传,致病基因 *PHYH* 位于 10p13,编码植烷酰辅酶 A 羟化酶(phytanoyl-CoA hydroxylase),是植烷酸代谢所必需的酶。植烷酸首先在植烷酰辅酶 A 羟化酶的作用下转化为 2- 羟植烷酰辅酶 A,然后进行 α 氧化。该酶缺陷导致植烷酸代谢障碍,引起植烷酸在组织与体液中蓄积,对多种组织器官产生损伤。有研究显示超过 90% 的患者是由 *PHYH* 基因突变所致。不到 10% 的患者由 *PEX7* 基因突变所致。

**【临床表现】**Refsum 病临床表现为色素视网膜炎,周围神经病,共济失调,神经性耳聋,嗅觉缺失,心脏病变,鱼鳞病。发病年龄通常在二十多岁,视网膜色素变性见于所有患者,并常为本病的早期表现,夜盲可早于其他症状数年出现。患者有视野受限,后期仅存管状视野。进行性周围神经病也见于所有患者,运动与感觉神经均受累,以下肢远端最为严重。患者有肢体无力,肌肉萎缩,深反射消失,震动觉、位置觉减弱或消失。可触及粗大的神经,如尺神经、腓神经、耳神经。嗅神经、听神经受累,听力可完全丧失。心脏扩大,心衰,传导阻滞,心电图异常很常见。常常有脑脊液蛋白增高。

**【诊断】**临床结合生化与基因突变分析进行诊断。血浆植烷酸增高、降植烷酸正常是诊断的关键。1 岁后植烷酸正常可排除该病。其极长链脂肪酸正常可与其他伴有植烷酸异常的过氧化物酶体病鉴别,如 Zellweger 综合征,新生儿脑白质营养不良,婴儿植烷酸病,双功能酶缺乏等。

**【治疗与预后】**人体内植烷酸均来源于食物,故可通过限制植烷酸饮食治疗本病。未经治疗的患者预后差,大多完全失明,一半患者 30 岁前死亡。饮食治疗大大改善了预后,可使周围神经病变好转,稳定视、听、心脏功能,改善皮肤症状。提倡早期诊断、早期治疗。奶制品、动物脂肪植烷酸含量高,需加以限制。在食物摄入减少、手术、应激的情况下可引起植烷酸异常增高,有生命危险,此时可行血浆置换。患者平时应保证摄入足够的热卡。

### (九) 肌肉 - 肝 - 脑 - 眼侏儒症

肌肉 - 肝 - 脑 - 眼侏儒症(mulibrey nanism)为少见的常染色体隐性遗传病,表现为胎儿期及生后生长发育落后,肌无力,肝大,心包缩窄,脑室扩大,眼底可见黄点,面部异常,皮肤葡萄酒样痣,Wilms 瘤发病率增加,智力正常,多见于芬兰人群。英文 Mulibrey 代表的是"肌肉 - 肝脏 - 脑 - 眼"(muscle-liver-brain-eye),本病是由 *TRIM37* 基因突变导致,此基因位于 17q22-q23,编码位于过氧化物酶体的 RING-B-box-coiled-coil 蛋白,其在过氧化物酶体中的作用不详。患者组织中的过氧化物酶体形态正常,其他 PTS1 途径的基质蛋白正常,极长链脂肪酸和其他生化检查未发现异常。近期研究认为 *TRIM37* 基因编码蛋白位于过氧化物酶体膜上,泛素化 PEX5,使其稳定,进而促进过氧化物酶体蛋白基质的转运,提示肌肉 - 肝 - 脑 - 眼侏儒症可能为一种新的过氧化物酶体疾病。

**关键点**

1. 单一过氧化物酶体酶缺陷疾病中最为常见的是 X-ALD。
2. X-ALD 是一种常见的脑白质营养不良,男孩发病为主。
3. X-ALD 临床可表现为脑白质营养不良、肾上腺脊髓神经病、单纯肾上腺皮质功能不全等。
4. X-ALD 儿童脑型的临床特征为 3~10 岁起病,呈进行性智力运动倒退,视听功能丧失,多伴有肾上腺皮质功能不全,病程进展迅速,发病后 3 年左右呈植物人状态或死亡。
5. X-ALD 脑白质病变的 MRI 特征:①脑白质呈对称性长 $T_1$、长 $T_2$ 信号,并可累及胼胝体及脑干;②病变由后向前发展,逐一累及枕、顶、颞、额叶;③增强后病灶的周边区强化,呈"蝴蝶"状;④脑干皮质脊髓束受累。
6. X-ALD 特征性生化改变为极长链脂肪酸增高。
7. X-ALD 患者均有 *ABCD1* 基因突变。
8. 儿童脑型 X-ALD 最为有效的治疗手段为病程早期行干细胞移植治疗。
9. 通过对培养的羊水细胞或绒毛膜细胞的极长链脂肪酸测定与 *ABCD1* 基因突变分析,进行产前诊断。

(包新华)

## 第十节 线粒体病

### 一、概述

线粒体病(mitochondrial diseases)是一组由于线

粒体呼吸链(respiratory chain)功能异常导致的临床异质性疾病,与核DNA或线粒体DNA编码的基因突变有关。狭义上,线粒体病仅指由线粒体呼吸链的生化损伤所致的一类疾病。近年来随着人们对核基因在线粒体内稳态和线粒体功能调控中所发挥作用的逐步认识,线粒体病的定义也在不断拓宽,线粒体脂质环境、线粒体复制、线粒体分裂与融合缺陷性疾病也属于线粒体病范畴。

早在1871年Leber描述了一种视神经萎缩的遗传病,即现在的Leber遗传性视神经病(Leber's hereditary optic neuropathy,LHON)。1951年Leigh D报道了一例嗜睡、耳聋、视力下降、四肢痉挛为主要表现的"亚急性坏死性脑脊髓病"婴儿,后人命名为Leigh病/Leigh综合征(Leigh syndrome)。1958年Kearns TP和Sayre GP报道了2例以眼外肌瘫痪、视网膜色素变性和心脏传导阻滞为主要特点的患者,即Kearns-Sayre综合征(Kearns-Sayre syndrome,KSS)。虽然LHON、Leigh综合征和KSS综合征后来均被证明是线粒体病的亚型,但线粒体病的概念是1962年由Luft等首次提出。Luft R等在1962年报道1例35岁线粒体肌病女性患者,表现为肌无力、极度不能耐受疲劳、多汗,而甲状腺功能正常,经生化证实病因为线粒体氧化磷酸化脱偶联引起,从此线粒体病被认为是一组独立的疾病实体。此后对线粒体病的研究随新技术的应用在临床和病理诊断方面获得飞速的发展。1966年Price用改良的Gomori三色染色(modified Gomori trichrome staining,mGT)发现线粒体形态异常,即破碎红纤维(red-ragged fiber,RRF)。1971年Engel、1972年Olson在慢性进行性眼外肌瘫痪(CPEO)中发现RRF,并在电镜下发现线粒体堆积、形态异常。1977年Shapira AHV报道了一组氧化磷酸化缺陷的神经肌肉病,首先提出"线粒体脑肌病"(mitochondrial encephalomyopathy)的概念,并指出由于线粒体存在于全身多种细胞内,因而线粒体病可造成全身多系统受累。1981年Anderson S测定了人线粒体DNA(mitochondrial DNA,mtDNA)的全长序列,为线粒体病的基因研究提供了重要的参考序列依据。1988年Wallace DC等首先报道了mtDNA点突变导致LHON,同年Holt IJ等首次报道mtDNA大片段缺失导致的线粒体肌病,证实mtDNA突变也是人类疾病的一个重要的发病原因,为人类遗传病理学开辟了新的篇章。1995年Bourgeron等报道了2例核基因突变引起的Leigh病,证实了线粒体病的遗传缺陷既包括mtDNA突变,也包括核基因突变。尤其近年来随着二代测序技术及全外显子组测序技术的应用,核基因突变所致线粒体病患者被大量报道。与此同时,线粒体病的表型也不断拓展,从线粒体肌病、脑肌病或脑病,扩展到内分泌、消化、肝脏、肾脏、心脏病变,以及耳科与眼科的疾病等。

近年来的流行病学研究显示,线粒体病并非极端罕见。瑞典西部地区16岁以下儿童线粒体脑肌病的患病率为1/21 000,其中6岁以下儿童的患病率为1/11 000。澳大利亚东南部地区线粒体病出生患病率约为1/7 634。我国线粒体病的患病率尚缺乏流行病学研究。国内对线粒体病的报道始于20世纪80年代,随着病理检查和基因检测的开展,以及医务工作者对线粒体病认识的提高,已陆续诊断并报道了大量不同亚型的线粒体病,包括儿童和成人患者。

**(一)线粒体、线粒体DNA的结构及遗传特点**

线粒体是所有真核生物细胞质中特别重要的细胞器,由内膜和外膜两层单膜构成,在二层膜之间为膜间腔,内膜内则为基质,内膜反复折叠形成嵴,外膜和内膜有接触点,在此处协助蛋白进入线粒体基质。线粒体的起源有两种学说:内共生学说和分化假说。目前线粒体"内共生"起源的假说更为大家所接受,即线粒体由细菌进化而来,含有线粒体的细菌被真核生物吞噬后,在长期的共生过程中,线粒体在进化上被保留下来,成为真核细胞的正常组成部分。在人体中除成熟红细胞不含线粒体外,其他细胞均含有数量不等的线粒体。人体不同组织的细胞所含的线粒体数量不同。在能量需求较高的组织如脑、骨骼肌、心脏、肝脏和肾脏等的细胞内有成千上万个线粒体;而在能量需求较低的细胞内仅有10~100个线粒体。个别无核细胞如血小板中也有一些线粒体。线粒体最重要的作用是以氧化磷酸化(oxidative phosphorylation,OXPHOS)的方式通过呼吸链产生ATP。OXPHOS系统由五个酶复合体(Ⅰ~Ⅴ)组成,位于线粒体内膜上。酶复合体Ⅰ~Ⅴ分别由47、4、11、13和12个蛋白亚基组成。动物体90%以上的ATP来源于线粒体的氧化磷酸化。除了作为细胞的能量加工厂,线粒体还具有其他重要功能,包括细胞内钙离子稳态调节、调控细胞自噬、凋亡以及产生氧自由基等。

线粒体是半自主复制的细胞器,有其独立的基因组。每个线粒体内有2~10个拷贝的线粒体DNA(mitochondrial DNA,mtDNA)。mtDNA也称为第25号染色体或染色体M,约占细胞总DNA的1%。mtDNA为环状分子,由轻重两条链互补而成,只有

16 569 个碱基，但结构上非常紧密，共编码 37 个基因，包括 2 个 rRNA，22 个 tRNA 和 13 个氧化磷酸化过程中所需要的蛋白多肽。这些多肽包括呼吸链酶复合体Ⅰ的 7 个亚单位（ND1，2，3，4，4L，5，6）；呼吸链酶复合体Ⅲ的亚单位 cytb；复合体Ⅳ的 3 个亚单位（COⅠ，COⅡ，COⅢ）；复合体Ⅴ的 2 个亚单位（ATP6，ATP8）。组成 OXPHOS 系统的其余约 70 个蛋白由核基因编码，核基因尚编码 1 000 余种蛋白参与线粒体基因的复制和表达、线粒体分裂和融合、以及协助一些复合物的跨线粒体膜转运等。所以，线粒体是两个遗传系统的共同产物。

人类 mtDNA 的遗传特点与核基因组不同，掌握线粒体 DNA 的遗传特点，有助于理解线粒体病的复杂临床表征的发生机制。线粒体 DNA 遗传有四条特殊规律：①母系遗传：这是因为受精卵中的线粒体仅来自卵细胞，精子的线粒体基因被降解，所以母亲可将这种缺陷传递到所有子代，但只有女儿才能将缺陷传到下一代。因此发生在生殖细胞系中的突变能引起母系家族性的疾病，而发生在发育过程中或体细胞组织中的突变则会引起散发的疾病，并同时引起与年龄相关的氧化磷酸化活性的降低。②线粒体 DNA 突变的异胞质性（heteroplasmy）：在正常情况下 mtDNA 为同胞质性（homoplasmy），即同一个体的不同组织、不同细胞中所含的 mtDNA 分子相同。当发生 mtDNA 突变时，突变 mtDNA 分子和正常 mtDNA 分子以不同构成比共同存在于同一个线粒体、细胞、器官或个体中，称为 mtDNA 突变的异胞质性，并且同一个体的不同组织或细胞中，突变比例可以不同。③有丝分离（mitotic segregation）：与核基因不同，在细胞分裂过程中，线粒体及 mtDNA 分子被随机分配到子代细胞中。其结果是子代细胞中突变型与野生型 mtDNA 的比例可能发生变化，导致表现型不同。如分裂旺盛的细胞象血细胞往往有排斥突变 mtDNA 的趋势，朝着具有全部正常型的 mtDNA 的方向发展；而分裂不旺盛的细胞象肌肉组织则会逐渐累积突变型的 mtDNA，朝着具有全部突变型的 mtDNA 的方向发展，从而表型也会发生改变。当卵母细胞中的部分 mtDNA 产生突变时，突变 mtDNA 分子可能随机分配到胚胎组织细胞中，导致不同组织中的突变 mtDNA 比例不同。④阈效应（threshold effect）：一个细胞只有当线粒体产生的能量下降到细胞功能发挥所需最低水平后，才能表现出突变型 mtDNA 的表型。因为不同组织器官对能量依赖程度不同，如脑、心、骨骼肌等为高能量需求组织，所以它们的线粒体功能异常发生的阈值较低，从而对线粒体代谢障碍更为敏感。

### （二）病因与发病机制

如上所述，导致线粒体病的遗传缺陷包括线粒体基因的突变和核基因的突变。

**1. 线粒体基因突变** 原发性 mtDNA 突变主要分为点突变和单一大片段缺失。mtDNA 点突变所致线粒体病遵循母系遗传规律，目前已发现数百种点突变，最常见的是与线粒体脑肌病伴乳酸血症和卒中样发作（Mitochondrial encephalomyopathy with lactic acidemia and stroke-like episodes，MELAS）相关的 m.3243A>G 突变。线粒体 DNA 点突变多为母系遗传，少数为新发突变。而 mtDNA 单一大片段缺失通常散发，无母系遗传特点，推测缺失突变可能发生在母体卵细胞成熟、胚胎早期发育、或体细胞随机突变等不同阶段。

与核 DNA 相比，mtDNA 是裸露的 DNA，无核蛋白保护，更易发生突变。从进化角度看，mtDNA 的突变率比核 DNA 的突变率高 10~17 倍。这可能是因为线粒体内氧自由基的浓度较高，而 mtDNA 本身又缺乏有效的损伤修复机制，但引起 mtDNA 突变的确切病因仍不清楚。

**2. 编码线粒体蛋白的核基因突变** 随着二代测序的应用，越来越多的线粒体病相关核基因被发现。核基因编码的线粒体蛋白在细胞质内合成，而后运输进入线粒体行使功能。根据核基因编码蛋白的功能，分为以下六类：①呼吸链酶复合体亚基的编码基因突变，直接引起该复合体结构、功能异常；②呼吸链酶复合体组装蛋白的编码基因突变，例如复合体Ⅲ的组装因子 *UQCC3*、复合体Ⅳ的组装因子 *COA3*，也可以直接引起对应的复合体表达下降、呼吸链功能异常；③编码控制 mtDNA 复制、维护、修复等基因组间通讯的蛋白的基因突变，例如编码 mtDNA 聚合酶 Pol γ 的 *POLG* 基因、编码 Twinkle 螺旋酶的 *PEO1*（*C10ORF2*）基因、编码胸苷磷酸化酶的 *TYMP* 基因突变，可引起 mtDNA 多发缺失或耗竭（depletion）；④编码线粒体内转录、翻译相关蛋白的基因突变，例如 *YARS2* 突变可引起线粒体 $tRNA^{Tyr}$ 合成酶 2 缺陷；⑤引起线粒体内膜脂质环境缺陷的突变，例如 *TAZ* 突变导致心磷脂合成障碍，影响富含心磷脂的线粒体内膜的稳定；⑥引起线粒体分裂/融合障碍的基因突变，如 *OPA1* 和 *MFN2*。

### （三）临床表现与分型

**1. 临床表现** 线粒体病的突出特点为多系统病变，临床表现复杂多样。其临床表现可归为下列几方面：①中枢神经系统的表现：认知障碍、共济失调、偏头痛、卒中样发作、脊髓病、运动异常如肌阵挛、肌张力障碍等；②肌肉病：运动不耐受、肌无力和骨骼肌溶解等；③周围神经病：感觉神经病和交感神经病；④眼外肌麻痹：眼球活动受限或眼睑下垂；⑤视力丧失：皮层盲、色素性视网膜病、视神经病；⑥听力丧失；⑦其他系统性损害：身材矮小、糖尿病、心脏症状、胃肠道症状、肝脏衰竭等。上述临床表现在不同的年龄和不同的疾病类型呈现不同的组合。在不同的年龄，疾病具有不同的临床特点，在相同的年龄段各种线粒体基因突变导致的组织病变也各不相同。

(1) 神经系统：神经系统的症状是线粒体病最常见的临床表现。中枢和/或周围神经系统的症状常在疾病开始时就出现，并且几乎持续存在。在新生儿期，患儿可以出现嗜睡、吸吮无力、全身张力低下、惊厥、呼吸衰竭、伴乳酸酸中毒的致死性酮症昏迷。在儿童期，则以严重的脑病起病，经常在初期表现为头部控制不好，不会翻身、独坐，以后逐渐出现躯干张力低下、脑神经和脑干受累（如眼外肌瘫痪、反复发作呼吸暂停等）、小脑性共济失调、肌阵挛、惊厥、锥体束征、周围神经病、脑灰质萎缩和脑白质营养不良等。这些患儿经常出现发作性嗜睡和反复感染，病情逐渐加重。脑白质营养不良主要造成精神运动发育迟缓。在部分线粒体病患者中，广泛性的脑白质病变可作为其主要的临床表现。

(2) 肌肉：在线粒体病患者中可以看到不同程度的肌肉受累，既有严重的致死性婴儿肌病，也有在儿童期起病、进行性发展的肌无力。致死性婴儿肌病表现为严重的全身无力、呼吸窘迫、乳酸酸中毒、多于1岁前死于呼吸衰竭和多器官受累。线粒体病肌肉受累的特点是运动不耐受、肌力下降、肌张力低下和肌肉萎缩，偶尔也可见到肌痛和肌球蛋白尿。肌病的症状可以一直孤立存在，也可能伴随出现其他症状，如视网膜变性，眼外肌瘫痪或其他器官受累。

(3) 心脏：在儿童心肌病中，线粒体功能缺陷是其主要原因之一。心肌病经常作为首发症状出现，或作为多器官受累的一部分。在新生儿期，反复的呼吸暂停、呼吸困难、发绀或支气管炎可能是致命性线粒体心肌病的唯一表现。在儿童心衰患者中，当病因难以明确时，也应想到有无迟发型的线粒体心肌病的可能。大部分线粒体心肌病表现为心肌运动功能减退和向心性肥厚。

(4) 肾脏：肾脏受累也是线粒体病的常见表现之一。其中最常见的表现是Fanconi综合征的近端肾小管病。其他报道的线粒体病伴发的肾病有肾小球病变的肾病综合征和肾小管间质肾病。

(5) 发育营养障碍：发育营养障碍在线粒体病患儿中很常见。有文献报道宫内发育迟缓的比例为20%，生后生长发育缓慢的比例为31%，尤其在那些有严重恶心、反复呕吐、慢性腹泻和/或胰腺外分泌功能障碍的患儿中更明显。

(6) 肝脏：少数线粒体病患儿出现肝功能衰竭。依据临床病程和严重程度可以分为两种类型：严重的新生儿型（40%）和晚发型（60%）。新生儿型发病早（1周之内），病情发展迅速且致命，常合并神经系统受累包括肌张力严重低下，肌阵挛癫痫以及精神运动发育迟缓。另一类型发病较晚（2~18个月），临床症状较轻，神经系统症状表现不一，偶有致命者。不论临床何种亚型，都有组织学改变（脂肪变性，小和大结节性肝硬化）以及血液或脑脊液乳酸水平升高。

(7) 内分泌：内分泌表现包括侏儒症、糖尿病、甲状旁腺功能低下，以及罕见的甲状腺功能减退和ACTH缺乏。糖尿病（胰岛素依赖或非胰岛素依赖）通常作为线粒体病的一种并发症出现，如常合并耳聋、心衰和肾衰等症状。

(8) 血液系统：儿童线粒体病有时以骨髓发育不良为首发症状。在Pearson综合征中，出现环形铁粒幼红细胞和骨髓前体空泡形成的顽固性贫血、常合并中性粒细胞减少及血小板减少。

(9) 感音性耳聋：耳聋常作为MELAS等线粒体综合征的一部分，甚至是部分患者的首发症状。另外携带同胞质性mtDNAtRNA$^{ser}$（7445 T>C）或者12SRNA（1555 A>G）突变的患者，在服用氨基糖苷类药物后，可出现不同程度的感音性耳聋。目前认为，这些突变使rRNA变得与细菌的RNA相似，具有氨基糖甙诱导的杀菌活性并且对翻译活性也有影响。所以应用氨基糖苷类抗生素之前，需要询问有无抗生素诱导性耳聋的家族史，必要时，对患病个体筛查是否携带该突变。

(10) 眼科：线粒体病相关的眼科症状很多。通常在病程中出现，有时也作为某综合征的一部分。主要累及到视网膜（色素变性，如KSS），视神经（视神经萎缩，如Leber病），前房（白内障、角膜浑浊）以及眼外肌（眼外肌瘫痪如PEO和KSS）。

(11) 皮肤：毛发、皮肤的异常经常为晚发症状，包括暴露处的花斑状色素沉着、手足发绀、多毛症、秃发症和毛发异常。毛发异常有干燥、浓密及毛干变脆。其他症状如表皮痣、鱼鳞癣、胆脂瘤等也有个别报道出现在线粒体病患者中。

上述不同系统的症状可以单独出现，表现为单个组织或结构的损伤，如在 LHON 病中的视神经受累、在母系遗传的非综合征性耳聋中的耳蜗受累；也可以组合为多组织和多系统的损伤，如在 MELAS、KSS、肌阵挛性癫痫伴有 RRF（myoclonus epilepsy with ragged-red-fiber，MERRF）等综合征中，肌病、脑肌病、心脏病或复杂的多系统综合征等。这些症状可出现在任何年龄，不过在不同的年龄段表现略有不同。在很多患者中，随着病程发展，受累的器官逐渐增多。初始症状一般会持续存在并逐渐加重，偶尔会在其他器官受累时，初始症状反而好转甚至消失。

因为线粒体接受线粒体基因组和核基因组的双重控制，线粒体病的遗传方式也呈异质性特点，包括母系遗传、常染色体显性、常染色体隐性、性连锁遗传以及新发突变。

2. **线粒体病的分型** 线粒体病可以按受累组织和器官、呼吸链酶复合体功能障碍、或突变基因类型等进行分类。在此根据遗传缺陷，对线粒体基因突变和核基因突变所致的线粒体病临床表型进行介绍。

（1）mtDNA 突变引起的线粒体病

1）线粒体脑肌病伴乳酸血症和卒中样发作（mitochondrial encephalomyopathy with lactic acidemia and stroke-like episodes，MELAS）：常见的线粒体病亚型之一。多为母系遗传，少数散发。发病年龄一般在 2~40 岁，大多数患者早期发育正常。后来出现发作性头痛、呕吐，癫痫发作，以及偏瘫、偏盲、偏身感觉障碍等脑卒中样发作，多伴有身材矮小，运动不耐受，智能减退，神经性耳聋，胃肠道症状等。血乳酸增高。脑 CT 常可见对称性基底节钙化。脑 MRI 显示急性期病灶多分布在顶叶、颞叶及枕叶的皮质，表现为长 $T_1$、长 $T_2$ 信号灶伴弥散受限，皮层病灶不符合血管分布；慢性期可见脑萎缩、脑室扩大等。常见死亡原因是心肺衰竭和癫痫持续状态。80% 的 MELAS 综合征为 m.3243A>G 突变。

2）肌阵挛性癫痫伴有 RRF（myoclonus epilepsy with ragged-red-fiber，MERRF）：母系遗传。多在儿童或青少年起病，其特征为肌阵挛、全面性癫痫发作伴小脑性共济失调，常合并智能减退，视神经萎缩，耳聋，周围神经病等。血乳酸可增高。脑电图可监测到多棘波或棘慢复合波。脑 MRI 在病程早期多数正常，晚期可显示大脑和小脑萎缩。MERRF 最常见的致病突变为 m. 8344 A>G 突变。

3）周围神经病、共济失调和视网膜色素变性（neuropathy，ataxia and retinitis pigmentosa，NARP）和母系遗传的 Leigh 综合征（MILS）：均为母系遗传。NARP 综合征为儿童到成年发病，出现四肢远端感觉障碍、肢体无力和腱反射消失以及小脑性共济失调症状。视网膜色素变性导致夜间视力下降。还可以伴随痴呆、癫痫发作、感音神经性聋、眼外肌瘫痪、房室传导阻滞等。MILS 多见于婴幼儿，偶见于青少年以及成年人。发病前多有前驱疾病史，起病后出现智力运动发育倒退、肌张力低下、癫痫发作、意识障碍，部分患者出现眼震、共济失调、视力下降和听力丧失，随疾病发展出现呼吸节律异常或呼吸衰竭，心脏、肝脏、胃肠道、肾脏等系统均可受累。Leigh 综合征的特征性影像学检查改变是对称性的基底节区和脑干病变。NARP 和 MILS 的常见致病突变为 m.8993T>G/C 和 m.9176T>C。在同一家系中可以出现上述两种表型。

4）Leber 遗传性视神经病（Leber's hereditary optic neuropathy，LHON）：母系遗传。以年轻男性突发的单侧或双侧视力减退和丧失为特征，酷似球后视神经炎。查体发现中央视野丧失，周边视力保存，瞳孔对光反射保存，伴色觉障碍。个别患者合并心脏传导阻滞、痉挛性截瘫或肌张力障碍。常见突变为 m.11778G>A、m.14484T>C、m.3460G>A 等。

5）慢性进行性眼外肌瘫痪、KSS 综合征和 Pearson 综合征：慢性进行性眼外肌瘫痪（chronic progressive external ophthalmoplegia，CPEO）、KSS 综合征（Kearn-Sayre syndrome）和 Pearson 综合征（Pearson syndrome）：这三种类型皆为 mtDNA 单一片段缺失所致的散发性线粒体病。KSS 综合征为多系统受累，多在 20 岁前发病。当患者具有眼外肌瘫痪，视网膜色素变性和心脏传导阻滞时，称为完全型 KSS；当患者仅有眼外肌瘫痪或伴有其他一项时，称为不全型 KSS。其他神经系统异常包括智能低下，神经性耳聋，小脑性共济失调、周围神经损害等。实验室检查可发现乳酸血症（80%）；CSF 蛋白升高（>1g/L）；脑电图异常；头 CT 显示基底节钙化（5%），MRI 检查表现为脑萎缩和双侧皮层下白质广泛的长 $T_2$ 信号，脑干、苍白球、丘脑和小脑高信号损害。CPEO 相对良性，主要表现为慢性进行性眼外肌瘫痪，包括上睑下垂，眼球活动受限，可伴四肢近端肌无力。Pearson 综合征主要表现为幼儿起病，全血减少，胰腺外分泌功能障碍和肝功能异常，多在 3 岁内死亡。患者若能存活，以后可发展为 KSS 综合征。

以上是 mtDNA 所致的常见线粒体综合征。此外，mtDNA 突变还可导致以运动不耐受和肌无力为主要表现的单纯线粒体肌病、母系遗传的糖尿病和耳聋(MIDD)等。

(2) 核基因突变引起的线粒体病

1) 编码呼吸链亚基或组装蛋白的核DNA突变:①复合体Ⅰ缺陷大多在儿童起病,约占儿童线粒体病的30%。最常见的临床表型为Leigh病;也可以出现致死性婴儿乳酸酸中毒、以及白质脑病、肌病、肝病、心肌病等表型。已报道的致病基因有*C20ORF7*、*FOXRED1*、*NDUFA1*、*NDUFA2*等。②复合体Ⅱ缺陷可表现为Leigh病、癫痫、视神经萎缩、共济失调、肌病、心肌病、白质脑病等。已报道的致病基因包括*SDHA*、*SDHAF1*、*SDHB*、*SDHC*、*SDHD*等。③复合体Ⅲ缺陷可导致GRACILE综合征即生长迟滞、氨基酸尿、淤胆、铁过载、乳酸酸中毒、早夭(growth retardation, aminoaciduria, cholestasis, iron overload, lactic acidosis, early death, GRACILE)、Bjornstad综合征(感音神经性聋伴卷毛)等。致病基因包括*BCS1L*、*TTC19*、*UQCRB*、*UQCRQ*等。④复合体Ⅳ缺陷导致的线粒体病约占儿童线粒体病的25%,最常见的表型为Leigh病,其他表型有新生儿起病的肝衰竭、心脑肌病等。*SURF1*、*COX10*、*COX15*、*COX4I1*、*COX4I2*、*COX6B1*为常见致病基因。⑤复合体Ⅴ缺陷主要表现为肥厚型心肌病,肌张力低下,乳酸酸中毒等。已报道致病基因有*ATPAF2*(*ATP12*)、*ATP5E*、*TMEM70*等。

2) mtDNA复制及维护相关的核基因突变:①Alpers-Huttenlocher综合征(AHS)常染色体隐性遗传,*POLG*为其致病基因。多在婴儿期发病。表现为智力运动发育倒退、难治性癫痫和共济失调、肝脏功能障碍三联征,丙戊酸可诱发致死性肝衰竭。其他症状包括头痛,卒中或卒中样发作,眼震,皮层视力减退,视网膜病和感音神经耳聋,帕金森综合征和嗜睡等。②共济失调-周围神经病谱系病(ataxia neuropathy spectrum disorders)也是*POLG*基因突变导致。多在10~40岁发病。包括线粒体隐性共济失调综合征(MIRAS)、感觉性共济失调神经病伴构音障碍和眼肌麻痹(SANDO)、和脊髓小脑性共济失调神经病伴癫痫(SCAE)。线粒体共济失调-周围神经病谱系病中约有90%的患者有共济失调的症状。大约三分之二有癫痫发作,几乎一半伴眼肌麻痹。周围神经病可为感觉性、运动性或混合性。其他症状包括认知功能减退,偏头痛,耳聋、视力下降、眼震,肝病和抑郁。③肌阵挛癫痫、肌病、感觉性共济失调综合征(myoclonic epilepsy, myopathy, sensory ataxia, MEMSA)多在青春期起病,临床特点是难治性肌阵挛癫痫、肌病、感觉性和小脑性共济失调,不伴眼外肌瘫痪。骨骼肌活检无破碎红纤维(ragged red fibre, RRF)可用于鉴别MERRF。致病基因为*POLG*基因。④*TK2*基因突变相关肌病临床表现可从轻度的单纯肌病到严重的呼吸肌受累。大部分患者常在2岁以内发病,出现活动减少、易疲劳、近端肌无力、构音障碍和吞咽困难,肌无力迅速进展,发病几年内出现呼吸衰竭。少数患者表现为顽固性癫痫的早发性脑病伴肌病,成人型迟发性近端肌无力,PEO和感音神经性听力减退等。⑤线粒体神经胃肠脑肌病(mitochondrial neurogastrointestinal encephalopathy, MNGIE)常隐遗传,发病年龄多小于30岁。先出现胃肠神经病(腹泻、便秘或周期性的假性肠梗阻或胃瘫,导致消瘦、恶病质),伴随或随后出现眼外肌瘫痪(眼睑下垂和眼球活动障碍),常有白质脑病、脱髓鞘性周围神经病和感音神经性聋。实验室检查发现血乳酸增高、脑脊液蛋白增高。MNGIE由*TYMP*基因突变引起。⑥常染色体显性/隐性进行性眼外肌瘫痪:大多成人起病,除了进行性眼外肌瘫痪、眼睑下垂、运动不耐受、近端肢体无力外,还可叠加周围神经病、共济失调、痴呆、感音神经性聋、白内障,抑郁症,帕金森综合征和性腺功能减退等症状。该病的致病基因包括*POLG*、*PEO1*(*C10ORF2*)、*RR2BM*等。

3) mtDNA转录、翻译相关的核基因突变:包括新生儿胼胝体发育不良、异常外貌、致死性乳酸酸中毒(*MRPS16*突变)、白质脑病伴脑干、脊髓受累和乳酸升高(leukoencephalopathy with brain stem and spinal cord involvement and lactate elevation, LBSL)(*DARS2*突变)、Charcot-Marie-Tooth病C型和线粒体肌病-乳酸酸中毒-铁粒幼细胞贫血(mitochondrial myopathy, lactic acidosis and sideroblastic anaemia, MLASA)(均为*YARS2*突变)等。

4) 线粒体内膜脂质环境缺陷:典型疾病为Barth综合征,多在1岁左右发病,表现为X连锁遗传的扩张型心肌病、肌病、中性粒细胞减少三联征,伴3-甲基戊烯二酸尿症、生长发育迟滞。由*TAZ*突变引起。

5) 线粒体分裂/融合相关的核基因突变:*OPA1*基因突变相关的常染色体显性遗传性视神经萎缩为遗传性视神经病的常见原因,患者通常在5岁左右出现视力下降,也有少数患者30多岁才出现症状。随着年龄的增长视力逐渐下降。患者也可表现为视野缺陷和颜色视觉缺陷。本病多为双侧对称的视神经萎缩,表现为视盘苍白,提示视网膜中央神经节细胞的丢失。部分患者可合并出现神经性耳聋、运动不耐受、共济失调、感觉运动轴索性神经病变、眼睑下垂和眼肌麻痹等。*MFN2* 基因突变导致的 Charcot-Marie-Tooth 2A 型。

6）辅酶 Q 合成相关的核基因突变：*PDSS1*、*PDSS2*、*CoQ2*、*CoQ3*、*CoQ6*、*CoQ7* 等基因突变可导致原发性辅酶 $Q_{10}$ 缺乏，相关的表现包括：①脑肌病、癫痫、共济失调；②婴儿脑病、心肌病、肾衰竭；③小脑综合征伴共济失调、萎缩；④Leigh 病；⑤孤立性肌病；⑥激素耐药型肾病综合征等。

### （四）实验室检查

对线粒体疾病诊断有价值的辅助检查主要包括血清乳酸水平、神经电生理检查、影像学检查和肌肉、脑的病理检查以及基因突变的检查。

1. **血清乳酸测定** 乳酸酸中毒是许多线粒体病的伴随表现，约 80% 以上的患者血清乳酸水平均增高。血乳酸 / 丙酮酸耐量试验（最小运动量试验）对诊断很有帮助：患者蹬脚踏车 15 分钟，功率限制在 15W，在运动前、运动后即刻、5 分钟后分别取血 2.5ml，测定血乳酸和丙酮酸的浓度。运动前乳酸、丙酮酸浓度高于正常值，或运动后 5 分钟仍不能恢复正常水平均为异常。乳酸 / 丙酮酸比值在运动前 <7，或 >17，运动后 <7，或 >22，更有诊断意义。

2. **呼吸链酶复合物** 从新鲜肌肉分离线粒体或培养皮肤的成纤维细胞，测定呼吸链酶复合体活性，对线粒体病的诊断也有重要价值。

3. **肌电图及诱发电位** 当患者有肌无力表现时，肌电图常为首选检查之一，约 60% 以上的病例表现为肌源性损害，也有少数表现为神经源性损害。一些以脑病为主要表现的患者，肌电图也有异常发现。诱发电位检查对脑部病变的协助定位也有价值。

4. **脑电图检查** 脑电图在线粒体脑病的诊断中具有重要意义，如 MELAS、MERRF 等综合征。脑电图上不仅可见全脑弥漫性异常波，也可见癫痫脑电图特有的棘慢、尖慢综合波。

5. **影像学检查** 影像学检查虽然不是特异的，但对线粒体病的临床诊断具有重要辅助作用。如 MELAS 患者可见颞、顶、枕叶多发的脑梗死样异常信号；Leigh 病等可见对称性双侧基底节、丘脑、脑干部位的异常信号；而 KSS 则可见散在的灰质或白质的异常信号。

6. **病理** 肌肉病理对协助诊断线粒体疾病的价值很大。光镜检查较特征的病理改变为 RRF，即在改良的 Gomori 三色（MGT）可见肌膜下出现不规则的红色边缘，经电镜证实为堆积的线粒体膜。RRF 多数出现在Ⅰ型纤维，如超过 4% 则对诊断本病有重要意义。当出现 RRF 时，提示患者的线粒体蛋白合成受到了影响，如 MERRF；而与 mtDNA 结构基因点突变相关的疾病则不伴有 RRF，如 LHON。其他有帮助的组化染色包括油红 O 染色显示脂肪堆积、PAS 染色显示糖原堆积、琥珀酸脱氢酶及细胞色素 C 氧化酶的特异染色显示其缺陷。电子显微镜检查可见肌膜下或肌原纤维间大量异常线粒体堆积，线粒体内出现嗜锇小体及类结晶样包涵体（图 10-5），对本病的诊断具有重要价值。

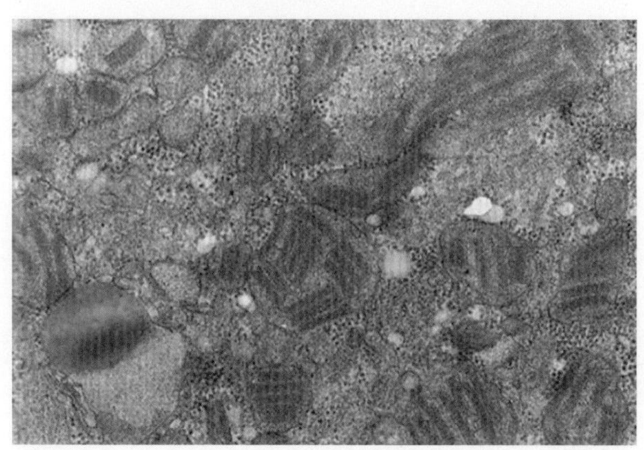

图 10-5 电镜下可见肌纤维内异常线粒体呈“停车场”样排列

脑病理检查可见到海绵样改变、神经元变性丢失、灶性坏死或层性坏死等。受累部位包括脑组织广泛受累、大脑皮层灰质损害、脑深部灰质核团对称性损害和半卵圆中心病变 4 种类型。

7. **基因检测** 基因检测非常重要。线粒体病的致病基因包括线粒体基因组和核基因组。

（1）线粒体 DNA 突变的检测：①根据不同突变形式选择合适的检测方法。单一大片段缺失的检测方法有 Southern 杂交、长程 PCR 和实时定量 PCR。已知的、常见的 mtDNA 点突变（如 m.3243A>G、m.8344A>G）的检测方法有 PCR- 限制性内切酶分析法、ARMS-qPCR 系统等。当需要对 mtDNA 进行全长测序时，可以采用 Sanger 测序或者高通量测序，目前高通量测序技术是最佳的检测方法，它不仅可以检测线粒体基因组全长序列，而且可以检测到低比例的突变。②在有缺失的患者中，不同组织间野生和突变型 mtDNA 的比例相差很悬殊，肌肉、脑、肝、肾所含的突变 mtDNA 比例较高，这些组织可用 Southern 杂交检测到缺失；而外周血中缺失型 mtDNA 的比例很少，极少报道用 Southern 杂交检测到外周血中 mtDNA 的缺失（除了在 Pearson's 综合征患者，其外周血 mtDNA 缺失的比例也很高的情况下，可用 Southern 杂交检测到缺失的存在）。③不同组织中 mtDNA 突变的比例存在差异。肌肉、脑、肝、肾所含的突变 mtDNA 比例较高,而外周血中突变型 mtDNA 的比例较少。目前认为骨骼肌是检测 mtDNA 分子诊断的最好标本。尿沉淀标本作为非侵入性检查手段,对一些特殊的 mtDNA 突变点的检测及预后的判断也具有很好的应用价值。

(2) 线粒体相关核基因突变的检测:因为目前发现的与线粒体相关的核基因大约有 1 300 余个,已经发现致病突变的基因有 200 多个,所以首选高通量测序。建议在进行核基因组检测前,先排除线粒体基因组的突变。对高通量测序后发现的核基因变异,需要根据家系验证结果、人群携带率、生物信息学等判读其致病性。对于可能致病性变异和无法确定性质的变异可以通过组织活检(线粒体呼吸链酶活性分析、免疫组化等)进行进一步的分析。

**(五) 诊断与鉴别诊断**

诊断线粒体病主要根据临床特征,结合实验室检查,才能作出诊断。2002 年 Bernier 等根据患者的临床表现、骨骼肌病理、酶学检测以及分子遗传学检测结果,提出线粒体病的诊断标准(表 10-27)。

当患者表现为典型的线粒体综合征时,诊断比较容易。但线粒体病临床表现复杂多样,当患者仅表现为单一器官 / 系统受累,或者线粒体综合征的核心症状尚未显现时,容易误诊。如肌无力为主要表现时,易误诊为多发性肌炎、重症肌无力等肌肉病;以脑病为主要表现时,易误诊为脑卒中、肌阵挛性癫痫等。所以正确的诊断需要综合临床、生化、病理和遗传各方面。

**(六) 治疗**

尽管已进行了数年的临床试验,目前为止仍无特异性的治疗手段,临床上一般采用药物或支持性疗法来缓解症状和减缓疾病的进展。但是随着基因诊断技术的发展,越来越多的线粒体病突变被发现,针对突变精准治疗可以得到实现,近来已取得一些

表 10-27 Bernier 等提出的线粒体病诊断标准

| | 主要标准 | 次要标准 |
|---|---|---|
| 临床表现 | 典型的线粒体脑肌病 *,或满足下列全部三项的线粒体细胞病:①其他原因不能解释的多系统损害(神经系统、肌肉、心脏、肾脏、营养、肝脏、内分泌、血液、耳、眼、皮肤、发育畸形中的 3 个);②进行性病程,发作性加重,或强烈提示 mtDNA 突变的家族史;③排除其他诊断 | 与呼吸链功能缺陷一致的症状 ** |
| 组织学 | 骨骼肌 RRF>2% | 30~50 岁的患者 RRF 1%~2%,<30 岁的患者存在 RRF,<16 岁的患者线粒体膜下聚集肌纤维 >2%,任意组织电镜下广泛异常 |
| 酶学 *** | <50 岁的患者 COX 阴性肌纤维 >2%,>50 岁的患者 COX 阴性肌纤维 >5%,组织中任一呼吸链复合体活性 <20%,细胞系中任一呼吸链复合体活性 <30%,≥2 块组织的同一呼吸链复合体活性 <30% | 使用免疫学方法证明呼吸链复合体表达缺陷,组织中任一呼吸链复合体活性 20%~30%,细胞系中任一呼吸链复合体活性 30%~40%,≥2 块组织的同一呼吸链复合体活性 30%~40% |
| 功能学 | 成纤维细胞 ATP 合成率 > 平均值以下 3 倍标准差 | 成纤维细胞 ATP 合成率在平均值以下 2~3 倍标准差之间,或将培养液的葡萄糖换成半乳糖后成纤维细胞无法生长 |
| 分子生物学 | 检出明确的核 DNA 或 mtDNA 致病突变 | 检出可能的核 DNA 或 mtDNA 致病突变 |
| 代谢 | — | 一个或多个代谢指标提示呼吸链功能受损 |

确诊(definite):满足 2 个主要标准,或 1 个主要标准 +2 个次要标准;

很可能的诊断(possible):满足 1 个主要标准 +1 个次要标准,或 3 个次要标准;

可能的诊断(probable):满足 1 个主要标准,或 2 个次要标准(其中 1 个是临床表现)

* 包括 Leigh 病、AHS、致死性婴儿线粒体肌病、Pearson 综合征、KSS、MELAS、MERRF、NARP、MNGIE、LHON;

** 婴幼儿临床表现包括死产伴宫内胎动停止、新生儿死亡、运动障碍、重度发育迟滞、新生儿肌张力低下或肌张力升高;成人临床表现包括肌肉或神经受累;

*** 酶活性指占对应的正常对照复合体的平均值的百分数

进展。另外，基因诊断还提高了诊断速度，使线粒体病患者获得早期治疗的机会，提高了治疗效果。目前的治疗包括对症治疗、药物治疗和基因治疗。

1. **对症治疗** 由于线粒体病目前尚缺乏有效的治疗，所以对症治疗对患者更重要。感染或精神刺激均可以导致能量消耗的增加而诱发疾病，所以应当防止感染的发生；有一些药物可以导致线粒体或能量代谢的异常应当防止应用，例如丙戊酸钠肝脏副作用明显，线粒体病患者慎用。癫痫的控制、血糖的控制、酸中毒的治疗、心脏损害的处理、胃肠症状的处理、肺部感染的控制等对于患者均可能是挽救生命的治疗。还有一些改善生活质量的治疗，如眼外肌麻痹患者的整形手术，听力丧失患者的助听器配置或耳蜗植入术等。

2. **药物治疗** 大多数的药物还在研发和实验中，根据其作用机制主要分为：维生素和辅助因子、抗氧化剂、补充还原当量以恢复氧化还原平衡、稳定线粒体膜和刺激线粒体生物合成等，其中目前临床应用较多的是维生素、辅助因子和抗氧化剂。由于线粒体疾病最根本的缺陷在于 ATP 产生不足，所以改善能量代谢的维生素、辅助因子、ATP 和抗氧化剂都有助于症状的缓解。目前比较推荐的就是“鸡尾酒疗法”，包括大剂量 ATP、辅酶 $Q_{10}$、肉碱、B 族维生素、维生素 C、维生素 E 以及肌酸。另外，辅酶 $Q_{10}$ 的类似物还原型辅酶 Q10（ubiquinol）和艾地苯醌（idebenone）也被用于临床，其中艾地苯醌已经在美国批准用于治疗 LHON。

有几种特殊的线粒体病对于特异性药物的反应非常好，包括辅酶 $Q_{10}$ 合成障碍、核黄素（维生素 $B_2$）转运和代谢障碍、硫胺素（维生素 $B_1$）和生酮饮食反应型丙酮酸脱氢酶复合物缺陷和由于编码硫胺素转运子的 *SLC19A3* 基因突变引起的生物素 - 硫胺素反应性基底节脑病。

3. **基因治疗** 基因治疗还处于探索阶段，根据线粒体的病因分为针对线粒体 DNA 和核 DNA 二部分。线粒体基因组的高拷贝数、线粒体突变的异质性以及独立的密码子，都使线粒体病的基因治疗非常困难。针对 mtDNA 突变的基因治疗大致存在三种途径：①异位表达野生型 mtDNA，将野生型 mtDNA 的功能基因导入细胞核内，核内表达的产物进入线粒体替代缺陷的功能；例如重组腺体相关病毒重组 ND4（rAAV2-ND4）治疗 LHON，重组载体包括一段用于核基因密码子编码线粒体蛋白的序列和线粒体目标序列，这种方法在动物模型和人临床试验中都获得很好的效果，目前已进入Ⅲ期临床实验；②降低 mtDNA 突变率，通过各种方法使线粒体内突变 mtDNA 降解或停止复制，同时促使野生型 mtDNA 拷贝数上调；③直接纠正 mtDNA 的突变，将野生型 DNA 转染入线粒体内，弥补或纠正突变型 mtDNA 的缺陷。由于 RNA 很难转运至线粒体，因此目前认可的 CRISPR-Cas9 并不适用于线粒体 DNA 的基因治疗。

针对核 DNA 的基因治疗也在研发当中，主要原则是利用载体向细胞转入正常的基因，表达相应的蛋白，目前尚在动物实验阶段。对于 NDUFS4 基因缺陷导致的 Leigh 综合征 knockout 小鼠的治疗取得了很好的效果，但是线粒体涉及的基因太多，对于每个基因的精准基因治疗是非常困难的。

### （七）遗传咨询

线粒体病为进展性病程，目前仍不可治愈，因此预防非常重要。

1. **线粒体病的遗传咨询** 由于线粒体病的遗传病理机制复杂，几乎包括了所有的遗传类型。如果没有通过分子诊断找到突变，仅能给出初步的遗传咨询，不能进行产前诊断。如果分子诊断检测发现突变基因和突变位点，就能够给出相应的针对性的遗传咨询。相对来说，对于检测到 nDNA 突变的线粒体病患者的遗传咨询较为简单，与其他单基因病的遗传咨询和诊断没有区别。例如当常染色体隐性遗传时，患儿父母为携带者，再育患儿风险为 25%，可再孕后实施产前诊断。而对于 mtDNA 突变引起的线粒体病呈母系遗传，突变女性的后代有发病风险。但是由于线粒体基因突变的异质性、突变传递的可变性以及临床表现的多样性，其遗传咨询和产前诊断十分困难，下面我们主要针对线粒体基因突变引起的线粒体病进行介绍。

mtDNA 突变类型不同，传递风险不同，例如线粒体缺失突变通常是自发的，而点突变通常是由母亲传递的。家庭成员分析对于突变传递的遗传咨询非常重要：如果先证者母亲不携带突变，而且先证者的同胞也不携带突变，则母亲再育胎儿受累的概率较小。笔者所在课题组收集 16 个携带 A3243G 突变且已生育二个子女的家系进行研究，发现当母亲血液中未发现 A3243G 突变、尿液中 A3243G 突变比例小于 10% 时，再育胎儿受累概率小。

当线粒体突变为异质性突变，即正常线粒体和异常线粒体共存于同一个患者，携带线粒体异质性突变的母亲如果传递给后代较多比例的异常线粒体，那么后代的临床表型较重，反之则较轻。而携带线粒体同质性突变的母亲 100% 会将突变传递给后代,但是其他因素(例如环境因素、核基因的修饰作用等)会影响疾病的严重程度。

2. **线粒体病妇女的生育指导** 近几年随着产前诊断技术和植入前诊断技术发展迅速,为线粒体突变妇女的生育指导带来了春天。目前对于线粒体突变携带孕妇的生育指导主要有以下几个方面:

(1) 卵子捐赠:接受来自无关女性的健康卵子无疑会避免突变的传递,虽然与父亲的精子受精,但是胎儿的一半基因来自捐赠的女性,大部分妇女都不能接受。

(2) 绒毛穿刺和羊水穿刺:当mtDNA基因突变是明确的,临床常用绒毛膜细胞或羊水细胞行产前诊断。对于异质性突变,由于在生殖细胞发育过程中的"瓶颈效应",不同子代携带的突变线粒体数量差别非常大,同一个体的不同组织中的突变线粒体分别也不同。虽然线粒体突变比例与临床症状有一定的关系,但是在其他修饰因素的作用下,突变比例并不能完全反映携带该突变者是否患病,因此对于孕妇的产前诊断非常困难。但是绒毛穿刺和羊水穿刺会对胎儿情况提供一些参考,如果检测突变比例非常高(>40%),那么胎儿患病概率非常高;反之如果检测突变比例非常低(<10%),那么胎儿患病概率非常低。但是,如果检测突变比例在中间范围,则非常难判定胎儿的情况。

(3) 植入前诊断(PGD):植入前诊断是指在胚胎8细胞阶段进行单个细胞mtDNA突变遗传分析,评估突变率的大小。但是植入前诊断应用于线粒体疾病是有局限性的,因为所有卵细胞都可能带有突变的mtDNA,最理想的结果是选中含mtDNA突变率最低的胚胎植入子宫。大约每个卵裂球含有10~100 000个拷贝的线粒体DNA,虽然每个卵裂球中的线粒体DNA拷贝数不同,但是线粒体DNA的高拷贝数对于PGD是非常合适的。一些研究发现,对于异质性突变,在小鼠和人类的早期胚胎中的分布是同质性的,PGD已经成功应用于一个携带线粒体8993突变的家系。但是是否极体和任一卵裂球中的突变比例均代表胚胎突变比例,是否PGD技术可以应用于其他线粒体突变的家庭,还需进一步的验证。

(4) 细胞质移植:绒毛穿刺、羊水穿刺和PGD对于携带线粒体异质性突变妇女生育有一定的指导,但是对于携带同质性突变的妇女则没有帮助。细胞质移植是将携带正常线粒体的细胞质转移至卵细胞,起到稀释异常突变线粒体的作用。通过稀释作用,原本同质性突变的卵母细胞变成异质性突变的卵细胞,那么受精后的后代可能含有较低比例的突变。但是目前发现该技术的应用价值不高,由于移植效率低,对于卵细胞的突变比例改变不大,而且细胞质移植可能改变了某种表观遗传的修饰,16个接受细胞质移植的孕妇有两个发现了染色体异常。

(5) 细胞核移植:细胞核移植将携带mtDNA突变的卵母细胞的细胞核移植到去除细胞核的捐赠卵细胞内,从而保留了来自双亲的细胞核遗传物质,而突变的线粒体基因被去除。最近的研究认为卵细胞的细胞核移植时,低于2%的供体mtDNA被带入受体细胞,证明了这种方法对mtDNA突变引起的线粒体病预防有良好的应用前景。目前有母系纺锤体移植(maternal spindle transfer)和原核移植(pronuclear transfer),两者的区别是前者是卵细胞移植,后者是受精卵移植。但是该方法还有伦理学上的限制,而且对于胎儿远期的健康问题还没有研究。但是这种方法对mtDNA突变引起的线粒体病预防有良好的应用前景。

## 二、Leigh综合征

Leigh综合征(Leigh syndrome),又称Leigh病(Leigh disease)或亚急性坏死性脑脊髓病(subacute necrotizing encephalomyelopathy),是由线粒体DNA(mitochondrial DNA,mtDNA)或核基因(nuclear DNA,nDNA)突变所致的线粒体病,以进行性神经功能障碍,双侧基底节、脑干局灶性坏死性病变为主要特征。多于婴儿期、儿童早期起病,常呈快速进展性病程,预后不良,多于3岁内死亡。男女均可发病,发病率为1∶40 000。

**【病因与发病机制】**目前已报道超过75个基因突变与Leigh综合征相关,核基因与线粒体DNA突变均可致病(表10-28)。在mtDNA中,*MT-ATPase6*基因突变最为常见,其中m.8993T>C为最常见的热点突变,*MT-ND3*基因m.10191T>C、m.10197 G>A突变,*MT-ND5*基因m.13513G>A、m.14487T>C突变也较为常见。在nDNA中,*SURF1*基因突变最为常见,其次为编码线粒体呼吸链复合体Ⅰ的基因*NDUFS1*、*NDUFS4*。mtDNA或nDNA突变可导致线粒体呼吸链复合体、辅酶Q、丙酮酸脱氢酶复合体活性降低,引起线粒体能量代谢障碍,ATP耗竭,糖酵解途径ATP生成增加,乳酸生成增多、活性氧过量,导致组织细胞的氧化损伤。能量代谢需求较高的脏器、系统容易受累,中枢神经系统受累较为突出,周围神经系统、肌肉、心脏、肝脏、肾脏等也可受累。

**【病理】**典型的神经病理表现为基底节、丘脑、

表 10-28 Leigh 综合征相关基因

| 功能 | 相关基因 |
|---|---|
| **线粒体呼吸链复合体Ⅰ** | |
| 结构亚基 | |
| mtDNA 编码 | *ND1,ND2,ND3,ND4,ND5,ND6* |
| nDNA 编码 | *NDUFA2,NDUFA4,NDUFA9,NDUFA10,NDUFA12,NDUFS1,NDUFS2,NDUFS3,NDUFS4,NDUFS7,NDUFS8,NDUFV1* |
| 组装因子 | *NDUFAF2,NDUFAF5,NDUFAF6,FOXRED1* |
| **线粒体呼吸链复合体Ⅱ** | |
| 结构亚基 | |
| nDNA 编码 | *SDHA* |
| 组装因子 | *SDHAF1* |
| **线粒体呼吸链复合体Ⅲ** | |
| 组装因子 | *TTC19,BCS1L* |
| **线粒体呼吸链复合体Ⅳ** | |
| 结构亚基 | |
| mtDNA 编码 | *COXIII* |
| 组装因子 | *COX10,COX15,SURF1,SCO2,PET100* |
| **线粒体呼吸链复合体Ⅴ** | |
| 结构亚基 | |
| mtDNA 编码 | *MT-ATPase 6* |
| **线粒体转录 / 翻译** | |
| mtDNA 编码 | *MT-TI,MT-TK,MT-TW,MT-TV,MT-TL1* |
| nDNA 编码 | *LRPPRC,C12orf65,GFM1,IARS2,MTFMT,TACO1,TRMU,TSFM* |
| **丙酮酸脱氢酶复合体** | *PDHX,PDHA,PDHB,DLD* |
| **辅酶 $Q_{10}$** | *PDSS2* |
| **硫胺素代谢** | *TPK1,SLC19A3* |
| **其他** | *POLG,LIAS,LIPT,SUCLG1,SUCLA2,ECHS1,HIBCH,GYG2* |

间脑、脑干、小脑或脊髓灰质的多发性、对称性、坏死性病变，而大脑皮层相对不易受累。光镜下典型组织学特征为神经纤维空泡化，呈“海绵状改变”，而神经元相对保留，同时伴有脱髓鞘、胶质增生、毛细血管增生和增厚。神经肌肉活检可见脱髓鞘改变、线粒体内脂质沉积、肌膜下线粒体堆积、线粒体形态改变、肌原纤维结构紊乱、肌纤维萎缩、线粒体呼吸链复合体活性减低，而破碎样红纤维（RRFs）少见。

**【临床表现】**婴儿和儿童早期起病多见，但起病年龄可有较大差异，可从围生期到成年期不等，目前已报道最大起病年龄为 74 岁，起病的高峰年龄为 3~12 月，83% 在 2 岁内起病。常在急性感染或应激状态（如手术、长时间空腹）下诱发，临床表现随起病年龄不同存在一定差异。产前常表现为宫内生长发育迟缓、羊水过少、心脏扩大、小头畸形、脑室增宽、颅内假性囊肿、脑白质异常。新生儿期常以喂养困难、呼吸暂停、癫痫发作、肌张力低下起病，病情进展迅速，常因呼吸、心力衰竭早期夭折。婴儿期和儿童早期（2~3 岁以内）起病多见，常在急性感染或应激后出现急性神经功能失代偿，表现为智力运动倒退、肌张力障碍、构音障碍、吞咽困难,病情多呈快速进行性恶化,多于3岁内死亡。儿童晚期或成年期起病,常表现为共济失调、锥体外系症状,病情多呈缓慢进展,可在长时间内呈稳定状态。成年期起病常以认知损害、头痛、记忆力下降、视力障碍、眼外肌麻痹、构音障碍、共济失调为主要表现,临床症状相对不典型。

1. **神经系统表现** 绝大多数患者有中枢神经系统受累的表现,包括智力运动发育迟滞或倒退、眼震、眼外肌麻痹、脑神经麻痹、癫痫发作(局灶性发作、肌阵挛发作、全面强直-阵挛发作、失神发作)、共济失调、吞咽障碍、肌张力低下、肌张力障碍、感音神经性聋、视神经萎缩、多发性周围神经病、肌无力、肌病等。

2. **急性呼吸衰竭** 多见于婴儿期或儿童期起病患者,成年期起病患者少见,为Leigh综合征常见的重要临床表现,64%~72%的Leigh综合征患者可出现急性呼吸衰竭,伴或不伴前驱症状。部分患者在出现明确的呼吸衰竭之前,可先出现呼吸节律异常、深大呼吸、难以解释的低通气等前驱症状,临床上需高度重视。呼吸衰竭往往是由于脑干病变引起的,极少数合并有严重肌肉病变的患者也可以出现呼吸衰竭。

3. **其他系统表现**

(1) 心脏:肥厚型心肌病、扩张性心肌病、心律失常。

(2) 肾脏:肾小管病变、弥漫性肾小球性肾损害、肾衰竭、肾病综合征。

(3) 肝脏:转氨酶升高、肝大、肝功能衰竭。

(4) 胃肠道:便秘、腹泻、吞咽困难、呕吐、肠麻痹。

(5) 血液系统:最常见为贫血。

(6) 表观异常:为非典型表现,但在*SRUF1*基因突变患者中多见。常见多毛、身材矮小。

**【辅助检查】**

1. **生化检查** 外周血乳酸、丙酮酸水平升高。病初可无高乳酸血症,但随着病情进展,可逐渐出现乳酸水平升高,但25%患者可不合并高乳酸血症。

2. **脑脊液检查** 脑脊液乳酸、丙酮酸或乳酸/丙酮酸比值升高。在*NDUFS8*突变的Leigh综合征患者中,脑脊液蛋白可略有升高。

3. **尿有机酸筛查** 丙酮酸、乳酸、柠檬酸循环中间产物、3-甲基戊烯二酸、乙基丙二酸可升高。

4. **头颅影像学检查** 头颅CT典型表现为双侧对称性基底节低密度改变。头颅MRI典型改变为双侧对称性基底节或脑干$T_2$WI高信号,$T_1$WI序列可呈低信号,DWI序列可呈高信号。丘脑、小脑白质、小脑皮层、大脑白质或脊髓也可受累。少数可伴有弥漫性或局灶性脑萎缩,尤其是伴有脑室扩大的皮质萎缩,部分可见小脑萎缩。一般来说,基底节区最先受累,其次是脑干受累,脑白质受累通常发生在疾病晚期。低位脑干病变与呼吸衰竭或猝死的发生率具有强相关性。头颅MRS表现为乳酸峰升高。

5. **电生理检查** 肌电图可有异常自发电位。神经传导检查可见多发性周围神经病。视觉诱发电位可见P100延长或波幅降低。听觉诱发电位可见潜伏期延长。脑电图可见背景活动异常和局灶性痫样放电。

6. **肌肉活检** 肌肉内脂质沉积、肌原纤维结构紊乱、肌纤维萎缩、线粒体呼吸链复合体活性减低。

7. **肌肉线粒体呼吸链酶活性测定** 肌肉组织或培养的皮肤成纤维细胞中复合体Ⅰ、Ⅱ、Ⅲ、Ⅳ、Ⅴ单一的酶缺陷,或复合体联合缺陷。单一复合体缺陷以复合体Ⅰ缺陷最常见,联合复合体缺陷以复合体Ⅰ与Ⅳ联合缺陷最常见。

8. **基因检测** 由于Leigh综合征涉及基因数目较多,mtDNA和nDNA变异均可致病,目前尚无基因型-表型关联,建议首选mtDNA全基因组测序,若检测阴性者,进行核基因测序,可选择基因panel、家系全外显子组或全基因组测序。

**【诊断与鉴别诊断】**

1. **诊断** Leigh综合征的诊断需综合临床症状、影像学检查改变、生化特点、病理改变等多方面进行判断,最终确诊依靠基因诊断。Leigh综合征的特征:①症状多样的神经退行性疾病;②是由遗传缺陷引起的线粒体功能障碍所致;③头颅影像学检查显示双侧对称性中枢神经系统病变。具体如下:

(1) 临床症状和体征:感染、应激状态下出现神经功能快速倒退,常见表现为智力运动倒退或已获得技能的丧失,查体提示构音障碍、吞咽困难、肌张力异常、眼震、自主神经功能紊乱等基底节或脑干受累体征,常见感音神经性聋、身材矮小、多毛表现。

(2) 典型影像学检查改变:头颅MRI显示双侧对称性中枢神经系统病变,病变呈$T_2$WI高信号,尤其是双侧对称性基底节或脑干$T_2$WI高信号为Leigh综合征特征性影像学检查改变,丘脑、小脑、大脑白质或脊髓也可受累。头颅MRS提示乳酸峰升高。

(3) 呼吸链复合体活性分析:肌肉组织或皮肤成纤维细胞中,线粒体呼吸链复合体Ⅰ、Ⅱ、Ⅲ、Ⅳ、Ⅴ活性减低或缺失。

(4) 基因检测:外周血 mtDNA 全基因组测序、核基因检测(包括核基因 panel、家系全外显子组或全基因组测序),必要时可选择肌肉组织或皮肤成纤维细胞作为样本进行遗传学分析,发现 mtDNA 或 nDNA 相应的基因变异。

**2. 鉴别诊断**

(1) Wernicke 脑病:影像学检查表现类似,但 Leigh 综合征的乳头体一般不受累,Wernicke 脑病多有营养不良或维生素缺乏相关病史。

(2) 中枢神经系统炎症性脱髓鞘疾病:多见于双侧大脑半球脑白质受累,病灶多不对称,病灶内坏死少见,临床免疫治疗有效。而 Leigh 综合征多为双侧对称病变,基底节、脑干受累多见,病灶内坏死多见。

(3) 肝豆状核变性:影像学检查表现类似,但肝豆状核变性多在 6~8 岁以后发病,而 Leigh 综合征多在 1 岁内起病,于应激或感染后出现快速倒退性病程。

(4) 胆红素脑病:典型表现为苍白球、下丘脑和海马 $T_2WI$ 高信号,通过新生儿期有无高胆红素病史加以鉴别,急性期后呈稳定性病程。

(5) 重金属中毒:常见双侧壳核对称性坏死性病变,相关接触史及毒物检测可加以鉴别。

**【治疗与预后】**

**1. 治疗** 目前针对 Leigh 综合征尚无根治性治疗,主要的治疗策略为对症治疗,改善患者生活质量。

(1) 营养补充剂:目前尚缺乏大样本随机对照试验等高级别证据证实其疗效,仅有少量的病例报道。早期应用大剂量维生素 $B_1$、生物素治疗 *SLC19A3* 突变所致的 Leigh 综合征患者,可改善其临床症状。补充辅酶 $Q_{10}$ 可改善原发性辅酶 $Q_{10}$ 生物合成缺陷患者的临床症状,同时对于其他原因所致的 Leigh 综合征患者可能也有一定疗效。艾地苯醌,作为辅酶 $Q_{10}$ 的衍生物,也有报道其可以改善患者临床症状。

(2) 调节肌张力:可应用盐酸苯海索、巴氯芬等调节肌张力的药物,改善患者肌张力障碍。

(3) 抗癫痫药:针对癫痫发作,可应用抗癫痫药物控制发作,但应避免应用丙戊酸。

(4) 其他:目前雷帕霉素、腺病毒相关病毒介导的基因治疗等相关研究正在小鼠模型上进行探索性治疗。

**2. 预后** Leigh 综合征预后较差,认知和运动功能往往迅速恶化,常常在几个月或几年内死亡,常见死亡原因为呼吸、心力衰竭,死亡高峰在 3 岁以前,但该病具有临床表型的异质性,不同患者的病程和存活率可能存在很大差异。

**关键点**

1. 起病高峰年龄 3~12 个月,83% 在 2 岁内起病,少数成年期起病,临床表现随起病年龄不同差异较大。
2. 常在感染、应激状态下出现神经功能快速倒退,可合并多系统损害,脑干病变所致的急性呼吸衰竭多见。
3. 头颅 MRI 特征性改变为双侧对称性基底节或脑干 $T_2WI$ 高信号,丘脑、小脑、大脑白质或脊髓也可受累。
4. nDNA 与 mtDNA 突变均可致病。
5. 尚无特异性治疗手段,预后差,多于 3 岁内死亡。

## 三、线粒体脑肌病-乳酸酸中毒-卒中样发作

线粒体脑肌病-乳酸酸中毒-卒中样发作(mitochondrial encephalomyopathy, lactic acidosis, and stroke-like episodes, MELAS)是一种由线粒体 DNA(mitochondrial DNA, mtDNA)突变所致的母系遗传性线粒体病,多于儿童期发病。1984 年 Pavlakissh 首先报道本病,以反复卒中样发作、癫痫发作、运动不耐受、肌无力、偏头痛、生长迟缓以及乳酸酸中毒为主要表现,可累及其他系统。*MT-TL1* 基因 m.3243A>G 是最常见的致病突变,约占 80%。MELAS 的患病率不详,日本一项研究显示 MELAS 患病率为 0.18/10 万。澳大利亚的研究表明 m.3243A>G 突变发生率为 236/10 万。男女均可发病,女性患者或携带者通过母系遗传给子代。

**【病因与发病机制】** *MT-TL1* 基因是最常见的致病基因,占 80% 以上,其中 m.3243A>G 为热点突变,其次为 m.3271T>C,占 7%~15%,MT-ND5 基因 m.13513G>A 亦不少见。罕见的致病基因包括 *MT-TF*、*MT-TH*、*MT-TQ*、*MT-CYB* 和 *MT-ND1*,仍有 5% 病因不明。MELAS 具体发病机制不明,m.3243 位于 $tRNA^{Leu}$ 编码区,其突变导致转录终止,阻碍 16SrRNA 和 12SrRNA 的正确表达,不能产生正常类型和数量的 tRNA,导致线粒体蛋白合成减少,从而引起 ATP 合成障碍、能量产生不足。能量不足导致线粒体过度增殖,精氨酸、瓜氨酸和一氧化氮(nitricoxide, NO)合成减少,以及氧化应激反应等,造

成线粒体微血管灌注不足的微血管病和多系统功能障碍。能量需求高的组织如脑、心肌、骨骼肌、肝脏和视网膜等更易受累，出现相应的临床症状。

**【病理】** 主要病理改变为大脑皮层出现板层坏死、海绵样改变和小血管病变，以及骨骼肌呈现破碎红纤维。骨骼肌光镜下改良 Gomori 三色染色(modified Gomori trichrome，MGT)可见破碎红纤维(ragged-redfibers，RRFs)，琥珀酸脱氢酶(succinatedehydrogenase，SDH)染色可见深染或破碎蓝纤维，细胞色素 C 氧化酶(cytochromeccoxidase，COX)染色可呈阳性或阴性纤维。电镜下可见平滑肌和血管内皮细胞中肌膜下大量线粒体堆积，以及形态异常的线粒体和包涵体结晶。

**【临床表现】** MELAS 为多系统受累，临床表现多样，卒中样发作和癫痫发作是其两大核心症状。发病年龄 2~60 岁，高峰在 2~10 岁，极少数在 40 岁以后发病。早期精神运动发育多正常，但通常存在身材矮小表现。常见的首发症状是癫痫发作、反复头痛、消化道功能障碍、肌无力、身材矮小以及卒中样发作，也可以表现为运动不耐受、意识改变、视听障碍、发育落后，成人可以精神症状为首发症状。癫痫发作通常伴有短暂性轻偏瘫或皮质盲的卒中样发作，并可能伴意识障碍。反复出现的卒中样发作，最终导致运动、认知和视听功能障碍。

1. **卒中样发作** 是 MELAS 的核心症状和标志性临床表现，常作为首发症状，也可出现在病程后期。主要表现为癫痫发作、视力下降、语言障碍、轻偏瘫、头痛和呕吐等，可伴有意识障碍。上述症状可反复发作，首次发作后数天开始恢复，可恢复至基线水平，但随着发作增多逐渐出现不同程度的残疾。

2. **癫痫** 是 MELAS 的另一核心症状，是卒中样发作常见的伴随症状，也是常见的首发症状。各种发作类型均可出现，局灶性运动性发作、肌阵挛和强直 - 阵挛发作较常见，随病情进展逐渐发展为持续性部分性癫痫(epilepsia partialis continua，EPC)。

3. **偏头痛** 常见表现，可以为首发症状，也可为卒中样发作的前兆。在卒中样发作急性期偏头痛程度加重或呈典型偏头痛表现，常伴有频繁的呕吐。

4. **肌病** 常见表现，也可作为首发症状。表现为运动不耐受、肌无力、眼睑下垂、眼外肌麻痹、运动发育迟滞、肌酶升高、肌痛和肌萎缩等。

5. **周围神经病** 常见表现，通常是慢性、进展性的，感觉、运动神经均可受累。

6. **感音神经性聋** 常见表现，常出现在病程早期，起病较隐匿，听力损害以高频为主，双侧受损，随年龄增长进行性加重。

7. **胃肠功能紊乱** 相对常见，主要表现为厌食、胃部不适、腹痛、腹泻，反复出现的周期性呕吐，便秘和假性肠梗阻，也可有反复胰腺炎等，最终导致消瘦、营养障碍。

8. **其他表现** 内分泌系统异常，主要表现为身材矮小、多毛、糖尿病、生长激素缺乏、甲状腺功能减退、甲状旁腺功能减低、促性腺激素分泌不足等。绝大多数患者身高体重低于正常同龄儿的第十百分位，在第 3 百分位以下多见。多毛主要分布在背部和四肢，可进行性增多。心脏受累，主要表现为心肌病和心律失常，包括扩张型、肥厚型心肌病及预激综合征等。肾脏病变包括 Fanconi 近端肾小管病变、蛋白尿、局灶性节段性肾小球硬化。精神障碍包括精神行为异常、性格改变、焦虑、抑郁、双相情感障碍等。

9. **叠加综合征 MELAS** 可以叠加其他线粒体病，包括 Leigh 综合征、Leber 遗传性视神经病、MERRF、KSS 等，同时出现 MELAS 和这些疾病的临床特点。

**【辅助检查】**

1. **乳酸水平** 外周血和脑脊液乳酸测定，特异性高达 83%~100%。绝大多数 MELAS 患者静息状态下乳酸水平均有不同程度的升高，一般大于 3mmol/L，运动后以及卒中样发作急性期乳酸水平会更高。应与继发性乳酸增高鉴别，例如缺氧、中毒以及有机酸血症等其他先天性遗传代谢病。

2. **脑脊液蛋白** 脑脊液蛋白水平可升高，但很少超过 1 000mg/L。

3. **头颅影像学检查** 急性期 CT/MRI 为大脑皮层和皮层下肿胀，可有占位效应，不符合大动脉血管分布的卒中样病灶，病灶多累及颞、顶、枕后头部脑叶，最常见累及部位是枕叶。扩散(弥散)加权成像技术(diffusion weighted imaging，DWI)显示为高信号，表面扩散系数(Apparent diffusion coefficient，ADC)显示低信号，提示为细胞毒性水肿。目前研究认为，细胞毒性水肿的卒中样病灶是由于 MELAS 患者存在 NO 不足导致的缺血性微血管病。后期病灶可消退，遗留局部脑萎缩和白质异常信号。其他部位可以累及中脑、丘脑、小脑皮层。头颅 MRS 多表现为 NAA 峰下降，乳酸峰明显升高。头颅 CT 可出现多发钙化，累及基底节、丘脑和小脑齿状核。

4. **电生理检查** 常规检查项目。脑电图发作间期为全脑或以颞顶枕后头部为主的慢波或尖慢复合波。卒中样发作类型多样，可以表现为局灶性或多灶性痫样放电，甚至全脑痫样放电。EPC 多与卒中发作相关，表现为无意识丧失的持续性部分性有节律的肌阵挛发作。MELAS 患者常见肌阵挛发作和癫痫持续状态，多数患者出现一次以上的癫痫持续状态。部分患者首次脑电图检查已存在异常，提示早期出现进展性的脑病，需定期进行脑电图随访。针极肌电图少数患者表现为肌源性受损，也可伴有神经源性损害，大部分患者为正常。神经传导速度检查可表现为周围神经传导速度减慢或动作电位波幅下降，主要累及感觉神经或感觉运动性轴索损害。诱发电位如听力和视力诱发电位，前庭神经检查等可发现异常。心电图检查可发现预激综合征、不完全性束支传导阻滞等。

5. **生物标志物** 近几年研究的成纤维细胞生长因子 21（FGF21）、生长分化因子 15（GDF15）、miR-27b-3p 等作为新型生物学标记物对于线粒体病的诊断和治疗具有重要参考意义，可作为本病的生物学标志物。

6. **肌肉活检** 选择性检查项目。当基因检测阴性，临床仍然怀疑 MELAS 时应当进行肌肉活检。活检部位应避开进行肌电图、萎缩明显或处于长收缩期的肌肉。光镜下改良 MGT 染色可见破碎红纤维，SDH 染色可见深染或破碎蓝纤维，COX 染色可见 COX 阳性或阴性肌纤维。电镜下可见平滑肌和血管内皮细胞中大量线粒体堆积，以及形态异常的线粒体和包涵体结晶，而缺乏其他肌肉病理改变。

7. **肌肉线粒体呼吸链酶活性测定** 提示复合物Ⅰ、Ⅲ 和Ⅳ任何一个酶缺陷，或复合物Ⅰ、Ⅳ 联合缺陷，其中以复合物Ⅳ缺陷最常见，酶活性正常不能排除本病。

8. **基因检测** 常规检查项目。首选外周血进行 m.3243A>G 位点检测，由于线粒体基因突变率在不同组织存在显著差异性，且血中 m.3243A>G 突变比例与年龄呈负相关，随年龄增长突变比例呈下降趋势，除外周血标本外，可选用尿液同时进行检测，检测阴性者，建议行 mtDNA 全基因组测序。对于高度怀疑 MELAS 而基因检测阴性者，应当进行肌肉活检，并对肌肉组织进行 m.3243A>G 突变检测或 mtDNA 全基因组测序，肌肉组织和尿液中突变比例较血液中明显升高。另外，除了 mtDNA 突变，相关核基因也可以表现为 MELAS 样综合征，如 POLG、MRM2 基因突变，mtDNA 阴性者应进行核基因测序。

**【诊断与鉴别诊断】**

1. **诊断标准** ①主要症状具备一条：卒中样发作、癫痫和/或认知障碍。②其他症状符合一条：感音神经性聋、糖尿病、身材矮小、运动不耐受、胃肠功能障碍。③血乳酸增高或头颅 MRS、脑脊液提示乳酸增高，或线粒体病生物标志物 FGF21、GDF15 升高。④具备以下三个线粒体功能障碍证据之一：a 明确 MELAS 相关基因突变；b 骨骼肌活检发现线粒体异常；c 线粒体酶复合物活性降低。

符合以上 4 条为确诊，符合前 3 项为拟诊，符合前 2 项为疑诊。

诊断方面必须具备以卒中样发作、癫痫和/或认知障碍为主的中枢神经系统受累表现，为诊断的必要条件。感音神经性聋、糖尿病、身材矮小、运动不耐受、胃肠功能障碍等，不是必要条件。乳酸水平升高、FGF21、GDF15 升高提示 MELAS。相关基因突变、骨骼肌活检发现线粒体异常、线粒体酶复合物活性降低为诊断支持依据。

2. **鉴别诊断**

（1）病毒性脑炎：MELAS 的卒中样表现如癫痫发作、意识障碍和对应 MRI 的异常，极易误诊为病毒性脑炎。鉴别要点：MELAS 多数为学龄期发病，除中枢神经系统症状外，有脑外多系统受累表现，血和脑脊液乳酸增高，而脑脊液细胞数不高，且卒中样发作反复出现。

（2）脑梗死：本病的 MRI 与脑梗死极为相似，易造成误诊。鉴别要点：MELAS 病灶为非血管支配区域分布，头颅 MRA 未见支配梗死灶的血管异常。

（3）脑肿瘤：由于 MELAS 在急性发作期头颅 MRI 病灶有占位效应，易误诊为脑肿瘤。鉴别要点：MELAS 为急性发病，多伴有发热或感染诱发，多系统受累，且影像学检查随病情进展可累及不同部位、部分病灶消失或出现新病灶，血和脑脊液乳酸增高。

（4）其他：如中枢神经系统血管炎、其他代谢性脑病及局灶性皮质发育不良等也应该与 MELAS 进行鉴别。

**【治疗与预后】**目前本病不能治愈，以对症治疗的多学科综合管理为主。

1. 核心症状的治疗

（1）卒中样发作：卒中急性期 MELAS 存在 NO 降低和低浓度的精氨酸和瓜氨酸水平。已经证实精氨酸可以缩短卒中样发作时间，降低严重程度，减少卒中样发作次数。2016 年美国线粒体学会共识提出 MELAS 急性期推荐静脉应用精氨酸，3 天后再次评估病情，长期口服精氨酸可预防卒中样发作。高剂量的糖皮质激素如地塞米松可稳定血脑屏障，减轻组织水肿，提高脑组织代偿性灌注。另外，牛磺酸、琥珀酸、瓜氨酸、生酮饮食等可能也有一定效果。

(2) 癫痫：建议在首次发作后开始治疗。由于丙戊酸可损害线粒体功能，应尽量避免使用。联合应用钠通道药物、苯二氮䓬类、托吡酯和左乙拉西坦有一定效果。卡马西平可用于控制癫痫临床发作，但可降低 ATP 的产生。拉莫三嗪可增加 ATP，具有神经保护作用。

2. 其他多种维生素的"鸡尾酒"治疗　目前缺乏循证依据证明其有效，多属于经验用药。包括辅酶 $Q_{10}$、艾地苯醌、左卡尼汀、B 族维生素、维生素 C 和维生素 E 等。

3. 对症治疗　如感音神经性聋可以进行耳蜗植入；眼睑下垂可以通过手术改善；卒中发作后的偏瘫可进行康复训练；癫痫发作可给予抗癫痫药物治疗；偏头痛可以选择止痛药物；心脏异常可以进行药物干预；糖尿病可以通过饮食改善，尤其是体型瘦弱的患者，或者口服降糖药物，但是通常需要胰岛素治疗。

4. 预防发热性疾病可能诱发急性加重，因此 MELAS 患者应该进行预防接种，流感疫苗、肺炎链球菌疫苗等，积极预防发热性疾病。

5. 应避免有线粒体毒性的药物 / 物质如氨基糖苷类抗生素、利奈唑胺、丙戊酸钠、烟草和酒精。二氯乙酸（DCA）通过活化丙酮酸脱氢酶复合物降低乳酸水平，但是报道可能存在外周神经毒性，MELAS 患者应避免使用。

6. 其他处于临床试验的 EPI-743、半胱胺酒石酸（RP103）、5-ALA 和铁剂，以及线粒体替代疗法（MRT）等，尚处于研究当中。

确诊 MELAS 的患者需进行详细的家系调查，均需给予相应的遗传咨询，但进行产前诊断较困难。

预后：本病为进展性疾病，具有较高的致残率和致死率，患者平均寿命短，平均生存期为发病后 16.9 年。国内研究表明，早期出现卒中样发作预示疾病严重，应积极有效干预卒中发作。脓毒症被认为是儿童 MELAS 的首位死因，提示增强免疫力可能会降低死亡率。死亡的高危因素主要是癫痫持续状态、6 岁以前发病和严重的乳酸血症。

## 四、肌阵挛性癫痫伴破碎红纤维

肌阵挛性癫痫伴破碎红纤维（Myoclonic Epilepsy with Ragged Red Fibers，MERRF），是由于线粒体 DNA（mtDNA）突变所致的母系遗传性线粒体病，多于儿童期发病，临床四联征包括肌阵挛、全面性癫痫、共济失调和肌肉活检可见破碎红纤维（RRFs）。肌病为特征性表现，肌活检光镜下改良 Gomori 三色（MGT）染色可见 RRFs。编码 tRNALys 的线粒体基因 MT-TK 为最常见致病基因，m.8344A>G 为其热点突变，约占 80% 以上。MERRF 患病率不详，欧洲的流行病学研究表明，m.8344A>G 突变发生率成人为（0~1.5）/10 万，儿童为（0~0.5）/10 万，男女均可发病，女性患者或携带者通过母系遗传给子代。

**【病因与发病机制】**MERRF 是由 mtDNA 突变所致的母系遗传性线粒体病。线粒体基因 *MT-TK*、*MT-TH*、*MT-TL1*、*MT-TF*、*MT-TI*、*MT-TP* 均可能为其致病基因，但目前经证实的致病突变位点仅有 *MT-TK* 基因的 m.8344A>G、m.8356T>C、m.8363G>A，*MT-TL1* 基因的 m.3243A>G。m.8344A>G 最常见，占 80% 以上，5% 病因不明。本病发病机制不明，推测编码 tRNA 的线粒体基因突变，导致线粒体蛋白合成受阻，造成线粒体呼吸链酶复合物缺陷，从而引起 ATP 合成障碍、能量产生不足，能量需求大的组织器官如脑、心脏、肌肉等受累，而出现相应的症状和体征。

**【临床表现】**MERRF 为多系统受累疾病，以肌阵挛伴随全面性癫痫、共济失调、肌病为特征性表现，多于儿童期起病，发病前发育正常，其他常见的表现包括感音神经性聋、视神经萎缩、身材矮小、心肌病和预激综合征等。约 80% 有母系遗传家族史。临床症状的严重程度与突变比例有关，也受环境因素、药物、饮食、生活方式、感染性或非感染性疾病的影响。

1. **神经和肌肉系统**　肌阵挛不仅为核心症状之一，也多为首发症状，逐渐发展为全面性癫痫，在病程中逐渐出现共济失调、肌无力或运动不耐受。肌病也可是首发表现。发病前发育多正常，随病情进展出现进行性痴呆。其他神经肌肉系统表现包括偏头痛、构音障碍、眼外肌麻痹、锥体束征、周围神经病、感觉障碍、肌痛等。

2. **视听障碍**　可表现为视神经萎缩、视网膜色素变性等。感音神经性聋为常见的临床表现。

3. **心血管系统**　为 MERRF 的常见临床表现，包括心肌病、预激综合征、不完全性左束支传导阻滞、室性早搏等。

4. **内分泌系统**　身材矮小较常见，可有背部、四肢等毛发增多，少数可表现为糖尿病。

5. **其他**　可表现为胃肠道症状、脂肪瘤、抑郁等。

**【辅助检查】**

1. **血、脑脊液的乳酸和丙酮酸测定**　乳酸和丙酮酸一般在静息状态下升高，运动后升高更明显。

取血过程中使用止血带或患儿挣扎明显会造成血乳酸假性增高，应注意避免。血乳酸升高不仅见于线粒体病，也可见于有机酸血症、其他遗传代谢病、中毒、组织缺血缺氧等。脑脊液乳酸升高较血乳酸对线粒体病诊断更为特异。

2. **脑脊液蛋白** 脑脊液蛋白浓度可升高，但很少超过 1 000mg/L。

3. **尿有机酸分析** 可提示乳酸尿，但与线粒体病相关性不如血和脑脊液的检测。也可发现由于线粒体功能障碍造成三羧酸循环中间产物增多，如苹果酸、延胡索酸等增高，与线粒体病有一定相关性。

4. **头颅影像学检查** 无特异性改变，脑萎缩和基底节钙化较常见，也有双侧壳核坏死、脑干和小脑萎缩的报道。

5. **神经电生理检查** 肌电图（EMG）多提示肌源性损害，也可伴周围神经损害。脑电图显示广泛性棘波发放，伴背景活动减慢，也可见局灶性痫样放电。

6. **肌肉活检** 选择性检查项目，当基因阴性，临床依然怀疑 MERRF 时，应当进行肌肉活检。肌肉活检部位应避开进行肌电图、萎缩明显或处于长收缩期的肌肉。组织病理检查改良 MGT 染色可见 RRFs，琥珀酸脱氢酶（SDH）染色可见深染的肌纤维或血管，细胞色素 c 氧化酶（COX）染色可见阴性肌纤维。

7. **肌肉线粒体呼吸链酶活性测定** 提示复合物Ⅰ、Ⅲ、Ⅳ缺陷，或复合物Ⅰ、Ⅳ联合缺陷，其中以复合物Ⅳ缺陷最为常见，酶活性正常不能排除本病。

8. **其他检查** 心电图、心脏彩超评估有无预激综合征、室性早搏、心肌病等异常。眼底及视诱发电位检查评估有无视神经萎缩及损害、视网膜色素变性等，听力检查评估有无耳聋等。生化检查了解有无糖尿病、低血糖、肝肾功能和心肌损害等。

9. **基因检测** 为诊断的金标准。对疑似患者，首选对外周血进行 m.8344A>G 位点检测，由于 mtDNA 的异质性特点，提取尿沉渣、头发毛囊、口腔黏膜、肌肉 DNA 都可进行基因检测。尿液无创且留取方便，可配合外周血成为基因检测的首选。检测阴性者，建议行 mtDNA 全基因组测序。本病 80% 为母系遗传，对确诊病例需进行家系研究和遗传咨询。

**【诊断与鉴别诊断】**诊断主要根据临床四联征包括肌阵挛、全面性癫痫、共济失调和肌肉活检可见 RRFs 或发现 mtDNA 致病性变异。

MERRF 的核心症状为肌阵挛，应与导致肌阵挛的其他疾病进行鉴别，如 *POLG* 和 *CARS2* 等基因突变导致的以肌阵挛为主的线粒体病、MERRF/MELAS 重叠综合征、Unverricht-Lundborg 病、Lafora 病、神经元蜡样质脂褐质沉积症、唾液酸沉积症、齿状核红核苍白球路易体萎缩症等。

**【治疗与预后】**与大多数线粒体病类似，本病目前不能治愈，主要以多学科的对症治疗和管理为主，针对各系统受累情况给予相应处理。抗癫痫药物左乙拉西坦、氯硝西泮、唑尼沙胺、丙戊酸均可用于 MERRF 的抗癫痫治疗。但由于丙戊酸可引起继发性肉碱缺乏，应尽量避免应用或应用时注意补充左旋肉碱，左乙拉西坦为 MERRF 的一线抗癫痫药物。虽然没有足够的证据支持药物治疗有效，但由于辅酶 $Q_{10}$、左旋肉碱、硫辛酸、生物素，以及维生素 $B_1$、$B_2$、C、E 等的抗氧化特性和作为氧化磷酸化酶复合物的辅因子，多种维生素联合使用的“鸡尾酒”疗法可用于本病的治疗。康复训练如适量的物理疗法有益于运动能力改善，有氧耐力锻炼对肌病有利，但应避免过度。另外，足够的喂养、避免饥饿、保证能量摄入充足也是非常重要的。MERRF 患者应忌烟酒，避免使用损伤线粒体的药物如氨基糖苷类抗生素、利奈唑胺等。

## 五、Alpers 综合征

Alpers 综合征（Alpers syndrome）为一种严重的致死性的线粒体病，属于线粒体耗竭综合征之一，是由 Alpers 于 1931 年首先报道的，Huttenlocher 等首次将肝脏病变与本病联系起来，故本病又称之为 Alpers-Huttenlocher 综合征。国内首例是由北京大学第一医院儿科于 2008 年首先报导的。

**【遗传学】**Alpers 综合征为常染色体隐性遗传的肝脑综合征，其致病基因 *POLG* 位于 15q25，编码线粒体 DNA 多聚酶 γ，该蛋白进入线粒体内发挥作用，是线粒体 DNA 复制与修复所必需的酶。已报道的 Alpers 综合征常见的突变位点有 G2899T、G1681A、A467T、G2824A 和 G2525C。突变可以是纯合子，但更多的是复合杂合突变（compound heterozygous），即两个突变发生在 *POLG* 的一对等位基因的不同位点。该基因突变影响了线粒体 DNA 的复制与修复，导致线粒体 DNA 的减少与多发突变，故 *POLG* 基因突变不仅可以引起 Alpers 综合征，还可导致其他多种线粒体病，如进行性眼外肌麻痹，少年型脊髓小脑性共济失调 - 癫痫综合征，感觉性共济失调 - 神经病 - 构音障碍 - 眼外肌麻痹（Sensory ataxia，neuropathy，dysarthria and ophthalmoparesis，

SANDO)，帕金森病和男性不育症等。

【临床表现】Alpers 综合征是以灰质受累为主的神经遗传性疾病。起病年龄 1 个月至 25 岁，有两个发病高峰，第一个高峰为婴幼儿期，以 2~4 岁最常见；第二个发病高峰为 17~24 岁。多数患者发病前智力运动发育正常，少数有智力运动发育落后。临床特征为难治性癫痫、进行性肝功能衰竭或应用丙戊酸后发生急性肝功能衰竭、皮质盲、精神运动倒退四联症。

50% 的患儿以癫痫起病，一旦出现癫痫发作后，病情进展十分迅速，婴幼儿起病者通常 4 岁内死亡。癫痫发作可以是局灶性的也可以是全面性的，癫痫持续状态很常见，治疗困难，各种抗癫痫药疗效差，甚至全身麻醉也难以控制。脑电图可以是全导或部分导联放电，常常有枕部癫痫灶。患儿有进行性肝功能异常，肝功能衰竭为本病晚期并发症，并常常是死亡的原因。丙戊酸是急性肝功能衰竭的重要诱发因素。肝移植治疗无效，并可出现神经系统症状的恶化，进而导致呼吸衰竭而死亡。本病枕部皮层受累明显，随着疾病的发展常常出现皮质盲，早期可有短暂性失明，晚期则进展为持续性失明。共济失调也很常见，是由中枢或外周感觉神经受累所致，以轴索变性为主。多数患儿起病前正常，部分患者可有非特异性症状，例如偏头痛、进行性共济失调，以及药物可控制的癫痫发作。起病后患儿的智力运动进行性倒退，逐渐进展为植物人状态，并因呼吸衰竭或肝功能衰竭而死亡。

根据发病年龄，Alpers 综合征分为儿童型和青少年型。前者起病较早，50% 患者以癫痫为首发症状，局灶性发作多见，并对抗癫痫药物有一定反应，但随着疾病的进展，多发展为癫痫持续状态并难以控制；患者进行性肝功能异常，并迅速进展为肝衰竭，尤其是应用丙戊酸治疗的患者，在治疗后 6~16 周即出现肝衰竭。青少年型患者起病较晚，症状与儿童型类似，由中枢或周围感觉轴索病导致的共济失调较明显，此外，1/3~1/2 青少年型患者可有偏头痛样症状，伴视力改变。还有少数患者出生前即出现小头，宫内生长迟缓，下颌后缩，关节活动受限和胸廓畸形。

【病理】脑组织病理显示皮层受累为主，包括神经元丢失，海绵样变性，胶质细胞增生。枕叶皮层常常受累，故患者常有皮质盲。海马、外侧膝状体、杏仁核、黑质等坏死常见。顶叶皮层病变较轻，白质可有脱髓鞘改变。小脑也可受累，与部分患者的共济失调表现相关。

肝脏活检显示肝小叶排列异常，脂肪沉积，急性或慢性肝细胞坏死。尸解示肝纤维化，再生结节，肝细胞丢失，胆管增殖，脂肪变，胆汁淤积等，呈慢性肝硬化样的病理改变。部分患者肝组织病理正常。

肌活检可有破碎样红纤维（ragged red fibers，RRF）和细胞色素 C 氧化酶缺乏。部分患者无能量代谢异常。

【实验室检查】疾病早期实验室检查如血生化、脑脊液等可以完全正常，个别患者有肝功能异常。疾病后期患者常常出现肝功能异常及肝硬化的实验室指标，以及脑脊液蛋白增高。

颅脑 CT 显示枕叶、颞叶进行性萎缩、低密度改变。皮层与白质受累。疾病后期全脑萎缩很常见。MRI 可表现为进行性大脑灰质、小脑半球及双侧基底节核团的变性及萎缩，枕叶萎缩非常普遍。白质信号异常，丘脑病变也有报道。MRS 显示乳酸峰增高。

骨骼肌或肝脏细胞线粒体 DNA 多聚酶 γ（polymerase gamma，Pol gamma）的活性小于正常对照的 5%。在患者的肌肉、肝脏、脑和成纤维细胞中线粒体 DNA 减少，这种减少有组织特异性。部分患者有线粒体呼吸链受累，细胞色素 C 氧化酶及线粒体电子转运复合体Ⅰ、Ⅲ、Ⅳ缺陷。

【诊断】根据患儿有难治性癫痫，皮质盲，精神运动倒退，及进行性肝功能衰竭或应用丙戊酸后发生急性肝功能衰竭的临床特征，考虑本病。典型的脑及肝脏病理特征有助于诊断。骨骼肌或肝脏线粒体 DNA 多聚酶 γ 的活性≤10%；骨骼肌或肝脏线粒体 DNA 减少，及 *POLG* 基因突变可确诊为 Alpers 综合征。

Alpers 综合征的诊断标准：①具有 Alpers 综合征的核心三联征：难治性癫痫发作、智力运动倒退、肝脏受损。②其他临床发现（至少满足 2 条以上）：a. 多次影像学检查提示脑容量减少；b. 磁共振波谱检查提示 N- 乙酰天冬氨酸降低、肌酸正常、乳酸增高；c. 脑脊液蛋白增高（>100mg/dl）；d. 至少有一次脑电图示多灶性阵发性高波幅 δ 波（200~1 000uV）或（多）棘波（10~100uV，12~25Hz）；e. 皮质盲或视神经萎缩；f. 视诱发电位异常，视网膜电图正常；g. 肝脏呼吸链检测提示单独呼吸链复合物Ⅳ异常，或复合物Ⅰ、Ⅲ、Ⅳ均异常（活性 <20% 正常值）；h. 骨骼肌或肝脏中线粒体 DNA 定量提示 DNA 耗竭（平均值的 35%）；i. 在未出现急性肝衰竭的情况下，至少一次化验提示血或脑脊液乳酸增高（>3mM）；j. 骨骼肌或肝组织的 DNA 多聚酶 γ 活性降低（≤正常值的

10%);k. 直系兄弟姐妹被证实患有 Alpers 综合征。需要注意的是，当患者未出现肝衰竭或其他症状时，只能通过 *POLG* 基因检测、肝活检或者尸检确诊。

**【治疗与预后】**本病无有效的治疗手段，惊厥难以控制，只有部分患者在病程早期对抗癫痫药有一定反应。肝功能进行性恶化。发病后 3 个月至 12 年死亡，大部分患者 4 岁前死亡，死亡的主要原因为癫痫持续状态和肝功能衰竭，尤其是应用丙戊酸钠后诱发的急性肝功能衰竭。早期认识本病很重要，可以避免丙戊酸钠的应用导致的肝衰竭。羊水细胞或绒毛细胞培养进行 *POLG* 基因突变分析，可用于产前诊断。

**关键点**

1. Alpers 综合征为一种严重的致死性的线粒体病，属于线粒体耗竭综合征之一，呈常染色体隐性遗传。
2. 临床特征包括难治性癫痫，进行性肝功能衰竭或应用丙戊酸后发生急性肝功能衰竭，皮质盲，精神运动倒退四联症。
3. 组织活检可见线粒体数目减少，即线粒体耗竭；而 *POLG* 基因突变为确诊依据。
4. 尚无特异性治疗手段，预后差，发病数月至数年内死亡，产前诊断可避免本病再发。

（王朝霞　马祎楠　袁云　方方　包新华）

## 第十一节　肌酸缺乏综合征

肌酸缺乏综合征（creatine deficiency syndromes，CDS）又称脑肌酸缺乏综合征，是一组由肌酸合成和转运障碍导致脑肌酸缺乏引起的先天性遗传代谢病。包括三种疾病：其中肌酸合成障碍包括胍基乙酸甲基转移酶（guanidinoacetatemethyltransferase，GAMT，MIM 601240）缺陷和 L- 精氨酸：甘氨酸脒基转移酶（L-arginine：glycineamidinotransferase，AGAT，MIM 602360）缺陷，均为常染色体隐性遗传；肌酸转运（creatine transporter，CRTR，MIM 300036）缺陷为 X- 联锁遗传，由 *SLC6A8* 基因突变所致的。该组疾病的临床主要特点是智力障碍与癫痫，提示大脑灰质主要受累，伴随大脑肌酸缺乏的生化异常（可由 MRS 证实）。检测体液中的胍基乙酸可以区别 GAMT（高浓度）、AGAT（低浓度）及 CRTR（正常浓度）缺乏症。体液中肌酸与肌酸酐浓度的改变也是重要的生化特点。GAMT 及 AGAT 缺乏症可以口服补充肌酸治疗，但 CRTR 缺乏症则对这种治疗无反应。虽然肌酸在肌肉组织中也减少，该综合征患者通常却并无心肌病及显著骨骼肌的异常临床症候。目前认为肌酸缺乏症的临床正确诊断率较低，在遇到无法解释的智力低下、惊厥及语言发育迟迟的患儿时，应考虑本病。

**【发病机制】**肌酸（Creatine，即 α- 甲基 - 胍基乙酸）是一种自然存在于脊椎动物体内的含氮有机酸，为神经组织和肌肉提供能量。肌酸及磷酸肌酸在磷酸盐连接能量的贮积与传递中起重要作用。但目前对肌酸在人类的代谢、分布及重要性还不是完全清楚。肌酸主要在肝脏与胰腺经 AGAT 及 GAMT 的作用而合成，通过主动跨膜的肌酸转运系统（CRTR）而抵达肌肉及脑组织。在肌酸 / 磷酸肌酸的细胞库内被利用，与肌酸激酶（creatine kinase，CK）及 ATP/ADP 共同提供高能磷酸缓冲系统。细胞内肌酸与肌酸磷酸盐是经非酶作用转化为肌酸酐，每日恒定更新体内 1.5% 的肌酸。肌酸酐从尿排泌，每日尿排出的肌酸酐与体内总肌酸直接成比例（图 10-6）。肌酸的合成通过两个酶促反应完成：①精氨酸在 AGAT 催化下转脒基给甘氨酸生成胍基乙酸；②胍基乙酸和 S- 腺苷 -L- 甲硫氨在 GAMT 催化下生成肌酸和 S- 腺苷高半胱氨酸。肾脏和胰腺中 AGAT 活性较高，肝脏中 GAMT 酶活性较高，肌酸通过血液运输到达各组织器官被利用，主要是脑和肌肉。肌酸到达脑和肌肉后，由钠和氯依赖性肌酸转运体（CRTR）介导进入细胞，细胞内部分肌酸在肌酸激酶（CK）催化下逆转化为磷酸肌酸，同时产生能量。另一部分肌酸和磷酸肌酸再通过非酶促反应转化为肌酐，主要通过尿液排泄。

**【临床表现】**CDS 表现为精神发育迟缓、语言发育迟缓和癫痫。患者发育迟滞程度轻重不等，常合并多动和孤独症，运动障碍以锥体外系为主要表现。分三型：

**1. GAMT 缺陷**　起病年龄 3 个月至 3 岁，多见于生后 6~12 个月。表现为智力低下和癫痫。几乎所有的患者均可出现智力障碍及不同程度的语言表达障碍。约 78% 患者出现癫痫发作，发作形式为肌阵挛，全面强直阵挛及失张力发作等。30% 以锥体外系症状为主要表现；约 60% 表现为严重的智力低下，难治性癫痫和运动障碍。少数表现为 Leigh 样综合征和线粒体病及迟发型折刀样肌强直。轻症患儿仅有发育延迟与轻度癫痫。部分患儿的 MRI 显示成髓鞘延迟或苍白球 T2 高信号。

**2. AGAT 缺陷**　多于幼儿期被诊断，与 GAMT

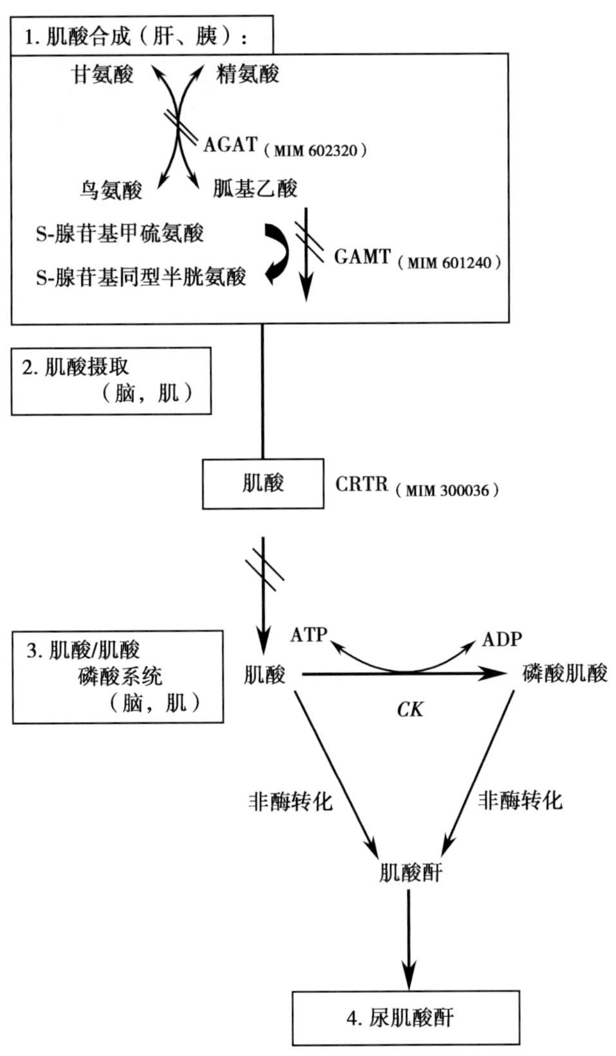


图 10-6　肌酸 / 磷酸肌酸代谢途径

缺陷相似，最常表现为轻中度的智力障碍。67% 出现肌无力和肌张力低。仅 9% 出现癫痫发作。可见语言发育落后及孤独症行为。无运动障碍的报道。头颅 MRI 多正常。

3. **CRTR 缺陷**　发病年龄从 1~66 岁不等。受累的男性表现为智力障碍、语言落后、癫痫及运动障碍。59% 患者出现癫痫，出现年龄 1~21 岁不等，包括从偶发、药物敏感性癫痫到频发的以全面强直阵挛发作为特点的癫痫和难治性额叶癫痫，极少数为难治性癫痫。约 20% 患者出现宽基底步态、肌张力不全及舞蹈手足徐动症。85% 出现行为异常，如注意力缺陷多动障碍(55%)和孤独症样行为(41%)。除神经系统表现外，也可出现外貌畸形，胃及十二指肠溃疡、肝炎及便秘等胃肠道症状，以及轻度的心脏扩大、期前收缩及长 QT 综合征等心脏问题。有报道本病患儿的部分女性亲属也有轻度学习困难及轻度生化指标异常。

**【辅助检查】**肌酸缺乏综合征的典型特点就是脑磁共振波谱(1H-MRS)发现肌酸缺乏(图 10-7)。CDS 的诊断依靠：

1. 尿、脑脊液和血中胍基乙酸(GAA)、肌酸和肌酐的测定(表 10-29，表 10-30)。

2. 对 *GAMT*、*AGAT* 和 *SLC6A 8* 三个基因进行突变检测。

3. 培养的成纤维细胞和淋巴细胞 GAMT 酶活性测定或皮肤成纤维细胞肌酸摄取试验。

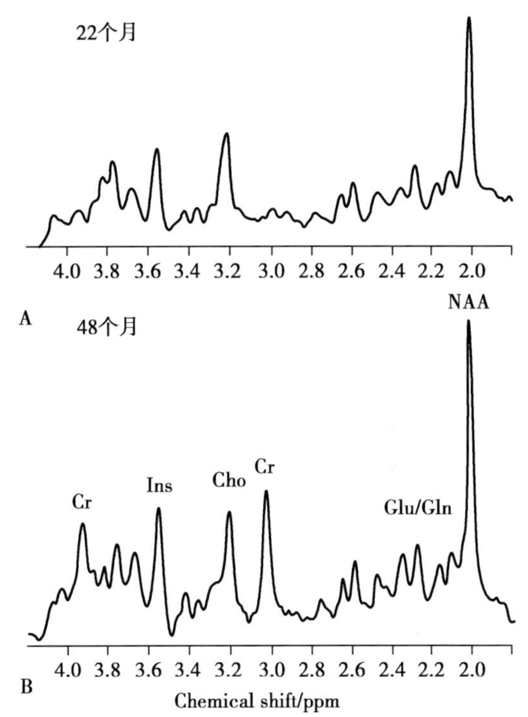


图 10-7　MRS(GAMT 缺乏症)
A. 肌酸(Cr)峰消失；B. 治疗后出现

GAMT 缺乏症时血、尿及脑脊液中肌酸(Cr)与肌酸酐(Crn)均减少(检测方法有 HPLC、酶及 Jaffé 三种，以 Jaffé 法测定时血 Crn 可为正常，但三种方法所得尿测定结果一致，均为减少)。Cr 的前体胍基乙酸(GAA)浓度在 GAMT 缺乏症时显著升高(血、CSF 和尿)。可使用简易尿定性 Sakaguchi 反应，定量检测需用阳离子交换色谱或 GC-MS。

**【诊断与鉴别诊断】**继发的脑肌酸缺乏症见于精氨酸代琥珀酸水解酶缺陷、精氨酸代琥珀酸合成酶缺陷(瓜氨酸血症Ⅰ型)、鸟氨酸氨甲酰基转移酶缺陷和△(1) - 二氢吡咯 -5- 羧化合成酶缺陷，表现为反复出现的高氨血症，血尿代谢筛查、酶活性及基因分析，且尿、血和脑脊液中胍基乙酸正常。脑脊液和尿症肌酸 / 肌酐比值正常，有助于鉴别。

**【治疗与预后】**在病因基础之上，对症治疗是肌

表 10-29 CDS 代谢产物尿液分析结果

| 缺陷 | | GAA 浓度 | 肌酸浓度 | 肌酸 / 肌酐 |
|---|---|---|---|---|
| GAMT | | 升高 | 降低 | 降低 |
| AGAT | | 降低 | 降低 | 降低 |
| CRTR | 男性 | 正常 | 正常或升高 | 升高 |
| | 女性 | 正常 | 正常或升高 | 正常或轻度升高 |

表 10-30 CDS 脑脊液代谢产物浓度测定

| 缺陷 | | 胍基乙酸 | 肌酸 | 肌酐 |
|---|---|---|---|---|
| GAMT | | 升高 | 降低 | 降低 |
| AGAT | | 无数据 | 无数据 | 无数据 |
| CRTR | 男性 | 正常至轻度升高 | 正常至轻度升高 | 降低 |
| | 女性 | 无数据 | 无数据 | 无数据 |

酸缺乏综合征的核心。病因治疗根据缺陷不同分为:

1. **GAMT 缺陷** 补充一水肌酸和鸟氨酸并限制精氨酸的摄入,通过竞争性抑制 AGAT 酶的活性而减少神经系统因胍基乙酸(GAA)聚集所致的神经毒性,约 70% 患者可恢复正常。常用肌酸为 400~800mg/(kg·d),分 3~6 次口服。单独应用可解除锥体外系症状,显著改善癫痫发作。补充鸟氨酸的方法与一水肌酸相同也为 400~800mg/(kg·d),分 3~6 次口服。限制精氨酸在 15~25mg/(kg·d)摄入量,相当于每天摄入蛋白质 0.4~0.7g/(kg·d)。另外,需补充含必需氨基酸但无精氨酸的蛋白质粉 0.5~0.8g/(kg·d),防止出现蛋白质营养不良。为防止精氨酸缺乏影响尿素循环,可给予苯甲酸钠防止高氨血症。仅有 21% 患者可以部分改善发育迟缓和智力障碍的水平。少数症状前开始治疗,经随访神经系统发育正常。约 18% 的癫痫患者发作程度减轻,49% 发作次数减少,33% 癫痫无改善。60% 患者的运动障碍可得到改善。早期联合治疗可显著改善远期预后,最好从新生儿期症状出行前开始。

2. **AGAT 缺陷** 补充一水肌酸 400~800mg/(kg·d),分 3~6 次口服,可恢复脑肌酸水平,早期诊断与治疗可改善预后。10 岁以后开始治疗,多数智力运动发育迟缓基本无改善。1 例无症状的 AGAT 缺陷男婴从 4 个月起开始一水肌酸治疗,至 18 个月时智力运动发育仍正常;而先症者姐姐在该年龄时已出现症状。

3. ***SLC6A8* 基因缺陷** 单纯补充肌酸治疗对男性和女性 *SLC6A8* 基因缺陷基本无效。一水肌酸 100~200mg/(kg·d),分 3 次口服;精氨酸 400mg/(kg·d),分 3 次口服;甘氨酸 150mg/(kg·d),分 3 次口服。三种治疗在早期联合应用可能会延缓疾病的进展,但目前疗效仍不确切。对 22 例 CRTR 缺陷患者分析发现,经精氨酸或联合甘氨酸治疗,部分症状改善,但多数脑肌酸水平不能恢复。据报道 4 例男性和 2 例女性患者经三种药物联合治疗 42 个月,肌肉指数和大运动技能显著提高;9 例男性 CRTR 缺陷经治疗运动及社会交往能力提高。将十二烷基肌酸酯整合入液体纳米囊内,在体外实验中可通过血脑屏障,进入大脑内皮细胞。在对人 *SLC6A8* 基因缺陷成纤维细胞研究,发现十二烷基肌酸酯可从液体纳米囊内释放,转化为肌酸。对脑特异性 *SLC6A8* 基因敲除鼠研究中发现,与肌酸和安慰剂对比,经环孢肌酸 - 肌酸类似物治疗,脑内可检测到环孢肌酸和环孢肌酸磷酸,环孢肌酸有希望成为 CRTR 缺陷的潜在治疗方法。

对症治疗包括:①语言及运动康复治疗;②行为治疗;③抗癫痫治疗等。

**关键点**

1. CDS 包括肌酸合成障碍 GAMT 缺陷和 AGAT 缺陷;肌酸转运缺陷(CRTR),肌酸缺乏综合征各疾病间的比较(表 10-31)。
2. GAMT 缺陷和 AGAT 缺陷为常染色体隐性遗传;CRTR 为 X 连锁遗传。
3. 尿、脑脊液和血中胍基乙酸、肌酸和肌酐的测定;酶活性分析和基因分析明确诊断。
4. 为可治疗遗传代谢病,越早治疗,疗效越佳。

表 10-31 GAMT、AGAT 及 CRTR 缺乏症比较

| 疾病 | 临床 | 生化 | 诊断 | 确诊 |
|---|---|---|---|---|
| GAMT<br>(MIM 602360) | 智力低下<br>语迟<br>难治癫痫<br>锥体外系异常征候 | 脑 Cr 缺乏<br>GAA 贮积<br>Cr,Crn 排出↓<br>尿尿酸 /Crn ↑ | 脑 MRS<br>尿,血,CSF,干血片,GAA<br>24h 尿 Crn<br>CSF Cr,Crn<br>尿 Cr,Crn,尿酸 | GAMT 活性<br>(F.L)<br>GAMT 突变<br>(血,F,L,干血片) |
| AGAT<br>(MIM 601240) | 智低<br>语迟<br>(癫痫) | 脑 Cr 缺乏<br>GAA 排出↓<br>Cr 排出↓(?)<br>Crn 排出↓(?) | 脑 MRS<br>尿,血,CSF,干血片,GAA<br>尿 Cr<br>24h Crn | AGAT 活性<br>(F,L)<br>AGAT 突变<br>(血,F,L,干血片) |
| CRTR(MIM 300036) | 智低<br>语迟<br>癫痫 | 脑 Cr 缺乏<br>Crn 排出↓(?)<br>尿 Cr/Crn ↑ | 脑 MRS<br>24hCrn<br>尿 Cr/Crn | CRTR 活性<br>(F,L)<br>CRTR 1 突变<br>(血,F,L) |

注:GAA:胍基乙酸;Cr:肌酸;Crn:肌酸酐;F:成纤维细胞;L:淋巴母细胞

(张尧)

# 第十二节　嘌呤和嘧啶代谢病

## 一、概述

嘌呤和嘧啶是合成 RNA 和 DNA 的主要成分，而 RNA/DNA 是人类遗传信息储存、转录、翻译的重要物质基础。另外嘌呤还可以通过 ATP 为细胞提供主要的能量来源。嘌呤还为代谢调控提供辅酶，烟酰胺-腺苷二核苷酸(nicotinamide-adenine dinucleotide，NAD)及其还原型烟酰胺腺嘌呤二核苷酸(NADH)；并在三磷酸鸟苷(guanosine triphosphate，GTP)、环磷酸腺苷(cyclic adenosine monophosphate，AMP)、环磷酸鸟苷(cyclic guanosine monophosphate，GMP)的信号转导和翻译中起着非常重要的作用。含有杂环氮的嘌呤碱基(鸟嘌呤和腺嘌呤)和嘧啶碱基(胞嘧啶、尿嘧啶、胸腺嘧啶)形成了具有代谢活性的核苷酸。嘌呤主要为内源性，饮食中仅占很少部分。

嘌呤和嘧啶的新陈代谢都可以分为两种生物合成途径和一种分解代谢途径。第一种生物合成途径是从前体物质开始的多阶段生物合成的从头合成途径，即分别从 5-磷酸核糖或者氨甲酰磷酸盐合成嘌呤和嘧啶碱基。第二种合成方式是一步补救合成途径，即通过摄入的食物或分解代谢产物直接重新获得嘌呤和嘧啶碱基。在从头合成途径中，鸟嘌呤、腺嘌呤、胞嘧啶、尿嘧啶和胸腺嘧啶通过添加 1-磷酸核糖而形成鸟苷、腺苷、胞嘧啶核苷、尿嘧啶核苷和胸腺嘧啶核苷。这些核苷酸磷酸化后形成一磷酸盐、二磷酸盐和三磷酸盐核苷酸。在正常情况下，生物合成途径中补救合成占优势。而生物合成在高细胞循环代谢的组织中最活跃，如肠上皮、皮肤和骨髓。嘌呤分解代谢的终产物是尿酸，而嘧啶分解代谢产生柠檬酸循环的中间物。每天仅有小部分嘌呤被降解或排泌。

虽然尿酸含量不是一个特异性疾病指标，但是当儿童血清中尿酸水平增高时，通常应当查明病因。嘌呤核苷酸库包括新合成的、组织核苷酸分解代谢产生的以及循环使用的嘌呤核苷酸，它的大小决定尿酸水平的高低。尿酸是一种很难溶解的毒性物质，为了避免在体内蓄积必须不断的将其排出至体外。尿酸从肾脏的排泌过程包括以下几部分：①肾小球滤过；②近曲小管的重吸收；③近曲小管末端的分泌；④靠近分泌部位的有限的重吸收。因此肾脏排泌尿酸是肾小管的主动排泌，它是一种内稳态机制，使得血浆尿酸浓度稳定，避免了高尿酸血症。在儿童通过血清尿酸水平来反映尿酸产生的可靠程度不如成人，因此，必须通过测定儿童尿中尿酸水平来决定尿酸是否过剩。小部分尿酸的清除是通过胃肠道(胆汁和肠道)分泌。由于在正常环境下尿酸的溶解度低，所以血中的尿酸已经接近最大的溶解极限，因此尿酸产生、溶解度以及排泌的微小变化都可能导致血清尿酸水平增高。肾功能不全时，通过残存

的肾单位和胃肠道的尿酸盐排泌增加。在恶性肿瘤，Reye 综合征，21- 三体综合征，银屑病，镰状细胞性贫血，发绀型先天性心脏病，胰酶替代治疗，糖原贮积病Ⅰ、Ⅲ、Ⅳ和Ⅴ型，遗传性果糖不耐受，脂酰辅酶 A 脱氢酶缺乏症，以及痛风等疾病时尿酸产生增加。

遗传性的嘌呤和嘧啶代谢病涵盖了多种疾病，其表型各异，包括高尿酸血症、急性肾衰竭、痛风、无法解释的神经功能障碍(癫痫发作、肌无力、舞蹈手足徐动症、肌张力不全)、发育迟缓、智力障碍、强迫性自残和攻击行为、孤独症样行为、不明原因的贫血、生长发育停滞、易反复感染(免疫缺陷病)及耳聋。

先天性嘌呤核苷酸代谢异常包括：①从头合成障碍：磷酸核糖焦磷酸合成酶活性增强症(phosphoribosylpyrophosphate synthetase superactivity，MIM 300661)、腺苷琥珀酸酶裂解酶缺乏症(adenylosuccinate lyase deficiency，MIM103050)；ATIC 缺乏导致 5- 氨基 -4- 咪唑羟酰胺核糖尿症(AICA-ribosiduria due to ATIC deficiency，MIM 608688)；②分解代谢障碍：包括肌 AMP 脱氨酶缺乏症(myoadenylate deaminase deficiency)，腺苷脱氨酶缺乏症(adenosine deaminase deficiency，MIM 10270)、黄嘌呤氧化酶缺乏症(xanthinuria，type I，MIM 278300)和嘌呤核酸磷酸化酶缺乏症(immunodeficiency due to purine nucleoside phosphorylase deficiency，MIM 613179)；③补救合成障碍包括：次黄嘌呤 - 鸟嘌呤 - 磷酸核糖基转移酶缺乏症(hypoxanthine guanine phosphoribosyltransferase deficiency，HGPRT，MIM 300322323)、腺嘌呤磷酸核糖转移酶缺乏症(adeninephosphoribosyl-transferase deficiency，APRT，MIM 614723)。

先天性嘧啶代谢异常包括：遗传性乳清酸尿症(oroticaciduria，MIM 258900)、二氢嘧啶脱氢酶缺乏症(dihydropyrimidine dehydrogenase deficiency，MIM 274270)、二氢嘧啶酶缺乏、β- 脲基丙酸酶缺乏、5′嘧啶核苷酸酶缺乏、5′嘧啶核苷酸酶活性过强以及胸腺嘧啶脱氧核苷磷酸化酶缺乏。①遗传性乳清酸尿症(UMP 合成酶缺陷症)：常染色体隐性遗传，*UMPS* 基因缺陷所致，含 6 个外显子。由于 UMP 合酶缺陷使嘧啶从头合成受阻导致乳清酸在体内的大量堆积和嘧啶核苷酸的缺乏，嘧啶核苷酸缺乏影响细胞的分化，导致巨幼红细胞贫血和生长发育迟滞。生后数周至数月出现的巨幼细胞性贫血常为首发表现，外周血涂片可见红细胞大小不等、着色不足、异型红细胞。骨髓检查可见红系增生活跃、大量巨幼红细胞前体。尿中可检出大量的乳清酸，有时可见乳清酸结晶，婴儿可达正常成人的 200~1 000 倍。如不治疗可出现生长发育迟缓。治疗上可给予尿嘧啶，起始剂量为 100~150mg/kg，分次口服，此后根据尿中乳清酸的水平进行调整。贫血对铁剂、叶酸和维生素 $B_{12}$ 治疗无反应。②二氢嘧啶脱氢酶缺乏症(dihydropyrimidine dehydrogenase deficiency，OMIM 274270)常染色体隐性遗传，基因定位于 1 号染色体，由 *DPYS* 基因突变所致。在二氢嘧啶脱氢酶作用下尿嘧啶和胸腺嘧啶转化为为二氢尿嘧啶和二氢胸腺嘧啶，二氢嘧啶脱氢酶缺陷导致尿嘧啶和胸腺嘧啶水平增高。包括两种临床表型：一种为儿童期起病，表现为癫痫、智力运动发育迟缓，常伴肌张力增高和腱反射亢进，小头畸形以及自闭症样表现。无有效治疗方法。患者常在婴儿期死亡。另一种于成年期发病，症状多于接受嘧啶类似物(5- 氟尿嘧啶)治疗癌症时出现。出现特征性的严重毒性反应，表现为严重的中性粒细胞减少、口腔炎、腹泻和神经系统症状，包括共济失调、瘫痪和昏迷。患者皮肤成纤维细胞、肝细胞和血细胞中二氢嘧啶脱氢酶活性完全或近完全缺失。

## 二、Lesch-Nyhan 综合征

Lesch-Nyhan 综合征(Lesch-Nyhan syndrome，LNS)是一种罕见的 X 连锁隐性遗传的嘌呤代谢性疾病，是由于次黄嘌呤鸟嘌呤磷酸核糖基转移酶(HPRT)缺乏所致。通常此酶存在于身体的每个细胞，但是在脑中的浓度最高，尤其在基底神经节。临床表现包括高尿酸血症、智力障碍、脑性瘫痪(早期伴有舞蹈手足徐动症，后期出现痉挛状态及张力障碍)、构音障碍性言语、强迫性自我咬伤(通常开始于出牙时期)。

由于参与 HPRT 活性水平高低的差异，次黄嘌呤鸟嘌呤磷酸核糖基转移酶(HPRT)缺乏临床表型多样，由轻到重包括经典型 Lesch-Nyhan 综合征、神经病型 HPRT 缺乏(Kelley-Seegmiller 综合征)及 HGPRT 相关高尿酸血症。

**【发病机制】**Lesch-Nyhan 综合征的致病基因 -*HPRT* 基因定位于 Xq26-q27，约 44kb，含 9 个外显子，此种疾病主要发生于男孩，女性患者极罕见，如果出现则是由于 X 染色体的非随机失活所致。目前发现了 250 余种 *HPRT* 基因致病性变异。HPRT 酶缺乏阻止了正常次黄嘌呤的代谢，导致过剩的尿酸堆积，表现出痛风。HPRT 酶的缺乏使得脑脊液中次黄嘌呤蓄积，但是脑脊液中无尿酸蓄积，这是因为脑中不产生尿酸而且尿酸也不能通过血脑

屏障。行为异常并不是由于高尿酸血症或者过多的次黄嘌呤所致,因为HPRT水平部分缺乏的变异型高尿酸血症患者并不会产生自残行为,而且出生后即有孤立性高尿酸血症者也不出现自残行为。在美国,从已知的病例数推算经典型LNS的患病率约为1∶380 000。部分变异型患病率还不明确。

**【临床表现】**LNS患儿出生时没有明显的神经系统功能障碍。生后数月即出现明显发育迟缓及神经系统症状和体征,在生后4个月之前,可见到肌张力低下,反复呕吐等;到生后8~12个月,锥体外系症状逐渐出现,包括舞蹈和肌张力不全;到生后12个月时,很多患儿会出现明显的锥体束征,如腱反射亢进、踝阵挛阳性、巴氏征阳性及剪刀样步态。肢体痉挛可以在此时变得更加明显,但也可能在更晚些时候出现。虽然某些患儿的智力测试在正常范围的低限,但多数患儿存在轻至中度智力障碍。但是由于智力测试可能受到运动障碍和构音障碍的影响,因此所有的智力测试分数可能都偏低。自残行为起病可以早到1岁以内,也可以出现在十几岁之后。虽然痛觉正常,但是自残行为还是会发生,首发症状多为自我咬伤。最具特征性的表现为手指、嘴唇及颊黏膜的咬伤。自我咬伤严重时,可导致组织损伤-手指截短或嘴唇损伤。为防止过度咬伤,必要时可能需要摘除乳牙。自我咬伤的形式可以不对称,可首先损伤身体的左侧也可首先损伤右侧。此症的自残行为的类型不同于其他智力障碍综合征中的自我伤害行为,后者主要是以自发打自己的头或者撞头为最初表现。患儿的自残行为常严重到需要对患儿施行行为限制。构音障碍会导致人与人之间的交流困难,然而,智能相对好的儿童能充分地表达自己,并且能参加语言治疗。

自残是一种强迫性行为,患儿常试图控制但是多数情况下并不能阻止其发生。当他们的限制器足够舒适,可以移开时,年长的患儿有时能够主动要求别人帮助自己来控制这种自残行为,并且在自己感觉足够好时,告诉别人可以解除对自己的限制。患有LNS的个体也可能显示出强迫性的攻击行为,并且用拧、抓、撞,或者运用言语伤害到别人。但是随后患者可能会道歉,并表示这些行为是自己不能控制的。其他适应不良的行为还包括头或者肢体的撞击、戳眼及心因性呕吐。

1. **经典型** 多数与生后3~6个月以神经系统症状起病,表现为运动发育迟缓,舞蹈手足徐动样动作和痉挛性瘫等。随年龄增长逐渐出现自毁行为,咬自己的手指和嘴唇,严重时牙齿脱落,50%伴有癫痫发作,攻击性的身体和言语行为。虽然大多数患者的智商约为60~70,但有些患者智商正常。早期出现尿酸结石。Lesch-Nyhan患者的母亲在出生后的最初几周内可发现患儿尿布上橙色结晶。在未治疗的情况下,尿酸肾结石在生后最初十年中发展为阻塞性尿路病和肾衰竭。大多数经典型的LNS患者HPRT酶水平很低或者检测不到。

2. **HPRT部分缺失型** 又称Kelley-Seegmiller综合征,一般HPRT酶活性高于1.5%~2.0%,没有自残行为的部分HPRT缺陷现在也被称为Lesch-Nyhan病的衰减型。所有患者最终会出现高尿酸血症,易出现痛风性关节炎。HPRT活性达8%以上者主要表现为严重的痛风而没有明显的神经功能障碍,但是有时可伴有较轻的认知障碍(HPRT相关高尿酸血症)。运动异常包括从轻微的笨拙到严重的致残性全身性肌张力障碍以及不同程度的认知或行为异常。

**【诊断与鉴别诊断】**

1. **诊断** 肌张力障碍同时伴有口及手指的自残行为提示LNS。在HPRT部分缺失型,认知缺陷既可以是与单纯的高尿酸血症的后果,也可以是高尿酸血症和肌张力不全性运动障碍共同作用的结果,但是一般没有自残行为。患者排出过量的尿酸,每24小时25~140mg(0.15~0.85mmol)/kg,而正常儿童每24小时的上限为18mg(0.1mmol)/kg。晨尿中测定尿酸与肌酸酐的比例(mg/mg)提供了筛选试验。尿中尿酸/肌酐比率为3∶4或者更高,尿酸过量产生也见于其他疾病,如PRPP合成酶活性增强,糖原贮积症Ⅰ型或淋巴增生性疾病。伴有明显的神经系统症状和体征时高度提示HPRT缺乏。确诊需要分析红细胞溶解物中的HPRT酶活性。经典型LNS患者酶活性几乎为0,部分缺失型活性在1.5%~60%。皮肤成纤维细胞中完整细胞的HPRT酶的活性和疾病的严重性有良好的相关性。通过基因序列分析可以做基因诊断和携带者的检出。女性携带者可能有尿酸排泄增加。Lesch-Nyhan综合征患者在红细胞中几乎检测不到HPRT活性。在部分缺陷中,可以找到类似的低或更高值。次黄嘌呤在完整成纤维细胞的腺嘌呤核苷酸中的掺入率与临床症状相比,与红细胞中的HPRT活性相关性更好。

2. **鉴别诊断** 其他可以导致婴儿肌张力低下及肌张力不全的疾病。患有LNS的患儿起初常被误诊为手足徐动症型脑性瘫痪。当疑诊脑性瘫痪的婴儿,而出生前、围产期以及出生后均无明确导致脑性瘫痪的病因时,应当考虑LNS的可能。由于

HPRT 部分缺失型的婴儿可能伴有急性肾衰竭，因此对婴儿期不明原因的急性肾衰竭，临床上应该想到部分型 HPRT 缺乏的可能。

【治疗】只有充分了解此症的病理生理发生机制，才能够为尿酸堆积和痛风性关节炎、肾结石以及神经、行为学异常提供有效的药物治疗方案。LNS 最重要的合并症是肾衰竭和自我致残。目前的治疗主要包括：

1. **别嘌呤醇治疗** 控制高尿酸血症以预防肾衰竭。但是单纯的减少尿酸不能减轻神经系统症状和 LNS 相关的行为学异常。即使自小开始治疗高尿酸，行为学和神经系统症状也不会得到改善。

2. **减轻自残** 通过行为治疗、社会心理支持学治疗以及运用限制器和/或拔掉牙齿来努力减轻自残；减轻焦虑和痉挛状态。药物治疗侧重于焦虑，情绪稳定及减少自残行为的症状治疗。虽然没有标准的药物治疗方案，但是地西泮对焦虑症状、利培酮对攻击行为、卡马西平或加巴喷丁对于情绪的稳定都有帮助。每一种药物通过减轻焦虑和稳定情绪来达到减轻自残行为的目的。

自残行为的诱因和它的生物学基础应当在治疗计划中说明。仅运用操作条件制约这种行为疗法，并不能被证明是一种常规疗法。虽然行为疗法在减轻自我残害的某些方面取得一些成功，但是有其局限性，试验推广受到限制以及患者在受到压力下都有可能回复到原来的自残行为。行为疗法侧重于通过治疗过度的恐惧性焦虑来减轻自我残害。最常用的方法是系统脱敏疗法，减轻以及鉴别其他对抗性行为方法。压力疗法被推荐运用，由于其有助于更有效的提高患者的应对机制。患有 LNS 的个体对偶然的电休克或者相似的有害行为措施没有反应。然而当运用有害方法的时候，可以观察到自我伤害行为加重。

使用限制器及对牙齿处理来阻止自残。限制器的运用和自我残害首发年龄相关。患有 LNS 的儿童能够决定是否使用限制器及用什么样的限制器。随着全身行为学治疗计划的运用，限制器运用的时间很可能会减少。许多患者被拔掉牙齿来阻止自我残害行为，另一些患者运用牙科医生制造的口腔防护器来保护。许多家长建议减缓压力和关注患者的需要对于减轻自残是最有效的。许多家长报道他们通过注意孩子身体的舒适度，调整限制器，与孩子交流，寻找一些有趣的事物来处理自我损害。近一半的家庭认为加强适当的行为疗法具有正面作用。运用抗惊厥剂作为稳定情绪的药物证明是有希望的，但是需要更多的研究证实。

3. **骨髓移植和部分换血** 其理论依据是循环毒素对中枢神经系统的可能性。目前已有一些患者采用了骨髓移植。其中部分婴儿患者死于骨髓移植的并发症，在一例骨髓移植成功的成人病例，神经系统症状和行为学都没有改善。在骨髓移植前后运用 PET 扫描术分别对多巴胺受体进行了测量，没有发现受体密度的变化。因此还没有证据证实骨髓移植对此症有效。两例患者接受了 3~4 年的部分换血治疗，每 2 个月一次，在此期间红细胞内 HPRT 的活性在 10%~70%，但是神经系统和行为学症状没有明显的改善。

【预后】经典型患者的生存期很少超过 30 年，主要死于肾衰竭及呼吸功能衰竭。部分 HPRT 缺陷没有严重肾脏受累者寿命可以正常。

【产前诊断】如果先证者的基因突变已经明确的话，可以采用基因分析的方法在胎儿期进行产前诊断。已有经过着床前胚胎遗传学诊断及体外受精成功娩出正常男性婴儿的例子报道。还可以通过 HPRT 活性检测的方法验证基因分析的结果。如果没有搞清楚致病突变，则可以通过检测培养的羊水或绒毛膜细胞 HPRT 活性的方法来进行产前诊断。但是应该注意母体细胞污染或过度生长的问题。

**关键点**

1. Lesch-Nyhan 综合征是 X 连锁隐性遗传的嘌呤代谢病。
2. 常表现为肌张力障碍同时伴有口及手指的自残行为，及高尿酸血症。
3. 致病基因为 *HPRT* 基因。
4. 目前治疗主要为降低尿酸和对症治疗。

（姜玉武 张尧）

## 第十三节 葡萄糖转运子 I 缺乏综合征

葡萄糖转运子 I 缺乏综合征（glucose transporter type 1 deficiency syndrome，GLUT1-DS）是由 De Vivo 于 1991 年首先报道的，国内首例是北京大学第一医院儿科于 2008 年诊断，并于 2012 年进行了报道。本病是由葡萄糖转运子 I 缺乏所致，以早发的发育性癫痫性脑病为主要表现，还可有运动诱发的运动障碍，共济失调、语言发育落后等多种神经系统的症状体征。

**【病因与发病机制】**GLUT1-DS 是由 *SLC2A1* 基因突变所致，*SLC2A1* 基因定位于 1p43.2，编码的葡萄糖转运子Ⅰ(Glucose transporter type 1，GLUT1)在红细胞、脑毛细血管和星形胶质细胞表达。GLUT1 具有介导 D- 葡萄糖跨膜易化扩散的作用，不依赖于细胞膜两侧的葡萄糖浓度梯度和 $Na^+$-$K^+$-ATP 酶。在脑内 GLUT1 介导葡萄糖通过血脑屏障，为脑组织提供能量。*SLC2A1* 基因突变导致葡萄糖转运子Ⅰ缺乏，造成葡萄糖通过血脑屏障障碍，引起脑组织葡萄糖缺乏，能量供应不足，从而导致脑损伤和功能障碍，而产生的一系列临床症状。

**【临床表现】**GLUT1-DS 的临床表现多样，如癫痫发作、发育延迟、发作性或持续性运动障碍及非癫痫性发作事件等，病情轻重不一，根据患者的临床表现将 GLUT1-DS 分为经典型和非经典型。

1. **经典型** 约占 85%，临床主要表现为早发婴儿难治性癫痫、发育迟缓、运动障碍、获得性小头畸形。

癫痫是其主要临床表现，经典型患者癫痫发病早，常常在婴儿期起病，但新生儿期发病少见。初期症状轻微，表现为肢体抖动、凝视，眼球异常运动、突发苍白、无力、头低垂等，发作短暂，早期常常不被认识。EEG 常常为多灶性棘波发放。随着年龄的增长，发作形式也随之改变，且形式多样，同一患者可同时存在多种形式的发作如全面强直 - 阵挛发作、失神发作、局灶性发作、肌阵挛发作、跌倒发作、强直发作和痉挛发作，有报道 68% 的患者有 2 种以上发作形式。癫痫以餐前好发，常规抗癫痫药无效。

智力障碍普遍，达 80%~98%，包括语言性和非语言性智力障碍两方面，其中语言障碍更为突出，包括语言发育延迟和表达困难，如构音障碍，词汇量少等，部分患者语言功能严重损害甚至丧失语言能力。非语言方面，表现为学习困难和不同程度的认知障碍，还可表现为行为异常、注意力缺陷多动障碍等。

运动异常包括阵发性、持续性或阵发性加重的共济失调、痉挛性偏瘫、肌张力障碍、舞蹈症等，严重者终身无行走能力。运动障碍可以在癫痫发作之前或之后出现并共存。癫痫发作频繁时会加重运动障碍，甚至丧失已获得的运动功能。

非癫痫性发作事件常见，可出现在癫痫发作之前、伴随癫痫发作或癫痫发作控制之后继续存在，表现为异常眼球运动，凝视，眼肌阵挛，间歇性共济失调，发作性意识障碍，发作性无力，发作性肢体瘫痪，反复发作性头痛，间歇性睡眠障碍等，脑电图监测已证实这些事件不伴有癫痫样放电。患儿症状的出现可伴或不伴饥饿、劳累、发热、运动等诱因。

2. **非经典型** 约占 15%，又分为无癫痫发作的运动障碍和阵发性运动诱发的运动障碍(paroxysmal exercise-induced dyskinesia，PED)两种类型。

(1) 无癫痫发作的运动障碍：多为个案报道，患儿无癫痫发作，而以运动障碍、发育落后为主要表现。运动障碍包括共济失调、构音障碍、肌张力障碍、痉挛性偏瘫、舞蹈样动作、震颤、步态异常，持续性存在并有阵发性加重。患儿发作性症状常由饥饿、长时运动所诱发，进食之后可以缓解。

(2) 阵发性运动诱发的运动障碍伴或不伴癫痫：多呈家族聚集性，也可见于散发性病例。运动障碍表现为较长时间(15~60 分钟)运动后出现舞蹈样动作、肢体痉挛或僵直、肌张力不全、失张力、偏身投掷样动作等，运动侧肢体症状明显，下肢较上肢常见，同一患者可有单侧或双侧肢体和 / 或面部受累，持续时间不等。运动障碍也可以由饥饿、睡眠剥夺、应激所诱发，进食尤其是糖类食物或休息后缓解。部分患者在发作之前数分钟可出现自主神经系统症状，如面色苍白、出汗、过度通气、腹部不适及烦躁、焦虑等表现。可伴或不伴癫痫发作。

近期有研究者对成人患者进行了随访，并将成人患者分为 3 种临床表型：①经典型或复杂型：患者有智力低下，伴癫痫发作或运动障碍；②癫痫为主型：患者以癫痫发作为主，可伴阵发性运动障碍；③运动障碍为主型：患者仅有阵发性运动诱发的运动障碍，不伴智力低下和癫痫发作。在成人患者中上述类型各占三分之一。

**【辅助检查】**

1. **脑脊液(CSF)及血清学检查** GLUT1-DS 关键性生物学标志为：脑脊液葡萄糖降低，同期血糖正常，脑脊液葡萄糖与血糖比值降低，乳酸降低或处于正常低限。早期 GLUT1-DS 诊断标准为脑脊液葡萄糖绝对值 <2.2mmol/L(40mg/dl)，脑脊液葡萄糖与血糖比值小于 0.33~0.37(正常值为 0.65)。随着疾病表型谱的扩展，研究发现少数 GLUT1-DS 患者脑脊液葡萄糖稍低或近于正常，脑脊液葡萄糖与血糖比值可达 0.60，这些患者临床表现相对较轻，且以运动障碍为主要表现。

脑脊液检查应在禁食 4~6 小时后进行，此时血糖较为稳定，并且血糖检测需在腰椎穿刺前进行，以避免穿刺引起应激性的血糖升高，如果穿刺出血，导致解释困难(血糖污染)，应在 2 周后复查。脑脊液检查应包括常规、生化以及乳酸。

2. **红细胞 3-O- 甲基 -D- 葡萄糖**(3-O-methyl-

D-Glucose,3-OMG）摄取试验由于红细胞膜上存在 GLUT1,具有将葡萄糖转运至红细胞内的作用,当 GLUT1 功能缺陷时,患者红细胞 3-OMG 摄取率降低,大约为正常人的 50%。研究显示当以红细胞葡萄糖摄取率为正常对照的 60% 作为诊断参考值时,可获得较高的敏感度(86%)和特异性(97%)。

3. **脑电图检查** GLUT1-DS 患者脑电图缺乏特异性改变,发作间期脑电图可完全正常,也可有局灶或广泛性慢波或棘慢波。小于 2 岁的患儿发作间期脑电图多为局灶性慢波及颞区和枕区为主的痫样放电,而 2 岁以上患儿多表现为广泛性棘慢波。发作期可见对应于各种发作类型的多种形式的癫痫样放电。另外,GLUT1-DS 具有与饮食相关联的特征性脑电图改变,在禁食状态下,脑电图背景轻至中度减慢,可见 2.5~4Hz 的全导放电,进食碳水化合物后背景改善,放电消失。此独特的脑电图现象,对 GLUT1-DS 的诊断具有重要的提示作用。

4. **影像学检查** 大部分 GLUT1-DS 患者头颅 MRI 正常,少数有轻度异常,包括髓鞘化延迟、轻度萎缩、发育不良等非特异性改变。氟-2-脱氧葡萄糖(FDG)-正电子发射计算机断层显像(PET)显示患者丘脑、大脑皮质尤其是颞叶内侧、小脑葡萄糖代谢率下降,而基底节代谢率相对增高,这与慢性低血糖患者脑内代谢分布特点类似。

5. **基因突变分析** *SLC2A1* 基因突变分析是确诊 GLUT1-DS 的重要手段,但约 10%~30% 临床符合 GLUT1-DS 诊断的患儿 *SLC2A1* 基因突变分析阴性。一方面,目前对非编码区的突变检测甚少,其突变也可能影响基因的功能;另一方面,葡萄糖的转运还涉及其他基因与蛋白的调控与参与,其改变也可能产生 GLUT1-DS 的症状。故基因突变分析阴性的患者不能完全除外 GLUT1-DS,可进一步行红细胞葡萄糖摄取实验、GLUT1 蛋白检测等以明确,患者也应行生酮饮食治疗,根据疗效进行临床验证。

6. **GLUT1 蛋白检测** Western 印记法和共聚焦免疫荧光显微技术(confocal immunofluorescence microscopy)都可以对 GLUT1 进行定量检测,其不但可以检测编码区突变对 GLUT1 表达的影响,还可以验证非编码突变是否对 GLUT1 的结构、表达产生影响。共聚焦免疫荧光显微技术既可以检测细胞膜上 GLUT1 的表达量,也可以检测 GLUT1 亚细胞定位是否异常,验证所发现的基因变异是否具有致病性。

**【诊断鉴别诊断】**根据临床表现与相应的辅助检查进行 GLUT1-DS 的诊断。推荐的诊断与治疗流程,如图 10-8。

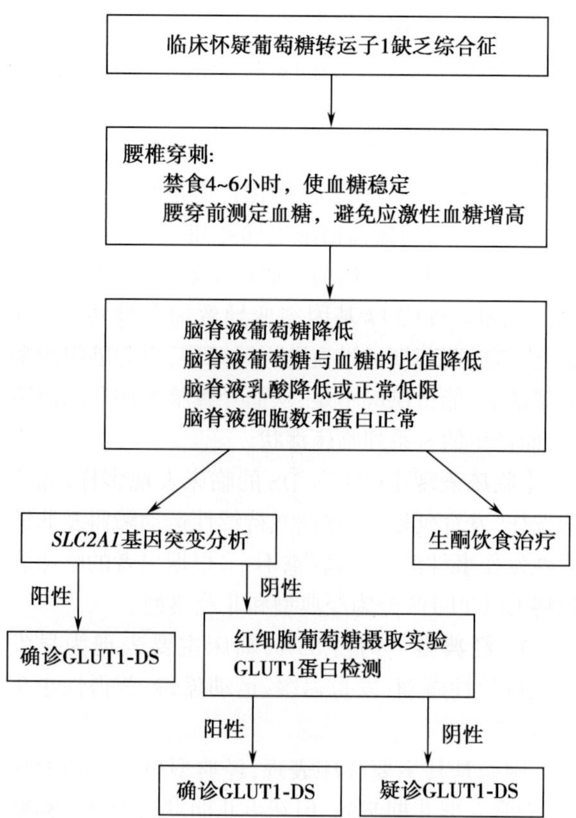


图 10-8 GLUT1-DS 的诊断与治疗流程

GLUT1-DS 需与以下疾病相鉴别:

1. **其他病因导致的癫痫** 具有癫痫发作的 GLUT1-DS 患儿需与其他病因导致的癫痫相鉴别。凡是癫痫发病早、难以控制、伴智力运动发育落后、又未找到明确病因的患儿,均应行进一步的病因学检查,如癫痫基因二代测序、脑脊液检查、血尿代谢筛查等。

2. **低血糖** 部分 GLUT1-DS 患儿有发作性意识障碍、肢体发软,易被误诊为低血糖,通过发作期的血糖检查即可做出鉴别。GLUT1-DS 患儿脑脊液糖降低,但血糖正常。

3. **其他** 其他原因导致的阵发性运动障碍性疾病。

**【治疗与预后】**

1. **生酮饮食** 是目前唯一公认的 GLUT1-DS 的有效治疗手段,可显著改善患者的预后。癫痫发作和运动障碍可在生酮饮食治疗数天内得到改善,停止生酮饮食后可在较短时间再次出现,这也是 GLUT1-DS 区别于其他生酮饮食治疗疾病的特点。早期生酮治疗还有助于患儿的智力运动发育,但如生酮治疗过晚,已经造成的认知障碍难以逆转。生酮饮食的患者易出现游离肉碱缺乏,可以口服肉碱作为补充,剂量为 100mg/(kg·d),最大量不超过 2g/d,

可促进脂肪酸在线粒体内转运。

2. **抗癫痫药** 常规抗癫痫药对GLUT1-DS所致癫痫疗效不佳，仅8%左右的患儿可通过口服抗癫痫药控制发作，且多为轻症患者。苯巴比妥、地西泮、丙戊酸、水合氯醛、乙醇、甲基黄嘌呤等显著抑制葡萄糖转运子的功能，加重葡萄糖转运缺陷，苯妥英钠、卡马西平对葡萄糖转运子的抑制作用较小，因此在患儿不能耐受生酮饮食或生酮饮食不能完全控制发作的情况下，选用苯妥英钠、卡马西平优于其他药物，且应避免乙醇、咖啡因、茶碱等物质摄入。

GLUT1-DS患儿临床表现多样，轻重程度不一，长期预后与疾病本身轻重程度及治疗的早晚有关。惊厥发作在儿童期后减少，成年后偶有发作或者消失。运动障碍在成年后持续存在，随感染、饥饿、劳累等环境因素而波动，严重时影响语言及行走能力。患者可遗留不同程度的智力障碍，临床表现轻微的患者可以完成工作、学业，平素无不适，或仅在饥饿、劳累等情况下出现轻微的不适，重症患者可丧失自理能力。

**关键点**

1. 早发的发育性癫痫性脑病是GLUT1-DS的主要临床表现，凡是发病早，抗癫痫药物疗效差，伴发育落后的患儿，均应除外GLUT1-DS。
2. 饥饿与劳累时癫痫好发、出现阵发性运动障碍或其他发作性症状是GLUT1-DS的重要诊断线索。
3. 脑脊液葡萄糖降低是提示GLUT1-DS的关键性实验室指标。
4. *SLC2A1*基因突变分析是确诊的关键。
5. GLUT1-DS为一种可治的神经遗传性疾病，早诊断、早治疗对改善预后极其重要。

（包新华）

## 第十四节　DNA复制与修复性疾病

外界环境毒素、细胞内源DNA复制和代谢过程中的错误及活性氧都会造成DNA的损伤，如果这些DNA损伤得不到修复，会造成基因组不稳定，进而导致癌症、衰老、免疫系统失调和神经退行性疾病。有研究认为DNA损伤修复异常是神经退行性疾病发生的共同机制。大量证据显示DNA损伤修复在亨廷顿病、着色性干皮病、Cockayne综合征和毛发硫营养不良症、共济失调-毛细血管扩张症（ataxia-telangiectasia）等的发生中发挥重要作用，这类疾病可以归为DNA复制与修复性疾病（disorders of DNA replication and repair）。本节仅对以神经系统症状为突出表现的儿科常见的Cockayne综合征和毛细血管扩张-共济失调进行介绍。

### 一、Cockayne综合征

Cockayne综合征（Cockayne syndrome，CS）是一种罕见的累及多系统的常染色体隐性遗传病，为已知DNA修复性疾病之一，由Cockayne于1936年首先报道。临床主要表现为生长发育迟缓伴智力障碍，早老化的特殊面容和光敏性皮肤损害等。该病为进行性发展的神经变性病，在美国及欧洲国家的患病率大约为2.7/1 000 000，国内偶见散发个例报道。

**【发病机制】**该病为常染色体隐性遗传，主要致病基因为*ERCC6*或*ERCC8*基因（两者共占90%），大约30%的基因突变来自位于5q12.1的*ERCC8*基因，大约60%的基因突变来自位于10q11.13的*ERCC6*基因。其他少见的致病基因有*XPB*（*ERCC3*）、*XPD*（*ERCC2*）、*XPF*（*ERCC4*）和*XPG*（*ERCC5*）等。由于*ERCC6*和*ERCC8*基因发生突变，细胞内DNA受到损伤后，由*ERCC6*基因编码的Cockayne综合征B蛋白（CSB）不能将损伤的DNA进行修复，并且以损伤的DNA作为模板进行mRNA转录并进行蛋白质翻译；*ERCC8*基因编码的Cockayne综合征A蛋白（CSA）蛋白亦不能修复损伤的DNA，并且导致损伤的DNA累积，后续的转录及翻译过程终止，因此CS的临床表现可能是修复缺陷与转录缺陷共同作用的结果。

**【临床表现】**Cockayne综合征的临床表现具有异质性，患者个体差异显著，症状复杂。总体来说，发病越早的患儿病情越重、寿命越短。依据发病时间和疾病进展速度的不同，Cockayne综合征临床分为三型：Ⅰ型（OMIM# 133540）为经典型，表现为脑、眼、皮肤及骨骼等多个系统受累，患儿出生时多正常，于婴儿期或儿童早期发病，逐渐进展；Ⅱ型（OMIM# 216400）为先天型，患儿出生即有生长迟滞，可有先天白内障及骨关节异常，生后早期就可能死亡；Ⅲ型（OMIM# 216411）为温和型，特点是发病较晚，病程进展缓慢，可以存活至成年。多数Cockayne综合征患儿存在特征性早老面容（大耳、双眼凹陷，皮下脂肪缺乏）。约75%的患儿可出现光敏性皮炎，是本病的突出特点。2岁前开始生长停滞，表现为小头畸形、身材矮小，伴随缓慢进行性智力恶化。神经系统主要表现为共济失调、舞蹈样不自主运动、感应神经性耳聋、视网膜色素变性或视神经萎缩。有作者报道本病可伴不成比例的四肢、手脚宽大和关节挛缩，有88%的患者瞳孔缩小且对散瞳剂无反应。

由于Cockayne综合征临床异质性明显，有学者认为Cockayne综合征临床表型为一个连续而重叠的谱系，脑-眼-面-骨综合征（COFS）、紫外线敏感综合征被认为分别代表了Cockayne综合征的严重和轻型变异型。极少数患者同时具有Cockayne综合征和着色性干皮病表型，称为着色性干皮病-Cockayne综合征型。COFS被认为是Cockayne综合征最严重的变异型，最初在曼尼托巴土著居民中被报道，主要表现为关节屈曲、小头畸形、白内障及小眼畸形。紫外线敏感综合征被认为是Cockayne综合征轻型变异型，临床仅表现为皮肤光敏感、雀斑、肺血管扩张及皮肤干燥，无神经系统受累，亦无肿瘤发生倾向。着色性干皮病-Cockayne综合征临床特征包括着色性干皮病典型的面部雀斑和早期皮肤癌，及Cockayne综合征的临床特征，如智力损害、癫痫、体格落后及性腺功能低下。

**【辅助检查】**

1. **头颅影像学检查** Cockayne综合征患者的头部影像学检查特征性表现为双侧侧脑室扩大、脑萎缩和钙化、脑白质髓鞘形成不良等。大约40%~50%的患者头颅影像学检查可以见到颅内钙化。

2. **神经电生理检查** 部分患者可以伴随外周神经受累，电生理检查可见神经传导速度、视觉诱发电位、脑干听觉诱发电位异常。

3. **基因检测** 二代测序检测到*ERCC6*、*ERCC8*基因或其他少见的致病基因*XPB*、*XPD*、*XPF*和*XPG*等的致病变异可以辅助明确诊断。

**【诊断】** Cockayne综合征没有血生化及代谢产物的特征性改变，主要通过临床表现及影像学检查特征进行临床诊断，再通过基因检测进行分子遗传学确诊。2013年Laugel等对临床诊断标准进行了修订（表10-32），该诊断标准对此病诊断的特异性和敏感性均分别达到98%、90%，阳性和阴性预测值为97%。

但修正后的标准仍只适用于狭义的Cockayne综合征，即Cockayne综合征Ⅰ~Ⅲ型，而不适用于COFS和紫外线敏感综合征。另外，在疾病早期即使只符合2个主要标准也要考虑Cockayne综合征的可能。

对于临床疑诊病例，目前主要运用二代测序技术进行DNA测序分析进行基因诊断。

表10-32 Cockayne综合征的临床诊断标准

| 标准 | 1992年Nance和Berry设定 | 2013年Laugel修正 |
|---|---|---|
| 主要标准 | 发育落后 | 发育落后 |
| | 生长迟缓 | 生长迟缓 |
| | | 小头畸形 |
| 次要标准 | 皮肤光敏感 | 皮肤光敏感 |
| | 色素性视网膜病和/或白内障 | 色素性视网膜病和/或白内障 |
| | 感音神经性聋 | 进行性感音神经性聋 |
| | 龋齿 | 釉质发育不全 |
| | 恶性侏儒 | 眼球凹陷 |
| 排除标准 | 无小头畸形 | |

**【治疗及预后】** 本病预后不良，目前主要是对症支持治疗，曾有研究认为高脂饮食对于延缓早衰进展有一定效果，但对皮肤、脑、肝、骨骼等器官损害效果不明显。

由于本病为常染色体隐性遗传，因此，针对基因诊断明确的家庭，在母亲再次妊娠时可通过羊水细胞或胎盘绒毛细胞基因分析产前诊断。

**关键点**

1. 生后早期出现的进行性智力运动发育落后。
2. 小头畸形伴早老面容，具体表现为大耳、眼窝凹陷、皮下脂肪少。
3. 皮肤光敏感是比较特征性表现。
4. 常染色体隐性遗传，*ERCC6*和*ERCC8*是主要致病基因。

## 二、共济失调-毛细血管扩张症

共济失调-毛细血管扩张症（ataxia-telangiectasia，AT）又称Louis-Bar综合征，是一种罕见的常染色体隐性遗传的原发性免疫缺陷疾病，也是最常见的儿童早期起病的遗传性共济失调。本病在美国的患病率约为1/100 000~1/40 000。特征性临床表现为慢性进行性小脑性共济失调、动眼失用和舞蹈手足徐动。但是，恶性肿瘤及鼻窦、肺部感染是同样重要的问题，并且是导致40~50岁患者死亡的常见原因。

**【发病机制】** 致病基因*ATM*位于染色体11q23.3，

编码核丝氨酸/苏氨酸蛋白激酶,可激活对DNA双链断裂的细胞反应。基因突变产生截短或功能丧失的蛋白质,从而导致一系列生化与细胞异常:①显著增加细胞对离子化放射线的敏感性(对紫外线的反应正常)。②增加染色体断裂与重排的发生率。本病患者成纤维细胞内染色体自发重组率较正常细胞高30~200倍。其中第7及第14号染色体间的易位尤其多见,往往发生在编码T-细胞受体及*IgG*基因附近。③细胞及体液免疫功能异常:70%~80%的患者血清及分泌性IgA减少。80%~90%的患者IgE减少或消失,血清IgM、IgG及IgG3水平则较高。

**【病理】**ATM蛋白的功能与防止DNA损伤后细胞凋亡相关,因此,当发生缺陷时会使神经系统、胸腺的血管内皮细胞死亡。神经病理学检查在小脑皮层可见广泛蒲肯野细胞及内颗粒层细胞丢失,存活的蒲肯野细胞含嗜酸性细胞质内包涵体。年长患者可见脊髓后束及脊髓小脑背束脱髓鞘。还可见脊髓前角细胞丢失,周围神经施万细胞内可见脂类包涵体,可见轻度轴索变性。

**【临床表现】**本病是10岁以内儿童进行性共济失调最常见的原因。进行性躯干共济失调,在1岁内即可发病,但多数在患儿开始行走时才被注意到。共济失调进行性加重,在20岁左右可以严重至不能维持躯体平衡。舞蹈手足徐动和肌张力不全可以见于90%的患儿,随年龄增加逐渐加重。面肌无力可以导致患者面部表情减少、流涎和构音障碍。肌力初期是正常的,成年后可出现以手足受累为主的远端肢体无力。智力多数正常。动眼失用是本病特征性表现,多数早于结膜毛细血管扩张出现。动眼失用可以见于90%的患儿,开始时症状轻微,易被忽视,眼球主动扫视运动时更明显,表现为凝视诱发震颤、眼球运动失用、扫视性追踪运动、主动扫视运动辨距不良,往往伴随过度眨眼和/或甩头动作等。毛细血管扩张通常2岁后发生,有时可延迟到10岁。主要出现在暴露区如球结膜、鼻梁、耳、颈及肘前凹皮肤。毛细血管扩张开始在球结膜上出现,之后还可出现在双耳的上半部分、肢体的屈侧面,以及面部呈蝶形分布。毛细血管扩张可因暴露于阳光下或刺激而加重。头发和皮肤早老现象也可见到,表现为头发细、提早变灰,皮肤弹性差及皮下脂肪丢失。白癜风斑和咖啡斑也可见到。

多数(90%)患者经历反复性鼻窦、肺部感染,通常导致慢性支气管炎、支气管扩张。细胞免疫缺陷在年长儿中也可表现为发育不良胚胎型扁桃体、腺体及淋巴样组织。但全身性细菌、病毒与机会致病菌感染在本病不常见,免疫缺陷也很少呈进行性。儿童患者罹患淋巴瘤、白血病、淋巴肉瘤、霍奇金病的机会是正常同龄儿的40~100倍。其他如基底细胞癌、胃腺癌、卵巢无性细胞瘤及各种脑瘤的发生率也增加。男女均可发生性腺功能减退。虽然生长激素水平正常,体格发育落后常见。部分患者可以发生胰岛素抵抗性糖尿病。

虽然本病神经系统恶化程度自少年期后可减速,但总的病程是逐渐恶化的,死亡原因多为支气管肺部感染或恶性病所致。

**【辅助检查】**

1. **免疫球蛋白检查** 多数患者血清免疫球蛋白检查提示IgE和IgA显著减低或缺乏,IgG2和IgG4水平通常降低,IgM和IgG1水平正常或升高。

2. **肿瘤标志物检查** 超过90%的患者在病程早期即有甲胎蛋白(AFP)水平升高;几乎全部患者癌胚抗原(CEA)水平均升高。

3. **头颅MRI检查** 可见小脑萎缩。

4. **基因检测** 二代测序可能发现*ATM*基因致病性变异。

**【诊断与鉴别诊断】**本病诊断主要根据特征性临床表现,包括儿童早期出现的进行性小脑性共济失调、毛细血管扩张及动眼失用征等,伴或不伴神经系统以外症状。确诊需要与其他以共济失调为主要表现的疾病相鉴别,包括后颅凹肿瘤、Friedreich共济失调、神经元蜡样脂褐质贮积症、Refsum病、无脂蛋白血症等。需要注意的是,部分AT患者临床表现较轻,被称为轻型,患者的神经系统症状出现较迟,没有毛细血管扩张征,共济失调症状较轻,存活时间较长,可被误诊为Friedreich共济失调,考虑可能与其ATM蛋白仍有部分功能有关。

其他需要与AT鉴别的遗传性共济失调类型:①共济失调-毛细血管扩张症样疾病1(ataxia-telangiectasia-like disorder 1,ATLD1,MIM# 604391)临床表现与AT相似,但没有毛细血管扩张;②共济失调-毛细血管扩张症样疾病2(ataxia-telangiectasia-like disorder 2,ATLD1,MIM# 615919)临床表现为发育迟滞、共济失调、感音神经性聋,可以有毛细血管扩张,但是没有免疫功能缺陷;③早期起病的共济失调伴眼球失用和低丙种球蛋白血症(early onset ataxia with oculomotor apraxia and hypoalbuminemia,EAOH,MIM# 208920)临床表现类似AT,但不伴神经系统以外症状;④着色性干皮病和Cockayne综合征的患者也可以出现共济失调、眼震、感音神经性聋等神经系统症状,但光敏性皮肤黏膜症状往往出现更早也更显著。

【治疗】本病目前主要是对症治疗。反复发生严重感染伴随低 IgG 水平的患者可以给予丙种球蛋白。发生支气管扩张的患者需要更积极的肺部护理。早期和持续的物理治疗可减轻关节挛缩和脊柱侧弯。需要密切监测恶性肿瘤的早期征象包括局部肿胀和疼痛、体重减轻等。肿瘤对放疗和化疗敏感，但可能导致溃疡性皮炎、严重食管炎及深部组织坏死等。因此，常规剂量的放化疗在 AT 患者可能为致死性的。

本病为常染色体隐性遗传，针对基因诊断明确的家庭，在母亲再次妊娠时可通过羊水细胞或胎盘绒毛细胞基因分析产前诊断。

**关键点**

1. 生后早期出现的进行性共济失调。
2. 动眼失用是本病的特征性表现。
3. 血 IgE、IgA 显著减低或缺乏，血 AFP 升高。
4. 头颅 MRI 显示小脑萎缩。

（常杏芝）

## 第十五节 铜代谢异常疾病

铜代谢异常疾病包括肝豆状核变性和 Menkes 病，这两种疾病的致病基因很相似，均于 1993 年发现，前者为 *ATP7B* 基因，后者为 *ATP7A* 基因，均编码 P 型铜转运 ATP 酶，分别称为 ATP-7A 和 ATP-7B，两者作用不同。肝豆状核变性为常染色体隐性遗传病，以体内铜过剩为特征。Menkes 病为 X 连锁隐性遗传病，以体内铜缺乏为特征。

### 一、P 型铜转运 ATP 酶与铜代谢

铜是人体必需的微量元素，是体内许多重要的酶如多巴胺氧化酶、超氧化歧化酶、细胞色素 C 氧化酶、赖氨酰基氧化酶等的组成部分。但铜离子的毒性也很强。因此，维持体内铜存量的稳定、避免缺乏或过量是正常机体所必需的。

**（一）铜的摄入与吸收**

铜的吸收主要在小肠上部进行，正常人自膳食中摄入的铜每日约为 1~5mg，通过金属硫蛋白（metallothionein，MT）将铜在小肠细胞中浓缩，再由存在于小肠黏膜细胞吸收侧的 P 型铜转运 ATP 酶（ATP-7A）的作用下，将摄入到肠黏膜细胞的铜转移到门静脉血管侧，铜与血中白蛋白、氨基酸（特别是组氨酸）、小分子多肽疏松结合运送到肝脏。

铜的吸收率主要取决于铜的摄入量，为 12%~56%。摄入铜经肠道吸收还受多种肠道内因素的影响：高蛋白饮食、螯合物（如草酸盐）、果糖等使铜吸收增加；而维生素 C、某些微量元素（如钼、镉、锌）、纤维素等则抑制铜的吸收。铜经肠道吸收的调节机制尚未完全阐明，目前认为 MT 可能是最主要的调节因子。MT 可由铜及锌诱导产生，铜比锌与 MT 结合得更牢固。MT 与铜的关系是 MT 越多则铜摄入到小肠黏膜细胞中就越多，而脱落排泄进入肠腔，未被吸收的铜就越多，可见铜的吸收是自限性的。锌诱导产生 MT 的作用比铜强，锌还可在诱导产生 MT 前就直接抑制铜的摄取。钼通过形成铜钼盐形式减少铜的吸收。

**（二）肝细胞的铜代谢**

肝脏在生理上是铜代谢的中心，起着储存铜、由胆汁排泄铜、合成铜蓝蛋白（ceruloplasmin，CP）的作用。肝脏的铜以金属硫蛋白 - 铜的形式存在。CP 的合成，首先由位于染色体 3q23-25 的 CP 基因合成脱辅基铜蓝蛋白（apoceruloplasmin），再由存在于内质网、高尔基小体中的 ATP-7B 的作用与铜结合，再与糖链连接成分子量为 132KD 的全铜蓝蛋白（holoceruloplasmin）后再进入血液循环。正常时血浆铜约有 95% 是与 CP 结合的形式存在的，另有少量的铜与白蛋白呈疏松结合。CP 是一种 $\alpha_2$- 球蛋白，铜吸收后可迅速结合到 CP 分子上，每分子 CP 可结合 6 个原子铜。CP 是肝脏铜转运的主要载体，是合成各种含铜酶的供铜者，细胞色素 C 氧化酶、超氧化物歧化酶、酪氨酸酶、多巴胺 β 羟化酶等都含有铜。

**（三）肝细胞铜的排泄**

由食物摄取的铜约 40%~60% 在肠道中吸收，几乎以相同量的铜由胆汁排泄。当铜储存增加时，胆汁中排泄也增加。在铜排泄到胆汁这一过程中，ATP-7B 起重要作用。ATP-7B 广泛分布于肝细胞的内质网、高尔基小体、溶酶体和毛细胆管的肝细胞膜一侧。由胆汁中排泄的铜和胆汁酸结合成螯合物，不再被吸收。

**（四）肾对铜的再吸收和分泌**

虽然在近端肾小管发现了 *ATP7B* 和 *ATP7A* 基因，但 ATP-7B 的作用机制不明。与白蛋白、含硫氨基酸等结合的非 CP 铜由肾小球滤过，形成含铜较高的原尿，原尿中的铜在 ATP-7A 的作用下几乎在近曲小管完全被吸收，回吸收的铜一部分与血中白蛋白和氨基酸结合返回肝脏，另一部分再由尿排泄。一般人尿中的铜排泄极微量（在 50μg/24h 以

下),较胆汁中铜的排泄低得多。但肝豆状核变性和Menkes病患者尿中铜的排泄增加。

## 二、肝豆状核变性

肝豆状核变性(heptolenticular degeneration)又称Wilson病(Wilson disease),是一种常染色体隐性遗传病。该病全球的患病率为1/30 000。在人群中该病致病基因的携带率为1/90。致病基因*ATP7B*位于染色体13q14.3,基因产物为P型铜转运ATP酶(ATP-7B),该基因的缺陷可导致铜经胆汁的排泄障碍及肝细胞内铜与铜蓝蛋白的结合障碍并引起血浆铜蓝蛋白降低。临床上多表现为急性或暴发性肝病、溶血性贫血、血尿、肾小管酸中毒、佝偻病、精神症状等。若不经治疗,上述症状将进行性加重,直至引起死亡。肝豆状核变性是少数几种可治的遗传性疾病之一,早期治疗可避免严重的不可逆的组织器官损害,使患者获得与正常人相似的生活质量和寿命,无症状者治疗可预防组织损害的发生,故早期诊断非常重要。

**【病因和发病机制】**

1. **病因** 本病为常染色体隐性遗传病,致病基因*ATP7B*定位于染色体13q14.3,基因蛋白产物为由1 411个氨基酸构成的P型铜转运ATP酶(ATP7B)。*ATP7B*基因全长约80kb,含22个外显子。*ATP7B*基因突变类型多样,目前人类基因突变数据库已收录780种*ATP7B*基因突变,包括491种错义/无义突变、6 5种剪切位点突变、187种微缺失/插入突变、12种大片段缺失。突变可能发生在基因的任何位置,包括外显子、内含子,甚至是启动子区域。研究发现,肝豆状核变性基因蛋白产物主要存在于毛细胆管的肝细胞膜一侧,该基因的缺陷能导致铜经胆汁排泄障碍,引起铜在体内各种组织中沉积。在酵母菌的研究也证实该基因蛋白产物与铜和铜蓝蛋白的结合有关。

研究发现本病最基本的铜代谢障碍有两方面:①铜经胆汁排泄障碍:正常人饮食中吸收的铜主要是经胆汁排泄的,由胆汁中排泄的铜和胆汁酸结合成螯合物不再被吸收而由大便排出。本病患者肠道铜吸收与正常人无异,铜在体内的蓄积主要是铜经胆汁排泄障碍的结果。间接法测定患者经胆汁的铜排泄仅为正常人的20%~40%,直接测定结果显示经胆汁的铜排泄更低。②铜与铜蓝蛋白结合率下降:由于绝大多数本病患者有血清铜蓝蛋白水平降低,以往曾认为肝细胞合成铜蓝蛋白障碍可能是本病的基本缺陷。然而,进一步的研究发现本病时血清中铜蓝蛋白前体——不含铜元素的脱辅基铜蓝蛋白(apoceruloplasmin)并未减少,而减少的只是结合了铜元素的全铜蓝蛋白(holoceruloplasmin)。同位素示踪研究也支持是铜与脱辅基铜蓝蛋白的结合有障碍。脱辅基铜蓝蛋白基因定位于染色体3q23-25,与本病的发病无关。

2. **发病机制** 本病的发病及病程经过与铜在体内的蓄积过程有关,可以分为以下几个阶段:

第一阶段为无症状期,自生后开始铜在肝脏蓄积直至达到中毒的水平,此期铜主要分布于肝细胞细胞质内,与金属硫蛋白等蛋白质结合。

第二阶段为肝损害期,铜在肝脏蓄积超过中毒水平。此期肝细胞内铜再分布,一部分转移至溶酶体内,一部分释放入血液循环中,使血中与白蛋白结合的铜(非铜蓝蛋白的铜,nonceruloplasmin copper)含量增加,铜由血液循环再转移到肝外组织器官中,逐渐沉积在脑、肾、角膜、血细胞和骨关节等组织中。肝脏病理渐次出现细胞变性、坏死、纤维化直至肝硬化,类似于慢性肝炎的过程;少数患者进展较快,可出现类似急性甚至暴发性肝炎的病理改变,并可伴有急性血管内溶血。

第三阶段为肝外症状期,铜在肝外组织器官的蓄积达到或超过中毒水平。由于各器官组织对铜中毒的敏感性有别,以及普遍存在的个体差异,肝外脏器受累的顺序和程度也就不同。

肝豆状核变性时,组织中过量的铜可损害细胞膜和多种细胞内成分,如线粒体、过氧化物小体、溶酶体、DNA等,并影响多种酶的功能,造成细胞损伤。

**【病理变化】**

1. **肝脏病理** 在疾病的早期,肝细胞呈脂肪变性,肝细胞核内糖原增多,以后可见肝细胞坏死,汇管区出现以小淋巴细胞为主的炎性细胞浸润,肝脏出现纤维化并不断加重,最终发展为肝硬化,与慢性活动性肝炎时相似,但不同的是发展为肝硬化后肝脏病变多较静止。在以暴发性肝炎为表现的患者可有弥漫性肝细胞坏死,残存细胞内有大量脂褐质沉积。与其他原因引起的急性肝坏死不同的是坏死区周围胶原支架结构完好且存在有既往肝纤维化或肝硬化的证据。特殊组化染色可见铜在各肝小叶的分布不均。在疾病的早期色素颗粒(铜)弥散在肝细胞的细胞质内,其浓度逐渐增高并可达到很高的水平,此时肝脏的组织病理改变可以很轻微。以后随着肝细胞损害的加重,铜主要集中在溶酶体内,使溶酶体破裂。

电镜下的改变早期以过氧化酶体和线粒体改变为特征。过氧化酶体增大(可超过线粒体),基质呈絮状。线粒体改变包括基质密度增加,线粒体膜内外层分离,嵴突顶呈球状扩张等。线粒体结构的上述变化在螯合剂成功治疗后可以恢复,提示与铜的蓄积相关,随着疾病的发展,线粒体结构的变化不再突出,而主要是溶酶体的变化,在溶酶体内有颗粒状的电子致密物,反映出此时铜主要在溶酶体内蓄积。

2. **神经病理** 脑的病变主要位于基底节区,包括壳核、苍白球和尾状核。基底节区可有砖红色的色素沉着、海绵样变性,甚至出现小腔隙。其中以壳核受累最早且最为突出,甚至在没有神经系统症状和体征的患者也可见到壳核萎缩。晚期可见脑的广泛变性,除基底神经节外,大脑皮层、白质、丘脑、小脑齿状核、红核、黑质亦可受累。镜下可见神经元变性和脱失,轴索变性和大量星形胶质细胞增生。这种星形细胞核大而圆,核染色质疏松,为 AlzheimerⅡ型细胞。铜主要沉积于毛细血管周围的星形细胞内,而神经元和基质内没有沉积。

除肝脏和脑的改变外,肾脏可见肾小管上皮细胞变性,细胞质内有铜沉积,角膜的铜颗粒主要沉积于其周边部分,形成环状,称 K-F 环。

**【临床表现】**发病年龄 3~60 岁,儿童期和青年期发病者占大多数,儿童发病年龄以 7~12 岁最多见。本病早期临床症状各例不一,约占总数 50% 的病例以肝病的症状开始;约 20% 以神经系统异常为首发症状;此外有部分病例以溶血性贫血、骨关节症状、血尿或精神障碍等起病。北京大学第一医院儿童神经科近 20 年来共收治 55 例确诊为本病的患儿,首发症状为肝病者 24 例(占 43.6%)、神经症状 16 例(占 29.1%)、溶血性贫血 5 例(占 9%)、骨关节痛 6 例(占 10.9%)、肉眼血尿 3 例、范可尼综合征 1 例。肝豆状核变性起病年龄较小者,早期多以肝病的症状为主诉,病程可能较急。较大的学龄期起病者,常以肝病或神经系统症状开始,病情发展可能较缓。年长儿或成人期起病者,多以缓慢进展的神经、精神症状为主。

1. **肝病表现** 本病患者不管有无肝病的临床症状均有程度不同的肝损害。肝病症状的出现常常先于神经系统,但由于肝病症状常较隐匿,早期不易引起注意。北京大学第一医院儿童神经科 55 例患儿中经查体、腹部 B 超和肝功检查发现有肝脏受累者 44 例,占 80%,其中肝脾大者 35 例、肝硬化 19 例、肝功能异常 36 例。临床上按照起病时的表现可分为四种类型:肝硬化、慢性活动性肝炎、急性或亚急性肝炎和暴发性肝炎。

起病时就表现为肝硬化者较常见。患者多无前驱症状,或曾经有一过性肝炎表现,就诊时已有肝硬化,表现为进行性倦怠、乏力、恶心、腹胀、水肿、腹水、黄疸、出血倾向、食管静脉破裂出血等肝硬化、门静脉高压症、脾功能亢进及肝功能不全的表现。此时脾大,肝脏质硬缩小,常因消化道大出血或肝功能衰竭而死亡。起病时表现为慢性活动性肝炎者亦较常见。患者多无神经系统异常且眼部 K-F 环可阴性,而在临床、生化检查和组织病理上均类似于慢性活动性肝炎,故容易误诊。部分患者可以急性或亚急性肝炎起病,类似于病毒性肝炎,亦容易误诊。故对儿童期有不明原因肝功异常、肝脾大和其他慢性肝病表现,而各型肝炎病毒抗原、抗体阴性的患儿应检查是否为肝豆状核变性。偶见以暴发性肝炎起病,患者表现为急剧进行的黄疸、水肿、腹水、出血、高氨血症、肝昏迷,可在数周内死亡。

2. **神经系统表现** 多见于年龄较大的儿童,北京大学第一医院收治的 55 例本病患儿,在就诊时已有神经系统症状或体征者 38 例(占 69%),其中年龄在 10 岁以上者占 71.1%。神经症状的主要表现是锥体外系症状。常见肌张力改变,呈肌张力不全体位,如头部或肢体的异常姿势(头与躯干前倾,肘和腕关节屈曲,下肢轻度内收,膝关节屈曲,走路时上肢无自然摆动等)、躯干扭转痉挛等。精细动作(吃饭、写字、穿衣)困难。常见构音障碍(语言不清、说话慢),咀嚼吞咽困难(张口、进食慢),流口水,表情呆板。肢体震颤,自主运动时更明显,在静止时也可见到。开始为细小震颤,以后变为粗大震颤,甚至有扑翼震颤。有的可见舞蹈手足徐动。常见帕金森样症状(动作缓慢、肢体僵硬、面无表情、震颤、构音不清、书写时字体过小)。其他少见的神经系统表现有癫痫发作、轻偏瘫、腱反射亢进、Babinski 征阳性、共济失调、智力低下等。

头颅影像学检查可反映本病的脑组织病理学特点,有一定的辅助诊断价值。头颅 MRI 检查较 CT 更敏感,头颅 MRI 异常可达 50%。常见的脑 CT 异常包括双侧对称性基底节区低密度,脑萎缩和脑室扩大,在丘脑、内囊、大脑白质、齿状核等区域也可见低密度改变。上述 CT 上的低密度在 MRI 上则表现为 $T_1$ 低信号和 $T_2$ 高信号,在仅有肝病表现甚至在没有任何明显临床症状的患者偶也可发现脑影像学检查异常。脑电图异常见于 50% 左右的患者,多无特异性,主要表现为弥漫性背景波异常,如 α 节律减少、θ 或 δ 活动增多、背景波波幅降低等。视、听和体感诱发电位的异常在有神经症状的患者中也很常见，通常表现为中枢段传导时间延长和波幅减低，提示脑白质受累。

3. **精神症状** 在成人以精神症状为首发症状的患者可多达 1/3。精神症状可分为四种类型：①行为异常，可表现为幼稚行为、攻击行为、性格改变等；②情感障碍，如容易发脾气、易激惹、强哭强笑、欣快、躁狂、抑郁、淡漠等；③精神分裂症样表现，如幻觉、妄想等；④认知障碍，如记忆力下降、注意力不集中等。

4. **角膜 K-F 环** 由于角膜内弹力层有铜的沉积，在角膜边缘形成色素环，呈棕色、棕灰色或棕黄色，宽约 1~3mm，称 Kayser-Fleisher 环（简称 K-F 环），先出现在角膜的上缘呈新月形，随后出现在角膜的下缘，最后延伸至角膜的两侧相连而形成完整的色素环。色素环逐渐向中央发展，最宽可达 4~5mm，不影响视力。K-F 环初期需用裂隙灯检查，以后肉眼亦可见到，是本病较特异的体征，有重要的诊断价值。凡以神经精神症状起病者，均可见到 K-F 环；以肝病症状或以溶血性贫血为主要临床表现者，约 75% 可见此环。经治疗后色素环可消退，但多较缓慢，有时需要数年。与形成时正相反，色素环在消退时两侧先退去，角膜上缘最后消失。

5. **血液系统表现** 溶血性贫血发生在病的早期或与肝病同时出现，为铜对红细胞膜的毒性所致，溶血性贫血可以作为首发症状出现，文献报道为 10%~15%。北京大学第一医院报道的 55 例本病患儿中，6 例有溶血性贫血病史，其中 5 例是作为首发症状出现。因此，对任何原因不明的溶血性贫血患儿，当 Coomb 试验阴性而又非球形细胞增多症时，应考虑本病的可能。严重的急性血管内溶血常发生在以急性肝功能衰竭为表现的患者，可能由于大面积肝细胞坏死时铜很快大量释放入血所引起。除溶血性贫血外，本病也可发生失血性贫血（消化道、鼻出血、血尿），脾功能亢进性贫血（巨脾、全血细胞减少），均出现在病的晚期。

6. **肾脏表现** 虽然本病有肾脏症状的不多，但实验室检查有肾损害者不少见。北京大学第一医院报道 55 例本病患儿，有肾脏损害者 17 例，占 30.9%。肉眼血尿或持续性镜下血尿可以是本病的主诉。一般认为肾小管损害较肾小球损害更常见而且更严重。肾小管功能损害以近端为主，远端也可受累。临床表现为肾小管吸收功能障碍，出现氨基酸尿、糖尿、肾小管性蛋白尿、尿酸尿、高钙尿、高磷尿，以及尿的酸化障碍。肾小管重吸收障碍、肾小管性酸中毒及佝偻病同时存在时，即为范可尼综合征的表现。

7. **骨关节表现** 骨关节痛在中国和日本的报道中不少见。儿童可见到以佝偻病起病者，多继发于肾小管酸中毒，少数患者可有自发性骨折。北京大学第一医院儿科报道的 55 例本病患儿，有骨关节痛者 15 例，占 27.3%。2 例有自发性骨折，1 例表现为继发性范可尼综合征患儿 9 岁时仍有典型佝偻病体征。本病如果常规做 X 线检查，无论有无症状，许多患者可找到骨关节改变的证据，包括骨质稀疏、活动期佝偻病样变化（尺桡骨远端呈毛刷状、杯口状改变）、关节腔变窄、大关节周围骨赘等。骨关节损害的机制可能与铜沉积在软骨和滑膜引起胶原和蛋白聚糖降解有关。部分患者与肾小管酸中毒有关。此外，肝、肾功能损害影响维生素 D 代谢活性物质的生成，从而引起维生素 D 缺乏性佝偻病。

**【铜代谢的实验室检查】** 主要的改变是血清铜蓝蛋白降低，血清中非铜蓝蛋白的铜增加，胆汁排铜减少，尿排铜增加，肝含铜增加。

1. **血清铜蓝蛋白** 正常儿童血清铜蓝蛋白为 200~400mg/L，小于 3 个月的婴儿可稍低。本病时约 95% 的患者血清铜蓝蛋白降低。有 20% 的杂合子血清铜蓝蛋白也可降低。此外，血清铜蓝蛋白降低也可见于肾病综合征、蛋白缺乏性营养不良、吸收不良综合征、慢性肝炎等。

2. **血清铜** 测定血清铜时要注意避免铜污染。正常成人血清铜浓度为 670~1 490μg/L 正常儿童为 720~186μg/L。90%~95% 的血清铜与铜蓝蛋白的结合称为铜蓝蛋白结合铜；其余 5%~10% 与白蛋白或氨基酸结合称为非铜蓝蛋白的结合铜，正常值为 50~120μg/L。非铜蓝蛋白的结合铜测定困难，一般可按以下公式推算：非铜蓝蛋白结合铜＝血清铜 -0.3% 血清铜蓝蛋白。本病患者非铜蓝蛋白结合铜显著增高，可达 200~500μg/L，但超过 300μg/L 者仅见于急性肝衰竭和 / 或急性溶血发作时。虽然血中非铜蓝蛋白的铜有所增加，但血铜总量减低，因为铜蓝蛋白减低所致。血清铜的测定对诊断本病价值有限。

3. **尿铜** 正常人尿铜排泄在 50μg/24h 以下。本病症状期的患者尿铜均增高，大多数超过 100μg/24h，在病程较长或以急性肝功能衰竭为表现的患者中可达 1 500μg/24h。尿铜显著增多还见于其他原因引起的活动性肝炎、胆汁淤积性肝病等。正常成人每天口服青霉胺 1g，分 2~4 次服，尿铜增加，但不超过 600~800μg/24h；未经治疗的本病患者则在

1 200μg/24h 以上，可达 2 000~4 000μg/24h，在其他胆汁淤积性肝病的患者也可有类似的反应。测定 24 小时尿铜时，注意尿的收集要严防污染，否则影响结果。

**4. 肝铜** 正常人肝铜浓度为 20~45μg/g 干重，本病患者的肝铜浓度均增高，超过 100μg/g 干重，多数超过 250μg/g 干重；部分杂合子也增高，但不超过 250μg/g 干重。由于本病时肝铜分布不均匀，单一部位少量肝组织的活检有可能正常。肝铜浓度增高还见于病程较长的其他原因的肝汁淤积症患者。

**5. 放射性铜负荷试验** 本法是用同位素检查测定铜与铜蓝蛋白的结合力。口服或静脉注射同位素 $^{64}$Cu 或 $^{67}$Cu 后，测定 48 小时内总血浆放射活性。正常人在口服后 1~2 小时出现一个高峰（反映胃肠道的铜吸收功能，如静脉注射后则不出现），随后很快下降（反映肝脏铜摄取能力），以后缓慢再次升高（反映摄取到肝脏的铜与铜蓝蛋白结合后并释放入血的能力）。本病患者铜吸收功能正常，故第一个峰与正常人相同，但高峰以后的下降较慢（反映本病患者肝脏铜摄取能力下降），且无正常的再次升高（提示铜与铜蓝蛋白的结合障碍）。但杂合子检查的结果与患者可有重叠。

**【诊断】**本病可以治疗，故早期明确诊断意义重大。当患者出现以下表现时应考虑本病的可能：①原因不明的急、慢性肝病；②年龄在 7~8 岁以上，出现以锥体外系为主的神经系统症状；③Coomb 试验阴性的急性血管内溶血；④不明原因的血尿、肾小管功能不全；⑤不明原因的骨关节症状。若上述神经、血液、肾脏、骨关节等症状合并有肝损害的证据时诊断肝豆状核变性的可能性明显增加。但本病的确诊则依赖于角膜 K-F 环、铜代谢的检查及 *ATP7B* 基因检测。

K-F 环曾被认为是诊断本病最可靠的依据，但最近已有数篇报道在胆汁性肝硬化以及其他慢性肝病患者发现 K-F 环。若符合以下三项中的任何一项，且有血清铜蓝蛋白降低可确定本病的诊断：①K-F 环阳性；②24 小时尿铜 >100μg，需除外铜污染；③肝铜浓度 >250μg 干重以上。血铜蓝蛋白的减低是本病的特征之一，但要注意约 5% 的病例血清铜蓝蛋白正常。*ATP7B* 基因突变检测可帮助明确本病的诊断。

**【治疗】**治疗的目的是防止或减少铜在组织内蓄积。一方面是限制铜的摄入，减少外源性铜进入体内；另一方面是应用排铜药物以促进排除体内过量的铜，避免铜在体内继续沉积，以恢复和维持正常功能。

**1. 低铜饮食** 避免或限制富含铜的食物，如肝脏、水生贝壳类动物，坚果、巧克力、豆类、蘑菇等。使每日铜的摄入量低于 1.5mg。也要注意控制饮用水的铜摄入量，特别对于重症和难治的病例更重要。目前国内已有家用水净化器，可去除水中 95% 以上的金属离子，有条件者应尽量使用。

**2. 促进铜的排泄**

（1）青霉胺（penicillamine）：结构上属含巯基的氨基酸，是一种铜的螯合剂，可螯合体内的铜使之成为可溶性物质而随尿排出，从而促进尿铜的排泄。青霉胺初始治疗的剂量，成人为每天 1~1.5g，儿童为每天 20mg/kg，分 2~4 次服。青霉胺需空腹服用，于餐前半小时或餐后 2 小时服用。因青霉胺可能拮抗维生素 $B_6$ 的作用，故应同时补充维生素 $B_6$ 每天 25mg。有条件者应根据 24 小时尿铜定量来调整药物的剂量。在治疗的初期，应使尿铜的排泄在每天 2 000μg 以上较为理想。当临床症状稳定好转，肝功能基本恢复正常，24 小时尿铜降至 500μg 以下（规律服用青霉胺时）时，才可考虑青霉胺减量至维持量每天 0.5g~1g，若无条件进行铜代谢指标监测，应结合临床症状和 K-F 环的随访来决定何时减量。

神经系统症状恢复比较缓慢，经常在 6 个月后才开始恢复，恢复期可长达 1~2 年。值得注意的是在用青霉胺开始治疗的最初几个月，有少数患者的神经症状可能会加重，部分患者症状加重后不恢复。有人认为可能与青霉胺引起蓄积在肝内的铜的再分布有关。有人提出对此类患者应选择较低的初始剂量，并使尿铜的排泄维持在每天 1 000~2 000μg。对以慢性肝病为表现的患者，疗效的判定常较为困难。角膜 K-F 环的缩小，减淡或消失是比较可靠的指标。

青霉胺的副作用较多，发生率约为 5%~10%，在治疗的开始阶段，以过敏反应最为常见，表现为发热、皮诊、浅表淋巴结肿大，外周血小板和白细胞轻度减少等，常在服药后 5~10 天左右发生，停药后 3~5 天消失。待过敏症状消失后，再从小剂量（每天 250mg）开始，并可短期加用抗过敏药物（如小剂量的糖皮质激素、抗组胺药等），在 2~4 周内逐渐增加到治疗剂量，多数患者不再出现过敏反应。其他副作用有骨髓抑制、肾损害、皮肤和结缔组织损害、视神经炎（服用维生素 $B_6$ 可以预防和治疗）和各种自身免疫疾病，如肾病综合征、Goodpasture 综合征、狼疮样综合征、急性多发性关节炎等。在治疗期间应常规监测血常规、尿常规。

(2) 曲恩汀(trientine):曲恩汀也是一种铜螯合剂,其临床疗效与青霉胺相当且副作用较少。临床上对该药治疗积累的经验远少于青霉胺,故目前还主要用于对青霉胺不能耐受的患者。也有人将曲恩汀与锌盐合用治疗有神经系统症状者,较少出现症状的加重,曲恩汀的剂量与青霉胺相同,也可通过监测尿铜排泄来调整和监测治疗。该药的主要副作用是骨髓抑制、肾毒性、皮肤黏膜病变及缺铁性贫血。目前国内尚无此药。

**3. 减少铜的吸收**

(1) 锌盐:锌盐作用机制主要是诱导细胞内金属硫蛋白(metallothionein,MT)的合成。MT 是一类富含金属和硫的非酶蛋白,除具有金属解毒作用外,也可能在细胞修复、生长和分化等过程中具有调节作用。口服锌盐,一方面可诱导肠黏膜上皮细胞内 MT 的合成增加,由于 MT 与铜有高度的亲和力,阻止了已吸收到肠黏膜细胞内的铜进一步吸收入血,并随肠黏膜每周的自然更新脱落而最终由粪便排出,从而阻止了食物中铜的吸收。锌盐不仅阻止了食物中铜的吸收,而且也阻止了随唾液和胃肠液分泌出的内源性铜的再吸收,最终可引起铜的负平衡或零平衡。另一方面,大量吸收入体内的锌也可诱导包括肝和神经细胞在内的组织细胞内 MT 的生成增加,起到缓解铜毒性的作用。锌盐的优点是价廉、毒性低,只有少数患者有胃肠道刺激症状。缺点主要是起作用缓慢,如果单用锌盐治疗患儿可能在锌盐起效前病情加重。故锌盐一般不作为初始期的治疗方案,可作为青霉胺的替代药物,用于本病驱铜治疗后的维持治疗或症状前患者的预防治疗,临床常用的锌盐有葡萄糖酸锌(每片 35mg,含元素锌 5mg)、硫酸锌(每片 100mg,含元素锌 20mg)和醋酸锌。一般推荐剂量,成人元素锌每次 50mg,儿童为每次 25mg,一天 3~4 次口服。由于口服锌盐的吸收率较低,且易受饮食及胃液 pH 的影响,应空腹服用(餐前 1 小时或餐后 2 小时服用)。

(2) 四硫钼酸胺(ammonium tetrathiomolybdate):四硫钼酸铵的作用机制有两方面:其一,与食物同时服用,在胃肠道内与铜和食物蛋白结合形成不能吸收的复合物,从而阻止铜的吸收;其二,两餐间空腹服用吸收入血后,与血液中的铜和白蛋白形成复合物从而阻止细胞对铜的摄取,使血液中非铜蓝蛋白铜也处于无毒状态。该药的优点是不会引起体内铜再分布,故不会引起神经系统症状的加重。该药毒副作用少,少数患者出现骨髓抑制和贫血,停药后可恢复。该药较青霉胺或曲恩汀更适合于有神经系统症状的本病患者的初始治疗。推荐剂量为每天 3mg/kg,分 6 次服用(3 次餐时与食物同服,另 3 次餐间空腹服用)。目前国内尚无此药。

**4. 其他** 对有锥体外系症状的患者,在青霉胺治疗初期未消除症状时可给予对症治疗,可根据患者的情况选用左旋多巴、安坦等。肝移植作为最后的手段,适用于对药物治疗无效的晚期严重肝功能不全或暴发性肝炎患者。肝移植后患者的神经或精神症状也可能恢复。

**【预后】**对于本病的各型病例,治疗越早预后越好。早期治疗可使症状消失,维持正常健康状态。对于症状前病例进行治疗,可以预防发病,如果中途停止治疗,可有肝功能恶化。本病如不经治疗,以肝病症状开始的患儿,常死于肝功能不全;当出现神经系统症状以后仍不治疗,多在数年内恶化、死亡。肝、脑、肾症状严重的病例,治疗效果较差,部分患者可能遗留肝硬化,但这些病变均为非进行性,其危险主要为食管静脉曲张破裂出血。已出现严重神经系统症状才开始治疗者,治疗后常遗留不同程度的运动障碍。

**【遗传咨询】**因本病为常染色体隐性遗传,故同胞的患病概率为 1/4,如果同胞的兄弟姐妹中有一个被诊断为肝豆状核变性,则对其他兄弟姐妹应进行系统检查,以确定或最终除外本病。首先应详细询问既往有无肝炎、黄疸、血尿、骨关节痛、学习成绩下降、性格改变等肝豆状核变性的临床症状,应进行全面的体格检查,特别注意检查肝脾、神经系统和 K-F 环。必须做肝功、腹部 B 超以检查肝脾,有条件者可做头颅影像学检查。常规做血清铜蓝蛋白、血清铜、24 小时尿铜定量检查。

对于症状前患者,因不存在 K-F 环,诊断完全依赖于铜代谢的实验室检查。由于症状前患者与杂合子之间生化异常的区别有时不明显,故这一类患者的诊断经常会有困难。目前已能通过分子遗传学的方法,如用限制性片段长度多态性(RFLPs)或微卫星多态性 DNA 标志进行家系分析,也可针对发生突变相对较多的外显子(exon5、8、11、12、14、16)对家系成员进行 PCR 一单链构象多态性(single strand conformation polymorphism,SSCP)分析或 DNA 直接测序的方法实现对先证者的同胞兄弟姐妹的基因诊断,从而避免有创的肝活检。如果已知突变位点也可通过 DNA 分析,实现产前诊断。

## 三、Menkes 病

Menkes 病(Menkes disease,MD)又称卷毛病(Kinky

Hair disease)，由 Menkes 于 1962 年首先描述。本病是由于铜代谢障碍引起的进行性神经变性疾病，系 X 连锁隐性遗传病，患病率为 1/50 000~1/360 000。本病的临床特点包括癫痫、进行性智力损害、肌张力低下、视力损害等神经系统发育障碍，毛发异常（毛发色浅、卷曲、质脆易断裂）、低体温、动脉迂曲及骨骼畸形。

**【病因和发病机制】**本病的致病基因 *ATP7A* 定位于染色体 Xq13.3，*ATP7A* 基因全长约 140kb，含 23 个外显子，已发现该基因有 300 多种变异位点，包括错义、无义、剪接位点突变等，其中 1/3 是新发突变。该病的基因虽然与 Wilson 病的基因（*ATP7B*）很相似，两者有 56% 的同源性，但作用不同。*ATP7A* 基因编码 P 型铜转运 ATP 酶（ATP-7A），分子量为 8.5kD。已发现 *ATP7A* 基因在十二指肠、小肠上部、肾、脑、心脏、肺、肌肉、胰及胎盘细胞中均有表达，但在肝脏没有。ATP-7A 的作用是将摄入到肠黏膜细胞的铜转移到门静脉血管侧。健康人肝脏没有发现 ATP-7A，推测患儿铜代谢障碍不在肝脏。Menkes 病的主要原因是肠道吸收铜障碍，导致体内铜缺乏。本病患儿十二指肠、小肠上部及肾铜含量极高，说明患儿肠黏膜上皮细胞摄取铜功能正常。进入细胞内的铜一部分作为 MT- 铜储存，正常人大部分铜由 ATP-7A 作用将铜转移到门静脉血管侧。Menkes 病患儿由于 *ATP7A* 基因异常，导致 ATP-7A 缺乏，铜不能转移到门静脉，使体内铜缺乏。肾近曲小管将滤过的铜再吸收到肾小管内，但不能将铜转移到肾小管血管侧，而以 MT- 铜储存形式蓄积，结果尿中铜排泄量增加。铜穿过血脑屏障也需要 ATP-7A 的参与。动物实验发现，铜蓄积在血脑屏障的星形细胞中，可能是铜在血中被星形细胞摄取，由于 ATP-7A 缺乏，不能转移到神经细胞内，引起脑内铜的缺乏，引起中枢神经系统症状。本病患儿脑及肝的铜浓度与健康人相比含量极低，因铜缺乏导致肝脏 CP 合成减少，肠道外给铜后 CP 合成恢复，血中全铜蓝蛋白合成改善。

本病患儿由于体内铜缺乏，导致脑、肝及肌肉组织细胞中各种含铜酶的功能缺陷，并引起相应的临床症状。如多巴胺 -β- 氧化酶的缺陷使单胺类神经递质的代谢发生障碍，引起神经系统症状；酪氨酸酶的缺陷引起皮肤和毛发色素变浅；单胺氧化酶的缺陷使毛发扭结；线粒体的细胞色素 C 氧化酶和超氧化歧化酶的缺陷引起低体温；赖氨酰基氧化酶的缺陷影响弹力纤维和胶原纤维的交联，使动脉内膜出现毛糙和断裂；抗坏血酸氧化酶缺陷引起骨骼代谢异常等。

**【病理变化】**脑组织的主要病理变化有大脑灰质脑回变小、白质变薄，胼胝体明显缩小，小脑半球萎缩变性。镜检下见颗粒细胞明显减少，Purkinje 细胞肿胀，树突纤维变圆，轴索呈梭形肿胀。可见由于血管内膜缺损造成动脉迂曲。

**【临床表现】**因本病系 X 连锁隐性遗传病，典型的 Menkes 病为男孩发病，根据临床症状轻重不同可分为三型：①经典型 Menkes 病（classic Menkes disease）；②轻型 Menkes 病（mild Menkes disease）；③极轻型 Menkes 病，又称枕角综合征（occipital horn syndrome）。由于 *ATP7A* 基因异常影响 ATP-7A 活性的程度不同，决定了该病的临床症状可轻重不同。

1. **经典型 Menkes 病**　患儿于生后 2~3 个月发病，癫痫发作是常见症状，发作频繁，早期为局灶性阵挛发作，生后 10 个月左右转为难治的婴儿痉挛症。严重的智力发育障碍，肌张力明显低下，竖头困难，神经系统进行性恶化。特殊面容，颊部下垂或饱满，面部表情少。皮肤因色素减少而变白。特征性的表现为头发颜色浅，卷曲易断，头发量减少，主要分布在头顶，在头的两侧头发短少。眉毛短、稀疏、粗糙和拧曲。在显微镜下观察可发现毛发呈念珠状（molilethrix）或结节状脆发（trichorrhexis nodosa），即沿发干有多处折裂或变细，毛发呈分节状，并可见毛发扭曲（pili torli）。脑电图为中、重度异常，常见高峰节律紊乱。X 线片显示骨骼异常，如骨质疏松，长骨干垢端增宽，伴有骨刺形成，易骨折。颅骨早期出现缝间骨垢端变宽，成骨不全，骨膜下新生骨生成。头颅 CT 或 MRI 显示大脑和小脑萎缩，脑室扩张，可有硬膜下出血。动脉造影可见脑、四肢、内脏血管呈蛇形迂曲。有膀胱憩室及尿路扩张，可见反复尿路感染。大多数患儿有不同程度的视神经萎缩，但失明仅见于严重病例。病程发展迅速，常在发病后半年至 1 年内死亡，存活到 2~3 岁者极少。

2. **轻型 Menkes 病**　表现轻、中度智力发育落后，小脑功能障碍，头部 CT 多正常。骨骼改变较轻，动脉造影可见血管呈蛇形迂曲。多数有毛发改变，皮肤因色素减少而变白。皮肤松弛，关节过度伸展。

3. **极轻型 Menkes 病**　即枕角综合征（occipital horn syndrome），临床表现以骨骼发育不良为主。患儿主要表现为头部侧位 X 线可见枕骨外生骨疣，皮肤松弛，关节过度伸展，腹股沟疝，膀胱憩室。动脉造影可见迂曲，但比重型轻。可有轻度智力落后和自主神经症状，如晕厥、低体温、慢性腹泻。皮肤成纤维细胞内赖氨酰基氧化酶活性减低。本型多在年长儿或成年后被发现。

**【铜代谢的实验室检查】**各型 Menkes 病均表现血清铜和铜蓝蛋白减低，尿铜排泄增加。

**【诊断】**经典型 Menkes 病患儿，根据病史和毛发卷曲及色素变浅即可提示本病的诊断，血清铜和铜蓝蛋白减低支持本病的诊断。*ATP7A* 基因检测能明确本病的诊断。

**【治疗】**本病可用组氨酸铜(copper-histidine)治疗，对部分患儿可阻止神经系统病变的进展。治疗开始越早，效果越好，如能在新生儿期开始治疗效果更好。近年来有报道在胎儿期开始治疗，可最大限度减轻神经系统的病变，这是因为铜对中枢神经系统的早期发育是非常重要的。组氨酸铜的用法为皮下注射，剂量为元素铜 50~150μg/(kg·d)，治疗开始后 2~3 周血清铜和铜蓝蛋白含量恢复正常，患儿需终身治疗。

**【遗传咨询】**由于本病系 X 连锁隐性遗传病，因此，有本病家族史者再生育应做产前诊断，产前诊断可在母亲怀孕 16~20 周时，分析绒毛或羊水细胞 *ATP7A* 基因有无缺失、插入、点突变等异常。

**关键点**

1. 铜代谢异常疾病包括肝豆状核变性和 Menkes 病。肝豆状核变性为常染色体隐性遗传病，以体内铜过剩为特征，致病基因为 *ATP7B*。Menkes 病为 X 连锁隐性遗传病，以体内铜缺乏为特征，致病基因为 *ATP7A*。
2. 当患者出现以下表现时应考虑肝豆状核变性的可能：原因不明的急、慢性肝病；年龄在 7~8 岁以上，出现以锥体外系为主的神经系统症状；Coomb 试验阴性的急性血管内溶血；不明原因的血尿、肾小管功能不全；不明原因的骨关节症状。若上述神经、血液、肾脏、骨关节等症状合并有肝损害的证据时诊断肝豆状核变性的可能性明显增加，确诊依赖于角膜 K-F 环、铜代射检查和 *ATP7B* 基因突变检测。
3. Menkes 病的特点为男孩发病，婴儿早期常以癫痫发作起病，有发育落后，外貌特点有毛发卷曲及色素变浅提示本病的可能，血清铜和铜蓝蛋白减低支持本病的诊断，*ATP7A* 基因突变检查能明确本病的诊断。

（张月华）

## 参考文献


1. Shibata N, Hasegawa Y, Yamada K, et al. Diversity in the incidence and spectrum of organic acidemias, fatty acid oxidation disorders, and amino acid disorders in Asian countries: Selective screening vs. expanded newborn screening. Mol Genet Metab Rep, 2018, 16: 5-10
2. 中华医学会儿科学分会内分泌遗传代谢学组，中华预防医学会出生缺陷预防与控制专业委员会新生儿筛查学组. 高苯丙氨酸血症的诊治共识. 中华儿科杂志，2014, 52(6): 420-424
3. Vockley J, Andersson HC, Antshel KM, et al. Phenylalanine hydroxylase deficiency: diagnosis and management guideline. Genet Med, 2014, 16: 188-200
4. Kolker S, Burgard P, Sauer SW, et al. Current concepts in organic acidurias: understanding intra- and extracerebral disease manifestation. J Inherit Metab Dis, 2013, 36: 635-644
5. 中华预防医学会出生缺陷预防与控制专业委员会新生儿筛查学组，中华医学会儿科学分会临床营养学组，中华医学会儿科学分会内分泌遗传代谢学组，等. 单纯型甲基丙二酸尿症饮食治疗与营养管理专家共识. 中国实用儿科杂志，2018, 33: 481-486
6. Martinelli D, Diodato D, Ponzi E, et al. The hyperornithinemia-hyperammonemia-homocitrullinuriasyndrome. Orphanet J Rare Dis, 2015, 10(1): 29
7. Tein I. Disorders of fatty acid oxidation. Handb Clin Neurol, 2013, 113: 1675-1688
8. 中华预防医学会出生缺陷预防与控制专业委员会新生儿遗传代谢病筛查学组，中华医学会儿科分会出生缺陷预防与控制专业委员会，中国医师协会医学遗传医师分会临床生化遗传专业委员会，等. 原发性肉碱缺乏症筛查与诊治共识. 中华医学杂志，2019, 99(2): 88-92
9. Kanungo S, Wells K, Tribett T, et al. Glycogen metabolism and glycogen storage disorders.AnnTransl Med, 2018, 6(24): 474
10. Woods AG, Woods CW, Snow TM. Congenital disorders of glycosylation. Adv Neonatal Care, 2012, 12: 90-95
11. Stirnemann J, Belmatoug N, CamouF, et al. A Review of Gaucher Disease Pathophysiology, Clinical Presentation and Treatments. Int J Mol Sci, 2017, 18(2): 441
12. 中国法布里病专家协作组. 中国法布里病(Fabry 病)诊治专家共识. 中华医学杂志，2013, 93(4): 243-247
13. Poswar FO, Vairo F, Burin M, et al. Lysosomal diseases: Overview on current diagnosis and treatment. Genet Mol Biol, 2019, 42(suppl 1): 165-177
14. Baertling F, Rodenburg RJ, Schaper J, et al. A guide to diagnosis and treatment of Leigh syndrome. Journal of Neurology Neurosurgery & Psychiatry, 2014, 85(3):

257-265

15. Schapira AH. Mitochondrial diseases. Lancet, 2012, 379 (9828): 1825-1834
16. 中华医学会神经病学分会,中华医学会神经病学分会神经肌肉病学组,中华医学会神经病学分会肌电图与临床神经生理学组. 中国神经系统线粒体病的诊治指南. 中华神经科杂志, 2015(12): 1045-1051
17. Harris JC. Lesch-Nyhan syndrome and its variants: examining the behavioral and neurocognitive phenotype. Current Opinion in Psychiatry, 2017, 31(2): 1
18. Tewari N, Mathur VP, Sardana D, et al. Lesch-Nyhan syndrome: The saga of metabolic abnormalities and self-injurious behavior. Intractable & Rare Diseases Research, 2017, 6(1): 65-68
19. Leen WG, Klepper J, Verbeek MM, et al. Glucose transporter-1 deficiency syndrome: the expanding clinical and genetic spectrum of a treatable disorder. Brain, 2010, 133(Pt3): 655-670

第十一章

# 脑白质病

# 第一节 遗传性脑白质病

## 一、简介

遗传性脑白质病是指主要累及中枢神经系统(central nervous system,CNS)白质的一类异质性遗传性疾病,可导致少突胶质细胞、星形胶质细胞、小胶质细胞、白质血管等白质成分的功能及结构异常。

**【病因与分类】**2015年将遗传相关的脑白质病分为两大类:脑白质营养不良(leukodystrophy)和遗传性白质脑病(genetic leukoencephalopathy)。脑白质营养不良定义为原发于胶质细胞的脑白质遗传性疾病,包括佩-梅病、异染性脑白质营养不良、X连锁肾上腺脑白质营养不良、球形细胞脑白质营养不良、髓鞘化低下伴脑干脊髓受累及下肢痉挛的白质脑病等。遗传性白质脑病是指原发于神经元、血管或全身系统性受累的遗传性疾病,其脑白质改变为继发性,包括遗传代谢性疾病(如戊二酸尿症、枫糖尿症)、血管性疾病(如常染色体显性/隐性遗传血管病伴皮层下梗死及白质脑病、Fabry病)、线粒体能量代谢障碍(如丙酮酸羧化酶缺陷、线粒体复合物缺陷)等。但目前亦有文献将遗传相关脑白质病统称为脑白质营养不良。

随着脑白质营养不良病理生理学知识的深入,2017年提出基于病理学改变、病理遗传学机制的分类方法,将其分为六大类:髓鞘化异常(髓鞘化低下型、脱髓鞘型及髓鞘空泡型)、星形胶质细胞病、白质-轴索病、小胶质细胞病、白质-血管病。但目前还有很多脑白质营养不良无明确的病理学认识。

**【临床表现】**

1. **起病年龄** 不同类型遗传性脑白质病的起病年龄差异很大,起病年龄可从新生儿到成年期不等,即使同一家系成员起病年龄也存在差异。总体来说,髓鞘化低下型起病年龄相对较早,甚至可在新生儿期起病,而脱髓鞘型起病年龄差异较大,主要为儿童期至青少年期起病。

2. **神经系统症状及体征** 通常表现为以运动症状为主的神经系统功能恶化或倒退,也可伴认知功能受累,部分可伴视听障碍及癫痫发作。患儿可自幼发育落后,或起病前发育正常,至一定年龄阶段出现运动功能倒退,病程多为进展性,部分疾病病程中可发作性加重,部分疾病可以相对静止。神经系统异常体征主要包括头围异常、锥体束征、肌张力改变、运动障碍、共济失调、眼震、外周神经受累等表现。某些特定类型的遗传性脑白质病,更容易出现一些特定的症状和体征。例如白质消融性白质脑病和一些线粒体相关脑白质病容易在头部轻微外伤或伴发热的感染性疾病之后出现急性发作;头围增大常见于亚历山大病、伴皮层下囊肿的巨脑性白质脑病、海绵状脑白质营养不良、戊二酸尿症Ⅰ型等;头围小常见于Aicardi-Goutières综合征;癫痫多见于亚历山大病、海绵状脑白质营养不良、伴皮层下囊肿的巨脑性白质脑病;眼震多见于佩-梅病、海绵状脑白质营养不良等。

3. **神经系统以外症状体征** 除神经系统受累外,还可合并其他系统损害。如内分泌系统,肾上腺功能不全常见于X连锁肾上腺脑白质营养不良;白内障常见于Cockayne综合征、18q-综合征;色素性视网膜炎常见于过氧化物酶代谢异常;牙釉质发育不全常见于Pol Ⅲ综合征、Cockayne综合征等。

**【辅助检查】**最重要的辅助检查是头颅影像学检查。遗传性脑白质病的白质病变常为对称性、融合性改变。根据影像学特点,可大致分为髓鞘化低下型和脱髓鞘型两类,其中髓鞘化低下型MRI特点为病变白质呈$T_2$WI高信号,$T_1$WI稍低信号、等信号或稍高信号;脱髓鞘型MRI特点为病变白质$T_2$WI高信号和$T_1$WI低信号。诊断髓鞘化低下型脑白质营养不良时,需区分其为永久性髓鞘化低下还是髓鞘化发育延迟,间隔6个月需复查1次头颅MRI以比较其髓鞘化程度,至少有1次1岁以后的头颅MRI,最好能在2岁后再复查1次,以最终确定其髓鞘化程度。头颅MRI检查时要求序列完整,包含DWI序列,以判断是否弥散受限,其更多见于代谢性相关脑白质病。$T_2$FLAIR序列可以辅助判断是否存在空泡样改变或液化(如线粒体相关脑白质病、白质消融性白质脑病)。头颅CT可以帮助确定有无钙化(如Aicardi-Goutières综合征)。头颅MRS对于部分疾病的诊断有辅助作用(如白质脑病伴脑干脊髓受累及乳酸升高)。必要时可进行脊髓MRI检查,部分疾病可伴有脊髓信号异常或萎缩样改变,如白质脑病伴脑干脊髓受累及乳酸升高。

**【诊断与鉴别诊断】**遗传性脑白质病的诊断需要尽可能多的收集临床资料,包括起病年龄、家族史、神经系统症状、神经系统以外其他系统受累表现,符合遗传性脑白质病的影像学特点,结合生化、代谢等辅助检查可初步诊断,最终的确诊需依靠基因诊断。诊断步骤如下:

1. **定位** 首先应定位在白质受累,存在白质受累的常见临床表现,主要为运动功能受累,同时存在影像学检查白质受累证据。

2. **定性** 脑白质病根据病因不同，可分为遗传性和获得性。遗传性脑白质病常以神经功能障碍起病，主要是运动功能受累，以运动发育落后、停滞或者倒退为首发症状。多呈现为进行性恶化或倒退、急性发作性加重的病程，少数也可呈静止性或逐渐好转的病程，其影像学检查白质改变通常是对称性、弥漫性、融合性的白质改变。而获得性脑白质病常常存在明确诱因，以急性/亚急性神经功能障碍起病，其影像学检查白质改变常呈现为多灶性/孤立性、不对称性的病变。

3. **影像学检查** 当定位、定性怀疑为遗传性脑白质病后，需根据影像学检查特点对不同类型的遗传性脑白质病加以鉴别，进行特定的影像学检查识别程序。

4. **生化、代谢、酶学及电生理检查** 当影像学检查改变指向某一特定类型的遗传性脑白质病后，还需要行针对性的生化、代谢检查以辅助诊断。针对线粒体白质脑病完善血、脑脊液乳酸等检测；针对全身代谢障碍所致的脑白质病完善相应的血尿代谢检查；针对特定类型的遗传性脑白质病完善相应的酶学检查，如血白细胞及皮肤成纤维细胞中芳基硫酸酯酶A活性、β-半乳糖苷酶检测、肌肉线粒体呼吸链复合物酶活性检测等。针对视听障碍、肌肉或周围神经病变，可完善视听诱发电位、肌电图等电生理检查加以评估，为诊断寻找线索。

5. **其他** 系统评估遗传性脑白质病除神经系统受累外可合并其他系统受累，如内分泌激素测定（肾上腺脑白质营养不良患儿的血清皮质醇及促肾上腺皮质激素水平）等。

6. **分子遗传学诊断** 对于已经有倾向性的某种类型遗传性脑白质病可采用特定基因的Sanger测序、多重连接探针扩增技术（multiplex ligation-dependent probe amplification，MLPA）等进行基因突变分析；对于怀疑遗传性脑白质病而又无具体疾病指向的病例，可采用靶向捕获二代测序、全外显子组测序，必要时染色体核型、染色体微缺失/重复、线粒体基因测序等进行分子遗传学检查。

**【治疗与预后】**

1. **对症治疗** 目前多数脑白质营养不良尚无有效治疗手段，主要采用对症治疗，包括康复、支持、改善肌张力、抗癫痫等；不同疾病进展速度差异较大。

2. **造血干细胞移植治疗及基因治疗** 30年来遗传性脑白质病在造血干细胞移植方面进行了较多的尝试，结果显示其可用于X连锁肾上腺脑白质营养不良、异染性脑白质营养不良、球形细胞脑白质营养不良的治疗。在X连锁肾上腺脑白质营养不良中，造血干细胞移植治疗被推荐用于头颅MRI严重程度评分（Loes评分）<9分，且神经功能评分≤1分的脑型患者的治疗。在异染性脑白质营养不良中，对未出现症状或症状较轻的晚婴型异染性脑白质营养不良进行造血干细胞移植治疗，可改善疾病的进展和预后，而对于症状较重的晚婴型并无显著效果。对部分青少年型和成年型患者进行造血干细胞移植治疗可以延缓或阻止疾病进展。在球形细胞脑白质营养不良中，造血干细胞移植治疗在未出现症状的婴儿型患儿中取得了一定成功，可减轻疾病严重程度，包括改善癫痫发作和智力运动发育。在已经出现症状的患儿中疗效并不明显，青少年型、成年型球形细胞脑白质营养不良造血干细胞移植治疗的效果更好。目前自体干细胞基因治疗和慢病毒载体的基因治疗为遗传性脑白质病的另一大重要治疗策略。目前已经有针对X连锁肾上腺脑白质营养不良、异染性脑白质营养不良、球形脑白质营养不良、海绵状脑白质营养不良造血干细胞和慢病毒载体基因治疗的相关尝试，并取得了一定成果。

3. **其他** 对于遗传代谢性疾病相关的脑白质病，例如戊二酸尿症Ⅰ型、线粒体相关性脑白质病等，根据不同的代谢通路障碍，进行相关饮食治疗及药物干预。

**关键点**

1. 是一组以大脑脑白质受累为主的异质性遗传性疾病。
2. 通常运动症状是此类疾病的核心症状。
3. 不同疾病具有各自影像学检查及病程特点。
4. 总体而言预后不良。

## 二、X连锁肾上腺脑白质营养不良（见其他相关章节）

## 三、异染性脑白质营养不良

异染性脑白质营养不良（metachromatic leukodystrophy，MLD）是一种罕见的常染色体隐性遗传的脑白质病，1933年Greenfield JG首次报道本病，因此MLD又称为Greenfield病，其发病率约为1/40 000~1/100 000活产婴儿，由芳基硫酸酯酶A（arylsulfatase A，ARSA）缺陷所致，临床表现为进行性神经功能倒退。

【病因与发病机制】MLD属于溶酶体病，致病基因*ARSA*位于22q13.3，包含8个外显子，7个内含子，长达3.2Kbp，编码分子量为53kD的多肽。*ARSA*突变使ARSA合成速度、稳定性降低，进而使其催化活性减弱；ARSA的激活还依赖于一种激活蛋白Saposin B，*SAP-B*突变导致其结构改变，使其稳定性降低、功能丧失。ARSA是分解脑硫脂（sulfatide）的关键酶，两者缺陷均可导致溶酶体内脑硫脂水解障碍，使其在脑白质、周围神经及其他内脏组织内沉积。脑硫脂引起脱髓鞘的机制尚不清楚，其在少突胶质细胞和施万细胞内的堆积可能抑制髓鞘的形成，促进脱髓鞘，其他机制尚有髓鞘不稳定学说、神经鞘氨醇中毒学说等。

【病理】MLD可累及脑白质、周围神经、肾脏集合管、肝管、胆囊、视网膜节细胞、小脑、脑干及基底节区神经组织，以脑白质和肾脏集合管受累最重。大脑外观可有轻度萎缩，脑白质呈灰暗色，与灰质分界尚清，其余脏器肉眼无异常。光镜下脑白质和周围神经有脱髓鞘现象，并见大量吞噬细胞；石蜡切片可见过碘酸-席夫染色阳性物质；冰冻切片用碱性染料甲苯胺蓝染色时，可见棕红色的异染物质，此物质为脑硫脂，MLD即由此得名。电镜下异染物质主要沉积在少突胶质细胞、星形细胞、施万细胞及肾脏集合管内皮细胞，呈人字形或蜂窝状板层结构。

【临床表现】MLD的临床表现及疾病进展速度存在个体差异，但几乎所有的患者最终均会出现运动或认知功能倒退。MLD根据发病年龄可分为三型：晚婴型（late-infantile onset）、青少年型（juvenile onset）及成人型（adult onset）。其中晚婴型最常见，占50%~60%，其次为青少年型，占20%~30%，成人型最少见，占15%~20%。

1. **晚婴型MLD** 发病年龄多数为1~2岁，患儿一般有一段时间的正常发育，继而出现运动及认知方面的倒退，例如走路和语言等倒退。此类患儿最典型的临床表现包括动作笨拙、经常摔倒、脚尖走路和口齿不清。疾病初期患者出现肌张力减低，继而不能站立、口齿不清及智力倒退，四肢出现肌张力增高及疼痛。晚婴型MLD患者的寿命多数为出现症状后的3.5年左右。而随着护理技术的提高，患者的寿命有所延长，部分寿命可超过10岁。

2. **青少年型MLD** 发病年龄为4~14岁。患者最初常因学习成绩下降和行为问题而引起家长的注意。发病早的青少年型MLD患者和发病晚的青少年型MLD患者的临床表现不同。前者多数以神经肌肉疾病起病，而后者多以行为问题起病。最终，患者可出现笨拙、步态异常、口齿不清和行为怪癖。在此病的任何时期都可能出现癫痫。青少年型MLD患者多数可生存10~20年或更长时间。

3. **成人型MLD** 起病年龄为14岁以上，少数患者直至40岁或50岁才发病。其临床症状存在较大差异。成人型MLD患者最初表现为性格改变，因酗酒、吸毒或情绪不稳常被诊断为精神分裂症或抑郁症。患者可出现困惑、情感异常，甚至幻听。也有部分成人型MLD患者最初以神经系统症状（例如强直痉挛）起病，而被诊断为多发性硬化或神经退行性疾病。癫痫也是其常见的临床表现。成人型MLD患者的病程变异较大。随着疾病的进展，患者出现肌张力异常性运动，痉挛性四肢瘫痪或去皮质体位，进而出现严重的挛缩和癫痫发作。最终，患者丧失语言能力。在此病的终末期，患者可出现失明、卧床不起，以及对外界无反应。肺炎或其他感染常是此型患者的死因。成人型MLD患者在最初明确诊断后多数可生存20年以上。

【辅助检查】

1. **ARSA酶活性检测** 是最为简易快速的检测手段，可采取外周血白细胞、或培养的皮肤成纤维细胞等进行ARSA活性测定，在典型患者酶活性低于正常对照10%。ARSA酶假性缺乏指表型正常而白细胞中ARSA酶活性水平降低，为正常对照的5%~20%。仅靠生化检测很难区分ARSA酶真性缺乏和假性缺乏。

2. **24小时尿中脑硫酯含量测定** 脑硫酯聚集于MLD患者的肾脏上皮细胞中，其脱落进入尿液中，采用薄层色谱法、高效液相色谱法或质谱分析技术测定，患者24小时尿中脑硫酯含量为正常对照的10~100倍。

3. **神经或脑组织活检测定** 异染性的脂质沉积患者神经系统组织中检测到异染性的脂质沉积可诊断MLD。

4. **基因检测** 是诊断的金指标，可提取外周血DNA进行ARSA基因检测。

5. **影像学检查** MLD患者头颅MRI具有诊断性意义，头颅MRI显示脑白质营养不良，多数呈自前至后逐渐加重，双侧侧脑室周围的白质呈对称性病变，$T_1$WI呈稍低信号，$T_2$WI呈高信号。早期不累及皮质下白质。病程早期异常信号出现在侧脑室前后角处，以后病变进一步扩大，融合成片，向半卵圆中心发展，最后累及皮质下白质及小脑白质。另外，半卵圆中心的病变$T_2$WI呈不均匀高信号，高信号区内有散在片状或点状低信号区，称“豹纹征”。胼胝体受累是另一个重要征象。MLD 也可早期累及胼胝体，胼胝体膝部和压部同时受累。

6. **其他** 多数患者的运动神经和感觉神经传导速度降低，部分患者脑电图可有慢波及癫痫波出现。部分患者胆囊超声见胆囊壁弥漫性增厚，乳头样强回声向管腔内生长，可致管腔闭合。

**【诊断与鉴别诊断】**MLD 诊断需结合临床表现、实验室检查与家族史综合判断，确诊需依靠酶学检查和基因检测。MLD 诊断流程与标准如下：

对于存在 MLD 临床症状的患者进行头颅 MRI 检查，符合 MLD 影像学检查表现者，测定患者白细胞中 ARSA 酶活性，提示 ARSA 酶缺乏者，仍需满足以下几项中的 1 项或多项者，可明确诊断 MLD：①*ARSA* 基因检测存在致病性变异；②24 小时尿中脑硫酯含量为正常对照的 10~100 倍；③神经或脑组织活检，检测到异染性的脂质沉积可诊断 MLD。

MLD 需与以下疾病相鉴别：

1. **ARSA 酶假性缺乏** 因 ARSA-PD 等位基因突变位点较多，许多具有 ARSA 假性缺乏的其他疾病患者的 ARSA 酶活性缺乏。当具有精神方面症状及神经系统倒退的患者存在 ARSA 酶缺乏时，ARSA 酶缺乏常被认为是其病因。然而，精神分裂症、抑郁症、吸毒、多发性硬化，以及各种类型的痴呆在人群中普遍存在，且其可能并不是 ARSA 酶活性降低的临床表现。因此，应对 MLD 和 ARSA 酶假性缺乏进行鉴别。具体鉴别方法包括：①*ARSA* 基因检测；②24 小时尿中脑硫酯含量测定，为正常对照的 10~100 倍；③神经或脑组织活检，检测到异染性的脂质沉积可诊断 MLD。

2. **多种硫酸酯酶缺乏症** 多种硫酸酯酶缺乏症起病年龄多数为 1~4 岁，由于胱氨酸转化成甲酰甘氨酸受阻，导致多种硫酸酯酶缺乏，包括 ARSA、ARSB、ARSC 及艾杜糖硫酸酯酶等。其临床表现变异大，多数患者同时存在 MLD 及黏多糖贮积症（mucopolysaccharidosis，MPS）的表现。病情较重者类似晚婴型 MLD，有些在婴儿及儿童早期则表现类似 MPS 的面容及骨骼改变，而在儿童晚期则有似 MLD 的症状，最终疾病病程类似 MLD 脱髓鞘的临床表现。ARSC 缺乏者皮肤常有鱼鳞病表现。

3. **SAP-B 缺乏** 糖酯结合蛋白 SAP-B，是硫酸脑苷脂溶解所需的蛋白，其缺乏可引起 MLD 类似症状。其发病年龄存在变异，很少患者具有典型的临床表现。若患者存在 MLD 样症状，典型白质脑病的 MRI 表现，ARSA 酶活性正常，尿中脑硫酯含量增多，则提示可能存在 SAP-B 缺乏。此病的诊断主要包括培养细胞降解硫酸脑苷脂受到抑制，免疫化学评估 SAP-B 含量或编码 SAP-B 的基因序列分析。

4. **其他** 白质脑病和溶酶体贮积病 MLD 较难与其他进行性神经系统退化性疾病进行鉴别。若在婴儿晚期出现发育落后，同时存在智力运动发育倒退，应尽早进行头颅 MRI 评估。这些疾病主要包括 Krabbe 病、X 连锁肾上腺脑白质营养不良、佩 - 梅病、亚历山大病、岩藻糖苷贮积症、Canavan 病和神经节苷脂贮积病（例如氨基己糖苷酶缺乏）。尽管黏多糖贮积症与 MLD 存在类似的临床表现，但 MLD 患者没有黏多糖贮积症的典型临床特征，包括矮身高、多发性成骨异常、面部粗糙、角膜混浊、肝脾大、肺淤血和心脏病等。

**【治疗与预后】**

1. **对症治疗** 针对患者的症状进行对症处理，若有癫痫发作可用抗癫痫药，若出现痉挛可用肌肉松弛剂，若出现感染则进行抗感染治疗。

2. **造血干细胞移植** 是目前唯一可能治疗或改善 MLD 中枢神经系统症状的治疗方法，治疗前需进行详细咨询及寻找合适的配型者。即使造血干细胞移植成功，在移植的细胞进入中枢神经系统前患者的病情仍可不断进展。最好的状况是在患者临床症状出现前，移植的细胞就已进入中枢神经系统。由于其存在一定的风险且长期疗效不明确，目前仍存在争议。

3. **酶替代治疗** 早期曾有人采用，但后来认识到酶很难通过血脑屏障，治疗效果不明显，因此，目前酶替代治疗被认为不合理，很少在临床上应用。

4. **基因治疗** 目前尚处于动物实验阶段。通过不同载体将野生型基因输注到动物脑内，使其持续稳定的表达，有些实验已取得较大的成功，虽然此方法存在技术和伦理问题，但前景广阔，将是未来 MLD 的有效治疗方法。

**关键点**

1. 男女均可发病。
2. 进行性智力运动倒退为其突出的临床特点。
3. 头颅 MRI 显示双侧侧脑室周围白质呈对称性病变，$T_1WI$ 像呈稍低信号，$T_2WI$ 像呈高信号。
4. ARSA 酶活性分析与基因突变分析为诊断的关键。

## 四、Canavan 病

Canavan 病（Canavan disease，CD）又叫海绵

状脑白质营养不良，是由天冬氨酸酰基转移酶（aspartoacylase，ASPA）缺陷所导致的罕见常染色体隐性遗传的神经系统退行性白质脑病。1931 年由 Myrtelle Canavan 最先报道。

**【病因与发病机制】**Canavan 病属于溶酶体病，是由于溶酶体中 ASPA 缺陷所致。*ASPA* 位于 17p13，包含 6 个外显子，编码含 313 个氨基酸的 ASPA 蛋白，*ASPA* 突变使 ASPA 活性下降或失活，将 N- 乙酰天冬氨酸（N-acetyl-aspartate，NAA）水解为乙酸和天冬氨酸障碍，进而具有神经毒性的 NAA 在脑内聚集，最终导致中枢神经系统功能障碍。

**【病理】**病变主要位于脑皮质深层与白质浅层，包括弓状纤维，呈海绵状退行性变。病理检查可见有严重脑水肿，体积增大，变软，脑皮层原浆性星形细胞高度水肿，并有空泡形成，脑白质、基底节和小脑多发性小囊腔，晚期有严重的脱髓鞘及胶质增生。

**【临床表现】**主要临床表现为生后 3~6 个月出现发育迟缓、大头和肌张力低下，尿代谢筛查 NAA 增高，头颅 MRI 显示弥漫性大脑白质异常信号，头颅磁共振波谱（MRS）显示 NAA 峰增高。

1. **先天型** 也称新生儿型，少见，出生不久即有肌张力低，吸吮和吞咽困难，多于数周内死亡。

2. **婴儿型** 最常见，一般生后 3~6 个月出现发育迟缓，以肌张力低下、不能竖头与巨颅为主要临床表现。6 个月后，发育迟缓现象更显著，以运动发育落后为主，6~18 个月患儿常常出现视神经萎缩，肌张力减低愈发严重，最终演变为痉挛性去大脑强直状态。可表现为睡眠障碍、癫痫发作。终末期出现假性球麻痹、喂养困难和胃食管反流，需要鼻饲。大多数患儿在青春期之前死亡。

3. **少年型（轻型）** 5 岁以后起病，早期发育正常或以语言、运动轻度发育落后为主要临床表现，头围可正常，患者可存活至 20 岁。

**【辅助检查】**

1. **ASPA 酶活性检测** 是最为简易快速的检测手段，可采取外周血白细胞或培养的皮肤成纤维细胞等，进行 ASPA 活性测定，典型患者酶活性低于正常对照 10%。

2. **气相色谱 - 质谱法** 检测尿 NAA 新生儿型和婴儿型患者尿液中 NAA 是正常人的 200 倍，青少年型仅增高数倍（4~6 倍）。

3. **基因检测** 是诊断的金指标，可提取外周血 DNA 进行 *ASPA* 基因检测。

4. **影像学检查** MLD 患者头颅 MRI 呈脑白质营养不良表现，显示弥漫性大脑皮层下及中央区白质变性，可累及小脑、脑干和丘脑，不累及壳核。青少年型影像学检查表现不典型。

**【诊断与鉴别诊断】**Canavan 病诊断需结合临床表现、实验室检查与家族史综合判断，确诊需依靠酶学检查和基因检测。Canavan 病诊断标准：典型临床特征；头颅 MRI 呈弥漫性大脑皮层下及中央区白质病变，可累及小脑、脑干和基底节。青少年型影像学检查表现不典型；新生儿型和婴儿型患者尿液中 NAA 浓度为正常人的 200 倍，青少年型仅数倍（4~6 倍）升高；*ASPA* 致病性变异。

本病需与其他伴有大头表现的脑白质病相鉴别，伴皮层下囊肿的巨脑性白质脑病（megalencephalic leukoencephalopathy with subcortical cysts，MLC）与亚历山大病（Alexander disease，AxD）患儿通常也有头围大的表现，但是 Canavan 病典型头颅 MRI 表现为丘脑和苍白球受累明显，与 MLC 的大脑白质广泛异常及肿胀的特点不同，而且 MLC 的丘脑和苍白球并不受累，Canavan 病也可有白质的囊性变，但通常不出现像 MLC 一样的皮层下囊肿，婴儿型 Canavan 病的确诊还可以通过尿中 NAA（N-acetylaspartic acid）升高来确定；亚历山大病除了头围大的特点外也可伴有脑白质囊性变，但是亚历山大病的脑白质病变以前头部更重，而且囊肿也经常出现在额叶深部白质。另外白质消融性白质脑病（leukoencephalopathy with vanishing white matter，VWM）及某些线粒体脑病可伴有脑白质囊性变，根据临床特点可予以鉴别。对难以鉴别的病例，相关致病基因突变检测为最终确诊手段。

**【治疗与预后】**尚无有效治疗方法，预后与酶缺陷程度有关。柠檬酸锂和三醋酸甘油酯在小鼠模型和患者中已开展对照实验；基因治疗、酶补充治疗、干细胞治疗也已在基因敲除小鼠中开展；基因治疗也已在个别患者中开展，尚未应用于大规模临床治疗。

1. **支持治疗** 保证水和营养摄入，预防呼吸道疾病，积极治疗感染。吞咽困难和胃食管反流患者鼻饲或下胃管。

2. **康复治疗** 早期干预，减缓肌肉挛缩，可进行肉毒杆菌注射缓解挛缩。青少年型患者提供语言、沟通等特殊教育。

3. **对症治疗** 治疗癫痫发作，降低颅内压，缓解肌肉痉挛。

预后不良，新生儿型和婴儿型多于青春期前死亡，青少年型可存活至 20 岁。

**关键点**

1. 男女均可发病。
2. 生后 3~6 个月出现发育迟缓、大头和肌张力低下，尿代谢筛查 NAA 增高，MRI 显示弥漫性大脑白质异常信号，MRS 显示 NAA 峰增高。
3. ASPA 酶活性分析与基因突变分析为诊断的关键。

## 五、球形细胞脑白质营养不良

球形细胞脑白质营养不良（globoid cell leukodystrophy，GLD）于 1916 年由丹麦神经学家 Krabbe 首次描述，故也称为 Krabbe 病，是由溶酶体内半乳糖脑苷酯酶（galactocerebrosidase，GALC）缺陷引起的常染色体隐性遗传性白质脑病。美国患病率约为 1/100 000。

**【病因与发病机制】** GLD 属于溶酶体病，是由于溶酶体中 GLAC 缺陷所致。*GALC* 基因位于 14q31，包含 17 个外显子，编码 GLAC。*GALC* 基因突变可使 GLAC 活性下降或失活，使得半乳糖脑苷酯在脑内聚集，半乳糖脑苷脂是髓鞘的重要成分，由于酶的缺乏而髓鞘不能代谢更新，因而神经系统出现广泛的脱髓鞘，脑白质出现大量含有沉积物的球形细胞，最终导致中枢神经系统功能障碍。

**【病理】** 病变主要在脑白质，可见异常贮积的多核巨噬细胞，称为球形细胞。

**【临床表现】** 根据发病年龄，GLD 可分为 4 型：婴儿型（0~6 个月起病）、晚发婴儿型（6 个月 ~3 岁起病）、少年型（3~8 岁起病）与成年型（8 岁以后起病）。婴儿型是最常见的类型，占总 GLD 患者的 85%~95%，患儿病程一般分为 3 个阶段：阶段Ⅰ表现为烦躁易激惹、不明原因哭闹、肌张力增高、反复发热和发育迟缓；阶段Ⅱ发病后 2~4 月时出现角弓反张、腱反射亢进、阵发性抽搐发作、视力减退、视神经萎缩和脑脊液蛋白增高；阶段Ⅲ为耗竭期，患儿逐渐进入植物人状态，失明、对周围失去反应，并多在 2 岁前死亡。后三型（晚发婴儿型、少年型、成年型）统称为晚发型，仅占全部 GLD 患者的 10%。晚发型症状较轻，进展较慢，发病前可表现正常，起病症状可为肌无力、视力下降、智力倒退等，症状逐渐加重。

**【辅助检查】**

1. **GLAC 酶活性检测**　是最为简易快速的检测手段，可采取外周血白细胞或培养的皮肤成纤维细胞等进行 GLAC 活性测定，典型患者酶活性低于正常对照 0~5%。需注意 GALC 酶活性降低在正常人群中也存在，部分基因多态可导致 GALC 酶活性降低 10%。

2. **基因检测**　是诊断的金指标，可提取外周血 DNA 进行 *GLAC* 检测。

3. **影像学检查**　是诊断 GLD 的重要辅助检查。最常见的头颅 MRI 特点为锥体束受累，在 $T_2$ 和 FLAIR 呈高信号。脑白质受累明显，脑室周围和半卵圆中心区白质及深部灰质核团异常信号，晚期皮质下 U 型纤维可受累，并出现进行性、弥漫性、对称性脑萎缩（图 11-1）。头颅 CT 可见对称性的双侧丘脑、小脑、内囊后肢和脑干的高信号，严重时可累及半卵圆中心，随疾病进展逐渐加重。

4. **电生理检查**　脑电图发病初期可正常，随着病程进展逐渐变为异常，背景活动变慢、杂乱无章；肌电图可见运动神经传导速度降低，部分成年型 GLD 神经传导速度可正常。婴儿型 GLD 患儿的视觉诱发电位、听觉诱发电位、神经传导速度、脑电图均会出现异常。

**【诊断与鉴别诊断】** GLD 诊断需结合临床表现、实验室检查与家族史综合判断，确诊需依靠酶学检查和基因检测。GLD 诊断标准：典型的临床表现；典型头颅影像学检查改变；GALC 酶活性缺陷；常染色体隐性遗传：*GALC* 突变。

本病需与其他溶酶体酶缺陷导致的脑白质病鉴别，详见相关章节。

**【治疗与预后】** 目前尚没有针对 GLD 的确切有效的疗法，主要为对症支持治疗，部分症状前患者进行造血干细胞移植治疗。

1. **对症支持治疗**　对于阶段Ⅱ、阶段Ⅲ的婴儿型 Krabbe 患者，仅能给予对症支持治疗，缓解激惹、痉挛状态。

2. **造血干细胞移植（HSCT）**　对于症状前的婴儿及症状较轻的年长患者可进行 HSCT 治疗，文献报道 HSCT 治疗可提高、保留患者的认知功能，但仍会出现外周神经系统的进行性倒退。

3. **其他**　正在研究中的治疗方法包括基因治疗、酶替代疗法、神经干细胞移植、减少底物疗法及化学伴侣疗法等，尚处于动物试验阶段。

婴儿型 GLD 预后不良，平均死亡年龄为 13 个月。晚发婴儿型多数在发病 2 年后死亡。少年型和成年型病程进展差异较大，预后相对较好。

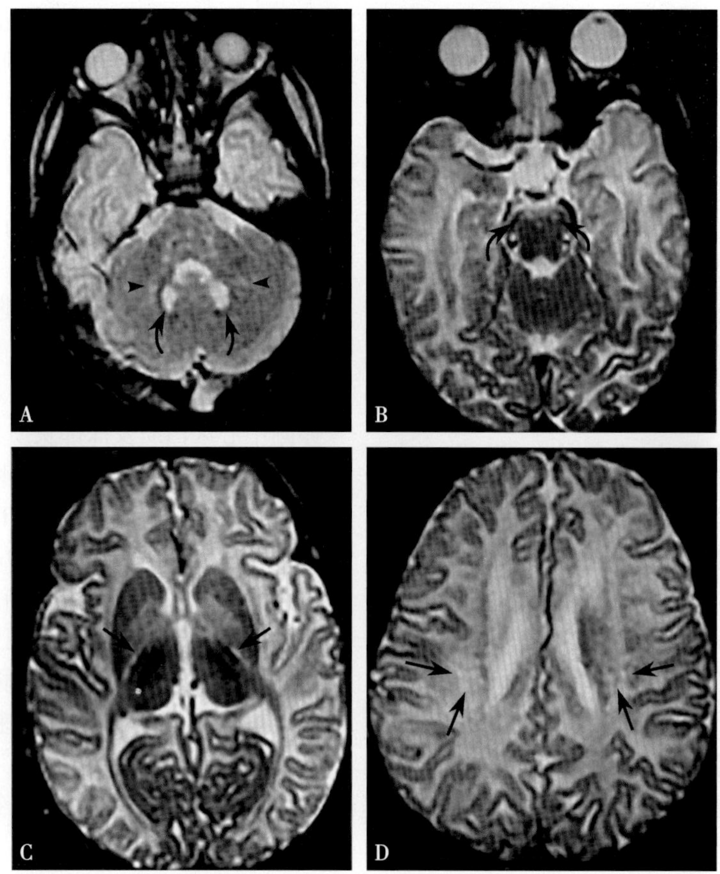

图 11-1 晚婴型 GLD 患儿 4 月龄头颅 MRI（$T_2$WI）
A. 小脑齿状核（弯箭头所示）、小脑白质（箭头所示）异常高信；B. 脑干锥体束异常高信号（箭头所示）；C. 内囊后肢内的锥体束异常信号（箭头所示）；D. 放射冠内锥体束异常信号（箭头所示）

**关键点**

1. 男女均可发病。
2. 临床表现为进行性智力运动倒退。
3. MRI 特点为锥体束受累，在 $T_2$ 和 FLAIR 呈高信号。脑白质受累明显，脑室周围和半卵圆中心区白质及深部灰质核团异常信号，晚期皮质下 U 形纤维可受累，并出现进行性、弥漫性、对称性脑萎缩。
4. GLAC 酶活性分析与基因突变分析为诊断的关键。

## 六、伴皮层下囊肿的巨脑性白质脑病

伴皮层下囊肿的巨脑性白质脑病（megalencephalic leukoencephalopathy with subcortical cysts，MLC）是一种由于 *MLC1* 或胶质细胞黏附分子基因（Glial cell adhesion molecular，GlialCAM）突变所导致的常染色体隐性（autosomal recessive，AR）和显性（autosomal dominant，AD）白质脑病，临床上以婴儿期起病的巨颅、运动发育迟缓、大脑白质肿胀伴异常信号及皮层下囊肿为特点。根据患儿的临床表现及病情转归，MLC 可分为经典型（classic phenotype）和改善型（improving phenotype）。

**【病因与发病机制】** MLC 确切的致病机制尚不清楚。目前认为 MLC 的发生与 *MLC1/GlialCAM* 突变后胶质细胞功能障碍引起脑组织水与离子稳态失衡相关，导致中枢神经系统功能障碍。*MLC1* 位于 22q13.33，长约 24kbp，含有 12 个外显子，cDNA 长 1 134bp。起始密码子位于第二个外显子。主要在脑组织中表达，在外周白细胞和脾脏中也有表达。*GlialCAM* 位于 11q24，含有 7 个外显子，cDNA 长 1 125bp。起始密码子位于第一个外显子。高表达于脑组织中，在肝脏中也有表达。约 75% 的患儿为 *MLC1* 基因突变所致，约 20% 的患者为 *GlialCAM* 基因突变所致。剩余约 5% 的患者目前尚不能基因确诊,不排除存在其他导致 MLC 发生的致病基因。

**【病理】**主要病理改变为白质肿胀以及髓鞘内大量大小不等的液泡(vacuole),液泡的膜具有髓鞘的特性,星形胶质细胞肿胀伴或不伴星形胶质细胞内液泡形成,星形胶质细胞增生,皮层不受累,脑水含量增加。

**【临床表现】**经典型和改善型 MLC 患儿均在胎儿期、出生时或生后 1 年内起病,起病症状常为头围增大和运动发育落后,部分患儿为癫痫发作。经典型患儿和改善型患儿早期都具有典型的头颅 MRI 表现,即双侧大脑白质弥漫性肿胀伴异常信号,颞叶、额-顶叶出现皮层下囊肿。改善型和经典型在 1 岁以内相似,需要遗传学辅助检查以及长时间的随访来区分。

经典型 MLC 临床特征:

1. **巨颅** 胎儿期出现双顶径增大或婴儿期出现巨颅,1 岁以内头围增长快速,1 岁以后头围增长速度与正常人一致,但头围值始终大于同年龄同性别婴幼儿头围值第 98 百分位。

2. **运动发育正常或迟缓** 早期发育正常或者轻度落后,大多数患儿可获得独立行走能力。

3. **运动倒退** 运动功能缓慢进行性倒退,儿童早期后开始出现小脑性共济失调和轻度痉挛,大多数患儿在十几岁丧失独立行走能力。

4. **智力发育正常或轻度异常** 患儿早期智力发育大多数正常,随着患儿年龄增大,智力落后开始明显。国外极少数患儿可完成大学学业,并在毕业后可正常参加工作。

5. **智力倒退** 智力倒退出现比运动倒退晚,并且较运动倒退轻。

6. **癫痫发作** 大多数患儿在病程早期出现癫痫发作,但易被抗癫痫药物控制,部分患者可出现癫痫持续状态。

7. **发作性加重** 轻微的头部外伤、发热等诱发发作性加重,表现为抽搐、长时间意识丧失和急性运动功能倒退,大多数患儿可以缓慢恢复。

8. **锥体外系异常运动** 部分患儿在疾病晚期出现锥体外系异常运动,包括肌张力障碍、手足徐动和抽动。

9. **精神行为异常** 部分患儿可伴有精神、情绪或行为异常。

10. **其他症状** 患儿语言能力缓慢倒退,出现构音障碍,部分患儿可出现吞咽困难。

11. **头颅 MRI** 特异性表现大脑白质弥漫性肿胀伴异常信号,中央白质结构如胼胝体、内囊和脑干一般不受累或者轻度局部受累;小脑白质轻度信号异常,无肿胀;前颞叶、额顶叶出现皮层下囊肿;随着病程进展,白质肿胀消失,开始出现大脑萎缩,皮层下囊肿数量和体积增加;始终不出现对比增强。

改善型临床特征:少数患者在 1 岁以后头围正常;所有患者均能获得独立行走的能力,1 岁以后,患者的运动功能开始改善,部分患者遗留运动笨拙及肌张力减低;患者智力水平一般稳定,部分可伴有孤独症样改变;不出现运动或智力的倒退。改善型患者 MRI 在 1 岁内与经典型相似,但囊肿一般只局限于颞叶,并且小脑一般不受累,随着年龄的增大,患者的 MRI 开始改善,部分患者遗留轻度额颞叶皮层下白质异常信号或前颞叶皮层下囊肿,部分患儿完全恢复至正常。

**【辅助检查】**

1. **生化检查** MLC 患者生化等检查无特异性改变。

2. **基因检测** 是诊断的金指标,可提取外周血 DNA 进行 *MLC1/GlialCAM* 检测。

3. **影像学检查** 是诊断 MLC 的重要辅助检查。最常见的头颅 MRI 特点为大脑白质弥漫性肿胀伴异常信号,中央白质结构如胼胝体、内囊和脑干一般不受累或者轻度局部受累;小脑白质轻度信号异常,无肿胀;前颞叶、额顶叶出现皮层下囊肿;随着病程进展,白质肿胀消失,开始出现大脑萎缩,皮层下囊肿数量和体积增加;始终不出现对比增强。

**【诊断与鉴别诊断】**MLC 目前尚无统一的诊断标准,其诊断需结合临床表现、实验室检查尤其是头颅 MRI、家族史综合判断,确诊需依靠基因检测。

MLC 是以巨颅、发育迟缓及白质异常信号伴皮层下囊肿为特点的婴儿期起病的白质脑病,需与其他具有类似特点的疾病相鉴别,最常见并且与 MLC 临床症状最像的有 Canavan 病(Canavan disease)和亚历山大病(Alexander disease,AxD)。三者都是婴儿期起病的遗传性白质脑病,并且具有巨颅、头颅 CT 和 MRI 表现为白质肿胀及异常信号、囊肿形成的特点,因此,常需与上述 2 种疾病鉴别。

1. **Canavan 病** 是由 *ASPA* 基因突变所致,患者表现为巨颅、肌张力减低,与 MLC 相比,患者严重智力障碍、视力受损,起病越早,病情进展越迅速,平均在生后 18 月龄死亡。头颅影像学检查改变也与 MLC 不同,为脱髓鞘改变,并且苍白球及丘脑异常,MRS 有 NAA 升高。患者尿液、血浆及脑脊液中 NAA 升高,天冬氨酸酰基转移酶(aspartoacylase)缺乏。

2. AxD 是由 *GFAP* 基因突变导致的遗传性白质脑病，分为婴儿型、少年型及成人型，MLC 主要与其婴儿型相鉴别。AxD 早期出现巨颅，但是与 MLC 相比患者在疾病早期便出现不易被 AEDs 所控制的癫痫，运动发育迟缓及痉挛更为严重，随着病情进展，出现球麻痹。病情进展迅速，大多数在起病后 10 年死亡，病程中也有发作性加重现象。因此，AxD 的临床表现比 MLC 更重。AxD 患者的头颅 MRI 也与 MLC 不一样，虽然也有广泛中央区及皮层下白质受累，但是主要以前头部额叶受累为主，伴有基底节、丘脑异常，可有囊肿出现，但囊肿出现的位置不固定，可被强化。

3. **其他** 部分 GM1 和 GM2 神经节苷脂沉积症晚婴型及 L-2- 羟基戊二酸尿症患者也可有巨颅、弥漫性白质异常信号等表现，可通过酶学检查以及代谢筛查等鉴别。

**【治疗与预后】**MLC 目前尚无有效的治疗方法，以对症处理为主，行抗癫痫治疗和康复训练。由于患儿在头部外伤后可出现暂时性倒退，因此还应做好 MLC 患儿的陪护，尽量避免头颅损伤。在疾病晚期，当患者丧失独立行走能力时，可通过肌肉按摩等方法来避免肌肉萎缩。当患儿出现吞咽困难时，可给予胃管进行营养支持。

患者运动发育情况及运动倒退年龄有一定的差异，极少数患者始终不能独走，部分患者在十几岁、二十几岁甚至四十几岁还保留独走的能力。在日本有较多病情进展缓慢的成年 MLC 患者报道。MLC 患者寿命不等，一般认为 MLC 本身不影响患者的寿命，目前报道最大年纪的患者为 57 岁，也有部分患者在 10 岁以内因为并发症去世。

**关键点**

1. 男女均可发病。
2. 巨颅、运动发育迟缓为突出的临床特点。
3. 头颅 MRI 显示大脑白质弥漫性肿胀伴异常信号，前颞叶、额顶叶出现皮层下囊肿。
4. *MLC1* 与 *GlialCAM* 突变分析为诊断的关键。

## 七、髓鞘形成低下性脑白质营养不良

髓鞘形成低下性脑白质营养不良（hypomyelinating leukodystrophy，HLD）是因中枢神经系统髓鞘化形成缺陷导致的以脑白质发育不良为主要表现的一类遗传性疾病，于 2009 年由 Schiffmann 及 van der Knaap 首先报道。头颅 MRI 表现为脑白质 $T_2$WI 高信号及 $T_1$WI 等信号或稍高信号。可由基因突变或染色体异常导致。该类疾病较为罕见，患病率为 0.78/100 000，发病率为 1.40/100 000 活产婴儿。目前已报道的 HLD 超过 20 种（表 11-1），OMIM 数据库以 HLD 命名的有 19 种，其中佩 - 梅病（Pelizaeus-Merzbacher disease，PMD）最为常见。

**【临床特点】**HLD 多在婴幼儿期起病，临床表现主要包括：①发育落后：其中运动发育更为明显，但部分患儿初期发育落后可较轻或正常，随病程进展可出现倒退，已获得的发育里程碑消失，最终患儿失去站立、行走能力；②眼震：多为双眼水平眼震，在出生时或生后 1 年内出现；③神经系统异常：可不同程度出现锥体系、锥体外系、小脑受损、癫痫、脑干受损表现；④部分 HLD 可表现其他系统异常，如 Pol-Ⅲ相关的脑白质病可有牙齿发育不良，HLD5 可有白内障，部分 HLD 患儿可能出现体格发育落后，如小头等。

脑白质髓鞘化低下是 HLD 的特征性表现，头颅 MRI 显示脑白质弥漫性 $T_2$WI 高信号，$T_1$WI 呈等信号或稍高信号。此外，还可有基底节、小脑或胼胝体萎缩或消失，脑干锥体束 $T_2$WI 高信号等，皮质不受累或受累较轻。晚期可出现脑萎缩。

**【遗传学特点】**HLD 可呈 X 连锁隐性、常染色体隐性及常染色体显性遗传，已报道的致病基因超过 20 种，其中以位于 X 染色体的 *PLP1* 最为常见（62%）。此外，18 号染色体长臂末端缺失亦可导致 HLD。

**【诊断与鉴别诊断】**根据临床表现、影像学特点和基因检测进行诊断。典型的临床表现包括发育落后，神经系统异常，伴有眼震、肌张力低下、共济失调、痉挛性截瘫等。头颅 MRI 有髓鞘化落后的表现，大于 1 岁时，或间隔 6 个月以上无改善的脑白质 $T_2$WI 高信号及 $T_1$WI 等信号或稍高信号。

鉴别诊断需排除髓鞘化延迟、脱髓鞘、中毒、孕期感染及围产期异常导致的脑白质 $T_2$WI 高信号的白质脑病。

**【治疗与预后】**目前尚无确切的治疗方法，可行对症治疗、康复训练。产前分子诊断可避免疾病在先证者家庭中再发。

患者预后不一。较重者运动功能逐渐丧失，出现严重的神经系统症状，症状较轻的患者可通过特殊教育获得生活自理。患者寿命可接近正常，严重者可婴幼儿期或青少年期早期死亡。

### （一）佩 - 梅病

佩 - 梅病（Pelizaeus-Merzbacher disease，PMD）是

表 11-1　HLD 的分型

| HLD | OMIM | 致病基因 | 遗传方式 | 临床表现 | 头颅 MRI 表现 |
|---|---|---|---|---|---|
| HLD1/佩-梅病(PMD) | 312080 | *PLP1* | XR | 眼震,发育迟缓,肌张力低下,共济失调,锥体外系征,痉挛性截瘫 | 脑白质弥漫均一 $T_2$WI 高信号,胼胝体萎缩,小脑萎缩 |
| HLD2/佩-梅样病(PMLD) | 608804 | *GJC2* | AR | 同 PMD 相似 | 同 PMD 相似 |
| HLD3 | 260600 | *AIMP1* | AR | 严重的神经系统倒退,重度发育迟缓,小头,畸形,痉挛性截瘫,眼震 | 髓鞘化低下,脑萎缩(尤胼胝体) |
| HLD4/线粒体 hsp60 分子伴侣病 | 612233 | *HSPD1* | AR | 发育迟缓,痉挛,眼震,肌张力低下,癫痫 | 均一髓鞘化低下,胼胝体、小脑及脑干萎缩 |
| HLD5/伴先天性白内障的髓鞘化低下 | 610532 | *FAM126A* | AR | 先天性白内障,发育迟缓,锥体系征,小脑功能受损,肌肉无力及萎缩 | 髓鞘化低下,皮质及深部灰质核团相对正常 |
| HLD6/伴有基底节及小脑萎缩的髓鞘发育不良(HABC) | 612438 | *TUBB4A* | AD | 眼震,发育迟缓,肌张力低下,锥体外系征 | 髓鞘化低下,壳核及尾状核萎缩或消失,幕上及小脑萎缩 |
| HLD7/HLD8:Pol-Ⅲ 相关性脑白质营养不良 | 607694/614381 | *POLR3A/POLR3B* | AR | 生长及发育迟缓,小脑受损症状,锥体外系征,牙齿发育异常,性发育异常 | 髓鞘化低下,小脑萎缩,视放射、内囊后肢、丘脑、苍白球 $T_2$WI 低信号 |
| HLD9 | 616140 | *RARS* | AR | 发育迟缓,痉挛,眼震,共济失调,小头,锥体征,锥体外系征 | 脑白质弥漫 $T_2$WI 高信号,胼胝体萎缩,脑萎缩 |
| HLD10 | 616420 | *PYCR2* | AR | 发育迟缓及倒退,小头,痉挛性截瘫,癫痫,畸形 | 髓鞘化低下,脑萎缩,胼胝体薄 |
| HLD11 | 616494 | *POLR1C* | AR | 发育迟缓,震颤,痉挛,小脑受损,视力减退,牙齿发育不良 | 髓鞘化低下,胼胝体薄,小脑萎缩 |
| HLD12 | 616683 | *VPS11* | AR | 运动发育倒退,视力及听力受损,认知障碍,癫痫,小头 | 髓鞘化低下,胼胝体萎缩 |
| HLD13 | 616881 | *C11orf73* | AR | 喂养困难,全面性发育迟缓,眼震,进行性小头,躯干肌张力低下,下肢痉挛 | 髓鞘化低下,脑室旁白质改变,脑室旁囊性变 |
| 累积脑干及脊髓并伴下肢痉挛的髓鞘化低下(HBSL) | 615281 | *DARS* | AR | 重度痉挛性截瘫,全面性发育迟缓,眼震 | 髓鞘化低下,幕上脑,脑干,小脑及脊髓损伤 |

续表

| HLD | OMIM | 致病基因 | 遗传方式 | 临床表现 | 头颅 MRI 表现 |
|---|---|---|---|---|---|
| 叶酸转运障碍导致的神经退行性病变 | 613068 | *FOLR1* | AR | 叶酸反应性癫痫，认知发育迟缓，共济失调 | 髓鞘化低下，小脑及顶-颞叶脑萎缩，豆状核及周边脑白质钙化 |
| PCWH 综合征 | 609136 | *SOX10* | AD | 外周神经病，髓鞘发育不良，Waardenburg 综合征，Hirschsprung 病 | 髓鞘化低下，伴或不伴幕上脑、小脑及脑干萎缩，迷路及发育不良及耳蜗神经发育不良 |
| 毛发低硫性脑白质营养不良 | 601675 / 616390 / 616395 / 234050 / 616943 / 300953 | *ERCC2/ERCC3/GTF2H5/MPLKIP/GTF2E2/RNF113A* | AR/XLD | 发育迟缓，鱼鳞病，光过敏，毛发稀疏、脆，免疫缺陷 | 髓鞘化低下，中央骨硬化 |
| 染色体 18q 缺失综合征 | 601808 | *Chromosome 18q deletion* | | 生长及发育迟缓，畸形，多系统受损累及神经系统，免疫系统，内分泌系统，心血管系统 | 脑白质髓鞘化轻度低下 |
| Cockayne 综合征 | 133540/216400 | *CSB（ERCC6）/CSA（ERCC8）* | AR | 发育迟缓，小头，面部畸形，光过敏，色素性视网膜病，白内障，神经性耳聋 | 髓鞘化低下，小脑及脑干萎缩，皮层下白质或壳核钙化 |
| 岩藻糖贮积症 | 230000 | *FUCA1* | AR | 发育迟缓，血管角质瘤，神经系统病变，粗糙面容，多发性成骨不全 | 髓鞘化低下，苍白球、丘脑、黑质 $T_1$WI 高信号及 $T_2$WI 低信号，可出现小脑及幕上脑萎缩 |
| GM1 神经节苷脂贮积病 | 230500 / 230600 / 230650 | *GLB1* | AR | 发育迟缓 / 倒退，肝脾大，眼底樱桃红斑，粗糙面容，肌张力低下，Mongolian 斑，多发性成骨不全 | 髓鞘化低下，幕上脑萎缩，基底节 $T_2$WI 高信号，苍白球 $T_2$ 低信号 |
| GM2 神经节苷脂贮积病 | 272800 | *HEXA/HEXB* | AR | 发育迟缓 / 倒退，听觉过敏，肌张力低下，痉挛，癫痫，视力减退 | 弥漫性髓鞘化低下，丘脑 $T_2$WI 低信号及 $T_1$WI 高信号 |

最早报道的HLD,在1885年和1910年分别由德国医生Pelizaeus及Merzbacher描述。1985年,该病的致病基因定位于X染色体的*PLP1*基因。该病在OMIM数据库中编号为HLD1,是最常见的HLD,发病率为0.2/100 000~0.33/100 000新生儿。

**【病因与发病机制】**PMD是由于*PLP1*突变导致编码的PLP1及DM20蛋白功能障碍所致的疾病。*PLP1*基因定位于Xq22.2,全长约为17kb,跨越7个外显子,该基因编码含有276个氨基酸的PLP1及含有241个氨基酸的剪切异构体DM20,PLP/DM20为4次跨膜糖蛋白,PLP1主要表达于中枢神经系统的少突胶质细胞,是中枢神经系统髓鞘的主要组成成分,约占整个中枢神经系统髓鞘的50%以上。DM20剪接发生在PLP1第3外显子区域的第116和第140个氨基酸之间,即PLP1-specific区域,其功能可能包括维持并稳定髓鞘以及髓鞘化的轴索,并对少突胶质细胞前体细胞的发育成熟起一定作用。与PMD相关的*PLP1*突变包括多种类型:基因重复(多为全基因重复)、点突变及基因缺失(PLP1 null),其中以基因重复最为常见,占70%以上,点突变约占PMD患者总数的10%~25%。

*PLP1*突变的确切致病机制尚不完全清楚,PLP1及DM20蛋白在髓鞘蛋白中所占比例超过50%,是髓鞘蛋白的主要组成部分,*PLP1*突变后可导致髓鞘形成障碍。目前研究表明不同突变类型致病机制不同:①*PLP1*基因重复:导致PLP1过表达,可能由于高水平的PLP1的神经毒性作用引起少突胶质细胞凋亡增加,导致髓鞘合成结构与稳定性异常,最终影响了髓鞘-轴突的相互作用;②*PLP1*点突变:大多数学者认为由于突变基因编码的异常蛋白不能在内质网内正常折叠,导致其错误折叠或未折叠的蛋白潴积于少突胶质细胞内质网中,产生内质网应激,进而启动未折叠蛋白反应,从而诱导少突胶质细胞凋亡;③*PLP1*缺失突变(无PLP1综合征):其导致疾病的确切机制还不清楚,但研究认为PLP1缺失突变可能导致了轴突转运障碍从而致病。

**【病理】**PMD患者脑活检主要表现为CNS白质髓鞘化不良、脑萎缩,可保留少量髓鞘化较好的区域,形成"虎斑样"外观,也称为"髓鞘岛"。脑萎缩程度较轻,主要累及白质,严重者可累及灰质。免疫组化发现少突胶质细胞髓鞘形成不良,可伴继发性神经元变性、星形胶质细胞及小胶质细胞增生、脑萎缩。不同*PLP1*变异病理特点不完全一致,总体而言,缺失及重复变异的少突胶质细胞变性、髓鞘形成不良、神经元轴突病变及脑萎缩均较错义变异程度更为严重。各型变异均可见星形胶质细胞增生。

**【临床表现】**PMD呈X连锁隐性遗传,绝大多数为男性发病。女性携带者无症状或症状很轻。患者于出生后1年内起病,最初可表现为眼震,伴全身或中轴肌张力低下。运动发育严重落后。部分患者一直抬头不稳,无法获得独坐、独站或独走能力等。认知障碍相对较轻。随病情进展,患者可能出现发育倒退,并有痉挛性截瘫、锥体外系症状、小脑受损及脑干功能不全等。该病根据临床严重程度可分为先天型、中间型及经典型(表11-2),其中先天型最重,经典型最轻,中间型介于两者之间。

表11-2 PMD临床分型

| 项目 | 先天型 | 经典型 |
|---|---|---|
| 眼震出现时 | 生后数天或数周 | 生后数月 |
| 肌张力低 | 有 | 有 |
| 吞咽困难 | 出现症状时伴有 | 晚期出现 |
| 是否有语言发育 | 无 | 有 |
| 运动发育落后程度 | 始终不能独走 | 10岁前运动功能缓慢进展 |
| 是否可获得上肢运动功能 | 否 | 是 |
| 死亡年龄 | 婴儿期或儿童期 | 30~70岁 |

头颅MRI可表现为弥漫性$T_2$WI及$T_2$FLAIR白质均一高信号,$T_1$WI呈等信号或稍高信号,胼胝体萎缩,小脑萎缩,以及基底节、红核、黑质异常低信号等。

**【辅助检查】**

1. **视听诱发电位检查** 可出现传导延迟。

2. **头颅MRI检查** 典型髓鞘化低下表现。脑白质$T_2$及$T_2$ FLAIR呈弥漫均一高信号,$T_1$呈等信号或稍高信号,并可有胼胝体、小脑及大脑萎缩。

3. **基因检测** *PLP1*重复突变、点突变或缺失突变。

**【诊断与鉴别诊断】**PMD的诊断主要依靠典型的临床表现、X隐性遗传特征,以及MRI检查特征性的髓鞘化发育落后综合判断,确诊需依靠基因检测。

鉴别诊断需排除脱髓鞘、中毒、孕期感染及围产期异常导致的脑白质$T_2$WI高信号的白质脑病,以及因其他基因突变所导致的髓鞘低下性脑白质营养不良和髓鞘化延迟等。

**【治疗与预后】**目前尚无确切治疗方法,可采取对症治疗、康复训练等。患儿多逐渐出现运动倒退及严重的神经系统症状,部分患儿表现较轻,并可获得生活自理。患者寿命可接近正常，严重者可能在婴幼儿期死亡。

**关键点**

1. 男性发病为主。
2. 眼震、运动发育迟缓为突出的临床特点。
3. 头颅 MRI 检查显示髓鞘发育落后。
4. *PLP1* 突变分析为诊断的关键。

**（二）佩梅样病**

佩梅样病（Pelizaeus-Merzbacher-like disease，PMLD）呈常染色体隐性遗传，其临床表现与佩 - 梅病相似，因此最初被命名为 PMLD。2004 年证实其致病基因为定位于 1 号染色体的 *GJC2*。曾有研究将除佩 - 梅病外的具有髓鞘化低下的脑白质病定义为 PMLD，其中由 *GJC2* 突变导致的称为 PMLD1；目前则将 PMD、PMLD 统一归入 HLD 范畴中，其中 *GJC2* 突变导致的疾病为 HLD2。

**【病因与发病机制】**PMLD 呈常染色体隐性遗传，其致病基因 *GJC2* 位于 1q42，长约 10kb，编码长度为 439 个氨基酸的缝隙蛋白 Cx47。突变形式包括错义突变、小片段插入和缺失突变、无义突变、剪切位点突变、非编码区突变等。

**【病理】**同 PMD。

**【临床表现】**PMLD 临床及头颅 MRI 表现与 PMD 相似。PMLD 呈常染色体隐性遗传，男女均可患病。除发育落后、眼震等典型 PMD 症状外，患者还可有癫痫、发育倒退、肌张力增高等皮层受损表现。有报道称 PMLD 可有脑桥被盖及小脑中脚 $T_2$WI 异常高信号。

**【诊断与鉴别诊断】**PMLD 的临床表型仍有待进一步完善，目前临床诊断参照 PMD。但是 PMLD 呈常染色体隐性遗传，患者可有癫痫、发育倒退、肌张力增高等皮层受损表现，且脑桥被盖及小脑中脚可发现 $T_2$WI 异常高信号。*GJC2* 纯合或复合杂合突变可明确诊断。

**【治疗与预后】**目前尚无确切的治疗方法，可采取对症治疗、康复训练等。预后不良，患儿多逐渐出现运动倒退及严重的神经系统症状。

**关键点**

1. 男女均可发病。
2. 眼震、运动发育迟缓为突出的临床特点。
3. 头颅 MRI 检查显示髓鞘发育落后。
4. *GJC2* 基因突变分析为诊断的关键。

## 八、白质消融性白质脑病

白质消融性白质脑病（vanishing white matter，VWM，OMIM 603896）是一种多于婴幼儿及儿童期起病的常染色体隐性遗传性脑白质病，是由于真核细胞蛋白质翻译启动异常所导致，致病基因为真核细胞翻译启动因子 2B（eIF2B）的 5 个亚单位 α-ε 的相应编码基因 *EIF2B1-5* 中任一基因。主要临床特点为进行性运动智力倒退，以运动倒退为主，头颅影像学显示大脑白质进行性液化，常于发热或头部外伤后发作性病情加重。

**【病因与分类】**

1. **病因**　本病为常染色体隐性遗传，致病基因为真核细胞翻译启动因子 2B（eIF2B）的 5 个亚单位 α-ε 的相应编码基因 *EIF2B1-5*，任一基因突变导致发病。其中 *EIF2B5* 基因突变最为常见。本病发病机制目前尚未阐明，研究表明 *EIF2B* 突变细胞内质网应激后的过度未折叠蛋白反应与本病发病机制相关，星形胶质细胞功能障碍可能是本病病理生理的核心环节，在 2017 年脑白质营养不良的分类中 VWM 被归入星形胶质细胞病。

2. **分类**　既往根据起病年龄及病程特点可分为先天型（宫内 - 新生儿期起病）、婴儿型（2 岁以下）、早期儿童型（2~6 岁）、青少年型（6~16 岁）及成年型（16 岁以上），其中以早期儿童型最为常见。2007 年北京大学第一医院儿科确诊并报道中国第一例早期儿童型 VWM 患儿。自 2002 年致病基因被发现以来，经基因突变分析确诊的病例不断增多，目前认为该病起病年龄及疾病进展变异度很大。在 2018 年发表的一项全球多中心最大样本（296 例）VWM 病例的自然病程随访研究中，起病年龄跨度为出生至 54 岁，将年龄组分为：<1 岁，1~<2 岁，2~<4 岁，4~<8 岁，8~<18 岁和≥18 岁组，发现 4 岁前起病患儿进展通常较快，而 4 岁后起病患儿病程进展变异性大。

**【临床表现】**

1. **神经系统症状**　最常见的起病年龄为 4 岁前（占全部病例 60%），其中 1 岁前占 11%，先天型仅占 2%。起病前发育多数正常，约 25% 的患者存在发育里程碑落后，主要见于 2 岁前起病的患儿。起病症状通常表现为运动障碍，尤其是步态异常。首发症状在不同起病年龄组差异较大。先天型患儿表现为宫内发育迟缓、羊水少、胎动少，伴或不伴关节挛缩，出生后表现为易激惹、嗜睡及癫痫发作等脑病症状。一部分严重病例，通常为 4 岁前起病患儿，也可以脑病症状起病。青少年及成年起病患者可以认知或精神行为异常起病。病程中肢体痉挛和共济失调是最常见的症状，也可表现为言语障碍，少数可出现吞咽困难。病程中约 60% 患儿出现癫痫发作，以小年龄患儿多见，认知功能下降见于半数以上患者。视听功能通常不受累，少数患者可出现视神经萎缩。随疾病进展，多数患者逐渐丧失主动运动技能。

发作性加重为本病的突出临床特点，可见于 82% 患者。表现为发热性疾病或轻微头部外伤后出现神经系统症状急性加重，通常表现为步态异常、共济失调等运动障碍症状，严重者可表现为意识障碍，多数患者发作性加重后不能完全恢复至基线水平，少数患者甚至于急性加重后死亡。

**2. 神经系统以外症状** 16 岁以上女性 VWM 患者中，86% 表现卵巢功能障碍，包括原发或继发性闭经、月经不规律或不孕等。

**【辅助检查】**头颅 MRI 是诊断本病的关键性辅助检查。头颅 MRI 典型表现为双侧侧脑室旁白质及半卵圆中心白质对称性异常信号，通常为 $T_1WI$ 低信号、$T_2WI$ 高信号、$T_2FLAIR$ 高信号，内部可见提示液化的 $T_2FLAIR$ 低信号，在液化白质区内可见残存白质纤维（图 11-2）。小脑白质可受累，但通常无液化特征。脑桥中央被盖部可受累。通常皮层下白质（U 形纤维）、皮层、胼胝体外层、内囊及前联合不受累。2 岁前起病或青少年期以后起病患者的头颅 MRI 可不典型。2 岁前起病的严重病例可以表现为基底节、丘脑和脑干受累，弥散受限多见。青少年期以后起病的患者白质液化征象可以较轻，甚至缺乏。

**【诊断与鉴别诊断】**

**1. 诊断** ①以运动症状起病，常表现为步态异常及共济失调；②遇到发热或轻微头部外伤后发作性加重；③典型头颅 MRI 提示白质液化特征；④*EIF2B1-5* 基因突变。

**2. 鉴别诊断**

（1）获得性脑白质病：尤其是急性播散性脑脊髓炎，该病也常在发热性疾病后出现急性运动障碍及脑病症状，但起病前发育正常，影像学检查通常表

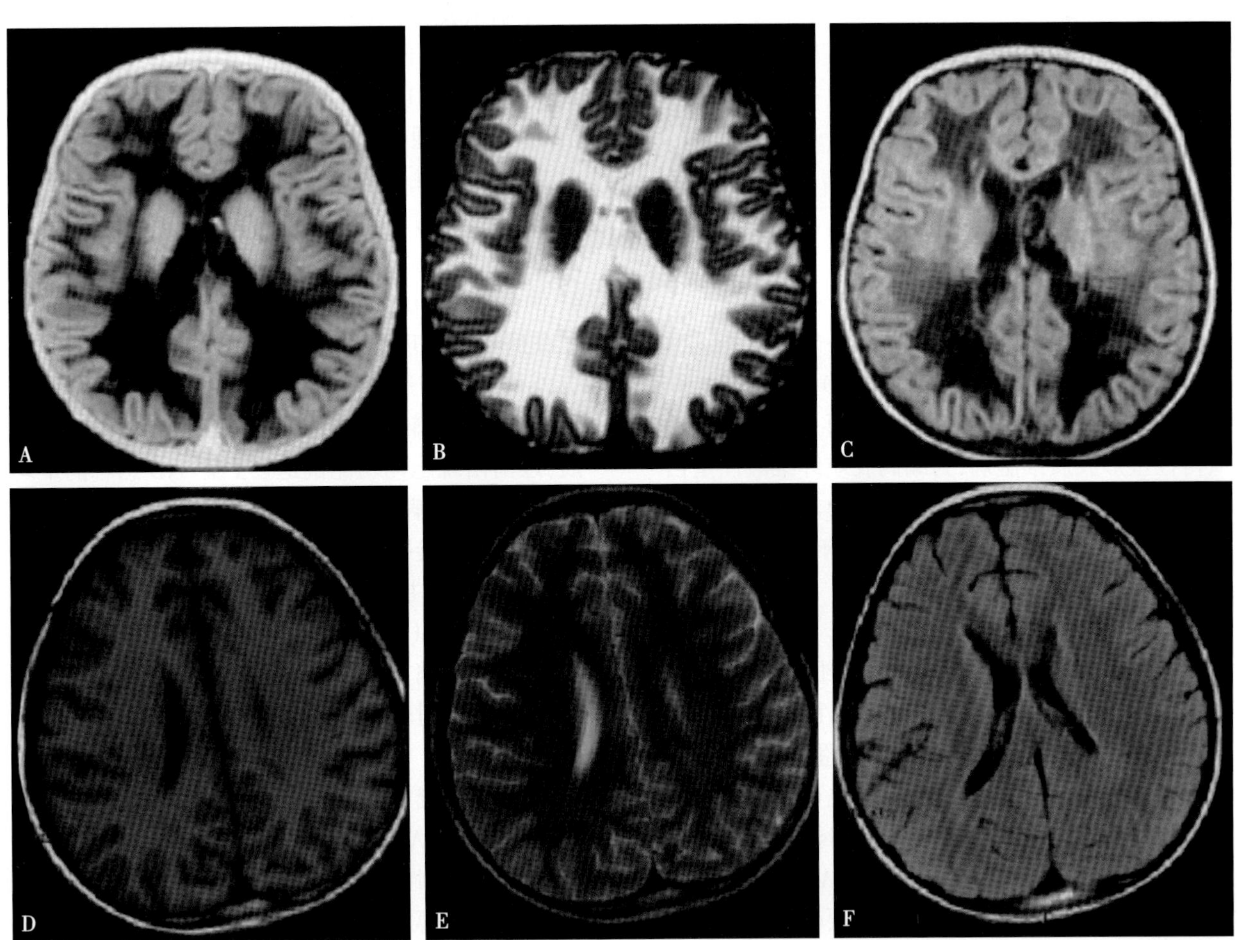


图 11-2 VWM 患儿头颅 MRI

A~C. 1 例 VWM 患儿的典型头颅 MRI 的 $T_1WI$、$T_2WI$ 及 $T_2FLAIR$ 序列；D~F. 1 例正常对照头颅 MRI 相应序列，VWM 患儿大脑白质表现为 $T_1WI$ 低信号、$T_2WI$ 高信号、$T_2FLAIR$ 低信号的液化征象

现为不对称性、以皮层下白质大片状病变为主要特征，脑脊液常表现为有核细胞数增多，以上特点可与VWM相鉴别。

(2) 其他遗传性脑白质病：临床发作性加重特点常不突出，影像学检查常无典型液化特征，以及突变基因的不同可予以鉴别。

**【治疗与预后】**本病目前尚缺乏有效治疗手段，以对症支持治疗为主。

一项296例VWM患者的自然病程研究对该病生存时间进行了分析，末次随访年龄（或死亡年龄）为3月龄至62岁，病程为1周至39年，结果显示中位生存时间为38岁，102例患者死亡，死亡年龄中位数为6岁(3月龄至60岁)，中位死亡病程3年(1周至30年)。4岁前起病的患儿疾病进展快，死亡率高，4岁后起病者死亡率低，疾病进展程度差异较大。

**关键点**

1. 本病以运动症状起病，常表现为步态异常及共济失调。
2. 在病程中80%以上的患者遇发热或轻微头部外伤后出现发作性加重。
3. 头颅MRI典型特征是大脑白质进行性液化，但2岁以下或青少年以后起病的患儿头颅MRI常不典型。

## 九、亚历山大病

亚历山大病(Alexander disease，AxD，OMIM 203450)是一种罕见的遗传性脑白质病，是第一个被发现的遗传性星形胶质细胞病，为编码胶质纤维酸性蛋白(glial fibrillary acidic protein)的*GFAP*基因突变导致的常染色体显性遗传病。患者尸解脑组织星形胶质细胞内存在大量Rosenthal纤维。

**【病因与分型】**

1. **病因** 本病由编码胶质纤维酸性蛋白的*GFAP*基因突变导致，为常染色体显性遗传，95%为新发突变。GFAP蛋白为Ⅲ型中间丝蛋白，主要在中枢神经系统星形胶质细胞中表达，也可在其他细胞中表达，例如施万细胞(Schwann cells)及肠胶质细胞(enteric glial cells)，但量很少。GFAP蛋白对于维持星形胶质细胞形态及功能具有重要作用。90%的*GFAP*基因突变为点突变，其余主要为非移码性小缺失/插入，研究表明*GFAP*突变为功能获得性突变。*GFAP*突变导致星形胶质细胞功能障碍的具体机制尚不明确，可能与GFAP蛋白在星形胶质细胞中过量聚积有关，可影响正常细胞骨架，导致细胞内质网应激反应异常等。

2. **分型** 主要根据临床特征进行分型。传统分型根据起病年龄将AxD分为三型：婴儿型(0~2岁)、青少年型(2~13岁)及成年型(>13岁)。随着*GFAP*基因诊断在临床中的应用，越来越多不典型的患者被陆续诊断，因此提出了新的分型标准，建议不再以年龄作为界定分型的主要标准。2011年，基于一项215例AxD患者的最大样本随访研究，将本病分为两型：Ⅰ型AxD发病年龄通常<4岁，典型临床表现为头围大、发育迟缓、癫痫发作、病程中可有发作性加重现象，头颅MRI具有广泛中央区及皮层下白质受累(通常前头部突出)的典型特点；Ⅱ型通常发病>4岁，临床常表现为延髓症状、腭肌肌阵挛(palatalmyoclonus)、共济失调、自主神经功能障碍等，头颅MRI表现多样而不典型。目前，此分型应用较多。此外，还有学者将AxD分为脑型(Ⅰ型)、延髓型(Ⅱ型)及中间型(Ⅲ型)。

**【临床表现】**AxD为进展性疾病，表现为进行性脑功能障碍。Ⅰ型和Ⅱ型在临床表现及进展速度方面差异较大。Ⅰ型AxD患儿主要特点：发病相对早(通常<4岁)，通常自幼即发育迟缓，以运动发育迟缓为主，多数患儿头围大，90%以上患儿有癫痫发作，伴或不伴发热，可出现癫痫持续状态，部分患儿以癫痫发作为首次就诊主诉。北京大学第一医院儿科对43例Ⅰ型亚历山大病患儿的随访研究发现，27%患儿在病程中出现发作性病情加重，表现为感染或头部外伤后出现运动功能倒退、精神萎靡等，诱因去除后可缓慢好转，但多数不能完全恢复。随病情进展，逐渐出现运动功能倒退。Ⅰ型AxD患者的平均存活时间为起病后(14.0 ± 1.8)年。Ⅱ型AxD通常发病晚，起病年龄跨度较大，可晚至老年期。临床特点通常表现为自主功能异常、眼球运动障碍、腭肌肌阵挛及延髓症状(例如球麻痹症状)等，临床表现常缺乏特异性，通常没有头围大及癫痫发作等Ⅰ型典型特点，进展相对较慢，Ⅱ型患者的存活时间为起病后(25.0 ± 2.1)年。

**【辅助检查】**头颅MRI是诊断本病的关键性辅助检查。Ⅰ型AxD的影像学检查典型特征：①以额叶为主的广泛性对称性脑白质异常；②脑室周围白质在$T_1$WI呈低信号，在$T_2$WI呈高信号；③基底节和丘脑异常，可表现为肿胀、萎缩或$T_2$WI异常信号；④脑干异常，尤其中脑和延髓易受累；⑤一个或多个结构(包括脑室周围、额叶白质、视交叉、穹窿、基底节、丘脑、齿状核和脑干）可被强化。典型表现应至少符合上述5项中的4项（图11-3）。Ⅱ型AxD患者的头颅影像学检查特点较为多样而非特异。2014年JonathanGraff-Radford等通过对13例Ⅱ型AxD患者进行分析，总结其MRI特点：延髓及脊髓萎缩或信号异常，此外小脑中脚和软脑膜$T_2$FLAIR信号异常也是重要的诊断线索，部分患儿出现大脑白质异常信号，表现为脑室周围白质$T_2$WI高信号、$T_1$WI低信号（图11-4）。目前已报道的Ⅱ型AxD影像特点为多数患者头颅MRI有脑干（尤其是延髓）及脊髓的萎缩，有些患者延髓与脊髓萎缩程度不同呈现"蝌蚪萎缩"的影像特点；部分还会出现脑干、小脑齿状核、小脑白质等部位的异常信号；少数Ⅱ型AxD患者头颅MRI特点不明显甚至无异常。Ⅱ型AxD患者头颅MRI亦可随病程进展出现新的病灶或萎缩。

**【诊断与鉴别诊断】** Ⅰ型AxD主要依靠典型的临床（自幼运动发育落后、头围大、癫痫发作）及头颅MRI特征进行临床诊断，确诊需通过*GFAP*基因突变分析。Ⅱ型临床表现特异性相对较差，可根据自主神经神经症状、脑干症状、结合头颅MRI延髓异常信号、颈髓萎缩样改变、脑室旁白质异常信号等线索疑诊本病，确诊需进行*GFAP*基因突变分析。

Ⅰ型临床表现及头颅MRI具有特征性改变，通常不易误诊。Ⅱ型头颅MRI及临床表现均特异性差，且影像学检查颅内病灶可随时间变化、可不对称，需与获得性脱髓鞘性疾病鉴别。

**【治疗与预后】** 本病目前尚缺乏有效治疗手段，以对症支持治疗为主。Ⅰ型AxD患者的存活时间为起病后（14.0±1.8）年，Ⅱ型患者的存活时间为起病后（25.0±2.1）年。

**关键点**

1. 根据临床特征、疾病进展速度及头颅MRI分为Ⅰ型和Ⅱ型。
2. Ⅰ型具有特征性头颅MRI特征：①以额叶为主的广泛性对称性脑白质异常；②脑室周围白质在$T_1$WI呈低信号，在$T_2$WI呈高信号；③基底节和丘脑异常，可表现为肿胀、萎缩或$T_2$WI异常信号；④脑干异常，尤其中脑和延髓易受累；⑤一个或多个结构（包括脑室周围、额叶白质、视交叉、穹窿、基底节、丘脑、齿状核和脑干）可被强化。
3. Ⅱ型临床及头颅MRI均特异性差，易被误诊。

## 十、线粒体白质脑病

线粒体白质脑病（mitochondrial leukoencephalop-ahty）是指由于线粒体本身功能异常及能量代谢障碍所致的累及中枢神经系统白质的一类异质性遗传性疾病，其致病基因包括线粒体基因（mitochondrial DNA，mtDNA）和核基因（nuclear DNA，nDNA）突变。线粒体白质脑病的临床表现多样，不同基因突变的临床表现可有较大差异，同一基因突变也可有多种临床表型。常见的临床特点包括发育迟缓、智力运

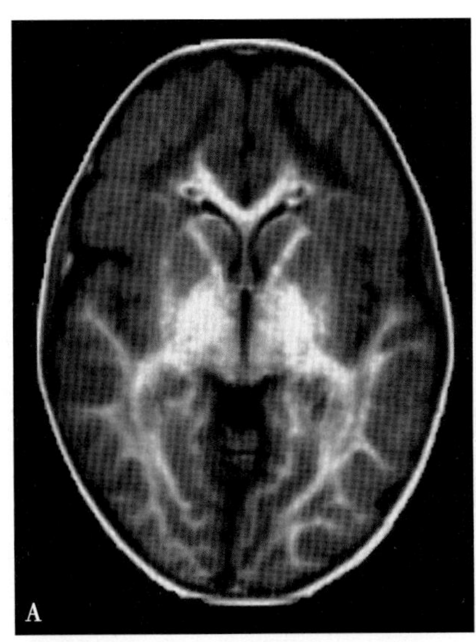

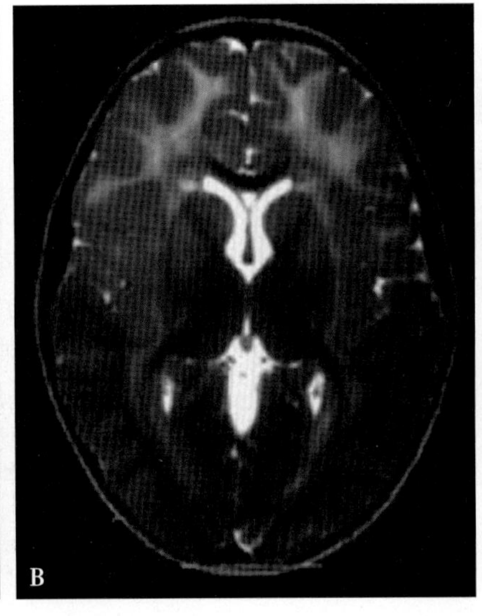

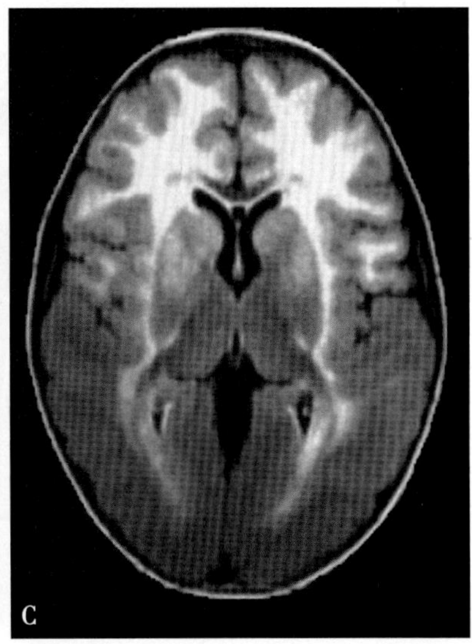


图11-3 Ⅰ型AxD患儿头颅MRI

患儿，2岁。A、B、C分别为$T_1$WI、$T_2$WI像及$T_2$FLAIR像。可见以额叶为主的对称性白质$T_1$WI低、$T_2$WI高、$T_2$FLAIR高信号，累及皮层下白质，双侧基底节对称性$T_2$WI及$T_2$FLAIR高信号

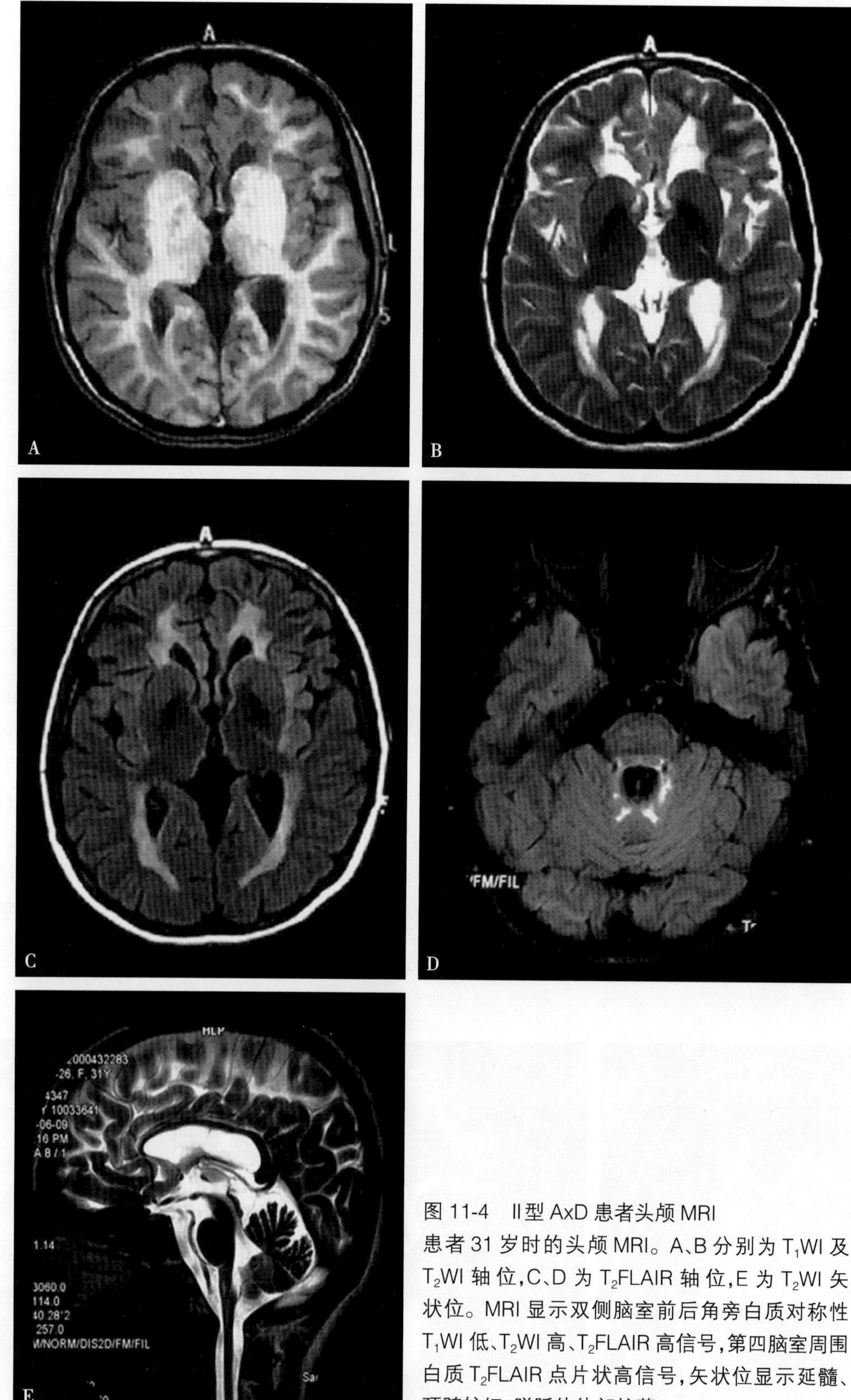


图 11-4 Ⅱ型 AxD 患者头颅 MRI

患者 31 岁时的头颅 MRI。A、B 分别为 $T_1$WI 及 $T_2$WI 轴位，C、D 为 $T_2$FLAIR 轴位，E 为 $T_2$WI 矢状位。MRI 显示双侧脑室前后角旁白质对称性 $T_1$WI 低、$T_2$WI 高、$T_2$FLAIR 高信号，第四脑室周围白质 $T_2$FLAIR 点片状高信号，矢状位显示延髓、颈髓较细，胼胝体体部较薄

动倒退、肌无力、乳酸酸中毒、癫痫发作、脑病、步态异常、共济失调、卒中样发作、周围神经损害等表现，还常常合并心、肝、肾等多脏器损害，在感染或发热后容易出现病情的发作性加重，甚至多脏器功能衰竭。

【病因与分类】

1. **病因** 线粒体白质脑病是由线粒体功能及能量代谢障碍所致的白质髓鞘化异常，包括髓鞘化不良、脱髓鞘和髓鞘空泡化。线粒体是一种半自主性细胞器，存在于所有真核细胞内，是细胞 ATP 氧化磷酸化（OXPHOS）的主要场所，参与呼吸链的电子转移和 ATP 合酶的形成，其生物合成和功能调控受核基因组（nDNA）和线粒体基因组（mtDNA）两套遗传物质的共同作用。mtDNA 编码 13 种重要 OXPHOS 酶复合物亚基、22 种 tRNA 和 2 种 rRNA。nDNA 编码 OXPHOS 酶复合物亚基及组装因子、维持 mtDNA 结构稳定性的因子、参与线粒体生物合成的因子（如线粒体完整性、代谢、离子平衡、线粒体内蛋白质合成等）。mtDNA 遗传方式为母系遗传，且具有遗传异质性和阈值效应。nDNA 遗传方式遵循孟德尔遗传定律，包括常染色体显性、常染色体隐性、X 连锁遗传。

2. **分类** 目前将线粒体白质脑病相关的线粒体综合征分为三大类：①mtDNA 障碍；②nDNA 障碍；③mtDNA 维持障碍（表 11-3）。

【临床表现】

1. **神经系统症状** 起病年龄范围较广，可以从新生儿期到成年期起病。新生儿期起病的线粒体白质脑病多以喂养困难、肌张力低下、乳酸酸中毒、小头畸形、癫痫发作、脑病症状为主要表现，病情重，常常早期夭折。婴儿期起病的病例多以肌无力、智力运动发育落后、智力运动倒退、脑病、癫痫发作等症状起病，儿童期病例常以肌无力、步态异常、构音障碍、智力运动倒退、卒中样发作、共济失调、周围神经损害症状起病。大多数线粒体白质脑病患者的运动受累较认知受累更为严重。不同病例的自然病程及演变可以有较大差异，绝大多数病例表现为发热或感染后出现发作性加重，也有部分病例表现为静止性病程、快速进展性病程。起病年龄越小，神经系统症状往往越重，预后也更差。发热或感染后病情急性发作性加重，是线粒体白质脑病的常见临床特点。

2. **神经系统以外症状** 线粒体广泛存在于人体各个细胞中，所以线粒体病常常呈现多系统损害，尤其是能量需求较高的脏器更容易出现功能障碍，包括骨骼肌系统（肌无力、运动耐力下降）、消化系统（喂养困难、胃食管反流、肝功能异常）、泌尿系统（肾小管疾病、肾功能不全）、呼吸系统（呼吸功能不全）、心血管系统（肥厚型心肌病、扩张性心肌病、肺动脉高压）、内分泌系统（糖尿病）、眼部异常（先天性白内障、眼外肌麻痹、视神经萎缩、视神经盘苍白变性、色素性视网膜炎），还可以合并感音神经性聋、矮身材等其他表现。

高乳酸血症也是线粒体疾病的常见临床特点之一，在发热或感染后容易出现乳酸酸中毒。部分患者还同时合并脑脊液乳酸水平升高。

【辅助检查】

1. **血、脑脊液检查** 乳酸可以升高，但部分病例也可以正常。

2. **头颅 MRI 检查** 线粒体白质脑病的白质受累多呈对称性、弥漫性白质病变，呈 $T_1WI$ 低、$T_2WI$ 高信号，常合并脑干、基底节区受累。头颅磁共振波谱可见乳酸峰。不同线粒体综合征 MRI 特点有所不同，Leigh 综合征 MRI 常表现为对称性深部灰质核团受累，MELAS 头颅 MRI 常表现为局灶性皮层及皮层下白质病变，类似于脑卒中的影像学检查表现。空洞性白质脑病表现为双侧脑室旁白质对称性 $T_1WI$ 低信号、$T_2WI$ 高信号，同时伴有双侧脑室旁白质空洞形成，表现为 $T_2FLAIR$ 高信号中混合边界清楚低信号，白质病变常同时存在 DWI 高信号。

3. **肌肉组织活检** 组织化学染色和电镜观察线粒体数量、结构形态进行病理诊断；线粒体呼吸链复合物酶（复合物Ⅰ~Ⅴ）活性分析可有活性降低。

4. **基因检测** mtDNA 突变、突变率，必要时行拷贝数检测；nDNA 突变检测。

5. **其他检查** 脏器功能评估肝肾功能、超声心动图、眼底检查等。

【诊断与鉴别诊断】

1. **诊断** 线粒体白质脑病临床表现多样化，临床上常常难以明确诊断。诊断主要依靠：①常在发热或感染后呈现病情急性发作性加重，运动功能受累较认知功能受累更重；②可以合并心、肝、肾、眼部等多系统损害；③常伴体格发育落后、高乳酸血症；④头颅 MRI 提示对称性、弥漫性白质病变，常同时合并脑干、基底节区受累，部分病例可出现脑室旁白质边界清楚的空洞性改变，急性期 DWI 多呈高信号，MRS 可见乳酸峰；⑤肌肉组织活检提示线粒体数量、形态异常，线粒体呼吸链复合物酶活性降低或缺陷；⑥mtDNA 或 nDNA 基因突变。

2. **鉴别诊断**

（1）获得性脑白质病：尤其免疫性脱髓鞘性疾

表 11-3 线粒体白质脑病相关综合征分类

| 功能异常 | 线粒体白质脑病相关综合征 | 突变基因 |
|---|---|---|
| **mtDNA 障碍** | | |
| 蛋白合成异常 | 线粒体脑肌病伴高乳酸血症和卒中样发作(MELAS) | *tRNA*$^{Leu(UUR)}$ |
| | 肌阵挛癫痫伴破碎红纤维(MERRF) | *tRNA*$^{Lys}$ |
| | 空洞性白质脑病 | *tRNA*$^{Lys}$ |
| OXPHOS 亚基异常 | Leber 遗传性视神经病(LHON) | *MT-ND1*,*MT-ND2*,*MT-ND4*,*MT-ND4L*,*MT-ND5*,*MT-ND6* |
| | 母系遗传 Leigh 综合征(MILS) | *MT-ATP6* |
| 大片段缺失 | Kearns-Sayre 综合征(KSS) | |
| **nDNA 障碍** | | |
| 呼吸链复合物亚基 | Leigh 综合征 | *NDUFA1*,*NDUFA2*,*NDUFA10*,*NDUFA11*,*NDUFS1*,*NDUFS2*,*NDUFS3*,*NDUFS4*,*NDUFS7*,*NDUFS8*,*NDUFV1*,*SDHA* |
| | 空洞性白质脑病 | *NDUFS1*,*NDUFV1*,*APOPT1*,*COX6B1*,*SDHA*,*SDHB* |
| 呼吸链复合物组装因子 | Leigh 综合征 | *NDUFAF2*,*NDU-FAF5*,*NDUFAF6*,*SURF1*,*COX10*,*COX15* |
| | 空洞性白质脑病 | *IBA57*,*NUBPL*,*COA7*,*LYRM7*,*SDHAF1*,*LRPPRC*,*NDUFAF3* |
| 代谢酶异常(丙酮酸脱氢酶) | Leigh 综合征 | *PDHA1* |
| mtRNA 翻译异常 | 伴丘脑、脑干受累及乳酸升高的白质脑病(LTBL) | *EARS2* |
| | 伴脑干、脊髓受累及乳酸升高的白质脑病(LBSL) | *DARS2* |
| | 联合氧化磷酸化障碍 1 型(COXPD1) | *GFM1* |
| | 联合氧化磷酸化障碍 2 型(COXPD2) | *MRPS16* |
| | 联合氧化磷酸化障碍 3 型(COXPD3) | *TSFM* |
| | 联合氧化磷酸化障碍 4 型(COXPD4) | *TUFM* |
| | 空洞性白质脑病 | *TUFM* |
| 线粒体动力及质量异常 | 致死性婴儿型脑肌病 | *DNM1L* |
| **mtDNA 维持障碍** | | |
| 复制异常 | Alpers 综合征(AS) | *POLG* |
| dNTP 库异常 | 线粒体神经胃肠型脑肌病(MNGIE) | *TYMP* |
| | Navajo 神经肝病(NNH) | *MPV17* |
| | 婴儿型脑肌病 | *SUCLA2*,*SUCLG1*,*RRM2B* |

病，该类疾病也常在发热性疾病后急性出现运动障碍及脑病症状，但患者起病前发育正常，通常不合并多系统受累、高乳酸血症表现，影像学检查通常表现为非对称性、多灶性白质病变，部分病灶可增强，多无深部灰质核团受累及 DWI 高信号表现，脑脊液常可见有核细胞数增多，以上特点可与线粒体白质脑病相鉴别。

(2) 其他遗传性脑白质病：临床急性发作性加重特点常不突出，常不合并多系统受累，影像学上深部灰质核团受累及 DWI 高信号不明显，也可相鉴别。基因检测最终确诊。

**【治疗与预后】**目前线粒体病尚无特效治疗，多为能量支持治疗，包括辅酶 $Q_{10}$、左卡尼汀、维生素 $B_1$、维生素 $B_2$、二氯乙酸盐在内的鸡尾酒疗法被广泛应用，但对于该疗法的随机对照试验系统性分析显示其并无显著临床疗效。

线粒体白质脑病临床异质性大，起病年龄越早，症状越重，预后越差。多数患者呈急性发作性加重病程，常在每次发作后遗留神经系统损害。新生儿期起病的患者常呈进行性恶化，早期夭折。少数患者可在急性发作之后相对较长的一段时间内呈相对稳定性病程。

**关键点**

1. 临床表现异质性大，不同基因突变临床表现不同，同一基因突变可有多种临床表型。
2. 致病基因包括核基因（nDNA）和线粒体基因（mtDNA）。
3. 病程常呈发热或感染后急性发作性加重，多系统损害，高乳酸血症多见。
4. 头颅 MRI 呈对称性、弥漫性白质病变，常合并脑干、基底节区受累，还可有脑室旁白质空洞性改变，急性期 DWI 多呈高信号，MRS 出现乳酸峰。

（王静敏　吴晔）

## 第二节　获得性脑白质病

### 一、多发性硬化

多发性硬化（multiple sclerosis，MS）是一种具有时间多发性与空间多发性特征的慢性反复性中枢神经系统炎症性脱髓鞘疾病。多见于高加索人，而亚裔人种、非洲裔及拉美人种少见。其患病率具有明显的种群及年龄差异，儿童期起病者（18 岁以前）仅占约 3%~4%，且多数为 11 岁以上起病，低龄儿童并非 MS 的好发人群。成年及青春期发病的患者以女性占多数，低龄儿童患者性别差异较小。

**【病因】**MS 的病因尚未阐明，目前认为是遗传因素与环境因素共同作用诱发的以中枢神经系统白质受累为主的免疫反应，病变包括髓鞘脱失、轴索损伤及炎症细胞浸润。多种炎症细胞参与介导发病，包括 T 淋巴细胞（$CD4^+$T 淋巴细胞及 $CD8^+$T 淋巴细胞）、B 淋巴细胞（抗原呈递及产生细胞因子）、巨噬细胞及小胶质细胞等。另外，星形胶质细胞及少突胶质前体细胞均在本病的炎症反应及髓鞘修复中发挥作用。

目前已经发现的 MS 发病易感性相关的独立危险因素包括：维生素 D 不足、HLA-DRB1*15：01 基因型、既往 EB 病毒感染等。

**【临床表现】**首次发病多呈急性或亚急性，根据受累部位不同可表现出不同症状，包括肢体无力、麻木感、感觉异常、视力下降、复视、共济失调或横贯性脊髓炎症状等。一次发病可表现为单一病灶的相应症状，也可表现为多灶性症状。少数儿童患者首次发病可以表现为急性播散性脑脊髓炎（acute disseminated encephalomyelitis，ADEM）。本病多呈复发缓解性病程特点。于首次发病 2 年内再次发病的风险较高，年复发率（annualized relapse rate，ARR）为 1.2~1.9。较成人 MS 年复发率更高。再次发病可与前次发病的部位不同，即空间多发性。

按照病程 MS 可以分为：①复发缓解型：呈反复性病程，两次发作之间有病情稳定的间歇期，间歇期无或仅有轻度后遗神经系统功能障碍，此类型占成人患者的 80% 以上，儿童患者主要为此类型，占 97% 以上；②继发进展型：疾病早期表现为复发缓解型，病程 5~10 年后出现持续缓慢进展，此类型儿童罕见；③原发进展型：病程大于 1 年，起病即呈逐渐进展性特点，期间无缓解。此类型在成人 MS 中仅占 10%，在儿童 MS 患者中极为罕见，作此诊断需要尤为谨慎。

**【辅助检查】**对于 MS 的诊断目前尚缺乏高度特异性的生物医学标志物。

**1. 头颅 MRI 检查**　在 MS 典型的影像学检查特点为垂直于侧脑室的边界清楚的椭圆形或手指状病变、弯曲的皮层下病灶、下部颞叶病灶、小的皮层病灶和 $T_1$WI 序列黑洞样病灶，在 $T_2$WI 序列病变为边界较清晰的高信号，急性期病灶可强化。病灶可分布于侧脑室旁白质、皮层下白质（及皮层），还可以分布于幕下(小脑及脑干),见图 11-5。

2. **脊髓 MRI 检查** 通常表现为<3 个脊髓节段的 $T_2WI$ 高信号。在少数儿童患者也可表现为长节段病变(≥3 个节段)。脊髓 MRI 并非所有患者均需常规检查,对根据症状体征考虑有脊髓受累者或临床不典型需要额外寻找诊断依据的患者,建议进行该检查。

3. **脑脊液检查** 对于诊断及鉴别诊断有很大意义。通常有核细胞数正常或仅轻度升高,但如果有核细胞数 $>50\times10^6/L$,或存在中性粒细胞、嗜酸细胞或异常细胞时常提示其他诊断。脑脊液特异性寡克隆区带对于 MS 的诊断意义较大,等电聚焦琼脂糖凝胶电泳、免疫印迹及免疫固定是目前最敏感的检测方法,必须同时进行脑脊液和血清样本检测以证实寡克隆区带为脑内产生的。脑脊液特异性寡克隆区带可见于 90% 以上的 MS 患者,如果检测结果阴性,要注意与其他疾病相鉴别。但寡克隆区带阳性并非 MS 所特有,也可见于自身免疫性脑炎、视神经脊髓炎谱系疾病等。在 MS 脑脊液鞘内 IgG 合成率常升高,但诊断特异性较差。

4. **血清水通道蛋白抗体(aquaporin-4 immunoglobulin G,AQP4-IgG)及髓鞘少突胶质细胞糖蛋白抗体(myelin oligodendrocyte glycoprotein IgG,MOG-IgG)** 两种抗体均需采用基于转染细胞的检测方法。AQP4-IgG 常见于视神经脊髓炎谱系疾病(neuromyelitis optica spectrum disorders,NMOSD),NMOSD 是独立于 MS 的另一种中枢神经系统炎症性脱髓鞘疾病,且对于亚裔人群及儿童患者远较 MS 患病率高。因此,建议常规进行血清 AQP4-IgG 检测,尤其对于以视神经炎、急性横贯性脊髓炎或最后区综合征等为表现的患者,如为阳性,根据诊断标准考虑 AQP4-IgG 阳性的 NMOSD,而非 MS。血清 MOG-IgG 在 ADEM、多相性播散性脑脊髓炎(multiple demyelinated encephalomyelitis,MDEM)、视神经炎、ADEM 后反复视神经炎、AQP4-IgG 阴性的 NMOSD 患者中常呈阳性,又可统称为“MOG-IgG 相关脑脊髓炎或 MOG 抗体病”,在儿童患者中较为多见。目前多认为 MOG-IgG 阳性是 MS 诊断的阴性预测指标,即不支持 MS 诊断,因此,血清 MOG-IgG 检测对于 MS 的鉴别诊断很重要。

5. **其他检查** 血清自身免疫性抗体检测为排查全身系统性自身免疫性疾病所介导的中枢神经系统病变,应注意全身系统性查体,并可进行抗核抗体谱、ANCA 等自身抗体检查。

**【诊断与鉴别诊断】**

1. **诊断** MS 尚缺乏特异性诊断标志物,需要

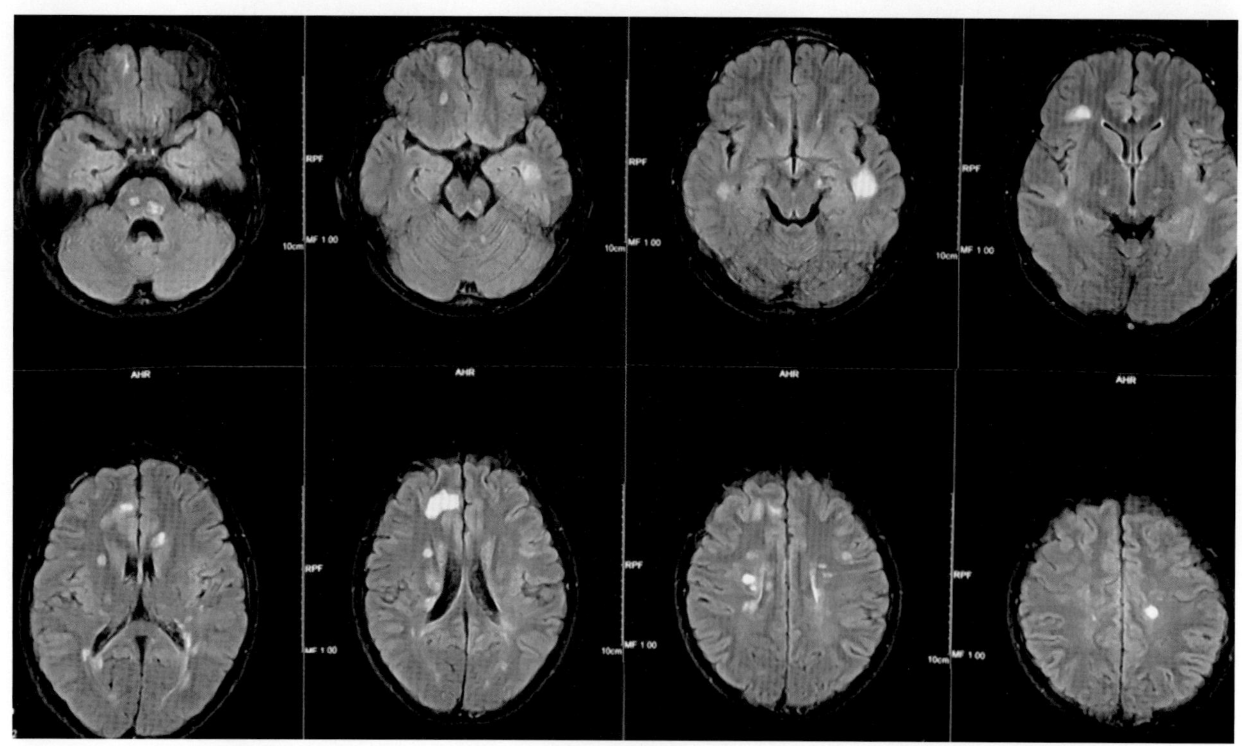

图 11-5 MS 患儿头颅 MRI

男,11 岁。$T_2$FLAIR 序列显示双侧侧脑室旁白质、右侧额叶皮层下白质、左侧颞叶、脑干多发性边界清晰的椭圆形高信号病灶

结合临床症状、体征、影像学、脑脊液寡克隆区带等指标，排除其他可能的诊断才能做出诊断。诊断的三要素为“时间多发性(dissemination of lesions in time，DIT)、空间多发性(dissemination of lesions in space，DIS)及排除其他疾病”。

目前MS的诊断标准为2017年新修订的McDonald诊断标准(表11-4)，此标准主要针对成人MS，有研究显示2017年McDonald标准在儿童MS诊断中的敏感度为0.71(0.56~0.83)，特异性为0.91(0.86~0.95)。国际儿童多发性硬化研究组(International Pediatric Multiple Sclerosis Study Group，IPMSSG)在2013年根据2010年修订的McDonald标准提出了儿童MS的诊断标准。目前尚未针对新的2017年McDonald诊断标准进行儿童MS诊断的修订。

(1) 2017年McDonald诊断标准

1) 空间多发性(DIS)的MRI诊断标准：在以下4个部位中的至少2个部位存在≥1个具有MS特征的$T_2$WI高信号病灶：脑室旁、皮层或皮层下、幕下和脊髓。

2) 时间多发性(DIT)的MRI诊断标准：任何时候同时存在钆非增强病灶及增强病灶；或者在随访中，与基线相比，出现新的$T_2$WI和/或钆增强病灶(对间隔时间无要求)。

(2) IPMSSG2013年儿童MS诊断标准：IPMSSG于2013年根据2010年McDonald诊断标准修订了儿童MS诊断标准。由于儿童患者急性播散性脑脊髓炎(ADEM)较多见，在该诊断标准中强调了儿童患者非脑病发病(非ADEM)在MS诊断中的重要性。儿童MS需满足以下任一条标准：

1) ≥2次非脑病(即非ADEM)中枢神经系统事件，与炎症性病因有关，两次发病间隔30天以上，并累及中枢神经系统1个以上部位。

2) 1次非脑病发病，MRI符合2010年McDonald标准的空间多发性，在后续随访中，MRI出现了至少1个新的增强或非增强病灶。

3) 1次ADEM，至少3个月以后出现了非脑病

表11-4　2017年多发性硬化McDonald诊断标准

| | 具有客观临床证据的病灶数 | 诊断MS所需其他证据 |
|---|---|---|
| ≥2次临床发作 | ≥2 | 无须其他检查 |
| ≥2次临床发作 | 1个客观病灶，加明确病史证明既往发作累及另一个解剖部位 | 无须其他检查 |
| ≥2次临床发作 | 1 | 需证实空间多发性：再次发作累及不同的部位；或MRI证实空间多发 |
| 1次临床发作 | ≥2 | 需证实时间多发性：再次发作；或MRI证实时间多发性；或脑脊液特异性寡克隆区带阳性 |
| 1次临床发作 | 1 | 需证实空间多发性：再次发作累及不同的部位；或MRI证实空间多发。<br>同时，需证实时间多发性：再次发作；或MRI证实时间多发性；或脑脊液特异性寡克隆区带阳性 |
| 原发进展型MS | | 持续进展>1年，并满足以下至少2条：<br>(1) 在以下至少2个部位存在≥1个具有MS特征的$T_2$WI高信号病灶：脑室旁、皮层或皮层下、幕下；<br>(2) MRI证实≥2个$T_2$WI高信号脊髓病灶；<br>(3) CSF特异性寡克隆区带阳性 |

备注：

如满足上述标准且无其他病因可解释上述临床表现，可诊断“MS”；如临床怀疑但证据不完全满足，可诊断“可能MS(possible MS)”；如果在诊断评估中发现其他病因可以解释临床表现，则“非MS(not MS)”。一次发作定义为患者报道的或客观检查发现的急性炎症性中枢神经系统脱髓鞘事件，可以是现在或既往，持续时间至少24小时。

临床孤立综合征：一次单相性临床发病，患者主诉症状及客观证据证实存在局灶或多灶性中枢神经系统炎症性脱髓鞘，通常急性或亚急性出现，持续至少24小时，可恢复或不恢复，不伴发热及感染。如果为第一次发病，即为临床孤立综合征。临床孤立综合征可以为单一病灶性或多灶性。

客观临床或辅助检查证据：神经系统体征异常、影像学(MRI或光学相干断层成像)或神经电生理检查(视觉诱发电位)结果与临床发作症状的解剖学定位一致。如果仅有患者主诉症状时需要非常谨慎

临床发病，MRI 符合 2010 年 McDonald 标准的典型空间多发性。

4）第一次急性发病，不符合 ADEM 特点，MRI 同时符合 2010 年 McDonald 标准的空间多发性和时间多发性（此条仅用于 12 岁以上儿童）。

2. **鉴别诊断**

（1）视神经脊髓炎谱系疾病（NMOSD）：NMOSD 与 MS 类似，也多表现为复发缓解性病程，具有时空多发性。与 MS 鉴别点：①好发人群不同：NMOSD 更好发于亚裔人群及儿童；②强调核心症状：临床诊断要点中具有六个核心症状，尤其是视神经炎、长节段脊髓炎、最后区综合征这三个主要核心症状；③影像学特点：头颅 MRI 可以正常（发作表现为视神经炎时），或脑室周围、脑干、间脑病变、最后区病变或皮质脊髓束病变等，脊髓 MRI 特点为长节段脊髓受累，常；④血清学指标：部分患者血清 AQP4-IgG 阳性，AQP4-IgG 阴性患者部分 MOG-IgG 阳性，儿童患者 MOG-IgG 阳性更为常见；⑤脑脊液：常有细胞数增多，蛋白轻度升高，少见寡克隆区带阳性。

（2）MOG-IgG 相关脑脊髓炎：本病也可表现为多相性复发缓解性病程，也可具有时空多发性，需要与 MS 鉴别。鉴别点：①好发人群不同：不同于 MS，本病人种差异不明确，儿童是好发人群；②临床表型多样：可表现为 ADEM、MDEM、反复视神经炎（optic neuritis，ON）、ADEM-ON、NMOSD 等；ADEM 和 ON 是最常见的表型；③影像学特点：头颅 MRI 可正常（视神经炎发作时）、ADEM 样、脑干病灶，少数表现为局部单侧皮层肿胀；④血清学指标：血清 MOG-IgG 阳性；⑤脑脊液：细胞数增多较常见，蛋白可轻度升高，少见寡克隆区带。

（3）其他：需与系统性自身免疫性疾病（如系统性红斑狼疮）所致中枢神经系统受累、中枢神经系统血管炎、遗传性脑白质病、大脑胶质瘤病、大脑白质受累为主的特殊感染性疾病（如进行性多灶性白质脑病）等相鉴别。

**【治疗与预后】**

1. **治疗**

（1）急性发病期治疗：主要是大剂量糖皮质激素静脉应用，之后序贯口服减量，通常为短期应用。近期有文献荟萃分析提示口服糖皮质激素与大剂量静脉应用疗效相当。对上述治疗效果不佳的严重患儿可以尝试血浆置换治疗（尚缺乏高级别证据支持），也可尝试大剂量丙种球蛋白治疗（缺乏有效性证据）。

（2）疾病修正治疗：即应用疾病修正药物（disease modifying drug，DMD）预防或减轻 MS 的复发。在成人 FDA 批准的一线药物包括：干扰素 β-1b、干扰素 β-1a 及醋酸格拉替雷；二线药物包括：富马酸二甲酯（Dimethyl fumarate）、特立氟胺；芬戈莫德、利妥昔单抗、那他珠单抗等；其他治疗药物包括：米托蒽醌、环磷酰胺、阿仑单抗、克拉屈滨等。对于儿童 MS 患者而言，因多数药物尚未获批儿童适应证，因此多为超说明书应用。目前干扰素 β-1b 及干扰素 β-1a 已获批 12 岁以上儿童 MS 的适应证，其安全性较好，但与二线药物相比其有效性相对较弱。在 2018 年发表了 10~17 岁儿童多发性硬化患儿芬戈莫德与干扰素 β-1a 治疗 2 年的疗效比较，结果提示芬戈莫德较干扰素 β-1a 在减少年复发率以及 MRI 新病灶方面更有优势，但不良反应发生率较高。另外，还有一些针对儿童 MS 的药物临床试验正在进行中（例如 PARADIGMS 研究、TERIKIDS 研究等）。

（3）对症治疗：针对相应症状进行治疗。

（4）治疗目标及策略：既往 MS 的治疗目标是减少复发并延缓残疾进展。目前，提出的 MS 的最新治疗目标是“消除疾病活动（no evidence of disease activity）”，至少实现“疾病活动最小化（minimal evidence of disease activity）”。针对这一目标，治疗策略很可能会更为积极。

MS 治疗的传统策略为“逐步升级治疗”，即确诊后首选安全性较好的一线治疗药物（主要是干扰素 β-1b 或干扰素 β-1a），之后每 3~6 个月进行临床评估，每 6 个月进行影像学检查以了解疾病进展情况，如果治疗失败（定义为在依从性好、治疗剂量充分、观察足够时间的治疗过程中仍出现临床活动或 MRI 活动），再考虑升级为二线药物。根据既往研究，儿童 MS 较成人疾病活动更强，约 60% 儿童 MS 患者需进行升级治疗，且一线药物均为注射制剂，导致治疗依从性差。因此目前有观点认为应该早期使用更强的二线治疗及早控制疾病活动，病情稳定后再采用降级方式。但二线药物通常较一线药物不良反应发生率更高。如何进行选择，还需要权衡利弊综合考虑。

2. **预后** 本病通常预后不佳。儿童患者疾病早期活动度较成人高，复发更为频繁，复发间隔时间较成人 MS 短。但尽管存在疾病的高活动度，神经系统功能障碍的累积速度反而较成人更慢，这可能与发育期脑的可塑性及可修复性较强有关。在一项 88 例儿童 MS 的研究中，病程 2 年时 EDSS<1，病程 10 年时 EDSS 为 1.2，病程 15 年时为 2.5。但认知功能损害在儿童患者中值得关注，至少见于 1/3 的患者，有些甚至在疾病早期即发生，主要影响的功能包

括记忆、信息处理速度、执行功能及注意力。

**关键点**

1. MS的诊断要点为时间多发、空间多发，并排除其他疾病（尤其是AQP4-IgG或MOG-IgG介导的中枢神经系统脱髓鞘）；目前尚缺乏特异性生物标志物。
2. 亚裔儿童并非MS的好发人群，做出MS诊断前需慎重排除其他疾病。
3. 临床及影像学检查随访对于疾病的诊断及其治疗效果的判断至关重要。
4. 目前，儿童MS的治疗多参照成人的治疗方案，恰当的治疗策略仍需探索。

## 二、急性播散性脑脊髓炎

急性播散性脑脊髓炎（acute disseminated encephalomyelitis，ADEM）是儿童期及青少年期最常见的获得性炎症性脱髓鞘疾病，多于前驱感染或疫苗接种后急性发病，表现为伴有脑病的多种中枢神经系统症状，头颅MRI以大脑白质脱髓鞘样改变为主，可伴有深部灰质核团、脑干、小脑、视神经及脊髓受累。

**【病因与分类】**

1. **病因** 为自身免疫性炎症介导的脱髓鞘病变。50%~75%的患者起病前有前驱病毒或其他病原感染，部分患者有前驱疫苗接种病史。ADEM患者脑组织病理改变为小静脉周围白质袖套样脱髓鞘，伴炎症细胞浸润（巨噬细胞及T、B淋巴细胞，偶见浆细胞及粒细胞），多个静脉周围脱髓鞘病灶可融合成片。本病的发病机制尚未完全阐明，其机制包括炎症级联反应学说、分子相似性学说、抗MOG-IgG抗体的作用（anti-myelin oligodendrocyte glycoprotein IgG）以及遗传易感性因素等。

2. **分类** 根据疾病为单相性病程还是多相性病程，分为ADEM和多相性播散性脑脊髓炎（multiphasic disseminated encephalomyelitis，MDEM）。

**【临床表现】**ADEM通常急性起病，少数亚急性起病。患者多有前驱感染或前驱疫苗接种病史。神经系统症状通常于2~5天达高峰，疾病进展期应<3个月。根据中枢神经系统受累部位的不同，患儿可以表现多样化的临床症状。所有患儿均有脑病症状（即意识障碍、行为异常，且不能用发热或癫痫发作后状态等因素解释），常见神经系统表现包括锥体束征、共济失调、急性偏瘫、视神经炎及其他脑神经受累、癫痫发作、脊髓受累及言语障碍。ADEM患者中发热和癫痫发作较其他急性中枢神经系统脱髓鞘综合征更常见。

**【辅助检查】**

1. **头颅及脊髓MRI检查** ADEM诊断必须有头颅MRI证据，表现为不对称（可以双侧）的边界欠清晰的片状$T_2$WI、$T_2$FLAIR高信号病灶，病灶可大小不等，少数情况下可有瘤样病灶伴灶旁水肿，病灶可以累及皮层下白质、大脑灰白质交界区、中央区白质、基底节、脑干、丘脑和小脑（图11-6）。30%患者头颅MRI钆增强扫描可强化。脊髓受累见于约1/3患者。

2. **脑脊液检查** 42%~72%的ADEM患者脑脊液有核细胞数正常，细胞数增多通常为轻度，以淋巴及单核细胞为主，脑脊液蛋白升高见于23%~62%患儿，最高可达1.1g/L。可有脑脊液IgG合成率升高，偶见寡克隆区带。

3. **血清MOG-IgG检查** 可见于约40%的ADEM患者。

**【诊断与鉴别诊断】**

1. **诊断** 2013年国际儿童多发性硬化研究组（International pediatric multiple sclerosis study group，IPMSSG）修订了ADEM及MDEM的诊断标准。

（1）ADEM诊断标准：满足以下所有条件，且排除其他疾病：①第一次多灶性CNS脱髓鞘；②必须有脑病表现（意识障碍或行为改变，且不能用发热或癫痫发作后状态等因素解释）；③起病3个月以后无新的临床或MRI病灶出现；④急性期（3个月内）头颅MRI异常，典型头颅MRI特征为病灶广泛、边界欠清晰、常>1~2cm，累及大脑白质为主，白质区$T_1$低信号病灶罕见，可伴深部灰质核团（如基底节或丘脑）病灶。

（2）MDEM诊断标准：①两次符合ADEM诊断标准的发病；②两次发病间隔至少3个月，且后续不再发病；③第2次发病既可以是前1次ADEM的原病灶复发，也可以是新病灶。

2. **鉴别诊断** ADEM的诊断主要是结合临床及影像学特征，缺乏特异性诊断标志物，因此需排除其他可能诊断。临床需与其他获得性及遗传性脑白质病相鉴别。某些临床表现的出现应警惕相关疾病，例如持续脑膜刺激征或头痛，需注意感染性脑炎、全身系统性疾病，以及中枢神经系统血管炎；卒中样发作需注意CNS血管炎、线粒体病等；反复癫痫发作需注意感染性脑炎或自身免疫性脑炎；明显精神行为异常需与自身免疫性脑炎相鉴别；病情持续进展

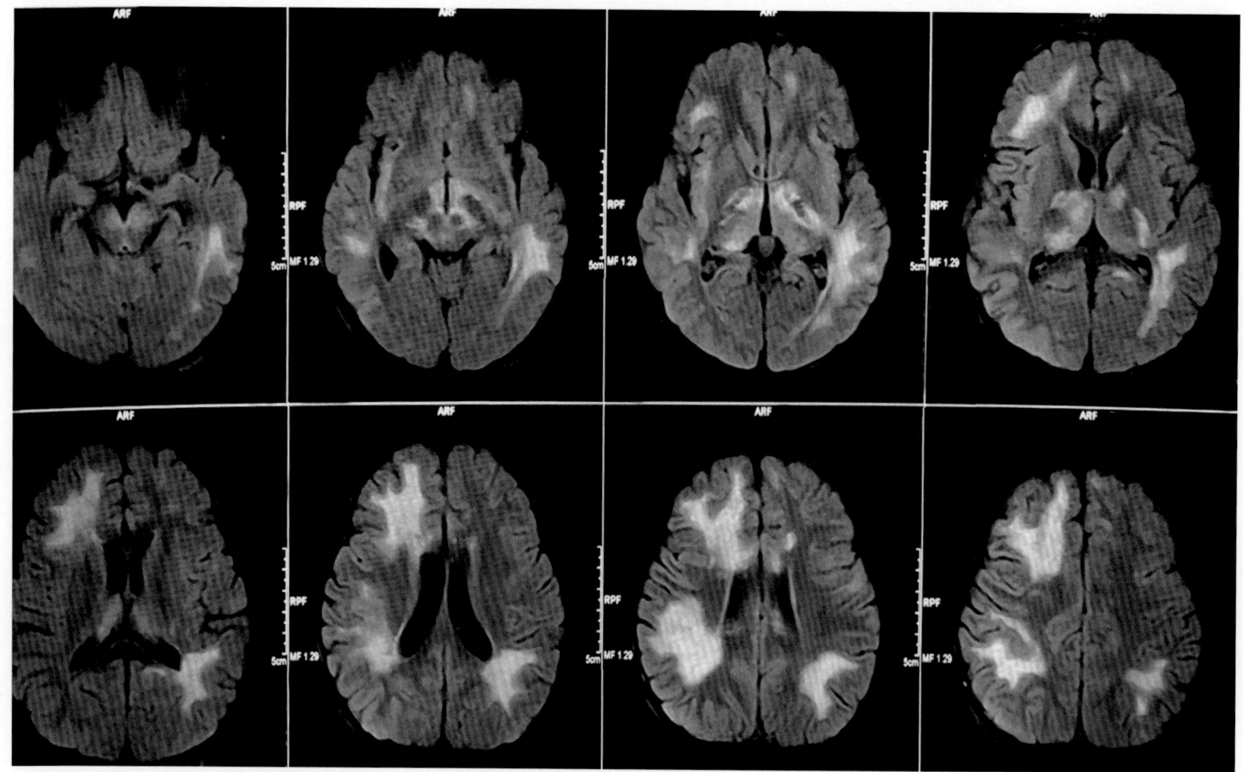


图 11-6 ADEM 患儿头颅 MRI

6 岁，头颅 MRI $T_2$FALIR 像，双侧额叶、顶叶、颞叶皮层下白质片状高信号，病灶还累及中脑和丘脑

需注意大脑胶质瘤病及遗传性脑白质病等。依据头颅 MRI 特点与多发性硬化（病灶多以脑室旁为主，常可见垂直于胼胝体的椭圆形病灶）、中枢神经系统血管炎（病灶多分布于大脑皮层灰白质交界区，常有皮层受累，可伴有出血、钙化，病灶强化多见）、以白质受累为主的感染性疾病（如慢病毒感染），以及大脑胶质瘤病等相鉴别。

【治疗与预后】

1. 治疗

（1）免疫治疗：急性期一线治疗为糖皮质激素，15~30mg/(kg·d)（最大 1 000mg/d），可连用 3~5 天（目前缺乏统一治疗方案），通常 4~6 周减停；急性期也可同时使用大剂量丙种球蛋白（总量 2g/kg）。少数严重患者尤其是进展快，糖皮质激素效果不佳者可进行血浆置换。

（2）对症治疗：根据患者临床症状进行相应治疗，包括止惊治疗、降颅压治疗等。

2. 预后　如果治疗及时合理，ADEM 患者大多数预后较好。死亡率为 1%~3%。部分患者遗留运动障碍或认知障碍。约 75% 患儿为单相性病程，其余患儿后续可表现为多相性病程，演变为 MDEM、ADEM- 视神经炎、视神经脊髓炎谱系疾病、多发性硬化等反复 CNS 炎症性脱髓鞘疾病。

**关键点**

1. ADEM 主要是结合临床特点及典型头颅影像学表现进行诊断，尚缺乏特异性生物医学指标。
2. ADEM 临床上必须有脑病表现。
3. ADEM 随访很重要，25% 的患者可出现后续脱髓鞘事件。

## 三、视神经脊髓炎谱系疾病

视神经脊髓炎谱系疾病（neuromyelitis optica spectrum disorders，NMOSD）是儿科较常见的中枢神经系统炎症性脱髓鞘综合征。以视神经炎、长节段脊髓炎及延髓最后区综合征为主要核心症状。2004 年在 NMO 患者血清中检测到水通道蛋白抗体 IgG（aquaporin-4 immunoglobulin G，AQP4-IgG），使该病从多发性硬化中独立出来。本病最早描述于 1894 年（Devic 病），于 1999 年提出视神经脊髓炎（neuromyelitis optica，NMO）诊断标准，并于此后不断进行更新。2007 年提出 NMOSD 的概念（包括限制型 NMO 患者以及合并全身自身免疫性疾病患者等)。2015 年国际 NMO 诊断小组建议将 NMO 和 NMOSD 统一称为 NMOSD,并制定了新的诊断标准。但新标准主要基于成人患者的临床研究。

**【病因与分类】**根据血清 AQP4-IgG 是否阳性,分为 AQP4-IgG 阳性的 NMOSD 和 AQP4-IgG 阴性 / 未知的 NMOSD。AQP4-IgG 抗体如何介导 NMOSD 的发病尚未完全阐明。AQP4 抗原主要表达于形成血脑屏障及突触周围的星形胶质细胞终足、郎飞氏结以及对渗透压敏感区域,包括下丘脑视上核和室旁核,以及脑室旁区(例如穹窿下部、终板以及延髓最后区等)等。外周的浆细胞产生的 AQP4-IgG 通过血脑屏障后与星形胶质细胞的 AQP4 抗原结合,募集中性粒细胞,并通过补体介导及抗体介导的细胞毒性进一步引起少突胶质细胞损伤、脱髓鞘,甚至神经元丢失。

**【临床表现】**成人中女性比例明显高于男性,男女比例可达 1∶(9~11)。儿童 NMOSD 中男性较成人明显多见,约占 30%。本病通常为急性或亚急性起病,多为复发缓解型多相性病程,部分为单相性病程。主要症状包括:①视神经炎:表现为视力下降,可伴眼球运动时疼痛感。可为单眼或双眼相继或同时受累。②脊髓炎:多为 3 节段以上的长节段脊髓炎。根据脊髓受累部位不同出现相应运动、感觉障碍及膀胱直肠功能障碍。③延髓最后区综合征:表现为顽固性呃逆、恶心、呕吐,不能用其他原因解释。④其他症状:脑干症状可表现为头晕、复视等;间脑综合征表现为发作性睡病样症状、低钠血症或体温调节异常等;大脑综合征可表现为意识障碍、语言障碍、肢体运动障碍、头痛等。对于同一患者,一次脱髓鞘病程中可出现上述一种或多种症状,或在不同脱髓鞘病程中以不同组合方式出现。NMOSD 可合并系统性自身免疫性疾病,如干燥综合征、系统性红斑狼疮、桥本氏病等,需注意系统性症状、体征的检查。

**【辅助检查】**

**1. 血清 AQP4-IgG 检查** 目前推荐敏感性和特异性均较高的细胞转染免疫荧光法(cell based transfection immunofluorescence assay,CBA)进行抗体检测。在成人中 AQP4-IgG 阳性的 NMOSD 占所有病例的 63%~76%。儿童患者阳性率较低,在北京大学第一医院儿科 33 例 NMOSD 患儿中,血清 AQP4-IgG 阳性占 30%。英国的一项 28 例儿童 NMOSD 患者的研究中,有 30.7% 的患者 AQP4-IgG 阳性。

**2. 血清髓鞘少突胶质细胞糖蛋白(myelin oligodendrocyte glycoprotein,MOG)IgG** MOG-IgG 可在 AQP4-IgG 阴性的部分 NMOSD 患者中检测到,尤其是儿童患者多见,可见于至少约 50% 的儿童患者。

**3. 其他检查** 近 50% NMOSD 患者可合并其他自身免疫抗体,如血清抗核抗体(ANAs)、抗 SSA 抗体、抗 SSB 抗体、抗甲状腺抗体等。合并上述抗体者更倾向于支持 NMOSD 的诊断。

**4. 脑脊液检查** 半数患者脑脊液常规显示有核细胞数增多,单个核细胞为主。20% 以上患者出现脑脊液蛋白升高。

**5. 头颅及脊髓 MRI 检查** 头颅 MRI 可累及延髓背侧(最后区)、脑干被盖部、四脑室周围、丘脑、下丘脑、第三脑室周围等,也可表现为急性播散性脑脊髓炎样特点。急性期部分病灶可强化。视神经炎急性期可出现视神经 MRI 异常,易累及视神经后段及视交叉,病变可大于 1/2 视神经长度,表现为视神经增粗,$T_2$WI 高信号,可伴有强化,慢性期可表现为视神经萎缩。脊髓 MRI 多为长节段(纵向延伸往往超过 3 个椎体节段以上)病变,少数可纵贯全脊髓,颈髓病变可向上与延髓最后区病变相连。轴位脊髓病变多累及中央灰质和部分白质,呈圆形或 H 形,脊髓后索易受累。急性期病变肿胀,呈 $T_1$WI 低信号 $T_2$WI 高信号,增强扫描部分病灶可强化,相应脊膜亦可强化。慢性恢复期可见脊髓萎缩、软化,长节段病变可转变为间断、不连续 $T_2$WI 高信号(图 11-7)。

**6. 视功能相关检查** 应进行视敏度和视野检查,视觉诱发电位可显示 P100 波形异常及潜伏期延长,光学相干断层扫描(optical coherence tomography,OCT)多见明显的视网膜神经纤维层变薄且不易恢复。

**【诊断与鉴别诊断】**目前根据 2015 年国际 NMO 诊断小组制定的诊断标准进行诊断,尚无专门针对儿童患者的诊断标准。

**1. AQP4-IgG 阳性的 NMOSD 诊断标准** ①至少满足 1 项核心症状;②用可靠的方法检测到 AQP4-IgG(推荐 CBA 方法);③排除其他诊断。

**2. AQP4-IgG 阴性或未知(不能检测)NMOSD 的诊断标准**

(1) 至少具有 2 个核心症状(可以 1 次或多次临床发作),满足以下所有特点:①其中 1 个核心症状必须是视神经炎、急性脊髓炎(长节段)或最后区综合征之一;②空间多发(至少 2 个核心临床特征);③满足 MRI 要求:急性视神经炎 MRI、脊髓炎 MRI、最后区综合征 MRI、急性脑干综合征 MRI。

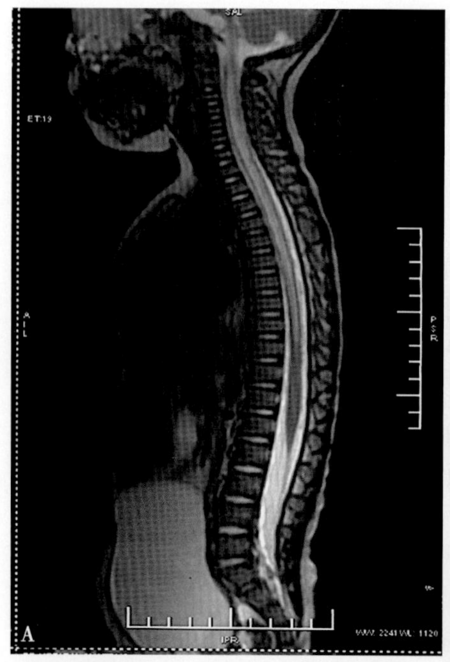

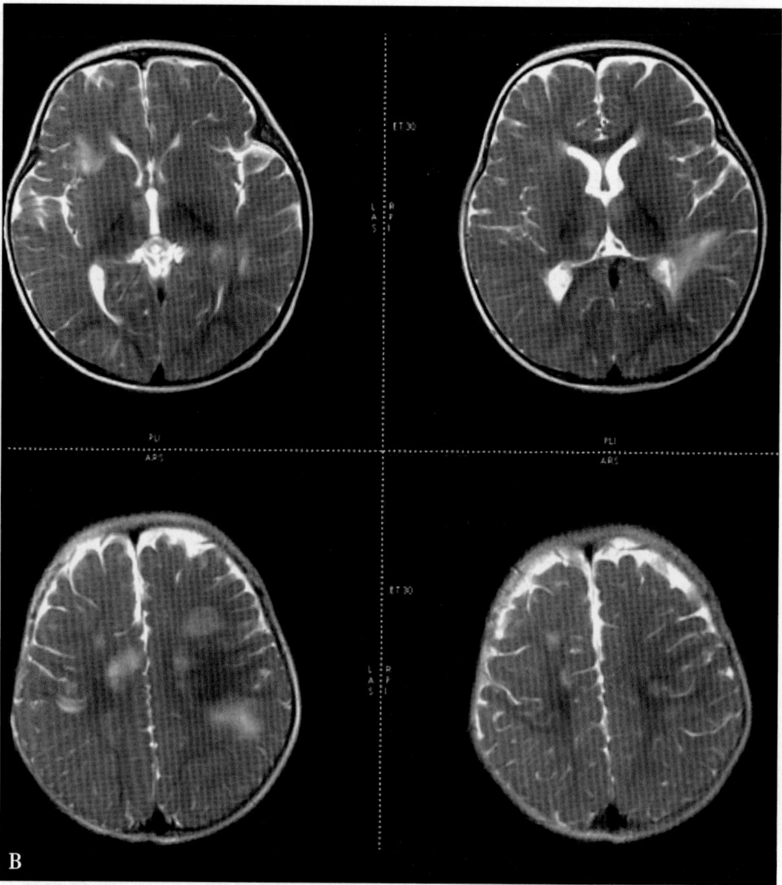

图 11-7 AQP4-IgG 阳性 NMOSD 患儿急性期头颅及脊髓 MRI

AQP4-IgG 阳性 NMOSD 女性患儿。$T_2WI$ 序列可见脊髓长节段 $T_2WI$ 高信号伴肿胀(A),头颅 MRI(B)显示双侧额叶、顶叶半卵圆中心白质及双侧丘脑片状 $T_2WI$ 高信号

(2) AQP4-IgG 阴性或未检测。

(3) 排除其他诊断。

**3. 上述诊断标准中的核心症状** ①视神经炎;②急性脊髓炎;③最后区综合征,表现为无其他原因可以解释的发作性呃逆、恶心及呕吐;④脑干综合征;⑤症状性发作性睡病或急性间脑综合征伴 MNOSD 典型 MRI 病灶;⑥症状性大脑综合征伴 NMOSD 典型大脑白质病灶。

**4. 上述诊断标准中 AQP4-IgG 阴性或未知(不能检测)NMOSD 所需 MRI 要求**

(1) 急性视神经炎:MRI 需有下列之一:①头颅 MRI 正常或仅有非特异性白质病变;②视神经 $T_2WI$ 高信号或 $T_1$ 增强信号 >1/2 视神经长度,或病变累及视交叉。

(2) 急性脊髓炎:脊髓病变≥3 个连续椎体节段,或有脊髓炎病史的患者相应脊髓萎缩≥3 个连续椎体节段。

(3) 最后区综合征:延髓背侧 / 最后区病变。

(4) 急性脑干综合征:室管膜周围脑干病变。

**5. 鉴别诊断** AQP4-IgG 阴性或未知的 NMOSD 应进行血清 MOG-IgG 的检测,并需要与其他原因引起的中枢神经系统脱髓鞘疾病相鉴别,包括多发性硬化、中枢神经系统血管炎、中枢神经系统噬血细胞综合征、以白质病变为主的特殊中枢神经系统感染等。

**【治疗与预后】**

**1. 治疗** 目前尚缺乏证据级别较高的推荐证据。

(1) 急性期治疗:主要是大剂量糖皮质激素[最大剂量 30mg/(kg·d)]静脉应用,之后序贯口服减量,疗程无统一推荐。如果患儿对大剂量糖皮质激素反应欠佳或起病病情较重,还可应用大剂量丙种球蛋白(2g/kg)。部分对上述治疗效果不佳的严重患儿可以尝试血浆置换治疗。

(2) 预防性治疗:患儿何时开始预防性治疗需要个体化考虑,并权衡利弊。AQP4-IgG 阳性患儿 90% 为复发性病程,通常首次诊断即可考虑开始预防性治疗。AQP4-IgG 阴性患儿首次起病后,通常可以等再次复发后再考虑预防性治疗,还要结合复发的间隔时间、严重程度等综合考虑。目前较常用的药物包括:吗替麦考酚酯(通常 600mg/m$^2$,1 天 2 次)、利妥昔单抗(通常 375mg/m$^2$ 连用 4 周,之后约每 6 个月应用 1 次)和硫唑嘌呤[2~3mg/(kg·d)]。也有应用甲氨蝶呤、环磷酰胺等的报道。有治疗前景的其他生物制剂类药物还包括托珠单抗(Tocilizumab,为IL-6受体的单克隆抗体)及依库丽珠单抗(Eculizumab,补体蛋白C5的单克隆抗体)等。针对多发性硬化的治疗药物(干扰素β、醋酸格拉替雷)不适合NMOSD。关于预防治疗的疗程目前尚不确定,可能需要长期治疗。

(3) 对症治疗:针对相应症状进行治疗,例如针对尿潴留行间断无菌导尿,针对运动功能障碍进行康复训练等。

2. **预后** 本病多数为复发性病程,尤其对于AQP4-IgG阳性患儿约90%为复发性。反复复发后多遗留神经系统功能障碍,其中最常见的是视力障碍及锥体系功能障碍。有研究表明儿童NMOSD患者2年的扩展功能障碍状况量表(expanded disability status scale,EDSS)评分为2.25±1.25。

**关键点**

1. NMOSD诊断标准中的6条核心症状是诊断的关键点。
2. 血清AQP4-IgG及MOG-IgG检测对于诊断非常重要,儿童NMOSD患者MOG-IgG阳性更为常见。
3. 急性期以免疫治疗为主,预防复发的治疗目前尚缺乏高级别证据的共识推荐。

(吴晔)

## 参考文献


1. Vanderver A, Prust M, Tonduti D, et al. Case definition and classification of leukodystrophies and leukoencephalopathies. Mol Genet Metab, 2015, 114(4): 494-5002
2. Parikh S, Bernard G, Leventer RJ, et al. A clinical approach to the diagnosis of patients with leukodystrophies and genetic leukoencephelopathies. Mol Genet Metab, 2015, 114(4): 501-5153
3. Adang LA, Sherbini O, Ball L, et al. Revised consensus statement on the preventive and symptomatic care of patients with leukodystrophies. Mol Genet Metab, 2017, 122(1-2): 18-32
4. Kevelam SH, Steenweg ME, Srivastava S, et al. Update on Leukodystrophies: A Historical Perspective and Adapted Definition. Neuropediatrics, 2016, 47(6): 349-354
5. van der Knaap MS, Bugiani M. Leukodystrophies: a proposed classification system based on pathological changes and pathogenetic mechanisms. Acta Neuropathol, 2017, 134(3): 351-382
6. Thompson AJ, Banwell BL, Barkhof F, et al. Diagnosis of multiple sclerosis: 2017 revisions of the McDonald criteria. Lancet Neurol, 2018, 17: 162-173
7. Reich DS, Lucchinetti CF, Calabresi PA. Multiple Sclerosis. N Engl J Med, 2018, 378: 169-180
8. Krupp LB, Tardieu M, Amato MP, et al. International Pediatric Multiple Sclerosis Study Group criteria for pediatric multiple sclerosis and immune-mediated central nervous system demyelinating disorders: revisions to the 2007 definitions. Mult Scler, 2013, 19: 1261-1267
9. Pohl D, Alper G, Haren KV, et al. Acute disseminated encephalomyelitis Updates on an inflammatory CNS syndrome. Neurology, 2016, 87(Suppl 2): 38-45
10. Wingerchuk DM, Banwell B, Bennett JL, et al. International consensus diagnostic criteria for neuromyelitis optica spectrum disorders. Neurology, 2015, 85: 177-189

# 第十二章

# 小脑性共济失调

## 第一节 概述

共济失调(ataxia)是儿科神经系统疾病的常见表现,病因多样。共济失调是指肌肉活动的不协调性,包括躯干、肢体、构音、眼球等各种活动。根据病变部位的不同,共济失调可分为四类:①小脑性共济失调(cerebellar ataxia),由于小脑病变所致,表现为醉酒步态等,感觉不受累。②感觉性共济失调,系本体感觉障碍引起,见于周围神经病、脊髓后索病变及一些累及深感觉传导通路的脑或脊髓病变等。脊髓后索硬化产生的共济失调(locomotor ataxia)表现为急促而夸张步态,不能感受位置和振动,闭目后症状加重。③前庭性共济失调,见于内耳疾病、前庭神经病变等,多伴有眩晕和前庭功能异常。④额叶性共济失调,额桥小脑束病变引起,比小脑性共济失调轻,主要在站立或行走时出现,很少见辨距不良、眼震等症状,但可有精神症状和锥体束征。

小脑的解剖结构十分复杂,分为:①中线小脑,包括小脑蚓部、顶核和中间核(球状核和栓状核)、前庭小脑(由绒球和小结组成)和蚓旁/中间区;②小脑半球,包括齿状核。小脑的基本功能是协调运动,小脑损害的主要表现是共济失调。但是,运动协调只是小脑功能的一部分,现在普遍认为基底节和小脑这两个皮层下重要结构,由双突触通路连接以确保双向联系。另外小脑功能还涉及精神心理领域和自主神经系统。临床观察发现小脑损害的表现不仅有运动控制障碍,还包括智能、情绪和精神改变。小脑蚓部损害可产生易激惹、冲动、失抑制和情感不稳定。小脑对运动的控制与认知的关系不是相互割裂的,小脑对非连续运动的精确定时控制保证了动作的协调性。

### 一、小脑病变的定位特点

#### (一) 小脑半球病变

小脑半球主要负责运动规划和复杂任务的协调。一侧半球损伤引起的症状在同侧肢体最为显著。最常见的体征包括轮替运动障碍、辨距不良、肢体共济失调、意向性(动作性)震颤和小脑性共济失调性言语障碍。上肢比下肢重,精细运动障碍更明显,如肌肉收缩的范围、方向、力量均不协调,不能正确估量距离(辨距不良),动作幅度过大,轮替运动欠佳。同时可出现肌张力低下,向病灶侧注视时可见粗大眼震。

#### (二) 中线小脑结构病变

中线小脑结构对于运动执行、眼球快速和缓慢运动、平衡/下肢协调和前庭功能至关重要。小脑中线损伤主要是身体中轴(躯干和下肢)的共济失调。平卧时症状不明显,站立不稳,姿势平衡障碍。走路时步基宽,摇晃,蹒跚步态(共济失调步态)。双足合并站立时无论睁眼或闭眼都容易跌倒。上肢共济失调不明显。最常见的眼部异常是扫视性侵扰(saccadic intrusions),指无规律的阵发性快速眼球运动,包括眼球阵挛、眼扑动、方波急跳和粗大扫视性振荡。这些最常由小脑损伤引起,但也可有其他原因。另一种常见眼部异常是水平注视诱发的眼球震颤,虽然眼震可发生于注视的各个方向,但通常向病灶侧注视时更明显。第一眼位时或向上注视诱发的上跳性眼震定位于小脑绒球,下跳性眼震可见于中线小脑蚓部病变和延颈髓交界区病变。视辨距不良用于描述眼球过度扫视运动,先是过度调整,之后眼球迅速纠正其位置,以对焦所关注的物体,这一表现尤其提示小脑功能障碍。

#### (三) 弥漫性小脑病变(小脑半球和中线结构同时受损)

慢性小脑弥漫性变性时,躯干共济失调和言语障碍为主要临床表现,而四肢共济失调不明显。急性弥漫性小脑病变时,表现为严重的躯干和四肢共济失调以及言语障碍。急性病变还可伴有明显肌张力低下、腱反射减弱、肌力下降。

小脑病变的部位不同,表现的症状有所不同,可以单纯只有小脑病变表现或者是小脑病变与小脑外累及中枢/周围神经系统的组合。新分类将小脑分为10个小脑脑叶(Larsell分类),这种基于小脑功能解剖学的新分类方法是目前将小脑综合征分为三大类的基础:①小脑运动综合征(cerebellar motor syndrome,CMS),表现为辨距不良(拾取细小物品时二指张开过宽,与物品大小极不相称)、意向性(动作性)震颤、肌张力减低、动作分解、轮替动作障碍等的不同组合;②前庭小脑综合征(vestibulocerebellar syndrome,VCS),表现为固视不良(眼扑动、粗大扫视性振荡、眼球阵挛),眼位不正,下跳性眼震,反跳性眼震,周期交替性眼震,中枢位置性眼震,平滑追随和凝视受损,扫视失调,罕见的歪扭偏斜和眼倾斜反应等;③小脑认知情感综合征(cerebellar cognitive affective syndrome,CCAS),严重程度不等,从轻微易被忽视的症状到严重的临床假性精神障碍表现,尤其是执行功能、视觉空间技能和非文字记忆等。

### 二、小脑性共济失调的病因

累及小脑本身或其传入、传出通路的任何病变均可引起共济失调。小脑性共济失调按病程可分为急性、亚急性、复发性、发作性及慢性共济失调。

急性小脑性共济失调的起病在几分钟到几小时，进展发生在数天内，常见病因是中毒（酒精、重金属、抗癫痫药物等）、感染、血管性（出血、梗死）；亚急性发病通常是数天至数周，进展发生在数周至数月内，病因包括非典型感染、维生素缺乏、免疫介导（包括急性播散性脑脊髓炎、多发性硬化、Miller Fisher综合征、Bickerstaff脑炎、GAD抗体相关小脑性共济失调、副肿瘤综合征）等；复发性不常见，共济失调症状反复出现，主要原因是一些免疫性疾病或遗传病；发作性共济失调表现为症状突发突止，病因包括一些离子通道病或转运体功能缺陷。慢性者病程多为数月至数年，病因包括先天性发育畸形、肿瘤、各种遗传代谢病所致的共济失调，以及多种类型的遗传性共济失调综合征等。

## 三、小脑性共济失调的症状与体征

**（一）共济失调**

站立和步态不稳、摇晃，呈醉酒（蹒跚）步态，行走时双足远分（宽基底）、左右摇摆，双上肢常屈曲前伸。并足直立困难，不能单足站立。昂伯征（Romberg sign）睁闭眼无明显变化。指鼻试验、指-鼻-指试验和跟膝胫试验常发现患者动作不稳，呈断续性冲撞动作，伴动作性或意向性震颤。笔迹异常也是上肢共济失调的体征之一，表现为字迹不整、落笔震颤，常出现写字过大或越写越大，此与震颤麻痹时写字过小不同。

**（二）语言障碍**

特征性表现为暴发性（也称吟诗样或断续性）语言。表现为言语缓慢、发音单调而呈冲撞样，常伴鼻音。

**（三）轮替动作障碍**

嘱患者双手作快速交替性旋前、旋后动作，或双手同时紧握检查者的手，再同时松开，交替进行。小脑病变者动作缓慢、笨拙不稳。如为一侧性病变，则患侧手的动作异常尤为明显，较对侧可延缓2~3倍。

**（四）震颤**

完全静止时患者不出现震颤。如维持某种特定姿势时则出现粗大而无节律性的阵挛样动作，即运动性震颤。这种震颤虽与维持某一姿势有关，但与Parkinson病的姿势性震颤不同。Parkinson病姿势性震颤的特点是静止状态下不消失，震颤幅度细小且有节律性。小脑性震颤因伴有协调不良，而呈不规则及无节律的特征。小脑性运动性震颤在肢体活动时明显增强，且常在动作开始时及中止前明显，手指接近目标物前常呈现明显的不稳、不准，也称为意向性震颤。

**（五）肌张力障碍**

常见表现是肌张力减低，特别是一侧小脑病变时可见典型的同侧半身肌张力减低。肌张力减低表现为肌肉松弛，被动运动时关节活动过度或出现钟摆样运动，腱反射减弱。但双侧对称性小脑病变时，一般无明显的肌张力改变。

**（六）眼震**

小脑病变时眼震较常见，多呈细小、摇摆样眼震。许多人认为眼震并非小脑病变本身的体征，而可能与小脑和前庭核之间的联系受累有关。

**（七）反击征**

嘱患者主动全力屈肘，检查者尽力向外拉其前臂并突然放手。正常人，在外拉力突然放松时，其前臂屈曲动作即停止。小脑病变时则不能即刻停止屈曲动作，可能反击至自己胸部或面部。检查时检查者应置左上肢于患者胸前，以防击伤面部。

## 四、小脑性共济失调的分类

按照起病方式可分为急性、亚急性、复发性、发作性、慢性小脑性共济失调，按照病因可分为感染后、免疫介导、遗传性小脑性共济失调及副肿瘤综合征等，按照受影响的功能可分为小脑运动综合征、前庭小脑综合征、小脑认知情感综合征。

## 五、小脑性共济失调的诊断

明确是否为小脑性共济失调主要依靠上述症状与体征。定性和病因诊断则主要依赖于对病史的系统分析和必要的实验室检查。

1. **病史** 准确的病史常能为疾病的定性诊断提供重要线索。急性起病者应首先考虑感染、外伤、血管病变或中毒等。亚急性或慢性进行性病程常提示免疫性、肿瘤、变性病或遗传代谢病。先天畸形的症候通常呈相对稳定的病程。

2. **实验室检查** 可为明确病因提供依据。可根据情况选择以下检查：①毒物筛查，适用于任何不明原因的急性共济失调；②脑脊液检查，可协助感染性、免疫性和遗传代谢病相关小脑性共济失调的诊断，比如脑脊液细胞数、糖和蛋白的变化，相关自身抗体、神经递质水平等；③代谢病诊断性试验，包括氨基酸定量分析、尿有机酸筛查、血氨测定及乳酸、丙酮酸含量测定等；④神经影像学检查（CT或MRI），对于外伤、脱髓鞘病变或占位性病变的诊断具有重要意义；⑤基因检测，根据不同的基因突变形式，选择不同的基因检测方法。遗传性小脑性共济失调的临床诊断很困难，需要进行详细的病史询问、体格检查及家系调查，需要结合神经系统其他部位病变的证据及神经系统以外病变的证据综合分析，为此对于临床医生而言，Harding 的分类方法仍然很重要。随着基因检测技术的发展，二代测序已经广泛应用于遗传性小脑性共济失调的病因诊断。

## 六、小脑性共济失调的治疗

治疗关键是尽可能查明病因，针对病因进行有效治疗，不要漏诊一些可治疗的疾病。临床疗效评价选用的共济失调评分表（international cooperative ataxia rating scale，ICARS）主要针对小脑的运动协调功能，而对于小脑损害的其他表现，如认知损害、自主神经改变、构音和眼球活动的评价比较薄弱。

1. **病因治疗** 例如抗感染，排除毒物、清除血肿及切除肿瘤，糖皮质激素、IVIG、免疫抑制剂、血浆置换和特异抗体治疗免疫介导的小脑性共济失调，补充维生素及辅酶等。遗传性病因所致的共济失调多缺乏特异性治疗方法，但对有些代谢性疾病目前也可以采用一些针对性处理并具有一定疗效。

2. **对症治疗**

（1）4- 氨基吡啶（4-aminopyridine，4-AP）：对于治疗下跳性眼震疗效肯定，并且可非选择性阻断电压门控钾离子通道以增加浦肯野细胞兴奋性，在由 PQ- 钙通道突变导致的发作性共济失调 2 型（episodic ataxia type 2，EA2），4-AP（10～15mg/d）也被证实有一定疗效，可减少共济失调的发作频率。因此可用来改善具有前庭小脑综合征症状的患者。

（2）离子通道药物：乙酰唑胺（acetazolamide）是治疗发作性共济失调 2 型的有效药物，也能够改善脊髓小脑性共济失调（spinocerebellar ataxia，SCA）6 型慢性共济失调症状的波动和发作性症状。

（3）支链氨基酸：包括缬氨酸、亮氨酸和异亮氨酸。Mori 发现支链氨基酸治疗皮质小脑变性效果良好，作用机制是刺激神经细胞内谷氨酸代谢。乙酰 -DL- 亮氨酸被证实对小脑退变性共济失调有显著效果，可显著改善语言、精细运动、步态，而且无明显副作用。可用于具有共济失调症状的小脑变性患者。但对严重和快速进展的小脑共性济失调治疗效果欠佳。

（4）金刚烷胺：是多巴胺能和抗胆碱能药物，可减轻 SCA2 型和 3 型患者的震颤、动作迟缓或肌张力障碍。也有研究认为利鲁唑有助于改善脊髓小脑性共济失调或 Friedreich 共济失调患者的共济失调症状，但疗效不肯定。

（5）5- 羟色胺（5-hydroxytryptamine，5-HT）：是小脑的神经递质之一。中缝背核神经元的胞体和树突含有丰富的 5-HT1A 受体，小脑接受中缝背核的纤维投射。脊髓 - 下橄榄核 - 小脑蚓部通路以 5-HT 为递质，对姿势平衡有重要作用。小脑谷氨酸受体依赖的 NO/cGMP 通路同样受其突触后膜的 5-HT1A 受体介导。5-HT1A 受体激动剂能减少平行纤维释放兴奋性的谷氨酸递质。丁螺环酮（buspirone）是 5-HT1A 受体激动剂，可以部分改善共济失调症状。经 13 周的随机、对照、开放研究显示，丁螺环酮可显著改善共济失调患者的稳定性、协调性、构音和眼球运动功能。丁螺环酮的不良反应轻微，主要是头晕、失眠和心慌，减少剂量均能耐受。坦度螺酮（tandospirone）也是 5-HT1A 受体激动剂，用于治疗焦虑症和抑郁症。Takei 和 Saito 报道，坦度螺酮可有效改善共济失调患者的构音障碍和上肢症状。

（6）苯二氮䓬类与 β- 受体拮抗剂：对动作性震颤有一定疗效。

（7）艾地苯醌（idebenone）：治疗 Friedreich 共济失调已在多个研究中得到证实。Artuch 报道的 1 年开放性研究显示，5mg/（kg·d）艾地苯醌对于早期 Friedreich 患者疗效明显，且减缓疾病进展。

（8）促甲状腺素释放激素（thyrotropin releasing hormone，TRH）：能改善共济失调小鼠的症状，双盲对照临床试验显示，可明显改善共济失调症状。

3. **物理和职业治疗** 理疗、功能锻炼及其他一般治疗对轻度共济失调的功能康复有一定帮助，如 PT 和 OT 等，言语矫治也是日常临床照护的一部分。

4. **经颅直接电流刺激（transcranial direct current stimulation，tDCS）或经颅磁刺激（transcranial magnetic stimulation，TMS）** 小脑无创刺激的目的旨在作用于小脑 - 丘脑 - 皮层通路，调节小脑兴奋性，可在疾病的早期单独或与其他治疗联合应用，相对安全。

5. **新的治疗前景** 包括针对 RNA/ 蛋白水平的治疗。RNA 干扰（RNA interference，RNAi）促发双链 RNA 诱导的基因沉默，抑制特定基因表达，减少突变体合成，减轻突变的多聚谷氨酰胺诱导的神经变性。模型动物小脑内注射质粒表达的发夹 RNA，显著改善动物运动协调性，恢复小脑形态，溶解包涵体。这些方法作用于导致神经元损害的多个环节，包括蛋白质聚集、清除、转录调节、泛素 - 蛋白酶体系统、钙调节和凋亡通路，它们既独立存在，又相互影响，同时干预多环节是有效的治疗策略。其他有前景的治疗包括反义寡核苷酸、基因替代治疗及间充质干细胞治疗等。

**关键点**

1. 小脑病变按照中线结构或半球结构损害所表现出的症状来进行定位诊断。
2. 小脑性共济失调是一组具有临床异质性的疾病，平衡障碍、协调下降和言语不清是常见症状，可仅表现为小脑症状或与小脑外病变的组合，如色素性视网膜病、锥体外系运动障碍、锥体束征、皮层病变（抽搐、认知障碍、行为异常），以及周围神经病等。
3. 小脑性共济失调可以有许多不同的病因，急性起病的常见病因是中毒、感染、血管性；亚急性发病病因包括非典型感染、维生素缺乏、免疫介导等；复发性共济失调主要原因是一些免疫性疾病或遗传病；发作性共济失调病因包括一些离子通道病或转运体功能缺陷。慢性进行性共济失调是遗传性小脑性共济失调、肿瘤和神经退行性小脑功能障碍最常见的表现。先天结构畸形的病程相对静止。
4. 若根据临床表现和神经影像学检查不能立即明确诊断，可考虑进行其他实验室检查。如对共济失调常见的及可逆病因的诊断性检查结果为阴性，则需要对共济失调进行基因检测评估。
5. 小脑性共济失调的治疗包括病因治疗、对症治疗、物理治疗等。4-氨基吡啶和乙酰-DL-亮氨酸是近来证实有一定疗效的改善症状的药物。

（熊晖）

## 第二节 急性小脑性共济失调

急性小脑性共济失调（acute cerebellar ataxia，ACA）是由多种原因引起的以急性小脑功能异常为主要特征的综合征。本症相对较多见，占所有儿科共济失调病例的30%~50%，由Batten于1907年首先报道。感染、中毒或小脑血管病变等均可引起急性小脑性共济失调，但临床上多指由感染性原因所致者，多发生于既往完全正常的儿童，在急性病毒或细菌感染之后，症状和体征常常只限于小脑功能障碍，严重病例亦可有小脑以外症状。本病预后较好，但需与其他较严重的小脑疾病鉴别。

**【病因】**尚不完全清楚。起病前可无诱因，更常见的是在急性发热性疾病后，最常见的前驱感染是水痘，也可为肠道病毒感染（埃可病毒、柯萨奇病毒），或为麻疹、风疹、流行性腮腺炎、EB病毒、流感病毒、腺病毒、单纯疱疹病毒等感染。有报道在流感病毒疫苗、乙肝疫苗和水痘疫苗接种后发生小脑性共济失调的病例。急性小脑性共济失调也见于细菌感染之后，如白喉、百日咳、猩红热等，现已少见。脑膜炎双球菌、流感杆菌、支原体等感染后也可能以急性小脑性共济失调为主要临床表现。

**【临床表现】**急性小脑性共济失调可见于各年龄儿童，以1~4岁最为多见，偶见于10岁以上。急性起病。约80%病例在共济失调发生以前1~3周有前驱感染史，如发热、呼吸道或消化道症状。约50%病例有发疹性病毒感染史。有的无前驱感染，在完全健康的基础上发生共济失调。还有少数病例先有共济失调，10~20天后出现发疹性疾病。起病急，很快发展到症状的高峰，多以躯干共济失调开始，表现为站立不稳、步态蹒跚，严重者不能站立、不能走路，甚至不能独坐、不能竖头。四肢共济失调一般较轻，表现为指鼻试验不稳、辨距不良等。头、躯干、四肢可见粗大震颤，主动运动时加重。约50%有眼球运动异常，如终末眼球震颤。常见构音障碍、言语不清、不流利，重者不能说话。可见四肢肌张力减低、腱反射减弱或亢进。少数可见嗜睡、易激惹、头痛、呕吐或一过性锥体束征。无发热、惊厥发作，脑神经多不受累，眼底正常，无脑膜刺激征和颅内压增高，感觉功能正常。病情的发展多在数小时至1~2天内达高峰，持续数日至3周，少数进展较慢。

**【诊断】**急性小脑性共济失调的症状性诊断并不困难，根据上述临床表现即可明确。除了对临床表现的系统分析外，可选作以下实验室检查。

1. **脑脊液检查** 大多数正常。少数病例可见轻度淋巴细胞数增多，病程后期个别可见蛋白升高。如细胞数或蛋白明显升高应考虑其他疾病。

2. **毒物监测** 对有可疑中毒史者可进行血、尿或其他分泌物的毒物监测。例如铅、铊等重金属浓度分析等。对有抗癫痫药物服用史者应特别注意进行血药浓度测定，如苯妥英钠、卡马西平、苯巴比妥等。

3. **神经影像学检查** 常选做头颅CT或MRI，以排除后颅凹病变，特别是脑干、小脑或第四脑室肿瘤。由于后颅凹一般被认为是CT检查的“盲区”，故首选头颅MRI检查。

由于该综合征临床上主要用于描述感染后急性共济失调，因此诊断时要注意排除其他疾病：①中枢神经系统感染，如脑炎、脑膜炎等。脑脊液常规及病原学检查可确诊。②药物中毒引起的共济失调见于苯妥英钠等抗癫痫药物过量。根据病史和测定血中药物浓度可协助诊断，停用药物后则症状消失。③先天性代谢异常引起的共济失调多反复发生，如高氨血症、枫糖尿症、线粒体病等。可根据家族史、代谢特点、智力低下等诊断。④后颅凹结构改变，如头部外伤、脑血管病、肿瘤、脓肿、血肿等，有时表现为急性小脑症状，可根据影像学检查、颅内压增高等症状进行鉴别。⑤发作性共济失调也可能反复发生急性症状，可根据家族史、病程经过等鉴别。⑥其他免疫介导的小脑性共济失调（immune-mediated cerebellar ataxias，IMCAs），包括 GAD65 抗体相关小脑性共济失调、桥本脑病小脑型、副肿瘤综合征、Miller-Fisher 综合征、眼球阵挛 - 肌阵挛综合征等。尤其是当出现眼球阵挛（眼球向各方向运动均持续发生快速而不规则的跳动），多灶性肌阵挛，明显易激惹，行为异常，应考虑眼球阵挛 - 肌阵挛综合征。另外，急性播散性脑脊髓炎或多发性硬化也可表现为急性或一过性共济失调。⑦低血糖、缺氧、迷路疾患等也应注意鉴别。至于小脑变性病或小脑发育不良所致共济失调是慢性进行性或非进行性病程，易与本病鉴别。

**【治疗与转归】**本症缺乏特效治疗。急性期以加强护理、保证营养和休息为主。应采取适当措施防止因共济失调而致意外伤害。对于难治病例有短期应用肾上腺皮质激素，或静脉注射大剂量免疫球蛋白。

典型病例 2~3 周后症状缓解，中位持续时间为 10~12 天，无后遗症。少数持续数周无好转。如 3 周后病情仍然加重或复发，或出现新的症状，应注意考虑其他疾病。近 10% 病例症状持续数年，或留有不同程度的后遗症，如躯干或肢体共济失调、言语功能障碍、智力低下或行为异常等。年龄较大或 EB 病毒感染相关者预后相对较差。

**关键点**

1. 急性小脑性共济失调是一种以突发共济失调为特征的临床综合征，常表现为步态不稳、眼球震颤、发音含糊不清或言语混乱，可有呕吐、易激惹、构音障碍或头痛。无发热、脑膜刺激征和癫痫发作。该病大多见于幼儿或学龄儿童，症状出现在病毒感染后数日或数周。
2. 评估重点在于排除急性共济失调的其他原因，包括中毒、外伤、中枢神经系统感染。共济失调也可由代谢、肿瘤或神经变性疾病引起，其症状通常呈进行性或间歇性。
3. 询问病史时应重点注意毒物接触史、外伤史、既往史。体格检查应评估有无发热、持续剧烈头痛、神志改变、不对称和 / 或局灶性神经功能障碍、无力或腱反射消失。应考虑到鉴别诊断中的其他疾病。
4. 急性小脑性共济失调的脑脊液分析通常正常，或显示轻度淋巴细胞增多，伴或不伴蛋白含量增高。
5. 绝大部分预后较好，约 90% 的患者无须特定治疗即可在数周内症状完全缓解，10% 患者会有一些远期神经系统后遗症。若病情恶化或症状持续超过 3 周，则应进一步评估有无共济失调的其他病因。

（熊晖）

## 第三节　遗传性共济失调

遗传性共济失调是一组由遗传性病因所致的以小脑及其连接结构功能障碍引起的运动不协调为特征的疾病，除少数类型外，多合并有神经系统其他部位异常，如脑干功能异常、脊髓异常、锥体外系症侯、周围神经病、视网膜病、耳聋、白内障、癫痫或智力低下等。根据遗传缺陷的不同及是否具有明确的代谢异常，可将本组疾病分为两类：①遗传代谢病伴共济失调，具有明确的代谢异常，共济失调是其诸多临床表现之一；②遗传性共济失调综合征，未发现明确的代谢异常，共济失调是其最主要的临床表现，致病性遗传缺陷主要通过分子遗传学研究证实。各类遗传性共济失调的发病年龄和临床表现在同一疾病的不同家系，以及同一家系的不同成员之间都可能有所不同。

### 一、遗传代谢病伴共济失调

继发于明确的遗传代谢病的遗传性共济失调相对较少，但由于其中有些疾病可经过饮食控制或药物治疗逆转症状或减缓病程进展，故及时诊治具有很大意义。在这些疾病中涉及的代谢通路常具有多种功能。因此，共济失调只是临床表型的一部分，应该作为整体综合考虑，才能指向潜在的缺陷。临床表型可分为两大类:间歇性共济失调(发生于潜在代谢紊乱恶化时)和慢性进行性共济失调(由特异性酶缺陷所致)。大多数遗传代谢病伴进行性共济失调为常染色体隐性(autosomal recessive,AR)遗传,起病多始于儿童期。其中有些疾病,特别是尿素循环酶缺陷、有机酸血症和氨基酸病,常伴有意识或精神状态异常、惊厥发作或酸中毒,这些表现有时较为显著,可能掩盖共济失调体征。脂质代谢异常除神经系统症侯外,常伴有脂肪吸收障碍和其他异常,如棘红细胞增多、肌腱黄素瘤、动脉粥样硬化或色素性视网膜病(表 12-1)。在某些进行性神经系统疾患,如脑白质营养不良、神经鞘磷脂沉积症(尼曼-匹克病)、线粒体细胞病和神经元蜡样质脂褐质沉积症等,共济失调与其他神经症候相比常不甚突出,临床意义相对较小。

## 二、遗传性共济失调综合征

包括一组以共济失调为主要或唯一特征的遗传性神经疾患,临床表现和遗传方式多样。一般临床所谓"遗传性共济失调"多指此类。遗传方式包括常染色体隐性、常染色体显性、性连锁遗传及线粒体遗传。

### (一) 常染色体隐性遗传性共济失调

隐性遗传性共济失调综合征基因位点及其代谢缺陷,见表 12-2。

1. **弗里德里希共济失调**(Friedreich ataxia, FRDA) 是遗传性共济失调最常见的类型之一,由 Friedreich 于 1863 年首先报道。估测发病率为 12/10 万。

(1) 临床特征:发病年龄大多于 20 岁以前,以 2~16 岁最多,10 岁以前起病者约占半数,但发病可早至婴儿期。首发症状 95% 为共济失调,5% 为脊柱侧弯。病程缓慢进展,发病后 20 年多数病例不能行走,需轮椅帮助。随疾病进展,言语障碍常十分明显。32% 的患者出现眼球活动障碍,8% 出现耳聋,4% 出现头部摆晃。上肢共济失调与下肢相比更常见,程度也更严重。几乎所有患者均出现指鼻试验不稳伴意向性震颤,以及轮替动作不能。下肢共济失调仅见于 28% 的病例。少数有视网膜病或眼肌麻痹。

反射异常是本症的另一主要特征。75% 的患儿肌腱反射全部消失。下肢腱反射消失是本症诊断

表 12-1 脂代谢异常伴共济失调

| 疾病 | 临床特征 | 诊断方法 | 致病基因 | 编码蛋白 | 遗传方式及染色体定位 | 治疗 |
|---|---|---|---|---|---|---|
| Bassen-Kornzweig 病(无 β 脂蛋白血症) | 进行性视网膜变性、周围神经病及共济失调 | 血 VLDL、LDL 消失,甘油三酯蓄积,棘红细胞增多 | *MTTP* | 微粒体甘油三酯转运蛋白 | AR,4q23 | 早期补充维生素 E 和其他脂溶性维生素可能改善神经病变和视网膜病 |
| 低 β 脂蛋白血症 | 棘红细胞增多症,色素性视网膜炎,脂肪吸收障碍,共济失调 | 血 VLDL、LDL↓,棘红细胞增多 | *APOB* | 载脂蛋白 B | AR,2p24.1 | 同上 |
| Refsum 病 | 共济失调、鱼鳞病、色素性视网膜炎和周围神经病变 | 植烷酰辅酶 A 羟化酶活性缺乏而不能降解植烷酸,导致植烷酸蓄积(血和组织) | *PHYH* | 植烷酰辅酶 A 羟化酶 | AR,10p13 | 严格限制饮食中植烷酸的摄入可显著改善周围神经病变和共济失调 |
| 脑腱黄瘤病 | 共济失调、周围神经病变、白内障、跟腱黄色瘤以及动脉粥样硬化 | 血清胆甾烷醇定量,胆汁和黄素瘤成分测定 | *CYP27A1* | 甾醇 27-羟化酶 | AR,2q35 | 鹅脱氧胆酸 |

AR:常染色体隐性遗传,VLDL:极低密度脂蛋白,LDL:低密度脂蛋白

表 12-2 隐性遗传的共济失调综合征

| 疾病 | 基因 | 染色体定位 |
|---|---|---|
| Friedreich 共济失调 | *FXN* | 9q21.11 |
| 维生素 E 缺乏型共济失调 | *TTPA* | 8q12.3 |
| 共济失调毛细血管扩张症 | *ATM* | 11q22.3 |
| 共济失调眼球运动失用症 1 型 | *APTX* | 9p21.1 |
| 共济失调眼球运动失用症 2 型 | *SETX* | 9p34.13 |
| 共济失调眼球运动失用症 4 型 | *PNKP* | 19q13.33 |
| 家族性痉挛性截瘫，隐性型 | | 14q |
| Baltic 肌阵挛 | | 21q |
| Cockayne 综合征 | *ERCC-6*<br>*ERCC-8* | 10q11.23<br>5q12.1 |
| 婴儿起病的脊髓小脑共济失调 | *TWNK* | 10q24.31 |
| Boucher-Neuhauser 综合征 | *PNPLA6* | 19p13.2 |
| CANVAS | *RFC1* | 4p14 |
| SACS | *SACS* | 13q12.12 |
| Marinesco-Sjogren 综合征 | *SIL1* | 5q31.2 |
| Brown-Vialetto-Van Laere 综合征 2 型 | *SLC52A2* | 8q24.3 |
| Wolfram 综合征 1 型 | *WFS1* | 4p16.1 |
| Ramsay Hunt 综合征 | *GOSR2* | 17q21.32 |
| PHARC | *ABHD12* | 20p11.21 |
| ICRD | *ACO2* | 22q13.2 |
| Cayman 小脑性共济失调 | *ATCAY* | 19p13.3 |
| CAMRQ4 | *ATP8A2* | 13q12.13 |
| 痉挛性截瘫 76 | *CAPN1* | 11q13.1 |
| LKPAT | *CLCN2* | 3q27.1 |
| 常染色体隐性遗传共济失调(土耳其) | *CWF19L1* | 10q24.31 |
| AXPC1 | *FLVCR1* | 1q32.3 |
| 小脑性共济失调 | *GDAP2* | 1p12 |
| SESAME 综合征 | *KCNJ10* | 1q23.2 |
| SCAR2 | *PMPCA* | 9q34.4 |
| SCAR4 | *VPS13D* | 1p36.22-p36.21 |
| SCAR7 | *TPP1* | 11p15.4 |
| SCAR8 | *SYNE1* | 6q25.2 |
| SCAR9 | *ADCK3* | 1q42.13 |
| SCAR10 | *ANO10* | 3p22.1-p21.3 |
| SCAR11 | *SYT14* | 1q32.2 |

续表

| 疾病 | 基因 | 染色体定位 |
|---|---|---|
| SCAR12 | *WWOX* | 16q23.1-q23.2 |
| SCAR13 | *GRM1* | 6q24.3 |
| SCAR14 | *SPTBN2* | 11q13.2 |
| SCAR15 | *RUBCN* | 3q29 |
| SCAR16 | *STUB1* | 16p13.3 |
| SCAR18 | *GRID2* | 4q22.1-q22.2 |
| SCAR20 | *SNX14* | 6q14.3 |
| SCAR23 | *TDP2* | 6p22.3 |
| SCAR25 | *ATG5* | 6q21 |
| 小脑发育不良 | *LAMA1* | 18p11.31 |
| 早发型共济失调 | *MTCL1* | 18p11.22 |
| 儿童期共济失调 | *PCDH12* | 5q31.3 |
| PACA | *PTF1A* | 10p12.2 |
| Gordon Holmes 综合征 | *RNF216* | 7p22.1 |
| Lichtenstein-Knorr 综合征 | *SLC9A1* | 1p36.11 |
| 桥小脑发育不全 | *SLC25A46* | 5q22.1 |
| NADGP | *SQSTM1* | 5q35.3 |
| 常染色体隐性脊髓小脑性共济失调伴轴索性神经病 1 型 | *TDP1* | 14q32.11 |
| 扩张型心肌病伴共济失调 | *TSFM* | 12q14.1 |
| 儿童期进展性共济失调 | *UBA5* | 3q22.1 |
| *VLDLR* 相关小脑发育不良 | *VLDLR* | 9p24.2 |
| 小脑性共济失调伴智力障碍 | *VWA3B* | 2q11.2 |
| Galloway-Mowat 综合征 | *WDR73* | 15q25.2 |
| Unverricht-Lundborg 综合征 | *CSTB* | 21q22.3 |
| Gordon Holmes 综合征 | *RNF216* | 7p22.1 |
| 痉挛性共济失调 2 | *KIF1C* | 17p13.2 |
| 痉挛性共济失调 3 | *MARS2* | 2q33.1 |
| 痉挛性共济失调 4 | *MTPAP* | 10p11.23 |
| 痉挛性共济失调 7 | *AFG3L2* | 18p11.21 |

注:CANVAS:(cerebellar ataxia,neuropathy,vestibular areflexia syndrome 小脑性共济失调、周围神经病、前庭反射消失综合征);SACS:(spastic ataxia,Charlevoix-Saguenay type Charlevoix-Saguenay 型痉挛性共济失调);PHARC:(polyneuropathy,hearing loss,ataxia,retinitis pigmentosa,and cataract 多发性神经病,听力障碍,共济失调,视网膜色素变性和白内障);ICRD:(infantile cerebellar-retinal degeneration 婴儿小脑视网膜变性);CAMRQ4:(cerebellar ataxia,mental retardation,and dysequilibrium syndrome 4 小脑性共济失调、智力低下伴平衡失调综合征 4);LKPAT:(leukoencephalopathy with ataxia 脑白质病伴共济失调);AXPC1:(posterior column ataxia with retinitis pigmentosa 后索共济失调伴视网膜色素变性);SCAR:(spinocerebellar ataxia,autosomal recessive 常染色体隐性脊髓小脑性共济失调);PACA:(pancreatic and cerebellar agenesis 胰腺和小脑发育不全);NADGP:(neurodegeneration with ataxia,dystonia,and gaze palsy,childhood onset 儿童期发病的神经变性伴共济失调、肌张力障碍和注视麻痹)

的基本特征之一。伸性跖反射见于约90%的病例。深感觉异常也较为多见,足部关节位置觉和振动觉消失的发生率约为90%;手部上述深感觉异常发生率较低,为27%。少数病例(<10%)出现触觉和痛觉障碍。半数以上患者出现骨骼关节畸形。79%发生脊柱侧弯,55%出现弓形足。心肌病的发生率为40%~70%,表现为活动时气促、心悸或心绞痛,心前区收缩期喷射性杂音也较常见,1/3~1/2病例出现心律失常或充血性心力衰竭。

眼震见于50%左右的病例。少数病例可发生视神经萎缩和视力丧失。晚期可出现痉挛或强直状态。糖尿病发生率约为10%,多见于20~30岁,程度一般较为严重,胰岛素治疗也多难以控制,是本病死亡的原因之一。

晚发型FRDA发病年龄为20岁以后,甚至30岁以上,与典型FRDA的主要区别在于晚发型FRDA的骨骼畸形发生率较低及无明显视觉诱发电位异常。文献报道的一例晚发型FRDA患者40岁起病,表现为下肢痉挛,无明显共济失调、眼球震颤和感觉障碍。

FRDA还有一变异型,称为弗里德里希共济失调伴正常腱反射(Friedreich ataxia with retained reflexes,FARR),临床特点包括共济失调、构音障碍、痉挛、本体感觉丧失、腱反射正常或增强等。与典型FRDA相比,FARR发病较晚,症状较轻,病程进展缓慢,下肢的腱反射保留,振动觉降低及心脏受累等发生率更低,影像学检查显示小脑萎缩而脊髓正常。

(2)实验室检查与病理改变:心电图检查常见ST-T改变、T波低平或倒置,个别甚至先于神经系统症状而出现。左、右心室肥厚或高电压也较常见。可发生心律失常和传导障碍,但较少见。

肌电图和神经传导速度检查的典型表现包括感觉神经动作电位波幅明显降低,传导速度轻度减慢。神经影像学检查可见多数患者脊髓萎缩,或小脑、脑干萎缩。

典型病理改变包括:脊髓萎缩;后根神经节减小;后索、锥体束和脊髓小脑束变性。其他病理改变有第Ⅷ、Ⅹ、Ⅻ脑神经核细胞脱失,以及小脑齿状核神经元和上方蚓部蒲肯野细胞脱失。

(3)诊断:典型患者25岁前起病;神经系统病变表现包括进行性共济失调,言语(构音)障碍,下肢位置觉和/或振动觉减弱或消失,肌无力,脊柱侧弯,伸性跖反射,高弓足;肥厚性非梗阻性心肌病;糖耐量异常,糖尿病以及视神经萎缩和/或耳聋。

FRDA致病基因为*FXN*,*FXN*定位于9q21.11,96%患者为*FXN*第一内含子的三核苷酸GAA重复扩增,余4%为此GAA异常扩增与另一点突变的复合杂合变异。正常为5-33 GAA重复序列,突变前为34-65,≥66为致病性突变。此异常重复扩增导致*FXN*基因转录减少,编码产物frataxin缺乏,线粒体内铁异常蓄积致线粒体功能异常。

(4)治疗:主要是支持对症,有研究抗氧化应激,清除氧自由基(辅酶$Q_{10}$、维生素E、艾地苯醌)有一定疗效。

**2. 共济失调伴选择性维生素E缺乏(ataxia with selective vitamin E deficiency,AVED)** 具有与FRDA相似的临床表现:共济失调,构音障碍,反射消失,伸性跖发射,本体感觉消失,弓形足,脊柱侧弯,以及常染色体隐性遗传。发病年龄为6~18岁,可伴有心肌病,但未发现视网膜病和眼肌麻痹。与FRDA最根本的区别是有维生素E缺乏。本症不伴有脂肪吸收障碍。对拟诊FRDA的患者测定维生素E水平有助于AVED的诊断。确诊病例应给予大剂量维生素E治疗。

AVED的致病基因为*TTPA*,位于8q12.3,编码α-生育酚转运蛋白(α-tocopherol transfer protein,α-TTP)。

**3. 共济失调毛细血管扩张症**

(1)临床表现:共济失调毛细血管扩张症(ataxia-telangiectasia,A-T)的主要临床特点是:进行性小脑性共济失调,眼球运动失用,舞蹈手足徐动,结膜毛细血管扩张,免疫缺陷,反复感染,恶性肿瘤高发,尤其是白血病和淋巴瘤。发病率为1/8万~1/10万。共济失调一般发生于1~4岁,典型表现为学步困难和躯干不稳,至6岁以后症状已十分明显,至10~11岁时常只能借助轮椅活动。其他神经系统症状包括舞蹈、手足徐动、肌阵挛、腱反射消失和眼球运动异常。

毛细血管扩张起始于2~7岁。球结膜首先受累,逐渐波及暴露部位皮肤,如鼻翼、耳朵(尤其上半部)、颈部和肢体屈侧,日光照射、辐射和摩擦后加重。皮肤的其他异常包括白斑、咖啡牛奶斑和皮下脂肪消失。半数患者有糖耐受不良,女性患者常见性腺功能减退。

由于免疫功能异常,患者易发生各种感染,特别是鼻窦炎和呼吸道感染。恶性增生性疾病的发生率也明显高于正常人群,15%的病例死于恶性疾病,特别是非霍奇金淋巴瘤和T细胞白血病。本症预后不良,2/3死于20岁以前,主要死亡原因是感染和恶性疾病。

(2) 实验室检查：本病患者存在不同程度的体液和细胞免疫功能异常。70%~80% 的病例血清和唾液中 IgA 消失，80%~90%IgE 消失或减少，IgM 水平可以代偿性增高。此外可见 IgG2 和 IgG4 缺乏，胸腺可呈胚胎样表现。甲胎蛋白升高见于绝大多数患者，可作为本病的诊断依据之一。染色体核型分析可见 5%~15% 的外周血细胞内存在 7；14 号染色体易位，断点（breakpoints）大多集中于 14q11，7p13-15 和 7q32-35。神经电生理检查可见感觉神经动作电位异常。神经影像学检查可见小脑萎缩。

(3) 遗传学和分子生物学研究：A-T 的致病基因为 *ATM*，*ATM* 位于 11q22.3，包含 66 个外显子，编码 ATM 蛋白。ATM 蛋白是 DNA 损伤应答的早期反应蛋白，促进 DNA 双链断裂的修复，在细胞衰老与凋亡中起重要作用。

**4. 着色性干皮病（xeroderma pigmentosum，XP）与 Cockayne 综合征（Cockayne syndrome，CS）** 与共济失调毛细血管扩张症一样，同属 DNA 互补缺陷所致的遗传性共济失调综合征。

着色性干皮病的主要特征是严重的皮肤过敏，日光诱发的眼部受累（畏光、角膜炎、眼皮萎缩）和日光诱发的皮肤肿瘤。本病呈常染色体隐性遗传。神经系统症状包括共济失调、进行性智力倒退、获得性小头、进行性感音神经性聋、腱反射减弱或消失，肌电图和神经传导速度提示轴索型（或混合性）周围神经病变。已知 9 个基因致病性变异与该病相关，分别为 *XPA*、*XPC*、*ERCC1*（human excision repair cross-complementation 1）、*ERCC-2*、*ERCC-3*、*ERCC-4* 和 *ERCC-5*、*DDB2* 与 *POLH*。

Cockayne 综合征的临床特点：生后生长发育受限，随年龄增长出现恶病质性侏儒症貌；进行性神经系统异常，如小脑性共济失调、智力低下、小头、不自主运动、痉挛、周围神经病、耳聋和眼球运动障碍；原发性视网膜色素变性和 / 或白内障；典型面容，包括皮下脂肪缺如、颧部骨骼突出、眼窝凹陷、钩状鼻、大耳；皮肤对光敏感，生后 1 个月即可发生。神经传导速度检查提示脱髓鞘性周围神经病，头颅 CT 可见基底节钙化，头颅 MRI 示脑白质脱髓鞘和小脑萎缩。本病的临床表现与着色性干皮病有共同之处。根据临床床特点，本病可分为两型：①经典型（Ⅰ型），具有上述典型表现；②严重型（Ⅱ型），较少见，症状严重，常有宫内发育停滞，生后躯体及颅骨发育明显迟缓，神经发育极差甚至停止，可有先天性白内障以及早期发生、迅速进展的听力障碍和皮肤并发症；③轻型（Ⅲ型），儿童期或青春期矮身材，轻度神经系统受累，进行性共济失调，皮肤对光敏感。患儿的髓鞘发育障碍既累及中枢神经系统，也累及外周，可见脑脊液蛋白升高和神经传导速度下降。周围神经活捡可见节段性脱髓鞘。值得一提的是，甲硝唑可导致 Cockayne 综合征患者出现急性肝功能衰竭，并且很可能是致命性的。

本病的两个致病基因 *ERCC-6* 定位于染色体 10q11.23（65%），*ERCC-8* 定位于染色体 5q12.1（35%）。

**5. 婴儿起病型脊髓小脑性共济失调（infantile-onset spinocerebellar ataxia，IOSCA）** 是一种严重的进行性神经退行性疾病，又称线粒体 DNA 耗竭综合征 7（肝脑型），临床待点为 1 岁以前发育正常，随后出现小脑性共济失调、肌张力减低、腱反射消失和手足徐动症等，7 岁开始出现耳聋、眼外肌瘫痪，到青春期出现严重听力障碍、不能独走、感觉神经病、视神经萎缩、自主神经系统功能障碍。女性可伴性腺功能减退。部分有癫痫，可发展为严重的致命性脑病：肌阵挛癫痫或局灶性阵挛发作，进展为持续性部分性癫痫（epilepsia partialis continua，EPC），随后是伴有意识丧失的癫痫持续状态。应避免使用丙戊酸，否则会出现严重肝功能异常。该病致病基因为 *TWNK*，定位于染色体 10q24.31。*TWNK* 突变还可导致常染色体隐性遗传的 Perrault 综合征 5 型和常染色体显性遗传的进行性眼外肌瘫痪伴线粒体 DNA 缺失 3 型等其他等位基因病。

**6. 常染色体隐性脊髓小脑性共济失调 10（spinocerebellar ataxia，autosomal recessive -10，SCAR10）** 为青少年或青年起病，表现为小脑性共济失调、构音障碍、眼震、腱反射亢进等，可出现精神发育迟缓、眼部疾病。血液、脑脊液和肌肉中辅酶 $Q_{10}$ 水平降低，用辅酶 $Q_{10}$ 治疗可有明显改善。该病致病基因 *ANO10* 定位于染色体 3p22.1-p21.3。

**7. 共济失调眼球运动失用症 1 型（Ataxia with oculomotor apraxia type 1，AOA1）** 临床特点是儿童期起病缓慢进行性小脑性共济失调、眼球运动失用和严重原发性轴索型运动神经病。多于 2~10 岁起病（平均发病年龄 4.3 岁），最常表现为进行性步态不稳，其次是构音障碍、上肢辨距不良伴轻度意向性震颤。眼球运动失用通常在共济失调出现几年后发现，进展为眼外肌瘫痪。所有患者均出现周围神经病变和腱反射消失，发病约 7~10 年后丧失行走能力，手足短且萎缩。舞蹈症和上肢肌张力障碍也较常见。部分患者有不同程度的认知损害。头颅 MRI 均可见小脑萎缩。所有患者肌电图显示存在轴索性周围神经病变。83% 患者伴有低白蛋白血症（<3.8g/L），

68% 患者有高胆固醇血症(>5.6mmol)。血清甲胎蛋白(AFP)正常,神经活检提示轴索病变。该病致病基因 *APTX* 位于染色体 9p21.1。

8. **共济失调眼球运动失用症** 2 **型**(ataxia with oculomotor apraxia type 2,AOA2) 临床特点是 3~30 岁开始出现共济失调、轴索性感觉运动性神经病、眼球运动失用和小脑萎缩。血清甲胎蛋白(AFP)浓度升高。该病致病基因 *SETX* 位于染色体 9p34.13。

9. Boucher-Neuhauser **综合征** 典型特征为脊髓小脑性共济失调和促性腺激素分泌不足,可伴有脉络膜视网膜营养不良所致的视力损害。发病年龄存在差异,大多数在 10 岁以内出现症状。该病致病基因 *PNPLA6* 位于染色体 19p13.2。

10. **小脑性共济失调、周围神经病、前庭反射消失综合征**(cerebellar ataxia,neuropathy,vestibular areflexia syndrome,CANVAS) 是一种成年起病的缓慢进行性神经疾病,其特征是小脑性共济失调,小脑萎缩,平衡功能障碍,步态不稳,构音障碍,前庭反射消失,双侧前庭功能受损,前庭神经萎缩以及非长度依赖性感觉神经病。该病由位于染色体 4p14 的 *RFC1* 内纯合 AAGGG(n)重复扩增所致。

11. Charlevoix-Saguenay **型痉挛性共济失调**(spastic ataxia Charlevoix-Saguenay type,SACS) 是一种复杂的神经变性病,婴儿期或儿童早期起病,表现为行走困难和步态不稳,进行性躯干和四肢共济失调,构音障碍,痉挛,锥体束征和周围神经病,眼球震颤,视网膜条纹状,由于周围神经病变致远端肌无力和萎缩,尿急,智力不受影响,平均 41 岁开始坐轮椅,60 岁左右死亡。神经影像显示上蚓部和小脑半球萎缩。Quebec 省局部地区发病率高,该病致病基因 *SACS* 位于染色体 13q12.12。治疗主要对症治疗,疾病早期控制痉挛,进行物理治疗和口服药物如巴氯芬可能防止肌腱挛缩和关节挛缩,定制的腿部支架可改善痉挛。尿急和尿失禁可用低剂量阿米替林或奥昔布宁控制。

12. Marinesco-Sjogren **综合征** 临床表现包括小脑性共济失调、先天性白内障(或可发生于婴儿期)、智力低下、构音障碍和眼震,儿童期常见斜视和肌张力低下,其他特征包括矮小、性发育迟缓、弓形足和脊柱侧弯,病程进展相对缓慢,大多于 30~40 岁以前仍可自行活动。有研究发现本病患者可表现有运动诱发性高乳酸血症,肌肉活检病理检查可见破碎样红肌纤维(ragged red fibers,RRF),提示本病患者可能有线粒体功能障碍。该病致病基因 *SIL1* 位于染色体 5q31.2。

13. Brown-Vialetto-Van Laere **综合征** 2 **型**(Brown-Vialetto-Van Laere syndrome-2,BVVLS2) 临床特征是儿童早期起病的感音神经性聋、眼震、视力丧失、瞳孔反射消失、视神经萎缩、面肌无力、球麻痹、共济失调、严重的全身肌无力、竖头无力、四肢及中轴肌肉萎缩,属于轴索型感觉运动神经病,智力相对正常。病情进展轻重程度不等,可早期死于呼吸衰竭。致病基因 *SLC52A2* 定位于 8q24.3,编码核黄素转运蛋白,将核黄素转运至细胞内。大剂量口服补充核黄素[10~50mg/(kg·d)]可改善症状,因此应做到早期诊断,早期治疗。

14. **常染色体隐性脊髓小脑性共济失调** 8(spinocerebellar ataxia,autosomal recessive-8,SCAR8) 起病年龄差异较大,最常见 20~40 岁之间,临床特征为共济失调步态和其他小脑症状,如眼球震颤和构音障碍,还可出现痉挛、继发性肌肉骨骼异常和眼球运动异常。极少数患者可有早发性多系统障碍伴智力发育受损和呼吸功能障碍。头颅影像学检查显示小脑萎缩,有时伴有脑桥受累。SCAR8 的致病基因 *SYNE1* 定位于染色体 6q25.2。

15. **常染色体隐性脊髓小脑性共济失调** 20(spinocerebellar ataxia,autosomal recessive-20,SCAR20) 临床特征为精神运动发育严重延迟,伴有言语差或不能,小脑性共济失调,面相粗糙(眼裂短、鼻基宽、人中长且宽、唇厚),相对头大,进行性小脑萎缩,部分患者有感音性耳聋,也可有癫痫发作、脊柱畸形。该病致病基因 *SNX14* 定位于染色体 6q14.3。

16. Wolfram **综合征** 1 **型**(Wolfram syndrome-1) 临床特征为尿崩症、糖尿病(青少年起病,<16 岁)、视神经萎缩(青少年起病,<16 岁)和进行性高频听力障碍或先天性耳聋,可出现共济失调、痴呆或智力残疾、各种精神障碍及肾脏异常。该病致病基因 *WFS1* 定位于染色体 4p16.1。*WFS1* 相关谱系疾病包括从典型 Wolfram 综合征到 *WFS1* 相关低频感音神经性聋。

17. **进行性肌阵挛癫痫** 6 **型**(epilepsy,progressive myoclonic-6,EPM6) 临床特点是婴幼儿期起病的共济失调,随后在儿童晚期出现动作性肌阵挛和癫痫发作。可因严重肌阵挛而致患者跌倒。病情进行性加重,10~20 岁可丧失独立行走能力,可见腱反射减弱和脊柱侧弯。部分患者可有轻度认知障碍,头颅 MRI 检查可见脑桥和小脑萎缩,脑电图可见全导棘慢综合波发放。该病致病基因 *GOSR2* 定位于染色体 17q21.32。

18. **其他** 此外，还有许多类型的隐性遗传性共济失调综合征，临床上相对更少见。①多发性神经病，听力障碍，共济失调，视网膜色素变性和白内障(polyneuropathy，hearing loss，ataxia，retinitis pigmentosa，and cataract，PHARC)表现为多发性神经病、听力障碍、共济失调、视网膜病变和白内障，临床症状与Refsum病相似。该病的致病基因为*ABHD12*。②婴儿小脑视网膜变性(infantile cerebellar-retinal degeneration，ICRD)的临床特点为2~6个月起病的躯干肌张力低、手足徐动、癫痫和眼部异常，特别是视神经萎缩和视网膜变性，有严重的精神运动迟滞，头颅MRI显示进行性大脑和小脑萎缩，ICRD的致病基因*ACO2*定位于22q13.2。③常染色体隐性脊髓小脑性共济失调9(spinocerebellar ataxia，autosomal recessive-9，SCAR9)也称为原发性辅酶$Q_{10}$缺乏症4型，其临床特征为轻度精神运动迟缓、癫痫发作及血浆乳酸升高，其致病基因*ADCK3*(*COQ8A*)定位于染色体1q42.13。该病可用辅酶$Q_{10}$进行治疗。④Cayman小脑性共济失调的临床特征是从幼年开始出现肌张力低，有明显的精神运动迟缓和非进行性小脑功能障碍，包括眼震、意向震颤、构音障碍和广泛的共济失调步态，其致病基因*ATCAY*定位于19p13.3。⑤常染色体隐性脊髓小脑性共济失调25(spinocerebellar ataxia，autosomal recessive-25，SCAR25)的临床特征为精神运动发育迟缓、行走迟缓、躯干共济失调、运动困难、眼球震颤和智力低下，临床症状随着病程无明显进展，脑影像学检查显示小脑发育不全，致病基因*ATG5*定位于染色体6q21。⑥小脑性共济失调、智力低下伴平衡失调综合征4(cerebellar ataxia，mental retardation，and dysequilibrium syndrome 4，CAMRQ4)的临床特点为先天性小脑性共济失调和智力低下，致病基因*ATP8A2*定位于染色体13q12.13。⑦痉挛性截瘫76的临床特点为成年期起病，可表现为痉挛性截瘫伴或不伴共济失调，可有眼球运动异常、骨骼缺陷、周围神经病变和肌萎缩，致病基因为*CAPN1*。⑧脑白质病伴共济失调(leukoencephalopathy with ataxia，LKPAT)的临床特征为共济失调、视野缺陷、头痛和学习障碍等，头颅MRI示特征性脑白质病变，内囊后肢、大脑中脚、桥内锥体束和小脑中脚等明显异常信号，其致病基因*CLCN2*定位于3q27.1。⑨其他：还有*CWF19L1*突变导致的常染色体隐性遗传共济失调(土耳其)，*FLVCR1*突变导致的后索共济失调伴视网膜色素变性(posterior column ataxia with retinitis pigmentosa，AXPC1)，*GDAP2*突变导致的小脑性共济失调，*GRID2*突变导致的常染色体隐性脊髓小脑性共济失调18，*GRM1*突变导致的常染色体隐性脊髓小脑性共济失调13，*KCNJ10*突变导致的SESAME综合征，*RUBCN*突变导致的常染色体隐性脊髓小脑性共济失调15，*LAMA1*突变导致的小脑发育不良，*MTCL1*突变导致的早发型共济失调，*PCDH12*突变导致的儿童期共济失调，*PMPCA*突变导致的常染色体隐性脊髓小脑性共济失调2，*PNKP*突变导致的共济失调眼球运动失用症4型，*POLG*突变导致的线粒体隐性共济失调综合征(miochondrial recessive ataxia syndrome)，*PTF1A*突变导致的胰腺和小脑发育不全(pancreatic and cerebellar agenesis，PACA)，*SLC9A1*突变导致的Lichtenstein-Knorr综合征，*SLC25A46*突变导致的桥小脑发育不全，*SPTBN2*突变导致的常染色体隐性脊髓小脑性共济失调14，*SQSTM1*突变导致的儿童期发病的神经变性伴共济失调、肌张力障碍和注视麻痹(neurodegeneration with ataxia，dystonia，and gaze palsy，childhood onset，NADGP)，*STUB1*突变导致的常染色体隐性脊髓小脑性共济失调16，*SYT14*突变导致的常染色体隐性脊髓小脑性共济失调11，*TDP1*突变导致的常染色体隐性脊髓小脑性共济失调伴轴索性神经病1型，*TDP2*突变导致的常染色体隐性脊髓小脑性共济失调23，*TPP1*突变导致的常染色体隐性脊髓小脑性共济失调7，*TSFM*突变导致的扩张型心肌病伴共济失调、*UBA5*突变导致的儿童期进展性共济失调，*VPS13D*突变导致的常染色体隐性脊髓小脑性共济失调4，*VLDLR*突变导致的*VLDLR*相关小脑发育不良，*VWA3B*突变导致的小脑性共济失调伴智力障碍，*WDR73*突变导致的Galloway-Mowat综合征，*WWOX*突变导致的常染色体隐性脊髓小脑性共济失调12，*CSTB*突变导致的Unverricht-Lundborg综合征，*RNF216*突变导致的Gordon Holmes综合征等，*KIF1C*突变导致的痉挛性共济失调2，*MARS2*突变导致的痉挛性共济失调3，*MTPAP*突变导致的痉挛性共济失调4，*AFG3L2*突变导致的痉挛性截瘫7等。随着分子生物技术及基因检测技术的迅速发展，越来越多的常染色体隐性遗传性共济失调综合征被诊断。

### (二) 常染色体显性遗传性共济失调

常染色体显性遗传性小脑性共济失调(autosomal dominant cerebellear ataxia，ADCA)病种较多(表12-3)。最常见的常染色体显性遗传性共济失调为脊髓小脑性共济失调(spinocerebellar ataxias，SCA)，目前已确定近50种具有特征性临床及基因异常的SCA。其

表 12-3 常染色体显性遗传的共济失调综合征

| 疾病 | 临床特点 | 致病基因 | 基因定位 | 三核苷酸重复数增加 |
|---|---|---|---|---|
| 脊髓小脑性共济失调 -1 | 进行性小脑性共济失调、构音障碍、延髓功能异常 | *ATXN1* | 6p22.3 | (CAG)n |
| 脊髓小脑性共济失调 -2 | 共济失调、构音障碍、震颤和快速扫视速度极度减慢 | *ATXN2* | 12q24.12 | (CAG)n |
| 脊髓小脑性共济失调 -3 Machado-Joseph 病 | 进行性小脑性共济失调及肌张力障碍 - 强直，帕金森综合征，肌张力障碍 - 周围神经病等的组合 | *ATXN3* | 14q32.12 | (CAG)n |
| 脊髓小脑性共济失调 -4 | 共济失调和感觉轴索神经病 |  | 16q22.1 | (CAG)n |
| 脊髓小脑性共济失调 -5 | “单纯”小脑性共济失调和构音障碍，症状较 SCA 1、SCA 2 或 SCA 3/MJD 轻，对寿命影响轻微 | *SPTBN2* | 11q13.2 | (CAG)n |
| 脊髓小脑性共济失调 -6 | 小脑性共济失调和痴呆 | *CACNA1A* | 19p13.13 | (CAG)n |
| 脊髓小脑性共济失调 -7 | 共济失调和色素性视网膜变性 | *ATXN7* | 3p14.1 | (CAG)n |
| 脊髓小脑性共济失调 -8 | 缓慢进展的共济失调、痉挛、构音障碍、眼球震颤、振动觉减退，极少数患者出现认知损害 | *ATXN8* | 13q21 | (CTG)n |
| 齿状核红核苍白球路易核萎缩 | 共济失调、肌阵挛、癫痫及进行性认知倒退 | *ATN1* | 12p13.31 | (CAG)n |
| 脊髓小脑性共济失调 -10 | 共济失调，偶有癫痫发作 | *ATXN10* | 22q13.31 | (ATTCT)n |
| 脊髓小脑性共济失调 -11 | 轻度共济失调，独走能力保留 | *TTBK2* | 15q15.2 | — |
| 脊髓小脑性共济失调 -12 | 缓慢进展的共济失调，30~40 岁时运动性震颤，腱反射亢进，轻度帕金森病症状，认知 / 精神障碍 | *PPP2R2B* | 5q32 | (CAG)n |
| 脊髓小脑性共济失调 -13 | 共济失调、轻度智力障碍伴矮小 | *KCNC3* | 19q13.33 | — |
| 脊髓小脑性共济失调 -14 | 共济失调和早期轴性肌阵挛 | *PRKCG* | 19q13.42 | — |
| 脊髓小脑性共济失调 -15 | 非常缓慢进展的“单纯”共济失调 | *ITPR1* | 3p26.1 | — |
| 脊髓小脑性共济失调 -17 | 共济失调和智力倒退，偶有舞蹈症、肌张力障碍、肌阵挛和癫痫 | *TBP* | 6q27 | (CAG)n 或(CAA)n |
| 脊髓小脑性共济失调 -18 | 共济失调伴早期感觉 / 运动神经病，眼球震颤，构音障碍，腱反射减弱 |  | 7q22-q32 | — |
| 脊髓小脑性共济失调 -19 | 缓慢进展的共济失调，罕见认知障碍、肌阵挛、腱反射亢进 | *KCND3* | 1p13.2 | — |

续表

| 疾病 | 临床特点 | 致病基因 | 基因定位 | 三核苷酸重复数增加 |
|---|---|---|---|---|
| 脊髓小脑性共济失调-20 | 共济失调，早期构音障碍，痉挛性发音困难，反射亢进，运动迟缓 | | 11q12 | — |
| 脊髓小脑性共济失调-21 | 共济失调，轻度至重度早发性认知障碍 | *TMEM240* | 1p36.33 | — |
| 脊髓小脑性共济失调-23 | 共济失调，构音障碍，眼球运动异常，振动觉和位置感减退 | *PDYN* | 20p13 | — |
| 脊髓小脑性共济失调-25 | 共济失调和感觉神经病 | *SCA25* | 2p21-p13 | — |
| 脊髓小脑性共济失调-26 | 共济失调、构音障碍和不规则追视 | *EEF2* | 19p13.3 | — |
| 脊髓小脑性共济失调-27 | 共济失调、早发性震颤、运动障碍和认知障碍 | *FGF14* | 13q33.1 | — |
| 脊髓小脑性共济失调-28 | 共济失调、眼球震颤、眼瘫、上睑下垂、腱反射亢进 | *AFG3L2* | 18p11.21 | — |
| 脊髓小脑性共济失调-29 | 共济失调和学习缺陷 | *ITPR1* | 3p26.1 | — |
| 脊髓小脑性共济失调-30 | 共济失调和腱反射亢进 | | 4q34.3-q35.1 | — |
| 脊髓小脑性共济失调-31 | 共济失调，感觉正常 | *BEAN1* | 16q21 | (TGGAA)n<br>(TAAAATAGAA)n |
| 脊髓小脑性共济失调-34 | 共济失调，皮肤改变在成年后消失 | *ELOVL4* | 6q14.1 | — |
| 脊髓小脑性共济失调-35 | 共济失调，腱反射亢进，病理征阳性 | *TGM6* | 20p13 | — |
| 脊髓小脑性共济失调-36 | 共济失调，肌束震颤，舌肌萎缩，腱反射亢进 | *NOP56* | 20p13 | (GGCCTG)n |
| 脊髓小脑性共济失调-37 | 共济失调和眼球垂直运动异常 | *DAB1* | 1p32.2 | (ATTTT)n或(AAAAT)n |
| 脊髓小脑性共济失调-38 | 成人起病的共济失调和轴索性神经病 | *ELOVL5* | 6q12.1 | — |
| 脊髓小脑性共济失调-40 | 成人起病的共济失调、痉挛，Brisk反射阳性 | *CCDC88C* | 14q32.11-q32.12 | — |
| 脊髓小脑性共济失调-41 | 成人起病的单纯共济失调 | *TRPC3* | 4q27 | — |
| 脊髓小脑性共济失调-42 | 共济失调、构音障碍、眼球震颤和扫视追视，轻度锥体束征 | *CACNA1G* | 17q21.33 | — |
| 脊髓小脑性共济失调-43 | 共济失调和感觉运动性轴索神经病 | *MME* | 3q25.2 | — |
| 脊髓小脑性共济失调-44 | 共济失调和痉挛 | *GRM1* | 6q24.3 | — |
| 脊髓小脑性共济失调-45 | 成人起病的共济失调，眼震、构音障碍、四肢共济失调、步态不稳，头颅磁共振显示小脑蚓部萎缩，中脑有含铁血黄素沉积 | *FAT2* | 5q33.1 | — |
| 脊髓小脑性共济失调-46 | 共济失调、感觉神经病和轻度小脑萎缩 | *PLD3* | 19q13.2 | — |

续表

| 疾病 | 临床特点 | 致病基因 | 基因定位 | 三核苷酸重复数增加 |
|---|---|---|---|---|
| 脊髓小脑性共济失调-47 | 共济失调、发育迟缓、智力障碍和癫痫发作 | *PUM1* | 1p35.2 | — |
| 脊髓小脑性共济失调-48 | 共济失调，但进行性认知障碍可能先于共济失调 | *STUB1* | 16p13.3 | — |
| ADCADN | 共济失调、耳聋、感觉丧失和嗜睡症 | *DNMT1* | 19p13.2 | — |
| 低髓鞘化白质脑病 | 共济失调，伴低髓鞘化、基底节萎缩、强直、肌张力障碍和舞蹈症等 | *TUBB4A* | 19p13.3 | — |
| *GRID2* 相关脊髓小脑性共济失调 | 共济失调、智力发育落后、眼球运动异常和听力丧失 | *GRID2* | 4q22.1-q22.2 | — |
| 单纯性小脑性共济失调 | 小脑性共济失调，其他家系成员可有额颞叶痴呆或运动神经元病 | *C9ORF72* | 9p21.2 | — |
| 早发婴儿癫痫脑病47型 | 早发难治性癫痫、癫痫脑病，共济失调、小头畸形、智力缺陷、脑电图高度失律和小脑萎缩 | *FGF12* | 3q28-q29 | — |
| CAPOS | 发热后出现小脑性共济失调，最终共济失调、反射消失、高弓足、进行性视神经萎缩和感音神经性聋 | *ATP1A3* | 19q13.2 | — |
| 痉挛性共济失调1 | 核上性注视麻痹，反射亢进，痉挛性共济失调，肌张力障碍，高弓足，轻度眼睑下垂，下肢振动觉减低 | *VAMP1* | 12p13.31 | — |

注：ADCADN：(autosomal dominant cerebellar ataxia, deafness, and narcolepsy 常染色体显性小脑性共济失调伴耳聋和嗜睡症)；CAPOS：(cerebellar ataxia, areflexia, pes cavus, optic atrophy, and sensorineural hearing loss 小脑性共济失调伴腱反射消失、高足弓、视神经萎缩和感音神经性耳聋)

中一部分疾病是由于致病基因内的三核苷酸（或者SCA10、31、37为五核苷酸，SCA36为六核苷酸）重复扩增所致。病理改变累及小脑及其传入和传出径路，除有小脑神经元脱失外，也可见脊髓、脑桥、橄榄核、基底节、视神经、视网膜及周围神经病变。临床特点是进行性躯干共济失调、构音障碍、辨距不良、意向性震颤等单纯小脑症状，也可见不自主运动、视觉或听觉障碍、眼外肌瘫痪、锥体束征、感觉异常、脑神经麻痹等。常见各种临床症状的组合：单纯小脑征、小脑征和脑干征、小脑和基底节综合征、脊髓或周围神经病征、小脑征和特殊感觉（听、视）障碍、小脑和垂体功能障碍、小脑和肌阵挛综合征、小脑和锥体性肌张力增高等。本组疾病以前曾称为橄榄桥小脑萎缩（olivopontocerebellar atrophy，OPCA），并根据临床特点加以分类。近年来认为按照临床分类不够确切，因为一种基因突变可引起多种不同的临床表型；同时，一个相同的临床综合征可能是由于不相关的基因型引起。同一种突变，各家系之间症状不同，即使在一个家系中，起病年龄和症状也常有很大差别。就是说，遗传异质性和表型异质性都非常明显。目前主要以基因型进行分类，而临床症状则放在次要的参考地位，因而确诊常需根据DNA分析的结果。最常见的是在编码区的CAG重复（编码蛋白产物中多聚谷氨酰胺链），CAG重复扩增产生一种有害的“功能获得”蛋白（即疾病的发生是由于突变蛋白获得了新的功能，而并非丧失其正常功能）。这种序列重复在体细胞和生殖细胞均不稳定。因此，受累家族中的连续后代会出现遗传早现，即在后代出现发病更早、逐渐加重的现象。

1. **脊髓小脑性共济失调**(spinocerebellar ataxias，SCA) 是主要累及小脑、脑干、脊髓、基底神经节的变性病。临床表现包括：进行性共济失调，运动障碍，周围神经病，锥体外系症候，眼肌瘫痪，脊髓后索异常，耳聋和视网膜变性。不同家系之间及同一家系的不同个体之间临床表现可有很大差异，不同类型之间症候也略有不同，主要亚型的临床特点如下。

(1) 脊髓小脑性共济失调 1 型(SCA 1)：发病年龄为 6~60 岁，多数发生于 30~40 岁。早期症侯包括步态异常、语言障碍、眼震和腱反射亢进。随病程进展，共济失调进一步加重，躯干症候常重于肢体。常发生眼球运动障碍，如注视麻痹和快速扫视速度减慢。部分家系可见视神经萎缩、上睑下垂或瞳孔反射迟钝。晚期可出现吞咽困难(可致噎塞和吸入性肺炎)，远端腱反射消失。部分病例伴本体感觉消失或轻度肌张力不全。儿童发病者可伴智力低下或癫痫发作。神经影像学检查常提示小脑和脑桥臂萎缩以及第四脑室扩大。

SCA 1 的主要病理特点是小脑萎缩，伴蒲肯野细胞及齿状核神经元的丢失，以及下橄榄核和第Ⅸ、Ⅹ、Ⅻ脑神经核神经元的严重变性。可见脊髓小脑束、后柱及结合臂等处脱髓鞘，以及脊髓前角细胞变性和第Ⅲ、Ⅳ脑神经核神经元的丢失。

SCA 1 的致病基因为 *ATXN1*，位于染色体 6p22.3，SCA 1 患者在介于 DNA 标志物 D6S274 和 D6S89 位点之间存在一个异常的高度多态性的三核苷酸(CAG)重复数增多，在正常人群中该重复性三核苷酸的拷贝数即(CAG)n 为 6~39，而在 SCA 1 患者为 40~81 个拷贝。少年发病者重复性拷贝数较多，其病程进展更为迅速。*ATXN1* 基因三核苷酸重复扩增的发现对于 SCA 1 的确诊(包括散发病例的诊断)，以及产前诊断均具有十分重要的意义。

(2) 脊髓小脑性共济失调 2 型(SCA 2)：由 Orozco 于 1989 年报道于古巴，发病率为 41/10 万。发病年龄为 2~65 岁，25% 发生于 25 岁以前。SCA 2 的临床特点是共济失调、构音障碍、震颤和快速扫视速度的极度减慢。半数可见上肢腱反射减弱和眼外肌瘫痪，未发现视网膜病、视神经萎缩和痉挛。有些家系可有骨骼肌纤颤。病理特点是小脑的蒲肯野细胞、颗粒细胞、橄榄核神经元、黑质和前角细胞等丢失，可见桥小脑纤维变性。SCA 2 的致病基因 *ATXN2* 定位于染色体 12q24.12。

(3) Machado-Joseph 病和脊髓小脑性共济失调 3 型(SCA 3)：Machado-Joseph 病(Machado-Joseph disease，MJD)好发于青春期，子代发病年龄常早于父代。临床表现以所有运动系统变性为特征：进行性发展的小脑、锥体外系、锥体系和运动神经元症候。首发症状通常是共济失调，表现为步态不稳，继以双手辨距不良。常出现眼震。腱反射可以减弱或活跃，与锥体束是否受累有关。在同一家系，有些成员以肌张力不全为主要表现，有些表现为共济失调和锥体束征，另有一些出现肌萎缩。在儿童患者，首发症状为肌张力不全者更为多见。眼球突出是本病另一早期特征，但发生率不高。所有病例最终均发展至多运动神经系统变性，中年前后死亡。病理改变包括黑质和纹状体神经元严重脱失，伴齿状核和红核的异常。与 SCA 1 和 SCA 2 不同，MJD 的小脑皮层和下橄榄核正常。

MJD 的致病基因 *ATXN3* 定位于染色体 14q32.12。最近的研究表明，该区 CAG 的重复扩增是 MJD 的病因。在正常人群该基因包含 13~36 个 CAG 拷贝，而 MJD 患者则具有一个正常的等位基因和一个带有 52~86 个 CAG 拷贝的扩增等位基因。

SCA 3 的临床表现与 MJD 不同，而与 SCA 1 相似，但致病基因均为 *ATXN3*。Matilla 等对 63 个显性遗传共济失调家系 137 例个体进行了 DNA 分析，在 7 个家系的个体中发现了 *ATXN3* 三核苷酸重复扩增，扩增的等位基因的拷贝数为 65~80，其大小与发病年龄成负相关。其中 2 个家系呈 MJD 表型，而另外 5 个家系表现出 SCA 3 的临床特征。这些结果提示 MJD 和 SCA 3 为等位基因病。

(4) 脊髓小脑性共济失调 4~48 型(SCA 4-SCA 48)：见表 12-3。

(5) 齿状核红核苍白球路易斯核萎缩：齿状核红核苍白球路易斯核萎缩(dentatorubropallidoluysian atrophy，DRPLA)是一少见的常染色体显性神经变性病，儿童及成人均可发病。临床特点：共济失调，痴呆，舞蹈症，言语障碍。儿童起病者常伴有进行性肌阵挛癫痫。致病基因 *ATN1* 位于染色体 12p13.31。在该位点存在异常数量的 CAG 序列重复。在正常人群，该位点的(CAG)n 重复数为 8~25，而 DRPLA 患者存在两个等位基因，一个(CAG)n 重复数在正常范围，另一个重复数则为 54~68。重复数量与发病年龄呈负相关，少年起病者重复数为 62~68，而成年期起病者重复数为 54~62。分析 *ATN1* 基因上 CAG 重复数可用于鉴定 DRPLA 患者及家系。

2. **发作性共济失调**(episodic ataxia，EA) 是

一组常染色体显性遗传病，有明显遗传异质性和表型异质性。近年来发现了几种发作性共济失调与离子通道基因突变有关(表 12-4)。遗传性离子通道病可累及体内各种组织，其中最主要的是神经组织和骨骼肌。在中枢神经系统，钠、钾、钙三类离子通道的基因突变均可引起神经元损伤，引起各种离子通道病：①神经元的钠离子通道病的代表是全面性癫痫伴热性惊厥附加症。②神经元的钾离子通道病已发现多种，如良性家族性新生儿惊厥、帕金森样疾病、发作性共济失调Ⅰ型、阵发性舞蹈手足徐动伴发作性共济失调、神经性耳聋和前庭系统疾病等。编码钾通道的许多基因之中，已有 50 个以上的基因被克隆，其中 *KCNA1* 是发作性共济失调Ⅰ型的致病基因，定位于 12p13.32。基因突变可能降低通道的表达，或改变通道闸门机制，损害了膜的除极化和细胞兴奋性的调节功能。临床症状的发生多由于膜电位再极化功能降低或消失。目前正在合成药物以开启钾通道，希望能用于治疗，并进一步了解发病机制。③神经元钙离子通道病见于发作性共济失调Ⅱ型、家族性偏瘫型偏头痛、脊髓小脑性共济失调 6 型。以上三者是等位基因病，都是由于在 19p 上的钙通道基因(*CACNA1A*)的各种不同的突变引起。另一种钙通道病发作性共济失调Ⅴ型表现为特发性全面性癫痫及发作性共济失调，是位于染色体 2q23.3 的钙通道基因 *CACNB4* 的突变引起。

对常染色体显性遗传性发作性共济失调的诊断有赖于对临床表现和家族史的系统分析，可通过二代测序行相关致病基因分析确诊。应与其他原因引起的阵发性共济失调鉴别。首先应除外药物过量引起的共济失调，如苯妥英钠等抗癫痫药物。其次是排除各种代谢病引起的阵发性共济失调，这类疾病很多，例如 Leigh 病、丙酮酸脱氢酶缺乏、丙酮酸脱羧酶缺乏、枫糖尿病、Refsum 病、Hartnup 病、尿素循环酶缺乏、维生素 E 缺乏引起的脊髓小脑变性等。此外，还应排除其他共济失调，如脊髓小脑变性、多发性硬化、癫痫、间歇性梗阻性脑积水、体位性眩晕、椎基底动脉缺血、梅尼埃病等。

发作性共济失调中许多疾病是可以治疗的，特别是代谢病引起的阵发性共济失调，可以根据代谢异常的特点加以纠正或补充。本文介绍的离子通道病所致显性遗传的发作性共济失调用乙酰唑胺治疗有效。其作用可能是通过抑制脑组织内碳酸酐酶的活性，改变 pH 而稳定离子通道的功能。

几种主要发作性共济失调综合征的特点如下。

(1) 发作性共济失调 1 型(episodic ataxia, type 1, EA1)：临床特点是发作性共济失调，持续数秒至数分钟，激动和运动可诱发或加重发作。发作间期可出现小肌肉抽动，常见于眼周或手部。常合并构音障碍。每日可发作数次。部分家系用乙酰唑胺可减少发作次数。

(2) 发作性共济失调 2 型(EA2)：共济失调发作可由情感刺激、疲劳和运动诱发，酒精摄入也可诱发，持续时间较长(数小时至数日)。可伴有眩晕、头晕、头痛、恶心。发病于儿童期，持续存在至成人期。发作间期常伴眼震，向外、下方注视时尤著。可发展为进行性共济失调和构音障碍。某些病例临床特点

表 12-4 发作性共济失调与离子通道病

| 分型 | 基因 | 基因位点 | 离子通道基因 |
|---|---|---|---|
| 发作性共济失调Ⅰ型(EA1) | *KCNA1* | 12p13.32 | 电压门控钾离子通道基因 |
| 发作性共济失调Ⅱ型(EA2) | *CACNA1A* | 19p13.13 | 脑特异性 P/Q 型钙通道基因 |
| 发作性共济失调Ⅲ型(EA3) | | 1q42 | |
| 发作性共济失调Ⅳ型(EA4) | | | |
| 发作性共济失调Ⅴ型(EA5) | *CACNB4* | 2q23.3 | 钙通道基因 |
| 发作性共济失调Ⅵ型(EA6) | *SLC1A3* | 5p13. 2 | |
| 发作性共济失调Ⅶ型(EA7) | | 19q13 | |
| 发作性共济失调伴新生儿癫痫 | *SCN2A* | 2q24.3 | 钠通道基因 |
| CAPOS 综合征 | *ATP1A3* | 19q13.2 | $Na^+$-$K^+$-ATP 酶泵基因 |
| 发作性共济失调伴舞蹈手足徐动(EAPC) | | 1p | 钾通道基因 |
| 家族性偏瘫型偏头痛(FHM) | *CACNA1A* | 19p13.13 | 钙通道基因 |

与脊髓小脑性共济失调相似。MRI 检查可见小脑蚓部萎缩。PET 检查在部分病例发现发作间期全部小脑、颞叶下部和丘脑葡萄糖代谢减低。4- 氨基吡啶和乙酰唑胺可明显减少发作次数。

(3) 发作性共济失调伴阵发性舞蹈手足徐动症(episodic ataxia with paroxysmal choreoathetosis, EAPC):发病年龄为 2~15 岁,临床表现为发作性不自主运动、肌张力不全、平衡失调、构音障碍、口周或下肢感觉障碍和复视,常伴头痛。每次发作持续 20 分钟左右,发作频度不等(每天 2 次到每年 2 次),诱发因素同 EA2。发作间期多无异常表现,但有个别病例发生持续性痉挛性截瘫。乙酰唑胺和苯妥英钠可缓解或终止发作。

(4) 发作性前庭小脑性共济失调(periodic vestibulocerebellar ataxia):临床特征是共济失调、注视诱发眼震和眩晕等。无语言障碍,乙酰唑胺治疗无显效,个别患者仅可见眩晕明显好转。发病年龄多为 20~60 岁。其致病基因尚未完全明确。

(5) 家族性偏瘫性偏头痛(familial hemiplegic migraine, FHM):临床特征是在偏头痛的先兆期出现一过性偏瘫。常同时出现眼震、躯干共济失调以及异常眼球运动。MRI 显示小脑蚓部萎缩。致病基因 *CACNA1A* 为 $Ca^{2+}$ 通道基因。乙酰唑胺治疗对本病有效。

### (三) X 连锁遗传性共济失调

X 连锁遗传性共济失调系一组以共济失调为主要表现,家系调查呈 X 连锁遗传方式的进行性疾病(表 12-5)。已有几种不同的综合征被报道。例如:①X 连锁铁粒幼细胞贫血伴共济失调(X-linked sideroblastic anemia and ataxia, XLSA/A)的临床特征为儿童早期共济失调伴无症状性贫血,女性携带者可有铁粒幼细胞性贫血,其致病基因 *ABCB7* 定位于 Xq13.3;②X 连锁共济失调(X-linked ataxia)的临床特征为生后肌张力减低,运动发育落后,共济失调步态,站立困难,构音障碍,眼球活动缓慢,其致病基因 *ATP2B3* 定位于 Xq28;③智力低下、小头畸形伴脑桥和小脑发育不全(mental retardation and microcephaly with pontine and cerebellar hypoplasia),为 X 连锁显性遗传,临床特征为智力低下、小头、肌张力低、视神经发育不良,其致病基因 *CASK* 定位于 Xp11.4;④脆性 X 相关震颤 / 共济失调综合征(fragile X-associated tremor/ataxia syndrome, FXTAS)是最常见的 X 连锁共济失调,成人起病,发生于男性和女性前突变携带者,其致病基因 *FMR1* 定位于 Xq27.3;⑤X 连锁精神发育迟缓伴小脑发育不全和独特的面部外观(X-linked mental retardation with cerebellar hypoplasia and distinctive facial appearance)的临床特征为婴幼儿起病,肌张力低,发育迟缓,癫痫发作,面部畸形表现为长半三角脸、眼睛深凹、斜视,鼻根宽、鼻尖突出、下巴突出,脑 MRI 显示小脑发育不全和脑室扩大,其致病基因 *OPHN1* 定位于 Xq12;⑥X 连锁综合征型智力低下,Christianson 型(mental retardation, X-linked syndromic, Christianson type)为 X 连锁显性遗传,临床特征为婴儿起病,女性症状轻,表型与 Angelman 综合征相似,共济失调、智力障碍和惊厥发作,其致病基因 *SLC9A6* 定位于 Xq26.34。

表 12-5 X 连锁隐性遗传性共济失调

| 分型 | 基因 | 基因位点 |
|---|---|---|
| X 连锁铁粒母细胞性贫血和共济失调 | *ABCB7* | Xq13.3 |
| X 连锁共济失调 | *ATP2B3* | Xq28 |
| 智力低下、小头畸形伴脑桥和小脑发育不全 | *CASK* | Xp11.4 |
| 脆性 X 相关性震颤 / 共济失调综合征 | *FMR1* | Xq27.3 |
| X 连锁精神发育迟缓伴小脑发育不全和独特的面部外观 | *OPHN1* | Xq12 |
| X连锁智力低下 Christianson 综合征 | *SLC9A6* | Xq26.34 |

**关键点**

1. 遗传性共济失调是一组具有遗传异质性疾病,均以小脑及其连接结构的功能障碍所致的运动不协调为特征。传统上分为由潜在的先天性代谢缺陷导致的共济失调和由非先天性代谢缺陷导致的进行性共济失调。
2. 最常见的常染色体显性共济失调为脊髓小脑性共济失调,最常见的常染色体隐性遗传共济失调为弗里德赖希共济失调和共济失调毛细血管扩张症。X 连锁进行性共济失调是一组罕见的异质性疾病。一些患者表现为单纯的小脑综合征,而其他患者还包括其他神经系统异常。某些线粒体病可表现为进行性或间歇性共济失调。
3. 共有 7 种显性遗传的发作性共济失调(EA),为 EA1~EA7。其中 EA1 和 EA2 占报道病例的多数。发作性共济失调的诊断通常基于病史和临床特征。基因检测可临床用于其中一些疾病。EA1 和 EA2 均对乙酰唑胺和 4- 氨基吡啶治疗有反应。

（熊晖）

## 本章参考文献


1. Swaiman KF. Swaiman's pediatric neurology: principles and practice. 6th ed. New York; Edinburgh: Elsevier, 2018
2. Kliegman R. Nelson textbook of pediatrics. 20th ed. Phialdelphia, PA: Elsevier, 2016
3. Manto M, Gandini J, Feil K, et al. Cerebellar ataxias: an update. Curr Opin Neurol, 2020, 33 (1): 150-160
4. Gandini J, Manto M, Bremova-Ertl T, et al. The neurological update: therapies for cerebellar ataxias in 2020. J Neurol, 2020
5. Manto M. Cerebellar motor syndrome from children to the elderly. Handb Clin Neurol, 2018, 154: 151-166
6. Thakkar K, Maricich SM, Alper G. Acute Ataxia in Childhood: 11-Year Experience at a Major Pediatric Neurology Referral Center. J Child Neurol, 2016, 31: 1156-1160
7. Whelan HT, Verma S, Guo Y, et al. Evaluation of the child with acute ataxia: a systematic review. Pediatr Neurol, 2013, 49: 15-24
8. Brusse E, Maat-Kievit JA, van Swieten JC. Diagnosis and management of early- and late-onset cerebellar ataxia. Clin Genet, 2007, 71 (1): 12-24
9. Fogel BL, Perlman S. Clinical features and molecular genetics of autosomal recessive cerebellar ataxias. Lancet Neurol, 2007, 6 (3): 245-57
10. Ramirez-Zamora A, Zeigler W, Desai N, et al. Treatable causes of cerebellar ataxia. Mov Disord, 2015, 30 (5): 614-23
11. Marsden JF. Cerebellar ataxia. Handb Clin Neurol, 2018, 159: 261-281
12. Valente EM, Nuovo S, Doherty D. Genetics of cerebellar disorders. Handb Clin Neurol, 2018, 154: 267-286

第十三章

# 运动障碍性疾病

## 第一节 概述

运动障碍性疾病(movement disorders)多指锥体外系疾病(extrapyramidal diseases),主要表现为随意运动的调节障碍,肌力、感觉正常。根据临床表现可分为肌张力增高 - 运动减少和肌张力降低 - 运动过多两大类,前者包括帕金森综合征、原发性运动不能或强直、肌张力不全,后者包括舞蹈、手足徐动、肌阵挛、刻板动作、抽动和震颤。在儿童运动过多性疾病更为常见。运动障碍性疾病主要由基底节病变所致。

**【基底节区的联系及其病理生理】**纹状体是基底节的主要传入通道,接收来自大脑皮层的信号。来自大脑皮层的兴奋性信号投射至纹状体,经纹状体到达苍白球内侧部,苍白球内侧部的传出纤维经丘脑前腹核和外侧腹核的接替后又回到大脑皮层。从新纹状体到苍白球内侧部的投射途径有两条,即直接通路和间接通路。直接通路是新纹状体直接向苍白球内侧部投射。间接通路则为先经过苍白球外侧部到达丘脑底核,再经过丘脑底核投射至苍白球内侧部(图 13-1)。

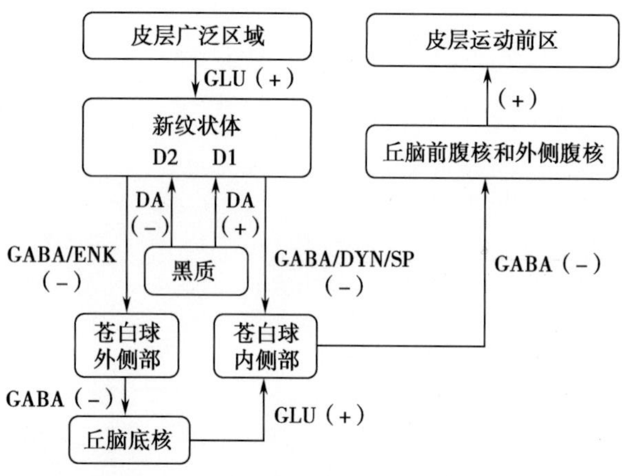


图 13-1 基底节与大脑皮层的神经回路
GLU:谷氨酸;DA:多巴胺;ENK:脑啡肽;SP:P 物质;DYN:强啡肽;(-):抑制性作用;(+):兴奋性作用

苍白球内侧部具有较高的紧张性活动。当直接通路被激活时,苍白球内侧部的紧张性活动受到抑制,此时它对丘脑前腹核和外侧腹核的抑制作用减弱,导致丘脑活动增强,这种现象被称为去抑制。因此直接通路活动能易化大脑皮层发动运动。相反,间接通路的活动具有抑制皮层发动运动的作用。两条通路中以直接通路活动为主。

新纹状体内细胞密集,中型多棘神经元是新纹状体的主要神经元,除接受来自大脑皮层的谷氨酸能投射纤维外,还接受黑质 - 纹状体多巴胺能投射系统的纤维,此外,也接受新纹状体内 GABA 能和胆碱能中间神经元的纤维投射。中型多棘神经元有两种类型,其细胞膜上分别有 D1 型和 D2 型受体,其传出纤维分别组成直接通路和间接通路。黑质 - 纹状体多巴胺能纤维末梢释放的多巴胺通过激活 D1 型受体,可以增强直接通路的活动,而通过激活 D2 型受体可以抑制间接通路的活动。

**【临床表现】**基底节病变时,临床主要表现为肌张力异常和不自主运动。①肌张力异常包括肌张力增高、减低、或增高与减低交替出现。当伸肌和屈肌张力均增高时,表现为“铅管样”肌张力增高;伴有震颤时肌张力增高断续出现,呈“齿轮样”肌张力增高。以尾状核和壳核病变为主时,常表现为肌张力减低和运动增多,即异动症;而以苍白球、黑质病变为主时,常表现为肌张力增高和运动减少、运动缓慢、联合动作减少、肌肉强直、表情贫乏、静止性震颤,亦即帕金森综合征样表现。②不自主运动包括震颤、抽动、舞蹈、手足徐动、颤搐、肌张力不全、肌阵挛、投掷样运动、帕金森样动作、刻板动作等(表 13-1)。后面几节分别阐述各种不自主运动的相关疾病。

锥体外系疾病显著的临床特点为精神紧张、激动时加重,放松、转移注意力时减轻,睡眠消失。

**【病因】**多种病因可引起运动障碍,如围产期脑损伤(脑性瘫痪)、遗传代谢病、变性病、药物性、感染性、免疫性、脑血管病、中毒、肿瘤等。

**【诊断与治疗】**运动障碍性疾病的诊断首先要仔细观察临床表现,明确是否属于运动障碍性疾病,属于哪种异常运动,进行定位诊断,然后根据病程特点进行定性诊断,包括起病年龄,是静止性的还是进展性的病程,症状是阵发性的还是持续性的,不自主运动是否可以抑制,是否合并其他症状、有无家族史等,以此判断疾病的性质。根据临床推断出可能的疾病,进行相应的实验室检查、影像学检查、代谢性检查及遗传基因检测。目前运动障碍性疾病的诊断没有固定模式,需要结合病史、查体及实验室检查进行综合判断。

运动障碍性疾病的治疗分为对症治疗和针对病因的特异性治疗。前者根据临床症状选择用药,但常因病因的不同疗效有所差异。而针对病因的特异性治疗尤为重要,如免疫治疗、补充特异性神经递质的治疗等,但特异治疗相对较少。深部脑刺激(deep brain stimulation,DBS)对帕金森病、原发性震颤、特发性肌张力不全等多种锥体外系疾病疗效肯定,已

表 13-1 运动障碍性疾病异常运动的临床表现

| 不自主运动 | 临床特点 |
| --- | --- |
| 手足徐动(athetosis) | 肢体远端尤其是手指和腕部缓慢而持续的交替扭曲动作,当腕部过伸时则手指过伸 |
| 舞蹈、投掷(chorea,ballism) | 肢体短暂、不规则、无节律、重复、无目的的运动,动作快速但不似肌阵挛那样快,如果舞蹈动作影响到近端肢体,通常称为投掷样动作 |
| 肌张力不全(dystonia) | 重复的扭曲的姿势或动作,异常姿势的典型表现是沿躯干长轴或某一肢体长轴的缓慢而持续性的旋转运动,主动运动时加重 |
| 肌阵挛(myoclonus) | 急速、短暂、类似电击样的动作,也可能是重复性或节律性的动作 |
| 帕金森症(parkinsonism) | 以静止性震颤、运动减少或不能、强直和姿势不稳为主要表现的运动减少综合症状 |
| 震颤(tremor) | 身体某一部分或多个部位围绕某个中心的节律性的抖动 |
| 刻板动作(stereotypy) | 模式固定、发作性、重复、无目的及节律性的动作 |
| 抽动(tics) | 单个或一组肌肉的快速收缩,多为突然,间歇出现的定型动作 |

广泛应用于运动障碍性疾病的治疗。

(包新华)

## 第二节 以舞蹈手足徐动为主要表现的疾病

舞蹈(chorea)表现为肢体及头面部迅速、随机、无节律、无目的、粗大且不能随意控制的动作,但有时可以乘势变为主动运动。发生于面、下颌及舌咽肌时,可引起发音困难、言语含糊不清,舌和咽肌的过度活动导致吞咽困难。手足徐动(athetosis)表现为肌强直和手足缓慢的不规则的扭转动作,手臂徐动的姿势为腕关节屈曲,掌指关节处于过伸位置,手臂呈旋前位,足徐动的姿势为旋后位。舞蹈手足徐动(choreoathetosis)是舞蹈和手足徐动的统称,两者常在一起出现。舞蹈手足徐动开始为非持续性收缩,逐渐演变为持续性的,精神紧张或自主运动时加剧,睡眠时消失,在思睡时症状可加重。不自主运动会导致严重残疾,肢体的投掷样动作会伤及自己或他人。患者常有精神障碍,表现为多动不安、注意力不集中、学习困难、行为异常。

导致舞蹈症的病变部位主要在纹状体即尾状核、壳核,也可在丘脑下核和丘脑。主要机制为基底节正常抑制性传出活动减弱所致,导致其兴奋性传出加强,从而使运动前区及辅助区皮层兴奋。舞蹈症分为原发性和继发性,前者包括少年型遗传性进行性舞蹈症(亨廷顿病)、良性家族性舞蹈症、共济失调毛细血管扩张及神经棘红细胞增多症等,后者常见于风湿性舞蹈症、脑性瘫痪及某些遗传和代谢性疾病继发的基底节损害。

舞蹈症治疗比较困难,对症治疗的主要药物包括氯硝西泮和丙戊酸钠,镇静剂具有短期的疗效。也可应用丁苯那嗪、利血平或精神类药物。由于舞蹈症会掩盖迟发性肌张力不全或运动不能症状,故需谨慎应用该类药物。舞蹈症与肌张力不全同时出现时,需要极为谨慎的应用多巴能抑制剂,因其可导致急性或迟发性肌张力不全,并存在导致多巴胺能衰竭的危险。由于苯海索、左旋多巴、卡马西平和苯妥英钠可加重舞蹈症,应尽量避免应用。部分患者可进行深部脑刺激治疗。

导致舞蹈症的原因很多,见表 13-2。

### 一、亨廷顿病

亨廷顿病(Huntington disease,HD)是一种常染色体显性遗传的神经变性疾病,临床特征为肌张力不全、舞蹈、肌阵挛、行为异常、共济失调及进行性痴呆。该病在西方人群中的发病率为(10.6~13.7)/10 万,在日本、中国台湾和中国香港的发病率为(1~7)/100 万。

**【遗传学】**为常染色体显性遗传病,致病基因 *IT15*(interesting transcript 15)或称 *HTT*,位于 4p16.3,含 67 个外显子,编码亨廷顿蛋白(Huntingtin,Htt)。该基因在外显子 1 起始密码子 ATG 下游第 17 个密码子处有一段 CAG 重复序列,在正常情况下 CAG 的重复数为 9~14 次,当此三核苷酸重复序列过度扩展,重复次数大于 37 产生临床表型,介于 36~39 之间者可不全外显。CAG 重复次数越多,起病越早,30 岁以前起病者,重复次数多在 55 次以上。此病存在遗传早显现象,即致病基因由父亲遗传而来的患者发病早,其 CAG 的重复次数较父亲进一步增加,80%~90% 的少年型亨廷顿病患者突变基因遗

表 13-2 舞蹈症常见病因

| 病因分类 | 疾病 |
|---|---|
| 静止性损伤或结构异常 | 脑性瘫痪，中风，脑外伤，烟雾病，血管炎，肿瘤，先天畸形，Joubert 综合征 |
| 遗传病或变性病 | 共济失调毛细血管扩张，共济失调动眼失用（包括共济失调动眼失用 1 型、共济失调动眼失用 2 型、早发性小脑性共济失调和低白蛋白血症），Fahr 病，泛酸激酶相关神经变性病，类亨廷顿病 2 型，Rett 综合征，HARP 综合征等 |
| 代谢性疾病 | 酰基辅酶 A 脱氢酶缺陷，Leigh 病，Wilson 病，GM1 神经节苷脂病，异染性脑白质营养不良，Lesch-Nyhan 病，尼曼 - 匹克 C 型，甲基丙二酸血症，非酮症性高甘氨酸血症，佩 - 梅病，核黄疸，甲状旁腺功能低下，甲状腺功能亢进，丙酸血症，高钠血症，低镁血症，低钙血症，低血糖症，高血糖症，维生素 E 缺乏等 |
| 感染 | 病毒性脑炎 |
| 免疫介导 | Sydenham 舞蹈症，红斑狼疮，过敏性紫癜，抗心磷脂抗体综合征，妊娠性舞蹈症 |
| 药物和中毒 | 精神安定剂和止吐药物（氟哌啶醇、氯丙嗪、哌咪清、普鲁氯嗪、胃复安），钙通道阻滞剂，兴奋剂，抗惊厥药物（苯妥英钠、卡马西平、丙戊酸钠、苯巴比妥），L- 多巴，稀金属元素，锰，乙醇，一氧化碳，乙二醇等 |
| 阵发性疾病 | 复杂性偏头痛，交替性偏瘫，阵发性运动源性舞蹈手足徐动症，阵发性非运动源性舞蹈手足徐动症，阵发性舞蹈手足徐动症和痉挛、阵发性运动诱发的舞蹈手足徐动 |
| 生理性舞蹈症 | 见于 1 岁内正常发育的婴幼儿 |
| 类似舞蹈症状的疾病 | 点头痉挛，抽动症，战栗发作，深感觉缺失和精神源性疾病 |

传自父亲。

**【病理与发病机制】** *IT15*（*HTT*）基因 CAG 的异常重复导致亨廷顿蛋白 N 端氨基酸异常延伸，即自 17 位氨基酸开始出现重复的谷氨酸序列（N 端聚谷胺酰胺，PolyQ），这种异常延伸使蛋白结构发生改变，自 α 螺旋变为 β 折叠，后者易形成二聚体和多聚体，不易溶解，在胞质中聚集，在核内形成包涵体。

本病的发病机制尚不清楚，有研究发现亨廷顿蛋白激活半胱天冬酶（caspase），引起细胞凋亡；亨廷顿蛋白聚集可以激活自噬体 / 溶酶体，导致细胞死亡；另外，兴奋毒性、氧化应激、能量代谢受损可能在其发病过程中起作用。

尽管亨廷顿蛋白在大脑广泛分布，但它选择性地引起纹状体投射神经元的变性，病理可见高度区域选择性的脑萎缩和神经元丢失，最突出的萎缩部位为纹状体（尾状核，壳核），其次是大脑皮层、小脑。舞蹈症状的产生推测与纹状体含 D2 受体的中型多棘神经元丢失有关，在儿童可能含有 D1、D2 受体的中型多棘神经元均有丢失，导致其临床症状以肌张力不全为主。近年证明，多巴胺系统在这种优先易损性中起重要作用，CAG 重复序列刺激多巴胺介导的神经元的自身吞噬和变性；多巴胺与突变体相作用，增加细胞间隙的突变体的聚集，促进细胞凋亡。

**【临床表现】** 本病根据起病年龄分为少年型和成人型。成人型多见，发病高峰年龄为 35~44 岁，进展缓慢，病程较长，约 15~18 年。患者兼有肌张力不全、舞蹈、肌阵挛、行为异常、共济失调、进行性痴呆和精神症状。成人型亨廷顿病三联征包括不自主运动、痴呆、精神异常。不自主运动以舞蹈为主要表现，痴呆表现为认知功能障碍，常见的精神症状有淡漠、抑郁、孤僻、多疑等。

少年型少见，20 岁之前起病者约占 5%~7%，10 岁以前起病者不到 1%，有早至 2 岁发病的报道。通常发病早，进展快，病程短。少年型临床表现与成人型差异较大，起病初期可能表现为精神行为异常（主要表现为情绪低落），其运动障碍以动作减少，肢体僵硬，肌张力增高，面部表情减少和联合运动减少为主要表现，称为强直型亨廷顿病，舞蹈样动作少见。癫痫发作在少年型患者中也不少见，发作形式可为全面性强直 - 阵挛发作、肌阵挛发作等。

**【辅助检查】**

1. **头颅 MRI 检查** 双侧尾状核头、壳核萎缩，侧脑室前角对称性扩张。晚期大脑、小脑普遍萎缩。

2. **头颅 PET 检查** 尾状核葡萄糖代谢率明显减低。

3. **基因检测** *IT15*（*HTT*）基因具有动态突变，

CAG 重复次数大于 37 次具有诊断意义，重复次数介于 36~39 之间者可以不全外显，27~35 之间为正常与病态的重叠区间。

**【治疗及预后】**目前尚无阻断或逆转疾病发展的有效手段，多以对症治疗为主。成人患者最常用神经镇静剂，也可用丁苯那嗪、氯硝西泮及丙戊酸钠等。少年型亨廷顿可根据临床症状选药，如强直少动者，可试用左旋多巴、金刚烷胺、溴隐亭，对舞蹈手足徐动、行为异常者，可试用氟哌啶醇、利血平、吩噻嗪类，肌张力较高者可用抗胆碱药（苯海索），癫痫发作者应合理应用抗癫痫药物。

少年型亨廷顿病预后较差，病情进行性加重，寿命及症状的严重程度与 CAG 重复次数相关，一般发病后存活 10~15 年。

## 二、良性家族性舞蹈症

良性遗传性舞蹈症（benign hereditary chorea，BHC）又称良性家族性舞蹈症（benign familial chorea），较少见，呈常染色体显性遗传病，在男性中外显率几乎达 100%，在女性为 75%。致病基因 *NKX2-1*，位于 14q13.3，编码甲状腺转录因子 1（thyroid transcription factor 1，TITF1），此基因在脑发育早期表达，基因突变可致纹状体胆碱能神经元丢失和皮层 GABA 能神经元的丢失。另外，此基因在甲状腺、垂体和肺发育过程中起重要作用。

**【临床表现】**本病是一种非进行性、非阵发性舞蹈症，起病于婴儿期或儿童期，以肌张力低下起病，舞蹈样动作常于儿童期出现，持续多年，可至成人，部分患者青春期后症状可逐渐减轻。舞蹈症状轻重不一，轻者仅有轻微抖动或肌张力低下，重者可出现大幅度舞蹈动作，累及面、舌、颈、躯干及上下肢，伴随共济失调、构音障碍、意向性震颤、手足徐动，影响走路、进食、书写和语言。舞蹈动作在精神紧张时加重，入睡后消失。部分家族有早期运动发育落后。本病不伴癫痫和智力减退，但可有行为问题和学习困难，可能由缺乏受教育的机会或社会歧视所致。神经系统症状可与甲状腺功能减退及呼吸系统症状同时出现，被称为脑 - 肺 - 甲状腺综合征（brain-lung-thyroid syndrome）。

本病神经影像正常。神经病理在苍白球、丘脑、下丘、导水管周围灰质可见胶质增生，无神经元丢失。本病应与亨廷顿病相鉴别。

**【治疗】**以对症治疗为主，包括氟哌啶醇或其他多巴胺受体阻断剂，也有报道丁苯那嗪小剂量治疗有效。此外，需要及时对患者进行语言治疗、职业训练和遗传咨询。

## 三、神经棘红细胞增多症

神经棘红细胞增多症（neuroacanthocytosis，NA）是一组累及多个内脏系统和神经系统的变性疾病。主要包括两组疾病：①核心型神经棘红细胞增多症，以基底节变性、运动障碍，以及认知功能减退和精神行为改变为特征，包括舞蹈症 - 棘红细胞增多症（chorea-acanthocytosis，ChAc）、McLeod 综合征（MLS）、泛酸激酶相关性神经变性病（pantothenatekinase associated neurodegeneration，PKAN）及类亨廷顿病 2 型（Huntington disease like 2，HDL2），后两者棘红细胞出现率较低，约占 10%；②伴血清脂蛋白减少和维生素 E 吸收障碍，包括无 β - 脂蛋白血症和低 β - 脂蛋白血症，其特征为由脊髓后索变性引起周围神经病和感觉性共济失调，而无运动障碍。本节重点阐述舞蹈症 - 棘红细胞增多症和 McLeod 综合征。其特征包括基底节变性、运动障碍、认知异常及精神症状。舞蹈样动作是其最常见的锥体外系症状，严重程度不一。

**【临床表现】**舞蹈 - 棘红细胞增多症又称 Levine-Critchley 综合征，致病基因 *VPS13A* 定位于 9q21，编码 chorein。本病少见，既有常染色体隐性遗传，也有显性遗传的报道。临床特征为进行性神经变性，棘红细胞增多。发病年龄 8~62 岁，平均 32 岁。病情呈进展性的，舞蹈样症状突出，常累及口面部，如作鬼脸，唇部、舌、腮部咬伤，发出怪声，吞咽困难，患者在进食时常出现运动诱发的不自主伸舌，将食物推出口外。构音障碍也很常见，言语含混不清可以是主要表现。随着疾病进展，除舞蹈症状外，可出现肌张力不全、抽动和强直少动，约 1/3 的患者出现帕金森综合征表现。认知功能障碍、个性和行为改变、精神症状，以及智力减退等大脑皮质受损表现也较常见，超过 1/3 的患者有惊厥。无贫血与溶血现象。外周血棘红细胞增多，所占比例差异较大，占 1%~51%，棘红细胞的含量与神经系统异常的程度无相关性。血清脂蛋白正常。颅脑 MRI 可见尾状核与壳核萎缩。尸解病理显示纹状体、苍白球与黑质神经元丢失与胶质增生。

Mcleod 综合征呈 X 连锁遗传，致病基因 *XK* 位于 Xp21.2-p21.1，编码 XK 蛋白。基因突变导致定位于红细胞膜的糖蛋白 Kell 抗原表达下降。本病常在 40 岁后出现症状，为多系统受累，除舞蹈样动作外，尚可有溶血性贫血，肝脾大，慢性肉芽肿病。肌酸激酶增高常见，但临床肌病不常见，多为临床下的非特异性的肌病。组织病理也可见轻微的肌肉病变。常有周围神经病，反射减弱或消失。可有惊厥，认知障碍，精神异常，如精神分裂样症状及强迫症行为等。外周血可见棘红细胞增多，无低β-脂蛋白血症。神经影像示基底节异常。McLeod 综合征与亨廷顿病及舞蹈-棘红细胞增多症临床表现类似，提示 XK、huntingtin、和 chorein 蛋白可能有共同的作用通路，其异常均可导致基底节变性。

【实验室检查】

1. **血常规检查** 外周血涂片吉姆萨染色可见棘形红细胞，超过 3% 具有病理学意义；电镜下显示该细胞有棘状突起。

2. **头颅 MRI 检查** 可见尾状核头部与壳核萎缩。

3. **PET 检查** 显示尾状核、壳核、额、颞叶及丘脑区域呈低代谢。

4. **基因检测** *VPS13A* 基因和 *XK* 基因突变分别见于舞蹈-棘红细胞增多症和 Mcleod 综合征。

【治疗】目前本病尚无特异疗法，以对症治疗为主。有学者试用大剂量维生素 E（5 000~10 000mg/d）以改变红细胞膜的流动性，部分患者的病情有所改善。多巴胺受体拮抗剂（如氟哌啶醇）或多巴胺能耗竭剂（如丁苯那嗪）对于改善舞蹈样动作可能有一定疗效，但需要注意诱发肌张力不全和抑郁等不良反应。局部（如颏舌肌）注射肉毒毒素可有助于改善口-面-舌肌张力障碍。苍白球内侧部深部脑刺激治疗可能改善患者的部分症状。

## 四、Fahr 病

Fahr 病（Fahr disease）又称特发性基底节钙化（idiopathic basal ganglia calcification，IBGC），以颅内钙化为主要特征，钙化的部位包括纹状体、苍白球、丘脑、齿状核、脑干、胼胝体、海马、皮层下白质、半卵圆中心、大脑皮层。患者钙、磷、碱性磷酸酶正常，排除甲状旁腺功能异常。脑脊液检查正常。

【临床表现】成人发病者临床症状出现于 30~50 岁，但颅内钙化常常在青春期前已经存在。患者可以无症状，也可表现为进行性脑病，呈进行性帕金森表现：动作缓慢，僵硬，震颤，肌张力不全，智能下降，注意力不集中，记忆困难，慢性头痛；小脑性构音障碍，辨距不良，躯干与步态共济失调；头面部与肢体的舞蹈手足徐动，动作笨拙；尿失禁；精神异常，如精神分裂、抑郁等。有锥体束、锥体外系和小脑的体征。

儿童起病者可自婴儿期即有颅内钙化，10 岁前出现症状，包括小头、智力倒退、惊厥、肌张力增高和舞蹈手足徐动、痉挛性四肢瘫、智力低下和色素视网膜变性。

【遗传】本病多呈常染色体显性遗传，近期陆续发现多个致病基因，并根据致病基因进行分型。IBGC1 的致病基因为 *SLC20A2*，位于 8p11，基因突变导致无机磷在细胞外基质蓄积，引起钙磷沉积。IBGC2 定位于 2q37，基因尚不详，IBGC3 与 IBGC1 属于同一基因，IBGC4 由位于 5q32 的 *PDGFRB* 基因突变所致，IBGC5 致病基因 *PDGFB*，位于 22q13，IBGC6 致病基因 *XPR1*，位于 1q25。还可能存在其他致病基因。

【诊断与鉴别诊断】主要通过影像学检查诊断，以 CT 显示颅内基底节为主的相对对称性钙化来诊断。基因突变分析对病因诊断、遗传咨询有帮助。需要与继发性基底节钙化相鉴别，如宫内感染，线粒体病、甲基丙二酸血症、甲状旁腺功能低下等遗传代谢性疾病等。另外，有研究报道在所有 CT 检查中发现 0.7%~1.2% 有基底节钙化，大部分为良性的，无明确病因，尤其是在 60 岁以上的老年人，并无罹患神经系统疾病的高危风险。

【治疗】无特异性治疗，以对症治疗为主。

## 五、Lesch-Nyhan 综合征

见其他相关章节。

## 六、婴儿双侧纹状体坏死

婴儿双侧纹状体坏死（infantile bilateral striatal necrosis，IBSN）是 1924 年由 Paterson 首次报道，起病多为婴儿或儿童早期，临床表现为发育迟缓及倒退、舞蹈手足徐动、肌张力障碍、眼球震颤、视神经萎缩。病理可见对称性双侧纹状体变性坏死，尾状核和壳核神经元丢失和胶质细胞增生，有时可累及苍白球。婴儿双侧纹状体坏死可以由多个原因所导致，有报道在部分患者发现 *NUP62*、*NDUFV1* 及线粒体基因突变，另外病毒感染也可导致婴儿双侧纹状体坏死。

## 七、风湿性舞蹈症

风湿性舞蹈症（rheumatic chorea）又称 Sydenham 舞蹈症（Sydenham chorea，SC），为常见的儿童获得性（继发性）舞蹈症，由 Sydenham 于 1684 年首先描述，是风湿热在神经系统的特征性表现，在风湿热患者中 10%~30% 有舞蹈症，故亦称风湿性舞蹈症，又称小舞蹈症。其临床特征为舞蹈样动作、情绪不稳

和肌张力低下。该病5~13岁好发，女性比男性更常受累，比值约为2∶1。其病理学机制可能与A组β-溶血性链球菌感染诱发的抗体与大脑抗原发生交叉免疫反应有关，在急性期大部分患者存在抗基底节抗体。另一与链球菌感染相关的疾病称为儿童与链球菌相关的自身免疫性神经精神疾病（pediatric autoimmune neuropsychiatric disorders associated with Streptococcus，PANDAS），其特征为急性起病，表现为抽动、强迫行为、运动障碍（舞蹈为主）等。

**【临床表现】**首发症状可以出现在A组β-溶血性链球菌感染后的数小时或数天，也可能发生于感染后数月（1~8个月）；呈亚急性隐匿性起病，也有因情绪因素而骤然发病的患者。发病早期患者常有情绪不稳、易激动、注意力不集中、学习成绩下降、字迹歪斜、持物不稳等表现，随后不自主舞蹈样运动日趋明显。情绪变化可以在舞蹈样动作发生之前、同时或之后出现，舞蹈症状通常在数小时至数日内恶化。无风湿热其他表现的轻型病例可能会被误认为是行为或情绪障碍、Tourette综合征。

1. **神经系统症状** 包括舞蹈症症状和神经精神症状。①舞蹈症症状：表现为无法控制、不自主、无规律、幅度不等的急促舞蹈样动作，睡眠期症状消失；可累及除眼肌外的任何骨骼肌，以面肌和四肢肌常见，通常呈全身性异动，有20%~35%的患者可表现为偏身舞蹈症；还可出现言语含糊不清、面具脸、抽动，运动维持障碍，如无法维持闭目或伸舌。其他相关症状还有扮鬼脸、动作笨拙、构音障碍，书写、穿衣、进食困难，以及肌无力或肌张力下降；不足2%的患者完全卧床，称为麻痹性舞蹈症。②神经精神症状：表现为情绪不稳（如易哭或不恰当的大笑），易激动，强迫症状，程度不一。

2. **全身症状** 较轻微或不出现全身症状，部分患者可在发病前或病程中出现发热、咽痛、扁桃体炎、关节疼痛等风湿热样表现，心脏受累时可伴心率加快、心脏扩大、瓣膜受累；亦可见急性风湿热的其他表现。

**【辅助检查】**

1. **评估链球菌感染** 需行咽拭子培养，但常为阴性。抗链球菌溶血素O试验（antistreptolysin O，ASO），用于评估既往链球菌感染，可在感染后数月持续升高，连续多次检测抗体滴度的变化更有意义。

2. **心脏检查** 所有疑似患者都应进行详细的心脏评估以判断有无心脏炎，包括心电图、超声心动图、心肌酶等检查。

3. **炎症标志物检查** 行C-反应蛋白、血沉检查，但常为阴性。C-反应蛋白和/或血沉升高可见于链球菌感染复发导致的复发性舞蹈症患者，或其他病因如系统性红斑狼疮、脑炎等所致的舞蹈样症状。

4. **脑脊液分析** 排除其他病因所致的舞蹈症状，在风湿性舞蹈症脑脊液细胞计数、蛋白质和葡萄糖水平正常。

5. **神经影像学检查** 头颅MRI大多正常。但有报道基底节如尾状核头、苍白球、壳核及白质肿胀，$T_2$高信号。存在持久性影像学检查异常的患者，提示有疾病复发的可能。

6. **其他检查** PET和单光子发射计算机断层扫描（SPECT）成像显示纹状体高灌注。

**【诊断鉴别诊断】**根据特征性临床表现，如舞蹈样动作、情绪不稳和肌张力低下，并排除导致舞蹈样症的其他病因，则可作出临床诊断，如同时存在心脏炎和/或有近期A组链球菌感染的证据则支持诊断，但不是诊断所必需的。

需与导致舞蹈症的其他疾病相鉴别，如病毒性或自身免疫性脑炎、系统性红斑狼疮、少年型亨廷顿病、神经棘红细胞增多症、甲状腺功能亢进、药物诱发等。可以根据病史、家族史和神经系统检查、相应的辅助检查来鉴别。

**【治疗】**主要进行三方面治疗：①治疗潜在感染：即使无急性风湿热征象的患者亦应抗感染治疗；②预防复发：儿童期预防性应用青霉素可有效减少复发，同时降低咽部链球菌潜在的致病性并阻止毒株的传播；③对症治疗：舞蹈症通常呈良性自限性病程，应卧床休息，镇静，病情严重者对症治疗。对部分功能障碍且病程迁延的患者，需长期对症治疗。

1. **抗生素治疗** 急性期给予抗生素治疗以根除携带的A组链球菌。可选青霉素、氨苄西林、阿莫西林等，疗程5~10天。对青霉素过敏者可选头孢菌素类，如头孢呋辛、头孢地尼、头孢曲松，或大环内酯类，如阿奇霉素、克拉霉素、红霉素。另外，尚需预防性用药，肌肉内给予长效苄星青霉素，28天一次，高危患者21天一次，体重大于27kg的患者，每次120万U，小于27kg的患者，每次60万U。青霉素过敏者可选阿奇霉素口服，体重大于27kg者，阿奇霉素250mg，每天一次，小于27kg，5mg/kg，每天一次，最大剂量不超过250mg，或红霉素20mg/(kg·d)，分两次口服。预防至21岁。

2. **对症治疗** 轻症不需要治疗，症状常常自行缓解。症状严重影响生活、工作时可行对症治疗，给予多巴胺受体拮抗剂如氟哌啶醇、抗胆碱能药物如盐酸苯海索、苯二氮䓬类如氯硝西泮等，其他药物包括丙戊酸、卡马西平、可乐定或胍法辛等均可选用。

3. **免疫调节**　对于中至重度病例，给予皮质类固醇免疫抑制治疗，有可能缩短病程。可口服泼尼松 1~2mg/kg，每天 1 次，连用 2 周，然后在 2~3 周内逐渐减量至停药。对于严重的病例，也可应用静脉用免疫球蛋白或血浆置换。

**【预后】**病情逐渐改善，症状持续时间平均为 12~15 周，偶尔有症状持续 2 年或更久，几乎所有患者都能完全恢复。复发率为 15%~30%，大多数在初次发病后 2~3 年内复发，也可晚至 10 年。反复复发较少见。大多数复发病例是由重复 A 组链球菌感染所致。

## 八、其他

1. **药物诱发的舞蹈症**　部分药物如苯海索、卡马西平、苯妥英钠及某些镇静药可导致舞蹈症。舞蹈症的出现可能在药物应用之后的数月，也可能出现在停用药物之后，有的药物很小剂量即可诱发。

2. **脑损害**　脑性瘫痪患儿可以有舞蹈样异常运动，部分患儿同时合并肌张力不全。围生期缺氧及高胆红素血症可导致舞蹈手足徐动。迟发型舞蹈症往往迟至婴儿期后出现。胆红素脑病患儿，4 岁前 93% 发生舞蹈手足徐动，91% 影响垂直注视，83% 牙釉质发育不良，43% 听觉受累，5% 出现僵直。脑炎也可导致舞蹈症，特别是在急性期后，可出现严重、持续的舞蹈症。苯二氮䓬类药物，如氯硝西泮或丙戊酸钠治疗部分有效，而其他抗舞蹈症的精神安定剂或丁苯那嗪无明显疗效。

3. **与全身性疾病相关的舞蹈症**　2% 甲状腺功能亢进患者可出现舞蹈症，发病机制不明确，推测甲状腺素升高诱导多巴胺受体超敏感所致。系统性红斑狼疮和抗磷脂抗体综合征等自身免疫性疾病，是儿童舞蹈症较为常见的原因。主要针对原发病进行治疗。癫痫持续状态和各种血管病变均可产生“舞蹈”，烟雾病患儿中有 3%~6% 可出现舞蹈症。心脏术后发生舞蹈症又称“泵后舞蹈”（postpump chorea），通常在儿童心肺搭桥手术后发生，可能与低氧血症、低血压、低体温、低碳酸血症及呼吸性碱中毒有关。舞蹈出现的时间多在术后 3~4 天（平均 12 小时 ~6 天），主要累及口面肌，舞蹈症可自发好转也可持续存在，有报道皮质类固醇可减轻舞蹈。

（包新华）

# 第三节　以肌张力不全为主要表现的疾病

肌张力不全是一种持续性或间断性肌肉收缩引起的异常运动和 / 或姿势，可被随意动作诱发或加重，异常运动主要表现为模式性、扭转性和颤抖性动作。在儿童运动障碍中，抽动（Tic）最为常见，其次为肌张力不全。

**【分类】**肌张力不全疾病谱复杂，其临床分类也随着研究的进展和认识的提高而变化。以往根据病因将肌张力不全分为原发性、继发性（有其他遗传性神经系统疾病或明确病因）和心因性肌张力不全。根据发病年龄分为早发型（≤26 岁）和晚发型（>26 岁）、根据症状的分布，分为局灶性、节段性（身体两个连续的部分）、多灶性、偏身性、全身性。2011 年，欧洲神经科学协会联盟（Federation of European Neuroscience Societies，EFNS）指南将肌张力障碍根据病因分为原发性（包括单纯原发性、原发性肌张力不全叠加症和发作性原发性肌张力不全）、遗传变性、继发性（或其他系统性疾病相关）肌张力不全。Albanese 等于 2013 年结合临床特征和病因两个主体进行分类，见表 13-3。

**【治疗】**目前，对肌张力不全的治疗目标为减少发作次数、缓解疼痛、减轻异常运动和异常姿势、预防肌肉关节挛缩和改善神经功能缺损等。

1. **药物治疗**　多巴胺能药物、抗胆碱能药物、苯二氮䓬类药物、γ- 氨基丁酸（GABA）受体激动剂等，均可用于肌张力不全的治疗，在不同疾病疗效存在差异。

（1）左旋多巴：从小剂量开始，初始剂量为 5~50mg/d，逐渐增加药量，反应差的患儿可加至 500mg/d，剂量增大有可能出现舞蹈、多动不安的副作用。

（2）苯海索：又称安坦，自小剂量开始，1~2mg/d，分 2 次，逐渐加量，可达 20mg/d。其不良反应主要包括排尿困难、口干、视觉模糊。

2. **肉毒素治疗**　肉毒素治疗主要通过化学性去神经支配，抑制运动神经元末梢乙酰胆碱释放，从而减轻姿势和运动异常。此外，还可以作用于感觉神经末梢，缓解肌张力不全引起的疼痛。在痉挛的肌肉内注射小剂量的肉毒素，作用持续 3~6 个月，故需重复应用。适用于局部性肌张力不全，如特发性眼睑痉挛、口 - 下颌肌张力不全、痉挛性斜颈、痉挛性发音困难等。

3. **深部脑刺激术**　是一种安全有效的治疗方

表 13-3 肌张力不全的临床分类

| 分类 | 类型与疾病 |
| --- | --- |
| **根据临床表现** | |
| 起病年龄 | 婴儿型(0~2 岁)、儿童型(3~12 岁)、少年型(13~20 岁)、早发成人型(21~40 岁)、晚发成人型(>40 岁) |
| 发生部位 | 局部性、节段性、多灶性、全面性(可伴或不伴肢体受累)、偏身性 |
| 发作模式 | 病程:静止性、进展性;可变性:持续性、动作相关、日间发作、阵发性 |
| 伴随运动障碍 | 单纯肌张力不全(包括震颤);合并肌张力不全(如肌阵挛或帕金森症) |
| 伴随神经系统其他症状 | 无神经系统其他症状;伴有其他神经系统症状 |
| **根据病因** | |
| 原发性 | 原发性单纯肌张力不全:肌张力不全是仅有的临床体征(除震颤症状外),无明确的外因或其他遗传性或变性性疾病;如 DYT1、DYT6 肌张力障碍<br>原发性肌张力不全叠加症:肌张力不全是主要体征,但伴肌阵挛或帕金森样异常运动等其他运动障碍;无神经变性的证据;如多巴反应性肌张力不全、肌阵挛 - 肌张力不全(DYT11)<br>原发性阵发性肌张力不全:扭转性肌张力不全呈短暂发作,间歇期正常。常为家族性,偶为散发性。依照触发因素不同分为 3 种主要类型:阵发性运动源性运动障碍(PKD、DYT9)由突然运动诱发;阵发性运动诱发的肌张力障碍(PED),由长时间的运动诱发;非运动源性运动障碍(PNKD,DYT8)由饮酒、咖啡、茶诱发;还有复杂家族型 PNKD 伴痉挛的报道(DYT10) |
| 遗传变性病 | 肌张力不全是遗传变性病的多种症状之一,如 Wilson 病 |
| 继发性 | 肌张力不全是病因明确的疾病(如脑部局灶病变、接触药物或化学物质)的症状之一,如继发于脑部肿瘤的肌张力不全 |

法,主要用于药物治疗无法获得充分缓解的原发性全身性或节段性肌张力不全、复杂性颈部肌张力不全和迟发性肌张力不全等。

4. **其他治疗** 继发性肌张力不全应进行对因治疗,如药物(抗精神病药常见)引起的迟发性运动障碍,在停药或调整药物剂量后迅速改善;抗 N- 甲基 -D- 天冬氨酸(N-methyl-D-aspartic acid,NMDA)受体脑炎导致的肌张力不全,应予免疫治疗,病毒性脑炎导致的肌张力不全予抗病毒治疗;部分代谢性疾病导致的肌张力不全应尽早进行对因治疗,有望获得较好预后。

5. **肌张力不全危象的治疗** 持续性全身性肌张力不全现象称为肌张力不全危象,通常在有肌张力不全、脑性瘫痪或其他运动障碍疾病的患儿出现急性感染时,病情迅速进展,出现臂、腿或头部过度运动性肌张力不全、舞蹈或投掷动作,肢体过伸或角弓反张。肌张力不全危象还可见于脑炎或急性纹状体损伤。肌张力不全危象治疗困难,可能需要麻醉缓解发作。可用药物有苯二氮䓬类、左旋多巴、抗胆碱能药物、丁苯那嗪、利血平、硝苯苄海因和巴氯芬,苯海索与丁苯那嗪合用有一定疗效。鞘内注射巴氯芬、深部脑刺激术可用于药物治疗无效的严重病例。同时需要病因治疗。患儿可合并高热、横纹肌溶解、肌红蛋白尿,应予处理。肌张力不全危象会持续数月,并存在生命危险,通常需要特别护理。

## 一、原发性肌张力不全

原发性肌张力不全致病基因的研究进展迅速,根据基因连锁定位的先后顺序,将遗传性原发性肌张力不全命名为 DYTn。

### (一) DYT1(Dystonia 1)

DYT1 即特发性扭转性肌张力不全(idiopathic torsion dystonia,ITD),又称为称畸形性肌张力不全,临床表现为以颈、躯干、四肢近端肌肉为主的缓慢、强烈、不随意的扭转样运动,造成机体的异常姿势。

**【遗传与发病机制】**该病由 *DYT1* 基因突变导致,*DYT1* 定位于 9q34,呈常染色体显性遗传。最常见的突变是第 5 号外显子中 2 个相邻的 GAG 三核苷酸中的 1 个缺失(904_906delGAG 或 907_909delGAG),外显率为 30%~40%,近 70% 的携带者没有明显肌张力障碍症状。*DYT1* 基因编码的蛋白称之为“torsin A,TORA”,其上有一个 ATP 结合域,为 ATP 结合蛋白。核膜成分可能是 torsin A 的底物,基因突变导致 torsin A 与核膜相互作用的改变可能是其发病的重要原因。另外,torsin A 与多巴胺的释放与利用有关,torsin A 可以调控多巴胺转运子和其他膜结合蛋白,基因突变导致多巴胺系统异常。另外,McNaught 等在中脑网状结构的胆碱能神经元内发现核周包涵体,包涵体内含泛素、torsin A、lamin A/C 及囊泡单胺转运体 2(vesicular monoamine transporter 2,VMAT2),VMAT2 在神经元单胺胞吐中发挥重要作用,突变的 torsin A 可能会干扰 VMAT2 的作用和多巴胺释放。

**【临床表现】**主要于儿童或青少年时期发病,早期仅累及一侧上肢或下肢,几年后可进展为全身型或节段型肌张力障碍;可伴震颤、吞咽困难和语言障碍,严重者可累及呼吸肌,引起呼吸困难。肌肉收缩多无疼痛,严重持久的肌收缩可致使局部肌肉肥大或局部关节挛缩、脊柱弯曲;全身性肌张力不全急性加重时,可呈角弓反张、牙关紧闭等剧烈肌肉收缩,致使肌细胞损伤,导致横纹肌溶解。患者多智能正常,腱反射正常,无病理征和异常眼动。

小部分患者成年时发病,主要为局灶性肌张力障碍,如头颈部肌群受累。

DYT1 肌张力不全见于所有人种,欧洲犹太人最为常见,发病率为 1∶23 000。平均发病年龄为 12 岁,很少在 29 岁以后发病。90%~95% 的患者症状开始于局部,于下肢或上肢,或身体的其他部位。

上肢首先受累的患者在进行某些特殊的动作时出现肌张力不全,如书写、弹奏乐器时。随着疾病的进展,肌张力不全可出现于与上肢无关的活动中,由身体其他部位的活动所诱发,如行走可引起上肢向后背。最终,即使处于休息状况也可出现肌张力不全,并可持续存在。以一侧上肢起病的患者,常发展到另一上肢,或相邻的部位,如躯干上部和颈部。约 50% 发展为全身性肌张力不全。而以下肢首先受累的患者更为常见,且 90% 发展为全身性肌张力不全。病初表现为异常步态,在运动时如跳舞、跑步、后退时首先出现,足跟上抬,足尖着地,足底内翻(马蹄内翻)。开始为间歇性的,由下肢运动所诱发,逐渐发展为身体其他部位的运动也可诱发,最终即使下肢处于静止状态,也可出现持续的异常姿势。并逐渐累及身体的其他部位,呈节段性肌张力不全,然后发展为全身性肌张力不全。与首发症状起始于上肢的患者相比,起始于下肢的患者发病年龄早,更常发展为全身性肌张力不全,发展速度更快,常常在发病后 5~10 年发展为全身性肌张力不全。除此之外还可有以下表现:颈部受累(颈部肌张力不全),呈斜颈,头朝一侧或前后歪曲,随着疾病的进展斜颈会持续存在;上身扭曲,导致脊柱侧弯、脊柱下部前凸及骨盆扭曲;某些病例行走困难,甚至不能行走。咽喉、声带、面、舌常常不受累,只有个别病例存在面部扭曲、语言困难或构音障碍。全身性肌张力不全急性加重时,可呈角弓反张、牙关紧闭等剧烈肌肉收缩,致使肌细胞损伤,导致横纹肌溶解。患者智力正常,腱反射正常,无病理征。

**【诊断】**根据患者以肌张力不全为主的临床表现,以及围生期及发育正常,无智力障碍,无锥体束征和小脑受累的体征,感觉正常,实验室检查和影像学检查正常,除外类似临床症状的其他原因可以做出诊断。可以通过基因检测确诊。

**【治疗】**可用抗震颤麻痹药物治疗,如左旋多巴、盐酸苯海索、丁苯那嗪,氯硝西泮、巴氯芬等,还可应用肉毒毒素,但疗效多不肯定。深部脑刺激对部分患者疗效显著。

### (二) DYT2(Dystonia 2)

呈常染色体隐性遗传,致病基因 *HPCA*,定位于 1p35.1,编码海马钙结合蛋白,其与 AP2 衔接子复合体中的 β2 衔接蛋白亚单位相结合,具有钙依赖性,可能具有调控电压依赖的钙通道作用。

DYT2 常见于犹太人,儿童与青少年起病,部分起病较晚,平均起病年龄 15 岁。表现为肢体或躯干部扭转性肌张力不全,可影响多个部位。早期累及肢体远端,后期影响颈部、口面部。病情缓慢进展,总体病情较轻。智力好,影像学检查正常。治疗同 DYT1。

### (三) DYT3(Dystonia 3)

DYT3 又称 X 连锁肌张力不全 - 帕金森症(X-linked dystonia-Parkinsonism,XDP),或扭转性肌张力不全 - 帕金森症(torsion dystonia-Parkinsonism),多见于菲律宾人群,基因定位于 Xq13.1,是由 SVA 逆转位子插入 TATA- 结合蛋白相关因子 1 基因(*TAF1* 基因)的内含子区,导致 *TAF1* 基因表达减低所致。

本型呈 X 连锁隐性遗传方式,男性发病,起病年龄 12~56 岁,平均 38.6 岁。以局部性肌张力不全起病,受累的首发部位依次为手、颈部、下肢、上肢、躯干。痉挛性眨眼也很常见。通常在起病 7 年内发展为全身型。36% 的患者至少有一种帕金森症状,如动作迟缓,僵硬,细微的静止性震颤。帕金森症状可与肌张力不全同时出现或在其之前出现。

（四）DYT4

DYT4呈常染色体显性遗传，致病基因 *TUBB4A* 位于19p13，编码微管蛋白β4A。患者13~37岁起病，肌张力不全首先影响咽喉肌，导致言语障碍，随后影响其他肌肉，如颈部、肢体，部分患者有共济失调步态。

（五）DYT5（Dystonia 5）

DYT5又称多巴反应性肌张力不全（dopa-responsive dystonia，DRD），是一种具有明显昼夜波动性的遗传性进行性肌张力不全。该病由Segawa于1976年首先报道，于1988年由Nygaard等首先命名为DRD，国内病例于1997年首次报道。DRD的患病率为(0.5~1)/100万，其表型谱广泛，分为典型和多巴反应性肌张力不全附加症（DRD-plus）。典型常见，多以足部肌张力不全为首发症状，可有轻度帕金森样表现，晨轻暮重，休息或睡眠后改善，小剂量左旋多巴治疗有效。本病预后良好，但延误治疗会严重影响患者的预后。

**【病因与发病机制】** DRD是由基因突变引起的多巴胺合成途径异常、不伴黑质细胞丢失的一类疾病。参与多巴胺合成及循环的多个酶的缺陷，均可导致基底节突触末端多巴胺不足，易于耗竭，引起运动及非运动功能障碍。其致病基因包括 *GCH1*、*TH*、*PTS*、*SPR*、*PCBD*、*QDPR* 基因等。多巴胺的合成与代谢途径，见图13-2。*GCH-1* 和 *TH* 为本病的主要致病基因。

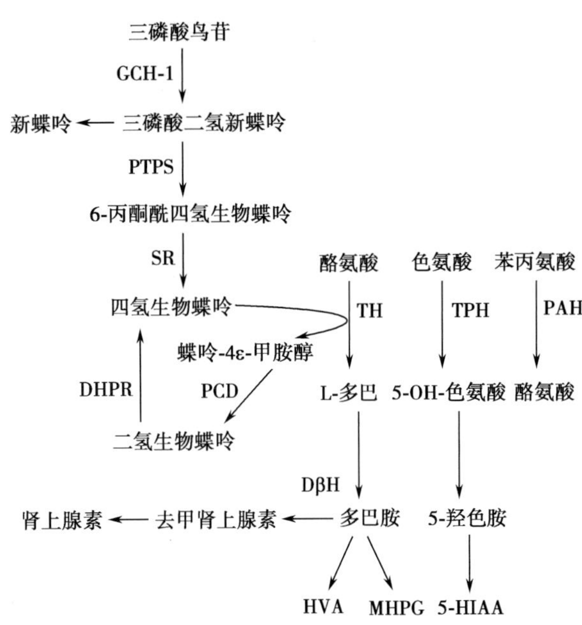


图13-2 多巴胺合成代谢途径

GCH-1：三磷酸鸟苷环化水解酶1；PTPS：6-丙酮酰四氢生物蝶呤合成酶；SR：墨蝶呤还原酶；PCD：蝶呤-4α-甲胺醇脱氢酶；DHPR：二氢蝶啶还原酶；TH：酪氨酸羟化酶；TPH：色氨酸羟化酶；PAH：苯丙氨酸羟化酶；HVA：高香草酸；MHPG：3-甲基-4-羟基苯氧乙醇；5-HIAA：5-羟吲哚乙酸；DβH：多巴胺β羟化酶

1. ***GCH1* 基因** 是典型DRD与DRD-plus最常见的致病基因，具有常染色体显性及常染色体隐性两种遗传方式。*GCH1* 基因定位于14q22，编码三磷酸鸟苷环化水解酶1，是四氢生物蝶呤（tetrahydrobiopterin，BH4）合成第一步的限速酶，而BH4不仅是酪氨酸羟化酶的辅酶，也是苯丙氨酸羟化酶的辅酶，因此，其缺乏不仅导致多巴胺缺乏，还可导致高苯丙氨酸血症。此外，BH4还是色氨酸羟化酶的辅酶，BH4的严重缺乏导致5-羟色胺神经元功能异常，而5-羟色胺神经元对于姿势的维持、运动的协调有重要作用，其功能异常导致肌张力低下，运动障碍。另外，5-羟色胺神经元通过调节突触形成影响皮层的发育与功能，可能是部分患者表现为DRD-plus及左旋多巴疗效有限的原因，而左旋多巴与5-羟色胺合用可使症状进一步改善。有研究依据遗传方式及临床表现将DRD划分为以下类型：①常染色体显性遗传/左旋多巴反应型：表现为典型DRD，儿童期起病，小剂量左旋多巴治疗效果显著；②常染色体隐性遗传伴或不伴高苯丙氨酸血症：多表现为DRD-plus，起病早，伴有精神运动发育迟滞、惊厥等表现。

2. ***TH* 基因** 定位于11p55，其突变导致的DRD呈常染色体隐性遗传。*TH* 基因编码的酪氨酸羟化酶可以将酪氨酸转换为左旋多巴，参与多巴胺合成。而多巴胺可进一步代谢成高香草酸及3-甲基-4-羟基苯氧乙醇，当多巴胺合成减少时，可导致脑脊液中高香草酸及3-甲基-4-羟基苯氧乙醇浓度降低，而酪氨酸和5-羟吲哚乙酸浓度正常。另外，酪氨酸羟化酶还是儿茶酚胺类神经递质（去甲肾上腺素及肾上腺素）合成的限速酶，故该酶缺陷可导致广泛性的神经功能异常，引起以下临床表现：①进行性婴幼儿脑病：表现为运动发育落后，波动性锥体外系症状，动眼危象及自主神经症状，左旋多巴治疗可减轻上述症状，但不一定能完全缓解症状；②左旋多巴反应性婴幼儿帕金森，表现为婴幼儿期起病的严重的运动障碍，如帕金森样症状、非癫痫性肌阵挛发作以及上睑下垂，左旋多巴对帕金森样症状效果显著，而2.5%的去氧肾上腺素眼部给药可使上睑下垂明显好转；③典型DRD。前两型归类于DRD-plus。由于酪氨酸羟化酶主要存在于大脑及肾上腺髓质，因此不能通过测定白细胞及成纤维细胞的酶活性进行诊断。目前主要通过基因突变分析确诊。

3. **其他** *SPR* 基因遗传方式主要为常染色体隐性遗传，亦有常染色体显性遗传报道。其临床表现除典型 DRD 外还会有发育迟缓、肌张力低下、动眼危象，以及认知障碍。*PTS* 基因临床表现分为 3 型，即严重型、轻型或外周型、暂时型。严重型在生后 3 个月后出现类似苯丙酮尿症的临床表现，还可伴有躯干肌张力低下、眼睑下垂、反应迟钝、运动障碍、嗜睡等症状；外周型仅表现为苯丙氨酸增高，无神经系统症状；暂时型为 6- 丙酮酰四氢蝶呤合成酶成熟延迟所致，随着酶的完全成熟，临床表现逐渐消失。*QDPR* 基因突变所致 DRD 为染色体隐性遗传。患者除具有与 6- 丙酮酰四氢生物蝶呤合成酶缺乏症相似的临床表现外，还伴有免疫功能低下，易反复感染。*PCBD* 基因突变呈常染色体隐性遗传，临床即可表现为 DRD，亦可有高苯丙氨酸血症等 BH4 缺乏相应的临床表现。

**【临床表现】**昼夜波动性的进行性肌张力不全为 DRD 特征性的临床表现，但其表型谱广泛，给诊断带来一定困难，为此 Jeon 等于 1998 年将其分为两型：典型和 DRD-plus。

典型 DRD 常在 10 岁内发病，患儿智力正常，常以双下肢姿势性肌张力不全为首发症状，有左侧优先受累倾向，可有痉挛性斜颈及帕金森样表现，后者主要表现为肢体强直、运动减少、8~10Hz 的震颤及前冲步态，成人期发病者该表现更为常见。67%~75% 的患者症状具有明显的昼夜波动性，“晨轻暮重”及休息后症状减轻或消失，活动后加重。此外，DRD 患者可以合并精神问题及睡眠障碍。患者可有腱反射活跃或亢进、踝阵挛及巴宾斯基征阳性，为假性锥体束征。

DRD-plus 型涵盖了具有各种不典型症状的 DRD 患者。DRD-plus 在起病年龄、运动系统及非运动系统症状方面均具有不典型性，患儿可早至婴儿期起病，病情重，可有咀嚼、吞咽、构音、坐立及爬行障碍、发育落后（以运动发育落后为主）、动眼危象、上睑下垂、刻板样动作、惊厥（全面 - 强直阵挛发作或肌阵挛发作），不伴感染的反复高热等。

此外，DRD 患者有可能合并精神、情绪问题，如抑郁、焦虑、强迫症状及睡眠障碍。

**【辅助检查】**主要辅助检查包括苯丙氨酸负荷试验与四氢生物蝶呤负荷试验、脑脊液神经递质检查、酶学分析，以及相关基因突变分析。

1. **苯丙氨酸 / 四氢生物蝶呤负荷试验** 患者在食用低蛋白早餐 2 小时后，测定血浆中苯丙氨酸及酪氨酸浓度作为基线浓度，随后口服苯丙氨酸溶液（100mg/kg）后，分别留取 1 小时、2 小时、4 小时的血样，测定血浆氨基酸浓度。诊断多巴反应性肌张力不全的标准为第 4 小时血样中，苯丙氨酸 / 酪氨酸 >7.5，虽然苯丙氨酸负荷实验有助于多巴反应性肌张力不全的诊断，但是难以区分是何种基因型所导致，也不能鉴别经典型 PKU 与 DRD，后者可联合四氢生物蝶呤负荷试验进行鉴别，即在服用苯丙氨酸 3 小时后再口服四氢生物蝶呤 20mg/kg，服后 2，4，6，8，24 小时采血测苯丙氨酸浓度。在血苯丙氨酸浓度 >600μmol/L 情况下，可以直接进行四氢生物蝶呤负荷试验。四氢生物蝶呤缺乏者，当给予四氢生物蝶呤后，血苯丙氨酸明显下降：PTPS 缺乏者，在服用四氢生物蝶呤后 4~6 小时血苯丙氨酸浓度下降至正常；DHPR 缺乏者，血苯丙氨酸浓度一般在 8 小时或之后下降至正常。经典型 PKU 患者血苯丙氨酸浓度无明显变化。

2. **影像学检查** 多巴胺转运体（dopamine transporter，DAT）成像主要用于 DRD 与帕金森的鉴别。多巴胺转运体主要存在于多巴胺能神经元末端，多巴胺转运体成像可以检测纹状体多巴胺能神经元的完整性。帕金森患者的多巴胺转运体成像往往减低，而 DRD 患者的多巴胺转运体成像正常。

3. **脑脊液检查** 多巴胺代谢通路中不同酶的缺乏导致代谢产物在脑脊液中发生不同的改变，完善脑脊液生物蝶呤等代谢产物的测定，对于鉴别哪种基因突变所致的 DRD 有一定的指导意义（表 13-4）。

表 13-4 不同基因突变所致的 DRD 脑脊液代谢产物改变

| 脑脊液代谢产物 | GCH-1-DRD | SR-DRD | TH-DRD |
|---|---|---|---|
| 生物蝶呤 | ↓ | ↑ | N |
| 新蝶呤 | ↓ | N | N |
| 高香草酸 | ↓或 N | ↓ | ↓ |
| 5- 羟吲哚乙酸 | ↓ | ↓ | N |

GCH-1-DRD：三磷酸鸟苷环化水解酶 1 缺乏导致的 DRD；SR-DRD：墨蝶呤还原酶缺乏导致的 DRD；TH-DRD：酪氨酸羟化酶缺乏导致的 DRD；↑浓度升高；↓浓度降低

4. **基因检测** 是本病的确诊依据，尤其是在苯丙氨酸、四氢生物蝶呤负荷试验阴性或处于临界状态，但临床高度怀疑 DRD 时。常见的 DRD 的致病基因包括 *GCH1* 基因、*SPR* 基因及 *TH* 基因。明确致病基因对后续治疗亦有指导意义。

【诊断与鉴别诊断】该病临床表现多样，而昼夜波动的肌张力不全以及对左旋多巴治疗的良好反应为其特征性的临床表现，为诊断的重要线索。对于不典型病例需行苯丙氨酸负荷试验、BH4负荷试验、脑脊液神经递质检查、酶学分析及相关基因突变分析来确诊。

本病常易误诊为脑性瘫痪、遗传性痉挛性截瘫等，需要与之相鉴别。脑性瘫痪为静止性病程，而DRD为进展性病程，据此可以对两者进行鉴别。遗传性痉挛性截瘫虽然也为进展性病程，但以锥体束受累为主，而DRD以锥体外系受累为主，肌张力不全为其主要表现，通过仔细查体可以鉴别。另外，DRD昼夜波动的特点，是脑性瘫痪、遗传性痉挛性截瘫所不具备的，临床工作中，一定不要遗漏此极为重要症状的问诊。此外，该病还需与多巴胺转运体异常、囊泡单胺转运体2缺乏、少年帕金森等鉴别。

【治疗与预后】

1. **左旋多巴** 小剂量的左旋多巴[1~5mg/(kg·d)]大多疗效显著且持久，尤其对肌张力不全效果明显，但对DRD-plus的非运动系统的症状(认知障碍等)效果欠佳。儿童患者左旋多巴的推荐剂量为自1mg/(kg·d)起始，逐渐加量，大部分患者最终剂量控制在4~5mg/(kg·d)。成人一般从100mg/d开始缓慢加量，大部分患者有效剂量在300~400mg/d。最大剂量儿童20mg/(kg·d)及成人1 000mg/d。有文献报道，*GCH1*基因突变的患者有效平均剂量为166mg/d(25~400mg/d)，非*GCH1*基因突变所需要的平均剂量为232mg/d(12.5~600mg/d)。推荐在服用左旋多巴的同时服用多巴胺脱羧酶抑制剂。

2. **5-羟色胺** 当左旋多巴单独治疗效果不理想时，可同时口服5-羟色胺1~8mg/(kg·d)，分3~4次服用，从小剂量开始，缓慢加量，以数日或数周增加1mg/kg为宜。

3. **其他** 部分患儿需同时服用四氢生物蝶呤。此外，左旋多巴、5-羟色胺会导致脑脊液中叶酸水平降低，需要同时补充叶酸(15mg/d)。

早期诊断与及早进行特异性治疗，预后好，患儿可以完全正常。如延误治疗，病情将逐渐加重，进展至严重残疾，致患者终身卧床。

### (六) DYT6(Dystonia 6)

DYT6又称成人起病混合型扭转性肌张力不全(adult-onset torsion dystonia, Mixed type)，致病基因*THAP1*(THAP domain-containing protein 1)定位于8p11.21，编码含THAP域蛋白，该蛋白促进内皮细胞增殖、促进凋亡，具有转录因子的作用。DYT6呈常染色体显性遗传，外显率60%。见于2个很大的门诺派家系。临床表现与DYT1相似，但起病年龄稍晚，平均19岁(5~38岁)，受累的部位有所不同，DYT1多从一侧肢体开始，逐渐扩展到其他肢体和躯干部肌肉，咽部肌肉很少受累；与之相反，DYT6有一半患者以面部与颈部首先受累，且即使患者以肢体首先受累，后期也出现面部与颈部症状和严重的构音障碍。有患者症状持续维持在局部，不发展为全身性。

### (七) DYT7(Dystonia 7)

DYT7又称成人起病的局灶性扭转性肌张力不全(adult-onset focal torsion dystonia)，基因定位18p，但具体基因不详，呈常染色体显性遗传。在一个大的德国家系，第一代发病年龄28~70岁，第2代平均发病年龄58岁，第3代平均37岁，总体发病年龄43岁。局部起病，并维持在局部。最常见的部位为颈部(痉挛性斜颈)、眼睛(睑痉挛)、手(书写痉挛)、咽(痉挛性发音困难)，很少从下肢发病，也很少发展为全身性。

### (八) DYT8(Dystonia 8)

DYT8又称阵发性非运动源性运动障碍1(PNKD1)，也叫阵发性肌张力不全舞蹈手足徐动(PDC)，致病基因*MR1*定位于2q35，呈常染色体显性遗传。

### (九) DYT9(Dystonia 9)

DYT9又称运动诱发的舞蹈手足徐动伴阵发性共济失调痉挛、阵发性舞蹈手足徐动/痉挛，致病基因*SLC2A1*定位于1p34.2，属于葡萄糖转运子1缺乏综合征的一个亚型。

### (十) DYT10(Dystonia 10)

DYT10又称阵发性运动源性运动障碍(paroxysmal kinesigenic dyskinesia, PKD)、阵发性运动源性舞蹈手足徐动(paroxysmal kinesigenicchoreaathetosis, PKC)，致病基因*PRRT2*定位于16p11.2，编码富含脯氨酸的跨膜蛋白2。

### (十一) DYT11(Dystonia 11)

DYT11又称肌阵挛-肌张力不全综合征(myoclonus-dystonia)、酒精有效性肌张力不全(alcohol-responsive dystonia)、遗传性特发性肌阵挛(hereditary essential myoclonus)，致病基因为ε-肌聚糖(epsilon-sarcoglycan gene, *SGCE*)定位于7q21。另一种形式的肌阵挛肌张力不全定位于18p11，为DYT15。

DYT11呈常染色体显性遗传，当突变基因来自父亲时，所有患者均会出现临床症状，来自母亲时，则仅有10%的患者出现临床症状，基因印记在本病的发病过程中起作用。本病以肌阵挛和肌张力不全为临床特征，发病年龄 0.5~20 岁，平均 6 岁。肌阵挛可影响颈部、躯干和手臂，饮酒后症状消失。大约半数患者具有肌张力不全症状，有些患者以肌阵挛或肌张力不全为唯一的临床表现，肌张力不全通常为斜颈和上肢的异常姿势，常伴随精神行为异常，如焦虑、抑郁、强迫症、惊恐发作等。大部分患者对酒精治疗敏感，另外，苯二氮䓬类药物、丙戊酸钠也有效。但慢性酒精治疗可出现依赖，故不建议长期应用酒精治疗。有报道 γ- 羟基丁酸在少数患者具有酒精样的疗效。也有报道对苍白球和丘脑腹中间核进行深部电刺激治疗，可缓解症状。本病预后良好，患者可具有正常寿命。

**（十二）DYT12（Dystonia 12）**

DYT12 又称快速发病的肌张力不全 - 帕金森症（rapid-onset dystonia-parkinsonism），致病基因 *ATP1A3*（与儿童交替性偏瘫是同一个基因），定位于 19q13.2，编码 Na，K-ATP 酶 α3 亚单位（the alpha-3 subunit of the Na，K-ATPase，ATP1A3）。呈常染色体显性遗传，起病年龄 14~45 岁，发病突然，症状在数小时内快速进展达高峰，少数呈亚急性起病，在数日至数周缓慢发展，诱发因素包括过度运动、外伤、发热。表现为面部、上下肢等局部性不对称的肌张力不全，构音障碍，流涎，吞咽困难。部分患者伴有帕金森样症状，如宽基底步态、动作缓慢。精神问题常见，表现为严重的抑郁、焦虑、分裂症样人格等，个别患者有癫痫发作。左旋多巴治疗效果不明显。大部分患者病情稳定，多年内趋于改善。

本病的诊断标准为突然发病，在数分钟至 30 天内快速发展，表现为肌张力不全、帕金森症状，有明显的头尾梯度差（rostrocaudal gradient），即延髓症状重于上肢，上肢重于下肢，延髓症状突出，如构音障碍、吞咽困难。以下症状提示本病：无震颤，突然发病，之前偶有轻微的肌张力不全，有触发因素，少数患者突然发病后在病程中有“继发”恶化，但症状在发病后 1 个月内稳定。本病的诊断不需要一定有家族史。

患者头颅 MRI、EEG、脑脊液常规与生化正常。多巴胺治疗效果有限或无效，大剂量苯二氮䓬类药物在部分患者有一定疗效。有报道深部脑刺激无效。本病总体上会有轻微改善，但步态改善有限。

**（十三）DYT13（Dystonia 13）**

Bentivoglio 等（1997）报道了 1 个很大的意大利 DYT13 家系，为常染色体显性遗传特发性扭转性肌张力不全。3 代人发病，8 个成员有扭转性肌张力不全，平均 15 岁起病，症状首发于颈部、头面部或上肢，症状缓慢进展至身体的其他部位。左旋多巴无效，尚有 6 人有可疑的肌张力不全，症状轻微。除外 *DYT1* 基因突变。连锁分析将基因定位于 1p36.32-p36.13，具体基因不详。

**（十四）DYT14（Dystonia 14）**

DYT14 即 DYT5，或多巴反应性肌张力不全。

**（十五）DYT15（Dystonia 15）**

Grimes 等于 2001 年报道了一个很大的加拿大家系，4 代 12 个成员有酒精反应性肌阵挛肌张力不全，表现为上肢、手和轴性肌肉抖动，其中 5 人同时有肌张力不全。致病基因定位于 18p11，具体基因不详，具有不完全外显性。

**（十六）DYT16（Dystonia 16）**

DYT16 呈常染色体隐性遗传，致病基因 *PRKRA*，定位于 2q31.2，编码激酶激活物 A 或干扰素诱导性蛋白激酶激活物（kinase activator A or Protein activator of the interferon-induced protein kinase）。Camargos 等于 2008 年报道了两个巴西近亲结婚家系，共有 6 人出现早发的肌张力不全 - 帕金森症状。患者于 12 岁左右出现步态异常和下肢疼痛，随后出现吞咽困难、痉挛性言语困难和全身性肌张力不全、斜颈、角弓反张、口面部肌张力不全、扮鬼脸症状。4 例患者运动迟缓，1 例有震颤，2 例发育迟缓。Zech 等于 2014 年报道了 2 个波兰兄弟，分别于 16 岁、11 岁出现肢体肌张力不全，病情缓慢进展，导致手指活动、行走、语言障碍，均有轻微的帕金森症状。药物治疗无效。

**（十七）DYT17（Dystonia 17）**

DYT17 为青少年起病的肌张力障碍，基因定位于 20p11.2-q13.12，为常染色体隐性遗传。此型常于青少年时期发病（14~19 岁），主要表现为节段性 / 全身性肌张力障碍，伴有斜颈和构音障碍。

**（十八）DYT18（Dystonia 18）**

DYT18 同 DYT9。

**（十九）DYT19（Dystonia 19）**

DYT19 为阵发性运动源性运动障碍 2 型（paroxysmal kinesigenic dyskinesia 2，PKD2）与 DYT10 临床表现类似，基因定位于 16q13，但未发现 *PRRT2* 基因突变。

**（二十）DYT20（Dystonia 20）**

DYT20 为阵发性非运动源性运动障碍 2 型（paroxysmal nonkinesigenic dyskinesia 2，PNKD2），基因定位于 2q31，为常染色体显性遗传。任何年龄段均可发病，主要表现为阵发性肢体对称性肌张力不全，每次发作持续数分钟，少则每月发作数次，多则每天均有发作。其他表现包括偏头痛、癫痫发作等。

(二十一) DYT21 (Dystonia 21)

DYT21 为成人发病的单纯性肌张力障碍，基因定位于 2q14，呈常染色体显性遗传，外显率约为 90%。此型发病年龄为 18~50 岁，临床表现包括眼睑痉挛、上肢肌张力障碍和构音障碍，通常以眼睑痉挛为首发症状。

(二十二) DYT22 (Dystonia 22)

未见报道。

(二十三) DYT23 (Dystonia 23)

DYT23 型表现为成人起病的痉挛性斜颈，致病基因 *CACNA1B* 定位于 9q34，为常染色体显性遗传。患者通常成年后发病，表现为颈部肌肉的不自主收缩，从而产生异常动作。

(二十四) DYT24 (Dystonia 24)

DYT24 主要表现为头颈部的肌张力不全，致病基因 *ANO3* 定位于 11p14，为常染色体显性遗传。主要累及头颈部、喉部和上肢肌肉。

(二十五) DYT25 (Dystonia 25)

DYT25 为成年起病的颈部肌张力不全，致病基因 *GNAL* 定位于 18p11，为常染色体显性遗传。平均发病年龄为 31 岁(7~54 岁)，大部分患者以斜颈发病，逐渐进展至身体其他部位，约 40% 患者存在言语功能障碍。

(二十六) DYT26 (Dystonia 26)

DYT26 又称肌阵挛 - 肌张力不全(myoclonic-dystonia，M-D)，致病基因 *KCTD17* 位于 22q12，呈常染色体显性遗传。此型多在 20 岁前发病，发病初期表现为上肢肌阵挛，随后发展为头颈部为主的肌张力不全，可累及躯干和 / 或下肢。

(二十七) DYT27 (Dystonia 27)

DYT27 致病基因 *COL6A3* 位于 2q37，呈常染色体隐性遗传。通常在 20 岁前发病，表现为节段性肌张力不全，主要累及头颈部和上肢，包括姿势性震颤、书写痉挛、下颌及喉部肌张力障碍等。

(二十八) DYT28 (Dystonia 28)

DYT28 为儿童起病的全身性肌张力不全，致病基因 *KMT2B* 定位于 19p13，为常染色体显性遗传。儿童期起病，发病年龄一般小于 10 岁。肌张力障碍通常从下肢开始，表现为步态异常、行走困难等，随后累及身体其他部位，包括上肢、颈部和头面部等。患者大多有特殊外貌，以脸细长、球状鼻为突出表现。约一半患者伴有轻度智力运动发育落后。

(二十九) DYT29 (Dystonia 29)

DYT29 又称儿童起病的肌张力不全伴视神经萎缩和基底节异常(childhood-onset dystonia with optic atrophy and basal ganglia abnormalities，DYTOABG)，致病基因 *MECR* 定位于 1p35，呈常染色体隐性遗传。发病年龄 15 个月至 6.5 岁，可有轻度运动发育落后，以不自主运动起病，表现为面部肌张力不全、肌阵挛、舞蹈、运动不能、构音障碍、吞咽困难、下肢痉挛、反射亢进，大部分患者逐渐出现行走困难。与肌张力不全同时出现或数年后出现视神经萎缩，视力下降，部分患者有眼球运动障碍、眼震。头颅 MRI 示基底节 $T_2$ 高信号，MRS 可有乳酸峰。运动障碍呈进展性，智力正常，无惊厥。

## 二、遗传变性病相关的肌张力不全

### (一) 泛酸激酶相关神经变性病

泛酸激酶相关神经变性病(pantothenate kinase-associated neurodegeneration，PKAN)以往称为苍白球黑质变性或 Hallervorden-Spatz 病，是一种基底节病变为主的神经变性病。儿童晚期和青少年期发病，呈缓慢进展的强直、少动、肌张力障碍、锥体束征、痴呆及色素性视网膜炎，并可有视盘萎缩。

**【遗传学】**本病呈常染色体隐性遗传，致病基因 *PANK2* 位于 20p13，编码泛酸激酶 2(pantothenate kinase-2，PANK-2)。泛酸激酶 2 是辅酶 A(CoA)合成所必需的酶，催化细胞质中的泛酸(B5)、N- 泛酰半胱氨酸和泛酰巯基乙胺磷酸化。CoA 是酰基的主要携带者，在脂肪酸的代谢过程中起主要作用。基因突变可能导致上游代谢产物(胱氨酸等)蓄积，这些代谢产物螯合了铁，使铁盐在脑中沉积；另外基因突变导致脂肪代谢所需的 CoA 缺乏。最终导致神经元变性、死亡。苍白球、丘脑底核和黑质网状带等均存在大量泛酸激酶受体，可能是过量铁离子沉积后最先累及这些部位的原因。

**【病理】**可见苍白球和黑质网状带呈铁锈色，镜下见大量铁颗粒沉积于神经元和胶质细胞内，导致神经元脱失、胶质细胞增生、有髓纤维减少。另外，尚可见到与婴儿轴索营养不良相同的轴索球状体。

**【临床表现】**典型病例为 2~15 岁发病，平均 13.70 岁 ±5.90 岁，亦称为早发型或儿童型。病情呈进行性发展，多以下肢强直、舞蹈手足徐动症为首发症状，伴视力下降(视神经萎缩或视网膜色素变性)，疾病早期还可出现皮质脊髓束损害的表现；发病后 5~15 年发展为严重痴呆，构音与吞咽困难，完全卧床，肢体强直，呈角弓反张样姿势，可有癫痫发作和锥体束征。

非典型患者发病年龄多在10岁以上，亦称晚发型或成人型。病情进展缓慢，临床表现类似于家族性帕金森病，如肌强直、静止性震颤、慌张步态、姿势不稳，以及发音缓慢、声音低微。

**【诊断及鉴别诊断】**根据临床、家族史和特征性神经影像学检查改变考虑本病。在头颅MRI的$T_2$WI上可见双侧苍白球的周边部分呈对称性的低信号，其中央部位呈高信号，称为“虎眼征（eye of the tiger）”，低信号影相当于铁的沉积，中央区高信号影，相当于神经组织变性坏死、水肿与胶质增生。但“虎眼征”并非本病所独有，也见于有机酸尿症、Leigh病、脑梗死或感染后的肌张力不全等。通过基因突变分析确诊此病。

Swaimann提出本病的诊断标准：①必要条件：起病年龄在20岁以前；进行性病程；一种或多种锥体外功能障碍；MRI的$T_1$WI和$T_2$WI示基底节低信号(10岁前明显)。②辅助条件：智力低下；锥体束征；视网膜色素变性或视神经萎缩；家族史符合常染色体隐性遗传；末梢淋巴细胞质内异常小体。③排除：有铜代谢异常；家族史有显性遗传的运动障碍；有明确的神经元蜡样质脂褐质沉积症；尾状核萎缩；GM1或GM2神经节苷脂病；非进行性；无锥体外系体征。

鉴别诊断：①少年亨廷顿病：有肌强直与之相似，但有尾状核萎缩，没有视网膜病变，且为常染色体显性遗传；②HARP：有低前β-脂蛋白血症、棘红细胞症、色素性视网膜炎及苍白球变性，可与之鉴别。

**【治疗及预后】**目前仅为对症治疗，尚无肯定有效的特异性治疗方法。采用左旋多巴、巴氯芬、苯海索、肉毒毒素等改善症状。有癫痫发作时加用抗癫痫药物治疗。铁螯合剂(去铁胺)对本病无效。禁用加重肌张力不全的药物，如吩噻嗪类和丁酰苯类药物。大剂量维生素$B_5$(泛酸)治疗已开始试行，500mg/d开始，逐渐加量，其效果尚待研究。药物治疗无效并严重影响生活质量的患者，可考虑行立体定向苍白球损毁术或深部脑刺激，以改善症状。另外，通过理疗、语言治疗可改善构音障碍。后期需要鼻饲提供营养。

本病预后差，典型病例发病后平均生存期为11.80年，病情进展较为迅速，一般于发病后15年内即不能行走，20岁前生活不能自理。非典型患者发病后10~20年仍能行走，生存期可超过30年。

#### (二) HARP

HARP（hypoprebetalipoproteinemia-acanthocytosis-retinitispigmentosa-pallidal degeneration syndrome）即低前β脂蛋白血症-棘红细胞增多症-视网膜色素炎-苍白球变性，为常染色体隐性遗传病，致病基因*PANK2*定位于20p13-p12.3，编码泛酸激酶2（pantothenate kinase-2，PANK2）蛋白，与泛酸盐激酶相关神经变性为同一致病基因，故两者为等位基因病。本病的临床表现包括低前β-脂蛋白血症、棘红细胞病、视网膜色素炎、苍白球变性。于儿童或青少年发病，早期有夜盲和轻度智力低下，以后出现局部性肌张力不全，构音障碍，吞咽困难，表情减少。外周血可见棘红细胞，是由前β脂蛋白缺乏所导致。头颅MRI可见虎眼征。本病低前β-脂蛋白血症及棘红细胞增多可与泛酸盐激酶相关神经变性相鉴别。

#### (三) 肝豆状核变性

肝豆状核变性(Heptolenticular degeneration)又称Wilson病(Wilson disease)，是一种常染色体隐性遗传病。致病基因*ATP7B*位于染色体13q14.3，基因产物为P型铜转运ATP酶(ATP-7B)。基因突变引起游离铜在体内蓄积，导致多系统受累，神经系统以肌张力不全为主要表现。

## 三、继发性肌张力不全

#### (一) 儿童症状性偏身肌张力不全

儿童症状性偏身肌张力不全(symptomatic hemidystonia in childhood)是指肌张力不全仅限于一侧肢体的上下肢、面部。多为继发性，最常见于儿童脑血管病，尤以缺血性脑梗死最多见。也见于脑炎、遗传代谢病、原发性抗磷脂综合征等。围生期脑损伤引起者少见。

儿童基底节脑卒中伴偏身肌张力不全较成人多见。Nardocci等报道，起病于1~13岁，平均起病年龄6岁。患者在肌张力不全症状出现之前，常有偏瘫，经数月、数年(最长间隔可达9年)后，在偏瘫的同侧发生肌张力不全。间隔的长短与临床表现及影像学检查特点无相关性。此类儿童型肌张力不全是基底节病变常见的后果。头颅CT、MRI可见受累肢体对侧的基底节病变，主要位于尾状核和壳核，苍白球也可累及。少数病例MRI和CT正常。

治疗较困难，苯海索对少部分患者有效，也可试用左旋多巴。少数患者肌张力不全出现后经过数月自行缓解。对于药物无效且症状严重者，观察一段时间后，可行手术治疗，有一定疗效。

#### (二) 迟发性运动障碍

迟发性运动障碍(tardive dyskinesia，TD)又称迟

发性多动症、持续性运动障碍，由抗精神病药物诱发，为一种持久的刻板的重复的不自主运动。本病由 Crane（1968）首先提出，是抗精神病药物治疗引起的最严重和棘手的锥体外系反应，发生率相当高。由吩噻嗪类及丁酰苯类（butyrophenones）药物所引起最为常见。另外，一氧化碳中毒或其他毒素中毒也常出现迟发型运动障碍。

自开始服用抗精神病药物至发生锥体外系运动障碍的间隔不一，但多在治疗晚期，故名迟发性运动障碍，但也有 3~11 天即出现症状者。患者多在连续服用较大剂量的抗精神病药物数月或数年后才出现运动障碍。也有的在加量时或撤药后出现症状。发病机制不明，有的患者有运动障碍家族史，提示与遗传因素有关。一般认为，迟发型运动障碍的发生是由于抗精神病类药物长期阻断多巴胺受体以后，该受体出现反应性超敏现象的缘故。

临床表现轻重不一。主要表现为重复性的不自主动作，特别是肌张力不全和刻板动作。婴幼儿多见全身症状，年长儿多以口、面、头颈症状为主，如不停伸舌、舔唇、咀嚼等动作，或头颈强直、向背后伸展，意识清楚。症状一般不进展，约 2/3 的患者在停药数月内症状缓解，其余可持续较久甚至永久性存在。

治疗上首先停用致病药物，并行对症治疗，可选用丁苯喹嗪，或用抗胆碱药苯海索，也可用地西泮，对部分病例有效。

迟发性肌张力不全是迟发性运动障碍的一个类型，其症状以肌张力不全为主，儿童多见。在服用抗精神病药物如氟哌啶醇、氯丙嗪等 3~11 天后出现全身性或局部性肌张力不全。同时服用苯海索可减轻症状。抗精神病药物引起的肌张力不全也可表现为急性反应，在首次服药后数小时或数日内出现肌张力不全症状，表现为头后仰、斜颈、牙关紧闭、吞咽和语言障碍、斜视等，意识无改变。停药或减量后，症状可自行缓解。严重者可用地西泮或东莨菪碱等治疗。

**（三）霉变甘蔗中毒所致肌张力不全**

霉变甘蔗中毒所致肌张力不全主要是由于节菱孢霉菌产生的嗜神经毒 3- 硝基丙酸选择性地损害基底节、黑质及皮质，导致脑水肿，神经元和胶质细胞坏死，脑血管充血、出血。

常发生于我国北方地区初春季节，多因甘蔗过冬保存不当而发霉。在食后 15 分钟至 8 小时内发病，亦有长至 48 小时。潜伏期越短，症状越重，预后越差。首先表现为急性胃肠道症状，如恶心、呕吐、腹痛等，但无腹泻，很快出现神经系统症状，头痛、头晕、眼前发黑、复视，继而出现基底节损伤的锥体外系症状，特别是肌张力不全。有急性脑病症状，包括头痛、头晕、抽搐、昏迷。也常见脑干征、动眼危象（双眼持续性上翻）、斜视、眼震、尖叫、多汗、去大脑强直、巴氏征等。锥体外系症状见于 1/2 的患者，多在起病后 11~60 天出现，表现为肌张力不全、扭转痉挛、上肢和面部不自主运动、舞蹈手足徐动症、偏身投掷动作等。患者无发热，脑脊液压力、常规和生化正常，可与脑炎鉴别。

头颅 CT、MRI 可见双侧壳核和苍白球信号异常，偶见尾状核受累。严重的长时间的肌张力不全可导致横纹肌溶解，出现肌红蛋白尿。

尚无特异性治疗方法，早期可洗胃、维持水与电解质平衡、抗惊厥、吸氧、应用抗生素等治疗。以预防为主。预后取决于毒素摄入量及开始治疗的早晚。意识障碍一般在 1~3 天内好转，如能存活，上述脑局限性症状部分可逆，对智力影响不明显，可遗留严重的锥体外系症状。死亡病例主要发生于急性脑病期，或病程后期继发感染。

**（四）脑性瘫痪**

见其他相关章节。

**（五）核黄疸**

核黄疸（kernicterus）是由围产期高胆红素血症导致。早产、缺氧、感染为好发因素，可能与其导致的血脑屏障破坏有关。非结合胆红素通过血脑屏障，影响多个脑区，尤其是苍白球，导致运动障碍，包括舞蹈手足徐动、肌张力不全（可以是进展性的），还常引起感觉神经性耳聋，核上性注视麻痹。智力多正常。

胆红素脑病临床分为三期：第一期，在开始数天内患儿表现为肌张力低下，嗜睡，常常误诊为围产期缺氧。第二期，数日后患儿肌张力增高，颈、背后仰，呈角弓反张样姿势，可伴有难以解释的发热。症状 1~2 周可缓解。第三期，患儿恢复正常或有肌张力低下。随后患儿可有发育落后，数月后出现舞蹈手足徐动，可以有惊厥，动眼危象。根据病史、临床表现进行诊断。核黄疸以预防高胆红素血症为主。抗胆碱药物、丙戊酸钠、苯二氮䓬、肉毒毒素可有部分疗效。部分患者鞘注巴氯芬有效。有耳聋者可行耳蜗移植。预后差，严重者可死于肺炎。

**（六）精神源性肌张力不全**

在精神疾病中肌张力不全不常见，其姿势或表现不典型，可受分散注意力、暗示影响。需了解患者是否有肌张力不全或其他运动障碍性疾病家族史，并排除器质性原因。如果患者肌张力不全不能被模仿，则多为器质性病因。可对精神、心理性疾病进行治疗。

（包新华）

## 第四节　以震颤为主要表现的疾病

震颤（tremor）是由于主动肌与拮抗肌交替收缩引起的，其特点为无意识的节律性的围绕某一固定点的摇摆动作。根据震颤的表现形式分为静止性震颤、姿势性震颤、动作性震颤和意向性震颤。静止性震颤是指身体某一部分在静止时出现震颤，紧张时加重，随意运动时减轻或消失，睡眠时消失（视频 09 静止性震颤）；姿势性震颤是指当身体某一部分克服重力维持某一姿势时出现的震颤，在运动及休息时震颤消失；动作性震颤是指在随意动作时出现的震颤，休息时消失；姿势 - 动作性震颤是指维持某一姿势进行动作时出现的震颤；意向性震颤是指动作接近某一目标时出现的震颤，且越接近目标震颤越严重，常常见于小脑性疾病。

视频 09　静止性震颤

根据震颤的病因分为生理性震颤与病理性震颤。生理性震颤常常出现于紧张、疲劳和恐惧时，为快速细小的颤抖，一般为 8~12Hz 或 20~25Hz，与交感神经活动加强有关。病理性震颤，如帕金森综合征，震颤频率一般为 4~6Hz，与特发性震颤相关的频率一般在 5~8Hz。震颤常见的病因，见表 13-5。

### 一、遗传性特发性震颤

遗传性特发性震颤（hereditary essential tremor）为人类最为常见的运动障碍性疾病，有报道西班牙 65 岁以上人群年发病率为 616/100 000。本病呈常染色体显性遗传，并具有遗传异质性，目前发现 5 个致病基因与此病有关：①遗传性特发性震颤 1 型（hereditary essential tremor-1，ETM1）的致病基因 *DRD3* 位于 3q13.31；②ETM2 的致病基因位于 2p25-p22，具体基因不详；③ETM3 的致病基因定位于 6p23，具体基因不详；④ETM4 的致病基因为 *FUS*，定位于 16p11.2；⑤ETM5 的致病基因 *TENM4*，定位于 11q14.1。

本病的外显率与病情的严重度程度差异较大，而亲属病情的严重程度往往与先证者相一致。本病起病隐匿，进展缓慢。发病年龄差异很大，可自儿童期发病，也可在 60 岁以后发病，存在青春期和老年期两个发病高峰，平均起病年龄 50 岁。震颤是唯一的临床表现，开始为姿势性震颤，但运动可以加重。首发症状常为手指的快速震颤，发生于拿杯子、书写时，稍后出现上肢、舌肌（伴构音障碍）、头、下肢和躯干部震颤。情感刺激、饥饿、疲劳时加重，饮酒后可缓解或消失。无智力倒退。严重的震颤可影响患者的日常生活与工作，如书写、进食等，导致社会心理异常。患者可有轻微的其他锥体外系症状如步态僵硬等，但其临床特点很容易与帕金森相鉴别。

治疗分为药物治疗和外科手术。普萘洛尔（β-受体阻断剂）、阿罗洛尔（α 与 β- 受体拮抗剂）和扑米酮（抗癫痫药）为一线药物，对震颤的缓解程度超过 50%，必要时可 β- 受体拮抗剂与扑米酮联合应用，但要注意监测药物的副作用。二线药物包括阿

表 13-5　震颤的病因

| 分类 | 疾病 |
|---|---|
| 良性 | 生理性震颤、阵发性抖动或战栗、点头样痉挛 |
| 静止性损伤或结构性改变 | 脑卒中（中脑或小脑部位）、多发性硬化 |
| 遗传性或变性疾病 | 家族性良性震颤、少年帕金森、苍白球黑质变性、肝豆状核变性、亨廷顿病 |
| 代谢性 | 甲状腺功能减退、高肾上腺素状态（嗜络细胞瘤或神经母细胞瘤）、电解质紊乱、低钙血症、低血糖、肝性脑病、维生素 $B_{12}$ 缺乏 |
| 药物和中毒 | 丙戊酸钠、锂剂、三环类抗抑郁药、兴奋剂、安定类药物、环孢霉素、甲苯、重金属、氰化物、萘、乙醇、5- 羟色胺重摄取抑制剂 |
| 其他病因 | 周围神经病、小脑性疾病或畸形、精神性原因（焦虑、心因性震颤） |

替洛尔、加巴喷丁、托吡酯、阿普唑仑、索他洛尔。三线药物为氯氮平、纳多洛尔和尼莫地平。A 型肉毒素部分(如头部或声音震颤)有效,也可用于治疗肢体震颤,但应严格控制剂量。震颤严重且对药物反应不佳或副作用明显者可手术治疗,丘脑切开术与深部脑刺激对改善震颤效果较好。有报道,磁共振引导下单侧丘脑超声聚焦(focused ultrasound,FUS)损毁术和经颅磁刺激(transcranial magnetic stimulation,TMS)可有效缓解患者的震颤。

## 二、帕金森症

具有两个或两个以上帕金森病症状,称之为帕金森症(parkinsonism)。帕金森病症状包括静止性震颤、运动减少、强直和姿势不稳。儿童帕金森症震颤少见,运动减少可表现为表情减少、声音降低、小写症和动作逐渐减慢。肌张力增高可见于各个方向的运动中。强直呈铅管样,在患者想从事某项自主运动时非常困难,并会较长时间保持某种姿势,如果叠加震颤,强直会呈现齿轮样。姿势不稳表现为跌倒次数增加,患者行走时常常会越走越快,不易止步,称为"慌张步态"。在儿童,运动缓慢比强直更常见。

在儿童导致帕金森症最常见的原因是多巴反应性肌张力不全,原发性帕金森病不常见。继发帕金森症的原因,见表 13-6。

帕金森症对药物治疗大多有效,可应用左旋多巴或多巴胺激动剂。药物不良反应包括恶心、体位性低血压。另外,应用左旋多巴和多巴胺激动剂中晚期患者可出现运动并发症,如症状波动和异动症。可通过增加每日服药次数或增加每次服药剂量,或改用缓释剂。

**少年型帕金森病**

少年帕金森病(juvenile Parkinson disease)以发病年龄小于 40 岁、病情进展缓慢及对多巴胺反应良好为特征。

**【遗传】**呈常染色体隐性遗传,致病基因 *PARK2*,位于 6q26,编码 parkin 蛋白。其他早发型常染色体隐性遗传帕金森病的致病基因包括 *PARK6* 和 *PARK7*,均位于 1p。Parkin 的作用类似于泛素家族成员,与 α 突触核蛋白(α-synuclein,α-Sp22)相互作用,即 α-Sp22 是 parkin 泛素连接酶的底物,parkin 功能丧失,引起 α-Sp22 的病理性蓄积,导致黑素神经元死亡。

**【病理】**显示黑质区黑色素减少,黑质腹外侧与中央区黑色素神经元丢失、胶质细胞增生。神经纤维紊乱,无 Lewy 小体,尾状核与壳核酪氨酸羟化酶活性显著降低。

**【临床表现】**本病多在 40 岁前发病,可早至 4~8 岁,平均 27 岁。按发病年龄可进一步分为青年型(21~40 岁)和少年型(<21 岁)。临床特点包括:①帕金森病三联征(运动迟缓、肌强直、静止性震颤)均较轻,早期症状常不典型;②局部性肌张力不全常见,尤其以足部明显;③腱反射活跃或亢进常见;④症状波动常见,如晨轻暮重和睡眠后症状可减轻等;⑤病程长,病情进展缓慢;⑥对多巴制剂反应良好,但由多巴制剂引起的运动障碍和症状波动常见。

**【辅助检查】**PET 示尾状核、壳核氟多巴(fluorodopa,FDOPA)的摄取显著降低,提示由黑质 - 纹状体通路变性导致突触前异常。电生理检查示腓肠神经感觉神经电位显著降低,提示存在感觉轴索神经病。在 60 岁之前发病的帕金森病患者,如存在感觉神经电位波幅降低,提示可能存在 *PARK2* 基因突变。

**【治疗和预后】**左旋多巴是治疗本病的主要手段,大部分患者发病早期左旋多巴治疗有效,对抗胆

表 13-6 继发帕金森症常见病因

| 分类 | 疾病 |
|---|---|
| 静止性损伤、结构性异常 | 基底节梗死、脑肿瘤、脑积水 |
| 遗传、变性疾病 | 少年帕金森病、脊髓小脑性共济失调、亨廷顿病、PKAN、佩 - 梅病等 |
| 代谢性疾病 | 多巴反应性肌张力不全、肝豆状核变性、叶酸代谢异常等 |
| 炎症性 | 病毒性脑炎、急性脱髓鞘性脑病 |
| 药物和中毒 | MPTP 中毒、鱼藤酮、丁苯喹嗪、利血平、甲基多巴、镇静剂、精神安定剂、止吐药、钙通道阻滞剂、异烟肼、5- 羟色胺重摄取抑制剂、哌替啶等 |
| 类似帕金森综合征表现的疾病 | 焦虑、痉挛状态、甲亢、抑郁等 |

碱药物（如盐酸苯海索）、多巴胺受体激动剂（如培高丽特、普拉克索、阿朴吗啡等），以及多巴胺降解抑制剂均有效。左旋多巴的剂量需要逐渐增加，但即使应用左旋多巴治疗，儿童患者随年龄的增长仍会逐渐出现与成人患者相同的运动迟缓现象，这一点与多巴反应性肌张力不全不同，多巴胺激动剂与多巴胺降解抑制剂可以延长左旋多巴的效果，延缓运动迟缓的发生。对药效差且病情严重的患者可以行微电极引导立体定向手术治疗和深部脑刺激治疗。

### 三、婴儿维生素 $B_{12}$ 缺乏性不自主运动

该病主要是由于维生素 $B_{12}$ 缺乏导致的运动障碍性疾病，临床表现为震颤、肌阵挛、喂养困难、呕吐及发育障碍。

**【临床表现】**多在 4~8 个月起病，见于单纯母乳喂养且母亲为素食主义者。临床表现为表情呆滞、反应迟钝、目光发直、精神淡漠、少哭少笑、嗜睡、运动发育落后。不自主运动以震颤最为明显，开始时为手指、唇、舌的不规则小幅度震颤；不治疗则震颤进行性加重，面部、头颈、上肢也发生震颤；严重者全身抖动，并有肌阵挛样或手足徐动样不自主动作，甚至睡眠时也不停止。部分患儿腱反射亢进，四肢呈屈曲体位，如畏寒状。患儿常伴恶性贫血，有的患儿神经系统症状突出而贫血较轻，说明神经系统损伤不是继发于贫血。头颅影像可见脑萎缩，EEG 多正常。

**【发病机制】**维生素 $B_{12}$ 是核蛋白合成及髓鞘形成必需的辅酶，其缺乏导致髓鞘合成障碍，进而引起神经精神症状；维生素 $B_{12}$ 还参与血红蛋白合成，缺乏时会造成恶性贫血。

**【治疗及预后】**给予维生素 $B_{12}$ 肌内注射，每次 500~1 000μg，每周 2 次，连用 2~4 周。应用 $B_{12}$ 后 2~3 天即可见患儿精神明显好转，但震颤、肌阵挛 1 个月以上才可消失。部分患儿接受治疗数日内可有震颤和肌阵挛加重，但最终也会消失。有报道，少数大细胞贫血患儿开始无震颤，而应用 $B_{12}$ 后 2~3 天内出现震颤和肌阵挛，手部先开始，数日后累及舌、唇、咽、四肢。应用氯硝西泮可缓解以上不自主动作。此外，需注意叶酸治疗会加重本病。

（包新华）

## 第五节 以肌阵挛为主要表现的疾病

肌阵挛（myoclonus）是一种突然、急速而短暂的不自主肌肉收缩，似"电击样"运动。肌阵挛的起源可位于大脑皮质、皮质下（基底节）、脑干、脊髓或小脑，故可分为癫痫性肌阵挛和非癫痫性肌阵挛。本章主要讲述非癫痫性肌阵挛。

**【分类】**最简单的是按照肌阵挛出现的时间分类，肌阵挛可出现在休息时、动作时或在感官刺激后（如反射性肌阵挛）。根据累及的部位，肌阵挛可分为全身性、局部性、节段性或多灶性。肌阵挛又有生理性和病理性之分，如在入睡、睡眠时或觉醒过程中可出现"睡眠肌阵挛"，表现为踢腿、手的突然挥动、手指阵挛性收缩等，为生理性的。病理性肌阵挛见于多种原因所致的脑损伤、遗传代谢性疾病、变性病等。成年人可依据产生肌阵挛的神经解剖学位置分类，如大脑皮质、丘脑、脑干或脊髓。在儿童患者，按照病因学分类最为有效（表 13-7）。

**【诊断及鉴别诊断】**区分癫痫性和非癫痫性肌阵挛十分重要，除根据临床表现和病史外，主要依靠神经电生理检查和药物治疗反应进行区分。在癫痫性肌阵挛，各组肌肉的收缩是同步的，肌电图暴发波形长度 <50 毫秒，偶可达 50~100 毫秒；非癫痫性肌阵挛时，肌肉收缩可能不同步，甚至交替出现，肌电图暴发多 >50 毫秒，可达 200~300 毫秒。脑电图对于两者的鉴别十分重要，有无与肌阵挛呈锁时关系的癫痫性电活动是鉴别的关键，对抗癫痫药物的反应也可资鉴别。

肌阵挛与其他类型的不自主运动也需鉴别。肌阵挛与舞蹈的区别在于后者动作更为杂乱，无规律，且可乘势变为随意运动。肌阵挛与抽动的区别在于后者呈现刻板性的动作，可暂时被主动意识所抑制。节律性肌阵挛与震颤的鉴别较困难，后者是连续性的节律性的往返运动，锥体外系病变引起的震颤均伴有肌张力增高，频率约 5~6 次 / 秒，而节律性肌阵挛的频率是 2 次 / 秒。

**【治疗】**肌阵挛对多种药物无明显疗效。吡拉西坦已经用于治疗肌阵挛多年，具有一定的疗效。左乙拉西坦是吡拉西坦的类似物，对治疗皮质性肌阵挛有效。苯二氮䓬类药物对皮质性肌阵挛有效，常用的药物为氯硝西泮（可加重睡眠肌阵挛），氯硝西泮对多种肌阵挛均有效，包括原发性肌阵挛、皮质下非节段型的肌阵挛、肌阵挛性肌张力障碍、网状反射性肌阵挛和脊髓性肌阵挛等。丙戊酸钠也有一定效果，但需注意其引起震颤的副作用，需与肌阵挛相区别。也有报道唑尼沙胺对某些形式的肌阵挛有一定的效果。免疫性炎症引起的肌阵挛可以尝试免疫调节治疗，如大剂量糖皮质激素，静脉注射免疫球蛋白，单克隆抗体，血浆置换。注射肉毒毒素对腭肌阵

表 13-7 肌阵挛病因学分类

| 分类 | 疾病 |
|---|---|
| 生理性 | 呃逆、浅睡时肌阵挛(睡眠开始时)、睡眠肌阵挛(睡眠中) |
| 发育性 | 良性新生儿睡眠肌阵挛、婴儿早发良性肌阵挛、发热导致的肌阵挛 |
| 原发性 | 家族性肌阵挛(常染色体显性遗传)、散发性原发性肌阵挛 |
| 心因性 | 心因性肌阵挛 |
| 肌阵挛症候群 | |
| 贮积性疾病 | 少年戈谢病(Ⅲ型)、唾液酸贮积症 1 型、GM1 神经节苷脂、神经元蜡样质脂褐质沉积症 |
| 变性疾病 | 齿状核红核苍白球路易斯核萎缩、亨廷顿病、进行性肌阵挛共济失调、Ramsay-Hunt 综合征 |
| 痴呆 | 牛海绵状脑病、克 - 雅氏病 |
| 炎症性 | 脑膜炎(病毒或细菌引起)、脑炎、EBV 病毒、柯萨奇病毒、流感、人类免疫缺陷病毒(HIV)、急性播散性脑脊髓炎(ADEM) |
| 代谢性 | 尿毒症、肝衰竭、电解质紊乱、低血糖或高血糖、氨基酸尿、有机酸血症、尿素循环障碍、肌阵挛癫痫伴破碎样红纤维病(MERRF)、MELAS、维生素 $B_{12}$ 缺乏、婴儿肌阵挛性脑病 |
| 中毒 | 抗精神病类药物(三环类抗抑郁药、锂、选择性 5- 羟色胺再摄取抑制剂、单胺氧化酶抑制剂)、抗生素(青霉素、头孢菌素类、喹诺酮类)、抗癫痫药(苯妥英钠、卡马西平、拉莫三嗪、加巴喷丁,氨己烯酸、阿片类药物、全麻药、抗肿瘤药物、甲苯、铅、一氧化碳、汞) |
| 缺氧 | Lance-Adams 综合征 |

挛和节段性肌阵挛有一定疗效。血清素类药物对缺氧性肌阵挛有一定疗效,包括选择性 5- 羟色胺摄取再摄取抑制剂、5- 羟色胺和 5- 羟色胺类似物。巴氯芬也可考虑使用,但具体机制不明确。卡马西平会加重肌阵挛。

## 一、特发性肌阵挛

特发性肌阵挛(essential myoclonus)呈常染色体显性遗传伴不完全外显,也可为散发性的。其致病基因 *SGCE*(ε-sarcoglycan)位于 7q21.3,此基因突变还可导致 DYT11(肌阵挛 - 肌张力不全综合征),这两种疾病可能具有相同的分子生物学基础。

患者于学龄期或稍晚发病,表现为频发的肌阵挛,见于躯干和四肢近端,也可为局部性或一侧性肌阵挛,或由局部性发展为全身性。腹肌、膈肌、下颌、舌肌也可受累,饮酒后症状常常消失。很多患者同时伴有肌张力不全。另外,在某些家系中,有的家族成员只有肌阵挛,有的只有肌张力不全。发病数年内缓慢进展或呈波动性,然后稳定,或有轻微的自然改善。神经系统查体正常,无小脑性共济失调,不伴癫痫发作。脑电图、诱发电位和神经影像学检查均无异常。轻症不需治疗,严重的患者可选用苯二氮䓬、扑痫酮或普萘洛尔治疗。本病预后良好,智力正常。

## 二、婴儿早期良性肌阵挛

婴儿早期良性肌阵挛(benign myoclonus of early infancy)是一种非癫痫性短暂的发作性行为异常,表现为发作性肌阵挛痉挛。病因不明,未发现明显的家族遗传倾向。

发病年龄为 3~9 个月,可早至 1 个月,常常在发病后 2 周 ~8 个月消失,也可持续 1~2 年;每天发作频率在 2~50 次不等,表现为点头样发作,躯干、颈和四肢屈曲前倾,后仰者少见,类似婴儿痉挛,成簇发作,可伴头、肩抖动。清醒期发作,发作时眼球灵活,也可有凝视,无意识障碍,哭闹和兴奋可诱发;发作期脑电图正常;生长发育正常。CT 及 MRI 均正常。因可自然缓解,不需要治疗。

## 三、肌阵挛症候群

肌阵挛在很多综合征中均有出现(表 13-7)。如与副肿瘤综合征相关的眼球阵挛 - 肌阵挛综合征(opsoclonus-myoclonus syndrome),常常在婴幼儿期起病,以眼球阵挛、肌阵挛、共济失调、行为异常和神经母细胞瘤为主要表现。在进行性肌阵挛癫痫一组疾病中,常有显著的肌阵挛发作,其肌阵挛既可以是癫痫性的，也可以是非癫痫性的。肌阵挛癫痫伴破碎样红纤维属于线粒体病的一种，患者也常常有明显的肌阵挛发作。

（包新华）

## 第六节 以抽动为主要表现的疾病

抽动（tics）是一种不随意的、突然发生的、快速的、反复出现的、无明显目的的、非节律性的运动或发声。抽动不可克制，但在短时间内可受意志控制。紧张时加重，睡眠时消失。根据抽动的表现分为运动性抽动（motor tics）和发声抽动（vocal or phonic tics），根据其复杂程度又分为简单性和复杂性抽动，具体如下：①简单运动抽动：突然的、短暂的、没有意义的运动，如眨眼、耸鼻等；②复杂运动性抽动：速度稍慢一些、持续时间稍长一些的、似有目的的动作行为，如咬唇、刺戳动作、旋转、跳跃、模仿他人动作、猥亵动作等；③简单发声抽动：突然的、无意义的发声，如吸鼻、清咽、犬吠声等；④复杂发声抽动：突然的、有意义的发声，如重复特别的词句、重复自己或他人所说的词或句、秽语等。

引起抽动的病因多样，包括生理性和病理性，病理性又分为原发性和继发性（表 13-8）。儿童最为常见的是原发性抽动，继发性抽动见于多种遗传代谢病、感染、药物中毒等病因。抽动的治疗包括针对原发病的特异性治疗，以及针对抽动的心理、行为与对症治疗。对症治疗的药物包括：①抗多巴胺药物：氟哌啶醇、丁苯那嗪、氟奋乃静、利培酮、匹莫齐特等。利培酮可减少患者 60%~80% 的抽动发作，其耐受性优于氟哌啶醇、匹莫齐特。②α- 肾上腺素能受体激动剂：可乐定、胍法辛。其他治疗包括：①肉毒毒素局部注射，用于严重的局灶性抽动的患者；②深部脑刺激，用于抽动严重影响生活，且药物治疗效果不佳的患者。

### 一、抽动秽语综合征

抽动秽语综合征（tourette syndrome，TS）好发于儿童及青少年，以多发性运动性抽动或发声抽动为特征的综合征。

### 二、儿童与链球菌相关的自身免疫性神经精神疾病

儿童与链球菌相关的自身免疫性神经精神疾病（pediatric autoimmune neuropsychiatric disorders associated with Streptococcus，PANDAS），由 A 组 β- 溶血性链球菌感染后引起的免疫反应所导致，其特征为急性起病，表现为抽动、强迫行为、运动障碍（舞蹈为主）等。

对 PANDAS 的发病机制尚存在争议，有认为其发病机制与风湿热、风湿舞蹈类似，即 A 组 β- 溶血性链球菌抗原与心瓣膜、关节、脑有相同的成分，链球菌感染后产生的抗体，与上述成分发生反应引起相应的临床症状。在 PANDAS，其抗体主要作用于基底节，产生锥体外系症状及广泛的神经精神症状，而无风湿热的其他表现。

临床表现为儿童在感染后突然起病，出现强迫症状与抽动，其他症状包括情感不稳、遗尿、焦虑、书写困难。有证据显示其与链球菌感染相关。Lombroso 和 Scahill 在 2008 年提出 5 条诊断标准：①抽动和强迫行为；②神经精神症状在青春期前出

表 13-8 抽动的病因

| 分类 | 疾病 |
| --- | --- |
| 生理性 | 生理性抽动 |
| 病理性 | |
| 原发性 | 短暂的运动性抽动或发声抽动（<1 年）、长期的运动性抽动或发声抽动（>1 年）、成年期出现的（复发）抽动、抽动秽语综合征 |
| 继发性 | **遗传性疾病**（亨廷顿病、原发性肌张力不全、神经棘红细胞增多症、结节性硬化、Wilson 病） |
| | **炎症**（脑炎、Creutzfeldt Jakob 病、风湿舞蹈） |
| | **药物**［兴奋剂、左旋多巴、卡马西平、苯妥英钠、苯巴比妥、抗精神病药（迟发性抽动）］ |
| | **中毒**（CO 中毒） |
| | **发育异常导致的抽动**（静止性脑病，精神发育迟滞综合征，染色体异常） |
| | **其他**（脑外伤、中风、神经皮肤综合征、精神分裂症、神经退行性疾病） |

现；③症状突然出现，或症状在部分或完全缓解后突然加重；④在发病前或症状加重前有链球菌感染的证据；⑤在症状恶化时有异常运动（运动过度、舞蹈）。但由于PANDAS与风湿性舞蹈症、抽动秽语综合征有着许多重叠之处，故目前ICD（International Statistical Classification of Diseases and Related Health Problems）和DSM（Diagnostic and Statistical Manual of Mental Disorders）还未将其列为单独疾病。

治疗同抽动症与强迫症，是否应用抗生素预防链球菌感染有争议。

（包新华）

## 第七节　其他运动障碍性疾病

### 一、儿童良性阵发性强直性上视

儿童良性阵发性强直性上视（benign paroxysmal tonic upgaze of childhood）又称阵发性强直性上视伴共济失调（paroxysmal tonic upagze with ataxia），是一种儿童良性肌张力不全，呈常染色体显性遗传，具有年龄依赖性外显。多于7~20个月间起病，突然出现双眼阵发性强直性向上凝视，发作持续2~8秒，可在数分钟内成簇出现，神志清楚，当用玩具在面前逗引时，会出现低头姿势去注视玩具。常伴有共济失调。发作时EEG正常。预后良好，发作在1~2岁后消失，发育正常。

本病应与其他伴有眼球不自主向上注视的疾病相鉴别，如肌阵挛性癫痫发作、失神发作、婴儿癫痫性脑病、脑炎、脑干病变、视网膜病变、药物毒性反应等。

### 二、婴儿良性阵发性斜颈

婴儿良性阵发性斜颈（benign paroxysmal torticollis，BPT）为婴儿期发作性运动障碍，具有以下临床特点：①斜颈初发于婴儿期，95%在9个月前发病，男女比例相近。部分患儿有大运动落后。②绝大多数患儿在清晨时出现斜颈，头偏向一侧，而下颌旋向健侧，也可以后仰，可双侧交替出现，异常姿势睡眠期可持续存在，缓解期正常。③斜颈多持续数小时到数天，可短至10分钟，长至2个月，平均5天，反复发作，间隔7天至5个月，平均37天。④可同时伴有面色苍白、呕吐，激惹、共济失调。年长儿可有头痛症状。⑤发作频率和严重程度随年龄增长而减轻，2~3岁发作消失，最大持续到5岁。⑥颈部X线、脑电图、脑部超声、头颅颈椎CT及神经系统检查无异常。

本病可能是偏头痛变异型，常常有偏头痛家族史，年长儿发作期诉头痛，部分患儿在阵发性斜颈消失后出现典型的偏头痛，故认为本病是与年龄相关的基底节型偏头痛。在部分患儿发现有*CACNA1A*基因突变。大多不需要治疗，发作频繁或严重者，可应用盐酸赛庚啶。

### 三、点头痉挛

点头痉挛（spasmus nutans）的临床特点为间歇性眼球震颤、点头和斜颈。发病年龄为生后3~12个月，表现为缓慢的头部震颤，大约2Hz，呈水平性的或垂直性的，伴小幅度的眼球震颤，双眼可以是一致性的（共轭性的），也可以不一致的（非共轭性的），还可以是单眼眼震。注视时点头和眼震加重，抬头时眼震加重，提示点头可能是对眼震的代偿。本病为自限性的，大部分患者发病数月后自行缓解，多在1~2岁（最晚5岁）内症状消失，但大部分患者在5~12岁前有轻微的临床下眼震。视力远期预后好。神经系统查体及眼部检查均正常。不需要特殊治疗。

本病需与先天性眼震相鉴别，先天性眼震常常于新生儿期发病，双侧对称性的（共轭性的），90%的患儿视力异常，患者有侧视现象和代偿头位的表现，有的头部摇晃、频繁眨眼等代偿现象。而点头痉挛常常为不对称性的，视力大多正常。

### 四、战栗发作

战栗发作（shuddering）多见于婴儿期，儿童期少见。其短暂发作常常表现为头部、肩部和躯干的快速震颤，类似于因寒冷所致的"颤栗"或"寒颤"。可伴随肢体僵硬、屈曲及上肢抬高，并有低波幅的震颤。如为坐位时，儿童可倾向一侧，甚至摔倒。眼神可凝视、迷茫状，短时间恢复。

战栗持续时间较短，一天可发作多次。多在喂食时出现，也可在兴奋和不高兴时出现，偶尔在运动时出现，拥抱和睡眠时基本不出现，提示可能是婴儿对外界刺激的一种反应。发作期脑电图正常，神经查体正常，发育正常。需与强直痉挛和原发性震颤相鉴别。

战栗发作在10岁之后完全消失，为自限性疾病，不需要特别治疗。

### 五、不安腿综合征

不安腿综合征（restless legs syndrome，RLS）或Willis-Ekbom病（Willis-Ekbom disease，WED），表现为下肢不适感，包括皮肤撕裂感、蠕动感、刺痛、烧灼感、疼痛或瘙痒感。晚上尤其是躺下后20分钟内明显。活动肢体或下地走动可缓解。

不安腿综合征病因不清，可能与遗传、脑内铁离子缺乏、脑内多巴胺系统异常有关，分为原发性和继发性，原发性不安腿综合征与遗传因素有关，相关基因包括 *BTBD9*、*Meis1*、*MAP2K5*、*LBXCOR1* 等；继发性不安腿综合征可能与铁离子的缺乏如缺铁性贫血等有关。

不安腿综合征的诊断标准：①强烈的想移动肢体的欲望，且伴随有肢体的不适感；②休息及不运动时（如躺下或坐着）症状加重；③运动可缓解其症状；④症状多在夜间或睡眠时出现；⑤排除其他器质性疾病或行为异常。

不安腿综合征对多巴胺能药物、多巴胺激动剂有反应，大多数儿童不需要药物治疗。本病不影响智力发育，但可以与注意力缺陷综合征、情绪障碍及焦虑症共患。

### 六、过度惊吓反应症

见其他相关章节。

**关键点**

1. 锥体外系疾病以姿势异常、不自主运动和肌张力改变为主要表现，并具有紧张、激动时加重，放松、转移注意力时减轻，睡眠消失的临床特点，据此可对疾病进行定位诊断。
2. 根据患者的具体表现，对其主要症状进行划分：舞蹈、肌张力不全、震颤、帕金森症、肌阵挛、抽动等。
3. 根据病程划分为静止性、进展性、阵发性，进行定性诊断。
4. 根据主要症状、疾病的性质进行初步诊断，结合相应的辅助检查明确诊断。
5. 治疗包括针对病因的特异性治疗、针对症状的药物治疗，以及肉毒毒素、深部脑刺激等辅助治疗。
6. 此类疾病因病变性质的不同，预后差异很大。

（包新华）

## 第八节 阵发性运动障碍

阵发性运动障碍（paroxysmal dyskinesias，PD）或称为阵发性运动异常，是一类少见的神经系统疾病，其共同特点为突然且反复发作的异常运动，发作时不伴意识丧失，发作间期完全正常。异常运动可表现为肌张力不全、舞蹈、手足徐动或以上症状混合出现。PD 可分为家族性和散发病例，可由遗传因素导致。

由于 PD 在临床和遗传上的异质性，其分类一直有争议。目前主要根据 PD 发作的诱因、发作形式和持续时间、发作频率等临床特征进行分类。1977 年 Lance 将 PD 分为三类：①阵发性运动诱发的舞蹈手足徐动症（paroxysmal kinesigenic choreoathetosis，PKC）：由突然的运动诱发，发作不超过 5 分钟；②阵发性肌张力不全的舞蹈手足徐动症（paroxysmal dystonic choreoathetosis，PDC）：不能由突然的运动诱发，可长达 4 小时；③阵发性持续运动诱发的肌张力不全（paroxysmal exercise-induced dystonia，PED）：由持续运动诱发，发作大于 5 分钟，但小于 PDC 的发作时间，认为它是一种中间类型。1995 年 Demirkiran 和 Jankovic 对 Lance 的分类进行了修改并提出新的分类，认为舞蹈手足徐动（choreoathetosis）在发作中很少出现，在 PDC 与 PKC 的命名中使用这一词语不够恰当，建议用运动异常（dyskinesia）一词代替，并将 PD 分为以下 4 型：①阵发性运动诱发的运动障碍（paroxysmal kinesigenic dyskinesia，PKD）；②阵发性非运动诱发的运动障碍（paroxysmal non-kinesigenic dyskinesia，PNKD）；③阵发性持续运动诱发的运动障碍（paroxysmal exercise-induced dyskinesia，PED）；④阵发性夜间运动障碍（paroxysmal hypnogenic dyskinesia，PHD）。以下根据 Demirkiran 和 Jankovic 的分类介绍本组疾病。

### 一、阵发性运动诱发的运动障碍

PKD 是 PD 中最常见的类型，一般在儿童期或青少年期发病，日本进行的一项多中心研究显示平均发病年龄 8.8 岁。男性患者占优势，男女比例为 4：1。本病绝大多数为特发性，可有明确家族史，呈常染色体显性遗传，但也有散发病例。有学者对有家族史的 PKD 和散发的 PKD 比较后发现，散发病例男性居多，而有家族史的病例婴儿期惊厥较常见。

本病的发作由突然的运动所诱发，常常出现在突然从座位站起时，突然的惊吓、过度换气也可诱发。有些患者在发作前出现各种感觉先兆。发作表现为姿势性肌张力不全、舞蹈手足徐动样动作、投掷样动作等。发作持续数秒到 1~2 分钟，一般不超过 5 分钟。最多每天发作可达 100 余次。症状常为单侧，许多患者总是同侧受累，部分患者可累及双侧，或双侧呈交替性。少数发作可为局灶性，表现为因面部或下颌的肌张力不全而影响语言。发作中无意识丧失，停止或减慢动作可能终止发作，一次发作后有短暂的恢复期,不能诱发第二次发作,发作间期神经系统检查无异常。部分病例随着年龄的增长,发作频率趋于减少或消失。女性患者自发缓解率高于男性患者。

PKD 的病理生理机制还有争议。许多学者根据 PKD 的发作性、无进展性和有时伴有先兆及抗癫痫药有效的特点,认为 PKD 是一种累及丘脑和基底节的反射性癫痫。反对 PKD 是一种癫痫综合征的主要依据是在发作期和发作间期没有公认的癫痫样放电。

近年来,PKD 与癫痫共存的病例和家系陆续有报道,这种共存现象反映了 PKD 和某些特发性癫痫类型有共同的发病机制。1999 年 Tomita 等对 7 个 PKD 家系进行连锁分析,将致病基因定位于染色体 16p11.2-q12.1,2000 年 Bennett 等进一步定位于 16p11.2-q11.2。2011 年中国学者 Chen 等在 PKD 家系中采用全外显子组测序的方法,首次在国际上发现了 *PRRT2* 基因是 PKD 的主要致病基因,该基因编码富脯氨酸跨膜蛋白 2(proline-rich transmembrane protein 2)。近年来,国际上有关本病的基因研究报道逐渐增多。文献报道携带 *PRRT2* 基因突变的 PKD 家系中,可有外显不全,外显率为 61%~90%。*PRRT2* 基因突变不仅见于 PKD 家系病例,也见于 PKD 散发病例。PKD 散发病例的 *PRRT2* 基因突变可遗传自无症状的父亲或母亲,也可为新生突变。文献报道的 PKD 散发病例中,*PRRT2* 基因突变检出率为 25%~50%,提示可能存在其他致病基因。目前 PKD 家系或散发病例中已报道的 *PRRT2* 基因突变有 36 种,位于该基因第 2 和 3 外显子,包括碱基插入或缺失突变为 19 种(52.8%),错义突变 9 种(25.0%),无义突变 4 种(11.1%),大片段缺失 2 种(5.6%),剪接位点突变 2 种(5.6%),其中突变 c.649_650insC 为最常见的突变类型,是该基因的热点突变。*PRRT2* 基因突变具有表型异质性,该基因突变不仅仅见于 PKD。已发现 *PRRT2* 基因突变导致的主要表型包括良性家族性婴儿癫痫(benign familial infantile epilepsy,BFIE)和婴儿惊厥伴阵发性舞蹈手足徐动症(infantile convulsions with paroxysmal choreoathetosis,ICCA),极少数 PNKD、PED、偏瘫型偏头痛、热性惊厥和发作性共济失调家系或散发病例也可发现该基因突变。ICCA 的提出是用来描述婴儿期良性惊厥和青春期 PKD 症状见于同一患者或见于家系中不同受累成员。文献报道 *PRRT2* 基因突变率在单纯 PKD 家系中为 58.3%~100%,在单纯 BFIE 家系中为 54.5%~85.7%,在 ICCA 家系中为 83.3%~100%。PRRT2 的基因型与表型无明显相关性。携带不同 *PRRT2* 基因突变的 PKD 病例,临床表现无明显差异。而同一热点突变 c.649_650insC 见于多种表型,主要包括 PKD、BFIE、ICCA 和少数 PNKD 及 PED,其确切的机制尚不明确,推测可能存在共同的通路。

虽然 PKD 绝大多数为遗传因素导致,但也可有继发性 PKD 病例。文献报道,继发性 PKD 可见于多发性硬化、脑外伤、缺血缺氧性脑病、甲状旁腺功能低下,甲状腺功能亢进、丘脑梗死、进行性核上性麻痹、低血糖、糖尿病及人类免疫缺陷病毒(HIV)感染等。

抗癫痫药对 PKD 效果显著,卡马西平和苯妥英钠可明显减少或终止发作,它们是通过降低钠离子通道活性从而抑制细胞膜兴奋性。文献报道,丙戊酸钠、拉莫三嗪、左乙拉西坦和加巴喷丁也有一定效果。

## 二、阵发性非运动诱发的运动障碍

PNKD 并不被突然的运动引起,可自发也可由饮酒、咖啡、茶、疲劳、饥饿、焦虑、精神刺激等多种因素诱发。PNKD 发作时的症状与 PKD 相似,发作持续时间较 PKD 长,常常持续 5 分钟以上,甚至数小时。发作频率较低,每天仅有 1~3 次,并且可有数月的间隔期。可有感觉异常"先兆",发作时语言功能也可受累,但意识不受损害。男性比女性易受累,比例约为 1.4∶1。随年龄增长发作减少的时间规律和 PKD 相似。但发病的年龄要早于 PKD。

研究发现,PNKD 患者合成与储存多巴胺的能力下降,出现突触后多巴胺受体数量和亲和力的慢性上调。对于 PNKD 患者,酒和咖啡的摄入能刺激黑质纹状体多巴胺的过度释放,过度释放的多巴胺作用于功能上调的受体引起 PNKD 发作。此外,作用于 γ- 氨基丁酸(GABA)能系统的药物(苯二氮䓬类)对一些病例有效,提示 GABA 系统的异常可能也与 PNKD 发病有关。

文献报道,家族性 PNKD 致病基因包括 *MR-1* 和 *KCNMA1* 基因。*MR-1* 基因编码肌纤维生长调节因子,相关的家族性 PNKD 呈常染色体显性遗传,至今无散发病例报道,平均起病年龄 5 岁,1/4 的患者发病年龄小于 1 岁,咖啡因、茶和酒精容易诱发发作。*KCNMA1* 基因编码钙敏感的钾通道,该基因相关的家族性 PNKD 为常染色体显性遗传,发病年龄为生后 6 月至 15 岁,临床表型包括 PNKD、癫痫和智力落后。文献报道,散发的 PNKD 病例也可由

*KCNMA1* 基因新生突变导致，可早到新生儿期发病，除发作性肌张力不全姿势外，可伴眼震和斜视，部分患者可出现癫痫发作和不同程度的发育落后。

散发的症状性 PNKD 病例，主要继发于围产期缺氧、卒中、多发性硬化、基底节钙化基底节特别是丘脑的血管损害、脑外伤、甲状旁腺功能低下、甲状腺功能亢进、HIV 感染等。

PNKD 的治疗较 PKD 困难，抗癫痫药物效果不佳。苯二氮䓬类药物对部分患者有效，它的作用机制是通过激活黑质和苍白球的 GABA 受体进而影响纹状体突触前多巴胺的合成和释放。氯巴占对少数患者有效。也有用卡马西平有效的报道。发作时短暂的睡眠和进食大蒜对某些患者可减轻发作。因缺乏特效治疗，多数患者通过避免诱发因素来防止发作。

## 三、阵发性持续运动诱发的运动障碍

PED 是一种罕见病，1977 年 Lance 报道了第一个 PED 家系，有 3 例患者出现由持续运动诱发的持续 5~30 分钟的肌张力不全，因发作时间介于 PKC 与 PNKD 之间，既不能被突然的运动也不能被饮酒、焦虑、刺激和冷热等因素诱发，认为 PED 可能是一种中间类型的 PDC。在以后的病例报道中，散发病例比家族性病例更常见，通常在持续运动后特别是行走和跑步后出现发作性的肌张力不全，多持续 5~30 分钟，停止诱发活动后数分钟可缓解。

近年来，发现 *SLC2A1* 基因突变可导致 PED 表型，该基因编码葡萄糖转运子 1。1991 年 De Vivo 首先报道 *SLC2A1* 基因突变导致葡萄糖转运子 1 缺陷综合征。该基因突变导致葡萄糖不能通过血脑屏障，使脑组织缺乏能量供应，产生一系列神经系统症状。经典型(85%)表现为难治性癫痫、智力运动发育落后、获得性小头和运动障碍(共济失调、舞蹈、肌张力不全、痉挛步态)；非经典型(15%)表现为持续运动诱发的肌张力不全，饥饿、疲劳容易诱发和加重。

*SLC2A1* 基因突变导致葡萄糖转运子 1 缺陷尚无特效药物，但生酮饮食治疗有效，对改善癫痫发作及运动障碍症状均有效，应尽早开始治疗。生酮饮食产生的酮体经单羧酸盐转运体转运入脑，替代葡萄糖作为脑细胞代谢的燃料。左旋多巴和乙酰唑胺也可减少部分 PED 患者的运动障碍发作。

## 四、阵发性夜间运动障碍

1969 年 Horner 和 Jackson 首次报道两个 PHD 家系，此后有一些家族性和散发病例报道。1981 年 Lugaresi 和 Cirignotta 描述了一种在快速眼动睡眠期反复出现肌张力不全、舞蹈手足徐动样动作及颤搐发作的疾病，发作不超过 1 分钟，一夜可发作多次。他们把此病命名为 PHD，并认为它可能是癫痫的一种类型。但由于缺乏发作时和发作间期脑电图的癫痫活动证据，有关 PHD 的病因一直有争议。有的学者认为 PHD 是一种非癫痫性的睡眠障碍。也有人因其表现与 PKD 和 PNKD 相似，而将其作为 PD 的一种。多数学者认为 PHD 是一种起源于额叶的癫痫。Lombroso 报道了 1 例患 PHD 的 5 岁男孩，在手术切除了左侧额叶的发育不良病灶后中止了发作。Arroyo 等报道了 2 例 PHD 患者，经 MRI 检查发现存在额叶的发育不良病灶，其中 1 例 SPECT 结果显示该病灶在发作时和发作间期存在灌注的异常。

抗癫痫药如卡马西平对多数 PHD 病例有很好的疗效。

**关键点**

1. 阵发性运动障碍属于神经系统发作性疾病。
2. 阵发性运动障碍多数由遗传因素导致，根据临床特点可进行分类，并可通过相关的基因检测加以明确。
3. 明确病因对于治疗、判断预后和遗传咨询有指导意义。
4. 阵发性运动障碍要注意与癫痫、睡眠障碍等其他神经系统发作性疾病相鉴别。

（张月华）

## 参考文献


1. Swaiman KF，Ashwal S，Ferriero DM，et al. Pediatric Neurology：Principle and Practice. 5th ed. St. Louis：Mosby，2012
2. McColgan P，Tabrizi SJ. Huntington's disease：a clinical review. Eur J Neurol，2018，25(1)：24-34
3. JMalek N，Fletcher N，Newman E. Diagnosing dopamine-responsive dystonias. Pract Neurol，2015(5)：340-345
4. Elias WJ，et al. A Randomized Trial of Focused Ultrasound Thalamotomy for Essential Tremor. N Engl J Med，2016，375(8)：730-739
5. Allen RP，Picchietti DL，Garcia-Borreguero D，et al. Restless legs syndrome/Willis-Ekbom disease diagnostic criteria：updated International Restless Legs Syndrome Study Group (IRLSSG) consensus criteria-history，

rationale, description, and significance. Sleep Med, 2014, 15:860.

6. Dermirkiran M, Jankovic J. Paroxysmal dyskinesias: clinical features and classification. Ann Neurol, 1995, 38:571-579

7. Chen WJ, Lin Y, Xiong ZQ, et al. Exome sequencing identifies truncating mutations in PRRT2 that cause paroxysmal kinesigenic dyskinesia. Nat Genet, 2011, 43 (12): 1252-1255.

8. Yang X, Zhang Y, Xu X, et al. Phenotypes and PRRT2 mutations in Chinese families with benign familial infantile epilepsy and infantile convulsions with paroxysmal choreoathetosis. BMC Neurol, 2013, 13: 209

9. Zhang ZB, Tian MQ, Gao K, et al. De Novo KCNMA1 mutations in children with early-onset paroxysmal dyskinesia and developmental delay. Mov Disord, 2015, 30(9): 1290-1292

10. Fujii T, Ito Y, Takahashi S, et al. Outcome of ketogenic diets in GLUT1 deficiency syndrome in Japan: A nationwide survey. Brain Dev, 2016, 38:628-637

第十四章

# 脑血管病

卒中(stroke)为由局部脑梗死或出血导致的急性神经系统症状或体征。虽然卒中在成人更为多见,但也是儿童获得性脑损伤的重要病因。儿童卒中有不同的分类方式:①按起病年龄,分为围生期卒中(胎龄28周~生后28天)和儿童卒中(生后28天~18岁);②按卒中的性质,分为缺血性卒中(ischemic stroke)和出血性卒中(hemorrhagic stroke),其中缺血性卒中包括动脉缺血性卒中(arterial ischemic stroke,AIS)和脑静脉窦血栓(cerebral sinovenous thrombosis,CSVT)所致静脉性梗死。本章主要介绍儿童脑卒中。

动脉缺血性卒中在西方发达国家发病率为每年(1.0~2.0)/100 000儿童(非新生儿)。不同年龄性别儿童患病率存在差异,婴儿期及5岁以下儿童患病率更高,男性较女性患病率高。非洲裔及亚裔儿童较白种儿童患病率高。非洲裔儿童的高患病率是由于镰状细胞性贫血所导致。出血性卒中在儿童可以表现为脑实质出血、脑室内出血或蛛网膜下腔出血,出血性卒中约占儿童卒中的一半,发病率为每年(1~1.7)/100 000。

## 第一节 动脉缺血性卒中

**【发病机制】**动脉缺血性卒中主要包括脑血栓形成及脑栓塞两种,前者是由于脑动脉病或高凝状态导致脑动脉内血栓形成,后者是由于其他部位的栓子脱落进入脑动脉所致。动脉缺血造成脑损害的严重程度取决于病变区域缺血时间,血供的多少,此区域基础代谢水平的高低以及脑成熟程度等。脑部血液供应主要来自颈动脉和基底动脉系统,少部分由脑膜的穿支动脉供应。颈动脉和基底动脉系统在Willis环及脑膜处相吻合,当一个系统发生病变,可以通过另一个系统的代偿,防止病变区域的过低灌注。代偿能力的大小取决于血管病变发生的快慢以及血管的部位和类型,梗死缓慢时,病变区域可由侧支循环供血,缺血和梗死程度较低,血管末端或小血管的代偿能力较差,易引起其供血区域的梗死。位于两条主要动脉远端之间的脑区,例如大脑前动脉和大脑中动脉远端供血区域称之为分水岭区,此区域由两条血管供血,当一条血管发生梗死,可以通过另一条血管供应,使此区域得到保护,但分水岭区对颅脑灌注压降低造成的脑损害非常敏感。

**【病因与高危因素】**病因有多种,如心脏疾病、颅外动脉病、颅内动脉病、血栓形成倾向、镰状细胞性贫血,以及全身系统性病因(如系统性红斑狼疮)等。对于一个患儿病因可能是多因素的,因此需要进行系统性的病因排查。

1. **心脏疾病** 大约30%的婴儿及儿童期AIS是由于心脏疾患所致,包括先天性心脏病、后天获得性心脏病,以及操作相关事件(procedure-related events)等。应用心室辅助设备、体外膜肺、心导管检查等患儿罹患AIS风险较高。先天性心脏病患儿易罹患AIS,常由于脑栓塞所致,可来源于心房(例如房间隔缺损)、心室(例如室间隔缺损)或动脉(先天性肺动静脉瘘)。卵圆孔未闭成人患者发生AIS的风险高于对照人群,但卵圆孔未闭在儿童AIS中的作用尚不确定。瓣膜疾病包括风湿性、感染性、创伤性及瓣膜修补术后,也增加脑栓塞的风险。

2. **颅外动脉病(extracranial arteriopathy)** 其中最常见病因为颅颈动脉夹层(craniocervical arterial dissection,CCAD),可见于7.5%AIS患儿。其病理生理改变为血管内膜撕裂性损伤,随后血小板聚集血栓形成,还可形成假性动脉瘤。CCAD可以是急性的,也可以是慢性逐渐进展的闭塞过程。CCAD可继发于口腔内及颈部外伤或自发出现,发病的高危因素包括男性、头颈部外伤及结缔组织异常等。

3. **颅内动脉病(intracranial arteriopathy)** 国际儿童卒中研究(International Pediatric Stroke Study,IPSS)近期提出"局部脑动脉病(focal cerebral arteriopathy,FCA)一词以定义"局灶及单侧前循环大的颅内动脉(颈内动脉远端和/或其分支)狭窄或不规则"。FCA又进一步分为FCA夹层型(FCA dissection type,FCA-d)和FCA炎症型(FCA inflammation type,FCA-i)。FCA-d主要见于外伤,FCA-i推测为炎症性血管病。FCA-i较常见于感染或感染后免疫反应,尤其多见于水痘病毒或单纯疱疹病毒感染。

烟雾病(moyamoya disease)及烟雾综合征(Moyamoya syndrome)是FCAs中的常见原因,占儿童卒中的6%~10%。烟雾病的特征为颈内动脉远端及其分支进行性狭窄,多为双侧,随病程进展伴侧支循环形成,血管造影呈烟雾状,故而得名。烟雾病的病因尚未阐明,有研究提示感染因素、炎症因素及遗传因素可能与发病有关,在亚裔人群中*RNF213*基因变异与发病风险相关。烟雾综合征是指烟雾病的典型血管改变伴发于基础疾病中,如唐氏综合征、神经纤维瘤病I型或镰状细胞病中。本病在日本的患病率为(0.35~0.94)/100 000,发病高峰年龄为5~9岁和45~49岁,女性多见。儿童期烟雾病主要表现为反复AIS发作,成年期以颅内出血多见。

4. **血栓形成倾向(thrombophilia)**　凝血系统和纤溶系统均有各自的天然抑制因子进行调节，其中包括作用于凝血过程的蛋白C、蛋白S和抗凝血酶，以及作用于纤溶过程的纤溶酶原激活物抑制剂。在儿童期，这些因子水平偏低，在发育的不同阶段达到成人水平。血栓形成倾向导致高凝状态，可与多种遗传或获得性原因相关。这些高凝因素在某些情况下，尤其在其他病因（如心脏疾病）存在下成为AIS的促发因素。与AIS相关的血栓形成倾向的遗传因素包括：脂蛋白(a)增高、蛋白C和抗凝血酶下降、基因变异导致止血过程中蛋白抑制功能下降（因子Ⅱ基因G20210A和因子Ⅴ基因G1691A）或产生异常复合物（甲基四氢叶酸还原酶MTHFRC677T多态性导致同型半胱氨酸水平升高）。获得性血栓易感因素主要是抗磷脂抗体的存在，包括抗心磷脂抗体、狼疮抗凝物、抗$\beta_2$糖蛋白Ib抗体。在上述因素中，脂蛋白(a)增高、因子Ⅴ基因G1691A、因子Ⅱ基因G20210A，蛋白C及甲基四氢叶酸还原酶多态性（导致高同型半胱氨酸血症）是AIS发生的独立危险因素。因子Ⅴ基因的纯合变异发生AIS的风险更高。

5. **镰状细胞病(sickle cell disease，SCD)**　是一种常染色体显性遗传的血红蛋白异常性疾病，其异常的血红蛋白达50%以上。此类血红蛋白在红细胞内形成聚合物，尤其在乏氧的情况下，导致红细胞僵硬（称之为镰状细胞），早期重新氧合镰状细胞是可逆的，但反复乏氧，红细胞发生不可逆的改变，在通过微血管时，其流动发生淤滞，使局部血流减少。SCD患儿的卒中发病率远高于一般人群。SCD患儿还可发生各类颅内出血及静脉窦血栓。

6. **全身系统性病因**　包括炎症及遗传/代谢疾病，此类病因在儿童AIS相对少见，但值得重视。炎症性病因导致的儿童AIS与FCA-i有部分重叠。①炎症性病因：主要包括原发或继发性系统性血管炎，尤其是患儿在卒中后1个月仍存在持续性炎症指标（如CRP及血沉）异常，应注意儿童原发性中枢神经系统血管炎(childhood primary angiitis of the central nervous system，cPACNS)、系统性红斑狼疮、腺苷脱氨酶2缺陷(DADA2)、以及结节性多动脉炎等。②遗传性病因：前述Moyamoya应进行遗传学检测（*RNF213*基因），其他与儿童AIS相关的遗传病包括：ACTA2综合征、*COL4A1*基因突变及PHACE综合征等。ACTA2综合征为常染色体显性遗传，典型影像学检查表现为皮层下白质梗死、直而扩张的双侧颈内动脉，也有报道颅内动脉有动脉瘤及不规则。*COL4A1*在血管形成中发挥重要作用，呈常染色体显性遗传。PHACE综合征主要特征为：血管瘤、后颅窝异常、动脉病变、心脏异常等。合并缺血性脑卒中的遗传或代谢性疾病还包括Fabry病以及CADASIL(cerebral autosomal dominant arteriopathy with subcortical infarcts and leukoencephalopathy)等。Fabry病是一种X连锁隐性遗传病，是由于α-半乳糖苷酶缺陷所致，临床表现为皮肤血管角质瘤、角膜或晶状体浑浊、肢端疼痛等，血管并发症在青年及中年患者常见，儿童患者相对少见，可包括肾衰竭、高血压、心肌梗死及脑梗死。CADASIL是由于*NOTCH3*基因突变所致，呈常染色体显性遗传病，成年期发病，患者常有偏头痛发作病史，随病程进展，可发生逐渐增多的小的深部白质梗死灶，随病灶增多可导致痴呆。

**【临床表现】**临床表现根据病变性质、病变血管供血区域及年龄特点而定。

1. **病程与病变性质有关**　①血栓：起病较急，可突然出现偏瘫、惊厥、失语，发热，头痛，伴或不伴一过性意识障碍，症状多在2~3天发展至高峰。有的患者先出现短暂性脑缺血发作(transient ischemic attack，TIA)，随后发生脑卒中。②栓塞：起病急骤，常无前驱症状，于数秒或数分内出现局灶性神经系统症状与体征。如栓塞的血管较小，病情逐渐缓解，严重的脑栓塞可突发昏迷，或因继发脑出血、严重的脑水肿而死亡。

2. **症状与病变血管供血区域有关**　颈动脉系统受累常常表现为对侧偏瘫，偏身感觉障碍，失语，偏盲；椎基底动脉系统受累表现为脑干功能异常，如双侧运动、感觉和视力异常，眩晕，平衡和协调功能障碍，构音不清，吞咽困难，饮水呛咳等；大脑后动脉受累表现为共济失调和其他小脑、脑干、大脑功能异常。基底节和丘脑是儿童最为常见的缺血性梗死的部位，基底节受累时常常有肌张力不全。

3. **年龄特点**　与年长儿相比，年幼儿更易发生惊厥、发热、头痛和嗜睡。惊厥可见于15%~25%患儿，尤其是6岁以下患儿更为常见。儿童在基底节梗死时较成人更易出现肌张力不全症状。

**【辅助检查】**

1. **基本辅助检查**　主要目的为确认缺血性卒中发作，并初步寻找常见病因线索（表14-1）。

2. **进一步的针对性辅助检查**　根据初步辅助检查，如有针对性疑诊疾病，或未找到明确病因，需进一步进行病因学检查（表14-2）。

**【诊断与鉴别诊断】**

1. **诊断**　根据患儿急性出现神经系统功能障

表 14-1 儿童 AIS 的基本辅助检查

| 类别 | 常见病因 | 辅助检查 |
| --- | --- | --- |
| 确认卒中 | 缺血性<br>类似缺血症状（偏头痛） | 头颅 MRI（DWI 序列、FLAIR 序列、GRE 或 SWI 序列、$T_1$ 和 $T_2$ 序列），必要时 $T_1$ 增强、DTI |
| 心脏疾患 | 卵圆孔未闭（对于儿童卒中的作用尚存争议），先天性心脏病，获得性心脏病，心律失常 | 超声心动图，心电图 |
| 动脉病 | 颅外动脉夹层，FCA-i，FCA-d，Moyamoya，大动脉炎 | 头部及颈部 MRA 或 CTA |
| 血栓形成倾向 | 遗传性，获得性 | 血常规，凝血功能检测，因子 V 基因 G1691A，凝血酶原基因 G20210A 突变，抗凝血酶基因突变检测，狼疮抗凝物，抗心磷脂抗体（IgG/IgM），抗 $\beta_2$- 糖蛋白抗体（IgG/IgM） |
| 炎症性 | 系统性红斑狼疮 | ESR，CRP，ANA |

表 14-2 儿童 AIS 的进一步检查

| 类别 | 需要进一步检查的病因 | 诊断线索 | 辅助检查 |
| --- | --- | --- | --- |
| 心肺疾患 | 超声心动图未发现的心脏病因 | 反复卒中 | 心脏专家会诊，超声心动图结合发泡试验 |
| | 心电图未提示的心律失常 | 心悸病史，卒中与运动相关 | 心脏专家会诊，24 小时心电图 |
| | 遗传性出血性毛细血管扩张 | 经常鼻出血<br>手、手指、面部、口唇或鼻部紫色皮疹或异常血管 | 超声心动图结合发泡试验提示肺水平分流；*ACVRL1*，*ENG*，及 *SMAD4* 基因检测 |
| 动脉病 | Moyamoya | 临床怀疑 Moyamoya | 神经外科专家会诊；数字减影血管造影；考虑 *RNF213* 基因检测；注意考虑其他问题：包括 *ACTA2* R179，*BRCC3/MTCPI*，*GUCYIA3*，*SAMHD1*，Alagille 综合征，唐氏综合征，小头性骨发育不良原发性侏儒，神经纤维瘤病Ⅰ型，PHACE 综合征，Robinow 综合征，Seckel 综合征，镰状细胞病 |
| | FCA | 原因未明的 FCA | 考虑脑脊液水痘带状疱疹病毒核酸及单纯疱疹病毒核酸及抗体检测；血管壁成像；数字减影血管造影 |
| | ACTA2 | 直而扩张的双侧颈内动脉，主动脉瓣病，瞳孔固定扩大，肠旋转不良，肺动脉高压 | *ACTA2* 基因检测 |
| | 纤维肌发育不良 | 血管造影呈串珠样，高血压，肾动脉受累，出血 / 缺血性卒中混合 | 动脉活检提示内膜及中膜增生 |
| | 动态性椎动脉受压 / V3 假性动脉瘤 | 男性多见，反复后循环卒中 | 必要时头部扭转时数字减影血管造影或 CTA |

续表

| 类别 | 需要进一步检查的病因 | 诊断线索 | 辅助检查 |
|---|---|---|---|
| 血栓形成倾向 | | 反复卒中，一级亲属血栓形成倾向家族史 | 血液专家会诊；因子Ⅷ检测；脂蛋白(a)检测；*MTHFR* 多态性检测及血同型半胱氨酸水平；血红蛋白电泳 |
| 炎症性 | 原发性中枢神经系统血管炎 | 血清炎症指标升高，性格改变，头痛 | 考虑脑脊液水痘带状疱疹病毒核酸及、单纯疱疹病毒核酸及抗体检测；血管壁成像；数字减影血管造影；脑活检 |
| | DADA2 或结节性多动脉炎 | 反复发热伴炎症指标升高；肾脏病变：蛋白尿、高血压；周围神经病；皮肤改变：网状青斑、皮肤结节 | *CECR1* 基因检测，血浆 ADA2 活性检测，组织活检 |
| | 其他风湿免疫疾病 | | P-ANCA，C-ANCA |
| 遗传 / 代谢 | PHACE 综合征 | 先天异常：头部血管瘤、后颅窝疾病、心血管异常(尤其主动脉弓异常)、先天眼部异常、中线发育缺陷 | 超声心动图，眼科专家会诊，皮肤专家会诊 |
| | Fabry 病 | 手足疼痛，血管角质瘤，多系统受累(包括胃肠道、心脏及肾脏)，少汗，男性患儿 | α- 半乳糖苷酶 A 测定，基因检测 |
| 结缔组织异常 | Ehlers-Danlos 综合征Ⅳ型 | 关节过度活动，皮肤透明(尤其胸部)，三角脸，易出现瘀斑，家族史阳性(子宫破裂、主动脉破裂、肌腱断裂) | 考虑 *COL3A1* 基因检测或结缔组织异常相关基因检测 |
| | Loeys-Dietz 综合征 | 关节过度活动，特征性面容、骨骼异常(漏斗胸、细长指) | 考虑 *TGFBR1*、*TGFBR2* 及 *SMAD3* 基因检测，或结缔组织异常相关基因检测 |

碍，且神经系统体征符合脑血管供血的分布区域的功能损害，可临床怀疑 AIS；进而根据上述辅助检查中，首先进行确认 AIS 的检查，主要是头颅 MRI(包括 DWI 序列、FLAIR 序列、GRE 或 SWI 序列、$T_1$ 和 $T_2$ 序列)，以证实 AIS 的发生及判断受累血管；之后按照前述辅助检查建议进行病因学评估。

2. **鉴别诊断** 需要与表现类似 AIS 的其他病因鉴别，包括：①线粒体病：尤其是线粒体脑肌病、乳酸酸中毒和中风样发作(mitochondrial encephalomyopathy，lactic acidosis，and stroke-like episodes，MELAS)临床常可出现卒中样发作，该病患儿多存在发育迟缓、体格发育落后、多毛、运动不耐受、高乳酸血症等其他特点，且头颅 MRI 异常分布区不符合颅内中等动脉供血区域；②偏瘫型偏头痛：某些偏头痛患儿可以偏瘫作为偏头痛发作先兆，但该病通常无符合颅内中等血管供血区的缺血性影像学改变，多有阳性家族史。

**【治疗与预后】**

1. **治疗**

(1) 超急性期治疗：动脉再通治疗，包括静脉内组织纤溶酶原激活剂(tissue-type plasminogen activator，tPA)、动脉内 tPA 或血管内血栓切除术，在成人 AIS 后特定窗口期内应用，证实可使患者明显获益。在成人临床研究中，上述动脉再通治疗的窗口期为：静脉 tPA 卒中后约 4.5 小时，动脉内 tPA 约 6 小时，血管内血栓切除 6 小时(某些特定患者可 24 小时)。但这些治疗是否可应用于儿童以及如何应用尚存在争议，目前已有儿童病例报道。

(2) 急性期治疗：总体原则是支持治疗，包括处理高血压、低血压、维持正常血糖、控制高热，密切监护并控制脑水肿及癫痫发作。

1) 监护：儿童 AIS 通常需要在 ICU 进行监护至

少 24 小时。

2）稳定血糖：卒中后 24 小时内的高血糖是预后不良的高危因素。需密切监测血糖，控制在 140~180mg/dl，同时避免血糖 <60mg/dl。

3）控制高热：>38℃的患儿需要排除其他导致发热的病因，并应用退热药控制体温。

4）血压管理：卒中后高血压对于预后的影响研究结果并不一致。对于儿童颅内动脉狭窄（例如烟雾病等），基础情况下可能即存在血压偏高，是增加脑血流灌注的代偿机制。因此，对于儿童 AIS 后低血压的处理应该更为积极。

5）癫痫发作的监测及处理：>20%AIS 患儿可在急性期出现临床癫痫发作，亚临床癫痫发作比例更高，应给予止惊治疗。

6）颅脑减压手术：对于严重脑水肿患儿有一定效果，需结合临床需求、与患儿家庭共同决定是否采用。

（3）预防性治疗：儿童首次 AIS 后约有 10% 的患者在 1 年内再次发生，其中动脉病患者复发率更高，后循环卒中较前循环卒中复发风险高。对于儿童 AIS，预防性治疗主要是预防 AIS 复发（即二级预防）。卒中急性期通常可给予抗栓治疗预防初始卒中复发，可用抗血小板药物（阿司匹林）或抗凝药物（低分子肝素或普通肝素）。对于由于心脏或血栓形成倾向所致 AIS，应选择抗凝治疗。急性期之后的长期抗栓治疗可能预防今后的 AIS 再发，主要药物包括抗血小板药物（阿司匹林）或抗凝药物（低分子肝素或华法林）。预防治疗的疗程取决于不同的病因及复发危险因素，对于大部分患儿，预防性药物治疗可能需要至少 2 年。卵圆孔未闭对于儿童 AIS 的作用尚不明确，因此尚无证据提示需进行手术治疗以预防 AIS。

某些特殊病因所致 AIS 的预防性治疗：①烟雾病：血管重建手术是主要的预防复发手段。手术包括直接和间接两种方式。直接方法是指将颈外动脉的分支（如颞浅动脉）直接吻合于颈内动脉分支，间接方式指将颈外动脉供血的组织（如硬脑膜、颞肌）贴敷于受累脑表面，新血管生成并长入受累大脑皮层，改善其供血。②镰状细胞病：AIS 急性期的主要治疗是水化及换血治疗，预防性治疗为定期换血，也有应用羟基脲预防的报道。

（4）卒中后康复治疗：AIS 患儿需长期随访，根据不同的神经障碍进行相应康复训练等支持治疗。

2. **预后**　美国一项基于 230 万儿童的研究，其中 123 例 AIS，回顾性研究显示住院期间死亡率为 4%。加拿大儿童卒中登记系统显示，随访中位数 2.9 年卒中相关死亡率为 5%，在 484 例（484/701）信息完整病例中，未遗留明显神经系统功能障碍者占 30%，遗留轻、中、重度障碍患者分别为 36%、23% 及 10%。预后不良的相关因素包括梗死范围、皮层和皮层下同时受累、基底节和内囊后肢受累、多发性梗死及急性期高血糖。有研究提示急性期惊厥发作也提示预后不良。

**关键点**

1. 儿童 AIS 的病因复杂多样，且一个患儿常存在多种易感因素，需进行全面病因学评估。
2. 与成人相比，儿童 AIS 的急性期及预防性治疗策略尚缺乏证据高级别的临床研究证据。

（吴晔）

## 第二节　出血性卒中

出血性卒中（hemorrhagic stroke）通常是由于正常脑血管（全身出血性疾病状态下）或异常脑血管（如动脉瘤、动静脉瘘）破裂所致，可以是创伤性或自发性。

**【病因与分类】**

1. **病因**　儿童非创伤性的、自发性出血性卒中 75% 是由于结构性病因所导致，其中最常见的是动静脉畸形。约 10% 病因不明。

（1）结构性：动脉瘤、动静脉畸形（arteriovenous malformation，AVM）、动静脉瘘（arteriovenous fistula，AVF）、海绵状血管瘤（cavernous malformations，CM），以及颅内肿瘤出血等。

（2）血液系统病因：①遗传性：最常见为血友病甲（因子Ⅷ缺陷）或血友病乙（因子Ⅸ缺陷）、von Willebrand 病，较少见为因子Ⅶ缺陷、因子Ⅱ及因子ⅩⅢ缺陷、维生素 K 依赖性凝血因子缺乏等；②获得性：包括特发性血小板减少性紫癜、药物因素等。

2. **分类**　出血可渗入脑实质、脑室内或蛛网膜下腔，根据解剖部位将出血性卒中主要分类为脑实质出血（intracerebral hemorrhage，ICH）、脑室内出血（intraventricular hemorrhage，IVH）及蛛网膜下腔出血（subarachnoid hemorrhage，SAH），可分别或同时发生。儿童期脑实质出血更为常见。

**【临床表现】**脑实质出血通常表现为剧烈头痛、局灶神经系统体征、快速进展的意识障碍以及惊厥。较小量的出血可以表现为急性出现的神经系统局灶体征。后颅窝出血典型表现为不良共轭凝视、共济失调及昏迷。蛛网膜下腔出血典型表现为剧烈头痛、脑膜刺激征、颅压高表现，偶可伴有低热及外周血白细胞增高。眼底检查可以发现玻璃体下出血。

**【辅助检查】**

1. **急性期** 确认缺血性卒中的快速辅助检查早期头颅 CT 优先选择，生命体征稳定后进行 MRI、MRA、DSA 检查。DSA 检查通常为多数结构性病因的金标准。

2. **针对特异性结构性病因的辅助检查**

(1) 动静脉畸形：可以初步根据 MRA 或 CTA 进行诊断。建议进行数字减影血管造影(DSA)，其敏感度更高，15% 的动静脉畸形存在同侧或对侧软脑膜动脉供血(MRA 常无法显示)，DSA 还可以提示流出血管狭窄、小的深静脉引流等易发生出血的特点。遗传学检测：尽管多数动静脉畸形是孤立性发育性异常，但存在多发动静脉畸形的患者有可能存在遗传因素，例如 *RASA-1* 基因突变、遗传性出血性毛细血管扩张症。如果患儿有皮肤毛细血管扩张、脑部动静脉畸形、反复鼻出血或动静脉畸形家族史，应考虑遗传性出血性毛细血管扩张症，应进行相应基因检测。

(2) 动静脉瘘：可初步根据 MRI 及 MRA 判断。金标准为 DSA，可见颈内及颈外动脉的脑膜分支直接引流入硬膜窦或与软脑膜静脉连接。遗传学检测：约 9% 的患者可以检测到 *RASA-1* 基因或遗传性出血性毛细血管扩张症相关基因突变(*ENG* 和 *ACVRL1*)。

(3) 动脉瘤：CTA 对于动脉瘤的初步诊断很有帮助。儿童动脉瘤导致的出血性卒中多表现为蛛网膜下腔出血(60%)，其他部位出血相对较少，脑室内出血占 10%~15%，脑实质出血占 10%~15%，硬膜下出血占 1%~3%。MRI 及 MRA 有一定帮助。DSA 为诊断的金标准。

(4) 海绵状血管瘤：行头颅 CT 及 MRI 检查。MRI 的 $T_1$WI 和 $T_2$WI 表现为爆米花样混杂信号，与含铁血黄素沉积有关。头颅 CT 可见病灶内钙化。对于多发海绵状血管瘤的患者建议进行遗传学检测以及一级亲属的筛查，*CCM1*、*CCM2* 或 *CCM3* 基因突变可见于 >90% 的家族性病例。单发海绵状血管瘤仅有 16% 的可能性检测到突变。

**【诊断与鉴别诊断】**根据急性出现的颅高压症状、惊厥发作、局灶性神经系统症状体征、脑膜刺激征等初步判断为卒中，根据头颅 CT 判断是否为出血性卒中及出血部位。对于存在已知基础凝血障碍性疾病患儿一旦出现前述卒中表现，应第一时间考虑出血性卒中。

**【治疗与预后】**

1. **治疗**

(1) 支持治疗：急性期主要行支持治疗，维持呼吸及循环，避免低血压，监测并控制癫痫发作，避免高热，维持水电解质及血糖的稳定，镇静治疗；降颅压，包括头位抬高 30° 、高张盐水及甘露醇脱水；根据病情需要行侧脑室外引流、血肿清除、颅骨切开减压等治疗。

(2) 针对特异性病因的治疗：①如证实为凝血功能障碍所致出血性卒中，应补充相应的凝血因子；②动静脉畸形：根据不同的部位及解剖特点，可采用手术切除及放射治疗；③动静脉瘘：血管内或显微外科技术关闭瘘管；④动脉瘤：手术治疗或继续观察随访，需要个体化考虑，由多学科共同确定，包括神经外科、血管外科及神经内科；⑤海绵状血管瘤：通常对于已经产生症状的病灶进行手术切除治疗，但脑干病灶存在手术风险。无症状病灶通常可以随访观察。

2. **预后** 儿童脑实质出血的预后不同研究报道差异较大。死亡率为 4%~54%，死亡的相关危险因素包括年长儿、凝血功能障碍及昏迷。预后不佳的相关因素包括起病 6 小时内意识障碍、幕下出血、住院时 Glasgow 昏迷评分 ≤7 分、动脉瘤所致出血、年龄 <3 岁及基础凝血障碍性血液病。后遗神经系统功能障碍根据不同出血部位及程度有所不同，常见遗留的症状包括偏瘫、癫痫(有研究提示随访 2 年癫痫发生率为 13%)及认知功能障碍等。

**关键点**

1. 儿童出血性卒中最常见的为结构性病因，其中最多见的为动静脉畸形。
2. 急诊头颅 CT 对于确定诊断至关重要，生命体征平稳后再行进一步行其他影像学检查。
3. 儿童动静脉畸形、动静脉瘘、海绵状血管瘤等结构性病因要注意遗传因素。

(吴晔)

## 第三节 脑血管畸形

先天性脑血管异常(congenital cerebrovascular anomalies)是各类脑血管的先天性发育异常，种类非常复杂。其分类包括：动脉异常(如永存三叉动脉、动脉发育不良)、硬膜窦异常(如永存镰状窦、矢状窦重复)、脑血管畸形(如动静脉畸形、海绵状血管畸形),以及血管肿瘤(如血管瘤)。本节介绍其中的脑血管畸形(cerebrovascular malformation)。

**【病因与分类】**脑血管畸形为胚胎发育期的血管发育异常,多数为散发,病因不明。少数有家族史,与血管发育相关的基因变异有关。

脑血管包括动脉系统、静脉系统及毛细血管。按照畸形血管的血流动力学特点,脑血管畸形可分为慢血流畸形(slow flow malformations)和高血流畸形(high flow malformations)。其中慢血流畸形进一步分为:①轴外(axtra-axial):即无脑实质血管受累,主要是硬膜窦畸形;②轴内(intra-axial):即累及脑内血管,包括发育性静脉异常(developmental venous anomaly,DVA)、脑面部静脉偏聚综合征(cerebrofacial venous metameric syndrome,CVMS)、脑毛细血管畸形(cerebral capillary malformation)、脑海绵状血管畸形等(cerebral cavernous malformation,CCM)。高血流畸形主要指动静脉分流(动静脉畸形),进一步分为:①轴外:主要包括硬膜动静脉分流;②轴内:软脑膜动静脉分流、毛细血管畸形 - 动静脉畸形、Galen 静脉动脉瘤畸形等。

**【临床表现】**脑血管畸形的患病率为 0.1%~4.0%,是儿童出血性卒中的主要病因。以下介绍几种常见类型。

1. **发育性静脉异常** 又称为静脉血管瘤,由放射状排列的髓静脉组成("海蛇头征"),这些静脉又被正常的脑实质(最常为脑白质)所分隔。这些小的静脉血管汇入正常脑组织的一个中央、扩张的浅静脉或深静脉。病变通常不引起临床症状,但当异常静脉内血流增多时可以引起症状,例如存在上游动静脉分流或毛细血管畸形导致上游血流增多,或由于压迫、狭窄或流出静脉血栓导致下游流出不畅等情况下。病变通常位于幕上,主要在额叶。多发性发育性静脉异常可见于散发性或家族性蓝色橡皮疱样痣综合征(blue rubber bleb nevus syndrome,BRBN)。发育性静脉异常多不导致临床症状,但少数情况下也可能出现癫痫发作、进行性神经功能障碍和出血性卒中,出血性卒中多由于合并毛细血管畸形所致。

2. **脑毛细血管畸形** 又称脑毛细血管扩张,是由一组位于浅表的无扩张供血动脉或引流静脉的血管组成的集合体,周围有正常的脑实质。常伴发于家族性出血性毛细血管扩张症、偶可见于散发或家族性蓝色橡皮疱样痣综合征及 Sturge-Weber 综合征。毛细血管扩张通常不引起临床症状,仅在神经影像学检查偶然发现。有症状的病例非常少见,可有头痛、恶心和癫痫发作,但这些症状与毛细血管畸形之间的因果关系尚不明确。

3. **脑海绵状血管畸形** 属于一种静脉畸形,占脑血管畸形的 20%~25%,又称海绵状血管瘤。该病多为散发,少数患儿为家族性。大体病理呈饱满的成簇紫色颗粒的"桑椹样"外观。显微镜下脑海绵状血管畸形由扩张的薄壁毛细血管构成,具有单层内皮细胞和一层薄的纤维外膜。血管壁中没有弹力纤维和平滑肌。由于反复出血,脑海绵状血管畸形内可伴有星形胶质细胞增生、钙化和含铁血黄素沉积。儿童患者的脑海绵状血管畸形多无临床症状,可能在检查中被无意发现。少数可导致出血性卒中,临床表现为癫痫发作、头痛、视野缺损及其他局灶性神经系统功能障碍。儿童中脑海绵状血管畸形所致出血性卒中的发生率为每个病灶年 0.5%~1.1%。既往有出血性卒中病史使年发生率增至 11.3%。发育性静脉异常可见于约 20% 的脑海绵状血管畸形患者,导致出血风险升高。

4. **动静脉畸形** 是儿童出血性卒中的结构性病因中最常见的原因。其中幕上病变占脑动静脉畸形的 90%,其余位于后颅窝。动静脉畸形一般为单发,多发者占 9%。脑动静脉畸形的血管结构为动脉与静脉直接相连,其间缺乏正常的毛细血管网。供血动脉和引流静脉均可能为单血管或多血管。血流异常和血管盗血现象被认为是造成脑动静脉畸形部分症状的主要原因,血管畸形区脑组织有慢性缺血和神经胶质增生的病理改变。临床表现为出血性卒中、癫痫发作、头痛或局灶性神经系统功能障碍等。

**【辅助检查】**通过影像学检查进行诊断,不同类型选择的影像学检查手段有所不同。部分病例需进行遗传学检查。

1. **发育性静脉异常** 头颅 MRI 增强扫描,可显示放射状排列的静脉以及引流静脉,可以诊断本病。通常不需进行脑血管造影。但对于不典型病例,数字减影血管造影的结果具有诊断意义。在毛细血管或静脉晚期相中,病变区域缺少正常静脉,放射状排列的小髓静脉呈现特征性"海蛇头"征。

2. **脑毛细血管畸形** 头颅 MRI 在 $T_1WI$ 和 $T_2WI$ 呈低信号"黑点"具有提示性。数字减影血管造影的动脉相晚期或毛细血管相早期表现为相关静脉血管的微弱显像。如怀疑合并家族性出血性毛细血管扩张症,建议进行基因检测(*SMAD4*、*ENG* 等)。

3. **脑海绵状血管畸形** 头颅MRI通常能确诊脑海绵状血管畸形。$T_1WI$和$T_2WI$上的特征性表现为“爆米花”样混杂信号。出现深色含铁血黄素环提示有陈旧性出血，这种环在病灶周围，在$T_2WI$或梯度回波序列显示最佳。增强MRI影像可以显示伴随的发育性静脉异常。头颅CT通常可显示钙化程度不同的非特异性、不规则高密度团块。对于多发海绵状血管畸形的患儿或有家族史的患儿，建议进行遗传学检测以及一级亲属的筛查，*CCM1*、*CCM2*或*CCM3*基因突变可见于>90%的家族性病例。

4. **动静脉畸形** 数字减影血管造影是诊断的金标准，可以显示供血动脉、病灶核心和静脉的早期引流。MRI的$T_1WI$和$T_2WI$序列可识别出流空影。多发动静脉畸形患者可存在遗传因素，例如遗传性出血性毛细血管扩张症，应进行相应基因检测。

**【诊断与鉴别诊断】**部分脑血管畸形如发育性静脉异常、脑毛细血管畸形、海绵状血管瘤，在儿童期常不产生临床症状，可能在因其他原因行头颅影像学检查时被发现从而诊断。如患儿出现出血性卒中、癫痫发作、急性局部神经系统功能障碍时，应考虑到此类病因的可能，需进行前述相应的辅助检查。如发现多发血管畸形或阳性家族史或除神经系统以外的如皮肤异常血管体征时，应注意进行相关遗传基因检测。

**【治疗与预后】**

1. **治疗** 针对病因的治疗：①发育性静脉畸形：多数患者可保守治疗，随访观察并对症治疗，极少数伴有发育性静脉异常发生出血的患者或有无法控制的癫痫发作患者需要手术治疗。应注意评估是否同时存在毛细血管畸形等其他脑血管畸形。②脑毛细血管畸形：通常不需要治疗。③脑海绵状血管瘤：通常对于已经产生症状的病灶进行手术切除治疗，无症状病灶通常随访观察。④动静脉畸形：根据不同的部位及解剖特点，可采用手术切除及放射治疗。改良的Spetzler-Martin评分对于手术的选择有一定意义，评分包括病灶大小(<3cm，3~6cm，及>6cm)、病灶部位(是否功能区)、静脉引流(浅表或深静脉)等因素。

2. **预后** 多数发育性静脉异常、毛细血管畸形等不引起临床症状。海绵状血管瘤存在出血性卒中风险，尤其是合并其他血管畸形，如发育性静脉异常时。动静脉畸形的年出血风险为3%，以出血性卒中为首发症状者复发风险相对较高。

**关键点**

1. 儿童脑血管畸形种类复杂，其中部分并不引起临床症状，可能在检查时被无意中发现。
2. 对于具有临床的脑血管畸形，需要多学科合作，包括神经内科、神经外科、血管科，共同制定治疗方案。
3. 对于多发血管畸形、异常家族史或合并神经系统以外的血管异常(如皮肤毛细血管扩张)的患者，需注意排查遗传因素。

(吴晔)

## 第四节 脑静脉血栓

脑静脉血栓(cerebral sinovenous thrombosis，CSVT)是一组浅表硬脑膜或脑深部静脉系统的血栓性疾病，导致脑部静脉系统引流受阻从而可引起颅压高，如果静脉压过高会影响动脉血流，导致局部脑组织缺血、梗死或继发出血。

**【病因与分类】**脑静脉网络由皮层、髓质及深部静脉最终引流入硬脑膜静脉窦。脑内静脉血栓可以累及脑内静脉系统的不同部位，包括：①静脉窦：上矢状窦、横窦、直窦、乙状窦、下矢状窦、海绵窦、岩上窦及岩下窦；②脑静脉：包括皮层静脉(Labbe静脉和Trolard静脉)和深部静脉(包括脑内静脉及丘纹静脉等)。

导致脑静脉血栓的直接因素包括血流减慢或停滞、血管壁损伤、血液内成分改变影响了凝血或纤溶。通常可能多种因素共同作用，血栓形成相关危险因素包括发热、贫血(尤其缺血性贫血)、脱水及感染(主要是头颈部感染，如中耳炎、乳突炎、眼眶蜂窝织炎及脑膜脑炎等)。既往健康的儿童发生脑静脉血栓多与头颈部感染相关。某些慢性全身性及炎症性疾病也与脑静脉血栓相关，包括炎症性肠病、白塞病、系统性红斑狼疮(与狼疮抗凝物及抗心磷脂抗体相关)、同型半胱氨酸血症、蛋白丢失(如肠病、肾病综合征及肝衰竭导致高凝状态)、先天性心脏病(与静脉回流减少等因素有关)，以及甲状腺毒性等。儿童恶性肿瘤，尤其是急性淋巴细胞白血病及中枢神经系统肿瘤也易发生脑静脉血栓，可能与化疗相关高凝状态(L-门冬酰胺酶)、抗凝血酶缺乏或占位效应导致静脉受压或浸润有关。促凝血药物如糖皮质激素及含雌激素的避孕药也与脑静脉血栓发生有关。

【临床表现】儿童脑静脉血栓可以发生于新生儿期至青少年期。欧洲及北美的儿童脑静脉血栓发病率为每年 0.6/100 000，男性稍多（60%~70%），新生儿病例占 30%~35%。颅内静脉血栓以上矢状窦最多见，其次为横窦。脑静脉血栓的症状可以较隐匿且非特异，因此诊断存在一定难度。表现具有年龄依赖性，且常与基础疾病或共患病的症状互相重叠。新生儿常表现为脑病或惊厥发作，婴幼儿及儿童可以表现为颅高压症状（头痛、恶心、呕吐、嗜睡、复视等），或表现为与相应静脉梗死或出血对应脑区的局灶性神经系统功能障碍。不同部位的静脉血栓可以导致不同症状，海绵窦血栓常表现为单侧眼球突出及第 3、4 脑神经麻痹，上矢状窦血栓多表现为颅高压症状，横窦及乙状窦血栓表现为颅高压及局部神经系统功能障碍，皮层静脉血栓多表现局部神经系统功能障碍，直窦及深静脉血栓表现为意识障碍、颅高压，可有锥体及锥体外系症状体征。

【辅助检查】

1. **影像学检查** 检查目的是发现静脉血栓，并同时发现继发的水肿、缺血及出血。影像学检查对于脑静脉血栓的诊断具有一定挑战性，因为受累静脉的解剖及引流的不同，每种检查都有一定的缺陷及敏感度。

(1) 头颅 CT：直接血栓征象为局部静脉窦高密度，间接征象为局部梗死、出血等。

(2) 头颅 MRI：①急性期：受累静脉窦内正常血流流空信号消失，$T_1$WI 呈等信号，$T_2$WI 呈低信号；②亚急性期：$T_1$WI、$T_2$WI 均呈高信号；③慢性期：血管可部分再通，流空效应可重新出现。急性期局部静脉引流脑实质可出现水肿，甚至出血表现。

(3) CTV 或 MRV：直接征象表现为受累静脉窦闭塞、狭窄或存在边缘不光滑的低信号，间接征象为局部静脉侧支形成、引流静脉扩张等。

(4) 数字减影血管造影：多数患者通过前述 MRI、MRV 即可诊断，不需进行此检查。主要表现为静脉窦被血栓阻塞，其他征象可表现为皮层静脉或深静脉显影不佳、动静脉循环时间延长（静脉期时间延长），可显示迂曲扩张的侧支循环等征象。

2. **D- 二聚体检测** 急性期通常可以检测到血中 D- 二聚体升高，但部分患者可以正常，取决于检测时的病程、血栓大小，以及检测技术等。

3. **脑脊液检查** 80% 患者显示颅内压升高，部分还可出现有核细胞数及蛋白升高。为排除感染性脑膜炎，应进行病原学检查。

4. **脑静脉血栓的病因学及易感因素的检查** 包括头颈部感染的排查（中耳炎、鼻窦炎）、血生化、血常规、炎症指标、狼疮抗凝物、抗心磷脂抗体、凝血功能，以及血栓形成易感因素检测（包括蛋白 C、蛋白 S、抗凝血酶Ⅲ等）。

【诊断与鉴别诊断】儿童脑静脉血栓的起病可以比较隐匿，症状缺乏特异性，且存在潜在疾病的干扰，诊断存在难度。如果患儿出现进行性头痛、呕吐、进行性意识障碍，伴或不伴局灶神经系统功能障碍症状、体征，尤其是存在前述脑静脉血栓的高危因素情况下，应考虑到本病可能，及时进行头颅影像学检查，尤其是头颅 CT、MRI 及 MRV。并同时进行潜在高危因素的病因学评估。

临床需要与中枢神经系统感染、急性动脉缺血性卒中及出急性血性卒中相鉴别。患儿常存在不同的基础病因、头颅影像学检查可以进行鉴别。

【治疗与预后】

1. **治疗** 目前尚缺乏高级别证据推荐的儿童脑静脉血栓治疗的指南，主要来自成人的研究结果。需快速识别脑静脉血栓并治疗高危因素，稳定内环境，抗凝治疗通常是治疗的核心。

(1) 对症治疗：包括静脉补液处理脱水、抗生素治疗导致脑静脉血栓的感染性疾病、处理高颅压、监测并控制癫痫发作等。

(2) 抗凝治疗：对于成人脑静脉血栓，临床研究已证实抗凝治疗的获益。对于儿童目前尚缺乏高质量临床研究，但尽管证据尚不充分，目前抗凝治疗也是儿童脑静脉血栓治疗中的主要方法。即使脑静脉血栓导致脑实质出血，也不是抗凝的禁忌证。某些特殊情况如化脓性脑静脉血栓，抗凝治疗尚存争议。通常首先应用普通肝素，一般 1~2 周后可转换为低分子肝素或华法林。对于头部外伤或手术患者早期存在抗凝治疗禁忌证，通常可以 3~7 天复查头颅影像，如果出现血栓延伸或新的静脉血栓，应考虑抗凝治疗。抗凝治疗的疗程目前尚无明确推荐，通常至少需要 3~6 个月，有明确急性诱因（如感染）的患儿需要 3~6 个月，无明确诱因的患儿可能需要 6~12 个月，如存在遗传学血栓形成高危因素或持续存在其他静脉血栓高危因素应延长抗凝治疗时间，甚至可能需要长期应用。治疗中需密切监测凝血指标。

2. **预后** 儿童脑静脉血栓的预后通常较成人差。文献报道的不良预后见于 25%~74% 的患者，差异较大的原因是由于病因的异质性和预后判断指标的差异。但研究的随访时间通常较短。死亡率报道为 0~23%。有研究提示存在出血是脑静脉血栓预后不良的预测因素。尽管急性期再通及血栓延伸可能影响预后，但急性期过后的静脉再通与预后无明显相关性。远期癫痫的发生率为10%~14%。

**关键点**

1. 儿童脑静脉血栓的起病可以比较隐匿，症状缺乏特异性，且存在潜在疾病的干扰，诊断存在难度。
2. 如果患者出现进行性头痛、呕吐、进行性意识障碍，伴或不伴局灶神经系统功能障碍的症状、体征，尤其是存在脑静脉血栓的高危因素，应及早考虑到脑静脉血栓可能。
3. 头颅影像学是诊断脑静脉血栓的关键检查，但同时还要进行潜在病因及血栓高危因素的检查。
4. 抗凝是脑静脉血栓治疗的核心，但对于儿童尚缺乏高级别的临床证据。

（吴晔）

## 第五节 原发性中枢神经系统血管炎

中枢神经系统血管炎（angiitis of central nervous system）是一组以中枢神经系统血管受累为主的炎症性疾病。儿童原发性中枢神经系统血管炎（childhood primary angiitis of the CNS，cPACNS）以中枢神经系统血管（包括脑和脊髓）为唯一受累部位，无全身系统性疾病证据。儿童中枢神经系统血管炎也可伴发于全身系统性疾病中，称为继发性中枢神经系统血管炎，可见于风湿免疫性及全身炎症性疾病、感染，以及恶性肿瘤等。本节主要介绍cPACNS。

**【病因与分类】**cPACNS是脑和脊髓的炎症性疾病，以脑血管壁作为免疫性损伤靶点。脑组织活检可见血管壁及血管周围淋巴细胞浸润，与炎症性脱髓鞘的片状脑实质淋巴细胞浸润有所不同，常伴有内皮细胞反应性改变。发病原因尚不清楚。

根据受累血管大小不同，通常可以分为大中血管cPACNS（又称血管造影阳性的cPACNS）及小血管cPACNS（又称血管造影阴性的cPACNS），即累及小肌性动脉、小动脉、毛细血管及小静脉，这些小血管不能被MRA或传统血管造影发现。大中血管cPACNS常可以通过血管造影诊断，而小血管cPACNS则需要脑组织活检证实。同一患者多仅有一类血管受累，但少数继发性中枢神经系统血管炎患者可以同时有多种血管受累。

**【临床表现】**

1. **大中血管cPACNS** 炎症累及脑部的大中血管壁，病理表现为血管壁淋巴细胞浸润、水肿、管壁增厚及内皮细胞活化。血管造影表现为炎症部位管腔狭窄，管腔不规则，表现为“串珠状”。血管狭窄导致相应供血脑区血供下降，继发动脉缺血性卒中。典型表现为短暂性缺血发作，之后跟随缺血性卒中发作，可表现为偏瘫、步态异常、偏侧感觉障碍或精细运动障碍。大脑中动脉受累最常见，其次为大脑前动脉及颈内动脉远端。后头部血管受累可表现为共济失调。部分患儿病程为进展性，即病程超过3个月出现新的狭窄病灶或病灶进展，部分患儿可表现为非进展性病程（单相性）。进展性大中血管cPACNS患儿常有头痛症状，还可表现为广泛脑功能障碍，如执行功能下降、行为异常等。

2. **小血管cPACNS** 可以有与大中血管cPACNS重叠的临床表现，例如偏瘫或共济失调等局灶性神经功能障碍。但小血管炎通常可有更广泛性神经功能障碍表现以及神经精神症状，例如认知功能下降及行为改变、头痛、注意力障碍较多见。可出现癫痫发作，部分患者甚至表现为癫痫持续状态。可出现视神经炎或脊髓炎，而被误诊为炎症性脱髓鞘。小血管cPACNS患者常伴有全身系统性症状，包括发热、不适、流感样症状等。患者常被误诊为脑膜炎或脑炎。总体而言，cPACNS常表现为持续数周至数月的亚急性进展性病程。

**【辅助检查】**

1. **神经影像学检查** 通常需进行MRI、MRA及DSA检查。大中血管cPACNS在MRI上通常表现为受累血管供血区的局灶性缺血改变，表现为$T_2$WI、$T_2$FLAIR及DWI序列高信号，多为单侧受累，同时累及灰白质，急性期病灶常可强化，DWI序列可以帮助区分新鲜及陈旧性缺血病灶。大中血管cPACNS在DSA和MRA上典型的表现为受累血管狭窄、迂曲、串珠状。最常见受累部位是由上游大脑中动脉近端狭窄导致的前循环豆纹动脉/穿支动脉受累。前循环受累较后循环多见。MRA作为较好的筛查手段对于大中血管cPACNS与DSA具有同样的敏感性。但DSA可以进行动态观察，在发现局部血流减少、侧支循环及远端狭窄等方面优于MRA。而且DSA还可以识别非炎症性血管病（例如动脉夹层）。小血管cPACNS其MRA和DSA正常，头颅MRI表现多样，病灶常随时间呈动态变化，病变可累及脑实质及脊髓节段，累及灰白质，可位于前或后循环血管分布区，以近皮层部位多见，也可分布于基底节或小脑(图 14-1)。病灶为 $T_2$FLAIR 及 $T_2$WI 序列高信号,部分可以强化,不一定存在 DWI 高信号。脑膜强化较常见,是与脱髓鞘疾病的影像学鉴别点。

**2. 炎症指标检查** 小血管 cPACNS 通常可伴有外周血白细胞、血沉、CRP 等炎症指标异常,大中血管 cPACNS 患儿通常无上述改变。

**3. 脑脊液检查** 多数小血管 cPACNS 患者可有脑脊液有核细胞数增多及蛋白轻度升高,还可有颅压升高。

**4. 脑组织活检** 是小血管 cPACNS 的确诊手段。根据病变部位取材,通常为软脑膜、皮层及白质。活检最好在免疫抑制剂治疗前或治疗 7 天之内进行,避免治疗对于结果的影响。病理主要表现为非肉芽肿性病变,以血管为中心的小血管周围 T、B 淋巴细胞浸润,累及小动脉、毛细血管及小静脉,病灶周围可有反应性改变,包括血管周围胶质增生、钙化及脱髓鞘改变。

**5. 排除继发性血管炎的相关检查**

(1) 感染性血管炎:水痘-带状疱疹病毒(varicella-zoster virus,VZV)是感染相关中枢神经系统血管炎最常见的病毒,潜伏的 VZV 可以再活化导致发病。可进行 CSF 中 VZV 的核酸检测、脑脊液/血清 VZV 的 IgG 滴度比值。EB 病毒、HIV、细小病毒 B19 也可引起中枢神经系统血管炎。肺炎支原体、结核分枝杆菌可导致中枢神经系统中小血管炎。应进行相应病原学检查。

(2) 系统性风湿性或炎症性疾病:此类疾病可伴有中枢神经系统血管炎。系统性红斑狼疮、白塞病、幼年皮肌炎患者均可出现中枢神经系统小-大血管炎症。抗磷脂抗体阳性增加了神经系统受累的风险。全身系统性血管炎,如过敏性紫癜、ANCA 相关性血管炎、川崎病、血栓性微血管病等患者少数可有中枢神经系统血管受累。其他全身炎症性疾病,如炎症性肠病、家族性地中海热、噬血细胞综合征等以及先天性免疫缺陷,也可伴有中枢神经系统血管炎。应根据症状、体征、家族史等进行相应检查。

**【诊断与鉴别诊断】**

**1. 原发性中枢神经系统血管炎(PACNS)的诊断标准(1988 年)** 患者需满足以下所有三条诊断标准方能诊断,cPACNS 是指患者诊断时不满 18 岁(不包括新生儿):①新出现获得性不能用其他原因解释的神经或精神障碍;②血管造影或组织病理证实中枢神经系统血管炎;③无系统性血管炎或可出现类似表现的其他疾病证据。

2009 年 Birnbaum 建议将上述标准进一步根据有无组织病理学证据分为确诊 PACNS(definite)和可能的 PACNS(probable)。

**2. 大中血管 cPACNS 的诊断及鉴别诊断**

(1) 诊断:主要依靠急性出现局灶神经系统功能障碍症状、体征,影像学检查符合中枢神经系统大中动脉供血分布区,MRA 及 DSA 提示大中动脉狭窄、不规则,并可伴强化,且除外其他可引起中枢神经系统大中血管受累的继发性血管炎及非炎症性血管

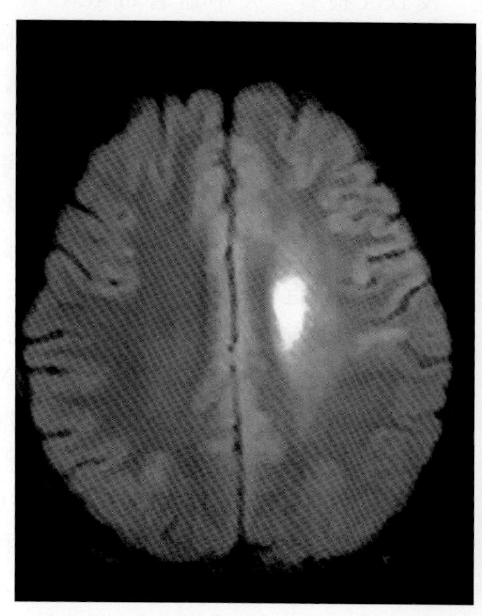
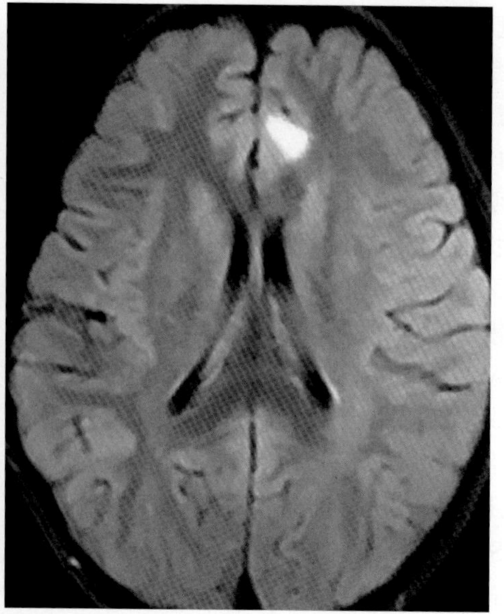

图 14-1 一例小血管 cPACNS 患者的头颅 MRI
$T_2$FLAIR 序列,可见左侧额叶皮层下多发片状 $T_2$FLAIR 高信号病灶

病，可作出临床诊断。

（2）鉴别诊断：需除外感染相关中枢神经系统血管炎，进行相关病原学检查；需与纤维肌性发育不良（fibromuscular dysplasia，FMD）相鉴别：FMD 多累及肾动脉，临床常有高血压表现。孤立性中枢神经系统血管的 FMD 罕有报道。FMD 更易合并动脉瘤。增强头颅 MRI 具有鉴别意义，血管炎常显示管壁增厚、强化、管腔狭窄，而 FMD 常呈管壁不规则，不伴强化。烟雾病：通常表现为反复急性缺血性卒中发作，病变多为双侧大脑前中动脉起始部位狭窄，无强化表现，而大中血管 cPACNS 多为单侧，常伴强化。

**3. 小血管 cPACNS 的诊断及鉴别诊断**

（1）诊断：多亚急性起病，表现为头痛、局灶神经系统功能障碍，可有多灶性表现及广泛性神经系统功能障碍，脑膜受累多见，常伴全身炎症指标升高，根据前述影像学检查特点进行临床诊断，确诊需进行脑组织活检。

（2）鉴别诊断：①中枢神经系统炎症性脱髓鞘：包括急性播散性脑脊髓炎、多发性硬化、视神经脊髓炎谱系疾病等，临床症状与小血管 cPACNS 有较多重叠，但上述脱髓鞘病变以白质受累为主，软脑膜强化不如 cPACNS 明显，且常有其各自的相对多见的血及脑脊液免疫学指标，如 AQP4-IgG、寡克隆区带、MOG-IgG 等；②自身免疫性脑炎：临床症状与小血管 cPACNS 重叠，但头颅影像学检查常正常，或以颞叶内侧、基底节受累为表现，脑脊液特异性神经元表面抗体的检测可辅助鉴别；③线粒体脑病：也可表现为局灶或多灶性神经系统功能障碍，头颅影像学检查表现为局灶或多灶灰白质肿胀病灶，患者临床通常伴有其他线粒体病的线索，如发育迟缓、活动耐力差、心脏传导阻滞、听力障碍、血及脑脊液乳酸升高等表现，且脑脊液通常细胞数正常，无软脑膜强化的特点。

**【治疗与预后】**

**1. 治疗** 治疗方案目前尚存争议，缺乏前瞻性临床研究。

对于非进展性大中血管 cPACNS，通常急性期糖皮质激素冲击治疗，之后序贯口服减量，总疗程 3 个月。可同时合用抗凝及抗血小板治疗（肝素或低分子肝素，2 周后改为阿司匹林）。治疗 3 个月进行临床及影像学评估，如果未出现新的神经系统功能障碍，神经影像学检查稳定，未出现新的活动性血管狭窄，可以停止治疗。如果病情有进展，应该按照进展性大中血管 cPACNS 进行治疗。

对于进展性大中血管 cPACNS 和小血管 cPACNS，通常按照诱导治疗 - 维持治疗概念进行治疗。即“诱导治疗期”环磷酰胺每个月 1 次，共 6 个月，同时合用糖皮质激素治疗（糖皮质激素总疗程 13 个月），6 个月环磷酰胺治疗结束后，进入“维持治疗期”，继续口服吗替麦考酚酯或硫唑嘌呤，疗程 18 个月（期间糖皮质激素继续减停）。治疗中通常合用抗血小板治疗、卡氏肺囊虫预防治疗、对症治疗，以及康复训练。

对于反复复发的难治性病例，亦有文献报道应用生物制剂治疗，包括利妥昔单抗、英夫利昔单抗及依那西普等。

**2. 预后** 长期预后尚缺乏前瞻性研究。经正确诊断及治疗后，死亡率较前明显下降，目前约为 10%。大中血管 cPACNS 患者多数遗留局部性神经功能障碍，如癫痫、偏瘫等。小血管 cPACNS 的长期预后取决于病程、病情严重程度及病变受累范围。

**关键点**

1. cPACNS 根据受累血管的大小分为大中血管 cPACNS 和小血管 cPACNS，前者 MRA 及 DSA 对于诊断有重要意义，后者通过脑组织活检方可确诊；软脑膜受累在小血管 cPACNS 中常见。
2. 诊断 cPACNS 时应注意与继发性中枢神经系统血管炎及非炎症性血管病相鉴别。
3. 关于治疗及预后目前尚缺乏高级别的临床研究证据。

（吴晔）

## 参考文献


1. Ferriero DM，Fullerton HJ，Bernard TJ，et al. Management of Stroke in Neonates and Children：A Scientific Statement Fromthe American Heart Association/American Stroke Association. Stroke，2019，50：51-96
2. Felling RJ，Sun LR，Maxwell EC，et al. Pediatric arterial ischemic stroke：Epidemiology，risk factors，and management. Blood Cells Mol Dis，2017，67：23-33
3. Bernard TJ，Manco-Johnson MJ，Lo W，et al. Towards a consensus-based classification of childhood arterial ischemic stroke. Stroke，2012，43：371-377
4. Lee S，Rivkin MJ，Kirton A，et al. Moyamoya Disease in Children：Results From the International Pediatric Stroke Study. J Child Neurol，2017，32：924-929
5. Smith ER. Structural causes of ischemic and hemorrhagic

stroke in children: moyamoya and arteriovenous malformation. CurrOpinPediatr, 2015, 27: 706-711
6. Kupferman JC, Zafeiriou DI, Lande MB, et al. Stroke and Hypertension in Children and Adolescents. J Child Neurol, 2017, 32: 408-417
7. Liu J, Wang D, Lei C, at al. Etiology, clinical characteristics and prognosis of spontaneous intracerebral hemorrhage in children: A prospective cohort study in China. J Neurol Sci, 2015, 358: 367-370
8. Goyal P, Mangla R, Gupta S, et al. Pediatric Congenital Cerebrovascular Anomalies. J Neuroimaging, 2019, 29: 165-181
9. Ichord R. Cerebral Sinovenous Thrombosis. Front Pediatr, 2017, 5: 163
10. Monagle P, Newall F. Management of thrombosis in children and neonates: practical use of anticoagulants in children. Hematology Am Soc Hematol Educ Program, 2018, 2018: 399-404
11. Uzunhan TA, Aydinli N, Çalişkan M, et al. Short-term neurological outcomes in ischemic and hemorrhagic pediatric stroke. Pediatr Int, 2019, 61: 166-174
12. Benseler S, Pohl D. Childhood central nervous system vasculitis. Handb Clin Neurol, 2013, 112: 1065-1078
13. Moharir M, Shroff M, Benseler SM. Childhood central nervous system vasculitis. Neuroimaging Clin N Am, 2013, 23: 293-308
14. Twilt M, Benseler SM. Central nervous system vasculitis in adults and children. Handb Clin Neurol, 2016, 133: 283-300
15. Beuker C, Schmidt A, Strunk D, et al. Primary angiitis of the central nervous system: diagnosis and treatment. Ther Adv Neurol Disord, 2018, 11: 1756286418785071
16. Hajj-Ali RA, Singhal AB, Benseler S, et al. Primary angiitis of the CNS. Lancet Neurol, 2011, 10: 561-572

第十五章

# 头痛及相关疾病

## 第一节　概述

头痛（headache）通常是指眶耳线以上部位的疼痛，为一种主观症状，是儿童期常见的主诉。18岁以前的青少年90%以上曾主诉头痛。12岁之前男、女患病率相似，12岁以后女孩的患病率更高。具有一级或二级亲属患头痛家族史的儿童头痛更多见。

**【病因与分类】**

1. **分类**　头痛可分为原发性头痛（primary headaches）和继发性头痛（secondary headaches）。原发性头痛是指无潜在其他疾病可以解释头痛，而继发性头痛是指头痛为其他疾病所导致的临床症状。原发性头痛主要包括偏头痛（migraine）、紧张型头痛（tension-type headache），以及三叉神经自主神经性头痛（trigeminal autonomic cephalalgias）等，后者在儿童期非常罕见。继发性头痛病因多样。在继发因素存在的情况下，也可导致原发性头痛的诱发及加重，例如急性发热性疾病可以诱发患儿的偏头痛发作。第3版国际头痛疾病分类（International Classification of Headache Disorders，3rd edition，ICHD-3）提供了详尽的头痛分类。

2. **病因**

（1）原发性头痛：紧张型头痛的发病机制尚不明确，外周疼痛机制可能参与复发性紧张型头痛，中枢疼痛机制可能参与慢性紧张型头痛的发生，患儿存在对疼痛的易感性。颅骨周围肌肉紧张是紧张型头痛患者的常见体征。三叉神经自主神经性头痛机制不明，有学说认为下丘脑激活和继发性三叉神经自主神经反射激活，或海绵窦壁的神经源性炎症阻止静脉流出，从而损害与颅内颈内动脉及其分支并行穿过海绵窦的交感神经纤维，导致发病。

（2）继发性头痛：①急性发热性疾病，例如流行性感冒、普通上呼吸道感染和鼻窦炎等，是儿童继发性头痛最常见的病因；②创伤后头痛；③药物不良反应或药物滥用：多种药物具有头痛的潜在不良反应；④急性和重度体循环高血压；⑤炎症性脑部疾病：包括脑膜炎、脑炎、中枢神经系统脱髓鞘疾病、原发性中枢神经系统血管炎等；⑥颅内占位性病变；⑦特发性颅内压增高；⑧脑积水；⑨颅内出血性卒中；⑩颅骨、颈部、眼耳鼻、鼻窦、牙齿、口腔、其他面部或颅骨结构异常及精神科疾病等。

**【临床表现】**不同年龄患者头痛表现不一。年幼儿童无明确主诉，可能表现为哭闹、拍打头部等，年长儿童通常可以感知并描述疼痛，包括疼痛部位、性质、伴随症状及持续时间。长期慢性疼痛可能伴有焦虑、抑郁和行为问题，并可影响儿童进食、睡眠或玩耍能力。

1. **原发性头痛**

（1）偏头痛：是儿童期最常见的急性发作性头痛。其特征是头痛反复发作，强度通常为中至重度，可持续2~72小时，性质为局部搏动性疼痛，活动加重或因头痛而避免活动，常需要卧床休息；可伴有恶心、呕吐、畏光及畏声表现。儿童（尤其是幼儿）头痛持续时间通常在1小时以上，较成人短，随年龄增长发作持续时间延长。儿童偏头痛可呈双侧性，多累及双侧额部或双侧颞部。儿童偏头痛约10%有先兆，包括视觉、感觉、言语/语言、运动、脑干或视网膜症状（例如暗点），及言语障碍、偏瘫、无力、共济失调和意识模糊等。部分儿童表现为与偏头痛可能相关的发作性症状（既往称"偏头痛变异型"），包括良性阵发性眩晕、周期性呕吐等。

（2）紧张型头痛：头痛弥漫性分布，非搏动性，头痛强度为轻至中度，不会随活动加重，可持续30分钟至7天。紧张型头痛可能伴有畏光或畏声（不能两者兼有），但不伴有恶心、呕吐和先兆。紧张型头痛可分为慢性和复发性。

（3）丛集性头痛：是最常见的三叉神经自主神经性头痛。这组头痛的特征是头痛位于三叉神经分布区且常伴有自主神经症状。丛集性头痛通常表现为单侧疼痛，位于额部、眶周，疼痛程度为重度，持续时间小于3小时，但在短时间内可出现多次头痛（丛集性）。通常伴有同侧自主神经表现，包括流泪、结膜充血、鼻塞和/或流涕、面部和前额出汗、眼睑水肿，以及瞳孔缩小和/或上睑下垂。三叉神经自主神经性头痛在儿童患者罕见，10岁以下儿童尤为罕见。

2. **继发性头痛**　头痛是其他疾病的症状之一，通常有基础疾病的其他相应症状。

**【辅助检查】**

1. **病史采集及查体**　对于头痛诊断很有意义。年长儿最好先询问患儿，再让家长核实。问诊需要注意头痛特征，病程为发作性或持续性，急性还是慢性，头痛发作期特征（部位、性质、程度、先兆、伴随症状、缓解方式、可能诱因）、用药史、基础疾病史、心理行为、家族史等。对于慢性头痛患儿，可让患儿及家长记录头痛日记。全面查体，尤其注意血压、视力，有无局灶神经系统体征及脑膜刺激征。

2. **头颅影像学检查**　可能发现引起继发性头痛的多种疾病，包括先天畸形、脑积水、颅内感染及其后遗症、创伤及其后遗症、肿瘤、血管疾病等。如临床存在基础已知神经系统疾病、颅高压的可能，或存在神经系统异常体征建议进行检查。

3. **眼底检查** 对于亚急性、慢性颅高压有提示作用。

4. **脑脊液检查** 怀疑中枢神经系统炎症性疾病，如脑膜炎、脑炎、中枢神经系统脱髓鞘疾病等，应进行脑脊液常规、生化、压力及免疫指标检测。对于怀疑颅高压的患者，在头颅影像学检查之后，安全的情况下可以考虑腰穿，进行颅压检测。

5. **其他** 根据不同情况，进行相应检查，排查继发性病因，包括血常规、炎症指标、血生化、眼耳鼻喉科相关检查、心血管系统检查等。

**【诊断与鉴别诊断】**

1. **原发性头痛** 基于ICHD-3标准，根据临床情况做出诊断。

(1) 偏头痛：诊断标准见本章第二节。

(2) 紧张型头痛：进一步分为复发性紧张性头痛和慢性紧张型头痛，复发性紧张型头痛又根据发作频率分为少发和频发两类。

1) 少发复发性紧张型头痛：

A. 至少10次头痛发作，平均频率<1天/月(<12天/年)，且符合B-D的标准。

B. 持续30分钟至7天。

C. 以下特征至少有两项：双侧；压迫或紧张感(非搏动性头痛)；轻~中度；日常活动(如行走、上楼梯)不引起加重。

D. 满足以下两项：不伴恶心或呕吐；无畏光或畏声，或两者仅有其一。

E. ICHD-3中其他类型头痛不能解释。

2) 频发复发性紧张型头痛：

A. 至少10次头痛发作，平均频率1~14天/月，大于3个月(≥12天，<180天/年)，且符合B-D的标准。

B. 持续30分钟至7天。

C. 以下特征至少有两项：双侧；压迫或紧张感(非搏动性头痛)；轻~中度；日常活动(如行走、上楼梯)不引起加重。

D. 满足以下两项：不伴恶心或呕吐；无畏光或畏声，或两者仅有其一。

E. ICHD-3中其他类型头痛不能解释。

3) 慢性紧张型头痛：

A. 平均频率15天/月，大于3个月(≥180天/年)，且符合B-D的标准。

B. 持续数小时~数天不缓解。

C. 以下特征至少有两项：双侧；压迫或紧张感(非搏动性头痛)；轻至中度；日常活动(如行走、上楼梯)不引起加重。

D. 满足以下两项：无畏光或畏声或轻度恶心，或三者仅有其一；不伴中重度恶心或呕吐。

E. ICHD-3中其他类型头痛不能解释。

(3) 三叉神经自主神经性头痛：其中最常见类型为丛集性头痛(cluster headache)，儿童罕见。丛集性头痛诊断标准：

A. 至少5次头痛发作，且符合B-D的标准。

B. 严重或非常严重的单侧眶部、眶上和/或颞部疼痛，持续150~180分钟(未治疗情况下)。

C. 满足以下至少一项：①至少一项以下症状或体征(头痛同侧)：球结膜充血和/或流泪；鼻塞和/或流涕；眼睑水肿；前额和面部出汗；瞳孔缩小和/或眼睑下垂；②不安或易激惹。

D. 频率为隔天1次至每天8次。

E. ICHD-3中其他类型头痛不能解释。

2. **继发性头痛** 继发性头痛的诊断取决于识别出基础疾病。

**【治疗与预后】**

1. **治疗**

(1) 原发性头痛

1) 非药物治疗：记录头痛日记，寻找并尽量避免诱发发作的日常因素，规律睡眠，适当体育锻炼，向患儿及家长解释已排除继发性病因，以及原发性头痛相对良好的预后，以消除焦虑感。

2) 药物治疗：包括发作急性期的处理和预防性治疗。偏头痛或紧张型头痛急性期治疗可以选用非甾体抗炎药物，包括对乙酰氨基酚及布洛芬等。偏头痛急性期可以选用曲坦类药物，但需要与患儿及家长沟通药物可能的不良反应及药物滥用问题。偏头痛的预防性治疗见本章第二节。少发复发性紧张型头痛不需要预防性治疗，对于频发或慢性紧张型头痛多数也不需要预防性治疗，仅对于发作频繁或持续，因头痛影响生活质量的患者可以考虑，目前缺乏公认的治疗药物推荐，有抗抑郁药阿米替林预防成人紧张型头痛的临床研究。对于丛集性头痛，急性期通常选用氧疗及曲坦类药物，预防性治疗首选维拉帕米，也有合用糖皮质激素、托吡酯以及神经调控的报道。

(2) 继发性头痛：针对基础病因进行相应治疗。

2. **预后** 儿童期开始的原发性头痛常随时间而改变其特征，可能转化为另一种不同的原发性头痛表型，也可能改善或消失。继发性头痛的预后主要取决于基础疾病。

**关键点**

1. 头痛是儿童常见的临床症状,病因学复杂多样,总体分为原发性头痛和继发性头痛,在诊断原发性头痛前,需要详尽病史询问及查体,适当辅助检查排除可能的继发因素。对于病史较短的患儿,尤其需注意继发因素可能。
2. 原发性头痛应综合治疗,包括生活习惯、社会心理因素,预防性药物治疗目前多数缺乏公认的推荐。

(吴晔)

## 第二节 偏头痛

偏头痛(migraine)是最常见的原发性头痛,其特点为搏动性头痛,伴其他症状,如畏光、畏声、恶心、呕吐及活动后加重等特点,可伴或不伴先兆。

**【病因与分类】**

**1. 病因** 偏头痛的病因被认为是多基因复杂遗传和多因素性的。尽管偏头痛有遗传学基础,但目前除了家族性偏瘫型偏头痛以外,尚未确定偏头痛相关基因。发病机制尚不完全清楚,可能是一种原发性神经元功能障碍,导致对多种刺激的敏感性增加所致,遗传易感性及外界诱因共同使个体发生急性偏头痛发作。似乎有一系列事件发生在偏头痛中,激活疼痛敏感的颅内结构,包括硬脑膜静脉窦、大的颅内血管和硬脑膜,以及内源性疼痛控制途径的减少。头痛由伤害感受器介导,伤害感受器通过三叉神经眼支向三叉神经节传递信息,并通过上颈椎 $C_1$ 和 $C_2$ 从后头部区域传递信息。这反过来激活中缝核水平的三叉神经血管系统,导致神经肽释放,包括 P 物质、降钙素基因相关肽(calcitonin gene-related peptide,CGRP)和一氧化氮,从而导致疼痛敏感的脑血管扩张,这可能与偏头痛的搏动性性质有关。根据整体中枢神经系统超敏反应学说,偏头痛可被视为一系列事件,导致脑干的三叉神经核激活,以响应各种内部和外部压力,随后皮质扩散抑制和中枢神经系统血管舒张。一些神经递质及其受体可能与偏头痛病理生理学有关,主要集中在血清素(5-HT)和 CGRP。

**2. 分类** 主要分为不伴先兆的偏头痛和伴先兆的偏头痛两类,ICHD-3 中还包括一些其他类别。儿童期以不伴先兆的偏头痛多见。

**【临床表现】**偏头痛多具有反复发作性特点,少数患者也可为慢性,儿童患者以反复发作性多见。无先兆的偏头痛发作通常经过 3 个阶段:前驱期、头痛期和头痛后期。有先兆偏头痛发作中,先兆可发生在头痛前或与头痛同时发生,头痛不晚于先兆后 60 分钟出现。

前驱期可出现情感症状、自主神经症状等,可在头痛期开始前数小时甚至 1 日就出现。儿童患者最常出现的症状为乏力、易激惹等。

偏头痛先兆大多为视觉先兆,其他类型的先兆包括感觉先兆、语言 / 言语先兆、运动先兆、脑干先兆(构音障碍、复视等)以及视网膜先兆。先兆的关键特征为扩展性和进展性的。阳性症状(闪光感或麻刺感)缓慢扩展后出现阴性症状(暗点或麻木感)是偏头痛先兆极具特征性的表现。先兆最典型的持续时间为 5~60 分钟。感觉先兆通常表现为始于一个肢体或一侧面部的麻刺感。语言或言语先兆可能从轻度措辞困难到明确言语障碍。运动先兆表现为一侧肢体无力。

头痛期表现为搏动性头痛,年幼儿童通常表现为苍白、活动异常减少和呕吐。儿童患者中双额、双颞或广泛性头痛比单侧头痛常见,伴有恶心呕吐和畏光、畏声。日常活动会加重头痛症状。患儿通常想躺在黑暗、安静的房间中休息,睡眠通常可缓解头痛。

**【辅助检查】**

**1. 神经影像学检查** 对于已确定存在典型发作性头痛病史(超过 6 个月)且体格检查正常、发作间期无神经精神异常表现的患儿,通常不需常规进行神经影像学检查。如果头痛病史小于 6 个月、无偏头痛家族史、神经系统查体存在异常体征、症状体征提示颅内压增高(如复视、视力下降或仰卧时头痛加重)、睡眠期因头痛导致苏醒、或出现头痛频率明显增加等情况,建议进行影像学检查。

**2. 脑电图检查** 对于伴先兆的偏头痛,尤其是不典型先兆的偏头痛患儿,发作期症状与癫痫发作有一定的类似性,建议进行脑电图检查。

**3. 其他** 部分患儿需要进行腰椎穿刺以排除颅内炎症或颅内压增高。其他检查包括遗传代谢检测(包括氨基酸、有机酸、乳酸等)、凝血检查、心电图、超声心动图或胃肠道相关检查,根据相应的病情而定。

**【诊断与鉴别诊断】**

**1. 诊断** 依据 ICHD-3 诊断标准,结合临床进行诊断。偏头痛主要分为不伴先兆的偏头痛和伴先兆的偏头痛,伴先兆的偏头痛又进一步根据先兆特点进行分类，包括伴典型先兆的偏头痛、伴脑干先兆的偏头痛、偏瘫型偏头痛、视网膜偏头痛等。偏头痛还包括一些与之相关的发作性综合征。诊断标准如下：

（1）不伴先兆的偏头痛（migraine without aura）

A. 至少5次头痛发作，且符合B~D的标准。

B. 头痛持续4~72小时（未治疗或治疗失败）。

C. 以下四个特征中至少有两项：单侧；搏动性头痛；中至重度；日常活动（如行走、上楼梯）引起加重或头痛影响日常活动。

D. 头痛发作期满足以下两项中至少一项：恶心和/或呕吐；畏光和畏声。

E. ICHD-3中其他类型头痛不能解释。

备注：对于儿童及青少年（18岁以下），发作可持续2~72小时。

（2）伴先兆的偏头痛（migraine with aura）

A. 至少2次头痛发作，且符合B-C的标准。

B. 至少存在以下一个完全可恢复的先兆症状：视觉；感觉；言语和/或语言；运动；脑干；视网膜。

C. 以下六个特征中至少满足三项：至少一种先兆症状逐渐扩散大于5分钟；两种或两种以上先兆先后出现；每一种先兆持续5~60分钟；至少一种先兆症状是单侧；至少一种先兆症状是阳性症状；先兆伴随头痛或先兆后60分钟内出现头痛。

D. ICHD-3中其他类型头痛不能解释。

备注：失语认为是单侧症状，构音障碍可单侧或双侧；闪烁及麻刺感均属于阳性症状。

1）伴典型先兆的偏头痛（migraine with typical aura）

A. 符合“伴先兆的偏头痛”诊断标准及以下条件B。

B. 先兆满足以下两项：完全可恢复的视觉、感觉和/或言语/语言症状；不伴运动、脑干或视网膜症状。

2）伴脑干先兆的偏头痛（migraine with brainstem aura）

A. 符合“伴先兆的偏头痛”诊断标准及以下条件B。

B. 先兆满足以下两项：至少以下两项可恢复的脑干症状：构音障碍、眩晕、耳鸣、听觉过敏、复视、共济失调（非感觉障碍导致）、意识水平下降（Glasgow昏迷评分≤13分）；不伴运动或视网膜症状。

3）偏瘫型偏头痛（hemiplegic migraine）：进一步分为家族性和散发性偏瘫型偏头痛。

A. 符合“伴先兆的偏头痛”诊断标准及以下条件B。

B. 先兆满足以下两项：可完全恢复的运动无力；可完全恢复的视觉、感觉和/或言语/语言障碍。

偏瘫型偏头痛进一步分为家族性和散发性偏瘫型偏头痛。

家族性偏瘫型偏头痛（familial hemiplegic migraine，FHM）

A. 符合“偏瘫型偏头痛”诊断标准。

B. 至少1个一级亲属或二级亲属符合“偏瘫型偏头痛”诊断。

家族性偏瘫型偏头痛进一步分为FHM1、FHM2和FHM3，对应的致病基因分别为*CACNA1A*、*ATP1A2*和*SCN1A*，还有一些FHM尚未明确致病基因。

散发性偏瘫型偏头痛（sporadic hemiplegic migraine，SHM）

A. 符合“偏瘫型偏头痛”诊断标准。

B. 无一级亲属或二级亲属符合“偏瘫型偏头痛”诊断。

4）视网膜偏头痛（retinal migraine）：

A. 符合“伴先兆的偏头痛”的诊断标准及以下条件B。

B. 先兆满足以下两项：a. 可完全恢复的单眼阳性和/或阴性视觉症状（例如闪光、盲点或失明），且在发作中被视野检查和/或患者绘制单眼视野缺损绘画所证实；b. 满足以下至少两项：先兆逐渐扩散≥5分钟；持续5~60分钟；先兆伴随或60分钟内跟随头痛。

C. ICHD-3中其他类型头痛以及其他原因导致的一过性黑矇不能解释。

（3）可能与偏头痛相关的发作性综合征（episodic syndromes that may be associated with migraine）

（4）慢性偏头痛（chronic migraine）

A. 头痛≥15天/月，大于3个月，且符合B和C的标准。

B. 至少5次发作符合“不伴先兆的偏头痛”标准B~D，和/或“伴先兆的偏头痛”的标准B和C。

C. 至少≥8天/月，大于3个月，满足以下任何条件之一：“不伴先兆的偏头痛”符合C和D；“伴先兆的偏头痛“符合B和C；患者认为是偏头痛发作，且可被曲坦类或麦角衍生物缓解。

D. ICHD-3中其他类型头痛不能解释。

2. **鉴别诊断** 需要与其他原发性头痛鉴别，如紧张型头痛，紧张型头痛部位常更广泛，程度较偏头痛轻，无活动后加重，无畏光、畏声及恶心、呕吐等偏头痛典型特点；还需与其他以发作性症状为表现的疾病相鉴别，如癫痫，尤其是伴有先兆的偏头痛，枕叶起源的癫痫发作与偏头痛具有一定类似性，但癫痫发作通常伴有异常眼球运动、偏转以及意识障碍等，发作期脑电图对于诊断有很大意义；偏瘫型偏头痛需要与其他病因导致的偏瘫发作相鉴别，如脑血管病、儿童交替性偏瘫等。遗传代谢性疾病，如线粒体脑肌病伴乳酸酸中毒及卒中样发作，也可伴有偏头痛样症状，但患儿常有发育迟缓、多毛、运动耐力差、高乳酸、头颅影像学检查异常等特点。另外，还需要与其他各类继发性头痛相鉴别。

**【治疗与预后】**

1. **治疗** 儿童偏头痛治疗缺乏高质量的临床研究，目前主要基于成人的研究结果。

(1) 急性期治疗：当出现偏头痛症状时，尽量避免声光刺激。药物包括镇痛药（如非甾体抗炎药）、曲坦类药物、止吐药等。镇痛药可使用对乙酰氨基酚、布洛芬或萘普生，呕吐明显可使用氯丙嗪。对于中重度偏头痛发作的年长儿，可合用曲坦类药物（如舒马普坦、阿莫曲坦或利扎曲普坦）。

(2) 预防性治疗：适用于发作频繁、发作持续时间长、因反复发作严重影响患儿生活质量的患儿。①非药物治疗：记录头痛日记，寻找并尽量避免或治疗头痛发作的诱发因素，如睡眠障碍（如失眠、阻塞性睡眠呼吸暂停等）及饮食因素等；②药物治疗：氟桂利嗪通常为首选药物，其他可以选择的药物还包括赛庚啶、普萘洛尔、阿米替林、托吡酯以及丙戊酸等。但上述药物对于儿童偏头痛的治疗均缺乏较好的研究证据。需要与家长及患儿沟通，权衡利弊，再考虑药物治疗。且需要让患儿及家长对治疗有合理的预期，预防性药物治疗通常并不能完全控制偏头痛发作，仅能减少发作频率及减轻发作程度。预防性药物治疗的疗程目前无统一推荐，如果有一定效果，通常可以维持 6~12 个月。

2. **预后** 偏头痛是慢性疾病，影响生活质量，但多无严重并发症。多数患者头痛随着时间推移而改善。一项针对 73 例 6 岁起病的偏头痛患儿研究显示，在 30 岁和 50 岁时有超过一半的患者仍有偏头痛。

**关键点**

1. 偏头痛主要分为不伴先兆的偏头痛和伴先兆的偏头痛两类，儿童患者以不伴先兆的偏头痛为主。
2. 偏头痛的诊断根据 ICHD-3 诊断标准。
3. 伴先兆的偏头痛其先兆症状具有多样性，需要与以类似发作性症状为表现的其他疾病进行鉴别。

（吴晔）

## 第三节 与偏头痛可能相关的发作性综合征

与偏头痛可能相关的发作性综合征（episodic syndromes that may be associated with migraine）包括一系列与偏头痛相关的反复发作性症状综合征。很可能是偏头痛在婴幼儿、儿童期的特殊表现，随年龄增长常演变为更典型的偏头痛发作。其重要特征是发作间期患儿完全正常，无神经系统异常症状、体征。尽早识别这些患儿有助于减少不必要的过度检查，并有利于治疗及预后判断。

**【病因与分类】**根据 ICHD-3 与偏头痛可能相关的发作性综合征包括反复胃肠道紊乱（包括周期性呕吐综合征和腹型偏头痛）、良性阵发性眩晕，以及良性阵发性斜颈。

目前病因不详，可能与偏头痛发病机制类似。有报道在少数良性阵发性斜颈患儿检测到 *CACNA1A* 基因突变，大麻素和阿片受体编码基因多态性可能与周期性呕吐综合征的发病风险相关。

**【临床表现】**

1. **周期性呕吐综合征**（cyclic vomiting syndrome）多于 5 岁左右起病，表现为反复发作性的剧烈恶心、呕吐，部分患者在发作前一天晚上出现前驱腹痛、厌食或恶心。呕吐非常剧烈，每 5~10 分钟呕吐一次，平均每小时 6 次，少数情况下甚至可出现呕血。发作可持续数小时 ~ 数天。发作期伴随症状包括恶心、厌食、腹痛、头痛、畏光、畏声、嗜睡、或苍白。通常对于一个患者而言每次发作的症状刻板。患儿具有可预测的发作周期，平均每年可发作 12 次。发作间期症状完全缓解。部分患儿有偏头痛家族史。

2. **腹型偏头痛**（abdominal migraine） 主要见于学龄期儿童，表现为反复发作性中线部位腹痛，程度为中重度，通常为钝痛，影响日常活动。发作期伴有苍白、恶心及呕吐，不伴头痛。发作持续 2~72 小时，发作间期完全正常。70% 患者有偏头痛家族史。

3. **良性阵发性眩晕**（benign paroxysmal vertigo）通常在 2~5 岁起病，表现为反复短暂发作性眩晕，通常无诱因，常持续数秒至数分钟，患儿可伴有苍白、出汗、呕吐及眼震。可在任何体位出现，不伴头痛及意识障碍。症状可以自行缓解，神经系统查体正常，不遗留任何功能障碍。

4. **良性阵发性斜颈**（benign paroxysmal torticollis） 通常在1岁前发病。反复发作性头部向一侧倾斜（侧别可以固定或交替），可以伴头部轻微旋转。发作频率可以每个月2~3次，通常无明确前驱事件。发作期可伴苍白、易激惹及呕吐，意识清醒，可伴有其他肌张力不全姿势，睡眠中缓解。部分患儿在斜颈发作期行走时出现共济失调。发作缓解后完全恢复，无异常神经系统体征。

**【辅助检查】**与偏头痛可能相关的发作性综合征患儿发作间期各项辅助检查均正常，但对于病程比较短的患儿，建议根据情况进行如下检查。

1. **头颅MRI检查** 对于表现为呕吐或眩晕的患儿，为排除高颅压、后颅窝病变等，可进行头颅影像学检查。

2. **前庭功能检查** 对于表现为反复眩晕的患儿，应进行耳鼻喉科相应检查，尤其前庭功能检查。

3. **胃肠道相关检查** 对于表现为呕吐、腹痛的患儿，应进行血尿淀粉酶、脂肪酶、腹部B超、胃肠镜等检查。

4. **血生化检查** 对于反复呕吐的患儿，应在发作期及间期进行血电解质、生化、乳酸、阴离子间隙、血氨、血气分析等检查，以了解有无因反复呕吐和入量不足导致的电解质紊乱等，并排查其他遗传代谢性疾病。

5. **遗传代谢相关检查** 对于表现为反复呕吐的患者，尤其是感染后或特殊饮食（如高蛋白饮食）后出现上述发作的患儿，应进行血、尿有机酸、氨基酸及脂肪酸分析，血乳酸等检查。必要时进行相关基因检测。

6. **脑电图检查** 对于发作性斜颈或眩晕的患儿，为鉴别癫痫发作，可进行脑电图检查。

7. **遗传学检查** 对于发作性斜颈的患儿，少数可检测到*CACNA1A*基因突变，可进行相应检测，并需与其他阵发性运动障碍性疾病相鉴别，可行相关疾病基因包或家系全外显子组测序检测。

**【诊断与鉴别诊断】**

1. **诊断** 根据ICHD-3标准进行诊断，并需排除可引起类似症状的其他疾病。

(1) 反复胃肠道紊乱（recurrent gastrointestinal disturbance）

A. 至少5次发作，表现为发作性腹痛和/或腹部不适和/或恶心、呕吐。

B. 胃肠道检查及评估正常。

C. 无其他疾病可以解释。

1) 周期性呕吐综合征

A. 至少5次发作，表现为剧烈恶心和呕吐，满足B和C的标准。

B. 在同一患者症状刻板，且发作周期可以预测。

C. 符合以下所有条件：恶心呕吐至少4次/小时；发作持续≥1小时，最长10天；两次发作间隔≥1周。

D. 两次发作之间完全无症状。

E. 无其他疾病可以解释。

2) 腹型偏头痛

A. 至少5次发作，表现为腹痛，满足B~D标准。

B. 疼痛至少符合以下三项中的两项：中线、脐周或不能定位；性质为钝痛或“只是疼痛”；程度为中重度。

C. 符合以下四种相关症状体征中的至少两项：厌食；恶心；呕吐；苍白。

D. 发作持续2~72小时（未治疗或治疗效果不佳时）。

E. 两次发作之间完全无症状。

F. 无其他疾病可以解释。

(2) 良性阵发性眩晕

A. 至少5次发作，表现为眩晕，满足B和C标准。

B. 眩晕在没有警告的情况下发生，在刚出现时症状最严重，在数分钟至数小时后自发缓解，不伴意识丧失。

C. 符合以下五种相关症状体征中的至少一项：眼震；共济失调；呕吐；苍白；恐惧。

D. 发作间期神经系统检查、听力及前庭功能检查正常。

E. 无其他疾病可以解释。

(3) 良性阵发性斜颈

A. 年幼儿反复发作，符合B和C标准。

B. 头部斜向一侧，伴/不伴轻度旋转，数分钟至数天自发缓解。

C. 符合以下五种相关症状体征中的至少一项：苍白；易激惹；不适；呕吐；共济失调。

D. 发作间期神经系统检查正常。

E. 无其他疾病可以解释。

2. **鉴别诊断** 周期性呕吐综合征及腹型偏头痛需要鉴别胃肠道疾病所致的反复腹痛和呕吐发作，但胃肠道疾病通常不具有发作性特点，即便有发作性加重特点，在发作间期也往往存在异常腹部体征，且通过胃肠道相关检查可以发现异常；周期性呕吐综合征还需要与遗传代谢性疾病相鉴别，包括有机酸、氨基酸、脂肪酸，以及线粒体代谢障碍，此类疾病均可表现为反复呕吐，但代谢性疾病的发作多有感染或特殊饮食（如高蛋白饮食）诱因，常伴有代谢性酸中毒，通过发作期血生化、血气分析，及遗传代谢相关检查可以鉴别；良性阵发性眩晕需要与后颅窝占位、前庭功能障碍等疾病相鉴别；良性阵发性斜颈需要与其他阵发性运动障碍、癫痫发作等相鉴别。

**【治疗与预后】**

**1. 周期性呕吐综合征** 急性发作期治疗包括纠正脱水及电解质紊乱、镇静、止吐。皮下或鼻喷舒马曲坦可能有效。对于发作频繁且症状严重的患儿，可以按照偏头痛进行预防性药物治疗，但缺乏高级别临床研究证据。阿米替林、赛庚啶、氟桂利嗪、托吡酯及普萘洛尔均有报道。半数以上患儿随年龄增长演变为更为典型的偏头痛。在一项 82 例周期性呕吐综合征患儿的随访研究中，79% 发展为偏头痛，偏头痛出现的中位年龄为 6 岁。

**2. 腹型偏头痛** 治疗方法尚缺乏推荐。应尽量避免应激、睡眠习惯不良、闪光等刺激。对于频繁发作的患儿可以按照偏头痛进行预防性药物治疗。本病随年龄常有演变过程，患儿通常在 7 岁左右出现腹型偏头痛，8~9 岁左右开始既有腹痛又出现头痛，10 岁左右表现为更为典型的偏头痛。

**3. 良性阵发性眩晕** 发作通常短暂，不需要特殊治疗。如频繁发作，可尝试按照偏头痛进行预防性药物治疗。

本病随年龄增长通常可以逐渐好转，但部分可持续至青少年期，部分患儿逐渐演变为其他偏头痛类型。在一项研究中，33% 的患者成年后发展为更为典型的偏头痛，在另一项研究中，20% 的患儿 7 岁前发展为偏头痛。

**4. 良性阵发性斜颈** 通常为对症性治疗，多不需要预防性治疗。有个例报道托吡酯对于预防性发作有一定效果，但尚需大样本研究证实。本病部分患儿存在运动发育迟缓。预后通常良好，多在 5 岁前终止，但部分患儿随年龄演变为其他类型的偏头痛。在一项包括 33 例良性阵发性斜颈患儿的随访研究中，67% 的患儿发展为偏头痛，偏头痛出现的中位年龄为 5 岁。

**关键点**

1. 与偏头痛可能相关的发作性综合征包括反复胃肠道紊乱（包括周期性呕吐综合征和腹型偏头痛）、良性阵发性眩晕、良性阵发性斜颈，其可能是偏头痛在婴幼儿期及儿童期的特殊表现。
2. 诊断需要根据 ICHD-3 诊断标准，排除其他可以导致类似症状的疾病才能做出诊断。
3. 本组疾病总体预后良好，随年龄增长发展为更为典型偏头痛的可能性较大。

（吴晔）

## 第四节 自发性低颅压综合征

颅内压异常包括颅内压增高与颅内压减低，均可导致头痛，颅内压增高见相关章节，本节主要解释自发性低颅压综合征。

自发性低颅压综合征（spontaneous intracranial hypotension syndrome）既往也被称为脑脊液漏出性头痛，由德国神经科医生 George 于 1938 年首次描述。其主要特征是直立位头痛，伴或不伴颈项强直、复视、头晕、耳鸣、肢体麻木、共济失调、不同程度的意识障碍等症状。腰椎穿刺脑脊液压力低于 60mm$H_2O$，头颅 MRI 可见弥漫性硬脑膜强化、硬膜下积液或出血、静脉窦扩张、垂体充血和脑下垂征象。

**【病因与发病机制】**目前认为，自发性低颅压综合征的主要病因是脊柱部位的脑脊液漏，发生于蛛网膜破裂时。导致自发性低颅压的脑脊液漏几乎都位于脊柱，大多数发生在胸椎或颈胸椎交界处。潜在的结缔组织病可能导致硬膜脆弱，对自发性颅内压降低的发生起到一定的促进作用。自发性颅内压降低的潜在诱发因素可能为轻微的创伤性事件，包括摔倒、突然弯曲或伸展身体、突然打喷嚏、体育活动或其他原因导致的“轻微创伤”。椎间盘退行性疾病、骨刺等也可能导致硬脊膜撕裂，从而造成自发性颅内压降低。自发形成的脊柱脑脊液静脉瘘是另一种罕见的原因，脑脊液可以在无硬脊膜缺损的情况下从蛛网膜下腔直接流入相邻的硬脊膜外静脉。也有假说认为自发性颅内压降低是由于下腔静脉系统中的静脉压力降低造成的，在站立和行走期间因腿部肌肉活动导致血液快速向心脏流动而加重。下腔静脉压力降低可导致硬膜外静脉压力降低以及脑脊液沿着脊髓腔外流，在某些情况下可促使脑脊液从已有的神经根蛛网膜憩室或囊肿部位真正漏出。但该假说目前尚存有争议，未被普遍认可。

**【临床表现】**自发性低颅压综合征的年发病率约为 5/100 000，发病高峰年龄为 40 岁左右，但儿童和老人也可受累。女性比男性更常见，女性与男性的发病比例为 2∶1。

体位性头痛是自发性低颅压综合征最核心的临床表现，个别患者仅在颅内压降低的其他症状显著时出现头痛。自发性颅内压降低引起的头痛可以突然出现，也可能缓慢发生。罕见情况下以霹雳性头痛起病。头痛常常被描述为跳痛或钝痛，可以是弥漫性全头痛，也可以是额部或枕部等局灶性头痛。头痛的严重程度不一，从轻度头痛到失能性头痛不等。患者转变为站立体位后数秒或数分钟内，头痛出现或加重，而卧位休息后头痛部分或完全缓解，镇痛药极少能缓解头痛。其他可能加剧头痛的因素包括头部运动、咳嗽、用力、打喷嚏、颈静脉受压及高海拔等。

常见伴随症状有颈部僵硬或疼痛、恶心、呕吐，见于半数以上的患者中。其他伴随症状包括听力变化（听觉过敏、回音或耳鸣）、厌食、眩晕、头晕、出汗、视物模糊、视野缺损和复视、畏光、步态不稳或蹒跚步态、呃逆、味觉障碍等。

少见的非典型临床症状包括反应迟钝、记忆缺陷、具有额颞叶特征的痴呆、帕金森综合征、肢体感觉异常、共济失调等。极少数患者有意识水平改变，昏迷甚至死亡，可能与严重的脑下垂、硬膜下血肿或静脉窦血栓形成有关。

自发性低颅压综合征引起的头痛可能在 2 周内自发缓解，也可能持续数月，在极少数情况下，也可持续数年。

**【辅助检查】**

1. **头颅影像学检查** 增强头颅 MRI 是自发性低颅压综合征的首选辅助诊断方法。自发性低颅压综合征患者的头部 CT 通常是正常的，故该检测帮助有限。特征性的头颅 MRI 异常可以用 SEEPS 这一首字母缩写词反映，各字母分别代表硬膜下积液（subdural fluid collections，S）、硬脑膜强化（enhancement of the pachymeninges，E）、静脉结构充血（engorgement of the venous structures，E）、垂体增大（pituitary enlargement，P）、脑下垂（sagging of the brain，S）。其中，弥漫性硬脑膜强化阳性率最高（80%），出现最早。硬脑膜强化常较厚且明显，呈连续性（没有跳跃区）、非结节性，且常常同时累及双侧幕上和幕下硬脑膜区域。因为主要累及硬脑膜，不累及软脑膜，因此，往往不伴皮质脑沟深部或脑干周围增强。此外，脑下垂往往伴小脑扁桃体疝和脑干下降，需要与 Chiari Ⅰ型畸形相鉴别。

2. **脊柱 MRI 检查** 对确诊及准确定位脑脊液漏有帮助。目前的影像学技术可以通过颈胸段 MRI 的抑脂相、水成像来显示脑脊液漏是否存在。此类检查可能显示蛛网膜外积液、硬膜囊萎陷、硬膜外静脉丛充血、脊膜憩室及硬膜外液体渗出。

3. **放射性同位素检查** 脑池显像对脑脊液漏的确诊尤其重要。在怀疑有脑脊液漏但头颅和脊柱 MRI 检查结果正常或不能确诊时，可进行此检查。此检查需经腰椎穿刺向椎管内注射放射性同位素 $^{111}$In-DTPA，在 24 或 48 小时内每到预先设定的时间（如 2、4 或 24 小时时）进行扫描，追踪同位素的动态流动情况。早期膀胱放射性核素聚积和大脑半球表面放射活性减低均提示存在脑脊液漏。少数情况下放射性同位素脑池造影显示硬膜旁渗出放射性同位素，直接证实了脑脊液漏的确切部位。但腰椎穿刺所致的医源性脑脊液漏是放射性同位素脑池显像的潜在并发症。

4. **CT 或 MRI 脊髓造影检查** CT 脊髓造影曾经被认为是寻找硬膜缺损所致脑脊液漏确切部位的最佳检查方法，近年研究认为使用重 $T_2$ 加权序列的非增强 MRI 脊髓造影可替代 CT 脊髓造影来检测脑脊液漏的位置。对于诊断困难的病例，还可以采用鞘内注射钆剂的数字减影 MRI 脊髓造影进行检测。

5. **腰椎穿刺** 对于疑似自发性低颅压综合征的患者，腰椎穿刺可证明低颅内压。但是对于 MRI 表现典型的病例，通常不需要腰椎穿刺。因为硬脊膜穿刺有可能进一步降低脑脊液压力使临床症状恶化。自发性低颅压综合征患者的脑脊液压力通常为 0~70mmH$_2$0，脑脊液外观清亮无色，可见中度淋巴细胞增多，可见红细胞，以及蛋白含量升高（通常高达 100mg/dl）。脑脊液中葡萄糖含量正常，脑脊液细胞学及微生物学指标正常。

**【诊断与鉴别诊断】**根据典型的体位性头痛，腰椎穿刺脑脊液压力低于 60mmH$_2$O 及影像学特征，并且无明显创伤、椎管内麻醉和脑脊髓手术史，排除其他原因后可诊断自发性低颅压综合征。Schievink 等 2011 年建议的自发性低颅压综合征的诊断标准为：体位性头痛；近期没有硬脊膜穿刺；不能归因于另一个疾病。同时至少符合下列条件之一：低颅压（≤60mmH$_2$O）；硬脊膜外血液补片治疗（epidural blood patch，EBP）后症状改善；脊髓脑脊液漏的影像学证据；头颅 MRI 低颅压改变（如脑下垂或硬脑膜增强）。需要注意的是，在大约 20% 的自发性低颅压综合征患者中，头颅 MRI 是正常的，甚至少部分患者的脑脊液压力也可以是正常的。

国际头痛疾病分类第 3 版（International Classification of Headache Disorders, 3rd edition, ICHD-3）中，自发性低颅压性头痛的诊断标准：①任何符合标准②~④的头痛；②脑脊液压力低（<60mmH$_2$O）和/或影像学检查显示脑脊液漏；③头痛的发生与脑脊液压力低或脑脊液漏存在时间相关性，或由于头痛而发现了脑脊液压力低或脑脊液漏的存在；④患者的表现不能用ICHD-3中的其他疾病来更好地解释。

体位性头痛是自发性低颅压综合征最核心的症状，但也可以见于体位性心动过速综合征或其他原发性头痛综合征。此外，自发性低颅压综合征尚需与蛛网膜下腔出血、脑膜癌、颅内感染、Chari畸形、颅内高压等相鉴别。自发性低颅压综合征可引起硬膜下血肿，需与其他原因导致的血肿相鉴别。

**【治疗与预后】**大多数自发性低颅压综合征患者经过保守治疗可以康复，10%的患者可能会复发。

1. **保守治疗** 包括去枕平卧，采取足高位的体位，同时多饮水，每天静脉滴注0.45%~0.90%的氯化钠溶液1 000~2 000ml后，症状大多可以缓解。如仍不能缓解症状，可口服止痛药或咖啡因。部分患者糖皮质激素有效，但其使用尚存在争议。

2. **硬脊膜外血液补片疗法** 保守治疗失败尤其是存在脑脊液漏的患者，该方法疗效肯定。硬脊膜外血液补片疗法是指无菌条件下在俯卧位下于数分钟内将12~20ml自体静脉血注入硬膜外腔。该疗法有盲法和靶向法，盲法是指直接将自体静脉血注入下胸椎或腰椎硬膜外腔，有效率为30%~90%。靶向法是将自体静脉血直接注入脑脊液漏部位。文献报道50%的自发性低颅压综合征患者需要经过一次以上的自体血液补片治疗，还有一些患者需要不断重复进行以获得症状的完全缓解。两次硬脊膜外补片治疗最少间隔5天，以减少并发症。硬脊膜外血液补片疗法的不良反应包括后背痛、下肢感觉异常、发热、颅腔积气、硬膜下血肿、医源性蛛网膜下腔出血等。靶向法较盲法更有效，但也会增加颈部、胸部并发症的风险。

3. **经皮纤维胶置入** 硬膜外注射纤维蛋白胶（将纤维蛋白原和凝血酶溶液注射在一起形成密封剂）已被用于硬脊膜外血液补片治疗失败且脑脊液漏位置已明确的患者，可将密封剂直接注射到脑脊液漏的位置。

4. **手术治疗** 对存在脑脊液漏而硬脊膜外血液补片疗法治疗失败的患者，可行手术治疗。尤其是由椎间盘突出、骨赘、脊髓硬膜囊肿或脑脊液静脉瘘造成的脑脊液漏的患者，手术治疗切除相应病变则可治愈自发性低颅压综合征。

**关键点**

1. 自发性低颅压综合征典型的临床表现为体位性头痛、伴或不伴呕吐、颈部僵直及疼痛。
2. 脑脊液压力低于60mmH$_2$O，蛋白和细胞数可轻度升高，糖正常，病原学检测阴性。
3. 头颅MRI检查呈低颅压改变，包括脑下垂、硬脑膜弥漫增厚强化等。
4. 脊柱MRI检查可发现脑脊液漏的存在。

（常杏芝）

## 参考文献


1. Headache Classification Committee of the International Headache Society (IHS) The International Classification of Headache Disorders. 3rd ed. Cephalalgia, 2018, 38: 1-211
2. Kelly M, Strelzik J, Langdon R, et al. Pediatric headache: overview. Curr Opin Pediatr, 2018, 30: 748-754
3. Langdon R, DiSabella MT. Pediatric Headache: An Overview. Curr Probl Pediatr Adolesc Health Care, 2017, 47: 44-65
4. Babineau SE, Green MW. Headaches in children. Continuum (MinneapMinn), 2012, 18: 853-868
5. Bonfert M, Straube A, Schroeder AS, et al. Primary headache in children and adolescents: update on pharmacotherapy of migraine and tension-type headache. Neuro pediatrics, 2013, 44: 3-19
6. Moavero R, Papetti L, BernucciMC, et al. Cyclic vomiting syndrome and benign paroxysmal torticollis are associated with a high risk of developing primary headache: A longitudinal study. Cephalalgia, 2019, 13: 333102419844542
7. Gelfand AA. Episodic syndromes of childhood associated with migraine. Curr Opin Neurol, 2018, 31: 281-285
8. Schievink WI, Dodick DW, Mokri B, et al. Diagnostic criteria for headache due to spontaneous intracranial hypotension: A perspective. Headache, 2011, 51 (9): 1442-1444
9. 李村，崔桂云．自发性低颅压综合征的诊疗进展．临床神经病学杂志，2018，31 (1): 73-75
10. Kranz PG, Malinzak MD, Amrhein TJ, et al.Update on the Diagnosis and Treatment of Spontaneous Intracranial Hypotension.Curr Pain Headache Rep, 2017, 21 (8): 37
11. Mokri B. Spontaneous Intracranial Hypotension. Continuum (MinneapMinn), 2015, 21: 1086-1108
12. Chan SM, Chodakiewitz YG, Maya MM, et al. Intracranial Hypotension and Cerebrospinal Fluid Leak. Neuroimaging Clin N Am, 2019, 29 (2): 213-226

第十六章

# 脊髓疾病

## 第一节 急性横贯性脊髓炎

急性横贯性脊髓炎(acute transverse myelitis,ATM)是一累及脊髓的获得性免疫性疾病。ATM急性起病,呈急性或亚急性病程,以双侧肢体无力(通常为双下肢)伴感觉及括约肌功能障碍为特点。ATM可作为一种独立的疾病发生,称之为特发性急性横贯性脊髓炎(idiopathic ATM),也可以是某些神经炎症性疾病或全身系统疾病中的一种表现,称之为疾病相关性ATM(disease-associated ATM),常见的疾病有急性播散性脑脊髓炎、多发硬化、视神经脊髓炎谱系疾病、系统性红斑狼疮等。不同类型ATM的临床表现、治疗及预后不同,应注意鉴别。

**【病因与发病机制】**不同种类的ATM发病的免疫机制不同,多数特发性横贯性脊髓炎发病前有前驱感染或全身性疾病史,是通过分子相似性(molecular mimicry)及超抗原(superantigen)等机制导致ATM的病理改变的。分子相似性是指多种病原含有与脊髓相似的抗原决定簇,从而导致机体产生针对脊髓的交叉免疫反应。另外,微生物的超抗原可激活大量淋巴细胞从而导致免疫介导的组织破坏。体液免疫紊乱也是ATM的发病机制之一,如在视神经脊髓炎谱系疾病和复发性TM中自身抗体在其中发挥着重要的作用。

**【组织病理】**急性期表现为脊髓节段性的单核及T淋巴细胞局灶性浸润,伴有星形胶质细胞及小胶质细胞增生。亚急性期表现为单核细胞/巨噬细胞浸润。脱髓鞘及轴索损伤的白质病变在感染后脊髓炎中非常突出。在某些病例中,亦可同时有灰质受累,提示ATM是一种累及神经元、轴突、少突胶质细胞和髓鞘的混合性炎症性疾病。可有炎症性血管炎以及继发的脊髓缺血性改变。

**【临床表现】**所有年龄均可受累,高峰发病年龄为10~19岁及30~39岁。约20%的病例小于18岁,10岁以内发病较少见,多数儿童病例大于5岁,无家族及性别倾向性。约2/3特发性ATM患者发病前有感染史。相关病原包括病毒(如单纯疱疹病毒、水痘-带状疱疹病毒、巨细胞病毒等)、细菌(如李斯特菌)及某些原虫等。ATM还可与疫苗接种有关,如狂犬病、破伤风、麻疹、乙肝疫苗等。

前驱感染与神经系统症状出现的时间间隔通常为5~10天。在出现脊髓功能的急性丧失之前常先有前驱症状,如恶心、肌痛、发热等。之后表现为急性或亚急性运动、感觉、自主神经功能障碍的症状和体征。80%患者于起病后2~10天病情达高峰(急性病例),一项涉及47例儿童急性横贯性脊髓炎的研究发现,从起病到达峰时间平均为2天。少数亚急性病例需数周才达高峰。其临床表现有后背及下肢痛、肢体瘫痪(多为双下肢,可快速进展累及双上肢)及感觉障碍(多数患者存在感觉平面)、括约肌功能障碍(排尿/便困难或不能排尿/便)等,其他表现还可有颈强直、呼吸功能障碍及性功能障碍等,有报道感觉异常、肢体瘫痪及括约肌功能障碍在儿童的发生比例分别为91%、89%和85%。疾病相关性ATM除脊髓受累的表现外,具有相应疾病的其他表现应注意鉴别,如视神经脊髓炎谱系疾病可有视神经炎表现。

神经系统查体显示脊髓运动及感觉通路受累,如下肢瘫、有时可累及上肢,瘫痪可由下运动神经元瘫痪体征逐渐变为上运动单元瘫痪特点,浅反射可消失,可查出感觉平面,平面以下痛温觉障碍。在一项70例儿童ATM的研究中,感觉平面位于上胸段为37%、下胸段为37%、颈段为14%、腰段为10%。

**【辅助检查】**

1. **脑脊液检查** 约一半患者脑脊液异常,可有淋巴细胞轻度增多及蛋白升高,感染后ATM患者可有髓鞘碱性蛋白升高、鞘内IgG合成率升高,研究发现如果出现寡克隆区带,发生多发性硬化的风险较高。

2. **神经电生理检查** 常有体感诱发电位异常。外周神经传导速度通常正常,如有视诱发电位异常应注意多发性硬化可能性。

3. **影像学检查** ATM常见的脊髓MRI表现为脊髓肿胀,纵行梭形$T_2$高信号,可有结节状、弥漫性或周边的强化。80%病例病灶为孤立性,常延伸数个脊髓节段。随疾病恢复,可有局部脊髓萎缩。另外,MRI检查还可排除其他疾病如脊髓占位性病变等。

4. **其他检查** AQP-4、MOG、ANA、ANCA、SSA、SSB等检查,以除外其他疾病导致的ATM。

**【诊断与鉴别诊断】**

1. **诊断** ATM主要依靠临床诊断。2002年横贯性脊髓炎协作组提出了ATM的诊断标准(表16-1),特发性ATM应满足所有纳入标准且不具备任何排除标准,疾病相关性ATM诊断需满足所有纳入标准且具备排除标准中的某一特异性疾病特点。图16-1显示了以脊髓症状为主要表现的疾病的诊断流程。

2. **鉴别诊断** ①是否是ATM:应与有类似临床表现的非ATM相鉴别,如吉兰-巴雷综合征(脊髓休克期要与此病鉴别,吉兰-巴雷综合征无感觉平

表 16-1 特发性横贯性脊髓炎的诊断标准

| 纳入标准 | 排除标准 |
| --- | --- |
| 1. 由于脊髓原因引起的感觉、运动及自主神经功能障碍<br>2. 症状和/或体征的双侧性（不必完全对称）明确的感觉平面<br>3. 通过影像学检查排除脊髓受压（MRI 或脊髓造影）<br>4. CSF 细胞增多/鞘内 IgG 合成率增高 /MRI 显示增强信号均提示脊髓内炎症，如起病时不符合上述炎症特点，应在起病 2~7 天内重复 MRI 或腰穿<br>5. 出现症状后 4 小时至 21 天进展至高峰（假如患者因症状从睡眠中觉醒，症状应在醒后更加加重） | 1. 在过去 10 年中有脊髓放射史<br>2. 符合脊髓前动脉血栓的明确血管分布区的功能障碍<br>3. 与脊髓动静脉畸形相符合的脊髓表面异常血管流空<br>4. 结缔组织病的血清学及临床证据（如类肉瘤病、白塞病、干燥综合征、系统性红斑狼疮、混合结缔组织病等）<br>5. 中枢神经系统梅毒、莱姆病、HIV、HTLV-1、支原体及其他病毒感染（HSV-1、HSV-2、EBV、EBV、HHV-6、肠道病毒等）的临床表现<br>6. 脑 MRI 异常提示多发性硬化<br>7. 视神经炎病史 |

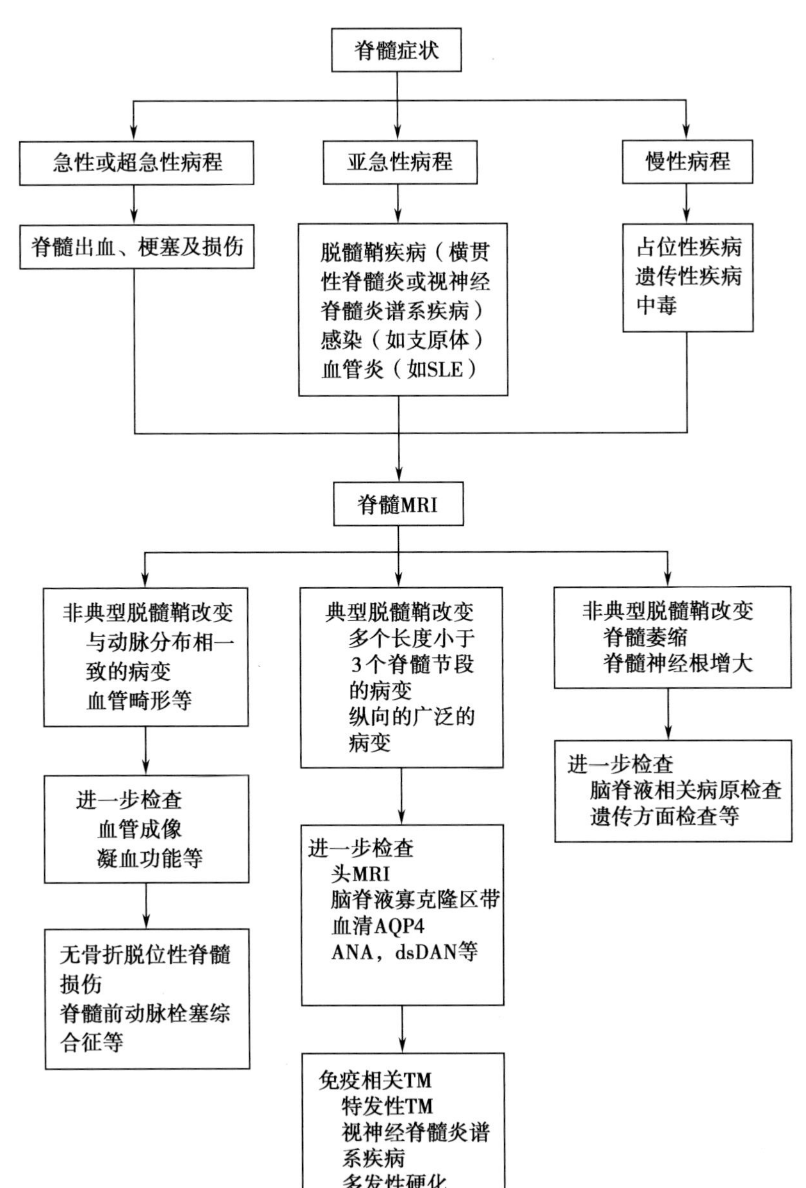


图 16-1 以脊髓症状为主要表现疾病的诊断流程图
急性或超急性病程：在数分钟或数小时病情达高峰；亚急性病程：在数天或数月内病情达高峰；慢性病程：在数月或更长时间病程达高峰

面及长时间括约肌功能障碍)、脊髓灰质炎(无感觉平面、下运动单元病变特点)、视神经脊髓炎谱系疾病/多发性硬化(有视神经炎表现、脑内病灶、时空多发性)、脊髓占位压迫(起病多隐匿、症状不对称、MRI检查见到占位性病变)、脊髓动静脉畸形、出血、缺血、无骨折脱位型脊髓损伤(外伤史、起病急骤、脊髓血管造影异常)及放射性脊髓病(脊髓放射病史);②明确ATM后,应确定为特发性或疾病相关性。

**【治疗】**虽然目前缺乏大规模前瞻性对照研究,但对于特发性ATM静脉应用糖皮质激素是目前比较认可的标准治疗和一线治疗,亦有研究证实应用糖皮质激素可缩短病程、改善预后。目前无统一的用药方法,可甲基泼尼松龙15~30mg/kg(最大量<1g),应用3~5天,继之口服减量2~3周停用。本中心采用甲泼尼龙冲击1~3疗程[甲泼尼龙15~30mg/(kg·d),连用3天,口服泼尼松1.5~2mg/(kg·d),连用4天为1个疗程],冲击结束后,口服醋酸泼尼松,总疗程1~3个月。大剂量丙种球蛋白、血浆置换、环磷酰胺、硫唑嘌呤、甲氨蝶呤、霉酚酸酯等免疫治疗也有一定疗效。

ATM患者还需要长期支持治疗,如肢体康复训练、抗痉挛药物降低肌张力(如巴氯芬、苯二氮䓬类、箭毒碱注射)、膀胱及直肠功能锻炼及护理等。

**【预后】**多数患者为单相性病程,不再复发。研究发现约1/4的特发性ATM出现复发,而在疾病相关性ATM中复发率高达70%。ATM预后在不同患者间差异较大,约44%预后较好,完全无后遗症或仅有轻度感觉异常或锥体束征;可独立行走但存在痉挛性步态、感觉障碍或括约肌功能异常者约占33%;存在严重后遗症,不能独立行走者占23%。ATM病程中经达峰及平台期后神经系统的症状恢复多开始于病后1月内,恢复过程可持续半年。与预后不良相关的因素包括:①年龄小;②症状24小时内达高峰;③背痛作为首发症状;④完全性截瘫;⑤锥体束征持续阴性;⑥感觉平面达颈段皮节。与预后良好相关的因素包括:①平台期小于8天;②锥体束征阳性;③病程1个月内可独走。

**关键点**

1. ATM是一种累及脊髓的获得性炎症性疾病,表现为急性或亚急性病程,主要临床表现包括肢体无力、感觉障碍和括约肌功能障碍。
2. ATM根据病因不同分为特发性和疾病相关性,两者在临床表现、病因、治疗及预后方面均有较大不同,故在诊断特发性ATM时应注意鉴别。
3. 大剂量糖皮质激素的冲击治疗对于特发性ATM有较好的疗效。

(季涛云)

## 第二节 无骨折脱位型脊髓损伤

无骨折脱位型脊髓损伤又称为无放射影像异常的脊髓损伤(spinal cord injuries without radiologic abnormality,SCIWORA),于1982年由Pang和Wilberger首次定义,是指因外力的作用造成了脊髓损伤,而无影像学检查可见的脊柱骨折脱位等表现。在临床工作中,因交通事故、坠楼等造成的脊髓病变易于诊断,但在轻微外伤如跳舞时做下腰动作、摔倒的病例中,常常被忽视而错过最佳的治疗时机。儿童的脊髓损伤的发生率较成人低,在脊髓损伤的病例中儿童脊髓损伤仅占2%~5%,但SCIWORA在儿童外伤性脊髓疾病中占30%~40%。

**【病因与发病机制】**儿童易发生SCIWORA与其自身的生理特点密切相关:①儿童椎间盘含水量较成人高,可以纵向过伸而不断裂;②韧带和关节囊较成人弹性大,承受较大的拉伸而不撕裂;③颈背部肌肉力量相对弱,在伸展或屈曲的外力作用下易发生较大范围的晃动;④儿童脊柱的骨骼发育与成人相比尚不完善,关节面浅且几乎成水平位,很容易在屈曲、伸展和平移过程中发生滑脱从而损伤脊髓,而10岁以下儿童的钩突尚未形成,不能有效的限制椎体侧方和旋转运动。由于儿童存在上述特点,使得其在遭受外伤(多数为轻伤)后,一个或多个脊椎节段瞬间移位,而损伤脊髓,亦可同时损伤脊髓血管(如脊髓前动脉、脊髓后动脉等),其损伤程度与瞬间移位程度有关。北京大学第一医院儿科曾总结收治7例发生SCIWORA的患儿特点,均为10岁以下的儿童,均为轻微的外力(2例跳舞时做下腰动作,1例牵拉时臀部着地,1例臀部受打击,1例头手倒立摔倒,1例后空翻,1例走路时跌倒)所致。

**【临床表现】**10岁以下儿童多见,在明确外伤史后出现脊髓损伤症状(瘫痪、感觉障碍、二便潴留等),与免疫相关的急性脊髓炎相比其病情进展迅速,多在数十分钟内达高峰。北京大学第一医院儿科总结的7例患儿均为急骤起病,在外伤后60分钟内达到病情的高峰,表现为截瘫、感觉障碍及二便潴留。对于可疑损伤到脊柱的患儿要密切观察以下表现：肢体麻痹、末梢感觉异常和肢体电击样感觉。若出现上述症状，应怀疑脊髓损害的可能，进一步行脊髓 MRI 检查，以早期诊断和处理，避免出现更严重的后果。病初因处于脊髓休克期表现为双下肢无力，肌张力减低，腱反射消失，随着病程延长出现上运动神经元受累的体征，表现为肌张力增高，腱反射亢进，病理征(+)，但部分患儿始终表现为双下肢软瘫，提示可能与脊髓的缺血坏死损伤前角细胞有关。

**【辅助检查】**脊髓 MRI 是最为重要的辅助检查，SCIWORA 脊髓 MRI 有以下特点：①SCIWORA 早期脊髓 MRI 表现与急性横贯性脊髓炎类似，$T_1$WI 为低信号，$T_2$WI 为高信号；②SCIWORA 晚期脊髓 MRI 表现损伤段脊髓变细，相当于椎管前后径的 1/3，$T_1$ 加权相为低信号，$T_2$ 加权相为高信号。

**【诊断与鉴别诊断】**SCIWORA 多有明确的外伤史，起病急骤，无脊柱骨折、脱位等表现，但是此病缺乏特异性检查指标，特别是轻微外伤的患者容易误诊。要与以下疾病进行鉴别。

1. **急性横贯性脊髓炎(ATM)** ATM 的临床表现和辅助检查与 SCIWORA 类似，容易误诊，与 SCIWORA 比较，ATM 无明确外伤病史，进展较 SCIWORA 慢，80% 在 3~10 天达高峰，少数超急性病例在 4 小时后达高峰。

2. **脊髓血管病变** 无骨折脱位型脊髓损伤起病急，进展快要注意与脊髓血管病变相鉴别：①短暂性缺血发作：此病起病突然，但持续时间短暂，多在 24 小时内完全恢复；②脊髓前动脉栓塞综合征：脊髓前动脉供应脊髓前 2/3 的部位，当脊髓前动脉栓塞时表现为无力及浅感觉的丧失，深感觉存在；③脊髓后动脉栓塞综合征：脊髓后动脉供应脊髓后 1/3 的部位，脊髓后动脉有两条，侧支循环好，脊髓后动脉栓塞发生率极少，且发生时症状轻、恢复快，表现为深感觉异常。

3. **下运动单位疾病** SCIWORA 患儿双下肢无力，肌张力低，腱反射消失，病理征阴性，要与下运动单位疾病相鉴别。下运动单位病变一般没有二便潴留及感觉平面，脊髓 MRI 无异常。

**【治疗与预后】**建议早期超大剂量应用甲泼尼龙，在发病后 3 小时内给予 30mg/kg，15 分钟内输完，停 45 分钟后予 5.4mg/(kg·h)，持续 23 小时；若在发病后 3~8 小时内应用，则给予 30mg/kg，15 分钟内输完，停 45 分钟后予 5.4mg/(kg·h)，持续 47 小时。可减缓或中止脊髓损伤后的继发性损伤，改善其功能恢复。发病 8 小时后再应用皮质激素无明显效果，此时再给予大剂量甲泼尼松龙可能会抑制炎症反应，但是也有可能降低轴突的再生能力。临床实际工作中很难在 8 小时之内诊断轻微外伤所致的 SCIWORA。SCIWORA 患儿应制动，但制动时间仍有争议，目前推荐时间为 12 周。由于难以把握治疗时机，SCIWORA 预后欠佳。

**关键点**

1. 好发于 10 岁以下儿童。
2. 与急性横贯性脊髓炎相比，多有明确的外伤史，起病急骤，病情进展迅速。
3. 在发病 8 小时内超大剂量应用甲泼尼龙可能有效。

(季涛云)

## 第三节 脊髓血管病

脊髓血管病(vascular diseases of spinal cord)是由供应脊髓的血管阻塞、破裂或畸形引起脊髓功能障碍的一组疾病。脊髓血液供应主要有三个来源：①脊髓前动脉：发自两侧椎动脉的颅内部分，于延髓腹侧合为一支，沿脊髓前正中裂下行，供应脊髓全长，每厘米长分出 3~4 支沟连合动脉，供应脊髓横断面前 2/3 区域，包括中央灰质、前索、侧索及皮质脊髓束。沟动脉系终末支，易发生缺血性病变导致脊髓前动脉综合征。②脊髓后动脉：左右各一支，分别发自同侧椎动脉的颅内部分，沿后外侧沟下行，供应脊髓横断面的后 1/3 区域，包括脊髓后索。脊髓后动脉略呈网状，分支间吻合较好，很少发生供血障碍。③根动脉：除脊髓前后动脉外，颈髓还接受来自椎动脉及甲状腺下动脉分支的供应，胸、腰、骶髓还分别接受来自肋间动脉、腰动脉、髂腰动脉和骶外动脉等分支供应。这些分支沿脊神经根进入椎管，称为根动脉，进入椎间孔后分为前后两支，即根前动脉与根后动脉，分别与脊髓前动脉和脊髓后动脉吻合，形成围绕脊髓的冠状动脉环，分出小分支供应脊髓表面结构，发出小穿通支进入脊髓，供应脊髓实质的外周部。由于根动脉补充供血，使脊髓动脉血流十分丰富，不易发生缺血。脊髓前动脉与根前动脉主要供应脊髓前角、中央管周围、灰质后角前半部及前索、前连合、侧索深部；脊髓后动脉、后根动脉及动脉冠主要供应后角表浅部分、后索、侧索表浅部。脊髓体积较小，侧支循环丰富，且脊髓对于缺血缺氧的耐受性强于脑组织，故脊髓血管病的发病率远低于脑血管病，但因脊髓内部结构紧密，较小的血管损害就可以出现明显的症状。根据发病原因，脊髓血管病主要分为缺血性、出血性及血管畸形三大类。

## 一、缺血性脊髓血管病

由于营养脊髓的血管出现闭塞或血流减少而引起的灌流区域内的脊髓缺血，导致脊髓功能障碍。脊髓血液供应丰富，缺血十分少见，其发病率仅为所有神经系统血管病的1%~2%，为所有急性脊髓病的5%~8%。此病起病急、进展快，首发症状通常为头颈部剧烈疼痛。任何年龄段均可发病，60%以上的缺血性脊髓病发生在胸腰段。

**【病因与发病机制】**脊髓缺血的病因包括动脉粥样硬化、全身性低血压、感染、血管炎、主动脉夹层、减压病、高凝状态、心脏停搏、脊髓静脉病变等。医源性原因包括主动脉手术、开放性裂孔疝修补术、腰交感神经切除术、肾切除术、脾切除术、开胸手术、肾上腺切除术等胸腹部外科手术，以及硬膜外麻醉，肋间神经阻滞和腹腔神经丛阻滞等。目前认为动脉粥样硬化与主动脉手术是缺血性脊髓血管病最常见的原因。有文献报道，4%~33%接受主动脉手术的患者发生脊髓缺血，20%~40%的脊髓梗死原因不明。脊髓静脉梗死少见，多发生于败血症、恶性肿瘤或脊髓血管畸形。

脊髓缺血导致急性脊髓功能障碍，其临床症状主要取决于受累血管的供血范围。脊髓前动脉梗死会导致四肢瘫痪或截瘫，浅感觉缺失，深感觉保留，膀胱功能丧失；脊髓后动脉综合征则会有本体感觉和振动觉缺失等。

**【病理】**脊髓对缺血有较好的耐受性，轻度或间歇性缺血不会造成脊髓明显损害，完全缺血15分钟以上可导致脊髓不可逆损伤。脊髓缺血可导致神经细胞变性、坏死、灰白质软化，血管周围淋巴细胞浸润，晚期血栓机化，被纤维组织取代，血管再生。

**【临床表现】**缺血性脊髓血管病可分为脊髓短暂性缺血发作（spinal transient ischemic attacks，TIA）和脊髓梗死（spinal infarction）。

1. **脊髓短暂性缺血发作** 突然发病，持续时间短（通常<24小时），多能完全恢复。典型临床表现为间歇性跛行和下肢远端发作性无力，休息或使用血管扩张剂可缓解，可反复发生，间歇期无症状。

2. **脊髓梗死** 卒中样起病，脊髓症状常在数分钟至数小时内达到高峰。表现为突发的疼痛、无力。59%的患者有颈、背疼痛，48%的患者在背部、颈部、上肢活动后或屏气后马上出现，类似于心绞痛或心肌梗死症状。根据发生闭塞的供血动脉不同，脊髓梗死主要分为以下几型：

（1）脊髓前动脉综合征（anterior spinal artery syndrome）：又称脊髓前2/3综合征，是脊髓梗死中最常见的类型，以中胸段或下胸段多见，首发症状多为病损水平相应部位突发根痛或弥漫性疼痛。起病时表现为弛缓性瘫，脊髓休克期后转变为痉挛性瘫。通常不累及后索，因而出现传导束型分离性感觉障碍，表现为痛温觉缺失而深感觉保留。脊髓休克早期多有尿便潴留，之后直肠括约肌功能逐渐恢复，很少出现大便失禁，尿失禁在后期较为常见。

（2）脊髓后动脉综合征（posterior spinal artery syndrome）：脊髓后动脉有良好的侧支循环，对血管闭塞耐受性好，故此型少见。主要表现为急性根痛，病变水平以下深感觉缺失及感觉性共济失调，腱反射消失，痛温觉和肌力保留，膀胱、直肠括约肌功能不受影响。

（3）沟（中央）动脉综合征[sulcal（central）artery syndrome]：病变同侧瘫痪，对侧温度觉丧失或痛觉过敏，震动觉不丧失或轻微减低。本体感觉不受累。

**【辅助检查】**

1. **脊髓MRI检查** 为首选检查，可显示病变部位，但MRI出现异常需要一定的时间窗，文献报道最早可于发病后4小时出现MRI信号异常。信号异常的部位与受累脊髓血管的供应区相一致，如脊髓前动脉综合征，在脊髓前2/3区域出现信号异常，梗死主要发生在脊髓前角及其周围，$T_2$像可见典型的“猫头鹰眼”或“蛇眼”征（图16-2）。急性期可见脊髓增粗、肿胀，$T_1$像呈低信号，$T_2$像呈高信号，DWI像呈高信号，急性期加强MRI扫描无明显强化。病程后期可见脊髓萎缩。

2. **脊髓CT** CT对脊髓缺血性损伤不敏感。当患者体征不稳定或由于其他原因无法进行MRI检查时，可先行CT检查除外硬膜外血肿等占位性病变。

3. **脑脊液检查** 脑脊液压力正常，椎管通畅，偶见蛋白、细胞数稍高。

**【诊断与鉴别诊断】**缺血性脊髓血管病的诊断主要依赖于临床症状及MRI特异性表现。由于此病较为少见，很容易被误诊，应注意与以下疾病进行鉴别：

1. **导致间歇性跛行的其他疾病** ①血管性间歇性跛行：表现为下肢间歇性疼痛、乏力、苍白、皮肤温度降低、足背动脉搏动减弱或消失，超声多普勒检查有助于诊断和鉴别诊断。②马尾性间歇性跛行：主要表现为腰骶区疼痛，行走后症状加重，休息可缓解；腰前屈时症状减轻，后仰时加重，感觉症状较运动症状重。

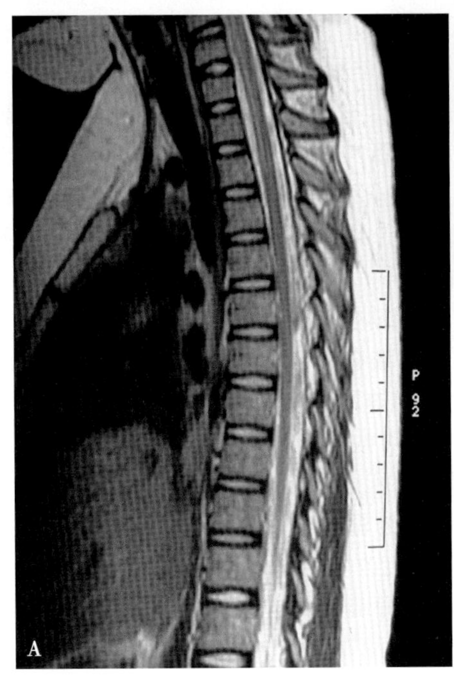
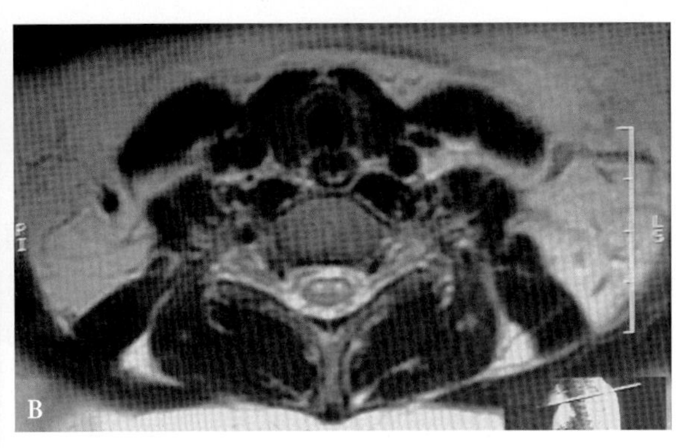

图 16-2　脊髓前动脉综合征脊髓 MRI
A. 脊髓矢状位，$T_2$ 像 $C_4$~$T_2$ 水平高信号；B. 脊髓轴位，双侧前角细胞为中心的 $T_2$ 高信号，即"猫头鹰眼"征

2. **急性脊髓炎**　起病前常有感染或疫苗接种史，主要表现为脊髓横贯性损害，一般无急性疼痛等首发症状、无分离性感觉障碍，起病稍缓，糖皮质激素有效，预后相对较好。MRI 有助于鉴别诊断。

3. **脊髓亚急性联合变性**　由维生素 $B_{12}$ 缺乏引起的脊髓后索、侧索变性，好发于胸段脊髓。起病缓慢，常与恶性贫血并发，可表现为感觉性共济失调、下肢无力、步态不稳、腱反射亢进等。MRI 可资鉴别。

**【治疗与预后】**缺血性脊髓血管病的治疗原则与缺血性脑血管病相似。该病预后与受累区域及开始治疗的时机相关，严重者可呈进行性截瘫，近半数患者可在疾病后期得到一定程度的恢复。

1. **对症支持治疗**　甘露醇等减轻脊髓水肿；疼痛明显者可给予镇静止痛药；加强护理，尽量避免褥疮和尿道感染等。

2. **病因治疗**　积极排查导致脊髓缺血梗死的原因，针对病因制订治疗方案。例如，低血压者应及时纠正血压、改善循环；胸段血管内主动脉修补术，可能合并缺血性脊髓血管病，其预防与治疗包括提高血压，扩容、血管加压药，腰穿引流降低椎管内压等。高凝状态时给予阿司匹林、双嘧达莫合用，或单用氯吡格雷抗栓与预防治疗，可应用血管扩张药及促进神经功能恢复的药物。溶栓治疗药物阿替普酶为组织型纤维蛋白溶解酶激活因子，属经验性治疗，窗口期 4.5 小时。急性期不推荐糖皮质激素。

3. **提高脊髓灌注压力**　国外文献指出，通过升高血压和降低脑脊液压力（通过脑脊液引流将颅内压降低至 8~12mmHg）可改善脊髓灌注，从而起到缓解或改善临床症状的作用。除非有明显禁忌证，此方法可作为试验性治疗。

4. **康复训练**　病变较轻者经过治疗可完全恢复，重者遗留不同程度的神经功能障碍。故急性期后应尽早进行康复训练，改善功能。

预后取决于病初神经功能缺陷的程度，尤其是运动功能。预后不良的因素包括高龄、病初 24 小时内病情无好转、累及圆锥。11%~46% 的患者可恢复行走能力，死亡率 9%~20%。

**关键点**

1. 起病急、进展快，首发症状多为病变相应部位的剧烈疼痛。
2. 临床症状由发生闭塞动脉的供血范围所决定。
3. 临床常常误诊为脊髓炎，可通过有无急性疼痛、有无分离性感觉障碍等临床症状及脊髓 MRI 的改变相鉴别。
4. 及时开展对因治疗，增加脊髓灌注可缓解或减轻临床症状，后期积极开展康复训练，改善预后。

## 二、脊髓出血性疾病

本病较为罕见。与颅内出血类似，根据出血部位可分为硬膜外出血（epidural hematomas，EDH）、硬膜下出血(subdural hematomas,SDH)、髓内出血和脊髓蛛网膜下腔出血(subarachnoid hemorrhage,SAH)。其中,脊髓蛛网膜下腔出血是较为常见的脊髓出血部位。约 1/3 的脊髓出血为原发性,此外,凝血功能障碍和血管畸形是本病的主要原因。

**【病因与发病机制】**脊髓出血性疾病的病因包括创伤、抗凝治疗、遗传性或获得性出血性疾病、脊髓血管畸形、原发性脊髓肿瘤(成血管细胞瘤、脊髓转移瘤)等,其他尚包括自发出血或原因不清。

脊髓蛛网膜下腔出血少见,不到整个蛛网膜下腔出血的 1%,每年发病率约为 6/100 000。脊髓蛛网膜下腔出血为脊髓最为常见的出血部位,约 85% 与颅内动脉瘤破裂相关,原发性脊髓蛛网膜下腔出血占 1%,病因包括创伤、脊髓动静脉畸形、脊髓动静脉瘘、肿瘤、感染及抗凝治疗等。

脊髓硬膜外出血为第二常见的脊髓出血部位,发病率约为 0.1/100 000,是硬膜下出血的 4 倍。脊髓硬膜外出血通常由硬膜外静脉丛出血导致,可能由于轻微创伤、凝血障碍及腰椎间盘突出等引起。

脊髓硬膜下出血更为少见,在已报道的病例中,约 2/3 为医源性因素引起,如腰椎穿刺、硬膜外麻醉等,其他原因包括创伤、凝血功能障碍、肿瘤、动静脉畸形、自发性出血等。

髓内出血是最少见的类型,可由凝血功能障碍、创伤、血管畸形和肿瘤等引起。血液倾向于在出血部位纵向扩散,对灰质的影响大于白质。

**【病理】**脊髓内出血可侵犯多个节段,中央灰质多受累;脊髓外出血形成血肿或破入蛛网膜下腔,引起组织水肿、淤血及继发神经变性。

**【临床表现】**出血性脊髓血管病均为急性起病,突然出现剧烈的刀割样的背部疼痛,常有截瘫、尿便功能障碍、病变水平以下感觉缺失等急性横贯性脊髓损伤的表现。不同出血部位,其临床表现有所差异。

1. **脊髓蛛网膜下腔出血** 表现为急性背部疼痛、神经根痛,可有类似于脑膜炎的症状、体征,如突然头痛、颈抵抗、意识改变、惊厥,有时被误诊为脑出血。病情严重者可有感觉丧失、截瘫、大小便功能障碍等症状。

2. **脊髓硬膜外出血** 可表现为急性背部疼痛或神经根痛,临床症状类似于急性椎间盘突出症,随后呈进行性神经功能异常,包括进行性下肢轻瘫、感觉丧失、括约肌功能障碍等,神经系统受累进展快。

3. **硬膜下出血** 表现为急性颈或背部疼痛,可能出现神经根病。其他症状与脊髓蛛网膜下腔出血类似,可伴有头痛、脑膜刺激征、感觉缺失、截瘫等。

4. **髓内出血** 极为少见,常见部位为颈髓和腰髓,其特点为急性剧烈背痛,数分钟或数小时内迅速出现病变水平以下的运动障碍、感觉障碍及括约肌功能障碍。

**【辅助检查】**

1. **脑脊液检查** 椎管内出血脑脊液压力可增高,脊髓蛛网膜下腔出血可见均匀血性脑脊液。血肿形成可致椎管内不同程度的阻塞,可见脑脊液蛋白增高、压力降低。

2. **脊髓 CT 检查** 对脊髓出血敏感,出血部位呈高密度改变。

3. **脊髓 MRI 检查** 出血在 MRI 上的表现随出血时间而不同,超急性期 $T_1$ 表现为略低信号,$T_2$ 呈现高信号。急性期 $T_1$ 常表现为略低信号或等信号,亚急性期 $T_1$ 呈高信号;急性期或亚急性早期 $T_2$ 呈低信号。慢性期血肿处 $T_1$ 为低信号,$T_2$ 为高信号,周围的含铁血黄素在 $T_2$ 为低信号环,在 $T_1$ 为等信号或略高信号。

**【诊断与鉴别诊断】**根据患者的临床表现,结合影像学及脑脊液检查结果可给予临床诊断。本病需与缺血性脊髓血管病、肿瘤、急性脊髓炎等疾病相鉴别。

**【治疗与预后】**

1. **保守治疗** 绝对卧床休息 4~6 周,对症支持治疗,密切观察生命体征,必要时使用人工呼吸器以保证氧的供给。应用脱水剂、止血剂、肾上腺皮质激素等药物,以清除病灶周围的水肿,维持受损血管的完整性等。

2. **病因治疗** 防止出血复发,治疗导致出血的血管畸形,及时纠正凝血功能紊乱,如应用维生素 K、新鲜冰冻血浆、凝血酶原复合物等。肝素诱发的出血应用硫酸鱼精蛋白,血小板减少导致出血输注血小板,凝血因子缺乏者如血友病 A、B,应用特殊的凝血因子或新鲜冰冻血浆。

3. **外科手术** 硬膜下、硬膜外出血,常常需要手术。即刻手术止血,椎板减压术或血肿清除术,及时解除对脊髓的压迫。有轻微症状时马上手术减压,有可能完全恢复。符合以下情况的硬膜外出血可采取保守治疗:诊断时症状好转,或出血纵向扩展,未形成压迫性血肿。

预后差,常继发膀胱、直肠功能异常,痉挛性瘫痪,慢性疼痛,甚至死亡。

**关键点**

1. 脊髓出血性疾病以急性背部疼痛，快速进展的脊髓受累的症状、体征为主要表现，依出血部位不同，临床表现有所差异。
2. 脑脊液和影像学检查常可见出血征象。
3. 有脊髓压迫症状的出血性病变，应紧急外科手术，及时解除血肿对脊髓的压迫。

## 三、脊髓血管畸形

脊髓血管畸形临床上少见，其分类方法有多种，主要包括：①动静脉畸形（arteriovenous malformation，AVM），即动脉与静脉之间存在异常血管团；②动静脉瘘（arteriovenous fistula，AVF），即动脉与静脉之间形成直接交通；③由薄壁血管组成的海绵状血管瘤（cavernous angiomas）。脊髓血管畸形一般不影响患者的生命，但严重影响其生活质量。

**【病因与发病机制】**脊髓血管畸形原因尚未明确，大部分是由先天性血管发育异常所致，而部分复杂的脊髓血管畸形可能与某些基因突变相关。畸形的血管引起脊髓血流动力学改变，导致脊髓损伤。

通常神经系统症状是由畸形血管压迫脊髓或破裂出血而引起，其机制主要有以下几方面：①出血：畸形血管破裂出血或形成血肿压迫脊髓，可出现脊髓功能障碍和/或局部神经根刺激症状；②动脉窃流：脊髓血供可因动静脉短路窃流，从而造成脊髓灌注减少，引起进行性脊髓功能障碍；③占位效应：部分血管畸形团较大，可对脊髓造成直接压迫，从而引起临床症状。

**【临床表现】**

1. **脊髓动静脉畸形**（spinal arteriovenous malformation，SAVM） 发病率仅为脑动静脉畸形的1/10，好发于儿童和青壮年，约2/3的髓内动静脉畸形患者年龄<25岁。脊髓动静脉畸形可出现于脊髓的各个节段，其分布比例未见报道。患者的临床表现主要为慢性缺血与急性出血所致的神经功能障碍：①慢性缺血导致的神经功能障碍：大多数髓内动静脉畸形导致脊髓神经功能障碍，表现为肢体无力、跛行、肌肉萎缩，伴有感觉减退、大小便功能异常等。这些症状与脊髓“盗血”有关，约15%~20%患者可出现神经根痛症状。②出血：较为少见，主要与静脉回流不畅及伴有动脉瘤有关。临床症状常由髓内或蛛网膜下腔出血、静脉瘀血导致，少见的原因是压迫或盗血所致。

2. **髓周动静脉瘘**（perimedullary arteriovenous fistula，PMAVF） 导致静脉淤血，脊髓水肿，但很少出现脊髓出血。多见于脊髓圆锥，但其他部位也可发生，颈髓下部和胸髓上部少见。本病多见于年轻患者，可突然起病，也可渐进性起病，大多数情况下在半年之内逐渐加重。主要表现为肢体活动障碍、感觉减退，有时累及大小便功能，也可能导致突发截瘫。

3. **脊髓海绵状血管瘤**（spinal cavernous angiomas） 仅占所有中枢神经系统海绵状血管瘤的3%~5%，儿童中本病极为罕见，以胸、腰段脊髓多见。儿童脊髓海绵状血管瘤以男孩多见，出现临床症状的平均年龄为13岁，可因出血或肿块压迫脊髓，产生横贯性脊髓损伤的症状、体征。大多数患者临床症状进行性恶化，可能由于胶质增生、微血栓、微循环改变、海绵状血管瘤反复少量出血所致。

4. **Cobb综合征** 是脊髓血管畸形的一个特殊类型，以同一椎体节段的皮肤、骨骼、脊髓血管畸形为特点，颈段与上胸段好发。Cobb综合征少见，好发于儿童、青少年，临床可表现为进行性脊髓病，或病变脊髓平面突发的后背疼痛，伴有皮肤麻木、下肢肌力下降或大小便功能障碍。查体可见与病变脊髓节段一致的皮肤或皮下组织血管瘤，可以从后背延伸到腹侧。

**【辅助检查】**

1. **脑脊液检查** 脊髓血管畸形的脑脊液检查一般无异常；当伴有出血时，脑脊液可为血性。

2. **脊髓CT检查** 对本病诊断意义不大，CT骨窗像有助于判断病变是否累及椎管或椎体。CTA可看到扩张的引流静脉和脊髓血管畸形。

3. **脊髓MRI检查** 是诊断脊髓血管畸形的主要手段之一，可见呈流空效应的团状或蚯蚓状畸形血管影，可同时发现合并出血、继发血栓形成、脊髓空洞或脊髓萎缩等。在Cobb综合征，$T_2$像与加强MRI可见脊髓内、蛛网膜下腔、硬膜外异常血管丛和扩张的血管影，骨骼、肌肉、皮肤可受累。

4. **脊髓数字减影血管造影**（DSA） 是诊断脊髓血管畸形的“金标准”。有助于判断畸形的血管构成、动-静脉直接交通、畸形血管团、静脉引流等。

5. **基因检测** *RASA-1*、*PTEN*等基因突变，与神经皮肤血管瘤病相关。

**【诊断】**DSA是诊断的“金标准”，临床表现和其他辅助检查结果有助于明确诊断、及时发现继发病变。

**【治疗】**脊髓血管畸形是一种少见病，早期诊断和治疗对于提高疗效、改善患者的预后至关重要，目前大部分脊髓血管畸形可通过手术和/或介入栓塞进行根治，栓塞AVF需肝素化，避免血栓形成。基本的治疗原则为在不损伤供血动脉和引流静脉的前提下，去除或封闭瘘口及畸形血管团。Cobb综合征病变范围广泛且易复发，大多只能保守治疗，少数患者栓塞与手术治疗相结合取得了成功。

**关键点**

1. 脊髓血管畸形起病急缓不等，以脊髓病变的症状、体征为主要临床表现。
2. 脊髓血管畸形的发病机制主要包括出血、动脉窃流、占位效应。
3. DSA是诊断的"金标准"。
4. 栓塞和手术是主要的治疗方法。

（包新华）

## 参考文献


1. Pidcock FS, Krishnan C, Crawford TO, et al. Acute transverse myelitis in childhood: center-based analysis of 47 cases. Neurology, 2007, 68: 1474
2. Chen L, Li J, Guo Z, et al. Prognostic indicators of acute transverse myelitis in 39 children. Pediatr Neurol, 2013, 49: 397-400
3. Carroll T, Smith CD, Liu X, et al.Spinal cord injuries without radiologic abnormality in children: A systematic review.SpinalCord, 2015, 53 (12): 842-848
4. Knox J. Epidemiology of spinal cord injury without radiographic abnormality in children: a nation wide perspective. J Child Orthop, 2016, 10 (3): 255-260
5. Atesok K, Tanaka N, O'Brien A, et al. Post traumatic spinal cord injury without radiographic abnormality. Adv Orthop, 2018.
6. Rubin MN, Rabinstein AA. Vascular diseases of the spinal cord. Neurol Clin, 2013, 31 (1): 153-181
7. Vuong SM, Jeong WJ, Morales H, et al. Vascular Diseases of the Spinal Cord: Infarction, Hemorrhage, and Venous Congestive Myelopathy. Semin Ultrasound CT MR, 2016, 37 (5): 466-481
8. Moftakhar P, Hetts S W, Ko NU. Vascular myelopathies. Semin Neurol, 2012, 32 (2): 146-153
9. Heldner MR, Arnold M, Nedeltchev K. Vascular Diseases of the Spinal Cord: A Review.Curr Treat Options Neurol, 2012, 14: 509-520

第十七章

# 前角细胞疾病

## 第一节 前角细胞疾病概述

人体的运动系统主要由下运动神经元以上水平、下运动神经元、外周神经、神经肌肉接头，以及肌肉等部分组成。下运动神经元以上水平即运动系统的中枢部分，包括由皮质脊髓束和皮质延髓束构成的锥体束、基底节、小脑，对下运动神经元有影响的其他下行纤维还包括红核脊髓束、网状脊髓束、前庭脊髓束，有时将其统称为延髓束。人类神经系统中控制肌肉运动和肌张力的体系非常复杂，运动系统中的各种纤维随着年龄的增长逐渐髓鞘化，大约在出生后2岁基本完成。延髓束在妊娠晚期髓鞘化即已完成，因此延髓束在早产儿和足月新生儿的肌肉运动和肌张力的控制上起重要作用。

运动系统的周围部分由脑干内运动性脑神经核团、脊髓内的运动性前角细胞、脊神经前根、周围神经、神经肌肉接头和肌肉所组成。脑干内脑神经核团的神经元和脊髓内的前角细胞即下运动神经元。运动单位（motor unit，MU）是指下运动神经元、外周神经（或脑神经）、神经肌肉接头和受神经支配的肌纤维，是肌肉收缩的基本单位。运动单位所支配的肌纤维数目差异很大，一个下运动神经元支配的肌纤维数目越少，该肌肉的灵活性越高。在肌肉完成特别灵敏的精细运动时，需要很多前角细胞参与支配，它们每一个细胞仅仅支配少数（3~20）肌纤维（小的运动单位）。相反，当大块肌肉例如臀肌完成较简单的动作时，相对较少的前角细胞却支配很多（100~500个）肌纤维（大的运动单位）。运动单位病是指运动单位通路上的各个部位所发生的病变，当神经源性损害时，病变的神经元功能丧失，其周围正常神经元的神经纤维以芽生的方式支配病变神经元所支配的肌纤维，因此使运动单位的范围扩大；肌源性损害时，由于一个运动单位中肌纤维本身的病变，行使正常功能的肌纤维数目减少，因此运动单位范围减小。

运动单位病又称为神经肌肉病，是儿童神经系统疾病中非常重要的一部分，常见于儿童，病因和临床表现均较复杂，可为遗传性或非遗传性、先天性或获得性、急性或慢性、进行性或静止性等。患儿常因运动发育落后、步态异常、肌无力就诊，肌无力是指主动和自发地活动肌肉以对抗阻力的能力下降。不同年龄，肌无力所表现出的症状不同，如新生儿及小婴儿表现为松软儿，哭声低弱，喂养困难，不能蹬被、吃手，运动发育里程碑落后，反复呼吸暂停、呼吸困难、呼吸道感染等。此外，常伴有关节畸形，这是因为宫内肌肉失神经支配或肌群萎缩所致。宫内发育中肋间肌无力可使肋骨菲薄并放射状排列，可引起先天性漏斗胸。儿童期则表现为步态异常、跑跳差、蹲起费力、活动耐力差等。

如何进行准确的定位诊断和定性诊断，这就需要我们详细询问病史和仔细的神经系统查体，包括起病年龄，起病方式，急性、亚急性还是慢性，伴随症状中是否存在发热、惊厥、头痛、颈背部疼痛、饮食/运动诱因、毒物药物接触史等，查体需要根据肌无力部位、肌张力、腱反射等，结合血清肌酸激酶、电生理及病理等辅助检查判断是上运动神经元无力还是下运动神经元无力。

运动神经元病是一组主要影响脊髓与脑干运动神经细胞和/或锥体束的疾病。按照病变部位的不同，运动神经元病大致可分为以下几类：①下运动神经元受累的疾病，包括脊髓性肌萎缩症（spinal muscular atrophy，SMA）、进行性延髓麻痹与肯尼迪病（Kennedy disease）。脊髓性肌萎缩症主要影响脊髓的前角运动神经元，进行性延髓麻痹主要影响脑干的运动神经核，而肯尼迪病则同时累及脊髓前角与脑干的运动神经核，又称脊延髓肌萎缩症（spinobulbar muscular atrophy，SBMA）。②上运动神经元受累的疾病，包括原发性侧索硬化与遗传性痉挛性截瘫，两者均主要影响锥体束。③上下运动神经元均受累的疾病为肌萎缩侧索硬化（amyotrophic lateral sclerosis，ALS），广泛影响脊髓与脑干的运动神经元以及大脑皮层中央前回的运动神经元。

运动单位病所涉及的运动神经元病即脊髓前角细胞疾病，从病因上又分为：①遗传性脊髓前角运动神经元病，儿童期最常见的疾病为脊髓性肌萎缩症。随着基因检测技术的进步，越来越多青少年型ALS的致病基因被发现（表17-1）。②其他遗传性运动神经元神经病，包括累及运动神经元的遗传代谢病或神经变性病。③感染性，既往也有称为“类脊髓灰质炎综合征”，或急性迟缓性脊髓炎。多由病毒直接感染导致脊髓前角运动神经元功能障碍。④免疫性，如多灶性运动神经元病等。

表 17-1　部分青少年 ALS 的分子遗传学

| 疾病 | 致病基因 | 染色体定位 | 蛋白 | 遗传方式 | jALS 以外其他表现 | 基因 / 蛋白功能 |
|---|---|---|---|---|---|---|
| ALS2 | *ALS2* | 2q33.1 | alsin | AR | | 鸟嘌呤核苷酸交换，内体运输 |
| ALS4 | *SETX* | 9q34.13 | senataxin | AD | | DNA/RNA 螺旋酶 |
| ALS5 | *SPG11* | 15q15.1 | spatacsin | AR | HSP | 跨膜蛋白，维持轴索 |
| ALS6 | *FUS* | 16p11.2 | fused in sarcoma | AD | | DNA/RNA 结合蛋白 |
| ALS16 | *SIGMAR1* | 9p13.3 | opioid sigmoid receptor | AR | | 非阿片受体，ER 伴侣 |
| SPG18 | *ERLIN2* | 8p11.22 | ER lipid raft protein 2 | AR | 脊柱侧弯，眼球跳动 | 参与内质网蛋白降解 |
| jALS | | 6p25，21q22 | 未知 | AR | 眼睑下垂，男性乳房发育 | |
| BVVL1 | *SLC52A3* | 20p13 | 核黄素转运体 | AR | 耳聋 | 转运核黄素，此为 FMN 和 FAD 辅酶的重要成分 |
| BVVL2 | *SLC52A2* | 8q24 | 核黄素转运体 | AR | 耳聋，视神经萎缩 | 转运核黄素，此为 FMN 和 FAD 辅酶的重要成分 |
| BVVL | *SLC52A1* | 17p13.2 | 核黄素转运体 | AD | | 转运核黄素，此为 FMN 和 FAD 辅酶的重要成分 |
| BVVL | *UBQLN1* | 9q21.32 | ubiquilin 1 | AD | 耳聋 | 靶向泛素化蛋白质降解 |
| MadrasNMD | | | 未知 | AD，散发 | 耳聋，视神经萎缩 | |
| dHMN | *BSCL2* | 11q13 | seipin | AD | jALS- 上肢 | 调节未折叠蛋白反应的内质网糖蛋白 |
| dHMN | *DCTN1* | 2p13 | dynactin 1 | AD | | 逆向轴索转运 |
| dHMN | *HSPB1* | 7q11.23 | HSP27 | AD/AR | | |
| dHMN | | 7q34-36 | 未知 | AD | | |
| dHMN | | 4q34-35 | 未知 | AD | 周围神经病 | |
| dHMN（Jerash） | | 9p21，1-12 | 未知 | AR | | |
| SPG3A | *ATL1* | 14q11-q21 | atlastin | AD | HSP 样 | 增加内质网膜融合，与 spastin，REEP1，NIPA1 结合 |
| SPG4 | *SPAST* | 2p22.3 | spastin | AD | HSP 样 | 微管切断 |
| SPG20 | *SPARTIN* | 13q | spartin | AR | HSP 样 | 内体运输，微管结合动力学 |
| SPG39 | *PNPLA6* | 19p13.2 | neuropathy target esterase | AR | HSP 样 | 去乙酰化磷脂酰胆碱，可降低有机磷酸酯类毒性 |
| SPOAN | | 11q13 | 未知 | AR | HSP 样 | |
| SPG57 | *TFG* | 3q12 | TRK-fused gene | AR | HSP/HSAN | 致癌基因，参与 RNA 传感和 NF-kappaB 通路 |
| SPG31 | *REEP1* | 2p11.2 | 受体表达增强蛋白 1（REEP1） | AD | HSP 样 | 在内质网内参与囊泡转运 |

注：jALS：juvenile amyotrophic lateral sclerosis，青少年肌萎缩侧索硬化症

**关键点**

1. 运动单位病所涉及的运动神经元病即脊髓前角细胞疾病。
2. 脊髓前角细胞疾病分为:①遗传性,儿童期最常见的疾病为脊髓性肌萎缩症;②其他遗传性运动神经元神经病;③感染性,即急性迟缓性脊髓炎,多由病毒直接感染导致脊髓前角运动神经元功能障碍;④免疫性,如多灶性运动神经元病等。

(熊晖)

## 第二节 急性弛缓性脊髓炎

急性弛缓性脊髓炎(acute flaccid myelitis,AFM)是指多种原因导致的以脊髓灰质病变或运动神经元损伤为主,以急性肢体弛缓性无力为主要表现的综合征,属于急性弛缓性麻痹(acute flaccid paralysis,AFP)的一个亚类,也称为急性麻痹综合征(acute paralysis syndrome)。近来有学者特指肠道病毒D68(EV-D68)感染所致,现多广义定义为新发的由脊髓灰质受累所致的肢体无力这一亚类。

**【病因和发病机制】**AFM的发病机制迄今尚不清楚,可能与病毒直接感染运动神经元引起的炎症反应、感染后的免疫损害以及宿主自身因素的影响有关。EV-D68、EV-A71、柯萨奇病毒A16、柯萨奇病毒B3/B4、西尼罗病毒,甚至疫苗接种均可引起AFM,也有报道存在免疫介导,如抗髓鞘少突胶质糖蛋白(myelinating oligodendrocyte glycoprotein,MOG)相关疾病等也可引起相似的临床表现。AFM的病变部位局限于脊髓灰质,且跨越一个或多个脊柱节段,具体的发病机制及病理变化仍需进一步研究。

**【临床表现】**主要在夏末秋初发病,好发于年长儿童,中位发病年龄为7.1岁。AFM常以前驱发热性疾病起病,早期症状缺乏特异性,常见流涕、咳嗽、咽痛或胃肠道症状,可伴有头痛、颈背部及肢体疼痛等。通常在发病数日至数周后出现神经系统症状,表现为单肢或多发肢体无力,呈非对称性,以上肢、近端肌群受累更常见,无力在数小时至数日达高峰。肢体无力可在几天之内从轻度肌无力快速进展到完全瘫痪不等,肌张力减低,腱反射减弱或消失,多数无感觉障碍,病理征阴性,患儿意识正常。常伴有脑神经受累表现,以面神经受累最常见,主要表现为面瘫,当累及第Ⅸ和Ⅹ对脑神经时,还会出现构音障碍、吞咽困难。少数可有二便功能障碍。

**【实验室检查】**目前尚无特异的实验室指标确诊AFM。血常规白细胞计数大多在正常范围,分类以淋巴细胞为主。脑脊液典型表现为细胞数轻度增高,以淋巴细胞为主,偶有蛋白增高者。部分可检出EV-D68、其他肠道病毒和鼻病毒等。影像学检查以脊髓MRI最为敏感,表现为以脊髓前角病变为主,中央灰质$T_2$高信号,且跨越一个或多个脊柱节段。患侧肢体神经电生理检查提示神经源性损害,以及复合肌肉动作电位波幅降低,而运动和感觉神经传导速度正常。

**【诊断及鉴别诊断】**AFM的诊断:①前驱发热或病毒感染病史,急性起病的局部肢体无力,肌张力减低,腱反射减弱或消失;②脊髓MRI上显示脊髓病变主要局限于灰质,且跨越一个或多个脊柱节段,或电生理检查有脊髓运动神经元受损的证据;③排外其他可导致弛缓性麻痹的疾病,如吉兰-巴雷综合征、横贯性脊髓炎、重症肌无力、肉毒中毒等。一旦临床诊断AFM,需要进行疫情报道及相关病原检测。

主要与其他导致急性弛缓性麻痹的疾病进行鉴别:①脊髓灰质炎:我国已通过疫苗接种成功阻断本土野毒株的传播。该病临床表现为急性起病分布不对称和轻重不等的弛缓性瘫痪,后期肌萎缩,近端重于远端,无感觉障碍,腱反射减弱或消失,病理征阴性。早期脑脊液呈细胞蛋白分离,MRI提示脊髓前角运动神经元受损,血清学检查或病毒分离阳性可确诊。②吉兰-巴雷综合征:临床表现多为急性或亚急性起病的对称性弛缓性瘫痪,且远端重于近端,多有感觉障碍,脑脊液呈蛋白细胞分离,神经传导速度减慢,典型病例脊髓MRI示神经根强化。③急性横贯性脊髓炎:临床表现为急性起病的双下肢截瘫和病损平面以下感觉丧失,大小便障碍,脑脊液正常或细胞、蛋白轻度升高,脊髓MRI提示病变脊髓肿胀,信号异常。④急性播散性脑脊髓炎:可有前驱呼吸道感染史或疫苗接种史,临床表现为急性起病的意识障碍、皮质症状和体征、视神经受累、认知功能障碍、脑脊液可有细胞计数轻度增加或寡克隆区阳性,MRI提示以脑和/或脊髓的白质为主的异常信号。

**【治疗】**AFM缺乏特异性的治疗手段,急性期给予合理的对症支持治疗是防止病情恶化、降低病死率和致残率的关键。病情稳定后应尽早康复治疗。

1. **支持治疗** 首先保持呼吸道通畅,严密观察生命体征和意识、瞳孔变化。危重病例可累及呼吸肌，故应密切观察患儿呼吸情况。对出现呼吸衰竭者，应及时予以气管插管，机械通气。对吞咽困难或无法进食的患儿，应给予肠外营养支持治疗，以保证足够的水分、热量和电解质供应。

2. **免疫调节治疗**　可给予静注人免疫球蛋白（IVIg），IVIg 含有对多种肠道病毒株的中和抗体，具有一定的体液免疫功能。对于进展迅速的危重症患儿，可考虑血浆置换，通过清除某些致病因子，减轻对机体的伤害。

3. **抗病毒治疗**　因具体病原很难确定，而且多数是无特效药物治疗的 RNA 病毒，故不推荐。但有应用干扰素治疗的报道。

4. **康复治疗**　当患儿生命体征基本稳定后，应尽快进行康复治疗，以防止肌肉萎缩或肌腱挛缩，促进运动神经元修复，降低致残率。

**【预后】**根据急性期受累范围、病情严重程度，AFM 多数会遗留不同程度运动功能缺陷，部分能完全恢复。目前尚无很好预测肢体功能恢复程度的工具，有研究认为可通过异常的灰质 $T_2$ 信号在 MRI 的比例来判断，比例越大，损伤程度越严重，恢复的可能性越小。

**关键点**

1. 急性弛缓性脊髓炎是一个肠道病毒感染相关的以脊髓灰质病变或运动神经元损伤为主，主要表现为单个肢体或多发肢体弛缓性无力的综合征，是导致 AFP 的原因之一。
2. AFM 的病因和发病机制尚不明确，应进行疫情报道，注意与导致急性弛缓性麻痹的其他疾病进行鉴别。
3. 治疗主要以对症支持治疗为主，多数会遗留不同程度的运动功能缺陷。

（熊晖）

## 第三节　脊髓性肌萎缩症

脊髓性肌萎缩症（spinal muscular atrophy，SMA）是指由于遗传因素导致的脊髓前角或脑干运动神经元退行性病变，出现广泛进行性的骨骼肌无力与萎缩，感觉神经元一般不受累。国外报道发病率为（4~10）/100 000，起病年龄可从胎内至成年。

**【发病机制】**为常染色体隐性遗传，致病基因 *SMN1* 定位于 5q12.2-q13.3。端粒侧的运动神经元存活基因 1（*SMN1*）和着丝粒侧的运动神经元存活基因 2（*SMN2*）为相邻基因，*SMN2* 基因拷贝数存在个体差异，从零至 5，*SMN1* 和 *SMN2* 相差仅 5 个碱基（4 个在内含子内，1 个在外显子 7）。*SMN1* 编码全长运动神经元存活（survival motor neuron）蛋白，但是 *SMN2* 中位于外显子 7 上一个碱基的改变（c.840C>T），影响到剪切，编码的 90% 的蛋白缺乏外显子 7，因此产生一个相对不稳定的截短蛋白，没有功能。95%~98% 的 SMA 患者存在 *SMN1* 基因的外显子 7 的纯合缺失，2%~5% 的患者为复合杂合突变，即另一个等位基因上为点突变。而 *SMN2* 基因的拷贝数与表型的轻重程度相关，3 个或更多拷贝数的 *SMN2* 与相对较轻表型有关，提示 5 个拷贝的 *SMN2* 可弥补 *SMN1* 的缺失。SMA 1 型仅存正常人的全长 SMN 量的 9%，SMA 2 型有 14%，SMA 3 型有 23%。携带者常有 45%~55% 的全长 SMN 蛋白。SMN 蛋白由 294 个氨基酸组成，分子量为 38kD，在运动神经元中稳定高水平表达，现认为其功能在于参与 RNA 代谢，装配每个细胞核内小的核糖体蛋白供剪接装置及内含子微小剪接途径之需，缺陷导致神经元凋亡和变性，对运动神经元尤为重要。

**【临床表现及分型】**SMA 患者的临床表现变异性较大，发病年龄可以早至出生以前（即宫内发病），也可以晚至成年后。根据起病年龄和能够达到的最大运动功能，将本病分为五个亚型（表 17-2），即 0 型（新生儿型）、1 型（婴儿型）、2 型（中间型）、3 型（少年型）与 4 型（成人型）。各型之间的临床表现可以有部分重叠。

1. **SMA0 型**　出生前起病，严重肌无力和先天性多关节挛缩。胎动减少，羊水过多，臀先露常见。典型患儿除了眼外肌和面部运动正常外其余部位未见活动，出生时呼吸衰竭需立即气管内插管，机械通气。1 个月内常死于呼吸衰竭。

2. **SMA1 型（non-sitter）**　生后 6 个月内发病，主要表现为全身肌肉松软无力，严重肌张力低下，由于舌、面和咀嚼肌无力，大多数患儿出现吸吮和吞咽困难，可以见到舌肌萎缩和震颤。肋间肌严重受累可以出现胸式自主呼吸困难，几乎完全为腹式呼吸，吸气时腹部膨隆而胸部肋间肌内陷，胸部呈钟型外观。下肢较上肢受累重，近端较远端严重。四肢的无力不能克服地心引力，表现在双上肢不能上举，平躺时不能将双手放至眼前玩，双下肢不能抬离床面，双下肢呈髋外展、膝屈曲的蛙腿体位，但手、足能做抓握动作。严重的躯体中轴部位的肌无力使患儿不能很好控制头部运动，不会抬头或翻身，没有独坐能力。外观肌肉萎缩多不明显。面部表情正常，眼外

表 17-2 SMA 的分型

| SMA 分型 | 起病年龄 | 未给予呼吸支持的寿命 | 经典 SMN2 剂量 | 最大运动能力和临床病程 |
|---|---|---|---|---|
| 0 | 出生前 | <2 周 | 1~2 copies | 未获得任何运动里程碑。生后即需要呼吸支持，表现为先天性关节挛缩和严重肌无力 |
| 1 | 生后至6个月 | 大多数于 2 岁内死亡 | 2~3 copies | SMA 的严重婴儿型，从来不能独坐。大部分出现婴儿期起病的呼吸和吞咽问题 |
| 2 | 6~18 个月 | 70% 存活至 25 岁 | 3~4 copies | 可独坐，大部分在儿童期丧失独坐能力但是能扶坐 |
| 3 | >18 个月 | 基本正常 | 3~4 copies | 独走，但是随着病情进展丧失独走能力 |
| 4 | >18 岁 | 正常 | >4 copies | 独走，随着病程进展可丧失独走能力 |

肌与膈肌不受影响，可发生轻度关节挛缩，多位于膝部，肘部很少受累，四肢感觉正常，腱反射消失。患儿智力不受影响。绝大多数患儿的肌无力进行性加重，最终失去任何自主运动能力，需要鼻饲喂养，发生反复呼吸道感染而致呼吸衰竭。80% 的患儿在 1 岁内死亡，很少活过 2 岁，平均死亡年龄为生后 8 个月。极少数生后发病者，病情进展缓慢，可以存活至 10 岁甚至成年。

3. **SMA2 型（sitter）** 即中间型或迟发婴儿型 SMA。患儿的发病年龄与临床表现均不同于婴儿型。生后 6 个月内发育正常，患儿可以获得从卧位到独坐的能力。之后出现发育停滞，通常于生后 18 个月内出现症状。出现缓慢加重和近端为主的全身性肌无力与肌张力低下，导致运动发育落后，达不到与其年龄相对应的运动里程碑。查体可以发现四肢肌肉无力以及舌肌萎缩与震颤（视频 10 舌肌震颤），50% 的患者还可以见到手部肌束颤。患者能独坐但始终不能独立行走，是 SMA 的 2 型与其他类型 SMA 的主要差别。随存活时间的延长，早期出现脊柱侧弯，可以快速发展并严重影响呼吸功能。由于四肢主动肌与拮抗肌的不平衡，早期出现大关节挛缩。一般可存活至 20 岁左右，约 50% 的患者在 14 岁后仍能独坐，但多存在严重脊柱和关节畸形。患儿智力往往正常甚至超过正常。

视频 10 舌肌震颤

4. **SMA3 型（walker）** 生后 1 年内的运动发育正常，一般在 18 个月后发病。但从幼儿期至青少年期均可发病，可以获得独立行走的能力。根据发病年龄，该病又分为 3a 与 3b 两个亚型。3a 型的发病时间在 3 岁前，而 3b 型发病时间在 3 岁后。约 50% 的 3a 型患儿在 14 岁左右失去独立行走能力，伤残障碍的程度要重于发病较晚的 3b 型。所有患儿均表现为缓慢加重的肌无力，以肢体近端为著，早期可以呈节段性分布。患儿出现鸭步，上台阶困难，Gowers 征阳性。个别患者的肌无力为双侧不对称或出现下肢的病理反射。预后相对较好，患者能够保持行走多年。随疾病进展，出现脊柱侧弯与变形，严重者影响呼吸功能，在疾病的晚期需要辅助呼吸，多因呼吸肌瘫痪或全身衰竭死亡。可以存活至中年。智力正常。

5. **SMA4 型** 又称成人型 SMA，多在 30~60 岁发病，可以在 20~32 岁发病。表现为显著的四肢近端肌无力，尤其是肢带肌的无力。病程进展缓慢，寿命不受影响。

**【辅助检查】**

1. **血清肌酸激酶（CK）检查** SMA1 型多数正常，SMA2 型和 3 型可以轻度升高。

2. **肌电图检查** 除了可以见到纤颤或束颤等失神经性电位外，还可以见到异常宽大的动作电位，提示病变位于脊髓前角细胞。外周神经的感觉和运动神经传导速度正常。

3. **基因检测** 重点检查 *SMN1* 基因，其第 7 或 7、8 外显子缺失为热点突变，极少数为点突变。该突变检查也用于产前诊断。

**【诊断及鉴别诊断】**凡出现进行性对称性肢体无力的患儿，查体发现四肢肌力与肌张力减低、腱反射消失，病理征阴性而智力正常者，均应考虑 SMA 的可能性。行肌电图检查呈神经源性损害，见到异常宽大电位，外周神经传导速度正常者，高度怀疑该病时应进行 *SMN1* 基因突变分析，对于新生儿及小婴儿因行肌电图检查较困难，一般首选基因检测。

对于有经验的神经科医生，对临床表现典型、高度怀疑SMA的患者，可直接行基因检测。如果疑诊神经肌肉病，诊断指向不明者，可同时行血清CK、肌电图、神经传导速度检查或肌活检病理检查，此类检查不能确诊SMA，但有助于鉴别诊断及引导下一级诊断方向。基因检测推荐采用MLPA、qPCR或DHPLC检测*SMN1*拷贝数，同时检测*SMN2*拷贝数，或PCR-RFLP法快速诊断。*SMN1*基因第7外显子或第7、8外显子纯合缺失(0拷贝)即可诊断SMA。如果患者为*SMN1*基因杂合缺失(即1拷贝)，临床表型与SMA相符，则进行*SMN1*基因序列测定，确定是否存在微小突变，以明确复合杂合SMA的诊断。如患者有2个*SMN1*拷贝，且父母为近亲结婚，则进一步进行*SMN1*基因测序检测微小突变；如果父母为非近亲结婚，则为SMA的可能性极低。对于具有1个或1个以上*SMN1*拷贝，且通过*SMN1*基因测序方法未发现微小突变的患者，如EMG或病理检查证实为神经源性损害，考虑可能为其他类型运动神经元病(非5q SMA，表17-3)，可结合高通量基因测序以明确诊断(图17-1)。婴幼儿神经肌肉病种类繁多，应结合详细病史询问、体格检查和上述检查结果的提示，与先天性肌病、先天性及各类肌营养不

表17-3 非5q SMA的简易分类

| 致病基因及染色体定位 | 疾病/表型，临床特征 | OMIM命名 |
|---|---|---|
| *IGHMBP2*，11q13.3 | SMA伴呼吸衰竭或膈肌型SMA | SMARD1/HMN6或DSMA1 |
| *SIGMAR*，19p13.3 | 远端HMN | DSMA2/HMN |
| 致病基因未明，11q13 | 远端SMA | DSMA3/HMN3，4 |
| *PLEKHG5*，1p16.31 | 儿童期起病下运动神经元综合征 | DSMA4 |
| 致病基因未明，7q34-q36 | 远端HMN/SMA，少年型 | HMN1 |
| *HSPB8*，12q24.23 | 远端成人HMN，IIA型 | HMN2A |
| *HSPB1*，7q11.23 | 远端HMN，IIB型 | HMN2B |
| *HSPB3*，5q11.2 | 远端HMN，IIC型 | HMN2C |
| *GARS1*，7p14.3 | 上肢受累为主的远端SMA，VA型<br>CMT2D | HMN5A<br>CMT2D |
| *BSCL2*，11q12.3 | 上肢受累为主的远端SMA，VB型<br>Silver综合征/SPG17 | HMN5B |
| *SLC5A7*，2q12.3 | 远端HMN伴声带麻痹 | HMN7A |
| *DCTN1*，2p13.1 | 远端HMN伴声带麻痹 | HMN7B |
| *VAPB*，20q13.32 | 晚发SMA，Finkel型/ALS8 | |
| *TRPV4*，12q24.11 | 先天性SMA伴关节挛缩/先天性非进展性下肢受累为主的SMA | SPSMA<br>HMSN2C |
| *DYNC1H1*，14q32.31 | SMA伴下肢受累为主(早发型) | SMALED |
| *TFG*，3q12.2 | HMSN，近端型(Okinawa型) | HMSNP |
| *GLE1*，3q34.11 | 致死性关节挛缩伴前角细胞病或致死性先天性关节挛缩综合征 | LAAHD |
| *VRK1*，14q32.2，*EXOSC3*，9p13.2 | 脑桥小脑发育不良伴SMA | SMA-PCH1 |
| *SLC52A3*(*C20ORF54*)，20p13 | Brown-Vialetto-Van Laere综合征1，Fazio-Londe病 | BVVLS |
| SLC52A2，8q24.3 | Brown-Vialetto-Van Laere综合征2 | 核黄素转运体缺陷性神经元病 |
| *AR*(雄激素受体)三核苷酸串联重复(>35 CAGs)，Xq12 | 脊髓球肌性肌萎缩症，Kennedy病 | SBMA/SMAX1 |
| *UBA1*，Xp11.3 | 婴儿型SMA伴关节挛缩 | SMAX2 |
| *ATP7A*，Xq21.1 | X连锁远端SMA | SMAX3 |

注：5q SMA：5q spinal muscular atrophy，5号染色体长臂脊髓性肌萎缩症

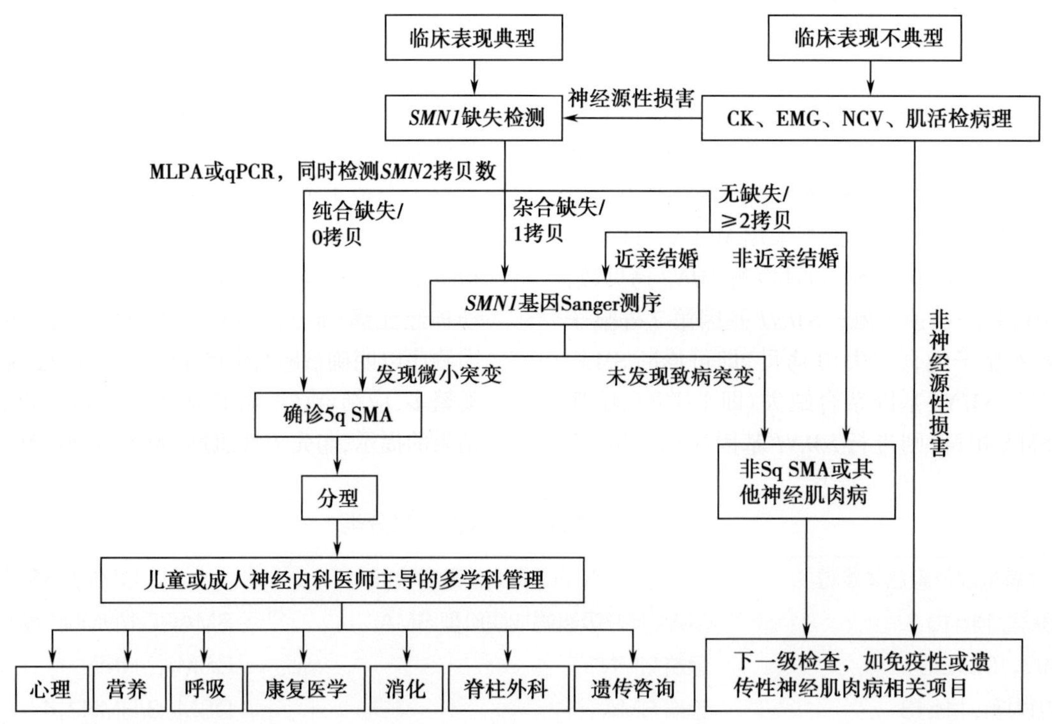


图 17-1 SMA 诊断流程图

良、代谢性肌病、重症肌无力、先天性肌无力综合征、先天性甲状腺功能减退、周围神经病、Prader-Willi 综合征等疾病相鉴别。

**【治疗】**明确诊断后应首先与患者及家属充分沟通，使其了解疾病过程、分型、预后及治疗方案，并进行多器官系统的评估，明确患者所处的病情阶段及其他器官系统损害的程度，制订相应的个体化治疗措施。由于 SMA 涉及多系统损害和并发症，所以多学科综合管理对 SMA 患者至关重要。患者的多系统评估和综合管理需要由专业的儿童神经内科或成人神经内科医生协调安排，多学科专家参与，对患者病程进行动态评估，并进行前瞻性的护理、处理建议。推荐成立多学科联合门诊，为患者提供一站式服务。SMA 病因治疗进展很快，近年不断有新的治疗方法出现。基于 SMA 遗传学基础，治疗的目标是增加具有完整功能的 SMN 蛋白的含量，包括：①通过调节基因表达，促进 *SMN2* 基因第 7 号外显子的转录。如反义寡核苷酸药物 Nusinersen（诺西那生）治疗 1 型、2 型 SMA，已在我国开始临床应用。因药物无法透过血脑屏障，需要鞘内注射给药，由于药物随时间发生降解，需要每 4 个月给药 1 次，终身治疗。另有通过高通量筛选的方法发现的小分子化合物如 SMN-C3，可调节 *SMN2* 基因外显子 7 的剪接，增加 SMN 蛋白的表达，正在进行Ⅱ/Ⅲ期临床试验。②使用病毒载体的基因替代治疗 AVXS-101 正在 1 型和 2 型 SMA 患儿的临床试验阶段，并取得了一定的疗效，也获得美国食品药品监督管理局批准。③保护 SMN 蛋白，提高其稳定性的药物也在研究中。④曾在一些国家的临床实践中，对 2 型和 3 型患者经验性使用沙丁胺醇治疗，其疗效仍需进一步研究。表 17-4 列举了目前 SMA 临床试验的情况。

**关键点**

1. 脊髓性肌萎缩症（SMA）的特征为脊髓前角和低位脑干运动神经元的变性，导致进行性肌无力和肌萎缩。常见 SMA 的遗传方式为常染色体隐性遗传，由运动神经元存活基因 1（SMN1）的致病性变异导致。
2. SMN 蛋白表达及其表型的差异在一定程度上与邻近 *SMN1* 基因的 *SMN2* 基因有关。根据起病年龄及临床病程分为 0~4 型。
3. 对于疑似 SMA 的婴儿和儿童，若分子遗传学检测发现 *SMN1* 基因外显子 7 或 7、8 纯合性缺失，则可确诊 SMA。
4. SMA 的治疗强调多学科管理、标准化照护，针对病因的疾病修正治疗诺西那生在中国获准使用。诺西那生通过鞘内注射给药，治疗初始 8 周内给予 4 次负荷剂量，此后每 4 个月给予一次维持剂量。
5. 应对 SMA 患者及其父母进行遗传咨询。

表 17-4 目前 SMA 临床试验的情况

| 分类 | 治疗方法 | 治疗 | 靶点 |
|---|---|---|---|
| SMN 依赖性药物 | SMN 靶向治疗 | 诺西那生(ASO),已获批 | SMN2 剪接 |
| | | 其他实验 ASO | SMN2 剪接 |
| | | 小分子(RG7910 & LMI070) | SMN2 剪接 |
| | | 基因疗法:AVXS-101,已获批 | SMN1 替换 |
| 非 SMN 依赖性药物 | 神经保护剂 | Olesoxime | 线粒体 |
| | 肌肉增强剂 | CK2127107 | 肌钙蛋白(激活物) |
| | | SRK015 | 肌抑制素(抑制物) |
| | | 溴吡斯的明,4- 氨基吡啶 | 易疲劳性与耐力 |
| | | 锻炼和 / 或理疗 | 总体肌肉强度 |
| | SMA 修饰物 | 上调 UBA1:可能基因疗法或小分子疗法 | 泛素平衡 |
| | | 上调 PLS3:可能基因疗法或小分子疗法 | 肌动蛋白动态 |
| | | 下调 NCALD:可能基因疗法或小分子疗法 | 内吞作用 |
| | | 槲皮素介导的 CTNNB1 抑制 | 运动神经元稳定性 |
| | | 法舒地尔介导的 ROCK 抑制 | 肌动蛋白动态 |

(熊晖)

## 参考文献


1. Swaiman KF. Swaiman's pediatric neurology:principles and practice. 6th ed. New York;Edinburgh:Elsevier, 2018
2. Kliegman R. Nelson textbook of pediatrics. 20th ed. Phialdelphia,PA:Elsevier,2016
3. Lefebvre S,Burglen L,Reboullet S,et al. Identification and characterization of a spinal muscular atrophy-determining gene. Cell,1995,80(1):155-165
4. Ge X,Bai J,Lu Y,Qu Y,et al. The natural history of infant spinal muscular atrophy in China:a study of 237 patients. J Child Neurol,2012,27(4),471-477
5. Finkel RS,Mercuri E,Darras BT,et al. Nusinersen versus sham control in infantile-onset spinal muscular atrophy. N Engl J Med,2017,377,1723-1732
6. Finkel RS,Chiriboga CA,Vajsar J,et al. Treatment of infantile-onset spinal muscular atrophy with nusinersen: a phase 2,open-label,dose-escalation study. Lancet, 2016,388:3017-3026
7. 北京医学会罕见病分会,北京医学会医学遗传学分会,北京医学会神经病学分会神经肌肉病学组,中华医学会儿科学分会神经学组,中华医学会神经病学分会神经遗传学组,中华医学会儿科学分会康复学组. 脊髓性肌萎缩症多学科管理专家共识. 中华医学杂志,2019,99(19):1460-1467
8. Hopkins SE. Acute flaccid myelitis:etiologic challenges,diagnostic and management considerations. Curr Treat Options Neurol,2017,19(12):48
9. Knoester M,Helfferich J,Poelman R,et al. Twenty-nine cases of enterovirus-d68-associated acute flaccid myelitis in Europe 2016:a case series and epidemiologic overview. Pediatr Infect Dis J,2019,38(1):16-21
10. Andersen EW,Kornberg AJ,Freeman JL,et al. Acute flaccid myelitis in childhood:a retrospective cohort study. Eur J Neurol,2017,24(8):1077-1083
11. Fatemi Y,Chakraborty R. Acute flaccid myelitis:a clinical overview for 2019. Mayo Clin Proc,2019,94(5):875-881

# 第十八章

# 周围神经疾病

## 第一节 周围神经病概述

周围神经是中枢神经系统与感受器、效应器之间的联系，通过传入神经和传出神经来实现和中枢神经系统的联系。其中包括与大脑和脑干相连的脑神经以及与脊髓相连的脊神经。脑神经包括单纯感觉的嗅神经、视神经和位听神经，单纯运动的滑车神经、外展神经、舌下神经和副神经，混合神经包括动眼神经、面神经、三叉神经、迷走神经和舌咽神经。脊神经由前根及后根在椎间孔处合并形成，穿出椎间孔后立刻分为前、后两支。后支较细，支配中轴背侧部位，包括项、背、腰、骶部皮肤及固有肌群；前支较为粗大，支配中轴前部肌肉，包括颈、胸、腹以及四肢的肌肉和皮肤。除胸 2~11 脊神经外均参与构成神经丛，分别是颈 1~4 前支组成的颈丛、颈 5~8 和胸 1 前支的一部分组成的臂丛、腰 1~4 前支及胸 12 前支的一部分组成腰丛、腰 5 骶 1 及腰 4 与骶 2 前支一部分组成的骶丛。

每个周围神经干由许多神经束组成。每个神经束的外面为神经外膜。每个神经束内含有许多神经纤维，神经束表面为神经束衣包裹形成。有髓神经纤维粗细不一，不同直径的神经纤维功能各异（表 18-1）。每个神经纤维由中央的轴索和外周的施万细胞膜构成，包括有髓神经纤维和无髓神经纤维。有髓神经纤维是一个施万细胞仅包绕一个轴索形成髓鞘，并构成一个结间段，两个结间段之间的间隙为郎飞结。无髓神经纤维是一个施万细胞包围数个轴索，不缠绕形成髓鞘。

**【病因和分类】**周围神经病的发病原因包括获得性和遗传性两种类型。获得性周围神经病的原因包括中毒、外伤、代谢异常、免疫性损害、感染和肿瘤（表 18-2）。有时患者的周围神经损害由多种因素导致。遗传性周围神经病系由于遗传基因突变导致的一组以周围神经损害为主的疾病，主要侵犯脑神经及脊神经，其中脊神经病变较常见。遗传方式包括常染色体显性遗传、常染色体隐性遗传、X 染色体连锁隐性遗传和线粒体遗传。通过不同的机制导致发病（表 18-3）。大部分患者隐匿性起病，进展缓慢，病程可达数年或数十年。症状、体征较对称，多数下肢重于上肢，远端重于近端。有的重点损害不同的神经纤维，如主要损害感觉纤维或运动纤维，也有主要损害自主神经纤维。依据临床症状的不同把遗传性周围神经病（genetic peripheral neuropathies）

表 18-1 不同神经纤维的功能

| 纤维分类 | 功能 | 直径（μm） | 传导速度（m/s） |
|---|---|---|---|
| Aα | 本体觉和梭外肌传出 | 10~20 | 70~120 |
| Aβ | 触压觉 | 5~12 | 30~70 |
| Aγ | 梭内肌传出 | 3~6 | 15~30 |
| Aδ | 痛、温、触觉 | 1~5 | 12~30 |
| B | 交感节前纤维 | 1~3 | 3~15 |
| C | 痛觉 | 0.4~1.2 | 0.5~2 |
| C | 交感节后纤维 | 0.3~1.3 | 0.7~2.3 |

表 18-2 获得性周围神经病的发病原因

| 类别 | 疾病或致病因素 |
|---|---|
| 中毒和外伤 | 生物毒素、化学药物、重金属、嵌压 |
| 代谢性 | 糖尿病，维生素 $B_{12}$ 和维生素 E 缺乏 |
| 免疫性 | 急性和慢性周围神经炎、副肿瘤综合征、结缔组织病 |
| 感染性 | 艾滋病、麻风病、莱姆病、白喉、败血症 |
| 肿瘤 | 神经纤维瘤、肿瘤转移、淋巴瘤 |

表 18-3 遗传性周围神经病的发病原因

| 种类 | 疾病 |
|---|---|
| 代谢异常 | 类脂代谢异常：球形细胞脑白质营养不良、异染性脑白质营养不良、肾上腺脑白质营养不良和 Pelizaeus-Merzbacher 病、Niemann-Pick 病、Refsum 病、LCHADD、A-β- 脂蛋白血症、A-α- 脂蛋白血症、脑腱黄瘤病、Farber 病和 Fabry 病<br>能量代谢异常：线粒体病（MNGIE；NARP；Leigh）、糖原贮积症、甲基四氢叶酸还原酶缺乏 |
| 结构蛋白异常 | 脊髓性肌萎缩、HMSN、HMN、HSN、HAN、压迫易感性周围神经病、毛细血管扩张性共济失调、巨轴索神经病、Friedreich 共济失调、先天性肌营养不良，层粘连蛋白缺乏 |
| 基因和蛋白不明 | 微小神经束发育不良、Riley-Day 综合征、Andermann 综合征、Chediak-Higashi 综合征、Navajo 神经病伴随关节病和肝病、婴儿轴索病加呼吸衰竭和婴儿发病脊髓小脑性共济失调 |

分为遗传性运动和感觉神经病(hereditary motor-sensory neuropathy,HMSN)、遗传性运动神经病(hereditary motor neuropathy,HMN)、遗传性感觉自主神经病(hereditary sensory and autonomic neuropathy,HSAN),以及遗传性自主神经病(hereditary autonomic neuropathy,HAN)。

不同的病因导致周围神经出现轴索出现正向运输受累,导致远端细胞膜成分及神经递质代谢障碍,引起轴索变性。逆向运输受累导致轴索再生障碍。施万细胞损害导致髓鞘脱失或髓鞘肥厚。髓鞘和轴索的混合性损害以及间质血管和结缔组织病变。

1. **轴索性损害** 主要表现为各种形式的轴索变性改变和再生簇的形成。有髓神经纤维变性表现为有髓神经纤维结构破坏导致破坏产物的堆积,急性改变为 Wallerian 变性导致轴索崩解,慢性过程表现为逆行性坏死形成髓球样结构,这两种病理过程在有髓神经纤维破坏后再生形成再生簇。但在神经元神经病一般只出现神经纤维的脱失,没有再生出现。周围神经轴索损害的电生理改变特点是动作电位波幅出现明显下降,而神经传导速度没有明显的改变。肌电检查静止时出现自发电位,轻收缩时运动单位电位时限增宽、波幅增高,重收缩时运动单位电位数目减少。

2. **髓鞘病变** 主要表现为薄髓鞘有髓神经纤维形成和有髓神经纤维洋葱球改变。脱髓鞘病变一般保留轴索,正常情况下常看到髓鞘脱失后施万细胞不完全再生形成的薄髓鞘有髓神经纤维和过度再生形成的洋葱球样结构。周围神经髓鞘损害的电生理改变特点是动作电位波幅没有明显下降,而神经传导速度出现明显的减慢。肌电图检查发现静止时无自发电位出现,轻收缩时运动单位电位正常,重收缩时运动单位电位数目大量减少。

3. **混合性损害** 这种类型的病理改变最常见,具有轴索和髓鞘同时受到损害的病理改变特点。周围神经电生理改变特点是动作电位波幅出现下降,神经传导速度也出现不同程度的减慢。

4. **间质病变** 表现为间质内血管改变和结缔组织的异常,导致神经纤维的继发性的混合性损害,但一般以轴索损害为主。如类淀粉样变性周围神经病,类淀粉物质在周围神经的沉积导致严重的周围神经损害。小血管炎也可疑导致周围神经缺血而出现缺血性的周围神经损害。神经电生理也出现轴索和髓鞘混合性损害的特点。

**【临床表现】**周围神经病变临床表现主要是感觉、运动、自主神经功能及反射的异常。和脊髓损害不同,周围神经损害是末梢性改变,四肢远端的改变。

1. **感觉改变** 刺激病变表现为疼痛、感觉过敏、感觉异常、感觉过度;因损害使传导功能中断或部分中断,表现为感觉减退或消失。如三叉神经痛,患者在面部出现闪电样疼痛,如果出现损毁表现为面部的麻木。神经根损害的感觉分布为带状或条状,而末梢性损害为手套和袜套样分布。

2. **运动改变** 刺激症状表现为肌肉震颤,束颤,反射性僵直及挛缩;损毁症状表现为肌萎缩、肌张力低下、肌肉或肌群的完全性或不完全性瘫痪,出现软瘫。如面肌痉挛是一种面神经的刺激症状。而面神经麻痹出现损毁症状,表现为落日目、口角歪斜和不能闭目。

3. **腱反射损毁** 症状表现为腱反射减退。刺激症状表现为腱反射亢进。

4. **自主神经** 主要表现为出汗、立毛、血管运动及营养障碍。出汗的改变出现多汗或少汗;血管运动障碍表现为皮肤苍白、潮红、发绀和水肿;营养障碍表现为指甲脆裂,甚至骨骼、关节均可出现营养性改变。植物性传入神经的刺激现象表现为自发性痛,如幻肢痛、灼性神经痛、感觉异常、感觉倒错等,侵及去向内脏的神经可有内脏危象和平滑肌功能障碍,出现腹泻或便秘。如类淀粉样变性周围神经病出现的腹泻症状。

5. **其他症状** 周围神经出现肥大见于麻风、淀粉样变性、神经纤维瘤病、施万细胞瘤、遗传性运动感觉性神经病、Refsum 病、肢端肥大症和慢性炎症性脱髓鞘性多神经根神经病。骨骼畸形常出现在遗传性周围神经病,此外应当注意肝脏、肾脏、中枢神经系统、骨骼及血液系统损害的临床表现。皮肤溃疡出现在感觉自主神经病。

临床上常见髓鞘损害为主的疾病有糖尿病性神经病、急性感染性多发神经根炎、白喉性神经炎、腓骨肌萎缩症Ⅰ型和癌性神经病。而以轴索损害为主的有酒精中毒性神经病、急性感染性多发神经根炎的轴索型、尿毒症性神经病、缺血性神经病、维生素 $B_1$ 缺乏性神经病、卟啉性神经病和腓骨肌萎缩症Ⅱ型。但临床上髓鞘及轴索均受损害的病例并非罕见。由于每一周围神经中含有的运动、感觉、自主神经的数目不同,不同病因对各种神经纤维损害的程度不同,因而不同的周围神经病所产生的临床症状各异。

**【辅助检查】**

1. **常规实验室检查** 全血细胞计数、肝和肾功能检查、空腹血糖、血清维生素 $B_{12}$、免疫学检查、感染筛查、肿瘤抗原筛查、重金属分析、卟啉病检查新鲜尿胆色素原、d-氨基乙酰丙酸。

2. **神经传导速度和肌电图检查** 确定是否存在周围神经损害以及损害的部位。

3. **病理检查** 周围神经活检适应证包括有周围神经病，如果为非对称性，取比较严重的那侧。感觉症状明显。神经传导异常以及特殊诊断要求。

4. **基因检测** 主要用于已知基因改变的遗传性周围神经病。遗传性周围神经病多为单基因遗传。

**【诊断】**周围神经疾病的诊断基础是临床病史、查体和家族史，在此基础上进行电生理检查、免疫学、代谢和维生素测定，而后进行基因和蛋白检查(图 18-1)。根据临床表现首先确定是周围神经损害，其次确定是周围神经的那些功能纤维出现损害，通过临床症状确定：遗传模式是散发或家族性；发病模式是急性(4 周内)、亚急性(4~8 周)和慢性(大于 8 周)；进展模式是稳定、好转、加重；分布模式是单神经病、多发单神经病、神经丛病、多发性周围神经病以及是否合并其他系统疾病。通过对症状组合的分析(图 18-2)我们确定周围神经病为运动神经病、感觉神经病、运动感觉神经病、运动感觉自主神经病、自主神经病、感觉自主神经病和运动自主神经病。

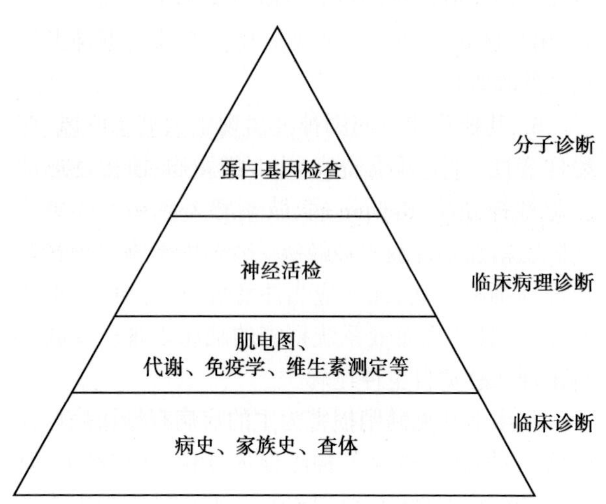


图 18-1 周围神经疾病的诊断程序

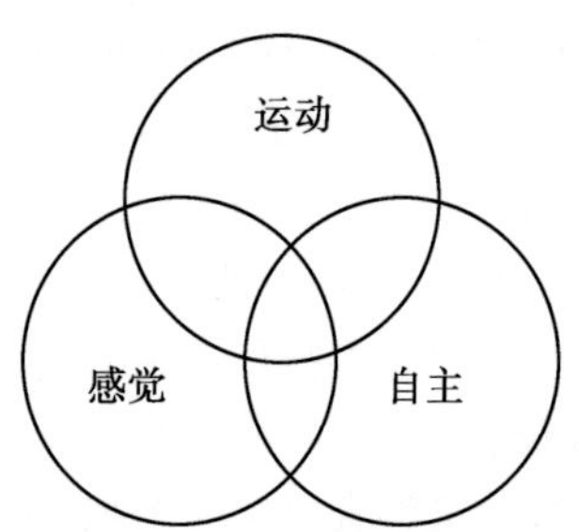


图 18-2 周围神经疾病分类模式图

通过电生理检查进一步确定周围神经损害是轴索还是髓鞘，远端还是近端、感觉、运动和交感损害。实验室检查初步确定疾病的性质为代谢、中毒、营养、肿瘤和免疫异常。病理检查是确定周围神经的病理改变性质是髓鞘损害还是轴索损害，结合临床表现和电生理检查结果提出临床病理诊断。在临床和病理诊断的基础上对确定为遗传性周围神经病的患者再进行基因检测，确定其分子诊断。

**【治疗】**

1. **对发病原因治疗** 依据不同的发病原因可以给予解毒、补充缺乏的维生素、免疫调节治疗。

2. **一般性药物治疗** 以脱髓鞘为主者可以给予维生素 $B_{12}$ 和维生素 $B_1$，以轴索损害为主者可以给予神经生长因子。

3. **康复和护理治疗** 急性发病的患者应当防止关节挛缩和褥疮的发生，出现呼吸肌瘫痪应当及时给予辅助呼吸。慢性缓慢发展的患者出现关节畸形者也应当给予手术治疗，提高生活质量。

(王爽)

## 第二节 遗传性运动感觉神经病

遗传性周围神经病(genetic peripheral neuropathy)常指 Charcot-Marie-Tooth 病(Charcot-Marie-Tooth disease，CMT)，以此纪念最初描述该疾病的三位医生。然而，CMT 为一大类遗传性感觉和/或运动神经病的总称。这些遗传性周围神经病同样包括其他密切相关的周围神经病，如遗传性压力易感性神经病(hereditary neuropathy with liability to pressure palsy，HNPP)、远端遗传性运动神经病(distal hereditary motor neuropathy，dHMN)，以及遗传性感觉神经病(hereditary sensory neuropathy，HSN)。HSN 包括了遗传性感觉自主神经病(hereditary sensory and autonomic neuropathy，HSAN)。总之，CMT 代表在儿童人群中观察到的最常见的一组遗传性周围神经病，而且周围神经受累是这组疾病最突出的表现。尚有非常多遗传代谢病及遗传性神经变性病会有周围神经的受累，在本章的最后会稍做提及，请详见有关章节，本章将重点关注 CMT。

**【流行病学及分类】**CMT 是最常见的遗传性神经病，发病率约为 1∶2 500。根据遗传方式及神经电生理改变将其分为不同亚型，包括常染色体显性遗传性脱髓鞘疾病(CMT 1)、常染色体显性遗传性轴索变性(CMT 2)、常染色体隐性遗传性(CMT 4)和 X 连锁遗传性(CMTX)。之前分类中的 CMT3 已分别并入 CMT1、CMT2 及 CMT4。CMT 1 具有神经传导速度减慢(上肢低于 38m/s)的电生理改变和肥大性周围神经脱髓鞘的病理证据。CMT 2 具有相对正常的神经传导速度但具有轴索变性的证据。由于大多数 CMT 病变运动及感觉同时受累,CMT 1 和 CMT2 又常被称为Ⅰ型或Ⅱ型的遗传性运动感觉神经病(hereditary motor and sensory neuropathy,HMSN)。另一种亚型,即 CMT 中间体,具有中等速度的神经传导速度(≥38m/s)。

目前,根据导致 CMT 的具体基因对每种类型的 CMT 进行细分。例如,作为 CMT1 最常见的形式,CMT1A 是由 17 号染色体的包含周围神经髓鞘蛋白 22-kD(PMP22)基因的片段重复引起,而 CMT1B 是由髓鞘蛋白 0(MPZ)基因突变所致。目前,已发现的 CMT 致病基因已超过 80 种。

**【临床表现】**遗传性周围神经病的症状包括力弱、感觉丧失、平衡异常和自主神经功能紊乱。力弱常为“长度依赖性”(即远端受累为主,且下肢比上肢病变更严重)。下肢腓总神经支配的胫前肌较由胫神经支配的腓肠肌更严重,因此被绊倒及脚踝扭伤为常见的症状。随后可能继发足下垂。若手部受累,则常表现为使用纽扣或拉链及使用钥匙开锁等精细动作受累。

周围神经病的感觉症状反映了在痛温觉中起作用的小而薄的有髓或无髓神经,以及在位置觉中起作用的大的有髓神经的受累。小纤维型感觉神经病的常见症状包括感觉双脚“在鹅卵石上行走”或“冰冷”,且不能用双脚感知水温。痛觉迟钝也与小纤维异常相关。当夜间视力无法代偿本体感觉丧失时,大纤维感觉丧失导致的平衡受累症状常更为突出。本体感觉丧失也常为神经纤维长度依赖性,因此患者可以通过用手轻轻触摸墙壁以改善对大脑的本体感受输入,从而改善平衡。

自主神经症状可以发生在 HSN 组和各种代谢性神经病中。症状包括体位性低血压、心血管功能不全、闭汗或汗多、尿潴留或尿失禁、阳痿、便秘及腹泻交替等。通常患者不会自诉患有自主神经症状,因为他们不知道这些症状可能源于神经病变,因此在评估患者时需要特别注意这些特殊症状。

尽管表型各有不同,CMT1 和 CMT2 患者的典型临床过程包括生后早期发育正常,而后在 20 岁前逐渐出现力弱和感觉丧失。这通常为经典表型,且最初由 Harding 和 Thomas 描述。患儿往往跑步较慢,并且完成需要平衡的活动(如滑冰、走过横穿小溪的小道)较为困难,但通常运动里程碑发育正常,特别是可独立行走的时间与正常同龄儿相仿(即在 15 个月之前)。20~30 岁间经常需要踝足矫形器(ankle-foot orthotics,AFO)。一般来说,双手相比双足受累较轻。大多数患者可以终身保持行走能力且寿命不受影响。

远端遗传性运动神经病(dHMNs)患者有时有轻度感觉异常,遗传性感觉神经病(HSNs)患者常伴有轻度力弱。实际上,同一基因中的相同突变在同一家庭中可同时引起 CMT 和 dHMN(例如甘氨酰-tRNA 合成酶或 GARS 突变可同时引起 CMT2D 和遗传性运动神经病Ⅴ型)。

**【病理生理机制】**CMT 突变的大多数基因参与维持周围神经系统的结构或功能。第一个确认与 CMT 相关的基因在表达致密髓鞘蛋白如外周髓鞘蛋白 22(peripheral myelinprotein,PMP22)、髓磷蛋白 0(myelinproteinzero,MPZ)及非致密髓鞘蛋白如缝隙连接蛋白 β1(gapjunctionproteinbeta 1,GJβ1)中起着重要作用,它们的表达异常引起脱髓鞘或髓鞘化不良。目前已经证明基因蛋白剂量对于某些形式的 CMT 至关重要;PMP22 过度表达(如重复突变)导致 CMT1A;表达过度减少(如缺失突变)导致 HNPP。MPZ 的异常表达也引起脱髓鞘,但通常为 MPZ 基因点突变所致。

在病理学水平上,髓鞘化不良、脱髓鞘、髓鞘再生和轴突缺失为各种脱髓鞘型 CMT1 的特征。在 Dejerine-Sottas 神经病中,髓鞘可能无法正常形成,即髓鞘化不良。在 CMT1 中,神经活检时常可见同心施万细胞片层的洋葱球样改变,同时伴有小直径及大直径髓鞘纤维的缺失,偶尔伴有轴突缺失。髓鞘的局灶性腊肠样增厚(tomaculae)是遗传性压迫易感性神经病(HNPP)的典型特征,但也可见于 CMT1B 等其他形式的 CMT1。

**【神经电生理检查】**神经传导速度(NCV)测试能够鉴别脱髓鞘和轴突神经病变。在临床实践中,约 60% 的 CMT 患者为 CMT1,约 20% 为 CMT2。神经电生理检查可帮助发现患者感觉系统受累,而感觉症状常难以通过病史询问采集到。神经电生理检查可帮助将轴索受累为主的遗传性周围神经病进一步分为运动感觉神经均受累的遗传性轴索性运动感觉神经病(CMT2/HMSN Ⅱ型),单纯运动轴索性周围神经病(dHMN)和单纯感觉轴索性周围神经病(HSN / HSAN)。

大多数 CMT1 患者,特别是 CMT1A 患者,神经传导速度减慢较为一致,均为约 20m/s。然而,作为遗传性压力易感性周围神经病的特征,非对称性的神经传导速度减慢可见于具有*PMP22*、*MPZ*、*EGR2*及女性*GJβ1*错义突变的患者中。由*GJβ1*突变引起的CMT1X占所有CMT患者的约15%。患有CMT1X的男性其NCV通常为30~45m/s的"中间"范围。CMT1X女性患者的NCV常在正常范围。

**【基因检测及诊断策略】**在家族史采集，神经系统检查和神经电生理检测后临床可提出可能的候选基因，在此之后，分子诊断则为遗传性周围神经病诊断的"金标准"。临床常应用基于遗传和临床表型的重点基因检测策略。例如，在北欧和北美的人群中，即使病例为散发病例，大多数患者仍为显性遗传。不足10%的病例为常染色体隐性遗传性(autosomal-recessive AR)CMT。然而，在高亲缘性人群中，AR-CMT可能更为常见，发病率甚至达到40%的水平。

一种基于北美人群的算法通过神经生理学数据、临床信息和遗传模式来指导基因检测。结合临床表型和神经电生理检查结果的流程图(图18-3，图18-4)可指导临床医生选择合适的检测方法。通过使用这些工具，大多数CMT基因确诊的比例可以达到2/3。PMP22、GJβ1、MPZ和MFN2四种基因是CMT中最常见的，突变的总发生率约占90%。因此，流程图强调需要首先考虑这些特定的基因突变。PMP22、GJβ1和MPZ的基因变异能够改变氨基酸序列，且几乎均能引起临床表现，而MFN2和其他大多数CMT基因也可以引起良性突变，改变编码序列但不导致残疾。这对于基因检测结果的解读是十分重要的。一旦在先证者中进行了基因检测，其他家庭成员通常不需要基因检测，而是通过临床评估和神经电生理检查进行诊断。

随着在一些地区将二代测序技术(NGS)引入临床实践，基因测试的格局正在迅速改变，这使得能够在几天内完成测序完整的基因组或外显子组(只有蛋白质编码序列)。然而，先进的遗传学检测结果需要得到仔细解读。许多基因，如peri-axin和*MFN2*，非致病多态性的检出率很高。

**【常见疾病】**

1. CMT

(1) CMT1：常染色体显性遗传性脱髓鞘性神经病，CMT1是CMT最常见的亚型，主要由四个基因突变引起：*PMP22*、*MPZ*、*LITAF*和*EGR2*。这些基因对

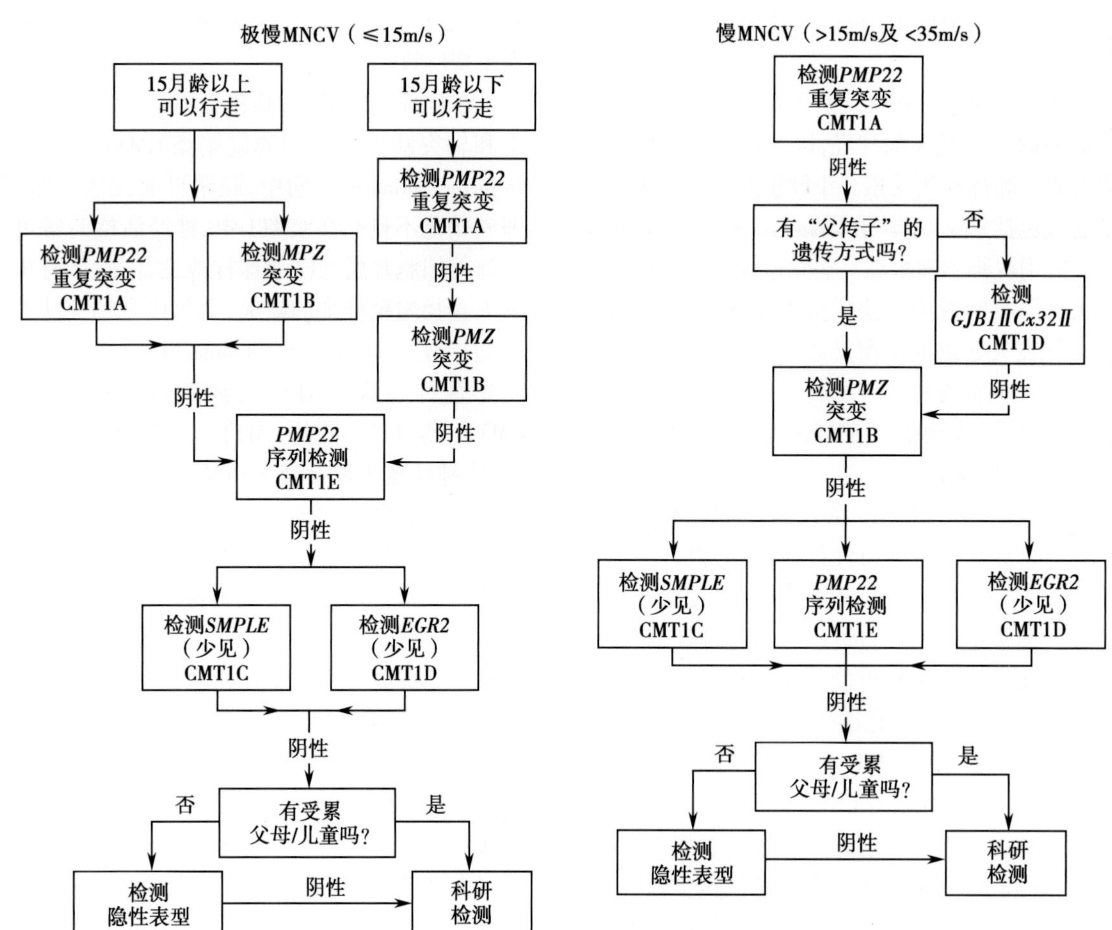


图18-3 伴有上肢运动神经传导速度减慢或极慢CMT患者基因检测流程图

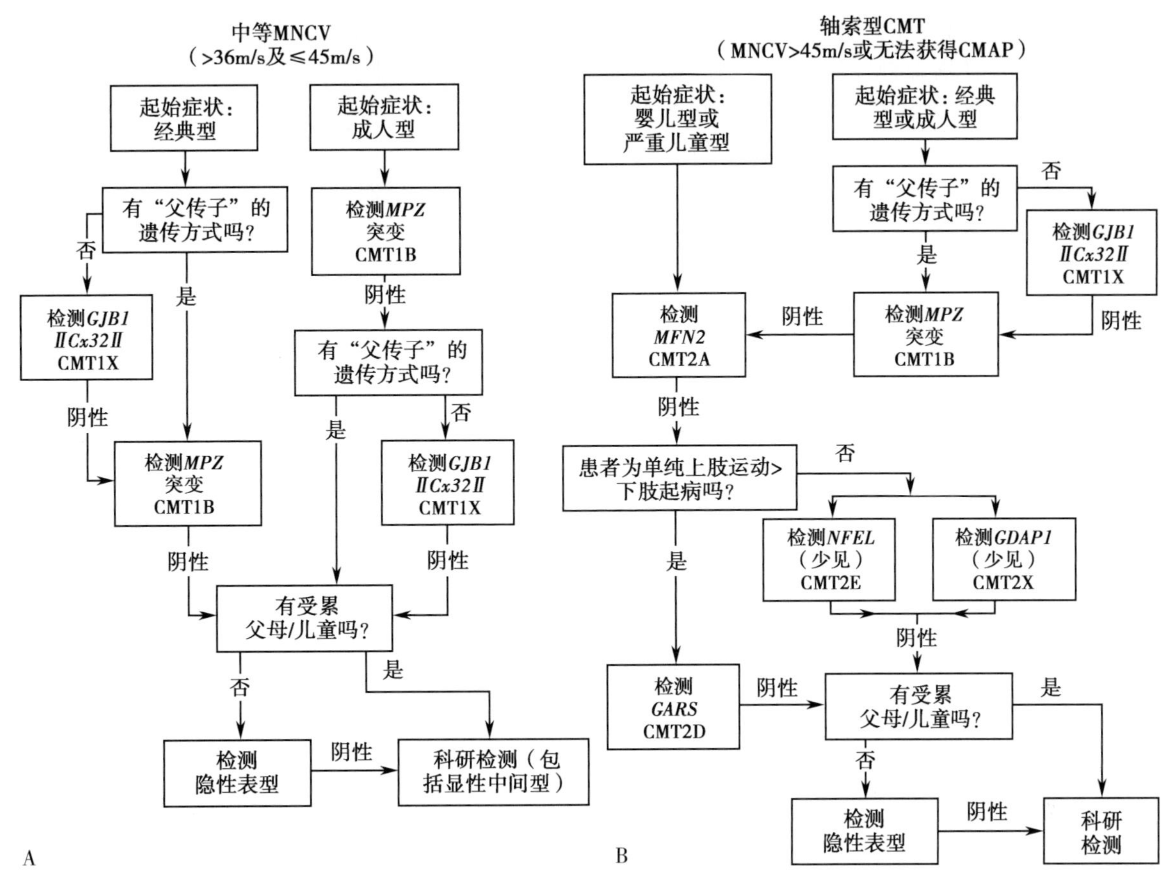


图 18-4 具有中等（A）或正常（B）上肢运动神经传导速度 CMT 患者基因检测流程图

于形成髓鞘和施万细胞功能是必不可少的。

1）CMT1A：在大多数人群中，CMT1A 是最常见的 CMT 形式，约占遗传性 CMT 人群的 55%，总 CMT 人群的 36%，占 CMT1 人群的 80%~90%。患者通常会出现“经典的 CMT 表型”。患者通常走路的大运动里程碑按时出现。寿命不受影响。虽然患者经常需要踝足矫形器，但他们很少需要轮椅行走。正中神经及尺神经的传导速度低于 38m/s，通常在 20m/s 以内。感觉神经动作电位（sensorynerveactionpotential，SNAP）可以降低或缺失。神经活检不是必需的，但是如果完成该项检查，结果通常显示脱髓鞘和洋葱球形成样改变。由于存在 10% 的新生突变率，因此在进行其他基因检测之前，对于无尺神经传导速度（MNCV）小于 35m/s 相关家族史的儿童和青少年也应首先筛查 CMT1A 的相关基因。CMT1A 是由位于 *PMP22* 基因上的 1.4Mb 的重复突变引起的，该基因定位于染色体 17p11.2 上。

2）CMT1B：CMT1B 是第四常见的 CMT 类型，临床上具有三种不同表型：①严重早发婴儿型，行走发育延迟，NCV 低于 10m/s，通常称为 Dejerine-Sottas 病；②第二种表型相对少见，为 CMT1A 的典型表型，具有正常的早期发育里程碑，但在 20 岁以内进展；③起病年龄更晚，表型相对轻微，40 岁左右起病，NCV 约为 40m/s。CMT1B 由 *MPZ* 基因的点突变引起。

3）CMT1C：CMT1C 在临床上与 CMT1A 无法区分，在 10~20 岁出现典型临床症状。为 CMT 的罕见病因，占 CMT 患者的不到 1%。

4）CMT1D：CMT1D 表型较为严重，患者通常在婴儿期即可能出现低髓鞘化（肌张力低下），大运动发育里程碑延迟且 MNCV 低于 10m/s。此外，脊柱侧弯和脑神经受累可能为该型特征。这是一种罕见的 CMT 表型，并且由早期生长反应家族成员 *EGR2* 基因突变引起。常染色体隐性遗传的 EGR2 突变（称为 CMT4E）可引起非常相似的临床表现。

5）CMT1E：CMT1E 由 *PMP22* 基因的点突变引起。与 CMT1A 患者相比，这些患者通常起病年龄更早，表型更为严重，且有时与耳聋相关。起病年龄通常在 20 岁以前，行走发育延迟并不罕见；然而，临床表型具有多变型，且起病年龄可能较晚。疾病的严重程度取决于特定的 *PMP22* 突变类型，有些患者病变可能非常轻微甚至类似于 HNPP。

6）HNPP：HNPP 是第三种最常见的 CMT 类

型，为常染色体显性遗传性疾病，患者通常会在轻微外伤后发生复发性周围神经病变。发病年龄与CMT1A型类似，尽管一项大宗研究表明，超过50%的HNPP病例发病更早，通常表现为行走发育延迟。文献表明，起病年龄可从儿童早期到成人。运动NCV可以是正常的，但通常在病变部位如腓骨小头、腕管和内上髁等部位减慢。通常情况下，患者有暂时性复发性局灶性单神经病的病史，持续数小时至数天或数周，有时甚至更长时间。HNPP通常由*PMP22*基因缺失引起，或者较少见的，由*PMP22*基因的点突变引起。

7）CMTX（X-CMT）：CMT1X是X-CMT的主要形式，由编码蛋白质连接蛋白32（Cx32）的*GJβ1*基因突变引起。这是第二常见的CMT形式，约占CMT患者的10%~15%。尽管*GJβ1*基因存在大量的突变类型，但所有受累男性患者均具有相同表型，包括该基因完全缺失的男性，这表明突变导致蛋白功能丧失。大多数男性在儿童时期开始出现症状，但大约20%的男性起病年龄相对较晚。

受累男性通常表型更加严重，并且倾向于出现手内肌和腓肠肌的所有骨筋膜室的显著萎缩。CMT1X男性患者常出现“分裂手综合征”，拇短展肌比第一背侧骨间肌更加力弱，失用性萎缩更加明显。*GJβ1*基因突变女性通常在神经系统检查或神经传导速度检测中具有异常表现。通常，CMTX男性患者的MNCV在25~45m/s，而女性的MNCV在正常或接近正常范围内。因此，如果家族中无“父传子”的遗传方式，家族中女性MNCVs几乎正常至中度减慢，男性MNCV中度及以上程度减慢，临床医师应考虑CMT1X的可能。

（2）CMT2：为常染色体显性遗传性轴索性周围神经病。CMT2是由神经电生理学提出的，其小直径运动和/或感觉神经的NCV大于38m/s。临床和神经电生理检测结果可使轴索受累为主的周围神经病进一步分为纯粹或主要感觉型（HSN/HSAN），运动和感觉混合型（CMT2）或单纯运动型（dHMN）。对CMT2患者进行基因诊断更具挑战性，因为已知有许多基因会导致轴索型CMT，每个基因仅引起很小比例的个案，而仅*MFN2*致病比例稍高。由于已知具有致病性的CMT基因占CMT2患者的少数（约35%），因此大多数CMT2患者的致病基因仍有待明确。由于能够明确进行遗传学诊断的CMT2患者数量还很少，因此该疾病的基因型-表型相关性，特别是在发病年龄方面的精确描述很难。然而，随着分子诊断技术的改进，在未来的几年内，*CMT2*致病基因的数目很可能会显着增加。在此只讨论CMT2A，这是最常见的亚型。

CMT2A：CMT2A是最常见的CMT2类型，约占CMT2患者的20%~25%。这是最严重的一型，在婴儿期或儿童早期发病，许多患者在20岁以前即需要轮椅活动。CMT2A是由*MFN2*基因突变引起的。通常这些患者即使在上肢，其CMAP的波幅和神经传导测试（NCS）均低至测不出，所以建议为这些患者尽早完成*MFN2*突变检测。*MFN2*基因具有显著多态性，因此在确定患者是否有致病突变时必须小心。大多数致病突变位于蛋白质的GTP酶结构域、卷曲螺旋结构域或其他进化上保守的区域。很少一部分患者起病相对较晚（儿童时期、青春期，甚至成年期），且表型较为轻微。

（3）CMT4：常染色体隐性遗传性周围神经病，不管是脱髓鞘为主，还是轴索受累为主，只要是常染色体隐性遗传均归为CMT4。CMT4大多在婴儿期起病，当家族中一代内的多个家庭成员受累或有近亲婚配家族史时应考虑。

1）CMT4A：CMT4A由*GDAP1*基因的突变引起。这是一种严重的儿童早期起病的周围神经病，最初表现为下肢远端力弱，并在10岁以前发展至上肢远端。常进展至需要使用轮椅，并且可能出现其他临床特征，如声带麻痹或声音嘶哑。

2）CMT4B1/B2/B3：CMT4B1神经病的特征为儿童早期发病，四肢对称性力弱，患者通常成年后需要使用轮椅。其他可能的临床特点包括脊柱侧弯、膈肌及面肌无力等。CMT4B2是一种相似的表现，其发病年龄稍晚，但症状通常始于5岁，NCV低于或约等于20m/s。CMT4B1和CMT4B2分别由肌管蛋白相关蛋白2（*MTMR2*）和13（*MTMR13*）的基因突变引起。*MTMR13*也被称为集合结合因子（*SBF-2*）。CMT4B3由*SBF1*基因的AR突变引起，并且也具有相似的表型，包括局灶性错误折叠的髓磷脂，该为所有CMT4B的共同病理特征。

3）CMT4C：CMT4C是一种发病稍晚的隐性遗传性神经病，有儿童-青少年期起病的报道。脊柱侧弯是一个特别常见的特征，可能出现在其他临床症状之前。部分患者出现其他症状，如运动障碍（共济失调和震颤）、面部及延髓力弱、感音神经性聋及呼吸衰竭。由于该疾病由SH3结构域及四聚体多肽重复结构域2（*SH3TC2*）基因突变引起，它是北美和北欧人群中最常见的AR-CMT类型。

4）CMT4F：CMT4F由*periaxin*基因突变引起。患者特征性的改变为严重早发性神经病，其神经传导为脱髓鞘改变。患者在神经系统检查时通常为感染异常，包括感觉性共济失调。与MFN一样，*periaxin*基因具有显著多态性，应该注意确保既有突变与又有家系中的神经病变，且表型与基因型存在一致性，而后才能得出突变基因为致病基因的结论。

CMT4中常染色体隐性遗传性轴索神经病，又称为AR-CMT2。CMT4中脱髓鞘的比较多，已发现少量基因可引起轴突型CMT4。虽然CMT2也是轴索受累为主，但是CMT2是AD遗传，所以轴索型CMT4又叫AR-CMT2。

2. **远端遗传性运动神经病**（distal hereditary motor neuropathies，dHMN） 与CMT非常相似，两者均为遗传性的长度依赖性及缓慢进展性的周围神经病，通常在20岁前发病。它们的自然病程中仅限于运动受累。然而，许多表型伴有轻微的感觉异常，并且CMT2和dHMN之间存在一定程度的交叉，因为同一基因的同一突变可以在同一家系中出现两种表型，其可以定义为CMT或dHMN。除了喉返神经外，dHMN中罕有延髓受累。临床检查可发现肢体远端虚力弱和萎缩，伴反射减弱或消失。神经生理学检测显示运动神经波幅电位降低，无感觉异常，肌电图（EMG）检测可能显示肢体远端失神经支配模式。表18-4概述了这组疾病。对于许多dHMN，确切的遗传突变仍有待阐明。

3. **遗传性感觉神经病**（hereditary sensory neuropathies，HSN） 包括一组主要累及感觉神经的遗传性周围神经病，并包括遗传性感觉运动神经病以及遗传性感觉自主性周围神经病。对于HSN，感觉丧失的范围可以从肢体远端麻木（伴或不伴本体感觉丧失）到完全丧失痛觉，继而出现无痛性损伤和足部溃疡的风险。与疼痛丧失相关的更严重的感觉神经病可导致远端负重关节的异常机械负荷；因此，神经病性关节病和自发性骨折的风险显著增高。尽管这种亚型的神经病变叫做感觉神经病，患者通常会观察到运动受累。遗传性感觉神经病根据其遗传病因和临床表型分类；然而，其中大部分目前仍无法确定其遗传病因。

4. **遗传代谢病相关性神经病** 周围神经病可以作为遗传代谢缺陷导致的更复杂疾病的一部分表现，知道这一点是十分重要的。这些疾病的发病率通常比更常见的CMT要少得多。需要进行全面仔细的神经系统检查，临床医师必须仔细寻找其他的神经系统症状，如共济失调，锥体及锥体外系症状。应仔细进行眼科及耳科疾病检查。另外，应该进行全身体检以寻找是否存在皮肤受累和器官肿大。如果怀疑遗传代谢性病，应进行头颅磁共振成像（MRI）以确定是否有脑部受累。

病史采集也很重要。如果有神经系统疾病的复发，则可以考虑某些特异性诊断（例如，丙酮酸脱氢酶缺乏症时的复发性共济失调伴急性轴索性周围神经病或卟啉症中的急性轴索性周围神经病或单纯运动神经病）。表18-5列出了可能出现周围神经受累

表18-4 远端型遗传性运动神经病（HMN）分类

| 分类 | 遗传方式 | 基因/定位 | 特殊表型 |
|---|---|---|---|
| HMN Ⅰ | AD | *HSPB1/HSPB8/GARS/DYNCIH1* | 青少年起病（2~20岁）dHMN |
| HMN Ⅱ | AD | *HSPB1/HSPB8* | 成年起病经典型dHMN/CMT2F或dHMN/CMT2L |
| HMN Ⅲ | AR | 11q13 | 早发型（2~10岁），缓慢进展 |
| HMN Ⅳ | AR | 11q13 | 青少年型（生后数月至20岁），累及膈肌 |
| HMN Ⅴ | AD | *GARS* | 青少年型（5~20岁），上肢起病，缓慢进展/CMT2D |
| HMN Ⅴ | AD | *BSCL2* | 上肢起病，下肢痉挛+/2级/Silver综合征 |
| HMN Ⅵ | AR | *IGHMBP2* | 伴呼吸窘迫的SMA（SMARD1），婴儿起病型呼吸窘迫 |
| HMN ⅦA | AD | 2q14 | 成人起病，声带麻痹 |
| HMN ⅦB | AD | *DCTN1/TRPV4* | 成人起病，声带麻痹，面肌力弱 |
| HMN/ALS4 | AD | *SETX* | 早期起病，锥体束征 |
| HMN-J | AR | 9p21.1-p12 | 成人起病，锥体束征，犹太起源 |
| 遗传性远端型SMA | AD | *TRPV4* | 胎儿起病，关节挛缩 |

表 18-5 神经病相关性遗传代谢病

| 类别 | 疾病 | 贮积物质 | 起病年龄 | 神经生理 | 神经病理特征 |
|---|---|---|---|---|---|
| 1. 溶酶体贮积症 | Hurler | 硫酸皮肤素 / 硫酸类肝素 | 婴儿期 | 神经嵌压部位减慢 | 嵌压性神经病 |
| 黏多糖贮积症 | Hunter | 硫酸皮肤素 / 硫酸类肝素 | 婴儿期 | 神经嵌压部位减慢 | 嵌压性神经病 |
| | Sanfilippo A-D | 硫酸类肝素 | 婴儿期 | 神经嵌压部位减慢 | 嵌压性神经病 |
| 神经鞘磷脂贮积症 | Krabbe 病 | 半乳糖神经酰胺 | 婴儿至成人期 | 青年起病者 NCV<10 | 施万细胞包涵体及节段性脱髓鞘 |
| | Fabry 病 | 三聚己糖神经酰胺 | 青少年 | 小纤维神经功能异常 | 板层体及轴索丢失 |
| | 异染性脑白质营养不良 | 脑硫脂 | 晚婴期 > 青少年 | NCV<10 | 施万细胞 ↑ 脑硫脂及节段性脱髓鞘 |
| 糖蛋白贮积症 | 岩藻糖苷贮积症 | 寡聚糖 | 婴儿期 | 神经嵌压部位减慢 | 嵌压性神经病 |
| | α 及 β- 甘露糖苷贮积症 | 寡聚糖 | 婴儿至青少年期 | 神经嵌压部位减慢 | 轴索包涵体 |
| | 唾液酸贮积症 I 及 II 型 | 寡聚糖 | I = 青少年期<br>II = 婴儿期 | II = 神经嵌压部位减慢 | 施万细胞空泡变性及轴索包涵体 |
| | Schindle 病 | 寡聚糖 | 婴儿期 | 显著轴索病变 | 轴索球形体 |
| 2. 过氧化物酶体病 | 肾上腺脑白质营养不良 | VLCFA | 儿童 - 成人期 | 轴索或脱髓鞘 | 施万细胞包涵体及节段性脱髓鞘 |
| | Refsum 病 | 植烷酸 | 儿童 / 青少年 | NCV 减慢 | 施万细胞包涵体、“洋葱球”形成及节段性脱髓鞘 |
| | 高草酸尿症 | 草酸钙 | <5 岁 | 轴索或脱髓鞘 | 轴索病变及节段性脱髓鞘 |
| 3. 脂代谢异常 | 脑腱黄瘤病 | 胆固烷醇 | 儿童晚期 / 青春期 | 临床症状轻微；NCV 减慢 | 轴索丢失及施万细胞空泡变性 |
| | Tangier 病 | 胆固醇酯 | 儿童 / 青春期 | 感觉神经病；NCV 减慢 | 轴索丢失及施万细胞空泡变性 |
| | 无 β 脂蛋白血症 | | 生后起病，儿童期始出现神经病 | 感觉神经病；感觉 CV 延长 | 轴索病变及节段性脱髓鞘 |
| 4. 线粒体病 | LCHAD | 3- 羟基二羧酸尿 | 婴儿早期 | 轴索或脱髓鞘 | 轴索丢失及节段性脱髓鞘 |
| | Leigh | 乳酸 / 丙酮酸 | 婴儿早期 / 儿童期 | NCV 减慢 | 节段性脱髓鞘 |
| | NARP | 乳酸 / 丙酮酸 | 常为青春期 | 感觉性脱髓鞘性神经病 | 节段性脱髓鞘 |
| 5. 其他 | 急性间歇性卟啉病 | δ= 氨基乙酰丙酸 | 常在青春期后 | 可为单纯性运动轴索病变 | 轴索病变及节段性脱髓鞘 |

的主要遗传代谢病。具体详见其他有关章节。

【鉴别诊断】遗传性周围神经病必须与获得性神经病相鉴别。此外，中枢神经系统的遗传性疾病，如遗传性痉挛性截瘫，通过引起长度依赖性的力弱、感觉丧失和足部畸形（例如弓形足）而出现类似遗传性神经病的表现。这些患者经常会出现上运动神经元体征，如腱反射亢进或Babinski征阳性，并且没有周围神经病的神经电生理学证据。周围神经病变可能是多系统代谢性疾病的一部分，如脑白质病，或作为更广泛分布的神经系统疾病的一部分，如Friedrich共济失调或脊髓小脑性共济失调。因此，临床表型的准确描述是至关重要的。

【治疗策略】尽管我们对遗传性周围神经病的生物学理解有了很大提高，但对于CMT的各个亚型，目前仍没有任何方法可以治疗。物理治疗、作业治疗和一些骨科手术仍然是所有CMT治疗的基础。详细的家族史及家庭成员检查对于患者的预后和遗传咨询同样重要。

专业的多学科康复团队可以对CMT患者的管理起到极大作用，并改善生活功能及质量。对于大多数患者而言，保持肌肉力量和张力，防止肌肉挛缩并改善平衡的物理治疗策略是常见的需求。矫形同样是治疗这些患者的重要组成部分，为行走提供支持并改善平衡。重点关注于开发辅助用具及使用策略来帮助患者进行日常活动的作业疗法能够使CMT患者受益，尤其是具有手部力弱表现的患者。肌腱延长术和肌腱移位术可能使肌肉挛缩和肌腱缩短患者，以及功能相关肌肉显著减弱的患者受益；然而，这种手术的最佳时机仍然存在争议。有时候会提供足部手术矫正足内翻、弓形足及锤状趾。这种手术干预可以改善步行，减轻压力点疼痛并防止脚底溃疡。然而，足部手术通常不是必要的，且不会改善患者的力弱及感觉丧失。

最近两项新技术在寻找治疗CMT的药物方面具有巨大的潜力：细胞重编程和高通量药物筛选。细胞重编程是一种技术，通过遗传修饰可获得的体细胞（如成纤维细胞或淋巴细胞）产生特异性细胞系（包括干细胞样细胞、神经元和神经胶质细胞），从而生成患者特异性细胞系。当与含有数千种化合物药物库的高通量筛选相结合时，这些患者特异性细胞系将起到特别作用。在这些高度自动化的平台中，识别能够矫正某些疾病相关细胞表型药物的过程得以简化，从而允许在Ⅰ期动物研究中能够更快地靶向选择药物。

对于CMT的临床试验至关重要的是确立评价指标。对于多年缓慢进展的周围神经病来说，这非常具有挑战性。为此，已经为成年人开发了基于症状、体征和神经电生理学数据的经过验证的评分系统，该系统具有优异的观察者内部和观察者间相关性，并且可以检测1年以上的变化。对于年龄在3~21岁的患者，有更敏感的儿科评分系统，该系统考虑到了与生长相关的变化并且在未来的临床试验中可证实其价值。每年1次的四肢肌肉MRI可以看到脂肪组织逐步替代肌肉组织，也是一个有效的预后评价方法，且目前正在1项CMT1A患者的队列研究中应用。

【结论】我们进入了CMT研究的一个令人兴奋的时期。目前发现一些CMT相关的关键基因和蛋白质，且与很多其他基因及蛋白质在功能上密切相关，这些能够帮助我们更好地理解正常的周围神经功能以及研发针对一些更常见的脱髓鞘性遗传性周围神经病的治疗策略。然而，对于这组具有异质性的遗传性周围神经病，研发及检测能够缓解疾病进展的治疗方案仍是十分具有挑战性的。

**关键点**

1. CMT的分类较之前有较大改变，根据神经电生理检查、遗传方式及具体致病基因分类。
2. CMT的临床表现（包括神经电生理表现）相对一致，但遗传异质性非常大，遗传学检查在诊断中的作用越来越突出。
3. CMT需要跟其他导致周围神经受损的遗传代谢病和神经变性病相鉴别，最终的手段很可能也是遗传学检查。
4. CMT目前尚无有效治疗手段，正确的康复治疗有助于提高患者的生活质量。

（王爽）

## 第三节　吉兰-巴雷综合征

吉兰-巴雷综合征（Guillian-Barré syndrome，GBS）是一组获得性急性发病的周围神经自身免疫性疾病，是当前我国和多数国家儿童最常见的周围神经病。在脊髓灰质炎被消灭以后，GBS已成为儿童急性弛缓性瘫痪最常见的原因。该病主要累及脊神经和脑神经，有时亦可累及脊髓和脑干。特征性表现为急性起病，广泛对称性弛缓性肢体瘫痪。脑脊液蛋白升高而细胞数正常。约85%以上患儿可被检测到周围神经传导功能异常。单相性病程，一般2周左右达峰,疾病进展一般不超过4周,经积极治疗,多数在数周或数月内完全恢复。但有3%~7%患者死于急性期呼吸肌麻痹。起病后1年,仍有10%~15%患者残留不同程度的肌无力。

**【分类】**依据病理改变和临床,GBS分为不同的亚型,其中急性炎症性脱髓鞘性多发性神经病(acute inflammatory demyelinating polyneuropathy, AIDP)是最常见的临床类型,占吉兰-巴雷综合征的90%,其他少见的临床类型(又称吉兰-巴雷综合征变异型)有急性运动感觉性轴索性周围神经病(acute motor and sensory axonal neuropathy, AMSAN)、急性运动性轴索性周围神经病(acute motor axonal neuropathy, AMAN)、Miller-Fisher综合征、多发脑神经炎(Polyneuritis Cranialis)、急性自主神经功能障碍(acute pandysautonomia)、吉兰-巴雷综合征伴中枢神经系统异常(Guillain-Barre syndrome with central nervous manifestations)。

**【病理学特征】**GBS是一种炎性自身免疫病,病理改变主要为炎性改变,依据靶抗原的不同免疫介导的炎症损伤的靶位不同,从而导致不同的病理类型。大致可以分为脱髓鞘型和轴索型。脱髓鞘型免疫损伤的主要靶位是周围神经的髓鞘,病理表现为多灶和节段性髓鞘脱失,伴显著巨噬细胞和淋巴细胞浸润,轴索相对完整。轴索型免疫损伤的主要是脊髓前根和周围运动神经的轴索,主要表现为轴索变性(Wallerian变性),无明显炎症细胞浸润,髓鞘相对完整。此外,在神经束内、束间可出现局灶性血管周围淋巴细胞浸润和水肿改变。疾病后期往往出现髓鞘再生形成薄髓鞘的有髓神经纤维和洋葱球样结构。洋葱球样结构是由组成髓鞘的施万细胞增生形成的,大量洋葱球样结构提示髓鞘脱失或形成不良。

**【病因及发病机制】**GBS是一种急性自身免疫性周围神经病,由于机体对位于髓鞘、轴索、郎飞结或神经节细胞的某些核心抗原不耐受而导致的。支持依据包括:GBS患者血清和脑脊液内可见多种抗髓鞘抗原的自身抗体;周围神经活检可见活化的T淋巴细胞浸润;临床免疫抑制剂治疗有效,尤其是血浆置换,因为清除了大量潜在的致病抗体和炎症因子而用于重症患者的急救;部分患者在病前有前驱感染性疾病史。研究表明,细胞和体液免疫单独或联合参与了不同病理类型GBS的发生。①诱因与分子模拟机制,大约2/3的患者在病前1~3周有前驱感染性疾病史,当某些病毒或细菌具有与髓鞘相同的抗原决定簇时,感染可能诱发针对髓鞘抗原的自身免疫性反应。常见的病毒感染有巨细胞病毒、EB病毒、单纯疱疹病毒、肝炎病毒A和E,以及艾滋病毒、寨卡病毒。常见的细菌感染有空肠弯曲菌、嗜血流感杆菌。肺炎支原体感染也是常见诱因之一。其中,空肠弯曲菌是某些GBS亚型的主要诱因。在我国和日本,42%~76%的GBS患者血清中有该菌特异性抗体滴度增高,或从患者大便分离得该菌。30%的AMAN患者和20%的Miller-Fisher综合征患者的血清中可见高滴度IgG或IgM抗空肠弯曲菌抗体。空肠弯曲菌Penner血清型D:19的细胞壁的组成成分唾液酸与神经节苷酯GM1、GD1a或GQ1b的分子结构相似,该菌感染后通过分子模拟机制诱发人体产生抗神经节甘脂GM1抗体和GQ1b抗体。②细胞免疫,GBS急性期患者血清内细胞因子白细胞介素2水平升高,提示T细胞被激活。GBS尸检患者可见沿神经根、神经丛血管周围或神经束内巨噬细胞和淋巴细胞浸润,可见巨噬细胞破坏施万细胞基底膜,直接损伤神经髓鞘表层。实验性自身免疫性神经炎(experimental autoimmune neuritis, EAN)动物模型也证实了单核巨噬细胞和T淋巴细胞在节段性髓鞘脱失中的作用。虽然GBS发病机制的研究取得了前述一系列进展,由于多种病原体感染均可能诱发GBS,迄今尚未明确可以导致AIDP的共同抗原决定簇,也未在AIDP患者中发现相关抗体。因此,GBS的免疫发病机制尚未明了。

**【临床表现】**任何年龄均可患病,GBS的患病率在16岁以下人群中约为0.5~1.5/100 000人。男女均可发病,男性略多。病前1~3周可有非特异性感染症状、腹泻或呼吸道感染史。最常见的是上呼吸道及消化道感染,亦可继发于其他的病毒感染之后,如流感、流行性腮腺炎、病毒性肝炎、水痘等。我国常见空肠弯曲菌前驱感染,故夏秋季发病增多。

儿童患者的临床表现和成人类似,主要表现为周围神经的感觉、运动、反射和自主神经功能异常。本病为单相病程,疾病的发生发展过程大致可以分为三个阶段:①初期,急性起病,症状和体征逐渐加重达高峰。在本阶段,疾病是快速进展的。50%~75%的患者在发病2周内肌无力达最严重程度,90%~98%的患者在4周内肌无力达最严重程度。②平台期,症状持续数日至4周,平均约10~12天,之后进入恢复期。③恢复期,持续数周至数月,超过90%的患儿半年内完全恢复,也有恢复较慢甚至不能完全恢复的患者。恢复的快慢与平台期患者肌无力的最严重程度有关。

1. **运动障碍** 是本病最主要的临床表现。表现为四肢,尤其是双下肢对称性弛缓性瘫痪,下肢重于上肢，远端重于近端。87% 的患者因为肢体无力而卧床，15%~40% 的严重病例可出现呼吸肌瘫痪，引起呼吸困难和周围性呼吸衰竭。儿童急性运动性轴索性周围神经病的运动神经损害最明显。

部分患者伴有两侧对称或不对称性脑神经麻痹，以双侧核下性面瘫最常见（50%~70%），其次为外展等支配眼球运动的脑神经（约 20%）。约 25% 患者合并两侧后组脑神经（Ⅸ、Ⅹ、Ⅻ）麻痹，出现呛咳、声音低哑、吞咽困难和口腔唾液积聚，易引起吸入性肺炎并加重呼吸困难。

2. **感觉障碍**　主观上可有肢体麻木、疼痛、各种感觉异常，客观检查可有四肢远端套状的感觉减退，亦可正常；可有肌肉压痛，特别是腓肠肌较为常见；部分患者可有深感觉减低。虽然客观检查多数轻微，但超过 70% 的患者可能有主诉疼痛，尤其是重症患者，疼痛的常见部位是背部和下肢。疼痛发生的原因包括感觉障碍、感觉过敏、神经根刺激、脑脊膜刺激以及肌肉、关节疼痛等。疼痛的程度与运动障碍程度和预后无关。多数患者的疼痛在起病后 8 周内消失，少数可以持续更久。

3. **自主神经功能障碍**　症状多轻微，主要表现为手足出汗、发红、肿胀、血压轻度增高或心律失常等。一般很少出现排便、排尿障碍，即使有，也多为一过性，一般不超过 12~24 小时。

4. **反射异常**　一般腱反射减低或消失，病理征阴性。由于神经根受到刺激所以患者可以出现脑膜刺激征阳性，甚至颈项强直。

轴索型 GBS：包括急性运动感觉性轴索性周围神经病和急性运动性轴索性周围神经病，临床表现和经典 GBS 相似。急性运动性轴索性周围神经病主要发生于我国北方地区，因为和空肠弯曲菌感染关系密切，所以夏季多发。患者仅运动神经受累，感觉神经不受累。电生理检查提示运动神经的复合肌肉动作电位（CMAP）波幅降低，但潜伏期和传导速度正常，感觉神经检查正常。急性运动感觉性轴索性周围神经病表现与急性运动性轴索性周围神经病类似，不同的是患者发病年龄较后者大，临床及电生理检查提示感觉神经受累，且轴索受累严重，病情恢复较慢和不完全。

Miller-Fisher 综合征（Miller-Fisher syndrome）：约占 GBS 病例的 2%~4%。特征性表现为三联征，包括眼外肌麻痹、共济失调和腱反射消失。发病前可以有空肠弯曲菌或流感杆菌感染史，急性和亚急性发病。脑脊液可见蛋白细胞分离现象。血清抗 GQ1b 抗体经常为阳性。预后好，多数在 6 个月内完全恢复。

**【实验室检查】**

1. **脑脊液检查**　急性期脑脊液蛋白增高，但白细胞计数和其他均正常，出现蛋白 - 细胞分离现象。然而，此现象一般要到起病后第 2 周才出现（约 90%），第 3~4 周最明显，之后逐渐下降。约有 10%~20% 患儿脑脊液蛋白含量始终正常，另有 15% 患者同时有脑脊液白细胞计数轻度增多，一般 $<50\times10^6/L$。如脑脊液内白细胞数明显升高，需要考虑感染性炎症的可能性。

2. **神经传导功能测试**　约 85% 以上患儿可被检测到周围神经传导功能异常。一般于起病 1 周后明显，首次检测正常者应予复查。约 13% 患者因病变轻微而测试始终正常。本项检查，不仅可以辅助确诊 GBS，还有助于病理分型和病情预后的预测。GBS 最常见的类型 AIDP 以节段性髓鞘脱失为主，神经传导测试早期的改变是 H 反射和 F 波的潜伏期延长或消失，而后出现运动和感觉神经传导速度显著下降，通常低于正常的 20%，反应电位时程增宽，肌肉复合动作电位 CMAP 波幅减低不明显，周围神经近端有明显的传导阻滞现象。轴索型 GBS 在早期常常没有明显的改变，在疾病发展一段时间后才逐渐出现动作电位的波幅下降，传导速度基本正常。

3. **血清免疫学检查**　有文献报道高达 80% 轴索型 GBS（AMAN 与 AMSAN）患者血清内可检测到抗神经节甘脂（GM1、GM1b）或 GalNAc-GD1a 的 IgG 抗体，而 GQ1b 抗体常常出现在 Miller-Fisher 综合征患者。对于经典型 GBS（AIDP）患者，目前尚没有特异性生物学标志物可以检测。

4. **脊髓 MRI**　近年来，有文献报道脊髓增强 MRI 可见脊神经根的肿胀以支持 GBS 诊断，同时有助于排除其他肢体瘫痪的原因如急性横贯性脊髓炎或脊髓占位等。

**【诊断与鉴别诊断】**GBS 是临床诊断，临床表现为急性起病，四肢对称性弛缓性瘫痪，伴或不伴脑神经麻痹，脑脊液存在蛋白细胞分离现象，电生理检查提示周围神经髓鞘或轴索性损害，除外其他疾病，即可诊断本病。为更好地诊断本病，有多个诊断标准被提出并被修改。2011 年世界卫生组织的 Brighton 协作组为明确 HIN1 流感疫苗接种与 GBS 的关系提出了新的诊断标准，称 Brighton 标准，其中的确诊标准如下（表 18-6）。其中，双侧弛缓性瘫痪和腱反射减弱或消失为必备条件，如果脑脊液蛋白不升高，白细胞数仍少于 50/μL 或缺乏脑脊液和电生理检查，

表 18-6 吉兰 - 巴雷综合征 Brighton 诊断标准

| | |
|---|---|
| 1 | 双侧肢体弛缓性瘫痪 |
| 2 | 瘫痪肢体腱反射减弱或消失 |
| 3 | 单相病程,起病至达峰间隔为 12 小时至 28 天,继以临床平台期 |
| 4 | 电生理检查发现符合 GBS |
| 5 | 蛋白细胞分离(脑脊液蛋白高于正常值,白细胞数少于 50/μl) |
| 6 | 排除其他可能的原因 |

则诊断的肯定性逐级下降。

本病需注意和其他急性弛缓性瘫痪疾病鉴别,如蜱麻痹、间歇性卟啉症、脊髓灰质炎、急性横贯性脊髓炎、重症肌无力、肉毒杆菌中毒、铅中毒等。出现以下征象需要怀疑 GBS 诊断的正确性:肢体无力显著不对称;起病即存在排尿或排便功能障碍;脑脊液内白细胞数大于 50/μL;起病时有严重肺功能障碍而不伴或仅伴有轻微肢体无力;起病时伴随发热;肢体无力缓慢进展超过 4 周;存在感觉障碍平面。临床常见的需要重点鉴别的疾病如下:

1. **脊髓灰质炎** 脊髓灰质炎曾经是最常见的弛缓性瘫痪的原因,但我国已基本消灭野生型脊髓灰质炎病毒引起的该病的发生。需要注意的是脊髓灰质炎疫苗突变株以及其他病毒如柯萨奇、埃可病毒等引起的急性弛缓性瘫痪。疫苗突变株引起者有疫苗接种史,其他病毒感染导致者可能伴随发热,患者肢体多数呈不对称性瘫痪,无感觉障碍。脑脊液中常有白细胞增多,蛋白可以轻度增加,一般没有脑脊液蛋白细胞分离现象。电生理检测提示周围神经传导功能正常。急性期粪便和脑脊液可分离得致病病毒,容易与 GBS 鉴别。

2. **急性横贯性脊髓炎** 在脊髓休克期表现为四肢弛缓性瘫痪,持续尿、便潴留等括约肌功能障碍和感觉障碍平面。电生理检测急性期周围神经传导功能正常。脊髓 MRI 有时可见脊髓肿胀。一般没有脑神经受累,也没有蛋白细胞分离现象。

3. **周期性瘫痪** 周期性瘫痪首次发作,临床可表现为四肢弛缓性瘫痪,腱反射减弱或消失。不伴感觉障碍和自主神经功能障碍。血清检查有时可发现伴随的钾离子水平异常。发作持续时间短,病程短。临床经过与 GBS 不同。一般不经治疗 2~7 天可自行恢复,如经治疗恢复更快。

**【治疗】**

1. **支持和对症治疗** 对瘫痪正在继续进展的患儿,原则都应住院观察。疾病早期要密切监测患者的生命体征,监测呼吸功能、心律失常、吞咽困难、肠梗阻,以及潜在的高血压或低血压。保持呼吸道通畅,勤翻身,防止坠积性肺炎及褥疮;对吞咽困难者要鼻饲,以防吸入性肺炎;保证足量水分、热量和电解质供应;尽早对瘫痪肌群进行康复训练,防止肌肉萎缩,促进恢复。呼吸肌和后组脑神经麻痹导致的周围性呼吸衰竭是本病死亡的主要原因。对出现呼吸衰竭,或后组脑神经麻痹致咽喉分泌物积聚导致呼吸功能障碍者,应及时使用气管插管或气管切开,借助呼吸机保证有效通气和换气。积极预防血栓形成和肺部感染。对疼痛明显的患者应积极应用药物缓解疼痛,常用的有加巴喷丁、普瑞巴林和小剂量三环类抗抑郁药。阿片类药物可以短期应用,不建议长期应用。

2. **免疫学治疗** 目前没有证据表明口服或静脉注射糖皮质激素的疗效,无论是单独应用还是与丙种球蛋白静脉注射和血浆置换联合应用。有证据表明,单独丙种球蛋白静脉注射或血浆置换均有利于疾病的恢复。一旦 GBS 诊断明确,应尽快开始应用。有研究表明,丙种球蛋白静脉注射和血浆置换联合应用的疗效并不优于其中一种单独应用。

(1) 静脉注射人体免疫球蛋白(IVIg):其总体疗效与费用与血浆置换疗法相当,但 IVIg 比血浆置换更有效、更安全。主要用于发病后 2 周内瘫痪进行性加重,尤其有呼吸肌或后组脑神经麻痹者。一般按 400mg/(kg·d),连用 5 天。也有按 1g/(kg·d) 连用 2 天的。有报道 IVIg 对于存在抗 GM1、GQ1b、或 GalNAc-GD1a 抗体的轴索型 GBS 疗效更好。

(2) 血浆置换:一般在 7~14 天内进行 5 次血浆置换,每次置换量按 50ml/kg 计算。其疗效较肯定,安全,但需专用设备且价格昂贵,使儿科临床应用受到限制。

**【预后】**儿童恢复比成人快。无呼吸肌瘫痪者预后好,超过 80% 的病例经过治疗,肢体瘫痪均在 6 个月内完全恢复或恢复到较为理想的程度,少部分遗留轻微运动功能障碍。轴索型 GBS 的恢复较脱髓鞘型略晚。死亡率约为 3%~7%,呼吸衰竭是本病最主要的死亡原因。提示预后不良的因素包括:发病时年龄大;肌无力严重,在发病 1 周内需要呼吸机支持;前驱感染为腹泻或空肠弯曲菌。

治疗相关的病情波动(treatment-related fluctuations):大约 10% 的 GBS 患者在接受 IVIg 或血浆置换治疗后病情好转或稳定,之后短期内(治疗后 2 个月内)再次出现肌无力加重。此时需要再次给予 IVIg 或血浆置换治疗，多数预后仍然良好。需要和急性起病的慢性炎症性脱髓鞘性多神经根神经病（chronic inflammatory demyelinating polyradiculoneuropathy，CIDP）相鉴别。大约5%~16%的CIDP可以急性起病，经治疗后病情可以有波动。如果GBS治疗后病情反复发生在2个月以后，或者出现多次病情反复，需要考虑CIDP的可能性。

**关键点**

1. 急性起病，伴或不伴前驱感染史，2~4周达高峰，单相病程。
2. 对称性肢体无力，下肢重于上肢，远端重于近端，伴或不伴感觉障碍。
3. 体格检查提示肌力和肌张力减低，腱反射减弱或消失，病理征阴性。
4. 周围神经传导测试提示周围神经损害，神经传导阻滞、传导速度减慢和/或动作电位波幅下降。
5. 脑脊液检查提示蛋白细胞分离现象。

（常杏芝）

## 第四节 慢性炎症性脱髓鞘性多神经根神经病

慢性炎症性脱髓鞘性多神经根神经病（chronic inflammatory demyelinating polyradiculoneuropathy，CIDP）是一组获得性自身免疫介导的多发性周围神经慢性炎性疾病，其病程缓慢进展或缓解复发持续超过2个月。临床表现为不同程度双侧对称性迟缓性肌肉无力，可以伴有感觉缺失、腱反射减低。电生理检查提示神经传导阻滞和传导速度减慢。病理检查可见周围神经和脊神经根的节段性脱髓鞘，伴随单核细胞浸润。脑脊液检查可见蛋白细胞分离现象。免疫抑制剂治疗有效。

**【病因与发病机制】**CIDP被认为是由细胞和体液免疫共同介导的自身免疫性疾病，支持依据：①部分患者脑脊液中γ球蛋白增加，IgG鞘内合成率增加；②大部分患者免疫治疗有效；③周围神经活检病理可见神经内衣和血管周围的炎症反应，包括神经外膜、神经内膜、施万细胞膜上IgG、IgM及补体$C_3$的沉积以及单核细胞、$CD4^+$和$CD8^+$淋巴细胞的浸润；④部分CIDP患者血清内可检测到抗NF155、抗轴索结蛋白（contactin-1/caspr complex）抗体、抗髓鞘蛋白P0、P2及PMP22等的抗体。但是，激活的T淋巴细胞是如何破坏了血-神经屏障，导致了所释放的炎症因子、细胞趋化因子以及补体等进入神经内衣，从而损伤了髓鞘和轴索，目前尚不清楚。虽然有证据表明抗神经束蛋白抗体如NF155（neurofasin）、NF186和抗接触蛋白1（contacting 1）抗体等在某些类型CIDP的发病中发挥了重要作用，但也只占CIDP病例的4%左右。最主要的导致CIDP发生的抗体尚不明确。虽然血浆置换的临床疗效强烈支持体液免疫在CIDP发生中的作用，但具体机制尚待进一步明确。

**【病理改变】**本病主要侵犯脊神经根、神经丛及神经干；除前根受损外，后根、背根神经节、交感神经干及自主神经末端亦可受累，偶尔有侵及脑神经和中枢神经系统的报道。运动神经受累重于感觉神经，大纤维受累重于小纤维，近端神经纤维受累重于远端。主要病理改变包括：有髓神经纤维（尤其是直径较大者）丢失、炎症细胞浸润、节段性、多灶性脱髓鞘及髓鞘再生，而且在不同神经束内病理改变存在差异。其中，炎症细胞浸润和不同神经束内病变程度不同是CIDP相对特征性改变，也是CIDP与遗传性周围神经病的不同之处。活动期的脱髓鞘可以表现为大裸轴索，但很快就被再生的髓鞘包绕。在慢性期CIDP患者往往可见薄髓鞘有髓神经纤维、节段性髓鞘脱失和再生，以及洋葱球样结构。但是，明显的洋葱球样结构只出现在约20%的患者。特异性炎症细胞浸润仅见于少部分儿童CIDP患者，可见神经内衣水肿，散在炎症细胞（巨噬细胞和T淋巴细胞）浸润，神经内衣及神经外衣血管周围的炎症细胞浸润。单根神经纤维检查可见郎飞结间神经纤维节段性增粗，提示节段性髓鞘脱失。超微病理检查可发现髓鞘的分裂以及单核细胞突起出现在轴索和髓鞘之间。脱髓鞘区域施万细胞表面MHC-Ⅰ、Ⅱ表达增加。可见继发性轴索变性，在活动期表现为有髓神经纤维的Wallerin变性，在慢性期表现为有髓神经纤维的再生簇结构。

**【临床表现】**儿童发病者占所有CIDP的10%，患病率为1/300 000，男性多于女性。我国尚无儿童CIDP患病率的流行病学报道。按疾病发展过程分为缓慢加重、阶梯形加重和缓解复发型。根据选择性受累神经的种类（运动神经、感觉神经）和分布（近端、远端）CIDP可分为不同的亚型，最常见的是经典型，即对称性多发性神经根神经病，同时累及运动和感觉神经的近端和远端；其次是多灶性CIDP，也称Lewis-Sumner综合征或获得性多灶性运动感觉周围神经病；其他有单纯运动型、单纯感觉共济失调型、多发单神经炎型、远端获得性脱髓鞘型对称性神经病以及局灶型 CIDP。

1. **经典型** 亚急性或隐匿起病，儿童期和青少年期为多，婴儿罕见。病前多数无明显诱因，少数可能有前驱感染或疫苗接种史。病程逐渐进展，一般大于 2 个月。也有急性起病呈缓解复发病程的。有时需要与 AIDP 鉴别。神经系统症状持续恶化或病程反复多次复发均支持 CIDP。肢体无力是最常见的临床表现，同时累及肢体的近端和远端，双侧对称出现。近端无力表现为上肢抬举无力、上下楼和蹲起困难。四肢远端无力表现为双手持物和书写困难、精细动作困难、足下垂。肢体无力程度轻重不等，轻者仍可独立行走，重者需要轮椅支持。呼吸肌受累少见，只有极少数患者出现呼吸衰竭需要呼吸机支持。脑神经多不被累及，偶有面神经和动眼神经受累。感觉障碍相对肢体无力而言比较轻，四肢感觉障碍常呈对称性分布，远端明显。可以有感觉减退和感觉性共济失调，但较少出现自主神经功能障碍和疼痛。体格检查提示双侧对称性肌力减低，近端和远端均受累。感觉检查提示本体感觉和震动觉受累最明显。90% 的患者腱反射显著减退或消失。

2. CIDP **其他亚型**

(1) Lewis-Sumner 综合征：也被称为多灶性 CIDP。Lewis 最初将本型描述为上肢受累为主的不对称性 CIDP。疾病初期仅单个神经受累，表现为肢体疼痛和麻木，逐渐出现肢体无力和肌肉萎缩。电生理检查提示局灶性运动和感觉神经传导阻滞。脑脊液内蛋白可以升高。多数糖皮质激素和 IVIg 治疗有效。

(2) 慢性免疫性感觉性多神经病（chronic immune sensory polyneuropathy，CISP）：病变限于脊髓背侧感觉神经节附近，临床表现为感觉性共济失调，走路易摔倒，可有肢体麻木，但肌力正常。神经传导检查正常，体感诱发电位可以发现近端神经根传导阻滞。脑脊液内蛋白升高。脊髓 MRI 可发现神经根肿胀。糖皮质激素和 IVIg 治疗有效。

(3) 远端获得性脱髓鞘型对称性神经病（distal acquired demyelinating symmetricneuropathy，DADS）：以远端周围神经受累为主，感觉神经受累重于运动神经。因为伴随意义未明的血清内单克隆 IgM 蛋白，有学者认为本病的病理生理机制可能与 CIDP 不同，应排除在 CIDP 范畴外。大约 50% 的患者存在抗髓鞘相关糖蛋白（myelin-associated glycolprotein，MAG）抗体。临床肢体无力以远端为主，且感觉障碍明显，主要是感觉性共济失调，位置觉和震动觉减退或消失，可以有震颤，轻微或无肢体瘫痪。电生理检查符合 CIDP 的脱髓鞘改变，不同的是脱髓鞘改变为双侧对称性，且远端明显，而且没有传导阻滞。不伴抗 MAG 抗体和 IgM 蛋白的患者对免疫抑制剂反应良好。

(4) CIDP 伴抗神经束蛋白 NF155 和接触蛋白 1 抗体：抗 NF155 IgG4 抗体相关的 CIDP 患者发病年龄一般比较年轻，临床表现为感觉性共济失调和震颤，可以合并有中枢神经系统脱髓鞘。抗接触蛋白 1 抗体相关的患者早期即有神经轴索受累，一般病情比较重，震颤也比较常见。

**【辅助检查】**

1. **神经电生理检查** 是所有疑诊 CIDP 患者都应该做的最重要的检查。神经传导检查提示非对称性、多灶性脱髓鞘改变，周围神经的远端潜伏期延长，传导速度减慢，伴有传导阻滞现象，F 波及 H 反射的潜伏期延长。通常上肢感觉神经的改变较下肢感觉神经（腓肠神经）明显，该现象被称为腓肠神经豁免（sural nerve sparing）。病程久的患者针极肌电图检查可以发现骨骼肌去神经支配改变，表现为不同程度宽大的复合肌肉动作电位和纤颤电位，提示继发性轴突损害的存在。存在多种不同的 CIDP 电生理诊断标准，近期欧洲神经学会联合会 / 周围神经学会（European Federation of Neurological Societies/ Peripheral Nerve Society，EFNS/PNS）提出，CIDP 的确诊需要电生理检查在至少 2 个以上神经发现脱髓鞘的证据。

2. **脑脊液检查** 90% CIDP 患者出现脑脊液蛋白质升高，细胞数正常，出现和吉兰 - 巴雷综合征类似的蛋白 - 细胞分离现象。脑脊液中的蛋白主要是 γ 球蛋白，部分患者出现脑脊液寡克隆带阳性。

3. **血清免疫学检查** 大约 50% 的 DADS 患者存在抗髓鞘相关糖蛋白抗体和单克隆 IgM 蛋白。部分非典型 CIDP 患者血清内可以检测到抗神经束蛋白 NF155 和接触蛋白 1 抗体。

4. **腓肠神经活检** 并非诊断所必需。由于 CIDP 病变多灶性的特点和取材的限制，从病理角度诊断 CIDP 是困难的。因病理改变在不同束之间存在很大的差异，可能所取材组织并不能发现特征性病理改变。此外，CIDP 特征性病理改变在周围神经的近端最显著，而腓肠神经活检在远端。如果临床和电生理检查表现不典型，临床怀疑有恶性肿瘤浸润、类淀粉样变性或血管炎性周围神经病的可能时，可以考虑神经活检。

5. **MRI 检查** 增强脊髓 MRI 检查发现神经根

和周围神经的肥大和水肿，有助于 CIDP 的诊断。神经根肥大常见于腰段，较少见于臂丛和颈神经根。脊神经根和臂丛在 MRI 上的肥大表现与患病时间的长短相关，增强扫描时肥大的神经根出现异常增强信号提示神经根肿胀，病变处于活动期。头颅 MRI 通常是不必要的，除非临床症状和体征提示同时存在中枢神经系统功能障碍。有 CIDP 与多发性硬化共患的个例报道。

**【诊断与鉴别诊断】**CIDP 是一种具有临床异质性的疾病，其诊断主要根据临床症状和体征、电生理及脑脊液检查。虽然有多个诊断标准被提出，目前尚无统一的标准。EFNS/PNS 于 2010 年提出的诊断标准是近年应用较广泛的，包括了临床诊断标准、电生理诊断标准和支持标准（包括了脑脊液检查发现、MRI 特征、神经活检以及免疫抑制治疗的疗效等）。典型 CIDP 临床症状表现为进行性或阶梯形加重或缓解复发病程超过 2 个月，近端和远端均受累的对称性肢体无力，近端重于远端，运动障碍重于感觉障碍。所有肢体腱反射均减弱或消失。神经电生理检查提示多灶性节段性脱髓鞘，脑脊液检查提示蛋白细胞分离。

CIDP 需要与多种周围神经病相鉴别。急性起病的 CIDP 需要与吉兰 - 巴雷综合征鉴别。慢性进展性或缓解复发病程的 CIDP，需要与多灶性运动神经病、遗传性运动感觉神经病以及儿童糖尿病性周围神经病等慢性周围神经病相鉴别。对于少数临床表现为以感觉障碍为主的、局灶性或多灶性运动障碍的不典型病例，需要注意除外遗传性、中毒性、代谢性（如糖尿病性周围神经病）和血管性周围神经病。对以周围神经远端病变和感觉障碍为主的患者，需要行血清电泳或血清免疫固定电泳检查以明确是否伴随异常球蛋白血症。对于存在异常单克隆球蛋白 IgM 者，应详细检查排除潜在的恶性浆细胞增生性疾病或骨髓瘤等肿瘤性疾病的可能性。对伴异常球蛋白血症的 CIDP 还需要与其他伴球蛋白血症的周围神经综合征进行鉴别，如 POEMS（Polyneuropathy，Organomegaly，Endocrinopathy，MonoclonalGammopathy，and Skin changes）。

1. **吉兰 - 巴雷综合征** 多数急性起病，在发病前有感染或疫苗接种等诱发因素，四肢对称性弛缓性瘫痪进展不超过 4 周，可以合并脑神经麻痹和自主神经功能障碍，疼痛比较常见。急性起病的 CIDP 起病前往往诱因不明显，病程或持续进展超过 2 个月或缓解复发超过 1 次以上。随时间推移，一般不难区分。

2. **遗传性运动感觉周围神经病** 是需要与 CIDP 重点鉴别的疾病，尤其是患者家族史不明确、遗传性运动感觉神经病相关基因筛查阴性时，有时鉴别仍具有挑战性。以脱髓鞘为主要病理改变的 CIDP 应当和遗传性运动感觉周围神经病Ⅰ型进行鉴别，而以轴索损害为主的 CIDP 应与遗传性运动感觉周围神经病Ⅱ型相鉴别。遗传性周围神经病一般起病更隐匿，病情进展更慢，就诊时往往已经有手、足和小腿肌肉萎缩以及高弓足等异常体征。脑脊液检查一般没有蛋白细胞分离现象。免疫学检查往往也无阳性发现。脊髓增强 MRI 检查一般没有神经根异常增强信号。对于家族史和基因筛查均阴性的鉴别诊断困难的患者，如果不能除外 CIDP，可以给予糖皮质激素诊断性治疗。如果对糖皮质激素有确切疗效，则支持 CIDP 诊断。

3. **多灶性运动神经病** 本病需要与多灶性 CIDP（Lewis-Sumner 综合征）相鉴别。慢性进展性或复发性病程与多灶性 CIDP 相似，不同之处是仅运动神经受累。临床表现为不对称性肢体无力，多发于上肢远端，表现为一侧手部、臂部肌肉的无力和萎缩，伴有反射减低或消失，无感觉障碍。运动障碍亦可累及双侧但左右不对称。电生理检查可见运动神经传导阻滞现象及 F 波异常，感觉神经不受累。神经活检没有异常发现，或者在重症病例见多灶性有髓神经纤维丢失伴神经纤维再生簇，一般没有炎症性脱髓鞘改变和洋葱球样结构。患者血清中抗 $GM_1$ 抗体多呈阳性。糖皮质激素治疗效果不佳，IVIg 治疗可能有效，多需用环磷酰胺治疗。因其病理改变与 CIDP 不同，有学者认为两者发病机制可能不同。因此，临床上目前还是作为单独的疾病加以介绍，而不是归为 CIDP 的一个亚型。

**【治疗及预后】**CIDP 治疗的最基本目的包括缓解疾病进展、改善功能以及长时间保持症状的缓解。多学科协作尤其是早期康复科的干预是非常必要的。虽然有多个治疗相关指南可供参考，但没有统一的方案。目前公认的对治疗有效的药物包括糖皮质激素、静脉输注免疫球蛋白、血浆置换和免疫抑制剂。但是，对于药物具体应用的种类、剂量、应用时机，以及疗程，目前尚没有一致的方案。糖皮质激素、静脉输注免疫球蛋白、血浆置换目前被公认为一线治疗用药，大约 80% 的患者对其中的 1~3 种药物有效，但三者之间应用的疗效比较尚欠缺临床证据。EFNS/PNS 的治疗建议包括：经典型 CIDP 首先采用 IVIg 或糖皮质激素；单纯运动型 CIDP 可首先应用 IVIg；IVIg 或糖皮质激素无效者，可采用血浆置换；

如果一线药物疗效不完全或需要较高的维持剂量，建议加免疫抑制剂或调节剂。

1. **糖皮质激素** 糖皮质激素治疗对大部分患者有效，单纯运动型 CIDP 可能加重临床症状。口服泼尼松、静脉注射地塞米松和甲泼尼龙均有应用，应用的剂量和疗程以及三者之间的疗效比较尚无统一结论。临床以口服强的松最常用，足量 2mg/(kg·d) 应用 6~8 周后逐渐减量，在 6 个月逐渐减量为隔日 1mg/(kg·d) 或 30mg/d 隔日应用(体重超过 30kg 的患者)。之后缓慢逐渐减量，总疗程建议 1 年以上。在减量过程中部分患者可能出现复发。一般病程较短的缓解复发型患者疗效好。对于糖皮质激素治疗反应差或无反应的患者，需要考虑：①病程久，患者可能存在严重的轴索损害，所以治疗反应差；②重新核查 CIDP 的诊断，以排除其他潜在的病因。

2. **丙种球蛋白** 大部分患者可以有效改善症状。常用丙种球蛋白静脉输注，具体方案可以采用 400mg/(kg·d)，连用 5 天，之后每个月一次，连用 3~6 个月。有文献报道，丙种球蛋白治疗后复发的间隔时间较糖皮质激素短，复发率较糖皮质激素高。部分患者对丙种球蛋白产生依赖，有文献报道采用丙种球蛋白皮下注射可以产生与静脉注射相似的疗效。

3. **血浆置换** 对缓解复发型或慢性进展型 CIDP 均有效，多用于疾病进行性加重期，其疗效与 IVIg 相似，有条件者可以选用。部分患者在治疗后出现病情复发，可继续给予糖皮质激素治疗。属于侵入性治疗、费用高、且受仪器设备条件限制。

4. **免疫抑制剂** 包括硫唑嘌呤、环孢霉素 A、甲氨蝶呤、环磷酰胺、利妥昔单抗等。一般为二线用药，在一线药物疗效不完全或无效时可以考虑。目前尚缺乏大样本随机对照研究以明确某种免疫抑制剂更有效。有临床观察研究表明美罗华对伴随抗体的 CIDP 有效。有随机对照研究表明，干扰素 β-1α 对 CIDP 无效。

儿童 CIDP 的长期预后比较良好，大约 50% 患者对糖皮质激素反应良好，并在停药后维持持续缓解。有 20%~30% 的患者在添加其他治疗后达到临床缓解，只有个别患者对多种治疗均无效，残留神经系统症状。

**关键点**

1. 亚急性或隐匿起病，进行性或阶梯型加重或缓解复发病程超过 2 个月。
2. 对称性四肢无力，近端和远端均受累，近端重于远端，运动障碍重于感觉障碍。
3. 所有肢体腱反射均减弱或消失。
4. 神经电生理检查提示多灶性节段性脱髓鞘。
5. 脑脊液检查提示蛋白细胞分离。
6. 免疫抑制剂治疗有效。

(常杏芝)

## 第五节 多灶性运动神经病

多灶性运动神经病(multifocal motor neuropathy，MMN)也称为伴传导阻滞的多灶性运动神经病和多灶性脱髓鞘性运动神经病，是一种以运动神经受累为主的慢性多发性外周神经病，临床特征为进行性非对称性肢体无力和萎缩，远端受累为主，不伴感觉异常。多灶性运动神经病罕见，患病率为(0.3~3)/100 000。

**【病因与发病机制】** 20%~84% 的多灶性运动神经病患者血清中抗神经节苷脂 GM1 的 IgM 抗体水平增高，运动神经根活检可见免疫球蛋白沉积和免疫性脱髓鞘改变，并且有相当一部分患者对免疫治疗治疗有效，提示多灶性运动神经病为一种自身免疫性外周神经病。有认为抗体介导的对钠通道和郎飞氏结等神经成分的免疫攻击，导致传导阻滞，即抗 -GM1 的 IgM 抗体激活补体，产生膜攻击复合体(membrane attack complex，MAC)，MAC 沉积在郎飞结，之后在结间扩散，导致郎飞氏结破坏、钠通道解体及轴突损伤；而感觉神经髓鞘中的 GM1 不及运动神经丰富，可能是感觉神经不受累的原因。但有部分患者血清中检测不到抗 GM1 抗体，提示可能存在其他发病机制。

**【临床表现】** 多灶性运动神经病以男性受累为主，男女比率约为 2.7：1。发病年龄为 20~70 岁，平均发病年龄为 40 岁，儿童少见。

多灶性运动神经病为单纯的运动神经病变，至少累及 2 个不同的运动神经，无感觉神经受累。主要临床表现为亚急性起病，缓慢进展或阶梯式进展的非对称性肢体无力，以远端受累为主。2/3 的患者无力起始于上肢远端，1/4 患者下肢远端无力起病，少数患者起始于上肢近端。发病初期表现为垂腕及手指外展与抓握无力，尺神经、正中神经、桡骨神经常常受累，严重程度不同。可逐渐累及双侧上肢及双侧下肢，但不对称。自下肢起病的患者，几乎均发展至上肢。呼吸肌受累罕见。部分患者可出现肌束颤动及痛性痉挛。肌肉萎缩出现在疾病后期。偶有患者有轻微的感觉异常，诉受累肢体有麻木与刺痛感，但无肯定和恒定的感觉障碍，不伴感觉神经电生理异常。腱反射多正常或减弱，偶见腱反射活跃，无锥体束征。呈渐进性病程，可能致残，但不累及延髓及呼吸肌，患者生命不受影响。

**【辅助检查】**

1. **实验室检查** 部分多灶性运动神经病患者血清抗 GM1IgM 抗体阳性。血清肌酸激酶可轻度增高，脑脊液蛋白多正常，少数患者可有一过性轻度升高。

2. **神经电生理检查** 其特征性改变为持续性、多灶性、部分性运动传导阻滞，后者是指在肢体的近端和远端选择两点，分别刺激运动神经，近端刺激所产生的复合肌肉动作电位较之远端刺激在波幅和面积上降低，且不伴异常短暂分散相。传导阻滞可同时发生于多条周围神经或同一条神经的不同节段，在尺神经、正中神经和桡神经容易检测到传导阻滞。感觉神经不受累。

**【诊断与鉴别诊断】**患者出现进展性、不对称的肢体无力但无感觉异常，要考虑多灶性运动神经病的可能。神经电生理检查有助于多灶性运动神经病的诊断和鉴别诊断。

2010 年欧洲神经学会 / 外周神经学会联合会（European Federation of Neurological Societies，EFNS/Peripheral Nerve Society，PNS）修订的多灶性运动神经病的诊断标准如下：

1. **多灶性运动神经病的临床标准**

（1）主要标准：①病程缓慢进展或阶梯样进展、局灶性、非对称性肢体无力，至少有两条或以上的运动神经支配区受累，病程超过 1 个月。如果症状和体征只见于一条神经支配的区域，只诊断为可能性多灶性运动神经病。②除下肢轻微的震动觉异常外，无客观感觉障碍。

（2）支持标准：①上肢受累为主；②受累肢体深反射减弱或消失；③脑神经不受累；④受累肢体有痛性痉挛或肌束震颤；⑤免疫治疗有效。

（3）排除标准：①上运动神经元受累的体征；②延髓受累显著；③除下肢震动觉轻微异常外，存在其他明显的感觉异常；④病程初期，有广泛的对称性的肢体无力。

2. **多灶性运动神经病的电生理标准**

（1）确诊的运动传导阻滞：无论神经（正中神经、尺神经和腓神经）节段的长度如何，复合肌肉动作电位（CMAP）负峰面积近端与远端相比减少≥50%；对有运动传导阻滞节段的远端部分刺激时，CMAP 负峰波幅必须 > 正常低限的 20%，并 >1mV；CMAP 负峰时限近端与远端相比增加≤30%。

（2）很可能的传导阻滞：上肢跨越长节段（如腕到肘，或肘到腋）的 CMAP 负峰时限近端与远端相比增加≤30% 时，CMAP 负峰面积减小≥30%；或上肢跨越长节段（如腕到肘或肘到腋）的 CMAP 负峰时限近端与远端相比增加 >30% 时，CMAP 负峰面积减小≥50%。

（3）有传导阻滞的上肢神经节段的感觉神经传导检查正常。

3. **多灶性运动神经病的诊断分类**

（1）多灶性运动神经病的确诊指标

1）临床表现：①满足所有的主要标准；②满足所有的排除标准。

2）神经电生理：①1 条神经存在肯定的运动传导阻滞；②具有运动传导阻滞的神经，感觉神经动作电位正常。

3）实验室检查 / 支持标准：支持诊断，非必须存在。

（2）很可能为多灶性运动神经病的诊断指标

1）临床表现：①满足所有的主要标准；②满足所有的排除标准。

2）神经电生理：①2 条神经存在可能的运动神经传导阻滞；②存在运动传导阻滞的神经，其感觉神经动作电位正常。

3）实验室检查 / 支持标准：支持诊断，非必须存在。

或者满足以下条件

1）临床表现：同上。

2）神经电生理：①1 条神经存在可能的运动传导阻滞；②存在运动传导阻滞的神经，其感觉神经动作电位正常。

3）实验室检查 / 支持标准：满足以下条件中的 2 条即可：①抗神经节苷脂 GM1IgM 抗体滴度升高；②脑脊液蛋白升高（<1g/L）；③臂丛神经 MRI $T_2$ 像信号增高，神经弥漫性肿胀；④IVIg 治疗后临床症状具有客观性的改善。

（3）可能的多灶性运动神经病的诊断指标：

1）临床表现：①满足所有的主要标准；②满足所有的排除标准。

2）神经电生理：在有运动神经传导阻滞的神经，其感觉神经动作电位正常。

3）实验室检查 / 支持标准：IVIg 治疗后临床症状有客观性改善。

或者满足以下条件

1）临床表现：①满足所有的主要标准，但症状和体征只见于一条神经支配区域；②满足所有的排除标准。

2）神经电生理：①1条神经存在肯定的或可能的运动神经传导阻滞；②具有运动神经传导阻滞的神经，其感觉神经动作电位正常。

3）实验室检查/支持标准：支持诊断，非必须存在。

在运动神经很近端或者很远端受累时，电生理检查不能发现传导阻滞。当患者有类似的临床表现，但神经传导检查无传导阻滞时，则称之为不伴明显神经传导阻滞的多灶性运动神经病（multifocal motor neuropathy without overt conduction block，MMNWOCB）。在无明显传导阻滞的患者中，如免疫球蛋白治疗有效，则为可能的多灶性运动神经病。

多灶性运动神经病需与多种慢性周围神经病及神经元疾病相鉴别：

**1. 多灶性获得性脱髓鞘性感觉运动神经病（multifocal acquired demyelinating sensory and motor neuropathy，MADSAM）** 为CIDP的一种亚型，临床也表现为不对称性的无力，远端重于近端，上肢受累多于下肢，与多灶性运动神经病的临床症状有重叠。但其多伴随明显的感觉异常，全身无力进展较多灶性运动神经病更为迅速可资鉴别。另外，其脑脊液蛋白多增高，白细胞数正常；神经电生理示多灶性感觉和运动神经脱髓鞘伴传导阻滞，也可与多灶性运动神经病相鉴别。

**2. 遗传性运动感觉神经病** 常表现为对称性肢体无力，一般具有家族史，常有手、足和小腿肌肉萎缩以及高足弓等体征，免疫学检查正常，可以通过基因检测确诊，无特异性治疗，预后不好。

**3. 获得性神经元疾病** 多灶性运动神经病与获得性运动神经元疾病临床症状相重叠，均表现为不对称性无力，不伴感觉异常。可依据以下几点相鉴别：①多灶性运动神经病以上肢受累为主（但不仅限于上肢）；②多灶性运动神经病少有累及延髓及呼吸肌；③多灶性运动神经病的肌肉无力早期无明显的肌肉萎缩，除非严重型及疾病后期；④多达50%的多灶性运动神经病患者有肌束颤动及痛性痉挛，运动神经元病患者不常见；⑤多灶性运动神经病无上运动神经元受累的体征；⑥多灶性运动神经病其神经电生理以运动传导阻滞为特征；⑦20%的多灶性运动神经病患者其深反射可以正常，甚至少数患者（8%）深反射亢进。依据上述特点，多灶性运动神经病可与运动神经元疾病相鉴别。

**【治疗与预后】**多灶性运动神经病是一种可治性疾病。IVIg/SCIg（subcutaneous immunoglobulin，皮下注射免疫球蛋白）为多灶性运动神经病的一线治疗，80%的患者有效，IVIg有助于改善神经脱髓鞘病变及神经再生。SCIg较IVIg更便利及副作用更小。IVIg常用剂量2g/kg，分2~5天输入，用药后病情常在1周内好转，但疗效不持久，需要维持治疗。目前尚无统一的维持治疗方案，每月0.4g/kg至每2~6周给予1~2g/kg，根据治疗反应与耐受性调整剂量与用药间隔。丙种球蛋白输入期间需严密监测其副作用，如流感样症状，肾功能等；另外，大剂量丙种球蛋白的输入可能导致血栓性事件增多，如脑卒中、心肌梗死，还可见无菌性脑膜炎。虽然IVIg对多数患者有效，但效果不彻底，且长期应用，疗效有减低趋势，需要提高剂量，缩短给药间隔，可能是由于疾病进展，导致了轴索的缺失所致。

IVIg治疗效果不佳的患者，可应用环磷酰胺治疗，但须警惕其毒副作用，如骨髓抑制、脱发、出血性膀胱炎、膀胱癌、无精症以及增加感染的风险等。也有部分患者应用利妥昔单抗治疗有效，剂量每周375mg/m$^2$，连用2~4周，如果后期病情有加重，可维持治疗。

糖皮质激素及血浆置换治疗效果不佳，且可导致部分患者病情加重。

未治疗的患者其病情逐渐进展，并有致残性，无自愈可能。免疫性治疗可有效减缓症状及疾病的进展。

**关键点**

1. 多灶性运动神经病的临床特点为不对称性远端肢体力弱，不伴感觉损害。
2. 神经电生理特征性改变为持续性、多灶性、部分性运动传导阻滞。
3. 其诊断基于临床与电生理特征，实验室检查对诊断有支持作用。
4. 多数患者大剂量免疫球蛋白治疗有效，但由于持续性的轴索变性，肌无力有可能缓慢进展。

（包新华）

## 第六节 面神经麻痹和臂丛神经损伤

### 一、面神经麻痹

由于桥脑面神经核或面神经轴索或轴索外病变

所致的第 7 对脑神经急性损伤成为 Bell 麻痹（Bell's palsy）。表现为上下面肌部分或完全瘫痪。Bell 麻痹常是由于面神经穿过颞骨面神经管时水肿或炎症的结果。

**【临床表现】**Bell 麻痹的患病率在 10 岁以下约为 2.7/10 万，在 10~20 岁为 10.1/10 万。男女间发病率无差别。乳突附近的耳痛常常是第一个临床表现。一侧眼睑不能闭合而其他面肌活动正常常常是运动开始受累的表现。面肌无力在数小时至 3 天内逐渐加重，直到面肌彻底无力。Bell 麻痹常有前驱上呼吸道感染，可能导致感染后脱髓鞘。

**【辅助检查】**单纯面神经麻痹恢复相对快，因此通常不需要特别详细的评估。如果麻痹持续不缓解需要进一步检查。典型的 Bell 麻痹时，MRI 可见面神经钆增强时的强化。MRI 还可鉴别少见的侵犯或压迫面神经的肿瘤。

**【诊断和鉴别诊断】**面神经麻痹的鉴别诊断包括感染，急、慢性内耳感染、单纯疱疹病毒感染、带状疱疹（Ramsay-Hunt 综合征）、肺炎支原体感染、EB 病毒及莱姆病（螺旋体感染）、肿瘤、急性髓性白血病、化疗药中毒、外伤、高血压及吉兰 - 巴雷综合征等。另外，需鉴别先天性双侧面神经麻痹通常合并第 6 对脑神经受累所致眼外肌麻痹，称为 Möbius 综合征，这是由于第 6、7 对脑神经及核团未发育或低发育所致。单纯的哭泣时面部的不对称在婴儿及儿童非常常见，绝大部分儿童哭泣时面部的不对称是正常的。

**【治疗及预后】**儿童的面神经麻痹预后通常非常好，多数患儿不需要药物治疗。药物中醋酸泼尼松应用最为广泛。足量应用1周，之后1周逐渐减停。糖皮质激素是否能改变 Bell 麻痹的自然病程尚无定论，但在完全麻痹的患儿应该考虑积极应用。多数患儿不经治疗也能完全恢复。恢复常在 2~4 周内开始，6~12 个月内均达到高峰，多数在 3 个月内达到高峰。荟萃分析比较了激素和抗病毒药，通常是阿昔洛韦，发现应用激素的同时加用抗病毒药，并没有带来更多的益处。如考虑继发神经变性，少数患儿可进行手术减压，但疗效并不确定。

## 二、臂丛神经损伤

臂丛由来自 $C_5$~$T_1$ 的神经根先组成三个主要的神经干，汇合之后又很快分成前、后两个部分。后部形成后束，分出肩胛下神经上、下支，胸背神经，腋神经及桡神经。前部的来自 $C_{5\sim7}$ 神经根的纤维形成外侧束，$C_8$~$T_1$ 的纤维形成中间束。旁支继续形成肌皮神经和一支配喙肱肌的侧支。中间束形成尺神经、正中神经的两个皮支。其他来自外侧束和中间束的纤维形成正中神经。

**【病因及发病机制】**臂丛神经损伤是围产期常见的周围神经损伤，发生率为（1~3）/1 000 活产新生儿。最主要的危险因素是肩难产，其他危险因素包括胎位不正、引产、第二产程延长、器械阴道分娩及巨大胎儿。围产期臂丛神经损伤的机制是在分娩时婴儿的肩卡在母亲的耻骨联合后导致头部侧牵拉，导致出血、水肿、臂丛分支的撕裂，甚至神经根撕脱。撕脱损伤是最严重的，需要考虑臂丛神经的完全损伤、Horner 综合征及膈肌麻痹的可能。非外伤性臂丛神经损伤，例如颈肋、羊膜索及先天性臂丛发育不良等，也需要作为鉴别诊断考虑。

**【临床表现】**臂丛损伤中 Erb 麻痹占 80%，主要是上臂丛受累。患儿常表现患侧上臂活动减少，由于腕部伸展不能表现典型的"服务员小费"姿势。查体时，上肢活动消失，可通过对触觉刺激、Moro 反射、牵拉反射的不对称等明确。可能同时伴随锁骨或肱骨骨折、肩关节半脱位。Klumpke 麻痹指仅有 $C_8$ 及 $T_1$ 神经根受损，占臂丛神经损伤的 1%。Klumpke 麻痹的特点是手无力而胳膊有力。通常，全臂丛损伤较仅有上臂丛或下臂丛受累更常见。文献中有数种分型，但 Narakas 分型对预后比较有指导意义（表 18-7）。

**【辅助检查】**臂丛神经损伤的患儿需要胸部 X 线片以除外骨折、颈肋及伴发的偏侧膈麻痹。如果患儿接受正压通气治疗，一侧膈肌抬升可能不易发现。如需手术，术前需 CT 脊髓造影以显示臂丛。目前认为高分辨率 MRI 也有相同的敏感性和特异性，而且可以避免患儿的大量放射线暴露及鞘内注射造影剂。神经电生理检查（肌电图）可帮助确定损伤部位及程度，但是临床应用仍存在争议。

**【治疗】**新生儿臂丛神经损伤如果不合并骨折应该立即开始患肢的被动运动，以防止关节挛缩。如果合并骨折，被动运动可在 3 周骨折愈合后开始。如果肱二头肌在 3 月龄时可抵抗重力且有继续恢复的迹象，不需要手术干预。若 3 月龄时肱二头肌仍无功能需要考虑手术治疗。神经移植是最常用的修复臂丛神经损伤的微创外科手术技术，在 60%~80% 患儿可有较好的疗效。

表 18-7 臂丛神经损伤 Narakas 分型

| 组 | 神经根 | 检查 | 恢复 |
|---|---|---|---|
| Ⅰ | $C_5$,$C_6$ | 三角肌及肱二头肌无力,不伴有腕部及手的无力 | >90% |
| Ⅱ | $C_5$,$C_6$,$C_7$ | 三角肌、肱二头肌、肱三头肌及伸腕肌群无力,屈指长肌和手内肌群未受累 | -65% |
| Ⅲ | $C_5$,$C_6$,$C_7$,$C_8$,$T_1$ | 连枷臂(整个上肢无力) | <50% |
| Ⅳ | $C_5$,$C_6$,$C_7$,$C_8$,$T_1$ 合并 Horner 综合征 | 连枷臂同时合并同侧 Horner 综合征 | 0 |

**关键点**

1. 面神经麻痹,多可自行恢复,早期应用糖皮质激素,有助于完全缓解。
2. 面神经麻痹长时间不缓解(3 个月以上,需头颅 MRI 检查除外其他少见病因)。
3. 仅在哭闹时的口角歪多数是正常的。
4. 臂丛神经损伤时应尽早开始被动运动,防止关节挛缩。
5. 3 月龄时肱二头肌的功能未恢复可考虑神经修复微创治疗。

(王爽)

## 参考文献


1. Murphy SM, Laura M, Fawcett K, et al. Charcot-Marie-Tooth disease: frequency of genetic subtypes and guidelines for genetic testing.Journal of Neurology, Neurosurgery& Psychiatry, 2012, 83(7): 706-710
2. Rossor AM, Polke JM, Houlden H, et al.Clinical implications of genetic advances in Charcot-Marie-Tooth disease.Nature Reviews Neurology, 2013, 9(10): 562-571
3. Joint Task Force of the EFNS and the PNS. European Federation of Neurological Societies/Peripheral Nerve Society guideline on management of multifocal motor neuropathy. Report of a joint task force of the European Federation of Neurological Societies and the Peripheral Nerve Society-first revision. J PeripherNerv Syst, 2010, 15(4): 295-301
4. Motamed-Gorji N, Matin N, Tabatabaie O, et al. Biological Drugs in Guillain-Barré Syndrome: An Update. CurrNeuropharmacol, 2017, 15(7): 938-950
5. Léger JM, Guimarães-Costa R, Muntean C. Immunotherapy in Peripheral Neuropathies.Neurotherapeutics, 2016, 13(1): 96-107
6. Roodbol J, de Wit MY, van den Berg B, et al. Diagnosis of Guillain-Barré syndrome in children and validation of the Brighton criteria. J Neurol, 2017, 264(5): 856-861
7. Van den Bergh PY, Hadden RD, Bouche P, et al. European Federation of Neurological Societies/Peripheral Nerve Society guideline on management of chronic inflammatory demyelinating polyradiculoneuropathy: report of a joint task force of the European Federation of Neurological Societies and the Peripheral Nerve Society-first revision.Eur J Neurol, 2010, 17(3): 356-363.
8. Mathey EK, Park SB, Hughes RA, et al. Chronic inflammatory demyelinating polyradiculoneuropathy: from pathology to phenotype. J Neurol Neurosurg Psychiatry, 2015, 86(9): 973-985
9. 中华医学会神经病学分会,中华医学会神经病学分会周围神经病协作组,中华医学会神经病学分会肌电图及神经电生理学组,中华医学会神经病学分会神经肌肉病学组. 中国慢性炎性脱髓鞘性多发性神经根神经病诊疗指南 2019. 中华神经科杂志, 2019, 52(11): 883-888

第十九章

# 神经肌肉接头病

## 第一节 重症肌无力

重症肌无力(myasthenia gravis,MG)是一种获得性自身免疫性疾病,由乙酰胆碱受体(acetylcholine receptor,AChR)抗体等介导且依赖于T细胞的免疫反应,攻击了神经肌肉接头突触后膜,导致神经肌肉递质传递障碍,临床上表现为骨骼肌无力和易疲劳,活动后加重,休息和给予胆碱酯酶抑制剂可改善症状。

**【流行病学】**MG患病率约(0.3~12)/100 000,可以在任何年龄发生,其中大约11%~24%在儿童或青少年期起病,称为儿童MG。青春期状态可能影响临床表现,在青春期以前的患者中有更高的眼肌型重症肌无力的发生率,在青春期之后的患者更多为全身型。女性占优势这一现象只在10岁以后的患者中观察到。

**【发病机制】**MG主要由AChR抗体介导的免疫反应引起,血清AChR抗体亚型以IgG1和IgG3为主,其可直接与突触后膜的AChR相结合,导致活性AChR数量减少,阻滞神经肌肉递质传递,产生临床症状;同时可激活补体系统,形成攻膜复合物(membrane attack complex,MAC),造成AChR破坏。在超微结构中显示MG患者突触后膜终板萎缩,接头褶减少,AChR仅为正常对照的20%,突触后膜上存在IgG和补体的沉积。AChR抗体的血浆浓度与疾病严重程度有一定相关性,但不完全平行,AChR抗体滴度较低或抗体阴性的患者临床表现也有可能重于滴度较高的患者。

血清AChR抗体阴性的MG患者中,有一部分存在肌肉特异性酪氨酸激酶(muscle-specific tyrosine kinase,MuSK)抗体。MuSK是突触后膜的另一个跨膜成分,起到介导AChR聚集的作用。MuSK抗体阳性MG对比AChR抗体阳性MG,临床表现更重,易累及球肌和呼吸肌,且治疗反应较差,但其合并胸腺瘤比例较低。AChR抗体及MuSK抗体检测均为阴性的患者,称为血清阴性重症肌无力(seronegative myasthenia gravis,SNMG),占MG患者的6%~12%,其中部分患者检测出其他自身抗原抗体,如脂蛋白相关蛋白4(lipoprotein-related protein 4,LRP4)抗体、皮层肌动蛋白抗体等,但其致病性尚不明确。

胸腺在免疫介导MG的起始过程中扮演了重要的角色,75%经过胸腺切除的MG患者都有胸腺的病理改变,其中15%是胸腺瘤,其余为胸腺增生;而胸腺切除后多数MG患者症状改善或消失,均支持胸腺在MG发病中起到作用。研究发现,胸腺中含有少量“肌样”细胞,可表达完整AChR,可作为抗原致敏T辅助细胞,并在增生的胸腺中产生浸润性生发中心,T细胞刺激B细胞最终产生AChR抗体。

部分患者在病毒感染后起病,考虑病毒感染可能也参与MG发病。

另外,遗传因素也参与了MG发病。现已发现AChR阳性MG与HLA-B8-DRw3和DQw2有关;而MuSK抗体阳性MG与HLA-DR14-DQ5有关。MG患者也容易合并其他免疫介导性疾病,如系统性红斑狼疮、类风湿关节炎、Graves病等,并可能有自身免疫性疾病的家族史。

**【临床表现】**重症肌无力以眼肌、延髓肌、面肌以及肢带肌的疲劳和波动性无力为主要特点。无力具有晨轻暮重的特点,活动后加重,休息或睡眠后好转,并且在压力、感染后容易加重,症状的波动性是区分MG与其他表现为肌无力的疾病(如肌病或运动神经元病)的重要临床特征。

眼肌受累表现为上睑下垂,伴或不伴眼球运动障碍。上睑下垂常单侧起病,之后转移至对侧,或发展为双侧,也可以双侧起病,经过治疗后,一侧好转,遗留单侧上睑下垂。查体时,检查者被动抬起下垂更多的一侧眼睑至虹膜以上,可见对侧眼睑缓慢下降,称为“垂帘征”(视频11眼睑下垂)。对于明显上睑下垂的患者,可应用冰敷试验,将冰块装入袋子中,置于闭合的眼睑处2分钟,移去冰袋后,如上睑下垂改善,则结果为阳性,支持MG诊断。眼外肌受累则出现眼球运动障碍,并导致复视,查体其眼球运动单个或多个方向受限,但不累及瞳孔,瞳孔大小及对光反射均正常,可与动眼神经麻痹相鉴别。

视频 11 眼睑下垂

球肌包括口咽肌、腭肌,口咽肌无力表现为咀嚼无力、构音障碍、吞咽困难;腭肌无力时说话带鼻音,声音小,长时间说话时症状加重。面肌无力使得患者面部表情减少。肢带肌中,近端肌肉和中轴肌比远端肌肉更容易无力,上肢比下肢更容易受累,双侧同时受累多于单侧受累。

呼吸肌受累是MG中最严重的症状,呼吸肌无力导致呼吸功能不全,并可能发展为呼吸衰竭。当出现呼吸肌无力和/或不能控制分泌物或吞咽易出现误吸时,称为肌无力危象,该现象可在疾病活动期自发发生，或在感染、手术及使用可能加重 MG 的某些药物时出现。

儿童 MG 和成人一样，眼睑下垂是最常见的临床表现，常常和眼外肌无力同时发生。1/3 的儿童重症肌无力患者，病初眼睑下垂是单侧的，但之后在 90% 的患者中发展到对侧。也可出现面部和口咽部无力，但多数同时伴有眼肌受累；可以出现肢体无力。球肌无力时，除咀嚼无力、吞咽困难、构音障碍外，高达 75% 的儿童患者发生咳嗽无力。无论是膈肌、肋间肌无力，还是球肌无力引起的气道受限，都可能引起呼吸衰竭，从而发生肌无力危象，危及生命。在成人患者中，起病时单纯眼肌受累者，大约 85% 会在一段时间后发展为全身型。然而，儿童眼肌型患者，多数可能仅限于眼肌型，并不发展为全身型。

重症肌无力可合并其他自身免疫性疾病，如甲状腺疾病、系统性红斑狼疮、皮肌炎等，但儿童很少合并。儿童合并胸腺瘤的比例也明显低于成人。

新生儿 MG 是一种特殊的 MG 类型，发生在 MG 母亲所分娩的婴儿中。约 10%~15% 的 MG 母亲所分娩的婴儿发生这一疾病。其机制为经胎盘传递的 AChR 抗体或新生儿在致敏后自身产生的抗体，导致新生儿神经肌肉递质传递一过性受损。临床表现为吸吮无力、哭声小、眼睑下垂、吞咽困难、全身无力、主动运动减少，伴或不伴呼吸困难，个别出现多关节挛缩。多于生后数小时内起病，但早期症状可能不明显，生后第 3 天开始症状明显，多数在前 4 周肌无力自发缓解，但也可能持续数月。婴儿表现的严重程度和母亲的病情不完全平行，但有证据显示母亲体内的抗体滴度越高，婴儿的表现可能越重。其哥哥或姐姐如果有新生儿肌无力的病史，为高危因素。母亲胸腺切除，或者疾病缓解，均不能预防新生儿一过性 MG，但可降低其发生率。治疗方面，如果没有严重的呼吸或者吞咽障碍，不需要用药，如症状严重，可口服溴吡斯的明溶液(60mg/5ml)，起始剂量每次 0.5~1mg/kg，每 4~6 小时 1 次，通常需要治疗 4~6 周。

**【临床分型】** 改良 Osserman 分型于 1970 年提出，将 MG 分为 5 型：Ⅰ型：眼肌型，病变仅局限于眼外肌，2 年内其他肌群不受累；Ⅱ型：全身型，有一组以上肌群受累，其中ⅡA 型为轻度全身型，不伴咀嚼、吞咽和构音障碍，ⅡB 型为中度全身型，四肢肌群中度受累，通常有咀嚼、吞咽和构音障碍，生活自理困难；Ⅲ型：重度激进型，起病急、进展快，发病数周或数月累及咽喉肌，半年内累及呼吸肌，生活无法自理；Ⅳ型：迟发重度型，隐匿起病，缓慢进展，2 年内逐渐进展，累及呼吸肌；Ⅴ型：肌萎缩型，起病半年内可出现骨骼肌萎缩、无力。

美国重症肌无力基金会(MGFA)于 2000 年提出新的分型(表 19-1)，目前在国际上已被广泛采用：Ⅰ型为眼肌型；Ⅱ型、Ⅲ型和Ⅳ型分别为轻度、中度和重度全身型肌无力，并根据主要受累肌群进一步分为 a、b 两型，主要累及四肢肌和 / 或躯干肌，咽喉肌受累较轻者为 a 型；主要累及咽喉肌和 / 或呼吸肌，四肢肌和 / 或躯干肌受累较轻者为 b 型；Ⅴ型位肌无力危象。

表 19-1 美国重症肌无力基金会(MGFA)临床分型

| 分型 | 临床表现 |
|---|---|
| Ⅰ型 | 任意眼肌无力，可伴眼闭合无力，其他肌群肌力正常 |
| Ⅱ型 | 无论眼肌无力程度如何，有其他肌群轻度无力 |
| Ⅱa | 主要累及四肢肌和 / 或躯干肌，可有较轻程度的咽喉肌受累 |
| Ⅱb | 主要累及咽喉肌和 / 或呼吸肌，可有较轻程度的四肢肌和 / 或躯干肌受累 |
| Ⅲ型 | 无论眼肌无力程度如何，有其他肌群中度无力 |
| Ⅲa | 主要累及四肢肌和 / 或躯干肌，可有较轻程度的咽喉肌受累 |
| Ⅲb | 主要累及咽喉肌和 / 或呼吸肌，可有较轻程度的四肢肌和 / 或躯干肌受累 |
| Ⅳ型 | 无论眼肌无力程度如何，有其他肌群重度无力 |
| Ⅳa | 主要累及四肢肌和 / 或躯干肌，可有较轻程度的咽喉肌受累 |
| Ⅳb | 主要累及咽喉肌和 / 或呼吸肌，可有较轻程度的四肢肌和 / 或躯干肌受累 |
| Ⅴ型 | 气管插管，伴或不伴机械通气(除外术后常规使用)，无插管或鼻饲病例为Ⅳb 型 |

**【辅助检查】**

**1. 依酚氯铵 / 甲基硫酸新斯的明试验** 由于假阳性率高及存在一定的风险，目前很多国家已不再应用依酚氯铵试验。国内因缺乏依酚氯铵药品，既往一直应用甲基硫酸新斯的明进行试验，目前仍在沿用。新斯的明是胆碱酯酶抑制剂，起效快，作用持续时间短，能通过抑制神经肌肉接头处的乙酰胆碱降解，短暂增加肌力。儿童用法：0.02~0.03mg/kg 肌内注射，最大剂量不超过 1.0mg。注射过程中可能出现唾液增多、流泪、腹胀腹痛等副作用，必要时可用阿托品拮抗副作用。选取无力最明显的肌群，记录用药前的状态，并在用药后每 10 分钟记录 1 次，持续记录 60 分钟。建议应用于明显上睑下垂或眼外肌麻痹的患者，因为这类患者用药后容易观察到症状改善。少数患者对新斯的明无反应，因此检测结果阴性，并不能排除重症肌无力的诊断。

**2. 相关血清抗体检测**

(1) 骨骼肌 AChR 抗体：为诊断 MG 的特异性抗体。当符合 MG 临床表现，且 AChR 抗体检测为阳性时，即可确诊，不再需要其他诊断性检查。但在等待血清学结果的同时，临床往往习惯同时进行新斯的明试验和电生理检查。在不同患者群中，AChR 抗体阳性率不同：在成人全身型患者中，85%~90% 的患者 AChR 抗体阳性；而眼肌型 MG 患者，仅有 50% 阳性；儿童 MG 患者中，AChR 抗体阳性比例也较低。在既往一项研究中，青春期前的儿童 MG 患者中，50% 的患者 AChR 抗体阳性；青春期起病者血清学阳性率为 68%；青春期后起病者阳性率为 91%。AChR 抗体滴度和 MG 严重程度有一定相关性，但不完全平行，部分临床缓解的 MG 患者抗体滴度仍然可能升高，但并不是继续免疫抑制剂治疗的指征。

(2) MuSK 抗体：部分 AChR 抗体阴性的全身型患者中检测到 MuSK 抗体，以 40 岁起病的女性为主，但儿童病例也有少量报道。MuSK 抗体很少见于单纯眼肌型 MG，且该抗体阳性率在亚洲患者中较低。

**3. 肌电图检查**

(1) 低频重复神经电刺激(repetitive nerve stimulation，RNS)：神经肌肉接头传递障碍的经典的电生理表现是复合肌肉动作电位(compound muscle action potential，CMAP)在运动神经的低频(2~5Hz)重复电刺激(RNS)时呈递减趋势。递减归因于部分肌纤维在乙酰胆碱囊泡成功释放到神经肌肉接头后却无法达到终板电位(end-plate potential，EPP)阈值并收缩。通过对比第一个刺激产生的 CMAP 波形和之后每一个成功引出的波形，计算波幅降低的比例和面积。通常在 2~3Hz 的强度下，刺激 5~9 个反应，最大程度的下降会出现在第 4 或第 5 波。递减程度 =(第 1 个 CMAP 的波幅减去第 4 或第 5 个 CMAP 的波幅)/ 第 1 个 CMAP 的波幅。如重复测量递减程度 >10% 则认为是 RNS 阳性。在检测前注意应至少停用胆碱酯酶抑制剂 12 小时。全身型重症肌无力患者，RNS 阳性率约 75%~80%，而眼肌型患者，RNS 阳性率仅 15%~45%。

(2) 单纤维肌电图(single-fiber electromyography，SFEMG)：单纤维肌电图是一个比 RNS 更加敏感的测量神经肌肉传递的方法，通过应用特殊的单纤维针电极测定“颤抖”。神经肌肉接头要达到动作电位的阈值所需要的时间是不完全一致的，这个终板电位(EPP)诱发时间的变异度叫做颤抖(jitter)，MG 患者的颤抖值较正常人增高。颤抖通常 15~35μs，超过 55μs 为颤抖增宽，一块肌肉记录的 20 个颤抖中，有 2 个或 2 个以上大于 55μs 则为异常。另外，如果一个肌纤维的 EPP 达到阈值，但复极化并未发生，称为阻滞。阻滞的频率，以百分数表达，在健康人中阻滞的比例是 0，因此出现阻滞也判断为异常。SFEMG 敏感性高：在全身型 MG 中，异常率达 94%，而在眼肌型中，异常率也能达到 80%，因此用于眼肌型 MG 或临床怀疑 MG 但 RNS 未见异常的患者。但由于检查并未普遍开展，并且检查过程冗长，需要患者相当配合，因此在儿童中不易开展，只用于其他实验室检查均阴性，MG 诊断非常困难的时候。

**4. 胸腺影像学检查** 多数 AChR 抗体阳性的成人 MG 患者都伴有胸腺异常，但在儿童 MG 患者中，胸腺瘤比例较低，并且儿童时期胸腺均处于增生状态，不易判断是否与 MG 发病相关。但因为仍有少数儿童患者可合并胸腺瘤，因此仍常规推荐进行胸腺影像学检查，首选纵隔 CT，可检出高达 94% 的胸腺肿瘤，少数患者需要进一步行纵隔增强 CT 或磁共振检查。

**【诊断和鉴别诊断】**根据患者出现特定肌群的肌无力和肌疲劳，症状具有晨轻暮重、活动后加重、休息后缓解的特点，临床可考虑 MG 的诊断，药理学特征和 / 或神经电生理学特征有助于支持诊断，血清 AChR 抗体或 MuSK 抗体阳性可明确诊断。

眼肌型 MG 表现为上睑下垂和眼外肌麻痹，主要与以下疾病相鉴别：①第Ⅲ、Ⅳ、Ⅴ脑神经病变：单侧动眼神经麻痹，可引起同侧上睑下垂及眼外肌向内、上、下运动障碍，并伴有瞳孔受累，表现为同侧瞳孔变大，对光反射迟钝或消失，可根据瞳孔是否受累来与 MG 相鉴别；外展神经及滑车神经病变也可以引起眼外肌麻痹，但不伴上睑下垂，必要时可完善头颅 MRI 协助诊断。②脑干结构性病变累及运动神经核团时，也可表现为眼部症状，不能除外时需要行头颅 MRI 以鉴别。③慢性进行性眼外肌瘫痪:是线粒体病的一种,表现为进行性对称性上睑下垂和眼外肌麻痹,症状不具有波动性,且缓慢进展,肌电图显示肌源性损害,乳酸可轻度升高,必要时可完善肌肉活检及基因检测协助诊断。④Graves 病:可由于限制性眼病,出现眼外肌无力、眼睑退缩的表现,但不伴眼睑下垂,MG 患者需常规完善甲状腺功能及甲状腺抗体检查以鉴别。⑤Miller-Fisher 综合征:属于吉兰 - 巴雷综合征变异型,表现为急性眼外肌瘫痪甚至眼球固定,共济失调和腱反射消失,其眼外肌瘫痪无波动性,肌电图示神经传导速度减慢,脑脊液有蛋白 - 细胞分离现象,有助于鉴别 MG。

全身型 MG 主要与以下累及下运动单位的疾病相鉴别:①累及周围神经的疾病:包括吉兰 - 巴雷综合征、慢性炎性脱髓鞘性多发性神经病,两者均为免疫介导的周围神经病变,表现为肢体无力,腱反射减弱或消失,肌电图示运动神经传导潜伏期延长、传导速度减慢、波幅降低,脑脊液有蛋白 - 细胞分离现象。②累及肌肉的疾病:急性或亚急性起病的肌病,主要包括炎症性肌病、代谢性肌病和慢性缓慢进展性肌病(主要包括肌营养不良),也表现为近端为主的肌无力,伴血清肌酸激酶升高,肌电图示肌源性损害,可通过肌肉活检协助诊断。③累及神经肌肉接头的其他疾病:肉毒杆菌毒素作用于神经肌肉接头突触前膜,也可表现为眼外肌瘫痪、延髓肌无力,可累及呼吸肌,但往往发病非常迅速,常伴瞳孔扩大和对光反射迟钝,可通过肉毒杆菌分离及毒素鉴定来确诊;先天性肌无力综合征是一组由于神经肌肉接头的突触前、突触基膜和突触后膜的遗传性缺陷导致的疾病,当患儿起病年龄早,有阳性家族史,AChR 和 MuSK 抗体均阴性,免疫抑制剂治疗无效时,需高度怀疑先天性肌无力综合征,可完善相关基因检测以明确诊断。④累及脊髓前角细胞:脊髓性肌萎缩症是脊髓前角细胞变性导致的进行性肌无力和肌萎缩,腱反射减弱或消失,伴有束颤,肌电图呈神经源性损害,可与 MG 鉴别。

**【治疗】**MG 治疗包括以下 4 个方面:对症治疗(胆碱酯酶抑制剂)、长期免疫抑制剂治疗(糖皮质激素及其他免疫抑制剂)、快速短期免疫调节治疗(血浆置换术及静脉注射免疫球蛋白)和外科治疗(胸腺切除术)。儿童 MG 患者有一部分可自发缓解,仅需要对症治疗即可。因此一般首先推荐胆碱酯酶抑制剂作为初始治疗。如使用溴吡斯的明后仍有明显症状,或对溴吡斯的明有短暂疗效但之后再次出现症状的患者,通常需要应用免疫抑制剂治疗,包括糖皮质激素和其他免疫抑制剂。一般首选糖皮质激素,对于疗效欠佳,或泼尼松减量困难的患者,可使用免疫抑制剂。对于肌无力危象和胸腺切除前的患者,可选择血浆置换和 IVIG 作为过渡治疗,也可以作为难治性 MG 患者的间歇治疗。胸腺切除可用于围青春期或青春期后 AChR 抗体阳性或血清型阴性的全身型 MG 儿童的治疗,但不建议青春期前患者行胸腺切除术。

在治疗过程中,应以临床症状体征的改善为评价指标,而不应以 AChR 抗体水平作为指标,因为后者与临床症状并非完全平行。

**1. 胆碱酯酶抑制剂** 胆碱酯酶抑制剂延缓乙酰胆碱(acetylcholine,ACh)在神经肌肉接头处降解,使得 ACh 的效应被延长,从而改善肌力。起始治疗推荐溴吡斯的明,初始剂量为每 4~6 小时 0.5~1mg/kg,全天最大剂量不超过 7mg/(kg·d),分为 3~4 次口服,在年长儿和成人中,单次最大剂量为 60mg,每天 3~4 次。如果单用超过 300mg/d 的溴吡斯的明症状仍控制欠佳,则有必要加用免疫调节治疗。最常见副作用有胃肠道痉挛和腹泻。口服硫酸莨胆碱、格隆溴铵和非处方药洛哌丁胺均可减轻上述副作用。

**2. 长期免疫抑制剂治疗**

(1)糖皮质激素:观察性研究、临床经验以及有限的随机对照试验均支持糖皮质激素治疗 MG 的疗效,可使 70%~80% 的 MG 患者症状得到显著改善。尽管在儿童中,目前尚缺乏随机对照试验的支持证据,但观察性研究亦支持其有效性。糖皮质激素可能从各个方面抑制免疫系统,但其治疗 MG 的确切机制仍不清楚。由于泼尼松起效快、疗效显著,目前仍作为 MG 患者免疫治疗的初始选择。开始应用大剂量糖皮质激素时,多达 50% 的患者会出现短暂病情加重,一般发生在初始治疗 5~10 天,持续约 5~6 天。

剂量递增方案和逐渐减量策略:为预防大剂量糖皮质激素冲击的症状短暂加重,对于无快速进展症状、非肌无力危象的患者,可采用剂量递增方案。可以从 10~20mg/d 或 0.5~1.0mg/(kg·d)起始;如病情未缓解,每 3~7 天加量 5~10mg/d,最大剂量 60mg/d 或 2mg/(kg·d),如病情缓解,则该剂量维持 4 周,之后逐渐减量。

部分研究发现甲泼尼龙冲击治疗起效更快,在病情危重的患者中,在充分沟通,并做好充分机械通气准备下,可使用甲泼尼龙冲击治疗。对于病情快速进展或肌无力危象的患者,建议同时应用快速免疫治疗,包括血浆置换或 IVIg。

在观察到明显改善后，不能突然停用泼尼松。当开始减量时，应注意不宜过快，不能快于每两周减少 5mg，当患者剂量减少到 20mg/d 或 1mg/(kg·d) 后，建议以更缓慢的速度减量。大部分患者持续隔日或每日口服低剂量泼尼松至少 1~2 年。尽管需要尽量去尝试完全减停泼尼松，但有的患者可能需要 5~10mg 隔日的小剂量泼尼松治疗数年。

糖皮质激素的副作用需要密切监测，儿童需要注意白内障、高血压、糖尿病、体重增加、生长迟缓，以及认知或情感障碍。糖皮质激素在骨化的起始和发展阶段的不良反应也需要被关注，对减量复发的儿童患者，需要强调“激素限制”策略。

(2) 硫唑嘌呤：硫唑嘌呤为嘌呤类似物，可抑制核酸合成，阻滞细胞增殖，并抑制 T 细胞生长。常用于泼尼松复发的患者，或者较长时间服用泼尼松，希望逐渐减量或停用的患者。硫唑嘌呤的回顾性研究显示 70%~90% 的 MG 患者症状改善，然而起效慢，可能在治疗 12 个月甚至更长时间后显效。

硫唑嘌呤在儿童的起始剂量，应不大于 25~50mg/d，持续 1 周，如果没有副作用，可逐渐增加到目标剂量 2~3mg/(kg·d)，总剂量不超过 150mg/d。大部分患者耐受良好，大约 10% 的患者在初始治疗数周内有流感样症状，包括发热、腹痛、恶心、呕吐和厌食，当药物停用，症状可迅速缓解。另外，患者可能发生白细胞减少、肝毒性和胰腺炎，因此需要每月监测血常规和转氨酶。如果白细胞计数降到 4 000/mm$^3$ 以下，建议减少剂量，并密切监测血常规；如果降低到 3 000/mm$^3$ 以下，建议暂时停用，直至白细胞数升至正常。如果出现肝功能受损或出现胰腺炎，也应该停用药物。应评估患者是否存在硫嘌呤甲基转移酶(thiopurine methyltransferase，TPMT) 缺陷，因为这可能导致严重的骨髓抑制。

(3) 吗替麦考酚酯：阻滞次黄嘌呤核苷磷酸脱氢酶，通过抑制嘌呤合成，选择性抑制 B 和 T 淋巴细胞增殖，已越来越多应用在 MG 的临床实践中。在几项非随机、开放试验中显示有良好疗效。

吗替麦考酚酯起效迅速，平均 9~11 周可观察到疗效，治疗 6 个月时，达到临床表现改善的患者比例即开始增多，少数患者起始反应延迟到 40 周。鉴于它起效迅速和副作用较少，吗替麦考酚酯开始替代硫唑嘌呤，在很多 MG 中心成为一线“激素限制”药物。

最常见的成人剂量策略是 1g，每天 2 次，全天不超过 3g。它用在儿童移植患者是 600mg/m$^2$，每天 2 次；当儿童体表面积大于 1.5m$^2$ 时，每次 1g，每天 2 次。主要副作用是腹泻、呕吐、感染风险增加、白细胞降低，但均不常见。用药第一个月需要每周复查全血细胞计数，以后可以逐渐降低频次。吗替麦考酚酯的长期安全性仍然是问题，由于缺乏长期数据，其后期恶性肿瘤(尤其是原发性中枢神经系统淋巴瘤)风险是否增加尚无定论。

(4) 环孢素：环孢素抑制辅助 T 淋巴细胞，允许抑制 T 淋巴细胞的表达，它阻滞辅助 T 淋巴细胞介导的白介素 -2 的生成和分泌。小型随机、双盲、对照试验，证实环孢素比安慰剂在进展性 MG 中更有效，同时糖皮质激素剂量在环孢素开始应用时可以减量。环孢素起效时间可早至治疗 1~2 个月，平均 7 个月达到最大疗效。

环孢素剂量在 3~5mg/(kg·d)，分为两次服用。常见副作用包括多毛、震颤、牙龈增生、感觉异常和肝功能毒性。出现高血压和肾毒性是导致停用药物的主要原因，因此需要每个月监测血压、肾功能和环孢素的谷浓度。

(5) 环磷酰胺：环磷酰胺是一种芥氮类烷化剂，阻滞细胞增殖。因副作用较大，主要用于难治性 MG 患者，但相关报道有限。一项关于儿童 MG 患者的报道将环磷酰胺作为泼尼松和硫唑嘌呤的添加治疗，10 名患者中的 8 名症状改善。但高发且严重的毒副作用限制了其应用，因此环磷酰胺只被应用于最难治的儿童 MG。

(6) 利妥昔单抗(美罗华)：利妥昔单抗是一种抗 B 细胞膜标志物 CD20 的单克隆抗体，目前尚无利妥昔单抗治疗 MG 的随机对照试验证据，但越来越多的病例研究支持其用于治疗难治性 MG，大部分重度全身型 MG 患者获得改善，尤其对 MuSK 抗体阳性的 MG 患者效果较佳。

利妥昔单抗初始剂量为 375mg/m$^2$，静脉输注，每周 1 次，连用 4 次，其后根据监测的 CD19$^+$B 淋巴细胞比例给予维持治疗，当比例 >0.1%，需再次给予 375mg/m$^2$，一般每 3~6 个月应用 1 次。

多数患者可良好耐受利妥昔单抗，常见轻微输液反应，偶有严重输液反应。治疗期间，部分患者可能容易合并感染，需定期监测血常规、免疫球蛋白及 TB 细胞亚群。极个别报道发生进行性多灶性白质脑病。

**3. 快速免疫治疗** 血浆置换和丙种球蛋白均具有起效快(数日)及获益时间短暂(数周)的特点，适用于以下情况：肌无力危象、胸腺切除术或其他外科手术前、作为转换至起效较慢的免疫治疗的过渡、难治性 MG 患者。

（1）血浆置换：最初用于短期紧急处理严重疾病，包括肌无力危象和准备胸腺切除前的无力患者。血浆置换清除MG患者循环中的致病性抗体，在数天内改善症状，临床改善与其抗体水平下降有关，但如果没有使用免疫治疗，抗体水平可在数周内回升。后续血浆置换也应用在以下两项情况：开始泼尼松治疗前，以及作为难治性患者的慢性间歇治疗。

通常一个疗程血浆置换包括4~5次置换，每次置换大约50ml/kg血浆。做多少次置换和总共清除的血浆数量，由患者的状态决定，包括临床反应和对治疗过程血流动力学变化的耐受性。改善常见于第一次或第二次置换后的48小时。治疗常隔日进行，不超过2~3天，整个疗程大概7~10天。

常见的限制血浆置换应用的因素：①静脉通路：需要置入一个双腔导管至幼儿中，存在一定导管相关并发症的风险，如气胸、感染和血栓形成、肺栓塞；②并发症：包括低血压、出血、心律失常以及操作过程中使用的枸橼酸盐引起的毒性反应；③费用昂贵；④相对短的临床获益。

（2）静脉输注丙种球蛋白：静脉输注丙种球蛋白用于多种免疫介导的神经肌肉病，包括MG，在回顾性研究中大约75%患者有改善，亦有少数随机双盲试验证实其在肌无力危象中的疗效与血浆置换相当。儿童和青少年患者也对IVIg反应良好。其应用指征与血浆置换类似。

IVIg总剂量通常是2g/kg，分为2~5天给药。IVIg和血浆置换相比，优点在于过程相对简单，在儿童和成人中相对副作用都较少。头痛、短暂的流感样症状，以及过于兴奋是在儿童患者中最常见的副作用。在5%的成人中观察到较严重并发症，包括无菌性脑膜炎、心脑血管及深静脉血栓、充血性心力衰竭，以及急性肾毒性。

**4. 胸腺切除**　当患儿的症状不能被单用胆碱酯酶抑制剂控制的时候，就需要决定是否进行胸腺切除，或免疫抑制治疗。目前公认的是，青春期到60岁之间的全身型重症肌无力患者受益于胸腺切除。儿童患者切除胸腺，本身具有争议，因为考虑到切除胸腺会损害免疫保护功能，或者增加肿瘤的风险。

胸腺切除用于围青春期MG，在起病2年内，对比无手术患者，显示更高的缓解率。多个研究提示术后3~10年无论各方面均有获益。对于术后缓解较好的预测指标包括：起病1年内手术，球肌症状，起病年龄在12~16岁，以及合并其他免疫疾病。经胸骨、经颈和胸腔镜均可进行，且在临床试验中均显示有获益。

如存在胸腺瘤，无论其重症肌无力的类型，均是胸腺切除的绝对适应证。所有新诊断的MG患者需要经过胸腺CT或者MRI来排查胸腺瘤。

**5. 避免使用的药物**　儿童同成人MG一样，对于非去极化神经肌肉阻滞药物很敏感，中效非去极化药物，如阿曲库铵和维库溴铵应慎用。在使用过程中建议采用小剂量，同时密切监测。其他已知常见的可能加重MG或干扰神经肌肉递质传递的药物，见表19-2。

表19-2　可能加重重症肌无力的药物，以及可能干扰神经肌肉递质传递的药物

| 药物种类 | 具体药物名称 |
|---|---|
| 抗生素 | 氨基糖苷类，乙酰红霉素，四环素，青霉素，磺胺类药物，氟喹诺酮类，克林霉素，林可霉素，泰利霉素 |
| 麻醉剂 | 神经肌肉阻滞剂，利多卡因，普鲁卡因 |
| 抗惊厥药物 | 苯巴比妥，3-甲基苯乙妥英，三甲双酮 |
| 心血管药物 | β-受体拮抗剂，普鲁卡因，奎尼丁 |
| 风湿免疫类药物 | 氯喹，D-青霉胺 |
| 其他 | 含碘造影剂，氯丙嗪，糖皮质激素，锂 |

**关键点**

1. 重症肌无力（MG）是获得性自身免疫性疾病，由乙酰胆碱受体（AChR）抗体等介导且依赖于T细胞的免疫反应，攻击了神经肌肉接头突触后膜，导致神经肌肉递质传递障碍，临床上表现为骨骼肌无力和易疲劳，活动后加重，休息和给予胆碱酯酶抑制剂可改善症状。
2. MG的诊断根据患者出现特定肌群的肌无力和肌疲劳，症状具有晨轻暮重、活动后加重、休息后缓解的特点，临床可考虑MG的诊断，药理学特征和/或神经电生理学特征有助于支持诊断，血清AChR抗体或MuSK抗体阳性可明确诊断。
3. 四种基本治疗包括对症治疗（胆碱酯酶抑制剂）、长期免疫治疗（糖皮质激素和其他免疫抑制药物）、快速免疫治疗（血浆置换和静脉用免疫球蛋白）和胸腺切除术。

4. 乙酰胆碱酯酶抑制剂作为症状性MG治疗的一线药物。除了溴吡斯的明外，大多数MG患者还需要某种形式的免疫治疗。
5. 对使用溴吡斯的明后症状仍明显的患者，或对溴吡斯的明有短暂疗效后再次出现症状的患者，推荐加用免疫治疗。最广泛使用的药物为糖皮质激素、硫唑嘌呤、吗替麦考酚酯和环孢素。
6. 多种药物可使MG显现或加重。避免对MG患者使用氟喹诺酮、氨基糖苷类和酮内酯类抗生素、硫酸镁、氯喹、羟氯喹、青霉胺和肉毒毒素等。

（熊晖）

## 第二节 遗传性神经肌肉接头病

先天性肌无力综合征（congenital myasthenic syndromes，CMS）是指生后至儿童早期起病，眼肌、球部肌肉和肢体受累，出现疲劳性肌无力的一组遗传性神经肌肉接头传递障碍性疾病。其病情严重程度及病程差别很大，在很多类型，肌无力症状很轻，但在发热、感染或兴奋后可出现肌无力突然加重，甚至呼吸功能不全。新生儿期起病者，主要表现为喂养困难，吸吮和哭闹无力，眼睑下垂，面肌、球部肌肉及全身肌无力。可出现关节挛缩，呼吸功能不全伴突然呼吸暂停和发绀。起病稍晚者出现运动发育里程碑落后，波动性眼睑下垂和眼外肌瘫痪。病变仅限于骨骼肌无力，心肌和平滑肌不受累。认知能力、协调、感知正常，腱反射一般正常。根据病变在神经肌肉接头的部位而分为突触前、突触和突触后CMS（表19-3），目前至少发现20个基因突变与此类疾病相关，突触后CMS最常见，大部分突触后CMS为乙酰胆碱受体（AChR）缺陷。

**【临床表现】**不同类型的患者具有各自的临床特点（表19-4）。典型的先天性肌无力综合征的临床表现包括新生儿期出现哭泣和活动后眼肌、球部肌肉无力和呼吸功能不全。在婴儿期和儿童期出现波动性的眼肌瘫痪和活动后的异常疲劳。运动发育正常或迟缓。临床症状有时在青少年期和成年期出现加重。一些先天性肌无力综合征如慢通道综合征等可以在20岁或30多岁发病。乙酰胆碱再合成缺陷的CMS临床症状可以是周期性的，常出现严重的肌无力和由发热及兴奋引起的呼吸功能不全。阳性家族史可以支持临床诊断，但阴性家族史不能除外隐性遗传、不全外显遗传或新生突变导致的先天性肌无力综合征。

在查体方面神经肌肉接头传递缺陷的一个重要线索是肌疲劳试验阳性。瞳孔对光反射在终板乙酰胆碱酯酶缺乏患者出现迟钝。眼肌受累在终板乙酰

表19-3 先天性肌无力综合征的分类

| CMS类型 | 致病基因 | 基因定位 | 基因产物 | 遗传方式 |
|---|---|---|---|---|
| **突触前CMS** | | | | |
| 乙酰胆碱再合成缺陷 | *CHAT* | 10q11.2 | 胆碱O-乙酰转移酶 | AR |
| **突触CMS** | | | | |
| 终板乙酰胆碱酯酶缺乏 | *COLQ* | 3p25 | 乙酰胆碱酯酶胶原尾肽 | AR |
| **突触后CMS** | | | | |
| 乙酰胆碱受体动力异常（慢通道综合征和快通道综合征）<br>乙酰胆碱受体缺乏 | *CHRNA1*<br>*CHRNB1*<br>*CHRND*<br>*CHRNE* | 2q24-q32<br>17p12-p11<br>2q33-q34<br>17p13-p12 | 乙酰胆碱受体亚单位α<br>乙酰胆碱受体亚单位β<br>乙酰胆碱受体亚单位δ<br>乙酰胆碱受体亚单位ε | AD/AR<br>AD/AR<br>AD/AR<br>AD/AR |
| 终板缔合蛋白缺乏 | *RAPSN* | 11p11.2-p11.1 | 突触的43kD受体相关蛋白 | AR |
| DOK7相关CMS | *DOK7* | 4p16.2 | 蛋白质Dok-7 | AR |
| MUSK相关CMS | *MUSK* | 9q31.3-q32 | 受体骨骼肌酪氨酸蛋白激酶 | AR |
| SCN4A相关CMS | *SCN4A* | 17q23.1-q25.3 | 4型钠通道蛋白亚单位α | AD |

表 19-4 不同类型的 CMS 患者的临床特点

| 致病基因 | CMS 类型 | 临床表现 | 对胆碱酯酶抑制剂的反应 |
| --- | --- | --- | --- |
| | **突触前 CMS** | | |
| *CHAT* | 乙酰胆碱再合成缺陷（CMS 伴发作性呼吸暂停） | 肌张力低，出生时呼吸衰竭；发作性呼吸暂停；随年龄渐改善 | 改善 |
| | **突触 CMS** | | |
| *COLQ* | 终板乙酰胆碱酯酶缺乏 | 通常病情重；C 端错义突变者起病晚，临床症状轻；眼肌麻痹；全身肌无力 / 躯干肌受累重 | 加重或无反应 |
| | **突触后 CMS** | | |
| *CHRNA1*<br>*CHRNB1*<br>*CHRND*<br>*CHRNE* | 乙酰胆碱受体缺乏 | 早期起病；轻重程度不等；睑下垂，眼外肌麻痹，球部、四肢肌无力 | 改善 |
| | 慢通道综合征 | 选择性颈部、腕部、指伸肌无力严重；儿童至成年起病；进行性通气功能不全需辅助通气 | 常加重 |
| | 快通道综合征 | 轻重程度不等；表型变异度大 | 改善 |
| *RAPSN* | 终板缔合蛋白缺乏 | 肌张力低，出生时呼吸衰竭；发作性呼吸暂停；关节挛缩；轻重程度不等 | 改善 |
| *DOK7* | DOK7 相关 CMS | 主要累及肢带肌和躯干肌，很少累及球部肌肉 | |
| *MUSK* | MUSK 相关 CMS | | |
| *SCN4A* | SCN4A 相关 CMS | | |

胆碱酯酶缺乏、慢通道综合征可以不出现或非常轻微。腱反射一般正常，但在终板乙酰胆碱酯酶缺乏和乙酰胆碱受体动力学异常以及严重的终板肌病患者可以出现减低。

**【辅助检查】**

1. **免疫学检查** 抗 AChR 抗体和抗 MuSK 抗体阴性，其他自身免疫性疾病相关的抗体亦阴性。

2. **依酚氯铵试验** 依酚氯铵试验在先天性肌无力综合征的不同亚型表现不一（表 19-4），依酚氯铵为速效乙酰胆碱酯酶抑制剂，起始剂量 0.5~1mg 静脉注射，30 秒内起效，持续数分钟。依酚氯铵试验阴性不能除外先天性肌无力综合征，阳性试验结果支持先天性肌无力综合征的诊断，但不能和自身免疫性重症肌无力相区别。国内多采用甲基硫酸新斯的明试验。

3. **电生理检查** 肌电图在低频（2~3Hz）重复刺激出现波幅递减反应或异常的 Jitter 电位。单纤维肌电图有助于神经肌肉接头传递障碍的诊断，单纤维肌电图的阻滞现象支持先天性肌无力综合征。在 2~3Hz 重复刺激充分休息无肌无力表现的肌肉时，部分病例不出现递减现象，但是通过活动肢体和进行 10Hz 重频刺激 5~10 分钟之后可以诱发出来。如果在 2 组远端和近端肌肉检查均正常，则需进行面部肌肉检查。

4. **形态学研究** 传统的肌活检和常规组织化学染色在 CMS 患者中通常无明显改变，可见到 I 型纤维占优势，偶有轻微肌病样病理改变。进一步检查包括评估每一个终板的 AChR，光镜和电镜观察终板形态，体外电生理检查终板功能等，这些使更为详细的针对终板相关基因或蛋白缺陷的分类成为可能。

5. **基因检测** 致病基因主要是编码 AChR 的亚单位和乙酰胆碱酯酶的胶原尾肽基因突变，胆碱乙酰转移酶、终板缔合蛋白及肌纤维的钠通道基因（SCN4A）突变也可以导致 CMS 的发生。

**【诊断与鉴别诊断】**CMS 的诊断基于生后或儿童早期起病，具有眼肌、球部肌肉和肢体肌肉疲劳性肌无力的病史，肌电图提示低频刺激动作电位波幅递减，血清抗 AChR 和抗 MuSK 抗体阴性，免疫抑制剂治疗无效。尤其对起病早者应注意此类疾病的可能，而不能一味想到自身免疫性重症肌无力的诊断。具有阳性家族史者支持 CMS 的诊断。

鉴别诊断上需与免疫性重症肌无力、新生儿一过性重症肌无力、脊髓性肌萎缩症、先天性肌病、线粒体肌病、Mobius 综合征等相鉴别。

**【治疗】**大部分 CMS 患儿对胆碱酯酶抑制剂或钾通道阻滞剂（二氨基吡啶，3,4-diaminopyridine，3,4-DAP）有效，麻黄素对部分患者有效。预防性抗胆碱酯酶治疗用于 *CHAT* 和 *RAPSN* 基因突变患者，以避免由于发热或感染诱发的突然呼吸功能不全或窒息。家长需在家安装呼吸暂停监护器及进行心肺复苏的训练。一些药物有可能加重病情，如环丙沙星、氯喹、普鲁卡因、苯妥英、β- 受体阻滞剂等，应避免使用。

**（一）突触前病变导致的先天性肌无力综合征**

**乙酰胆碱再合成缺陷**（defect in acetylcholine resynthesis）

**【发病机制】**胆碱乙酰转移酶催化乙酰辅酶 A 和胆碱合成乙酰胆碱，*CHAT* 基因突变导致酶催化能力下降，乙酰胆碱进入突触小泡的含量减少。体外电生理检查结果类似于应用阻滞神经末梢吸收胆碱的抑制剂，延长刺激后出现微小终板电位波幅的递减。

肌肉活检的组织化学染色没有明显的异常，乙酰胆碱酯酶染色也显示在神经肌肉接头处分布正常，在神经肌肉接头处无免疫沉积物。神经末梢即使显示正常的胆碱乙酰转移酶免疫活性，亦不能除外基因突变导致酶动力学特性改变的可能性。在超微结构和放射免疫组织化学研究中无神经肌肉接头处乙酰胆碱受体缺乏的证据，但休息状态下神经末梢的突触小泡的直径在患者明显变小，对神经末梢进行 10Hz 的重频刺激后正常和患者的突触小泡密度同样程度下降，但患者的突触小泡的直径明显小于正常对照。

**【临床表现】**于早期婴儿期或儿童期起病，典型症状为生后出现波动性眼睑下垂、吸吮和喂养困难、哭闹无力、继发性呼吸道感染，在婴儿期和儿童期出现由发热、兴奋和呕吐引起的病情周期性恶化，在病情恶化期所有的临床症状加重，如未进行适当治疗，患儿由于呼吸肌无力可能导致窒息，严重者可以引起猝死或缺氧性脑损伤。在病情没有恶化时患儿可以正常或仅有轻微的无力，但无力可以通过活动而诱发。随着年龄的增长周期性病情恶化的发作次数减少，在 10 岁以后一些患儿仅出现持续活动后易疲劳，另一些患儿出现持续的轻 - 中度的面肌、肢体肌肉和呼吸肌的无力，类似于轻 - 中度的自身免疫性重症肌无力。肌容积无减少，腱反射正常。

**【辅助检查】**血清 CK 正常，AChR 抗体阴性。肌电图显示存在肌无力的肌肉通过 2Hz 低频重复刺激出现递减反应和单纤维肌电图异常。肌电图的递减现象可以通过给予依酚氯铵好转。在体外应用 10Hz 对肋间外肌进行电刺激出现复合动作电位和终板电位的波幅明显递减。不同于自身免疫性重症肌无力，微小终板电位波幅在休息状态的肌肉正常，而在 10Hz 重频刺激 5 分钟后出现异常递减。

**【治疗】**肌无力对小 - 中等剂量的胆碱酯酶抑制剂有很好的反应，患者平时没有或仅有轻微的症状，当出现症状恶化时，在急诊抢救中应当首选胆碱酯酶抑制剂。此外应当教会患儿父母认识在发热、兴奋、呕吐和剧烈运动后导致的窒息和病情恶化的表现，熟悉手动人工呼吸机的应用和在危机发生时肌内注射新斯的明药物。有发热后出现过危象的患者应当住院观察。

**（二）突触间隙的损害**

先天性终板乙酰胆碱酯酶缺乏（congenital end plate acetylcholinesterase deficiency）

**【发病机制】**终板的乙酰胆碱酯酶缺乏是由于乙酰胆碱酯酶的胶原尾肽基因 *COLQ* 突变导致。乙酰胆碱酯酶的球形催化亚单位附着在一个三股胶原尾肽上，将该酶锚定在突触的基膜，此蛋白的功能异常导致突触间隙的乙酰胆碱酯酶的缺乏，从而使乙酰胆碱在突触间隙存留的时间延长，乙酰胆碱和乙酰胆碱受体间的反应不能被及时终止，乙酰胆碱在突触间隙的清除仅依靠单纯扩散和重吸收，存留的乙酰胆碱可以结合多个乙酰胆碱受体从而延长了微小终板电位和终板电位的消退期。当延长的终板电位波幅高于兴奋域值时可以引起一个或几个相邻的肌纤维的动作电位。延长的终板电流可反复兴奋肌纤维动作电位，使突触后阳离子超载，引起 AChR 继发丢失，导致终板肌病。

**【临床表现】**生后至儿童早期出现肌肉无力和易疲劳现象，在婴儿期表现为吸吮和哭泣无力以及周期性呼吸功能不全，此后出现运动发育延迟，肌无力一般累及面肌、颈肌、躯干肌和肢体肌肉，大部分患者有眼外肌瘫痪，由于躯干肌受累，在病程较长的患者出现脊柱侧弯畸形。所有患者存在瞳孔对光反射迟钝，大部分患者腱反射不减弱。

**【辅助检查】**

1. **血清学检查** CK 正常，AChR 抗体阴性。

2. **肌电图检查** 显示在2Hz低频重复刺激时出现明显的递减现象，高频重复刺激时所有肌肉也出现递减现象。多数患儿单神经刺激诱发重复的复合动作电位。由于神经肌肉接头缺乏乙酰胆碱酯酶，微小终板电位的波幅一般比正常高，新斯的明不影响波幅大小。分析乙酰胆碱引起的电流噪声显示单个乙酰胆碱受体通道开放和传递的时间在正常范围。

3. **病理检查** 常规肌肉组织学和组织化学检查正常。基本的病理改变是神经肌肉接头处缺乏乙酰胆碱酯酶，免疫组织化学染色提示乙酰胆碱酯酶缺失。

**【诊断】**根据生后即存在全身性肌无力和易疲劳，单神经刺激诱发重复的复合动作电位和对抗胆碱酯酶药物无效可以初步诊断该病。确诊主要依靠细胞化学和免疫组织化学发现神经肌肉接头处缺乏乙酰胆碱酯酶。基因检测发现乙酰胆碱酯酶的胶原尾肽基因 *COLQ* 突变可以进一步证实诊断。

**【治疗】**麻黄素可能达到戏剧般效果，泼尼松对个别患者有一定疗效。胆碱酯酶抑制剂无效或用药后症状恶化。

（三）突触后膜异常

1. **AChR 亚单位缺陷成人肌肉 AChR 由 5 个同源亚单位组成** 2 个 α 亚单位，β、δ 和 ε 亚单位各 1 个。每一个亚单位有一个大的 N 端细胞外功能域，4 个跨膜段（M1-M4），M2 功能域排列着阳离子选择性微孔。每一个乙酰胆碱受体有 2 个乙酰胆碱结合槽，1 个在 α/ε 交界处，1 个在 α/δ 交界处。现已在成人 AChR 的 α、β、δ 和 ε 亚单位和胎儿 AChR 的 γ 亚单位发现突变，突变引起两种改变，AChR 表达减低和动力学特性改变。AChR 表达减低型突变主要发生在 AChR 的 ε 亚单位，因胎儿 AChR 的 γ 亚单位持续表达能够部分代偿 ε 亚单位表达的缺失或减低，从而使临床表型减轻，而大部分位于 α、β 或 δ 亚单位的两个等位基因的 AChR 表达减低型突变则导致胎生致死。动力学异常型突变分为两种形式，即慢通道综合征和快通道综合征。慢通道综合征增加突触对 ACh 的反应而快通道综合征降低突触对 ACh 的反应，一些导致快通道综合征的突变也降低 AChR 的表达。

（1）慢通道综合征（slow-channel syndrome）：多由基因的显性功能获得性突变所致。该病名源于 AChR 通道的簇状开放异常延长导致突触电流异常缓慢衰减。终板肌病出现在所有的慢通道综合征患者，其改变包括突触皱褶变性导致 AChR 脱失和突触间隙加宽，突触后肌浆内膜性细胞器增生和变性、线粒体消失、肌丝变性及终板附近肌纤维内出现空泡，后膜的肌核出现分叶，核内出现致密染色质等，其他改变包括终板区分布范围加大。常规组织学和组织化学检查可以发现Ⅰ型肌纤维占优势、肌纤维大小不一、管聚集和其他非特异性肌纤维改变。

1）临床表现：由于基因突变的多样性，患儿的发病时间、首发症状、肌肉受累的模式、疾病进展方式、肌无力和疲劳的严重程度在不同患者之间存在明显的差异。肌病可以出现在婴儿期和儿童期，也可以出现在成年期，临床表现为缓慢或阶段性进展，或者症状稳定数年或几十年。典型表现为颈肌、肩带肌、前臂肌肉、指伸肌和提睑肌轻 - 中度无力，眼球活动受限但很少出现复视现象，此外可以出现咀嚼肌、面肌、其他上肢肌、呼吸肌和躯干肌的受累。部分患者可以没有下肢受累，而另一些患者可以出现严重的下肢肌损害。受累的肌肉出现萎缩、无力和易疲劳，肌无力和肌疲劳可以出现波动，但没有自身免疫性重症肌无力那样快，腱反射一般正常，在明显受累的肌肉可以降低。

2）辅助检查：血清抗 AChR 抗体阴性，CK 一般正常。和先天性终板乙酰胆碱酯酶缺乏一样，单神经刺激在慢通道综合征也可诱发出重复的复合动作电位，进行 2~3Hz 的重频刺激也出现递减现象，但仅出现在临床受累的肌肉。运动单位电位在主动活动时出现波形和波幅的波动性改变。体外微电极检查显示微小终板电位和终板电位的衰退期明显延长，电位持续时间可以通过应用新斯的明而延长。微小终板电位的波幅在部分肌肉明显降低，肌肉受累越明显波幅下降的程度越大。微小终板动作电位的延长导致乙酰胆碱受体通道开放时间的延长。

自 1995 年以来，已发现不少于 19 种慢通道突变，发生于 AChR 的不同亚单位，影响到亚单位的不同功能域。对患者应当进行 AChR 的基因检测。

3）诊断：诊断依靠阳性家族史，肌无力和肌疲劳出现的部位以及重频刺激出现递减现象。在没有应用胆碱酯酶抑制剂的患者单神经刺激出现重复的复合动作电位反应提示终板乙酰胆碱酯酶缺乏或慢通道综合征，根据终板处的乙酰胆碱酯酶反应正常和出现终板肌病可以诊断慢通道综合征。体外电生理检查显示典型的终板电位改变和乙酰胆碱受体基因检测可以进一步确诊。

4）治疗：AChR 的长效通道阻滞剂如奎尼丁和氟西汀治疗有效，胆碱酯酶抑制剂无效或仅有轻微的疗效或出现胆碱能方面的副作用。由于胆碱酯酶抑制剂可以进一步增加终板电流的持续时间，有可能加重病情。

（2）快通道综合征（fast-channel syndrome）：由基因的隐性功能缺失性突变所致，已发现 13 种快通道突变。该病名源于 AChR 通道的簇状开放异常缩短导致突触电流异常迅速衰减。临床表现可以是胎动减少，出生后出现先天性肌无力综合征的一般临床特点。也可以出现先天性多发性关节挛缩。血清抗 AChR 抗体阴性，神经肌肉接头处没有免疫复合物沉积，神经肌肉接头的 AChR 数量及分布无明显异常。因无临床、肌电及解剖学线索，诊断依靠体外微电极记录。但是确诊对于治疗非常重要，因为胆碱酯酶抑制剂和二氨基吡啶非常有效。

**2. 乙酰胆碱受体缺陷不伴亚单位基因突变**

（1）*RAPSYN* 相关 CMS：由编码 AChR 缔合蛋白（rapsyn）的基因突变所致。缔合蛋白是一个 43kD 的突触后蛋白，在聚集乙酰胆碱受体至终板上起了重要作用，其功能缺陷导致突触后膜的乙酰胆碱受体脱失。患儿表现为生后呼吸功能不全、双侧面瘫、眼外肌瘫痪，随年龄的增长和病程的延长出现肌病面容，表现为长脸和高腭弓。对面肌进行重频刺激出现肌电图的递减现象，血 AChR 抗体阴性，在神经肌肉接头处没有免疫复合物沉积，终板电位的量子含量正常，微小终板电位和微小终板电流的波幅变小，应用新斯的明后加大，对乙酰胆碱导致的电流噪声分析显示 AChR 通道传递正常，但通道开放时间明显缩短。在电镜下出现 AChR 明显减少，但突触后膜皱褶正常。

（2）*MUSK* 相关 CMS：*MUSK* 基因编码突触后肌肉特异性受体酪氨酸激酶，它在聚集蛋白 - 肌肉特异性受体酪氨酸激酶 - 缔合蛋白（agrin-MuSK-rapsyn）通路及 MuSK-Dok-7 通路中起重要作用，形成突触后脚手架，诱导高浓度乙酰胆碱受体和 ErB 家族的酪氨酸激酶至突触后膜，患者的肌活检组织检查提示神经肌肉接头处突触前和突触后结构均异常，AChR 的 ε 亚单位和 MuSK 表达显著减低。

（3）*SCN4A* 相关 CMS：*SCN4A* 编码骨骼肌电压门控性钠通道，介导突触后膜电压依赖性钠离子通透，产生和传导动作电位。迄今发现 p.Val1442Glu 和 p.Ser246Leu 突变与 CMS 相关。

（4）Dok-7 相关 CMS：Dok-7 在突触发生中起重要作用，是肌肉内源性的 MuSK 的激活剂，在维持成熟的神经肌肉接头结构方面起重要作用，其突变导致接头反复的变性和再生，主要累及肢带肌和躯干肌，很少累及球部肌肉。

**关键点**

1. CMS 是指生后至儿童早期起病，眼肌、球部肌肉和肢体受累，出现疲劳性肌无力的一组遗传性神经肌肉接头传递障碍性疾病。
2. CMS 由神经肌肉接头的突触前、突触基膜和突触后部分的遗传缺陷所致。
3. CMS 患儿常有上睑下垂，并且通常存在眼肌瘫痪、延髓和呼吸肌无力。受累婴儿可能存在波动性的广泛肌张力减退和肌无力，以及威胁生命的呼吸暂停发作。先天性肌无力常随年龄增长而好转，但也可能出现自发恶化，有时甚至会导致婴儿期猝死。
4. 明确基因诊断有助于指导治疗、了解预后和提供遗传咨询。CMS 的治疗取决于具体疾病。

（熊晖）

## 第三节 肉毒中毒

肉毒中毒（botulism）是由肉毒梭菌产生的肉毒毒素所导致的神经肌肉接头功能障碍，以肌张力减退、弛缓性瘫痪及脑神经麻痹为主要临床表现。

**【病因与分类】**肉毒梭菌是一组厌氧革兰氏阳性杆菌，可形成芽孢。广泛存在，很容易从蔬菜、水果和海鲜表面分离，并存在于世界各地的土壤和海洋沉积物中。根据其毒素的抗原特异性分为 8 种肉毒梭菌菌株（A~H 型），单一菌株几乎总是仅产生一种毒素类型。肉毒梭菌的芽孢耐热，在一个大气压下可以在 100℃存活 5 小时以上，120℃ 5 分钟可以破坏孢子。当存在适当的环境条件时，芽孢将发芽并生长成产生毒素的杆菌，这些环境参数包括：厌氧环境、低酸度（pH>4.6）及温度 25~37℃，有些菌株可能会在低至 4℃的温度下生长。一些菌株（A 和 B）产生蛋白水解酶，使其所栖息的食物变性并变质。但其他菌株不会明显改变食物。因此，仅根据食物的外观、气味或味道，不能可靠地判断是否被肉毒梭菌污染。

在 8 种肉毒梭菌中，A、B、E 以及罕见情况下 F、G 和 H 可引起人类疾病，C 和 D 仅引起动物患病。与芽孢不同，毒素是不耐热的多肽，80℃以上即可变性。肉毒毒素作为前体多肽链释放，然后被细菌蛋白酶切割成由 50kD 轻链和 100kD 重链组成的完全活化的神经毒素。尽管该神经毒素的确切分子机制尚不完全清楚，一些证据表明其作用包括神经毒素结合至突触前膜的特定受体，继之内吞入突触前胞体内，在胞内裂解囊泡融合所必需的可溶性N-乙基马来酰亚胺敏感因子黏附蛋白受体（soluble N-ethylmaleimide-sensitive factor attachment protein receptor，SNARE），进而阻断含乙酰胆碱的囊泡与突触前膜融合并释放，导致相应神经肌肉接头阻滞症状。肉毒毒素可作用于多种组织，包括运动和感觉神经元，可以阻滞横纹肌、平滑肌的胆碱能神经支配，还影响泪腺、唾液和汗腺的胆碱能支配。肉毒杆菌毒素可以影响兴奋性和抑制性突触，但在兴奋性神经元中更具活性。已经证明它可以抑制多种化合物的释放，包括多巴胺、5-羟色胺、生长抑素、去甲肾上腺素和γ-氨基丁酸。由于其分子较大，神经毒素很难通过血脑屏障。然而有证据表明它可以通过全身扩散或轴突逆行或顺行运输到达中枢神经系统。肉毒毒素具有极强的毒性。毒素本身无色无味，摄入后毒素主要被胃和小肠吸收，该毒素对胃酸和人体消化酶的降解具有抗性。

根据其感染途径不同，可分为食物源性肉毒中毒（foodborne botulism）、外伤性肉毒中毒（wound botulism）、婴儿肉毒中毒（infant botulism）、成人肠道定植性肉毒中毒（Adult intestinal colonization）、医源性肉毒中毒（iatrogenic botulism）和生物恐怖主义相关肉毒中毒（bioterrorism-associated botulism）。婴儿肉毒中毒、成人肠道感染性肉毒中毒为食入细菌芽孢致病外，其余类型均为直接食入或接触肉毒毒素致病。

1. **食物源性肉毒中毒** 由于进食被肉毒毒素污染的食物导致发病，A、B和E型可引起食源性肉毒中毒。食物通常包括罐头食品、发酵的豆腐和其他发酵豆制品。

2. **婴儿肉毒中毒** 发生于1岁以下小婴儿。A、B、E和F型可引起。食用被肉毒梭菌芽孢所污染的食物或摄入含有芽孢的灰尘及土壤，较常见为进食生蜂蜜，芽孢在肠道内定植、繁殖，进而产生毒素，毒素最终被释放入血。

3. **外伤性肉毒中毒** 肉毒梭菌可以感染伤口并随后在体内产生神经毒素，理论上，应该只与穿刺伤口、皮下脓肿和深部感染有关，因为这些伤口提供了芽孢萌发和细菌繁殖所需的厌氧环境。

4. **医源性肉毒中毒** 偶见于接受不正规肉毒毒素美容治疗的患者。

5. **成人肠道定植性肉毒中毒** 又称成人肠道感染性肉毒中毒，是由于肉毒梭菌定植于成人的肠道，产生毒素导致发病，与婴儿肉毒中毒机制一致。在婴儿期之后，正常胃肠道对肉毒梭菌定植具有抗性，患者的肠道菌群或黏膜发生何种改变导致了肉毒梭菌的定植尚不清楚。胃酸缺乏、胃肠道疾病或术后状态易于发生定植。

6. **生物恐怖主义相关肉毒中毒** 传播方式是吸入雾化毒素，通过胃肠道途径传播也是一种可能的攻击方式。据估计，在吸入雾化肉毒杆菌毒素12~72小时后会导致急性对称性下行弛缓性麻痹，伴有明显的延髓麻痹。

**【临床表现】**肉毒中毒表现为急性双侧脑神经受累伴对称性下行性无力。患者存在以下特征时需考虑到肉毒中毒：不伴发热；对称性神经功能障碍；患者意识保留；对疼痛有反应；心率正常或偏慢，血压正常；无感觉障碍，可有视力模糊。脑神经受累可表现为视物模糊（由于瞳孔扩大及Ⅲ、Ⅳ、Ⅴ脑神经麻痹）、复视、眼震、眼睑下垂、构音障碍及面部无力。少数患者可不对称。下行性肌无力通常发展到躯干和上肢，然后是下肢。尿潴留和便秘较常见，是由于平滑肌麻痹所致。需要插管和机械通气的呼吸困难较常见。非特异性胃肠道症状也可见于部分患者。

1. **婴儿肉毒中毒** 于生后7天至12个月起病，多数患儿2~8月龄起病，中位起病年龄为3~4月龄。临床表现及严重程度差异较大，通常脑神经先受累、继之出现躯干、肢体和膈肌受累。起病症状常先表现为便秘和喂养困难，随后很快出现无力、全身肌张力低、流涎、易激惹及哭声低。脑神经功能障碍表现为发声和吸吮减少、眼球运动减少、瞳孔扩大及眼睑下垂。自主神经症状体征表现为眼泪、唾液减少，心率血压波动及皮肤发红。部分患儿进展为危及生命的呼吸衰竭。

2. **食物源性肉毒中毒** 症状通常在摄入含毒素的食物后12~36小时内出现，但也可在数小时至2周之间。在出现脑神经病和下行性无力之前，前驱症状通常包括恶心、呕吐、腹痛、腹泻、口干及咽喉痛等。临床表现差异较大，可从较轻的症状至出现症状后24小时内死亡。

3. **外伤性肉毒中毒** 与食物源性肉毒中毒略有不同，缺乏食源性肉毒杆菌中毒常见的前驱胃肠道症状，并且潜伏期较长，约为10天。患者可伴有发热及血白细胞升高。

**【辅助检查】**

1. **肉毒毒素或肉毒梭菌检测** 起到确诊作用。不同感染途径的肉毒中毒检测样本有所不同（见诊断与鉴别诊断)。

2. **肌电图检查** 典型改变为M波振幅降低,短间隔、快速重复神经刺激可出现增量反应,但长间隔、低重复神经刺激会出现递减反应。

3. **其他检查** 为鉴别中枢神经系统炎症性病变、吉兰-巴雷综合征,可以进行脑脊液检测,本病通常脑脊液正常。本病头颅影像学检查正常。

**【诊断与鉴别诊断】**

1. **诊断**

(1) 临床怀疑:仔细的病史询问和体格检查非常重要。对于急性起病的脑神经病伴下行性无力,尤其不伴发热的患者应该考虑到本病。对于小婴儿,急性起病的吸吮无力、眼睑下垂、活动减少和便秘应考虑本病的可能性。在导致急性弛缓性瘫痪的病因中,肉毒中毒的特征为脑神经早期受累、对称性下行性无力和感觉神经正常。肉毒中毒患者查体存在明显肌无力,肌张力减低,但腱反射常可以引出。询问肉毒毒素或肉毒梭菌的暴露史对于诊断很有意义,包括进食罐头病史、接触其他可能的食物来源(包括12个月以下婴儿进食蜂蜜接触)、注射、创伤和肉毒毒素的化妆品使用。要注意聚集性发病可能。对于临床怀疑的患者,可进行肌电图辅助判断,并进一步进行肉毒毒素或肉毒梭菌的检测以确诊。

(2) 确诊:需要在血清、粪便、呕吐物或食物中检测到肉毒毒素,或者在粪便、伤口分泌物中检测到肉毒梭菌。不同感染途径的肉毒中毒检测样本有所不同:①婴儿肉毒中毒或成人肠道定植性肉毒中毒:可在粪便中分离出肉毒梭菌芽孢并检测到肉毒毒素。通常血清肉毒毒素检测为阴性。可能从可疑食物中培养出肉毒梭菌,但肉毒毒素检测阴性。②食物源性肉毒中毒:血清中检测到肉毒毒素。进食后肉毒毒素可在血清中维持最长12天。在粪便、呕吐物和/或可疑食物中均可能检测到肉毒毒素。③外伤性肉毒中毒:在伤口处分离出肉毒梭菌有诊断意义。血清毒素检测经常为阴性,粪便、呕吐物检测通常没有提示作用。

2. **鉴别诊断** 本病需与重症肌无力、吉兰-巴雷综合征、脊髓灰质炎、遗传性下运动单元疾病(如脊髓性肌萎缩症、代谢性肌病等)等其他下运动单元疾病相鉴别。与重症肌无力的鉴别点在于本病起病时脑神经受累症状先出现,且常伴有便秘及自主神经症状,新斯的明试验阴性,且对于婴儿肉毒中毒而言,小婴儿年龄段并非重症肌无力的好发人群。与吉兰-巴雷综合征的鉴别点,肉毒中毒的脑神经受累出现早且突出,无力表现为下行性,腱反射通常保留,脑脊液无吉兰-巴雷综合征典型的蛋白-细胞分离现象。与脊髓灰质炎的鉴别点在于,肉毒中毒脑神经病特点突出,常有瞳孔扩大体征,腱反射通常保留,无明确肠道病毒感染史。本病的饮食或环境暴露因素对于诊断非常重要。

**【治疗与预后】**

1. **治疗** 对于食物源性和外伤性肉毒中毒患者,应尽早使用抗肉毒毒素进行治疗。对于婴儿型肉毒中毒,肉毒毒素免疫球蛋白是目前的推荐药物,2003年美国FDA批准了静脉注射剂型。在美国该药物被广泛推荐用于怀疑肉毒中毒的婴儿,一旦怀疑婴儿肉毒中毒,需尽早注射肉毒毒素免疫球蛋白,而无须等到实验室结果确证。血清肉毒抗毒素仅推荐用于>1岁儿童及成人肉毒中毒,对婴儿肉毒中毒并不适用。肉毒中毒的治疗关键还在于支持及对症治疗,对于喂养困难的患儿可予鼻饲喂养,监测生命体征,维持电解质平衡,加强护理,必要时机械通气辅助呼吸治疗。抗生素并不推荐用于婴儿肉毒中毒或成人肠道定植性肉毒中毒,因为抗生素的应用会使腔道内肉毒梭菌裂解进而增加毒素产生,加速毒素吸收。

2. **预后** 本病恢复依赖于神经肌肉接头重建,而该过程通常需要数月。根据病情轻重程度的不同,恢复时间从数周到数月不等,若无并发症出现,预后较好。肉毒中毒死亡率为5%~8%。急性期需要机械通气以及年长患者是预后不良的独立危险因素。

**关键点**

1. 根据其感染途径不同,肉毒中毒分为食物源性肉毒中毒、外伤性肉毒中毒、婴儿肉毒中毒、成人肠道定植性肉毒中毒、医源性肉毒中毒和生物恐怖主义相关肉毒中毒。婴儿肉毒中毒、成人肠道感染性肉毒中毒为食入细菌芽孢致病外,其余类型均为直接食入或接触肉毒毒素致病。
2. 典型临床特点是急性起病,脑神经病表现和躯干肢体下行性弛缓性瘫痪。婴儿肉毒中毒起病常以便秘和喂养困难为表现。腱反射常可以引出。
3. 不同感染途径的肉毒中毒,采样标本(粪便、呕吐物、血清、伤口及食物等)和检测项目(肉毒梭菌分离或肉毒毒素检测)有所不同。

(吴晔)

## 本章参考文献


1. Darras BT, Jones H. Vivo DC. Neuromuscular Disorders of Infancy, Childhood, and Adolescence: A Clinician's Approach. Second ed. US: Academic Press, 2015
2. Swaiman KF. Swaiman's pediatric neurology: principles and practice. 6th ed. New York; Edinburgh: Elsevier, 2018
3. Kliegman R. Nelson textbook of pediatrics. 20th ed. Phialdelphia, PA: Elsevier, 2016
4. Darras BT, Royden JH, Ryan MM. Neuromuscular Disorders of Infancy, Childhood, and Adolescence: A Clinician's Approach. Second ed. US: Academic Press, 2015
5. Griese SE, Kisselburgh HM, Bartenfeld MT, et al. Pediatric Botulism and Use of Equine Botulinum Antitoxin in Children: A SystematicReview. Clin Infect Dis, 2017, 66: 17-29
6. Rosow LK, Strober JB. Infant botulism: review and clinical update. Pediatr Neurol, 2015, 52(5): 487-492
7. Carrillo-Marquez MA. Botulism. Pediatr Rev, 2016, 37: 183-192

第二十章

# 骨骼肌疾病

## 第一节 概述

骨骼肌是人体中主要的运动器官，它的功能主要受神经和体液的调节，是神经系统和内分泌系统调控的重要靶器官。近年大量研究表明骨骼肌能表达、合成和分泌多种生物信号分子，调节骨骼肌的生长、代谢和运动功能，按其重量计算骨骼肌约占人体体重的40%，也可被视为人体最大的内分泌器官。行使这些功能就需要很多的能量，因此骨骼肌是人体最大的需能器官。肌纤维是从中胚层的间充质干细胞分化成熟而来，在干细胞阶段，肌细胞呈梭形，细胞核位于中央，在转录因子的调控下，逐渐分化为成肌前体细胞、梭形成肌细胞，随后成肌细胞汇聚，细胞膜融合，成为肌管肌纤维。当出现肌原纤维，细胞核向周边移动，形成基板，有神经支配，即成为成熟肌纤维。基板即基底膜，由膜受体蛋白α-抗肌萎缩相关糖蛋白（α-dystroglycan，α-DG）和它的配体层粘连蛋白等组成。肌细胞和基底膜之间的连接对细胞增殖、迁移、分化和维持肌肉组织的完整性至关重要，α-抗肌萎缩相关糖蛋白（α-DG）是高度糖基化的基底膜受体，通过它的多聚糖结构“基质聚糖（matriglycan）”，与细胞外基质（extracellular matrix，ECM）配体如laminin、perlecan、agrin、neurexin、pikachurin和slit等结合，参与维持骨骼肌完整性和中枢神经系统的发育和功能。当肌纤维发育成熟障碍，可表现为各种先天性肌病；当成熟肌纤维的完整性受到破坏，可表现为各种肌营养不良；当糖原、脂肪利用障碍及能量产生障碍，可表现为各种代谢性肌病；当神经肌肉接头部位由于毒素破坏、产生自身抗体，或由于遗传缺陷导致乙酰胆碱合成、释放、受体结合，以及终板形成和维持等异常，可引起神经肌肉接头病；当肌离子通道功能障碍，可表现为肌离子通道病。骨骼肌疾病是运动单位病的一部分。

**【病因】**应该结合患儿的起病年龄、起病方式、病程、伴随症状及家族史等综合分析。获得性病因多见于感染，如儿童良性肌炎、肉毒杆菌中毒；免疫介导，如重症肌无力、皮肌炎和免疫介导坏死性肌病；内分泌性肌病，如甲状腺功能障碍相关肌病、皮质类固醇肌病等。遗传性病因包括肌营养不良、代谢性肌病、先天性肌病、遗传性神经肌肉接头病和肌离子通道病。儿童期起病者多为遗传因素所致。

**【临床表现】**骨骼肌疾病的临床表现，在新生儿期表现为肌张力减低，松软儿，儿童期表现为与同龄儿相比易跌倒、体力下降、步态异常或运动能力下降，青少年表现为肌痛、肌痉挛和肌无力。

1. **肌无力** 主要表现为肌无力，但在不同年龄可有不同体征，婴幼儿表现为松软儿，喂养困难，不会蹬被子，哭声弱，四肢不能抬离床面，运动发育里程碑落后甚至不能够达到。儿童、青少年常有疲劳和肌痛的症状，可表现为步态异常、关节挛缩、骨骼畸形、呼吸衰竭，根据病变部位不同，还可以有其他症状。有些肌无力表现呈波动性，为疲劳性肌无力。描述肌无力的部位需要观察眼球活动，眼睑的位置，面部表情，有无颞肌萎缩，是否存在不能闭眼，吹气时不能噘嘴或吹口哨，是否有鼻音，是否有胸锁乳突肌、斜方肌萎缩和舌肌萎缩。常见体征可有翼状肩胛、Gowers征、Beevor征等，骨盆带肌肉无力可见腰椎前凸或脊柱侧弯进展，腹部隆起，股四头肌萎缩，跟腱紧等。肌无力常常为双侧性，常对称分布，多数以近端肌肉无力为主。需要注意的是，面肩肱肌营养不良和还原体肌病可表现为明显不对称分布的肌无力，有一些远端型肌病以远端肌无力为主。

MRC（medical research council）系统将肌力分为5级：0级为肌肉没有任何活动，1级为可见肌肉轻微活动，2级为在没有地心引力影响下有主动运动，3级为可对抗地心引力下主动运动，4级为可对抗地心引力运动并能对抗一定阻力，5级为正常，可在1级和5级间有加减。肌张力可正常或减低，腱反射减弱或消失，病理征阴性。不伴有感觉障碍、肌束颤动。

2. **肌痛、肌痉挛** 很多肌病可表现为肌痛，如代谢性肌病、一些肌营养不良等。

3. **肌肥大和肌萎缩** 特定肌群的萎缩和假性肥大，对鉴别诊断有一定帮助。

4. **其他脏器受累** 如视网膜病变、耳聋、心功能不全、心律失常、呼吸功能不全、肝脾大、皮肤改变等。

**【辅助检查】**随着分子神经遗传学的进展，新的诊断技术能够准确和无创地确诊临床诊断，传统辅助检查如肌电图、神经传导速度和开放性肌活检术较少应用于婴幼儿及儿童神经肌肉病的评估了。但是，这些传统的检查在以下情况仍然重要，尤其在分子遗传学发现与临床初诊不一致，希望得到快速的电生理诊断比如周围神经病或SMA；希望对选择相对昂贵的基因检测能更有方向性和针对性的时候。

1. **肌酶谱检查** 最早发现与肌病相关的是转氨酶和醛缩酶，随后发现血清肌酸激酶（creatine kinase，CK）更具有组织特异性。CK升高超过1 000U/L，提示存在原发肌肉病变，但是CK正常不能排除肌病，另外需要结合肌酶谱其他成分进行分析。血酯酰肉碱谱分析有助于诊断脂肪酸代谢障碍。血和脑脊液的乳酸和丙酮酸分析有助于线粒体病的诊断。有一些代谢性肌病可以检测酶活性明确诊断。特异性抗体包括抗乙酰胆碱受体抗体和抗肌肉特异性酪氨酸激酶(muscle-specific tyrosine kinase,MuSK)抗体,肌炎特异性抗体等可明确诊断免疫性骨骼肌疾病。肌电图和神经传导速度对于定位诊断非常重要,但是当CK显著升高时,通常已明确有肌肉病变,此时不推荐进行肌电图检查。

2. **骨骼肌MRI检查** 具有软组织分辨率高、无辐射等优点,通过观察肌肉的形态及信号改变,显示不同肌病的肌肉受累分布和严重程度,已成为诊断儿童肌肉病的重要检查方法,近20年来,已经越来越多地被应用在神经肌肉病的鉴别诊断及随访等方面。

3. **病理检查** 肌活检可以从病理水平诊断肌肉病变,常见病理改变有肌纤维直径改变,肌型分布异常,肌纤维变性、坏死和再生,肌纤维出现分裂、环状、涡旋状、靶样和虫噬样改变,特殊病理改变包括中央轴空、中央核、杆状体、细胞质体、管聚集等,肌纤维线粒体改变、出现脂肪和糖原的堆积;肌纤维之间出现间质增生、炎细胞浸润、血管和肌间神经末梢改变,存在异常沉积物等,从而可以从病理水平确诊肌营养不良样病理改变、各种先天性肌病、代谢性肌病及炎症性肌病。

4. **遗传学检查** 随着二代测序技术和靶向捕获系统的不断发展,遗传性肌病的基因诊断有了飞跃式进步,很多遗传性肌病都能够从基因水平得到确诊,这对于我们认识疾病和研发治疗提供依据。

对于儿童骨骼肌疾病的诊断,病史和体检是最重要的环节,随后进行一些常规检查,然后才是特殊代谢、酶学检查,电生理、影像学检查,肌活检病理检查和基因检测需要结合患儿的情况具体考虑。

疾病的发展在临床症状出现前已经有一段时间了,因此治疗窗很重要。很多需要在出现症状前即开始治疗,如pompe病等。很多疾病的治疗需要多学科管理,标准化照护。

**关键点**

1. 骨骼肌疾病是运动单位病的一部分。儿童期起病者多为遗传因素所致。
2. 对于儿童骨骼肌疾病的诊断,病史和体检是最重要的环节,随后进行一些常规检查,然后才是特殊代谢、酶学检查,电生理、影像学检查,肌活检病理检查和基因检测需要结合患儿的情况具体考虑。
3. 治疗需要多学科管理、标准化照护。

(熊晖)

## 第二节 先天性肌病

先天性肌病(congenital myopathy)是一组由于基因突变所导致的病理类型各异的病程相对静止的肌肉病,多在婴幼儿期或儿童期发病。临床主要表现为静止或缓慢进展的全身肌无力,伴或不伴眼球运动障碍、面肌无力、吞咽障碍、呼吸肌无力等。先天性肌病中的具体疾病名称是依据肌纤维特征性的病理改变而命名的。1956年Shy和Magee对中央轴空病(central core disease,CCD)的描述开创了肌肉病学的新纪元。随着电镜技术、肌肉的酶组织化学染色技术及分子基因分析技术的应用,越来越多的先天性肌病被发现。目前已经发现的先天性肌病有40余种,其中临床比较常见的有中央轴空病、中央核肌病(centronuclear myopathy)、杆状体肌病(nemaline myopathy)和先天性肌型比例失调(congenital muscular fiber type disproportion,CMFTD)。虽然每一种先天性肌病的患病率不高,但由于种类较多,其总体患病率并不低,在美国为1∶26 000,在北爱尔兰为1∶28 600,在我国尚未有患病率的报道。

不同病理类型的先天性肌病临床表现类似,仅依据临床表现不能加以区分。先天性肌病共同的临床表现:婴幼儿或儿童期起病的广泛性肢体无力,肌张力低下,肌容积小,肌腱反射减弱或消失,病理征阴性。病程相对静止或缓慢进展,肢体近端受累为主,下肢症状重于上肢。患者病情轻重程度差异很大,重症患者出生时即为松软儿,肌张力低下伴严重的运动发育迟缓,甚至一直不能独立行走。部分患者可以伴有面肌无力、眼外肌麻痹和咽喉肌麻痹,可以因吞咽困难、呼吸困难而导致喂养困难、营养不良,甚至早期死亡。轻症患者常表现为程度不等的运动发育里程碑落后。随着病程的延长,患者常存在轻重不等的呼吸障碍、营养不良。常见面容狭长、高腭弓、关节挛缩、脊柱畸形、先天性髋关节脱位、高足弓畸形等继发性骨关节改变。有些患者还可以存在心肌肥厚、心脏传导异常、智力发育落后等问题。但也有患者临床症状轻微,甚至无任何临床表现,仅病理上有特征性的先天性肌病的改变。

先天性肌病患者血清肌酶多在正常范围或轻度升高,对诊断本病帮助不大,但对除外某些伴显著肌酶升高的肌肉病如肌营养不良和肌炎有辅助作用。肌电图检查正常或呈肌源性改变,偶见神经源性改变,没有特异性。特征性肌肉病理改变是先天性肌病确诊和分类的依据。除了特征性肌纤维结构异常如肌纤维内杆状体、中央轴空、中央核、肌型比例失调等,先天性肌病常见的病理改变还有Ⅰ型肌纤维占优势,伴或不伴Ⅰ型肌纤维发育不良,一般没有肌纤维坏死和再生以及炎症细胞浸润。有研究认为,不同基因突变导致的先天性肌病患者肌群受累的顺序不同,从而呈现不同的受累肌肉分布类型,通过肌肉 MRI 显示的受累肌群的分布可以提示某些基因突变,指导检测基因的选择。而肌肉超声检查更多地受到检查者经验的影响,临床应用尚未普及。

先天性肌病是一组具有临床和遗传异质性的肌病,呈常染色体显性或隐性遗传,偶有性连锁遗传的报道。迄今,已发现超过 20 个基因与先天性肌病有关,但仍有大约 1/3 的先天性肌病的致病基因尚未能明确。先天性肌病的病理类型与基因型之间的关系尚不明确。同一个基因变异可以导致不同的病理改变,如骨骼肌阿诺碱受体 1(ryanodine receptor1,RYR1)基因突变最常见的病理类型为中央轴空病,有研究发现 90% 以上的中央轴空病都是由该基因突变导致的,但该基因突变还被发现与多微小轴空病、杆状体肌病、中央核肌病、先天性肌型比例失调、恶性高热等疾病相关。而相同的肌肉病理改变,也可以由不同的基因变异所导致,如 *TPM3*、*ACTA1*、*TPM2*、*NEB*、*TNNT1*、*CFL2* 基因突变均可导致杆状体肌病。关于不同的基因变异是如何导致了肌纤维结构的异常,肌纤维结构异常是否就是导致肌肉无力的原因,目前尚不清楚。

目前尚没有特异性药物可以改善先天性肌病患者的肌肉力量和疾病的自然进程。先天性肌病的治疗主要采用支持和对症治疗,如针对肌无力、关节挛缩可以进行物理治疗;有些脊柱侧弯可以通过外科手术矫正;喂养困难者可以给予吞咽训练或鼻饲,甚至胃造瘘术;呼吸功能障碍者则需要呼吸训练、肺部物理治疗。可以通过疫苗接种以避免肺部感染,必要时可给予机械通气支持。因活动减少,患者发生骨质疏松和骨折的风险较高,因此,应给予充足的维生素 D 和钙。目前没有直接证据表明患者能从特定的运动方案中获益。有学者认为,在保证充分的休息和避免过度疲劳的情况下,患者可以从规律的有氧运动中获益,例如骑自行车、游泳等。基因治疗可能是未来的方向,目前尚未应用于临床。

近年来先天性肌病致病基因的研究为患者的护理、患者家庭的遗传咨询和产前诊断提供了很大帮助。对于基因诊断明确的患者,可以依据文献推测患者的疾病进程,制订更个体化的护理计划。不同病理类型的先天性肌病其临床表现及预后可能与不同的基因突变有关。如有研究认为无论病理改变如何,*ACTA1* 基因突变引起的先天性肌病总是严重的,许多患者在生后第一年死亡。

本节对常见病理类型的先天性肌病进行介绍。

## 一、中央轴空病

中央轴空病(central core disease)是由 Shy 和 Magee 于 1956 年描述的第一个先天性肌病。其特征性的病理改变是肌纤维中央部位出现一个圆形氧化酶活性缺乏区域,主要发生在Ⅰ型肌纤维。

**【病因与发病机制】**大多数中央轴空病为常染色体显性遗传伴不完全外显,也有常染色体隐性遗传和散发病例的报道。致病基因位于 19 号染色体短臂 12-13.1,位于该基因座的骨骼肌阿诺碱受体 1 基因(ryanodine receptor1 gene,RYR1,MIM # 180901)是中央轴空病最主要的致病基因,有研究发现 90% 以上的中央轴空病都是由该基因突变导致的。该基因编码的 RYR 蛋白是一种四聚体钙离子通道蛋白,在肌肉兴奋 - 收缩耦联时调节肌浆网钙离子释放。有研究表明,中央轴空病的肌肉钙离子依赖 ATP 酶活性下降,肌浆网对钙离子的摄入减低。*RYR1* 基因有三个热点突变区域:N 端、中间段及 C 端。目前已报道 40 余种 *RYR1* 基因突变类型与中央轴空病相关。与典型中央轴空病相关的显性突变几乎均发生在 C 端,而其他部位的基因突变临床可能表现为恶性高热、多微小轴空等其他病理改变。

**【病理】**肌肉活检病理检查可以见到Ⅰ型肌纤维占优势,许多Ⅰ型肌纤维中央部位出现一个圆形氧化酶活性缺乏区域,在横切面上占据肌纤维的很大部分(见文末彩图 20-1),在纵切面上可见轴空区域扩展到整个肌纤维的很长一部分甚至是全长。轴空多出现在Ⅰ型肌纤维,极少出现在Ⅱ型肌纤维中。此外,还可以伴随出现Ⅰ型肌纤维的单一化、肌纤维直径轻度大小不一、少量核内移。一般缺乏肌纤维坏死、再生和间质结缔组织增生。

电镜下,轴空可分为结构性和非结构性两种。结构性轴空的边界较清楚,肌丝在轴空区域排列致密,不分离成肌原纤维,肌节变短,Z 盘有时呈现锯齿样变化,缺乏线粒体、脂肪滴和糖原。非结构性轴空边界不清,并有一个由紊乱的肌原纤维构成的中间带,在轴空区域内肌丝排列紊乱,Z 盘出现水纹样改变(见文末彩图 20-2),有时 Z 盘可完全消失。两种形式的轴空有时出现于同一肌肉标本中。

**【临床表现】**临床症状轻重差异较大,多数在婴幼儿期开始出现肌肉无力和肌张力低下,或运动发育延迟,也可以到青少年期才出现临床症状。病程相对静止或缓慢发展。肌肉无力主要累及骨盆带肌,临床表现为下肢近端为主的肢体无力和肌张力低下。面肌、胸锁乳突肌和斜方肌也可以轻度受累,眼外肌一般不受累。部分患者出现活动后的肌痉挛和肌痛,并在缺血试验后加重。骨骼和关节畸形比较常见,如脊柱侧弯、先天性髋关节脱位、高足弓等。多数患者最终能独立行走。一般不累及心脏,智力也正常。部分患者可合并麻醉后的恶性高热。

**【辅助检查】**血清肌酸肌酶和其他肌酶极少有升高。肌电图正常或呈肌源性改变。周围神经传导速度正常。骨骼肌病理检查可见许多肌纤维内出现轴空改变,肌纤维缺乏其他特异性病理改变。有研究发现,肌肉 MRI 可以显示选择性肌肉受累,对基因突变分析起到辅助作用,如 *RYR1* 基因突变时臀大肌、大收肌、股外侧肌、缝匠肌、比目鱼肌显著受累,而股直肌和股薄肌相对不受累,根据特征性肌肉 MRI 改变可以选择性进行 *RYR1* 基因检测。

**【诊断及鉴别诊断】**根据典型的肌肉病理改变和先天性肌病的临床症状,中央轴空病的诊断并不困难。轴空样改变有时需要与周围神经病导致的靶纤维相鉴别,与靶纤维不同的是,中央轴空病理改变区域内氧化酶活性完全缺失,没有一个中心浓染的高氧化酶活性区,同时病变累及肌纤维全长。

**【治疗与预后】**没有特异性治疗方法,康复和支持治疗同其他先天性肌病(见前述)。肌肉病理轴空区域的多少和临床症状的轻重不相关。病情一般不进展,大部分患者终身保持独立行走的能力。

## 二、多微小轴空病

多微小轴空病(multiminicore disease)相对中央轴空病少见,由 Engel 等于 1971 年首次报道。该病的组织病理学改变与中央轴空相似,不同的是轴空区域为肌纤维内多个小的氧化酶活性缺失区域。

**【病因与发病机制】**该病多为常染色体隐性遗传,也有散发病例报道。常见的致病基因为 *RYR1* 和硒蛋白 N1 基因(selenoprotein N,*SEPN1*)。与引起中央轴空病的 *RYR1* 基因常染色体显性突变多位于 C 端不同,引起本病的 *RYR1* 基因突变为常染色体隐性突变,突变可位于 *RYR1* 基因的任何区域。位于染色体 1p36 的 *SEPN1* 基因编码的硒蛋白 N 是一个存在于内质网的糖蛋白,在各组织内广泛表达,包括骨骼肌。硒蛋白 N 的确切作用不详,近期研究发现在氧化还原相关的钙离子稳态的维护中发挥一定作用,有助于减轻氧化应激对细胞的损伤。*SEPN1* 基因突变与经典型多或微小轴空病、desmin 相关肌病伴 Mallory 小体样包涵体,以及先天性肌型比例失调相关。偶有编码肌联蛋白 titin 的 *TTN* 基因变异的报道,该基因变异导致进行性加重的肌肉病伴严重心肌病,肌肉活检除多发轴空外往往伴随显著的核内移及肌纤维中央嗜碱性包涵体。

**【病理】**多微小轴空病特征性的病理改变是肌纤维内有多个氧化酶、磷酸酶及 ATP 酶活性缺乏区域(见文末彩图 20-3),因此被称为多微小轴空病。在微小轴空区糖原含量减少,肌纤维的横纹消失。微小轴空一般呈梭形,大小及形状相差很大。微小轴空的长轴常和肌纤维的长轴垂直,并倾向于靠近血管。与中央轴空相比,多微小轴空的轴空区域一般边界不清,且轴空区域一般较短,两型肌纤维均可受累,而中央轴空的边界多较清楚,轴空区域可累及肌纤维全长,受累肌纤维主要为Ⅰ型。特殊的免疫组织化学染色还可以发现中央轴空区域内与多发微小轴空区域内沉积的蛋白种类是不同的,中央轴空区域内沉积的蛋白种类更多,且某些蛋白沉积如 Actin、Tau、Tubulin 等很少见于多发微小轴空。在电镜下多发微小轴空表现为 Z 盘呈水纹样或锯齿样改变,轴空的边界欠清(见文末彩图 20-4)。在轴空区线粒体减少或消失,肌浆网增多。偶可伴随少许杆状体结构。

**【临床表现】**临床症状轻重不一。经典型患者在生后至生后 18 个月以内即出现症状,表现为严重婴儿期肌张力低下,中轴肌受累的肌无力,尤其是竖头困难,运动发育里程碑落后,严重脊柱侧弯,显著呼吸肌无力。呼吸肌受累的程度和进展速度与肢体无力程度不平行。肢体无力往往相对静止,患者直至成年期可能都可以保持独立行走能力,但儿童早期即可以出现呼吸肌功能受损及脊柱关节僵硬、活动受限、脊柱侧弯,临床表现类似于先天性肌营养不良伴早期脊柱强直(congenital muscular dystrophy with early rigidity of the spine,RSMD1)。很多患者合并肢体关节过度松弛和近视。部分患者可以伴随不同程度的眼外肌麻痹和显著面肌无力。部分起病早的患者可以伴随关节挛缩。少数患者也可以在成年期发病,表现为缓慢进展的肢体无力伴手部肌肉萎缩。部分 *RYR1* 基因突变的患者可以合并恶性高热。一般没有心脏受累,如有心肌受累,需考虑 *TTN* 基因突变的可能性。

**【辅助检查】**血清肌酶正常或轻度升高。肌电图多为非特异性肌源性改变。肌肉病理检查可以发现肌纤维的多发微小轴空改变。

**【诊断及鉴别诊断】**与肢体无力程度不匹配的呼吸肌无力及脊柱畸形是多微小轴空病相对特征性的临床表现,但临床表现变异很大,确诊还需依靠肌肉活检病理检查。需要注意的是，多微小轴空病的病理改变的疾病特异性不强，也可以出现在其他先天性肌病，如中央轴空病、杆状体肌病、中央核肌病等，需要结合临床、病理和基因检测综合判断。

**【治疗】**目前尚无特殊的治疗方法。支持和对症治疗同其他先天性肌病。需要注意的是，*SEPN1*基因突变的患者在肢体无力症状不明显时即可能存在呼吸功能不全及脊柱侧弯，需要格外关注，及早进行夜间睡眠呼吸功能监测，早发现并及时干预。

## 三、杆状体肌病

杆状体肌病（nemaline myopathy）是第二个被报道的先天性肌病，随分子生物学的发展，对致病基因认识的深入，杆状体肌病的临床表型分类经历了比较大的变化。

**【病因与发病机制】**迄今为止，已发现多个基因与杆状体肌病有关。位于2号染色体呈常染色体隐性遗传的*Nebulin*基因突变约占杆状体肌病患者的40%~50%，是杆状体肌病最常见的致病基因。位于1q42.1的α-肌动蛋白基因*ACTA1*基因突变约占所有杆状体肌病的20%~25%，约占严重杆状体肌病病例的50%。大约90%的*ACTA1*基因突变为常染色体显性错义突变，且患者多为新生突变，偶有父母为嵌合突变的报道。约10%的*ACTA1*基因突变为常染色体隐性遗传。位于1q21-q23编码原肌球蛋白α的*TPM3*基因突变符合常染色体显性遗传，所导致的杆状体仅见于Ⅰ型肌纤维。对于轻症显性遗传的病例，需要考虑位于9p13.2-p13.1的编码原肌球蛋白β的*TPM2*基因突变的可能性。*KLHL40*（kelch-like family member 40）也称作*KBTBD5*基因，是严重杆状体肌病的另一个常见致病基因，在日本患者中约占28%。编码肌动蛋白结合蛋白cofilin-2的*CFL2*基因和编码肌钙蛋白的*TNNT1*基因突变的病例罕见，仅在数个家系中有报道。编码泛素连接酶的*KBTBD13*基因可以导致杆状体肌病和轴空杆状体肌病（core-rod myopathy）。

**【病理】**超微结构和免疫组织化学检查提示杆状体来自于肌纤维的Z盘，病变在冰冻切片的Gomori染色中呈现深绿到紫红色的成簇杆状颗粒（见文末彩图20-5）。应用其他组织化学染色不能使杆状体着色。杆状体可以仅见于Ⅰ型肌纤维或两型肌纤维都有。免疫组织化学染色显示杆状体含有肌动蛋白、α-辅肌动蛋白和肌间线蛋白。电镜检查可以发现在肌纤维内有电子密度和Z盘一样的杆状颗粒，长约2~7mm，常与Z线相连。在纵切面上杆状体为长的椭圆形或短矩形（见文末彩图20-6），在横切面上呈现为不规则的多角形。一般情况下杆状体出现于肌浆中，常聚集在肌纤维的周边部位，也可以见于骨骼肌细胞核内与肌原纤维间。其他常见的伴随病理改变为Ⅰ型肌纤维占优势和/或Ⅰ型肌纤维发育不良。杆状体数量的多少与病情轻重无关。

**【临床表现及分型】**根据临床症状和病情轻重本病可以分为不同的亚型：①严重先天性杆状体肌病，宫内即发病，表现为胎动减少，患儿出生时没有自主运动或呼吸，可以伴随先天性骨关节挛缩和骨折、高腭弓、心肌病以及眼外肌麻痹，患儿在生后早期死亡。②中间型先天性杆状体肌病，患儿出生时有自主活动和呼吸，在儿童早期逐渐发生呼吸功能不全，通常不能独坐或行走。儿童早期即可以出现骨关节挛缩。③经典型杆状体肌病，儿童早期起病，表现为近端为主的肢体无力，尤其是竖头力弱，可以累及面肌、咽喉肌和呼吸肌。缓慢进展或相对静止病程，后期可以累及肢体远端肌肉。患儿运动发育里程碑落后，但多数能独立行走。④轻型儿童和青少年型杆状体肌病，临床表现与经典型类似，一般无面肌受累。⑤成年型杆状体肌病，成年期起病，表现类似经典型。⑥其他类型杆状体肌病，偶有其他罕见病例报道，受累肌肉的分布特殊，不同于经典型。

**【辅助检查】**血清肌酶一般正常或轻度升高。肌电图正常或呈肌源性改变，个别患者呈神经性改变。运动神经传导速度正常。骨骼肌病理检查可以发现肌纤维内的杆状体结构。基因检测可以发现相关的基因突变。因多个基因突变与该病相关，且不能根据临床预测基因变异，因此，建议采用二代测序方法进行基因筛查。

**【诊断及鉴别诊断】**杆状体肌病患者的临床表现需要符合先天性肌病的临床特征。肌肉活检是确诊所必需的检查，骨骼肌纤维内的杆状体是最主要的病理改变，且不存在其他特异性病理改变时，才可以诊断为杆状体肌病。因为杆状体不仅可以出现在正常肌肉和肌腱的连接处，也可以在不同的神经肌肉病（如炎症性肌肉病）中见到，因此对杆状体肌病的诊断应当结合临床，首先除外其他获得性肌肉病，同时杆状体应出现在大量肌纤维中，是肌纤维最主要的、特征性的病理改变，缺乏肌纤维坏死、再生和炎症细胞浸润等其他病理改变。

**【治疗】**尚无有效的病因性治疗方法。康复和支持对症治疗同其他先天性肌病。有研究认为补充L-酪氨酸可以改善患者的运动能力，但确切疗效还有待进一步的研究评估。

## 四、中央核肌病或肌管肌病

中央核肌病或肌管肌病(central nuclear myopathy/myotubular myopathy)是1966年由Spiro报道的一种新的先天性肌病,其病理形态学特点是单个肌核出现在许多肌纤维的中央,其结构类似于胎儿的肌管,因此命名为肌管肌病。1986年Banker对此病进行了综述并提出了中央核肌病这一概念。从婴儿期至成年期均可发病,婴幼儿期发病的以X连锁肌管肌病(X-linked myotubular myopathy)最常见,且病情多比较严重。儿童期起病的以常染色体显性遗传多见,也有隐性遗传的报道,成年期起病的以散发病例常见。儿童和成年期起病的中央核肌病临床表现轻重差异较大。根据遗传模式、发病时间和病理特点,下面分别介绍X连锁肌管肌病和其他中央核肌病。

(一) X连锁肌管肌病

**【病因与发病机制】**致病基因*MTM1*位于Xq28,编码肌管素(myotubularin)。肌管素是一个脂磷酸酯酶,参与细胞内的囊泡运输、肌纤维兴奋收缩耦联、骨骼肌细胞的架构以及细胞凋亡过程。病理表现为肌管结构类似胎儿的肌纤维结构,推测该基因突变导致了胎儿期肌纤维的分化或成熟过程发生了障碍。该基因变异导致此病理改变的机制目前尚不清楚。

**【病理】**活检肌肉标本呈现均匀的肌管结构,肌纤维中心出现大而圆的肌核,核周可见缺乏肌原纤维的晕圈。免疫组织化学染色显示有波形蛋白和肌间线蛋白的广泛性沉积。I型肌纤维占优势和/或发育不良是常见的伴随现象。对患者家族中女性基因携带者的研究发现,女性携带者肌活检也常见位于肌纤维中心的肌核和小的I型肌纤维。电镜检查可以发现肌核位于肌纤维的中心,肌纤维的中心有时可见线粒体和糖原颗粒聚集。有研究发现,肌纤维发育不良的程度(肌纤维直径变小的程度)与病情严重程度相关,而出现中央核肌纤维的数目与病情关系不大。

**【临床表现】**X连锁肌管肌病是最常见的、临床表现最为严重的中央核肌病类型,患儿母孕期间即有胎动减少,常见早产和生后窒息或生后出现严重的肢体无力伴呼吸功能衰竭,常常需要机械通气辅助呼吸。很多患者在生后1年内死亡,如果患者能度过生后早期的呼吸衰竭时期,也可以持续生存数年,表现为运动发育迟缓、眼睑下垂、眼球活动受限和跟腱挛缩。与其他类型先天性肌病比较,眼外肌麻痹症状在X连锁肌管肌病患者更为严重和常见。随着病程的延长,部分患者可伴有心肌病和肝功能异常。女性携带者通常无临床症状,也有少数携带者出现轻度肢带肌无力和面肌无力。

**【诊断及鉴别诊断】**诊断主要依靠患者的临床表现、肌肉活检和基因检测。在基因确诊之前,患者只能根据病理诊断为中央核肌病,确诊X连锁肌管肌病需要基因诊断。

**【治疗】**此病无特殊药物治疗,死亡率高,达90%。患儿常在生后几小时或几天内因呼吸衰竭死亡,仅有少数患儿能度过早期的呼吸困难期。

(二) 中央核肌病

**【病因与发病机制】**目前发现的致病基因有*BIN1*、*RYR1*、*TTN*和*DNM2*。常染色体显性和隐性遗传均有报道。常染色体显性遗传的中央核肌病最常见的致病基因为*DNM2*,编码dynamin2,新生突变是目前最常见的基因变异类型;而常染色隐性遗传的病例多由*BIN1*和*RYR1*基因突变所致。*TTN*是近期发现的可能的致病基因,临床表型还需进一步明确。基因型和病理表型之间的关系不详,具体发病机制尚待明确。

**【病理】**大约25%~95%的肌纤维核位于中央部位(见文末彩图20-7)。在横切面位于肌纤维中心的核一般单独出现。两型肌纤维均受累。此外,几乎所有患者均存在I型肌纤维占优势,有时为单一化的I型肌纤维,缺乏II型肌纤维。一般没有肌纤维坏死和间质结缔组织增生。与X连锁肌管肌病不同的是,中央核肌病患者的肌纤维内没有胎儿肌球蛋白,也没有波形蛋白和肌间线蛋白的聚集。除此以外,中央核肌病患者的肌纤维内缺乏核糖体和微管,且直径较正常没有明显缩小(没有明显肌纤维发育不良)。因此,中央核肌病的病理发生机制可能与X连锁肌管肌病不同。

**【临床表现】**临床症状一般较X连锁肌管肌病轻,可以在生后或青少年期发病,病情轻重变异很大,常见表现为运动发育迟缓、肌张力低下、广泛的肌无力和易疲劳,可以累及双侧的面肌和咀嚼肌出现构音不清和声音的改变。眼外肌受累常见,常伴有明显眼睑下垂和眼球运动障碍。多数患者有肌腱反射减弱或消失,但没有肌强直和肌纤维颤动。由于肌肉无力,患者可以出现翼状肩胛和蹒跚步态,部分患者可以出现肌病面容、高腭弓、脊柱侧弯和马蹄内翻足。

**【实验室检查】**肌酸激酶可以轻度升高或正常。肌电图见肌源性改变。肌肉活检可以发现大量位于肌纤维中心的肌核。

**【诊断及鉴别诊断】**根据患者的临床症状和骨骼肌典型的病理改变,诊断并不困难。典型的病理改变包括位于肌纤维中央的单个核,肌原纤维结构正常，缺乏肌纤维坏死、再生等其他特征性改变。中央核肌病的病理诊断需注意与其他肌肉病或神经源性肌萎缩伴随的核内移现象相鉴别。有建议诊断中央核肌病时，中央核肌纤维的比例需≥30%，且中央核现象是该肌肉活检标本最主要和突出的病理改变，不得伴随其他如肌营养不良的病理改变特点。

【治疗】此病无特殊药物治疗，康复和对症支持治疗同其他先天性肌病。

## 五、先天性肌型比例失调

先天性肌型比例失调（congenital fiber type disproportion）是一种罕见的先天性肌病，临床表现与其他类型的先天性肌病类似，主要表现为静止或缓慢进展性的全身肌无力，伴或不伴眼球运动障碍、面肌无力、吞咽障碍、呼吸肌无力等。其特征性的病理改变是肌纤维大小不均衡（fiber size disproportion，FSD），即Ⅰ型肌纤维平均直径较Ⅱ型肌纤维平均直径小至少12%以上，并缺乏其他特异性病理改变。

先天性肌型比例失调目前仍是一个有争议的诊断名称。1973年，Brooke等首先使用先天性肌型比例失调这一术语描述了14例患者，这些患者的肌肉活检病理均显示Ⅰ型肌纤维平均直径比Ⅱ型肌纤维平均直径至少小12%，且不伴其他特异性的组织学异常（如杆状体、中央核等）。但在之后的研究中，发现先天性肌型比例失调特征性的病理特点在许多疾病中都可以出现，包括脊髓性肌萎缩症、代谢性肌病、肌营养不良等。有一些先天性肌病患者首次肌肉活检病理缺乏除肌纤维大小不均衡以外的特异性病理改变，被诊断为先天性肌型比例失调，但在后续的重复肌肉活检病理标本中发现了其他特异性病理改变，如杆状体、中央核等，使得初始的先天性肌型比例失调诊断最终被杆状体肌病、中央核肌病等更具特异性的诊断名称取代。因此，有学者诟病先天性肌型比例失调诊断的暂时性，不能作为稳定的诊断实体。但是，确实有部分患者临床表现为典型先天性肌病，肌肉活检病理除了显著而持续的Ⅰ型肌纤维直径较Ⅱ型肌纤维直径小之外，不伴其他特异性组织学异常。这些患者不能被分类到任何其他先天性肌病类型，而临床工作需要对此类患者相对特异的命名。而且随着分子基因诊断技术的发展，近年来发现有多个基因与先天性肌型比例失调的致病密切相关。因此，保留先天性肌型比例失调作为独立的临床诊断，不仅有利于临床诊疗工作的开展，也有利于对患者提供遗传咨询、规范化管理。

【病因与发病机制】近年来，发现有数个基因突变与先天性肌型比例失调的发生密切相关，被认为是先天性肌型比例失调的致病基因，其中最常见是*TPM3*、*RYR1*、*ACTA1*基因，其他还有*MYH7*、*TPM2*、*SEPN1*基因等。编码原肌球蛋白α的*TPM3*基因是先天性肌型比例失调最常见的致病基因，约占先天性肌型比例失调病例的20%~40%。几乎所有的*TPM3*基因突变导致的先天性肌型比例失调均为常染色体显性遗传。*RYR1*基因突变导致的先天性肌型比例失调病例大约占10%~20%，导致先天性肌型比例失调的*RYR1*基因突变均符合常染色体隐性遗传。常染色体显性遗传的*ACTA1*基因突变病例大约占先天性肌型比例失调病例的5%左右。而*MYH7*、*TPM2*、*SEPN1*基因仅在数个家系或仅有数例报道，由于病例数尚少，这些基因突变引起的先天性肌型比例失调临床特征、遗传方式等尚不明确。

【病理】先天性肌型比例失调特征性病理改变是Ⅰ型肌纤维平均直径比Ⅱ型肌纤维平均直径至少小12%（见文末彩图20-8），可以伴随Ⅰ型肌纤维占优势，ⅡB型肌纤维缺乏。偶有少量的肌核内移，缺乏其他特征性病理改变。电镜检查可以发现小的Ⅰ型纤维没有基底膜的皱褶。

【临床表现】先天性肌型比例失调最常见的临床表现为程度不等的全身性肌无力、肌张力低下，伴或不伴运动发育落后。通常起病比较早，在出生时或生后第1年内就出现上述症状，病程呈静止性或缓慢进展性。患者的临床表现与不同的基因突变有关。*TPM3*基因突变所致的先天性肌型比例失调呼吸障碍发生率高，且呼吸肌无力的程度可能重于肢体无力的程度。*RYR1*基因突变相关的先天性肌型比例失调患者眼外肌麻痹和脊柱侧弯的发生率更高。*ACTA1*基因突变的患者肌无力程度严重，常累及呼吸肌导致呼吸衰竭，需要呼吸机辅助通气，重者可导致死亡，多不伴眼外肌麻痹。如患儿度过早期的呼吸困难时期，2岁以后病情一般可以有逐步缓解，患儿表现为运动发育落后、低体重和身材矮小，也可以继发高腭弓、关节挛缩、脊柱畸形等。先天性髋关节脱位在新生儿期发病的先天性肌型比例失调中也是常见的现象。患者病情轻重差异较大，个别患者可以没有临床症状。智力发育一般正常。

【辅助检查】血清肌酸激酶多数正常，少数患者可有轻度升高。肌电图检查多数正常，偶见神经源或肌源性改变。肌肉病理检查可见肌纤维直径大小不均，Ⅰ型肌纤维平均直径较Ⅱ型肌纤维平均直径至少小12%以上，缺乏其他特征性病理改变。

【诊断及鉴别诊断】先天性肌型比例失调的诊

断主要为排除性诊断，首先患者需符合先天性肌病常见的临床表现，排除其他神经肌肉病，如脊髓性肌萎缩症、代谢性肌病、肌营养不良等。其次，肌肉活检病理不得存在其他特征性病理结构异常，如杆状体、中央轴空、多微小轴空等。需要排除其他类型的先天性肌病，因为肌型比例失调可以作为伴随现象出现于其他先天性肌病，如杆状体肌病、中央核肌病和指纹体肌病等。另外，肌纤维直径大小不均需要达一定程度，既往 Brook 等认为Ⅰ型和Ⅱ型肌纤维直径之间的差别应当大于 12%，而 Clarke 等对基因确诊的先天性肌型比例失调患者的研究发现，肌肉活检病理显示Ⅰ型纤维的平均直径较Ⅱ型肌纤维平均直径小至少 40%，甚至超过 80%，尤其是与 *TPM3*、*RYR1* 和 *ACTA1* 基因突变相关时。因此，Clarke 等在 2011 年建议将先天性肌型比例失调病理学诊断中肌纤维大小不均衡的临界值至少提高至 35%~40%，以提高先天性肌型比例失调诊断的特异性。

**【治疗】**无特异性治疗。支持和对症治疗同其他先天性肌病。建议根据不同的基因变异提供更具针对性的护理方案，如对于 *TPM3* 基因突变相关的先天性肌型比例失调患者应更密切地监测呼吸功能。对于能配合肺功能检查的患儿，推荐每年进行 1 次肺功能监测。对于用力肺活量低于 60% 的患者，建议睡眠呼吸监测。而 *MYH7* 或 *TPM2* 基因突变所致的先天性肌型比例失调患者，需要常规监测超声心动图和心电图。

## 六、其他伴有肌纤维结构异常的先天性肌病

许多其他类型的先天性肌病被报道，主要依据肌活检特征性的肌纤维结构改变。有些以来自于肌原纤维的异常蛋白的聚集和包涵体为特征，有些以局部空泡样区域改变为特征。随着对肌纤维组成蛋白的结构和功能认识的深入，一些疾病的发病机制被逐渐了解。肌原纤维溶解性肌病发病机制不详，特征性的肌肉病理改变为病变肌纤维的周边部位出现一个大的空白区，病变区内缺乏氧化酶、磷酸化酶和酸性磷酸酶活性；电镜检查确认病变区内没有肌节、肌丝和细胞器，充满了一些无定形的颗粒和丝样物质。其他伴随异常蛋白聚集和包涵体的先天性肌病包括：①肌原纤维肌病（myofibrillar myopathies），以肌间线蛋白在骨骼肌和心肌的肌纤维内沉积为病理特征，具体可以表现为胞浆体、球状体、马洛里体样包涵体和肌浆体等，也可以表现为非包涵体的颗粒丝状物；②先天性肌病伴肌浆内异常包涵体，如指纹体肌病、降解体肌病、螺旋柱肌病和斑马体肌病；③先天性肌病伴细胞器异常，如肌病伴管聚集和肌浆网肌病。很多类型的先天性肌病仅有数个家系或数个个例报道。具体的临床表型和基因型还有待进一步的观察明确。

先天性肌病的临床病理类型与基因型之间的关系尚不明确，相对特征性的肌纤维结构改变是不同类型先天性肌病确诊的依据。但所有的病理和基因分析均须结合临床，患者首先需符合先天性肌病共同的临床表现，如生后早期起病的广泛性肌肉无力、相对静止的病程、肌酶正常以及肌源性损害的肌电图改变，结合典型肌肉病理改变和基因检测进行诊断，需谨慎分析基因变异的致病性。基因诊断对明确病因，判断预后、家系遗传咨询及产前诊断都非常重要。目前，先天性肌病还主要采用病理诊断分类，随着基因筛查技术的进步，如全外显子组或全基因组测序，对不同病理类型先天性肌病发病机制的了解将越来越深入，基因特异性的精准治疗在未来也可能开展，将来的诊断分类可能更好地覆盖患者的病理和基因信息。目前，对于临床表现典型，基因诊断明确的患者，可以确诊为某基因突变引起的先天性肌病，如果缺乏病理诊断，则不能归为某病理类型的先天性肌病。如患者具有 *RYR1* 基因已知致病突变，临床可确诊为 *RYR1* 基因突变引起的先天性肌病，但如果未行病理检查，则不能诊断为中央轴空病，因为 *RYR1* 基因突变还可以引起中央核肌病、先天性肌型比例失调、杆状体肌病等多种病理改变。如检测到的基因变异的致病性未明，则建议进行肌肉病理检查辅助诊断。

**关键点**

1. 婴幼儿期或儿童早期起病。
2. 广泛对称性肢体无力，相对静止或缓慢进展性病程。
3. 肌酸激酶多数正常或轻度升高，肌电图正常或肌源性损害。
4. 肌肉活检病理可见特异性的肌纤维结构改变，通常不伴坏死、再生和炎症细胞浸润。
5. 基因检测可以辅助明确诊断，但基因变异的致病性需谨慎解读。
6. 目前尚无特效治疗方法，以支持对症治疗为主。
7. 为避免疾病在家庭中再发，需行遗传咨询与产前诊断。

（常杏芝）

## 第三节 肌营养不良

肌营养不良(muscular dystrophies,MD)是一组引起进行性肌无力和肌萎缩的遗传病,有一些主要是男孩发病,另一些男女都可以发病。发病年龄可从新生儿至成年晚期。大部分于儿童期起病,但也有一些到成年才出现症状。因为这组疾病的病情都是在缓慢加重的,因此又称为进行性肌营养不良。根据发病年龄、遗传方式、受累的肌肉和症状的不同,又分为很多亚型,不同类型的肌营养不良出现特定肌群的肌力进行性丧失,腱反射减弱或消失。肌营养不良总体发病率国内尚无确切数据,但其在神经肌肉病中占相当比例。常见的有Duchenne和Becker肌营养不良(Duchenne muscular dystrophy,DMD and Becker muscular dystrophy,BMD)、Emery-Dreifuss肌营养不良(Emery-Dreifuss muscular dystrophy,EDMD)、强直性肌营养不良、肢带型肌营养不良(limb-girdle muscular dystrophy,LGMD)、面肩肱肌营养不良(facioscapulohumeral dystrophy,FSHD)及先天性肌营养不良(congenital muscular dystrophy,CMD)等。DMD是最常见的肌营养不良,也是最常见遗传性神经肌肉病。

肌营养不良的分类包括临床分类和结合临床的分子遗传学分类(表20-1),依据受累肌群的分布和发病年龄而确定的临床分类最为实用,包括:①假肥大型Duchenne和Becker型肌营养不良;②Emery-Dreifuss型肌营养不良;③面肩肱型肌营养不良;④肢带型肌营养不良;⑤眼咽型肌营养不良;⑥远端型肌营养不良;⑦先天性肌营养不良;⑧强直性肌营养不良。在这些疾病中眼咽型肌营养不良基本不出现在儿童,面肩肱型肌营养不良在儿童也比较少见。最常见的类型为Duchenne型肌营养不良。

这组肌病的发病机制基本和基因致病性变异导致各种肌纤维的结构蛋白(细胞外基质蛋白、骨架蛋白、肌膜蛋白、核膜蛋白等)、相关酶和信号分子的缺陷,mRNA加工异常及蛋白质翻译后修饰异常等有关,由此引起肌纤维膜的稳定性下降。共同的病理改变是肌纤维出现不同程度的坏死、变性和再生,伴随肌纤维肥大、萎缩和间质的结缔组织增生,一般没有明显炎症细胞浸润。免疫组织化学染色可以发现肌纤维特定蛋白的缺失,也可以发现伴随性的其他蛋白缺失。此外由于相关蛋白也可以出现在周围神经和中枢神经系统,因此可以出现这些部位的病理改变,如伴随出现周围神经病或骨骼肌混合有神经原性损害的成分。

肌营养不良的辅助检查主要为血清肌酸肌酶(CK)、肌电图、肌肉病理检查和基因检测。其临床诊断主要依靠临床表现、CK水平和肌电图检查结果,当患者临床表现不典型时以及考虑到鉴别诊断或进一步确定临床类型时需要进行肌肉常规病理检查和特定蛋白的免疫组织化学染色。基因检测可以明确诊断并用于疾病的遗传咨询和产前诊断。

### 一、抗肌萎缩蛋白病

抗肌萎缩蛋白病(dystrophinopathy)是一组由*DMD*基因突变导致的肌病,包括Duchenne/Becker肌营养不良(Duchenne muscular dystrophy,DMD/ Becker muscular dystrophy,BMD)等,*DMD*基因定位于Xp21.2-p21.1,编码抗肌萎缩蛋白(dystrophin)。

**【发病机制】** *DMD*基因是已知的最大核基因,人类和其他哺乳动物中该基因高度保守,存在于人类不同细胞系中,基因全长2.4~3.0Mb,占整个基因组DNA的0.1%,含79个外显子,转录成14kb的mRNA,编码含有3 685个氨基酸、分子量为427kDa的抗肌萎缩蛋白。该蛋白是位于肌膜下肌浆内的细胞骨架蛋白,它与肌膜上抗肌萎缩相关糖蛋白(dystroglycan,DG)结合,形成紧密连接的抗肌萎缩蛋白-糖蛋白复合体(dystrophin-glycoprotein complex,DGC),与细胞外基质的层粘连蛋白2(laminin 2)等以及细胞内的肌动蛋白等进一步连接,以维持细胞膜的完整性。该基因至少有4个启动子,由此产生不同的剪切体,有4种全长和4种截断的(由内含子启动,产生编码C端蛋白的远端转录本,分子量分别为71、116、140、260,因此也分别称为Dp71、Dp116、Dp140、Dp260)剪切体,每一种剪切体均有其自身的启动子。抗肌萎缩蛋白有4个结构域,即N端肌动蛋白结合区、杆状区、半胱氨酸富集区和C端区。半胱氨酸富集区含钙结合部位,其N端和杆状区的C端共同参与连接膜蛋白β-抗肌萎缩相关糖蛋白(β-dystroglycan,β-DG)。C端区有很多磷酸化位点,与膜蛋白dystrobrevin和syntrophin等结合。90%DMD是由框外突变所致,这些突变产生提前终止密码,导致过早停止转录信使RNA,因此产生了不稳定的RNA,后者被迅速降解,最终导致不能合成截断蛋白。如果突变保持翻译阅读,即框内缺失,则产生质和量均降低的抗肌萎缩蛋白,还保留部分功能,表型即BMD。阅读框架假说被用来确诊及鉴别大部分DMD和BMD。抗肌萎缩蛋白病不仅与基因突变是否破坏了开放阅读框有关,而且与抗肌萎缩蛋白受累的功能区域相关,并涉及“外显子跨越

表 20-1 肌营养不良的分子遗传学分类

| 既往 | 新命名 | 致病基因 | 编码蛋白 | 染色体定位 |
|---|---|---|---|---|
| 1 LGMD1A | 肌原纤维肌病 | *MYOT* | Myotilin | 5q31.2 |
| 2 LGMD1B | Emery-Dreifuss 肌营养不良(EDMD) | *LMNA* | Lamin A/C | 1q22 |
| 3 LGMD1C | Rippling 肌病 | *CAV3* | Caveolin-3 | 3p25.3 |
| 4 LGMD1D | LGMD D1 DNAJB6 相关 | *DNAJB6* | | 7q36.3 |
| 5 LGMD1E | 肌原纤维肌病 | *DES* | Desmin | 2q35 |
| 6 LGMD1F | LGMD D2 TNPO3 相关 | *TNPO3* | | 7q32.1 |
| 7 LGMD1G | LGMD D3 HNRNPDL 相关 | *HNRNPDL* | | 4q21.22 |
| 8 LGMD1H | | ? | | 3p23 |
| 9 LGMD1I | LGMD D4 calpain3 相关 | *CAPN* | | |
| 10 LGMD 2A | LGMD R1 calpain3 相关 | *CAPN3* | Calpain-3 | 15q15.1 |
| 11 LGMD 2B | LGMD R2 dysferlin 相关 | *DYSF* | Dysferlin | 2p13.2 |
| 12 LGMD 2C | LGMD R5 γ-sarcoglycan 相关 | *SGCG* | γ-Sarcoglycan | 13q12.12 |
| 13 LGMD 2D | LGMD R3 α-sarcoglycan 相关 | *SGCA* | α-Sarcoglycan | 17q21.33 |
| 14 LGMD 2E | LGMD R4 β-sarcoglycan 相关 | *SGCB* | β-Sarcoglycan | 4q12 |
| 15 LGMD 2F | LGMD R6 δ-sarcoglycan 相关 | *SGCD* | δ-Sarcoglycan | 5q33.2-q33.3 |
| 16 LGMD 2G | LGMD R7 telethonin 相关 | *TCAP* | Telethonin | 17q12 |
| 17 LGMD 2H | LGMD R8 TRIM 32 相关 | *TRIM32* | TRIM32 | 9q33.1 |
| 18 LGMD 2I | LGMD R9 FKRP 相关 | *FKRP* | FKRP | 19q13.32 |
| 19 LGMD 2J | LGMD R10 titin 相关 | *TTN* | Titin | 2q31.2 |
| 20 LGMD 2K | LGMD R11 POMT1 相关 | *POMT1* | POMT1 | 9q34.13 |
| 21 LGMD 2L | LGMD R12 anoctamin5 相关 | *ANO5* | ANO5 | 11p14.3 |
| 22 LGMD 2M | LGMD R13 Fukutin 相关 | *FKTN* | Fukutin | 9q31.2 |
| 23 LGMD 2N | LGMD R14 POMT2 相关 | *POMT2* | POMT2 | 14q24.3 |
| 24 LGMD 2O | LGMD R15 POMGnT1 相关 | *POMGNT1* | POMGnT1 | 1p34.1 |
| 25 LGMD 2P | LGMD R16 α-dystroglycan 相关 | *DAG1* | Dystroglycan | 3p21.31 |
| 26 LGMD 2Q | LGMD R17 plectin 相关 | *PLEC* | Plectin 1f | 8q24.3 |
| 27 LGMD 2R | 肌原纤维肌病 | *DES* | Desmin | 2q35 |
| 28 LGMD 2S | LGMD R18 TRAPPC11 相关 | *TRAPPC11* | TRAPPC11 | 4q35.1 |
| 29 LGMD 2T | LGMD R19 GMPPB 相关 | *GMPPB* | GMPPB | 3p21.31 |
| 30 LGMD 2U | LGMD R20 ISPD 相关 | *ISPD* | ISPD | 7p21.2 |
| 31 LGMD 2V | Pompe 病 | *GAA* | Glucosidase,α | 17q25.3 |
| 32 LGMD 2W | PINCH-2 相关肌病 | *LIMS2* | PINCH-2 | 2q14.3 |
| 33 LGMD 2X | BVES 相关肌病 | *BVES* | POPDC1 | 6q21 |
| 34 LGMD 2Y | TOR1AIP1 相关肌病 | *TOR1AIP1* | TOR1AIP1 | 1q25.2 |
| 35 LGMD 2Z | LGMD R21 POGLUT1 相关 | *POGLUT1* | Protein O-glucosyl-transferase1 | 3q13.33 |
| 36 隐性 Bethlem 肌病 | LGMD R22 胶原蛋白 6 相关 | *COL6A1,A2,A3* | Collagen Ⅵ α1,α2,α3 | 21q22.3,2q37.3 |
| 37 显性 Bethlem 肌病 | LGMD D5 胶原蛋白 6 相关 | *COL6A1,A2,A3* | Collagen Ⅵ α1,α2,α3 | 21q22.3,2q37.3 |
| 38 Laminin α2 相关 MD | LGMD R23 laminin α2 相关 | *LAMA2* | Merosin | 6q22.33 |
| 39 POMGNT2 相关 MD | LGMD R24 POMGNT2 相关 | *POMGNT2* | POMGnT2 | 3p22.1 |

转录”和“阅读框重建”等保护性调节机制。因此表型的严重程度与是否破坏阅读框架或突变是否影响特殊重要信号或结合位点有关。尽管最常见的遗传模式为X连锁隐性遗传，但该病的新生突变率高达30%，几乎1/3的DMD男孩无肌营养不良家族史。这与*DMD*基因太大，容易发生随机突变有关。非家族性DMD患者还可能由生殖细胞的X染色体嵌合所致。

抗肌萎缩蛋白缺陷后引起的后续性改变（如机械性膜损伤、钙离子通透性异常、慢性细胞内钙超载、异常免疫反应以及信号转导功能异常等）进一步导致肌纤维的坏死、再生，以及肥大和萎缩，少数肌纤维因钙离子超载而出现嗜酸性改变，而慢性炎性改变和肌纤维变性后出现间质结缔组织增生，使肌纤维病理改变继续加重。不同年龄阶段的变性肌纤维（凋亡和坏死）有所不同，发病越早，越易出现成片坏死和再生的肌纤维，发病晚者一般出现分散出现的肌纤维坏死和再生。在疾病后期正常肌肉组织被增生的脂肪和结缔组织充填，逐渐丧失活动能力。

**【临床表现及分型】**抗肌萎缩蛋白病是我国最常见的X连锁隐性遗传性肌病，临床表型中轻者包括无症状高CK血症、肌痉挛伴肌红蛋白尿和孤立的股四头肌肌病。严重类型包括DMD和DMD相关性扩张型心肌病（DMD-related dilated cardiomyopathy，DCM）。

1. **Duchenne型肌营养不良（Duchenne muscular dystrophy，DMD）** DMD的发病率约为1/3 500活产男婴。一般在5岁前发病，表现为运动发育延迟，端坐和独站延迟不明显，平均独走年龄在18个月（12~24个月）。肌无力自躯干和四肢近端开始缓慢进展，下肢重于上肢，四肢近端肌萎缩明显。由于髂腰肌和股四头肌无力跑步容易跌倒，登楼及蹲位站立困难，进而腰椎前突；因盆带肌无力而走路时向两侧摇摆，形似鸭步；由仰卧站立时由于髋伸肌和髂腰肌无力，患儿必须先转为俯卧位，然后屈膝关节及髋关节，同时用手支撑躯干呈俯跪位，接着以双手顺次支撑双足背、膝部等处，方能直立，即Gowers征阳性。与下肢受累同时或较晚出现肩胛带肌肉无力，出现举臂困难，因前锯肌和斜方肌无力而不能固定肩胛内缘，使肩胛游离呈冀状支于背部，为翼状肩胛，当双臂前推时尤为明显。腓肠肌假性肥大见于90%以上患儿，触之坚硬。偶尔有腓肠肌疼痛。膝腱反射常在病程早期即减弱或消失，跟腱反射可存在多年。疾病后期逐渐出现跟腱、髋关节和膝关节挛缩。多在13岁前发展至不能独立行走而需依靠轮椅代步。伸颈肌力丧失使头进行性前屈，晚期面肌亦受累。进行性呼吸肌无力导致夜间低通气、睡眠呼吸紊乱，最终可致呼吸衰竭，多数患者因呼吸或心力衰竭在30岁前死亡。

其他脏器损害包括心肌、胃肠道、脑和骨骼，心脏病变在10岁时出现，14岁时1/3患儿受累，18岁时近一半，18岁后均有心肌病，20%DMD患儿因心脏损害而死亡。胃动力障碍出现在早期，为调节机制紊乱和平滑肌受累所致，包括巨结肠、肠扭转、肠痉挛、吸收障碍等。脑内异型体Dp140缺失导致非进展性认知障碍、学习困难，部分可表现为注意缺陷多动障碍，孤独症样行为。因活动减少可以导致骨密度减低和容易骨折。皮质类固醇的应用增加了椎骨压缩性骨折的危险性。多数患者的生长发育速度慢于正常同龄人，表现为矮身材和青春期延迟。

2. **Becker型肌营养不良（Becker muscular dystrophy，BMD）** 发病较晚，一般在5岁后发病，轻症患者30岁后起病，60岁时仍能行走。主要临床表现是四肢近端为主的肌肉无力，少数患者伴随腓肠肌肥大。个别患者仅出现股四头肌无力，被命名为股四头肌病，属于BMD的一个亚型。部分患者出现心脏损害，由DCM导致的心力衰竭发病率较高，BMD中50%死于心脏疾病，是最常见的死亡原因，平均死亡年龄为45岁。心脏受累在病程的早期常无症状，有时可以发现窦性心动过速和各种类型的心电图异常。超声心动正常或显示区域性异常。

少数早期诊断为DMD的患者，可在13~16岁之间丧失独立行走能力，属于中间型抗肌萎缩蛋白病，临床表现较经典DMD轻，但比经典BMD重，可视为轻型DMD。

3. **女性携带者** 一般无症状，但由于逃避X染色体失活，肌纤维中超过半数的X染色体表达突变基因，使个别肌纤维出现坏死，导致不同程度的CK增高或肌无力。免疫组化可见个别抗肌萎缩蛋白染色阴性肌纤维，与染色正常的肌纤维呈现嵌合状态。少数女性可有典型DMD表型，可能是包含Xp21.2在内的X染色体的重组或缺失，X染色体完全缺失如Turner综合征或X染色体单亲二倍体。DMD突变的女性携带者发生扩张型心肌病的概率较高（表20-2）。

4. **邻近基因缺失综合征** 该综合征伴其他X连锁疾病，包括色素性视网膜炎、慢性肉芽肿病、McLeod表型、甘油激酶缺乏症及肾上腺发育不良等。

表 20-2　女性携带者的临床表现

| | DMD 携带者 | BMD 携带者 |
|---|---|---|
| 无症状 / 体征 | 76% | 81% |
| 肌无力（轻至中度） | 19% | 14% |
| 肌痛 / 肌痉挛 | 5% | 5% |
| 左室扩大（无症状，仅心电图和超声心动图证实） | 19% | 16% |
| 扩张型心肌病 | 8% | 0 |

【辅助检查】

1. **血清酶学检查**　血清肌酸肌酶（creatine kinase，CK）和乳酸脱氢酶水平可显著增高（表 20-3），是最有价值和普遍使用的辅助检查方法，但肌酶升高的程度与病情严重性无关。谷丙转氨酶、谷草转氨酶亦可增高。尿中肌酸增加，肌酐减少。

表 20-3　抗肌萎缩蛋白病中血清肌酸肌酶水平

| | 受累个体百分数% | 血清 CK 水平 |
|---|---|---|
| 男性患者 | | |
| DMD | 100% | >10 倍↑ |
| BMD | 100% | >5 倍↑ |
| *DMD* 相关扩张型心肌病 | 大部分患者 | 不同程度升高 |
| 出现症状的女性携带者 | | |
| DMD | ~50% | 2~10 倍↑ |
| BMD | ~30% | 2~10 倍↑ |

2. **肌电图检查**　在 DMD 中的改变同所有肌源性损害，不特异，包括运动单位电位（motor unit potential，MUP）波幅低、时限短、多相，快速募集。随着病情进展，由于募集减少，干扰相变得不完全，最终成为电静息状态。

3. **病理检查**　改变早期为非特异性肌营养不良样病理改变，出现肌纤维肥大和萎缩以及坏死和再生。随着病情的进展，结缔组织逐渐增多，晚期骨骼肌的间质可被脂肪和结缔组织填充。免疫组化染色可见肌纤维膜的抗肌萎缩蛋白缺失（表 20-4）。

4. **遗传学检测**　*DMD* 基因突变包括整个基因缺失，1 个或多个外显子缺失或重复，小片段缺失、插入及单个碱基改变。部分缺失或重复集中在两个重组热点，一个接近 5′端，包含 2~20 外显子（30%），另一个包含 44~53 外显子（70%）。多重连接探针扩增（multiple-link probe amplification，MLPA）用于检测缺失或重复，因为“大突变”占 DMD 突变的 80% 和 BMD 突变的 85%，二代测序用于检测小的缺失或插入、单个碱基变化或剪切突变，占 *DMD* 基因突变的 20% 左右。对极少数临床及病理确诊为 DMD，但基因组 DNA 水平没有找到明确致病突变，应重视 mRNA 层面上的分析，可行 RNA 测序协助诊断。男性在极少数情况下可发现 DMD 患儿出现邻近基因缺失综合征，而具典型 DMD 的女性可以是包含 Xp21.2 在内的 X 染色体的重组或缺失，X 染色体完全缺失如 Turner 综合征或 X 染色体单亲二倍体。

【诊断及鉴别诊断】

1. DMD5 岁前发病，进行性对称性肢体无力，近端重于远端，伴腓肠肌肥大，多于 13 岁前依赖轮椅。

2. BMD5 岁后发病，进行性对称性肌无力和萎缩，近端重于远端，少数伴腓肠肌肥大，可出现运动诱发的肌痉挛。病程晚期肘关节挛缩，16 岁以后需依赖轮椅，屈颈肌力保存（与 DMD 不同）。

表 20-4　*DMD* 基因突变表型与分子病理、基因型的关系

| 表型 | 基因定位 | 编码蛋白 | 遗传方式 | 临床特点 | 病理改变 |
|---|---|---|---|---|---|
| DMD | Xp21 | Dystrophin | XR | 起病年龄：2~5 岁，腓肠肌假性肥大，IQ 下降，心脏受累，进展迅速，13 岁前（10 岁左右）丧失行走能力，15~30 岁死亡 | 严重肌营养不良样病理改变，免疫组化染色提示 dystrophin 完全 / 几乎完全缺失，Western blot 显示 dystrophin 仅为正常含量的 0%~5% |
| 中间型 | Xp21 | Dystrophin | XR | 介于两者之间，13~16 岁丧失独立行走能力，依赖轮椅 | 肌肉蛋白的 western blot 显示 Dystrophin 占正常含量的 5%~20% |
| BMD | Xp21 | Dystrophin | XR | 5~20 岁或更晚起病，预后相对好，16 岁后丧失独立行走能力 | 病变不显著，免疫组化染色显示接近正常或染色强度减弱或局灶性改变。肌肉蛋白的 western blot 显示 Dystrophin 大于正常含量 20% |

3. DMD 相关扩张型心肌病扩张型心肌病伴充血性心力衰竭，男性典型患者在 20 至 40 岁发病，女性较晚，常无肌病表现，在男性于数年内死亡，女性病情进展较慢，常 10 年以上。分子遗传学检测 *DMD* 基因突变能够确诊。

鉴别诊断需与其他可引起腓肠肌肥大的肢带型肌营养不良、先天性肌营养不良等鉴别。另外对于体检等发现的肝功能异常升高的无症状儿童，应注意检测肌酶及肌电图，确定有无肌病的可能，尤其在 BMD，很多患者可数十年无肌无力表现。

**【遗传咨询】**抗肌萎缩蛋白病是 X 连锁隐性遗传病。先证者的同胞患该病的概率取决于母亲是否为携带者。对有可能是携带者的孕母来说，如果家系成员中 *DMD* 基因突变已知，可以进行产前诊断。应先行核型分析确定胎儿的性别，如果胎儿是 46，XY，那么可从绒毛或羊水细胞中提取的 DNA 直接行已知致病基因突变分析。近 30% 的病例为新生突变，但是其中约 10% 还可能由生殖细胞的 X 染色体嵌合突变所致。因此，建议相关家庭于专业机构进行详细遗传咨询。

**【治疗】**应首先进行多器官系统的评估，明确患者所处的病情阶段及其他器官系统损害的程度，然后制订相应的个体化治疗措施。对患者的综合管理干预主要包括对骨骼肌功能及整体功能状态、心肺功能、骨与关节改变、消化道功能、生长发育状态、认知精神心理状态的随访评估与治疗，以及各种并发症的预防。由于患者出现不同器官系统损害的时间在个体间存在很大的差异，大于 5 岁者确诊后需要进行一次多器官系统的全面评估，此后各器官系统随访频率和开始时间因发展规律而定。

1. **糖皮质激素** 目前为超适应证用药，治疗前需评估患者治疗获益与潜在风险，与家长充分沟通并签署知情同意书后使用。应在早期独走期（多选择 4~5 岁之间），开始每天口服泼尼松 0.75mg/kg 或地夫可特 0.9mg/kg。副作用包括肥胖、多毛症、痤疮、矮身材、青春期延迟、行为异常、免疫抑制、高血压、糖耐量异常、胃肠道症状、白内障、骨质疏松、椎体压缩性骨折与长骨骨折等。如果副作用可以耐受或控制，应继续使用以上剂量以获得最大益处。如果患者不能耐受副作用，可以降低每天剂量的 25%~33%，并在 1 个月内重新评估；如果仍不能耐受，再次降低每天剂量的 25%，但不应低于泼尼松 0.3mg/kg 的每天最低有效剂量。如果使用泼尼松治疗的患者体重在 12 个月内增加 20% 或出现行为异常，可改用地夫可特。患者不能独走后，使用泼尼松或地夫可特可以延缓上肢力量减退、心肺功能衰退和脊柱侧弯的发展，剂量降低至每天 0.3~0.6mg/kg。地夫可特可使体重增加的风险降低，其他糖皮质激素的副作用依然明显。

2. **基因替代** 利用腺病毒相关病毒（adenovirus associated virus，AAV）导入外源性 DMD 基因，目前采用截短的 mini-dystrophin 基因，去除了大部分的中央杆状区和羧基端序列，截短后的序列仅长约 4kb。该方法适用于所有的突变类型，正在进行临床试验中。

3. **反义寡核苷酸药物（antisense oligonucleotides，ASOs）介导的外显子跳跃（exon skipping）** DMD 患者中应用 ASOs 结合转录相关序列，干扰特定外显子的转录，从而跳过该外显子，目的使框外突变转变为框内突变，从而使患者的表型由较重的 DMD，转变为较轻的 BMD。由于 44~53 号外显子缺失是 DMD 基因缺失的热点区域，因此目前外显子跳跃药物主要针对 51 号外显子和 53 号外显子跳跃而设计，Eteplirsen 已于 2016 年获得 FDA 批准上市。该方法无须病毒载体与辅助药物，相对安全，但是只能用于特定基因缺失的患者。同时仍存在一些问题：①ASOs 进入细胞膜的效率仍较低，在全身治疗时如何达到更好的疗效；②除了骨骼肌以外，是否能改善心肌功能；③ASOs 仍可能有免疫原性，自身免疫系统是否会对新生成的 dystrophin 蛋白产生抗体；④需要终身用药。

4. **基因组编辑技术** 目前最有前景的基因组编辑技术是成簇间隔短回文重复序列 / 相关蛋白 9（clustered regularly interspersed short palindromic repeats/CRISPR associated 9，CRISPR/Cas9），利用 Cas9 核酸酶，在一段 DNA 靶序列相匹配的短 RNA 分子引导下，切割靶序列的 DNA 双链结构，诱发细胞自身的修复机制，纠正 DMD 基因的突变。可在 DNA 水平去除一个外显子，达到外显子跳跃的效果；也可以通过非同源末端连接（non-homologous end joining，NHEJ）途径插入和删除无义突变，甚至添加外显子。目前也是需要通过 AAV 作为载体，将 CRISPR/Cas9 系统运送进体内。

5. **无义突变** 通读无义突变是指碱基替换后，使一个编码氨基酸的密码子变为不编码任何氨基酸的终止密码子（permature termination codons，PTCs），从而提前终止肽链的合成。DMD 基因突变中，无义突变占 10%~15%。Sweeney 等最早发现庆大霉素可以降低核糖体识别出不成熟的 PTCs 的能力，跳过这些异常终止子，翻译为正常的 mRNA，并表达正常的

dystrophin 蛋白。但由于庆大霉素副作用较大，且通读效率较低，限制了其应用。新的化学物 PTC124，较庆大霉素通读效率高，副作用小，并且口服给药也有较好的吸收率。该药物于 2014 年在欧洲有条件上市(仅适用于 5 岁以上的有行走能力的 DMD 患者，并接受欧洲药监局的每年审核)，目前正在进行新的三期临床试验以证实其疗效。

抗胆碱能药物和神经节阻滞剂等可降低肌张力，应禁止使用。心脏毒性药物如氟烷应禁用。DMD 患者有可能发生恶性高热，因此在给予全身麻醉前应进行适宜的评估和准备。

## 二、肢带型肌营养不良

肢带型肌营养不良(limb-girdle muscular dystrophy，LGMD)是由各种肌纤维细胞外基质蛋白、骨架蛋白、肌膜蛋白、核膜蛋白以及这些蛋白相关的酶等出现缺陷所导致的一组肌营养不良，其总体发病率仅次于抗肌萎缩蛋白病，约为 20/10 万 ~70/10 万，多数发病在儿童晚期至青少年期。主要累及盆带和肩带肌，以及四肢的近端肌肉。主要表现为缓慢发展的四肢肌肉无力。广义的 LGMD 包括各种类型的以四肢近端无力为主的遗传性骨骼肌疾病，如前面介绍的 DMD 和 BMD，狭义的 LGMD 主要是指常染色体显性和隐性遗传的 LGMD，表 20-5 列举了相对常见的一些 LGMD。

**【发病机制】**不同基因的突变导致了肌纤维及其细胞外基质结构蛋白异常、肌膜修复功能障碍或者酶的功能缺陷，其中抗肌萎缩蛋白 - 糖蛋白复合

表 20-5　部分肢带型肌营养不良的临床表现

| 疾病 | 起病年龄（岁） | 临床表现 | | 晚期改变 | CK 水平 |
|---|---|---|---|---|---|
| | | 症状 | 体征 | | |
| **常染色体显性遗传性 LGMD** | | | | | |
| Myotilinopathy (LGMD1A) | 18~40 | 近端肌无力 | 跟腱紧，鼻音，构音障碍 | 远端肌无力 | 正常 ~10 倍↑ |
| Laminopathy (LGMD1B) | 4~38 | 大腿肌无力 | | 肘关节轻度挛缩，心脏并发症 | 正常 ~20 倍↑ |
| Caveolinopathy (LGMD1C) | 0~5 | 肌痉挛，近端无力 | 腓肠肌肥大 | | 2~25 倍↑ |
| LGMD1D | <25 | 近端肌无力 | 吞咽困难 | 可独立行走 | 正常 ~4 倍↑ |
| LGMD1E | 9~49 | 近端肌无力 | | 挛缩及吞咽困难 | 4~25 倍↑ |
| LGMD1F | 1~58 | 近端肌无力 | | 远端无力 | 正常 ~20 倍↑ |
| LGMD1G | 30~47 | 大腿无力 | | 指 / 趾屈曲受限 | 正常 ~10 倍↑ |
| **常染色体隐性遗传性 LGMD** | | | | | |
| Calpainopathy (LGMD2A) | 2~40 | 跑步、行走困难，脚尖走路 | 翼状肩胛，腓肠肌萎缩，早期挛缩 | 起病后 11~18 年依靠轮椅 | 正常 ~50 倍↑ |
| dysferlinopathy (LGMD2B) | 17~23 | 不能踮脚尖走，跑步困难 | 远端和 / 或盆带肌无力 | | 10~150 倍↑ |
| sarcoglycanopathies (LGMD2C、2D、2E 和 2F) | 完全缺陷 3~15 | 跑步、行走困难 | 近端无力，腓肠肌肥大 | 出现挛缩，~15 岁需依靠轮椅 | 轻至中度升高 |
| | 青少年 - 成年 | 肌痉挛，运动不耐受 | | | |
| telethoninopathy (LGMD2G) | 9~15 岁 | 跑步、行走困难，足下垂 | 下肢无力，上肢近端无力 | 起病后约 18 年依靠轮椅 | 正常 ~30 倍↑ |
| LGMD2H | 15~30 | 蹒跚步态，上楼困难 | 下肢近端无力，颈无力 | 依靠轮椅 | 正常 ~20 倍 |
| LGMD2I | 10~40 | 跑步、行走困难 | 近端无力，上肢重，伴腓肠肌肥大 | 起病后约 23~26 年依靠轮椅 | 5~100 倍 |
| Titinopathy (LGMD2J) | 5~25 | 跑步、行走困难 | 近端无力 | 可见远端受累，无关节挛缩 | 正常 ~2 倍 |
| LGMD2K | 1~3 | 易疲劳，上楼及跑步困难，认知障碍 | 轻度肌无力，近端重，腓肠肌肥大 | | 20~40 倍 |

体(dystrophin-glycoprotein complex,DGC)的任何一个成分缺陷,均可以引起从细胞外基质与层粘连蛋白2等蛋白的连接,到肌膜下细胞骨架与肌动蛋白的连接丧失,从而导致不同类型的肌营养不良,出现肌纤维肥大、萎缩、核内移、肌纤维分裂和间质结缔组织增生。也可以看到个别肌纤维出现坏死和再生改变。此外少数患者的肌活检组织GMT(Gomori's Trichrome,GMT)染色可以出现破碎红纤维,在LGMD的1A型还存在分叶样改变肌纤维,LGMD2B可以发现不同程度的炎细胞浸润。在免疫组织化学染色可以发现不同亚型出现各种基因编码蛋白的缺失,此外还可以出现其他相关蛋白继发性的脱失。

**【临床表现及分型】**发病年龄多数在10~20岁,也可以推迟到中年,累及两性。隐性遗传多于显性遗传。起病隐匿,主要累及盆带和肩带肌,肌无力呈缓慢进展过程,伴随肌肉萎缩、肌肉肥大和关节挛缩。不同类型的LGMD的预后不一样。多在病程20~30年内出现严重的无力和残疾。

**【辅助检查】**

1. **血清检查** CK呈不同程度升高。

2. **肌电图检查** 肌源性损害特点,神经传导速度正常。个别患者呈神经源性损害。

3. **病理检查** 肌营养不良样病理改变,可以发现不同程度的肌纤维坏死、再生以及肌纤维肥大和萎缩,一般肌间质结缔组织增生比较明显。可以进行特异抗体的分子病理学检测,包括免疫组化染色和western blot等。

4. **基因检测** LGMD是一组具有临床和遗传异质性的肌病,大多数致病基因缺乏热点突变,需要在临床和病理诊断的基础上,采取不同基因检测方法以明确诊断,如应用靶向捕获二代测序技术设计遗传性肌病panel、多重连接探针扩增(MLPA)或全外显子测序等。

**【诊断及鉴别诊断】**既往怀疑肢带型肌营养不良,肌肉活检是最重要的诊断手段。常规的肌肉组织化学检查显示肌纤维变性和再生、肌纤维直径变异加大,出现小圆状肌纤维和肌间质纤维化。采用抗肌萎缩蛋白、肌聚糖蛋白、dysferlin等抗体进行免疫组织化学染色是确诊肢带型肌营养不良的方法之一。随着肌肉影像学和二代测序技术的发展,尤其对于儿童,选择创伤相对小的检测项目,也更高效、便捷,且有助于确诊和遗传咨询。

LGMD的诊断标准:①缓慢进展的四肢近端无力;②CK常升高;③肌电图提示肌源性损害;④肌活检提示肌营养不良改变,免疫组化提示特异蛋白缺陷;⑤除外其他肌病。

狭义的LGMD不包括抗肌萎缩蛋白病,所以对临床怀疑LGMD者,需首先除外X连锁抗肌萎缩蛋白病,常规生化、肌电图检查难以区别两者,只能依靠免疫组织化学染色和基因检测。此外应当除外先天性肌病和代谢性肌病,前者多进展缓慢或不进展,而后者多存在运动和感染等相关的症状波动性,常规的病理检查基本可以明确诊断。由于在LGMD的2B型常存在显著的炎性细胞浸润,和炎症性肌病的病理改变相似,但其慢性起病、症状持续进展以及对糖皮质激素等免疫抑制剂治疗无反应可以排除炎症性肌病的可能性,免疫组织化学染色发现肌纤维存在dysferlin缺乏和基因检测发现*DYSF*致病性变异可以除外炎症性肌病。

**【治疗】**目前对各种LGMD均无特殊有效的治疗方法,治疗目的主要在于延缓疾病进展,改善生活质量。包括控制饮食防止肥胖,物理康复和伸展训练提高活动性,防止关节挛缩,应用机械辅助装置协助行走和活动,矫形外科手术干预,呼吸机的应用,亚临床心肌病的监测,以及社会和心理支持和鼓励等。

## 三、Emery-Dreifuss肌营养不良

**【发病机制】**已知3个基因突变与EDMD相关:①*EMD*,为X连锁隐性遗传(EDMD1型),基因编码emerin蛋白;②*LMNA*,表型为常染色体显性遗传(EDMD2型)和常染色体隐性遗传(EDMD3型)EDMD,EDMD3型罕见;③*FHL1*(four-and-a-half lim domains 1),位于Xq26.3,为X连锁隐性遗传。emerin为内核膜蛋白,内核膜的内表面有一层网络状纤维蛋白质,叫核纤层,可支持核膜,核纤层由核纤层蛋白(lamin)组成,LMNA基因编码4种A型核纤层蛋白(lamin A,A△10,C和C2),其中lamin A和C是两种主要的异构体。emerin通过laminA结合结构域和N端LEM结构域分别与laminA/C和DNA桥联蛋白BAF1相结合,而lamin为多种结合蛋白共同的“绞手架”。emerin和lamin缺陷均可引起核膜易损及染色质的异常。*FHL1*编码FHL1蛋白,由4.5个LIM结构域组成,相关表型临床异质性明显,按肌肉病理有无还原体分为两大类:有还原体者,包括还原体肌病、X连锁显性遗传肩胛腓骨肌病和脊柱强直综合征;无还原体者,包括X连锁姿势性肌萎缩肌病、EDMD6型和特发性肥厚型心肌病等。*EMD*基因仅引起EDMD1一种表型,而*LMNA*基因突变可引起一组疾病,称为“laminopathies”,包括前述的

LGMD1B。EDMD4 型和 5 型未被广泛认可。

**【临床表现】**儿童早期出现关节挛缩和脊柱强直，主要是肘、踝关节挛缩；而后出现缓慢进展的始于肱 - 腓骨肌分布的肌无力和萎缩，以后扩展至肩带和盆带肌；心脏易受累。起病年龄、病情严重程度、进展速度在不同家系以及同一家系的不同患者中均有所不同。多在 10 岁以前起病，病情进展缓慢，也有在成年发病者。在 EDMD2 型可见严重至不能行走者，但在 EDMD1 型中罕见。由于脊柱强直，故弯腰、转身困难。心脏受累通常在 20 岁以后，包括心悸，晕厥，活动耐力差，充血性心力衰竭，室上性、室性心律失常，房室传导阻滞，扩张型心肌病，限制性心肌病及猝死等。EDMD2 型中，由于左室扩张和心功能不全而导致的室性快速心律失常和扩张型心肌病的发病率较 EDMD1 型高。

**【辅助检查】**

1. **血清检查** CK 正常至中度升高(2~20 倍)，多发生于疾病的早期。

2. **肌电图检查** 肌源性损害，神经传导速度正常。个别患者呈神经源性损害。

3. **病理检查** 肌营养不良样病理改变，出现肌纤维坏死、再生、纤维大小不等、核内移、间质结缔组织增生。免疫检测 emerin 在核膜上缺失。

4. **基因检测** 发现 *EMD* 基因、*LMNA* 基因或 *FHL1* 基因突变。

**【诊断】**临床诊断依靠以下三联征：①肘屈肌、跟腱、颈伸肌早期挛缩，导致屈颈受限，随后整个脊柱伸展受限；②缓慢进展的肌无力和萎缩，早期包括肱 - 腓骨肌 / 肩 - 腓骨肌受累；③心脏病变伴传导异常和心律失常，有时出现扩张型心肌病。EDMD1 型的诊断依靠在不同组织中 emerin 蛋白缺乏和 *EMD* 的分子遗传学分析。EDMD2、3 和 6 型的诊断依靠临床表现、家族史和 *LMNA* 和 *FHL1* 的分子遗传学检测。

**【治疗】**应行各种检查对肌肉、心脏、呼吸功能进行评估。治疗包括矫形外科手术，机械辅助装置，心脏病变的对症治疗乃至植入起搏器和心脏移植等。

## 四、面肩肱型肌营养不良

**【发病机制】**在染色体 4q35 区域有一线性串联的长度约 3.3kb 的 D4Z4 重复序列，面肩肱型肌营养不良患者可检测到 4qA 单体型上的整倍数的 D4Z4 的 DNA 序列缺失。正常人拷贝数为 11~100 个，而患者在 4 号染色体上的一条拷贝数为 1~10 个，10~11 为临界值。拷贝数缺失导致 DNA 甲基化水平降低，D4Z4 上的双同源框蛋白 4(double homeobox protein 4，DUX4)基因表达失去抑制，产生肌肉毒性产物 DUX4 蛋白，通过诱导骨骼肌细胞凋亡，激活 $CD4^+$T 细胞和 $CD8^+$T 细胞，引起血管周围炎性细胞浸润，导致骨骼肌细胞损害。

**【临床表现】**面肩肱型肌营养不良(facioscapulohumeral muscular dystrophy，FSHD)是常见肌营养不良亚型之一，发病率约为 1/15 000~1/20 000，呈常染色体显性遗传。主要临床特征为进行性面部、肩胛带、下肢近端肌群无力和萎缩。根据分子遗传背景的不同，FSHD 可分为 FSHD1 和 FSHD2 两型。FSHD 具有较大的临床异质性，其发病年龄可在婴儿期到成年晚期，大多数患者的发病年龄在 20~30 岁，但约 20% 的患者于新生儿至儿童期起病。目前普遍将 5 岁前出现面肌无力和 10 岁前出现肩带肌无力的 FSHD 定义为早发型 FSHD，肌无力缓慢进展，20% 患者最终需依靠轮椅代步，但不影响寿命。

最早出现的症状常为吹哨、鼓腮困难，睡眠时眼睑不能完全闭合，逐渐出现不能噘嘴，微笑时口角不能上翘，双上肢肌肉无力导致上举困难和翼状肩胛，胫前肌无力导致足下垂，进而出现肱二头肌和三头肌无力导致屈伸肘费力，疾病后期因腓骨肌受累出现双足行走费力。腹肌无力可致腹部隆起、腰椎过度前凸，以及 Beevor 征阳性。眼外肌和球部肌肉不受累。经典 FSHD 成人患者在日常活动中往往易感疲劳，部分患者常有慢性肌肉疼痛，但肌外系统受累少见。而早发型 FSHD 患者常有肌外系统受累表现，发病年龄越早则疾病进展越快，且丧失行走能力及依靠轮椅的年龄越早，肌外系统也更容易受累，如呼吸功能障碍、视网膜血管病变、感音神经性聋、心肌病、心律失常、癫痫和智力发育迟滞等。

**【辅助检查】**CK 水平正常或轻度升高。约 60% 患者电测听异常，出现高频为主的感音神经性听力丧失。超声心动和心脏 MRI 可检测心肌病变。肌肉病理检查可发现肌营养不良样病理改变。常规二代测序不能明确导致本病的遗传学异常，可用单分子光学图谱技术、单分子荧光原位杂交技术或脉冲凝胶电泳探针杂交法鉴定出 4qA 区域的 D4Z4 片段总长度。

**【诊断】**依据出现面肌、肩胛肌和肱二头肌和三头肌为主的无力，可以考虑该病的可能性，病理检查可以协助诊断，排除具有类似改变的其他肌肉病。进一步确诊可检测 D4Z4 拷贝数的缺失。

**【治疗】**尽管目前尚无有效的药物治疗，但完善的临床监测和管理仍能显著提高患儿生活质量。涉及生活方式、肩胛固定术及肌外系统并发症的筛查和监测，其中重要的生活方式包括规律体育运动、膳食平衡等，低强度的有氧运动对于肌肉力量的加强有一定效果，可预防肌肉失用性退化。在预防脊柱畸形方面，肩胛固定术对骨骼发育成熟的 FSHD 患者更为安全有效。由于早发型 FSHD 患者肌外系统受累发生隐匿，易被忽视，因此定期筛查和监测尤为重要，例如早期监测听力有助于后期语言发育，及早发现脊柱畸形并予以矫正可预防后期呼吸、心脏并发症和残障发生。

**【遗传咨询】**本病为常染色体显性遗传，70%~90% 患者为父母之一遗传而来，10%~30% 为新生突变。受累患者的子女有 50% 的概率遗传此致病缺失。

## 五、远端型肌营养不良

是一组以四肢远端为主出现肌肉无力的肌营养不良，也称为远端性肌病，属常染色体显性和隐性遗传，多数类型有明确的基因定位。依据临床表现而分不同亚型（表 20-6），发病年龄多在成年期，Miyoshi 型的发病年龄在儿童期。主要临床表现为双手鱼际肌，前臂肌群萎缩和无力，或者双下肢远端肌群的萎缩和无力，不同类型出现的症状存在非常大的差异。病情进展缓慢，迁延十余年以上。少数病例在疾病晚期累及近端肌肉，脑神经所支配的肌肉多不受影响。

血清肌酸激酶（CK）正常或轻中度升高，肌电图显示肌源性损害，肌活检提示肌营养不良样病理改变，在部分类型可以发现肌纤维内镶边空泡和管丝包涵体。

诊断该组肌病主要依靠其临床和病理检查结果，血清 CK 升高具有重要的提示意义，肌电图检查发现肌源性损害可以帮助确定为该类肌病，通过病理检查可以进一步分类，而后通过基因检测进一步确定诊断。本病应与周围神经病变导致的远端肌肉无力和萎缩相鉴别。血清 CK 和肌电图在鉴别诊断中具有重要的意义。

## 六、先天性肌营养不良

先天性肌营养不良（congenital muscular dystrophy，CMD）是一组在出生时或生后数月内出现症状的肌营养不良。

**【发病机制】**抗肌萎缩相关糖蛋白是抗肌萎缩蛋白 - 糖蛋白复合体（dystrophin-glycoprotein complex，DGC）的核心，起到连接肌细胞和周围基质的作用。该蛋白在翻译后裂解为 α- 抗肌萎缩相关糖蛋白（α-dystroglycan，α-DG）和 β- 抗肌萎缩相关糖蛋白（α-dystroglycan，β-DG）。α-DG 是细胞外高度糖基化的蛋白质，β-DG 是膜蛋白。蛋白质的糖基化分为 *O* 连接和 *N* 连接，*O* 连接在人体内很少，目前发现的 α-DG 是其中之一，且其大部分糖链为 *O* 连接。没有糖基化，α-DG 就不能把肌肉细胞内部骨架蛋白与外部基质进行连接。通过这些糖链，α-DG 与基底层的层粘连蛋白，neurosin 等连接。因此 *O*- 连接糖基化缺陷后可导致与周围基质直接连接受损，从而引起各种类型的 CMD。

**【临床表现及分型】**

**1. 先天性肌营养不良 1A 型（muscular dystrophy，congenital，type 1A，MDC1A）** 又称 Merosin 蛋白缺陷型先天性肌营养不良（merosin-deficient congenital muscular dystrophy），是我国最常见的先天性肌营养不良（congenital muscular dystrophy，CMD）亚型。MDC1A 与层粘连蛋白 -2（Laminin-2）的 3 条链（α2 链、β1 链、γ1 链）之一 α2 链（层粘连蛋白 -α2，laminin-α2，也叫 merosin）缺陷有关，该蛋白缺乏可造成细胞骨架与细胞外基质的连接破坏。

层粘连蛋白 -α2 是一种重要的细胞外基质蛋白，主要表达于肌肉、皮肤、滋养层、周围神经及脑血管的基底膜，对维持肌细胞的正常功能和细胞的粘连、分化和移行起重要作用。层粘连蛋白 -α2 通过 C- 端的 LG 结构域与细胞膜外蛋白 α-DG 相连。

表 20-6 各种类型的远端型肌营养不良

| 疾病 | 起病年龄（岁） | 最初受累的肌群 | CK | 遗传 | 基因定位 | 基因 |
|---|---|---|---|---|---|---|
| Welander 型 | >40 | 指和腕伸肌 | 正常或轻度升高 | AD，AR | 2p13 | *TIA1* |
| Udd 型 | >35 | 小腿前群肌 | | AD | 2q31.2 | *TTN* |
| Markesbery-Griggs | >40 | | | AD | 10q22.3-q23.2 | *ZASP* |
| Laing 型（MPD1） | <20 | 小腿前群肌和颈屈肌 | 中度升高 | AD | 14q11.2 | *MYH7* |
| Nonaka 型 | 15~20 | 小腿前群肌 | <10 倍 | AR | 9p13.3 | *GNE* |
| Miyoshi 型 | | 小腿后群肌 | >10 倍 | AR | 2p13.3-p13.1 | *DYSF* |

MDC1A 患儿通常于生后六个月内起病，以运动系统受累为突出表现，表现为严重的肌无力和肌张力低下。患儿主动活动明显减少，多不会蹬被。哭声及吸吮力弱，喂养困难，持续体重不增，发育落后，感染后体重骤降是常见症状。逐渐出现运动发育落后甚至停滞，绝大部分患儿终身不能获得行走能力。多数患儿在生后第 1 年可出现缓慢进展的关节挛缩。早期易发生在肩关节、肘关节、髋关节和膝关节，逐渐累及颞下颌关节、四肢远端关节和颈椎，有部分患儿可观察到远端指关节过伸现象。脊柱畸形可导致早期胸腰段脊柱前凸，6~9 岁出现脊柱侧凸，并逐渐进展。可导致胸廓活动受限，气道受压，加剧通气功能障碍，继而引发呼吸功能不全。青春期儿童颈椎前凸可导致严重的颈部过伸，影响吞咽功能，造成进食困难，并可增加误吸的风险。

呼吸衰竭是患儿死亡的主要原因。由于肋间肌和辅助呼吸肌受累，胸廓活动度进行性受限。患儿的胸廓顺应性在儿童早期即已明显降低，继而引起肺容量降低，肺泡通气不足，肺不张，支气管黏液栓阻塞等。由于患儿咳嗽无力，对气道分泌物的清除能力降低，更容易发生反复的肺部感染和夜间换气不足。吞咽困难和胃食管反流也将增加误吸的风险。肺部感染又可引起肺不张，呼吸储备功能降低，增加了急性呼吸衰竭发生的风险。患儿需要呼吸支持的两个高峰时期为生后至 5 岁和 10~15 岁。第一个高峰时期发生原因主要是因为该阶段呼吸肌力弱，肌张力低，呼吸肌易疲劳。第二个高峰是由于胸廓活动度受限进行性加重，限制性肺疾病逐渐进展，呼吸功能进一步恶化。

典型脑白质病变多在半岁之后出现，1 岁后稳定无变化。主要累及脑室旁和皮层下白质，而胼胝体和内囊不受累，在头颅 MRI 上呈长 $T_1$、长 $T_2$ 信号，FLAIR 高信号。这种改变可能继发于脑血管基底膜对水的通透性增加，因此白质病变程度随年龄增加无明显加重。合并脑结构异常者少，仅占 5%，常见的结构异常有枕叶巨脑回或无脑回畸形，脑桥小脑发育不良，并伴有不同程度的认知障碍。患儿认知功能通常正常，仅少数智力发育落后或合并癫痫，伴皮层发育不良者可发展成难治性癫痫。

此外，由于 laminin α2 也在施万细胞表达，蛋白缺失在周围神经也会引起相应病变。髓鞘形成异常性运动感觉神经病可见于儿童期患儿，临床表现通常轻微或无症状。心脏受累不是 MDC1A 的主要并发症，部分患儿可有亚临床的心血管系统受累，眼外肌麻痹可致眼球活动受限，视功能正常。

MDC1A 为常染色体隐性遗传，其致病基因 *LAMA2* 定位于 6q22-23，长约 644Kb，含有 65 个外显子，编码分子量为 390kD 的层粘连蛋白 α2 链。截至 2020 年 2 月，有 627 种变异被报道，其中确定为致病突变（ACMG：4~5 级）的有 335 个，无热点突变区域，以微小突变为主，拷贝数变异占 20% 左右。基因突变类型主要有无义突变（32%）、拷贝数变异（20%）、微小缺失或插入导致移码突变（20%）、剪切突变（17%）、错义突变（10%）等。拷贝数变异多为外显子缺失突变，重复突变少有报道。

患儿血清肌酸激酶显著升高。新生儿期可达数十倍甚至上百倍升高，1 岁以后可降至正常值的 4 倍以上。之后随疾病进展，肌肉组织破坏，肌酸激酶逐渐下降，6 岁之后患儿肌酸激酶水平可降至正常水平。半岁以后的患儿头颅 MRI 检查可见脑白质异常信号。肌电图检查表现为肌源性损害，部分患者可见周围神经损害表现。肌活检组织表现为肌营养不良样病理改变，应用抗 merosin 抗体行免疫组化染色可发现 MDC1A 患者肌肉表达完全缺失或部分缺失。除 merosin 表达缺失外，还可有 laminin α4 和 laminin α5 表达增加。基因检测可发现 *LAMA2* 基因存在两个致病性变异。

目前缺乏有效根治性治疗方法，主要强调对患者的长期随访和多学科综合管理，包括营养支持、呼吸支持、物理康复训练和外科矫形等。除对症治疗外，目前尚处于试验阶段的治疗方法有抗凋亡治疗，如抑制凋亡的药物 Omigapil 和多西环素等，BAX 基因调控治疗。其他处于试验阶段的治疗方法还有替代治疗，即通过 miniagrin 增强 lamininα4 与 α-DG 的连接功能，替代 laminin α2 功能，利用 IgF 促肌细胞再生；对于由提前出现的终止密码引起的致病突变，可利用药物使终止密码通读等方法治疗。利用 CRISPR/Cas9 基因编辑技术可修正由剪切突变引起的外显子跳跃。

**2. Ullrich 先天性肌营养不良（Ullrich congenital muscular dystrophy，UCMD）和 Bethlem 肌病（Bethlem myopathy，BM）** 均属于Ⅵ型胶原蛋白病，两者是由于编码Ⅵ型胶原蛋白的基因突变所导致的遗传性肌病。BM 和 UCMD 位于Ⅵ型胶原蛋白病谱系的两端，两者无明显界限，BM 表型较轻，UCMD 表型较重。

UCMD 患者于出生后或婴儿早期隐匿起病，部分患者孕期可出现胎动减少，主要表现为肌张力低下和近端为主的肌无力，运动发育里程碑落后。患儿可出现先天性髋关节脱位、先天性斜颈、远端关节过度伸展（指 / 趾关节、腕关节、踝关节）。随着病情进展，患儿出现关节挛缩（肩关节、肘关节、髋关节、膝关节和踝关节），脊柱强直和侧弯。其他典型特征：手足掌皮肤柔软，上下肢伸侧皮肤毛囊过度角化，异常瘢痕疙瘩形成或卷烟纸样瘢痕形成，足跟突出，马蹄内翻足，圆脸及高腭弓等。

根据患者的最大运动能力、临床严重程度和病情进展情况，UCMD 分为以下三种类型：①早期严重型 UCMD（early-severe UCMD，ES-UCMD），患儿终身不能独走，但能够独坐、翻滚和爬行；②中度进展型 UCMD（moderate progressive UCMD，MP-UCMD），患儿在 2 岁左右获得独走能力，但最终于 5~15 岁（平均年龄 10 岁）丧失独走能力，或仅保持室内运动能力，或 8 岁前应用轮椅；③轻型 UCMD（mild UCMD，M-UCMD），患者能够独走至成年早期，明显步态异常，最终丧失独走能力。智力均正常。

呼吸功能不全是 UCMD 致命的并发症，通常在患儿失去行走能力后出现，限制性呼吸功能障碍通常在 10 岁或 20 岁内迅速进展，表现为低氧血症和睡眠结构紊乱。无创正压通气可以在数年内有效缓解呼吸功能不全，否则患者会因呼吸衰竭而死亡。

UCMD 遗传方式为常染色显性遗传和常染色体隐性遗传，其致病基因包括 *COL6A1*、*COL6A2* 和 *COL6A3*。*COL6A1* 和 *COL6A2* 头尾相连，共同定位于 21q22.3，中间间隔 150bp 基因组 DNA，*COL6A3* 定位于 2q37。*COL6A1* 包含 37 个外显子，编码 α1（Ⅵ）链，*COL6A2* 包含 30 个外显子，编码 α2（Ⅵ）链，*COL6A3* 包含 44 个外显子，编码 α3（Ⅵ）链。目前，已报道三个基因的 313 种突变，主要的突变类型包括错义突变、剪切突变、无义突变、小缺失和插入等，多为显性新发突变。

血清 CK 正常至轻度升高，不超过正常值的 5 倍。心电图和超声心动图正常。肌电图大多为肌源性损害，也可正常或呈神经源性损害。肌肉 MRI 可见对称性弥漫性大腿脂肪浸润，内侧肌肉（缝匠肌、股薄肌和内收肌长头）受累较轻，股直肌可见中央阴影征或靶环征，股外侧肌可见“三明治”征。肌活检为肌肉病样或肌营养不良样病理改变，免疫组化或免疫荧光可见Ⅵ型胶原蛋白完全缺失或肌膜下特异性缺失。基因检测可发现 *COL6A1*、*COL6A2*、*COL6A3* 致病突变。

目前尚无根治性治疗方法，需要对患者进行多学科综合管理，包括营养支持、呼吸支持、物理康复治疗和矫形外科手术等。

UCMD 患者早期出现呼吸功能不全，部分患儿因呼吸衰竭死亡，因此患儿需定期评估呼吸功能，进行肺功能检查和多导睡眠监测。当肺功能 FVC 低于 60% 预测值，出现睡眠障碍（白天瞌睡、晨起头痛、注意力不集中），反复肺部感染，或睡眠低通气、高碳酸血症和阻塞性睡眠呼吸暂停者，需要规律应用无创呼吸机，患者咳嗽无力可应用咳痰机辅助咳嗽。

患者需长期坚持进行物理康复训练，延缓关节挛缩和脊柱侧弯的进展，必要时应用矫形器，或进行恰当的矫形外科手术干预，如先天性斜颈纠正术、髋关节脱位纠正术、跟腱延长术等，以提高患儿的生活质量。

其他治疗方法包括低蛋白饮食、雷帕霉素或环孢素 A 诱导自噬、抗凋亡药物 Omigapil、多能间充质干细胞移植，以及基因治疗，目前均处于基础研究阶段，尚未应用于临床治疗。

3. **α- 抗肌萎缩相关糖蛋白病**（alpha-dystroglycanopathy，α-DGP） 核心症状主要影响到肌肉、脑和眼部，临床表现为轻重不等的肌无力、肌萎缩伴脊柱关节畸形，智力障碍、语言障碍及癫痫发作，伴或不伴眼部畸形等。头颅磁共振表现为由发育期脑的神经元移行障碍引起的脑结构畸形（Ⅱ型无脑回畸形）、小脑脑干发育不良、脑白质发育不良等，也可病变轻微甚至完全正常。肌活检病理检查表现为肌营养不良样病理改变，其共同特征是用针对 α-DG 糖链的抗体（ⅡH6）进行免疫组化或免疫荧光染色，可见其呈不同程度的缺失。α-DGP 的临床异质性表现为临床表型的轻重程度不一，自然病程也有所不同。从起病早、症状重的先天性肌营养不良到起病较晚、病情较轻的肢带型肌营养不良。目前已报道的 α-DGP 临床表型有七种。为了更清晰明了地对基因型 - 临床表型关联进行归纳总结，也有按照不同的致病基因来对临床表型进行分类的方式，分为肌营养不良 - 抗肌萎缩相关糖蛋白病 / 先天性糖基化缺陷（muscular dystrophy-dystroglycanopathy/congenital glycosylation disorder，MDDG/CGD）的 A、B、C 三型。其中 A 型为 CMD 伴有脑部和眼部受累；B 型为 CMD 伴智力障碍，无眼部受累；C 型为 LGMD，无脑部和眼部受累（表 20-7）。

（1）福山型先天性肌营养不良（Fukuyama type congenital muscular dystrophy，FCMD）：在日本是继 Duchenne 肌营养不良之后第二常见类型的肌营养不良，由日本 Yukio Fukuyama 教授于 1960 年最先报道并以其名字命名此病，而且从此 CMD 作为一组独立的肌病有了较深入和全面的研究。日本 FCMD 患者在致病基因 *FKTN* 的 3′ 非翻译区（untranslated region，UTR）存在一个 3kb 反转录转座子插入的始祖突变，此突变在日本 FCMD 患者中的携带率为

表 20-7 α-DGP 基因型 - 临床表型关联总结

| MDDG/CDG 表型 | 致病基因 | OMIM 编号 | 早发型（A 型） | 中间型（B 型） | 晚发型（C 型） | 编码蛋白功能 |
|---|---|---|---|---|---|---|
| MDDG1（A1，B1，C1） | *POMT1* | 607423 | WWS，MEB | CMD 伴 MR | LGMD2K | Protein O-mannosyltransferase 1（O- 甘露糖基转移酶 1） |
| MDDG2（A2，B2，C2） | *POMT2* | 607439 | WWS，MEB | CMD 伴 MR | LGMD2N | Protein O-mannosyltransferase 2（O- 甘露糖基转移酶 2） |
| MDDG3（A3，B3，C3） | *POMGNT1* | 606822 | WWS，MEB | CMD 伴 MR | LGMD2O | Protein *O*-mannoseβ1，2-N-acetylglucosaminyltransferase（N- 乙酰氨基葡萄糖 - 甘露糖转移酶 1） |
| MDDG4（A4，B4，C4） | *FKTN* | 607440 | FCMD，WWS，MEB | CMD 伴 MR | LGMD2M | Ribitol 5-Phosphate Transferase（核糖醇 5 磷酸转移酶） |
| MDDG5（A5，B5，C5） | *FKRP* | 606596 | WWS，MEB | MDC1C | LGMD2I | Ribitol 5-Phosphate Transferase（核糖醇 5 磷酸转移酶） |
| MDDG6（A6，B6） | *LARGE* | 603590 | WWS，MEB | MDC1D | / | β1，3-GlcA and α1，3-Xyl transferases（β1，3- 葡糖醛酸及 α1，3- 木糖转移酶） |
| MDDG7（A7，C7） | *ISPD* | 614631 | WWS，MEB | / | LGMD2U | CDP-Ribitol Pyrophosphorylase（胞苷二磷酸核糖醇合成酶） |
| MDDG8（A8） | *POMGNT2* | 614828 | WWS，MEB | / | / | Protein O-mannoseβ1，4-N-acetylglucosaminyltransferase（N- 乙酰氨基葡萄糖 - 甘露糖转移酶 2） |
| MDDG9（A9，C9） | *DAG1* | 128239 | WWS，MEB | / | LGMD2P | Dystrophin-associated glycoproteins（抗肌萎缩相关糖蛋白） |
| MDDG10（A10） | *TMEM5* | 605862 | WWS，MEB | / | / | Ribitolxylosyltransferase 1（核糖醇木糖基转移酶 1） |
| MDDG11（A11） | *B3GALNT2* | 610194 | WWS，MEB | / | / | β1，3-N-acetylgalactosaminyltransferase 2（β1，3-N- 乙酰半乳糖氨基转移酶 2） |
| MDDG12（A12，C12） | *POMK* | 615247 | WWS，MEB | / | LGMD | Protein O-mannose kinase（O- 甘露糖聚糖磷酸化酶） |
| MDDG13（A13） | *B4GAT1* | 605517 | WWS，MEB | / | / | β-1，4-glucuronyltransferase 1（β-1，4- 葡糖醛酸木糖转移酶） |
| MDDG14（A14，B14，C14） | *GMPPB* | 615320 | WWS，MEB | CMD 伴 MR | LGMD2T | GDP-mannose pyrophosphorylase B（鸟苷二磷酸甘露糖焦磷酸化酶 B） |
| CDG1E | *DPM1* | 603503 | Congenital disorder of glycosylation，type Ie | | | Dolichol-phosphate mannosyltransferase 1（多萜醇磷酸甘露糖基转移酶 1） |
| CDG1U | *DPM2* | 603564 | Congenital disorder of glycosylation，type Iu | | | Dolichol-phosphate mannosyltransferase 2（多萜醇磷酸甘露糖基转移酶 2） |
| CDG1O | *DPM3* | 605951 | Congenital disorder of glycosylation，type Io | | | Dolichol-phosphate mannosyltransferase 3（多萜醇磷酸甘露糖基转移酶 3） |
| CDG1M | *DOLK* | 610746 | Congenital disorder of glycosylation，type Im | | | Dolichol kinase（多萜醇激酶） |
| MDCCAID | *INPP5K* | 607875 | CMD with cataracts and intellectual disability | | | Inositol polyphosphate-5-phosphatase K（肌醇聚磷酸 -5- 磷酸酶） |

87%，这可以在遗传学层面解释 FCMD 在日本相对其他国家和地区的高发频率。中国报道了日本以外的首例 FCMD 患者，并在已确诊的 3 例 FCMD 患者中均发现存在 3′ 非翻译区 3kb 插入突变。通过单体型分析，表明中国 FCMD 患者的 3kb 插入突变与日本患者的突变来源于同一祖先。FCMD 临床特点为全身肌无力，表现为明显的肌力、肌张力低下，抬头、独坐延迟，面肌受累明显。同时伴有脑部受累，包括智力语言障碍、癫痫发作，头颅 MRI 提示大脑半球前头部小多脑回、后头部无脑回畸形，小脑脑干发育不良、小脑囊肿、脑白质异常等，眼部受累轻微。患者在 10 岁之后易出现心脏受累，多于 20 岁前死亡。

（2）肌 - 眼 - 脑病（muscle-eye-brain disease，MEB）：由芬兰 PirkkoSantavuori 于 1977 年最先报道，日本 Yoshida 等于 2001 年确认了 MEB 的第一个致病基因 *POMGNT1*。随着分子生物学诊断技术的进展，更多的 MEB 病例被报道，中国也报道了 *POMGNT1* 突变的 MEB 患者；近年来已发现多个基因突变可导致 MEB，包括 *FKRP*、*FKTN*、*ISPD* 和 *TMEM5* 等。

MEB 较 FCMD 病情严重，以眼部受累为突出表现，表现为严重的先天性近视、青光眼、视神经萎缩、视网膜发育不良等；还包括脑部受累，表现为智力障碍、Ⅱ型无脑回畸形、小脑囊肿伴发育不良、脑干扭折等，同时伴有肌力、肌张力低下。绝大部分患者最大运动能力仅限于独坐，多于 18 岁前去世。

（3）Walker-Warburg 综合征（Walker-Warburg syndrome，WWS）：由 Walker 于 1942 年首先报道，随后 Warburg 对该综合征进行了完整描述。Beltran-Valero de Bernabe 等于 2002 年报道了 WWS 的首个致病基因 *POMT1*。目前，已有 12 个基因被报道可导致 WWS，还包括 *POMT2*、*FKRP*、*FKTN*、*ISPD*、*CTDC2*、*TMEM5*、*POMGNT1*、*B3GALNT2*、*GMPPB*、*B4GAT1* 和 *POMK*。中国也报道了 *POMT1* 突变导致的 WWS 病例。

WWS 在 α-DGP 所有临床表型中病情最重，患者多于 1 岁之内死亡。临床特点以脑部受累为突出表现，表现为智力障碍、脑积水、Ⅱ型无脑回畸形、脑室扩大、小脑畸形等；眼部受累包括青光眼、白内障、视网膜脱离等，同时伴有显著肌力、肌张力低下，智力运动发育严重落后，甚至无法获得任何运动能力，包括抬头、翻身、独坐。

（4）先天性肌营养不良 1C 型（muscular dystrophy，congenital 1C，MDC1C）：由 Brockington 于 2001 年最先报道，Mercuri 等于 2003 年详细描述。MDC1C 的临床表现为出生后数周内起病，面肌和近端肌无力明显，上肢重于下肢，严重肌张力低下，不能行走，早期选择性腓肠肌假性肥大，一般智力正常，中枢神经系统受累不明显，头颅 MRI 可无明显异常。可有不同程度的心脏受累；*FKRP* 突变还可导致 MEB、WWS，其肌营养不良疾病谱中表型最轻的一端是肢带型肌营养不良 2I 型（limb girdle muscular dystrophy 2I，LGMD2I）。

（5）先天性肌营养不良 1D 型（muscular dystrophy，congenital 1D，MDC1D）：也被称为 LARGE 相关先天性肌营养不良，由 Longman 等于 2003 年首先报道，患者为一位 *LARGE* 基因复合杂合突变的 17 岁女性，表现为肌力、肌张力低下，重度智力障碍，脑白质病变及轻度脑结构畸形。随着更多 MDC1D 病例被报道，临床表现呈现出差异性，临床特点包括生后早期出现肌力、肌张力低下，运动发育落后，肌病面容，腓肠肌、大腿肌及肩带肌假性肥大，随着年龄增长能够达到独走的能力。MDC1D 与肌 - 眼 - 脑病和 Walker-Warburg 综合征的临床表现存在交叉重叠，如智力障碍，眼部可有轻微异常如近视和斜视，头颅 MRI 可见脑结构畸形如小脑萎缩和小脑囊肿。

（6）先天性肌营养不良伴智力障碍（congenital muscular dystrophy with mental retardation）：是 α-DGP 谱系中的中间型，临床特点为早期起病的肌无力，大多数患者起病时尚未获得独走能力，智力语言及运动发育落后，但是随着年龄的增长可有一定程度的进步，智力障碍和轻度脑结构畸形具有差异性，头围小。目前已报道的该表型的致病基因包括 *FKRP*、*POMT1*、*POMT2*、*ISPD*、*GMPPB*。

（7）其他：α-DGP 的致病基因中的大多数可引起相对应类型的常染色体隐性遗传性 LGMD，包括 LGMD2K、LGMD2N、LGMD2O、LGMD2M、LGMD2I、LGMD2U、LGMD2P 各型，临床特点为儿童期或成人期起病，症状相对轻，病变主要累及肢体近端，临床表现具有差异性。首发症状常为骨盆带及肩胛带肌肉萎缩，腰椎前凸，上楼困难，步态呈鸭步，下肢近端无力。病情进展缓慢，平均于发病后 20 年左右丧失行动能力。

综上，早发型 α-DGP 的临床表现包括新生儿至婴幼儿期起病，智力语言及运动发育落后，可伴癫痫发作。查体双侧对称性肌无力，近端明显，四肢肌张力减低或正常，腱反射减弱或消失，可见肌萎缩或假性肌肥大，伴或不伴关节挛缩、脊柱畸形。可进一步行辅助检查协助诊断，包括血清肌酸激酶呈不同程度升高，肌电图呈肌源性损害，肌活检可见肌营养不良样病理改变，免疫组化染色示 α-DG 的糖基化水平降低，肌肉 MRI 见不同肌群程度不同的脂肪化，头颅 MRI 提示Ⅱ型无脑回畸形或小脑脑干发育不良、小脑囊肿等。

鉴别诊断应与其他类型的 CMD、先天性肌病、其他神经肌肉病进行鉴别，比如 LAMA2 相关肌营养不良、Ⅵ型胶原蛋白病、LMNA 相关肌营养不良、DMD、先天性肌病、脊髓性肌萎缩症（spinal muscular atrophy，SMA）等。

α-DGP 患者的临床治疗和管理存在着多样化的问题，为此，国际 CMD 管理委员会于 2010 年发布关于 CMD 管理标准的共识声明，包括神经护理、肺部护理、胃肠营养护理、语言护理、骨科康复护理、心脏护理和姑息治疗。α-DGP 的治疗管理，应针对每例患者特定的临床表型和疾病进程进行个体化管理并提供多学科协作诊疗，多学科协作诊疗模式下的个体化对症治疗和管理对提高 α-DGP 患者的生活质量及寿命起着重要作用。遗传咨询对于 α-DGP 家庭的治疗管理也至关重要，目前遗传学分子技术的进展能够在先证者基因诊断明确的情况下，为其家庭提供较为明确的遗传咨询及产前诊断。

**4. CMD 伴早期脊柱强直（congenital muscular dystrophy with early rigid spine）** 又称 RSMD1，致病基因 *SEPN1* 定位于 1p36.11，编码的硒蛋白 N（selenoprotein N）缺陷导致本病。硒蛋白 N 位于内质网，是含有一个硒原子的酶家族，在催化区形成硒 - 半胱氨酸，参与保护细胞抗氧化应激，调节氧化还原相关钙稳态，调节肌细胞发育和分化必需的兰尼碱受体（ryanodine receptor，RyR）活性等。由于硒蛋白 N 在膈肌内高表达，因此 RSMD1 患者常出现严重呼吸功能不全。

该病的特点是在儿童早期由于脊柱伸肌挛缩引起腰背和颈椎屈曲受限，脊柱和胸廓活动障碍，导致脊柱强直与脊柱侧弯，出现脊柱前侧凸与骨盆倾斜，伴呼吸功能不全。肌肉 CT 或 MRI 检查发现选择性伸肌、缝匠肌、股二头肌、股直肌受累，导致特征性大腿内侧肌萎缩。

肌活检病理为非特异性肌病样或肌营养不良样病理改变，部分还原型辅酶 I- 四氮唑还原酶（nicotinamide adenine dinucleotide-tetrazolium reductase，NADH-TR）染色可见轴空样改变。

**5. LMNA 相关先天性肌营养不良（LMNA related congenital muscular dystrophies，LCMD）** 是核分层蛋白病（laminopathies）谱系之一，表现为生后 6 个月内竖头和躯干支撑无力，或在获得独坐或独走后进行性丧失抬头能力（垂头征，dropped-head syndrome）。该亚型患者非常严重者宫内即出现症状，大部分可坐、站或扶走，随后往往迅速倒退。常常轴 - 颈肌肌张力减退和肌无力进展迅速，而后上肢近端和下肢远端肌无力更缓慢的进展。面肌很少受累，随着病程推移，典型的表现是头低垂，胸腰椎过度前伸，下肢挛缩，马蹄内翻足，但是没有明显的上肢挛缩。因此躯干肌无力，脊柱强直，头下垂，肩胛肱骨腓骨肌以及远端肌无力是其特点。当肌无力进展，限制性肺疾病可导致呼吸功能不全。多数在 8 岁以内呼吸功能不全，7~20 岁出现心律失常，42% 可因严重心律失常导致猝死。L-CMD 也可看作是早期起病的 Emery Dreifuss 肌营养不良变异型。

病理表现有几种：肌营养不良样病理改变（三角肌重于股四头肌）；非特异性肌病表现（主要为股四头肌）；肌纤维显著萎缩，大部分为 1 型肌纤维，可呈现炎症性肌病样表现，偶见阳性炎性标记物。

致病基因 *LMNA* 定位于 1q22，编码的核分层蛋白 A/C 为多种结合蛋白共同的“脚手架”。所有患儿的突变为 *LMNA* 显性新生突变，但是需注意父母有嵌合突变的情况。

**【辅助检查】**

**1. 血清检查** CK 层粘连蛋白 -α2 缺乏症高于正常值 20~100 倍，其他类型的先天性肌营养不良的 CK 一般正常或轻度增加。

**2. 肌电图检查** 一般为肌源性损害。

**3. 头颅检查** MRI 层粘连蛋白 -α2 缺乏症存在脑白质异常信号。α 抗肌萎缩相关糖蛋白病存在脑发育异常。

**4. 病理检查** 肌营养不良样病理改变，肌纤维大小不等，可见小而圆的肌纤维，肌间质结缔组织增生，肌纤维坏死及再生一般不显著。

**【诊断及鉴别诊断】**CMD 的诊断依据下列几项：出生时或生后数月内出现的肌力、肌张力低下和关节挛缩；肌酶多升高；肌肉病理可见肌营养不良改变；肌肉免疫染色见特异蛋白缺陷。

鉴别诊断：①先天性肌病：病程多无进展，肌酶正常或接近正常，肌肉组织病理可发现先天性肌肉病的典型病理改变。②Prader-Willi 综合征：早婴期严重肌张力低下和喂养困难，晚婴期以后出现食欲增加和病理性肥胖。伴一定程度认知障碍和特异行为异常表型。③脊髓性肌萎缩：为运动神经元存活基因突变所致，出现进行性肌无力、萎缩，智力正常，CK 正常，肌电图呈神经源性损害，肌活检为神经源性改变。④先天性强直性肌营养不良：为 *DMPK* 基因的 CTG 三核苷酸重复扩展所致。出生时即表现严重的全身肌张力低下和肌无力，常伴呼吸功能不全并早期死亡。腱反射通常存在。CK 正常，肌电图可有肌强直放电。肌活检显示肌营养不良样病理改变，伴随较多肌纤维核内移现象。

**【治疗】**目前无特效治疗，采取以对症及运动康复为主的综合疗法。

1. **康复训练** 多进行伸展运动以提高活动能力，防止关节挛缩。机械辅助装置如轮椅等以改善运动能力。整形外科矫正骨骼畸形，如脊柱侧弯、足部畸形、关节挛缩等。

2. **对症支持** 婴儿期有喂养困难者，可予以鼻饲喂养。抗癫痫药物治疗积极控制癫痫发作。

3. **呼吸监测** 因存在呼吸肌受累，随着病程进展可出现不同程度的呼吸功能不全，必要时采取机械辅助通气。

4. **心脏合并症治疗** 心脏合并症常见于 *FKRP* 和 *LMNA* 基因突变，偶见于 *LAMA2* 基因突变，可用血管紧张素转换酶抑制剂（angiotensin-converting enzyme inhibitor，ACEI）及 β- 受体拮抗剂治疗扩张型心肌病。

5. **眼科治疗** 对眼部异常者可于眼科进行对症诊治。

## 七、眼咽型肌营养不良

眼咽型肌营养不良（oculopharyngeal muscular dystrophy，OPMD）的特点为发病年龄多在 45 岁以后，病变仅限于双上睑下垂及吞咽困难，多有阳性家族史。首发症状为上睑下垂和眼球运动障碍，双侧对称。以后逐渐出现轻度面肌力弱，咬肌无力和萎缩，吞咽困难及构音不清。少数患者出现肩胛带和骨盆带肌肉轻度力弱和萎缩。血清 CK 水平正常或轻度增高，肌电图呈肌源性损害。致病基因定位于 14q11.2-q13，编码的 PABPN1 蛋白参与 mRNA 的合成和运输，以及 mRNA 的 polyA 加尾的长度的调节。正常的蛋白可在核、浆之间穿梭，在 *PABPN1* 编码区的 GCN（GCA，GCT，GCC 或 GCG）三核苷酸重复扩展导致核内丝状聚积，形成核内浓缩的散在的斑点而致病。

## 八、强直性肌营养不良

强直性肌营养不良（myotonic dystrophy）包括多种亚型，最常见的类型是强直性肌营养不良Ⅰ型，其次是强直性肌营养不良Ⅱ型，比较罕见的为 Schwartz-Jampel 综合征。

### （一）强直性肌营养不良Ⅰ型

**【发病机制】**DM1 的致病基因定位于 19q13.32，为 *DMPK* 基因 3′非翻译区 CTG 三核苷酸重复扩展所致，临床表现的严重程度与 CTG 扩增的长短有关（表 20-8）。基因产物为强直性肌营养不良蛋白激酶（dystrophia myotonica protein kinase，DMPK），该酶通过磷酸化和去磷酸化反应来调节细胞内各种代谢过程。DMPK 缺乏可能引起侧翼基因功能改变，不正常扩展的 DMPK 信使核糖核酸具有细胞毒性作用，导致氯离子通道的异常而出现肌肉强直表现，也引起骨骼肌出现肌营养不良改变。

骨骼肌的主要病理改变是出现肌纤维肥大和萎缩，在肌纤维内出现大量核内移现象以及细胞质物质的增加，伴随间质的结缔组织增生，个别患者的骨骼肌可以出现破碎红纤维或涡旋肌纤维。神经系统被累及后出现脑萎缩和脑白质的脱髓鞘和部分神经细胞的核内出现异常包涵体，少数患者出现周围神经病和白内障。先天性强直性肌营养不良的骨骼肌发育在早期停留在肌管期，许多肌核出现在肌纤维中央，类似肌管肌病。

**【临床表现】**临床表现轻重程度不等，由轻至重分为轻型、经典型和先天型。最特征的临床表现为肌强直、全身肌无力和肌萎缩，肌强直是随意收缩或电刺激后肌肉延迟放松，主要累及面和颈肌，肢体肌肉以远端受累为主，面肌、前臂肌和手部肌肉受累不如先天性肌强直明显，肌肉僵直常常在寒冷状态下明显，个别患者可能一次检查表现不出来，体检发现用力闭眼后睁眼延迟，双眼上视后突然下视眼睑处于收缩状态，握拳后不能迅速松开，肌强直的肌肉在反复活动后，其肌强直反应逐渐减轻，用叩诊锤叩击肌肉可以诱发出肌强直现象。肌强直可以和肌营养

表 20-8 DM1 型中表型与 CTG 重复扩展长度的关系

| 表型 | 起病年龄 | 死亡年龄 | CTG 重复数 | 临床表现 |
|---|---|---|---|---|
| 临界（前突变） | | | 35~49 | 无 |
| 轻型 | 20~70 岁 | 60 岁后 | 50 ~150 | 白内障、轻度肌强直 |
| 经典型 | 10 ~30 岁 | 48~55 岁 | 100 ~1 000 | 无力、肌强直、白内障、秃头、心律失常、其他 |
| 先天性 | 出生 ~10 岁 | 45 岁 | >2 000 | 松软儿、呼吸功能不全、智力低下 |

不良性肌无力同时出现或先出现，在严重肌无力的肌肉一般没有肌强直。

肌无力和肌萎缩首先累及面肌、口咽肌肉、颞肌、咀嚼肌、胸锁乳突肌、颈肌和四肢远端肌，初始症状为眼睑下垂，以及胸锁乳突肌和胫前肌的无力。随疾病的不断发展肌营养不良也累及四肢近端肌肉，多数患者保留行走能力。呼吸肌无力导致肺泡通气下降，由于面肌无力和萎缩出现睡眠松弛表情，闭眼时睫毛外露和张口，即肌病面容，颈细伴有胸锁乳突肌萎缩，头前倾，由于球部肌肉无力出现构音障碍和吞咽困难，多数患者四肢远端肌肉萎缩非常明显。

其他系统损害包括中枢神经系统、内分泌系统、眼、骨骼、皮肤、呼吸器官、免疫和造血系统。部分患者随病情发展而出现轻度痴呆、听力下降和振动觉减退，有时脑脊液蛋白升高。50%~80% 的男性出现睾丸萎缩、性欲低下和性功能异常，近 50% 的女性出现月经过多或过少，怀孕妇女流产率比较高，促卵泡释放激素升高，少数患者出现糖尿病和高胰岛素血症。应用裂隙灯检查 98% 的患者出现白内障，常存在眼压下降，此外可见视网膜变性、角膜溶解和睑炎。83% 的男性和 16% 的女性患者出现宽额头。58%~87% 的患者出现心电图改变，除心脏传导异常外偶尔可见心肌病和二尖瓣脱垂。平滑肌受累及出现吞咽困难、吸气困难、弛缓性便秘、直肠痉挛和肛门括约肌松弛，40% 的患者存在胆结石。头颅 X 线检查显示颅骨板肥厚、小蝶鞍，胸部脊柱后突畸形。

先天性强直性肌营养不良患儿出生时表现为严重的全身肌张力低下和肌无力，由于 2/3 的母亲在分娩时没有强直性肌营养不良的临床表现，所以临床诊断有时比较困难。患儿因为双侧面肌瘫痪，可出现上唇呈倒置的“V”形，又称“鱼形嘴”，常伴呼吸功能不全而早期死亡。腱反射通常存在。存活者运动功能逐渐改善，可独走，但最终还是发生进行性肌病，6 岁以后肌强直现象逐渐明显，成年期出现典型的强直性肌营养不良表现。50%~60% 患儿可有智力低下。

**【辅助检查】**

1. **血清检查** CK 先天性患者一般正常。在成年人发病者多存在 CK 升高。

2. **肌电图检查** 在 1 岁内肌电图即可以发现异常，表现为肌源性改变伴随短电位高频放电，动作电位出现波幅大小、频率和短促爆炸样杂音的典型转换，有时肌强直仅出现在个别肌肉，必须进行长时间 的寻找，对于肌电图检查很重要的一点是区别真正的肌强直和假肌强直放电，后者有高波幅，没有波幅高度和频率的交替转换，肌电图也可以证实在随意运动后肌强直反应变弱，在个别患者出现神经传导速度减慢。

3. **肌肉活检** 肌纤维直径变异加大，出现肌纤维肥大和萎缩，核内移和核链形成，肌浆块和环状肌纤维。此外可见肌纤维坏死和再生，间质出现脂肪和结缔组织增生。个别患者可见梭内肌纤维明显增多和出现小灶状肌纤维萎缩。酶组织化学检查发现肌纤维不成熟和Ⅰ型肌纤维发育不良。

4. **基因检测** 发现 *DMPK* 基因 3′ 非翻译区异常的[CTG]n 重复扩增。

**【诊断】**

1. **主要诊断标准** ①临床检查发现肌肉强直和萎缩，伴随其他非肌肉系统的损害表现；②肌电图证实肌强直；③裂隙灯下检查发现特征性白内障；④DNA 检查发现 *DMPK* 基因非编码区［CTG］重复数大于 50（重复数 35~49 为前突变，自身无症状，但是子女重复数增加的概率大）。

2. **次要的诊断标准** ①血清 CK 水平轻度增高；②肌活检显示肌纤维核内移增加，Ⅰ型肌纤维萎缩以及环形纤维出现。可见肌浆块。

**【治疗】**肌强直在不影响生活和工作的情况下一般不需要进行药物治疗，只有影响到患者的日常生活才作为用药的指征，可选用美西律、普鲁卡因胺或苯妥英钠，应当注意有心脏传导异常的患者不要给予普鲁卡因胺和苯妥英钠，这两种药物可以加重心脏症状。可以试用小剂量泼尼松治疗，对患者应当进行心电监护，及时调整用药。此外在手术前务必通知麻醉师患者的肌肉病情况，肌强直对肌松药非常敏感，可以加重病情。对于肌肉无力可以给予体疗康复、高蛋白饮食和生活护理，内分泌异常可以给予相应治疗，白内障可以进行手术治疗。

DM1 患者的寿命缩短，尤其是发病早及近端肌受累者。由于呼吸肌、心肌病变、并发肿瘤及因心律失常导致死亡率增加。

**（二）强直性肌营养不良Ⅱ型**

强直性肌营养不良Ⅱ型（dystrophia myotonica 2，DM2）临床表现与 DM1 相似，为常染色体显性遗传，致病基因 *CNBP*（过去也称 *ZNF9*）位于 3q21.3，编码锌指蛋白 9，第一内含子包含一个复杂的重复序列，$(TG)_n(TCTG)_n(CCTG)_n$，其中 CCTG 重复扩展导致 DM2。通常于 30~40 岁发病，临床表现为近端肌肉力弱（又称为近端型强直性肌营养不良，proximal myotonic myopathy，PROMM），肌强直，白内障。近端力弱占 70%，白内障占 61%，肌强直表现占 55%，肌肉疼痛占 34%，脑功能异常占 15%，性腺功能减退占 10%，心脏功能紊乱占 7%。

**【辅助检查】**

1. **常规辅助检查** 血清 CK 水平轻度升高或正常，促甲状腺激素（thyroid stimulating hormone，TSH）及甲状腺素水平正常，胰岛素抵抗，糖耐量异常，或极少数为糖尿病。囊泡刺激素及黄体素水平升高，类固醇水平下降。

2. **肌肉活检** 肌纤维的中央核增多，肌纤维大小不一，核聚集核带现象，有一些散在分布的成角肌纤维，偶尔出现环形纤维，I 型纤维占优势，但没有选择性 I 型纤维萎缩，没有肌浆块。

3. **肌电图检查** PROMM 患者自发肌电活动相当广泛，包括偶有纤颤电位，肌强直电位发放，复合高频率电位，束颤电位。即刻运动后复合肌肉动作电位及最初 2 分钟的继发反应可以鉴别该病与 DM1。前者的运动后即刻复合肌肉动作电位的波幅或面积不降低。

4. **头 MRI 检查** 显示有白质病变。

**【诊断】**诊断标准：①必备条件：突出的近端肌肉力弱，常染色体显性遗传，*CNBP* 基因[CCTG]重复数 75~11 000（正常 11~26，重复数 27~74 为前突变）。肌电图有肌强直表现。50 岁以前行裂隙灯检查发现典型 DM1 样的后囊下白内障。②支持发现：肌肉疼痛，震颤，波动性力弱及僵硬，腓肠肌肥大，原发性男性的性腺功能减退，胰岛素抵抗性糖尿病，甲状腺功能减退，心脏传导功能异常，间断发作的胸痛，感音性耳聋，中枢神经系统症状（脑白质病变、嗜睡、癫痫），胃肠道症状（吞咽困难、便秘），秃顶，肌肉痛性痉挛，间断肌束震颤，多汗及深反射保留。③排除标准：眼肌瘫痪，突出的远端肌无力和 / 或发病时即伴肌肉废用。

### （三）软骨营养不良性肌强直

软骨营养不良性肌强直（chondrodystrophic myotonia）又称 Schwartz-Jampel 综合征 1 型，是 1962 年由 Oscar Schwartz 和 Robert Jampel 首例报道的一种缓慢进展的常染色体隐性遗传病。致病基因为位于染色体 1p36.12 的编码基底膜蛋白多糖（perlecan）的 *HSPG2* 基因。该基因突变使其编码的基底膜蛋白多糖表达减低或缺失，从而引起软骨发育不良以及神经和肌肉电兴奋性的异常增加。骨骼肌的病理改变具有肌营养不良的特点。由于发病机制和病理改变与其他离子通道异常导致的非肌营养不良性肌强直存在不同，所以应当归类于肌营养不良性肌强直的范畴。

**【临床表现】**该病患儿多于婴儿期起病，进行性加重，以持续性肌强直和骨骼发育不良为特征，临床特点为颌面部肌肉强直导致面部表情缺乏、双颊饱满、嘴和睑裂狭小以及小颌症，伴随身材矮小和关节挛缩，在青春期中期关节挛缩最为严重。可有多毛，发际低，近视、白内障、眼睑下垂，短颈，鸡胸，脊柱畸形，多发关节挛缩，脐疝，腹股沟疝，小睾丸，骨龄延迟，骨质疏松，肌强直，肌肥大，肌无力等，约四分之一可有智力障碍，可出现麻醉并发症，包括因嘴小导致插管困难及恶性高热。

Schwartz-Jampel 综合征 2 型又称 Stüve-Wiedemann 综合征，出生时即发病，病情更为严重，由 5p13 的 LIFR 基因（白血病抑制因子受体基因，leukemia inhibitory factor receptor gene）突变所致，主要表现为吞咽困难、喂养困难，肌张力减低，显著的长骨弯曲，呼吸功能不全，肺动脉高压和阵发性高热、体温调节差，肢体痛觉降低，自主神经功能障碍，声音嘶哑，多数于婴儿期死于高热或呼吸暂停。

**【治疗】**苯妥英钠、普鲁卡因胺或卡马西平可以缓解 Schwartz-Jampel 综合征 1 型的肌强直症状。卡马西平 20~30mg/（kg·d），在婴儿期开始应用，可以显著缓解肌强直、睑裂狭小和关节僵直症状。部分患者的肌强直症状有可能在儿童晚期自发缓解。当出现关节挛缩、骨骼畸形及行走功能障碍，需要进行物理康复治疗或手术治疗。对于睑裂狭小、外眦移位可以通过手术或注射肉毒毒素缓解睑裂狭小和睑肌痉挛。

**关键点**

1. 肌营养不良是一组由遗传导致的进行性肌无力（肌病）和肌萎缩（肌容积减少）性疾病。
2. 不同类型的肌营养不良以特定肌群的肌力进行性丧失为特点。儿童患者常见类型为 Duchenne/Becker 肌营养不良、Emery-Dreifuss 型肌营养不良、肢带型肌营养不良、先天性肌营养不良、面肩肱肌营养不良等。
3. 肌营养不良存在临床和病因学高度异质性，多数表现为病情严重程度不等的谱系障碍。病史和体检有助于帮助肌营养不良分类、初步诊断和进一步遗传学分析。
4. 病理检查有助于肌营养不良的分型，高通量基因组学技术已常规用于肌营养不良的临床诊断。
5. 明确诊断能够有效治疗部分疾病。

（熊晖）

## 第四节　内分泌性肌病

内分泌激素通过影响肌细胞的蛋白合成以及能量代谢途径而导致肌肉病的发生，即内分泌性肌病（endocrine myopathies），这种近端受累为主的肌病多见于肾上腺皮质功能亢进、甲状腺功能减退或亢进及肢端肥大症，在肾上腺功能不全及甲状腺功能亢进患者还可导致跨膜离子失衡而出现周期性瘫痪，在炎性肌病治疗过程中给予糖皮质激素也可导致内分泌性肌病的发生。当患者出现肢体无力，了解其内分泌疾病或激素类药物应用史，诊断一般不困难。

**（一）甲状腺功能障碍相关肌病**

甲状腺功能障碍可导致各种神经肌肉病变，甲状腺功能障碍相关肌病（thyroid disease related myopathy）是甲状腺功能异常所引起的肌病，可以发生在各种原因引起的甲状腺功能异常时，其中以甲状腺功能亢进性肌病的发生率最高。此外在桥本甲状腺炎可以伴随骨骼肌的炎性疾病。

**【发病机制】**甲状腺素在肌细胞内与肌原纤维结合而发挥作用，因此不论是过量或减低，均会影响肌肉的收缩功能。过多的甲状腺素抑制了肌酸激酶的活性，使骨骼肌肌酸和磷酸含量减少，并作用于肌细胞内线粒体，使其发生肿胀变性、ATP 减少及能量代谢紊乱。因近端肌群线粒体含量丰富，故多先累及肢体近端。骨骼肌病理检查一般没有明显的异常。

**【临床表现及诊断】**

1. **甲状腺功能亢进性肌病**（thyrotoxic myopathy）　主要指弥漫性甲状腺功能亢进伴发肌肉病变，是甲状腺功能亢进的并发症之一，一般可分为下列几类：

（1）近端肌无力：表现为逐渐加重的四肢肌无力和萎缩，最常和最先累及四肢近端肌群，偶尔累及四肢远端肌肉，双侧对称，近端重于远端，伸肌重于屈肌。有时可累及其他部位的肌肉和心肌。患者常诉上楼、骑车、蹲位起立、梳头、高位取物等动作困难，少数患者出现肌痛和肌束颤。腱反射大多正常或活跃，少数患者可减弱或消失。

（2）周期性瘫痪：国内并不少见，多数为男性，发病机制尚未完全明了。甲状腺功能亢进性周期性瘫痪的发病与甲亢的病情轻重程度无关，但与甲状腺功能亢进控制与否有关。甲状腺功能正常期间一般不发作，甲状腺功能亢进复发时，周期性瘫痪亦可再次发作。主要表现为突然发作的肌无力，呈弛缓性瘫痪，双侧对称，以下肢受累为主，近端重于远端，较少累及颈部以上肌肉，有时可引起呼吸肌瘫痪而危及生命。甲亢未控制前常反复发作，每次发作持续数小时至数天，发作时查体可以发现肌张力低下，腱反射减弱或消失。辅助检查可以发现血钾降低，心电图呈低钾性改变。

（3）甲状腺功能亢进性重症肌无力：少见，多数为女性。以眼肌瘫痪多见，一侧或双侧交替眼睑下垂、复视和视力模糊，严重者眼球完全固定。也可累及延髓肌群或全身肌肉，出现咀嚼、吞咽和语言功能障碍，上臂、手、躯干以及下肢肌无力，出现抬臂及抬腿困难，严重者可出现呼吸肌瘫痪，导致肌无力危象。肌无力症状于清晨或休息时减轻，午后加重，给予新斯的明或依酚氯铵后症状可改善。

2. **甲状腺功能减退性肌病**（hypothyroid myopathy）　无论是先天还是获得性甲状腺功能减退，均可出现甲状腺功能减退性肌病，相关临床症状和体征常不特异，可以表现为无症状高肌酸激酶和/或乳酸脱氢酶血症，或肌痛、肌肉水肿，或近端肌病（四肢近端肌无力），有时候为甲状腺功能减退的主要或唯一临床表现，因此鉴别诊断需要想到进行甲状腺功能检查（TSH，$FT_3$，$FT_4$，TgAb，TPOAb），尤其当血清肌酸激酶升高的程度与肌病症状不平行时。根据发病年龄及临床表现，还可有一些更少见的类型：①Kocker-Debre-Semelaigne 综合征，发病年龄为 5 个月至 10 岁，无性别差异。表现为肌力减弱，动作缓慢，全身肌肉假性肥大，婴儿可具有类似先天性肌强直那样的"运动员身材"；②成人型称 Hoffmann 综合征，表现为肌肉肥大、肌僵硬、肌肉水肿、肌强直、肌痉挛、易疲劳；③个别患者可以出现急性横纹肌溶解。

**【辅助检查】**

1. **血清检查**　甲状腺功能减退性肌病患者血清 CK 可以显著增高，出现急性横纹肌溶解时可以升高达 50~100 倍。部分患者即使无肌肉无力症状亦可有 CK 升高。甲状腺功能亢进性肌肉病一般没有明显的 CK 升高。

2. **肌电图检查**　呈肌源性损害表现，无肌强直电活动。出现重症肌无力者进行重复神经刺激显示肌肉动作电位波幅递减现象，依酚氯铵可使之改善。

3. **甲状腺功能检查**　TSH、$T_3$、$T_4$ 出现异常升高或降低。对所有出现周期性瘫痪以及重症肌无力的患者均应当进行甲状腺功能检查，以区别其他形式的周期性瘫痪或重症肌无力。

4. **病理检查**　一般不需要进行。肌肉活检无明显病理改变。如果出现肌纤维坏死和再生以及炎细胞浸润，应当考虑为桥本病合并多发性肌炎。

**【诊断】** 首先是甲状腺功能亢进或减退的诊断成立，其次是出现肌肉的症状，除外其他原因引起的肌肉病变，患儿甲状腺功能亢进或减退治愈后肌病也好转或恢复。甲状腺功能亢进性重症肌无力的诊断是在甲状腺疾病的基础上出现典型的重症肌无力表现，按甲状腺功能亢进和重症肌无力治疗均有效。

**【治疗】** 适当的原发病治疗后甲状腺功能亢进性或减退性肌病的临床均可得以改善和恢复。低钾性周期性瘫痪的发作期应口服补钾。此外还应避免各种诱发因素，如高糖饮食、过量运动、情绪紧张、感染、外伤和药物（排钾利尿剂、糖皮质激素）等。甲状腺功能亢进经治疗后，周期性瘫痪一般均不再发作。重症肌无力患者应当给予免疫抑制剂以及胆碱酯酶抑制剂。

**（二）甲状旁腺功能障碍引起的肌病**

甲状旁腺功能减退多由于甲状旁腺外科切除术后、浸润性疾病和放疗所致，导致低钙血症引起相应症状。有报道患儿可出现肌病伴血清 CK 增高，但不常见，且可逆，随着血钙水平正常，CK 也可恢复正常。

大部分原发性甲状旁腺功能亢进性肌病是由于能量代谢改变所致，可有肌肉痉挛性疼痛、肌无力和易疲劳，辅助检查可以发现血清钙升高，CK 仅轻度升高或正常，肌活检所见非特异。盐酸西那卡塞（cinacalcet）可纠正血清钙水平，缓解肌无力。

**（三）皮质类固醇肌病**

原发性和由于应用外源性皮质类固醇激素后而引起的医源性库欣病，也可以出现四肢无力症状，称为皮质类固醇肌病（steroid induced myopathy）。皮质类固醇激素可以导致谷氨酸合成酶活性增加，导致肌纤维内的肌球蛋白选择性丢失，其中含氟皮质激素如氟美松（地塞米松）最易引起类固醇肌病。地塞米松在发育期肌肉可改变肌管内神经酰胺的含量。临床上分为急性和慢性皮质类固醇肌病。急性发病者表现为严重的全身性肌无力和呼吸困难，肢体肌力往往降至 1~0 级，腱反射减弱甚至消失，不累及感觉系统。慢性皮质类固醇肌病发生于长期使用皮质类固醇激素治疗的患者，起病隐匿，对称性累及肢体近端肌群，尤其是股四头肌和其他骨盆带肌，偶尔影响肩胛带肌，出现肌肉无力和萎缩。患者蹲起及上楼梯困难，腱反射正常，没有感觉障碍。肌病的发生与其全身性糖皮质激素治疗的剂量有一定关系，当每日剂量超过 40~60mg/d，持续使用 1 个月以上时，均出现一定程度肌无力。

这类疾病的诊断一般比较困难，难以区别是原发性疾病的加重，还是由内分泌肌病导致。一般在皮质类固醇激素治疗的骨骼肌疾病患者出现肌肉无力加重应当考虑到该病的可能性，当鉴别困难时可以进行肌肉活检，皮质类固醇肌病一般没有明显的骨骼肌病理改变，偶尔可以看到肌纤维内脂肪滴增加和Ⅱ型肌纤维萎缩，这些改变没有疾病特异性。

通常减量或停止应用皮质类固醇激素后症状会改善，可给予促进能量代谢的药物，如辅酶 $Q_{10}$、维生素 $B_2$ 等。

**关键点**

1. 内分泌激素通过影响肌细胞的蛋白合成以及能量代谢途径而导致肌肉病的发生。
2. 内分泌性肌病多见于肾上腺皮质功能亢进、甲状腺功能减退或亢进，以及肢端肥大症，在肾上腺功能不全以及甲状腺功能亢进患者还可导致跨膜离子失衡而出现周期性瘫痪，在炎性肌病治疗过程中给予糖皮质激素也可导致内分泌性肌病的发生。
3. 当患者出现肢体无力，了解其内分泌疾病或激素类药物应用史，诊断一般不困难。

（熊晖）

## 第五节 代谢性肌病

代谢性肌病（metabolic myopathy）是一组由于能量代谢障碍而导致的肌肉病，主要包括线粒体肌病、糖原贮积症和脂质代谢障碍性肌病。由于能量代谢障碍，患者除骨骼肌受累外，常合并多个能量需求较高的脏器如心脏、肝脏和脑等受累，临床出现多系统受累症状。起病年龄不一，从婴儿期至成年期均可以发病。肌无力程度也轻重不一，可以表现为婴儿早期起病的持续性肌肉无力，也可以仅有轻微肌肉易疲劳现象。患者常在感染、饥饿或剧烈运动后，肌无力症状加重，甚至可以出现肌肉痉挛、疼痛和横纹肌溶解。

### 一、线粒体肌病

以往，线粒体疾病指所有与线粒体能量代谢障碍有关的疾病。近年来，线粒体疾病限于原发性呼吸链电子传递障碍、氧化磷酸化过程缺陷所导致的疾病。例如，虽然某些氨基酸、脂肪酸代谢障碍过程发生在线粒体内，但这些代谢障碍导致的疾病通常不归属于线粒体病。线粒体存在于除红细胞以外的所有组织内，因此，线粒体能量代谢障碍往往累及多个器官，所引发的临床症状多种多样。一般来讲，能量需求较高的器官最容易受累，且受累程度最严重，如骨骼肌、脑和心脏。根据受累脏器的不同，线粒体疾病又被分为线粒体脑肌病、线粒体肌病、线粒体耗竭综合征等不同类型。由于肌肉能量需求高，线粒体病常常有肌肉受累，是代谢性肌病常见的原因。

**【病因与发病机制】**线粒体为细胞器之一，是能量产生的场所。由两层膜构成，内膜突起的嵴上有组成呼吸链的5个酶复合体，其介导的氧化磷酸化过程负责产生维持正常细胞功能所需的大部分能量。在哺乳动物，主要的供能物质是糖与脂肪。糖原被转化为葡萄糖，后者被分解为丙酮酸后转运到线粒体内，代谢成乙酰-CoA进入三羧酸循环。长链游离脂肪酸与肉碱结合后进入线粒体，进行β-氧化。三羧酸循环与β-氧化均可产生还原型烟酰胺腺嘌呤二核苷酸（nicotinamide adenine dinucleotide，NADH）与黄素腺嘌呤二核苷酸（flavin adenine dinucleotide，FADH2），两者携带的电子通过呼吸链酶复合物的传递后与氧分子结合，释放能量产生三磷酸腺苷（adenosine triphosphate，ATP），此过程即称为氧化磷酸化过程。氧化磷酸化过程不仅需要呼吸链的5个酶复合体，还需要2个氧化还原的载体即辅酶$Q_{10}$和细胞色素C。

线粒体氧化磷酸化过程所需的5个酶复合体是由核基因和线粒体基因共同编码的，任何酶复合体的一个或多个缺陷均可导致呼吸链功能障碍。因此，从遗传学的角度，线粒体病可以分为核基因缺陷和线粒体基因缺陷两大类，其中核基因遗传多数为常染色体隐性遗传，符合孟德尔遗传规律。线粒体基因的遗传不符合孟德尔遗传规律，所有线粒体基因均来自于卵母细胞，因此，母亲携带的线粒体基因突变可以传递给她所有的孩子，儿子或女儿，但只有女儿可以将突变的基因传递给下一代。此外，线粒体基因遗传的临床表型具有阈值效应，需要一定数量的线粒体基因突变，才能产生一定程度的能量代谢障碍，从而导致某器官或组织功能障碍。在不同组织，导致细胞功能障碍所需要的线粒体基因突变量是不同的。如在肝脏某个线粒体基因80%发生突变，临床可能无症状，但如果发生在肌肉或脑，临床可能出现症状。

不同基因突变累及脏器的轻重程度不同，临床表现不同，因此，线粒体疾病临床分类困难，虽然已经发现某些线粒体基因突变与某些临床表型的关系，但总的来说，线粒体病基因型与表型的关系并不明确。

**【病理】**肌肉病理是诊断线粒体病最重要的检查之一。冰冻肌肉切片行改良的Gomori染色，可应用于破碎样红纤维（ragged-red-fiber，RRF）的检测，光学显微镜下可见深绿色肌纤维周边膜下大量红色的颗粒状物质堆积（见文末彩图20-9），RRF提示线粒体异常增殖，是线粒体病的重要病理改变。在NADH和琥珀酸脱氢酶（Succinate dehydrogenase，SDH）染色时，可见肌纤维周边膜下蓝色深染的颗粒物质堆积，也被称为蓝染的肌纤维（见文末彩图20-10），临床意义同RRF，且较RRF更特异，SDH主要反映核基因编码的呼吸链成分（酶复合体Ⅱ）的异常。其他最常用的酶组织化学染色是细胞色素氧化酶染色（cytochrome oxidase，COX），可见不着色或深染的肌纤维，后者提示肌膜下线粒体聚集，前者提示细胞色素C氧化酶缺陷，称COX阴性肌纤维，RRF和COX阴性肌纤维并存是线粒体基因突变相关的线粒体肌病（包括线粒体基因重排、点突变和线粒体耗竭）的特征性改变，是确诊线粒体病的重要依据之一。肌纤维超微电子显微镜检查，可见肌纤维膜下和肌纤维内线粒体数量显著增多，有大量形态异常的线粒体在肌纤维膜下聚集，部分线粒体内可见类结晶样包涵体（见文末彩图20-11）。因为线粒体肌病往往同时伴随糖类和脂肪酸的代谢障碍，所以骨骼肌切片内往往可以同时见到糖原和脂肪滴增多。

**【临床表现】**线粒体病临床表现多样，可以肌肉受累为突出或唯一症状，称为线粒体肌病，部分线粒体肌病患者合并其他多系统受累（又被称为线粒体脑肌病），临床可表现为身材矮小、感音神经性聋、智力低下、抽搐、周围神经病等，有时轻微的肌肉受累的症状可能被掩盖。以下介绍单纯的线粒体肌病和临床常见的容易伴发多系统受累的线粒体脑肌病。

1. **单纯线粒体肌病**　单纯的线粒体肌病的临床表现差异很大，可以在任何年龄起病（从出生至成年）。病程可以是快速进展的也可以是相对静止的，在病程的某些阶段甚至可以部分缓解。骨骼肌无力可以是广泛全面性肌无力伴随呼吸衰竭，也可以是面肩肱分布或以肢体近端无力为主，累及眼轮匝肌和眼外肌时，表现为眼睑下垂和进行性眼外肌麻痹。多数患者肌无力症状不著，主要以运动不耐受为特征，肌肉易疲劳，在劳累、感染、发热、低血糖或剧烈运动时症状加重，出现肌肉无力、酸痛、复发性肌红蛋白尿等。少数患者表现为持续性肌肉无力，运动发育落后。

2. **Kearns-Sayre 综合征（Kearns-Sayre syndrome，KSS）与慢性进行性眼外肌麻痹（chronic progressive external ophthalmoplegia，CPEO）** KSS 是由 Kearns 与 Sayre 最早描述的，患者表现为进行性眼外肌麻痹，视网膜色素变性与心脏传导系统异常。绝大多数为散发病例，诊断标准为三联症状（20 岁以前起病，慢性进行性眼外肌麻痹，视网膜色素变性）再加上以下至少一种症状：心脏传导阻滞、小脑性共济失调或脑脊液蛋白升高≥100mg/dl。其他未列入诊断标准的临床表现：痴呆、感音神经性聋、内分泌异常（侏儒、糖尿病或甲状旁腺功能低下）等。KSS 临床表现通常较单纯 CPEO 严重，在婴儿、儿童或者青少年期起病，除进行性眼外肌麻痹外还伴有显著的多系统受累。由于视网膜色素上皮细胞的原发性变性，眼底检查可以发现视网膜色素变性，约 40% 的患者可以出现视敏度下降和夜盲。心脏传导阻滞为主要的神经系统外症状，完全性心脏传导阻滞可致猝死，安装心脏起搏器也不能改变预后。血浆与脑脊液中乳酸和丙酮酸升高，骨骼肌活检可以见到大量 RRF 和 COX 阴性肌纤维。神经影像学检查显示以白质病变为主的异常改变。CPEO 为青少年或成人起病，除眼外肌受累外，还可伴有不同程度的其他组织受累。CPEO 和 KSS 可能是散发性、母系遗传、常染色体显性遗传或常染色体隐性遗传。其中，大片段线粒体 DNA 重排，尤其是线粒体 DNA 大片段缺失（1.1~10kb）是最常见原因，也有线粒体基因重复和点突变的罕见报道。有报道常染色体显性及隐性遗传的 CPEO 与数个核基因的突变有关，包括 *POLG*、*SLC25A4*、*POLG2* 等。

3. **线粒体脑病-乳酸酸中毒-卒中样发作（mitochondrial encephalopathy with lactic acidosis and stroke-like episodes，MELAS）** 临床特征：①卒中样发作伴随影像学上的局灶性脑损伤；②乳酸酸中毒或肌肉活检标本见到 RRF，或两者均有；③至少出现以下 2 种症状：局灶性或全面性癫痫发作、痴呆、反复发作性头痛或呕吐。多数患者发育正常，直至出现间歇性恶心、呕吐、偏头痛及第一次卒中样发作。卒中样发作可导致局灶性神经系统异常，如一过性皮质盲、偏瘫、单瘫、四肢瘫或失语。尽管头颅影像见显著性病灶，但第一次卒中样发作多恢复良好，随后出现的反复卒中样发作，仅部分恢复或者恶化。CT/MRI 显示的局灶性病变不按照血管走行分布，且血管造影无血管异常。MELAS 患者尸检在中枢神经系统可以见到海绵样变性，主要累及灰质，深部白质多不受累。骨骼肌活检可见到大量 RRF。与其他线粒体病不同的是，MELAS 患者的骨骼肌 RRF 肌纤维 COX 染色为阳性，且骨骼肌内的血管内皮细胞和血管平滑肌细胞内线粒体增多，SDH 深染（strongly SDH-reactive vessels，SSVs），此种骨骼肌内血管 SDH 深染现象被认为是 MELAS 相对特征性的病理改变。本病多为母系遗传，由线粒体基因突变所致，最常见突变的为 mtDNA 3243A>G，约占 80%。

4. **肌阵挛癫痫伴破碎样红纤维（myoclonic epilepsy with ragged red fibers，MERRF）** 主要表现为进行性肌阵挛癫痫或共济失调等神经系统症状。儿童或接近成年期起病，表现为突然的肢体抽动或惊跳动作、突然跌倒、或强直阵挛，癫痫类型可以有改变，但多数对光敏感。共济失调可以进行性加重。肌肉受累症状多轻微或不明显。但血清乳酸酸中毒与骨骼肌内 RRF 为必备特征。头颅 CT 常见基底节钙化。该病最常见的基因突变为 mtDMA8344A>G 的突变。

5. **线粒体神经胃肠脑肌病（mitochondrial neurogastrointestinal encephalomyopathy，MNGIE）** 临床特征为进行性白质脑病、眼外肌麻痹、脱髓鞘性周围神经病与消化道功能障碍。消化道症状突出，表现为慢性腹泻与假性肠梗阻。该病呈常染色体隐性遗传，由编码胸腺嘧啶磷酸化酶的 *TYMP* 基因缺陷所导致，属于线粒体 DNA 耗竭综合征中的一型。

6. **线粒体 DNA 耗竭综合征（mitochondrial DNA depletion syndrome，MDS）** 是一组由于核基因突变导致的常染色体隐性遗传的线粒体病，特征性改变是肌肉、肝脏等受累组织内线粒体 DNA 拷贝数减少。依据特征性的临床表现，MDS 分为肌病型、脑肌病型、肝性脑病型和神经胃肠脑肌病型。目前已发现与 MDS 相关的致病核基因有 10 个，其中 *TK2* 主要与肌病型 MDS 相关。*TK2* 相关的 MDS 多在新生儿期或婴幼儿期起病，表现为进行性肌肉无力，以肢体近端肌肉及躯干肌受累为主，可表现为单纯肌病，或伴肝脏、心肌及脑组织等其他能量代谢需求较高脏器受累的脑肌病型。肌肉活检可见 RRF 与 COX 阴性肌纤维同时或单独存在。肌无力进展迅速，发病后数月至数年内常因呼吸肌无力导致的呼吸衰竭而死亡。有文献报道一组 33 例患者的中位生存时间为 2.2 年。

**【辅助检查】**

1. **乳酸、丙酮酸及乳酸/丙酮酸比值** 线粒体病患者往往伴随乳酸酸中毒，但线粒体病并非导致乳酸酸中毒的唯一原因。据报道仅有 40% 的线粒体病患者存在乳酸酸中毒。空腹静态血乳酸测定并不是一个很好的筛查手段，进行最小运动量试验（如蹬车试验）发现异常的乳酸升高可能对诊断更有帮助。在某些患者，乳酸水平增高可能只在代谢应激状态如发热或感染时出现，因此，有必要重复检查血乳酸水平。在某些线粒体病如 MELAS 综合征，常有乳酸升高，而对于 CPEO 患者，血乳酸测定没有太大价值。中枢神经系统症状突出的患者，脑脊液中乳酸水平测定非常重要，这些患者血乳酸水平有可能正常而仅有脑脊液乳酸水平升高。静脉血乳酸 / 丙酮酸比值有助于区分乳酸酸中毒的原因，比值升高更提示线粒体病。需要注意的是，线粒体病患者也可能乳酸 / 丙酮酸比值正常。

2. **肌电图检查**　并不能很好地反映线粒体脑肌病患者的肌肉损害。对存在显著肌肉无力症状的患者，肌电图可以呈肌源性损害，其他患者肌电图可以正常或接近正常，少数呈神经性损害。

3. **肌酶检查**　多数正常或轻度升高。

4. **肌肉病理检查**　不是所有线粒体病均累及骨骼肌，但对于存在骨骼肌受累的线粒体肌病或脑肌病患者，肌肉活检病理检查是线粒体肌病诊断中最重要的检查之一。特征性病理改变可以明确诊断，如光镜下的 RRF、COX 阴性肌纤维，超微电镜下线粒体数目和形态的异常，线粒体内的类结晶样包涵体等。

5. **线粒体呼吸链酶复合物活性测定**　分离新鲜肌肉组织内的线粒体，进行呼吸链酶复合物活性测定可以辅助诊断线粒体肌病，但此项检测技术要求较高，多用于实验室研究，未在临床普及。

6. **线粒体基因和核基因测定**　应用二代测序和 MPLA 技术检测外周血白细胞内线粒体基因和核基因片段的重复、缺失及核苷酸变异等是目前临床常用的检查方法，可以辅助明确诊断。有条件者还可以进行尿液或肌肉组织内线粒体 DNA 的分析。

**【诊断与鉴别诊断】**线粒体肌病的诊断主要依据特征性的临床表现，骨骼肌的运动不耐受性，在感染、饥饿、运动及应激状态时症状加重，伴或不伴心脏、脑、肝脏等多系统受累。血清乳酸或乳酸 / 丙酮酸比值升高支持诊断，肌肉活检见到特征性病理改变或基因检测到致病变异均可以明确诊断。

鉴别诊断：以肌肉症状为突出表现的线粒体肌病需要与其他类型的代谢性肌病相鉴别，尤其是肌肉病理提示伴随糖原和脂肪滴增多时，需要鉴别是线粒体肌病伴随的糖原和脂肪滴增多还是原发性糖原贮积症或脂质沉积性肌肉病。病理区别在于有无线粒体形态和结构的改变，在线粒体肌病时，形态异常的线粒体在肌纤维内或膜下聚集是最显著的病理改变，而在其他类型代谢性肌病，线粒体数目可能有轻微增多，但形态异常多数不显著。其次是基因检测可以辅助鉴别不同类型的代谢性肌病。

肌肉症状轻微、中枢神经系统症状突出的线粒体脑肌病有时需要与其他中枢神经系统受累的疾病相鉴别，需要根据不同的临床类型进行相应的鉴别，如首次卒中发作的 MELAS 需要和血管性病变引起的脑卒中相鉴别；脑白质病变突出的 MNGIE 需要与其他遗传性白质脑病或获得性脑白质病变相鉴别。

**【治疗与预后】**目前尚没有明确证据支持任何措施可以改变线粒体肌病的自然进程。主要是支持和对症治疗，改善症状，提高患者的生活质量。目前常用线粒体“维生素鸡尾酒”疗法，这些治疗用药通常被称为“保健食品”，包括辅酶 $Q_{10}$、L- 肉碱、α- 硫辛酸、肌酸 - 水合物、生物素、硫胺素、核黄素、L- 精氨酸、维生素 E 和维生素 C 等。多学科合作综合治疗和疾病的综合管理，包括运动疗法、鼻饲、胃造瘘、呼吸机支持、气管切开术、眼科与耳鼻喉相应的处理、抗癫痫治疗等，可以更好地改善患者的生活质量。

确定诊断对于开展遗传咨询非常重要，对于核基因突变引起的线粒体肌病，可以开展产前诊断。对于线粒体基因突变导致的线粒体肌病患者，由于不符合孟德尔遗传方式，且线粒体基因变异具有阈值效应，产前诊断较为困难。

## 二、糖原贮积症

糖原贮积症（glycogenstoragedisease，GSD）是一组由于基因突变导致的糖原合成、糖原分解或糖酵解障碍性疾病。在中等程度或高强度运动中，糖原分解代谢是最主要的能量供应物质。因此，糖原贮积症最常受累的脏器为骨骼肌，其次为其他依赖糖原代谢供能的脏器包括肝脏、心肌和脑。目前已经明确酶和基因缺陷的糖原贮积症有 16 种（按照发现年代被编码为 0~XV 型），其中 14 种可以累及骨骼肌，有 7 种糖原贮积症可以表现为运动诱发的肌肉症状，包括糖原贮积症Ⅴ型（肌磷酸化酶缺陷）、糖原贮积症Ⅶ型（肌磷酸果糖激酶缺陷）、糖原贮积症Ⅷ型（磷酸化酶 b 激酶缺陷）、糖原贮积症Ⅹ型（肌肉磷酸甘油酸变位酶缺陷）、糖原贮积症Ⅺ型（肌肉乳酸脱氢酶缺陷）、糖原贮积症ⅩⅢ型（β- 烯醇化酶缺乏症）和糖原贮积症ⅩⅣ型（磷酸葡萄糖变位酶缺陷）；3种糖原贮积症表现为持续的肌肉病症状或多脏器受累，包括糖原贮积症Ⅱ型（酸性麦芽糖酶缺陷）、糖原贮积症Ⅲ型（脱枝酶缺陷，Cori-Forbes病）、糖原贮积症Ⅳ型（分枝酶缺陷，Andersen病）。糖原贮积症0b型（肌糖原合成酶1缺乏）和糖原贮积症ⅩⅤ型（糖原蛋白-1，glycogenin缺乏），临床主要表现为心肌病和骨骼肌疾病。糖原贮积症Ⅸ型（磷酸甘油酸激酶缺乏症）和Ⅻ型（醛缩酶A缺乏症）除肌无力和横纹肌溶解外，可以伴随有溶血。

糖原贮积症不伴神经肌肉受累的有2种，分别为糖原贮积症Ⅰ型（葡萄糖6磷酸化酶缺陷）和糖原贮积症Ⅵ型（肝脏磷酸化酶缺陷）。前者主要累及肝脏和肾脏，后者主要累及肝脏和红细胞。

随分子遗传学进展，更多糖原贮积症的分子遗传机制得以明确。除了磷酸化酶b激酶和磷酸甘油酸激酶缺陷为X连锁隐性遗传外，其余均为常染色体隐性遗传。酸性麦芽糖酶缺陷为溶酶体内的酶缺陷，其余均为非溶酶体内的酶缺陷。糖原贮积症为罕见病，每一种的发病率都非常低。本节重点介绍相对常见的容易累及肌肉的糖原贮积症Ⅱ、Ⅴ和Ⅶ型。临床表现为慢性持续性近端肌无力（如糖原贮积症Ⅱ型）或隐匿性肌无力，仅在剧烈运动后出现肌肉无力、痉挛和疼痛，重者甚至因严重横纹肌溶解导致急性肾功能障碍，如糖原贮积症Ⅴ型。

**【病因与发病机制】**糖原贮积症Ⅱ型（glycogen-storagedisease，type Ⅱ）又称Pompe病（Pompe disease），由位于染色体17q25.3编码溶酶体内酸性麦芽糖酶的*GAA*基因突变所致。由于酸性麦芽糖酶（α-1，4糖苷酶）活性缺失导致糖原不能被分解，从而在机体各脏器包括肝脏、心脏、骨骼肌等沉积而引发一系列临床症状。糖原贮积症Ⅴ型（glycogenstoragedisease，type Ⅴ）又称McArdle病（McArdle disease），是由位于染色体11q13编码肌磷酸化酶的*PYGM*基因突变所致。由于肌磷酸化酶缺陷，使得骨骼肌内的糖原分解受阻，能量供应不足。糖原贮积症Ⅶ型（glycogen storage disease，type Ⅶ）又称Tarui病（Tarui disease），是由位于染色体12q13.11编码肌磷酸果糖激酶的*PFKM*基因突变所致，由于肌磷酸果糖激酶缺陷，导致6-磷酸果糖不能转换为1，6-二磷酸果糖，糖酵解障碍引起肌肉能量供应障碍，尤其是剧烈运动情况下。

**【病理】**肌肉病理检查是糖原贮积性肌肉病的确诊依据之一。Pompe病糖原贮积见于各个脏器组织，尸检可见骨骼肌、心肌、肝脏及脊髓前角细胞和脑干神经元内大量糖原贮积。肌肉活检可见肌细胞细胞质内空泡，PAS染色显示空泡内充满深染物质，提示糖原贮积（见文末彩图20-12）。超微电子显微镜下可见肌纤维膜下大量膜包裹的糖原颗粒堆积（见文末彩图20-13）。McArdle病糖原贮积主要在骨骼肌内，肌肉活检光镜下可见肌纤维周边膜下空泡，PAS染色阳性。肌磷酸化酶组织化学染色时肌纤维不着色，提示肌磷酸化酶缺陷。超微电子显微镜下可见大量糖原颗粒堆积于肌细胞膜下和肌原纤维之间。Tarui病肌肉活检光学和电子显微镜下均可见肌纤维膜下和肌原纤维间的糖原颗粒堆积，与McArdle病相似，不同的是，肌纤维内的糖原颗粒PAS染色阳性，但不能被淀粉酶水解，特异性的肌磷酸果糖激酶组织化学染色显示肌纤维不着色。

**【临床表现】**

1. **Pompe病** 根据发病年龄、疾病进展快慢和受累脏器的不同，临床分为婴儿型、儿童型和成年型。

（1）婴儿型：生后数月发病，呈进行性肌肉无力和肌张力低下，心脏、肝脏和舌体增大。常伴有呼吸和喂养困难。患者多于2岁前死于呼吸衰竭或心力衰竭。心电图显示PR间期缩短、QRS波幅增高和左室肥厚。超声心动显示室间隔和左室后壁肥厚、左室流出道梗阻。病理检查可见大量糖原在体内各脏器内堆积，尤其是心脏、肝脏和骨骼肌。

（2）儿童型：婴儿期或儿童早期起病，临床表现为运动发育落后和肌肉无力，近端肌无力较远端明显。可有选择性呼吸肌受累重于四肢肌肉。部分患者可有腓肠肌肥大，临床表现类似Duchenne肌营养不良。疾病缓慢进展，极少人可以存活至二十岁。死亡原因多为呼吸衰竭。肝脏、心脏和舌肥大不常见。病理检查可见肌纤维内糖原堆积，但其他脏器糖原堆积不明显。

（3）成人型：成年后起病，多在二十岁以后发病。临床表现为缓慢进展的肌肉病症状，类似多发性肌炎或肢带型肌营养不良。肌肉无力累及躯干和四肢，以近端受累为主。大约三分之一的患者以呼吸功能不全起病，表现为清醒或夜间头痛、困倦、恶心、呼气性呼吸困难。呼吸功能测试提示限制性换气障碍、低氧血症和高碳酸血症，肺潮气量减小。随着疾病的进展，几乎所有病例均有呼吸肌受累，呼吸衰竭是常见的死亡原因之一。患者一般没有心脏和肝脏受累。

2. **McArdle病** 发病年龄多数在儿童期或以后，以运动不耐受，活动诱发的肌肉疼痛、僵硬和疲乏无力最为常见，休息后症状可缓解。在不同患者诱发症状的活动类型和强度各有不同，即使同一个患者在不同时间的诱发因素也可能不同。常见诱发症状的运动包括提或推拉重物、爬山或爬楼。但平地行走多可耐受。很多患者存在“二阵风(second wind)”现象，即患者在感到运动后肌肉疼痛和僵硬时减慢速度或进行短暂休息，症状消失后再次运动，往往可以获得更好的运动耐力。大约半数患者出现运动后的横纹肌溶解和肌红蛋白尿，严重者可发生急性肾衰竭。有早期发病的个例报道，患儿生后早期发病，呈严重的全身肌肉无力，运动发育落后，进行性呼吸功能障碍，严重者可在婴儿期死亡。

3. **Tarui 病**　临床表现与 McArdle 病类似，较之罕见。早期主要表现为运动不耐受，运动诱发的肌肉痉挛、疼痛和肌红蛋白尿，但一般没有“二阵风”现象，且在运动诱发肌肉疼痛症状的同时易伴随恶心和呕吐。由于患者红细胞内的磷酸果糖激酶活性也降低，患者可伴随溶血性贫血、黄疸，网织红细胞数增多等溶血征象。患者尿酸水平往往较高，有些可以伴随痛风性关节炎症状。随病程进展，后期患者可以出现持续性肢体无力。

**【辅助检查】**

1. **肌酶测定**　多数患者可见轻度升高(不超过正常值高限的5倍)，但在活动诱发的横纹肌溶解时，肌酶可以显著升高达数千甚至超过 10 000IU/L。

2. **肌电图检查**　可以呈肌源性损害，也可以正常或接近正常。

3. **肌肉病理检查**　肌活检病理检查是糖原贮积性肌肉病最重要确诊依据之一。肌纤维空泡内充满 PAS 染色阳性物质，超微电子显微镜下肌纤维内糖原颗粒堆积，被膜包裹的糖原颗粒堆积提示为糖原贮积症Ⅱ型，特异性肌磷酸化酶、肌磷酸果糖激酶组织化学染色可以辅助诊断具体酶缺陷类型。

4. **酶和基因测定**　外周血淋巴细胞、肌肉组织或皮肤成纤维细胞内酸性麦芽糖酶活性测定可以辅助确诊 Pompe 病。基因测序分析可以明确其他类型的糖原贮积症。

**【诊断与鉴别诊断】**糖原贮积症的诊断主要依据特征性的临床表现结合必要的辅助检查。Pompe 病以运动发育落后和肌肉无力为主要表现，常伴肝脏、心脏受累，易选择性累及呼吸肌。McArdle 和 Tarui 病均表现为活动诱发的肌肉疼痛、僵硬和无力。肌肉活检可以证实肌纤维内糖原颗粒贮积。特异性酶组织化学染色、外周血或肌肉组织内酸性麦芽糖酶活性测定及基因分析可以确诊糖原贮积症具体类型。

鉴别诊断：以持续性肌肉无力和运动发育落后为主要表现的 Pompe 病，尤其是体检伴随腓肠肌肥大时，需要与肌营养不良鉴别。以活动诱发的肌肉疼痛和无力为主要表现的 McArdle 及 Tarui 病，需要与线粒体肌病相鉴别。依据外周血肌酶水平测定、乳酸水平检测及肌肉活检病理，多数不难区别。

**【治疗与预后】**对于 Pompe 病，rhGAA 酶(Myozyme)替代治疗可以有效改善患儿运动和心脏功能，对于已经出现肌无力症状或呼吸功能下降的患者，建议早期应用。但由于价格昂贵，关于何时开始应用及应用疗程，目前仍存有争议。目前该药在国内尚未上市(国内某些医院在开展临床试验，为注射用阿糖苷酶 α，50mg/瓶)。没有证据表明任何药物、饮食疗法或运动方案对 McArdle 病有确切疗效。建议改变生活方式，尽量避免急剧高强度运动，如提重物、爬山或爬楼。可以适当进行中等强度的有氧训练(每天 30 分钟，每周 4 天，强度为达个人最大心率的 60%~70%)，有助于提高运动耐力而不至于导致肌肉痉挛、疼痛和肌酶升高。其他可能有帮助的治疗包括，补充维生素 $B_6$、高碳水化合物或高蛋白饮食，运动前补充蔗糖或葡萄糖等。

确定诊断对于开展遗传咨询非常重要。可以通过检测羊水细胞内的酸性麦芽糖酶活性和/或 *GAA* 基因分析进行 Pompe 病的产前诊断。对于基因诊断明确的 McArdle 病和 Tarui 病及其他糖原贮积症，均可以通过产前诊断避免该病在家系内的再次发生。

## 三、脂质代谢障碍性肌肉病

脂肪酸是体内重要的能量供应物质，尤其是在饥饿状态下。脂肪酸在肝脏进行部分氧化代谢产生酮体，而酮体是机体组织尤其是脑组织的辅助供能物质之一。脂肪酸的氧化是骨骼肌和心肌最主要的能量来源。脂质代谢障碍性肌肉病患者往往伴随多脏器受累。婴幼儿期起病者可能以肝脏或脑病症状首发，儿童晚期或成年期起病者则常表现为肌肉病症状。

脂质代谢障碍性肌肉病患者平日可以无症状，完成短时高强度活动可能也没有困难，但在患感染性疾病尤其是伴随恶心呕吐时、长时间饥饿状态或进行持久高强度活动时，则会出现乏力、困倦，甚至肌肉痉挛、疼痛伴茶色尿。由于代谢障碍发生环节的不同，脂质代谢障碍患者的肌纤维内有的可见显著的脂质沉积，而有的并无脂质沉积。肌纤维内存在脂质沉积的脂质代谢障碍性肌肉病，称之为脂质沉积性肌病。

**【病因与发病机制】**本组疾病均为常染色体隐性遗传。脂肪在体内的代谢途径如下：甘油三酯在甘油三酯酶的作用下分解为脂肪酸和甘油，脂肪酸在肉碱的参与下以酯酰辅酶A的形式被肉碱棕榈酰转移酶转运至线粒体内，在线粒体内进行一系列的β氧化，最终产生ATP。根据脂质代谢障碍涉及的主要环节，脂质代谢障碍性肌肉病分为：①中性脂肪沉积症伴鱼鳞病（neutral lipid storage disease with ichthyosis，NLSDI）和中性脂肪沉积症伴肌病（neutral lipid storage disease with myopathy，NLSDM），不伴鱼鳞病者由编码甘油三酰脂肪酶的*PNPLA2*基因突变所导致；伴鱼鳞病者由*ABHD5*基因突变所导致，患者除了脂质沉积性肌病和鱼鳞病外，多伴有肝脏、骨骼、中枢神经系统等多系统受累，又称Dorfman-Chanarin综合征；②原发性肉碱缺乏症（primary carnitine deficiency，PCD），由编码肉碱转运蛋白的*SLC22A5*基因突变所致，该基因突变导致肉碱由细胞外向细胞内的转运障碍；③肉碱棕榈酰转移酶（carnitine palmitoyl transferase，CPT）缺陷，由编码肉碱棕榈酰转移酶*CPTI*和*CPTII*基因缺陷所导致，该基因突变导致长链脂肪酸向线粒体内的转运障碍；④脂肪酸线粒体内β氧化过程中的酶缺陷，包括长链酰基辅酶A脱氢酶缺陷（Long-chain acyl-CoA Dehydrogenase，LCAD）、中链酰基辅酶A脱氢酶缺陷（Medium-chain acyl-CoA Dehydrogenase，MCAD）和三功能蛋白缺陷trifunctional protein deficiencies）。其中*ETFA*、*ETFB*和*ETFDH*基因突变导致的多种酰基辅酶A脱氢酶缺陷（Multiple acyl-coenzyme A dehydrogenaseDeficiency，MADD），即戊二酸尿症Ⅱ型，被认为是国人脂质沉积性肌病最常见的原因之一。

**【病理】**肌肉病理检查是脂质沉积性肌病的确诊依据之一。HE染色时可见肌纤维内大量细小空泡，油红"O"或苏丹黑脂肪染色可确认为脂肪滴在骨骼肌纤维内的异常沉积，以Ⅰ型肌纤维受累为主（见文末彩图20-14）。一般没有肌纤维萎缩、肥大、坏死、再生，没有间质结缔组织增生及炎症细胞浸润。肌肉超微病理检查也可以证实肌纤维内脂肪滴的异常增多，脂肪滴在肌纤维内成串排列或成堆聚集（见文末彩图20-15）。常见的伴有脂肪滴堆积的肌肉病有中性脂肪沉积症伴鱼鳞病或中性脂肪沉积症伴肌病、原发性肉碱缺乏症和多种脂酰辅酶A脱氢酶缺陷。肉碱棕榈酰转移酶缺陷患者的骨骼肌内多数见不到显著的脂质沉积。中性脂肪沉积性肌病常伴有脂肪滴在其他多个脏器内的沉积，包括肝脏、肾脏、心肌和皮肤成纤维细胞等。

**【临床表现】**不同种类脂质代谢障碍性肌肉病的起病方式不一，可表现为亚急性起病的肢体无力，也可隐匿起病，仅在应激状态时出现症状。患者的病情轻重差异也很大，重者可失去独立行走能力，甚至危及生命，轻者仅有轻度肌力下降。临床表现和病情轻重的差异主要取决于不同的基因变异对脂质代谢过程的影响程度。

**1. 脂肪酸β氧化障碍** 脂肪酸β氧化障碍是脂质代谢障碍性肌肉病最主要的原因。β氧化障碍包括两部分：①线粒体内膜长链酰基辅酶A代谢障碍，*ACADVL*基因突变导致的极长链酰基辅酶A脱氢酶（VLCAD）缺乏症，多在婴幼儿期发病，表现为非酮症性低血糖、扩张性心肌病、肝脏脂肪变性、代谢性酸中毒，血浆长链酰基肉碱水平升高伴二羧酸尿症。三功能蛋白是由3-羟酰基辅酶A脱氢酶、烯酰辅酶A水化酶、3-酮酯酰辅酶A硫解酶组成的酶复合体，多数三功能蛋白缺陷的患者仅有3-羟酰基辅酶A脱氢酶缺陷，部分患者存在多个酶的联合缺陷。3-羟酰基辅酶A脱氢酶缺陷患者多在2岁内发病，临床表现包括瑞氏综合征样发作、低酮症性低血糖、进行性肌肉无力伴或不伴发作性肌红蛋白尿、和/或心肌病以及猝死。②线粒体基质内的酰基辅酶A代谢障碍，由参与此过程的长链、中链和短链酰基辅酶A脱氢酶单独或联合缺陷所导致。其中，中链酰基辅酶A脱氢酶缺陷是最常见的脂肪酸氧化代谢异常的疾病之一。临床表现轻重不一，典型症状包括饥饿不耐受、恶心、呕吐、低酮症性低血糖、嗜睡和昏迷。肝脏增大伴肝细胞内脂肪沉积为其特征性表现。患者有二羧酸尿症。肌肉受累症状较少见。轻症患者可无明显的临床症状。长链和短链酰基辅酶A脱氢酶缺陷临床比较少见，而多种酰基辅酶A脱氢酶缺陷导致的戊二酸尿症Ⅱ型则被认为是国人脂质沉积性肌病最常见的原因，目前国际上不同病因所致脂质沉积性肌病发生率的高低尚无统一认识。戊二酸尿症Ⅱ型临床表现轻重差异较大，起病年龄越早，病情通常越重。婴儿期起病患者典型的症状为肌张力低下、肝脏增大、低酮症性低血糖、代谢性酸中毒、强烈的汗脚体味，严重者早期死亡。晚发型患者多表现为近端为主的肢体无力，常伴有不同程度肝脏增大，发作性呕吐、嗜睡、低血糖和脑病症状。

**2. 原发性肉碱缺乏症** 是临床相对常见的儿童脂质沉积性肌病的病因之一。发生率与人群种族有关,在美国的发生率约为1∶50 000,在法罗群岛为1∶297。原发性肉碱缺乏症主要表现为扩张型心肌病、脂质沉积性肌病、低酮症性低血糖伴反复脑病症状。临床表现轻重差异很大,与起病年龄相关,婴幼儿期起病多表现为严重的低酮症性低血糖、心脏扩大、心功能衰竭等;年长儿起病者可表现为肌无力、肌酶升高和心肌病;在成年人可仅表现为乏力,或无明显临床症状。在各个年龄段起病的儿童原发性肉碱缺乏症患者中,进展性心肌病是最常见的临床表现。患者可以表现为运动发育落后、缓慢进展的近端肌无力和肌张力低下等肌病症状,在反复感染合并呕吐、摄入不足或饥饿状态时,容易出现低酮症性低血糖,以及因严重低血糖导致的神经系统症状如意识障碍、惊厥等。

3. **肉碱棕榈酰转移酶缺陷** 线粒体有2个肉碱棕榈酰转移酶,CPTⅠ和CPTⅡ,其中CPTⅠ位于线粒体外膜的内侧面,CPTⅡ位于线粒体内膜,两者协同将长链脂肪酸从细胞质转运到线粒体内。CPTⅠ有肝脏型和骨骼肌型2种同工酶,目前报道的基因变异主要累及了肝脏型同工酶,患者多表现为婴幼儿期起病的反复低酮症性低血糖,急性低血糖发作可以表现为嗜睡、昏睡、昏迷、惊厥发作,严重者甚至导致死亡。反复慢性低血糖发作可以导致智力运动发育迟滞、偏瘫和癫痫。肌肉无力虽有报道,但不是CPTⅠ缺陷的主要临床表现。CPTⅡ缺陷的临床表现则复杂多样,依据发病年龄,CPTⅡ缺陷的临床表现分为3个类型:早发婴儿型,晚发婴儿型和成年型。早发婴儿型CPTⅡ缺陷临床罕见,多在出生时即表现为严重的低酮症性低血糖伴广泛脂肪变性,多在生后数日内死亡。晚发婴儿型CPTⅡ与CPTⅠ缺陷临床相似,可以表现为饥饿诱发的急性低酮症性低血糖发作,临床表现为嗜睡、昏睡、昏迷、惊厥发作,甚至导致死亡,可以伴随肌张力低下、肝大、心脏增大、心律失常等。成年型CPTⅡ多在20岁以后发病,饥饿和持续运动诱发反复肌肉疼痛和痉挛是主要临床表现,严重者出现肌红蛋白尿和肾衰竭。

4. **中性脂肪沉积性肌病** 临床比较罕见,儿童或成年期起病,主要表现为近端肌肉受累为主的缓慢进展的四肢肌肉无力,颈部和躯干部肌肉多不受累。半数患者可能累及心脏。中性脂肪沉积于几乎所有组织的细胞内,包括骨骼肌纤维、肝细胞、胃肠道上皮、子宫内膜、表皮基底细胞和颗粒细胞、骨髓细胞和成纤维细胞、外周血白细胞等,伴鱼鳞病时又被称为Dorfman-Chanarin综合征,除肌肉病和鱼鳞病外,还可以有儿童精神运动发育迟滞、眼震、共济失调、神经感音性耳聋等神经系统症状。

**【辅助检查】**

1. **血生化检查** 肌酸激酶仅轻度增高,出现骨骼肌溶解时可以明显增高。部分患者可有低血糖、高甘油三酯血症。

2. **肌电图检查** 多数为肌源性损害,偶可伴有神经源性损害及周围神经传导速度减慢。

3. **肌肉活检** 特征性病理改变为肌纤维内存在大量的脂肪滴,缺乏其他特异性改变。应该注意的是,不是所有脂质代谢障碍性肌肉病患者的肌纤维内都存在脂肪滴沉积,如肉碱棕榈酰转移酶缺陷患者的骨骼肌内多数见不到显著脂质沉积。

4. **血酰基肉碱谱分析和尿有机酸筛查** 戊二酸尿症Ⅱ型患者的尿气相质谱分析可有戊二酸、乙基丙二酸、异戊酸、己二酸、辛二酸和癸二酸等多种有机酸水平升高,血串联质谱分析可见从短链到长链多种酰基肉碱增高。原发性肉碱缺乏时可见血清内游离和酰基肉碱水平均显著降低。相比较于原发性肉碱缺乏症,继发性肉碱缺乏的情况更常见,如β氧化障碍、营养不良、肉碱丢失过多(如肾脏Fanconi综合征)、接受丙戊酸治疗等,检验结果分析时需注意。

5. **基因检测** 随着二代测序基因检测技术的普及,部分脂质代谢障碍性肌肉病患者可以通过基因检测明确诊断。但还有多种脂质沉积性肌病的致病基因有待明确。

**【诊断与鉴别诊断】**脂质代谢障碍性肌肉病的诊断应基于患者的临床表现、结合辅助检查尤其是肌肉活检病理改变综合判断。婴儿期出现低酮症性低血糖症状,伴或不伴骨骼肌、心肌和肝脏损害时,或年长儿出现近端为主的肢体无力,尤其是感染、饥饿或持续高强度运动时症状加重,应当考虑脂质代谢障碍性肌病的可能性。肌电图和肌酸激酶检查有参考意义,肌肉活检标本中的脂肪滴显著增加则可以明确脂质沉积性肌病的诊断,进一步的病因分析需要结合尿有机酸分析和血肉碱谱分析,以及相应的基因变异检测。需要注意部分脂质代谢障碍性肌病如肉碱棕榈酰转移酶缺陷,并不导致脂质在骨骼肌内的沉积。

鉴别诊断:以活动诱发的肌肉疼痛和无力为主要表现的脂质代谢障碍性肌肉病,需要与糖原贮积症McArdle和Tarui病相鉴别。McArdle病临床常有“二阵风现象”,而Tarui病易伴随溶血性黄疸。依据相对特征性的肌肉活检病理改变,借助特异性酶组织化学染色如肌磷酸化酶、肌磷酸果糖激酶染色等,多数不难区别。

**【治疗与预后】**调整饮食，预防肌红蛋白尿发作。发作期休息以减少骨骼肌能量的消耗，在发作间期可以适当进行短时间的有氧运动。由于感染、饥饿和长时间的活动主要依靠脂肪提供能量，所以应当尽可能避免在疲劳、饥饿和感染情况下进行锻炼。极长链酰基辅酶A脱氢酶缺乏的患者应调整饮食，避免摄入过多含有长链脂肪酸的食物，避免长时间饥饿，患急性疾病时静脉输注葡萄糖补充能量。肉碱棕榈酰转移酶缺乏患者在手术麻醉前或过程中应当静脉输注葡萄糖。

对原发性肉碱缺乏患者补充左旋肉碱可以获得戏剧性疗效，肉碱替代治疗可以恢复血清肉碱水平，需要长期服用。儿童左旋肉碱治疗的推荐剂量为100~200mg/(kg·d)，需要终身治疗。部分戊二酸尿症Ⅱ型(多种酰基辅酶A脱氢酶缺乏)患者补充维生素$B_2$100~400mg/d可以取得明显疗效。多数戊二酸尿症Ⅱ型患者存在继发性肉碱缺乏，可同时补充左旋肉碱。部分患者存在继发性辅酶$Q_{10}$缺乏，补充辅酶$Q_{10}$可获较好疗效。对于中性脂质沉积性肌病、肉碱棕榈酰转移酶缺乏的患者，目前尚无特效治疗。

明确突变基因非常重要，可以为家系提供遗传咨询和产前诊断，以避免该病在家系内的再次发生。

**关键点**

1. 运动不耐受和肌肉易疲劳现象是代谢性肌病的共同特征，在劳累、感染、发热、低血糖或剧烈运动时症状加重。
2. 常合并多个高能量需求脏器如心脏、肝脏和脑等受累，临床出现多系统受累症状。
3. 肌酶多数轻中度升高，感染或其他因素诱发急性横纹肌溶解时可以出现一过性显著升高。
4. 有时伴随生化异常如低血糖、代谢性酸中毒、高乳酸和丙酮酸等。
5. 基因突变分析可以最终明确诊断，指导治疗以及遗传咨询与产前诊断。

(常杏芝)

## 第六节 肌强直性肌肉病

肌强直是随意活动时出现的肌肉持续性收缩，尤其是肌肉松弛延迟。肌电图显示为高频不随意性电位持续发放(肌强直电位)。肌强直现象往往可以通过机械性叩击肌肉以及直接或间接电刺激而诱发。肌强直的发生是由于肌肉细胞膜短暂的过度兴奋所导致的。最常见的具有肌强直现象的疾病为影响骨骼肌细胞膜的离子通道病，包括：①氯离子通道病，如Thomsen病和Becker病；②钠离子通道病，如先天性副肌强直、波动性肌强直、持续性肌强直、显性遗传性疼痛性痉挛和乙酰唑胺反应性肌强直等。其次是常染色体显性遗传性强直性肌营养不良，包括强直性肌营养不良1型、先天性强直性肌营养不良和强直性肌营养不良2型(见肌营养不良章节)。此外，肌强直现象还可以出现在其他神经肌肉病，如多发性肌炎、皮肌炎、进行性肌营养不良、糖原贮积症、中央核肌病以及脊髓或周围神经病变等，依据其他更具特征性的临床表现，临床上不难与离子通道病引起的肌强直相鉴别。本节重点介绍离子通道病导致的非肌营养不良性肌强直。

### 一、遗传性先天性肌强直

先天性肌强直(congenital myotonia)也称氯离子通道病性肌强直，包括常染色体显性遗传的先天性肌强直(Thomsen病)和常染色体隐性遗传的先天性肌强直(Becker病)，为非肌营养不良性肌强直中最经典的类型，均由氯离子通道病变所致。临床表现为程度不等的肌强直不伴周期性瘫痪。

**【病因与发病机制】**显性和隐性遗传的先天性肌强直均由位于7p35的氯离子通道基因(*CLCN1*)突变所致，该基因编码骨骼肌细胞膜上电压依赖性氯离子通道蛋白。目前已经发现超过100个*CLCN1*基因突变位点，多为点突变，外显子8可能为热点突变区域。在动物模型以及对患者肌纤维的研究发现，*CLCN1*基因突变导致氯离子通道复合体功能改变或丧失，出现细胞内氯离子浓度持续性下降，肌纤维处于过度兴奋状态，导致随意活动后单个肌纤维膜的动作电位活动持续时间延长，阻滞了肌纤维的松弛。

**【临床表现】**Thomsen病多在婴儿期发病，大约10%的患者在10~20岁起病，男女发病一致。同一家族内不同患者之间肌强直的严重程度可以存在差异。临床表现为广泛性肌强直，下肢受累最明显，头面部、四肢及手部肌肉均可受累，影响患者的精细运动和行走等日常活动。手部肌肉受累明显者，患者抓握物品时可能出现困难；咀嚼肌受累时，患者可以出现咀嚼困难。肌肉强直在休息后用力活动时最明显，如用力握紧手掌后，患者不能立即张开手掌，休息后患者不能立即从坐位站起。大约30%的患者伴随肌肉疼痛，75%的患者伴随轻度近端为主的肌肉无力。重复运动后肌强直反应减轻，称“warm-up”现象。该现象有助于与钠离子通道病引起的肌强直相鉴别，后者重复运动可以加剧肌强直现象。

Becker病的临床症状和Thomsen病相似，但更常见，病情更严重。男性比女性多见，发病年龄在4~12岁，临床症状从下肢开始，几年后累及上肢和咀嚼肌，最后累及所有骨骼肌，肌强直反应也随病情的发展而加重，一般在25~30岁后不再加重。Becker病患者的肌强直现象常较Thomsen病更严重，对患者日程活动的影响更显著，患者常有步态异常，如足尖行走（脚后跟不着地）伴随脊柱侧弯，手腕和足背屈困难，下肢肌肉肥大，与颈、肩和上肢肌肉不成比例。在需要突然快速运动的情况下，严重的肌强直可以导致患者突然摔倒而受伤。与Thomsen病不同的是，Becker病患者可以出现一过性近端肌肉无力，多发生在初始动作后数秒，如在用力抓重物时突然松手。这种一过性无力在重复运动后消失，患者的肌力在重复运动后恢复正常。

两种类型的先天性肌强直患者均可以出现肌肉肥大，尤其是下肢明显，类似健美运动员，个别患者出现胸锁乳突肌、前臂和手部肌肉的萎缩。肌力一般正常，腱反射正常，没有感觉障碍。肌强直的严重程度在患者的一生中保持稳定。有报道在怀孕和甲状腺功能减退时肌强直可以加重，而在寒冷、饥饿、疲劳和紧张状态下肌强直加重不明显。

**【辅助检查】**

1. **血清肌酸激酶检查** 多数正常，偶有轻度升高。

2. **肌电图检查** 针极插入静息骨骼肌纤维可见典型肌强直反应。

3. **肌肉活检** 肌肉病理正常或轻微肌肉病样改变，缺乏诊断特异性，不建议进行。轻微改变包括肌纤维轻度均匀性肥大，偶尔可见肌浆块形成和核内移以及Ⅰ型肌纤维占优势。

4. **基因检测** *CLCN1*基因突变可以辅助明确诊断。

**【诊断和鉴别诊断】**患者有肌强直现象而肌力和肌酸激酶正常，电生理检查证实存在肌纤维强直电位，明确肌强直诊断多数不困难。结合家族史和基因检测，多数氯离子通道病性肌强直可以明确诊断。

鉴别诊断需要首先除外强直性肌营养不良，尤其是先天性强直性肌营养不良。强直性肌营养不良多伴随肌肉无力及其他多系统受累，肌强直比较轻，强直性肌营养不良Ⅰ型以四肢远端肌肉受累为主，Ⅱ型以肢体近端肌肉受累为主。可以伴随早发性白内障，心律失常等。两者分别由位于19号染色体的*DMPK*基因CTG三核苷酸不稳定重复扩增和位于3号染色体*ZNF9*基因的CCTG重复扩增所引起。基因检测可以明确。其次，需要与其他离子通道病引起的肌强直相鉴别。钠离子通道病引起的肌强直与氯离子通道病性肌强直临床表现类似，不同的是：①钠离子通道病患者的肌强直不伴随warm-up现象，随重复运动患者的肌强直现象加重而不是减轻；②部分钠离子通道病患者可以伴随周期性瘫痪。基因检测有助于两者的区分。

**【治疗与预后】**患者寿命不受影响，多数不需要进行药物治疗。通过影响钠通道而降低细胞膜兴奋性的药物，如局部麻醉和Ib类抗心律失常药物可减轻肌强直症状。最常用的药物是美西律，大约50%的患者对该药有反应。但应用该药前应检查基础心电图，以排除隐匿的心脏传导异常，需要监测药物浓度以防中毒。抗癫痫药物卡马西平对部分患者有效。手术患者尽量避免应用去极化的肌肉松弛麻醉剂如琥珀胆碱或其他抗胆碱酯酶制剂，以免诱发或加重肌强直。

## 二、肌强直伴和不伴周期性瘫痪

肌强直伴和不伴周期性瘫痪（myotonia with/without periodic paralysis），即钠离子通道性肌强直，由电压依赖性肌肉钠离子通道基因*SCN4A*突变所致，临床表现多样，包括轻微波动性肌肉强直伴疼痛、持续性肌强直、副肌强直（paradoxical myotonia）伴肌无力以及发作性肌无力，症状的差异虽然可能与不同位点的基因变异对钠离子通道电流的影响程度有关，但在同一家系内临床表型仍有变化。

### （一）波动性肌强直和持续性肌强直

**【病因】**呈常染色体显性遗传，致病基因为编码骨骼肌细胞膜钠离子通道α亚单位的*SCN4A*基因。临床表型的差异可能与突变位点有关，*SCN4A*基因c.1306G>E变异与严重的持续性肌强直有关。

**【临床表现】**波动性肌强直和持续性肌强直是同一疾病的不同临床表型。轻症表型为波动性肌强直，肌强直症状每天出现波动，没有肌无力，有时可以没有肌强直。肌强直可以通过运动或口服钾制剂诱发，且肌强直常延迟出现，即在剧烈活动与肌强直之间有一个间歇期，如剧烈运动后休息数分钟，再次运动可诱发强烈肌强直，持续可达数小时。严重表型为持续性肌强直，广泛的肌强直可以累及面肌、颈、肩部和下肢。在儿童持续而严重的胸肌强直可以导致通气障碍，呼吸困难，出现低氧血症而影响意识，有时被误诊为癫痫，尽管误诊但卡马西平可能有效。未经治疗，反复严重的肌强直可能危及生命。部分患者临床表现类似 Thomsen 病，运动诱发的肌肉痉挛性疼痛更常见。应用醋氮酰胺后肌强直和疼痛可以减轻。

**【辅助检查】**肌电图和肌酶改变与前述氯离子通道病性肌强直相似，不同的是突变基因，对于疑诊患者，建议进行钠离子通道基因突变检测。

**【治疗】**醋氮酰胺常用于缓解患者的肌强直和肌肉疼痛，应用过程中需常规监测腹部超声，以早期发现药物引发的肾脏结石。对于严重肌肉痉挛和疼痛的患者，可以试用环苯扎林（cyclobenzaprine）。维持血钾水平在 3.8~4.2mmol/L 有助于减少围手术期的肌肉痉挛。需严密监测术中和术后的肌强直现象。因应激、肌肉组织破坏和出血均可以使血钾升高，诱发肌强直。术后还可以静脉应用地西泮或劳拉西泮以减轻肌强直。必要时美西律可以和醋氮酰胺联合应用。

（二）先天性副肌强直

**【病因】**呈常染色体显性遗传，致病基因位于 17 号染色体，编码位于骨骼肌细胞膜的钠离子通道蛋白 *SCN4A*。目前已经发现 *SCN4A* 基因超过 50 个突变位点与先天性副肌强直有关，多数位于外显子 22 和 24。

**【临床表现】**患者出生后即出现症状，持续一生。肌强直首先累及面肌、舌肌、颈部肌、手部肌肉，有时可限于面肌，其他部位受累不明显。突出的特征是反常性肌强直，即在活动中出现肌强直，而且随活动的持续而加重。肌强直在寒冷状态下加重，或在寒冷状态下出现一过性肌强直反应。当用冷水洗面时眼外肌强直导致闭眼后不能立即睁开，手指处于僵直状态，面肌、咀嚼肌和舌肌也可以出现僵直现象，下肢一般不受累，经保温后上述症状可以在数分钟内消失，但活动可以再次诱发温暖环境下的肌肉强直。

多数患者在寒冷状态下和连续活动后出现肌无力或高钾性周期性瘫痪。少数患者没有寒冷相关的肌肉瘫痪，个别患者出现上肢远端性肌萎缩、肌肥大或者在温暖环境中出现肌强直性无力。查体可以发现腱反射减弱和极轻的叩击性肌强直。

临床表现在家族内不同患者间可以存在差异，部分患者在温暖状态下也存在肌强直，部分患者仅在寒冷状态下出现肌强直或瘫痪，部分患者可以同时出现肌强直和温度相关的肌无力。表现类似高钾性周期性瘫痪的肌无力发作，常在早晨出现，持续几小时，口服钾可以诱发发作。

**【辅助检查】**

1. **电解质检查** 部分患者出现发作性肢体无力时可以有血钾升高。

2. **血清肌酸激酶检查** 部分合并高钾性周期性瘫痪的患者可以出现轻度肌酸激酶升高。

3. **肌电图检查** 可以发现肌强直反应，在暴露于寒冷环境前后分别在手腕部位尺神经重复刺激，有助于某些类型钠离子通道相关肌强直的判断。但此操作可以引起不适，多用于成人。

4. **肌肉活检** 多数患者没有肌肉病理改变，少数肌肉病理显示个别肌纤维坏死变性、吞噬现象和核内移增多，没有空泡形成。病理改变轻微且不具有疾病特异性，不建议进行此项检查。

5. **肌强直冷水诱发实验** 将手和前臂浸泡在 15 度左右的冷水内 15~30 分钟，之后用力握拳和张开手掌，多数患者可以诱发肌强直和肌肉无力。多数患者可以耐受此项检查。

6. **基因检测** 钠离子通道 *SCN4A* 基因突变可以辅助明确诊断。

**【诊断和鉴别诊断】**诊断主要依据特征性临床表现，寒冷诱发的肌肉强直和无力，运动后肌强直现象加重，肌电图提示有肌强直现象。阳性家族史和冷水诱发实验可以辅助诊断。

持续性的肌无力和显著的肌肉肥大或萎缩不是先天性副肌强直的临床表现，如果有持续性肌无力症状，应当除外强直性肌营养不良。

**【治疗】**先天性副肌强直患者的肌强直现象生后即出现，持续终身，不影响寿命，多数不需要治疗。也有报道随年龄增长症状减轻的患者，不除外患者改变生活方式，尽量避免寒冷诱因所致。美西律可以用于预防寒冷诱发的肌强直和无力发作。如果患者必须在寒冷状态下工作，可以口服美西律。对于合并高钾性周期性瘫痪的患者，可以合用噻嗪类利尿剂或醋氮酰胺。改变生活方式，避免饥饿、寒冷，低钾饮食有助于减少肌强直和肌无力发作。手术患者尽量避免应用去极化的肌肉松弛麻醉剂如琥珀胆碱（suxemethonium）或其他抗胆碱酯酶制剂，以免诱发或加重肌强直。

## 三、其他神经肌肉病伴随的肌强直

（一）神经性肌强直

神经性肌强直（neuromyotonia，NMT）为一组病因各异的获得性的周围神经兴奋性过高导致的疾病,包括 Issacs 综合征、痛性痉挛 - 肌束震颤综合征等。

**【病因与发病机制】**病因多样,自身免疫、中毒、变性、遗传因素等均有可能参与发病。并发肺肿瘤及其他自身免疫性疾病如重症肌无力、风湿性关节炎等的概率较正常人群高。约 40% 的患者存在抗电压门控钾离子通道抗体,有研究表明,抗电压门控钾离子通道抗体导致的钾离子内流减少在发病中起重要作用。

**【临床表现】**本病主要发生在成人期,也可以在儿童期发病,偶有儿童早期发病的报道。核心症状是肌肉抽动、运动诱发的痛性痉挛和肌肉强直。肌肉收缩后的松弛延迟较少见。四肢远端尤其是下肢首先受累,开始症状为手、手指和足部精细动作时出现肌肉僵直,随着活动时间的延长,肌强直程度略减轻。肌强直症状出现后可以有数月至 2 年的缓解期,或者以不同程度缓慢进展。后期症状泛化,面肌、舌肌和呼吸肌也受累,出现讲话、咀嚼和呼吸费力,可见明显的下肢肌肉抽动和肌束震颤。广泛的躯干和四肢僵直可以导致患者全面的运动障碍。病程长者可出现远端肌肉萎缩、关节屈曲挛缩和尖足、马蹄内翻足等。叩击肌肉引不出肌强直,可以看到肌肉抽动或肌束颤动,腱反射减弱或消失。大约 50% 的患者可伴随多汗、基础代谢升高等自主神经功能紊乱征象。

**【辅助检查】**

1. **血清肌酸激酶检查** 正常。

2. **肌电图检查** 安静状态下出现自发电活动,自发电活动暴发的间隔不规则(间歇 1~30 秒)。自发电活动为多发束颤样放电,肌肉自主收缩或刺激引起的收缩常诱发持久的后放电。特征性电生理改变有助与波纹肌病、僵人综合征等其他伴随肌强直现象的疾病相鉴别。

3. **肌肉活检** 部分患者可见成组或散在分布的肌纤维萎缩,肌膜核增多,肌梭正常,以及Ⅰ型肌纤维占优势。肌肉超微结构检查正常,有报道神经肌肉接头突触后膜萎缩,突触间隙加宽伴施万细胞侵入其间。

**【诊断和鉴别诊断】**诊断主要依据临床表现和电生理检查以及抗电压门控钾离子通道抗体的测定。需要排除前述由于骨骼肌兴奋性升高导致的疾病以及其他伴随肌强直现象的神经肌肉病如僵人综合征等。

**【治疗】**卡马西平和苯妥英钠通常可以控制肌强直症状,获得明显疗效。对于难治性或重症病例,血浆置换或丙种球蛋白静脉输注可能快速缓解症状,泼尼松和硫唑嘌呤等其他免疫抑制剂可用于长期维持治疗,但长期治疗的疗效还有待于大样本对照研究证实。此病多数预后良好。

### (二)僵人综合征与过度惊吓反应症

僵人综合征(stiffperson syndrome)是一组罕见的病因各异的神经系统疾病,患病率约为(1~2)/100 000,男女均可发病,女性略多。主要发生在成年期,也有新生儿或儿童期发病的报道。临床主要表现为进行性、严重的肌肉僵直伴阵发性肌肉痉挛,肌肉僵直主要累及中轴肌和下肢,突发的声音、触觉或情绪刺激可以诱发肌肉痉挛。

**【病因与发病机制】**自 1958 年 Asher 等提出“僵人综合征”的诊断名称以来,本病的病因及发病机制均获得较大进展。目前认为本病的发生有遗传性和获得性两类。获得性僵人综合征被认为与自身免疫反应有关,大约 60% 的患者抗 GAD65 抗体阳性,且高滴度的抗 GAD65 抗体具有相对特异性,虽然该抗体还可能与边缘叶脑炎、小脑性共济失调、糖尿病的发生相关。也有研究发现,抗 GAD65 抗体滴度的高低与病情的严重程度及患者发病年龄并不相关。此外,抗两性蛋白(anti-amphiphysin)、抗桥尾蛋白(anti-gephyrin)、抗 $GABA_A$ 受体相关蛋白(anti-$GABA_A$ associated protein)、抗甘氨酸受体等自身抗体也被认为与本病相关。这些自身抗体导致肌肉僵直的具体机制不详,有研究认为与中枢神经系统内 GABA 能神经元的抑制作用减弱有关,因为病理检查并没有发现 GABA 能神经元的结构性破坏。遗传性的僵人综合征被认为与 *GLRA1* 和 *GLRB* 等基因变异有关,也被称为过度惊吓反应症(hyperekplexia),呈常染色体显性遗传。编码抑制性甘氨酸受体氯离子通道 $\alpha_1$ 亚单位的 *GLRA1* 基因被认为是最主要的致病基因,编码甘氨酸受体氯离子通道 β 亚单位的 *GLRB* 和编码 2 型突触前甘氨酸转运体的 *SLC6A5* 基因变异也偶有报道。推测这些基因变异影响了抑制性甘氨酸能突触的正常功能,从而导致脊髓和脑干内的运动神经元兴奋性增高,引发了肌肉僵直。

**【临床表现】**获得性僵人综合征主要发生在成人,女性略多于男性。在一项 116 名患者的报道中,仅 1 例患者为青少年,其余患者的发病年龄均在 30 岁以上。部分患者合并糖尿病、甲状腺功能减退等自身免疫性疾病,部分存在乳腺肿瘤、肺癌等恶性肿瘤。经典型患者主要表现为中轴肌肉的强直和痉挛,以躯干肌、颈肌、四肢近端肌肉受累为主,下肢重于上肢,四肢远端肌轻度受累,面肌一般不受累。粗大强直的肌肉收缩导致躯体屈曲受到很大限制，严重影响患者的日常活动，甚至导致呼吸障碍。肌肉痉挛在突然的噪声、触觉刺激或情感应激时加重，导致肌肉疼痛，严重者可以导致骨折。腱反射正常或活跃，病理征可以阳性。多数患者病情进行性加重，症状缓慢发展，最后导致卧床不起，也可以处于稳定状态达 20 年。部分患者仅表现为下肢痉挛，被称为僵腿综合征；部分合并恶性肿瘤，尤其抗两性蛋白抗体阳性的患者，易合并乳腺肿瘤；抗甘氨酸受体抗体阳性的患者其特征表现为进行性脑脊髓炎伴僵直和肌阵挛（progressive encephalomyelitis with rigidity and myoclonus，PREM）；还有患者合并周围神经病、共济失调、构音障碍、眼球运动障碍等。

遗传性僵人综合征多数新生儿期或生后不久起病，表现为发作性和持续性肌肉僵直，以及对突发刺激如声音或触觉刺激的过度反应，这种对刺激的过度反应持续终身。突然的刺激可以诱发患儿呼吸肌突然强直而出现呼吸暂停，因患儿面色发绀且伴随全身肌肉僵直，临床可被误诊为癫痫发作。严重的呼吸暂停可能危及生命。部分患者可以伴随语言和/或智力发育落后。

**【辅助检查】**

1. **抗体检查** 部分成人患者的脑脊液和血清可检测到抗 GAD65、抗两性蛋白、抗桥尾蛋白、抗 $GABA_A$ 受体相关蛋白、抗甘氨酸受体等抗体。

2. **头颅 MRI 检查** 在个别表现为进行性脑脊髓炎伴僵直和肌阵挛的患者，可见类似散发性脑脊髓炎样的病灶。

3. **肌电图检查** 是诊断该病的重要依据，可见肌肉出现持续性的电活动，动作电位的波幅和持续时间正常，没有肌强直。

4. **基因检测** 新生儿起病的患者，可以进行 *GLRA1*、*GLRB*、*SLC6A5* 等相关基因变异检测。

**【诊断和鉴别诊断】**本病的诊断主要根据特征性临床表现和电生理特点。在诊断过程中应当排除神经性肌强直和其他肌强直性肌肉病，尤其需与破伤风进行鉴别，后者表现为外伤 7~14 天后出现咀嚼肌和面肌痉挛，导致张口困难、牙关紧闭和苦笑面容，而后出现中轴肌肉和四肢肌肉阵发性强直痉挛，腹肌如面板，间歇期肌肉也存在一定的强直，痉挛时伴随疼痛，外界刺激如声音、强光和触动可以诱发，可因喉肌痉挛、呼吸困难或窒息而死亡。与神经性肌强直的鉴别要点是肌电图一般没有肌强直电位，僵人综合征患者的肌肉僵直是因为主动肌和拮抗剂同时持续收缩所致。

**【治疗】**对症治疗为主，控制肌肉痉挛和僵直，首选地西泮口服，其次氯硝西泮、巴氯酚、氨己烯酸、加巴喷丁、丙戊酸钠也可以减轻症状。对病情急性加重或对症治疗疗效不佳者，也有报道采用丙种球蛋白静脉输注和/或血浆置换治疗。对难治性病例有尝试长期免疫性治疗，包括糖皮质激素、霉酚酸酯、利妥昔单抗等，确切疗效有待进一步评估。

（常杏芝）

## 第七节 周期性瘫痪

周期性瘫痪（periodic paralysis）是一组罕见的以发作性肢体肌无力为临床特点的离子通道病。原发性周期性瘫痪通常是由骨骼肌细胞膜离子通道基因突变所导致，呈常染色体显性遗传或散发发病。主要致病基因为钠离子通道基因 *SCN4A* 以及钙离子通道基因 *CACNA1S*，少部分由钾离子通道基因 *KCNJ2* 突变所致，该基因突变通常导致周期性瘫痪、长 QT 综合征和多发骨骼畸形三联征。发作性瘫痪可以是局限性的，也可以是全身性的。根据发作时血钾水平分为低钾性周期性瘫痪、高钾性周期性瘫痪和血钾正常性周期性瘫痪。

### 一、低钾性周期性瘫痪

**【病因与发病机制】**低钾性周期性瘫痪（hypokalemic periodic paralysis）是最常见的原发性周期性瘫痪，其中大约 70% 的病例是由钙离子通道基因（calcium channel α1 subunit，CACNA1S）变异所导致，20% 的病例由钠离子通道基因 *SCN4A* 突变所致，还有大约 10% 的病例致病基因未明。钙离子通道基因 *CACNA1S* 位于 1q31-32，编码肌肉细胞横管系统的 L- 型钙通道蛋白 α1 亚单位。电压门控钠离子通道基因 *SCN4A* 位于 17q23-25。编码钾离子通道的 *KCNJ2* 基因定位于 17q23。上述离子通道蛋白的异常可导致骨骼肌细胞膜去极化，钠通道失活及肌纤维兴奋性降低，从而导致肌无力。

**【临床表现】**呈常染色体显性遗传，在女性不全外显，散发病例比较常见，男性多于女性，男性的发作频率和严重程度较女性严重。任何年龄均可发病，88% 的病例首次发病年龄在 7~21 岁，一般小于 16 岁，钙离子通道基因突变所致的患者其发病年龄较钠离子通道基因突变所致者更年幼。偶有婴儿期发病的报道。病情有波动，一般夜间或早晨发病时较重，随时间推移肢体无力可以有减轻。强体力劳动、兴奋、多碳水化合物及多盐饮食、寒冷均可诱发发作。临床表现为双侧对称性的肢体无力，近端重于远端，首先累及肢带肌和双下肢近端肌肉，逐渐累及双上肢、颈肌和躯干肌，面肌和膈肌不受累。瘫痪范围及程度不一，轻者仅全身乏力，仍可独立行走；严重患者全身骨骼肌瘫痪，可以因呼吸肌无力导致呼吸潮气量减少，呼吸衰竭。可以合并少尿、无尿、多汗和便秘。查体肌力和肌张力减低，腱反射减弱或消失，但意识清楚，感觉正常。每次瘫痪发作的持续时间可以不同，一般持续数小时，偶尔达 2~3 天，肌力恢复正常需要数小时至数日。发作频率约每个月 7~9 次。多数患者在发作间期完全正常，少数发作频繁而严重者可以出现持续性的肢体近端无力、萎缩和腓肠肌疼痛，有些家族出现缓慢进展的肌肉病。发作次数和严重程度随年龄的增加而降低，在 40~50 岁后发作不频繁或停止，约 10% 的患者死于严重呼吸肌瘫痪。发作期血清钾低于正常水平时，患者可能出现窦性心动过缓或心电图异常改变。

**【辅助检查】**

1. **实验室检查** 发作期血清钾低于 3.5mmol/L。发作间期血清肌酸激酶正常，发作期可轻度升高，可能与低钾造成的肌细胞膜渗透性增加和肌纤维受损有关。肌酸激酶升高的程度与血钾降低程度呈一定正相关性；肌酸激酶改变迟于血钾的改变，其恢复（回降）亦迟于血钾的恢复。应当常规检查甲状腺功能、肾上腺功能和肾脏功能。当患者存在血压升高的情况，应当检查是否存在原发性醛固酮增多症。

2. **心电图检查** 可以出现低钾性改变，PR 间期及 QT 间期延长，ST 段降低，T 波低平及 U 波出现。

3. **诱发试验** 葡萄糖 - 胰岛素诱发试验 在 2~3 小时后出现无力，成年人可通过服用食盐加强诱发，阴性结果不能除外周期性瘫痪，在试验前应检查肾脏和肾上腺的功能，ACTH 和激素也可用于诱发试验。

4. **肌电图检查** 在发作间期无异常，在完全瘫痪期肌肉没有动作电位反应，对刺激无反应。在部分瘫痪的肌肉随意动作电位的持续时间缩短，波幅降低，可见纤颤样的自发电位活动，但无真正的肌强直电位。

5. **肌肉活检** 一般无明显病理改变，钙离子通道基因突变患者的肌纤维可能出现空泡，钠离子通道基因突变患者的肌纤维内可能见到管聚集。

6. **基因检测** 可能发现钙离子、钠离子或钾离子通道基因突变。

**【诊断与鉴别诊断】**诊断主要依靠临床症状和体征，发作性骨骼肌弛缓性瘫痪而无感觉障碍。发作时血清钾低于正常，心电图显示窦性心动过缓和低血钾改变。补钾治疗有效。肌酶多正常。一般不需要进行肌电图和肌肉病理检查，诊断困难者可以进行诱发实验或基因检测。在确定低钾性周期性瘫痪后，需要排除内分泌性疾病或肾脏疾病导致的继发性低钾性瘫痪。

需要与其他临床表现为急性弛缓性瘫痪的疾病相鉴别，如癔症性瘫痪、急性脊髓炎、急性感染性多发性神经根炎合并低钾血症、重症肌无力等。发作期的感觉异常、疼痛或自主神经功能障碍往往提示其他疾病，如吉兰 - 巴雷综合征。

**【治疗】**急性发作时应尽快给予 0.2~0.4mmol/kg 氯化钾溶于不含糖的液体中（10%~25%）口服，监测血清钾和心电图，间隔 30 分钟根据肌力恢复情况可再重复一次。重症患者可在严密心电监护下进行静脉补钾，应当准备呼吸机预防呼吸肌瘫痪的发生。需了解患者血清钾的水平并不反应机体缺钾的程度，可能只是暂时性细胞内外钾的转移，需警惕和避免后续高钾血症的发生。

应当避免诱发发作的不良生活习惯，以预防再次发作。给予低碳水化合物和低盐饮食，避免剧烈活动和精神紧张，适当保暖。症状较轻的发作一般没有必要进行药物预防。发作严重和频繁者可以给予每天 2~4 次氯化钾口服，为了防止早晨发作可以在夜间 2~3 点服药。监测血清电解质，血清钾正常时应适当减少氯化钾口服量。通常醋氮酰胺每日分次服用可以减少发作，但部分钠离子通道突变患者可能加重病情。对醋氮酰胺无反应者，可以应用二氯苯磺胺或氨苯蝶啶。

## 二、继发性低钾性周期性瘫痪

继发性周期性瘫痪常见的原因包括甲状腺功能亢进症、原发性醛固酮增多症、肾小管酸中毒、糖尿病酸中毒、硬皮病等疾病；使用药物如糖皮质激素、噻嗪类利尿剂、两性霉素等；或者继发于腹泻、吸收不良等疾病。

### （一）继发于甲状腺功能亢进的低钾性周期性瘫痪

95% 以上为散发病例，有研究认为可能与 *KCNJ18* 基因的多态性有关。摄入高碳水化合物和运动等可诱发本病。发作多发生在觉醒时，其临床表现多为近端肌肉力弱，严重时可累及呼吸肌和延髓所支配的肌肉，造成呼吸困难而危及生命。发作往往持续数小时至数天，可伴有或不伴有甲状腺功能亢进的症状，发作与甲状腺功能亢进的严重程度无相关性。血清中游离三碘甲状腺原氨酸、游离甲状腺素水平升高，甲状腺刺激激素水平下降，发作时血钾降低。

补充氯化钾对肌力的恢复有效。补钾同时需要积极治疗甲状腺功能亢进。对于低钾性弛缓性瘫痪的患者需要常规检查甲状腺功能。

**（二）继发于原发性醛固酮增多症的周期性瘫痪**

女性多发，多数有高血压病史。辅助检查可见血醛固酮浓度增高、血钠增高及血钾降低，尿钾增高。补钾治疗效果不佳。肾上腺CT或MRI有助于明确病因。

**（三）肾小管酸中毒继发低钾性周期性瘫痪**

患者多数有代谢性酸中毒症状，如恶心、呕吐、食欲缺乏或深大呼吸，有些可以伴随生长发育迟滞。实验室检查可发现高氯性代谢性酸中毒和低钾血症，确诊后应进一步查明病因，在积极纠正代谢性酸中毒的同时给予枸橼酸钾治疗。

**（四）药物所致周期性瘫痪**

临床有应用噻嗪类利尿剂、地塞米松、顺铂等药物。出现弛缓性瘫痪时查血钾低于正常，及时停用该类药物及对症治疗，症状大多可缓解。

## 三、高钾性周期性瘫痪

**【病因】**高钾性周期性瘫痪（hyperkalemic periodic paralysis）呈常染色体显性遗传，致病基因*SCN4A*位于17q23，编码钠通道蛋白α-亚单位。

**【临床表现】**发病年龄一般在10岁前，极个别患者在青春期后发病。剧烈活动后休息、禁食、紧张、寒冷、怀孕、应用糖皮质激素后过量补充钾可以诱发和加重病情，轻微运动可以抑制发作，一般在60岁后停止发作。与低钾性瘫痪相比，发作通常更为短暂和频繁，常出现在早餐前，每次发作持续数分钟到1小时，而后自发缓解。瘫痪可以首先局限于承重肌群，肌肉无力从下肢开始向近端发展，在10~15分钟达到高峰，瘫痪的程度因人而异，语言和吞咽肌常受到影响，心脏和呼吸肌一般不受累。在发作时腱反射消失或降低，个别患者在发作前可能出现口唇周围和四肢远端麻木和肌束颤动。发作间歇期没有症状，但频繁发作之后可能出现持续性的近端肌病。预后良好，到目前还没有因此病死亡的记录。

高钾性周期性瘫痪可以伴或不伴肌强直。在某些家系可能伴随副肌强直，尤其是显著的矛盾性眼睑肌强直。

**【辅助检查】**

1. **实验室检查**　高血钾一般出现在发作开始时，在恢复期血清钾正常。个别患者在发作间歇期的早晨，可以出现轻度血钾升高。血清肌酸激酶偶尔在发作间歇期或发作时升高。

2. **心电图检查**　可能显示高血钾改变，即T波高大和心律失常。

3. **诱发试验**　给予小剂量的钾口服，如果阴性可以在24小时后给予比较高的剂量。诱发试验可以通过运动诱发，试验阴性结果不能除外高钾性周期性瘫痪。

4. **肌电图检查**　发作间歇期正常，在发作初期动作电位时限变短和波幅下降。个别患者在发作间歇期有自发放电时间变短和插入活动增多。

5. **基因检测**　可以检测到钠通道蛋白α-亚单位*SCN4A*基因突变。

**【诊断】**主要依靠临床症状和发作时血清钾高于正常或心电图检查提示存在血钾升高。应当注意是否合并肌强直现象。诊断困难者需要进行诱发试验、肌电图和基因检测。发作期需要监测电解质，明确血钾水平；监测心电图明确有无心律失常。注意寻找继发性高血钾的原因，排除尿毒症、钾摄入过多和肾上腺皮质功能不全、药物中毒等因素导致的血钾过高。考虑到诱发实验的风险和可能存在的并发症，建议首先进行钠、钾、钙离子等离子通道基因筛查，如诊断仍不明确，再谨慎进行诱发实验。在鉴别诊断中应首先排除低钾性周期性瘫痪（表20-9）。

**【治疗】**由于发作常出现在周末长时间卧床休息之后，预防发作应当早起和早晨吃足，应当一日多餐，高碳水化合物低钾饮食，不要进行快速紧张的工作和在寒冷状态下暴露时间太长。许多患者通过轻微活动肢体和口服（或葡萄糖2g/kg静脉注射）碳水化合物能阻止和缩短发作。

部分患者可以口服噻嗪类利尿剂和β-肾上腺素能药物缩短发作，利尿剂可以降低血钾，β-肾上腺素能药物可以刺激钠-钾泵而促进排钾。沙丁胺醇0.1mg喷2次或口服氢氯噻嗪25mg可以缩短发作，静脉注射0.5~2g葡萄糖酸钙对部分患者有效。在发作频繁的患者口服二氯苯磺胺每天250~750mg或氢氯噻嗪每天25mg可以很好地预防发作，尽可能采用最小剂量，氢氯噻嗪每天或隔天25mg，一般血清钾不低于3.3mmol/L，钠不低于133mmol/L。发作频繁的患者可以每天清晨服氢氯噻嗪50mg或75mg。

## 四、Anderson-Tawil综合征

**【病因】**Anderson-Tawil综合征（Anderson-Tawil syndrome）呈常染色体显性遗传，致病基因*KCNJ2*位于17q23，编码位于骨骼肌和心肌细胞膜的钾离子

表 20-9 低钾和高钾性周期性瘫痪的比较

| 项目 | 低钾 | 高钾 |
|---|---|---|
| 高发年龄 | 10~20 岁 | 0~10 岁 |
| 发作间歇期 | 数周 ~ 数月 | 数天 |
| 发作持续时间 | 数小时 ~ 数日 | 数分钟 ~1 小时 |
| 常见发作时间 | 夜间或清晨 | 日间 |
| 运动诱发 | 运动后发作 | 运动当时 |
| 其他诱发因素 | 高糖饮食、寒冷、情绪因素、饮酒 | 寒冷、潮湿、饮酒 |
| 肌强直 | - | +/- |
| 预防治疗 | 低盐低碳水化合物饮食 | 利尿剂 |
| 诱发试验 | 葡萄糖、胰岛素 | 氯化钾 |
| 发作期治疗 | 氯化钾 | 葡萄糖、碳水化合物 |

流入通道，稳定静息状态下的细胞膜电位。至今已发现约 20 种突变。

**【临床表现】**Anderson-Tawil 综合征患病率约为 1/1 000 000，临床较低钾和高钾性周期性瘫痪罕见。特征性表现为发作性弛缓性肌无力（周期性瘫痪）、心脏异常（室性心律失常，QT 间期延长，U 波突出）、多发性骨骼发育异常（如矮小、双耳低垂、小下颌、鼻根过宽、指 / 趾畸形等），见于 58%~78% 的 *KCNJ2* 基因突变的患者。生后 10 岁前或 20 岁以内起病，表现为心悸和 / 或晕厥，或肌无力，出现于运动后的休息期。肌无力时可伴有低血钾（占 60%~70%）、正常血钾（20%）或高血钾（15%）。80% 的患者存在 QT 间期延长和多种类型的室性心律失常，可因心脏传导障碍而猝死。部分患者可以有持续存在的肌无力。

**【辅助检查】**

1. **实验室检查** 肌无力发作时，血清钾可以正常、降低或升高。

2. **心电图检查** 特征性心电图改变为确诊的重要依据。肌无力间歇期心电图可见 QT 间期延长，或 QU 间期延长（血清钾正常情况下）。

3. **肌电图检查** 发作间歇期正常，在发作初期出现动作电位时限变短和波幅下降。运动诱发实验有助于诊断。

4. **基因检测** *KCNJ2* 基因突变见于 60% 的患者。

**【诊断】**依据特征性心电图改变以及多发骨骼发育畸形，Anderson-Tawil 综合征不难与其他原发性周期性瘫痪相鉴别。常染色体显性遗传家族史支持 *KCNJ2* 基因变异导致的 Anderson-Tawil 综合征，确诊需要基因检测。

**【治疗】**肌无力发作期的治疗取决于发作期血清钾离子的浓度，根据血清钾水平给予相应的治疗（参照低钾性周期性瘫痪和高钾性周期性瘫痪的治疗）。对于没有肌无力症状的 *KCNJ2* 基因突变的患者，需要每年监测动态心电图。有报道氟卡胺可用于减少室性心律失常的发作，应用 β- 受体拮抗剂、钙通道阻滞剂或胺碘酮也有个例报道。需要注意的是，某些抗心律失常药物（如利多卡因、美西律、普罗帕酮、奎尼丁）可以加重患者的肌无力症状，应谨慎使用。虽然尚没有恶性高热的报道，但是给 Anderson-Tawil 综合征患者麻醉时还是需要谨慎。避免应用延长 QT 间期的药物。治疗高钾性周期性瘫痪的舒喘灵雾化吸入可以加剧心律失常，应避免应用。噻嗪类利尿剂可能诱发低血钾，加剧 QT 间期延长，应避免应用。

**关键点**

1. 周期性瘫痪表现为发作性肢体无力不伴感觉障碍，肌力和肌张力减低，腱反射消失，病理征阴性。
2. 需排除其他原因导致的急性弛缓性瘫痪，如急性脊髓炎、吉兰 - 巴雷综合征、重症肌无力危象等。
3. 发作期行血清钾、心电图检查，区分低钾性和高钾性周期性瘫痪。
4. 行甲状腺功能、血糖、血钠等检查，除外继发性低钾性周期性瘫痪。

（常杏芝）

## 第八节 儿童皮肌炎

炎症性肌病(inflammatory myopathies)是一组病因各异的以骨骼肌间质炎症性病变和肌纤维变性为特征的综合征,肌肉炎症可以由致病性微生物感染引起,也可由自身免疫反应所导致。广义上来说炎症性肌病可以分为三大类:①病因明确的特异性炎症性肌病,包括病毒性、细菌性、寄生虫性等病原微生物直接感染导致的肌肉炎症、中毒性如金属铝中毒相关的巨噬细胞性肌筋膜炎或药物性因素如他汀类药物、化疗药物诱发的肌炎等导致的肌肉炎症;②与其他诊断明确的疾病相伴随的肌肉炎症,如伴随于结节病、血管炎、类风湿性关节炎、系统性红斑狼疮、硬皮病等的肌肉炎症;③特发性炎症性肌病,包括皮肌炎、多发性肌炎、散发的包涵体肌炎、非特异性免疫性肌炎、免疫性坏死性肌病等。其中,儿童皮肌炎在儿童中最为常见,约占儿童期所有特发性炎症性肌病的85%。以下重点介绍儿童皮肌炎。

**【病因与发病机制】** 儿童皮肌炎(juvenile dermatomyositis,JDM)是一种以广泛性肌肉损伤为主的自身免疫性疾病,本质是系统性小血管炎性病变,累及肌肉、皮肤、消化道等多个脏器,具体发病机制尚未完全明确。目前认为是遗传易感个体在环境因素诱发下发生自身免疫反应所致。儿童皮肌炎患者发病前常见呼吸道或消化道感染等诱因。编码具有去泛素化酶作用的A20/TNFAIP3蛋白的*TNFAIP3*基因和编码干扰素调节因子5的*IRF5*基因的多态性被认为是皮肌炎的易感基因。也有报道与HLA-B8、HLA-DQA1*0501和HLA-DQA1*0301有关。细胞免疫、体液免疫及天然免疫均参加了儿童皮肌炎的发生。皮肌炎患者血管及肌束周围浸润的淋巴细胞主要为CD4阳性T淋巴细胞,而多发性肌炎患者中浸润非坏死肌纤维的炎症细胞多为CD8阳性T淋巴细胞。B细胞产生的肌炎相关性自身抗体(myositis associated autoantibodies,MAAs)及肌炎特异性自身抗体(myositis specific autoantibodies,MSAs)均发挥了重要作用。肌细胞主要组织相容性复合体Ⅰ类分子(major histocompatibility complex Ⅰ,MHC-Ⅰ)表达的增加,肌肉和皮肤组织内补体的沉积,均提示天然免疫的参与。

**【病理】** 炎症细胞浸润伴随肌纤维坏死和再生,是炎症性肌病最主要的病理改变。在炎症的急性期,肌纤维直径变异和结缔组织增生不明显。随着病程的延长,可以伴随不同程度的肌纤维直径变异增加和结缔组织增生。儿童皮肌炎特征性病理改变为光学显微镜下,束周分布的肌纤维萎缩和炎症细胞浸润。束周萎缩的肌纤维同时累及Ⅰ型和Ⅱ型肌纤维。炎症细胞主要由CD4阳性T淋巴细胞、B淋巴细胞和巨噬细胞组成,聚集于小血管周围和肌束周边部位。小血管病变显著,常见小血管壁内皮细胞肿胀、增生,管腔狭窄、闭塞、纤维素性小血栓形成等。肌束周边部位毛细血管数目减少或消失。小血管壁可见补体沉积,包括补体膜攻击复合物(membrane attack complex of compliment,MAC)和C5b-9。超微显微镜下毛细血管内皮细胞内常见管丝状包涵体。

**【临床表现】** 儿童皮肌炎和/或多发性肌炎多发生于5~14岁,女性多于男性,急性、亚急性或隐匿起病,急性感染可为其前驱表现或发病的诱因。对称性肢体无力伴或不伴皮疹是最常见的临床症状,还可以伴随其他系统损害。

1. **肢体无力** 儿童皮肌炎肢体无力可突然发生,并持续进展数周到数月以上 。肢体无力常表现为对称性四肢无力,以肢体近端为主,下肢重于上肢,疾病早期可伴随肌肉酸痛、肌肉肿胀、压痛,晚期出现肌萎缩。依据受累肌肉的部位不同而出现不同的临床表现,如上肢不能平举、上举、不能梳头穿衣,下肢受累表现为抬腿不能或困难,不能上车、上楼,坐下或下蹲后起立困难,颈部肌肉受累表现为平卧抬头困难。随疾病进展,部分患者可累及口咽部横纹肌,出现吞咽困难、饮水呛咳、声音低弱,声音嘶哑等。呼吸肌受累可出现呼吸困难。疾病早期腱反射存在,随疾病进展,在严重肌无力和肌肉萎缩的患者腱反射消失。

2. **皮肤损害** 是儿童皮肌炎的重要临床表现之一,见于约50%的患者。皮疹与肌无力可以不同时出现。大约25%患者的首发症状是皮疹,皮肤的临床症状可以先于肌炎的临床症状数月甚至数年,但少数情况下,肌肉无力也可以先于皮疹出现。皮疹多为微暗的红斑,稍高出皮面,表面光滑或有鳞屑,常可完全消退,但亦可残留褐色的色素沉着、萎缩、瘢痕或白斑。常见的皮疹包括:①向阳性紫红斑,表现为一侧或双侧眶周水肿伴暗紫色红疹,可伴随颜面部潮红、水肿。②Gottron征,表现为关节伸侧面皮肤红斑,伴或不伴脱屑,皮肤萎缩,色素沉着或减退,多见于肘、掌指、近端指间关节处。③暴露部位皮疹,颈前、上胸部(V型区)、颈后背上部(披肩状)红斑,暴露于阳光下红斑加重,有时出现瘙痒。④技工手,部分患者双手外侧掌面皮肤出现角化、裂纹,皮肤粗糙脱屑,与技术工人的手相似,故称“技工”手。⑤其他皮肤改变:甲皱毛细血管扩张和甲周红斑,多见于成人皮肌炎，通过放大镜可见甲皱扩张的毛细血管呈腊肠状以及毛细血管数量减少；儿童血管病变重者还可见指端溃疡、雷诺现象、网状青斑、多形性红斑等。皮肤钙化也可发生，多在儿童中出现，普遍性钙质沉着尤其见于未经治疗或治疗不充分的患者。其中，向阳性紫红斑和 Gottron 征为皮肌炎特征性皮疹，皮肤溃疡和皮下钙化结节多提示病情严重。

3. **系统性损害** 少数患者可伴有其他脏器受累的症状和体征，包括心肌炎、脉管炎、雷诺现象、胃肠炎等。大约 10%~30% 的患者出现吞咽困难，食物反流、为食管上部及咽部肌肉受累所致，可造成胃反流性食管炎。血管损害严重的患者甚至可以出现胃肠黏膜坏死、胃肠穿孔和出血。约 30% 的患者可以有肺间质改变，临床表现为急性间质性肺炎，出现发热、干咳、呼吸困难、发绀等呼吸道症状。有时呼吸道症状可以先于皮肤和肌肉症状。胸部 CT 检查显示肺部呈现网状和毛玻璃样改变，弥漫性肺泡损伤几乎仅见于皮肌炎伴发的间质性肺病。约 1/3 的患者病程中有心肌受累，出现心律失常、充血性心力衰竭，亦可出现心包炎。约 30% 患者的心电图和超声心动图可出现异常，以 ST 段和 T 波异常最为常见。

与成人皮肌炎相比，儿童皮肌炎起病多较急，血管受累的症状更为突出，肌肉水肿、疼痛明显，可有视网膜血管炎，并常伴有胃肠出血、黏膜坏死，出现呕血或黑便，甚至穿孔而需外科手术。疾病后期，常可见皮下、肌肉钙质沉着及肌萎缩。而肿瘤和其他结缔组织病发生率低于成人。

无肌病性皮肌炎是指一组具有典型的皮肤损害但缺乏肌无力或肌损害临床和实验室依据的皮肌炎类型。因可以发生快速进展性的甚至致死性的肺间质损害而引起临床关注。早期可有轻度的肌酶升高（如谷丙转氨酶、谷草转氨酶或者醛缩酶，没有肌酸激酶升高）。MRI 和超声检查显示存在亚临床肌炎。诊断要求特征性皮肌炎样皮疹（如向阳性紫红斑和 Gottron 征）持续 6 个月以上，皮肤活检病理符合皮肌炎改变，皮疹出现时或 2 年内无近端肌无力的临床和实验室证据，确诊无肌病性皮肌炎。如随访不足 2 年，诊断暂时性无肌病性皮肌炎。排除标准包括：起病 6 个月内应用免疫抑制剂≥2 个月，服用可导致皮肌炎典型皮疹的药物（如羟基脲、他汀类药物）者。

**【辅助检查】**

1. **血清肌酶检查** 绝大多数患者在病程某一阶段可出现血清肌酶活性增高，是诊断本病的重要血清学指标之一。肌酶包括肌酸激酶、醛缩酶、乳酸脱氢酶、门冬氨酸氨基转移酶等，以肌酸激酶最敏感。皮肌炎和/或多发性肌炎患者肌酸激酶多显著升高，表明肌肉有新近损伤，肌细胞膜通透性增加。肌酶高低与肌炎病情变化呈平行关系，可作为诊断、疗效监测及预后的评价指标。肌酶升高常早于临床症状数周，晚期肌萎缩后肌酶不再释放，血清肌酶可正常。但在一些慢性肌炎和广泛性肌肉萎缩患者，即使处于活动期，其肌酶也可正常。

2. **肌电图检查** 几乎所有患者肌电图均表现为肌源性损害，即在肌肉松弛时出现纤颤波、正锐波、插入激惹及高频放电；在肌肉轻微收缩时出现短时限低电压多相运动电位；最大收缩时出现干扰相。

3. **肌肉病理检查** 是炎症性肌肉病最具诊断意义的辅助检查。多数可见炎症细胞浸润和肌纤维萎缩、坏死和再生。CD4、CD8、MHC-1 等免疫标记组织化学染色有助于炎症性肌肉病诊断与病理分型。需要注意的是，皮肌炎患者皮损处活检常见小血管周围 CD4 阳性淋巴细胞浸润，类似改变也可见于系统性红斑狼疮皮损处，因此对皮肌炎诊断缺乏特异性。

4. **自身免疫性抗体检查** 肌炎相关自身抗体分为两类：①肌炎相关性自身抗体（myositis-associated autoantibody，MAA）：可以出现在特发性肌炎患者，也见于其他自身免疫性疾病。20%~30% 的患者抗核抗体（antinuclear antibody，ANA）阳性，但 ANA 对肌炎的诊断不具特异性意义。②肌炎特异性自身抗体（myositis specific autoantibody，MSA），仅出现于自身免疫性肌炎患者。包括抗合成酶抗体（anti-synthetase antibody），抗 SRP（anti-signal recognition particle）、抗 Mi-2 抗体、抗 TIF1 和抗 NXP2（抗 P140）等。多数抗合成酶抗体阳性的患者抗 Jo-1 抗体也阳性。约 16% 患者存在至少 1 种 MAA，包括抗 Ro 抗体、抗 RNP（anti-U1-ribonucloprotein）抗体和抗 PM-Scl（anti-polymyositis-scleroderma）抗体。

5. **肌肉 MRI 检查** 作为无创性辅助检查，肌肉 MRI 检查在炎症性肌肉病的诊断中发挥越来越重要的作用。MRI 可显示皮下组织的水肿、炎性病变的肌肉（由于含水成分增加，在 $T_2$ 序列呈异常高信号）、皮下组织和肌肉内的钙化灶、脂肪组织的替代。虽然临床上皮肌炎多表现为对称性肢体无力，但肌肉病理改变往往是局灶性、成片分布和不对称的。肌肉 MRI 检查不仅可发现潜在的病灶，指导肌肉活检取材，还可评估全身各处肌肉、皮下组织等受累严重程度。根据肌肉异常信号的强弱、受累范围变化，还可评估炎症性病变的活动程度，随访治疗疗效。

6. **甲褶镜(nailfold capillaroscopy)检查** 有研究认为,通过对甲襞毛细血管微循环的观察,有助于皮肌炎诊断。皮肌炎时可见甲周毛细血管扩张和数目减少。但在疾病早期,可能无异常。

**【诊断与鉴别诊断】**依据特征性皮疹、近端为主的肌肉无力、肌酶升高、肌源性损害的肌电图改变等临床特点,典型皮肌炎诊断不难。特征性肌肉病理改变是重要确诊依据,肌炎相关自身免疫性抗体的检查、肌肉MRI影像学改变也是辅助诊断依据之一。但对于各项辅助检查的诊断价值,不同专科(如风湿疾病科和神经病理科)之间尚未形成共识。因此,有多种相关诊断标准被提出和修改,但始终缺乏全球统一的金标准。临床应用最为广泛的是由Bohan与Peter在1975年提出的诊断和分类标准:①对称性近端肌无力,伴或不伴吞咽困难和呼吸肌无力,进行性加重数周至数月;②肌肉活检提示炎症性肌肉病理改变;③血清肌酸激酶升高;④肌电图提示肌源性损伤;⑤特征性皮肤损害。符合1~4项可确诊为多发性肌炎,符合1~4项中3项诊断为可能多发性肌炎,1~4项中符合2项疑诊多发性肌炎,具备第5项,再加之前的3项或4项,确诊皮肌炎;具备第5项,加其余2项,诊断可能皮肌炎;具备第5项,加其余1项,为可疑皮肌炎。2014年儿童关节炎和风湿病研究协会(the Childhood Arthritis and Rheumatology Research Alliance)修订了Bohan和Peter的DM诊断标准,提出除具有典型皮损外,还具有下列5项中的3项即可确诊:①对称性、进行性肌无力;②血清肌酶谱升高;③肌电图呈肌源性损害;④肌肉活检符合典型炎性肌病;⑤肌肉MRI有肌炎的表现。而可疑DM则是除皮损外加上述5项中的2项。若临床仍有患者依据上述情况难以确诊时,则需要结合肌炎特异性和相关性抗体检测以及肌肉活检做进一步评估。

临床表现不典型者,需要与以下疾病相鉴别:

1. **其他类型的特发性炎症性肌病** 如果患者没有皮疹且病理特征不典型,需要注意其他病理类型的特发性炎症性肌病。多发性肌炎主要病理改变为散在分布的肌纤维坏死和再生,伴随肌内膜炎症细胞浸润。炎症细胞以CD8阳性的T淋巴细胞和巨噬细胞为主。炎症细胞侵入MHC-I表达阳性的非坏死肌纤维的现象在多发性肌炎比较常见。而自身免疫性坏死性肌肉病的主要病理表现为散在或大量肌纤维坏死,可见再生肌纤维,没有或少量散在单核细胞浸润。免疫组织化学染色示小血管壁MAC沉积,伴随不同程度肌纤维MHC-I表达阳性。自身免疫性坏死性肌肉病一般没有炎症细胞浸润非坏死肌纤维现象,肌纤维和血管内皮细胞超微结构检查也未见特殊包涵体。

2. **其他系统性结缔组织病** 如系统性红斑狼疮。对于伴有多系统受累的皮肌炎和/或多发性肌炎,需要与其他结缔组织疾病相鉴别。系统性红斑狼疮的皮疹更多见的是面颊部蝶形红斑,颜色更红,而皮肌炎典型皮疹是眶周淡紫色斑和Gottron征,手指背侧,尤其是指关节背侧的皮肤改变,多见于皮肌炎。此外,ANA和Sm抗体在系统性红斑狼疮患者滴度更高。

3. **某些类型的肌营养不良** 如面肩肱型肌营养不良、LMNA相关肌营养不良等,肌肉活检可见到炎症细胞浸润。鉴别要点:①临床表现:肌营养不良的起病较炎症性肌肉病往往更隐匿,起病前的运动发育里程碑往往落后,某些肌营养不良患者有家族史。②肌肉活检:在肌营养不良患者,肌纤维直径变异增加更突出,肌纤维除了萎缩往往可见显著肥大,间质结缔组织增生也更明显;炎症性肌肉病患者的肌纤维改变多为肌纤维萎缩、坏死和再生,肌纤维肥大多不突出。③肌炎特异性抗体检测及特殊免疫组织化学染色:肌炎特异性抗体几乎仅见于炎症性肌病患者;肌营养不良相关蛋白如Dystrophin、Laminina、Dysferlin等免疫组织化学染色有助于进一步鉴别。④基因检测:目前,某些类型肌营养不良的基因已经明确,如*DMD*、*LMNA*等基因检测可以为鉴别诊断提供依据。

4. **感染性肌炎** 如寄生虫性肌炎、病毒性肌炎等。多可以通过特征性临床表现进行鉴别。如儿童常见的急性良性肌炎,多发生于流感或副流感病毒的恢复期,急性起病,肌肉疼痛,儿童拒绝行走或步态异常,肌酶可以升高。无须特殊治疗,症状持续数日,多可自行消退。

**【治疗与预后】**儿童皮肌炎治疗的目的是控制潜在的炎症,预防和治疗并发症。初始治疗的选择与病情有关,与是否存在危及生命的肌无力、内脏损伤、溃疡性皮肤损害有关。

1. **对症治疗** 针对各脏器受累情况给予相应的处理,吞咽困难的可以鼻饲喂养,呼吸困难可以吸氧及呼吸支持,合并细菌感染可以给予相应的抗感染治疗。可以适当给予改善微循环的药物。康复训练,保持患者的体力活动,预防关节挛缩和畸形。补充维生素D和钙剂预防骨质疏松。

2. **皮质类固醇激素** 糖皮质激素是儿童皮肌

炎的一线治疗用药，但关于治疗剂量和疗程，目前尚无统一方案。目前多数主张醋酸泼尼松 1~2mg/(kg·d)，之后逐渐减量，疗程 2~3 年。重症病例早期可以短期应用甲泼尼龙冲击治疗。

3. **免疫抑制剂** 难治性病例可以联合其他免疫抑制剂如甲氨蝶呤、环孢霉素 A、利妥昔单抗(rituximab)等。影响药物疗效和预后的主要因素：治疗前的病程、有无内脏受累(包括肺和心脏等)、肌炎特异性自身抗体等。其中甲氨蝶呤用法简单，潜在副作用少，可作为首选的免疫抑制剂。儿童关节炎和风湿病研究协会(The Childhood Arthritis and Rheumatology Research Alliance，CARRA)建议轻至中度儿童皮肌炎患者糖皮质激素联合甲氨蝶呤治疗，甲氨蝶呤 $15mg/m^2$，每周 1 次，每次最大 25mg。对于激素抵抗伴肺间质病变者可以选择环孢霉素 A 或环磷酰胺，但需要密切监测药物的副作用。合并严重皮肤病变的，有研究认为可以试用羟氯喹和他克莫司。从发病机制角度，应用生物制剂利妥昔单抗有更多的合理性，有研究发现对抗 Jo-1 抗体相关的抗合成酶综合征，尤其是存在抗 Jo-1、抗 Mi-2 或其他抗体的患者疗效好。虽然硫唑嘌呤在成人皮肌炎患者中的应用也较多，但在儿童皮肌炎患者，建议仅用于甲氨蝶呤或环孢霉素 A 无反应者。

4. **静脉应用人免疫球蛋白(IVIg)** 作为二线治疗用药，IVIg 仅推荐用于经标准治疗方案无效者的辅助治疗方法，常用于慢性迁延性肌炎。

5. **血浆置换及干细胞移植** 有报道在其他自身免疫性疾病，血浆置换的疗效与大剂量丙种球蛋白应用相当。对于激素疗效欠佳的重症病例，有应用血浆置换和干细胞移植的个例报道。

**关键点**

1. 儿童皮肌炎患者既往运动发育正常。
2. 急性或亚急性起病，呈对称性肢体无力，伴或不伴皮疹及其他脏器损伤。
3. 肌酸激酶多数显著升高，肌电图提示肌源性损害。
4. 肌肉活检病理可见束周肌纤维萎缩，伴随小血管周围炎症细胞浸润。
5. 存在肌炎特异性抗体、肌肉 MRI 显示肌肉组织水肿可以辅助诊断。
6. 多数患者糖皮质激素及其他免疫抑制剂治疗有效。

(常杏芝)

## 参考文献


1. Darras BT，Jones H，Royden J，et al. Neuromuscular Disorders of Infancy，Childhood，and Adolescence：A Clinician's Approach. 2nd ed. US：Academic Press，2015
2. Swaiman KF. Swaiman's pediatric neurology：principles and practice. 6th ed. New York；Edinburgh：Elsevier，2018
3. Kliegman R. Nelson textbook of pediatrics. 20th ed. Phialdelphia，PA：Elsevier，2016
4. Maggi L，Scoto M，Cirak S，et al. Congenital myopathies clinical features and frequency of individual subtypes diagnosed over a 5-year period in the United Kingdom. NeuromusculDisord，2013，23(3)：195-205
5. Gonorazky HD，Bönnemann CG，Dowling JJ. The genetics of congenital myopathies. Handb Clin Neurol，2018，148：549-564
6. North KN，Wang CH，Clarke N，et al. Approach to the diagnosis of congenital myopathies. Neuromuscular Disorders，2014，24(2)：97-116
7. Xiong H，Wang S，Kobayashi K，et al.Fukutin Gene Retrotransposal Insertion in a Non-Japanese Fukuyama Congenital Muscular Dystrophy (FCMD) Patient. Am J Med Genet A，2009，149A(11)：2403-2408
8. XiongH，Tan D，Wang S，et al. Genotype/phenotype analysis in Chinese laminin-α2 deficient congenital muscular dystrophy patients. Clin Genet，2015，87(3)：233-243
9. Fu X，Yang H，Wei C，et al. FKRP mutations，including a founder mutation，cause phenotype variability in Chinese patients with dystroglycanopathies.J Hum Genet，2016，61(12)：1013-1020
10. Ge L，Zhang C，Wang Z，et al. Congenital muscular dystrophies in China. Clin Genet，2019，96(3)：207-215
11. Nandi-Munshi D，Taplin CE. Thyroid-related neurological disorders and complications in children. Pediatr Neurol，2015，52(4)：373-382
12. Angelini C.Spectrum of metabolicmyopathies.Biochim Biophys Acta，2015，1852(4)：615-621
13. 中华医学会神经病学分会，中华医学会神经病学分会神经肌肉病学组，中华医学会神经病学分会肌电图及临床神经生理学组．中国脂质沉积性肌病诊治专家共识．中华神经科杂志，2015，48(11)：941-945
14. Cannon SC.Sodium Channelopathies of Skeletal Muscle.Handb Exp Pharmacol，2018，246：309-330
15. Statland JM，Barohn RJ. Muscle channelopathies：the nondystrophic myotonias and periodic paralyses. Continuum(MinneapMinn)，2013，19：1598-1614
16. Patra S，Chakraborty PP，Biswas SN，et al. Etiological Search and Epidemiological Profile in Patients Presenting

with Hypokalemic Paresis: An Observational Study. Indian J Endocrinol Metab, 2018, 22 (3): 397-404

17. Statland JM, Fontaine B, Hanna MG, et al. Review of the Diagnosis and Treatment of Periodic Paralysis. Muscle Nerve, 2018, 57 (4): 522-530
18. Johnson NE, Arnold WD, Hebert D, et al. Disease course and therapeutic approach in dermatomyositis: A four-center retrospective study of 100 patients. NeuromusculDisord, 2015, 25: 625-631
19. Betteridge Z, McHugh N. Myositis-specific autoantibodies: an important tool to support diagnosis of myositis, 2016, 280: 8-23
20. Enders FB, Bader-Meunier B, Baildam E, et al. Consensus-based recommendations for the management of juvenile dermatomyositis. Ann Rheum Dis, 2017, 76 (2): 329-340

第二十一章

# 其他神经系统遗传病

## 第一节　儿童交替性偏瘫

儿童交替性偏瘫（alternating hemiplegia of childhood，AHC）是一种严重的罕见的儿童神经系统发作性疾病，患病率为 1/100 万，由 Verret 和 Steele 于 1971 年首次描述，本病的主要临床特点为发作性眼球运动异常、肌张力不全和偏瘫发作，部分患儿有癫痫发作，绝大多数患儿有发育落后。

**【病因与发病机制】**本病多为散发，但国外有家系报道，呈常染色体显性遗传，国内有兄弟、父女或母女同患本病的报道，支持本病可能与遗传因素有关。2012 年发现本病的病因为 *ATP1A3* 基因突变导致。*ATP1A3* 基因编码 $Na^+$-$K^+$-ATP 酶 α3 亚单位，该基因位于 19q13.2，包含 23 个外显子，编码 1 013 个氨基酸，主要在神经元表达。$Na^+$-$K^+$-ATP 酶是一种膜结合转运蛋白，具有 ATP 水解酶活性，由 α、β 和 γ 三个亚单位构成，其中 α 和 β 为催化亚单位，γ 为调节亚单位，通过将 3 个 $Na^+$ 转运出细胞外与 2 个 $K^+$ 转至细胞内进行交换，形成细胞内外的离子梯度，以维持神经元的兴奋性等。目前已报道的 *ATP1A3* 基因突变类型已有 30 余种，其中最常见的 3 种突变为 D801N、E815K 和 G947R，对三种常见突变类型的表型进行比较发现，E815K 的表型最重，D801N 次之，G947R 相对较轻。携带 E815K 的患者起病年龄较早，偏瘫出现早且发作更频繁，具有更严重的智力及运动损害。

研究发现，*ATP1A3* 基因突变也可导致其他少见的神经系统表型，包括快速起病性肌张力不全 - 帕金森综合征（rapid-onset dystonia-parkinsonism，RDP）、CAPOS 综合征和复发性脑病伴小脑性共济失调（relapsing encephalopathy with cerebellar ataxia，RECA）。

**【临床表现】**AHC 是儿童神经系统罕见的发作性疾病，其临床表型异质性较大且表现多样化，容易误诊为其他疾病，特别是早期尚未出现交替性偏瘫症状时常误诊为癫痫。AHC 的主要症状分为发作性症状和发作间期的症状两方面。

1. **发作性症状**　AHC 有多种发作性症状。

（1）眼球运动异常：AHC 患儿最早出现的症状多数为眼球运动异常，于偏瘫发生之前出现。文献报道 32% 的患儿眼球运动异常在生后 1~2 天出现，83% 在生后 3 个月内出现。眼球运动异常表现形式多样，可表现为眼球震颤、斜视、凝视或眼球转动，单侧或双侧受累，发作时意识清楚。67% 的眼球运动异常为单侧受累而另一侧眼球运动正常，14% 可双侧受累，19% 两者兼有，当单侧眼球运动异常时，常伴有同侧的偏瘫发作。眼球运动异常持续时间多为数分钟，发作频率不定，在偏瘫症状出现后，眼球运动异常多在偏瘫发作前伴随出现，少数出现在偏瘫发作期间，有时可单独出现。

（2）偏瘫发作：反复交替性的偏瘫发作是 AHC 患儿最主要的表现，是诊断该病所必须具备的核心症状。文献报道约 30% 的患儿以偏瘫为首发症状，而其他患儿偏瘫常在发作性眼球运动异常或肌张力不全症状之后出现，首次偏瘫出现的高峰年龄为生后 6~7 个月。偏瘫发作多为同侧上、下肢同时受累，面部受累相对较少，可表现口齿不清。偏瘫发作呈交替性，左右均可受累，发作时意识清楚。在一次偏瘫发作中，可表现为一侧偏瘫尚未完全缓解，而又出现对侧偏瘫发作，从而呈现双侧瘫或四肢瘫。有时开始即表现为四肢瘫，四肢瘫发作期间，患儿多数有吞咽困难或言语不清，部分患儿可发生呼吸困难，常伴有自主神经症状。多数偏瘫为弛缓性偏瘫，少数可出现痉挛性偏瘫。每次偏瘫发作持续的时间不等，可持续数分钟至数天不等，最长可达 14 天，偏瘫在睡眠中可缓解，觉醒后 10~20 分钟后可再次出现。不同个体之间偏瘫发作的频率差异性较大，同一患儿在不同病程阶段发作频率不同，可每天发作数次至 2~3 个月发作 1 次，在偏瘫发作高峰期，发作频率多数为每个月 3~4 次。

（3）肌张力不全：肌张力不全常在 AHC 起病初期出现，也可为该病的首发症状。肌张力不全发作常伴随偏瘫发作，但在少数 AHC 患儿可独立出现，累及偏瘫发作同侧或对侧肢体，发作时意识清楚，常累及四肢、颈部和躯干，多数为单侧性，表现为身体一侧僵硬伴同侧肢体外展伸直，累及颈部时常表现头颈部转向偏瘫发作一侧，可伴眼球向同侧偏转。肌张力不全有时累及舌肌可引起呼吸困难和吞咽困难。少数患儿可双侧发作，表现眼球上视，背部呈角弓反张姿势，四肢肌张力升高，常伴哭闹和情绪烦躁。

（4）癫痫发作：文献报道 AHC 患儿中，癫痫发生率为 19%~53%，发作类型可有局灶性发作、全面强直 - 阵挛发作、阵挛发作和肌阵挛发作，约 56% 的发作为局灶性发作。癫痫发生的年龄范围跨度较大，最早在生后 1~2 天即可出现，最晚可至 24 岁出现癫痫发作，发作频率不一，多数患儿发作不频繁，约 63.5% 的患儿癫痫发作频率为每年发作 1~6 次。但在 AHC 合并癫痫患儿中，约 64% 可有癫痫持续状态，出现癫痫持续状态的患儿，其临床表型更严重，智力运动发育严重落后，少数患儿因癫痫发作持续状态导致死亡。

(5) 其他发作性症状：其他发作性症状包括自主神经症状、吞咽困难、呼吸困难等。文献报道约 65% 的 AHC 患儿病程中出现自主神经症状发作，伴随偏瘫或其他发作性症状出现，或者独立出现，表现为面色潮红或苍白、发热、心动过速或心动过缓、瞳孔散大等；四肢瘫或少数一侧偏瘫发作累及舌肌时可以出现吞咽困难和口齿不清，此时患儿仅能进行流质饮食；呼吸困难发作出现在少数患儿，可伴随偏瘫出现或独立出现，严重时需要插管或机械通气改善症状。Panagiotakaki 等报道 58%AHC 患儿可出现头痛发作，其中 16% 的发作以单独偏头痛形式发生，其余为伴随偏瘫发作出现。

(6) 发作诱因：文献报道 AHC 患儿的发作性症状存在诱发因素，包括心理压力、情绪激动、环境压力(明亮的光线，温度过热或过冷，声音过度或人群吵杂)、与水接触(洗澡，游泳或洗头)、某些食物或气味(巧克力或食用色素)、过度或异常剧烈的运动(如比平常步行更远距离或荡秋千)和睡眠不规律。

2. **发作间期症状** AHC 患儿发作间期表现包括智力运动发育落后和遗留神经系统功能障碍。文献报道 92%~100% 的 AHC 患儿存在不同程度的发育落后，表现为认知功能、大运动和精细运动、语言表达、精神行为等各方面的落后，患儿的智商水平与起病年龄早晚及首次偏瘫发作年龄关系密切，起病年龄越早，首次偏瘫发生年龄越早，则智力损害越严重；而与偏瘫发作持续的时间无明显相关性。几乎所有 AHC 患儿均可见大运动发育落后，发育里程碑均落后于同龄儿，独立行走年龄平均为 3.5 岁，少数表型严重的患儿可能更晚或始终无法独走，患儿可因长时间的偏瘫或四肢瘫发作而使发育出现短暂倒退。发作间期神经系统功能障碍主要表现为肌张力低下、瘫痪、共济失调、舞蹈手足徐动或肌张力不全姿势。文献报道对大样本 AHC 的长期随访发现，75% 患儿有肌张力低下，72% 患儿可出现肌张力不全姿势或舞蹈手足徐动，96% 有共济失调。

3. **临床分期** Mikati 等根据 AHC 不同年龄阶段的临床症状将其病程分为 3 个阶段，但并不是所有 AHC 患儿病程演变均经历这 3 个阶段。

(1) 第一阶段：为出生至生后数月并持续约 1 年，主要的症状为轻度发育落后，发作性症状以眼球运动异常为主，表现为水平性、垂直性或旋转性眼球震颤，斜视或上视，凝视或内聚，也可上述不同形式混合出现。约 83% 的 AHC 患儿以眼球运动异常为首发症状。肌张力不全发作在这个阶段也比较常见，但偏瘫不是该阶段主要症状。该阶段尤其是未出现偏瘫患儿，容易误诊为癫痫。

(2) 第二阶段：为 1~6 岁，患儿开始出现偏瘫发作，首次偏瘫发作的时间通常在首发症状后 5 个月左右，但在 32% 以偏瘫发作为首发症状的患儿中，此时偏瘫发作更加频繁。表现为交替性一侧偏瘫或四肢瘫发作，每次持续数天至数周，常每月发作数次。发作性眼球运动异常或肌张力不全可伴随偏瘫发作出现或独立出现。癫痫发作通常在此阶段出现，多表现为局灶性发作。该阶段患儿的运动发育出现明显落后或倒退，独立行走的年龄晚于同龄儿，且出现肌张力低下、瘫痪、共济失调、舞蹈手足徐动。

(3) 第三个阶段：为 6 岁后，随着神经系统的逐渐成熟，该阶段偏瘫发作相对前一阶段有减少，但仍有发作。发育落后持续存在，语言表达差和智力损害影响了正常的学习教育，通常需要特殊教育。但病程演变具有波动性和不可预测性，文献报道 3%~4% 的 AHC 患儿可能出现死亡，原因可能为癫痫持续状态，严重的肢体偏瘫发作，自主神经症状伴心肺功能不全或障碍。

**【诊断和鉴别诊断】**

1. **诊断标准** 目前 AHC 的临床诊断仍采用 1993 年 Aicardi 提出的诊断标准：①起病年龄在生后 18 个月内；②发作性症状包括强直或肌张力不全、眼球运动异常和自主神经症状，可伴随偏瘫发作出现或单独出现；③反复偏瘫发作，累及身体任何一侧；④双侧偏瘫或四肢瘫发作，表现从一侧偏瘫发作交替至对侧偏瘫发作，或发作开始即为双侧瘫；⑤睡眠时所有发作性症状消失，但醒后发作性症状可能再次出现；⑥有发育落后证据，神经系统异常包括肌张力不全、舞蹈手足徐动症或共济失调；⑦排除了其他可能的病因(如可治疗的代谢性疾病)，脑部 MRI 正常且排除了血管性疾病(如 Moyamoya 病)，偏瘫或肌张力不全发作同期脑电图未显示可解释发作性事件的原因。同时满足①、②、③和⑦四条者，考虑为典型 AHC 病例；少数病例起病年龄大于 18 个月或无双侧偏瘫发作但满足诊断标准其他项时，考虑为不典型 AHC 病例。

2. **鉴别诊断** AHC 的临床诊断应与临床表现相似的其他疾病进行鉴别。主要包括：①癫痫：起病年龄小且偏瘫尚未出现的 AHC 病例，起病初期常表现为发作性眼球运动异常或肌张力不全姿势，容易误诊为癫痫发作，偏瘫发作有时被误诊为 Todd 麻痹。首先应注意以下鉴别要点：a. 发作累及单眼还是双眼，形式单一还是多样，癫痫发作常累及双眼，发作形式常单一刻板，而AHC患儿的眼球运动异常多数为单眼受累，也可累及双眼，累及双眼时，左右可程度不完全一致，且同一患儿病程中不同发作阶段可观察到多种形式眼球运动异常，如斜视、内聚、上视或震颤等不同组合；b. 是否有眼球震颤发生，癫痫发作时很少出现眼球震颤，而AHC患儿可出现单眼或双眼震颤，多数为水平方向震颤；c. 观察患儿面色是否青紫和意识状态，癫痫发作时多伴颜面口唇青紫及意识丧失。在小婴儿尚未出现偏瘫发作时，若仅表现眼球运动异常和肌张力不全姿势，有时很难与癫痫鉴别，此时发作期视频脑电图监测有助于鉴别。②偏瘫型偏头痛：AHC患儿发作性症状中可有头痛发作，应注意与偏瘫型偏头痛鉴别，偏瘫型偏头痛以偏侧头痛发作为主，可伴有肢体的短暂无力，同时多伴有偏侧感觉障碍、失语及视野缺损，但无认知功能障碍，且偏瘫发作无交替性及睡眠缓解等特点。③Moyamoya病：本病可引起偏瘫发作，但无AHC患儿的其他临床症状，头颅影像学（MRI、MRA和DSA）有助于鉴别。④线粒体脑肌病：特别是线粒体脑病伴乳酸酸中毒及卒中样发作综合征（MELAS），MELAS可有与AHC相似的交替性偏瘫，癫痫发作和智力障碍，但患儿血乳酸和丙酮酸水平明显升高，线粒体DNA突变，肌活检可见破碎样红色纤维，头颅MRI脑实质有异常信号，有助于鉴别。

**【治疗和预后】** AHC至今尚无特效治疗方法。对患儿的治疗管理主要包括注意避免或去除诱发因素，预防性药物治疗，控制癫痫发作，急性期或发作期的治疗、长期管理和其他治疗。

**1. 避免或去除诱因** AHC患儿的发作性症状的诱发因素主要包括心理压力、情绪激动、环境压力、与水接触、某些食物或气味、过度或异常剧烈的运动、呼吸道感染等疾病和睡眠不佳等，其中最常见的诱因为兴奋、情绪波动和疲劳，应根据个体病史，寻找并尽量避免可能的诱因，以减少发作，若出现发热或感染等疾病，应及时就诊。

**2. 预防性药物** 主要有氟桂利嗪和托吡酯，建议长期服用，可以在一定程度上减少发作，其中氟桂利嗪的有效率更高。氟桂利嗪是一种钙通道阻断剂，约60%~70%的患儿治疗有效，对偏瘫和其他发作性症状的发作频率、严重程度或持续时间有所改善。Mikati等应用该药治疗AHC患儿27例，21例（78%）有效，其中1例偏瘫发作完全控制，2例只在治疗初期有效，4例无效，但患儿智力运动发育落后的情况在应用氟桂利嗪者与未用该药者之间无明显差异。Sasaki等应用氟桂利嗪治疗AHC患儿28例，18例（64.3%）有效，经随访发现治疗有效组与无效组相比，治疗无效组患儿的智力损害和神经系统异常情况较治疗有效组严重。需要更大规模且精心设计的临床试验研究，用于评价氟桂利嗪对AHC患儿发作性症状的改善情况及远期预后影响。托吡酯作为仅次于氟桂利嗪的备选药物，报道对少数AHC患儿有效，可以减少发作性症状，约30%患儿有效，有效率低于氟桂利嗪，且部分患儿为联合应用氟桂利嗪和托吡酯状态下进行药效的评价，因此需要更大样本的双盲对照研究去评价药物疗效的真实性和有效性及远期影响，并应注意药物的安全性及副作用，尤其在AHC的致病基因*ATP1A3*明确后，不同患儿其突变类型不同，表型轻重不一，为以后是否制订个体化的精准医疗，提供更多的依据和方向。

**3. 控制癫痫发作** AHC患儿中，部分病例可合并癫痫发作，首次癫痫发作的年龄早晚不一，可早至新生儿期，或晚至青春期，因此病程中应注意随访观察是否出现癫痫发作，对合并癫痫者，应及时在专业医生指导下，使用抗癫痫药物，尽早控制癫痫发作。

**4. 急性期或发作期的治疗** AHC患儿发作期最常见的症状为偏瘫发作和肌张力不全发作，部分发作可持续数分钟或自发睡眠后完全缓解，但多数发作可持续数天至数周，且发作期症状严重者，可伴吞咽困难或呼吸困难，此时需要进行住院治疗或急诊救治。睡眠是AHC患儿发作性症状的缓解因素，因此对患儿平常出现发作性症状时，应尽量让患儿处于安静、光线黑暗的房间，引导其入睡，以缩短发作期。对于特别严重或持续时间长的肌张力不全发作，可根据情况适当应用苯二氮䓬类药物进行治疗以减轻症状。

本病预后差，多数患儿智力运动发育落后，神经系统功能进行性恶化。

**关键点**

1. 多在生后18个月以内发病，可早到新生儿期。
2. 以发作性眼球运动异常、肌张力不全和交替性偏瘫为主要表现。
3. 存在*ATP1A3*基因突变可协助诊断。
4. 多数患儿用氟桂利嗪治疗可减轻偏瘫发作等发作性症状。

（张月华）

## 第二节 遗传性痉挛性截瘫

遗传性痉挛性截瘫(hereditary spastic paraplegia，HSP)是一类具有高度临床和遗传异质性的中枢神经系统退行性疾病。主要临床表现为双下肢无力，常伴有锥体束征(肢体肌张力增高、腱反射亢进、病理征阳性等)。该病由 Seeligmüller 于 1876 年首先报道，后由 Strümpell 和 Lorrain 进行了详细论述，故又名 Strümpell-Lorrain 病。其患病率约 1.8/10 万。

**【病因】**HSP 是一种比较少见的家族单基因遗传变性疾病。该病具有高度的遗传异质性，目前已报道有超过 80 个致病基因(基因型 *SPG1-80* 以及其他相关基因)，超过 60 个致病基因已被克隆。遗传方式多样，可为常染色体显性遗传、常染色体隐性遗传、X 连锁隐性遗传和线粒体母系遗传。常染色体显性遗传性痉挛性截瘫(AD-HSP)占所有 HSP 患者总数的 70%，其中绝大部分是 *SPG4*、*SPG3A*、*SPG31* 型基因突变。常染色体隐性遗传性痉挛性截瘫(AR-HSP)最常见的基因型为 *SPG11* 和 *SPG15*。

**【病理与发病机制】**HSP 常见的病理改变为皮质脊髓束及后柱最长的下行性运动纤维远端轴索变性，伴或不伴脱髓鞘和神经元脱失等改变，以脊髓胸段受累最为严重。脊髓前后角细胞以及周围神经少有受累。HSP 复杂型病变可累及小脑、基底节、大脑皮层及胼胝体。该病发病机制尚不明确。可能主要为轴浆运输和膜转运异常(基因型 *SPG3A*、*SPG4*、*SPG6*、*SPG8*、*SPG10*、*SPG11*、*SPG15*、*SPG21* 和 *SPG42* 等)、线粒体功能障碍(基因型 *SPG7*、*SPG13*、*SPG31* 和 *SPG20* 等)、髓鞘发育及神经导向功能异常(基因型 *SPG1* 和 *SPG2* 等)、蛋白质构象异常(基因型 *SPG17*)、胆固醇/神经甾体代谢异常(基因型 *SPG5*、*SPG26* 和 *SPG28* 等)等分子机制所致。

**【临床表现】**HSP 的发病年龄多见于儿童期或青春期，但也可见于其他年龄段。男性略多于女性，常有家族史。

根据临床表现不同将患者分为单纯型和复杂型。单纯型表现为缓慢进展的双下肢痉挛性肌无力，肌张力增高，腱反射亢进，踝阵挛阳性，病理征阳性，呈剪刀样步态等。复杂型 HSP 临床异质性很大，神经系统表现复杂多样，可构成不同的综合征。复杂型除双下肢痉挛性瘫痪、锥体束损伤等典型 HSP 症状外，还可伴有锥体外系症状、小脑功能障碍(共济失调、眼震或震颤)、周围神经病变、自主神经功能障碍、体格或智能发育异常、视网膜色素变性、视神经萎缩、四肢肌肉远端萎缩等。如 Troyer 综合征(HSP 伴远端肌萎缩)、Kjellin 综合征(HSP 伴视网膜色素变性)、Mast 综合征(HSP 伴早老性痴呆)、Behr 综合征(HSP 伴视神经萎缩)等。

HSP 按发病年龄又分为早发型和晚发型。早发型最多见，常于 35 岁前发病，病情进展相对缓慢，大部分患者在发病数年内无显著变化，仅极少数晚年丧失独立行走能力。晚发型患者大于 35 岁发病，常于 40~65 岁出现症状，除经典表现外，双下肢肌无力、深感觉障碍、括约肌障碍更常见。病情进展较快，多数在起病后十余年即丧失行走能力。

AD-HSP 大多为单纯型表现(占 70%~80%)，少数为复杂型表现。多有阳性家族史。起病年龄跨度可从婴幼儿到老年(70 岁以上)，主要取决于不同的基因型，但即使在同一家系具有相同的突变的患者，其发病年龄和疾病进展也不尽相同。AR-HSP 发病年龄早于 AD-HSP，病情进展较 AD-HSP 快。复杂型 HSP 以常染色体隐性遗传多见，也有 X 连锁隐性遗传，临床表现及遗传方式复杂。临床上极易漏诊、误诊，确诊有赖于基因诊断。AD-HSP 发病年龄在儿童期到 60 岁。

**【辅助检查】**

1. **诱发电位检查** 皮层运动诱发电位显示皮质脊髓束传导速度显著下降。下肢体感诱发电位显示后索神经纤维传导速度减慢。上肢诱发电位可正常，或仅显示轻度的传导速度减慢。约半数患者有脑干诱发电位异常。

2. **头颅 MRI 检查** 多数正常，但少数患者可合并非特异性影像学改变，如胼胝体发育不良，轻度脑白质改变、脱髓鞘化、小脑和脊髓萎缩。

3. **基因检测** 明确诊断需依靠二代测序基因检测，基因突变类型可为点突变、片段缺失或重复。对临床及病因分型、精准治疗可有重要指导作用，也有助于疾病的早期诊断、症状前诊断及产前评估，对开展遗传咨询、优生优育亦有重要意义。

4. **其他** 血乳酸、同型半胱氨酸、脑脊液相关检查、血尿代谢筛查、血维生素水平、铜蓝蛋白、肌电图等检查、眼科相关检查、神经系统发育评估等，可帮助除外其他疾病。

**【诊断与鉴别诊断】**临床诊断主要依据：①表现为缓慢进行性或非进行性双下肢痉挛、无力，伴或不伴神经系统或非神经系统的其他表现；②体格检查有锥体束受累体征，包括痉挛、腱反射亢进及病理征阳性等；③家族史符合常染色体显性遗传、常染色体隐性遗传、X 连锁隐性遗传和线粒体遗传其中之一，也可有散发病例，AD-HSP 多有阳性家族史；④排除其他疾病。

HSP的临床诊断主要依据患者的临床表现及阳性家族史。详细了解其起病年龄、首发症状、病程、病情进展、家族史、既往病史等，并进行完整规范的神经系统体格检查。完善相关辅助检查以排除继发性因素，选择合适的基因检测方法，结合遗传学检测结果，明确遗传学特点，从而指导选择合适的治疗方法及判断疾病预后，并指导遗传咨询及产前诊断。

鉴别诊断：HSP临床表现多样，缺乏特异性辅助检查手段，有时临床诊断很困难。需结合起病年龄、病情演变、家族史、体格检查及相关辅助检查排除其他疾病，如脑性瘫痪（痉挛性）、多巴反应性肌张力不全、遗传性脊髓小脑性共济失调、多发性硬化、脊髓炎、亚急性联合变性、Chiari畸形、脊髓肿瘤、脊髓空洞症、脑白质病及周围神经病等。

**【治疗与预后】** 目前尚无有效疗法可预防、终止或逆转HSP。临床上多采取对症治疗，以改善患者症状，延缓进展，提高生活质量。

1. **药物治疗** 巴氯芬和A型肉毒毒素等可改善痉挛状态和肌力。

2. **物理疗法** 长期规律康复训练及针灸、推拿、电刺激等理疗方法，可在一定程度上减缓肌肉萎缩进程，提高耐力，缓解疼痛。

3. **姑息手术治疗** 根据病情可考虑跟腱延长或内收肌松解术，以改善肢体肌张力情况。

4. **其他** 致病基因的克隆研究为基因治疗提供了可能，基因治疗有望成为一种重要的治疗方式，目前尚处于实验研究阶段。

**关键点**

1. HSP为中枢神经系统遗传性退行性疾病。
2. 具有高度临床异质性及遗传异质性。
3. 呈缓慢进展的双下肢痉挛性肌无力，锥体束征阳性。可伴有神经系统或非神经系统的其他表现。
4. 临床表现及查体，以及基因突变分析为诊断的关键。
5. 目前无特效治疗方法，多为对症治疗。

（张月华）

## 第三节 婴儿神经轴索营养不良

婴儿神经轴索营养不良（infantile neuroaxonal dystrophy，INAD），又称Seitelberger病（Seitelberger's disease）（OMIM# 256600），为*PLA2G6*基因突变导致的常染色体隐性遗传性神经性病变。其神经病理学特征为神经轴索呈球样改变。

**【病因】** INAD的致病基因于2006年被发现，为*PLA2G6*基因（位于22q13.1），该基因编码非钙依赖性磷脂酶A2（PLA2）第Ⅵ组（group Ⅵ calcium-independent phospholipase A2，iPLA2β）。PLA2的生理功能为催化甘油磷脂水解，产生游离脂肪酸。iPLA2β为四聚体，催化磷脂酰胆碱的sn-2酰基链，产生游离脂肪酸和溶血磷脂。线粒体内膜中的磷脂富含sn-2位的不饱和脂肪酸，特别是心磷脂。这些不饱和脂肪酸对于线粒体产生的过多活性氧非常敏感，导致线粒体内膜产生过氧化磷脂。iPLA2β蛋白位于线粒体，与磷脂的sn-2位置中过氧化脂肪酸水解的需求增加一致，可以使磷脂重塑。当*PLA2G6*基因突变导致其功能下降时，线粒体内膜的完整性被破坏。iPLA2β定位于轴索，提示轴索部位对于磷脂重塑有较高需求。iPLA2β在磷脂重塑、花生四烯酸的释放、白三烯和前列腺素合成以及细胞凋亡中均起作用，从而对于细胞膜的稳态维持起重要作用。基因突变导致iPLA2β功能障碍，可能会引起细胞膜不能维持稳态从而导致结构改变而发病，但该病确切的致病机制还需要深入研究。

在*PLA2G6*基因敲除的小鼠模型可观察到具有分支和管状嵴的线粒体以及退化嵴的线粒体，细胞骨架塌陷的轴突和在轴突末端的部分膜丢失。在显微镜下，这些特征在中枢或外周神经系统的突触前端表现为轴突肿胀呈球状体。中枢及外周的轴索球状体是本病典型表现。患者的脑、皮肤、外周神经、结膜或肌肉活检可见神经轴索球样变表现，球状体位于营养不良的轴索远端，有髓及无髓轴索均可受累。电镜下可见气球样肿胀的神经轴索中含有线粒体、糖原样颗粒、致密体、囊泡及电子发光物质，亦可见到膜管状及粒囊状超微结构。视网膜电镜下可见神经元丢失及视网膜层萎缩。但轴索球状体并非本病所独有，还可见于泛酸激酶相关性神经变性、GM2神经节苷脂贮积症、尼曼-皮克病等。

**【分类】** *PLA2G6*基因突变除了导致婴儿神经轴索营养不良外，还可导致其他临床表型，统称为*PLA2G6*相关神经变性（*PLA2G6* associated neurodegeneration，PLAN）。*PLA2G6*相关神经变性主要包括三种临床表型：婴儿神经轴索营养不良、不典型神经轴索营养不良（OMIM 610217）和帕金森病14型（OMIM 512953，又称成人起病的肌张力不全-帕金森综合征),以婴儿神经轴索营养不良为多见。

伴铁沉积的神经变性(neurodegeneration with brain iron accumulation,NBIA)是可以在基底节区、黑质等部位出现铁沉积的一组异质性神经变性病。*PLA2G6* 相关神经变性被归类于 NBIA 中,其中婴儿神经轴索营养不良又称 NBIA2A,不典型神经轴索营养不良又称 NBIA2B。NBIA 还包括:①泛酸激酶相关神经变性(pantothenate kinase-associated neurodegeneration,PKAN)又称 NBIA1,致病基因为 *PANK2*;②线粒体膜蛋白相关神经变性(mitochondrial membrane protein-associated neurodegeneration,MPAN)又称 NBIA4,致病基因为 *C19orf12*;③β-螺旋桨蛋白相关的神经变性(beta-propeller protein-associated neurodegeneration,BPAN),又称 NBIA5,致病基因为 *WDR45*;④脂肪酸羟化酶相关神经变性(fatty acid hydroxylase-associated neurodegeneration ,FAHN)又称 SPG35,致病基因为 *FA2H*;⑤Kufor-Rakeb 病(Kufor-Rakeb disease,KRS)又称 PARK9,致病基因为 *ATP13A2*;⑥神经铁蛋白病(neuroferritinopathy,NF)又称 NBIA3,致病基因为 *FTL*;⑦无铜蓝蛋白血症(aceruloplasminemia),致病基因为 *CP*;⑧辅酶 A 合成酶相关神经变性(coenzyme A synthase-associated neurodegeneration,CoPAN)又称 NBIA6,致病基因为 *COASY*;⑨Woodhouse Sakati 综合征(Woodhouse Sakati syndrome,WSS)致病基因为 *DCAF17*。

**【临床表现】**婴儿神经轴索营养不良于 6 月龄至 3 岁发病,起病前发育里程碑多数正常。病初多表现为运动智力发育速度减慢,继之出现倒退,倒退速度有个体差异,智力及运动倒退可不同步。病初肌张力减低,可逐渐转为痉挛性瘫,出现双侧锥体束征,最终丧失主动运动能力。患儿可出现斜视、眼震、眼球运动障碍、视神经萎缩,甚至视力丧失等眼部症状,还可伴听觉受累。本病早期通常无癫痫发作,少数患者晚期可有癫痫发作。自主神经受累时可出现哭时泪少及体温调节障碍。神经系统体征可有腱反射减弱或消失,病理反射阳性。

**【辅助检查】**

1. **肌电图检查** 多有神经源性损害特点,周围神经传导速度正常。

2. **脑电图检查** 表现为背景慢活动,可有高幅快波节律,2 岁后常有棘慢波。

3. **头颅 MRI 检查** 主要为进行性小脑萎缩,小脑皮层可有 $T_2$ 高信号,部分患儿可出现苍白球、齿状核及黑质 $T_2$WI 低信号(提示铁沉积)。

4. **基因检测** 对于疑诊患者进行 *PLA2G6* 基因测序。

5. **组织活检** 皮肤组织活检可见末梢神经成球样体。既往为确诊指标,但随着基因检测技术的普及,患儿如有典型临床特点并且检测到 *PLA2G6* 基因致病性或疑似致病性变异,通常不需要做皮肤活检。

**【诊断与鉴别诊断】**

1. **诊断** Nardocci 等基于 Aicardi 与 Castelein 1979 年诊断标准而提出婴儿神经轴索营养不良的临床诊断标准:①组织学证据(皮肤活检末梢神经成球样体);②3 岁前发病;③临床特征:智力运动倒退,对称性锥体束征,进展性病程致痉挛性四肢瘫、视力丧失及痴呆。且各项化验未发现其他遗传代谢性疾病证据,如有机酸、氨基酸代谢病、神经元蜡样脂褐质沉积症、线粒体病等。诊断依赖于临床特点及病理检查相结合。随着致病基因的发现,检测到 *PLA2G6* 基因复合杂合或纯合突变,结合临床进行确诊。

2. **鉴别诊断** 本病应与其他婴幼儿期起病的以认知运动倒退为特点的神经变性病进行鉴别,例如异染性脑白质营养不良、神经节苷脂贮积症、神经元蜡样质脂褐质沉积症等。与异染性脑白质营养不良晚婴型的鉴别点在于 INAD 的头颅 MRI 为进行性小脑萎缩、肌电图为神经源性损害等,而异染性脑白质营养不良患儿头颅 MRI 以脑室旁及半卵圆中心、胼胝体白质受累为特征,肌电图为神经性损害。神经节苷脂贮积症和神经元蜡样质脂褐质沉积症患儿除运动认知倒退外,肌阵挛及其他癫痫发作是突出特点,肌电图无 INAD 常见的神经源性损害。

**【治疗与预后】**本病尚无特效治疗,目前主要为对症治疗,包括改善肌张力、止惊、支持、康复等。基因治疗及酶替代治疗等方法尚在探索中。本病预后差,通常于 10 岁前死亡。

**关键点**

1. 6 月至 3 岁起病。
2. 临床表现为运动认知倒退,早期多无癫痫发作,病理征(+)。
3. 头颅 MRI 显示进行性小脑萎缩,肌电图提示神经源性损害,脑电图多有高幅快波活动。
4. 确诊需行 *PLA2G6* 基因测序。

(吴晔)

## 第四节 生物素 - 硫胺素反应性基底节病

生物素 - 硫胺素反应性基底节病(biotin-thiamine-responsive basal ganglia disease，BTBGD)(OMIM#607483)最初称为生物素反应性基底节病(biotin-responsive basal ganglia disease，BBGD)，表现为感染诱发的反复急性或亚急性脑病，对硫胺素治疗有效。该病为常染色体隐性遗传，致病基因为 *SLC19A3*，该基因编码人类硫胺素转运体 2(human thiamine transporter 2，hTHTR2)。

**【病因与分类】**本病是由于 *SLC19A3* 基因突变，导致硫胺素向中枢神经系统转运障碍所致。硫胺素(thiamine)是脑组织能量代谢相关的重要辅因子。已发现人类有四种硫胺素形式：游离硫胺素(free-thiamine，free-T)、单磷酸硫胺素(thiamine monophosphate，TMP)、二磷酸硫胺素(thiamine diphosphate，TDP)和三磷酸硫胺素(thiamine triphosphate，TTP)。free-T 和 TMP 在小肠通过两种转运体被吸收，即人类硫胺素转运体 1(hTHTR1，编码基因为 *SLC19A2*)和硫胺素转运体 2(hTHTR2，编码基因为 *SLC19A3*)。在血脑屏障和脉络丛，hTHTR2 和 hTHTR1 均有表达，说明两种转运体在硫胺素向中枢神经系统内转运中发挥作用。TDP 是硫胺素的活性形式，是细胞质中的转酮醇酶、过氧化物酶体中的 2- 羟基酰基 -CoA 裂解酶的辅因子，并在 *SLC25A19* 基因编码的转运体作用下进入线粒体，作为丙酮酸脱氢酶、2- 氧代戊二酸脱氢酶，以及支链 α- 酮酸脱氢酶的辅酶，参与能量代谢过程。*SLC19A3* 基因突变导致 hTHTR2 功能下降，使硫胺素进入脑内减少，从而影响了其辅助的多种与能量代谢相关的酶活性，导致能量代谢障碍。本病早期曾被认为生物素反应性，生物素并非 hTHTR2 的转运底物，生物素对于本病效果的机制尚不十分清楚，有研究发现生物素可能使 *SLC19A3* 表达增加。

**【临床表现】**起病年龄从生后 1 个月至 20 岁，多于学龄前期或学龄期起病。该病的典型临床特点是由感染或外伤诱发，反复出现的急性或亚急性脑病，以意识障碍、癫痫发作、肌张力障碍、眼外肌麻痹和吞咽困难为主要表现，可进展为严重的肌张力障碍，重者导致昏迷，甚至死亡。患者多为反复发作性病程，少数表现为缓慢进展性肌张力障碍、癫痫及智力运动发育迟缓。硫胺素治疗通常可以较快改善症状。临床表型轻重存在较大差异，轻者 10~20 岁起病，表现为 Wernicke 脑病特点，重者表现为婴儿痉挛症、重度发育迟缓和进行性脑萎缩、双侧丘脑和基底节病变。

**【辅助检查】**

**1. 头颅 MRI 检查** 急性期表现为双侧对称性尾状核和壳核异常信号，$T_2$WI、$T_2$FLAIR、DWI 呈高信号；80% 患者可以在中脑、丘脑及大脑皮层发现散在的异常信号(图 21-1)；当疾病进展时，53% 的患者可有白质区受累，13.3% 的患者有小脑受累。中脑、皮质、白质异常信号在治疗后可以消失，而尾状核和

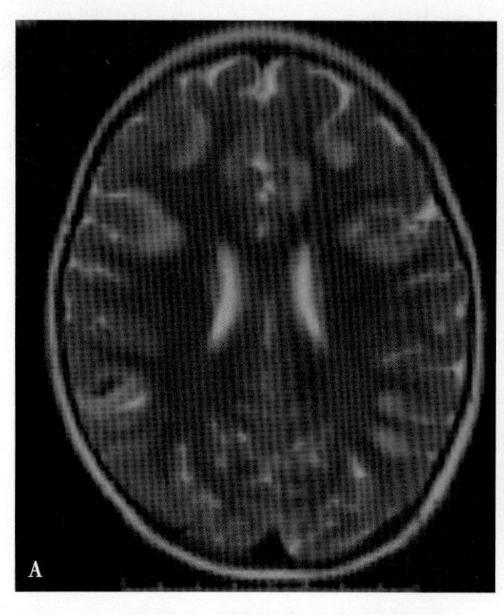

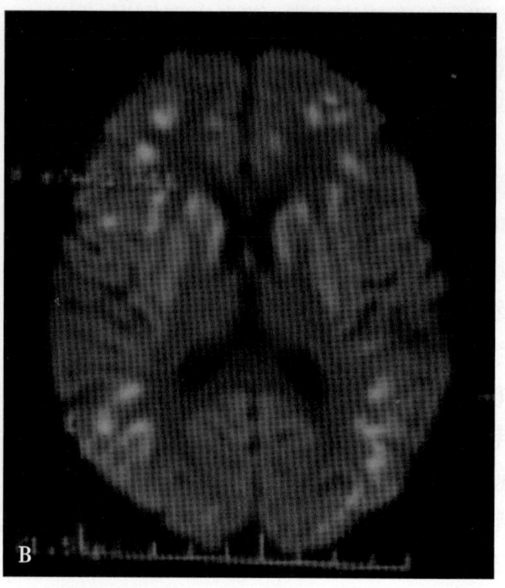


图 21-1 生物素 - 硫胺素反应性基底节病
A. $T_2$ 加权序列，可见多发性皮层与皮层下高信号；B. DWI 序列，可见双侧尾状核头、壳核及皮层与皮层下多发高信号

壳核的异常信号可持续存在。在长期随访中发现所有患者 MRI 均有基底节的萎缩和坏死。在延迟治疗或未治疗患者中,可表现为神经胶质细胞增生和脑萎缩、坏死,特别是在尾状核和壳核。

2. **遗传学检测** 对于疑诊患儿应进行 *SLC19A3* 基因测序。

3. **脑脊液及成纤维细胞中游离硫胺素检测** 有文献报道可通过检测游离硫胺素辅助诊断并监测疗效,本病患者游离硫胺素明显降低。

4. **其他** 为鉴别并排除其他遗传代谢性脑病,应进行血乳酸、血/尿有机酸、氨基酸、脂肪酸分析、血生物素及生物素酶检测等,必要时进行其他遗传代谢病(包括线粒体病)的遗传学检测;为鉴别中枢神经系统小血管炎、自身免疫性脑炎、急性播散性脑脊髓炎等自身免疫性疾病,可行脑脊液常规、生化、相关免疫指标检测。

**【诊断与鉴别诊断】**

1. **诊断** 对于符合以下特点的患儿应怀疑本病:①发病年龄通常 3~10 岁,急性/亚急性脑病,表现为锥体外系症状(肌张力不全、齿轮样强直、构音障碍、吞咽困难等)、癫痫发作、锥体束征阳性,常有前驱发热性疾病或应激状态。部分患者可有小脑体征、中枢性面瘫及眼外肌麻痹等;②急性期头颅 MRI 表现为双侧对称性尾状核、壳核、丘脑、幕上/幕下大脑皮质、脑干、小脑 $T_2WI$ 高信号及 DWI 高信号;③血尿有机酸、氨基酸、脂肪酸代谢未见特异性异常,血乳酸通常正常(急性期部分患者可升高)、脑脊液常规和生化正常。对于怀疑本病的患儿,应早期试用硫氨素及生物素治疗,观察疗效,症状通常在数天内明显缓解。确诊需检测到 *SLC19A3* 复合杂合或纯合突变。

2. **鉴别诊断** 本病需要与其他遗传代谢性脑病相鉴别,包括其他基因相关的 Leigh 综合征、有机酸、氨基酸代谢性脑病等,Leigh 综合征影像学累及双侧壳核,也可累及尾状核、丘脑和脑干,但很少累及大脑皮层,且对硫胺素无显著治疗反应;其他有机酸、氨基酸代谢性疾病在急性发作期多有全身生化代谢指标的异常,如代谢性酸中毒等特点,本病在急性发作期生化指标基本正常,且通过硫胺素治疗反应可鉴别;自身免疫性中枢神经系统疾病,如中枢神经系统小血管炎、急性播散性脑脊髓炎等,也可在感染诱因后出现急性脑病症状,影像学检查也可表现为包括基底节、丘脑、皮层、皮层下白质在内的多灶性受累,但这类疾病的病灶多为不对称性、DWI 高信号不太突出、病灶可有强化、脑脊液细胞数常增多,可帮助鉴别。

**【治疗与预后】**

1. **治疗** 早期使用硫胺素、生物素治疗可以在数天内部分或完全控制症状,逆转其临床表现。目前尚缺乏确切的剂量推荐,通常应用大剂量,多数研究硫胺素的推荐剂量为 10~40mg/(kg·d)(100~900mg/d),生物素 5~10mg/(kg·d)。患者需要终身治疗。遇应激状态可以适当增加剂量。急性期还需要针对症状进行对症诊疗,包括改善肌张力、控制癫痫发作等。

2. **预后** 早期治疗,长期服用硫胺素和生物素通常预后较好。预后不良与治疗时间晚、反复多次脑病发作相关。无规律治疗或缺乏治疗可以导致神经系统后遗症,包括肌张力障碍、四肢瘫痪、癫痫、发育迟缓,甚至死亡。

**关键点**

1. 本病是可治疗的遗传代谢性病之一,早期识别及治疗对于改善预后非常重要。
2. 诊断要点包括发病年龄通常 3~10 岁,急性/亚急性脑病,表现为锥体外系症状、癫痫发作、锥体束征阳性,常有前驱发热性疾病或应激状态。急性期头颅 MRI 表现为双侧对称性尾状核、壳核、丘脑、幕上/幕下大脑皮质、脑干、小脑 $T_2WI$ 高信号及 DWI 高信号。急性期血生化检查通常不提示代谢性酸中毒等代谢紊乱特点。
3. 早期尝试硫胺素、生物素治疗,同时进行病因学检查。

(吴晔)

## 第五节 维生素 $B_6$ 相关性疾病

### 一、吡哆醇依赖性癫痫

维生素 $B_6$ 依赖性癫痫又称吡哆醇依赖性癫痫(pyridoxine dependent epilepsy,PDE);由 Hunt 等在 1954 年首次报道,是婴幼儿期起病的难治性癫痫和癫痫性脑病之一。2006 年和 2016 年,致病基因乙醛脱氢酶 7 家庭成员 A1(aldehyde dehydrogenase 7 family member A1,ALDH7A1)和磷酸吡哆醛结合蛋白(pyridoxal phosphate binding protein,PLPBP)(之前又称脯氨酸合成酶共转录同系物,PROSC)基因相继被发现,确定了 PDE 为 *ALDH7A1* 基因或 *PLPBP* 基因突变引起的常染色体隐性遗传病。至今,全世界共报道280余例*ALDH7A1*基因确诊病例和27例*PLPBP*基因确诊病例。关于发病率的报道较少，且不同国家的数据悬殊，介于1∶700 000~1∶20 000之间。2013年，我国首例基因确诊的PDE患者被报道。

**【病因与发病机制】***ALDH7A1*基因定位于5q31，全长53 550bp。目前，全世界共报道80余种不同突变位点，包括错义、无义、缺失、插入和剪切位点突变等，其中错义突变约占60%。突变c.1 279G>C（p.Glu427Gln）（NM001182.4）在白种人中出现率高，约占33%，可能是白种人的热点突变；在我国患者中，第11内含子IVS11+1G>A突变出现率高，可能为我国PDE的热点突变。多数患者携带*ALDH7A1*基因纯合或复合杂合突变，少数携带长度介于1 700~70 000bp的片段缺失。因此，对于临床诊断明确但未检出基因突变或仅检出1个突变位点者，应进一步进行微阵列比较基因组杂交技术（array-CGH）或多重连接依赖的探针扩增技术（MLPA）检测，防止遗漏拷贝数变异。

*ALDH7A1*基因编码α-氨基己二酸半醛（α-aminoadipic semialdehyde，α-AASA）脱氢酶，参与体内赖氨酸的分解代谢，该基因突变会引起α-AASA累积，后者在体内与Δ1-四氢吡啶-6-羧酸（delta-1-piperideine-6-carboxylic，P6C）处于自发平衡状态，导致P6C继发性累积，并进一步引起体内哌啶酸（pipecolic acid，PA）累积。因此，*ALDH7A1*基因所致PDE患者血液、尿液、脑脊液中α-AASA、P6C及PA浓度升高，三者均可作为诊断PDE的生化标志物。其中，α-AASA和P6C具有较高的特异性，长期应用吡哆醇治疗后各生化标志物，尤其是PA，可明显降低甚至恢复正常。

*PLPBP*基因定位于8p11，全长17 186bp。目前，国际共报道19种突变位点，包括错义、无义、缺失和剪切位点突变。*PLPBP*基因编码磷酸吡哆醛（PLP）结合蛋白，参与维持体内PLP稳态，该基因突变会引起脑脊液、血浆中PLP降低，导致体内由PLP作为辅酶的多种酶活性缺乏，继而引起体内多种氨基酸、神经递质代谢异常，如脑脊液中左旋多巴、5-羟色胺升高，血浆中甘氨酸、丙氨酸升高等。

**【临床表现】***ALDH7A1*和*PLPBP*基因突变引起的PDE患者临床表现无特异性。典型临床表现为新生儿期或婴儿早期即出现难以控制的癫痫发作，发作形式多样，包括局灶性发作、痉挛发作、肌阵挛发作、强直-阵挛发作、失张力发作，甚至癫痫持续状态等。发作对抗癫痫药耐药，大剂量吡哆醇可完全控制发作且需终身维持治疗，一旦停用吡哆醇，癫痫发作会在1~51天复发。多数患者单次静脉给予50~100mg吡哆醇可在数分钟内终止发作，少数需重复给药，也有小剂量用药即可完全终止发作的报道。此外，约1/3的患者临床表现不典型，主要包括癫痫发作出现晚；早期对抗癫痫药或极低剂量的吡哆醇有反应；发作最初应用吡哆醇无效；停用吡哆醇后癫痫复发间隔时间长；孤独症样行为等。部分患者母亲孕期曾觉察有异常胎动，提示存在胎儿期癫痫发作的可能，出生时可出现Apgar评分减低和低脐带血氧等窒息表现，出生后常伴明显的烦躁、入睡困难和呕吐等脑病表现，易被误诊为缺氧缺血性脑病，应注意鉴别。

**【辅助检查】**

1. **生化检查** 采用液相色谱-串联质谱法检测血液、尿液、脑脊液中的α-AASA、P6C及PA，可用于*ALDH7A1*基因突变所致PDE的早期诊断；血、尿、脑脊液中的氨基酸、神经递质代谢异常对*PLPBP*基因突变所致PDE诊断有提示性意义，但并不能明确或排除诊断。

2. **基因诊断** 为确诊依据，采用直接聚合酶链反应（PCR）、二代测序（NGS）及MLPA、array-CGH可发现*ALDH7A1*或*PLPBP*基因点突变或片段缺失/重复。

3. **脑电图检查** 缺乏特异性。常见的发作间期EEG表现为背景活动异常，伴各种阵发性异常，包括局灶性、多灶性或广泛性癫痫样放电、不连续图形等；发作期EEG因发作类型不同而异。少数患者吡哆醇治疗前、后EEG均正常。

4. **头颅MRI检查** 可正常，或出现多种非特异性异常，包括胼胝体发育不良、脑室扩大、脑萎缩、内侧颞叶硬化、皮质发育不良等。

**【诊断与鉴别诊断】**

1. **诊断** 根据婴幼儿期起病的癫痫发作，对抗癫痫药耐药，吡哆醇治疗反应好进行临床初步诊断，实验室检测分子标志物α-AASA、P6C及PA水平增高，进一步提示诊断，确诊需依靠基因检测。

2. **鉴别诊断** 其他对吡哆醇治疗有反应的疾病。除了PDE，还有其他几个对吡哆醇或PLP有治疗反应的常染色体隐性遗传病，包括由于磷酸吡哆醇（胺）氧化酶（pyridox（am）ine-5'-phosphate oxidase，PNPO）缺乏所致的PNPO缺乏症，既往又称为磷酸吡哆醛反应性癫痫性脑病；低磷酸酯酶症，是由于组织非特异性碱性磷酸酶（tissue non-specific alkaline phosphatase，TNSALP）缺乏所致；高脯氨酸血症Ⅱ型，是由于Δ1-吡咯啉-5-羧酸（Δ1-pyrroline

5-carboxylate, P5CD)缺乏所致；Mabry 综合征(家族性高磷酸酯酶症伴智力低下、惊厥发作和神经缺陷)，磷脂酰肌醇聚糖家族 V(phosphatidylinositol glycan V, PIGV)已被确定为主要的致病基因之一。

【治疗】

1. **吡哆醇** 应尽早开始治疗，并应终身补充吡哆醇。少数病例初次应用吡哆醇治疗时，随惊厥停止可出现短暂的昏迷、肌张力减低、呼吸不规则等，因此，有条件者应在 EEG 和呼吸监护下给药。一般单次静脉给予 100mg 吡哆醇，观察临床及 EEG 反应，必要时可于 30 分钟后重复给药。如不能静脉给药，则口服或经肠道给药。有些病例治疗反应出现较晚，或因同期应用了止惊药物而难以判断，因此在没有获得确凿的生化或遗传学结果之前，临床可能需要较长时间的试验性治疗。

长期维持治疗的剂量尚无明确建议。婴儿一般推荐剂量为 15~30mg/(kg·d)，新生儿可高达 200mg/d，成人可高达 500mg/d，上述剂量长期治疗的安全性已经得到证实。当遇到急性发热性疾病时，可通过增加吡哆醇剂量(如双倍)来预防或控制暴发性的惊厥发作。更高剂量的吡哆醇治疗可能引起少见的肝功能障碍、感觉或运动周围神经病等不良反应，但多数可逆，建议大剂量治疗[ >500mg/d 或 >30mg/(kg·d)]时，定期复查肝功能，并定期行头颅 MRI 来监测大脑脱髓鞘和代谢改变。

2. **PLP 吡哆醇的活性形式** 对 PDE 同样有效，有建议也可作为 PDE 的一线用药，30mg/(kg·d)，分 3 次口服，或主张先用吡哆醇 3 天，如惊厥发作未控制再给予 PLP。

3. **亚叶酸** 部分患者对亚叶酸治疗有效。对于新生儿，特别是对吡哆醇治疗反应不完全或存在暴发性惊厥发作的患者，在吡哆醇治疗过程中添加 3~5mg/(kg·d)亚叶酸治疗可能有一定益处，年龄略大者可试用 10~30mg/d。尚不清楚惊厥稳定后长期应用亚叶酸是否有益。

4. **限制赖氨酸摄入** 限制赖氨酸的饮食可以降低 α-AASA 和相关化合物的累积，理论上也是一种治疗方法，但临床疗效尚需进一步研究证实。

【预后】PDE 的预后存在较大的个体差异，大体可分为 3 类：①惊厥发作完全控制，发育正常；②惊厥发作完全控制，发育延迟或智力障碍；③惊厥发作未完全控制，发育延迟或智力障碍。其中以②最常见，出现于绝大多数患者中。PDE 的预后可能受多种因素的影响，包括起病年龄、治疗是否及时、是否出现并发症、基因型等，其中，不同基因突变位点所致的蛋白活性差异可能是决定性因素。

**关键点**

1. 多数在新生儿期或婴儿早期即出现难以控制的癫痫发作。
2. 发作对抗癫痫药耐药，大剂量吡哆醇可控制发作且需终身维持治疗。
3. 实验室检测分子标志物 α-AASA、P6C 及 PA 水平增高可提示诊断。
4. *ALDH7A1* 和 *PLPBP* 基因是主要的致病基因，有助于确诊，以前者多见。
5. 多数患者大剂量维生素 $B_6$ 癫痫发作可控制，一些遗留不同程度的发育落后。

## 二、磷酸吡哆醇(胺)氧化酶缺乏症

磷酸吡哆醇(胺)氧化酶[pyridox(am)ine-5'-phosphate oxidase, PNPO]缺乏症由 Kuo 和 Wang 在 2002 年首次提出，特征为新生儿期即出现严重的癫痫性脑病，癫痫发作对抗癫痫药物无反应，吡哆醇治疗无效或仅有部分疗效，发作多可被磷酸吡哆醛(PLP)单药控制，PLP 撤药后癫痫发作反复。因此，也曾被称为 PLP 依赖性癫痫或 PLP 反应性癫痫。2005 年，PNPO 缺乏症的致病基因 *PNPO* 基因被确定，明确本病为常染色体隐性遗传病。此病较为罕见，目前全世界报道 50 例左右，国内报道数例，这些病例中癫痫发作有些对吡哆醇而非 PLP 有治疗反应，因此本病称为 PNPO 缺乏症更为恰当。

【病因与发病机制】维生素 $B_6$ 经肠道吸收后，首先在肝内转化为磷酸化衍生物，其中磷酸吡哆醇和磷酸吡哆胺在 PNPO 的作用下氧化生成 PLP，并进入血液循环。PLP 是维生素 $B_6$ 的唯一活性形式，在血液中与血清清蛋白结合，在组织非特异性碱性磷酸酶(tissue non specific alkaline phosphatase, TNSALP)的作用下水解为吡哆醛，通过血脑屏障进入脑及其他组织，并进一步以 PLP 的形式参与体内 140 余种酶促反应，包括氨基酸、糖原的代谢及核酸、血红蛋白、鞘磷脂、鞘脂和神经递质(血清素、多巴胺、去甲肾上腺素、GABA)等物质的合成等，PLP 缺乏可出现癫痫、肝大、贫血、低血糖、氨基酸代谢紊乱等相关临床表现(图 21-2)。

*PNPO* 基因定位于 17q21.2，全长约 7.5kb，包含 7 个外显子，共编码 261 个氨基酸。目前，已有超过 24 种不同的致病位点被报道，以错义突变和无义突变最常见。*PNPO* 基因突变导致 PNPO 缺乏，使磷

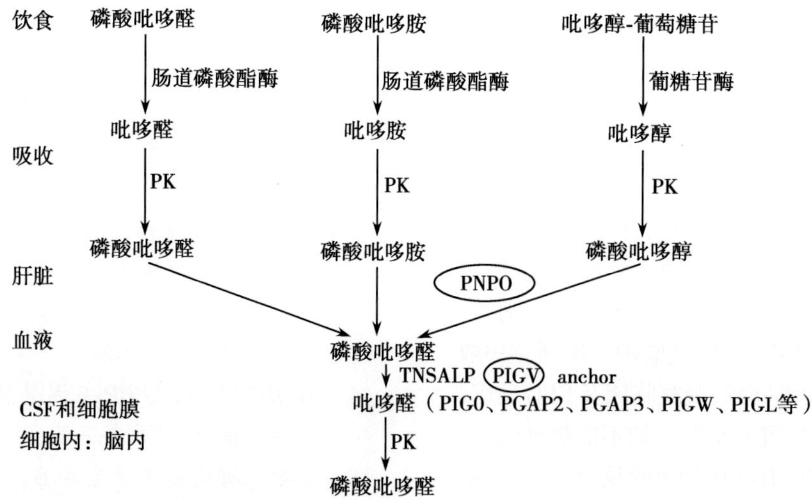


图 21-2 体内维生素 $B_6$ 的吸收、代谢过程

PK：磷酸激酶；PNPO：磷酸吡哆醇（胺）氧化酶；TNSALP：组织非特异性碱性磷酸酶；PIGV：磷脂酰肌醇聚糖家族 V；anchor：锚；CSF：脑脊液；PIGO：磷脂酰肌醇聚糖家族 O；PGAP2：GPI 后附着蛋白 2；PGAP3：GPI 后附着蛋白 3；PIGW：磷脂酰肌醇聚糖家族 W；PIGL：磷脂酰肌醇聚糖家族 L

酸吡哆醇和磷酸吡哆胺在肝脏中不能转变为 PLP 而进入血液，并最终导致体内特别是脑内 PLP 生成不足，引起多种物质代谢障碍：①PLP 作为谷氨酸脱羧酶的辅酶，参与抑制性神经递质 GABA 的合成，PLP 缺乏使 GABA 合成明显减少，引起新生儿期严重的癫痫性脑病。②PLP 缺乏引起多种 PLP 依赖性酶的继发性功能障碍，导致血、尿、脑脊液中的氨基酸、神经递质代谢异常，如甘氨酸裂解酶和苏氨酸脱水酶活性降低，导致脑脊液中甘氨酸、苏氨酸水平升高；芳香族氨基酸脱羧酶功能障碍引起脑脊液中高香草酸（HVA）、5- 羟吲哚乙酸（5-HIAA）水平降低，进一步引起尿中香草酸（VLA）及脑脊液中 3- 甲氧基酪氨酸（3-MT）水平升高；δ- 鸟氨酸转氨酶活性降低，引起血浆和脑脊液中精氨酸水平降低等。上述代谢产物可作为 PNPO 缺乏症的生化标志物，但特异性差，且在少数患儿体内可正常，甚至可与上述改变完全相反，如 HVA、5-HIAA 在部分患儿体内水平可升高。

**【临床表现】**癫痫发作为 PNPO 缺乏症的主要临床表现之一，多于出生后短时间内出现，既往报道病例中 61% 出现于出生 24 小时内，96% 出现于出生 1 个月内。癫痫发作形式多样，以多灶或全面性肌阵挛发作为主（61%），且多不能被常规抗癫痫药物或吡哆醇控制。早产史较常见，见于 61% 的患儿；另有 11% 的患儿母亲孕期察觉到明显的异常胎动。

随着越来越多基因确诊病例被报道，PNPO 缺乏症的表型谱逐渐扩展，包括：新生儿早期起病，癫痫发作仅对 PLP 有反应；婴儿痉挛起病，癫痫发作仅对 PLP 有反应；3 个月内起病，癫痫发作对吡哆醇有反应，对 PLP 有或无反应。既往报道病例中，80% 的患儿曾应用吡哆醇，其中 46% 有明确的临床反应；52% 的患儿曾应用 PLP 治疗，其中 75% 临床反应好。研究指出，之所以部分患儿对吡哆醇有反应，可能与其所携带的基因突变对 PNPO 蛋白构象影响较小，酶功能未完全丧失有关，此时，若大量补充吡哆醇会使体内 PNPO 的底物（即磷酸吡哆醇）浓度升高，从而转变为 PLP 发挥作用。目前，c.279_290del、p.R141C 及 p.R225H 等突变被认为与吡哆醇反应性相关。然而，有 4 例吡哆醇治疗有效者换用 PLP 后反应差，甚至症状加重，分别出现癫痫持续状态、发作复发或发作频率增加，这可能因为 PLP 对 PNPO 的活性有很强的抑制作用，当突然应用大剂量 PLP 时，原本残留的部分酶活性被完全抑制，致使症状加重。

**【辅助检查】**

1. **脑电图检查** 超过半数（57%）的患儿发作间期 EEG 显示暴发 - 抑制图形，另有 20% 显示异常的不连续图形。

2. **头颅 MRI 检查** 正常或非特异性异常。

3. **生化检测及代谢筛查** *PNPO* 基因突变引起多种物质代谢障碍，导致血、尿、脑脊液中的氨基酸、神经递质代谢异常，代谢的异常对诊断有提示性意义，但并不能明确或排除诊断。

4. **基因检测** 为确诊依据，采用直接聚合酶链反应（PCR）、二代测序（NGS）及多重连接依赖的探针扩增技术（MLPA）、微阵列比较基因组杂交技术

(array-CGH)可发现 *PNPO* 基因点突变或片段缺失/重复。

【诊断与鉴别诊断】

1. **诊断** 根据新生儿或婴幼儿期起病的癫痫性脑病，癫痫发作对抗癫痫药耐受、吡哆醇或 PLP 治疗反应好进行临床初步诊断，确诊需依靠基因检测。

2. **鉴别诊断** 与 PDE 及其他对吡哆醇有治疗反应的疾病进行鉴别。

【治疗】PNPO 缺乏症患儿需终身补充吡哆醇或 PLP。目前长期治疗的剂量尚无明确建议，主要依据患儿对药物的反应进行调整。吡哆醇有效者用药方法参见 PDE 的治疗。PLP 的剂量多为 30~60mg/(kg·d)，分 3、4 次口服。患感染性疾病期间可将 PLP 暂时加量以预防或控制发作。与 PDE 应用吡哆醇相似，PNPO 缺乏症患儿初次应用 PLP 后也可能出现严重肌张力减低、呼吸暂停等，同期 EEG 示脑电活动被严重抑制。因此，有条件者初始治疗应在 EEG 和呼吸监护下进行，及时观察治疗反应及可能出现的呼吸暂停。此外，有研究报道长期应用 PLP 可能引起肝功能异常，甚至出现肝硬化，可能与 PLP 剂量过高或片剂溶于液体的过程中产生毒性降解产物有关，因此推荐 PLP 应直接以片剂形式口服，或溶解后立即服用。然而另有研究认为肝功能异常可能为 PNPO 缺乏症的一种少见的临床表现。尽管机制尚不明确，但 PLP 治疗过程中对肝功能进行定期监测是非常必要的。

【预后】PNPO 缺乏症患儿预后差异较大，多数发作可控制，智力运动发育可正常(63%)或出现不同程度落后(37%)。但少数患儿应用吡哆醇和 PLP 均不能完全控制发作，可能因其开始治疗的时间延误过久导致继发性难治性癫痫，因此，早诊断、早治疗有助于获得良好预后。若治疗不及时，患儿多于出生后 2~24 周内死亡，即便存活，也会遗留严重的神经系统后遗症。此外，基因型不同也是影响预后的重要因素。

**关键点**

1. 新生儿或婴幼儿期起病的难以控制的癫痫发作。
2. 癫痫发作对抗癫痫药耐受、对吡哆醇或 PLP 有治疗反应可提示诊断。
3. *PNPO* 基因突变有助于确定诊断。
4. 需终身补充吡哆醇或 PLP，必要时辅助抗癫痫药治疗。
5. 预后差异较大，多数患者癫痫发作可控制，一些遗留不同程度发育落后。

(杨志仙)

## 第六节 脑叶酸缺乏症

Ron A Wevers 于 1994 年首次报道了脑叶酸缺乏症(cerebral folate deficiency)，患者静脉血叶酸、5-甲基四氢叶酸水平可以降低或正常，脑脊液中 5-甲基四氢叶酸(5-methyltetrahydrofolate，5MTHF)缺乏，引发一系列的神经精神症状。

【病因与发病机制】已知多种遗传和非遗传性疾病可以导致不同程度的脑叶酸缺乏(表 21-1)。

原发性脑叶酸缺乏症是一种常染色体隐性遗传疾病，是由于 *FOLR1* 基因突变所致。*FOLR1* 基因位于 11q13.4，其突变导致叶酸受体 α 异常，该受体在肾小管上皮细胞、视网膜色素上皮细胞及脉络丛上皮细胞中表达。叶酸受体 α 异常导致中枢神经系统叶酸转运障碍，5 甲基四氢叶酸不能进入脉络丛上皮细胞，造成脑脊液中 5-甲基四氢叶酸水平下降，引起神经精神损害。患者临床表现多样，常见精神运动发育迟滞、癫痫发作、精神障碍、视力及听力损害等。

【病理】5-甲基四氢叶酸是叶酸的主要活性形式，是中枢神经系统的主要甲基供体，维持神经髓鞘形成所需的脂质和蛋白质甲基化。中枢神经系统髓鞘损伤是脑叶酸缺乏症的主要病理改变。

【临床表现】国内外文献报道的原发性脑叶酸缺乏症患者在 6 个月至 5 岁之间起病，以神经系统受损为主，表现为智力运动落后或倒退，精神行为异常，癫痫发作，肌张力不全，痉挛性瘫痪，语言落后，小头畸形。其中以癫痫发作最常见，发作形式以全身强直-阵挛发作为主，抗癫痫药治疗无效，严重时发生癫痫持续状态。患者发病前无明显临床症状，智力运动发育可完全正常，发病后若未及时治疗，症状可进行性加重，无自愈倾向。

先天性叶酸吸收不良所导致的继发性脑叶酸缺乏症患者也以神经精神损害为主，婴幼儿期发病，部分患者伴大细胞性贫血，呼吸道感染、腹泻时加重，伴血小板减少或三系减少。

患者神经影像学检查以髓鞘化异常及脑萎缩为主，部分患者还可能合并颅内钙化、双侧基底节异常信号。MRS 扫描可见脑白质中胆碱和肌醇信号下降。

【辅助检查】

1. **脑脊液 5-甲基四氢叶酸定量检测** 是诊断脑叶酸缺乏症的关键检查，由于 5-甲基四氢叶酸进入中枢神经系统的转运过程为特异转运体介导的主动转运过程，所以静脉血叶酸或 5-甲基四氢叶酸测定不能反映脑脊液中 5-甲基四氢叶酸水平。运用

表 21-1 脑叶酸缺乏症的病因、临床及生化特点

| 病因 | 疾病 | 临床及生化特点 |
| --- | --- | --- |
| 原发性 | *FOLR1* 基因突变 | 脑脊液中 5- 甲基四氢叶酸极度降低（<5nmol/L），血叶酸、5- 甲基四氢叶酸正常 |
| | 抗 FR1 自身抗体 | 脑脊液中 5- 甲基四氢叶酸降低，血叶酸、5- 甲基四氢叶酸水平正常<br>血清抗 FR1 自身抗体阳性 |
| 继发性 | 营养不良，慢性胃肠疾病 | 脑脊液及血液叶酸、5- 甲基四氢叶酸均降低，整体营养水平较差，伴有多种营养素缺乏 |
| | 药物（如苯巴比妥、苯妥英钠、左旋多巴、甲氨蝶呤） | 长期使用叶酸拮抗药物、某些抗癫痫药物或美多芭治疗，患者脑脊液和血液叶酸、5- 甲基四氢叶酸水平降低 |
| | 先天性叶酸吸收不良 | 生后即出现严重的大细胞性贫血，血和脑脊液中的叶酸均降低 |
| | 亚甲基四氢叶酸还原酶缺陷 | 脑脊液 5- 甲基四氢叶酸降低，合并高同型半胱氨酸血症，血中蛋氨酸水平降低 |
| | 丝氨酸代谢障碍 | 脑脊液 5- 甲基四氢叶酸降低，血液丝氨酸降低 |
| | 二氢蝶啶还原酶缺乏 | 高苯丙氨酸血症，红细胞二氢蝶啶还原酶活性降低，脑脊液及血液中的叶酸、5- 甲基四氢叶酸水平均降低 |
| | L- 氨基酸脱羧酶缺陷 | 患者多在生后 1 个月出现肌张力障碍、眼震等症状，血液、尿液、脑脊液中左旋多巴、3- 甲氧多巴、香草酸水平升高，高香草酸、5- 羟吲哚乙酸、5- 甲基四氢叶酸水平降低 |
| | 线粒体病 | 常表现为多系统功能损害，如：智力运动障碍、癫痫、无力、肝脏、心肌、肾脏损害，线粒体呼吸链功能缺陷，脑脊液叶酸、5- 甲基四氢叶酸降低，外周叶酸水平可正常 |

液相色谱可进行 5- 甲基四氢叶酸定量检测。正常人脑脊液中的 5- 甲基四氢叶酸水平随年龄增长呈递减趋势，当患者脑脊液 5- 甲基四氢叶酸水平处于该年龄段参考值下限时，即应考虑脑叶酸缺乏症。原发性脑叶酸缺乏症患者脑脊液 5- 甲基四氢叶酸水平通常显著降低（<5nmol/L），同时外周血叶酸水平正常。

2. **静脉血叶酸检测** 原发性脑叶酸缺乏症患者外周血叶酸水平通常在正常范围，叶酸摄入不足、先天性叶酸吸收不良等继发脑叶酸缺乏症患者血清叶酸降低。

3. **血浆或血清总同型半胱氨酸检测** 部分继发性脑叶酸缺乏症（如亚甲基四氢叶酸还原酶缺乏症）患者合并高同型半胱氨酸血症，血浆总同型半胱氨酸测定可提供鉴别依据。

4. **血液氨基酸、酰基肉碱谱及尿有机酸谱检测** 脑叶酸缺乏症临床表现无特异性，需与其他遗传代谢病相鉴别，血液氨基酸、酰基肉碱谱及尿有机酸谱检测可为鉴别同型半胱氨酸血症 1 型、甲基丙二酸血症合并同型半胱氨酸血症等遗传代谢病提供依据。

5. **基因检测** 是明确诊断的关键，通过患者及其父母 DNA 分析进行基因诊断。

**【诊断与鉴别诊断】**原发性脑叶酸缺乏症的病因为编码叶酸受体 α 的基因 *FOLR1* 突变导致血液中的 5- 甲基四氢叶酸转运至脑脊液受限，引起脑脊液中叶酸降低，而血液中叶酸水平正常。脑脊液 5- 甲基四氢叶酸通常低于 5nmol/L。患者 *FOLR1* 基因双等位基因检出致病突变有助于确诊。

需与以下疾病导致的继发性脑叶酸缺乏症相鉴别（表 21-1）。

1. **营养不良、慢性胃肠疾病** 当患者脑脊液和静脉血叶酸、5- 甲基四氢叶酸均降低时，需首先排除饮食中叶酸摄取不足及肠切除、肝损害、腹腔疾病和癌症等引起的肠道叶酸吸收不良。

2. **药物不良反应** 注意患者的服药史，如抗叶酸药物和抗惊厥药物的服用史。长期使用苯巴比妥、苯妥英钠可导致叶酸吸收不良。大剂量使用甲氨蝶呤可导致叶酸缺乏，进而引起红细胞体积增大、脑白质脱髓鞘改变等。长期服用左旋多巴消耗大量的甲基供体 - 腺苷甲硫氨酸，可能导致 5- 甲基四氢叶酸的消耗增加，引起继发性脑叶酸缺乏症。

3. **先天性叶酸吸收不良** 是由于编码质子偶合叶酸转运体的 *SLC46A1* 基因突变导致的疾病，患者小肠上皮细胞叶酸吸收障碍，中枢神经系统叶酸转运障碍，多在新生儿期出现严重的大细胞贫血，而

后逐渐出现发育落后、抽搐、运动障碍、行为异常等神经系统症状。患者血中叶酸、脑脊液 5- 甲基四氢叶酸水平均明显降低。

4. **亚甲基四氢叶酸还原酶缺陷** 是由于 *MTHFR* 基因缺陷所致，5，10- 亚甲基四氢叶酸不能转化成 5- 甲基四氢叶酸，同时伴有血液同型半胱氨酸升高，蛋氨酸降低，血液及中枢神经系统 5- 甲基四氢叶酸水平均降低。

5. **丝氨酸代谢障碍** 各种原因导致丝氨酸降低时，由丝氨酸羟甲基转移酶介导的从四氢叶酸转化成 5，10- 亚甲基四氢叶酸的反应受限，使 5- 甲基四氢叶酸的水平下降。当脑叶酸缺乏症患者血液丝氨酸水平降低时应注意鉴别。

6. **二氢蝶呤还原酶缺乏** 是由于 *DHPR* 基因突变所致，二氢生物蝶呤不能还原为四氢生物蝶呤，抑制酪氨酸、色氨酸羟化酶活性，导致高苯丙氨酸血症及多巴胺、5- 羟色胺合成障碍。二氢蝶呤还原酶与二氢叶酸还原酶在某些方面有相似的作用，二氢蝶呤还原酶在中枢神经系统中维持脑叶酸的甲基形式的作用。故二氢蝶呤还原酶缺乏患者脑脊液中 5- 甲基四氢叶酸水平降低。

7. **芳香族 L- 氨基酸脱羧酶缺乏症** 是由于 *DDC* 基因突变导致，5 羟色胺和儿茶酚胺合成障碍，患者先天性神经递质代谢障碍，临床表现包括肌张力障碍、运动障碍、发育迟滞、行为异常、癫痫发作等。芳香族 L- 氨基酸脱羧酶缺乏症患者体内左旋多巴代谢通路受阻，大量的左旋多巴通过儿茶酚胺甲基转移酶进行代谢，消耗大量的甲基供体 - 腺苷甲硫氨酸，导致 5- 甲基四氢叶酸的消耗增加，进而继发脑叶酸缺乏症。

**【治疗与预后】**补充亚叶酸是治疗原发性脑叶酸缺乏症的主要手段，推荐剂量 1~5mg/（kg·d），根据病情可静脉或口服。亚叶酸补充治疗后，患者临床症状可明显改善，癫痫发作大多可在治疗后 1 个月内明显减少，大脑发育可逐渐进步，头颅核磁可观察到脑白质髓鞘化逐渐正常，脑脊液 5- 甲基四氢叶酸水平可达到正常水平。

在亚叶酸钙治疗后 1、3、6 个月应分别对患者进行脑电图检查，警惕亚叶酸钙过量及其产生的大脑毒性作用。对于长期治疗的脑叶酸缺乏症患者，应监测脑脊液 5- 甲基四氢叶酸水平。

不建议使用叶酸治疗原发性脑叶酸缺乏症。叶酸和 5- 甲基四氢叶酸与脉络丛上皮细胞上的叶酸受体 α 具有较高的亲和力，都能很快地被脉络丛吸收，但只有 5- 甲基四氢叶酸能跨过脉络膜分布于脑脊液中。对原发性脑叶酸缺乏的患者添加叶酸使叶酸与 5- 甲基四氢叶酸竞争叶酸受体 α，导致原发性脑叶酸缺乏症患者脑脊液中 5- 甲基四氢叶酸水平更低，理论上存在加重病情风险。

此外，由于牛奶中的可溶性叶酸结合蛋白与人脉络丛上的叶酸受体 α 有 90% 的相似性，而产生的抗体通过交叉反应可与叶酸受体结合，给予亚叶酸钙及限牛奶饮食治疗，可明显降低血液抗叶酸受体 α 自身抗体滴度。

对于胃肠疾病、药物、二氢蝶呤还原酶缺乏等其他疾病所导致的继发性脑叶酸缺乏症，则需在补充亚叶酸的同时，针对病因进行干预。

**关键点**

1. 多种遗传和非遗传疾病可导致脑叶酸缺乏症。
2. 原发性脑叶酸缺乏症为常染色体隐性遗传病，在婴儿期至儿童期发病，临床表现以神经精神症状为主，癫痫发作最为常见。
3. 脑脊液 5- 甲基四氢叶酸检测与基因分析为诊断的关键。
4. 早期亚叶酸补充治疗可明显改善临床症状，头颅影像学检查改变及生化异常均可恢复正常。

（杨艳玲）

## 第七节 琥珀酸半醛脱氢酶缺乏症

琥珀酸半醛脱氢酶缺乏症（succinic semialdehyde dehydrogenase deficiency，SSADH）也称为 4- 羟基丁酸尿症（4-hydroxybutyric aciduria），由 Jakobs 于 1981 年首次报道，为神经递质 γ- 氨基丁酸（γ-aminobutyric acid，GABA）代谢异常性疾病。

**【病因与发病机制】**为常染色体隐性遗传性疾病，致病基因 *ALDH5A1* 位于 6p22，编码琥珀酸半醛脱氢酶，该酶参与了 γ- 氨基丁酸的代谢过程（图 21-3），首先 γ- 氨基丁酸在 γ- 氨基丁酸转氨酶的作用下，形成琥珀酸半醛，然后在琥珀酸半醛脱氢酶的作用下形成琥珀酸，参与三羧酸循环。琥珀酸半醛脱氢酶缺乏时，琥珀酸半醛经旁路形成 4- 羟基丁酸，血、尿、脑脊液中 4- 羟基丁酸显著增多，故本病又称 4- 羟基丁酸尿症。过量的 4- 羟基丁酸对神经系统产生毒性作用，而神经递质 γ- 氨基丁酸的代谢异常及线粒体功能异常也参与了琥珀酸半醛脱氢酶缺乏

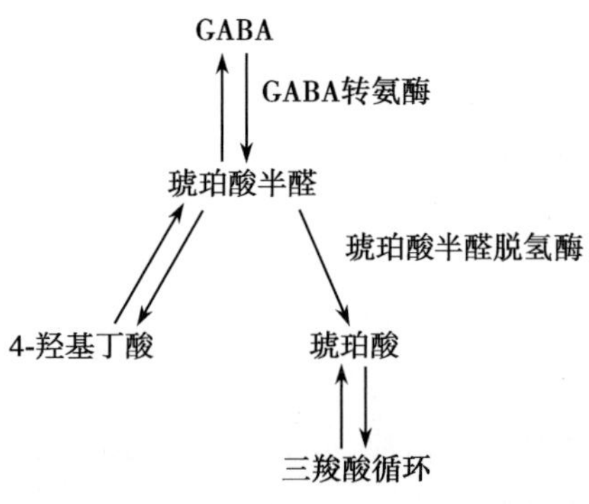


图 21-3 γ- 氨基丁酸代谢途径

症的病理过程。

**【临床表现】**本病婴幼儿期发病为主，平均发病年龄为 11 个月(0~44 个月)，主要的临床特征包括：①运动发育落后；②语言功能障碍，为本病最为突出的问题；③肌张力低下；④轻到中度智力低下；⑤癫痫：大约 50% 的患者存在癫痫，最常见强直 - 阵挛发作，其次为不典型失神发作和肌阵挛发作，EEG 可有背景慢化及痫样放电；⑥反射减弱或消失；⑦共济失调；⑧行为问题：可有孤独症样表现，年长儿往往存在焦虑、幻觉、睡眠障碍和攻击行为；⑨过度运动；⑩新生儿期问题：大约 13% 患儿存在早产、吸吮无力、呼吸困难等问题。另外，约 10% 的患者有退行性改变和锥体外系症状，表现为舞蹈手足徐动、肌张力不全等。患者不伴代谢紊乱，无酸中毒、低血糖、高血氨等生化异常。病程进展相对缓慢，仅有极个别起病早的患者病情进行性加重，在婴儿期即死亡。

**【辅助检查】**

1. **颅脑 MRI 检查** 双侧苍白球对称性长 $T_1$、长 $T_2$ 信号是琥珀酸半醛脱氢酶缺乏症的特征性改变(图 21-4)，部分患者还可见到大脑与小脑蚓部萎缩，皮层下白质、齿状核、脑干病变。

2. **EEG 检查** 可有背景慢化和痫样放电。

3. **尿代谢筛查** 尿中 4- 羟基丁酸增高是琥珀酸半醛脱氢酶缺乏症的特异性指标，为诊断本病的重要线索。

4. **琥珀酸半醛脱氢酶活性检测** 外周血淋巴细胞和皮肤成纤维细胞中琥珀酸半醛脱氢酶活性降低为本病的确诊依据。

5. **基因检测** *ALDH5A1* 基因突变可进一步确

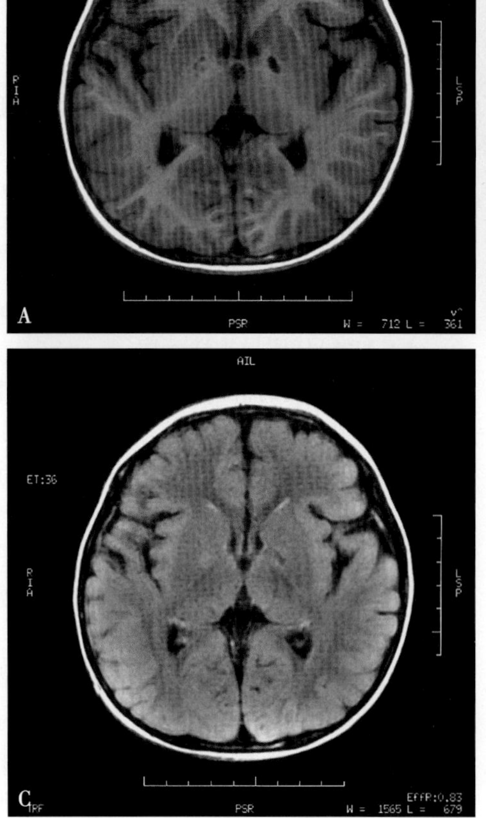


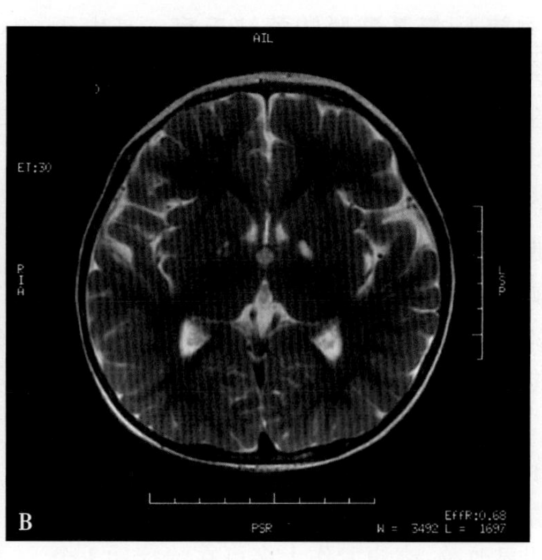


图 21-4 颅脑 MRI
A. $T_1$ 苍白球低信号；B. $T_2$ 苍白球高信号；C. FLAIR 苍白球低信号

诊本病。

6. **产前诊断** 羊水中4-羟基丁酸含量检测、绒毛细胞中酶活性测定及基因突变分析已用于本病的产前诊断。

**【治疗与预后】**氨己烯酸为γ-氨基丁酸转氨酶抑制剂，可以减少4-羟基丁酸的产生，但有可能进一步增加γ-氨基丁酸的水平，同时其具有视野缺损的副作用，导致其在本病中的应用存在争议，有报道仅35%左右的患者应用氨己烯酸后语言、步态、癫痫发作、行为改善。癫痫的治疗可选卡马西平、拉莫三嗪等，由于丙戊酸有可能抑制残余酶的活性，不推荐使用。左旋肉碱对部分患者有效。γ-氨基丁酸受体抑制剂（SGS-742）、4-羟基丁酸受体抑制剂（NCS-382）及琥珀酸半醛脱氢酶替代治疗在鼠模型有显著疗效。另外，由于γ-氨基丁酸可以激活mTOR通路，mTOR抑制剂治疗目前也在研究中。

本病为缓慢进展或静止性脑病，大部分患者病情稳定，随年龄增长，语言、步态有所改善，但10%的患者病情进展，出现锥体外系症状，如肌张力不全、舞蹈手足徐动、肌阵挛等。成年患者往往存在突出的语言与精神问题如焦虑、视听幻觉等。

**关键点**

1. 琥珀酸半醛脱氢酶缺乏症为神经递质γ-氨基丁酸代谢异常性疾病，呈常染色体隐性遗传。
2. 临床表现无特异性，可有运动发育落后，语言功能障碍，肌张力低下，轻到中度智力低下，癫痫发作，共济失调，行为问题，过度运动等神经系统症状。
3. 颅脑MRI显示双侧苍白球对称性长$T_1$、长$T_2$信号，为其特征性的影像学改变。
4. 尿代谢筛查中4-羟基丁酸显著增高，高度提示琥珀酸半醛脱氢酶缺乏症。
5. *ALDH5A1* 基因突变为琥珀酸半醛脱氢酶缺乏症确诊依据。
6. 琥珀酸半醛脱氢酶缺乏症特异性治疗尚处于动物实验阶段，产前诊断可避免此病的再发。

（包新华）

## 第八节 左旋芳香族氨基酸脱羧酶缺乏症

左旋芳香族氨基酸脱羧酶缺乏症（aromatic L-amino acid decarboxylase deficiency）是一种神经递质代谢障碍类疾病，由Hyland和Clayton在1990年首次报道，至今全球已报道百余例，约半数为亚洲人，尤其多见于中国台湾和日本。该病通常1岁内起病，核心症状包括肌张力低下、动眼危象、运动障碍、发育迟缓，以及自主神经症状。

**【病因与发病机制】**本病是一种常染色体隐性遗传性疾病，其致病基因*DDC*位于12p12.3，编码左旋芳香族氨基酸脱羧酶（aromatic L-amino acid decarboxylase，AADC）。AADC使5羟色氨酸（5-HTP）和左旋多巴（L-Dopa）脱去羧基，分别代谢为5羟色胺和多巴胺，该酶缺陷造成5羟色胺、多巴胺及其下游的多种神经递质缺乏，而上游的5羟色氨酸、左旋多巴等蓄积（图21-5），进而导致相应的临床症状。在中国台湾报道的37例患儿中，最为常见的*DDC*基因突变位点是IVS6+4A>T，占76%，其次是c.1 297dupA（p.I433Nfs*60），占6.8%。

**【临床表现】**本病起病早，平均起病年龄2.7个月，均在1岁内起病。核心症状包括：①肌张力低下：主要为躯干部肌张力低下，有时可伴有肢体肌张力增高。②运动障碍：主要表现为动眼危象、肌张力障碍及运动减少。③发育迟缓：多为严重的智力运动发育落后，多数患儿不能竖头、不能独坐和独站，无语言。④自主神经症状：表现为多汗、鼻塞，部分可有低血压或直立性低血压表现。⑤其他：体重增长不良；个别患者有癫痫发作，可有多种发作形式，如全面强直-阵挛发作、痉挛发作、肌阵挛发作等。其他神经系统症状如易激惹、哭闹、烦躁、睡眠障碍也有报道。根据症状的严重程度分为轻、中、重型，约80%患儿属于重型，患儿自出生起便存在严重的发育迟缓，竖头不能、不会独坐、无语言。极少数患者属于轻型，表现为智能轻度落后或正常，可独坐或独走。患者以自主神经症状为主要表现，如腹泻、鼻塞、阵发性低血糖。临床表现介于轻型与重型之间的属于中型，此型患儿里程碑发育落后于同龄人，但随年龄增长逐渐进步，至儿童期可独走，多伴中度认知落后。

**【辅助检查】**

1. **AADC酶活性检测** AADC酶活性降低可作为本病的确诊依据。

2. **脑脊液神经递质检测** 对本病的诊断具有重要的提示作用，患者脑脊液中5-羟吲哚乙酸（5-HIAA）、高香草酸（HVA）、3-甲基-4-羟基苯乙二醇（MHPG）降低，3-氧甲基多巴（3-OMD）、L-Dopa及5-HTP增高。

3. **基因检测** 编码AADC的*DDC*基因突变检测是确诊的重要依据。

**【诊断与鉴别诊断】**AADC缺乏症的诊断需结

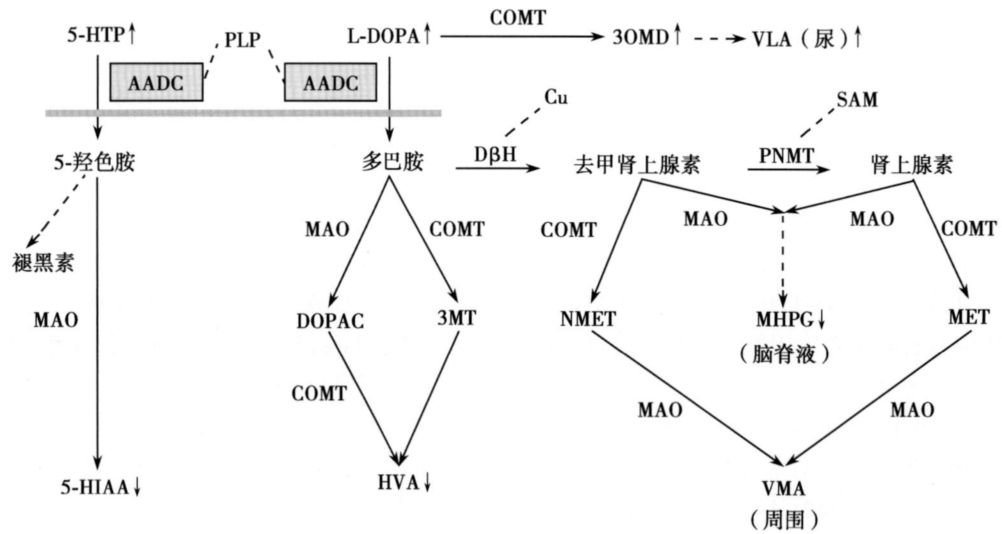


图 21-5 AADC 酶参与的左旋芳香族氨基酸代谢途径

5-HTP：5- 羟基色氨酸；AADC：左旋芳香族氨基酸脱羧酶；MAO：单胺氧化酶；5-HIAA：5- 羟吲哚乙酸；PLP：磷酸吡哆醇；L-DOPA：左旋多巴；DOPAC：二羟基苯乙酸；3MT：3- 甲氧苄二胺；COMT：儿茶酚氧位甲基转移酶；HVA：高香草酸；3-OMD：3- 氧甲基多巴；VLA：香草酸；MHPG：3- 甲基 -4- 羟基苯乙二醇；NMET：去甲氧肾上腺素；MET：甲氧肾上腺素；VMA：羟基扁桃酸；PNMT：苯甲醇胺 N甲基转移酶；SAM：S- 腺苷蛋氨酸

合临床表现、AADC 酶活性检测、脑脊液神经递质水平及 *DDC* 基因突变分析。

动眼危象需与癫痫发作相鉴别，发作期的脑电图检查可资鉴别。

**【治疗】**本病尚无特异性的酶替代治疗，主要针对异常的神经递质进行治疗，以及对症治疗（表 21-2）。

1. **一线药物** 多巴胺激动剂（如溴隐亭）、单胺氧化酶抑制剂（如丙炔苯丙胺 / 司来吉兰）和维生素 $B_6$ 为一线药物。以上药物分别通过直接激活多巴胺受体、抑制多巴胺及五羟色胺的降解和作为 AADC 酶的辅助因子（维生素 $B_6$）增加多巴胺及五羟色胺的合成发挥作用。一种或多种药物合用使部分患者的动眼危象、肌张力低下有一定程度改善。

2. **二线药物** 抗胆碱类药物、褪黑素、苯二氮

表 21-2 AADC 缺乏症常用药物

| | 分类 | 药物 | 机制 | 剂量 | 备注 |
|---|---|---|---|---|---|
| 一线 | 维生素 $B_6$ | $B_6$ | ADCC 酶的辅助因子 | 起始 100mg/d（分 2 次），最大剂量 200mg/d | 维持 1 年，病情稳定后停药；长期大剂量应用导致多发性运动感觉神经病；副作用：普遍耐受较好，偶有恶心、呕吐 |
| | | 磷酸吡哆醛 | ADCC 酶的辅助因子 | 起始 100mg/d（分 2 次），最大剂量 200mg/d | 如果 $B_6$ 无效或副作用较大，可考虑。长期大剂量应用导致多发性运动感觉神经病 |
| | 多巴胺激动剂 | 普拉克索 | 非麦角衍生类 D2 受体激动剂（高 D3 亲和力） | 起始 0.005~0.010mg/(kg·d)（分 3 次）；每 3~7 天加量 0.005mg/(kg·d)，最大量 0.075mg/kg 或 3.3mg/d | 有药物诱发运动障碍风险 |
| | | 罗尼匹罗 | 非麦角衍生类 D2 受体激动剂（高 D3 亲和力） | 起始 0.25mg/d，睡前 2 小时顿服；每 3~7 天加 0.5~4.0mg/d（分 3 次）；最大 0.3mg/(kg·d) 或 24mg/d | 严重肾衰者禁用；在 AADC 缺乏症患者的应用经验有限；有药物诱发运动障碍风险 |

续表

| | 分类 | 药物 | 机制 | 剂量 | 备注 |
|---|---|---|---|---|---|
| 一线 | 多巴胺激动剂 | 罗替戈汀 | 非麦角衍生类 D2 受体激动剂(高 D3 亲和力,也作用于 D2,D1,a2B,5HT1A) | >12 岁,>15kg:起始 2mg/d;每周加量 2mg,最大 8mg/d | <12 岁,<15kg 者无相关报道;有可能诱发运动障碍,因此应小剂量起始,缓慢加量;30% 有皮肤反应,过敏 |
| | | 溴隐亭 | 非麦角衍生类 D2 受体激动剂,同时有 D1 拮抗作用 | 起始 0.1mg/(kg·d)(最大 1.25mg/d);每周加 0.1mg/(kg·d)(最大 1.25mg/d),加至 0.5mg/kg/d(最大 30mg/d)分 2~3 次服用 | 可增加心肌纤维化的风险,用药前及用药过程中行心脏检查;成人用量不超过 30mg/d;尽量维持最低有效剂量 |
| | | 培高利特或卡麦角林 | 麦角衍生类 | 无 | 纤维化风险较高,不建议用 |
| | 单胺氧化酶抑制剂 | 司来吉兰 | MAO-B 抑制剂(大剂量时无选择性) | 起始 0.1mg/(kg·d)(分 2~3 次),每 2 周加量 0.1~0.3mg/(kg·d)或 10mg/d | 如果有失眠,在早上和中午口服,避免晚间服用 |
| | | 反苯环丙胺 | 非选择性 MAO-A,B 抑制剂 | 起始 0.1mg/(kg·d)(分 2 次),每两周加量 0.1~0.5mg/(kg·d),最大剂量 30mg/d | 如果有失眠,在早上和中午口服,避免晚间服用 |
| 二线 | 抗胆碱类 | 苯海索 | 抗胆碱能制剂 | 体重 <15kg:起始 0.5~1mg/d(1 次)每 3~7 天加量 1mg/d(分 2~4 次)<br>体重 >15kg:起始 2mg/d(分 2 次);每 3~7 天加量 2mg/d(分 2~4 次)。个体有效剂量差异较大(6~60mg)。最大剂量:体重 <10kg 者,30mg/d;体重 >10kg 者,60mg/d | 年龄越小越容易耐受,超过最大剂量可有副作用:口干,眼干,视物模糊,尿潴留,便秘。大剂量有镇静作用 |
| | | 苯托品 | | 起始 1mg(分 2 次)每周加量,最大至 4mg/d | 副作用:口干,眼干,视物模糊,尿潴留,便秘。大剂量有镇静作用 |
| | 鼻塞 | 羟甲唑啉 | a- 受体激动剂 | 喷剂,用于缓解鼻塞;在缓解症状的前提下,尽量使用最低剂量 | 可间歇性使用,以避免产生药物依赖 |
| | 睡眠问题 | 褪黑素 | | 起始 3mg/d,睡前 4 小时用药。最大剂量 5~8mg/d | 用药初期可能出现夜惊(个案) |
| | 激惹 / 睡眠紊乱 | 可乐定 | | 起始 0.1mg/d,最大剂量 3mg/d | 大剂量用药时需监测血压 |
| 特殊病例 | L-dopa 结合位点变异 | 左旋多巴 | | 起始 0.5~1mg/(kg·d)(分 3 次),每 2 周加量 1~5mg/(kg·d),最大剂量 15mg/(kg·d) | 仅作为结合位点变异病例的一线用药,否则考虑为三线用药使用 2 个月;用药期间检测 CSF 递质,包括 5-MTHF |
| | 脑脊液 5-MTHF 低 | 亚叶酸 | | 起始 1~2mg/(kg·d),最大剂量 20mg/d | 只在 CSF 中 5-MTHF 低于正常时使用,并监测 CSF 中 5-MTHF |

革类药物可改善患者自主神经症状,作为辅助用药。需要注意的是,AADC 酶缺陷会造成其上游底物 5 羟色氨酸及左旋多巴的贮积,因此,两者禁用于本病患者(突变位于左旋多巴结合位点者除外)。

3. **基因治疗** 尚待研究,2012 年,Hwu 及其团队曾对 4 例患者进行了转基因治疗,通过腺病毒相关载体将 *DDC* 基因转入患者硬膜下,接受治疗时患者的平均年龄为 4.75 岁,16 个月后 4 例患者在运动方面均有较大程度进步。近期日本学者也进行了基因治疗的临床研究,患者的临床症状得到了很好的改善。但基因治疗的疗效及安全性仍需更多的临床研究以明确。

4. **特殊位点治疗** 左旋多巴结合位点突变(如 c.304G>A,p.G102S)造成 AADC 与左旋多巴结合力下降,通过补充 AADC 的底物左旋多巴可提高 AADC 对左旋多巴的利用,此类患者对左旋多巴治疗反应较好,经治疗后患者的智力运动明显改善,甚至可独走或扶走,语言也有明显进步。

**【预后与预防】**本病预后较差,患者多为重度智力低下,几乎无明显里程碑发育,竖头不能、不会独坐、无语言。关于患者的寿命尚无大样本统计,2012 年 Wuh 等对中国台湾地区 30 名患者进行追踪调查,其中 10 例患儿死亡,平均死亡年龄为 4.6 岁,死亡原因包括多器官衰竭、败血症、心力衰竭、肺炎,以及不明原因;其余 20 例生存患者年龄在 2~11 岁,平均年龄为(4.75 ± 2.2)岁。目前文献报道的生存患者最大年龄为 33 岁。

确诊 AADC 缺乏症的患者需进行详细的家系调查,对于父母携带 *DDC* 基因杂合突变的家庭,再育时需进行产前诊断,可对绒毛或羊水细胞 DNA 行 *DDC* 基因突变分析。

**关键点**

1. 左旋芳香族氨基酸脱羧酶缺乏症呈常染色体隐性遗传。
2. 临床特点为发病早,除发育落后外,动眼危象与鼻塞是其突出的临床特点。
3. 动眼危象易误诊为癫痫,发作期脑电图检查对两者的鉴别极其重要。
4. 基因突变分析是诊断本病的关键。
5. 针对异常的神经递质的多药合用,对改善症状有一定的帮助。
6. 家系调查及产前诊断可降低高危家庭的再发风险。

(包新华)

## 参考文献


1. Heinzen EL, Swoboda KJ, Hitomi Y, et al. De novo mutations in ATP1A3 cause alternating hemiplegia of childhood. Nature genetics ,2012,44:1030-1034
2. Yang X, Gao H, Zhang J, et al. ATP1A3 mutations and genotype-phenotype correlation of alternating hemiplegia of childhood in Chinese patients. PloS one, 2014,9:97274
3. Blackstone C. Converging cellular themes for the hereditary spastic paraplegias. Current Opinion in Neurobiology, 2018, 51:139
4. Fink JK. Hereditary spastic paraplegia: clinical principles and genetic advances. Seminars in Neurology, 2014, 34 (03):293-305
5. Babin PL, Rao SNR, Chacko A, et al. Infantile neuroaxonal dystrophy: diagnosis and possible treatments. Front Genet, 2018, 9:597
6. Guo YP, Tang BS, Guo JF. PLA2G6-Associated neurodegeneration (PLAN): review of clinical phenotypesand Genotypes. Front Neurol, 2018, 9:1100
7. Wiethoff S, Houlden H. Neurodegeneration with brain iron accumulation. Handb Clin Neurol, 2017, 145:157-166
8. Ortigoza-Escobar JD, Molero-Luis M, Arias A, et al. Free-thiamine is a potential biomarker of thiamine transporter-2 deficiency: a treatablecause of Leigh syndrome. Brain, 2016, 139:31-38
9. Tabarki B, Shafi S, Shahwan S, et al. Biotin-responsive basal ganglia disease revisited: clinical, radiologic, and geneticfindings. Neurology, 2013, 80:261-267
10. Darin N, Reid E, Prunetti L, et al. Mutations in PROSC Disrupt Cellular Pyridoxal Phosphate Homeostasis and Cause Vitamin-B6-Dependent Epilepsy. Am J Hum Genet, 2016, 99(6):1325-1337
11. Xue J, Qian P, Li H, et al. A cohort study of pyridoxine-dependent epilepsy and high prevalence of splice site IVS11+1G>A mutation in Chinese patients. Epilepsy Res, 2015, 118:1-4
12. Mills PB, Camuzeaux SS, Footitt EJ, et al. Epilepsy due to PNPO mutations: genotype, environment and treatment affect presentation and outcome. Brain, 2014, 137(Pt 5):1350-1360
13. Wang Q, Li X, Ding Y, et al. The first Chinese case report of hereditary folate malabsorption with a novel mutation on SLC46A1. Brain Dev, 2015, 37(1):163-167
14. Delmelle F, Thöny B, Clapuyt P, et al. Neurological improvement following intravenous high-dose folinic acid for cerebral folate transporter deficiency caused by FOLR-1 mutation. Eur J Paediatr Neurol, 2016, 20(5):709-713

15. Ortigoza Escobar JD, Pérez Dueñas B. Treatable Inborn Errors of Metabolism Due to Membrane Vitamin Transporters Deficiency. Semin Pediatr Neurol, 2016, 23 (4): 341-350
16. Vogel KR, Ainslie GR, Walters DC, et al. Succinic semialdehyde dehydrogenase deficiency, a disorder of GABA metabolism: an update on pharmacological and enzyme-replacement therapeutic strategies. J Inherit Metab Dis, 2018, 41 (4): 699-708
17. Wassenberg T, et al. Consensus guideline for the diagnosis and treatment of aromatic l-amino acid decarboxylase (AADC) deficiency. Orphanet J Rare Dis, 2017, 12 (1): 12
18. Hwu WL, Chien YH, Lee NC, et al. Natural History of Aromatic L-Amino Acid Decarboxylase Deficiency in Taiwan. JIMD Rep, 2018, 40: 1-6

第二十二章

# 神经发育障碍性疾病

## 第一节 神经发育障碍性疾病概述

神经发育障碍性疾病(neurodevelopmental disorders,NDDs)是由于各种病因导致脑生长发育异常所引起的发育期神经精神疾病,具有明显的临床异质性,可以表现为认知功能、语言、社会技能、运动功能等障碍。依据脑结构或受影响的神经发育阶段,NDDs的临床表现可以从脑功能特定方面的症状到全面性发育障碍。常见的NDDs包括孤独症谱系障碍(autism spectrum disorder,ASD)、社交障碍、智力障碍(intellectual disability,ID)、注意缺陷多动障碍(attention deficit hyperactivity disorder,ADHD)、交流障碍(communication disorders),特定学习障碍(specific learning disorders)和运动障碍(motor disorders)(如发育协调障碍和抽动障碍)等。NDDs经常与其他脑部疾病共同发生,并常有重叠,形成一个复杂的神经精神共病谱。NDDs有两个关键的共性特点:发育期起病(青春期前)及稳定的病程(相对于患儿自身,是不断发育成熟和进步的,但是与正常儿童的差距是持续存在的)。

ID是NDDs常见的疾病,其特点是在18岁之前形成的智能(推理、学习、解决问题)和适应行为(概念、社会和实践技能)方面的显著限制。全面性发育迟缓(GDD)指5岁或5岁前出现的两个或两个以上能区(粗大或精细运动、语言、认知、个人-社会和日常生活活动)的发育显著延迟。ASD的特点是以社会交往和沟通障碍为突出或者核心表现,伴限制性、重复性的行为、兴趣或思想。ASD疾病谱也包含一些综合征,例如Asperger综合征、Angelman综合征、脆性X综合征、Rett综合征等。ADHD表现为注意力不集中和多动冲动。运动障碍表现为运动技能发育受损或重复运动行为,包括协调障碍和刻板运动、抽动障碍。

NDDs的发生是遗传(genetic)与环境(养育过程,nurture)共同作用的结果。遗传性因素在NDDs中起主要作用,但是不同的NDDs的遗传性因素所占比例不同,遗传性病因比例最高的是ASD,其次是ADHD和抽动障碍,而环境因素在ID及交流障碍致病性上所占比重相对更高。家系及双胞胎的研究显示儿童NDDs具有家族聚集性和遗传性的特点,例如,ADHD的遗传概率估计为88%,而ASD为64%~91%;ADHD患者的一级亲属患ADHD的风险比普通人群增加了5~9倍,ASD患者的兄弟姐妹患ASD的风险比普通人群增加了10倍。家系研究还表明不同疾病的共同遗传效应,如ADHD患者的兄弟姐妹患有ADHD和其他神经发育性疾病(如ASD、阅读障碍)的风险增加。NDDs具有高度的遗传异质性(genetic heterogeneity)和表型异质性(phenotypic heterogeneity),也就是基因型-表型之间并非一对一关系,遗传异质性是指不同基因的变异可以导致相同临床表型,表型异质性是指同一基因的变异可以导致不同临床表型。目前已有大量的NDDs相关的基因被发现,例如目前已经有数百种基因突变与智力障碍有关,而同样的基因可以导致不同的临床表现,比如*FMR1*基因启动子中CGG重复序列扩增可以导致脆性X综合征。母源印记基因*UBE3A*缺失或下调时可以导致Angelman综合征。也有基因与多种疾病相关,如*MECP2*基因,不仅与Rett综合征相关,也是癫痫性脑病、ADHD、ASD、ID的致病基因。*PCDH19*基因突变可以导致早发癫痫性脑病9型(EIEE9),但遗传方式较特殊,只在杂合子的女性和嵌合体男性发病。

除了起决定作用的遗传因素外,环境因素也会影响神经发育,主要是影响儿童早期发育的不良因素,包括孕母的营养和生理状况(如激素或感染)、孕母的生活方式(吸烟、酗酒、不良环境暴露等)和使用药物的情况(如选择性5-羟色胺再摄取抑制剂、SSRIs或丙戊酸)、胎儿及儿童早期的营养/养育不良等。例如,产前因素中,胎盘可以将营养素、激素、药物和炎症因子从母亲传给了胎儿,并且可以影响胎儿灌注,因此可以影响神经发育。此外,母亲所摄取的与胎儿神经发育相关的营养也会参与调解神经发育,如脂溶性维生素、色氨酸及与单碳代谢相关的营养素(维生素$B_2$、$B_6$、$B_{12}$和叶酸)。色氨酸是一种食物来源的必需氨基酸,可作为5-羟色胺和褪黑素的前体,但也受吲哚胺2,3-双加氧酶的降解。虽然褪黑激素是线粒体保护的主要来源之一,但它在胎盘中充当抗氧化剂,在小鼠中的研究显示其促进叶酸从母体循环通过胎盘转运到胎儿中。叶酸缺乏与神经管畸形相关,并且,作为B族维生素,对于中枢神经系统细胞修复、基因组表观遗传调节和免疫机制也很重要。孕期酒精暴露也是NDDs的危险因素,产前暴露于酒精的影响取决于暴露的时间和胎儿暴露的剂量,但也可能取决于胎儿和母体的基因型。受孕后的母体的压力对于胎儿神经发育也有重要影响,特别是有证据表明早期生活压力会增加各种儿童/成年期疾病的风险。例如,孕期母亲压力与ADHD和ASD的发病率增加,以及生命后期儿童的认知缺陷和情绪/行为问题有关。妊娠本身是各种脑部疾病的危险因素,如抑郁症,由于抑郁症母亲可能在怀孕期间接受抗抑郁药物治疗治疗（如 SSRIs），而 SSRIs 很容易穿过人类和小鼠的胎盘，从而影响神经发育。临床研究发现，产前 SSRIs 暴露对后代神经发育有影响，可以造成从新生儿戒断综合征到运动发育迟缓、社会情绪变化、ASD 和 ADHD。NDDs 相关的产前药物暴露的另一个常见例子是丙戊酸，这种药显著增加人类患 ASD 的风险，动物研究也发现早期暴露可以导致 ASD 样行为缺陷。胎儿免疫激活可能也参与神经发育调节。这些免疫相互作用复杂，因为母体胎盘本身含有自然杀伤细胞和巨噬细胞（可以影响胎盘发育的免疫细胞），从而影响胎儿微环境（例如，通过调节胎儿的灌注）。此外，由母体免疫激活和母体抗体诱导的细胞因子可以穿过胎盘，如果暴露时间与神经发育的主要过程重叠，那么它就会对脑发育产生负面影响。胎儿血脑屏障发育不完善，较大的分子（如抗体）可能更容易进入大脑。由于小胶质细胞激活、感染、创伤或应激可以使血脑屏障通透性增加，因而增加了脑暴露于影响神经发育的环境刺激和损害的风险。产后的环境因素也参与了神经发育的调节。微生物是产后环境因素中备受关注，因为胎龄、生产方式、细菌环境和抗生素使用都能影响新生儿肠道菌群的组成，而肠道细菌可以影响免疫系统以及色氨酸和外周单胺水平。无菌动物表现出血浆色氨酸浓度增加，尽管外周色氨酸可能在脑中转化为血清素，但它也可能受到吲哚胺 2，3- 双加氧酶途径的影响，转化为犬尿氨酸，因此无法用于血清素合成。微生物群影响犬尿氨酸 / 色氨酸平衡，这种向犬尿氨酸的转变激活了免疫系统，从而间接影响出生后的神经发育。此外，生后的养育过程对生后神经发育也有重大影响。

NDDs 在儿童的患病率约为 2%~5%，对个人、家庭及社会经济都会产生比较大的影响。此外，NDDs 还会对行为、记忆 / 学习、社交、职业表现和其他重要的日常活动造成严重的困扰和持续的损害，因而其治疗也备受关注。目前有多种针对 NDDs 的治疗，包括药物治疗、行为治疗以及康复训练，如体能运动训练、语言训练。然而，由于我们不清楚 NDDs 的生物靶标或者没有针对性的病因治疗手段，因此目前治疗为非治愈性的，主要是对症性的，如针对癫痫、攻击性行为、多动和焦虑等进行治疗，虽然 NDDs 不能治愈，但是越早期进行康复和干预，预后越好。近期针对机制的治疗有一些突破性的进展，如针对神经递质系统平衡破坏的药物治疗（γ- 氨基丁酸拮抗剂治疗唐氏综合征，代谢型谷氨酸受体抗体治疗脆性 X 综合征及用于 Rett 综合征的去甲肾上腺素再摄取抑制剂等）。此外，对于自闭症相关基因（Mecp2、Syngap1、Ube3a、FMRP 和 Shank3）进行时间和空间特异性操作的新模型已经能够研究疾病进展及其可逆性。在这些模型中，通过仔细比对疾病相关的表型，研究人员发现了早期的和有时是短暂的疾病表型。至关重要的是，只有早期干预能够影响许多遗传模型中后来的行为变化，这表明治疗时机可能与缺陷出现的时间以及潜在的受影响的发育过程密切相关。对于大多数疾病，在最早观察到缺陷的最早时间点进行干预很可能是最有效的，但是，这些疾病因为存在极大的异质性，并且细胞和分子功能的改变可能发生于表型出现之前，这就给我们选择合适的治疗时机带来了困难。因此，开发能尽可能早期诊断的先进方法也非常重要。

认知功能的发育对于儿童最初的发育，如参与游戏、自我照顾和社会交往的能力是至关重要的。对于 NDDs 儿童来说，由于来自发育早期的认知功能障碍，使得患儿相关的社会功能发育也受损，研究显示在恰当的时间点接受早期认知治疗的 NDDs 患儿预后较好。因此，对于 NDDs 患儿应该尽可能早期接受认知和社会功能康复治疗，尽可能改善远期预后。

对于 NDDs 的发病机制治疗是提高治疗水平的关键。目前传统的啮齿类动物小鼠和大鼠模型已被广泛应用于 NDDs 的研究，但是这些模型对于人类认知功能的研究还是存在很大的局限性。近期越来越多更高级的哺乳类动物模型，如非人类灵长类动物等模型的应用，对于更好的理解 NDDs 的发病机制带来了更多的希望。此外，临床前模型允许在认知、行为和神经系统的遗传、突触和神经网络水平上对基因和基因网络的影响进行功能评估，从而在阐明 NDDs 发病机制及其治疗转化方面发挥越来越重要的作用。

（姜玉武）

## 第二节　儿童发育与神经心理学评估

儿童发展受到生物、心理、环境与社会文化因素影响。不仅各种躯体与精神疾病可能导致发育迟缓和行为异常，而且社会经济状况、家庭教养环境、教育和卫生等社会体系也会深刻影响儿童的心理健康发展。神经系统疾病对儿童发育的影响，需要考虑到发育中脑损伤的性质与程度、脑修复与代偿机制的变化，以及环境对脑发育的影响。在儿童的遗传、神经生物学特点、神经心理行为表现与环境经验之间存在着动态性相互作用，理解儿童发育与行为需要全面性评估。

发育与行为评估(developmental-behavior assessment)是对儿童的心理行为及其发育水平的评估，为儿童发育障碍与心理行为异常的筛查和诊断提供必要的依据，为进一步开展病因学检查和实施干预治疗提供重要的基础。在本节中主要介绍发育量表与智力测验量表及其应用。本节不包括对特定类别发育障碍性疾病如孤独症和注意缺陷多动障碍评估和诊断方法，以及行为障碍的评估方法。

儿童神经心理学评估(neuropsychological assessment)以研究脑与行为关系的神经心理学为基础，通过设计和整合各种发育与行为评估和神经心理学测验(neuropsychological test)，评估个体脑功能状态及其变化，是对儿童脑功能(特别是高级脑功能)所进行的全面和深入评估。本节主要介绍成套儿童神经心理测验，并简要介绍儿童神经心理学评估的基本概念和主要方法体系。

**【发育评估量表】**儿童发育是神经功能成熟过程的反映，是基因与环境交互作用的产物。儿童发育评估可以提示神经系统的完整性及发育成熟水平，是儿童神经系统检查重要的组成部分。在婴儿期，特别是在新生儿和3个月内小婴儿的发育评估，常称为神经行为评估，更可能是唯一可操作的神经系统检查方法。发育评估方法基于评估覆盖的领域，分为多领域发育量表和个别领域发育量表，并基于临床或研究的目标，分为发育筛查量表和发育诊断(发育水平评估)量表。

1. **发育筛查量表** 发育筛查的目标主要是在一般儿童群体中及早识别发育障碍的个体，一般采用多领域筛查量表。理想的发育筛查量表，要求方法简洁易于操作，并达到既要有高度敏感性，能几乎没有遗漏地发现所有发育异常者；又有相当好的特异性，误诊较少。一般要求筛查方法的敏感度和特异度在80%~90%以上。目前没有一种方法能完全达到上述要求。应用最广、研究最多的方法是丹佛发育筛查测验(DDST)，现在已有修订版(Denver-Ⅱ)，可用于0~6岁发育筛查。该修订版在国内标化尚未完成。近年来，基于家长观察的发育问卷成为发育筛查主要的评估方法，如年龄与进程问卷(ASQ)。

(1) 丹佛发育筛选测验(Denver developmental screening test，DDST)：目前国内广泛应用的是1982年对北方6省6 866名儿童再标化中文版。该版本删去了原量表中的名词单复数1项，故仅有104个项目。该量表适用于0~6岁的儿童，一般需要10~20分钟。量表分四个能区。个人-社会反映了儿童对周围人的回应及料理自己生活的能力；精细动作-适应性反映儿童的视觉注意、抓握及手眼协调能力；言语反映了发音、语言和手势等的理解和表达能力；大动作反映了儿童头和躯干的姿势控制和移动能力。DDST筛查表由重叠的横条组成，每条代表1个测试项目。横条上标有25%、50%、75%、90%，分别提示常模相应年龄通过该项目的百分位。部分项目标注R，提示可凭家长报告通过。测试结果标记在横条上，以P表示通过，F表示失败，R表示拒绝或不合作，NO表示没有机会或条件做。年龄线左侧的项目不通过为发育迟缓项，可用红笔标记。测试结果分为正常、可疑和异常及无法判断。当2个以上能区有2项以上迟缓者，或者是1个能区有2项以上迟缓，而另一个能区有1项迟缓且同区年龄线压线项目未通过者可判定为异常；当仅1个能区有2项以上迟缓，或至少1个能区有1项迟缓且同区年龄线压线项目未通过者可判定为可疑。因不合作项目，没有机会或条件做的项目影响结果判定时报道无法评判。如果第一次评估结果为异常、可疑或无法判定时，可酌情要求复测，或进行发育诊断量表的评估。该量表在国内虽被广泛使用，由于效度研究的不足，其临床使用需要结合儿科医生的经验。该量表由于其易用性，可在诊室中使用，对发育年龄进行简易评估。

(2) 0~6岁儿童智能发育筛查测验(developmental screening test for child under six，DST)：由复旦大学附属儿科医院编制，适用于0~6岁儿童，特别针对DDST在4岁以上项目较少及文化差异等问题做了改进。分为运动、社会适应和智能3个领域。智能能区包括语言和操作。量表项目分在29个年龄段，共120项。测试项目有情景标志，用英文字母标示，相同情景下的测试项目可以顺序测试。每一项目记录分为通过P，失败F和未观察到或遗漏NO。该量表使用全部3个领域的总分对照常模得出发育商(developmental quotient，DQ)；智能领域总分对照常模可获得智力指数(mental index，MI)。DQ或MI小于70为异常，70~84为可疑，85以上为正常。用于发育筛查和监测时，3岁以内使用DQ，3岁以上同时使用DQ和MI。由于该量表提供DQ和MI等定量指标，也适合用于非诊断性样本研究。

DST的测试者间信度相关系数为0.94；重测信度相关系数为0.90。3岁内儿童DST测验的DQ和MI与盖塞尔发育诊断量表(上海版)的总DQ的相关系数分别为0.60和0.57，呈中度相关；4岁以上 DST 测验的 DQ 和 MI 与韦氏学前儿童智力量表(WPPSI)总 IQ 相关系数分别为 0.53 和 0.68,呈中度相关。

(3) 年龄与阶段问卷 - 中文版(age and stages questionaire-chinese edition,ASQ-C):是基于 ASQ 英文版第 3 版进行全国标化,适用于 2~66 个月儿童的发育筛查问卷。问卷分 21 个年龄段,24 个月内几乎都是每 2 个月有一套问卷,分为沟通、粗大运动、精细运动、解决问题和个人社会 5 个能区,各有 6 个项目,共 30 个问题。主要由看护者回答问题,不明确的也可现场测试。问题简明易懂,仅需小学文化程度即可。ASQ-C 发育迟缓筛查的敏感度和特异度相对较好,均在 80% 以上。

2. **发育诊断量表** 为了对儿童各领域发育水平进行全面评估,作出发育诊断,提供转介依据等,需要采用发育诊断性量表进行评估。通过发育诊断评估可以明确是否有发育迟缓、发育迟缓的领域、发育迟缓的严重程度等。

由于发育诊断量表的临床效度因缺乏精标准而难以获得良好的检验。儿童在测试中表现也经常不稳定,会受到多种因素的影响,如儿童身体状况、情绪、测试环境等。评估者需要首先建立良好的关系才能获得孩子的接受和配合。儿童发育评估结果反映的是神经发育成熟水平,也受到疾病、环境与教养的影响。在解释发育评估结果时,需要充分获得相关信息。临床医生要应结合发育史及对主要发育里程碑的检查作出临床判断。发育量表结果不能代替医生的临床诊断。

(1) 北京 Gesell 发育量表:Gesell 发展量表是一种诊断量表,基于 Gesell 发育进程(Gesell developmental schedules)建立。我国已由北京市儿童保健所等单位在 20 世纪 90 年代初完成了城市标准化工作。适用于 4~6 岁的儿童。同期建立的上海版仅适用于 3 岁内婴幼儿,与 Gesell 发育诊断(Gesell developmental diagnosis)适用范围一致。北京 Gesell 发育量表分为适应性行为、粗大运动、精细运动、社会 - 个人和语言五个行为领域。量表共 500 余项测验项目,分布在各年龄组。12 个月内每 4 周一组,12~36 个月每 3 个月一组,36~72 个月每 6 个月一组。各领域发育水平用发育商表示,75 以下诊断为发育落后,76~85 为边缘状态,85 以上为正常。2 个以上领域存在发育落后可诊断为全面发育迟缓。但粗大运动和精细运动的落后均属于运动发育迟缓,不应该诊断为全面发育迟缓,而领域精细运动和适应性行为领域相互有重叠,也需要甄别。

适应性行为领域是婴幼儿发育评估最重要的领域,涉及感觉运动系统对客体与环境的精细调节,如够取物体时手眼协调能力、恰当地应用运动以解决实际问题的能力、对新问题重新调整和适应的能力等。适应性行为被认为是未来“智力”的雏形,即应用已获得的经验解决新问题的能力。在排除运动障碍后,婴儿适应行为发育商(DQ)低于 75 应怀疑有智能发育落后。幼儿的语言理解能力和个人 - 社会能力也可在一定程度上作为预测智力水平的指标。北京 Gesell 发育量表将适应行为发育商作为总发育商,这与原量表的处理不相同。Gesell 发育诊断只有在各领域一致时才用总发育商(general DQ)表示。

Gesell 发育量表的各个不同领域及其项目之间存在着密切的关联。积木测验项目,比如垒高塔,需要认知、视知觉、手的精细运动、手眼协调等能力,甚至也需要肩带肌等粗大运动能力。在 Gesell 发育量表中,搭积木测验既用于反映认知水平的适应性行为领域,也用于精细运动领域,仅根据测验结果本身常难以作出分别。Losch 等对极低出生体重儿在学龄前期的发育评估发现,运动领域的评估结果可以解释相当一部分认知得分的变异。这也正是 DDST 将适应性行为与精细运动行为合二为一的缘由。当然,通过仔细分析项目,结合神经系统检查,在临床上仍有可能做出甄别。

北京 Gesell 发育量表对发育年龄的诊断采用了公式法,与原始量表所采用定性评估方法不同,没有特别考虑关键年龄的项目及不同项目的权重。当今流行的各种发育量表均依赖于简单和机械的计算,而忽略了对项目的具体分析。简单量化或适合于研究,但可能失去临床意义。

Gesell 发育量表通过评估获得发育年龄,再计算出发育商,计算公式如下:发育商(DQ)= 发育年龄(DA)/ 生理年龄(CA)× 100。这种发育商计算方法与现代心理测量理论不符而被抛弃,以后建立的发育量表中均不再采用。Gesell 发育量表另一个被诟病的问题是当时所采用的常模人群是中产阶级白人,被认为存在种族、文化和社会经济地位歧视。新的发育量表及心理量表多采用符合人口学特征的代表性人群。许多量表(如 Peabody 运动发育量表)更将人口调查中等比例的发育或行为异常者也包括在常模人群内。将发育异常人群放在诊断性量表的常模人群中会导致以常规方法(均值以下 2 个标准差)确立的诊断切值失去了分类性诊断效力。

对发育评估结果的判断仍需依据对发育基本规律的认识,即发育是一个连续的过程,发育经过大致相同的阶段，但发育的速度各不相同。在群体中，发育水平呈连续谱特征，在发育正常与异常间并没有绝对的界限，我们只能说离均值愈远者异常可能性更大。Gesell发育量表的结果分为3个类别，即正常、异常和介于两者之间的边缘状态。多数发育评估为边缘状态的婴儿发育结局是正常的，但存在较大的不确定性。发育评估为轻度落后，甚至个别中度落后的婴儿，以后的发育也有可能达到正常水平。一些发育评估为正常的婴儿，其发育结局也可能是异常的，比如一侧下肢的轻瘫、仅影响站立平衡的小脑发育不全等，可能要等到学习站立的时候才能被发现。因此，婴儿发育量表的预测效度不可能完满，即使结合系统的神经系统检查也不可能达到对发育结局完全准确的预测。

(2) Bayley发育量表：国际上，Bayley发育量表(BSID)在高危儿随访研究中非常流行。该量表适用于1~42个月的婴幼儿，主要有两个分量表，即心理量表(163项)和精神运动分量表(81项)，结果以指数表示(均数100，标准差15)，分别为心理发展指数(mental developmental index，MDI)和精神运动发育指数(psychomotor developmental index，PDI)。第3个量表为行为评定量表(behavior rating scale，BRS)，仅为测验提供辅助信息。该量表的制定采用了先进的统计学方法，信度和效度资料较为完备，为研究者所喜爱。1993年和2006年又分别做了修订。BSID中国城市修订版在1990年完成标化。

Bayley发育量表仍有一些重大的缺陷。①缺乏各领域的标准值：虽然测试的领域与Gesell发育量表相同，但项目数相对少，在前2版中不能产生出各领域的标准分，仅可产生相当年龄的分数(age equivalent score)；②语言领域项目不平衡：在MDI中采用了较多的语言表达项目，对语言表达落后的孩子不利；③地板效应(floor effects)：由于指数最低为50，不能进一步区别中重度异常者；④对各种残疾患儿如何测试缺乏必要的指引；⑤该量表要求按生理年龄相应的项目开始测试，对发育落后显著者要尝试更多的项目，导致不必要的检查时间延长；⑥对早产儿如何进行胎龄矫正以及是否需要采用早产儿常模还有很大的争议。另外，与Gesell和Griffiths发育量表不同，该量表所有评估项目均不采信家长报告，虽强调了客观性，但可能低估儿童的水平。

Bayley Ⅲ在上述问题上有了很大的改进，增设了认知、语言和运动领域的标准指数；语言理解和表达、精细与粗大运动分别有了标准分(均数10，标准差3)；常模的最低分与最高分作了扩展，指数分范围达到40~160；增加了社会-情感发育和适应性行为家长问卷，提高了孤独症的检出效率。但量表变得更为费时，已有一些研究报道提示其指数得分要高于Bayley Ⅱ。

(3) Griffiths发育量表：Griffiths发育量表适用于0~8岁的儿童，在全面发育量表中，是覆盖年龄段最广的一个量表。Griffiths发育量表脱胎于Gesell发育量表，最初于1954年在英国出版，适用于0~2岁的儿童。评估内容与Gesell发育量表基本一致，也包括类似的5个领域，即粗大运动(A)、语言(B)、个人-社会(C)、手眼协调(D)及行为表现(E)五个领域。其后作为前量表的补充量表，1960年发表了Griffiths的延伸量表，主要适用于3~8岁的儿童。测验内容在原有的五大领域基础上，又添加了实际推理领域(F)。该量表于2006年再次进行了修订。该版中国标准化常模于2009—2013年完成，格里菲斯发育评估量表中文版(Griffiths development scale-chinese，GDS-C)已出版。该量表工具制作精良，整个测验生动有趣，受到大部分幼儿及学龄前儿童的喜爱，也使得测验能更真实地反映儿童的发育水平。Griffiths发育量表主要通过评估所得到的发育年龄以及该儿童各领域的能力在正常人群中的百分位和$Z$值(均值的标准差)来表示其发育水平。如果该儿童的百分位<5%或$Z$值得分低于-2时(两者并不一致)，提示此领域中有明显的发育迟缓或学习障碍。

中文版常模基于815例0~8岁中国人群的评估结果，采用LMS统计分析方法获得的各领域发育曲线。中国版常模数据是连续和完整的，与原版分为0~2岁和3~8岁两个常模数据库不同。测试工具也有些许调整，用筷子替代叉子，小饭碗替代杯子，中国硬币替代英国硬币。与英国常模比较，各领域的发育曲线基本一致。中国儿童在E和F两个领域较英国儿童超前。从A到F各领域Cronbach内部一致性系数分别为0.70、0.72、0.73、0.71、0.69、0.49。中文版的效度尚待研究。一般认为，与Baley婴儿发育量表相比，Griffiths发育量表的心理学参数研究不多也不够理想。

(4) 0~6岁儿童神经心理发育量表(儿心量表)：由首都儿科研究所和中科院心理所于20世纪80年代共同设计研发的儿童心理发育量表，简称儿心量表，适应于0~6岁的儿童。该量表采用与Gesell发育量表相同的5个能区和年龄段分布，共计211项，不及Gesell发育量表的测验项目数量的一半。有报道其与Gesell发育量表的相关系数为0.953 7

(*P*<0.001)。近年来该量表在北京市地区重新标化，项目数量有所增加，纳入儿童心理行为预警征。修订后的量表更名为中国儿童发育量表。与 Gesell 量表的关系（pearson）系数为 0.637。

3. **个别领域发育量表** 单一领域的发育量表，主要用于重点领域的筛查、评估和诊断。

（1）Peabody 运动发育量表第二版（Peabody developmental motor scales-2，PDMS-2）：由作业治疗师创制，是首个专为运动障碍儿童制定的运动发育量表，适用于 1~66 个月儿童。该量表含两个分量表，6 个分测验，共 249 项。粗大运动分量表包括反射（0~11 个月项目）、姿势、移动和实物操作（12 个月开始有项目）等 4 个分测验。精细动作分量表包含抓握和视觉运动整合 2 个分测验。对运动能力有了更细致的分类，对各种残疾儿童评定也有更细致的指导。各项按 0、1、2 分评分，结合了定性与定量评分方法，可以更灵敏的追踪儿童运动发育的变化。配套的家庭化训练方案，适合于运动障碍儿童个体化运动训练目标和家庭训练方案的制订，也广泛用于高危婴儿发育干预的指导。虽然 PDMS-2 与 Gesell 发育量表的相关性高，但诊断一致性低。PDMS-2 粗大运动与精细运动发育商较 Gesell 发育量表相应领域发育商显著增高。一般的，粗大运动或精细运动分量表发育商低于 85 分提示可能有运动发育迟缓。运动发育可分粗大和精细运动两类。婴幼儿的运动与认知发育不能截然分开，特别是手眼协调能力，也是认知发展的重要指标。

（2）Alberta 婴儿运动量表（Alberta infant motor scale，AIMS）：是一套粗大运动发育量表，适用于 3~18 个月龄婴儿的评估。AIMS 不仅评估运动技能是否获得，而且对每一项技能从负重、姿势及抗重力运动三方面特征进行分析和评估，从而可以尽早地识别出运动发育不成熟或异常运动模式的婴儿，并为治疗师提示治疗的目标。AIMS 强调引导婴儿的自主性活动，避免对婴儿摆弄的操作，通过观察评估婴儿姿势与运动能力和质量的发育。该量表分为俯卧位、仰卧位、坐位及站立位四个亚单元，对每个项目进行“观察到”或“未观察到”评分，观察到记 1 分。每个单元中找到可观察到的最成熟与最不成熟项目，区间称为窗。窗内未观察到的项目即为训练目标。发现的异常姿势和运动模式也是训练要关注的内容。窗前与窗内项目得分之和为分量表得分，四种体位得分之和为 AIMS 总分，与常模比较得出婴儿在同龄儿中所处的百分位，由此判断婴儿运动发育水平。AIMS 得分低于 10 百分位可能有运动发育迟缓。该量表主要用于高危婴儿的粗大运动发育筛查与监测，不是诊断性测验，对运动发育的远期预测价值有待进一步研究。

（3）汉语沟通发展量表（chinese communicative development inventory，CCDI）：是基于 MacArthur-Bates 沟通发展量表建立的，有普通话和广东话两个版本。该量表采取家长访谈方式，通过父母报道，对 8~30 个月的婴幼儿早期语言发展水平进行评估。其中，词汇和手势分量表适合于 8~16 个月的儿童，主要评估婴幼儿的语言和手势的理解和表达能力；词汇和句子分量表适合于 16~30 个月的儿童，主要评估婴幼儿的语言表达能力，该年龄段不能反映其语言理解能力限制了其临床应用。两个年龄段的量表均含有简化的短表，适合筛查用。普通话版本的 CDI 与 Gesell 发育量表的语言的相关性高。

（4）早期语言发育进程量表（early language milestone scale）：ELMS 上海标准版基于原版第 2 版于 2005 年编制，并结合 DDST 和 Gesell 发育量表等对原量表的项目进行了增删。常模为上海人群，采用多阶段分层整群随机抽样样本。适用于 0~35 个月婴幼儿。上海标准版共 59 项，采用 DDST 一样的横杆图形式呈现。量表分为语音和语言表达、听觉感受和理解、与视觉相关的感受和理解三部分。标有 T 的项目共 15 项需要现场测试。项目通过记 1 分，不通过记 0 分。可获得三部分及总量表得分。大于 10 百分位为正常，等于或低于 10 百分位为异常。如果常模中 10 百分位与 25 百分位得分一样，等于 10 百分位者为可疑。该量表与 Gesell 量表的相关系数为 0.795，kappa 值 0.786。灵敏度 78.3%，特异度 93.7%，阳性预测值 88.7%，阴性预测值 87.3%。

（5）语言发育迟缓检查法：简称语迟量表，是基于日本 Sign-Significance 检查法于 20 世纪 90 年代初期制定。该量表适合于 1~6.5 岁的儿童。量表包括交流态度、学习促进、语言符号与指示内容关系三个方面的检查内容。该量表以语言符号与指示内容关系的检查为核心内容，对照正常儿童语言发育的 5 个阶段，对理解和表达水平分别评估。1、2 阶段是语言前阶段，涉及事物的基础概念，如能否匹配物品，但对手势及语言尚不能理解。3-1 阶段为手势符号理解和表达，3-2 阶段为语言符号理解和表达，对应 1.5~2 岁；4-1 为双词句阶段，对应 2~2.5 岁；4-2 为三词句阶段，对应 2.5~3.5 岁；5-1 和 5-2 阶段分别对应 3.5~5 岁及 5~6.5 岁水平。

4. **新生儿及婴儿早期神经行为评估方法** 新

生儿期及婴儿期(纠正胎龄2~3个月)是一个特殊的时期,是从胎儿行为转变为婴儿行为的转型期。在自发运动、肌张力、原始反射、视听觉反应性等各领域均呈现不断的演化。对高危儿而言,是围产期脑损伤发生期和恢复期,也是神经系统的代偿与可塑性机制较强的时期。出生后明显的临床征象在婴儿期可能变得不明显,甚或消失,如严重窒息后的一过性肌张力低下、逐渐恢复的听觉诱发电位等。因此,在该阶段进行神经发育评估需要精湛的检查技术、对小婴儿行为的深入理解和细致观察、对结果的意义进行分析和判断的丰富临床经验。即便如此,多数早期评估方法的预测价值仍不够理想,需要临床综合判断和随访观察。

在这段时期,一般的发育量表,如Gesell发育量表、Bayley发育量表等,评估常不够准确。多数发育量表常模是从足月儿(37~42周)生后1个月才开始的,且在婴儿早期评估项目相对较少。一方面是常模样本年龄起点的不均一性,另一方面是底部效应(floor affect)而测不准,因此,很难对小婴儿做出准确发育水平的评估,需要有经验的儿科医师灵活应用各种检查方法,有时需要连续追踪检查才能做出较为准确的预测。

目前对新生儿和小婴儿通常采用神经系统检查结合行为评估的方法。新生儿神经行为评估虽然能够较为敏感的提示围产期脑损伤,通常也具有较好的阴性预测价值,但其阳性预测价值非常有限。即使在婴儿早期存在显著的肌张力和原始反射等异常,也不能肯定地预测脑性瘫痪。对异常新生儿(包括早产儿)和婴儿早期神经发育的诊断是早期干预及临床研究的基础,虽然非常困难却十分重要。发展具有较好预测价值的新生儿以及小婴儿检查方法一直是研究的重点。

(1) 早产与足月新生儿神经学评估第二版(简称Dubowitz新生儿神经学检查):是Dubowitz在其胎龄评估方法的基础上,结合Brazelton的新生儿行为评估和Prechtl的自发运动评估等方法,建立的一套全面的新生儿神经学检查。评估包括姿势、肌张力、反射、运动和行为等几个部分,共33个神经和行为项目。Dubowitz适用于早产儿和足月新生儿常规体检及高危儿脑损伤的监测,是一项简单方便、易于操作的常规临床评估工具。操作可控制在15分钟内完成。Dubowitz的简化版本尤其适合普及使用。对危重新生儿可有重点地选择安全可操作项目进行评估和重复检查,发现和监测各种异常体征及其变化,早期发现颅内出血等新生儿神经系统疾病。与其他新生儿和婴儿神经系统检查相同,该套检查方法仍以关节活动范围作为被动肌张力的评估指标,由于受韧带等软组织的影响,需结合其他检查结果综合考虑其临床意义。

新生儿和小婴儿原始反射种类繁多,不仅费时费力,对儿童干扰较大,且其中多数检查的临床意义也非常有限。该量表仅选择有较大临床意义者进行检查。如Moro反射和踏步反射对双侧肢体运动的对称性异常较为敏感,而固定不变的非对称性颈紧张反射(ATNR)姿势几乎是唯一能够早期提示脑性瘫痪的原始反射。Dubowitz神经学评估的效度研究不多,有研究提示与围产期风险评级和脑超声检查结果相关。

(2) 新生儿20项行为神经测查(neonatal behavioral neurological assessment, NBNA):是基于Brazelton创制的新生儿行为评估量表(neonatal behavioral assessment scale, NBAS)并结合Amiel-Tison的神经检查方法简化而来,适用于足月新生儿,纠正胎龄早产儿的应用需谨慎。对足月窒息儿可从3天开始测查,低于35分者第7天应复查,如仍不正常者12~14天再测查。NBNA分5部分,其中行为能力6项(包括光和声习惯、视和听定向反应及可安慰性),被动肌张力4项(围巾征、前臂弹回、下肢弹回、腘窝角),主动肌张力4项(包括头竖立、手握持、牵拉反应、支持反应),原始反射3项(踏步和/或放置反应、拥抱反射、吸吮反射),一般评估3项(觉醒度、哭声和活动度)。各项按3级评分,无反应0分,不完全反应1分,完全/正常反应2分。1988年多中心协作研究,共测查正常新生儿714例(男369例,女345例),总分39~40者占90.4%,37分以上者占97%。1989年多中心NBNA预测窒息新生儿预后的研究,7天和12~14天NBNA对不良预后的敏感性和特异性分别为88.9%、82.6%和84.6%、97.4%,并优于Sarnat分度。NBNA在国内已有广泛性应用,但对发育障碍的预测缺乏验证,其效度仍有待检验。

(3) 自发性全身运动评估:自发性全身运动(GMs)质量评估是近几年发展出的评估方法。GMs是未成熟脑时期独特的运动形式,从胎儿至足月后4个月均存在。由于该方法为录像评价,对儿童没有干扰,可以反复进行,特别适合于脆弱的早产儿。该方法预测严重神经系统损伤的敏感性较高,达90%以上,但在早产儿阶段和足月儿阶段(胎龄48周前)的特异性不高(46%~93%),仅在表现为持久的痉挛-同步型GMs时才能准确预测脑性瘫痪。在孕龄49~60周期间，GMs检查的特异性可以提高到82%~100%。此期间出现正常的不安宁运动（fedgety movements）可以准确预测正常的神经系统预后，具有理想的阴性预测值；不安宁运动缺乏可以预测脑性瘫痪，具有理想的阳性预测值。其预测价值不逊色于颅脑超声检查中发现的脑白质软化灶。但不安宁运动缺乏要求间隔3~4周至少两次评估才能判定，并仍有个别的例外，临床上下结论仍需谨慎。由于GMs评估是主观评估，且需要专门培训、大量的练习和不断的经验积累，不易广泛推广。

**【智力测验量表】**

1. **韦克斯勒儿童智力量表**(Wechsler intelligence scale for children，WISC) 是临床使用最广的诊断性智力测验量表，国内最新标化为第4版，即WISC-Ⅳ。WISC-Ⅳ适用于6~16岁儿童，共14个分测验，其中10个分测验是必做的。分测验结果可产生4个合成分指数和全量表分指数（FSIQ）。分测验也提供年龄等值（age equivalent）以反映其智龄（mental age），由各个分测验粗分对应的某年龄段儿童粗分均值决定。4个合成分指数中，言语理解指数包括类同、词汇、理解，常识是补充分测验（原版的词汇推理补充分测验未包括在中文版中）；知觉推理指数包括积木、图画概念、矩阵推理，图画完成（有中等度的言语理解负荷）是补充分测验；工作记忆指数包括背数（数字广度）和字母数字排序，算数是补充分测验；加工速度包括译码和符号检索，划消为补充分测验。补充分测验的效度不及核心分测验。有时为了筛查或者研究等目的仅选用部分分测验，称为短表。短表测验只能产生估计智商（estimated IQ），不适用于临床或教育目的的诊断分类。

针对处理过程分析还可产生7种分数（粗分和标准分），即积木无速度加分（BDN）、背数分测验中的顺序背数分（DSF）和倒序背数分（DSB），以及顺序背数最大长度（LDSF）和倒序背数最大长度（LDSB）、随机划消（CAR）和有序划消（CAS）。上述过程分并不用于计算合成分指数和全量表分。另外，由言语理解与知觉推理6个分测验组合可导出一般能力指数（general ability index，GAI），其一般智力因素负荷更高；而由工作记忆和加工速度的4个分测验可导出认知效率指数（cognitive proficiency index，CPI），来反映认知效率。

2. **韦克斯勒学龄前期和学龄初期智力量表**(Wechsler preschool and primary scale of intelligence，WPPSI) 国内最新标化为第Ⅳ版，适用于2岁6个月至6岁11个月的儿童。原版包括15个分测验，比第3版新增了找虫、图片记忆、动物译码、动物家园、划消5个分测验。采用与WISC-Ⅳ类同的结构，包括言语理解指数、视觉空间指数、流体推理指数（4岁以上）、工作记忆指数和加工速度指数5个指数。其中视觉空间指数（积木和拼图）和流体推理指数（矩阵推理和图画概念）可以被看作WISC-Ⅳ知觉推理指数的拆分。中国版共13个分测验，删去了词汇和理解2个非核心分测验，减少了言语指数中补充或备选分测验。WSIC和WPPSI第4版也被用于成套神经心理学测量工具，并可结合其他神经心理学评估工具一起使用，达到全面和深入评估儿童认知和行为能力的目的。

3. **瑞文推理测验**(Raven's progressive matrices，RPM) 简称瑞文测验，是一种非言语智力测验，可个体或群体操作。全部测验由一系列几何图形构成的矩阵组成，其中有一幅图缺失，要求被试者从备选图案中选择合适的一幅来完成。瑞文测验智力的一般因素（g因素），反映图形推理能力，与清晰知觉和思维、发现和利用所需信息、问题解决等能力有关。标准瑞文测验（Raven's standard progressive matrices，SPM）适用于8岁以上的人群，包括60道题，分为A、B、C、D、E共5组，每组12题，按从易到难排列。测验无严格时限，一般40分钟完成，结果转化为百分位和智商。其幼儿版称为瑞文彩色推理测验（Raven's coloured progressive matrices，CPM），将标准版的A和B单元加上彩色，另加入一个中间的Ab单元，适用于5~11岁儿童。而瑞文高级推理测验（Raven's Advanced progressive matrices，APM）则适用于智力水平较高的者。国内有将幼儿版与标准版测验整合在一起，推出联合瑞文测验（combined Raven's test，CRT），包括彩色版的3个单元和标准版的CDE3个单元，适用于5岁以上人群。瑞文测验在孤独症人群中的智力测验或有独特的价值，其得分一般高于韦氏智力测验；在高功能孤独症（asperger syndrome）患者中的得分也高于一般水平。

4. **Peabody图画词汇测验**(Peabody picture vocabulary test，PPVT) 是基于美国英语编制的一套词汇理解测验，2007年发布了第4版，适合于2岁以上人群。国内的上海版是1981年标化完成的，参考1965年版原版PPVT的300个英语词汇图片，并从新华字典及一、二年级小学课本中挑选出一部分词汇。常模人群包括3岁3个月至9岁2个月的儿童，国内版由122张黑白线图组成（前2组图为预测验，不计分）。每张画片包含四幅图，可分为A、B两式测试。检查者从易到难拿出一张画片并说出相应的词，让被试者从画片内的四幅图中选出最符合该词的图。简单计算通过的图片数，可查表得出智龄、百分位和智商等。PPVT 反映了听觉词汇的理解能力，适合于言语表达障碍、阅读困难、智力落后的儿童的智力评估。

5. **希 - 内学习能力测验**(Hiskey-Nebraska test of learning aptitude，H-NTLA) 最初是为了聋儿设计的非语言学习能力测验，以后又增加了正常儿童的常模。适用于 3~17 岁聋儿和正常听力的儿童。中国常模包括 1 758 名聋儿和 1 684 名正常听力儿童。在我国的聋儿康复系统获得广泛应用。量表包括 12 个分测验，即穿珠、记颜色、辨别图画、看图联想、折纸、短期视觉记忆、摆方木、完成图画、记数字、迷方、图画类同和空间推理等。该量表分两个年龄组常模。小年龄组(3~8 岁)测查前 8 个分测验。所有测验项目用操作回答，不用言语。对聋儿的操作指导语用标准的手势语表达。对聋哑儿童评估结果以学习年龄(LA)表示，对应于非聋哑儿童的智力年龄(MA)。每个分测验均可获得学习年龄，平均学习年龄(LA)是各分测验结果的中位数。结合 CA 可求的比率学习能力商，也可查表获得离差智商。大年龄儿童测查后 7 个分测验。每一个分测验的原始分转换为量表分，各分量表分相加获得总量表分，并查表转换为离差智商。

**【适应性行为量表】**

1. **适应性行为评估系统**(adaptive behavior assessment system，ABAS) 目前已出第 3 版。国内标化的是第 2 版，其结构主要与 DSM-IV-TR 的适应性行为概念相一致。适用于 0~89 岁。家长和教师问卷分为 5 岁以下和 5~21 岁两种，21 岁以上成人自评问卷。该系统分概念技能、社会技能和实用技能 3 个领域，共 9 个分量表，包括沟通、学习功能、自我管理、休闲、社交、居家生活、社区应用、健康安全、生活照顾等。小年龄段还包括运动技能领域，计入适应性总分(general adaptive composite，GAC)，但不构成三个分领域的领域分(domain composite score)。项目评分采用 Likert 式 4 点记分，分为不会、需要时从不或几乎不会、需要时有时会、需要时总会或几乎总会。填表者有写注释的空间。基于年龄相关的常模，领域分和适应性总分均以 100 为均值，15 分为标准差。分量表标准分以 10 分为均值，3 分为标准差。22 岁以下者还提供基于年龄的百分位和相当年龄值。ABAS 不仅可以作为智力障碍诊断的指标，在儿童也可反映生活质量水平。

2. **婴儿 - 初中学生社会生活能力量表**(normal development of social skill from infant to junior high school children，S-M) 是基于日本 S-M 社会生活能力检查编制，于 1987 年完成了中国标准化工作，适用于 6 个月至 14 或 15 岁儿童。全量表共 132 项，包括 6 个行为领域，即独立生活能力、运动能力、作业、交往、参加集体活动和自我管理。测查以晤谈形式完成，并要求养育者举例说明各项目的完成情况。项目通过标准是指儿童对该项目基本上会或有机会就会，记 1 分；不通过指儿童对该项目不会或不太会，或认为有机会也不会，记 0 分。检查从相应年龄段的第一个问题开始，连续 10 项通过为底，连续 10 项不通过为顶。粗分总分对照常模年龄分组和得分范围对应转换标准分。标准分 10 分正常，9 分边缘，8 分及以下为低下。

**【神经心理学评估】**临床神经心理学是关于脑功能行为表现的应用学科，随着临床与教育心理学与神经科学的发展而不断进步，神经心理学评估(neuropsychological assessment)通过分析行为来检查脑功能，包括知觉、认知、语言、记忆、情绪、复杂性运动、执行功能等。神经心理评估可以对脑结构或网络损伤所致高级脑功能障碍进行细致的检查，是神经系统体格检查的延伸。儿童神经心理学评估，也称为发育神经心理学评估，是对发育中脑高级功能的评估。与发育与行为评估一样，不仅要考虑脑成熟及其宽泛变异，还要考虑环境因素对脑发育与行为的影响。发育脑与环境的交互作用模型也是当代临床儿童神经心理学评估的基础。

儿童神经心理学评估采用了发育与行为评估的各种方法，但它是为了解决临床或研究问题所构建的整体评估方案。在临床上特别强调个体化评估方案，其临床目的主要包括以下几个方面。①在充分考虑儿童的社会与环境状况下，将正常神经发育框架下的发育与行为及其变异，与脑结构障碍导致的异常行为与发育迟缓区分开来；②在脑功能的框架下评估发育与学习障碍等发育障碍性疾病；③对急性和进展性脑损伤和脑疾病(包括神经外科、神经放射与化疗等导致的脑损伤)及其恢复过程进行监测，评估其对发育、认知及行为的影响；④对中枢神经系统疾病所致精神障碍的评估；⑤对脑损伤与疾病治疗、干预和康复效果进行评估和监测；⑥评估结果为转介进入和建立个体化神经康复与教育干预方案提供依据。

儿童癫痫神经心理评估的意义尚未获得充分的重视。对癫痫儿童的发育与神经心理学评估和监测非常重要，不仅有助于发现癫痫及其治疗对儿童发育、认知和行为的影响,也有助于癫痫病因及癫痫综合征的诊断及预后预测。神经心理学评估在癫痫手术的术前决策及术后监测中极为重要。术前评估不仅为监测术后变化提供基线数据,也可以为癫痫手术及术式决策提供重要的依据。近年来,随着对早期癫痫手术重要性认识的不断提升,婴幼儿癫痫手术不断增加。然而由于婴幼儿神经心理学评估主要依赖发育评估,单次发育评估可靠性和预测价值尚不够理想。术前发育监测对手术决策和评估手术对发育的影响具有特别重要的价值。

儿童神经心理学测验可由临床儿童神经心理学家基于儿童的问题及临床要求设计个体化的评估方法,也可使用成套神经心理学测验,或两者结合使用。新版韦氏Ⅳ也可被作为一套神经心理学评估使用,之前已有介绍。但智力测验仍不够全面和深入,常需结合其他成套或非成套心理学测验构建一套个体化完整的评估方法。这里介绍目前常用的神经心理学评估体系与方法。

**1. HR 神经心理成套测验(Halstead-Reitan neuropsychological battery,HRB)** 该成套测验由 Halstead 建立并由他的学生 Reitan 补充完善。Halstead 认为人的大部分认知与行为并非与脑区一一对应,确定脑功能的缺陷不能仅靠特定功能的检查,而需要对脑功能方方面面进行全面的评估。HR 神经心理成套测验分为成人、少儿和幼儿 3 个版本,均在 20 世纪 90 年代由龚耀先完成了中国修订版。

(1) HRB 少儿版:适合 9~14 岁儿童,包括以下 10 个分测验。①侧性优势测验:通过写字等手的操作功能判断利手。②失语甑别测验:通过答问、复述、执行指令等任务检查有无语言理解与表达障碍。③握力测验:通过握力计检查握力的克数。④连线测验:对散在分布的数字或字母要求按顺序连线,测查空间知觉、手眼协调等能力。⑤触摸操作测验:在蒙眼状况下,通过触摸等操作,将 6 块型板放入对应的木槽中。分利手、非利手和双手操作,最后要还要回忆型板的位置。测查触觉知觉、运动觉、空间记忆和手功能。⑥音乐节律测验:听 30 对音乐节律,辨别异同。测查节律辨别能力和记忆力。⑦手指敲击测验:左、右手示指分别快速敲击按键,测查两手的精细运动能力。⑧语音知觉测验:听 30 个 / 对单词的录音,从 3 个 / 对备选词中找出对应的词。测查听觉注意力和语音知觉能力。⑨范畴测验:要求对 6 组(共 107 张)图片的形状和颜色特征进行分析与概括,通过尝试错误发现图中隐含的数字规律。测查分析概括、抽象、推理和解决问题的能力。⑩感知觉检查:检查听觉、视野、脸和手触觉辨认、手指符号辨认和形板辨认等。要求双侧同时给予刺激,并量化评估。

(2) HRB 幼儿版:适合 5~8 岁儿童,包括 12 个分测验。①范畴测验:要求对 80 张图片的形状和颜色特征进行分析与概括,方法与测查目的与少儿版相同;②触摸操作测验:与少儿版相同;③色形和渐进测验:其中色形测验要求对颜色和形状相同的图形连线,渐进测验要求从散在重叠的图形中找出相同的图形连线;④前进测验:分别握笔和手指在指定范围内按指定顺序运动,测查随意运动控制及协调能力;⑤个别操作测验:包括图形临摹和匹配,测查视觉、空间知觉和手眼协调能力;⑥图画配对测验:将图画按形状、种类和用途分类配对,测查抽象思维能力;⑦靶测验:呈现印有 9 个排列规则的黑点的刺激图并按顺序敲击,要求儿童观察后复述。测查视觉空间知觉、注意和记忆能力。手指敲击测验、握力测验、侧性优势测验、失语甄别测验和感知觉检查等 5 项检查同幼儿版。

**2. Luria-Nebraska 神经心理成套测验(Luria-Nebraska neuropsychological battery,LNNB)**与同时代 Halstead 相同,Luria 认为特定行为不是由单一脑区决定的,而是不同脑区间协调活动的结果,这与现代神经网络的理论契合。他对认知结构与发育的认识基于 Vygotsky 的理论,并通过对损伤或脑功能异常者的研究建立了数量众多而形式复杂测验方法。除非特殊训练,他的方法难以学习使用。Golden 采用 Luria 的一些方法,基于 HRB 体系,建立了 LNNB 成套评测方法,一共 10 个分测验。①运动功能:检查基本和复杂运动功能。其中,手功能项目分左右手及睁闭眼操作,还包括口、舌及言语运动检查。②韵律:评估韵律和音高技能。如学哼唱曲调旋律、识别音高旋律等。③触觉:检查运动觉知觉和触觉知觉能力。包括触觉识物、形状识别、手背书写识别等。④视觉:检查视觉与空间能力。如渐进复杂图片识物、拼图、重叠图形的识别。⑤语言理解:测试口语理解能力。包括从简单语音至复杂句子的听理解。⑥语言表达:评估口语表达和书写能力。⑦阅读:认与读字词句和讲故事。⑧数学技能:数和计算能力。⑨记忆:评估语言和非语言记忆能力。⑩认知:应用与传统智力测验相似的项目评估智力水平。

**3. Boston 过程方法(Boston process approach, BPA)** 是基于认知过程分析的评估体系,因在 Bosten 地区的研究和发展而得名。最初 Geschwind 和 Goodglass 用于失语评估,并扩展到记忆与失忆评估。Wenner 注意到不同个体在解决同一问题上可能采用不同的认知过程。她还认为认知通过解决问题方法的进步而发展。Kaplan 通过对癫痫胼胝体切断治疗患者的研究发现，这些患者在韦氏智力测验中的积木建构任务中，因积木放置的位置在左侧与右侧而完成能力不一样。因此，该体系特别强调任务操作过程比任务本身更为重要。BPA 常采用核心测验，包括韦氏智力测验、韦氏记忆量表、Rey-Osterrieth 复杂图形等，再结合可选性测验共同组成。目前这种灵活整合的方法体系已获得广泛认可和应用。

**4. 各类认知功能的评估方法** 除了整合性的方法体系，对各种认知过程的评估方法也不断涌现和完善。如 Warrington Recognition Memory Test、Rivermead Behavioral Memory Test、Benton Visual Retention Test、Token Test、Grooved Pegboard Test、Design Fluency Test、DiChaptic Perception Test 等。

**关键点**

1. 儿童发育与神经心理学评估反映了儿童神经系统的完整性，是神经系统体格检查重要的补充。
2. 发育评估方法包括发育筛查与诊断量表。发育量表众多，各种量表评估结果常不一致。应按临床目的选择熟悉的并具有相对良好效度的量表使用。
3. 神经心理学评估和监测在儿童癫痫综合征诊断、药物对认知损害副作用的监测，以及手术治疗术前和术后评估中均有重要价值。

（李明）

## 第三节 智力障碍 / 发育迟缓

智力障碍 / 发育迟缓（intellectual disability/developmental delay，ID/DD）是一组常见的神经发育障碍性疾病，指发育成熟（18 岁）以前出现的认知和适应行为障碍，患病率为 1%~3%。ID 用于诊断 5 岁及以上的儿童，相关的发育评估方法比较稳定可靠；DD 用于诊断 5 岁以下的儿童，诊断标准为患者在大运动、精细运动、言语 / 语言、认知、个人社交和适应性等发育能区中，存在 2 个或 2 个以上能区的落后，DD 患者可能发展为 ID。ID/DD 患者需要终身康复支持治疗，这给患儿家庭和社会造成沉重的心理和经济负担。

ID/DD 的病因复杂，包括环境因素与遗传性因素两方面，随着生活水平的提高和医疗保健措施的完善，环境因素如感染、中毒、外伤、缺氧、营养不良、文化落后、心理损伤等因素造成的 ID/DD 已得到极大控制，遗传性因素在病因构成中日显突出。

ID/DD 的临床表现具有高度异质性，主要表现为认知、语言、情感意志和社会适应等方面在成熟和功能水平上显著落后于同龄儿童，可以同时伴有精神或躯体疾病，或由后者所继发。可以是单独症状表现，也可以与先天畸形或者其他神经系统症状比如癫痫、感觉障碍和孤独症谱系障碍（autism spectrum disorder，ASD）共同表现。ID/DD 程度的判定依据智力商数（intelligence quotient，IQ）与发育商数（developmental quotient，DQ）分为轻、中、重及极重度。IQ 通过一系列标准测试测量人在其年龄段的认知能力（“智力”）的得分，用来表示人的智力水平高低的数量指标，也可以判断一个人对知识的掌握程度，反映人的观察力、记忆力、思维力、想象力、创造力，以及分析问题和解决问题的能力。DQ 是用来衡量婴幼儿心智发展水平的核心指标之一，在大运动、精细动作、认知、情绪和社会适应性发展等方面对婴幼儿发育情况进行衡量。应用 IQ/DQ 对 ID/DD 患儿进行临床诊断与程度分级。

ID/DD 的病因学诊断分为基本的生化代谢及影像学，以及遗传学检测两大部分。生化代谢及影像学检测是 ID/DD 病因学中最基本的检查，生化代谢检测结果异常可以明确生化代谢相关的疾病，影像学如头颅 MRI 检测可以分别对脑发育及脑结构异常进行评估与判断，为明确病因诊断提供有力的证据。

遗传性因素在 ID/DD 病因诊断中起着重要的作用，约占 30%~50%，并存在高度的遗传异质性，遗传学检测包括细胞遗传学与分子遗传学两大类，目前已经确定染色体拷贝数变异（copy number viaration，CNV）与数百个基因变异可导致 ID/DD。检测 CNV 方法目前常用的如染色体核型分析可以检出大于 5Mb 的染色体片段缺失或者重复，染色体芯片比较基因组杂交（comparative genomic hybridization，CGH）方法可以检测大片段 CNV 以及应用多重连接探针扩增技术（multiplex ligation-dependent probe amplification ，MLPA）与甲基化特异性 MLPA（methylation-specify MLPA，MS-MLPA） 可以检测 30~48 个核苷酸序列拷贝数的改变，ID/DD 由于 CNV 致病者大约占 10%~20%。单基因水平检测包括 DNA 测序如一代、二代测序，范围从单个基因到全外显子组以及全基因组检测，特别是近年应用基于家系全外显子组测序的应用使得ID/DD遗传学病因的确诊得到了明显提高，大约占20%~30%。

绝大多数ID/DD尚不能进行针对病因的治疗，康复训练是最为有效的方法，强调早期实施以及多方面协作，其他治疗包括对症治疗、特殊教育、加强护理等在治疗方面起着重要作用，另外肠道菌群调控、体医融合、心理情绪与音乐等治疗也在试用之中。总之，对于ID/DD的治疗需要医护、特殊教育、家庭与社会共同参与的全方位治疗干预模式才能取得好的效果。

这类疾病病因复杂，致残率高，迄今绝大多数尚无有效治愈方法。早期发现、早期诊断、早期干预对于改善患儿的预后具有重要意义。ID/DD预后依据轻重程度不同预后也不相同，基于不同疾病预后差异较大，总体来讲，轻至中度ID/DD患儿经过规范化的康复训练与特殊教育等综合措施基本可以达到或者接近正常人的发育水平，但重度到极重度ID/DD患儿由于遗传学病因所占比例相对大，预后不良，对于遗传病因学诊断明确患儿进行准确的遗传咨询与产前诊断，预防家庭中患儿的再次出生，从而减轻家庭与社会负担。

## 一、过度生长综合征

过度生长伴智力障碍（overgrowth with intellectual disability，OGID）是一组以过度生长伴智力障碍为主要特征的发育性疾病，具有很强的遗传异质性，除最常见的Sotos综合征以外，目前还发现其他14个基因变异也可引起类似的表型，多数为常染色体显性遗传，也可以为常染色体隐性、X连锁遗传，其中*NFIX*和*APC2*变异引起的表型与Sotos综合征重叠，命名为Sotos样（Sotos-like）病或者Sotos综合征2型、Sotos综合征3型（表22-1）。

对于病因不明的过度生长伴智力障碍患儿可进行包含以上基因的目标基因靶向测序（panel）或全外显子组测序，明确其致病性变异。基因诊断明确的家系可进行准确遗传咨询和产前诊断。

Sotos综合征（Sotos syndrome）是儿童期过度生长伴智力障碍最常见的疾病，发生率约为1/14 000。90%的Sotos综合征是由NSD1单倍体剂量不足引起的，为常染色体显性遗传。

**【病因与发病机制】**Sotos综合征为常染色体显性遗传，致病基因为*NSD1*。95% NSD1致病性变异

表22-1 过度生长伴智力障碍

| 序号 | 疾病名称 | 疾病OMIM | 致病基因 | 遗传方式 |
|---|---|---|---|---|
| 1 | Sotos syndrome 1 | 117550 | *NSD1* | AD |
| 2 | Sotos syndrome 2 | 614753 | *NFIX* | AD |
| 3 | Sotos syndrome 3 | 617169 | *APC2* | AR |
| 4 | Megalencephaly-polymicrogyria-polydactyly-hydrocephalus syndrome 2 | 615937 | *AKT3* | AD |
| 5 | Mental retardation，X-linked 93 | 300659 | *BRWD3* | XLR |
| 6 | {Autism，susceptibility to，18} | 615032 | *CHD8* | AD |
| 7 | Tatton-Brown-Rahman syndrome | 615879 | *DNMT3A* | AD |
| 8 | Cohen-Gibson syndrome | 617561 | *EED* | AD |
| 9 | Weaver syndrome | 277590 | *EZH2* | AD |
| 10 | Simpson-Golabi-Behmel syndrome，type 1 | 312870 | *GPC3* | XLR |
| 11 | Rahman syndrome | 617537 | *HIST1H1E* | AD |
| 12 | Smith-Kingsmore syndrome | 616638 | *MTOR* | AD |
| 13 | Megalencephaly-capillary malformation-polymicrogyria syndrome，somatic | 602501 | *PIK3CA* | AD |
| 14 | Mental retardation，autosomal dominant 35 | 616355 | *PPP2R5D* | AD |
| 15 | Bannayan-Riley-Ruvalcaba syndrome | 153480 | *PTEN* | AD |

为新生变异，患者为散发病例，剩余5%为遗传性病例，尚无外显不全及生殖细胞嵌合的报道。

*NSD1*位于染色体5q35.3，长约166 382bp，包含23个外显子，编码一种组蛋白甲基化酶，在大脑、骨骼肌、肾、脾、胸腺与肺中表达。90%的Sotos综合征由于NSD1单倍体剂量不足包括*NSD1*基因内变异(80%)和5q35微缺失(10%)所致。

**【临床表现】**90% Sotos综合征患者表现智力障碍/发育迟缓、过度生长与特殊面容三个基本临床特征，智力障碍/发育迟缓程度自轻度至重度不等，5岁以前表现为发育迟缓，以后表现为智力障碍。过度生长是指身高和/或头围大于等于平均值的2个标准差，Sotos综合征患者出生时身高与头围即明显大于均值，出生体重多数正常，在青春期以前身高和头围会持续在平均值的2个标准差以上，青春期以后身高会逐渐趋于平均值，成年后在正常范围的上限，头围仍较大。特殊面容表现为额头宽而突出，前颞头发稀疏，睑裂下斜，颧部潮红，细长脸和长下巴，1~6岁易识别，持续至成年，成年后下颌更宽。

除了以上三个基本特征外，15%~89%的Sotos综合征患者还可表现行为问题、骨龄提前、心脏畸形、头颅影像学异常信号、关节过度伸展、扁平足、母孕期先兆子痫、新生儿黄疸、新生儿低血压、肾脏畸形、脊柱侧弯、惊厥发作等。

**【辅助检查】**

1. **骨龄检查** 75%~80%青春期前患儿骨龄提前。

2. **头颅影像学检查** 脑室扩大较常见，也可见中线改变(胼胝体发育不良、枕大池及透明隔腔扩大)、大脑萎缩、小脑蚓部小。

3. **超声检查** 20% Sotos综合征患者有不同程度的心脏畸形，15%肾脏异常。

4. **遗传学检测** NSD1单倍体剂量不足由*NSD1*基因内变异(80%)和5q35微缺失(10%)所致。

**【诊断与鉴别诊断】**典型的临床表现；*NSD1*基因内杂合变异或5q35微缺失。鉴别诊断与其他生长过度伴智力障碍疾病进行鉴别。

**【治疗与预后】**目前本病尚无特异性治疗方法，主要为对症治疗，包括特殊教育，针对心脏、肾脏畸形、脊柱侧弯等对症治疗。在患者出生后第1年内儿科随访对于本病临床并发症的治疗和预防监测具有重要意义。

Sotos综合征患者预后相对良好，生命期限正常。

**关键点**

1. 男女均可发病。
2. 临床特征为智力障碍/发育迟缓、过度生长与特殊面容。
3. 90%的Sotos综合征是由NSD1单倍体剂量不足致病。

## 二、Joubert综合征

Joubert综合征(Joubert syndrome，JBTS)是一组以发育迟缓/多种先天畸形为主要临床表现的遗传病，头颅影像表现"磨牙征"(molar tooth sign，MTS)是其特征性标志，由Marie Joubert于1969年首次描述，发病率为八千至十万分之一，目前已发现35个基因变异与该病有关，具有很强的临床及遗传异质性。

**【病因与发病机制】**目前已发现35个JBTS致病基因，除OFD1位于X染色体外，其余34个基因均位于常染色体，除*TTC21B*、*ZNF423*呈常染色体显性/隐性两种遗传方式外，余32个基因均为常染色体隐性遗传。人类在线孟德尔遗传病数据库(OMIM)已对其中30个致病基因对应的表型进行了编号(JBTS1-JBTS30)，基因名称、对应的表型编号及在基因诊断明确JBTS中所占比例见表22-2。

**【临床表现】**经典JBTS表现为智力障碍/发育迟缓、磨牙征与肌张力降低/共济失调三个基本临床特征，婴幼儿期表现为发育里程碑落后，年长后表现为不同程度智力障碍，以语言发育落后明显。JBTS患者小脑蚓部发育不良伴脑干畸形，头颅MRI表现为大脑脚之间凹陷加深，小脑上脚增粗、拉长并呈垂直前后走行，共同形成明显的"磨牙征"(图22-1)，这是临床识别JBTS的特征性表现。患儿新生儿期呈肌张力降低，后期逐渐发展为躯干共济失调。

除以上3个主要特征以外，JBTS患儿还常出现婴儿期呼吸模式异常及动眼失用，眼、肾脏、肝脏、骨骼系统也可受累。据文献报道，30%JBTS患者表现视网膜疾病，17%~19%眼组织缺损，23%~25%肾脏疾病，15%~19%多指/趾畸形，14%~18%肝纤维化和6%~8%脑膜膨出。

**【辅助诊断】**

1. **头颅影像学检查** "磨牙征"是诊断JBTS的基本条件。

2. **眼科检查** 评估视力、视觉追踪能力及视网膜发育情况。

表 22-2 Joubert 综合征致病基因

| 分类 | 遗传方式 | OMIM | 致病基因 | 百分比 |
| --- | --- | --- | --- | --- |
| JBTS 1 | AR | 213300 | *INPP5E* | 2%~4% |
| JBTS 2 | AR | 608091 | *TMEM216* | 2%~3% |
| JBTS 3 | AR | 608629 | *AHI1* | 7%~10% |
| JBTS 4 | AR | 609583 | *NPHP1* | 1%~2% |
| JBTS 5 | AR | 610188 | *CEP290* | 7%~10% |
| JBTS 6 | AR | 610688 | *TMEM67* | 6%~20% |
| JBTS 7 | AR | 611560 | *RPGRIP1L* | 1%~4% |
| JBTS 8 | AR | 612291 | *ARL13B* | 少见 |
| JBTS 9 | AR | 612285 | *CC2D2A* | 8%~11% |
| JBTS 10 | XLR | 300804 | *OFD1* | 少见 |
| JBTS 11 | AD/AR | 613820 | *TTC21B* | 少见 |
| JBTS 12 | AR | 200990 | *KIF7* | 少见 |
| JBTS 13 | AR | 614173 | *TCTN1* | 少见 |
| JBTS 14 | AR | 614424 | *TMEM237* | 少见 |
| JBTS 15 | AR | 614464 | *CEP41* | 少见 |
| JBTS 16 | AR | 614465 | *TMEM138* | 少见 |
| JBTS 17 | AR | 614615 | *C5orf42* | 8%~14% |
| JBTS 18 | AR | 614815 | *TCTN3* | 少见 |
| JBTS 19 | AD/AR | 614844 | *ZNF423* | 少见 |
| JBTS 20 | AR | 614970 | *TMEM231* | 少见 |
| JBTS 21 | AR | 615636 | *CSPP1* | 2%~4% |
| ? JBTS 22 | AR | 615665 | *PDE6D* | 少见 |
| JBTS 23 | AR | 616490 | *KIAA0586* | 2%~7% |
| JBTS 24 | AR | 616654 | *TCTN2* | ~1% |
| JBTS 25 | AR | 616781 | *CEP104* | 少见 |
| ? JBTS 26 | AR | 616784 | *KIAA0556* | 少见 |
| JBTS 27 | AR | 617120 | *B9D1* | 少见 |
| JBTS 28 | AR | 617121 | *MKS1* | 2%~6% |
| ? JBTS 29 | AR | 617562 | *TMEM107* | 少见 |
| JBTS 30 | AR | 617622 | *ARMC9* | 少见 |
| | AR | | *B9D2* | 少见 |
| | AR | | *C2CD3* | 少见 |
| | AR | | *CEP120* | 少见 |
| | AR | | *IFT172* | 少见 |
| | AR | | *POC1B* | 少见 |

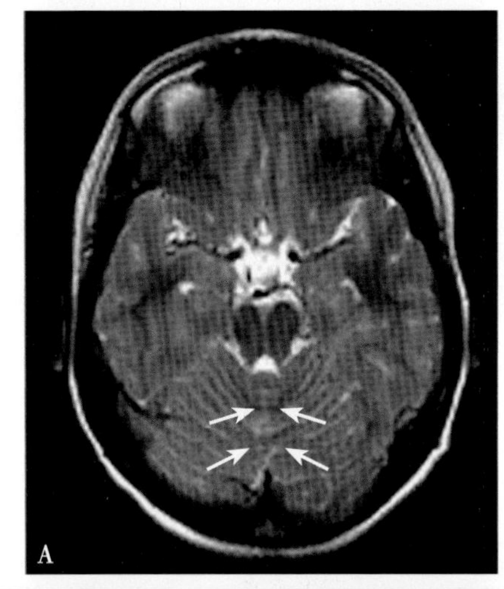


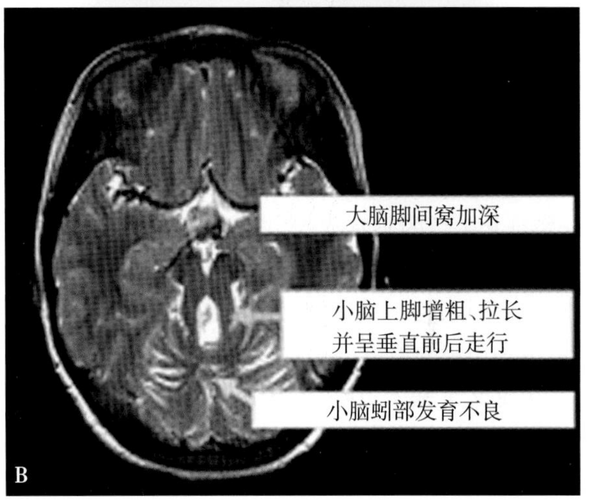


图 22-1 经典 JBTS“磨牙”征
A. 正常个体的完整小脑蚓部;B. JBTS 患者

3. **腹部超声检查** 评估是否有肝脏、肾脏畸形。

4. **生化检查** 检测肝、肾功能。

5. **遗传学检测** JBTS 致病基因变异。

**【诊断与鉴别诊断】**诊断根据典型的临床表现特别是磨牙征。JBTS 致病基因变异。鉴别诊断与其小脑发育不良疾病进行鉴别。

**【治疗与预后】**目前尚无针对 JBTS 确切有效的治疗方法,主要为对症支持治疗。

1. 对症状严重呼吸模式异常的患者需进行呼吸暂停监测,并给予药物刺激、补充氧气等支持性治疗,必要时可进行机械通气或气管切开术。

2. 对于吞咽困难的患儿可留置鼻饲管或胃管进行喂养。

3. 肾功能不全的患者应避免使用非甾体抗炎药等肾毒性药物。

4. 肝损害患者应避免使用肝毒性药物。

5. JBTS 患者临床表型差异较大,患儿预后取决于受累的器官及严重程度。

**关键点**

1. 男女均可发病。
2. 临床特征为磨牙征、肌张力降低/共济失调与发育迟缓/智力障碍。
3. 基因突变分析为诊断的关键。

（王静敏）

## 第四节　脑性瘫痪

脑性瘫痪（cerebral palsy）简称脑瘫，是一组以姿势与运动障碍为突出表现，在病因、发病机制、病理、运动障碍的表现及严重度、共患症候、治疗与处理方法及预后存在相当异质性的发育障碍综合征。最早在19世纪中下叶由Little描述，Freud对其病因与临床特征相关性的研究，奠定了脑性瘫痪的现代概念。由于缺乏特异性临床诊断指标，脑性瘫痪的定义一直存在争议，使得基于定义的诊断的困难性长期存在，成为历史的遗留。

**【定义】**基于2007年发表的国际共识，脑瘫指一组在发育中胎儿和未成熟脑发生的非进展性病变，引起恒久性运动与姿势障碍，并导致活动受限。常伴有感觉、认知、交流、知觉、行为等异常和癫痫发作，以及继发性骨骼肌肉异常。

该定义摒弃了传统定义所采用围产期脑损伤的概念，未设发病的年龄上限，但一般指2岁内发病并出现姿势与运动障碍及活动受限。以往曾将出生1个月后各种病因引起的非进行性中枢性运动障碍称为获得性脑性瘫痪（acquired cerebral palsy），在研究中或仍有价值。

与以往的定义一样，脑性瘫痪的基本特征未变，包括：①一定程度的运动障碍，可以区别于智力障碍或孤独症等其他发育障碍性疾病；②运动障碍为中枢性和脑性，以区别于周围性和脊髓性运动障碍；③快速发育期脑受损，以区别于成熟期脑受损；④损伤为静止性，以区别于进展性。由于治疗学的进步，越来越多的遗传代谢病可以获得治疗。在婴儿期（2岁内）治疗获得成功的遗传代谢病所遗留的运动障碍也可以是非进展性的。部分进展缓慢的遗传代谢病和脑变性病在某些阶段也可呈现为静止性表现，临床上容易误诊，需要认真鉴别。

**【流行病学】**脑性瘫痪的发病率约为2‰~2.5‰（每千活产儿）。北美、欧洲和澳大利亚研究的综合发病率为2.11‰（95%*CI* 1.98‰-2.25‰）。我国于1997—1998年在江苏等6省和自治区对1~6岁儿童进行的现况调查显示，脑性瘫痪患病率为1.92‰。男孩明显多于女孩，其比例为1.3（欧洲）和1.45（中国）。虽然早产儿中的发病率有所下降，但在足月儿中的发病率保持稳定。早产和低出生体重是脑性瘫痪重要的高危因素，与脑性瘫痪发生率呈负相关。在足月儿最低（1.35‰），小于28周出生者最高（82.25‰）；出生体重2 500g以上者最低（1.33‰），1 000g以下者最高（56.64‰）。脑性瘫痪儿童中早产儿达到50%~60%，极低出生体重儿占10%~28%，宫内生长迟缓者脑性瘫痪风险显著增高。

双胎和多胎较单胎的脑性瘫痪患病率显著增高。这部分是由于其早产率较高的缘故。足月双胎的脑性瘫痪患病率也有增高。双胎儿有一胎死产时，存活的一胎脑性瘫痪患病率显著增高。

**【病因与发病机制】**引起脑性瘫痪的原因很多，但找不到原因者可能达1/3以上。近年来，对遗传在脑性瘫痪发病中的重要性的认识逐渐提高。以下介绍围产期一些比较常见的病因和危险因素。这些因素可以共存并且相互影响，形成脑损伤的发病机制，最终导致脑性瘫痪。

1. **新生儿缺氧缺血性脑病**　出生窒息可导致新生儿缺氧缺血性脑病（hypoxic-ischemic encephalopathy，HIE），占脑性瘫痪发病的6%~28%。在发达国家和地区，出生窒息引起的脑性瘫痪不足10%。在子宫破裂、胎盘早剥或脐带脱垂等急性分娩事件时，容易发生产时窒息。界定出生窒息临床指标，包括低Apgar评分、羊水粪染及脐带血低pH等，并不一定造成缺氧缺血性脑损伤。单项APGAR评分、脐血或新生儿血pH等均不是预测脑性瘫痪发生的可靠指标。新生儿缺氧缺血性脑病比出生窒息能更好地预测脑性瘫痪。1999年发表的有关严重窒息（Apgar评分≤3分超过5分钟）作为潜在脑性瘫痪病因的国际共识提出了3项基本指标，包括：①出生存在严重酸中毒（脐动脉血pH<7.0或BE>12）；②早期出现的中重度新生儿脑病；③脑性瘫痪为痉挛性四肢瘫或不随意型脑性瘫痪。2003年的共识增加了1条基本指标；④除外其他脑性瘫痪病因，如凝血或遗传性疾病、感染、产时发热、产前出血、早产、宫内生长迟缓、紧的脐绕颈、多胎妊娠等。

2. **颅内出血与脑梗死**　新生儿颅内出血可以分为以下几类，包括硬膜下出血、蛛网膜下腔出血、脑室内出血（IVH）、小脑出血、脑实质出血等。硬膜下出血和小脑出血不常见但常很严重。蛛网膜下腔出血和脑室内出血主要发生在早产儿。早产儿蛛网膜下腔出血多为良性经过，而脑室内出血的严重程度与预后有关。

早产儿脑室内出血（IVH）造成脑损伤的机制包括：①IVH之前有缺血缺氧性脑损伤；②严重IVH时显著的颅压增高和脑灌注不良；③生发基层的破坏；④脑室旁脑白质破坏；⑤血管痉挛和局部脑缺血；⑥出血后脑积水。一般来说，Ⅲ级以上IVH，特别是伴有脑室旁实质损伤时，容易造成脑性瘫痪等神经系统后遗症。

围产期动脉缺血性梗死，即通常所指的新生儿中风，可能是一半以上足月儿偏瘫的原因。患有动脉缺血性梗死的新生儿可以在新生儿期就表现出惊厥等急性神经系统症状，也可以不出现临床症状。其他脑血管疾病，例如新生儿静脉窦血栓形成也可以导致脑性瘫痪。

3. **颅内感染** B族链球菌或其他感染所致新生儿脑膜炎可致脑损伤最后导致脑性瘫痪。宫内感染，通常是指TORCH感染（弓形虫、其他、风疹病毒、巨细胞病毒、单纯疱疹病毒等）同样可以感染胎儿，产生严重的脑炎并导致运动障碍。与遗传相关的胎儿和新生儿异常炎性反应增加了脑性瘫痪发生的风险。

4. **胆红素脑病** 由新生儿溶血导致的胆红素脑病是运动障碍型脑性瘫痪的重要原因。随着新生儿换血技术的使用，在发达国家由核黄疸引起的脑性瘫痪已明显减少。在我国，特别是农村地区，核黄疸仍然是脑性瘫痪的重要原因。

5. **发育畸形** 脑性瘫痪患儿的脑畸形的发病率较高。调查表明9%~14%的患儿存在脑发育异常。在足月儿最常见的畸形是大脑皮层发育不良、多小脑回畸形、脑裂畸形、脑回增厚、无脑回。复杂脑畸形是早产儿合并脑性瘫痪较常见的原因。脑性瘫痪儿童合并先心病、骨骼肌肉畸形及泌尿系统畸形等出生缺陷者增多。遗传性因素可能与引起脑性瘫痪的脑畸形有关。例如Zellweger综合征的患儿一般具有多小脑回或其他大脑皮层的畸形，Miller-Dieker综合征可产生无脑回畸形。宫内感染、营养缺乏及环境致畸因素暴露也是重要的因素。

6. **遗传性疾病** 随着染色体微阵列分析和全外显子测序等分子生物技术的广泛应用，脑性瘫痪的遗传学病因研究有了一些进步，但仍落后于智力障碍和孤独症等其他发育障碍性疾病。这与遗传性疾病在传统上排除于脑性瘫痪的病因中有关。已发现拷贝数变异在脑性瘫痪中有更高的发生率，但其致病性常难以确认。在不明原因的脑性瘫痪中，目前已发现几种符合孟德尔遗传的单基因致病性突变，包括*GAD1*、*KANK1*和*AP4*等。24%的多巴反应性肌张力不全被误诊为脑性瘫痪，其致病基因包括*GCH1*、*SPR*和*TH*基因等。遗传性痉挛性截瘫在早期可能被诊断为痉挛性双瘫。

7. **与早产相关脑损伤** 脑室内出血和脑室旁白质坏死是早产儿最常见的病理改变。出生前后都可以发生。早产儿白质损伤（white matter injury of prematurity，WMIP）又称脑室周围白质软化（periventricular leukomalacia，PVL），主要由缺血性损伤所导致的脑室旁白质梗死和坏死，是早产儿中发生脑性瘫痪最危险的因素。在小于1 000g的早产儿中的发生率一般报道是25%~40%，个别报道可降至7%。由于DTI影像学检查的使用，早产儿白质损伤常呈现为超过脑室旁区域，还累及其他白质区域和皮质区、丘脑、基底节、脑干和小脑。PLV的产生可能与3个重要的因素相关：①脑室旁分水岭区血管结构的不成熟；②早产儿血管调节的缺失；③少突胶质前体细胞对成熟依赖的脆弱性。缺氧缺血的程度与极低出生体重儿脑性瘫痪之间的关系目前尚无定论。脑血流自我调节缺陷以及生后的危险因素例如肺部疾病和低血压可能都很重要。有证据表明炎症也可以促成早产儿白质损伤病理的形成。

8. **孕母危险因素** 一系列母方的因素与婴儿期脑性瘫痪危险性增高的因素相关。宫内炎症或绒毛膜羊膜炎，作为一项潜在的危险因素已经越来越被引起重视。流行病学研究表明，母亲分娩期发热，临床上或组织学诊断绒毛膜羊膜炎，或者胎儿存在炎症的血清学标志，都使脑性瘫痪的发病危险增加。在足月儿中，绒毛膜羊膜炎通常根据母亲分娩期发热而诊断得出，是痉挛性四肢瘫发生的最重要的危险因素。母产时发热增加新生儿获得低Apgar评分以及患新生儿脑病的机会。据假设，在子宫内部患有炎症的环境中胎儿自身的炎症反应可以解释最终导致脑性瘫痪的的脑损伤。但是子宫内部患有炎症为什么可能引起脑性瘫痪的机制尚存在争议。此外，炎症与缺氧缺血相互影响的方式以及如何损伤大脑尚不得而知。

**【病理】**病理改变与病因及发育中的脑对各种致病因素的易损伤性有关。妊娠早期致病因素主要引起神经元增殖和移行异常，可发生无脑回、巨脑回、多小脑回、脑裂畸形及神经元异位。

在早产儿中最常见的病理改变是脑室周围白

质软化（periventricular leukomalacia，PVL）和脑室周围出血性梗死（periventricular hemorragic infarction）。脑室周围白质软化由侧脑室外角背侧面的白质对称性局灶坏死组成，轻者表现为髓鞘化减少和侧脑室扩大，严重者形成囊腔。PVL 的形成可能是因为早产儿未成熟的少突胶质细胞对缺血缺氧或感染炎症损伤十分敏感所致。由于皮层支配下肢的下行纤维靠近侧脑室，这些部位的损伤最常引起痉挛性双瘫。脑室周围出血性梗死是由脑室周围白质非对称性出血性坏死组成，多伴有生发基层与脑室内出血，常引起痉挛性偏瘫。

足月儿中的病理类型复杂多样，常与缺氧缺血性脑损伤有关。选择性神经元坏死（selective neuronal necrosis）以新皮层、海马、小脑、脑干和脊髓中出现神经元丢失和神经胶质增生为特征，临床上可表现为四肢瘫；大理石状态（status marmoratus）则是在基底节和丘脑中出现神经元丢失和神经胶质增生，并伴有髓鞘化增加，从而呈现出大理石样纹理，是核黄疸的典型改变，也见于缺氧缺血性脑损伤。临床上表现为手足徐动或肌张力不全。早产儿常见的脑室周围白质软化（PVL）也可见于足月儿。矢状窦旁脑损伤（parasagittal cerebral injury ）以矢状窦旁脑皮层及相邻白质坏死为特征，通常脑的后部重于前部。其发生机制与动脉供血交界区或终末区灌注不足有关，临床上表现为痉挛性四肢瘫，并以上肢更为严重。局灶或多灶缺血性皮质损伤（focal and multifocal ischemic cortical injury）病理上与上述改变相似，常因血管畸形或闭塞引起局部脑循环障碍，临床上常表现为痉挛性偏瘫或四肢瘫。

**【临床表现】**脑性瘫痪的症状在婴儿期表现，常以异常姿势和运动发育落后为主诉。虽然患儿的脑损害或者脑发育异常是非进展性的，随着脑损伤的修复和发育过程，其临床表现常有改变。如严重新生儿缺血缺氧性脑病，在婴儿早期常表现为肌张力低下，以后逐渐转变为肌张力增高。平衡功能障碍需婴儿发育到坐甚至站立时才能表现出来。关节挛缩和脊柱畸形等继发改变也是逐渐发展出来的。可以伴有癫痫、智力低下、感觉障碍、行为障碍等。这些伴随疾病有时也可能成为脑性瘫痪儿童的主要残疾。

临床上根据运动障碍的性质可分为痉挛型、不随意运动型、共济失调型、肌张力低下型和混合型等，并根据受累的肢体分布，分为单瘫、偏瘫、双瘫、三肢瘫和四肢瘫等类型。以下介绍常见的几种特殊的临床综合征。

**1. 痉挛性偏瘫**（spastic hemiplegia） 约占脑性瘫痪的 20%~40%。一侧肢体受累，多数上肢较下肢严重，远端较近端重。最终，患肢出现一定程度的痉挛和屈曲挛缩。

痉挛很少在出生 3 个月前出现，在此期间患肢异常也很难被发现。仅少数患儿最初表现为一侧肢体少动、松软无力、深腱反射消失，容易被误诊为臂丛神经损伤。在小婴儿进行仔细地神经系统检查，或可能发现腘角不对称，或 Moro 反射、踏步反射不对称等。

婴儿期典型的表现为患侧上肢少动、持续性握拳、握持反射不消失、前臂呈屈曲旋前状姿势和肌张力增高，以及在悬空立位下肢蹬踏不对称等。在 3~9 个月即表现出明显的优势手也是另一侧偏瘫的征象。较为严重的偏瘫婴儿坐位平衡反应也会受影响，独坐较晚，且易向患侧倒下。严重者不会手膝爬，腹爬亦较晚，并以正常侧肢体作为驱动。一些患儿在行走以前仅以坐位臀移方式移动。多数患儿在 20 个月内能够独走，常呈拖曳步态。

至儿童期，患肢表现出程度不等的自主运动功能受损的症候。手功能受损最严重，突出地表现为拇示指捏取、腕伸展和前臂旋后等运动障碍。下肢以足背屈和外翻运动障碍最常见。上、下肢近端肌力均保留较好。由于屈肌张力增高，而表现为偏瘫姿势，即肘、腕、膝屈曲和马蹄内翻足。患侧深腱反射亢进、踝阵挛阳性、巴氏征阳性。

许多偏瘫患儿的患肢还同时存在非随意运动。Goutieres 等发现偏瘫患儿中患肢还存在肌张力不全（12%）和手足徐动（9%）。当患儿以患侧手试图抓握时最容易呈现出来，主要表现为手指（偶有手腕）过伸的动作的躲避反应和徐动姿势。这种姿势与顶叶损伤患者类似。如同在额叶损伤中未受制衡的顶叶活动产生了抓握反射，顶叶损伤后未受制衡的额叶活动产生了躲避反应。

患肢常生长较小，以上肢，特别是末节指骨和指甲床最明显。这是由于肌肉和骨骼生长受阻的后果。患肢感觉障碍常见（60%），包括立体知觉、两点辨别觉和位置觉等均可受损，但感觉受损的程度与偏瘫的严重性不平行。偏盲约占 20%。核上型脑神经损伤较常见，多为面肌的力弱，还包括伸舌的偏移和内斜视等。

1/3~1/2 患者伴癫痫，其中约半数首次发作在 18 个月以内。多为部分性或继发性全身性发作。EEG 和神经影像学检查有预后价值。EEG 有阵发性异常波提示癫痫的存在。智力低下在伴有癫痫的患儿中较多见。语言发育迟缓与脑损伤侧及有损程度有关。

2. **痉挛性双瘫**(spastic diplegia) 由 Freud 命名,是最常见类型。临床特征为双侧肢体痉挛,下肢重于上肢,与痉挛性四肢瘫正好相反。在许多的病例,上肢仅轻度受累;在一些病例上肢功能甚至是正常的,好似截瘫一样。此型多见于早产儿,占早产儿脑性瘫痪的 70%,而在足月儿脑性瘫痪中仅占 20%。Ingram 发现中重度双瘫的临床演变过程可以分为肌张力低下、肌张力不全、强直 - 痉挛等几个阶段。

(1) 肌张力低下期:在新生儿窒息和颅内出血等围产期脑损伤后,可表现为嗜睡、吸吮无力、肌张力低下;或表现为易激惹、肌张力增高、震颤等。新生儿期异常随后消失,而在此后的 6~12 周,许多婴儿似乎没有明显的异常表现常被父母所忽略。但仔细检查会发现患儿常表现为自发运动减少(特别是在下肢),自发性运动呈同步 - 痉挛型;头与躯干抗重力伸展差,扶髋坐位呈圆背,呈现为轴肌张力低下的姿势。新生儿原始反射,如 Moro 反射、原始步行和颈紧张反射等极易引出。部分婴儿肌张力低下期可持续超过 17 个月。

(2) 肌张力不全期:当婴儿能够抬头时,开始呈现出间歇性肌张力不全。在姿势突然改变(在摆弄婴儿,在直立悬空位时常容易引发),特别是头后仰时,引发全身肌张力增高,呈头与躯干后伸、下肢伸直(膝伸展、足跖屈)或呈剪刀交叉、上肢肘屈曲或伸直,类似去大脑强直姿势。原始反射持续存在,非对称性颈紧张反射(ATNR)和掌 / 跖握持反射异常增强。在卧位时肌张力可能仍然是减低的。间歇性肌张力不全多在婴儿 2~12 个月呈现。母孕期应用可卡因的婴儿也会有一过性肌张力不全姿势。一过性颈与背伸肌张力增高在一部分正常小婴儿中也可发现。

(3) 强直 - 痉挛期:肌张力不全期之后先是强直期,双下肢呈膝伸展和足跖屈的强直姿势,不仅在直立悬空位(更明显),在平卧位也存在。最后进入痉挛期,以内收肌和腓肠肌痉挛最突出。在强直期不易引出的腱反射此时转为亢进,可引出踝阵挛和巴氏征。伸腿坐位时,由于髋内收、屈曲,上腹肌及大腿后侧肌群痉挛,致使骨盆后倾,腰椎后突(圆背)。部分患儿取髋内旋屈膝坐位(W 坐位)。站立位髋屈曲内旋、膝屈曲和踝跖屈(尖足),迈步呈剪刀步态。不适当地负重站立训练可继发膝过度伸展和足扁平外翻。独坐能力延迟获得,3 岁后还不能独坐者,多不能获得独立行走的能力。部分病例可以合并有肌张力不全、手足徐动等不自主运动和姿势控制异常。

上肢受累一般较轻,常表现为行走时上肢姿势异常,没有自然摆动,并呈肩内收、肘屈曲旋前的姿势。手的功能受累可不明显,或表现为前臂旋后不充分、腕背屈无力、精细动作不协调等。当双侧受累不对称时,一侧可能少用,而另一侧则接近正常。

关节挛缩通常发生在出现痉挛的 2 年以后,远端更严重。受累关节被动活动范围受限,固定于足跖屈、膝屈曲和髋屈曲内收的姿势。骨盆和下肢可因发育受阻而短小。此型约 1/5 合并癫痫。2/3 患者智力正常或临界状态。斜视很常见。

3. **痉挛性四肢瘫**(spastic quadriplegia) 又称双重性偏瘫,四肢受累,以上肢为重。多见于严重窒息的患儿。肌张力普遍增高,四肢强直,可呈角弓反张状。可伴有核上性球麻痹,表现为吞咽障碍,早期喂养困难,反复性吸入性肺炎。约半数患儿伴有癫痫,绝大多数伴有智力低下。

4. **非随意运动型脑性瘫痪**(dyskinetic cerebral palsy) 又称锥体外系脑性瘫痪。缺氧性脑损伤和新生儿核黄疸为其主要病因。婴儿早期多有肌张力低下,以后逐渐出现不自主运动。多以手足徐动为主,亦可有舞蹈、震颤、强直和肌张力不全等表现。伴有痉挛者通常有围产期窒息史。患儿可有流涎、吞咽困难、语言障碍等。下肢腱反射正常或增强。可有持续性原始反射。智力大多正常或临界状态。约 1/4 患者伴有癫痫。

手足徐动通常以肢体远端不自主缓慢扭转运动为特征,常表现在两种极端姿势下的转换。如从手指背伸、腕屈曲和前臂旋后,转变为手指与腕的屈曲内收以及前臂旋前。舞蹈是更为快速和连续的运动,常累及面部、舌和肢体近端。在儿童手足徐动和舞蹈常合并存在。肌张力不全也表现为以肢体与躯干的扭转,但会短暂固定在某种姿势。在围产期窒息造成的肌张力不全常伴随其他类型的不自主运动。肌张力不全型脑性瘫痪的儿童在试图主动运动时会引发肌张力突然增高,需要与癫痫发作鉴别。

患儿的运动发育显著落后。早期不能抬头常为突出表现,头控制差,甚至到会坐能走以后还持续存在。约半数患儿在 4 岁前能够独走。ATNR 存在越久,可能预示独立行走越晚或不能独立行走。

由核黄疸引起者多表现为手足徐动,其临床演变过程可以分为以下几个阶段。

(1) 核黄疸期:核黄疸多由溶血引起。在生后 2~5 天,先出现嗜睡、吸吮无力。继之有发热、易激惹、哭声单调。到第 2 周出现肌张力增高,可呈角弓反张姿势,并可有阵挛发作。以后随着胆红素的降低，上述症候逐渐消失。

(2) 肌张力低下期：此期可持续数月。患儿运动减少，全身肌张力低，ATNR、Moro、原始步行等原始反射持续存在。此期结束前，出现间歇性肌张力不全，即当头后仰或体位改变时躯干过伸、肢体强直的姿势。逐渐地，这种全身性广泛的肌张力不全的表现减少，转为局限于部分肢体。

(3) 手足徐动期：绝大多数患儿经过1~3年后表现为手足徐动，常伴有肌张力不全、强直和震颤，并伴有垂直注视障碍和感音性耳聋。肢体的肌张力在休息状态下多是正常的，但搬动肢体检查时常诱发该肢体甚至全身的肌紧张(tension)。腱反射正常，但可因肌紧张而不易引出。少有关节挛缩。部分患儿可有脊柱畸形。

5. **共济失调型脑性瘫痪**(ataxia cerebral palsy) 约占5%~10%。婴儿期表现为肌张力低下和运动发育落后。在早期很难与共济失调伴双瘫(ataxia diplegia)区别。后者肌张力低下在生后3个月开始逐渐不明显，下肢很快出现痉挛和腱反射亢进。患儿够物延迟，在会伸手够物时可发现辨距不良、意向性震颤等体征。坐位明显延后，有躯干共济失调和头震颤(titubation)。部分患儿共济失调可能仅表现为平衡障碍，而没有手功能障碍。平衡功能障碍较轻的儿童，坐位落后可能不明显，要到站立时才表现出来。典型的眼震在此型并不常见，多无锥体束征。患儿可有小脑性构音障碍及其他言语障碍。可伴有癫痫，智力低下不少见，但多不严重。

6. **肌张力低下型脑性瘫痪**(hypotonic/atonic cerebral palsy) 不常见，常表现为运动发育落后和持续性全身肌张力低下。上肢肌力和精细运动接近正常，而下肢常无力，腱反射正常或亢进。由于痉挛性脑性瘫痪、非随意运动型脑性瘫痪和共济失调型脑性瘫痪在早期均可表现为肌张力低下，肌张力低下型脑性瘫痪的诊断通常要到2~3岁后，如患儿仍表现为肌张力低下，且在除外肌肉病和外周神经病及先天性代谢性障碍后才能诊断。

7. **混合型脑性瘫痪**(mixed forms of cerebral palsy) 痉挛型和非随意运动型脑性瘫痪常合并存在，共济失调也常合并存在。主要为痉挛性四肢瘫可以合并有轻到显著的舞蹈手足徐动症。而主要为舞蹈手足徐动症的患儿也可合并有痉挛和锥体束征。在许多痉挛性偏瘫的患儿的患肢也可伴有肌张力不全或手足徐动的表现。

**【运功功能分类】**粗大运动功能分类系统(gross motor function classification system，GMFCS)是一套基于个体移动能力进行分类的体系，可以反映出脑性瘫痪的严重程度，脑性瘫痪儿童活动受限及所需服务。在脑性瘫痪粗大运动发育轨迹和预后判断上具有良好的预测效度。分为5个功能水平类别，在不同年龄段有不同的要求。对6~12岁儿童而言，5个功能水平的要求如下。①水平Ⅰ：能够在室内外独立行走和上楼梯，其功能不受限制，但运动的速度、平衡性与协调性受损。②水平Ⅱ：能在室内外独走，需要扶栏上下楼梯；在不平整的路面、斜坡、拥挤或狭窄空间行走有困难。③水平Ⅲ：依靠助行设备在平地行走，扶栏上楼；在不平的地面或长距离旅行需要轮椅转运。④水平Ⅳ：可以使用助行器短距离行走，或依靠轮椅移动；⑤水平Ⅴ：缺乏移动控制能力，以及头与躯干的抗重力姿势维持能力。不能独立移动需要转运。

**【共患障碍】**约半数脑性瘫痪儿童存在共患障碍，其中不少存在多种伴随障碍。在痉挛性四肢瘫、不随意型脑性瘫痪及无行走能力的严重脑性瘫痪儿童中尤其多见。共患障碍也可以超越运动障碍，成为影响儿童活动及生活质量的主要障碍。

约1/3脑性瘫痪儿童会发生癫痫，特别是在影响皮质的病因，如中风、皮质发育畸形、出生窒息、新生儿脑膜炎者多见。约40%脑性瘫痪儿童存在全面发育迟缓和智力障碍，与广泛的皮质受损相关。交流障碍很常见，智力障碍与无行走能力的儿童中多见，无智力障碍的儿童中，发音障碍不少见。喂养困难在严重脑性瘫痪中多见，部分儿童需要鼻饲或肠造瘘。7岁后儿童多达40%存在流涎，非随意型脑性瘫痪、痉挛性四肢瘫、合并智力障碍、交流障碍及喂养困难儿童中多见。视听等感知觉障碍很常见，可见于1/6脑性瘫痪儿童，在严重脑性瘫痪儿童中多见。核黄疸所致的不随意脑性瘫痪儿童中易发生感音神经性听觉障碍，而在出生窒息和新生儿低血糖中皮质盲多见。1/4脑性瘫痪儿童存在行为障碍，脑性瘫痪儿童较一般群体合并有更高比率的睡眠障碍、ADHD和孤独症谱系障碍。

**【诊断与鉴别诊断】**典型的脑性瘫痪多具有运动发育落后、原始反射持续不消失或保护性反射不出现、锥体束征阳性等特征。询问孕期、围产期、新生儿期异常病史可能提示脑性瘫痪的病因。影像学检查能提供脑病理改变的证据，也有助于脑性瘫痪病因的诊断和预后判断。新生儿头颅B超可在床旁进行，能够容易地发现脑室旁白质软化、颅内出血等病变。头部MRI对显示精细的脑结构异常优于头颅CT，但头颅CT对显示钙化更清楚。脑性瘫痪的

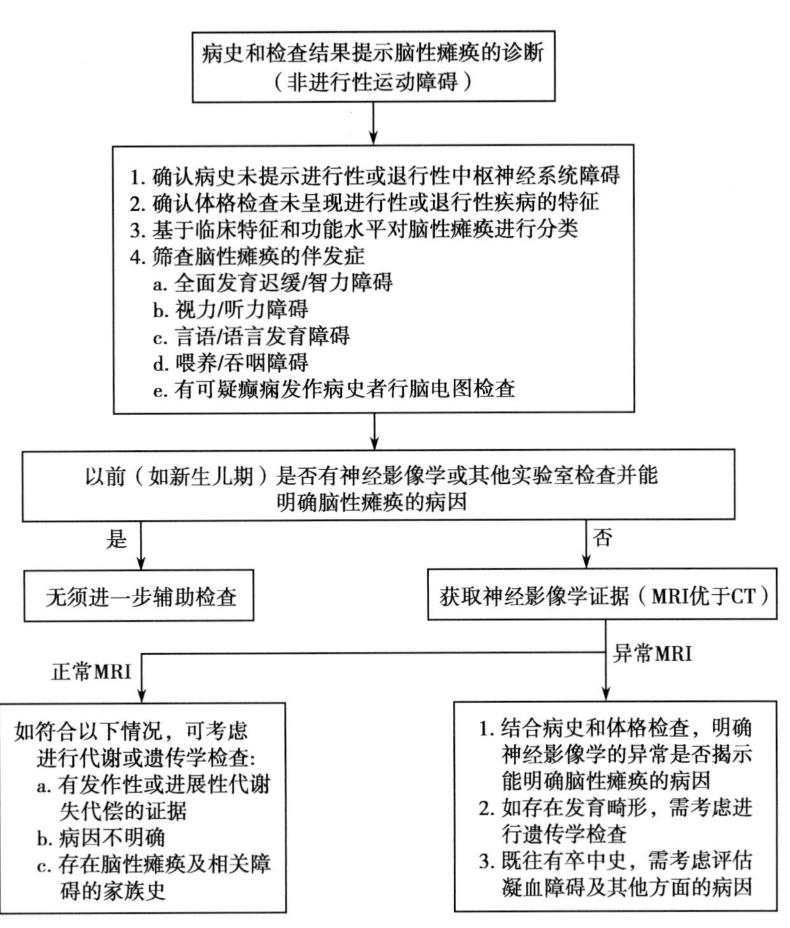


图 22-2 脑性瘫痪诊断流程

临床诊断流程，见图 22-2。

脑性瘫痪的早期和正确诊断主要取决于对运动发育落后的识别。医生必须具有儿童正常发育及其变异的全面知识和评估能力。对早产、低出生体重儿、新生儿缺血缺氧性脑病等高危儿应进行定期发育评估。一般地说，发育正常者可除外脑性瘫痪。发育倒退者常为遗传代谢病、神经系统变性病、脑肿瘤等进行性脑病变引起，不应诊断为脑性瘫痪。一些遗传代谢或变性病可能进展缓慢，如异染性脑白质营养不良、家族性痉挛性截瘫等，早期与脑性瘫痪不易鉴别，可能误诊。戊二酸血症 1 型易被误诊为不随意运动型脑性瘫痪，而精氨酸酶缺乏也易被误认为痉挛性脑性瘫痪。对婴儿期表现为肌张力低下者须与下运动神经元瘫痪鉴别，后者腱反射常减低或消失。婴儿肌张力低下者还须特别注意除外遗传代谢病。痉挛性双瘫有时还需与多巴反应性肌张力不全鉴别。

在不明原因的脑性瘫痪中，已发现几种符合孟德尔遗传的单基因致病性突变。包括 *GAD1*、*KANK1* 和 *AP4* 等。

**【治疗】**脑性瘫痪作为一种伴随儿童一生的残障，其治疗应以最大限度地改善患儿功能并提高其生活质量为目标，应使脑性瘫痪儿童发育潜能得以实现。由于脑性瘫痪的临床表现是多方面的，应采取多学科综合性的处理和治疗。要为患儿提供包括基础营养和护理、各系统症候的专业处理与治疗、运动和语言康复训练、电疗与生物反馈等物理因子治疗、矫形器与助具的应用、药物治疗、手术治疗、特殊教育及社会支持等。长期家庭训练是脑性瘫痪康复处理的重要一环。

**1. 运动训练** 应按照儿童运动发育规律进行循序渐进的运动训练。早期开展有效的运动训练，包括主动与被动的关节活动，可以避免或减轻关节肌肉的挛缩。运动训练应强调以患儿为中心的原则，并坚持家庭训练与医疗中心治疗相结合，持之以恒，才能促进脑性瘫痪患儿运动的发育，预防畸形的发生。

**2. 认知、语言及交流能力训练** 脑性瘫痪儿童在大量运动训练的同时，不要忽视认知教育和语言及交流能力的训练。严重发音障碍的儿童可采用辅助交流图片和电脑发声来实现交流功能。

**3. 药物治疗** 口服苯二氮䓬类或巴氯芬能减

轻部分脑性瘫痪患儿的痉挛，但均有副作用。巴氯芬还会使惊厥阈降低。巴氯芬通过植入泵进行鞘内给药对严重痉挛患儿有效，且副作用小，但是专用给药装置价格昂贵。A型肉毒毒素（BTX-A）肌内注射通过抑制神经肌肉接头乙酰胆碱的释放，造成肌肉麻痹而达到缓解痉挛的作用。由于该作用仅能维持3~6个月，可能要重复注射，适合肌力较好且注射后可能达到较好运动控制能力的痉挛性脑性瘫痪患儿，也适合局部肌张力不全的治疗。口服左旋多巴或盐酸苯海索对肌张力不全可能有效。

**4. 矫形器和辅助具的应用** 正确使用踝足矫形器对缓解腓肠肌痉挛、预防踝关节挛缩、预防下肢畸形是至关重要的。近年来随着人工智能技术的发展，基于人工智能辅助运动设备的长足进步，成为运动功能替代的重要方法。

**5. 手术治疗** 选择性脊神经后根切断术（selective posterior rhizotomy，SPR）可以用于双下肢严重痉挛的患儿，需小心除外锥体外系运动障碍（脑性瘫痪常为混合型，鉴别困难）。手术疗效取决于对手术适应证、手术目标和手术中选择性脊神经后根切断的把握，预后有时仍难以准确预测。关节挛缩影响功能者应施行关节韧带松解延长术，如跟腱延长术等。对固定的关节畸形，可进行骨关节矫形手术。脑性瘫痪儿童的局部畸形矫正后，由于生物力学的改变，经过术后一段时间常出现新的畸形，以往常需要多次手术。近年来，基于步态和运动学分析开展同期多水平手术（single event multi-level surgery）对脑性瘫痪儿童的畸形矫正是一个重要的突破。

**关键点**

1. 脑性瘫痪属于一种临床综合征，临床诊断主要依据其定义。
2. 脑性瘫痪的早期识别要结合对高危因素的认识、脑损伤影像学检查的早期发现、运动发育迟缓与姿势和运动障碍的早期识别等。
3. 由于部分神经遗传病和遗传代谢病的临床表现与脑性瘫痪症候可以相近，需综合判断并结合必要的检查才能除外。
4. 早期识别并采用综合而持久的干预措施是改善临床预后重要的方法。
5. 近年来脑性瘫痪基因学研究拓展了对其病因学认识，有助于推动了脑性瘫痪预防的研究。

（李明）

## 第五节 孤独症谱系障碍

孤独症谱系障碍（autism spectrum disorders，ASDs）是儿童时期最常见的先天性神经发育障碍性疾病之一，以社交沟通障碍、重复刻板性行为、狭窄兴趣和感觉异常为主要临床特征。对ASD的认识是一个逐步深入的过程。20世纪初，精神病学家Eugen Bleuler用“孤独症”这个词来形容精神分裂症中的一种亚型。“Autism”这个词源自于希腊词根“autos”，意思是“自我”。在20世纪50年代，由美国儿童精神病学专业的Kanner医生首次描述ASD患儿的临床症状“特殊的孤独样表现”“事物不能关联”“沟通困难”及“持续刻板行为”等行为问题。美国精神病学协会精神疾病诊断与统计手册（American Psychiatric Association’s Diagnostic and Statistical Manual of Mental Disorders DSM）对孤独症的诊断分类不断的演变，1952年的DSM-Ⅰ和1968年的DSM-Ⅱ还没有专门的孤独症定义，1980年DSM-Ⅲ提出了广泛性发育障碍、婴儿孤独症、儿童期起病的广泛性发育障碍以及不典型孤独症等概念，1987年的DSM-Ⅲ修订版提出了广泛性发育障碍、孤独症和待分类的广泛性发育障碍；1994年的DSM-Ⅳ和2000年的Ⅳ修订版，将孤独症归为广泛性发育障碍的一个亚型包括：儿童孤独症、艾斯伯格症、Rett综合征、童年瓦解性精神障碍、未分类广泛性发育障碍性疾病；2013年，DSM-5将此类病症统称为孤独症谱系障碍。

自20世纪50年代首次报道ASD病例之后，随着病例报道的不断增加和研究的逐步深入，人们逐渐认识和了解ASD。在20世纪80年代前，人们一直认为ASD属于罕见疾病，近年来ASD患病率呈逐年上升趋势。在美国，20世纪80年代ASD患病率在0.1‰~0.4‰，到了20世纪90年代ASD患病率上升至2.0‰~7.0‰，2014年美国CDC最新监测数据显示：ASD的患病率为1/68，2018年最新的调查数据显示患病率为1/44。在英国，20世纪90年代前报道的ASD患病率约为4.4‰，21世纪初报道的患病率则上升至12.7‰。Young Shin Kim等人2011年报道韩国ASD患病率为2.46%。我国大陆地区于1982年由陶国泰教授首次报道4例ASD患儿后，该病逐渐被人们所熟知，有荟萃分析显示我国患病率约为2‰~3‰，但尚缺乏基于人群的全国儿童ASD患病率研究数据。国家卫生健康委资助的卫生行业重大专项《中国6~12岁儿童孤独症的患病率多中心调查》，我国儿童ASD患病率约为0.7%，初步估计我国至少有 70 万 ASD 患儿。ASD 患病率呈逐年上升趋势，其原因尚不明确，可能为多因素相互作用的结果。该病男性患儿多见，男女性别比平均为 4∶1，虽然女性 ASD 患儿相对少见，但有研究发现女性 ASD 患儿临床症状往往更重与男性患儿相比，并更容易共患其他疾病如：癫痫等。

**【病因与发病机制】** ASD 病因错综复杂，具体发病机制尚未完全明确。ASD 是神经发育障碍性疾病，过去曾认为儿童 ASD 的发生可能与心理因素有关，但现有的众多的证据表明该病是多种生物学因素所致，主要包括遗传因素与非遗传因素。最新基于五个国家的队列研究显示遗传因素是 ASD 的主要病因。ASD 遗传因素证据：①双生子和家系研究估计至少 50%ASD 患儿病因与遗传相关；②单卵双生同胞的患病风险可高达 92%，双卵双生同胞的患病风险仅为 10% 左右；③ASD 患病存在明显的性别差异，男孩的患病风险明显高于女孩，ASD 患者易出现 15 号染色体异常，而 15 号染色体异常多为母源性；④遗传综合征常合并 ASD，如结节性硬化综合征、脆性 X 染色体综合征、天使综合征等。ASD 的遗传因素主要包括遗传代谢性疾病、线粒体疾病、染色体疾病（如染色体的重排）、单基因疾病、拷贝数变异（CNV），以及表观遗传调节异常。关于 ASD 的遗传研究是一个逐步深入的过程，1975 年首次报道了 ASD 的双生子研究，1985 年发现了染色体的遗传与 ASD 的关系，随后发现 ASD 患儿一些单基因的突变（*NF1*、*FMR1*、*TSC1*、*TSC2*、*UBE3A* 等），尤其是 2000 年人类基因组工程出现以及众多新的遗传学检测方法（全外显子测序和全基因组测序技术等）应用于临床，越来越多的 ASD 候选基因被发现。至今报道有 800 多个 ASD 致病相关的候选基因，如 *SCN1A*、*MECP2*、*PETEN*、*SHANK3*、*NRXN1*、*CENTAP2*、*SHANK3*、*CNTN4*、*NRXN2*、*ANDP*、*PMS1*、*POGZ*、*HDAC4*、*TBR1*、*TMLHE*、*ARID1B*、*KATNAL2*、*DYRK1A*、*GRIN2B*、*CHD8*、*MBD5*、*RELN*、*FOXP2*、*WNT2*、*ENGRAILED2*、$GABA_A$ 受体、*UBE3A*、*ATP10C*、*NRP2*、*OXTR*、*5-HTT*、*GLUR6*、*DBH*、*NLGN3*、*NLGN4* 和 *ADA2* 等基因。大约 10% 的 ASD 患者，特别是共患智力障碍患者，其遗传变异主要为拷贝数变异（CNV）或单核苷酸变异（SNV）。基于 ASD 的遗传学结果，已构建了相应的细胞和动物模型，并进行了相应的机制研究，研究表明突触可塑性与神经元 / 突触稳态的破坏可能在 ASD 易感性中起关键作用。近年来针对 ASD 患儿的表观遗传机制成为研究热点，已报导的 ASD 患儿的表观遗传改变有 DNA 的甲基化异常、*MECP2* 基因突变、叶酸 - 蛋氨酸途径酶的异常、组蛋白的乙酰化改变、染色质的重构。但关于 ASD 患儿的甲基化检测绝大多数处于科学研究阶段，尚未广泛应用于临床。

虽然遗传因素是 ASD 的主要病因，但迄今为止，仍有部分 ASD 病因不明，可能与非遗传因素相关。非遗传因素主要包括脑器质性因素、神经生化因素、免疫学因素、环境、遗传和环境相互作用等。已有众多的证据表明大脑器质性病变与 ASD 相关。ASD 患儿常合并神经系统疾病，如癫痫、注意力缺陷多动障碍、焦虑、抑郁等疾病。部分 ASD 患儿头颅 MRI 可发现小脑发育不良、杏仁核缩小、胼胝体缩小、侧脑室扩大、尾状核体积增加等。ASD 患儿脑脊液容积是明显增加的与正常同性别、年龄的儿童相比。fMRI 研究结果证实，ASD 患者存在杏仁核固有的功能链接异常。另一项研究发现，与正常儿童相比，ASD 儿童右下额联合区与扣带回后部、左右额极的功能连接性显著增强。ASD 患儿存在脑结构、脑功能链接的异常，但相关因素在 ASD 发生发展中扮演的角色仍不清楚，有待进一步研究证实。

在各种神经生化因素中，研究发现 ASD 患儿神经递质水平分布异常。临床检测约 1/3 的 ASD 患儿血清中 5- 羟色胺（5-HT）水平增高、脑源性神经生长因子增加、色氨酸水平降低等。近年来，关于其他一些激素，如褪黑素、促甲状腺激素及甲状腺激素相关研究也逐渐增多。但上述研究的结论并不一致，神经递质水平与 ASD 之间的具体关系复杂，尚需进一步研究。近年来的研究发现一些免疫因素与 ASD 相关，流行病学研究证实 ASD 患儿常共患哮喘、过敏性鼻炎等疾病。母亲孕期发热、病毒感染可明显增加子代 ASD 的患病风险，患有自身免疫疾病的母亲其子代 ASD 患病风险同样明显增加，ASD 患儿血清自身抗体检测阳性。研究发现，ASD 血清中 Th17 细胞因子（白细胞介素 -6，白细胞介素 -17a）表达明显升高。另有研究证实 ASD 患儿白细胞介素 -1β，Th1（干扰素 -γ）和 Th2 型细胞因子（IL-4）表达异常。

针对环境因素与 ASD 之间的关系报道也逐渐增多，主要包括：①孕产期因素：有证据显示与正常儿童相比，ASD 患儿在围生期具有更多的并发症或更多的疾病史，如父母高龄生产史、孕早期感染、维生素 D 的缺乏、孕期母亲服药史、分娩方式、胎儿窘迫、出生时评分较低等均增加 ASD 患病风险。②环境污染：重金属铅、汞、砷的暴露可增加 ASD 的患病风险。有研究通过动物实验发现，大鼠砷暴露可诱导ASD样行为发生。空气污染物（$PM_{2.5}$、$PM_{10}$等）的暴露同样是ASD患病的危险因素。

目前关于ASD的保护性因素的研究较少，母亲的膳食以不饱和脂肪酸作为主要成分和产前不饱和脂肪酸、维生素D、铁的摄入可能是ASD的保护性因素。孕前或怀孕第一个月平均每日叶酸摄入≥600μg，其子代ASD风险减少40%。已有研究证实孕期补充维生素D可降低子代罹患ASD的风险。母乳喂养期间，高铁摄入可降低ASD的风险。另有研究显示母乳喂养也是ASD的保护性因素。其他一些保护性因素有较高的智力水平、较好的社交和语言能力、较少的共患病、尽早诊断和有效的早期干预等是ASD的保护性因素。

**【临床表现】**ASD是神经发育障碍性疾病，通常认为该病起病于3岁前。其中约70%左右的患儿出生后逐渐起病，平均19.1个月开始关注，24.1个月首次就诊；约30%的患儿可经历正常发育历程后退行性起病，退行时间平均为24个月，且以退行形式起病的ASD患儿脑电图异常率、癫痫患病率明显增高，语言发展也相对更差。

虽然ASD症状复杂多样，但其主要核心表现主要归纳为两方面：①社交沟通和互动缺陷；②重复刻板行为和活动，狭窄兴趣和感觉异常。其中社交沟通方面存在质的缺陷，这种质的缺陷表现在缺乏社会交往的兴趣、技巧和方法及根据社交情景和各种线索调整自己社交行为的能力。这种质的缺陷在儿童生长发育的不同阶段有着不同的表现（表22-3，表22-4）。

表22-3 婴幼儿ASD预警症状和临床表现

| 年龄 | 预警症状与临床表现 |
|---|---|
| 6月龄 | 发音少，不能逗笑 |
| 8月龄 | 对声音无反应，不能区分陌生人和熟人 |
| 12月龄 | 叫名无反应，不会传统的手势，如不会挥手表示“拜拜”或拍手表示“欢迎” |
| 16月龄 | 仍不会说任何一个单词 |
| 18月龄 | 缺乏目光对视、不会有意识叫“爸爸”或“妈妈”、不会按要求指人或物、不会玩假扮游戏 |
| 24月龄 | 缺乏有意义的语言 |
| 30月龄 | 兴趣狭窄、刻板，不会说2~3个字的短语 |

表22-4 儿童期ASD的临床表现

| 主要症状 | 具体表现 |
|---|---|
| 语言能力 | 语言发育延迟、讲话能力退化或丧失、经常重复特定的词或短语 |
| 对他人的反应 | 对叫自己的名字反应不敏感、缺乏反应性的社交微笑、对他人的面部表情缺少相应的反应、对同龄儿童不感兴趣、缺少动作模仿、很少发起社交游戏，经常独自玩耍、缺乏分享与展示 |
| 眼神接触和姿势动作 | 很少使用肢体语言与人沟通、不能整合眼神、姿势动作及语言、缺乏目光交流、缺少共同关注 |
| 假想游戏 | 缺乏想象力及假想游戏的能力 |
| 兴趣狭窄或刻板行为 | 重复和固有动作，如玩手、旋转、摇晃身体等；重复或刻板的物品操作，如反复开关门；过分关注或有不寻常的兴趣，如很喜欢数字；仪式行为，刻板的习惯、反复提问、容易因细微的改变而引发强烈的负面情绪等；对于环境的改变反应过激，习惯于坚持固定不变的东西 |
| 感知觉异常 | 对感知觉刺激的过度反应或反应不足，或对环境中的感知觉刺激有异常兴趣，如：喜欢闻特定的气味，害怕鞭炮声等 |

ASD临床表现缺乏具体的客观生物学指标，主要依赖于行为学表现，临床不易诊断，儿童ASD的精准诊断主要基于详细而客观的病史、全面的精神检查及辅助的量表评定进行综合分析，早期临床表现对于ASD的早期预警和尽早诊治干预具有非常重要的意义。

ASD患儿还常合并注意力缺陷、多动、冲动、情绪不稳定、攻击、自伤等行为。存在认知发展不平衡，音乐、机械记忆（尤其数字记忆）、计算能力相对较好甚至超常。伴随不同程度的共患病：智力低下、睡眠障碍、癫痫、胃肠道问题、注意力缺陷多动障碍、焦虑等。

1. **智力发育障碍** ASD患儿中1/2合并智力发育障碍（IQ≤70），近50%的ASD患儿智商可在平均水平及以上（IQ>85），但可伴有认知能力的障碍。

2. **注意力、情绪和行为障碍** 可表现为多动、冲动、注意力缺陷；可以伴有情绪障碍，如持续性焦虑、过度恐惧、强迫行为，对危险事物缺乏反应或过激反应；患儿常对疼痛、触碰或声音产生反应过度或者不敏感；常脾气暴躁、易激惹，常伴有自伤行为，如撞头、自我抓咬。

3. **癫痫** 在ASD患儿中常见，共患率平均为25%，大多为全面强直阵挛发作，一些ASD的癫痫发作可在10岁以后起病，流行病学研究显示：ASD患儿中，有46%脑电图异常，女孩、伴智力障碍或语言障碍为共患癫痫的危险因素；对临床出现有发作性症状时，应做脑电监测。

4. **胃肠道疾病** 在ASD患儿中，便秘、喂养困难、食物过敏等发生率高，临床常见，约1/4的患儿可至少有一种胃肠道问题（便秘、腹痛、嗳气、腹泻或呕吐等）并持续在3个月以上。

5. **睡眠障碍** 在ASD患儿中常见，可明显影响行为和日常生活，睡眠障碍对情绪、适应行为、语言发育、基本生活能力、运动功能发育等造成不良影响。这些疾病的存在不仅使患儿的病情更加复杂化，而且严重影响患儿的预后，因此了解ASD患儿的共患疾病对充分诊断和综合治疗儿童ASD具有重大意义。

**【辅助检查】**

1. **认知发育评估** ASD患儿常合并有智力低下，约有1/2的ASD患儿IQ<70，智力测定有助于评估患儿病情严重程度。对于小年龄或不能配合的幼儿，可采用发育筛查测试（development screen test，DST）、丹佛发育筛查量表（Denver developmental screening test，DDST）、格塞尔发展诊断量表（Gesell development diagnosis scale，GDDS）等对儿童发育水平进行评定。对能够配合的患儿，若患儿无语言，可用Peabody图片词汇测验（peabody picture vocabulary test，PPVT）或绘人测验（draw-a-person test）对患儿的智力水平进行初步评定。若患儿有语言，可用斯坦福-比奈智力量表（Stanford-Binet intelligence scale）、韦氏幼儿智力量表（Wechsler preschool and primary scale of intelligence）或儿童智力量表（Wechsler intelligence scale for children，WISC）等对患儿的智力发育水平进行评定。

2. **头颅影像学检查** 头颅MRI+DTI可发现神经网络异常，MRS可见代谢异常；SPECT/CT脑血流灌注断层显像示ASD患儿脑内不同区域存在局部脑血流灌注和功能异常。

3. **脑电图检查** ASD患者常共患癫痫，共患率在13%~30%，平均约为20%，且约有50%ASD患者脑电图可有痫样放电而无癫痫发作，因此，孤独症患儿应常规行脑电图检查。

4. **串联质谱血、尿串联质谱检测** 可除外其他遗传疾病。

5. **遗传学检测** 很多遗传综合征常共患ASD，如Ret综合征、结节性硬化综合征、脆X染色体综合征等；根据临床表型可选择染色体、基因panel、拷贝数变异（CNV）、全外显子测序。

**【诊断与鉴别诊断】**ASD的诊断主要依靠行为学观察，诊断依据主要参照《精神疾病诊断与统计手册》（*The Diagnostic and Statistical Manual of Mental Disorders*，*DSM*），临床上还常借助各种孤独症评估问卷。常用的筛查量表：①孤独症评定量表（autism spectrum disorder，ASRS）；②社交沟通问卷（social communication questionnaire，SCQ）；③社交反应量表（social responsiveness scale，SRS）；④孤独症行为量表（autism behavior checklist，ABC）。常用的诊断量表：①儿童孤独症评定量表（childhood autism rating scale，CARS）；②孤独症诊断观察量表（autism diagnostic observation scale，ADOS），孤独症诊断访谈量表修订版（autism diagnostic interview-revised，ADI-R）。虽然上述量表对儿童ASD的筛查和诊断中具有重要意义，值得注意的是，量表评定不能代替临床诊断，只能用于辅助诊断。

具有典型核心症状的ASD患儿通常不难诊断，但临床上很多ASD患儿早期常被误诊为智力低下、多动症、发育迟缓等其他疾病，通常需与以下疾病鉴别。

1. **精神发育迟滞** 精神发育迟滞患儿的主要表现是智力低下和社会适应能力差，但仍然保留与其智能相当的交流能力，没有ASD特征性的社会交往和言语交流损害，同时兴趣狭窄和刻板、重复行为也不如ASD患儿突出。

2. **言语和语言发育障碍** 主要表现为言语理解或表达能力显著低于应有水平。患儿非言语交流无明显障碍，社会交往良好，无兴趣狭窄和刻板重复的行为方式。

3. **注意缺陷多动障碍** ASD患儿，特别是智力正常的ASD患儿也常有注意力不集中、活动多等行为表现，容易与注意缺陷多动障碍的患儿混淆。鉴别要点在于注意缺陷多动障碍患儿没有社会交往能力质的损害、刻板行为以及兴趣狭窄。

4. **其他** 需要与儿童ASD鉴别的疾病还有精神分裂症、严重的学习障碍、选择性缄默症和强迫症等。

**【治疗与预后】**ASD严重影响儿童的社会功能、身心健康，尽早治疗尤为重要。儿童ASD的治疗以训练干预为主，辅以药物治疗。由于儿童ASD患儿常合并多方面的发育障碍、情绪及行为异常，应采用教育干预、行为训练、药物治疗等个体化的综合干预措施。其干预应遵循早期长程、科学系统、个体训练、家庭参与的原则。目前尚无一种能治愈该障碍的方法，但通过相关干预，经医生、教师、家长等共同努力与配合，患儿的ASD症状能得到不同程度改善。因此建立完善的干预方案、系统运用干预方法对儿童ASD的治疗具有重要意义。

1. **ASD的干预方法** ASD的干预方法根据理论基础不同主要分为两类：

(1) 发育行为的自然干预(naturalistic developmental behavioral interventions，NDBI)：目前NBDI干预方法主要有：早期丹佛干预模式(early start Denver model，ESDM)、共同注意/象征游戏参与规则(joint attention symbolic play engagement and regulation，JASPER)、交互模仿训练(reciprocal imitation training，RIT)等，其中ESDM是近年国际范围内迅速推广应用的一种早期综合干预模式，其重点是在自然场景下开展以人际关系为基础、以发育为框架的干预活动，并将行为干预技术整合其中。核心特点包括：①自然地运用行为分析策略；②熟知正常发育顺序；③父母密集参与；④重点强调人和人之间的互动及积极情感；⑤在共同活动中平等参与；⑥在积极的情感为基础的关系中展开沟通交流和语言的学习。有研究报道，由专业人员进行为期2年的高强度ESDM干预可有效提高ASD患儿的智力水平、语言和适应性行为能力。该技术已引入我国并进行本土化研究和推广。

(2) 应用行为分析干预方法：应用行为分析方法是经典的ASD干预方法，该方法通过各种强化、分化、消退、泛化训练等技术为主，矫正ASD患儿的各类异常行为，促进患儿行为能力的发展。主要有两种训练方法：①行为分析疗法(ABA)；②结构化教育。其他干预训练方法有人际关系发展干预(RDI)，地板时光等其他主要的干预方法。ASD干预是长期的过程，个体化、有针对性地选择干预方法、制订干预计划对改善ASD患儿的预后具有重要意义。

2. **药物治疗** 目前尚缺乏针对儿童ASD核心症状的药物，药物治疗主要针对共患病治疗，对于情绪不稳、易激惹、过度活动、自伤行为、攻击行为等情绪行为异常具有一定疗效。例如抗癫痫药物、抗焦虑药物、改善注意力药物、改善胃肠道功能及睡眠功能的药物等，但其有效性及安全性尚需更多的临床研究。药物治疗的基本原则：①权衡发育原则：6岁以下的ASD患儿的治疗以康复训练为主。仅仅对于行为问题突出且干预无效时，方可慎重用药。6岁以上患儿如共患病严重影响患儿生活质量或康复训练的进程可适当选择药物进行干预。②重视药物副作用：药物治疗对ASD患儿仅仅充当辅助作用，在使用药物治疗时，要充分平衡药物副作用与疗效之间的关系。③知情同意原则：ASD患儿的药物治疗，一定要在充分的知情告知下进行。④单一、逐渐增量：针对ASD患儿的共患病治疗，应尽可能单药治疗，并遵循逐渐加量的原则。

3. **中医药治疗** 近年来有运用针灸、汤剂等中医方法治疗儿童孤独症的个案报道，但应对该类药物的疗效保持正确合理的期待。

4. **预后** ASD是一种终身患病的神经发育障碍性疾病，其预后不良。早期、有效长程干预是改善预后的关键。影响ASD患儿预后的主要因素：

(1) 诊断和干预的时间：循证医学研究的证据表明：早期诊断、早期干预是改善孤独症患儿预后的关键，建议尽早在3岁以前开始干预。

(2) 早期言语交流能力：孤独症的核心症状的严重程度与预后密切相关，尤其是早期言语交流能力，言语功能影响小的患儿，预后较好。

(3) 病情严重程度及智力水平：孤独症患儿的认知水平与预后成负相关，认知水平越低，预后越差。

(4) 共患疾病：儿童ASD患儿的预后与共患病相关，共患病越多，程度越重，预后越差。

**关键点**

1. ASD的临床表现及病因错综复杂，缺乏明确的生物学指标，其诊断主要依靠行为学观察为主。
2. 遗传因素是ASD的主要病因。
3. 早期筛查、早期诊断和有效干预对改善预后极其重要。

(王艺)

## 第六节 注意缺陷多动障碍

注意缺陷多动障碍(attention deficit hyperactivity disorder，ADHD)是指与发育水平不相称的明显的注意集中困难、注意持续时间短暂、活动过度或冲动的一组综合征。学龄儿童患病率为2%~10%。ADHD通常于12岁前起病，70%患儿症状可持续到青春期，1/3可延续至成年。

**【病因与发病机制】** ADHD发病机制复杂，目前尚不完全清楚，由多种因素综合的结果。

1. **遗传因素** 自从人类基因组计划开展以来，很多医学科学家都提出了对未来医疗的设想，其中之一就是破译基因密码,根据基因图谱准确地诊断和治疗。近年来对 ADHD 的遗传学研究已经发现了许多与 ADHD 发病相关的基因。这些基因控制着脑内重要的化学物质,正是这些化学物质的变化,使得大脑"司令部"的功能降低,对行为的管理能力下降,出现多动、注意不集中的症状。但 ADHD 属于复杂的多基因遗传病,同时受多种自然和社会环境因素的影响,由遗传和环境因素的共同作用导致。

**2. 神经生化因素** 越来越多的证据表明,神经生化因素在 ADHD 的发病中发挥了重要作用。神经递质的代谢和转运失衡导致 ADHD 患儿额叶、颞叶、顶叶、小脑、海马和杏仁核等功能失调,使与执行、认知、情绪、感觉运动功能相关的神经网络活动显著减少,代偿区域的代偿极度活跃,以及神经突触形成和重建异常,是 ADHD 发病的主要原因。目前公认的观点是,多巴胺和去甲肾上腺素递质系统失衡是导致 ADHD 发病的重要原因之一,基于多巴胺和去甲肾上腺素递质系统的治疗策略也获得了一定的治疗效果。但部分患儿的疗效不理想或不稳定,提示单纯的多巴胺和去甲肾上腺素递质系统失衡理论不能很好地诠释 ADHD 的发病机制。推测,ADHD 的发病可能是神经网络多因素共同作用的结果。

**3. 神经解剖因素** 功能影像学检查的研究发现,与正常的儿童相比,ADHD 患儿负责编辑行为、任务执行、感应时间和自我意识的前额叶皮质,负责功能调整的小脑蚓,负责冲动和寻求奖赏机制的纹状体等部位,15 岁以前体积明显变小。

**4. 其他因素** 包括母孕期的影响(如母孕期接触酒精和烟草)、化学毒素(如铅中毒)、心理社会因素(如不良的家庭或教育环境)等。

**【临床表现】** ADHD 的主要临床表现包括:

**1. 注意障碍** 注意障碍为 ADHD 的主要表现。表现为注意力不集中,上课不能专心听讲,易受环境干扰而分心。频繁地改变注意对象。做作业时不能全神贯注,家长描述为做做玩玩,粗心大意;对家长的指令心不在焉,似听非听。做事有始无终,常半途而废或虎头蛇尾。做作业拖拉,不断地以喝水、吃东西、小便等理由中断,做作业时间明显延长。有些患儿表现为凝视一处,走神,发呆,眼望老师但脑子里不知想些什么。老师提问时常不知道提问的内容。

**2. 活动过度** 活动过度是 ADHD 另一常见的主要症状。表现为明显的活动增多,不适当地奔跑、爬上爬下或小动作不断,在教室里不能静坐,常在座位上扭来扭去,严重时离开座位走动或擅自离开教室。话多、"人来疯"、喧闹、插嘴、惹是生非、影响课堂纪律,目的为引起别人注意。喜欢玩危险游戏,常常丢失东西。

**3. 冲动性** 情绪不稳、易激惹冲动、任性、自我控制能力差。易受外界刺激而过度兴奋,遇到挫折易放弃。幼稚、行为不考虑后果,易出现危险或破坏性行为,事后不会吸取教训。

**4. 学习成绩低下或波动较大** ADHD 患儿智力正常或基本正常。学习成绩低下或波动较大的原因与注意力不集中、多动有关。出现学习成绩低下的时间,取决于智力水平及 ADHD 的轻重程度。智力水平中下、ADHD 症状严重的患儿学龄早期即出现学习成绩低下;智力水平较高、ADHD 症状较轻者可在较高年级才出现学习成绩低下。

**【诊断】** 诊断 ADHD 必须符合以下 5 项标准:①症状学标准(表 22-5):其中注意缺陷症状至少符合表 1 中 6 项,且持续至少 6 个月,达到适应不良的程度,并与发育水平不相称;多动、冲动症状至少符合表 1 中 6 项,达到适应不良的程度,并与发育水平不相称。②起病与病程:12 岁前出现症状,至少持续 6 个月。③某些症状造成的损害至少在两种场合(如学校和家里)出现。④严重程度标准:在社交、学业或成年后职业功能上,具有明显的临床损害证据。⑤必须排除以下疾患:精神发育迟滞、广泛性发育障碍、儿童精神分裂症、躁狂发作和双相障碍、焦虑障碍、特殊性学习技能发育障碍、各种器质性疾病(如甲亢)和各种药物副反应所导致的多动症状等。

**【ADHD 引发的相关问题】**

**1. 学习问题** 注意力不集中会影响课堂表现和学习成绩。随着学年的推进,许多 ADHD 患儿"触礁",他们每周都在落后,而且越落越远,直到差距太大再也赶不上了。注意力不集中常常在患儿三年级时引起重视,并到医院求治。因为三年级是 ADHD 患儿最常"触礁"的时候,普遍认为三年级的儿童能够独立完成越来越多的任务,因此他们的作业量有所增加。也有很多患儿在小学毕业升中学以后来求治,因为这时候课程量和授课教师都增加了,很多在小学时还能跟上的 ADHD 患儿上中学后完全不适应了。

**2. 对抗和品行问题** 多动冲动症状可能导致 ADHD 患儿常破坏学校纪律、家规或人际交往的规则,包括拒绝服从或主动违抗大人的要求;易激怒、发脾气、怀恨或报复、敌对、不满,甚至偷窃、逃学、离家出走、说谎、放火、虐待动物、欺负别人等攻击、破坏行为。

表 22-5 ADHD 的症状学诊断标准

| | 注意缺陷症状 | | 多动、冲动症状 |
|---|---|---|---|
| 1 | 在学习、工作或其他活动中，常常不注意细节，容易出现粗心所致的错误 | 1 | 常手脚动个不停，或在座位上扭来扭去 |
| 2 | 在学习或游戏活动时，常常难以保持注意力 | 2 | 在教室或其他要求坐好的场合，常常擅自离开座位 |
| 3 | 注意不集中（说话时常心不在焉，似听非听） | 3 | 常在不适当的场合过分的奔来奔去或爬上爬下（在青少年或成人可能只有坐立不安的主观感受） |
| 4 | 往往不能按照指示完成作业、日常家务或工作（不是由于对抗行为或未能理解所致） | 4 | 往往不能安静地游戏或参加业余活动 |
| 5 | 经常难以完成有条理、有顺序的任务或其他活动 | 5 | 常一刻不停地活动，好像有个马达在驱动他（她） |
| 6 | 不喜欢、不愿意从事那些需要精力持久的事情（如作业或家务），常常设法逃避 | 6 | 常话多 |
| 7 | 常丢失学习、活动所必需的东西（如玩具、课本、铅笔、书或工具等） | 7 | 常别人问话未完即抢着回答 |
| 8 | 很容易受外界刺激而分心 | 8 | 在活动中常不能耐心地排队等待轮换上场 |
| 9 | 在日常活动中常丢三落四 | 9 | 常打断或干扰他人（如别人讲话时插嘴或干扰其他儿童游戏） |

3. **情感不稳定** 约 20% 的 ADHD 患儿可能出现严重激烈的情感发作，冲动不顾后果，暴发身体或语言的攻击行为，严重影响日常生活和人际关系。ADHD 与心境障碍的共患率为 15%~75%。部分 ADHD 共患心境障碍的患儿每天有几个小时出现抑郁心境，时间可持续 2 周或以上，在这段时间有反应迟钝、嗜睡、注意力难集中，导致放弃学习。ADHD 也常共患情绪障碍，患儿表现为自卑感、害羞、社会退缩、焦虑、哭泣等。

**【治疗】** ADHD 患病率高，多数患儿共患其他行为障碍，对患儿学习、生活、家庭、伙伴关系等产生广泛而持久的损害，因此早期诊断、系统规范治疗，非常重要。通过多学科、长期、多模式、个体化的综合治疗，有助于缓解和改善患儿的临床症状，减少共患病的发生，改善其社会功能，增强自信心，提高社会适应能力。

1. **疾病知识的教育** 所有诊断为 ADHD 的患儿及家长 / 监护人都应该接受关于疾病知识的教育。疾病知识的教育包括了解疾病的性质，了解可能造成患儿发病的原因及怎样配合专业的治疗等，最大程度地改善患儿的预后。

2. **治疗注意事项** ADHD 是一种慢性神经和精神疾病，首先应制定一个长期的治疗计划；针对每一个体，明确一个恰当的个体化的治疗目标以指导治疗；临床医生应该推荐恰当的药物和心理 / 行为治疗，以改善 ADHD 患儿的预后；如果 ADHD 患儿选择的治疗方案没有达到治疗目标，临床医生应评价初始诊断是否正确，所用的治疗方法是否恰当，治疗方案的依从性如何，是否有合并疾病等；临床医生应该对 ADHD 患儿定期进行有计划的随访，汇总信息直接监控其目标预后和不良反应。

3. **药物治疗原则** 考虑患儿的既往治疗情况和目前身体状况，确定药物的使用顺序；根据个体化原则，从小剂量开始，逐渐调整达到最佳剂量并维持治疗；在治疗过程中，采用恰当的方法对药物的疗效进行评估；注意可能出现的不良反应。

4. **药物治疗** ①哌甲酯：口服。6 岁以上患儿服用。根据疗效持续时间分为速释片和缓释片。速释片起始剂量为每次 2.5~5mg，每日 2~3 次，视病情每周增加 5~10mg；缓释片起始剂量为每次 18mg，每日 1 次，晨服，视病情调整剂量。调整剂量过程中，如果患儿对哌甲酯副作用不能耐受或者增加剂量后症状没有进一步改善，则以上一剂量为最适治疗剂量。禁忌证：有明显焦虑、紧张和激越症状的患者；已知对哌甲酯或本品其他成分过敏的患者；青光眼患者；正在或 14 天内使用过单胺氧化酶抑制剂治疗的患者。常见不良反应包括食欲减退、头晕、头痛、失眠、恶心、易怒等。严重的不良反应包括心律失常、自杀倾向、血尿、痛肌性痉挛、鼻出血、生长抑制、视觉障碍等。罕见肝损害、心肌梗死、大脑动脉炎、精神异常、恶性综合征（表现为肌紧张、高热、意识障碍、大汗、血压不稳）、白细胞减少症和血小板减少、闭角型青光眼、剥脱性皮炎、多形性红斑等。②托莫西汀：口服。6岁以上患儿服用。体重不足70kg的患儿，起始剂量每日0.5mg/kg，3日后根据效果增加剂量至每日总目标剂量，通常为每日1.2mg/kg，可于早晨1次服用或早晨和傍晚平均分为2次服用，每日最大剂量不超过1.4mg/kg；体重超过70kg的患儿，起始剂量每日40mg，3日后根据效果增加剂量至每日总目标剂量，通常为每日80mg，可于早晨1次服用或早晨和傍晚平均分为2次服用。在继续使用2~4周后，如仍未达到最佳疗效，每日总剂量最大可以增加到100mg。禁忌证：闭角型青光眼；正在服用或在前14日内服用过单胺氧化酶抑制药(如苯乙肼、苯环丙胺等)的患者；对本品或其组分过敏者。常见不良反应包括食欲减退、口干、恶心、呕吐、腹痛、便秘、消化不良、肠胃胀气、心悸、心动过速、血压升高等；严重的不良反应包括震颤、僵直、尿潴留、尿失禁、前列腺炎、性功能障碍、月经不调、自杀倾向、肢端发冷等；罕见的不良反应包括肝损害、癫痫发作、闭角型青光眼、雷诺病等。

5. **心理与行为治疗** 常用的方法包括强化、塑造、消退、惩罚等。促进恰当行为的出现，减少不良行为。另外，应注意建立正常的家庭结构和自我控制能力的培养。

**关键点**

1. 12岁前出现症状，至少持续6个月。
2. 某些症状造成的损害至少在两种或以上场合出现。
3. 在社交、学业或成年后职业功能上，具有明显的临床损害证据。
4. 早期发现，早期诊断，早期、长期系统干预，对于改善预后及其重要。

（韩颖）

## 第七节 抽动障碍

抽动障碍(tic disorders，TD)是常见的非癫痫性发作疾病之一，为起病于儿童时期，以抽动为主要临床表现的神经精神疾病。1825年，抽动障碍由Itard首先描述，在1885年，Charcot用他学生的名字Gilles de la Tourette正式命名本病。抽动障碍的发病是遗传、生物、心理和环境等因素相互作用的综合结果，关键环节是皮质-纹状体-丘脑-皮质环路去抑制，致使中枢神经递质失衡，出现纹状体多巴胺活动过度或突触后多巴胺受体超敏感。其临床表现多样，共患病复杂，部分患者为难治性病例。根据临床特点和病程长短，抽动障碍分为短暂性抽动障碍、慢性抽动障碍和Tourette综合征(Tourette syndrome，TS)三种类型。抽动障碍的发病近年有增多趋势，其中TS患病率为0.77%(男：1.06%；女：0.25%)。其诊断与治疗需要规范，治疗原则是药物治疗和心理行为治疗并重，注重治疗的个体化。2013年，中华医学会儿科学分会神经学组制定了儿童抽动障碍的诊断与治疗专家共识，并于2017年进行了修订。

**【病因与发病机制】** 目前，有关抽动障碍的病因及发病机制尚未完全明了，其发病与遗传因素、生物因素、心理因素和环境因素等诸多方面有关，可能是多种因素在发育过程中相互作用的综合结果。尽管研究显示抽动障碍与多种因素有关，但哪一种因素又都不能完全解释疾病的特殊表现和严重程度，可能是具有抽动障碍遗传素质的儿童，在遇到不利的环境条件或心理应激并超出神经系统的耐受力或内环境平衡遭到破坏时可促使发病。目前比较公认的发病机制为多巴胺能基底神经节环路的功能异常，可能与皮质-纹状体-丘脑-皮质环路去抑制有关。抽动障碍有遗传倾向，可能是复杂遗传模式，其易感基因或致病基因尚无明确结论。

**【病理】** 抽动障碍的神经病理学基础尚不清楚，病变部位可能在基底神经节，涉及纹状体多巴胺能神经元的靶细胞膜受体。其神经病理学基础可能与皮层-纹状体-丘脑-皮层(cortico-striatal-thalamic-cortical circuitry，CSTC)环路受累有关，主要集中于基底神经节及其与额叶皮层、扣带回、丘脑和中脑的联系异常。

**【临床表现】**

1. **一般特征** 抽动障碍的起病年龄为2~21岁，以5~10岁最多见。病情一般在10~12岁最严重；男性明显多于女性，男女之比为(3~5)：1。

2. **抽动形式** 抽动(tic)一词是从法语tique演变而来，为一种不自主、无目的、快速、刻板的肌肉收缩。抽动分为运动性抽动和发声性抽动，其表现复杂多样(表22-6)。其中运动抽动是指头面部、颈肩、躯干及四肢肌肉不自主、突发、快速收缩运动；发声抽动是口鼻、咽喉及呼吸肌群的收缩，通过鼻、口腔和咽喉的气流而发声。运动抽动或发声抽动可分为简单和复杂两类，有时两者不易分清。与其他运动障碍不同，抽动是在运动功能正常的情况下发生，且非持久性存在。

表 22-6 抽动的分类

| 抽动类型 | 简单抽动 | 复杂抽动 |
|---|---|---|
| 运动性抽动 | 眨/斜眼、皱/扬眉、张口、伸舌、噘/歪嘴、舔嘴唇、皱鼻、点/仰/摇/转头、斜颈、耸肩、动手指/脚趾、搓手、握拳、动手腕、举/伸展/内旋手臂、伸/抖腿、踮脚、蹬足、伸/屈膝、伸/屈髋、挺胸、收腹、扭腰等 | 挤眉弄眼、扮"鬼脸"、眼球转动、旋扭手指、甩/拍手、挥舞上臂、刺戳动作、四肢甩动、用拳击胸、弯腰动作、下颌触膝、扭动躯干、跳动、下蹲、跪姿、踢腿、靠膝、跺脚、蹦、跳、扔、敲打、触摸、嗅、修饰发鬓、走路转圈、后退动作等 |
| 发声性抽动 | 单音、清嗓子、吼叫、吸鼻、哼哼/咳嗽/吱吱/尖叫/喊叫/咕噜声/吹口哨/吸吮/犬吠声/鸟叫声、吐唾沫等 | 单词、词组、短语/句、重复单词/短语/语句、模仿言语、秽语等 |

3. **临床特点** ①抽动症状：通常从面部开始，逐渐发展到头、颈、肩部肌肉，而后波及躯干及上、下肢；②抽动形式：也可以从一种形式转变为另一种形式，不断出现新的抽动形式；③其频度和强度呈现明显的波动性，新的抽动症状可以取代旧的抽动症状，或叠加在旧的抽动症状之上；④病程较长者有时在出现抽动或发声后，迅速做一另外动作企图掩饰，使得临床表现更加复杂；⑤症状常常时好时坏，可暂时或长期自然缓解，也可因某些诱因而加重或减轻；⑥与其他运动障碍不同，抽动是在运动功能正常的情况下发生，且非持久性存在。

常见加重抽动的因素包括紧张、焦虑、生气、惊吓、兴奋、疲劳、感染、被人提醒等。常见减轻抽动的因素包括注意力集中、放松、情绪稳定等。40%~55%的患儿于运动性抽动或发声性抽动之前有身体局部不适感，称为感觉抽动（sensory tics），被认为是先兆症状（前驱症状），年长儿尤为多见，包括压迫感、痒感、痛感、热感、冷感或其他异样感。运动性抽动或发声性抽动可能与缓解局部不适感有关。

4. **共患病** 约半数患儿共患一种或多种行为障碍，被称为共患病，包括注意缺陷多动障碍（attention-deficit hyperactivity disorder，ADHD）、学习困难（learning difficulties，LD）、强迫障碍（obsessive-compulsive disorder，OCD）、睡眠障碍（sleep disorder，SD）、情绪障碍（emotional disorder，ED）、自伤行为（self-injurious behavior，SIB）、品行障碍（conduct disorder，CD）、暴怒发作等。其中共患 ADHD 最常见，其次是 OCD。抽动障碍共患病的发生存在性别差异，通常 ADHD、LD、CD 和暴怒发作者男性较多，而 OCD 和 SIB 的发生则女多于男。抽动障碍共患病越多，病情越严重。共患病增加了疾病的复杂性和严重性，影响患儿学习、社会适应能力、个性及心理品质的健康发展，给治疗和管理增添诸多困难。

**【诊断】**

1. **诊断要点** 缺乏特异性诊断指标。目前主要采用临床描述性诊断方法，依据患儿抽动症状及相关共患精神行为表现进行诊断。因此，详细询问病史是正确诊断的前提，而体格检查包括神经、精神检查和必要的辅助检查，其主要目的在于明确共患病的诊断及排除其他疾病。

脑电图、神经影像、心理测验及实验室检查不是抽动障碍常规检查项目，检查结果一般无特征性异常，仅少数抽动障碍患儿可有非特异性改变；主要用于辅助诊断共患病或除外其他疾病时选择进行相关检查。如脑电图检查可发现少数抽动障碍患儿背景慢化或不对称等，主要有助于鉴别癫痫发作；头颅 CT 或 MRI 检查显示少数抽动障碍患儿存在尾状核体积偏小、额叶及枕叶皮质稍薄、脑室轻度扩大、外侧裂加深等非特异性结构改变，影像学检查主要在于排除基底核等部位有无器质性病变；抗链球菌溶血素 O 试验（ASO）、血沉、类风湿因子（RF）、病毒抗体、微量元素、铜蓝蛋白等辅助检查，有助于鉴别诊断及判别诱发因素。

2. **临床分型** 根据临床特点和病程长短，抽动障碍分为短暂性抽动障碍、慢性抽动障碍和 TS 三种类型，中国人群的患病率分别为1.7%、1.2%和0.3%。三种类型为同一疾病的不同临床亚型。短暂性抽动障碍可以向慢性抽动障碍转化，而慢性抽动障碍也可以向 TS 转化。有些患者不能归于上述任何一类，属于尚未界定的其他类型抽动障碍，如成年期发病的抽动障碍（迟发性抽动障碍）。TS 过去称为"抽动秽语综合征"，但这一病名欠妥，因为秽语的发生率不到 1/3，且并非诊断 TS 的必备条件，又有明显的贬义，现已被弃用。

难治性抽动障碍是近年来儿童神经/精神科临床逐渐形成的新概念，尚无明确定义，通常认为是指经过硫必利、阿立哌唑等抗抽动障碍药物足量规范治疗 1 年以上无效，病程迁延不愈的抽动障碍患者。

多种器质性疾病也可引起抽动障碍，即继发性抽动障碍，临床应注意排除。继发性抽动障碍包括遗传因素（如唐氏综合征、脆性 X 综合征、结节性硬化、神经棘红细胞增多症等）、感染因素（如链球菌感染、脑炎、神经梅毒、克 - 雅病等）、中毒因素（如一氧化碳、汞、蜂等中毒）、药物因素（如哌甲酯、匹莫林、安非他明、可卡因、卡马西平、苯巴比妥、苯妥英、拉莫三嗪等）及其他因素（如脑卒中、头部外伤、发育障碍、神经变性病等）。

3. **病情评估** 根据病情严重程度，可分为轻度、中度及重度。轻度（轻症）是指抽动症状轻，不影响患儿生活、学习或社交活动等；中度是指抽动症状重，但对患儿生活、学习或社交活动等影响较小；重度（重症）是指抽动症状重，并明显影响患儿生活、学习或社交活动等。也可依据抽动严重程度量表进行客观、量化评定，如耶鲁综合抽动严重程度量表等。耶鲁综合抽动严重程度量表是评估抽动障碍患儿抽动严重程度的量化工具，由三部分组成：第一部分是关于运动性 / 发声性抽动的问诊条目，涉及各种抽动累及部位和发作形式；第二部分是在抽动次数、频率、强度、复杂性和干扰这五个维度上严重程度的评定计分表，分别依据运动性 / 发声性抽动五个维度的严重程度作 0~5 级评分，得出运动性抽动分和发声性抽动分，两者评分的最高分分别可达 25 分，两者相加所得抽动总分最高为 50 分，反映运动性 / 发声性抽动本身的严重程度；第三部分是总体损害量表，综合抽动障碍患儿在自尊心、社会交往、学习或工作等方面的功能损害程度得出功能损害分，为 0~50 六级评分，最高分 50 分；运动性抽动分、发声性抽动分及功能损害分相加得出总分（满分为 100 分）；抽动障碍严重程度判定：总分 <25 分属轻度，25~50 分属中度和 >50 分属重度。抽动障碍共患病越多，病情越严重。

4. **诊断标准** 依据《国际疾病分类》第 10 版（ICD-10）、《美国精神疾病诊断与统计手册》第 5 版（DSM-5）和《中国精神障碍与诊断标准》第 3 版（CCMD-3），三个诊断标准大同小异。目前国内外多数学者倾向于采用 DSM-5 中的抽动障碍诊断标准，具体如下：

(1) 短暂性抽动障碍：①一种或多种运动抽动和 / 或发声抽动；②抽动病程少于 1 年；③18 岁以前起病；④抽动症状排除某些药物或内科疾病所致；⑤不符合慢性抽动障碍或 TS 的诊断标准。

(2) 慢性抽动障碍：①一种或多种运动抽动或发声抽动，病程中只有一种抽动形式出现；②首发抽动以来，抽动的频率可以增多和减少，病程在 1 年以上；③18 岁以前起病；④抽动症状排除某些药物或内科疾病所致；⑤不符合 TS 的诊断标准。

(3) TS：①具有多种运动抽动及一种或多种发声抽动，但两者不一定同时出现；②首发抽动后，抽动的频率可以增多和减少，病程在 1 年以上；③18 岁以前起病；④抽动症状排除某些药物或内科疾病所致。

5. **诊断流程** 临床诊断有赖于详细的病史询问、体检和相关辅助检查。应与患儿直接交流，观察抽动和一般行为表现，了解症状的主次、范围、演变规律及发生的先后过程。要注意患儿的症状可短暂自我控制，易被忽视而漏诊。同时，抽动障碍由于常共患 ADHD、OCD 等，也易被误诊。需注意排除风湿性舞蹈症、肝豆状核变性、癫痫、药源性抽动、心因性抽动及其他锥体外系疾病（图 22-3）。

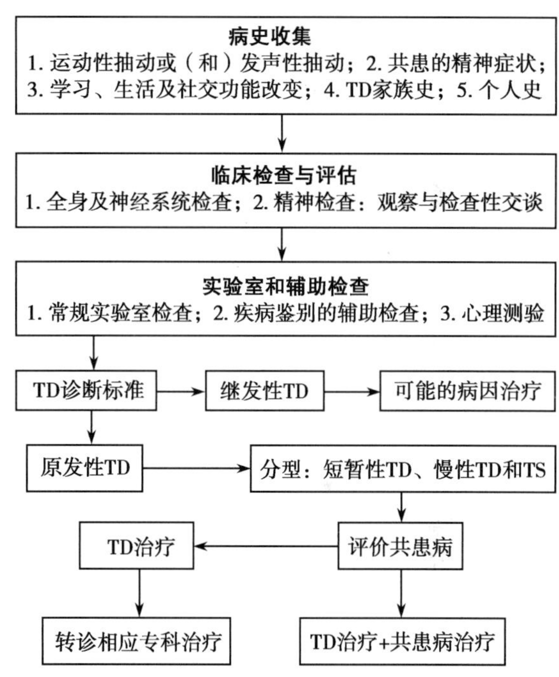


图 22-3 抽动障碍诊断流程图

【**治疗**】治疗前应确定治疗的靶症状（target symptoms），即对日常生活、学习或社交活动影响最大的症状。抽动通常是治疗的靶症状，而有些患儿治疗的靶症状是抽动障碍共患病症状，如多动、冲动、强迫观念等。对于轻度抽动障碍患儿，主要是心理疏导，密切观察；中重度抽动障碍患儿的治疗原则是药物治疗和心理行为治疗并重，并注重个体化治疗。

1. **药物治疗** 对于影响到日常生活、学习或社交活动的中重度抽动障碍患儿，单纯心理行为治疗效果不佳时，需要加用药物治疗，包括多巴胺受体拮抗剂、α- 受体激动剂及其他药物等。药物治疗应有一定的疗程，适宜的剂量，不宜过早换药或停药。

(1) 常用药物：治疗抽动障碍的常用药物，见表 22-7。表中标签外用药包括超病种适应证范围用药和超年龄适应证范围用药，用药前应与患儿家长进行有效的沟通，并注意监测药物的不良反应。常用药物主要包括以下四类：

1) 多巴胺受体拮抗剂：是抽动障碍治疗的经典药物。一线药物：①硫必利(tiapride)：又称泰必利；②哌迷清(pimozide)；③舒必利(sulpiride)；④阿立哌唑(aripiprazole)：试用于治疗抽动障碍患儿，取得较好疗效。二线药物：①氟哌啶醇(haloperidol)：必要时加用安坦，以防止氟哌啶醇可能引起的药源性锥体外系反应；②利培酮(risperidone)；③奥氮平(olanzapine)和喹硫平(quetiapine)。该类药物还有齐拉西酮(ziprasidone)、舍吲哚(sertindole)、匹喹酮(piquindone)、四苯喹嗪(tetrabenazine)、氟奋乃静(fluphenazine)和三氟拉嗪(trifluoperazine)等，均有一定的抗抽动作用，儿科临床应用不多。

2) 中枢性 α 受体激动剂：①可乐定(clonidine)：系 $\alpha_2$ 受体激动剂，为治疗抽动障碍 +ADHD 的一线药物；口服常用治疗剂量为 0.1~0.3mg/d，每天 2~3 次；也可使用可乐定透皮贴片，每次 1~2mg(1~2 贴)，每 7 天换 1 贴，贴于背部肩胛骨下、上胸部、耳后乳突或上臂外侧等无毛完好皮肤处，每次更换新贴片即更换新的贴用部位。②胍法辛(guanfacine)：是用于抽动障碍 +ADHD 治疗的一线药物，国内儿科经验不多。

3) 选择性 5- 羟色胺再摄取抑制剂：为新型抗抑郁药，如氟西汀(fluoxetine)、帕罗西汀(paroxetine)、舍曲林(sertraline)、氟伏沙明(fluvoxamine)等，有抗抽动作用；与利培酮合用可产生协同作用；还可用于抽动障碍 +OCD 治疗。

4) 其他药物：氯硝西泮(clonazepam)、丙戊酸钠

表 22-7　治疗抽动障碍的常用药物

| 药名 | 作用机制 | 起始剂量 | 治疗剂量[a] | 常见不良作用 | 备注 |
|---|---|---|---|---|---|
| 硫必利 | D2 受体阻滞 | 50~100mg/d | 150~500mg/d | 少而轻，头晕，乏力，嗜睡、胃肠道反应等 | 一线药物，有抽动障碍适应证 |
| 哌迷清 | D2 受体阻滞 | 0.5~1mg /d | 2~8mg/d | 锥体外系反应，心电图改变 | 一线药物，有抽动障碍适应证 |
| 舒必利 | D2 受体阻滞 | 50~100mg/d | 200~400mg/d | 镇静，嗜睡、体重增加，轻度锥体外系反应 | 一线药物，标签外用药 |
| 阿立哌唑 | D2 受体部分激动 | 1.25~2.5mg/d | 2.5~15mg/d | 头痛，失眠，易激惹，焦虑，嗜睡、胃肠道反应 | 一线药物，标签外用药 |
| 可乐定[b] | $\alpha_2$ 受体激动 | 1mg/7d | 1~2mg/7d | 镇静，头晕，头痛，乏力，口干，易激惹，嗜睡，体位性低血压，P-R 间期延长 | 一线药物(抽动障碍 + ADHD)，有抽动障碍适应证 |
| 胍法辛 | $\alpha_2$ 受体激动 | 0.25~0.5mg/d | 1~3mg/d | 镇静，疲劳，头痛，嗜睡，低血压 | 一线药物(抽动障碍 + ADHD)，标签外用药 |
| 氟哌啶醇 | D2 受体阻滞 | 0.25~0.5mg/d | 1~4mg/d | 嗜睡，锥体外系反应 | 二线药物，同服等量安坦，有抽动障碍适应证 |
| 利培酮 | D2 受体阻滞 | 0.25mg/d | 1~3mg/d | 失眠，焦虑，头痛，易激惹，体重增加，锥体外系反应 | 二线药物，标签外用药 |
| 奥氮平 | D2 受体阻滞 | 2.5mg/d | 2.5~15mg/d | 体重增加，静坐不能 | 二线药物，标签外用药 |
| 托吡酯 | 增强 GABA 作用 | 0.5mg/(kg·d) | 1~4mg/(kg·d) | 食欲减退，体重下降，泌汗障碍，认知损害 | 二线药物，标签外用药 |
| 丙戊酸钠 | 增强 GABA 作用 | 5~10mg/(kg·d) | 15~30mg/(kg·d) | 体重增加，肝功异常 | 二线药物，标签外用药 |

注：[a] 治疗剂量建议根据年龄进行选择，≤7 岁者，使用最小治疗剂量 ~ 大约 1/2 最大治疗剂量，如硫必利 150~325mg/d；>7 岁者，使用大约 1/2 最大治疗剂量 ~ 最大治疗剂量，如硫必利 325~500mg/d。[b] 透皮贴片

(sodium valproate)、托吡酯(topiramate)等药物具有抗抽动作用。其中氯硝西泮治疗剂量为0.025~0.05mg/(kg·d),每天2~3次,常见副作用为嗜睡、头晕、乏力、眩晕等。

(2) 药物治疗方案:①一线药物:可选用硫必利、匹莫齐特、舒必利、阿立哌唑、可乐定、胍法辛等。从最低剂量起始,逐渐缓慢加量(1~2周增加一次剂量)至目标治疗剂量。②强化治疗:病情基本控制后,需继续治疗剂量至少1~3个月,称为强化治疗。③维持治疗:强化治疗阶段后病情控制良好,仍需维持治疗6~12个月,维持剂量一般为治疗剂量的1/2~2/3。强化治疗和维持治疗的目的在于巩固疗效和减少复发。④停药:经过维持治疗阶段后,若病情完全控制,可考虑逐渐减停药物,减量期至少1~3个月。用药总疗程为1~2年。若症状再发或加重,则应恢复用药或加大剂量。⑤联合用药:当使用单一药物仅能使部分抽动症状改善,或有共患病时,可以请儿童精神/心理科会诊,考虑联合用药;难治性抽动障碍亦需要联合用药。

**2. 非药物治疗**

(1) 心理行为治疗:是改善抽动症状、干预共患病和改善社会功能的重要手段。对于社会适应能力良好的轻症患儿,多数采用单纯心理行为治疗即可奏效。通过对患儿和家长的心理咨询,调适其心理状态,消除病耻感,通过采用过健康教育指导患儿、家长、老师正确认识本病,淡化患儿的抽动症状,合理安排患儿的日常生活。同时可给予行为治疗,包括习惯逆转训练、效应预防暴露、放松训练、阳性强化、自我监察、消退练习、认知行为治疗等。其中习惯逆转训练和效应预防暴露是一线行为治疗。

(2) 神经调控治疗:重复经颅磁刺激(repetitive transcranial magnetic stimulation,rTMS)、经颅微电流刺激(cranial electrotherapy stimulation,CES)、脑电生物反馈(electroencephalogram biofeedback)和深部脑刺激(deep brain stimulation,DBS)等神经调控疗法,可尝试用于药物难治性抽动障碍患儿。其中DBS疗效较确切,但属于有创侵入性治疗,主要适用于年长儿(12岁以上)或成人难治性抽动障碍。

**3. 难治性抽动障碍治疗** 在排除诊断错误、选药不当、剂量不足、副作用不耐受、用药依从性差等假性难治性抽动障碍后可采用综合治疗方法,包括联合用药、尝试新药、非药物治疗、共患病治疗等。其中联合用药包括抗抽动障碍药物联用、抗抽动障碍药物与治疗共患病药物联用等,非药物治疗包括心理治疗、神经调控治疗和手术治疗等,也可以进行药物治疗与非药物治疗联用。已有报道治疗难治性抽动障碍新药包括新型D1/D5受体拮抗剂(如依考匹泮)、囊泡单胺转运体抑制剂(如四苯喹嗪)、尼古丁类药物(如美卡拉明)、大麻类药物(如四氢大麻酚)、谷氨酸类药物(如利鲁唑)、γ-氨基丁酸、非那雄胺、欧米珈-3等。对于难治性抽动障碍患儿,需要寻求多学科协作,应及时转诊至儿童精神科或功能神经外科。应用多受体调节药物联合治疗或探索新药,已成为难治性抽动障碍治疗的趋势。

**4. 共患病治疗**

(1) 共患ADHD(抽动障碍+ADHD):是最常见的临床共患病。可首选$\alpha_2$受体激动剂,如可乐定,同时具有抗抽动和改善注意力的作用。托莫西汀(atomoxetine)不诱发或加重抽动,也适用于共患ADHD的抽动障碍患儿。中枢兴奋剂存在加重或诱发抽动的潜在危险,但临床证据意见并不一致,也有将哌甲酯用于抽动障碍+ADHD治疗的成功临床经验。现一般主张采用常规剂量多巴胺受体拮抗剂(如硫必利)与小剂量中枢兴奋剂(如哌甲酯,常规用量的1/4~1/2)合用,治疗抽动障碍+ADHD患儿,可有效控制ADHD症状,而对多数患儿抽动症状的影响也不明显。

(2) 共患OCD(抽动障碍+OCD):治疗多采用氟哌啶醇或硫必利等多巴胺受体拮抗剂与氟西汀、氟伏沙明或舍曲林等5-羟色胺再摄取抑制剂合用。也可与氯米帕明等三环类抗抑郁药合用。欧洲临床指南将利培酮作为抽动障碍+OCD的一线选择用药。

(3) 共患其他行为障碍:如学习困难、睡眠障碍、情绪障碍、自伤行为、品行障碍等,在治疗抽动障碍的同时,应采取教育训练、心理干预、联合用药等疗法,并及时转诊至儿童精神/心理科进行综合治疗。

**【教育与预后】**

**1. 教育干预** 在对抽动障碍进行积极治疗的同时,对患儿的学习问题、社会适应能力和自尊心等方面予以教育干预。教育干预策略涉及家庭、学校和社会。家长对患儿予以关爱而非溺爱,不宜隐瞒患儿的病情,鼓励患儿多参加文体活动等放松训练,避免接触不良刺激如打电玩游戏、看惊险恐怖片、吃辛辣食物等。家长可以将患儿的发作表现摄录下来,就诊时给医生观看,以便于病情的判别。家长应与学校老师多沟通交流,取得老师对患儿病情的理解,避免学校体罚,减轻学业负担,并通过老师引导同学不要嘲笑或歧视患儿。鼓励患儿大胆与同学及周围人交往,增进社会适应能力。抽动障碍协会是重要的社会帮扶组织，搭建疾病健康教育、病友互动及信息交流平台，能够对抽动障碍患者及其家庭提供支持和帮助。

2. **预后评估** 抽动障碍症状可随年龄增长和大脑发育逐渐完善而减轻或缓解，需在18岁青春期过后评估其预后，总体预后相对良好。大部分抽动障碍患儿成年后能像健康人一样工作和生活，但也有少部分患儿抽动症状迁延或因共患病而影响到工作和生活质量。抽动障碍患儿到成年期的三种结局：近半数患者病情完全缓解；30%~40%患者病情减轻；5%~10%患者一直迁延至成年或终身，病情无变化或加重，可因抽动症状或共患病而影响患者生活质量。抽动障碍患儿的预后与是否合并共患病、是否有精神或神经疾病家族史，以及抽动严重程度等危险因素有关。

**关键点**

1. 抽动障碍为复杂遗传，目前认为其发病的关键环节是皮质-纹状体-丘脑-皮质环路去抑制，致使中枢神经递质失衡。
2. 抽动形式复杂多样，分为感觉抽动、运动抽动和发声抽动。
3. 约半数患者有一种及以上共患病，包括注意缺陷多动障碍、学习困难、强迫障碍、睡眠障碍、情绪障碍、自伤行为等，以注意缺陷多动障碍最常见，其次是强迫障碍。
4. 根据临床特点和病程长短，分为短暂性抽动障碍、慢性抽动障碍和TS三种临床亚型。
5. 诊断缺乏特异性诊断指标，主要采用临床描述性诊断方法，依据患儿抽动症状及相关伴随精神行为表现进行诊断。诊断标准涉及CCMD-Ⅲ、DSM-5和ICD-10三个诊断系统。
6. 应与结膜炎、咽炎、鼻炎、癫痫、肝豆状核变性、风湿性舞蹈症、药源性抽动、心因性抽动及其他锥体外系疾病相鉴别。
7. 治疗前应确定治疗的靶症状，治疗原则是药物治疗和心理行为治疗并重，注重个体化治疗。

（刘智胜）

## 第八节 学习障碍

学习障碍（learning disabilities，LD）是指智力发育正常儿童在阅读、书写、计算、推理、交流等方面表现出特殊性的学习困难状态，多见于学龄期，男多于女，各国发病率报道在2%~10%；发病与中枢神经系统功能异常及某些环境因素有关，临床尚无特异治疗方法，通常靠教育指导和康复训练进行矫治。文献追溯，一个多世纪前欧洲就有报道，为发育正常儿童产生明显的阅读障碍或读写困难现象，认为是特定脑区的功能损害所致。此后的研究一直存在争议，且不同学科在LD命名和病因探索方面存在很大差异，也衍生出各种相关理论或假说。欧美、日本的研究多以阅读障碍（dyslexia）儿童为对象，因此美国精神病学会（APA）制定的精神障碍诊断与统计手册（DSM）中将阅读障碍视为是LD的主要类型之一。2013年，在修订的DSM-5中则取消了原有阅读障碍、计算障碍、书写障碍和不能特定的LD四种分类，只是根据其表现程度分为轻、中和重度三类。

**【病因与发病机制】** 导致儿童LD的病因十分庞杂，即LD是一组异质性较高的综合征，归纳起来受如下因素影响。

1. **遗传LD** 具有家族聚集性，尤其是阅读、数学和拼写能力低下；LD单卵双生子同病率（87%）明显高于双卵双生子（29%）。LD患者一级亲属患阅读或数学障碍的相对风险是对照人群的4~8和5~10倍。大部分学习能力具有高度遗传性，估计遗传度大于0.6；与LD不同表现相关的基因之间高度关联，因此其临床表现间具有高协同变异性。阅读障碍的遗传度可达50%或更高，尤其是语音阅读障碍。阅读障碍先证者的一级亲属患阅读障碍的概率约为40%。阅读障碍的候选易感基因包括*DYX1C1*（15号染色体）、*KIAA0319*和*DCDC2*（6号染色体）、*ROBO1*（3号染色体）、*MRPL19*及*C2ORF3*（2号染色体）等。还发现，LD较多出现自身免疫缺陷疾病和过敏性疾病，且左利手者居多。左利手儿童矫改为右利手时较多出现口吃、阅读和书写困难等现象，精神发育迟滞儿童中左利手的比例高于正常儿童。

2. **语音学缺陷** 研究认为，婴幼儿期的语音意识（phonological awareness）薄弱或缺陷导致语言发育落后。语音意识不良的儿童，后期学习符号与读音连接出现困难，从而发展为文字的读和写困难。

3. **神经解剖** LD大脑半球存在异位（ectopia）现象，且两半球对称性改变等异常。异位通常发生在神经胶质细胞及其软膜分化时期，导致神经元排序紊乱，此现象尤以大脑外侧裂、额叶中下回为多，且以左侧为多。神经心理学研究发现，LD识认符号时有错误的眼动和扫描，认为与眼动神经功能障碍或视觉通道信息加工异常有关。

4. **影像学检查** 正电子发射断层扫描技术(PET)研究发现,阅读障碍者大脑非对称性异于常人,如后脑半球非对称皮层功能障碍主要集中在左脑颞叶和顶叶,进行语音任务和单个词阅读时中颞叶和顶下皮层区局部脑血流减少,反映了语言在形-音转换上的困难。功能磁共振(fMRI)测试发现,LD第三脑室扩大、左右脑室不对称、右侧间脑灰质和左脑后侧部语言中枢以及双侧尾状核体积缩小等。听觉刺激时的fMRI检测发现,LD存在快速听觉加工脑区(左额叶)的功能损伤。

5. **神经电生理** LD主要表现为非特异性基础脑波型异常,个别表现发作性脑波异常,α波活动性偏高或恰相反,低频功率相对增加,β波频率减少,这些特征主要表现在左脑半球和顶枕区域。事件相关电位(ERP)中常呈现振幅降低、潜伏期延长表现。

6. **母语和文字特性** 使用表音文字(alphabet,如英语)国家儿童阅读障碍发生率较使用表意文字(logography,如汉字)国家儿童高。静进等对使用表音文字的少数民族儿童进行调查研究并与汉族儿童进行了比较,发现前者表现阅读困难比率要高。

7. **环境因素** 诸多文献报道,早产低出生体重儿、虐待与忽视儿童中发生LD风险高,家庭功能失调、家庭贫困、学校应激事件等均可导致和/或加重儿童的学习困难,似乎表明不利的环境因素更易促发易感个体出现学习障碍。环境铅水平过高可致儿童血铅增高,导致注意困难、易激惹、睡眠困难、记忆下降及学习困难,睡眠少或睡眠剥夺也可使儿童注意缺陷和学习困难。有报道称食品中的过高添加剂、防腐剂、色素等也可影响儿童神经系统功能,使学习能力受损。

**【临床表现】**

1. **早期表现** 难养气质类型儿、语言发育落后儿后期易出现LD。学龄前可能伴有语言发育落后、发音不准,构音障碍等;由于表达不利导致各种情绪问题,如啃咬指甲、发脾气、攻击或退缩、伙伴交往不良、选择性缄默等。临床神经心理检测可发现如视觉空间认知不良、协调运动困难、精细动作笨拙、沟通和书写困难等,但不一定为特异性。

2. **学龄期表现**

(1) 理解困难:语言理解和语言表达不良、词汇量偏少,可能伴有构音或辅音发音困难,理解他人指令困难,家长或老师通常重复几次方能理解,易表现"听而不闻"现象,常被视为不懂礼貌。在标准化智力测验上(如韦氏儿童智力量表)表现操作智商(PIQ)高于言语智商(VIQ),量表分差通常高于10分。

(2) 表达困难:语言表达能力差,语言模仿和朗读不良,说话经常词不达意或"废话"偏多,口述或朗读时易出现停顿、节律混乱、语调奇特、张口结舌等,由此引发说话时身体摇摆、肢体动作多等。

(3) 阅读障碍:是LD最典型特征之一,对书面语阅读理解困难,表现为阅读过慢、字词记忆困难、错读、漏字、断句错误、误加字,读后再叙困难或易"断章取义";阅读时还易出现"语塞"或读得太急、同音异义字辨认困难或相互混用、默读不专心、常用手指指字行读。阅读困难导致无法解读数学应用题,因而继发数学或计算困难。因而逃避阅读或无法培养阅读兴趣。

(4) 书写困难:持笔困难或别扭、字迹潦草凌乱难看、字体大小不一、字迹出格多、错别字多、偏旁部首颠倒、"张冠李戴"同音异义字;同时造句困难,句子偏短,少用修饰语句,常用拼音替代汉字;因而易逃避阅读和抄写,遗漏布置的作业,或要人代写代抄作业等,此类表现小学三年级后尤为显著。

(5) 计算困难:相当部分原因为解读应用题困难导致,并伴有数字记忆困难、难有量概念、计数困难、混淆算数符号、加减乘除混乱、数位搞混等;涉及抽象和逻辑运算时,演算困难尤其凸显。

(6) 视空间障碍:触觉辨别困难、精细协调动作不良、顺序和左右认知障碍,这在计算和书写表现明显,如符号镜像颠倒,把p视为q、b为d、m为w、was为saw、6为9、部为陪、姊为妹、举与拳等;空间或结构性识认障碍还可出现视觉空间能力差、方位感不良、物品/工具使用笨拙等。

(7) 非言语性LD(non-verbal learning disability,NLD):又称右脑综合征(the right hemisphere syndrome),是美国神经心理学家Myklebust提出的LD的一个亚型,表现为社会关系判别困难,建立人际关系困难,沟通交流困难,伴有动作发育不良、平衡能力差、精细动作协调困难、视觉空间能力差、不大理解察言观色等。该型与Asperger综合征颇类似,是否为一种病症仍有争议。

(8) 继发问题:LD易合并多动和注意集中困难,并容易继发各种情绪问题,如自我评价低、缺乏自信自尊、讨厌上学、拒绝作业、焦虑、强迫行为、不愿交友等,严重时可诱发学校恐怖症或拒绝上学。

**【诊断与鉴别诊断】**美国精神障碍诊断及统计手册第5版(DSM-5)诊断标准:

1. 学习和运用学习技能方面存在困难,表现出至少存在下列症状之一,持续至少6个月:①阅读单词时不正确或慢而吃力(例如,大声读单个词时不正确或慢而犹豫,常常猜词,读出单词时困难)。②难以理解所读内容的意思(例如,可能正确地读出文本但不能理解其顺序、关系、推论或所读内容更深层的意思)。③拼写困难(例如,可能增加、遗漏或替换元音或辅音)。④书面表达困难(例如,在句子里犯多种语法或标点符号错误;段落组织凌乱,书面表达的意思不清)。⑤难以掌握数感、数字事实或计算(例如,对数、量和数的关系的理解差;借助手指计数来计算个位数加法,而不是像同龄人那样回想数学事实;不能理解算术运算、可能转换步骤)。⑥数学推理困难(例如,运用数学概念、事实或步骤解决数量问题时存在严重困难)。

2. 正如个体化施测的标准化成就测验和综合性的临床评估所证实的那样,受影响的学习技能实际上低于个体实足年龄所应有的预期,并明显地妨碍学业或职业表现、活动或日常生活。对于年龄为17岁或更大的患者,可能要以标准化的评估来代替受损的学习困难的历史记录。

3. 学习困难 开始于学龄期,但直到对受损的学习技能的需求超过了个体有限的能力时才可能完全表现出来(例如,规定时间的测试,在紧凑的期限内阅读或书写较长的复杂报道,过分沉重的学业负担)。

4. 学习困难不能更好地以智力障碍、未矫正的视力或听力障碍、其他精神或神经性疾病、社会心理因素、不理解教学所用的语言或缺乏适当的教育机会所解释。

LD须与精神发育迟滞、孤独症、选择性缄默症、品行障碍、注意缺陷多动性障碍和癫痫等症相鉴别。

**【辅助检查】**LD缺乏特异性生物学背景,神经影像学检查和神经电生理难发现特异性缺陷,无法作为诊断依据。由于文化差异及知识产权等问题,迄今国内缺乏用于诊断LD的评估工具。现下使用的各类心理测验仅供做诊断参考,也难成为诊断依据。这些评估技术包括学业成就测验、智力测验、神经心理测验、学习障碍筛查量表(PRS)等。在韦氏儿童智力测验上根据VIQ和PIQ差异界定言语型或非言语型LD。PRS为筛查用量表,总分数<60分者为可疑LD,须进一步进行检查。

**【治疗与预后】**

1. **教育治疗** 北美的常规教育倡导(regular education initiative,REI)最具代表性。REI特点是对教学方案进行分类,而非对学生做评价分类。REI强调早期训练儿童的语音意识和言语能力,指导儿童学习语音解码的同时理解单词的意思,进而理解词组的意思。具体方法包括练习操作音素(发单音)、词组、提高理解力及流畅性,这利于增强大脑联结符号与语音的能力。REI从预防和治疗角度强调,关注培训儿童早期的语音意识和语音解码技能、单词识别的流畅性、意义理解、词汇、组词书写等关键能力。行为指导步骤包括:①评价儿童现有能力;②每节课开始时提出一个简短的目标;③用小步渐进方式呈现新概念和新材料,每步都要儿童练习;④提供清晰而准确的指导与解释;⑤给儿童大量的练习时间;⑥通过观察,不断检查儿童对概念与词的理解;⑦开始练习时,给儿童提供明确的指导;⑧及时提供反馈与纠正。

2. **电脑辅助** 学习电脑相对于传统纸笔书写和阅读方式,在提高儿童拼写、阅读和数学的学习兴趣方面有积极意义,且成为矫治儿童阅读障碍的一种重要手段。研究发现,用计算机将呈现的辅音延长到正常速度的1.5倍,可使接受训练的学习困难儿童成绩大为提高,随着儿童的进步,逐渐加大训练难度,使发音速度加快。研究还证实,使用声学调整的言语(acoustically modified speech)和电脑辅助指导,有助于改善儿童的早期学习成绩和言语能力。

3. **药物治疗** 目前尚无特殊药物能够治疗LD,通常给予促进脑功能、增智类药物,包括吡拉西坦、吡硫醇、γ-氨酪酸等口服治疗。伴有ADHD的LD儿童可每天按0.3~0.5mg/kg口服哌甲酯,一般每天早餐后口服10mg,症状重者午后上课前再追加5mg;对伴多动、焦虑、冲动以及遗尿等症状的LD,三环类抗抑郁药丙咪嗪(imipramine)每天12.5~25mg睡前服或阿米替林(amitriptyline)10~20mg睡前服均有疗效;伴有情绪障碍、人际紧张、冲动和攻击行为者,则可给予小剂量利培酮(risperidone)或其他类抗精神病药物治疗。应加强防止儿童铅中毒和避免食用含添加剂、色素以及防腐剂类食品。

约半数以上的LD儿童的症状会随年龄增长而自行缓解或减轻,但有些特殊技能的缺陷可能持续至成年期以后。约15%~30%的患儿可能继发品行障碍和反社会行为,或导致长期社会适应不良,青春期后出现抑郁、自杀或精神疾病的风险高于一般人群。成人阅读障碍类似"文盲"或不识字,回避或拒绝阅读,只会看图形信息;成人后的LD面临就业困难、婚姻危机、物质依赖、生存质量不佳等一系列问题。

**关键点**

1. LD是异质性很高的疾病，一般智力正常，男童多见。
2. LD以读写困难、计算困难为特点，学习水平低于实际能力。
3. 标准化智力测验中LD表现异常的智力结构。
4. 特殊教育训练是LD最主要的矫治方法。

（静进）

## 第九节 Rett综合征

Rett综合征（Rett syndrome，RTT）是女性重度智力低下的主要原因之一，由Andreas Rett于1966年首次报道，国内病例由北京大学第一医院儿科于1988年首次报道。本病主要累及女性，发病率为1/15 000~1/10 000。临床特征为生后6个月内基本正常，6~18个月起病，主要表现为手部刻板动作、手的失用、语言发育迟滞或倒退、癫痫发作，呈重度智力低下，大小便、饮食不能自理。

**【病因与遗传】**1999年Amir R等首次证实编码甲基化CpG结合蛋白2基因（Methy-CpG-binding protein 2，MECP2）为Rett综合征的致病基因。2003年Tao等发现类细胞周期依赖激酶5（cyclin-dependentkinase-like 5，CDKL5）基因突变可导致早发癫痫型Rett综合征。2008年Ariani F等证实*FOXG1*基因（forkhead box protein G1，*FOXG1*）是先天型Rett综合征的致病基因。

*MECP2*为Rett综合征的主要致病基因，呈X连锁显性遗传，但其主要累及女性，以散发性病例为主。约95%典型Rett综合征及50%不典型Rett综合征患者具有*MECP2*基因突变。*MECP2*基因定位于Xq28，其编码的MeCP2蛋白具有调节转录活性、参与RNA的可塑性剪切、调节染色质构象等多种生物学功能，在神经系统发育过程中起重要作用。目前已发现*MECP2*基因突变达800多种，包括错义突变、移码突变、无义突变、剪切位点突变及大片段缺失与重复。*MECP2*突变有明显的区域分布特点，多位于第3、4外显子，常见8个热点突变，p.R106W、p.R133C、p.T158M、p.R168X、p.R255X、p.R270X、p.R294X和p.R306C，约占所有突变的70%；C-末端缺失占10%，复杂基因重排占6%。

Rett综合征基因型和表型存在一定的相关性，如R133C、R294X和C-末端缺失在轻型患者中多见，R270X、R255X和R168X多见于表型严重患者。此外，X染色体失活（X chromosome inactivation，XCI）对Rett综合征的临床表型也有一定的影响，其他表观遗传机制，如磷酸化、乙酰化修饰和泛素化及环境因素等，均可能参与Rett综合征的发病机制，导致携带相同突变的患者具有不同临床表现。

*CDKL5*是早发癫痫型Rett综合征的主要致病基因，定位于Xp22，编码丝氨酸/苏氨酸激酶，具有磷酸化作用。免疫共沉淀等实验显示MeCP2和丝氨酸/苏氨酸激酶可相互作用，*CDKL5*与*MECP2*在神经发育和突触发生过程中的表达谱有重叠，丝氨酸/苏氨酸激酶可介导MeCP2的磷酸化。*CDKL5*基因突变除可致早发癫痫型Rett综合征外，还可导致早发癫痫脑病、X连锁婴儿痉挛症、孤独症谱系障碍及Angelman样综合征等，统称为*CDKL5*相关疾病。此组疾病呈X连锁显性遗传，以散发性病例为主。*CDKL5*突变可解释8%~28%的早发癫痫型Rett综合征，目前已发现的*CDKL5*基因突变以女性新发突变为主，男性少见。与女性患者相比，男性患者的表型更重，表现为严重的智力与运动发育落后，大部分患者无语言功能，不能独坐、独走；而女性患者则多伴有手的刻板动作及孤独症行为等Rett综合征特有的神经系统症状。

*FOXG1*是先天型Rett综合征的致病基因之一，位于14q12，仅有1个外显子。FOXG1蛋白是一种含有叉头DNA结合域（forkhead DNA-bindingdomain，FHD）的DNA结合转录因子，在大脑和睾丸中表达，具有促进端脑发育过程中细胞增殖的作用，是少突胶质细胞前体细胞增殖和分化的调节因子之一。*FOXG1*相关疾病的临床表型谱广泛，无性别差异，包括典型Rett综合征、先天型Rett综合征、类Rett综合征及颅缝早闭，主要的临床表现为婴儿期出现严重的智力、运动、语言发育落后，刻板动作及癫痫发作，大多数患者不能获得语言及行走能力，生活不能自理。头颅MRI可有额叶、胼胝体发育不良。

目前已报道数例男性Rett综合征和2例女性患者*MECP2*基因嵌合突变，提示嵌合突变为Rett综合征的致病机制之一。研究发现具有相同突变的男性与女性患者临床表型差异较大，女性患者多表现为Rett综合征，男性患者多表现为严重脑病，甚至早期死亡，手部刻板动作不显著。当男性患者为嵌合突变时，可具有与女性杂合突变患者相似的表型，即呈典型或不典型Rett综合征。

**【病理】**Rett综合征患者的尸检及Rett综合征

动物模型的脑组织病理研究显示，*MECP2* 表达缺陷并不会导致神经细胞死亡、轴突变性及其他不可逆的改变；仅表现为大脑皮层厚度减小，脑组织容积小，但神经元的数目相对保留，神经元密集度增加；神经元树突分支减少，树突棘发育不良，树突、轴突之间的联系减少。*MECP2*-KO 小鼠模型显示，神经前体细胞的发育在细胞形态、增殖及分化方面无差异，但在细胞成熟之后差异逐渐显现，额叶、颞叶和尾状核的体积明显减小，黑质、基底节、小脑、脊髓及脑内特定区域如运动皮质区树状突起分支明显减少。

**【临床表现】**根据患者临床表现的不同可分为典型 Rett 综合征和不典型 Rett 综合征。

1. **典型 Rett 综合征** 典型 Rett 综合征表现为出生后 6 个月内生长发育基本正常，6~18 个月起病，出现发育停滞或倒退，丧失已获得的技能，如手功能及语言等；出现手部刻板动作，包括搓手、绞手、拍手、吃手及揪头发或衣物等；运动能力逐渐下降，甚至丧失已获得的独立行走的能力；存在严重的智力障碍，进食及大小便不能自理；多伴有孤独症行为及痛觉减低。此外，可有呼吸节律异常、睡眠障碍、手脚冰凉、便秘及癫痫发作等，疾病后期可出现骨骼改变，如指关节畸形及脊柱侧弯。

癫痫是 Rett 综合征常见的表现之一，约 60%~95% 的 Rett 综合征患者伴有癫痫发作，癫痫发病的高峰年龄约为 4 岁，20%~30% 的患儿癫痫发作难以控制，但通常随年龄的增长发作逐渐减少或消失。其 EEG 的改变与患儿所处的分期有一定的关系，Ⅰ期可以正常；Ⅱ期背景慢化，睡眠纺锤、顶尖波逐渐消失，可见中央 - 顶区局灶性棘波、尖波；Ⅲ期背景进一步慢化为 δ 波，见全导棘慢波；Ⅳ期 EEG 改善，有痫样放电减少和频发的额 - 中央区的 θ 活动。Ⅲ期痫样放电达 97%，Ⅳ期痫样放电为 60%。

2. **不典型 Rett 综合征** 不典型 Rett 综合征主要包括语言保留型（preserved speech variant；zappella variant）、早发癫痫型（early seizure variant；hanefeld variant）和先天型（congenital variant；rolando variant）三种类型。

(1) 语言保留型 Rett 综合征：本型 Rett 综合征症状较轻，常于 1~3 岁出现发育倒退，有较长的稳定期。手功能倒退程度较轻，可有一定程度的保留；语言倒退后可再次获得，平均恢复年龄在 5 岁，可恢复单个词或短语的语言表达能力；智力障碍程度轻（IQ 可达 50）；癫痫、脊柱侧弯等少见。此型多见于 *MECP2* 基因 p.R133C 突变或 C- 末端缺失患者。

(2) 早发癫痫型 Rett 综合征：患者多在生后 5 个月内出现癫痫发作，常于倒退期前出现；为难治性癫痫，发作类型多样，包括痉挛发作、局灶性发作、肌阵挛发作等；智能及运动发育严重落后；可伴有手的刻板动作。*CDKL5* 为早发癫痫型 Rett 综合征的主要致病基因。

(3) 先天型 Rett 综合征：此型患者生后即表现为全面发育落后，生后 4 个月内出现严重小头；生后 5 个月内出现倒退，最终患者呈严重智力运动迟滞，不能行走；缺乏典型 Rett 综合征的眼睛凝视；具有典型的 Rett 综合征的自主神经功能异常的表现，如手脚小且凉、周围血管运动异常、睡眠障碍、清醒时呼吸节律异常等；可出现特征性的异常运动，如手部刻板动作、肢体快速抖动。*FOXG1* 为先天型 Rett 综合征的致病基因之一。

**【分期】**大部分 Rett 综合征患者的临床表现有一定的阶段性，并与年龄相关。根据年龄与临床表现将其分为四期。

Ⅰ期，早期停滞期（Early-onset stagnation）：多见于生后 6~18 个月之间，可持续数月。出现获得性小头，孤独症样表现。患儿可获得独坐能力，但之后爬行、独走等运动发育迟滞，肌张力低下。语言发育较差，但可有无意识儿语或咿呀学语。

Ⅱ期，快速发育倒退期（rapid developmental regression）：多见于 1~4 岁之间，出现手功能及语言的快速倒退，智力障碍；明显的孤独症表现，对人及物无兴趣或淡漠，可保留眼对眼的交流，其他交流及运动技能减弱或倒退；可伴有情绪障碍，出现高声哭喊及情感淡漠等表现。头围增长缓慢为其显著特征，但部分患者头围可正常。

Ⅲ期，假性稳定期（pseudostationary period）：多见于 4~7 岁，于倒退期之后，眼神交流可恢复，患儿可通过眼神表达简单需求；手技能丧失严重，手刻板动作十分显著，是 Rett 综合征的典型标志之一；多出现癫痫发作，需药物治疗；可出现呼吸节律异常、睡眠障碍、脊柱侧弯、手脚冰凉等表现。表型较轻的患者可保留部分语言及手技能。倒退速度开始减缓，患儿仍有机会学习并获得新技能。该时期可持续数十年。

Ⅳ期，晚期运动恶化期（late motor deterioration）：始于患儿丧失行走能力，或可从第二阶段直接进入第四阶段。出现严重神经损害、肌肉萎缩显著，肢体末端变形，脚凉且青紫。患者最终因缺乏运动而导致肢体僵硬，需轮椅协助活动或完全卧床状态。

**【诊断与鉴别诊断】**Rett 综合征的诊断主要依靠临床表现，1985 年首次规范了 Rett 综合征的诊断标准，但最初的标准只适用于典型 Rett 综合征的诊断，1994 年不典型 Rett 综合征的诊断标准也被公示，2001 年对 Rett 综合征的诊断标准进行了修订，最新一次修订为 2010 年（表 22-8）。

2010 年 Rett 综合征诊断标准中还指出：3 岁以下患儿检出 *MECP2* 突变，而没有技能丧失及发育倒退，但有其他 Rett 综合征临床表现者，诊断为“可疑 Rett 综合征”，这些患儿应每隔 6~12 个月随访一次，如有倒退表现，应确诊为 Rett 综合征，若 5 岁仍未出现任何倒退现象，应取消 Rett 综合征的诊断。若患儿 5 岁内有倒退，且符合 2 条主要标准，但不满足 5/11 条支持标准，应诊断为“可疑不典型 Rett 综合征”。

部分患者不能满足 Rett 综合征的所有诊断标准，其部分临床表现与 Rett 综合征相重叠，未发现明确的致病原因，诊断为类 Rett 综合征（Rett-like syndrome）。

Rett 综合征在不同时期，临床差别很大，易于误诊。需要和有孤独症表现的疾病，发育倒退伴癫痫的疾病，以及有小脑症状的疾病相鉴别，如孤独症、结节性硬化、蜡样质脂褐质沉积症、Angelman 综合征、脊髓小脑变性、脑性瘫痪等。临床上常常见到误诊为孤独症或脑性瘫痪的病例，特别是孤独症，因处于 Rett 综合征Ⅱ期的患儿常常有孤独症样表现。孤独症为精神行为异常性疾病，男孩发病较多，男女之比约为 4∶1。两者鉴别见表 22-9。其他几种疾病都有独特的发病过程及临床特点，仔细询问病史、查体、结合化验检查结果，可以作出鉴别。

**【治疗与护理】**Rett 综合征至今无特异性的治疗手段，目前主要靠对症处理及康复治疗。

Rett 综合征患者在病程的第Ⅱ、Ⅲ期惊厥发作较常见，表现形式多样，抗癫痫药物治疗，可使大部分患者的癫痫得到控制。

便秘是 Rett 综合征患者最常见的胃肠道问题，见于 85% 左右的患儿。对于便秘应当预防与治疗并重，可以采取以下措施：①每天进食绿色蔬菜和水果；②进食高纤维食品，如面包和谷类，加工过的燕

表 22-8　2010 年 Rett 综合征的诊断标准

| 类型 | 标准 |
|---|---|
| 典型 Rett 综合征诊断标准 | 1. 倒退期过后病情平稳，或者有一定程度恢复<br>2. 符合所有主要标准及排除标准<br>3. 不需要满足支持标准 |
| 不典型 Rett 综合征诊断标准 | 1. 倒退期过后病情平稳，或者有一定程度恢复<br>2. 至少满足 2~4 条主要标准<br>3. 满足 5 条支持标准 |
| 主要标准 | 1. 部分或全部丧失已获得的手功能<br>2. 部分或全部丧失已获得的语言<br>3. 步态异常或运动功能受损<br>4. 手部刻板动作，如绞手、拍手、洗手、搓手、咬手等 |
| 典型 Rett 综合征的排除标准 | 1. 产前或生后继发性脑损伤，神经代谢性疾病，导致神经系统障碍的严重感染<br>2. 生后 6 个月以内出现精神运动发育异常 |
| 不典型 Rett 综合征的支持标准 | 1. 清醒时呼吸异常<br>2. 清醒期磨牙<br>3. 睡眠障碍<br>4. 肌张力异常<br>5. 外周血管舒缩异常<br>6. 脊柱侧弯 / 脊柱后凸<br>7. 发育迟滞<br>8. 手脚小且凉<br>9. 突发尖叫或大笑<br>10. 痛觉反应迟钝<br>11. 强烈的眼神注视 |

表 22-9 Rett 综合征与孤独症的鉴别

| Rett 综合征 | 孤独症 |
|---|---|
| 6~18 个月发育正常 | 可在婴儿早期起病 |
| 进行性丧失语言和手的功能 | 保留已获得的技能 |
| 全面性严重智能低下 | 智力不均衡、形象 - 空间感知及操作能力优于语言 |
| 生长迟缓、头围增长缓慢 | 体格发育大致正常 |
| 永久性手的失用、刻板动作 | 刻板动作复杂多样 |
| 进行性行走困难、步态不稳、躯体失用及共济失调 | 10 岁内步态及大体运动无异常 |
| 大部分患儿有语言丧失 | 部分患儿有语言丧失，如果存在，常有独特的语言表达方式，明显缺少动词 |
| 眼对眼的交流存在，有时还很强烈 | 避免与他人进行眼对眼的交流 |
| 对物品的使用缺乏兴趣 | 刻板的仪式性动作，物品的使用常较熟练，但方式奇特，有感觉上的自我刺激 |
| 至少 70% 在儿童早期有癫痫 | 在青春后期及成人癫痫占 25% |
| 咬牙，过度通气、屏气、吞咽空气 | 咬牙、过度通气、屏气不常见 |
| 舞蹈样动作，可能存在肌张力低下 | 无舞蹈样动作和肌张力低下 |

麦片，生的水果、蔬菜，坚果等；③增加液体食物如牛奶、果汁、汤或白开水等的摄入；④训练患者定时排便的习惯；⑤腹部按摩可以缓解便秘；⑥泻药有一定疗效；⑦灌肠对清除肠道内的粪便有好处，但不建议常规使用。

睡眠障碍在 Rett 综合征患儿中很常见，并且反复出现，有的可能持续至中年或更晚。为改善患儿的睡眠可采取以下方法：①按时睡眠；②睡觉前不进行剧烈的活动；③患儿晚间醒来时，尽量减少对她的干预；④药物：褪黑素对改善患儿的睡眠有很好的疗效，其他药物还包括盐酸阿米替林、水合氯醛等。

Rett 综合征女孩的月经虽然可能要晚些，但到了一定年龄，会出现月经，国外的建议是应用避孕药来调节月经周期，使周期维持在 2~3 个月一次。有月经后应注意患儿的经期卫生。

康复治疗对患儿很重要，通过理疗，增加运动能力，减少肌肉、关节的变形、挛缩，协调平衡。部分患者经过理疗，重新获得行走能力。听音乐、与患儿玩耍，可以增加患儿的注意力及交往能力。已有脊柱侧弯者，除物理矫正外，手术治疗可使躯体重新获得平衡，阻止脊柱的继续变形。

**【预后】**研究显示 71% 的 Rett 综合征患者可生存至 25 岁，60% 可生存至 30 岁，50% 可生存至 50 岁。死亡的主要原因包括癫痫猝死、意外事件、严重肺部感染及心律失常（心动过速或过缓）。

**关键点**

1. Rett 综合征女性多见，散发病例为主。
2. 生后 6 个月内发育基本正常，之后出现精神运动的倒退，丧失已获得的技能（语言、手功能等）。
3. 手部刻板动作为其最具特征的表现。
4. 为女性重度智力低下的首要病因之一。
5. 主要致病基因为 *MECP2*，另外，*CDKL5* 突变可致早发癫痫型 Rett 综合征，*FOXG1* 突变可致先天型 Rett 综合征。
6. 尚无特异性治疗手段。

（包新华）

## 第十节 Angelman 综合征

Angelman 综合征（Angelman syndrome，AS，OMIM# 105830）与 Prader-Willi 综合征（Prader-Willi syndrome，PWS）相同是一个与基因组印记相关的神经发育性遗传病。男女均可受累，发病率约为 1/12 000~1/20 000。主要表现为严重的发育迟滞或智力障碍、严重的语言缺陷、惊厥、共济失调的步态或肢体颤抖和高兴行为，如自发大笑、微笑和兴奋。AS 有存活至老年的报道，预期寿命没有流行病资料，但终身需要被照顾。

**【病因与发病机制】** AS 与 PWS 互为等位基因病，定位于 15 号染色体长臂的近着丝粒端 1 区 1 带 2 亚带到 1 区三带之间(15q11.2-q13)。主要遗传学病因是扰乱了母源表达和父源印记的 *UBE3A* 基因，*UBE3A* 编码 E3 泛素连接酶。遗传病理类型包括：①母源染色体 15q11-q13 缺失，约占 65%~75%；②父源性同源染色体 15q11-q13 区段单亲二体(paternal uniparental disomy，UPD)，约占 3%~7%，父源 UPD 导致该区段母源性等位基因片段缺失；③印记中心微缺失或突变，约占 1%~3%；④*UBE3A* 突变约 11%；⑤其他：极少数(小于 1%)累及 15 号染色体结构的易位或倒位等。仍有 10%~15% 遗传原因不明。

**【临床表现】** 出生时一般正常，6 个月左右发现发育迟缓，有些小婴儿期有吸吮困难。1 岁以后典型的临床特征逐渐出现，严重发育迟缓或智力障碍，自发地发笑，无语言，1~3 岁出现惊厥发作，肢体共济失调，头小且扁，有特殊面容：眼脉络膜及虹膜色素浅，眼窝深陷，上颌发育不良，大嘴，吐舌，牙间隙宽，凸颌。腕肘屈曲异常，肌张力低，偶见腱反射增强。其他有脊柱侧凸、斜视等。生活不能自理。父源 UPD 较母源缺失患儿临床表现相对轻。以下是国际广泛应用的临床诊断共识，分三类：

1. **典型表现** ①出生前和出生史正常，头围正常，无明显出生缺陷；②代谢、血液系统和生化指标等无异常；③脑部 MRI 或 CT 结构正常，可有轻度的脑发育不良或髓鞘形成障碍；④保留的技能发育里程碑落后；⑤6~12 个月发现发育落后，最终严重落后；⑥语言严重损害，不能或仅说少量词语；⑦运动平衡障碍，步态不稳或肢体运动性震颤；⑧特殊行为：频繁无原因大笑、微笑和兴奋，拍手，舞动身体等。

2. **80% 患儿出现的表现** ①头围增长缓慢，2 岁明显小头；②3 岁前出现惊厥；③EEG：特征性的高波幅慢波。

3. **少于 80% 的患儿出现的表现** ①枕部扁平；②枕沟；③吐舌；④舌运动、吸吮和吞咽障碍；⑤婴儿期喂养困难和肌张力低下；⑥凸颌；⑦大嘴，牙间隙宽；⑧流延；⑨过多的咀嚼和口部动作；⑩斜视；⑪皮肤色素浅，头发和虹膜色浅(见于缺失型)；⑫下肢深反射活跃；⑬ 举上肢曲肘，特别在行走时；⑭ 身体前倾、宽基底步态或踝关节外翻；⑮热敏感；⑯醒觉周期异常，睡眠少；⑰喜欢水或揉纸或塑料；⑱与食物有关的异常行为；⑲肥胖(年长儿，非缺失型)；⑳脊柱侧弯；㉑便秘。

**【辅助检查】**

1. **EEG 检查** 高波幅 δ 波，间断性棘慢波发放。

2. **颅脑 MRI 检查** 部分患儿显示轻度脑萎缩或轻度髓鞘发育不良。

3. **遗传学检测**

(1) 染色体核型分析：排除累及 15 号染色体长臂近着丝粒端的染色体结构异常，如罗氏易位，与其他染色体之间的相互易位和倒位等。

(2) FISH：荧光标记的特异性探针检测 15q11.2-q13，仅检出片段的缺失型。

(3) MS-MLPA 方法：检测是否存在缺失，父源、母源 UPD 和印记中心甲基化异常。

(4) DNA 甲基化分析：Southern 杂交或甲基化特异性 PCR 检测缺失，父源或母源 UPD 和印记中心甲基化异常。

(5) CMA-SNParray：检测是否存在缺失和缺失的位置及大小；单亲同二体(uniparental isodisomies，UPID；减数分裂Ⅱ姐妹染色体不分离)。

(6) *UBE3A* 基因分析：选择 Sanger 测序可以检出点突变和小缺失和插入；如果未检出可以选择 *UBE3A* 专用 MLPA 检测是否存在外显子缺失或重复。也可选择 NGS 的多基因 panel、全外显子或全基因组测序。

经过以上遗传学检测分析，目前仍有大约 11% 的临床诊断 AS 患儿不能检出 AS 相关的致病性变异。存在以下可能性：①AS 临床表现与其他疾病相互重叠，临床诊断不正确，见鉴别诊断；②突变位于 *UBE3A* 的调控区而无法检出；③存在其他未明的机制。AS 常用基因检测方法和检出率，见表 22-10。

表 22-10 AS 常用基因检测方法和检出率

| 方法 | 检测的遗传机制 | AS 检出率 |
|---|---|---|
| DNA 甲基化分析 | 缺失，UPD，ID | ~80% |
| MS-MLPA | 缺失，UPD，ID | ~80% |
| FISH | 缺失 | 65% |
| SNP array | 缺失，UPID | 80%~90% |
| *UBE3A* 基因分析 | *UBE3A* 突变 | 11% |
| IC 序列分析(DNA 测序) | ID/IC 缺失 | ~3% |

**【诊断和鉴别诊断】** 根据 AS 典型的临床表现：发育或智力迟滞、语言障碍、癫痫、小头、自发性大

笑、共济失调步态和典型的扑翼样动作结合遗传学检测检出明确的致病变异才能确定诊断。在 AS 患儿就诊的不同时期临床表现不同，需要与不同疾病相鉴别。婴儿期因为非特异性的精神运动发育迟缓和惊厥发作，常被诊断“脑瘫、脑病或线粒体脑病等”，典型的扑翼样动作和肢体运动性震颤有助于 AS 的诊断。另外，有些遗传病与 AS 有相似表现但又各有其他特点也需要做鉴别。对一些非常罕见的遗传病的明确诊断需要结合基因组测序分析的结果。

1. **PWS 小婴儿期表现** 喂养困难、肌张力低下和发育迟缓不易与 PWS 相区别，需要依靠以上的遗传学方法鉴别诊断。

2. **Mowat-Wilson 综合征（Mowat-Wilson syndrome）** 临床表现快乐行为，惊厥，小头，异常面容，下颌突出，语言差，便秘合并巨结肠，先心病和胼胝体发育不良等。由定位于染色体 2q22.3 位点的 *ZEB2* 点突变或缺失引起的常染色体显性遗传病。

3. **Pitt-Hopkins 综合征（Pitt-Hopkins syndrome，PTHS）** 临床表现为小头、惊厥、共济失调和快乐行为的特点，需要与 AS 鉴别。其他表现有智力障碍、大嘴、特殊面容、呼吸暂停和过度换气等。PTHS 由定位于染色体 18q21.2 位点的 *TCF4* 突变或缺失引起，多数为新生性突变。

4. **Christianson 综合征（Christianson syndrome）** 患儿性情快乐，严重的认知障碍，共济失调、小头，眼运动失调和惊厥。EEG 有不同特点：10~14Hz 快频率背景波。致病基因为定位于染色体 Xq26.3 的 *SLC9A6*，目前检出多为点突变。

5. **Rett 综合征** 女性婴幼儿，严重智力障碍，小头，惊厥，语言缺失，无快乐行为，有神经发育的倒退过程，手刻板动作和失用。从未就诊的年龄较大的 Rett 患儿表现与 AS 相似，需要详细问病史。致病基因为定位于染色体 Xq28 的 *MECP2*。

6. **染色体 2q23.1 微缺失** 包含 *MBD5* 基因的微缺失引起严重语言障碍，惊厥、行为问题和小头表现与 AS 相似表现。CMA 可以检出。

7. ***MECP2* 重复综合征** 染色体 Xq28 约 500kb 包含 *MECP2* 的片段重复，男性患病，女性多为携带者，年龄小的患儿缺乏特异性的表现，严重智力障碍伴孤独症样表现，惊厥，无语言，共济失调步态伴痉挛性截瘫。CMA 可以检出。

8. **腺苷酸琥珀酸裂解酶缺陷症（adenylosuccinate lyase deficiency，ADSLD）** 患儿表现精神运动倒退，孤独症样表现，肌张力低，惊厥；有文献描述患儿表现为爱笑、快乐、多动等，与 AS 相似表现。ADSLD 由定位与 22q13.1 的 *ADSL* 纯合或复合杂合突变所致，为常染色体隐性遗传病。

9. **亚甲基四氢叶酸还原酶缺乏症** MTHFR 缺乏引起蛋氨酸减低和同型半胱氨酸增高，是一种罕见的代谢病。男性患儿表现为快乐行为、无语言、共济失调步态和枕骨偏平，与 AS 相似。该病由定位于染色体 1p36.22 的 *MTHFR* 纯合或复合杂合突变所致，为常染色体隐性遗传病。

10. **WAC- 相关智力障碍（WAC-related intellectual disability）** 由 *WAC* 基因杂合性致病性变异所致，*WAC* 是一个转录调节基因。临床表现缺乏特异性，新生儿肌张力低下，喂养困难，语言落后，睡眠障碍，惊厥和颅面改变，与 AS 重叠。通过基因全外显子测序检出突变，但一般智力障碍相对轻，有语言，但表达差。

11. **15q11.2-q13 母源重复引起 15q 重复综合征** 表现与 AS 和 PWS 不同，没有面部畸形，表现轻到中度的学习障碍和孤独症谱系疾病样的行为问题。SNP array 可检出。

**【治疗和预后】**目前缺乏特异性病因治疗方法。主要为对症和康复训练。婴儿期喂养困难的患儿要选择适当的方法进食来增进营养；通过康复训练的方法促进大运动的和精细运动的发展；通过不同方法帮助患儿理解语言增进交流；有孤独症样表现的患儿积极干预；对常见的睡眠障碍患儿可以用药物和行为相结合；出现惊厥反复发作患儿抗癫痫治疗，常用丙戊酸、氯硝西泮和拉莫三嗪等，但药物比较难控制，特别在儿童期；年长患儿肥胖者要控制饮食防治血糖增高。

AS 未来“治愈”的方法依靠基因治疗，如寻找激活父源表达的 *UBE3A* 的方法等，目前已有大量的研究。

对已经确诊的 AS 患儿需要建议家长进行遗传咨询。AS 遗传机制不同，父母再生育面临的风险不同。缺失型和 UPD 再发风险小于 1%。IC 缺失突变和 *UBE3A* 突变型再发风险 50%。父源 15 号染色体罗氏易位型如果进入孕中期可达 100%，其他染色体结构异常最高 50%，不同染色体核型需要具体分析。病因不明确再发风险无法判断。明确病因的 AS 患儿母亲再生育时原则上均应该进行产前诊断。IC 缺失突变和 *UBE3A* 突变型因为再发风险高，母亲计划再生育时 PGD 也可以作为一种选择。

**关键点**

1. 散发性，男女均可发病。
2. 临床表现为严重发育迟滞或智力障碍、严重的语言缺陷、惊厥、共济失调步态或肢体颤抖和高兴行为。
3. 遗传学诊断15号染色体长臂近着丝粒端1区1带2亚带到1区三带之间(15q11.2-q13)母源性缺失、父源性单亲二体和母源性*UBE3A*基因突变。
4. 缺乏特异性病因治疗，对症和康复训练。

（潘虹）

## 第十一节　Prader-Willi综合征

Prader-Willi综合征(Prader-Willi syndrome，PWS，OMIM #176270)是一个与基因组印记相关的非孟德尔遗传病，主要表现肌张力低下、智力障碍、性腺发育障碍和肥胖。男女均可受累，发病率约为1/10 000~1/30 000。随患儿年龄的增长临床表现不同，儿童期死亡的主要原因是呼吸道和其他热性疾病，成年期主要是肥胖引起的心血管疾病和2型糖尿病、胃疾病或睡眠呼吸暂停威胁生命。

**【病因与发病机制】** PWS定位于15号染色体长臂的近着丝粒端1区1带2亚带到1区三带之间(15q11.2-q13)，约5~7Mb基因组区。15q11.2-q13区段内最小约2.5Mb为印记基因区，基因表达受双亲亲缘性影响，正常个体需要双亲均表达，位于片段内的二个印记中心分别调控遗传自父亲和母亲不同基因的表达。PWS由父源印记功能缺陷所致。主要遗传病理类型包括：①父源染色体15q11-q13缺失，约占70%，缺失大小从BP1至BP3或BP2至BP3，少数缺失片段更大，远端断点在BP3的下游；②母源同源染色体15q11-q13区段单亲二体(maternaluniparental disomy，UPD)，约占25%，母源UPD导致该区段父源等位基因片段缺失；③印记中心微缺失或点突变，约占1%~3%；④其他：极少数(小于1%)累及15号染色体结构的易位或倒位等。

PWS是连续基因综合征(contiguous gene)，多个基因功能受累使表型复杂。

**【临床表现】** PWS患儿在发育的不同时期，临床表现不同。

在患儿出生前，曾经有过生育史的母亲能感到胎儿活动延迟和胎动少；出生体重低。

新生儿期表现严重的肌张力低下，甚至引起新生儿窒息；反射减弱；哭声弱，少动，嗜睡，吸吮差导致喂养困难，常常需要使用鼻饲等特殊方式喂养。6个月后喂养困难逐步改善，至2岁体重适量增加。运动发育落后，婴幼儿期里程碑落后正常儿童一倍的年龄，如12个月独坐、24个月独走等。大运动和精细动作协调功能差。语言落后。轻度智力障碍多见，IQ 60~70，20%达到中度落后。有特殊面容：头的双额径窄，额发上扫，杏仁眼，斜视，薄上唇，口角下斜。身材矮小，手足小。性腺发育不全，二性均有生殖器官发育不良：男孩阴茎短小、阴囊小、皱褶和色素少，80%~90%有单侧或双侧隐睾；女孩生殖器官发育不良容易被忽视，但一般出生后就存在大小阴唇和阴蒂小，青春期后近一半患儿有月经，初潮年龄多在15岁。幼儿期后因食欲增强，肌张力改善和喜食逐渐出现肥胖。性格有时固执或狂热。嗜睡。内分泌系统受累表现：性腺功能减退，促性腺激素分泌不足。糖耐量降低，可发展成糖尿病。肌张力随年龄增长有所改善。表22-11示国际通行的临床诊断标准，包括6条主要标准、11条次要标准和8条支持标准。

**【辅助检查】**

1. **内分泌系统的相关检测**　在患儿发育不同阶段检测生长激素，甲状腺素和性激素和血糖等。

2. **遗传学检测**　PWS常用基因检测方法和检出率，见表22-12。

(1) 染色体核型分析：排除累及15号染色体长臂近着丝粒端的染色体结构异常。

(2) FISH荧光标记的特异性探针检测：15q11.2-q13区，仅检出片段缺失。

(3) MS-MLPA检测：是否存在缺失，父源或母源UPD和印记中心甲基化异常。

(4) DNA甲基化分析：Southern杂交或甲基化特异性PCR检测缺失，父源或母源UPD和印记中心甲基化异常。

(5) CMA-SNParray检测：是否存在缺失和缺失的位置及大小；单亲同二体(uniparental isodisomies，UPID；减数分裂Ⅱ姐妹染色体不分离)。

(6) DNA测序：印记中心测序，鉴别表观遗传(epimutations)或IC突变。

(7) NGS：目前不是PWS的主要检测方法，但随着NGS成本减低和测序能力及CNVs分析方法的改进，必将更多用于临床检测，可以检出缺失或ID缺失。

**【诊断鉴别诊断】** 临床诊断根据临床特征，参照

表 22-11 Prader-Willi 综合征国际通用临床诊断标准

| 标准分类 | 内容 |
| --- | --- |
| 主要标准(1 分 / 项) | 1. 新生儿或婴儿期肌张力低下,吸吮力差<br>2. 婴儿期喂养困难<br>3. 1~6 岁快速体重增加,向心性肥胖,喜食<br>4. 特殊面容:头颅长,窄脸,窄前额,杏仁眼,嘴小而凸起,上唇薄和口角下斜(至少三种)<br>5. 性腺发育不良<br>儿童期:男孩阴茎短、阴囊小、隐睾;女孩大小阴唇和阴蒂小<br>青春期:男性小生殖器、胡须体毛少;女性:原发闭经或月经稀少<br>6. 发育迟缓 / 智力障碍 |
| 次要指标(0.5 分 / 项) | 1. 胎动减少,婴儿期哭声弱、嗜睡和少动<br>2. 行为问题:易怒、强迫行为,情感爆发(亢奋)<br>3. 睡眠障碍或睡眠呼吸暂停<br>4. 15 岁仍身材矮小<br>5. 色素沉着少<br>6. 小手(<25%)小足(<10%)<br>7. 窄手<br>8. 内斜视 / 近视<br>9. 唾液黏稠<br>10. 发音障碍<br>11. 自我皮肤损伤(抠、抓和挠) |
| 支持指标(不计分) | 1. 痛阈高<br>2. 呕吐反射弱<br>3. 体温调节异常<br>4. 脊柱侧凸 / 后凸<br>5. 阴毛过早发育<br>6. 骨质疏松<br>7. 有特殊拼图才能<br>8. 神经肌肉体查正常 |

表 22-12 Prader-Willi 综合征常用基因检测方法和检出率

| 方法 | 检测的遗传机制 | PWS 检出率 |
| --- | --- | --- |
| DNA 甲基化分析 | 缺失,UPD,ID | >99% |
| MS-MLPA | 缺失,UPD ,ID | >99% |
| FISH | 缺失 | 65%~75% |
| SNP array | 缺失和一部分 UPD | 80%~90% |
| DNA 测序 | ID/IC 缺失 | <1% |
| DNA polymorphisms 分析 | UPD and ID | 20%~30% |

诊断标准,对于年龄小于 3 岁的婴幼儿评分 5 分以上,主要诊断标准 4 分即可诊断。年龄大于 3 岁评分 8 分以上,主要诊断标准 5 分可以做出临床诊断。但应与下面几类疾病相鉴别:

1. **颅咽管肿瘤压迫和破坏** 下丘脑引起与 PWS 相似表现,特别在年龄较小的患儿不易诊断,病史不确定时行遗传学检测可协助诊断。

2. **婴儿期低肌张力** 原因复杂,不同疾病均有各自特点,常见:①新生儿期败血症、缺血缺氧性脑病引起的神经系统异常;②各类较常见的神经肌肉病,如先天性强直性肌营养不良 I 型、脊肌萎缩症、先天性肌营养不良和糖原贮积症 2 型等;③其他遗传综合征，如 AS 和脆性 X 综合征等。使用不同的遗传学检测方法可以帮助明确诊断。

3. **儿童期肥胖、发育落后或智力障碍、伴或不伴性腺发育不良** 需要与以下疾病相鉴别：①心理疾病引起的继发性肥胖。②有类似表现的遗传综合征，如母源 14 号染色体单亲二体，出生体重低，喂养困难，肌张力障碍和性早熟等；Albright 遗传性骨病，表现为短身材，圆脸，由定位于染色体 20q13.32 的 *GNAS* 基因突变引起显性遗传病；Cohen 综合征，表现为婴幼儿期存活困难，早发的肌张力障碍，青少年期向心性肥胖，中重度智力障碍，进行性视网膜脉络膜萎缩等，是染色体 8q22.2 的 *COH1* 基因纯合或复合杂合突变引起的常染色体隐性病；Bardet Biedl 综合征，表现为认知障碍，向心性肥胖，视锥视杆细胞萎缩，轴后性多指，性腺发育不良，肾异常等，目前已鉴定有 19 个基因与其相关；Alstrom 综合征，表现为视锥视杆细胞萎缩致盲，感音性耳聋，肥胖伴高胰岛素，2 型糖尿病等，是染色体 2p13.1 的 *ALMS1* 基因纯合或复合杂合突变引起的常染色体隐性遗传病。③染色体缺失或重复综合征，多表现为婴儿期肌张力低下，发育落后，特殊面容。CMA 是最好的检测手段。常见的如 1p36 缺失、6q16.2 缺失（包含 *SIM1* 基因与肥胖有关）、10q26 缺失、16p11.2 缺失（包含 *SHB2B1* 基因，与瘦素和胰岛素信号有关）、Xq27.2-ter 重复等。

4. **PWS 相关的父源 *MAGEL2* 突变** *MAGEL2* 基因位于 15q11.2，父源印记，突变引起 Schaaf-Yang 综合征（SHFYNG），有家族传递和新生性突变。临床表现为精神运动发育迟缓，智力障碍，肌张力低下，面部畸形，与 PWS 相似的喂养困难。疾病严重程度差异大，有些胎儿甚至因不能运动死于宫内。患者均有关节挛缩。*MAGEL2* 的无义突变更易引起孤独症样表现，但不出现多食和肥胖。

**【治疗和预后】**PWS 没有特异性的治愈方法。根据不同年龄段患儿的临床表现综合对症性治疗。

1. **饮食行为和营养管理** 婴儿期肌张力低，吸吮差常需要鼻饲或特殊奶嘴喂养以保证营养供应。1 岁后应严格控制饮食以减少肥胖发生。对肥胖患儿要监测血糖。

2. **性腺发育不良及青春期发育问题处理** 婴幼儿期隐睾或外生殖器发育不良可选用适量的人绒毛膜促性腺激素保守治疗，无效时也可选择外科手术治疗，但手术风险高于同龄正常儿。青春期性激素替代治疗。

3. **生长激素治疗** 身材矮小者可使用生长激素治疗。此外，生长激素有助于改善患儿发育状况，如促进肌肉组织发育和肌力改善，一般认为可以提早初治时间，开始治疗的时间并无统一，多在婴幼儿早期即开始。

4. **其他** 婴儿期预防由于肺通气不足引发肺部感染。幼儿期进行运动技能和语言训练。注意其他内分泌问题，如甲状腺功能减退的治疗；在患儿处于应激状态时应考虑氢化可的松的替代治疗。

对已经确诊的 PWS 患儿需要建议家长进行遗传咨询。PWS 遗传机制不同，父母再生育面临的再发风险不同。父源缺失和母源 UPD 的 PWS 再发风险小于 1%；印记缺陷型再发风险同常染色体显性遗传为 50%，夫妻染色体结构异常再发风险最高达 50%，需要根据染色体核型具体分析。

**关键点**

1. 散发性，男女均可发病。
2. 出生后严重肌张力低下和喂养困难；随着长大逐步出现特殊面容、不同程度智力障碍、喜食肥胖、身材矮小和性腺发育障碍。
3. 遗传学诊断，15 号染色体长臂近着丝粒端 1 区 1 带 2 亚带到 1 区三带之间（15q11.2-q13）父源性缺失或母源性单亲二体。
4. 缺乏特异性病因治疗，需要多学科综合管理；早期喂养和长期饮食管理可以改善预后。

（潘虹）

## 第十二节 脆性 X 综合征

脆性 X 综合征（fragile X syndrome，FXS）是引起智力发育障碍和孤独症谱系障碍最常见的单基因遗传性疾病，是一种 X 连锁不完全外显性遗传病，因细胞中 X 染色体末端在特殊培养基中经诱变剂作用后可显示如同断裂的脆性部位而得名。患病率约为 1∶4 000~1∶5 000，男性较女性常见。

**【病因与发病机制】**FXS 是 X 连锁不完全显性遗传病，其发病机制是 Xq27.3 的脆性 X 智力低下 1 号基因（fragile X mental retardation 1 gene，FMR1）5′ 端非编码区的 CGG 重复序列异常扩增及 CpG 岛的异常甲基化引起 *FMR1* 基因表达沉默，最终导致翻译产物 FMRP 不同程度量的减少，甚至缺失。根据 CGG 重复序列大小可以将 *FMR1* 基因分为四种类型：全突变（CGG 重复 >200）、前突变（55<CGG 重复 <200）、灰色区突变（45<CGG 重复 <54）及正常范

围（6<CGG 重复 <44）。*FMR1* 基因全突变表现为典型的 FXS，前突变基因临床上主要表现为与脆性 X 相关的震颤 / 共济失调综合征（fragile X-associated tremor ataxia syndrome，FXTAS）和脆性 X 相关的原发性卵巢功能不全（fragile X-associated primary ovarian insufficiency，FXPOI），灰色区域突变临床上一般不受影响，只是传递给下一代时可能会发生扩展而致病。

*FMR1* 基因突变在传递的过程中 CGG 重复序列可能会发生动态突变，动态突变是一种不稳定的突变，可随着传递而累积，当 CGG 重复序列超过某个正常范围时便会引起疾病。而且，性别因素对 *FMR1* 基因动态突变的发生和传递具有重要影响，动态突变只发生在女性传递过程中。男性前突变 *FMR1* 基因携带者在形成精子时不会使前突变进一步转变为全突变；女性前突变携带者在传递过程中 CGG 重复序列的扩展程度也依后代的性别而不同，传至男性后代时具有进一步扩大的趋势，但传至女性后代时则扩展程度较小，且尚可见到 CGG 重复序列发生较大缩减的现象。正常 *FMR1* 基因 CGG 重复序列中每隔 9~11 个 CGG 都会嵌入一个 AGG 三核苷酸序列，形成了（CGG）nAGG（CGG）nAGG（CGG）n 的结构，AGG 的插入增加了 *FMR1* 基因的稳定性，从而可限制 CGG 在传递过程中的扩展。另外，随着研究的深入，还发现存在各种类型的嵌合体如全突变伴部分甲基化、CGG 重复数的嵌合体和全突变不伴异常甲基化等多种类型。

**【临床表现】**

1. ***FMR1* 基因全突变** 临床上，*FMR1* 基因全突变（>200CGG 重复）表现为 FXS，最常见的临床表现是智力发育障碍和发育迟滞。典型的 FXS 的发病机制是 *FMR1* 基因全突变导致基因甲基化和转录沉默，最终其表达产物 FMRP 缺失。FMRP 是一种 mRNA 结合蛋白，调节转录体的剪切、mRNA 的转运和稳定性，以及负性调控 mRNA 翻译、蛋白质合成。一系列涉及突触发育和功能的蛋白质翻译都受到 FMRP 调控，是突触生长和成熟的关键。FMRP 缺乏时，FMRP 调控的突触蛋白表达增加，树突棘形态异常细长，突触成熟减少及可塑性异常。FMRP 的减少或缺失是 FXS 患者树突棘发育异常，最终导致智力障碍的主要机制。同样，研究表明，FMRP 的缺失似乎也是通过抑制与孤独症相关的 mRNA 区域上的核糖体转运，从而阻止蛋白表达，导致孤独症样特征和智力发育障碍。FMRP 的缺乏导致 FXS 患儿的神经递质系统功能障碍，上调 mGluR5 系统及下调 GABA 系统，导致兴奋 / 抑制的失衡。孤独症谱系障碍和 FXS 致病机制的重叠使得针对靶向性治疗 FXS 的策略也可以用来针对孤独症，临床治疗的经验也可以用来作为治疗孤独症和其他认知疾病的策略。

FXS 通常具有特殊的面部特征，如长脸、招风耳、下巴和额头突出以及高腭弓等，大多数男性青春期可出现巨睾丸。另外，结缔组织异常还会导致关节过度伸直和扁平足等。FXS 最明显的特征是智力发育障碍和发育迟缓，且该病的临床表现有明显的性别差异，几乎所有的全突变男性都表现出中至重度的智力障碍，并且随着年龄的增长智商有下降趋势。临床上 FXS 男孩最常见的发育迟缓类型是运动发育迟缓，但是这些症状往往比较轻，一般在早期不易引起重视，男性患儿常常由于语言发育迟缓而就诊。发育迟缓的患儿在早期表现为肌张力低下，随着发育慢慢改善，到学龄期逐步演变为协调性和行为问题。FXS 患儿还会伴发癫痫发作、斜视、睡眠障碍、反复中耳炎、胃食管反流及失眠等问题。此外，FXS 的异常行为症状也比较突出，包括多动、冲动、注意力问题、焦虑、情绪不稳、攻击和自伤行为，还有一些孤独症样的行为特征，如目光回避、自言自语、拍手、咬手、感官刺激反应敏感和持续性的语言发育迟缓等。

由于 FXS 是 X 连锁的疾病，女性两条 X 染色体随机失活，体内可能存在一部分细胞的 X 染色体携带正常 *FMR1* 基因，可以产生一定量的 FMRP，所以女性全突变的临床症状多变。女性全突变的智商变化范围很广，从严重的智力发育障碍到正常范围甚至是拥有超群的智商均可见到。全突变女性认知功能损害的严重程度常与体内正常的 *FMR1* 基因表达产生的 FMRP 数量相关。

2. ***FMR1* 基因前突变** 女性前突变携带率约为 1∶151~1∶209，男性约为 1∶430~1∶468。*FMR1* 基因前突变主要表现为成年期 FXTAS，女性还可以出现 FXPOI，部分患者也可表现为抑郁、焦虑和强迫等精神问题。前突变相关表现产生的机制主要与 *FMR1* 基因的 mRNA 水平升高产生的 RNA 毒性有关，而且 mRNA 水平升高所导致临床表现的严重程度与 CGG 重复序列的长度相关。目前认为 *FMR1* 基因前突变的 RNA 毒性机制与多种 RNA 结合蛋白有关，可能是 miRNA 的生物合成中某些结合蛋白的表达封闭，从而不能形成成熟的 miRNA，阻止其发挥降解 mRNA 的功能，mRNA 水平升高，引起一系列与 RNA 毒性相关的临床表现。另外，部分前突变携带患者，尤其是 >150CGG 重复的前突变，也会出现 FMRP 水平的降低。虽然导致的临床症状较轻，但与 FXS 有部分重叠。其原因可能为前突变携带者的神经元由于 RNA 水平升高导致线粒体功能失调，神经元线粒体数目较少，线粒体氧化磷酸化能力降低。由于神经细胞是高代谢的，对线粒体功能障碍非常敏感，线粒体功能障碍使中枢神经系统组织中出现高水平的氧化应激反应，对树突的形成和突触功能产生强烈的负作用，导致神经元功能下降，丧失生存能力。

FXTAS 是一种慢性进展性神经系统疾病，主要发生于携带有 *FMR1* 基因前突变的大于 50 岁的老年男性。主要临床表现包括意向性震颤和小脑性共济失调，其他还有帕金森综合征、周围神经病变、短期记忆的丧失，以及认知功能的下降等。在分子水平上，FXTAS 患者细胞中 *FMR1* 基因的 mRNA 水平升高，表明 RNA 毒性机制可能直接或间接地导致了 FXTAS 的发生。FXTAS 患者的尸检结果发现，神经元和星形胶质细胞中存在核内包涵体，这是 FXTAS 标志性的病理变化，其中海马内聚集的核内包涵体最多，而普肯野细胞中却没有发现核内包涵体。CGG 重复序列、核内包涵体的数量和较早出现的神经退行性病变之间有很强的正相关关系。FXTAS 的 MRI 表现为小脑中脚（middle cerebellar peduncle，MCP）的白质损伤，广泛的小脑和大脑白质在 $T_2$ 加权像上高密度影，以及脑皮质萎缩。另外，前突变携带者更易患免疫相关疾病，而且与是否伴有 FXTAS 症状相关。

FXPOI 为卵巢功能早衰或不育的主要原因之一。Elizur 等研究发现，前突变携带者的原始卵泡池发育正常，但是在发育过程中卵泡数目迅速减少，结果导致卵泡池中剩余的卵泡数目减少。此外，卵母细胞数与 mRNA 水平有明显的负相关关系，CGG 序列重复数在 80~120 之间卵母细胞数剩余最少。Conca 等在 FXPOI 小鼠模型中研究发现，颗粒细胞和卵母细胞的线粒体结构和功能异常，提示前突变的 RNA 毒性对卵巢本身是有伤害的，卵泡的减少可能是卵巢本身的固有问题。

另外，前突变携带者易出现精神问题，尤其是抑郁和焦虑障碍，最初普遍认为与抚养 FXS 的孩子产生的压力有关，但后续研究发现，尽管抚养一个患 FXS 的孩子会加重精神问题，但根本原因是前突变携带者本身更容易患抑郁和焦虑障碍。

**【辅助检查】**

1. CGG 重复数检测　全突变（CGG 重复 >200），前突变（55<CGG 重复 <200），灰色区突变（45<CGG 重复 <54），正常范围（6<CGG 重复 <44）。

2. 脆性 X 染色体分析。

3. 白细胞中 FMRP 阳性的数量。

**【诊断与鉴别诊断】**FXS 的诊断需结合临床表现、实验室检查、家族史综合判断，确诊需依靠基因检测。

本病需与其他原因引起的智力发育障碍的疾病鉴别，行染色体核型分析有助于排除其他染色体病。

孤独症谱系障碍与 FXS 临床上存在的很大的重叠，需予以鉴别。FXS 和特发性孤独症谱系障碍的表型差异主要包括：FXS 比特发性孤独症谱系障碍的智力障碍率高，而且智力低下程度更严重；FXS 比孤独症谱系障碍运动协调障碍严重；FXS 的表达性语言障碍比接受语言障碍更明显，而孤独症谱系障碍相反；虽然焦虑会影响 FXS 的社交行为，但是 FXS 比孤独症谱系障碍的社交兴趣更高，模仿能力更强；虽然两者共患癫痫的发生率都较高，但是 FXS 发病高峰在儿童早期，孤独症谱系障碍在青春期；FXS 合并孤独症患儿的社会性微笑受损程度较特发性孤独症轻，而复杂性言语举止和兴趣狭窄较特发性孤独症组受损重。

**【治疗与预后】**目前的药物治疗主要集中在以下 5 个方面：①减少 mGluR1/5 过强的信号转导通路或其他与树突翻译相关的受体；②减少由 FMRP 调控的蛋白质的过度活动；③增加 AMPA 受体的激活和表达；④调节 GABA 活性和其他受体 / 蛋白，调节谷氨酸信号通路活性；⑤使用 miRNAs 阻断受 FMRP 调节的基因过度翻译。

临床上还常用兴奋剂、五羟色胺再摄取抑制剂、α- 受体激动剂和抗精神病药物，治疗患儿的多动、焦虑、冲动、易怒或攻击行为，这些药物对 50%~70% 的患者有效。目前还需要更有效的药物来治疗 FXS 患儿的行为问题和认知障碍。

FXS 患儿的行为问题常需要终身的支持治疗，在治疗过程中不仅需要医生的合理用药，更需要家庭和学校的共同努力，对患儿进行行为训练，实施一致的行为改善管理措施。

**关键点**

1. 男性多于女性发病。
2. 特殊的面部特征和认知发育落后常见。
3. CGG 重复数检测为诊断的关键。
4. 综合治疗对改善预后极其重要。

（韩颖）

## 第十三节 Allan-Herndon-Dudley 综合征

Allan-Herndon-Dudley 综合征(Allan-Herndon-Dudley syndrome,AHDS)是由 *SLC16A2* 基因突变导致的X连锁智力低下。临床主要表现为智力运动发育迟滞、肌张力低下及肌肉发育不良,同时伴有特异性甲状腺功能异常,即$FT_3$升高、$FT_4$降低、TSH正常。本病是由 William Allan,Nash Herndon 和 Florence Dudley 于1944年首先描述,国内由北京大学第一医院儿科首先诊断并报道。

**【病因与发病机制】**Allan-Herndon-Dudley 综合征是由 *SLC16A2* 基因突变所致。*SLC16A2* 基因定位于Xq13.2,所编码的单羧酸转运体8(monocarboxylate transporter 8,MCT8)蛋白在脑组织、肝、肾、垂体及甲状腺中广泛表达,是三碘甲状腺原氨酸($T_3$)进入细胞内的特异性转运体。$T_3$进入中枢神经系统时,首先由MCT8转运通过血脑屏障,然后经过MCT8转运进入神经元。*SLC16A2* 基因突变导致MCT8功能异常,使$T_3$无法进入中枢神经系统,而外周甲状腺激素水平增高,产生中枢神经系统甲状腺功能减退而外周甲状腺素功能亢进的症状、体征。患者血清具有特征性的甲状腺激素水平异常,即游离$T_3$($FT_3$)升高、游离四碘甲状腺原氨酸($FT_4$)降低,促甲状腺激素(thyroid stimulating hormone,TSH)可在正常范围内或稍高于正常值。

**【临床表现】**Allan-Herndon-Dudley 综合征的核心症状为运动功能低下及重度认知障碍,100%的患者表现为重度智力低下及发育落后,多数患者不能抬头、翻身,无语言,对外界反应差,具有显著的肌张力不全的表现。此外,甲状腺激素在肝脏、肌肉等器官的转运并不仅仅依靠MCT8,由于血清中$T_3$水平增高,使这些器官处于高甲状腺素环境中,产生相应的甲状腺功能亢进的症状,包括低体重、心动过速、易激惹、睡眠障碍、肌肉发育不良(如消瘦、四肢及躯干肌肉萎缩)。随着年龄的增长,部分患者可出现特殊面容,如脸型瘦长、眼球突出、连眉、下唇厚、上唇帐篷样凸出等。

本病呈X连锁遗传,男性半合子患病,女性杂合突变携带者一般不具有神经系统症状,但25%的携带者可有$T_3$增高。既往研究发现基因型和表型之间存在一定关联。具有F501del、S194F、L568P、L434W突变的患者表型较轻,可保留一定的运动能力及语言。而V235M、S448X、insI189、F229del、L471P、L512P、delF230突变的患者则表现为严重的智力运动落后。

**【辅助检查】**

1. **甲状腺激素检查** 患者具有特征性的甲状腺激素水平异常,$FT_3$增高,$FT_4$降低,TSH可在正常范围内或稍高于正常值。当患儿甲状腺功能检查表现为以上特征时,应高度怀疑本病。

2. **头颅影像学检查** 头颅MRI以髓鞘化延迟为主要表现,一般不伴脑萎缩和其他结构异常。

3. **心电图检查** 部分患儿有窦性心动过速表现。

4. **基因检测** 是诊断该病的金指标,可提取外周血DNA或提取头发毛囊DNA进行 *SLC16A2* 基因突变检测。

**【诊断与鉴别诊断】**诊断有赖于临床表现、甲状腺功能检查及基因突变分析。男性智力低下患儿,当合并肌张力低下与肌张力不全,同时存在特征性甲状腺激素水平异常($T_3$增高、$T_4$降低、TSH正常)时,应高度怀疑本病,进一步行 *SLC16A2* 基因突变分析以确诊。

本病需与甲状腺功能亢进/减退等其他导致甲状腺激素水平紊乱的疾病进行鉴别。

**【治疗与预后】**Allan-Herndon-Dudley 综合征治疗的关键在于补充可以不通过MCT8转运而进入中枢神经系统的甲状腺激素。Triac(3,3′,5-triiodothyroacetic acid)是一种甲状腺激素$T_3$的类似物,可以不通过MCT8进入细胞内,既往主要用于甲状腺素抵抗综合征患者的治疗。有研究发现,*Mct8/Oatp1c1* 敲除小鼠因脑内甲状腺不足,致神经元分化障碍,Triac可以改善 *Mct8/Oatp1c1* 敲除小鼠的神经元分化。因此有学者认为Triac可能会促进Allan-Herndon-Dudley综合征患者的神经发育,同时减轻外周高甲状腺素的毒性作用。目前Triac的有效性及安全性尚未可知,荷兰Erasmus大学的研究者Visser正在进行Triac治疗的二期临床试验,其在Allan-Herndon-Dudley综合征中的治疗前景有待进一步研究。

部分患儿单独口服左旋甲状腺素(L-thyroxine,$LT_4$),或联合丙硫氧嘧啶(propylthiouracil,PTU)治疗,其外周器官的甲状腺素毒性症状可有减轻,但神经系统症状并无明显改善。DITPA(diiodothyropropionic acid)是一种甲状腺素类似物,其进入神经元内并不依赖MCT8,但研究发现口服DITPA治疗的患者并未出现明显进步。

总之,Allan-Herndon-Dudley 综合征目前尚缺乏有效的治疗手段,因而,预防本病的发生极其重要。如患儿母亲为基因突变携带者,再育时可通过对绒

毛或羊水细胞的 *SLC16A2* 基因突变分析，进行产前诊断。

**关键点**

1. Allan-Herndon-Dudley 综合征为 X 连锁遗传，男性发病。
2. 重度智力障碍及运动功能低下是本病的核心症状。
3. 特征性的甲状腺激素水平改变（$FT_3$ 增高，$FT_4$ 降低，TSH 正常）是诊断本病的重要线索。
4. *SLC16A2* 基因突变分析为诊断的关键。
5. 对女性无症状携带者进行产前诊断是预防本病的有效手段。

（包新华）

## 参考文献


1. Thapar A, Cooper M, Rutter M. Neurodevelopmental disorders. Lancet Psychiatry, 2017, 4(4): 339-346
2. Krol A, Feng G. Windows of opportunity: timing in neurodevelopmental disorders. Current opinion in neurobiology, 2018, 48: 59-63
3. Wade M, Prime H, Madigan S. Using Sibling Designs to Understand Neurodevelopmental Disorders: From Genes and Environments to Prevention Programming. BioMed research international, 2015, 2015: 672784
4. Kaplan RM, Saccuzzo DP. Psychological testing. 9th ed. Cengage Learning, Boston, 2018
5. 杨玉凤. 儿童发育行为心理评定量表. 北京：人民卫生出版社，2016
6. Lane C, Milne E, Freeth M. Cognition and Behaviour in Sotos Syndrome: A Systematic Review. PLoS One, 2016, 11: 149189
7. Bachmann-Gagescu R, Dempsey JC, et al. Joubert syndrome: a model for untangling recessive disorders with extreme genetic heterogeneity. J Med Genet, 2015, 52: 514-522
8. Swaiman KF, Wu YW. Cerebral palsy. In: Swaiman KF, Ashwal S, et al. Swaiman's Pediatric Neurology: Principles and practice. 6ed ed. Elsevier, 2017
9. Lord C, Elsabbagh M, Baird G, et al. Autism spectrum disorder. LANCET, 2018, 392(10146): 508-520
10. 郑毅，刘靖. 中国注意缺陷多动障碍防治指南.2版. 北京：中华医学电子音像出版社，2015
11. 中华医学会儿科学分会神经学组. 儿童抽动障碍的诊断与治疗专家共识(2017 实用版). 中华实用儿科临床杂志，2017, 32(15): 1137-1140
12. Oluwabusi OO, Parke S, Ambrosini PJ. Tourette syndrome associated with attention deficit hyperactivity disorder: The impact of tics and psychopharmacological treatment options. World J Clin Pediatr, 2016, 5(1): 128-135
13. Handler SM, Fierson WM. Learning disabilities, dyslexia, and vision. Pediatrics, 2011, 127(3): 818-856
14. 静进. 儿童沟通与学习障碍的应对策略. 中国儿童保健杂志，2012, 20(10): 865-866
15. Leonard H, Cobb S, Downs J. Clinical and biological progress over 50 years in Rett syndrome. Nat Rev Neurol, 2017, 13(1): 37-51
16. 张晓英，赵滢，包新华，等. 中国人群 Rett 综合征的遗传特点与机制研究. 中华医学遗传学杂志，2014, 31(1): 1-5
17. Bird LM. Angelman syndrome: review of clinical and molecular aspects. Appl Clin Genet, 2014, 7: 93-104
18. 中华医学会儿科学分会内分泌遗传代谢组，《中华儿科杂志》编辑委员会. 中国 Prader-Willi 综合征诊治专家共识(2015). 中华儿科杂志，2015, 53(6): 419-424
19. Kidd SA, Lachiewicz A, Barbouth D, et al. Fragile X syndrome: a review of associated medical problems. Pediatrics, 2014, 134(5): 995-1005
20. Kim JH, et al. Clinical and endocrine features of two Allan-Herndon-Dudley syndrome patients with monocarboxylate transporter 8 mutations. Horm Res Pediatr, 2015, 83(4): 288-292

第二十三章

# 神经皮肤综合征

神经皮肤综合征（neurocutaneous syndromes）是一类先天性疾病。一些起源于外胚层的组织和器官出现异常，常表现为神经、皮肤和眼睛的异常，有时也波及中胚层或内胚层发育的器官。由于受累的器官、系统不同，临床表现多种多样。这些疾病多表现为常染色体显性遗传，有较高的不完全的外显率。

1923 年 van der Hoeve 阐明了结节性硬化症视网膜病变的性质，称之为“Phakomata”（希腊语“Phakos”为胎痣、胎斑之意），文献常用“Phakomatoses”（“斑点病”）来称呼神经皮肤综合征。

目前已知此类疾病多达 40 余种，皮肤方面的表现大致可分为 5 种情况：①皮肤有色素增生的斑记，如神经纤维瘤病、表皮痣综合征、黑色素神经皮肤综合征、色素失调症等；②皮肤有色素脱失斑，如结节性硬化症、伊藤色素脱失症；③血管病变，如脑面血管瘤病、Maffucci 综合征、Osler-Weber-Rendu 综合征；④半侧萎缩或半侧肥大，如 Klippel-Trenaunay-Weber 综合征；⑤视网膜受累，如 von Hippel-Lindau 病、Wyburn-Mason 综合征。在诸多的疾病中常见的仅 3 种，即神经纤维瘤病、结节性硬化症及脑面血管瘤病（Sturge-Weber 综合征）。

## 第一节 神经纤维瘤病

神经纤维瘤由三种不同的疾病组成：神经纤维瘤病Ⅰ型、神经纤维瘤病Ⅱ型和神经鞘瘤病。

### 一、神经纤维瘤病Ⅰ型

神经纤维瘤病Ⅰ型（neurofibromatosis type Ⅰ, NF1）是常染色体显性遗传病，主要表现为多发性神经系统（中枢及末梢）肿瘤、皮肤色素斑，还涉及皮肤、骨骼、内分泌、胃肠和血管系统。1882 年，von Recklinghausen 比较全面地描述了本病并命名为神经纤维瘤病。现已明确本病基因定位在 17 号染色体（17q11.2），其异常蛋白产物为神经纤维蛋白，大约 100 个 *NF1* 基因的突变点已经证实，它们位于基因的不同区域。本病患病率为 1 ∶4 000。儿童时期所见的神经纤维瘤病多为Ⅰ型。大约 50% 的Ⅰ型神经纤维瘤病患者是新发突变，新发突变者与其父亲年龄过大有很大关系。

**【病理改变】**主要病理所见为沿着粗大的末梢神经生长的肿瘤，如尺神经及桡神经。常见的肿瘤为神经纤维瘤及神经鞘瘤。中枢神经系统常见的肿瘤在神经纤维瘤病Ⅰ型中为视神经胶质瘤，在Ⅱ型中为听神经瘤及脑膜瘤。本病也可出现在其他肿瘤，如 Wilms 瘤、成神经细胞瘤和嗜铬细胞瘤等。一般说来，中枢神经或末梢神经的神经纤维瘤多为良性，但也可恶性变，转变为神经纤维肉瘤，危险率大约为 5%。神经纤维瘤由多种细胞混合组成，包括施万细胞、成纤维细胞、神经束膜细胞和肥大细胞。在丛状神经纤维瘤中，病理性延伸横跨多个神经束而不是局限发生在一个神经，并且可以延伸穿过较大神经的分支。恶性外周神经鞘瘤表现为施万细胞起源的恶性肿瘤，并且有时在这些肿瘤中存在横纹肌样细胞。大多数肿瘤都来自先前存在的肿瘤，通常是丛状神经纤维瘤。

**【发病机制】**NF1 为常染色体显性遗传病，大约一半的病例是新生突变。*NF1* 基因位于 17q11.2，编码 3 818 个氨基酸的神经纤维瘤蛋白。该蛋白质包含功能性 GTP 酶活化蛋白（GAP）结构域，其调节 RAS- 鸟苷三磷酸转化为 Ras- 鸟苷二磷酸。神经纤维瘤蛋白在神经纤维瘤形成方面起肿瘤抑制基因的作用。转变为恶性肿瘤需要其他的遗传改变。

NF1 表现出广泛的表达变异性和完全外显率。突变广泛分布在整个基因中，包括多种突变方式。大约 50% 的 NF1 病例的发生是由于 *NF1* 基因的新生突变。由于该疾病的高度外显，若患儿的父母无临床症状，再生育患病的风险很低，但需除外罕见的生殖细胞嵌合体。NF1 的体细胞嵌合可能表现出特征的节段分布。*SPRED1* 基因突变的发现解释了患有多个咖啡牛奶斑但缺乏 NF1 的其他特征的患者（称为“Legius 综合征”），这是具有多个咖啡牛奶斑的幼儿进行基因测试的另一个原因。具有多个咖啡牛奶斑的儿童的大多数还是由于 *NF1* 基因的突变所致，因此应先进行 *NF1* 基因的检测，如果未发现 *NF1* 基因突变再进行 *SPRED1* 基因的检测。

**【临床表现】**

**1. 皮肤表现** 在 NF1 中，通常呈现的是皮肤表现。皮肤改变包括咖啡牛奶斑、皮肤神经纤维瘤、贫血痣、斑片和弥漫性色素沉着区域，以及幼年黄色肉芽肿。咖啡牛奶斑是本病的重要体征，青春期前直径大于 5mm 或青春期直径超过 15mm 的 6 个或更多咖啡牛奶斑，是 NF1 的一个诊断标准。出生时即可发现，为一些浅棕色（咖啡里混加牛奶的颜色）斑，大小不等，形状不一，与周围皮肤界限清楚，不隆起于皮肤，不脱屑，感觉无异常。除手掌、足底和头皮外，躯体其他部位皮肤均可波及，在 10 岁以内可逐渐长大、增多。正常儿童有时也可见到 1~2 块咖啡牛奶斑，无诊断意义。具有 *SPRED1* 基因突变的个体也可以存在多种咖啡牛奶斑、皮肤雀斑和巨头畸形，但不会发生神经纤维瘤或其他与肿瘤相关的NF1并发症，这种情况称为Legius综合征。第二个标志是皮褶雀斑。雀斑始于3至4岁儿童的腹股沟区域，最终出现在腋窝，颈部基部和女性乳房下区。直径1~3mm似面部雀斑的浅棕色斑，成簇出现，数目较多。具有诊断意义。皮肤神经纤维瘤是NF1的重要表现，它们位于真皮或真皮附近，呈离散的或软或硬的丘疹，从数毫米到数厘米大小不等，可以是平的，无蒂或有蒂，可很容易地压到皮肤下面。在婴幼儿时期往往不明显，青春期后增多。多见于躯干，四肢及头部较少。丛状神经纤维瘤常波及面部，儿童时期也可见到，常破坏面容及影响视力。

2. **眼部症状** NF1的眼科特征包括虹膜Lisch结节、青光眼和视神经胶质瘤。虹膜Lisch结节是NF1高度特异的黑色素细胞错构瘤。一般检查不能发现，需在裂隙灯下观察，为一些略突起的褐色斑块，边缘清晰，无特殊症状。5~6岁的患儿，约1/2有此体征，随年龄增长而逐渐增多，到21岁时，几乎全部患者均有此体征。视网膜星形细胞瘤不太常见，但其他视网膜错构瘤有时可见到。先天性青光眼也可见到，眼睑部位可有神经纤维瘤。在大约15%的患者中发现了视神经胶质瘤。视神经胶质瘤是毛细胞星形细胞瘤，通常生长缓慢。大多数是无症状的，但这些肿瘤可表现为视力下降、视野缺损或性早熟。视神经胶质瘤可单侧或双侧生长。病情进展在不同患者不尽相同，有些表现为无痛性过程，较多的为向周围脑组织侵犯，或沿视神经通路向后扩展。视觉症状不一定与肿瘤的大小或生长相关。神经胶质瘤可能涉及视神经、视交叉、视辐射和下丘脑，可能表现为少见的婴儿期的间脑综合征或常见的性早熟。

3. **神经症状** 神经纤维瘤可以任何时间出现在任何部位，从背根神经节到末端神经细支，可以影响周围神经系统的任何组成部分。丛状神经纤维瘤代表肿瘤涉及神经纵向结构或主要神经的多个分支。丛状神经纤维瘤可以是先天的，通常在生命早期迅速发展，可以长时间保持静止状态，但可能不可预测地增长。这些肿瘤很容易通过MRI检查看到，并表现为"靶征"。起源于背根的神经纤维瘤可以生长成哑铃形状并侵入椎管，有时会导致脊髓压迫。当神经纤维瘤压迫周围神经时可引起疼痛或肢体活动障碍。除了视神经胶质瘤，大脑、脑干和小脑的星形细胞瘤在NF1中也经常发生。恶性周围神经鞘瘤发生在8%~13%的患者中。它表现为疼痛或突然生长，通常在预先存在的丛状神经纤维瘤内。患有NF1的儿童表现出偏头痛的频率增加，可能表现为腹痛、恶心和呕吐。也有报道便秘的频率增加。大约50%的NF1患者有学习障碍。表现为语言或非语言障碍、注意力缺陷障碍、紧张，以及表达和语言问题。患有注意力缺陷障碍的患者可尝试神经兴奋剂。运动协调和平衡障碍也很常见，并且与其他神经认知功能障碍相关。患有NF1的儿童也可能有睡眠问题。不到10%的人患有严重的智力残疾，并且这些患者中的大多数具有大片段的*NF1*基因缺失。大约6%~10%的患者出现癫痫，通常是局灶性的，并且可能与大脑的结构性改变有关。

4. **其他系统** 巨头和身材矮小在NF1中很常见。在10%~40%的患者中存在脊柱侧凸，但6岁前很少见到，侧弯的部位最常波及胸椎。先天性骨发育不良，骨皮质变薄、钙化不全及病理性骨折等常见。常可见蝶骨发育不良。在生命早期胫骨、腓骨和其他长骨可以出现弓状，同时在骨干中间和远端1/3连接处发生自发性骨折，导致假关节。非骨化纤维瘤可导致疼痛和骨折。在患有NF1的患者中，发生其他肿瘤性疾病的概率高于普通人群，其中包括白血病，尤其是幼年型粒-单核细胞白血病和嗜铬细胞瘤。颈部或纵隔的丛状神经纤维瘤可引起气道受阻。NF1中的血管异常可发生在外周或脑血管中，包括小动脉中的内膜增殖和纤维肌肉改变。肾动脉狭窄可导致儿童高血压，其他血管受累可导致动脉壁夹层，进而导致血管功能不全或出血。颈内动脉狭窄可导致烟雾病和卒中，尽管病变通常无症状。外科血运重建已被证明可有效预防颈内动脉狭窄造成的缺血发作。胃肠道也可能受神经纤维瘤或神经节细胞瘤生长的影响，导致肠梗阻或出血。

**【诊断标准】**需满足以下至少2条临床特征才能做出NF1诊断：①6个及以上咖啡牛奶斑（青春期前儿童直径>5mm；青春期后儿童直径>15mm）；②两个或多个任何类型的神经纤维瘤或一个丛状神经纤维瘤；③腋窝或腹股沟区域的雀斑；④视神经胶质瘤；⑤两个或多个Lisch结节（虹膜错构瘤）；⑥一个特异性的骨性病变，如蝶窦发育不良或长骨皮质变薄，伴有或不伴有假关节；⑦一级亲属中根据前述标准诊断NF1（父母、同胞及后代）。

**【治疗】**神经纤维瘤病患者的治疗是症状相关的对症治疗。应由熟悉该疾病的医生定期跟踪受影响的患者，以及早识别可治疗的并发症并提供预后指导和咨询。应提供遗传咨询。争议包括使用影像学检查（特别是MRI）去筛查NF1患者。大多数的病变不需要治疗，因此这种检查可能产生不必要的焦虑。"基线"检查的价值是值得怀疑的，因为NF1

的大多数病变是缓慢生长的，并且一旦它们引起注意，将进行临床及影像随访。目前的指南不推荐常规影像学检查，但应针对有相应临床表现的患者进行个体化的检查和治疗。

不需要除去周围神经的神经纤维瘤，除非它们经受反复的刺激和创伤或有恶变的迹象。可出于美容原因去除一些丛状神经瘤，但完全切除很困难，且常有复发。恶性肿瘤可以手术，并进行合理的放疗和化疗。视神经胶质瘤多无进展，因此在无症状的患者中不需要治疗。症状性肿瘤最常用化疗；放射疗法可能与继发肿瘤或烟雾病相关。恶性外周神经鞘瘤往往是高度恶性的，因此早期诊断至关重要。对于不明原因疼痛或神经纤维瘤生长的患者应考虑活检。正电子发射断层扫描（PET）可能有助于区分恶性外周神经鞘瘤与丛状神经纤维瘤。

用于治疗特定并发症的药物的临床试验正在进行中，但尚未有明确的药物用法指导。

## 二、神经纤维瘤病Ⅱ型

神经纤维瘤病Ⅱ型（neurofibromatosis type Ⅱ，NFⅡ）较Ⅰ型少见，患病率估计约为 1/60 000，出生发病率为 1/30 000。有明显的遗传倾向，但在一个家系中的每个个体的轻重程度有差异。轻型在 25 岁以后发病。

**【发病机制】**NF2 为常染色体显性遗传，并具有完全外显率和可变表达。大约一半的患者是由于新生突变所致的散发病例。*NF2* 基因定位于 22 号染色体，编码的蛋白为 schwannomin 或 merlin。Merlin 是一种细胞骨架蛋白，在控制组织中细胞生长发挥作用。神经鞘瘤是克隆性肿瘤，*NF2* 基因在这些肿瘤以及其他 NF2 相关肿瘤的形成中发挥肿瘤抑制作用。*NF2* 基因检测可用于诊断目的。一些基因型 - 表型相关性已被确定；错义或剪切突变往往比导致蛋白质截短的突变提示更轻微的疾病。NF2 突变的嵌合体可能产生局部症状或程度较轻的症状。

**【临床表现】**NF2 的特征是双侧前庭神经鞘瘤。一般肿瘤症状在青春期或青春期以后出现，表现为听力丧失、耳鸣、眩晕及面肌无力。听力丧失开始时往往是单侧，并可能导致平衡问题。听力和听觉脑干诱发电位检查对诊断有帮助，但明确诊断需要 MRI 检查。神经鞘瘤可以沿着任何其他脑神经发生，第八、第五对脑神经最常见。神经鞘瘤也可能沿着脊神经发生，有可能引起神经根病或脊髓压迫，可能沿着周围神经发生。在一些患者中，由于周围神经的施万细胞增殖，可导致多发性神经病变。皮肤神经鞘瘤表现为斑块状病变，常伴有毛发生长。与 NF1 不同，尽管 NF2 可以有咖啡牛奶斑，但不是 NF2 的诊断指标。与 NF2 相关的其他中枢神经系统肿瘤是脑膜瘤和室管膜瘤。实际上，整个 NF2 表型的特征是增殖性病变，但后囊下白内障或皮质楔形混浊的发生是例外。

**【诊断标准】**

1. **确诊 NF2** ①双侧前庭神经鞘瘤；②一级亲属有 NF2，同时在 30 岁以前患单侧前庭神经鞘瘤或有脑膜瘤、神经鞘瘤、室管膜瘤、青少年晶状体混浊中的任意两种。

2. **怀疑 NF2** ①30 岁以前患单侧前庭神经鞘瘤和脑膜瘤，同时有神经鞘瘤、室管膜瘤、青少年晶状体混浊中的至少一种；②30 岁以前有两个或多个脑膜瘤和单侧前庭神经鞘瘤，或脑膜瘤、神经鞘瘤、室管膜瘤、青少年晶状体混浊中的至少一种。

3. **曼彻斯特标准** ①双侧前庭神经鞘瘤；②一级亲属有 NF2 同时单侧前庭神经鞘瘤，或者脑膜瘤、神经鞘瘤、室管膜瘤、神经纤维瘤、后囊下晶状体混浊中的任意两种，或单侧前庭神经鞘瘤及脑膜瘤、神经鞘瘤、室管膜瘤、神经纤维瘤，后囊下晶状体混浊中的任意两种或两个或多个脑膜瘤和单侧前庭神经鞘瘤，或脑膜瘤、神经鞘瘤、室管膜瘤、神经纤维瘤、后囊下晶状体混浊中的任意两种。

**【治疗】**NF2 的患者管理需要多学科合作。与 NF2 相关肿瘤的管理主要是外科手术。是否手术及手术的时间取决于肿瘤的大小、听力损失的程度，以及其他脑神经是否受累或是否有脑干的压迫。立体定向放射外科手术也可用于治疗前庭神经鞘瘤，残余肿瘤恶变的风险可能增加。使用听觉脑干植入物可以帮助一些患者恢复由于肿瘤进展或手术引起的听力损失。用血管内皮生长因子抑制剂贝伐单抗治疗已显示出减少前庭神经鞘瘤大小和改善听力的效果。脑膜瘤对贝伐单抗治疗基本无反应。拉帕替尼治疗也观察到一些患者的肿瘤有所减小和听力改善。

## 三、神经鞘瘤病

神经鞘瘤病（schwannomatosis）是最近认识的疾病，其特征是仅在前庭神经以外的脑神经和脊神经上出现神经鞘瘤。它经常出现疼痛或神经受压。

**【发病机制】**神经鞘瘤病为常染色体显性遗传，但具有不完全外显率。大约 10% 的病例是家族性的，其余的是散发的，这可能是由于新生突变或不完全外显率。首先被发现导致该病的基因是 *SMARCB1*，它编码染色质重塑复合物的蛋白质组分。它位于

22号染色体上靠近*NF2*但不同于*NF2*的基因位点。虽然神经鞘瘤是标志性特征，但脑膜瘤也可能发生在一些*SMARCB1*突变的家系中。*SMARCB1*的突变不能解释所有的神经鞘瘤病。另一个基因*LZTR1*可以解释一些没有生殖细胞*SMARCB1*突变的神经鞘瘤病。具有*SMARCB1*或*LZTR1*的生殖细胞突变的神经鞘瘤病患者中的神经鞘瘤中还具有在22号染色体的同一拷贝上的*NF2*突变以及另一染色体上的*NF2*和*SMARCB1*或*LZTR1*之一的缺失。并非所有的神经鞘瘤病都与22号染色体上的杂合性变异有关，这表明还有其他基因参与其中。

**【诊断标准】**

1. 分子诊断　两种或多种病理证实的神经鞘瘤或脑膜瘤以及至少两个肿瘤具有22号染色体杂合性缺失（LOH）和两种不同NF2突变；如果存在共同的*SMARCB1*突变，则确定为SMARCB1相关的神经鞘瘤病。或者一种病理证实的神经鞘瘤或脑膜瘤以及生殖细胞SMARCB1致病突变。

2. 临床诊断　两个或多个非皮肤神经鞘瘤，一个具有病理学证实，高清晰度MRI没有发现双侧前庭神经鞘瘤（内听道薄扫，切片厚度不超过3mm）。同时要认识到一些嵌合型NF2患者将在日后符合该诊断，以及有报道一些神经鞘瘤病患者具有单侧前庭神经鞘瘤或多发性脑膜瘤。

（1）一个病理证实神经鞘瘤或颅内脑膜瘤以及一级亲属患病。

（2）有可能考虑该诊断：如果有两个或更多的非皮内肿瘤，但没有病理证实是神经鞘瘤；与肿瘤相关的慢性疼痛增加了神经鞘瘤病的可能性。

3. 具有以下特征的患者不能诊断神经鞘瘤病致病性*NF2*突变；满足NF2的诊断标准；有NF2的一级亲属；以前的放疗区域的神经鞘瘤病。

**【治疗】**神经鞘瘤病的治疗方法是外科手术。目前有一份关于贝伐单抗有效的报道，但迄今为止尚未报道过使用该药物的其他研究。

**关键点**

1. NF1及NF2均为AD遗传病，一半以上为新发变异所致。
2. NF1需要与Legius综合征鉴别。
3. NF2需要与神经鞘瘤病鉴别。
4. NF1和NF2均主要为对症治疗，必要时需要外科治疗。

（王爽）

## 第二节　结节性硬化症

结节性硬化症（tuberous sclerosis，TSC）是一种常染色体显性遗传性疾病，影响多器官系统，导致多种临床表现。TSC目前被认为是儿童和成人中最常见的单基因疾病，估计5 800例活产中有1例发病。TSC最先是由von Recklinghausen报道，他描述了一名死于呼吸窘迫的新生儿在尸检时发现有多个心脏肿瘤和“大量脑硬化”。Bourneville第一个详细描述了该疾病的脑部表现，他提出了“sclérosetubéreuse”的概念。他认为患者的面部皮疹并非本病所致，称其为痤疮酒渣鼻，但他和布里萨德认为肾脏肿瘤和脑硬化是相关的。面部血管瘤（以前称为腺瘤性皮脂腺）在几篇报道中被独立描述，但Vogt强调了皮肤腺瘤和脑硬化的关联。他还描述了一种“经典”三联征的临床特征，包括精神发育迟滞、顽固性癫痫和皮脂腺瘤，这种特征现在只在不到1/3的TSC患者中发现。

**【发病机制】**TSC是外显率可变的常染色体显性遗传性疾病，估计全世界每5 800例活产婴儿中有1例发病。临床表现和严重程度具有较强的异质性，甚至在具有相同突变的家族中也是如此。目前，尚未发现突变的父母来源、生育时父母的年龄及出生顺序对疾病表型的影响。大约2/3的病例是散发性的，是新生突变的结果。许多患者都是体细胞和生殖细胞嵌合体。已明确的结节性硬化症的两个致病基因*TSC1*和*TSC2*。根据现行标准，在大约85%的TSC患者中可以查出这两种基因之一存在致病突变。TSC1基因位于9q34上，它于1997年被克隆，编码蛋白质hamartin。*TSC2*基因位于16p13上，编码蛋白质为tuberin。Tuberin和hamartin相互作用，起肿瘤抑制分子的作用。来自患有*TSC1*和*TSC2*基因突变的人的错构瘤，特别是在肾和肺组织中，已经鉴定出杂合性缺失，但在皮质结节或室管膜下巨大星形细胞瘤（subependymal giant cell astrocytoma，SEGA）中较少见。Tuberin具有GTP酶活化特性，类似于NF1蛋白产物。Hamartin和tuberin是哺乳动物雷帕霉素靶蛋白（mTOR）途径的组分，涉及许多功能，包括细胞大小的调节。在体内，tuberin可以被Akt磷酸化，至少部分地调节其活性。在正常细胞中，tuberin / hamartin复合物充当mTOR活性的抑制剂。在生长因子刺激或其他刺激中，tuberin被Akt磷酸化，这导致TSC1/TSC2的抑制活性失活，从而导致细胞生长。在含有影响hamartin或tuberin功能的突变的细胞中，mTOR和S6激酶活性显著增加，并且细胞生长不再受 PI3- 激酶 -TSC1/TSC2 信号传导途径的调节，这被认为是导致错构瘤的原因。

**【病理改变】**TSC 是细胞迁移，增殖和分化导致的多系统疾病，结果是组织结构缺陷和错构瘤，可见于脑、皮肤、眼、肾脏、骨骼、心脏及肺。

脑部的典型表现为皮层结节、室管膜下小结及髓鞘病变。脑皮层结节是一些硬的颜色灰白的结节，脑回表面隆起，直径大小约 1~2cm，数目多少不等。在组织学上，结节由发育不良、低髓鞘化的异常神经胶质和神经的聚集体组成，其中胶质细胞衍生的细胞和星形胶质细胞占优势。皮质结节的一个显著特征是体积巨大的异常的神经元或同时具有神经元和神经胶质特征的大细胞。在皮质和皮质下白质中发现皮质结节，通常位于灰白色交界处。它们在 TSC 患者中的大小和分布差异很大，并且可以在从脑室壁到皮质表面的整个厚度的线性或楔形区域中心延伸。与皮质结节不同，室管膜下结节具有生长潜力，位于侧脑室壁周围，由从室管膜下区出现并突出到脑室星形胶质细胞组成。室管膜下结节最常发生在 Monro 孔附近的尾状丘脑沟中，它们被认为起源于该区域中残余的生发基质。结节性硬化症有时还可见到部分区域脑皮质缺如，可能与新皮层形成时神经元移行受阻有关，在缺如部位的深部常可见岛状灰质异位或髓鞘脱失区。在一些有智力低下的患儿中可见到较多的皮层缺损区或多个结节。

**【临床表现】**临床表现多种多样，其主要表现为智力障碍、癫痫、皮肤改变及不同部位（包括脑部）的肿瘤。TSC 的临床表现取决于患者的年龄、所涉及的器官和受累的严重程度。

1. **皮肤表现** 96% 的 TSC 患者中有皮肤表现。典型皮肤改变包括色素脱失斑、面部血管纤维瘤、指 / 趾甲纤维瘤及鲨鱼皮样斑。患儿不一定具备所有的皮肤改变。本病有时也可有咖啡牛奶斑，但数目不多。90% 患儿在出生时即可发现皮肤色素脱失斑，白色，与周围皮肤界限清楚，呈椭圆形、树叶状或不规则形，有时为一些成簇的多发的小纸屑状斑点。色素脱失斑大小不等，长径从数毫米至数厘米。可见于躯干及四肢，分布不对称，面部很少见到。头皮部位有时也可见到，该处头发亦发白。色素脱失斑在黄种人或黑种人体检时很容易发现，白种人有时则较难看出，但在紫外线灯照射下很容易显出。每个患儿的色素脱失斑的数目不等，少时可一块也没有，多时可达十几块。正常人有时也可见到 1~2 块色素脱失斑，无疾病诊断意义。0.8% 正常新生儿中也可见到色素脱失斑。生后数年内色素脱失斑可逐渐增多，面积也随体表面积增长而加大。色素脱失斑的组织学通常表现出正常数量的黑素细胞，在电子显微镜下，可以看到白斑中黑素细胞的黑素体的数量，直径和黑化减少。与白化病有所不同，白化病的皮肤无色素细胞。

面部血管纤维瘤（angiofibromas）为本病所特有的皮肤改变，以往称为皮脂腺瘤（adenoma sebaceum），实际并非皮脂腺，而是由血管及结缔组织所组成，颜色呈红褐色或与皮肤色泽一致，隆起于皮肤，呈丘疹状或融合成小斑块状，表面光滑无渗出或分泌物。散布在鼻的两旁及鼻唇沟部位面颊部的皮肤，呈现斑块或蝴蝶样分布，数目多时可延及下颏部位，有时额部也可见到。面部血管纤维瘤出生时见不到，1~5 岁时出现，以后逐渐增多，大约 12% 患儿 1 岁时可见到血管纤维瘤。此体征有诊断价值，但并非全部患者均有此表现，大约 70%~80% 患者可见到。

至少 20% 的患者存在甲下或甲周纤维瘤（Koenen 肿瘤），通常青春期才开始出现。通常脚趾比手指更容易受累。部分患者在躯干两侧或背部腰骶处皮肤可见到斑块状的结缔组织错构瘤，称为鲨鱼皮样斑，大小从几毫米到 1 厘米不等，微微隆起于皮肤，边界不规则，表面粗糙。鲨鱼皮样斑从出生开始出现，随着孩子的成长，更容易被识别。有些患儿在出生时即可见到前额部皮肤有微微隆起的斑块，青春期以后的患者，20%~30% 可见到这种皮肤改变。7%~16% 的病例可见到咖啡牛奶斑，此体征不具有诊断价值。

2. **眼部变化** 50% 患者在视网膜可发现肿瘤。眼底检查可见到在视神经乳头上或周围桑椹状星形细胞瘤或斑块状错构瘤和无色素区域。视网膜的错构瘤是本病重要的体征之一。虽然大的视网膜病变可以影响视力，但完全视力丧失并不多见。偶尔患者视力丧失是由于视网膜剥离、玻璃体积血或巨大的病变所引起。大的视网膜肿瘤可以是囊性的。除了那些颅内肿块病变阻碍脑脊液正常循环，导致颅内压增高的患者外，不存在视神经乳头水肿。

3. **神经系统症状** 最常见的症状是癫痫、智力低下，有时偶可见到偏瘫或其他限局性神经系统症状或体征。

癫痫是结节性硬化症中最常见的症状，也是最常见的医学疾病。在高达 80%~90% 的 TSC 患者中，在其一生中会有癫痫发作，并且在儿童时期最常见。大多数患有 TSC 的儿童在出生后的第一年内有癫痫发作，并且大约 1/3 为婴儿痉挛症。几乎所有癫痫发作类型都可见于结节性硬化症，包括强直、阵挛、强直 - 阵挛、失张力、肌阵挛、不典型失神及各种形式的局灶性发作。只有“纯粹”的失神发作没有被发现。大约1/3患有TSC的儿童会出现婴儿痉挛症，一些报道显示发生率高达75%。TSC被认为是婴儿痉挛最常见的病因，并且在一些病例系列中，25%的症状性婴儿痉挛继发于TSC。大约1/3患有婴儿痉挛症的结节性硬化症患者在婴儿痉挛前发生局灶性发作。结节性硬化症中婴儿痉挛症与随后的发育迟缓之间具有密切的关联。与TSC相关的婴儿痉挛症中的脑电图可表现出高度失律或变异型高度失律。然而脑电图在很多患儿虽然异常，但不一定是高度失律。在某些病例系列报道中，高达70%的患有TSC和婴儿痉挛症的儿童没有高度失律。

TSC与广泛的认知和行为异常相关。大约一半的TSC患者智力正常，而另一半患者有一定程度的认知障碍，从轻度学习障碍到严重智力障碍。智力障碍常与癫痫同时存在，也有部分患儿只有癫痫而无智力障碍。认知障碍的危险因素包括婴儿痉挛病史、难治性癫痫和*TSC2*基因突变。TSC患者中那些有认知障碍的患者，更容易患认知发育性疾病。高达50%的TSC患者有自闭症谱系障碍，并且注意力缺陷多动和相关的疾病也很常见。在青春期和成年期，TSC患者更容易出现焦虑、抑郁或情绪障碍。

神经系统结节数目不定，常位于侧脑室室管膜下，X线平片可有钙化影，但钙化需要时间，故婴儿不常见到。病理组织学属错构瘤，MRI可显示肿瘤与脑室关系。脑皮质也可见有结节，平均直径1~2cm，数目不等。室间孔周围的肿瘤可引起颅压高、行为改变及难治性癫痫。

4. **其他系统** 大约10%的患者出现口腔纤维瘤或乳头状瘤，通常在牙龈的前部。所有成人TSC患者均被发现有牙釉质凹陷，而对照组中仅有7%。

TSC患者肾脏经常受累，是致死致残的常见原因。肾脏病变的两种主要类型是血管平滑肌脂肪瘤（AML）和肾囊肿。高达80%的TSC患者中存在血管平滑肌脂肪瘤，并且可以在儿童期或成年期进展。血管平滑肌脂肪瘤可以在整个肾脏表面有多个，或者是一个或多个较大的病变。较大的病变更容易出现症状，直径达到4~6cm以上常常伴有症状。血管平滑肌脂肪瘤的症状可以是非特异性的，例如腰腹痛，但真正问题的是血管平滑肌脂肪瘤中发育异常的动脉瘤破裂出血而导致的生命危险。在TSC患者中，可见肾囊肿的不到20%，且常无症状。多囊肾病在3%~5%的结节性硬化症患者中发生，并且一旦发生通常反映出连续的基因综合征，因为多囊肾病基因与16号染色体上的*TSC2-tuberin*基因相邻。

错构瘤也可以在其他器官系统中发现，包括胃、肠、结肠、胰腺和肝脏。据报道，多达24%的患者有肝血管平滑肌脂肪瘤和囊肿，并且被认为是无症状和非进展性的。通常可以看到骨的硬化和肥大性病变，通常也没有症状。

在TSC患者中，50%~60%的患者出现心脏横纹肌瘤。产前经常可以检测到的横纹肌瘤，在出生和儿童早期最大，并且在出生后的几年内自发消退。可导致流出道阻塞或瓣膜功能障碍。如果病变涉及心脏传导系统，可能使患者不仅在婴儿期和儿童期，而且在整个生命中易发生心律失常。有横纹肌瘤的结节性硬化症儿童，大约有1/4在生后数日内死于心功能衰竭。

肺部受累包括淋巴管平滑肌瘤病、多灶性小结节性肺细胞增生和肺囊肿。多发性结节性肺细胞增生在TSC患者中无明显性别差异，但肺淋巴管平滑肌瘤病几乎仅在女性中发生。虽然淋巴管平滑肌瘤病一度被认为是非常罕见的，影响不到1%的女性，但最近的研究发现，高达40%的女性患有这种异常，其中许多是无症状的。

**【影像学检查】** MRI和CT检查对于确诊TSC，显示皮质结节室管膜下结节和室管膜下巨大星形细胞瘤非常重要。脑MRI是首选的成像模式，它可以更好地描绘皮质结节和其他皮质异常，如径向迁移线（就是FCDII型中的transmantle征）。结节的影像特征随着年龄而变化，与髓鞘化有关。在新生儿中，结节在$T_1$序列上显示高信号，在$T_2$上显示低信号。随着年龄的增长，结节在$T_1$上出现等信号，在$T_2$上出现高信号。除$T_1$加权和$T_2$加权MRI序列外，液体衰减反转恢复（FLAIR）序列对识别结节和其他皮质和皮质下异常更敏感。CT和MRI均可识别室管膜下结节；在CT扫描中，结节的钙化是明显的。在5%~10%的TSC患者中室管膜下结节会发展为室管膜下巨细胞瘤。TSC患者需每年复查神经影像学直到20岁。

**【诊断】** 结节性硬化症诊断标准（表23-1）

**【治疗】** TSC影响大多数器官系统，管理和治疗建议因器官表现而异。无论儿童和成人，应由熟悉结节性硬化症的医生定期进行随访评估，及早识别可治疗的表现并提供预期指导和咨询。

对于神经系统表现，治疗侧重于治疗癫痫和行为障碍以及识别学习障碍。TSC中癫痫的治疗类似于其他原因导致的局灶性癫痫，包括抗癫痫药物、迷走神经刺激物和生酮饮食。氨己烯酸在治疗结节性硬化症患者的婴儿痉挛特别有效，但此药可能出现

表 23-1 结节性硬化症诊断标准

| 主要特征 | 次要特征 | 确定的 TSC | 可疑 TSC |
|---|---|---|---|
| 色素脱失斑(≥3,直径至少 5mm) | “五彩纸屑(斑斓皮损)”皮肤病变 | 2 个主要特征 | 1 个主要特征 |
| 面部血管纤维瘤(≥3) | 牙釉质凹陷(>3) | 1 个主要功能 +2 个或更多次要特征 | 2 个或更多次要特征 |
| 指甲纤维瘤(≥2) | 口内纤维瘤(≥2) | 检查出 *TSC1* 或 *TSC2* 基因致病性变异 | |
| 鲨鱼皮样斑 | 视网膜无色性斑块 | | |
| 多个视网膜错构瘤 | 多发性肾囊肿 | | |
| 皮质发育不良(包括结节和脑白质径向迁移线) | 非肾部错构瘤 | | |
| 室管膜下结节 | | | |
| 室管膜下巨大星形细胞瘤 | | | |
| 心脏横纹肌瘤 | | | |
| 淋巴管平滑肌瘤病(LAM) | | | |
| 血管平滑肌脂肪瘤(AML)(≥2) | | | |

视野缩小的不良反应。癫痫手术在药物难治性癫痫的患者中具有非常重要的作用。

雷帕霉素是一种 mTOR 拮抗剂,已被证明可以减少结节性硬化症中 SEGA 和肾 AML 的大小,并且还可以减少肺 LAM 的进展。在 TSC 的动物模型中,雷帕霉素也被证明如果在产前给予可以预防癫痫,并改善认知能力。正在进行的多中心试验正在评估雷帕霉素和其他 mTOR 拮抗剂在 TSC 治疗中的作用。一种雷帕霉素样药物依维莫司被 FDA 批准用于治疗进行性室管膜下巨细胞星形细胞瘤及肾血管平滑肌脂肪瘤。

**关键点**

1. TSC 为 AD 遗传病,*TSC1*/*TSC2* 为致病基因,2/3 可能为新生变异。
2. TSC 为多器官受累疾病。
3. TSC 患者需要终身监测各脏器可能发生的肿瘤。
4. TSC 所致癫痫氨己烯酸治疗效果较好,部分患儿可通过外科手术获益。

(王爽)

## 第三节 Sturge-Weber 综合征

Sturge-Weber 综合征(Sturge -Weber syndrome,SWS)又称脑面血管瘤病(encephalofacial angiomatosis),主要表现为一侧面部红色血管痣及同侧软脑膜血管瘤,常有癫痫发作、智力受损及血管瘤对侧偏瘫,常伴有青光眼。患病率大约为 1/2 万 ~1/5 万,较神经纤维瘤病及结节性硬化症少见。

Schirmer 描述了一名患有面部血管痣的患者,该患者患有青光眼,但他未提及中枢神经系统病变。该综合征在 1879 年由 Sturge 首次提出,他描述了一名患有面部痣、青光眼、偏瘫的 6 岁女孩,伴有嘴唇、牙龈、软腭、悬雍垂和咽部的血管瘤。Sturge 认为她有类似的脑血管痣。然而,直到 1897 年,Kalischer 才对具有类似发现的患者进行了第一次神经病理学研究,证明 Sturge 对血管痣的脑部受累的观点是正确的。Weber 后来描述了相关的颅内钙化。

SWS 是一种体细胞突变引起的散发性疾病,在最近一项以组织为基础的研究中,发现 SWS(大脑组织)及鲜红斑痣(port-wine stains,PWS)由导致血管发育异常的 GNAQ 基因体细胞嵌合突变引起。

**【病理改变】**SWS 被认为是由残留胚胎血管的存在及其对周围组织的继发效应引起的。在发育期间,在外胚层下面的神经管的头部周围形成血管丛,该外胚层随后变成面部皮肤。这个神经丛在妊娠的第 6 周形成,并在大约第 9 周消退。据认为,这种消退的失败导致残留的血管组织,随后形成软脑膜、面部和同侧眼的血管瘤。在大脑中,相关的同侧软脑膜血管瘤最常涉及顶叶和枕叶区域,但也可能涉及颞区，有时可影响双侧半球。神经病理学研究表明，它们是增厚的高血管化的软脑膜。这些脑膜血管通常很小且曲折，很少进入下面的脑组织。镜下可见粗细不等的薄壁血管，有时可呈玻璃样变、闭塞及内皮下膜增生。血管瘤附近脑皮层萎缩，神经元减少，胶质增生，但大血管萎缩很少见到，脑出血也并不多见。血管瘤部位的脑皮质外缘，常有钙质沉积，低龄儿不常见到，随年龄增大而逐渐明显，钙化沉积物存在于一些小脑血管的壁中，但更常见于外锥体和分子层。生化分析表明灰质和白质的钙含量增加，铁含量正常。脑内钙沉积的病理生理学尚不清楚。软脑膜静脉血管瘤可在没有任何面部血管瘤的情况下出现。

**【临床症状及分型】**

1. **皮肤表现** 出生时即可发现一侧面部血管痣，呈红葡萄酒色，不隆起于皮肤，颜色呈浅红至深红，按压可稍退色。通常在三叉神经的眼支（$V_1$）和上颌支（$V_2$）分布范围。因血管痣的部位与三叉神经分布的部位相似，以往又将本症状称为“脑三叉神经血管瘤病”，实际本症与三叉神经无关。面部血管痣也可波及唇、齿龈、上颚、舌、咽及喉部，多以一侧为主，也有不少患儿面部双侧均可见到。有时颈部、躯干及四肢也可见到。皮肤血管痣的大小与神经系统受累程度并不一致，但面部双侧血管痣者神经系统受累机会较多。有些患儿出生时仅面部有血管痣表现，数月或数年后才出现神经系统症状。

2. **眼部症状** 血管瘤可能涉及鼻咽、黏膜和眼脉络膜，约1/3的患者有青光眼。青光眼常与面部血管痣同侧。双侧面部血管痣的患儿往往出现双侧青光眼。但无论面部血管瘤是否是双侧的，青光眼可以是单侧或双侧的。大面积面部血管痣的患者合并青光眼机会较大。青光眼可在出生时出现，也可在生后数年才被发现。如果一个儿童眼部周围有血管痣时，应每年随访检查是否发生青光眼。其他眼部表现包括虹膜异色症、斜视、视神经萎缩和视网膜静脉扩张。部分患儿在惊厥后出现偏瘫及偏盲。约有25%~50%的患者发生偏盲。

3. **神经系统症状** 神经系统表现各不相同，取决于软脑膜血管瘤的位置和程度。癫痫发作在75%~90%的SWS患者中发生，并且可能对治疗无效。癫痫发作可能是由软脑膜血管瘤导致的皮质敏感引起的，进而局部缺氧、局部缺血和神经胶质增生，尽管也可能涉及相关的皮质发育不良。多数患儿在生后数月或数年内神经系统无异常，2~3岁时在发热时出现发作和偏瘫，一侧软脑膜血管瘤者72%出现癫痫发作。双侧半球受累的患儿中，93%出现癫痫发作。癫痫发作形式主要是具有运动成分的局灶性发作（40%），一些患者可能有全面性或继发性全身性强直-阵挛发作（20%）或同时具有局灶和全面性发作（40%）。发作开始时往往是局灶性运动发作或强直阵挛发作，较大儿童常见影响意识的局灶性发作。个别患儿表现为痉挛、肌阵挛或失张力发作，有些患者表现为持续频繁的发作。发作对抗癫痫药的反应不一，许多患者表现为难治性癫痫，其发生率为11%~83%。

患有SWS的人也有脑膜血管瘤对侧偏瘫的风险，大约33%的患者可见。偏瘫可以由缺血伴静脉闭塞和血栓形成引起，部分原因是由于皮质静脉发育不良导致的静脉淤血。短暂的无力也可能由癫痫发作引起，并且随着反复的癫痫发作变得更加严重，持续时间可能延迟。偏瘫常常见于连续惊厥时，有时常与惊厥发作后一过性无力相混。有些患儿只表现为发作性一过性无力，而无惊厥。

SWS患儿有发育迟缓的风险（50%~60%），双侧软脑膜受累者更容易出现难治性癫痫及智力障碍，仅8%智力正常。智力损害的程度轻重不等，癫痫发作难控制，智力影响较大，偶发惊厥者对智力影响较小。部分病例可出现行为障碍。头痛也很常见，发生率高达60%，认为继发于血管异常，临床表现与偏头痛相仿。

4. **根据临床表现本病可分为3型**

（1）Ⅰ型：面部血管痣及软脑膜血管瘤，可有青光眼，常伴有癫痫发作及脑电图异常，颅内血管瘤经组织学检查或有放射影像学检查典型表现，本型为典型的Sturge-Weber综合征。

（2）Ⅱ型：面部血管痣，没有发现颅内病变，但有青光眼。

（3）Ⅲ型：仅有软脑膜血管瘤，面部无血管痣，常无青光眼。

**【辅助检查】**90%成年患者的X线片显示颅内钙化。钙化出生时罕见，20岁时几乎所有患者都可见到。颅内钙化通常呈现线性，平行的“有轨电车征”（双轨征），最常见于顶、枕叶区，沿脑回走行。头颅CT和MRI在评估SWS的脑变化方面是互补的，因为MRI显示皮质增厚、卷折减少和白质异常，而头颅CT扫描显示特征性钙化更明显。头颅MRI扫描（$T_2$加权像）显示为小的低信号非特异性病灶。钆增强MR显示软膜血管瘤，有助于早期诊断SWS。脑血管造影显示脑静脉引流减少伴有深部脑静脉扩张。在大约1/3的患者中已经证实了各种其他血管异常，包括血栓性病变、硬脑膜静脉窦异常和动静脉畸形。PET 扫描可显示脑代谢异常的范围。

**【治疗】**治疗 SWS 的神经系统表现包括控制癫痫发作和头痛。大约 50% 的癫痫发作儿童通过服用适当的抗癫痫药物实现控制。患有药物难治性癫痫的患者应该仔细评估进行癫痫手术，切除受影响的脑叶或大脑半球切除术。在双侧半球病变及顽固性全面性癫痫的患者中，可考虑进行胼胝体切开术。阿司匹林治疗可以降低卒中样发作的发生率，并且通常用于患有复发性血管事件或进行性神经系统受损的患者。面部血管瘤的治疗可采用激光治疗。目前的建议是尽早开始治疗，婴儿在出生后的第一周即可接受治疗。青光眼的治疗包括通过药物或外科手术干预控制眼压，预防视神经损伤。

**关键点**

1. SWS 可能由 *GNAQ* 基因体细胞变异所致。
2. SWS 临床分 3 型，可无面部表现，可有双侧受累。
3. SWS 头颅 CT 可见双轨征，增强头颅 MRI 可见软脑膜瘤。
4. SWS 合并药物难治性癫痫时，可考虑手术治疗。

（王爽）

## 第四节 色素失调症

色素失调症（incontinentia pigmenti）又称 Bloch-Sulzberger 综合征，是一种罕见的遗传性皮肤病，多系统外胚层脏器受累，主要累及皮肤、牙齿和眼睛，少部分患者可以伴随神经系统症状。

**【发病机制】**本病为 X 连锁显性遗传病。女孩发病。半数患者有家族史。致病基因为位于 Xq28 的 *NEMO*，见于约 80% 的病例，此基因编码的蛋白参与核基因 KappB（NF-κB）的信号转导途径。其中，*NEMO* 基因 4-10 外显子缺失为最常见的基因变异类型（约占 90%）。

**【临床表现】**皮肤症状是本病最具特征性的表现，典型皮肤症状的演变可以分为四个阶段，但并不是所有患者均存在这四个阶段。第一阶段为红斑水疱期，见于约 85% 病例。新生儿期出现症状，主要表现为四肢、腹部、背部大小不等的水疱，一般不出现在面部。水疱常呈线性排列，在水疱出现前可能有红斑，水疱破溃后可反复再次出现。此阶段持续数周到数月，一般生后 4 个月左右水疱消失。本阶段的水疱常被误诊为脓疱病，但病理检查疱疹内液体并无细菌或病毒，而是大量嗜酸性粒细胞。第二阶段为疣状增生期，见于约 70% 病例。病变主要位于四肢远端，先前的水疱逐渐结痂，局部皮肤逐渐变硬、变厚，呈疣状或苔藓状病变，组织学检查示过度角化，此时尚无明显色素沉着。第三阶段为色素沉着期，过度角化变厚的皮肤一般在生后 6 个月左右逐渐恢复，病变部位出现棕褐色或灰黑色色素沉着，呈螺旋状或大理石花纹状，或呈线条状、片状或网状，有时图形奇特，沿 Blaschko 线分布，不沿神经、血管分布。色素沉着可持续一段时间，多数在 20 岁前消失。有报道新生儿期即出现色素沉着者，并不经历之前的水疱阶段。第四阶段为色素减退期，皮肤主要表现为苍白或色素浅淡的斑块或线条形，分布于躯干和肢体，局部皮肤线样萎缩，表面缺乏毛发。疱疹、皮肤疣和色素沉着均可累及头皮，但头皮最常见的改变是脱发和瘢痕样改变，尤其是头顶部。

大约 40% 病例伴有指甲发育不良，轻者表现为甲背隆起或凹陷，重者可以表现为指甲弯曲或折断。

大约 30% 患儿合并有神经系统异常，如智力障碍、癫痫、小头畸形、脑积水等。存在神经系统异常的患者容易伴发视网膜病变。新生儿惊厥伴典型皮肤疱疹见于约 30% 的患者。头颅 MRI 往往可以发现脑白质异常、脑梗死、胼胝体薄等异常。

部分病例有眼部异常，表现有斜视、视力丧失、眼球震颤、白内障、视神经萎缩、视网膜色素沉着、视网膜脱离等，还可伴有巩膜、虹膜或眼睑异常等。幸运的是，眼部异常多发生于单侧，超过 90% 的患者视力还是正常的。

超过半数患者伴有牙齿异常，主要是牙齿形状异常和出牙延迟、缺齿。腭裂和高腭弓也是常见的口腔异常。部分患儿可有骨骼异常，如脊椎裂、并指/趾、多余肋、先天性髋关节脱位等。

**【诊断】**色素失调症的诊断主要依据特征性临床特征，皮肤损害为主要表现，包括典型新生儿期的皮肤红斑及疱疹，病理证实疱疹内嗜酸性粒细胞浸润；儿童期典型皮肤色素沉着，主要发生于躯干部位，呈 Blaschko 线样图形，青春期后消退；以及线样皮肤萎缩、无发区域。脱发、卷发、牙齿、指甲及视网膜异常支持诊断。

**【治疗】**目前尚无特效治疗方法。多数病例皮肤病变无须特异性治疗，皮肤改变有逐渐减轻趋势。在疱疹阶段，可用些保护性油膏及抗生素防止继发感染。视网膜及神经系统病变是影响预后的主要因素。确诊患儿应定期查眼底，及早发现视网膜血管缺血及增生性改变，由眼科医师给予相应处理。新生儿惊厥常是首发症状，应长期服用抗癫痫药物。牙齿、头发及骨骼的改变，不随皮肤好转而好转，可由相应专科医师给予对症处理。

**关键点**

1. X连锁显性遗传，女性发病。
2. 特征性皮肤改变从新生儿期出现，经历疱疹、结痂、色素沉着、色素脱失的演变。
3. 可以合并牙齿、眼睛、指甲及神经系统异常。

（常杏芝）

## 第五节 伊藤色素减少症与色素镶嵌症

伊藤色素减少症（hypomelanosis of Ito，HOI）由伊藤于1952年首先报道，是一种累及多个系统的神经皮肤综合征，主要累及皮肤、中枢神经系统和肌肉骨骼系统，眼部、内分泌系统、心血管及泌尿生殖系统等也可受累。该病也被称为线状痣样色素减退/色素镶嵌症或无色素性色素失禁。目前被认为属于色素镶嵌症（pigmentary mosaicism）的一部分。色素镶嵌症是指由于染色体或基因嵌合所导致的以色素镶嵌为特征的一类神经皮肤综合征，主要包括线状和旋涡状痣样黑素过度病（linear and whorled nevoid hypermelanosis，LWNH）、伊藤色素减少症和节段性色素沉着异常（segmental pigmentation disorder）。其中，伊藤色素减少症最常累及中枢神经系统。

**【发病机制】**本病多为散发，少数为常染色体显性遗传，偶有隐性和X连锁显性遗传的报道。女性发病多于男性。半数患者存在各种类型的染色体异常，涉及几乎所有的常染色体或性染色体，包括染色体数目和结构的异常。染色体或基因的嵌合现象可能是导致色素嵌合的原因。

**【病理改变】**色素脱失部位的真皮乳头层黑色素减少，皮肤结构正常，汗腺正常，血管反应正常。

**【临床表现】**皮肤色素脱失主要分布于躯干或四肢，肢体屈侧及腹部多见，双侧不对称，呈白色，索条状、涡旋状、不规则片状（受累区域≥3个），沿Blaschko线分布，与周围皮肤界限清楚，其形状、大小和色素减退程度不一。部分患者出生时即可发现，也可在婴幼儿时期或儿童期才出现，生后数年内逐渐明显或增大。

75%的病例合并有其他系统或器官的异常，如中枢神经系统、眼、头发、牙、指甲或骨骼等。其中，中枢神经系统异常是最常见的皮肤外症状，包括精神运动发育迟缓和/或智力障碍（40%~70%）、癫痫（40%~50%）、运动功能障碍、行为异常、睡眠障碍等。头颅MRI可发现多种脑畸形，包括神经元移行障碍、巨脑回、多小脑回等。肌肉骨骼异常是仅次于中枢神经系统的皮肤外症状，以脊柱侧凸、胸廓畸形和指/趾畸形最常见。眼部异常见于约20%的患者，包括斜视、散光、眼震、虹膜色素减退、角膜浑浊、白内障等。其他如牙齿、心血管、泌尿生殖和内分泌系统等均可受累。也有并发肿瘤的报道包括视网膜母细胞瘤、畸胎瘤、神经母细胞瘤。

**【诊断】**本病的诊断主要基于特征性皮肤改变，需详细病史询问和细致体格检查以明确皮肤外症状和体征。1992年Ruiz-Maldonado等首次提出诊断标准：①必要条件：先天性或早期获得的非遗传的皮肤低色素区域，呈条纹或斑片状，涉及2个以上体节；②主要诊断指标：1种或多种中枢神经系统异常，1种或多种肌肉骨骼系统异常；③次要诊断指标：除了神经系统和肌肉骨骼系统以外，有2种或更多的非神经、肌肉骨骼系统先天性畸形和染色体异常。确诊依据：满足必要条件加上1个或1个以上主要诊断指标，或者满足必要条件加2个或2个以上次要诊断指标。疑似诊断依据：仅有必要条件，或者加1个次要诊断指标。

**【治疗】**本病无特殊药物治疗，癫痫发作可应用抗癫痫药。骨骼肌肉系统或眼部异常等可由相应专科医师给予对症处理。基因检测不改变患者的治疗，大约1/3的患者外周血染色体核型检查可以发现染色体嵌合现象。

**关键点**

1. 女性发病多于男性。
2. 条纹或斑片状色素减低区，沿Blaschko线分布，与周围皮肤界限清楚。
3. 除皮肤外多系统受累，包括中枢神经系统、骨骼肌肉系统等。

（常杏芝）

## 第六节 表皮痣综合征

表皮痣综合征（epidermal nevus syndrome）是一组表现为各种皮肤痣、皮肤错构瘤及中枢神经系统、眼部、骨骼等多系统发育异常的神经皮肤综合征。各种皮肤痣虽然是患者必备的临床表现，但患者往往因皮肤外的其他表现就诊，如惊厥、智力运动发育落后等。

**【发病机制】**本病多为散发，有少数家系报道。体细胞嵌合被认为是导致表皮痣的原因，发生突变的基因包括 *FGFR3*、*PIK3CA* 及 *RAS* 基因群（包括 *KRAS*、*HRAS* 和 *NRAS*）。先天性半侧发育不良鱼鳞状痣及肢体缺陷（congenital hemidysplasia with ichthyosiform nevus and limb defects，CHILD）被认为是 X 连锁显性遗传，男性多于胎儿期死亡。

**【病理】**皮脂腺的病理为错构瘤，包括表皮、皮脂腺和汗腺成分。大约 20% 的病例可以继发肿瘤，多数为良性，恶性的概率比较小。

**【临床表现】**各种皮肤痣是表皮痣综合征的基础症状，可以是疣状、皮脂痣或色素斑点，多数沿 Blaschko 线分布。皮肤外表现以中枢神经发育异常最常见，可表现为一侧无脑回畸形、脑白质减少、灰质异位、脑裂畸形、巨脑症等。临床常见症状为惊厥（60% 患者）、智力障碍等。眼部异常大约 59%，表现为小眼或巨眼畸形、白内障、眼睑缺损等。15%~70% 的病例伴随骨骼发育异常。按照皮肤痣的形状分为不同类型，其主要表现简述如下：

1. **皮脂痣综合征（Schimmelpenning 综合征）**为一种良性先天性皮脂痣，最常见于头皮，其次是前额和耳后。一般不见于颈部和躯干。多数沿 Blaschko 线分布，表现为局部没有毛发，不同大小和形状的棕黄色的斑块。男女均可受累，没有性别差异。大约 2/3 的病例出生时即可见该痣，也可发生于婴儿或儿童期。随年龄增加皮脂痣的形态可以发生演变：在婴儿及年幼儿童，皮损为光滑的乳头样增厚，表面无毛发；青春期，皮损内的皮脂腺及表皮增生，痣的表面呈桑椹状不规则，表面有大量密集的黄棕色丘疹；成年后，在大约 20% 的病例，皮损演变为继发于痣的肿瘤。皮脂痣通常为单发，无症状。有些可以伴随中枢神经系统缺陷、骨骼及眼部异常，尤其是眼球上部结膜脂肪皮样囊肿。非常罕见的皮脂痣 Jadassohn 综合征临床表现为线样皮脂痣、惊厥和智力障碍三联征。

2. **粉刺痣综合征（nevus comedonicus syndrome）**先天性皮肤过度角化，形成丘疹或囊泡状，可出现在面部、颈、胸、腹及上肢，沿 Blaschko 线分布。患侧眼白内障，一般没有骨骼异常。

3. **Becker 痣综合征** 男性多见，表现为先天性黑色素痣，呈斑片状，痣表面可有毛发。通常呈棋盘格样分布，不沿 Blaschko 线分布，偶见肋骨缺损，女性可伴同侧胸部发育不良。

4. **角化色素性斑痣性错构瘤病（phakomatosis pigmentokeratotica）** 表现为皮脂痣和斑点状着色痣。皮脂痣沿 Blaschko 线分布，斑点状着色角化痣呈棋盘格样分布。可以伴随一侧力弱、少汗、惊厥和智力障碍。

5. **变形综合征（Proteus syndrome）** 扁平型非表皮松解型角化痣，沿 Blaschko 线分布，常见于手掌或足底。软组织及骨骼不对称发育，可见不对称巨趾。

6. **先天性半侧发育不良鱼鳞状痣及肢体缺陷（congenital hemidysplasia with ichthyosiform nevus and limb defects，CHILD）** 临床表现为鱼鳞状痣，单侧分布或沿 Blaschko 线分布。女性多见。常伴骨骼发育不良，可有脑、肺、心、肾发育不良。

7. **羊毛状发痣综合征** 出生时或生后长头发时出现，头皮局部区域为白色柔软长毛，沿 Blaschko 线分布。可以单独存在或伴随其他外胚层发育缺陷，如脑穿通畸形。

**【诊断】**主要依据临床表现，各种特征性的皮肤痣是必要条件，结合其他脏器受累的临床症状与体征。

**【治疗】**对各种表皮痣的治疗主要是缓解不适，改善美容。整形外科手术切除是最有效的方法，电烙术或冷冻手术可以导致复发。疣状表皮痣发炎时可以用醋酸氟轻松软膏和 0.1% 他克莫司软膏外涂。合并多脏器受累的患者需要相应专科医师给予对症治疗，如继发癫痫的患者可以给予抗癫痫药物治疗，部分病例还可根据情况采取癫痫外科手术治疗。皮脂痣有成年后继发肿瘤的风险，有建议在儿童期给予预防性手术切除。但也有认为，继发的肿瘤多为良性，儿童期预防性手术的获益不肯定，临床随访就可以。

**关键点**

1. 各种特征性的皮肤痣。
2. 皮肤以外各系统受累，包括中枢神经系统、眼部、骨骼肌肉等。

（常杏芝）

## 第七节　面部半侧萎缩症

面部半侧萎缩症（facial hemiatrophy）又称 Parry-Romberg 综合征，病因未明，一般儿童期后起病，以单侧面部皮肤及皮下组织进行性萎缩为特征，严重者可以累及骨骼、肾脏和大脑半球。发病5~10年后病情进入相对稳定期，一般到30岁左右不再进展。同侧面部萎缩往往伴有同侧眼眉、眼睫毛稀少，患侧头发变白或脱发。

**【发病机制】**本病发病机制未明。有研究认为与自身免疫机制紊乱、内分泌及遗传基因调控等有关。有文献报道本病患者常合并系统性红斑狼疮、白癜风、风湿性关节炎等自身免疫性疾病。

**【临床表现】**女性多发，发病年龄多在10~20岁。隐匿起病，可自面部任何部位起病，以单侧面眶上部或颧部皮肤、皮下脂肪及结缔组织进行性萎缩多见，可累及毛发、汗腺、肌肉、软骨及骨组织，伴随局部皮肤色素沉着、白斑、毛发脱落、无汗、同侧舌肌萎缩、眼眶凹陷、牙齿脱落。病变可缓慢进展至同侧颈、肩部和肢体，严重者累及脑和肾脏。病变一般仅限于同侧，偶有累及对侧肢体及面部。

大约15%的病例可以伴随中枢神经系统受累，临床表现为反复发作性头痛、一侧Horner征、对侧肢体抽搐、偏瘫、偏盲、偏身感觉障碍等，其中局灶性癫痫发作、偏侧头痛和三叉神经痛最常见。影像学检查常见位于萎缩面肌同侧的异常改变。头颅CT常表现为颅内钙化灶。头颅MRI可见同侧大脑半球萎缩、深部及皮质下白质异常信号、脑实质内钙化、脑血管畸形、软脑膜强化、侧脑室扩大等。

病情进展以发病后6个月至2年期间最为迅速，常于发病后5~10年进入病情稳定期，之后病情发展缓慢或停止进展。

**【辅助检查】**

1. **头颅影像学检查** 头颅CT和MRI检查可以发现位于萎缩面肌同侧的颅内病变。

2. **自身免疫性抗体谱检查** 本病容易合并自身免疫性疾病，宜进行相关筛查，包括抗核抗体谱、C-反应蛋白、补体、免疫球蛋白等。

**【诊断】**本病的诊断主要依据特征性的临床表现和体征。需要与容易累及面部的局灶性线状硬皮病相鉴别。线状硬皮病主要累及前额部皮肤，常为单侧，呈线状或带状分布，在头皮和额部呈刀劈状，皮肤改变常较本病更局限。线状硬皮病目前被认为属于结缔组织病，自身免疫性血管炎可能是其主要发病机制，免疫抑制剂治疗多数有效。

**【治疗】**本病尚无特异性治疗，糖皮质激素或其他免疫抑制剂治疗见于个案报道，可能对部分病例有效，尚缺乏循证医学依据。目前主要是针对头痛、三叉神经痛及癫痫发作的对症治疗。在病情稳定后可针对面肌萎缩行外科整容术。

**关键点**

1. 儿童后期起病，女性多发。
2. 单侧面皮肤及皮下组织进行性萎缩，可累及毛发、汗腺、肌肉、软骨和骨组织。
3. 部分可伴随同侧颅内病变，或发展累及同侧颈、肩及肢体。

（常杏芝）

## 参考文献

1. Ostendorf AP, Gutmann DH, Weisenberg JL. Epilepsy in individuals with neurofibromatosis type 1. Epilepsia, 2013, 54: 1810-1814
2. Tolkachjov SN, Patel NG, Tollefson MM. Progressive hemifacial atrophy: a review. Orphanet J Rare Dis, 2015, 10: 39.
3. Crino PB, Nathanson KL, Henske EP. The tuberous sclerosis complex. N Engl J Med, 2006, 355: 1345-1356
4. Kwiatkowski DJ, Manning BD. Molecular basis of giant cells in tuberous sclerosis complex. N Engl J Med, 2014, 371: 778-780
5. Curatolo P, Moavero R, de Vries PJ. Neurological and neuropsychiatric aspects of tuberous sclerosis complex. Lancet Neurol, 2015, 14: 733-745
6. Shirley MD, Tang H, Gallione CJ, et al. Sturge-Weber syndrome and port- wine stainscaused by somatic mutation in GNAQ. N Engl J Med, 2013, 368: 1971-1979
7. Narayanan MJ, Rangasamy S, Narayanan V. Incontinentiapigmenti (Bloch-Sulzberger syndrome). Handb Clin Neurol, 2015, 132: 271-280
8. Ream M. Hypomelanosis of Ito. Handb Clin Neurol, 2015, 132: 281-289
9. Asch S, Sugarman JL. Epidermal nevus syndromes. Handb Clin Neurol, 2015, 132: 291-316
10. Schultz KP, Dong E, Truong TA, et al. Parry Romberg Syndrome. Clin Plast Surg, 2019, 46(2): 231-237

第二十四章

# 儿童睡眠障碍

## 第一节 睡眠生理

睡眠是对环境失去感知及无反应的一种可逆行为状态，涉及一系列复杂的生理和行为过程。本节介绍睡眠生理的基础知识，包括睡眠结构和睡眠-觉醒调控的神经生物学基础。

睡眠是由非快速眼动(non-rapid eye movement，NREM)睡眠和快速眼动(rapid eye movement，REM)睡眠构成，两者交替进行并有规律地循环，形成睡眠周期。睡眠和觉醒的昼夜周期性交替是人类生存的必要条件，这种昼夜节律(circadian rhythm)接近于地球自转周期：昼和夜各12小时。如果一个人生活在没有昼夜之分的环境中，仍然可以见到觉醒和睡眠周期的变化，但不是24小时一个周期，而是稍长一些，说明人类的睡眠-觉醒周期受制于体内固有的“生物钟(biological clock)”。在自然环境下，生物钟和昼夜节律与自然界的昼夜节律基本同步。睡眠结构还会随年龄发生变化，呈现发育性特点。

**【睡眠结构】**

1. **NREM睡眠** 该期睡眠表现为闭眼、平稳入睡、无快速眼球运动、无躯体活动。此期副交感神经显著兴奋，血压、脉搏、呼吸和新陈代谢均有所降低，在婴儿期被称为安静睡眠(quiet sleep)。在约6月龄时，NREM睡眠可根据脑电图波形划分为三个阶段，睡眠的深度是从第一阶段开始逐步加深，到第三阶段达到最深的程度。

(1) 第一期思睡入睡期，属于浅睡眠。这一阶段表现为清醒时8~13Hz的α波消失，脑电波振幅较低，频率减慢，波形较乱，可以见到低波幅的快波及频率在4~7Hz的θ波、2~3Hz的δ波及睡眠纺锤波。初始一期睡眠通常持续30秒至5分钟。

(2) 第二期中睡期，是“真正”睡眠的开始。这一阶段又叫纺锤波阶段，以纺锤波为主，该波频率为12~14Hz，振幅由小渐大，再逐渐变小，在脑电图记录纸上形如纺锤。同时出现很明显的K复合波，是为正负双相，尖锐而对称的高电压波，可自发出现，也可以是对噪声等突然刺激所作出的反应。进入第二阶段15~30分钟以后，频率小于2Hz的高电压(>75mV)的δ波逐步出现，两侧半球产生的δ波呈近似对称分布，当δ波占20%以上时，进入第三阶段。K复合波最早在出生6个月后出现。初始二期睡眠通常持续5~25分钟。

(3) 第三期深睡期，又叫δ波睡眠或者叫慢波睡眠(slow wave sleep，SWS)。脑电图表现为大量的高波幅慢波，即δ波，慢波睡眠阶段呼吸最缓慢、最规律，副交感神经活动较为活跃，唤醒阈最高值(最难觉醒)。初始慢波睡眠通常持续30~45分钟。

2. **REM睡眠** REM睡眠又称去同步化睡眠或梦睡。脑电波活动为去同步不规则波，并有低幅快波，因此又叫快波睡眠，此期脑电图可出现少量α波，但无K复合波和睡眠纺锤波。此期的典型特征是伴有眼球快速转动，肌电图显示下颚肌电消失。此期交感神经兴奋，脉搏、呼吸频率增快，血压升高，全身肌肉松弛，身体活动增多。儿童可表现为微笑、皱眉等动作。大多数人在REM睡眠时做梦，并且不容易被唤醒，在婴儿期称为活动睡眠(active sleep)。初始REM睡眠通常在睡眠启动后70~100分钟后发生，持续5分钟左右。

3. **睡眠周期** 正常成人入睡后几分钟之内即进入NREM的第一期和第二期，一般入睡后30~45分钟后进入第三期睡眠。由于年龄不同，第三期睡眠可持续几分钟到1小时不等。然后睡眠变浅，回到第二期。在开始入睡后的第75~90分钟以一个极短暂的觉醒标志着第一次REM睡眠的开始，此时伴有快速眼球运动和肢体的转动，一般持续5~10分钟，又出现NREM睡眠第二期，约90分钟后再次出现REM睡眠，如此周而复始，NREM和REM睡眠交替出现。需要注意的是，3个月龄内，婴儿是以REM睡眠进入睡眠的。婴儿期的睡眠周期约为50分钟，在学龄期逐渐延长到成人水平。

第一次出现的REM睡眠，其眼球转动频率、不规则呼吸和梦境是REM睡眠周期中强度最小者。在整个睡眠过程中，REM睡眠持续时间和强度逐渐增加，最后一个REM睡眠可持续20~60分钟。相反，NREM睡眠第三期所占时间逐渐缩短，在最后的睡眠周期中常常没有NREM睡眠的第三期，主要由NREM睡眠的第二期和REM睡眠组成。青少年因赶早课而起床太早可能会减少REM睡眠。

自入睡开始至第一个REM睡眠出现，称为REM睡眠潜伏期，此期在一些睡眠障碍(如发作性睡病)和情感障碍中可出现特殊变化，因此在临床上有重要意义。

4. **发育特征** 睡眠结构或睡眠呈现随年龄变化的发育特征(图24-1)。总体而言，随着年龄增长，睡眠时间越来越短，睡眠由多相睡眠逐渐过渡到单相睡眠，即仅保留每日一次的夜间睡眠。

REM睡眠随着年龄的增长、大脑的成熟，占总睡眠的百分比逐步减少。30周的胎儿REM睡眠占日睡眠总量的80%，36周胎儿为60%，新生儿为50%，1岁时减至30%，青少年则减至20%。

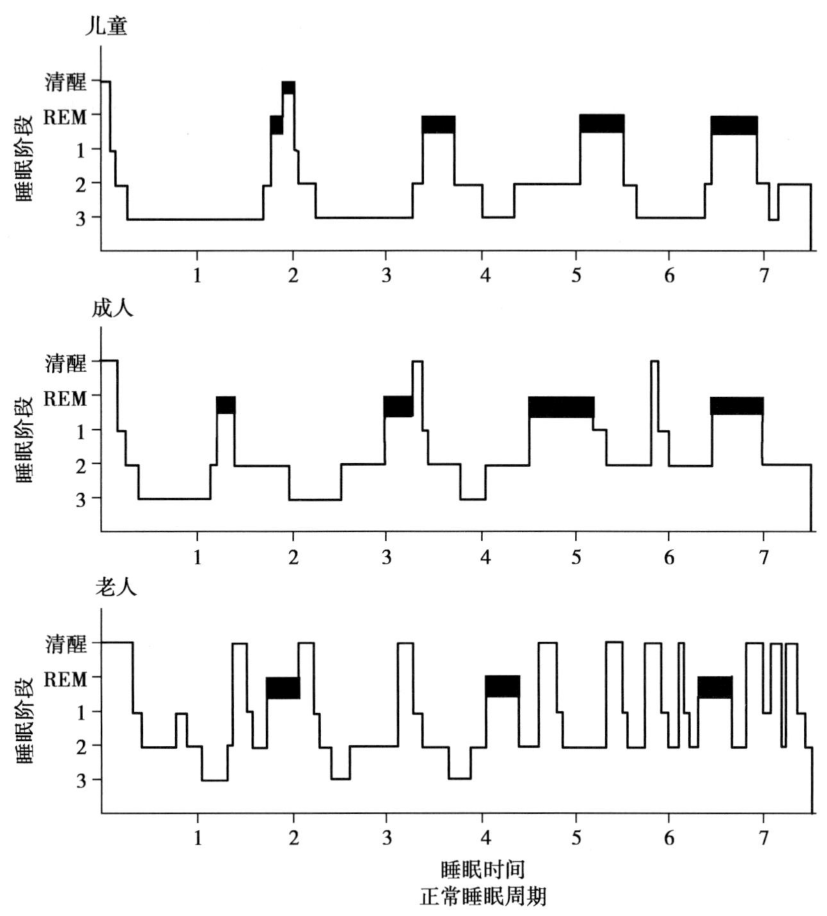


图 24-1 不同年龄段的睡眠阶段变化情况

新生儿睡眠时和清醒时的脑电图差异不大。新生儿入睡后直接进入 REM 睡眠，而没有慢波睡眠，只有到出生后 3 个月或者 4 个月时才出现慢波睡眠，也就是说，新生婴儿出生后 3~4 个月的睡眠模式是"觉醒 -REM 睡眠"，然后逐步转变成年长儿的"觉醒 -NREM 睡眠 -REM 睡眠"模式。

新生儿 REM 睡眠周期较短，约每 50 分钟出现一次，以后逐步延长，2 岁时平均为 75 分钟，5 岁平均为 84 分钟，而青少年和成人则约为每 90 分钟一次。

NREM 睡眠，新生儿期占总睡眠时间的 50% 左右，至青少年增加至 80%。睡眠纺锤波可在生后第 4 周出现，到第 6~8 周逐步成熟，至 3 个月时出现 NREM 睡眠第二期的典型特征。K 复合波一般在生后第 6 个月前后首次出现，2 岁左右发育成熟。

NREM 睡眠的第三期要到婴儿第 3~4 个月后才出现。并且随年龄的增长，夜间睡眠中 NREM 睡眠期的长度有所增加，特别是在取消白天的小睡以后增加尤为明显。有研究发现，5 岁儿童夜间第三期 NREM 睡眠的数量显著长于 2 岁儿童，但将 2 岁儿童的下午小睡中 NREM 睡眠的第三期睡眠的量计算进去后，两组儿童 NREM 睡眠第三期总量就比较接近。

**【睡眠的神经生物学基础】**作为脑功能的重要方面，睡眠是有着神经解剖学基础的。睡眠是一种组织完善的电生理模式，这种模式构成了睡眠行为的基础。调节和控制睡眠的中枢在脑干、间脑、下丘脑，以及大脑半球的大脑皮层部分。在这些脑结构中存在的激素、神经递质和神经肽对睡眠活动均有着较大影响。大脑睡眠和觉醒状态的产生和维持以及睡眠和觉醒周期性的更替，主要依赖于一些主要脑区的神经活动。神经冲动由脑干某些核团产生，经下丘脑、前脑基部、丘脑的中继核团，最后投射到大脑皮层，从而形成觉醒和睡眠。就神经生物学基础方面来说，觉醒和睡眠，NREM 睡眠和 REM 睡眠之间有着显著区别，有着不同的解剖学、电生理学和行为学基础。

1. **觉醒** 觉醒状态相关的神经中枢是位于脑干的网状结构（包括延髓腹侧、中央脑桥和中脑），下丘脑后部，前脑基部，如麦内特核群或前穿质尾侧的无名质、对角联合核、隔核等以及丘脑底部和丘脑的网状核（腹侧正中、板内和中线丘脑核）。觉醒是由感觉传入冲动刺激网状激活系统所维持，最有效的感觉性刺激是听觉和痛觉刺激。维持觉醒状态的神经通路有两条：一条是背侧通路，脑干网状激活系统发出的上行冲动从脑干网状结构上行进入非特异性丘脑系统，然后投射进入大脑皮层；另外存在一条变通通路，又称之为丘脑外腹侧通路，冲动起源于丘脑底部、下丘脑后部和前脑基部，由此投射到整个大脑皮层。

觉醒状态下脑电图呈去同步化的电活动，是低幅、快波及混合波形占主导。脑电图去同步化现象在REM睡眠同样存在。觉醒和REM睡眠时，神经网络均处于被激活状态，均可以接收传入信息。不过，觉醒时传入刺激来自外界，而REM睡眠时的传入刺激则产生于神经系统本身。

觉醒期间，含有兴奋性神经递质儿茶酚胺和乙酰胆碱的神经元调节着皮层和皮层下神经元的兴奋。觉醒状态也受如下一些神经元的影响，如下丘脑后组织胺能神经元，部分含有神经肽P物质、促肾上腺皮质激素释放因子（CRF）和神经因子、促甲状腺素释放因子（TRF）、血管活性肠肽（VIP）等。位于脑干、丘脑及大脑皮层的谷氨酸能神经元对觉醒过程也有一定的作用。

产生于脑脊液中的化学物质如P物质、CRF、TRF和VIP促进觉醒。血源性的化学物质，如肾上腺素、组织胺和糖皮质激素也对觉醒过程有加强作用。

**2. NREM睡眠** 当觉醒维持机制发生减退，激发睡眠的神经元就被激活，这时觉醒状态就转化进入NREM睡眠，也称之为同步化睡眠。同步化睡眠就是指许多神经网络的同步化活动，其特征是脑电图上显示高幅K复合波、睡眠纺锤波，以及在深睡眠时所具有的高幅慢波。与同步化睡眠有关的神经元包括延髓孤束核、脑干的缝核、网状丘脑核、下丘脑前部、视前区、前脑基部核团、眶额皮层。冲动从延髓的缝核发出，投射到下丘脑前部、丘脑、前脑基部核群，再从这些核群进一步投射到整个大脑皮层。

网状激活系统的抑制作用导致同步化的纺锤波。睡眠纺锤波的波形特征：振动幅度先逐渐变大，然后再逐渐变小，频率在7~14Hz，持续1~2秒。产生这种波形与传入神经冲动在丘脑部位的突触传递的阻断致躯体知觉缺失有关。脑电图上出现的纺锤波形是丘脑网状核同步化的标志。丘脑网状核形成一个神经元薄膜覆盖在丘脑的喙部、侧面和腹部。丘脑皮层网络所产生的暴发性电活动和向新皮层神经元的放电过程，可以被脑电图记录下来。这一神经过程是由γ-氨基丁酸（GABA）能神经元活动产生的。脑干网状激活系统中的胆碱能神经元可抑制睡眠纺锤波的产生，因此，当与REM睡眠和觉醒状态有关的胆碱能系统兴奋时睡眠纺锤波就会消失。

脑干中缝核的5-羟色胺能神经元可抑制感觉冲动的传入，抑制运动神经元的兴奋，激发皮层活动产生慢波。目前认为脑电图中δ波的产生过程与丘脑有关。丘脑皮层环路共振，将冲动传递到大脑皮层，反过来再使丘脑的神经元兴奋。当处于昏昏欲睡状态时，通过丘脑的突触传递被抑制，而处于同步化睡眠状态时，突触传递过程则完全被阻断。丘脑是睡眠状态时各种不同信息被阻断的第一环节。这种阻断的目的是防止大脑皮层对上传刺激作出相应的反应。但是，当上传刺激足够大时，如很大的噪声或剧烈的疼痛，可以突破丘脑的阻隔屏障，从而唤醒皮层。而当处于清醒状态或REM睡眠时，通过丘脑的突触传递过程则被易化而加强。

睡眠启动中枢与副交感神经的激活有着一致的作用。刺激丘脑前部和视前叶会诱发血压下降、心率减慢、瞳孔缩小、行为和脑电图呈现睡眠的改变。

脑干中缝核的5-羟色胺能神经元（位于中线喙突部、中脑尾部，桥脑和延髓被盖，延髓背侧）通过其轴突可将神经化学物质传递到脑的其他部位和脊髓，而这些部位的损伤会产生失眠症。5-羟色胺拮抗剂如对氯苯丙氨酸（PCP），可以抑制色氨酸羟化酶，阻止5-羟色胺的合成，从而导致产生严重的失眠。采用5-羟色胺的前体可以纠正这种严重失眠。脑细胞内存在的一些物质，如肾上腺素、GABA、鸦片类物质、生长抑素、α-促黑色素细胞释放激素均有助于睡眠。肾上腺素能神经元定位于下丘脑，肾上腺素能的受体通常可被咖啡因和黄嘌呤所阻断，苯二氮䓬类药物可与受体结合，加强突触后膜与GABA结合，从而促进睡眠。

脑脊液来源的一些化学因子，如β-内啡肽、脑啡肽、强啡肽在感觉调节、镇痛（麻醉）中起到作用，也可能对睡眠的启动和维持十分重要。在脑脊液中发现的生长抑素可镇痛、制动（akinesia）和抑制脑电活动。其他调节睡眠的物质还有前列腺素$D_2$和尿苷。

一些血源性的促睡眠因子已经明确。静脉注射胰岛素可以产生慢波睡眠。缩胆囊素（CCK）是进食后由消化道释放入血的，这个激素可以促进睡眠，又称之为致饱激素，因为它可以抑制食欲。蛙皮素（bombesin）是进食以后释放的激素，可以促进慢波睡眠。这两种激素都是导致进食后产生的睡眠现象的原因，均可直接通过作用，于脑室周围的脑组织或间接通过迷走神经传入纤维作用于脑干的孤束核。胞壁酰肽（muramyl peptide）是由肠道细菌产生可诱导睡眠的物质。白介素1可由胞壁酰肽的刺激而产生，也可以促进睡眠。

需要强调的是，睡眠的启动和维持是一个多因素、多系统共同参与的过程，而不是某一个物质或某一个系统所能单独完成的。

**3. REM 睡眠**　又叫去同步化睡眠、活动睡眠和梦睡眠，起源于脑干中部。尽管有些学者提出，网状核后部、桥脑喙部、蓝斑核的腹侧与 REM 睡眠关系比较密切，但尚没有证据证明在脑内存在 REM 睡眠的功能中心。

REM 睡眠有关的生理活动有以下几个方面的特征：

(1) 肌肉张力弛缓或肌肉失张力(muscle atonia)：肌肉张力迟缓是 REM 睡眠过程中的特征性表现，呈体位性肌张力降低。在 REM 睡眠期间蓝斑腹侧周围的细胞变得十分活跃，产生冲动经被盖网状束传至延髓内网状核抑制性细胞，这一区域是公认的脊髓运动神经元的抑制中枢，抑制性冲动经网状脊髓束下传给脊髓背角的运动神经元。因此，突触后抑制是在 REM 睡眠过程中发生的躯体肌肉失张力的主要机制。位于脑干神经网络中介导这一抑制过程的主要神经递质是乙酰胆碱和谷氨酸盐。

但在病理性情况下或在药理动物实验中均可发现例外情况，即在 REM 睡眠期间不伴有肌肉失张力的现象。如在桥脑部位双向切断网状被盖束，可以导致 REM 睡眠时不伴有肌肉失张力。相反，通过在桥脑背侧注射一种强效的乙酰胆碱替代物氯化氨甲酰胆碱，可以在实验动物中诱导出只有肌肉张力消失，而不伴有 REM 睡眠。同样在临床上猝倒的患者，只有肌肉失张力，而无 REM 睡眠。

(2) 桥 - 膝 - 枕波(ponto-geniculo-occipital wave，PGO 波)：在 REM 睡眠过程中，伴随着眼球的快速转动，脑电图出现特征性的 PGO 波群。PGO 波群的出现是 REM 睡眠的特征之一。该波起源于背侧桥脑被盖边缘连接区，该区域又叫臂周 X 区，直达外侧膝状体，每半个桥脑功能区可各自产生 PGO 波。该波的传导通路在脑桥喙部损伤时受到抑制。采用乙酰胆碱刺激可只出现 PGO 波峰，而不出现 REM 睡眠的其他运动征象。5- 羟色胺抑制 PGO 波的产生，而当 5- 羟色胺耗竭，可导致连续的 PGO 波群。PGO 波在人处于清醒或 REM 睡眠时，可促进眼球的快速运动。

(3) 快速眼球运动：眼球迅速扫视，可以呈水平向、垂直向和斜向来回运动。这是 REM 睡眠阶段的典型标志。眼球水平向运动的神经冲动来自桥脑背侧中部的周边区域；眼球的垂直向运动则起源于中脑网状结构。两者均出现于 REM 睡眠相。有时伴随着其他的一些运动征象。在 REM 睡眠及清醒时，快速眼球运动较 PGO 的产生要来得晚些。

(4) 肌阵挛：肌阵挛是面部和四肢肌肉的短暂性抽搐。在 REM 睡眠阶段，抑制性冲动占主导，控制着运动神经元，导致肌肉失张力。但是，由于在不规则的间歇期，兴奋性电位占主导，兴奋传达运动神经元，导致一组运动神经元放电，产生肌阵挛和快速眼球运动。在人类和动物，肌阵挛主要产生于肢体的末端和面部，多数为屈肌。中枢的网状脊髓束参与了这一过程，冲动产生于桥脑尾部的网状核的神经元，然后经单突触投射到上下肢的运动神经元和支配面部肌肉的神经核。事实上，REM 睡眠过程中伴随着的肌肉阵挛，是运动中枢的兴奋性冲动在脊髓受到不完全阻断，最终到达运动神经末梢的残余电活动的结果。

(5) 心肺活动的改变：在 REM 睡眠期间，呼吸和循环系统处于不稳定状态。呼吸节律不整，频率增加，心率加快，血压发生波动。这些都是桥脑臂旁核内部及外侧中枢在活动性睡眠时相中所产生的表现。在 REM 睡眠过程中出现的呼吸节律的波动与氧饱和度、二氧化碳分压及血液的 pH 等因素无关，而是受脑干呼吸中枢的直接控制。

(6) 性器官的改变：在 REM 睡眠期间阴茎勃起现象，不管是 2~4 个月的婴儿，还是耄耋老人，均可发生。而且大多数梦中的情景与性完全没有关系。同样，女性在 REM 睡眠期间也存在阴蒂的勃起、阴道壁血流量增加。在多数关于 REM 睡眠期间男女性器官兴奋的研究中，发生阴茎勃起和阴道壁充血的比例一般在 95% 左右。而且阴茎和阴蒂勃起的开始时间均在 REM 睡眠开始的前后 5 分钟这一段时间内。关于产生这一现象的机制，有人认为，神经血管的周期性活动参与了勃起和维持的过程。但是，关于 REM 睡眠过程中阴茎勃起的意义，目前仍然不太清楚。

(7) 做梦：如果将处于 REM 睡眠相的人唤醒，其中有 85% 的人均叙述正在做梦。PGO 波起源于桥脑，穿过外侧膝状体，将兴奋传导到前脑。有人进行了 REM 睡眠期间放射自显影的实验，结果发现，视皮层葡萄糖代谢速率明显增加，这可能表明所做的梦与视觉有关。做梦期间，感觉系统的活动总是包含有视觉系统。而只有 65% 的梦有听觉参与。此外，有关空间活动的梦，如飞、漂、沉等均与前庭的兴奋有关。不过这样的梦不是很常见，包含有触摸觉、味觉、嗅觉的梦也较少见到。在梦中运动系统兴奋，产生复杂的运动指令，组成了梦中的经历，然而这些运动指令并没有真正被执行，因为在 REM 睡眠期间运动神经元受到了高度抑制。在患有 REM 睡眠 - 肌肉张力降低缺失的综合征患者中,夜间的生物节律被改变,可在睡眠中出现复杂的运动。这种出现在梦中的有组织的协调运动多见于下肢。实验研究发现,这是由于那些主导运动指令的皮层及皮层下运动结构在做梦时被异常激活的缘故。

(8) 体温调节暂停:REM 睡眠过程中体温调节暂停,多数动物由恒温状态转入变温状态。中枢神经系统中调节体温的中枢在下丘脑视前叶。正常情况下,这一结构对下丘脑局部温度敏感,一旦下丘脑局部温度升高,该中枢则发出指令导致皮肤血管扩张、呼吸加快,以促进散热,降低体温。但在 REM 睡眠过程中这一调节功能减弱、消失或不稳定。但是人类和其他哺乳类动物不同,在 REM 睡眠期间人类的体温调节并不完全停止,仍有一定的体温调节能力。

(9) 其他各种有关的现象:在 REM 睡眠过程中还可见到其他一些生理现象,如脑的血流量、血流速度和代谢率均明显增加,颅内压升高,心输出量减少,尿量减少等。在 REM 睡眠期间,唤醒阈值最高,往往最难唤醒。

(江帆)

## 第二节 诊治要点

目前,国际睡眠障碍分类中关于儿童及青少年睡眠问题与障碍至少有 80 余种。儿童睡眠障碍的评估与常规的儿科疾病诊治有类似的地方,但是也有一些睡眠相关的特异性评估方法。

### 一、睡眠史

包括主诉、睡眠模式及睡前就寝习惯等。儿童或青少年睡眠问题的主诉往往难准确获得,特别儿童伴有其他行为问题或家长有焦虑情绪时,主诉可偏主观性或家长与儿童的描述完全不同。此外,睡眠问题的主诉与家长对其行为问题的忍受程度也有关系,如有的家长认为儿童每周发生 2 次的睡眠问题是"存在问题",而有的家长认为正常。

了解儿童上学与周末的睡眠规律,儿童就寝时间与起床时间与发育水平的关系;儿童入睡过程是否依赖外界特定条件存在,如父母摇晃、含奶头睡、需要父母陪伴、入睡过程发脾气、入睡抗拒等。儿童早晨醒来的状态,自然醒或是难以唤醒、醒后状态不佳等。睡前就寝习惯包括入睡前活动,尤其兴奋性活动(看电视视频、外出玩耍、视频游戏等),睡前例程的安排,睡眠的场所、灯光、噪声等。

睡眠时间是在儿童睡眠疾病诊治中经常关注的问题。图 24-2 和图 24-3 所示为儿童睡眠时间随年龄的发展变化,不同年龄儿童睡眠时间不同,随年龄增长,总睡眠时间逐渐减少。另外,针对同一年龄阶段的儿童,睡眠时间(包括总睡眠时间和夜间睡眠)的分布均具有很大的变异性。以 6 月龄的婴儿举例来看,这一年龄段总睡眠时间跨度为 10~18 小时,这也就说明单纯以一个数值作为某个年龄段睡眠时间的推荐是不符合儿童睡眠发展特点的。

2015 年美国睡眠基金会提出了不同年龄段儿童睡眠时间(包括白天和夜间睡眠时间)的推荐标准,在这个标准中考虑到儿童睡眠的发展性和个体差异性的特点,列出了不同年龄段推荐的睡眠时间、可允许的睡眠时间、不推荐的睡眠时间(表 24-1)。例如对于 4~11 月龄的儿童,推荐的睡眠时间为 12~15 小时;如果儿童睡眠时间在 10~11 小时、16~18 小时,

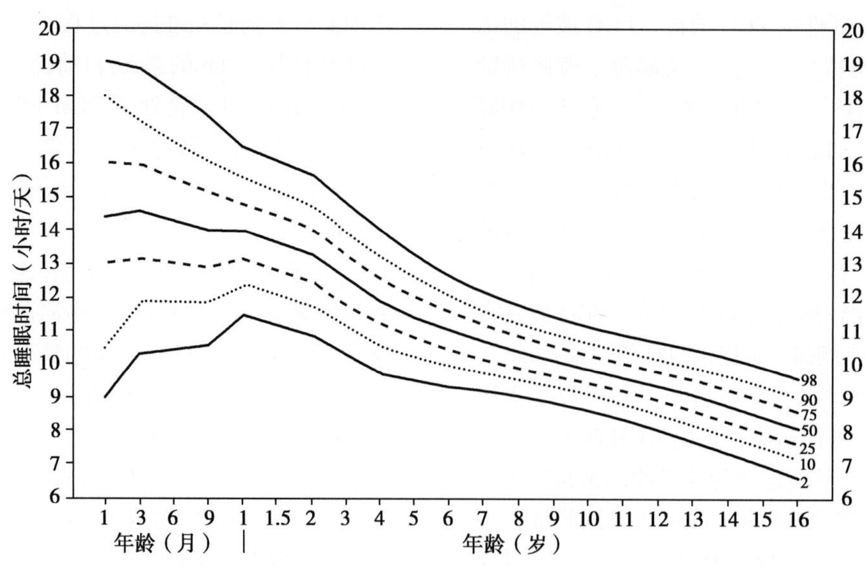


图 24-2 儿童总睡眠时间

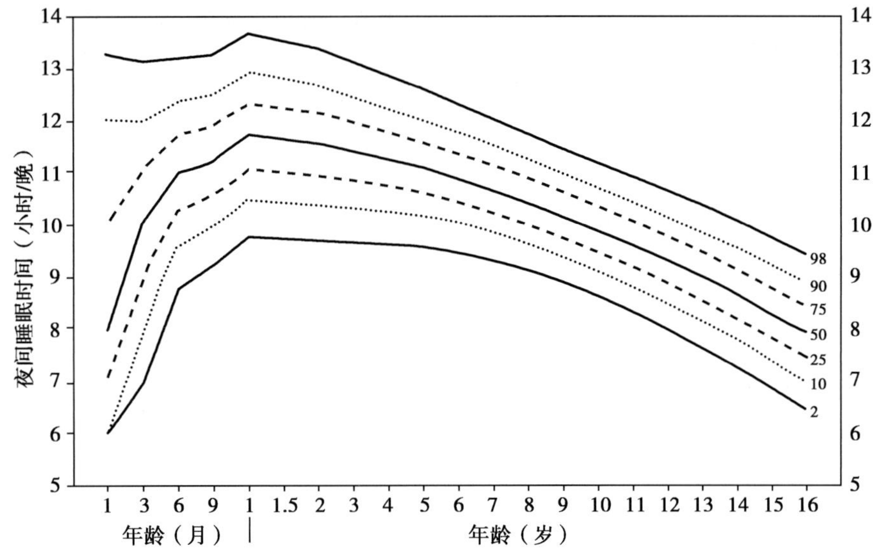


图 24-3　儿童夜间睡眠时间

表 24-1　美国睡眠基金会推荐的睡眠时间

| 年龄 | 不推荐的睡眠时间（h） | 可允许的睡眠时间（h） | 推荐的睡眠时间（h） | 可允许的睡眠时间（h） | 不推荐的睡眠时间（h） |
|---|---|---|---|---|---|
| 0~3 个月 | <11 | 11~13 | 14~17 | 18~19 | >19 |
| 4~11 个月 | <10 | 10~11 | 12~15 | 16~18 | >18 |
| 1~2 岁 | <9 | 9~10 | 11~14 | 15~16 | >16 |
| 3~5 岁 | <8 | 8~9 | 10~13 | 14 | >14 |
| 6~13 岁 | <7 | 7~8 | 9~11 | 12 | >12 |
| 14~17 岁 | <7 | 7 | 8~10 | 11 | >11 |

则是在可允许的睡眠时间，这是考虑到儿童睡眠的个体差异性，也是正常的睡眠时间；如果儿童睡眠时间大于 18 小时、少于 10 小时，则是异常睡眠，需及时至医院就诊。

2017 年，国家卫生和计划生育委员会发布的《0~5 岁儿童睡眠卫生指南》，针对不同年龄，儿童总睡眠时间（白天和夜间睡眠时间）推荐均是一个范围，以 4~11 个月为例，推荐的睡眠时间是 12~16 小时（表 24-2）。所以，临床工作者和家长可以参考两个睡眠推荐标准来评估宝宝的睡眠时间是否处于正常范围。

表 24-2　中国 0~5 岁儿童睡眠推荐时间

| 年（月）龄 | 推荐睡眠时间 /（$h \cdot d^{-1}$） |
|---|---|
| 0~3 个月 | 13~18 |
| 4~11 个月 | 12~16 |
| 1~2 岁 | 11~14 |
| 3~5 岁 | 10~13 |

## 二、其他病史

1. **疾病史**　除常规儿科病史内容外，需了解既往住院和手术史，如阻塞性呼吸睡眠综合征扁桃体切除术手术史及用药史。

2. **发育 - 行为史**　有助于鉴别神经发育障碍儿童的睡眠障碍。睡眠不足或质量差影响儿童日间行为，包括情绪、行为、注意力、学习能力、学校表现、社会关系等。白天嗜睡的年长儿童可表现为疲倦、易怒、好斗对立违抗行为或多动和冲动。

3. **家族史**　部分睡眠障碍有遗传特性，如夜惊和梦游等异态睡眠、不宁腿综合征、阻塞性呼吸睡眠暂停症和发作性睡病等。

4. **心理社会史**　即家庭的功能状态，如父母关系、生活重大事件、有效的育儿技巧、家庭结构、父母的心理功能（如父母抑郁）等。

5. **行为及情绪评估**　睡眠干扰可致精神症状，如情绪改变和对立行为。年长儿童和青少年的抑郁、焦虑和其他精神障碍的相关症状、幼儿气质的评估。

## 三、体格检查

多数睡眠障碍的儿童体格检查往往正常。

## 四、睡眠评估方法

目前用于儿童睡眠评估的方法有主观评估法和客观评估法。主观评估法包括睡眠问卷、睡眠日记；客观评估法包括手表式活动记录仪和多导睡眠监测。

1. **标准化睡眠问卷/量表** 对于评估儿童睡眠障碍具有一定的临床应用价值。包括儿童睡眠习惯问卷（children's sleep habits questionnaire，CSHQ）和儿童睡眠紊乱量表（sleep disturbance scale for children，SDSC）。CSHQ 适用于 4~10 岁儿童，SDSC 适用于 6~14 岁儿童。婴幼儿阶段国内尚无标准化问卷，仅有简明婴儿睡眠问卷（brief infant sleep questionnaire，BISQ）可用于了解 0~3 岁婴幼儿的睡眠状况，但没有评分系统及界值点确立，因此无法用于睡眠问题的筛查。

2. **睡眠日记** 能够反映儿童入睡潜伏期过长（入睡或睡眠发起困难）、夜醒和早醒（睡眠维持困难）方面的情况，帮助确定儿童的睡眠现状和严重程度、睡眠节律及睡眠时间等。睡眠日记还可提供就寝或睡前活动、药物使用和日间活动等方面的信息。睡眠日记需持续记录两周或以上，以确认儿童的睡眠-觉醒规律和变动性。

3. **多导睡眠监测** 是睡眠障碍诊断性检查，需在睡眠实验室进行。适应证包括疑似睡眠呼吸障碍、持续气道正压通气或双水平式呼吸道正压呼吸滴定、周期性腿动，无法解释的日间嗜睡、阵发性夜间活动等。但是，不推荐多导睡眠监测（polysomnography，PSG）单纯用于评估儿童失眠，即 PSG 并非评估儿童失眠的必要程序。标准整晚 PSG 记录睡眠过程中的各种生理参数，如睡眠阶段（脑电图、下颌肌电图、眼电图）、呼吸频率和动度（使用电感体积描记法记录胸廓和腹部的活动）、气流（口鼻热感受器或气压传感器）、血氧饱和度（脉搏血氧仪）、心率、伴有呼吸事件或腿/肢体活动、腿动（胫骨前肌肌电）、体位和活动度（视频记录），以及打鼾（扩音器）。有的睡眠实验室还包括通气量测定（鼻腔和口腔或经皮采集呼气末 $PCO_2$）。

4. **腕表式活动记录仪** 腕表式活动记录仪记录与储存一段时间内（1~2 周）身体运动信息，可用于客观评估睡眠模式和诊断昼夜节律障碍（提前或延迟睡眠时相），尤其适用于评估睡眠主诉和日间表现不一致的儿童和青少年，适用于各年龄儿童。

（江帆）

# 第三节 常见的儿童睡眠障碍

## 一、发作性睡病

发作性睡病（narcolepsy）是一种慢性终身中枢神经系统疾病，通常表现在青春期和成年早期，其特征是日间过度嗜睡并导致显著的器官功能损害。发作性睡病的其他症状包括猝倒、睡眠幻觉、睡眠瘫痪、自动行为和夜间睡眠紊乱。发作性睡病的发病率据报道在每万人中有 3~16 人，最近估计猝倒型发作性睡病的年发生率为每 10 万人中有 0.74 例，非猝倒型发作性睡病的年发病率为每 10 万人中有 1.37 例。

**【病因与发病机制】**发作性睡病的病因目前尚不明确，考虑是环境因素与遗传因素相互作用的结果。发作性睡病的病理生理改变主要位于中枢神经系统，尤其是调节睡眠-觉醒的区域功能受到损害。近年很多研究发现，参与食欲调节的神经递质 Hypocretin（Hcrt）/Orexin 系统与发作性睡病的发生密切相关。部分发作性睡病可继发于其他疾病，如头颅外伤后导致中枢神经系统损伤、脑肿瘤（尤其是第三脑室、后部丘脑以及脑干区域的肿瘤）及脱髓鞘病变（如 Niemann-Pick 疾病类型 C）。也有报道在抽动症、特纳综合征、多发性硬化、性早熟患儿中出现发作性睡病的症状。

**【临床表现】**典型的发作性睡病临床表现：①白天嗜睡：白天睡眠时间较多，并且会在清醒状态下突然发生 REM 睡眠，白天困倦加重；②猝倒：强烈情绪如大笑、生气等诱导下出现的骨骼肌张力消失，可有眼睑下垂、下颚下垂、视物模糊，膝关节突然屈曲，甚至全身肌张力消失导致摔倒；③睡眠幻觉：幻觉最多发生在觉醒-睡眠交替阶段，通常包括视、听和触觉的成分，常常类似于梦境的稀奇古怪的画面，但对外界环境的意识通常存在；④睡眠瘫痪：在睡眠开始或结束时突然出现的持续几秒或几分钟肢体无法活动或无法说话的情况，常可自发结束，也会于感觉外界刺激后终止，但是大部分患儿并非同时存在上述 4 项症状；⑤其他伴随症状：睡眠紊乱、白天小睡、无意识行为、学习成绩下降。

**【辅助检查】**

1. **睡眠日记** 即使有充足的夜间睡眠时间，仍建议记录睡眠日记，可助于记录日间过度嗜睡和午睡。

2. **嗜睡量表** 儿童和青少年的儿童日间嗜睡量表、克利夫兰青少年嗜睡量表、大龄儿童和青少年的改良 Epworth 嗜睡量表可能有助于描述日间过度嗜睡的严重程度。

3. **PSG 和多次小睡潜伏期试验** 评估患有严重原因不明的日间嗜睡或可疑发作性睡病的患者。PSG 的目的是评估可能导致日间过度嗜睡的原发性睡眠障碍，多次小睡潜伏期试验（multiple sleep latency test，MSLT）提供了日间嗜睡的基本和客观定量，并评估睡眠始发 REM 期（sleep onset rapid eye movement periods，SOREMP）的存在，这是发作性睡病的主要特征。

4. **影像学检查** 不是常规指征，但如果日间过度嗜睡突然发病，存在神经系统症状和 / 或神经系统查体异常，有近期头部创伤史应强烈推荐磁共振成像检查。

5. **人类白细胞抗原检查** 对于发作性睡病患者，类白细胞抗原（human leukocyte antigen，HLA）检测不是强制性的，但在某些情况下对症诊断有所帮助。大多数发作性睡病和猝倒症患者 HLA 都是阳性（75%~90%），但正常人中约 25% 对 DQ 抗原也是阳性的。

6. **脑脊液检查** Hcrt/Orexin 水平发作性睡病可以通过对脑脊液中的 Hcrt-1 的检测来确诊。典型猝倒症患者的这种测试具有较高的敏感性和特异性。尽管诊断不需要，且目前尚没有广泛使用，脑脊液水平可能有助于筛选通过 MSLT 确诊但难以处理或解释的病例。

**【诊断与鉴别诊断】**发作性睡病的明确诊断应结合临床表现、实验室检查和客观量表评价，主要包括日间 MSLT 试验、夜间多导睡眠图（PSG）监测、血清人类白细胞抗原分型和脑脊液 Hcrt/Orexin 测定。

2014 年国际睡眠障碍分类（第 3 版）列出发作性睡病 1 型及 2 型的诊断标准如下：

1. **发作性睡病 1 型须同时满足以下 2 项条件**

（1）患者存在白天难以遏制的困倦和睡眠发作，症状持续至少 3 个月以上。

（2）满足以下 1 项或 2 项条件：①有猝倒发作（符合定义的基本特征）。经过标准的 MSLT 检查平均睡眠潜伏期≤8 分钟，且出现≥2 次睡眠始发 REM 期。推荐 MSLT 检查前进行夜间多导睡眠监测（nPSG）检查。nPSG 出现 SOREMP 可以替代 1 次白天 MSLT 中的 SOREMP。②免疫反应法（immunoreactivity）检测脑脊液中 Hcrt-1 浓度≤110pg/ml 或 < 正常参考值的 1/3。

备注：①幼儿期的发作性睡病可能表现为夜晚睡眠时间过长或白天打盹时间延长；②如果临床强烈怀疑发作性睡病 1 型，但 MSLT 的诊断标准不能满足，推荐重复 MSLT 检查。

2. **发作性睡病 2 型须同时满足以下 5 项条件**

（1）患者存在白天难以遏制的困倦和睡眠发作，症状持续至少 3 个月以上。

（2）标准 MSLT 检查平均睡眠潜伏期≤8 分钟，且出现≥2 次 SOREMPs，推荐 MSLT 检查前进行 nPSG 检查，nPSG 出现 SOREMP 可以替代 1 次白天 MSLT 中的 SOREMP。

（3）无猝倒发作。

（4）脑脊液中 Hcrt-1 浓度没有进行检测或免疫反应法测量值 >110pg/ml 或 > 正常参考值的 1/3。

（5）嗜睡症状和 / 或 MSLT 结果无法用其他睡眠障碍，如睡眠不足、OSAS、睡眠时相延迟障碍、药物使用或撤药所解释。

备注：①如果患者随后出现猝倒发作，应重新诊断为发作性睡病 1 型；②如果诊断后，检测脑脊液中 Hcrt-1 浓度≤110pg/ml 或 < 正常参考值的 1/3，应重新诊断为发作性睡病 1 型。

发作性睡病需与慢性睡眠剥夺及睡眠无规律者、长睡眠者、潜在的导致睡眠紊乱的疾病（包括阻塞性睡眠呼吸暂停、不宁腿综合征、周期性腿动等）、特发性嗜睡症、Kleine-Levin 综合征、精神疾病、其他神经系统疾病（创伤和嗜睡症、药物及物质滥用所致嗜睡）进行鉴别诊断。

**【治疗与预后】**发现疑似发作性睡病的儿童或青少年应转诊至睡眠专科医生或儿童神经科医师进行诊断和治疗。目前没有治愈发作性睡病的方法，但是通常可以控制症状，使患有发作性睡病的儿童或青少年可以过正常的生活。治疗的最终目标是保证患者能够适应正常生活，提高生活质量。个性化治疗方案通常涉及教育、行为改变和药物治疗。

1. **患者和家庭教育** 发作性睡病如果没有适当的教育，可能是一种毁灭性的疾病。教育对象不仅应该包括所有的家庭成员，还应该包括教师、辅导员和朋友。尤其是应该通知学校领导为学生提供宿舍（例如安排小睡、减少家庭作业以确保足够的睡眠时间）。

2. **健康的睡眠习惯** 对于发作性睡病的儿童和青少年来说，良好的睡眠习惯是必不可少的。

3. **小睡** 每天一次或两次短时间的小睡（15 分钟）可以帮助控制日间嗜睡，但其作为初级治疗方法还是不够的。

4. **行为改变**　生活方式改变可以显著改善症状。严格遵循睡眠 - 觉醒时间表确保充足的睡眠是必不可少的。增加体育活动可能会有帮助。

5. **危险性活动**　密切监督可能有危险性的活动，例如开车、游泳或做饭。所有发作性睡病的青少年在取得驾照之前，症状都必须得到很好的控制。

6. **体重管理**　对 BMI 升高的儿童，纠正异常的饮食行为和鼓励体育锻炼很重要。

7. **其他**　合并睡眠障碍的治疗特别是 OSA（例如腺样体扁桃体切除术）和 PLM（例如补充铁剂）的适应性干预可能有助于减轻嗜睡症症状，并且改善发作性睡病患者的日间功能。

8. **药物治疗**　针对白天过度嗜睡的药物主要是神经系统兴奋药，包括传统的中枢兴奋药如盐酸哌甲酯、安非他命，新型中枢兴奋药如莫达非尼、γ-羟丁酸钠，此外，单胺氧化酶抑制剂（MAOI）司来吉兰对白天过度嗜睡和猝倒也有效。

γ- 羟丁酸钠、司来吉兰同时具有抗猝倒作用。此外，三环类抗抑郁药如丙咪嗪、氯丙咪嗪、普罗替林也是常用的抗猝倒药，且对睡眠瘫痪和睡眠幻觉有效。新型选择性 5- 羟色胺再摄取抑制剂（SSRI）如氟西汀、帕罗西汀，以及 5- 羟色胺和去甲肾上腺素再摄取抑制剂（SNRI）如文拉法辛对猝倒发作也有效，抗猝倒剂量高于抗抑郁剂量，不良反应较少，但疗效弱于三环类抗抑郁药。对于猝倒严重的患儿，应首选 γ- 羟丁酸钠。

9. **预后**　发作性睡病是慢性、持续终身并需长期治疗的疾病。发作性睡病患者通常具有正常的寿命。虽然猝倒型发作性睡病有稳定期，但纵向研究很少，特别是在童年发作的发作性睡病。

**关键点**

1. 起病通常始于青春期，持续终身。
2. 白天无法控制的嗜睡为主要临床症状。
3. 诊断发作性睡病时必须进行多导睡眠监测和多次小睡潜伏试验。
4. 个性化治疗方案通常涉及教育、行为改变和药物治疗。

## 二、睡行症

睡行症（sleep walking）是一种觉醒性异态睡眠。一般发生于 NREM 的慢波睡眠阶段，表现形式不一，可以是简单地走来走去，也可以是强烈地试图“逃脱”环境的行为。很多儿童（15%~40%）至少出现过一次睡行，研究表明大约 17% 的儿童会出现规律的睡行，而 3%~4% 会频繁发作。睡行症可以持续到成人时期，成人的发病率约为 4%。有睡行症家族史的儿童睡行症的发病率比没有家族史的儿童大约高 10 倍。

**【病因与发病机制】**遗传和发育因素是决定觉醒性异态睡眠的最重要的体质因素，睡行症者有明显的家族倾向，即阳性家族史的儿童发生率明显高于普通人群。此外，年幼儿童由于睡眠结构中慢波睡眠占比高且持续时间较长，因此在年幼儿童中普遍存在觉醒性异态睡眠，随年龄增长逐渐减少和消退。通常情况下，睡眠不足、睡眠没有规律、睡觉时膀胱充盈、陌生环境睡觉、睡眠环境嘈杂、近期周围有意外或令人紧张的事情发生可诱发睡行症发生。疾病状态如发热、阻塞性呼吸暂停、胃食管反流、癫痫、焦虑抑郁等情绪问题，以及使用镇静类药物也会诱发睡行发作。

**【临床表现】**睡行症的发作通常开始于觉醒意识不清，也可以开始于孩子突然从床上起来。在睡行症发作期间，患儿看起来是困惑和茫然的，眼睛通常是睁开的，并且可能嘟囔发声或答非所问。偶尔的情况下，睡行症的患儿表现为激动。睡行症患者的典型表现是笨拙的，会表现出奇怪的行为，比如往衣柜上撒尿。睡行症患儿的表现多种多样，如淡定地走到父母的卧室、走下楼梯、离开房子爬上阳台或者屋顶，可发生跌落、受伤等意外，睡行症儿童可伴发夜惊症。发作时难以唤醒，醒后儿童表现意识朦胧。发作可能在不适当的地方自行中止或儿童继续回床睡觉。次日不能回忆。

**【诊断与鉴别诊断】**2014 年国际睡眠障碍分类（第 3 版）中列出睡行症的诊断标准：A. 需要符合 NREM 觉醒紊乱的一般标准；B. 觉醒紊乱伴有离床活动和其他床以外的复杂行为。标准 A 和 B 必须均满足。

睡行症需要与夜惊、梦魇、夜间癫痫相鉴别。

**【治疗与预后】**发作时保证患儿安全，发作时不宜唤醒儿童，以免影响儿童情绪；家长勿惊恐焦虑。要保证儿童充足的睡眠、睡眠规律，应避免睡眠剥夺、憋尿、感冒发热等。

对于每夜均会发生症状的患儿，应用唤醒计划疗法是最可能有效的。症状发作频繁时可用小剂量苯二氮䓬类药物，如地西泮、氯硝西泮等；亦可用三环类抗抑郁药物，如丙咪嗪治疗。

预后：大部分孩子的睡行症在儿童期自愈。一般预后良好，不需特别治疗。如儿童频繁发作严重干扰家庭生活或有致伤倾向可适当采取药物治疗。

**关键点**

1. 觉醒性异态睡眠，发生于非快速眼动睡眠时期。
2. 发作时不宜唤醒儿童，保证患儿安全。
3. 预后良好。

## 三、夜惊症

夜惊症（sleep terrors）又叫睡惊症，属觉醒性异态睡眠，病因与睡行症类似。常发生在 NREM 睡眠第Ⅲ期，也就是慢波睡眠阶段，入睡后的 0.5~2 小时之内出现。夜惊在儿童中的发生率为 1%~6.5%，主要见于学龄前儿童及学龄儿童。起病年龄通常在 4~12 岁。发作频率通常在发病初期最高，而且发病年龄越小，发作越频繁。

**【病因与发病机制】**夜惊有一定的遗传倾向，但是通常夜惊到青春期会自愈。另外睡眠不足、睡眠不规律、发热及疾病、药物、在吵闹以及不熟悉环境睡觉、家庭压力或应急等因素，都可能诱发夜惊。

**【临床表现】**发作时儿童突然哭叫、惊起、手足舞动、表情惊恐、气急颤抖，并伴自主神经功能亢进症状，如心动过速、呼吸急促、皮肤潮红、多汗、瞳孔散大、肌张力增加；对呼唤无反应、意识朦胧、缺乏定向力。严重者一夜发作多次，发作持续 1~10 分钟后又复入睡，次日不能回忆发作经历。发作时可伴有不连贯的发声、排尿现象。不应将小婴儿惊跳反射与儿童期的夜惊症处理。

**【诊断与鉴别诊断】**2014 年国际睡眠障碍分类（第 3 版）中列出夜惊的诊断标准：A. 需要符合 NREM 觉醒紊乱的一般标准；B. 以突然地惊吓发作为特征，典型者以惊人的发声（如可怕的尖叫声）开始；C. 发作期间有极度的恐惧及自主神经兴奋症状（瞳孔放大、心率加快、呼吸加快及出汗）。标准 A~C 必须均满足。

夜惊症需要与睡行症、梦魇、夜间癫痫相鉴别。

**【治疗与预后】**同于睡行症，注意安全，养育者避免惊恐；儿童保持安静，培养良好睡眠规律和习惯。定时提前唤醒的方法用于少数每晚固定时间发作的夜惊儿童。频繁发作者可睡前使小剂量镇静药物。心理治疗可缓解儿童紧张情绪，建立安全感。

预后：大部分孩子的夜惊症会在儿童期自愈。一般预后良好，不需特别治疗。

**关键点**

1. 觉醒性异态睡眠，发生于非快速眼动睡眠时期。
2. 发作时不宜唤醒儿童，保证患儿安全。
3. 预后良好。

## 四、梦魇

梦魇（nightmares）是指儿童睡眠时从梦境中惊醒，使其处于恐惧和焦虑中，并需要父母安抚。发生在 REM 睡眠阶段。约 75% 的儿童至少经历过一次梦魇，10%~50% 年幼儿童自 2.5 岁起，因梦魇惊醒后需要父母安抚。6~10 岁是梦魇的高发期。尽管梦魇很常见，但多为偶发，频繁发作的梦魇少见。

**【病因与发病机制】**梦魇发生的病因有既往梦魇史、精神紧张和创伤事件、焦虑和焦虑障碍、睡眠不足、失眠、父母梦魇史、用药史（服用增加 REM 睡眠的药物或者停用某些抑制 REM 睡眠的药物后）。频繁发作且持续至成人阶段的梦魇儿童容易伴有精神类疾病。

**【临床表现】**常发生后半夜 REM 占比较高的睡眠阶段。通常能清晰回忆起梦境中的恐怖内容，并仍处于惊恐之中，常因害怕继续入睡而寻求父母的安抚。噩梦内容多为恐怖情景，突然吓醒，醒后情绪紧张焦虑，无法转动身体，呼吸、心搏加快，面色苍白或出冷汗，全身肌肉松软等。其他表现可见恐惧症状、拒绝上床睡觉、行为问题等。

**【诊断与鉴别诊断】**2014 年国际睡眠障碍分类（第 3 版）中列出梦魇的诊断标准：A. 反复出现的广泛性、极度恐惧并记忆清晰的梦境，这些梦境中常出现危及生命、安全、身体完整性的状况。B. 从恐怖的梦境中醒来，患者迅速变得警觉和定向力完整。C. 梦境经历或从梦境唤醒所致的睡眠障碍，会引起以下一种或多种社交、职业或其他重要功能的损害：①情绪障碍（例如，噩梦的持续影响，焦虑，恐惧）；②抗拒睡眠（例如，睡前焦虑，对睡眠 / 随后梦魇发生的恐惧）；③认知障碍（例如，侵入性的噩梦般的图像，注意力或记忆力受损）；④对照养者或家庭功能的负面影响；⑤行为问题（拒绝上床、怕黑）；⑥白天嗜睡；⑦疲劳或缺乏精力；⑧职业或教育功能受损；⑨人际或社交功能受损。标准 A~C 必须均满足。

梦魇需要与觉醒性异态睡眠（夜惊、睡行症）、夜间癫痫相鉴别。长期频繁发作的梦魇与焦虑障碍、双向情感障碍及精神分裂症有关，因此经常发作的梦魇需与某些精神障碍鉴别。

【治疗与预后】年幼儿童梦魇的治疗以父母的安抚为主，年长儿童应通过教育及正性强化学会独立应对梦魇的技能。对长期存在或严重的梦魇，在给予行为干预无效或者梦境极具破坏性的儿童、青少年，应转诊到专业的精神卫生机构，进行评估和治疗。

预后：梦魇通常是暂时性的，但有些儿童也可持续存在，尤其是与创伤事件有关的梦魇。

**关键点**

1. 发生在 REM 睡眠阶段。
2. 梦魇发作的患儿，家长应尽量安慰。

## 五、神经系统疾病患者的睡眠表现

无论是先天性还是后天性的脑损害或代谢紊乱，均可干扰正常睡眠 - 觉醒周期。早产儿、染色体异常、先天性失明、继发性或原发性中枢神经系统感染、广泛性发育障碍及铅中毒等均是潜在的致病因素，可导致睡眠异常及失眠症。

临床经验表明，精神发育迟缓的儿童常常很难建立或维持正常的睡眠 - 觉醒节律。父母常主诉他们的孩子"昼夜颠倒"。严重的儿童常出现入睡困难、夜醒频繁或总睡眠时间显著减少。盲童由于正常的白昼 - 黑夜感知缺陷使昼夜周期调节有明显问题，因此，可以理解他们有"随意的"昼夜节律。睡眠和癫痫之间关系密切。当夜间睡眠稳定时，癫痫发作常能很好地控制；相反，睡眠剥夺时 EEG 异常增多，同时痫样发作也加重。

除对正常昼夜节律的不利影响外，神经系统异常还对正常睡眠产生其他负面影响。如唐氏综合征和 Prader-Willi 综合征的上呼吸道解剖学异常会导致 OSAS；脑瘫婴儿在物理治疗期间如频繁小睡将不能取得很好的治疗效果；同样，发育迟缓儿童如睡眠过度也影响个体化教育计划的效果。

**1. 失明** 大多数盲人主诉有睡眠障碍，包括入睡困难、夜醒频繁、白天疲乏及频繁小睡。研究发现，75% 的成人盲人存在睡眠 - 觉醒障碍，然而目前尚无系统的研究报道盲童的睡眠状况，仅有少数零星报道。Okawa 等研究了 4 个先天性盲童，发现他们的昼夜节律不固定。Palm 等详细报道了一个因先天性弓形虫病而失明、严重发育迟滞的儿童，也存在类似的时间生物学紊乱。尽管一些盲人在严格遵循白昼 - 黑夜节律或在应用水合氯醛后睡眠症状改善，而这个患儿对这些措施均无反应，但服用褪黑激素后即形成一个规律的昼夜节律。

直到最近盲人的昼夜节律定时系统才开始得以研究，但尚处于起步阶段。一个先天性盲人，经过数年睡眠日记，结果提示其昼夜节律不固定。系统观察他 3 个月持续性保持 24 小时昼夜时间表，而他的内源性昼夜节律起搏点（通过监测中心体温、血浆皮质醇峰浓度、尿排泄物浓度等确定）则遵循一个轻微延长的周期。进一步研究发现，仅通过社交暗示来调节他的内源性节律点是不够的。他的周期性发作的睡眠问题与他的节律紊乱直接相关；睡眠结构的改变及睡眠障碍的严重程度也与其昼夜节律缺乏同步性有关。

**2. 精神发育迟缓** 间脑或脑干对觉醒状态、NREM 睡眠与 REM 睡眠之间转换及正常时间生物节律的调节具有重要作用。当间脑或脑干受到先天性或后天性的损害或造成神经系统疾患或引起精神发育迟缓均可引起睡眠障碍。然而，昼夜节律的建立不仅需要下丘脑上交叉核团的正常发育，也需要环境的刺激。睡眠障碍也可由于对白天 - 黑夜转换的视感觉刺激不足，缺少规律的进餐时间或对社会中的相互关系认识混乱等引起。

严重脑损伤婴儿可出现昼夜节律的发育异常。他们常缺乏正常的睡眠结构，甚至很难区别出他们睡眠与觉醒状态。MR 儿童在睡眠时可检出 EEG 异常。如重症 MR 儿童可没有或几乎是持续性纺锤波。

为了阐明严重发育迟缓儿童睡眠 - 觉醒周期紊乱的基础，有研究者观察了 3 例先天性积水性无脑儿。这些患儿大脑半球均缺如，但脑干及小脑存在。结果发现，这 3 例患儿均不能形成正常的生物节律；一天中出现多次皮质醇浓度的峰值；睡眠时生长激素的分泌未见增加；中心体温与昼夜节律不一致。这些结果提示：大脑半球结构是形成正常的睡眠 - 觉醒周期所必不可少的。

Stores 综述了精神发育迟缓儿童睡眠障碍的发生率。一个观察性研究发现，极重度发育迟缓、不能行走的儿童，白天及晚上睡眠均呈不规则及片断化睡眠。这些儿童在无刺激的情况下，每天有 21 个小时处于睡眠或低水平活动状态。另一个来自英国的研究报道，一组 200 例重度发育迟缓儿童，50% 存在入睡困难，2/3 有频繁夜醒。3 年后随访，绝大多数患儿的父母仍然主诉他们的孩子存在同样的睡眠障碍。

对发育迟缓儿童睡眠节律紊乱的治疗，目前尚未有非常严格而科学的措施。对于一些难以控制的病例，很多儿科医生使用催眠镇静药，如水合氯醛、盐酸苯海拉明等。最近有研究报道对MR儿童采取行为干预的方法，取得较好效果，为治疗开拓了新的途径。

研究者对一组有慢性睡眠障碍的多发性残疾儿童进行了临床研究。尽管研究报道缺少严格的对照且没有客观的PSG资料，但研究结果仍令人鼓舞。伴有或不伴有视觉损害的神经系统损伤儿童，在就寝时给予2~10mg的褪黑激素将产生较好的效果。睡眠片断化、入睡延迟及非特异性睡眠障碍均得到改善，且没有毒副作用。其他效果包括：情绪改善，易激惹程度降低，少有暴怒，更加合群，抽搐减少及食欲增加等。进一步深入临床及实验室研究是非常有必要的。

**3. Prader-Willi综合征** 是一种先天性遗传性疾患，常与第15号染色体长臂部分缺失有关。患者常有睡眠障碍，白天睡眠过度几乎是Prader-Willi综合征的明显特征。伴有睡眠呼吸暂停及肥胖-肺换气不良综合征的肥胖患者，其嗜睡的症状常非常严重。手术切除增殖体及扁桃体常可改善白天症状，但通常效果短暂。频繁出现的REM睡眠发作可能是另一种发作形式或是另一种异态睡眠，但是更可能是睡眠障碍及肥胖-肺换气不良综合征作用的结果。Prader-Willi综合征睡眠-觉醒紊乱另一个病理基础是下丘脑功能的障碍。

对一大样本Prader-Willi综合征的儿童及成人患者研究发现，24例患者中只有2个增殖腺及扁桃体增大的儿童患者有严重的OSA，且手术后两者症状均改善。本组其余大多数病例仅有轻微的呼吸暂停表现。作者提示，下丘脑功能异常可能是Prader-Willi综合征患者这种睡眠异常的基础。持续呼吸道正压通气（CPAP）是治疗Prader-Willi综合征患者较为有效的方法。

**4. Rett综合征** 病因不明，以智力低下、小头、发育障碍伴孤独症、清醒状态下呼吸暂停和肺换气不良及特有的失用症引起的病态绞手为特征。本症几乎只累及女性。发病率估计至少万分之一（女孩）。有近2%的病例是家族性的。由于所有病例均是女性，推测本症可能是X连锁遗传。神经病理研究显示：大脑皮层显著萎缩及小头畸形，黑质和轴突病变等。染色体研究未得出肯定的结果，也未检出细胞遗传学的异常。睡眠-觉醒紊乱非常普遍，是诊断本症的一个特征。尽管父母仔细观察发现3/4受累女孩有频繁的夜醒，但有关本症特异性的睡眠异常知之甚少。

本症清醒时可有呼吸异常，包括周期性呼吸、间歇性肺换气不良、呼吸抑制及强迫性呼气等。阻塞性、中枢性及混合性呼吸暂停等呼吸系统紊乱也有报道。随意或行为控制的呼吸功能受损，但睡眠时呼吸正常。呼吸功能异常可早自10个月时即发生。Rett综合征患儿睡眠结构可有一些变化。NREM期睡眠量的变化最小，REM睡眠增加和减少都有报道。也有报道总的睡眠时间减少。患儿在婴幼儿期EEG可是正常的，随着年龄的增长，EEG的异常日渐增多。EEG可见背景波逐渐减慢，产生局灶性或多灶性棘慢综合波，出现特征性3~5Hz的慢波。6岁以后将以单调的θ波为主。睡眠时背景活动逐渐缓慢且单调，随着短暂的背景活动减弱，接着出现高幅多灶性棘慢波样放电。4岁时，K综合波及睡眠纺锤波消失。这些异常EEG提示：控制睡眠周期发生的脑桥结构或尾状核存在功能异常。此外，70%~80%的患儿有癫痫发作，常在2岁以后开始。发作可以是局灶性的或全身性，肌阵挛性或混合性的。

Rett综合征诊断主要依据临床特征，而不是生物学指标。治疗上无特异手段。间歇性正压通气对清醒状态下呼吸障碍的控制可能有帮助。对于难治性失眠可应用镇静催眠药。

**5. 代谢性疾病先天性代谢紊乱** 有零星的研究报道。对苯丙酮尿症（phenylketonuria，PKU）与睡眠之间的关系研究相对较多，这是因为在睡眠调节中发挥重要作用的儿茶酚胺及5-羟色胺，在PKU时发生代谢紊乱。研究认为PKU患儿的睡眠结构不受影响，但未治疗的婴儿可见PSG异常，表现为早期形成的睡眠纺锤波；而对已进行饮食干预的儿童可见睡眠纺锤波电活动增强。

灰毛症是另一种受到关注的代谢病。该病主要是铜代谢紊乱，通过对一种铜依赖的多巴胺β-羟化酶的作用而影响儿茶酚胺系统。研究发现这类患儿睡眠结构异常及睡眠-觉醒节律不固定，且经治疗后症状改善并不明显。

其他代谢性疾病的睡眠异常仅有个案报道。1例Hunter综合征的少年，由于脖子短及呼吸时噪声大怀疑阻塞性呼吸暂停而就诊。PSG显示，阻塞性及中枢性睡眠呼吸暂停，推测可能是由于中枢性化学感受器或直接由于呼吸中枢异常而引起。

**6. 神经肌肉疾病** 神经肌肉疾病而致呼吸肌功能衰竭的患者可发生睡眠障碍。统计资料表明，在儿童，由此引起的睡眠障碍其实比发作性睡病更应受到关注。呼吸肌衰竭是Duchenne肌营养不良

(Duchenne's muscular dystrophy)常见的并发症,也是致死的重要原因。所有受累的青少年及青年患者,即使没有任何睡眠障碍的主诉,但他们都有早晨头痛或白天嗜睡、呼吸表浅或呼吸暂停等症状。这组患者睡眠时低氧血症明显,尤其在REM睡眠期,而他们在觉醒时动脉血气未见异常。一组轻度肌营养不良的年轻男性患者尽管无任何夜间低氧血症的证据,但他们仍有明显的片断化睡眠、REM睡眠缩短及反复发作的肺换气不足。作者推测即使这些轻微的睡眠紊乱也会加重行为异常及学习困难等问题。

强直性肌营养不良(myotonic dystrophy)是另一重要的肌病,表现为早期睡眠障碍。Guilleminault认为它可能是原因不明的、儿童期白天睡眠过度最常见的病因。最近对一组不卧床且无慢性肺疾患的患者研究后发现:对缺氧刺激引起的肺通气反应显著降低。有研究者倾向于将强直性肌营养不良患儿的认知缺陷归因于睡眠障碍;但另有一些研究表明,片断化睡眠或呼吸暂停与白天功能失常无关。这些作者认为:强直性肌营养不良患者的神经精神缺陷可能是中枢神经系统损伤的结果,而并非是由睡眠障碍所引起。

多数情况下,出现睡眠障碍等症状时常预示着肌病的终末期。神经肌肉疾病还可引起夜间痫性发作。其发生可能主要是由于低氧血症引起而并非原发性癫痫。对先天性肌营养不良患者进行夜间通气支持,可消除夜间痫性发作,同时也可改善睡眠状态。

7. **癫痫** 癫痫无疑会影响睡眠,但其影响取决于癫痫发作的程度、范围及发作的时间等因素。通常,癫痫患者夜间睡眠量正常,但睡眠质量受到影响。

(1) 实验性癫痫模型睡眠结构的改变:有报道在豚鼠癫痫持续状态,连续48小时EEG描记显示,深慢波睡眠和REM睡眠完全消失。大约有10%的时间为浅慢波睡眠,其余90%的时间为觉醒状态。觉醒时间延长可能与杏仁核的发作性放电有关。因此,重症癫痫可阻止睡眠,而减少发作性放电则可恢复正常睡眠结构。

(2) 抗癫痫药物对睡眠的影响:长期服用抗癫痫药物的癫痫患者,其睡眠-觉醒模式与常人并无不同,但抗癫痫药物可以增加睡眠-觉醒周期长度和NREM期睡眠。除卡马西平外,其他抗癫痫药物也能增加NREM睡眠1~2期睡眠;REM睡眠增加见于服用苯妥英钠和卡马西平。

此外,癫痫发作可能具有轻微的唤醒作用,但还不至于导致睡眠量的减少。此种轻微唤醒作用很可能就是兴奋与抑制失衡的表现。抗癫痫药物对这种轻微唤醒作用可以起稳定作用。

(江帆)

## 参考文献


1. 韩济生.神经科学原理.2版.北京:北京医科大学出版社,1999
2. Rechtschaffen A. Current perspectives on the function of sleep. Perspect Biol Med, 1998, 41(3):359-390
3. Weissbluth M. Naps in children: 6 months-7 years. Sleep, 1995, 18(2):82-87
4. Herttz G, Cataletto M, Feinsilver SH, et al. Sleep and breathing patterns in patients with Prader-Willi syndrome (PWS): effects of age and gender. Sleep, 1993(16):366
5. Sanford LD, Ross RJ, Seggos AE, et al. Central administration of two 5-HT receptor agonists: effect on REM sleep initiation and PGO waves. Pharmacol Biochem Behav, 1994, 49(1):93-100
6. Iglowstein I, Jenni OG, Molinari L, et al. Sleep Duration From Infancy to Adolescence: Reference Values and Generational Trends. Pediatrics, 2003, 111(2):302-307
7. Jan JE, Espeze LH, Appleton RE. The treatment of sleep disorders with melatonin. Dev Med Child Neurol, 1994, 36(2):97
8. American Academy of Sleep Medicine. International classification of sleep disorders, 3rd ed. Darien, IL: American Academy of Sleep Medicine, 2014
9. Klein T, Martens H, Dijk DJ, et al. Circadian sleep regulation in the absence of light perception: chronic non-24-hour circadian rhythm sleep disorder in a blind man with a regular 24-hour sleep-wake schedule. Sleep, 1993, 16(4):333-343

第二十五章

# 系统性疾病的神经系统改变

## 第一节　概述

神经系统在体内起着调节其他各系统、各器官功能的整合作用，从而保持机体内环境的相对稳定，协调机体功能以适应外部环境。而机体其他各系统对于神经系统的功能也有影响。因此，除了原发于神经系统的各种疾病外，人体其他各系统、器官的功能障碍也直接或间接影响神经系统功能。各种疾病包括代谢紊乱、中毒、心血管病变、营养障碍、外伤、自身免疫性结缔组织疾病等，均可以伴随神经系统受累。

由于疾病种类繁多，引起神经系统损伤的机制不一，并且有些疾病累及神经系统的机制尚不完全明确。致病因素大致分为以下几类：①中毒性因素：各种生物毒素、代谢毒素、物理和化学毒素等均可能损伤神经系统，如破伤风杆菌外毒素（具有嗜神经组织特性）可直接损伤神经系统，肝功能衰竭的高血氨可以导致肝性脑病；②血管性因素：各种遗传性或获得性病因导致血流缓慢、血栓形成或血管破裂出血，均可以损伤中枢或周围神经，如糖尿病患者伴随的周围神经病变、血液系统疾病患者（白血病、血小板减少性疾病等）发生的脑出血；③代谢性因素：各种代谢紊乱均可以累及神经系统，如高血糖和低血糖、各种水盐离子（钠、钾、钙、镁、磷）代谢紊乱等；④浸润或压迫性因素：各种良、恶性新生物均可以浸润或压迫神经组织，如白血病或淋巴瘤的颅内转移、神经纤维瘤病的颅内病灶等；⑤病原体直接侵犯：一些病原体直接侵犯神经系统，以神经系统为主要表现，如细菌性脑膜炎、病毒性脑炎等，有些病原体伴随明显神经系统外损害如结核感染；⑥自身免疫反应：系统性结缔组织疾病或某些副肿瘤综合征均可以通过免疫机制损伤神经系统，如系统性红斑狼疮患者发生的狼疮脑病、桥本甲状腺炎患者发生的桥本脑病、某些畸胎瘤患者发生的自身免疫性脑炎等。

伴随神经系统损坏的各系统性疾病的临床表现可分为两大部分：①原发病的临床表现：患者除神经系统症状外，往往具备原发病的临床症状，具体临床表现取决于原发疾病。②神经系统表现：取决于神经系统受累的部位，脑实质受累导致高级皮层功能障碍时，表现为兴奋、谵妄、淡漠、抑郁或定向障碍、记忆力下降、嗜睡、意识障碍及惊厥等；局灶性脑实质受累时可表现为单瘫、偏瘫、失语等；脊髓受累时可表现为截瘫、四肢瘫、尿便障碍和感觉障碍；周围神经受累可表现为肢体无力伴随感觉障碍；脑神经受累时可表现为眼外肌麻痹、面瘫等；自主神经受累时可有少汗或多汗、皮肤温度改变等；小脑或锥体外系受累为主时可表现为肌张力不全、共济失调、舞蹈手足徐动等。

本组疾病的诊断应遵循定位、定性诊断的原则，依据神经系统症状和体征，结合必要的辅助检查，包括头颅和脊髓影像学检查、脑电图和肌电图等电生理检查，以及血生化检查等，明确神经系统受累的部位。定性诊断需要结合起病方式（急性、亚急性、隐匿起病）、病程发展经过（逐渐进展、缓解复发）、神经系统以外症状，以及其他必要的辅助检查综合分析。外伤、中毒和血管性疾病多数起病较急，而肿瘤、遗传代谢病多数隐匿起病、逐渐进展，代谢性疾病和自身免疫性疾病有时病情反复呈缓解复发过程。

对于累及神经系统的各类系统性疾病的治疗以病因治疗为根本，也要重视神经系统损伤的对症治疗，神经系统并发症往往是决定患者预后的最重要因素。

由于可以伴随神经系统损伤的系统性疾病种类繁多，本章仅介绍儿科相对常见的以下数种疾病。

（吴晔）

## 第二节　后头部可逆性脑病综合征

后头部可逆性脑病综合征（posterior reversible encephalopathy syndrome，PRES）最早报道于1996年，是由多种原因导致的中枢神经系统血管源性水肿（vasogenic edema），临床表现为急性神经系统功能障碍，具有较独特的影像学特点，多数为可逆性的。

**【病因与分类】**有两种理论解释PRES的病理生理机制。第一种理论为动脉血压的快速升高，血压超过了脑血管自主调节的上限，导致脑血流高灌注，引起血管渗漏及血管源性水肿。脑灌注压的升高进一步导致血脑屏障破坏，引起血浆和大分子外渗。多数患者在PRES发生前有血压升高或明显的血压波动支持这一理论。在PRES大脑半球的后部区域更易受累，这可能与后头部的交感神经支配密度较前头部低有关，上颈神经节的交感神经支配可以防止过度的血管舒张，降低过度灌注的风险。但临床上30%的患者在PRES时血压正常或轻度升高（并未超出自主调节上限），因此高血压导致脑血流高灌注这一理论并不能解释全部患者。第二个理论是该综合征是由循环中的内源性或外源性毒素引起的内皮功能障碍引发。PRES经常发生于子痫（先兆子痫）、脓毒症、免疫抑制剂或细胞毒性药物治疗过程中，以上情况的共同因素是存在内源性或外源性毒素导致血管内皮损伤。循环中的毒素导致血管渗漏及水肿,而且进一步导致内皮激活引起免疫源性和血管活性物质释放。由血管内皮细胞释放的血管收缩剂介导脑血管痉挛,导致进一步缺血,这在 PRES 患者中经常可以观察到。对于自身免疫性、自身炎症性疾病及脓毒症患者,过度的前炎症因子释放导致血管内皮细胞活化,进一步释放血管活性物质,导致血管通透性增加及水肿形成。

引发 PRES 的病因多种多样,临床上除各种原因导致的动脉高血压(如肾脏疾病)可引发 PRES 外,还常发生于器官移植、骨髓移植后免疫抑制治疗过程中。

**【临床表现】** PRES 可表现为多种神经症状,通常伴随着动脉血压升高。急性发病,少数呈亚急性,症状在几小时内发展,持续数天甚至数周。患者可出现脑病症状,包括认知障碍或意识障碍,癫痫发作见于 2/3 的患者,3%~13% 的患者呈癫痫持续状态,是 PRES 最严重且可能危及生命的并发症之一。因枕叶受累多见,临床上约 1/3 的 PRES 患者可出现视力障碍,包括视力下降、视野缺损、皮质盲或视幻觉。其他非特异性症状包括头痛、恶心、呕吐等。局灶性神经功能障碍的发生率为 5%~15%。少数病例报道了患者脊髓受累。

**【辅助检查】**

1. **影像学检查**　头颅 MRI 是最重要的辅助检查。$T_2$WI 及 $T_2$FLAIR 序列最为敏感,病灶表现为高信号,通常为顶枕叶分布模式,双侧受累,但也可不对称,皮层下白质受累为主,皮层亦可受累(图 25-1)。顶枕叶分布模式见于 70% 患者,其余患者可有额叶或分水岭分布模式。小脑、脑干、基底节及脊髓受累也见于少数患者。弥散受限不常见,如果存在较大的弥散受限病灶常提示合并缺血性卒中。表观扩散系数(ADC)值增高具有特征性,反映了血管源性水肿。ADC 可预测预后,ADC 增高与病灶的可逆性相关,ADC 低提示缺血和预后不良。20% 的患者病灶可强化。

2. **脑电图检查**　对 PRES 的癫痫发作、癫痫持续状态及脑病的评估有辅助作用。

3. **脑脊液检查**　PRES 无特异性脑脊液改变,细胞数增多较罕见,可有脑脊液 / 血清白蛋白比值升高,提示血脑屏障破坏。腰穿对排除脑炎、血液肿瘤的颅内受累等有帮助。

**【诊断与鉴别诊断】**

1. **诊断**　目前尚缺乏公认的诊断标准。根据急性出现的神经系统症状、血压波动、头颅 MRI 提示血管源性水肿、临床存在与 PRES 相关的共病或诱发因素,应考虑到本病的可能。Fugate 等提出 PRES 的以下诊断标准:急性出现的神经系统症状,神经影像学提示局部血管源性水肿,可逆性临床和 / 或影像学改变。

2. **鉴别诊断**　本病需要与其他急性起病的有类似临床症状的疾病相鉴别。与脑炎(感染性或自身免疫性)的鉴别点在于 PRES 多存在基础疾病或易感因素(如血压升高、细胞毒性药物的使用等)、不伴发热、脑脊液细胞数通常正常、影像学多为对称性后头部为主的皮层及皮层下病变,且通常为可逆性

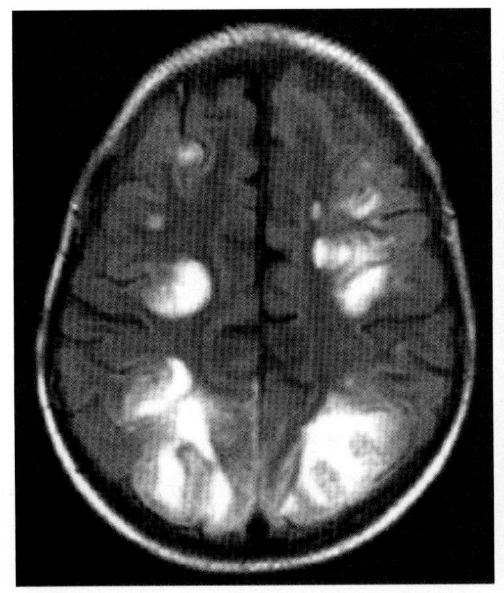
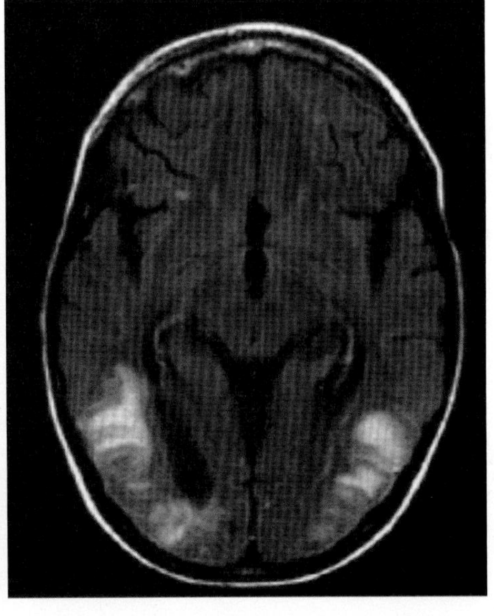

图 25-1　PRES 患儿头颅 MRI
$T_2$FLAIR 序列可见双侧顶枕叶、颞叶、额顶叶皮层及皮层下白质片状高信号,以后头部为著

的;PRES需要与可逆性血管收缩综合征相鉴别,两者头颅MRI具有相似性,但可逆性血管收缩综合征多见于成人,临床以“霹雳样头痛”为表现,通常无其他神经系统功能障碍的表现,血管造影可发现脑内大中血管多发狭窄;还应结合其他临床特点,与脓毒症脑病、代谢性脑病等其他急性脑病相鉴别。

**【治疗与预后】**

1. **治疗** 针对PRES最重要的治疗是识别并针对导致PRES的病因进行治疗。如有可能,应及早去除促发PRES的因素。对于高血压导致PRES的患儿,控制血压至关重要,且应避免血压剧烈波动。在很多PRES病例,免疫抑制剂或细胞毒性药物是发病诱因,但对于是否需要减量或立即停用这些药物尚有争议。在一项研究中,对儿童患者造血干细胞移植后他克莫司诱发的PRES采用了三种干预模式:继续原剂量他克莫司,中断他克莫司平均12天,改为其他免疫抑制治疗,结果三组间预后无明显差异。对于自身免疫性疾病,例如系统性红斑狼疮,如果疾病活动是PRES的诱因,应加强免疫抑制治疗。部分患儿可出现血镁水平降低,应进行监测并维持血镁在正常偏高水平。此外,应进行对症治疗,如止惊治疗等。

2. **预后** PRES的总体预后取决于潜在的病因。多数患者的神经系统症状是可逆的,但也有患者合并严重的并发症,遗留神经系统后遗症。在一项回顾性研究中,36%的患儿出院时仍存在神经功能障碍。在一项111例儿童血液系统疾病合并PRES的研究中,17%的患者死亡,15%的患者遗留神经系统后遗症,包括癫痫、运动障碍等。另一组35例由细胞毒性药物诱发PRES的儿童肿瘤患者中,19%遗留癫痫。急性期MRI的严重程度可能与预后相关。

**关键点**

1. 对于急性出现的神经系统症状、血压波动、头颅MRI提示血管源性水肿、临床存在与PRES相关的共病或诱发因素,应考虑到PRES的可能。
2. PRES头颅MRI的典型改变是双侧顶枕叶分布为主的皮层下白质及皮层受累,小脑、脑干、基底节及脊髓受累见于少数患者,病灶为$T_2$WI和$T_2$FLAIR高信号,通常无弥散受限。
3. PRES最重要的治疗是针对导致PRES的病因进行治疗。

(吴晔)

## 第三节 脑桥中央-脑桥外髓鞘溶解症

脑桥中央-脑桥外髓鞘溶解症(central pontine myelinolysis and extrapontine myelinolysis)又称渗透性髓鞘溶解综合征(osmotic demyelination syndrome, ODS),通常是由血浆渗透压紊乱或快速纠正渗透压导致的中枢神经系统白质传导束损伤,脑桥中央和脑桥外可以同时或单独受累。病理表现为对称性、非炎症性髓鞘丢失,神经元及轴索不受累。神经影像学具有特征性表现,预后差异较大。

**【病因与发病机制】**1959年,Adams等首次描述了脑桥中央髓鞘溶解症(central pontine myelinolysis, CPM),当时是基于4例患者的尸解研究结果,表现为非炎性对称性脑桥中央髓鞘丢失。患者均有酗酒或营养不良史。直到20世纪70年代后期,才发现电解质紊乱,尤其是快速纠正低钠血症与CPM的关联。

除快速纠正慢性低钠血症这一常见的病因外,脑桥中央-脑桥外髓鞘溶解症还可见于肝功能障碍、肝移植后、其他电解质紊乱(低磷血症、低钾血症)、肾衰竭、透析、肝炎、糖尿病、白血病、淋巴瘤和Wilson病等。

急性低钠血症时,水分子进入细胞,细胞肿胀并释放钠、钾和氯,以平衡细胞内外的渗透压并恢复细胞体积。在恢复渗透平衡时这些离子可以在胞内迅速重新积聚。相比之下,在慢性低钠血症(低钠时间>48小时)时,细胞为了恢复体积,保持细胞内外渗透压平衡,除离子向胞外转移外,还会释放胞内的有机渗透物质(肌醇、牛磺酸、谷氨酰胺、谷氨酸、肌酸,磷酸肌酸和甘油磷酸氯)。在快速纠正细胞外慢性低渗状态(如低钠血症)后,本来已经适应慢性低钠血症的细胞需要重新增加胞内有机渗透物质和离子,但有机物质的细胞内再聚集是ATP消耗过程,非常缓慢(需要5天至数周)。因此,细胞外的相对高渗环境使水分子快速从细胞内转移至胞外,以平衡细胞内外的渗透压差异,导致少突胶质细胞体积皱缩,髓鞘丢失。另外,渗透压差异还可以引起血脑屏障破坏、一氧化氮及其他有害物质的释放。除渗透性损伤外,内皮细胞所释放的毒素也可能对少突胶质细胞造成破坏。部分发生髓鞘溶解的患者并没有血钠的明显改变,而是发生在肝移植后、透析失衡综合征、高氨血症治疗后,提示除血钠外,其他血浆渗透性物质的快速改变也可以导致渗透性脱髓鞘综合征。值得注意的是,快速纠正高钠血症和高血糖症也可能发生髓鞘溶解。脑桥的易感性可能与网格状排列的下行和交叉纤维、灰白质结构的紧密排列、高密度少突胶质细胞有关。脑桥外的易感部位为小脑和外侧膝状体，其他部位还包括内囊、外囊、基底节、丘脑、大脑灰白质交界区、海马。偶见脊髓、乳头体、穹窿、杏仁核、前联合、视束及丘脑底核等受累。

在渗透性髓鞘溶解患者中，约 50% 仅有脑桥受累（CPM），30% 同时存在脑桥和脑桥外受累，约 20% 仅有脑桥外结构受累。

**【临床表现】**发病年龄跨度较大，最小年龄可低至 40 天。典型表现为双相性临床过程，包括低钠血症期、恢复期和 CPM/EPM 期。患者先出现低钠血症的症状，表现为脑病、癫痫发作等，随着低钠血症的纠正上述症状很快恢复。在低钠血症纠正 2~8 天后，患者出现 CPM 和 / 或 EPM 症状。CPM 通常表现为构音障碍、吞咽困难、意识障碍、四肢瘫痪等。如果影响到被盖部，可出现瞳孔及眼外肌运动障碍。EPM 根据受累部位的不同，而出现相应的症状，例如基底节受累表现为肌张力不全等锥体外系症状、体征，部分患者表现为行为异常、癫痫发作等。

**【辅助检查】**

1. **MRI 检查** 其 DWI 序列是最敏感的序列，典型表现为脑桥中央对称性三叉戟形状的 DWI 高信号，ADC 低信号，于临床症状出现后 24 小时内即可看到，明显早于 $T_2$WI 高信号出现的时间。起病 1 周内异常信号开始恢复，ADC 值可于 3~4 周恢复至基线水平。$T_2$WI 和 $T_2$FLAIR 高信号通常在 DWI 高信号出现后数天才能看到，可在症状出现后 14~21 天延迟出现，表现为对称性三叉戟或"蝙蝠翼"样改变，通常无占位效应。$T_1$WI 可表现为低信号。CPM 病灶通常不强化，仅少数病例在病灶周边强化。随时间延长，$T_2$WI 高信号可逐渐消失，但可遗留胶质增生。EPM 最常见的受累部位为小脑和外侧膝状体，其他受累部位包括内囊、外囊、基底节、丘脑、大脑灰白质交界区（图 25-2）等。由于 $T_2$WI 信号改变可以在症状出现后 14~21 天才出现，因此对于初始头颅 MRI 阴性的患者应复查。

2. **生化检查** 进行血电解质、血糖、血氨等测定。尤其在重度低钠血症（<120mmol/L）及血钠水平波动较大时需警惕本病。

**【诊断与鉴别诊断】**

1. **诊断** 目前尚缺乏确诊手段，主要是基于临床过程及影像学特点进行诊断。对于慢性低钠血症的患者，在血钠纠正后出现急性神经系统症状，包括构音障碍、吞咽困难、四肢瘫痪、锥体外系症状等需考虑本病可能性，对于存在前述（病因与发病机制部分）基础疾病的患者，如果在治疗过程中出现类似症状，也要警惕本病可能。头颅 MRI 对诊断具有重要意义，典型改变为脑桥中央对称性三叉戟形状或蝙蝠翼形状的 DWI 高信号，ADC 低信号病灶，数天后可出现 $T_2$WI 高信号，无占位效应。其他部位如小脑、基底节等也可受累，病灶多对称。

2. **鉴别诊断** 本病需与其他可引起类似临床症状和影像学改变的疾病进行鉴别，包括代谢性脑病（如线粒体脑病等）、后头部可逆性脑病综合征、急性播散性脑脊髓炎及中枢神经系统小血管炎等。与代谢性脑病的鉴别点在于 CPM/EPM 患儿通常存在血浆渗透压改变这一明确因素或基础易感疾病，无

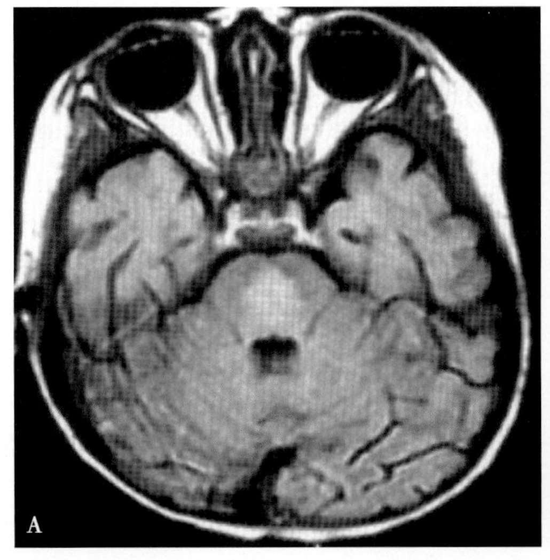


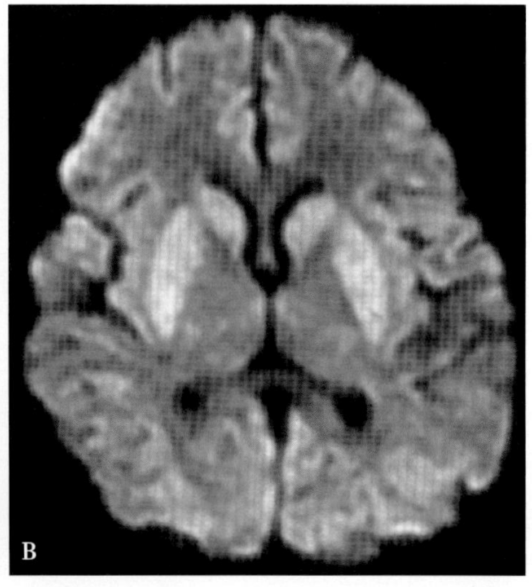


图 25-2 脑桥中央 - 脑桥外髓鞘溶解症患儿的头颅 MRI
A. $T_2$FLAR 序列，可见脑桥中央高信号；B. DWI 序列，可见对称性尾状核头和壳核高信号

血乳酸升高、代谢性酸中毒等代谢紊乱表现，且头颅MRI脑桥改变具有一定特征性。与后头部可逆性脑病综合征的鉴别点在于，后头部可逆性脑病综合征患者起病时多伴有血压明显升高，且头颅MRI多数DWI信号不高、病灶分布部位以后头部皮层下和皮层为主，与CPM/EPM较易鉴别。与急性播散性脑脊髓炎（ADEM）的鉴别点在于，ADEM患者无血浆渗透压改变，多于前驱感染或疫苗接种后发病，脑内病灶以皮层下白质受累为主，病灶多不对称，弥散受限通常不突出。中枢神经系统小血管炎也可有颅内多部位受累，但该病除神经系统症状外，可伴有全身炎症指标升高，脑脊液细胞数增高，头颅MRI病灶通常不对称，无CPM/EPM的典型特征，常有脑膜强化表现。

【治疗与预后】

1. **治疗** 本病重在预防，避免快速纠正慢性严重性低钠血症。对于低钠血症>48小时，尤其血钠<120mmol/L的患儿，每天血钠的纠正速度不超过8mmol/L。也要避免其他医源性渗透压的快速改变。本病急性期以对症支持治疗为主，有报道糖皮质激素可能有一定效果，有可能稳定血脑屏障、抑制细胞因子释放等。

2. **预后** 20世纪90年代以前本病死亡率极高，随着影像学的进步和对疾病的认识，90年代以后降至约7%。多数患者遗留不同程度的神经系统功能障碍，如癫痫、运动障碍、认知障碍和情绪障碍等。有研究表明急性期DWI病灶范围与预后相关，但$T_2$WI高信号范围及分布与预后无明显相关。

**关键点**

1. 对于存在慢性低钠血症的患者，在血钠纠正后出现急性神经系统症状，包括构音障碍、吞咽困难、四肢瘫痪、锥体外系症状等需考虑CPM/EPM可能性；对于存在基础疾病的患者，如果治疗中出现上述症状，也要警惕本病可能。
2. CPM/EPM头颅MRI典型改变为脑桥中央对称性三叉戟形状或蝙蝠翼形状的DWI高信号，ADC低信号病灶，数天后可出现$T_2$WI高信号，无占位效应。其他部位如小脑、基底节等也可受累。
3. CPM/EPM重在预防，避免快速纠正慢性严重性低钠血症。

（吴晔）

## 第四节 神经精神性狼疮

系统性红斑狼疮（systemic lupus erythematosus，SLE）是较常见的儿童自身免疫性疾病，可累及全身多系统。神经精神性狼疮（neuropsychiatric lupus）是指由于SLE直接导致中枢神经系统、周围神经和/或自主神经以及精神症状等神经精神功能障碍，且排除了其他病因。

**【病因与发病机制】**SLE患者出现神经系统症状的机制复杂，包括多个方面：①血管病：血管病导致血脑屏障破坏，使循环中的抗体进入中枢神经系统。血管病主要为单核细胞在中小血管周围聚集，但不破坏血管壁，管腔闭塞产生小的梗死灶。血管病的发生机制尚不清楚，某些抗体可能参与发病，抗磷脂抗体在血栓形成、激活补体方面发挥作用。抗神经元和抗核糖体P抗体可能参与炎症通路，导致血脑屏障通透性增高和浆细胞样树突状细胞激活。②自身抗体：已证实一系列自身抗体与神经系统受累相关，包括抗磷脂抗体、狼疮抗凝物、抗核糖体P抗体、抗神经元抗体、抗内皮细胞抗体、抗神经节苷脂抗体、抗神经丝抗体、抗GFAP抗体等。③其他因素：包括细胞因子、神经肽、氧化应激等因素，遗传异质性可能也参与了SLE相关的多种神经系统并发症。④继发因素：除上述SLE的直接因素外，其他继发因素包括免疫抑制治疗中的感染、SLE导致其他脏器功能障碍（如肾功能衰竭）所继发的中枢神经系统受累、高血压、治疗药物（尤其是糖皮质激素）等，也可导致SLE患者出现神经精神症状，但严格意义上不属于神经精神性狼疮。

**【临床表现】**神经精神受累在儿童SLE中较常见，至少25%的患者有过神经精神受累。可发生于病程中的任何时期，起病后1年内最为常见。神经精神症状甚至可作为SLE的首发症状，中枢神经系统受累最多见，周围神经及自主神经受累较少见。

临床表现多种多样。1999年美国风湿病学会将神经精神性狼疮分类为19种临床类型：①中枢神经系统：癫痫发作、脑血管病、头痛、运动障碍、脊髓病、脱髓鞘综合征、无菌性脑膜炎、急性精神混乱状态、认知功能障碍、精神病、情绪障碍、焦虑障碍等；②周围神经系统：多神经病、急性炎症性脱髓鞘、自主神经病、单神经病、重症肌无力、脑神经病、神经丛病等。

常见临床表现：①认知功能障碍：可见于20%~80%的患者，表现为记忆力、注意力障碍等。②脑血管病导致卒中发作：可表现为中枢神经系统血管炎，累及小血管或大中血管，表现为缺血性或出血性卒中发作。③癫痫发作：见于10%~20%的SLE患者，表现为局灶性或全面性发作。SLE患者癫痫发作原因多样，可与脑血管病、高血压、炎症性脱髓鞘、感染、治疗药物等因素相关。④头痛：SLE患者的头痛可以继发于其他神经系统并发症，如脑血管病、脱髓鞘综合征、无菌性脑膜炎，原发性头痛（主要包括偏头痛和紧张型头痛）在SLE中的发生率也较高。⑤神经病：10%~15%的患者在病程中出现周围神经病，与营养神经的小动脉血管病有关。部分患者可有自主神经受累，表现为膀胱、瞳孔、心脏及泌汗异常。周围神经受累通常不对称，程度较轻，可以累及单神经或多神经。典型表现为感觉异常如麻木感。吉兰-巴雷综合征可见于少数患者。⑥精神症状：可表现为抑郁、焦虑等，其原因既与SLE相关，部分患者与治疗相关，尤其是糖皮质激素治疗。

少见症状：①运动障碍：见于5%的患者，症状包括舞蹈、手足徐动、肌张力不全、共济失调等；②脑神经病：根据受累神经不同，可以表现为复视、眼震、眼睑下垂、视野缺损、三叉神经痛、面瘫及眩晕等；③横贯性脊髓炎：发病机制与脊髓供血动脉的血管炎有关；④无菌性脑膜炎：患者表现为头痛、颈抵抗等，脑脊液改变通常为有核细胞数轻度升高，蛋白<80~100mg/dl，葡萄糖正常，需注意与SLE治疗过程中的机会性感染相鉴别；⑤后头部可逆性脑病综合征：与SLE的炎症因子释放、高血压、免疫抑制剂治疗等有关。

【辅助检查】

1. **血清学检查** 需检测血清抗核抗体、抗双链DNA抗体、抗Sm抗体及补体。还应检测血清抗磷脂抗体、抗核糖体P抗体。对于疑诊神经精神性狼疮患者，根据临床表现可进行血、脑脊液抗神经元表面抗体、神经节苷脂抗体、微管相关蛋白2抗体等检查。

2. **神经心理评估** 根据患儿年龄及相关症状进行神经心理评估。

3. **脑脊液检查** 行脑脊液压力、常规、生化、自身免疫相关指标的检查。有助于无菌性脑膜炎、中枢神经系统小血管炎、脊髓炎、脱髓鞘综合征等的诊断，并对排除感染性脑膜炎有辅助意义。

4. **神经电生理检查** 包括脑电图、肌电图、诱发电位等检查。脑电图对判断癫痫发作、脑病状态等有重要意义，广泛性慢波是脑病的典型特征。肌电图对于怀疑周围神经病患者有重要意义。

5. **影像学检查** 部分神经精神性狼疮患者头颅MRI异常，包括脑血管病、中枢神经系统脱髓鞘等。对于怀疑脊髓炎的患者应进行脊髓MRI检查。

6. **其他** 检查需评估SLE可能累及的其他器官系统的功能，如肾脏功能（必要时肾活检）、心血管系统、血液系统等，判断其与神经精神症状有无相关性；根据具体情况进行病原学检查，以除外免疫治疗中继发感染所致的神经系统受累；对于血管病患儿，应进行凝血及血栓相关指标检查。

【诊断与鉴别诊断】

1. **诊断** SLE专家共识组于2012年提出修订版的SLE诊断标准，符合以下17项中的4项，至少符合一项临床标准和一项免疫学标准；或肾活检证实为狼疮性肾炎可诊断SLE。临床标准：①急性皮肤狼疮；②慢性皮肤狼疮；③非瘢痕性脱发；④口腔或鼻腔溃疡；⑤关节病；⑥浆膜炎；⑦肾脏表现；⑧神经系统受累；⑨溶血性贫血；⑩白细胞或淋巴细胞减少；⑪血小板减少。免疫学指标：①ANA(+)；②抗-dsDNA>参考值上限2倍；③抗-Sm抗体(+)；④抗磷脂抗体(+)；⑤低补体：C3、C4或CH50降低；⑥直接Coombs试验(+)。

对于已明确诊断SLE的患者，病程中出现前述中枢或周围神经系统功能障碍表现，在排除其他原因的情况下（如继发感染、药物相关等），可以诊断神经精神性狼疮。部分患儿以神经精神症状起病，起病时尚未诊断SLE，对于这部分患儿的早期识别存在一定困难，应进行SLE相关免疫学指标检查，并应进行全身多系统功能评价，尽早识别以神经精神性狼疮为首发表现的SLE。

2. **鉴别诊断** 需鉴别是否存在其他直接原因导致的神经精神症状。主要包括：①感染；②合并其他自身免疫异常，如抗NMDA受体脑炎、视神经脊髓炎谱系疾病；③治疗药物相关不良反应，如免疫抑制剂诱发的后头部可逆性脑病综合征、糖皮质激素诱发的精神症状；④高血压相关脑病；⑤其他脏器功能衰竭所致的中枢神经系统受累，如尿毒症相关脑病。

【治疗与预后】

1. **治疗** 神经精神性狼疮的治疗取决于具体临床类型。对于以炎症性为主的神经精神性狼疮，可用糖皮质激素或联合免疫抑制剂，如硫唑嘌呤、吗替麦考酚酯、环磷酰胺等。对于严重病例或对上述治疗效果不佳，可选用血浆置换、大剂量丙种球蛋白及利妥昔单抗。对于以血栓为主要病变的神经精神性狼疮，应兼用抗血小板和/或抗凝治疗。对于抗磷脂综合征导致的动脉血栓建议抗凝治疗。神经精神性狼疮导致的癫痫发作、精神症状、运动障碍等，在激素和免疫抑制剂治疗基础上，加用对症治疗药物。

2. **预后** 儿童神经精神性狼疮的长期预后相对好。一项研究评估了50例以精神症状或认知障碍为表现的儿童神经精神性狼疮，其中82%~95%患者完全缓解，患者对环磷酰胺的有效率较其他免疫抑制剂（硫唑嘌呤或吗替麦考酚酯）更好。但在一项成人神经精神性狼疮的随访研究中，仅15%症状缓解。在其他研究中发现，癫痫发作或脑血管病是预后不良的高危因素。

**关键点**

1. 对于已明确诊断SLE的患者，如病程中出现中枢或周围神经系统功能障碍表现，在排除其他原因的情况下，可以诊断神经精神性狼疮。
2. 部分患者以神经精神症状起病，起病时尚未诊断SLE，应进行相应的检查及评估，排除以神经精神性狼疮为首发表现的SLE。

（吴晔）

## 第五节　伴胼胝体压部可逆性病变的轻度脑炎/脑病

伴胼胝体压部可逆性病变的轻度脑炎/脑病（mild encephalitis/encephalopathy with a reversible splenial lesion，MERS）是2004年由日本学者Tada等报道的一种临床-影像学综合征。其特点为急性轻度脑病症状，表现为意识障碍、头痛、呕吐、惊厥等，头颅MRI具有胼胝体压部受累的特征性改变，通常短期内可自行恢复。根据大脑白质的受累范围，有学者将MERS进一步分为MERS Ⅰ型（仅有胼胝体压部受累）和MERS Ⅱ型（病变累及半卵圆中心白质和/或整个胼胝体），其中Ⅰ型最为多见。

**【病因与发病机制】**MERS与多种因素相关，儿童最常发生于感染性炎症性疾病过程中，其中消化道感染最为常见，其次为呼吸道感染，少数还可发生在非感染性炎症如川崎病的病程中。感染性疾病中病原体以病毒感染最为常见，包括轮状病毒、流感病毒、HHV-6、腺病毒、腮腺炎病毒、呼吸道合胞体病毒、EB病毒等，以轮状病毒感染最为常见。还可见支原体及细菌感染等。除炎症性疾病外，还有报道胼胝体压部的可逆性病变发生于抗癫痫药物的应用中以及高原反应等情况下。

MERS的发病机制目前还不清楚，一过性的轴索或髓鞘间隙水肿、髓鞘内水肿是引起胼胝体压部可逆性病变的可能机制。目前推测水肿的发生可能与细胞炎性反应及细胞毒性水肿有关。也有一些学者认为低钠血症可能参与MERS的过程。有文献报道姐妹同患MERS及同一患儿在多次感染性病程反复出现MERS，推测遗传因素也与MERS发病的易感性相关。

**【临床表现】**以亚洲报道最多，尤其是日本，儿童和成人均可发病。儿童MERS通常发生在炎症性疾病发病后数天，表现为急性脑病症状，以意识障碍最常见，包括嗜睡、昏睡、谵妄等，其次为惊厥发作，还可表现为构音障碍、幻视、共济失调、头痛、眩晕等。症状为自限性的，通常在数天内恢复。

**【辅助检查】**

1. **MRI检查** 是诊断MERS最为重要的手段。胼胝体压部可逆性病变为本病的特征性改变，头颅MRI表现为胼胝体压部DWI高信号（弥散受限），$T_1$WI稍低、$T_2$WI稍高、$T_2$FLAIR稍高信号。病灶形状大多为椭圆状，无强化。除胼胝体压部受累外，其他部位大脑白质也可受累，包括胼胝体压部和膝部、胼胝体压部和半卵圆中心、胼胝体压部与膝部以及体部和半卵圆中心、胼胝体压部和额叶白质、胼胝体压部与膝部以及半卵圆中心和侧脑室后角白质等，未见皮质受累的报道。病灶于2~3周内可以完全消失，最短于发病数天复查头颅MRI病变即完全恢复，上述MRI信号的可逆性对于本病的诊断非常重要（图25-3）。

2. **电解质检查** 低钠血症在MERS比较多见，有报道可见于半数患者。

3. **脑脊液检查** 通常脑脊液常规、生化正常，少数患者可见有核细胞数轻度升高或蛋白轻度升高。

4. **脑电图检查** 对于脑病的诊断有一定辅助意义，急性期常表现为广泛性慢波。

5. **病原学检查** 对于伴有急性炎症性疾病的患儿，可进行病原学检查，如肠道病毒、HHV-6、流感病毒、支原体及其他病原学检查。

**【诊断与鉴别诊断】**

1. **诊断** MERS是一种临床-影像学综合征，诊断主要依据包括急性出现的脑病症状，表现为意识障碍、头痛、呕吐、惊厥等，上述症状通常发生在急性炎症性疾病病程中，头颅MRI显示胼胝体压部弥散受限，可以同时合并其他部位白质病变，数天至数

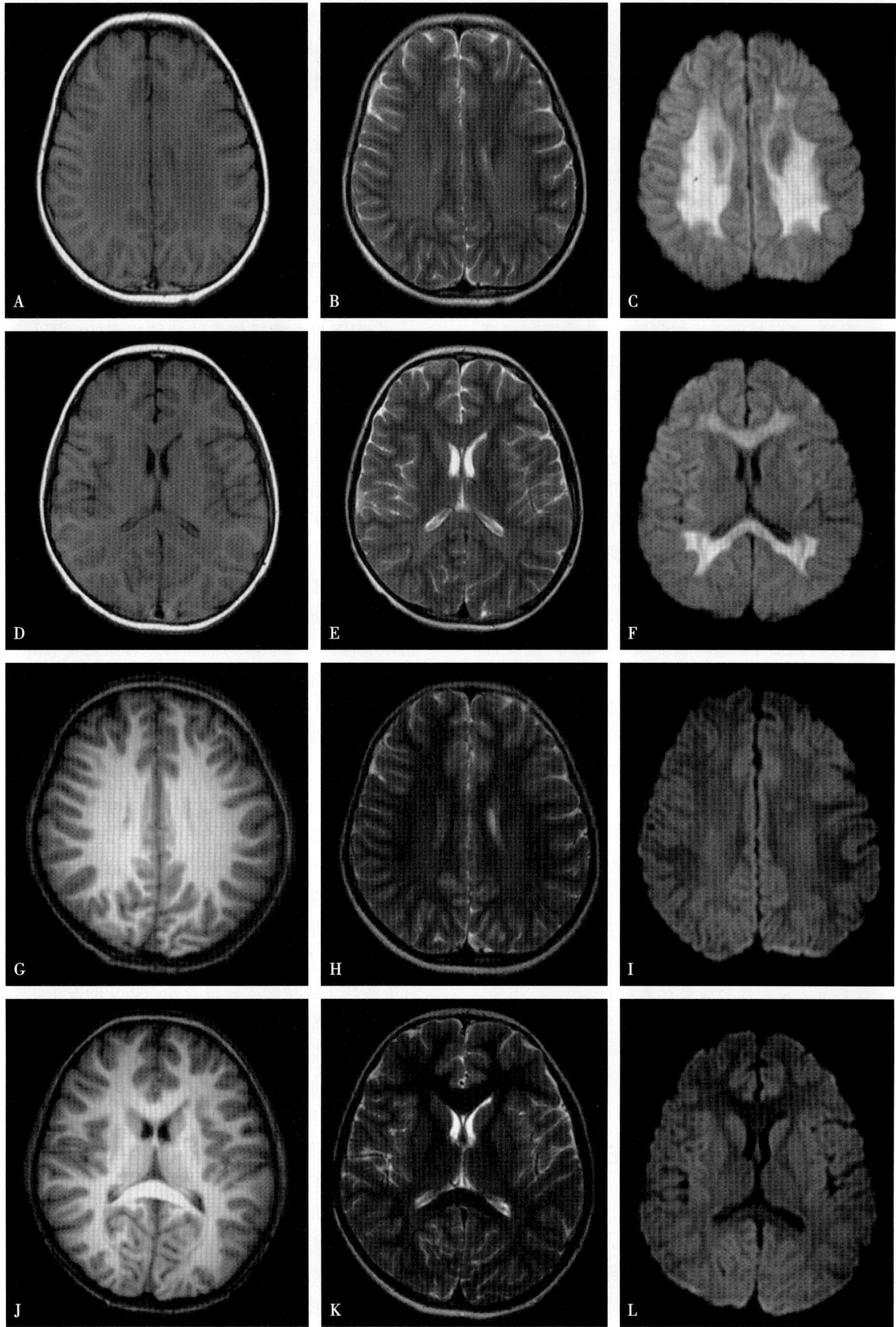

图 25-3 MERS 患者头颅 MRI

A~F. 为急性期头颅 MRI；G~L. 为 3 周后复查。急性期 MRI 胼胝体压部、膝部、半卵圆中心呈 $T_1WI$（A、D）低信号、$T_2WI$（B、E）及 DWI（C、F）呈高信号；复查 MRI 显示 $T_1WI$（G、J）、$T_2WI$（H、K）和 DWI 序列（I、L）均恢复正常

周内影像学和临床症状自行恢复。

2. **鉴别诊断** MERS 需要与急性播散性脑脊髓炎、后头部可逆性脑病综合征、遗传代谢性脑病、脓毒症脑病等进行鉴别。

(1) 急性播散性脑脊髓炎(ADEM):ADEM 常发生于前驱感染或疫苗接种后,头颅 MRI 表现为皮层下白质受累为主,常不对称,胼胝体受累较少,常累及深部灰质核团,DWI 高信号通常不突出,病程及影像学缺乏 MERS 的短期可逆性特点。

(2) 后头部可逆性脑病综合征(PRES):PRES 常有血压升高、常有基础疾病如肾脏病、免疫抑制剂等用药史,典型影像学改变为大脑后部(尤其顶枕叶)皮质下白质及皮层受累为主,胼胝体压部受累少见,DWI 通常为等信号或低信号。

(3) 遗传代谢性疾病累及脑白质:如线粒体病、某些有机酸、氨基酸代谢病等代谢性脑病急性期可出现脑白质受累,DWI 可表现为高信号,但临床上常有代谢性疾病相关的代谢紊乱,病变恢复较慢或不可恢复;脓毒症脑病应有全身脓毒症临床特点,头颅 MRI 通常无 MERS 典型的胼胝体压部可逆性病变。

**【治疗与预后】** MERS 通常无特殊治疗,主要针对引起 MERS 的基础疾病进行治疗,以及对症支持治疗。本病通常预后良好,临床症状及头颅 MRI 病灶多可在数天至数周恢复,少数患者恢复不完全,预后主要取决于引发 MERS 的基础疾病。

**关键点**

1. MERS 是一种临床 - 影像学综合征,主要根据急性出现的轻度脑病症状,结合典型头颅 MRI 特点(胼胝体压部弥散受限)及临床与影像学短期可逆性进行诊断。
2. 需要与多种急性脑病进行鉴别。
3. 大多呈自限性,预后良好。

(吴晔)

## 第六节 线状硬皮病

线状硬皮病(linear scleroderma)是儿童中最常见的局限性硬皮病(localized scleroderma,LSc),主要累及皮肤、浅筋膜、肌肉和骨骼。其纤维化皮损呈狭长状,如果皮损累及面部或头皮,称为“剑伤样硬皮病(scleroderma en coup de sabre)”。病变可能导致肢体挛缩和缺陷,伴生长不良和残疾。少数情况下,“剑伤性硬皮病”可以伴有颅内组织受累,导致癫痫发作、肢体运动障碍等中枢神经系统症状。其他类型的儿童期硬皮病:①局灶性(斑块型)硬斑病:是最为良性的局限性硬皮病,也是最常见的硬斑病类型,斑块为散在性、数量较少、局限于 2 个或 2 个以下的解剖学部位;②泛发性硬斑病:斑块大于等于 4 个、累及 2 个或更多的解剖学部位,且互相融合;③全硬化性硬斑病:是最罕见但致残性最强的一种局限性硬皮病,主要累及脂膜或皮下组织;④混合型硬皮病:2 种或多种亚型的组合。本节重点叙述容易累及脑组织的线状硬皮病,即“剑伤样硬皮病”。

**【病因与发病机制】** 线状硬皮病的病因与发病机制尚不清楚。已提出多种病因可能与线状硬皮病的发病有关,包括药物、环境毒素、局部创伤和感染。然而,目前尚未明确其中任何一项与之明确相关。与硬皮病样皮肤反应相关的药物和环境毒素包括博来霉素、麦角、溴隐亭、喷他佐辛、卡比多巴、维生素 K。曾有报道一例患者同时存在线状硬斑病和伯氏疏螺旋体感染,但之后多项研究均未能证实伯氏疏螺旋体感染在线状硬皮病的发病中起作用。

线状硬皮病可能的致病机制包括成纤维细胞功能异常和自身免疫性功能障碍。有研究发现线状硬皮病患者存在特殊的细胞因子和趋化因子谱,其外周血中主要为 1 型 T 辅助细胞(Th1,IFN-γ)和 17 型 T 辅助细胞(Th17,IL-17a)。临床研究发现,线状硬皮病患者中自身免疫性疾病的发病率升高,最常见的相关疾病包括桥本甲状腺炎、白癜风和 1 型糖尿病。此外,线状硬皮病患者中常见自身抗体如抗核抗体。关于线状硬皮病累及脑组织的机制目前尚不明确,患者受累脑组织活检病理可见淋巴细胞浸润、白质脱髓鞘等改变,也有患者经糖皮质激素治疗后颅内病灶范围缩小或消失,推测中枢神经系统血管炎参与了线状硬皮病患者颅内病变的发生。

**【临床表现】** 依据皮损发生的部位以及伴随的临床症状,线状硬皮病可分为发生在头面部区域和发生在头面部区域以外两类。线状硬皮病的纤维化皮损经常呈线性带状外观。四肢比面部更常受累。斑块的走向通常为在躯干呈横向、在四肢呈纵向。累及四肢的线状皮损容易复发,且与发病年龄无关。四肢和躯干的线状硬皮病可能导致患者出现如下并发症:①软组织、肌肉、骨膜和骨萎缩,偶尔存在滑膜萎缩;②受累肢体部分或全部发生广泛性生长缺陷,并且即使在皮肤炎症减轻后,仍可能继续存在,这些缺陷可能需通过大型手术进行治疗;③由于小腿长度不等,患者可发生固定的外翻或内翻畸形,跨关节线的病损可引起致残性屈曲挛缩;④如果足趾或手指受累，可能发生锤状趾或爪形手。

发生于面部或头皮的"剑伤样硬皮病"，其线状损伤在急性炎症期后呈现为凹陷的象牙色外观，通常局限于一侧面部，常常伴头皮和眼睑毛发脱落，以及面部发育不对称。口周皮肤受累可能延伸至口腔并导致严重的口腔问题，如乳牙过早脱落、恒牙萌出延迟或异常、无骨生长。如病变延伸至眼眶处，患者可出现眼部损伤包括眼睑和睫毛异常、葡萄膜炎和巩膜炎、屈光不正、麻痹性斜视和假性视乳头水肿等。脑部受累时，引起的中枢神经系统症状包括癫痫发作、头痛和面瘫，受累脑部多位于皮损同侧。神经系统症状可以出现在皮肤症状之前、同时或之后。

【辅助检查】

1. **MRI 检查** 对于怀疑中枢神经系统受累或眼部受累的线状硬皮病患者，需进行 MRI 检查。头颅 MRI 常见的异常包括钙化、大脑白质改变、血管畸形及与中枢神经系统血管炎相符的变化。除此之外，四肢 MRI 还可显示软组织病变的范围和深度，以评估肌肉、骨骼受累的范围和程度。

2. **其他** 血常规、血生化和尿常规检查均正常。42% 的患者抗核抗体（antinuclear antibody，ANA）阳性，20%~55% 的患者存在抗单链 DNA（single-stranded DNA，ss-DNA）抗体，且该抗体与疾病的严重程度对应，而抗双链 DNA（double-stranded DNA，ds-DNA）抗体非常少见。存在皮肤外表现的患者更常出现炎症标记物水平升高（如血沉和 C- 反应蛋白），以及抗核抗体和类风湿因子阳性。

**【诊断与鉴别诊断】**线状硬皮病的诊断不依赖实验室检查，主要依据病损的物理外观结合其他临床表现。必要时行皮肤和 / 或皮下组织活检可能有助于确诊。需要和具有类似皮损的其他疾病相鉴别，包括硬化性萎缩性苔藓、狼疮性脂膜炎、脂肪营养不良、苯丙酮尿症的硬斑病样皮损、疏螺旋体感染、嗜酸细胞性筋膜炎合并形成泛发性硬斑病等。

累及面部的"剑伤样硬皮病"重点与 Perry-Romberg 综合征相鉴别。二者临床特征相似，均可能存在面部不对称、癫痫发作、葡萄膜炎及牙齿和眼部异常，且脑电图异常和头颅 MRI 的异常经常出现于受累面部的同侧。有研究认为这两种疾病属于同一疾病谱，Parry-Romberg 综合征可能是剑伤样硬皮病疾病谱中的严重类型。但也有人认为，没有证据表明 Parry-Romberg 综合征患者在发生严重萎缩前存在炎症和 / 或硬化症，提示这是两种不同的疾病。Perry-Romberg 综合征的特征是前额下方的皮肤和组织半侧萎缩。与"剑伤样硬皮病"患者相比，Perry-Romberg 综合征患者的下面部受累更多，表浅皮肤受累相对较轻。

**【治疗与预后】**

1. **药物治疗** 单个局限性皮损通常无须治疗，但润肤剂（以羊毛脂为基质的乳膏）和低浓度的外用皮质类固醇或卡泊三醇可能有助于缓解干燥和瘙痒。

如果存在显著的致残风险，推荐进行全身性治疗，如跨关节线或累及面部（剑伤样硬皮病）的进行性线状硬皮病。首选药物为甲氨蝶呤，用药初期可以用糖皮质激素作为辅助性过渡治疗。无效的患者，可给予吗替麦考酚酯。

2. **外科治疗** 如果疾病未得到充分控制，导致严重的骨骼关节畸形等问题，需要手术重建。在疾病活动期已缓解且生长发育已完成的儿童，通常考虑手术治疗。对于"剑伤样硬皮病"导致的面部不对称，面部整形术可能改善患者的生存质量。

3. **物理治疗** 有助于维持身体功能、肌力和关节活动，同时防止屈曲挛缩的发生。

**关键点**

1. 线状硬皮病的诊断依靠特征性皮损。
2. "剑伤样硬皮病"皮损的同侧可能存在颅内病变，头颅 MRI 可见颅内钙化、脑白质病变或血管炎改变。

（常杏芝）

## 参考文献


1. Fischer M，Schmutzhard E.Posterior reversible encephalopathy syndrome. J Neurol，2017，264（8）：1608-1616
2. Shankar J，Banfield J. Posterior Reversible Encephalopathy Syndrome：A Review. Can Assoc Radiol J，2017，68（2）：147-153
3. Fittro K，Dizon R.Understanding posterior reversible encephalopathy syndrome. JAAPA，2018，31（7）：31-34
4. King JD，Rosner MH. Osmotic demyelination syndrome. Am J Med Sc，2010，339（6）：561-567
5. Singh TD，Fugate JE，Rabinstein AA.Central pontine and extrapontine myelinolysis：a systematic review. Eur J Neurol，2014，21（12）：1443-1150
6. Alleman AM. Osmotic demyelination syndrome：central pontine myelinolysis and extrapontine myelinolysis. Semin Ultrasound CT MR，2014，35（2）：153-159

7. Soybilgic A. Neuropsychiatric Systemic Lupus Erythematosus in Children. Pediatr Ann, 2015, 44 (6): 153-158
8. Kivity S, Baker B, Arango MT, et al. Pharmacologic management of neuropsychiatric lupus.Expert Rev Clin Pharmacol, 2016, 9 (1): 103-108
9. Schwartz N, Stock AD, Putterman C. Neuropsychiatric lupus: new mechanistic insights and future treatment directions. Nat Rev Rheumatol, 2019, 15 (3): 137-152
10. Kivity S, Levin N, Goddard G, et al. Neuropsychiatric lupus: a mosaic of clinical presentations. BMC Med, 2015, 13: 43
11. Jafri K, Patterson SL, Lanata C.Central Nervous System Manifestations of Systemic Lupus Erythematosus. Rheum Dis Clin North Am, 2017, 43 (4): 531-545
12. Tada H, Takahashi J, Barkovich AJ, et al. Clinically mild encephalitis/encephalopathy with a reversible splenial lesion. Neurology, 2004, 63 (10): 1854-1858
13. Shibuya H, Osamura K, Hara K, et al. Clinically mild encephalitis/encephalopathy with a reversible splenial lesion due to Mycoplasma pneumoniae infection.Intern Med, 2012, 51 (12): 1647-1648
14. Imamura T, Takanashi J, Yasugi J, et al. Sisters with clinically mild encephalopathy with a reversible splenial lesion (MERS)-like features; Familial MERS ? J Neurol Sci, 2010, 290 (1-2): 153-156
15. Takanashi J, Shirai K, Sugawara Y, et al. Kawasaki disease complicated by mild encephalopathy with a reversible spleniallesion (MERS).J Neurol Sci, 2012, 315 (1-2): 167-169
16. Takanashi J, Barkovich AJ, Shiihara T, et al. Widening spectrum of a reversible splenial lesion with transiently reduced diffusion. Am J Neuroradiol, 2006, 27 (4): 836-838
17. Rattanakaemakorn P, Jorizzo JL.The efficacy of methotrexate in the treatment of en coup de sabre (linear morphea subtype).JDermatolog Treat, 2018, 29 (2): 197-199
18. Pinho J, Rocha J, Sousa F, et al.Localized scleroderma en coup de sabre in the Neurology Clinic. Mult Scler Relat Disord, 2016, 8: 96-98
19. Taniguchi T, Asano Y, Tamaki Z, et al.Histological features of localized scleroderma 'en coup de sabre': a study of 16 cases.J Eur Acad Dermatol Venereol, 2014, 28 (12): 1805-1810
20. Bielsamarsol I.Update on the classification and treatment of localized scleroderma.ActasDermosifiliogr, 2013, 104 (8): 654-666

第二十六章

# 神经重症医学

## 第一节 癫痫持续状态

癫痫持续状态(status epilepticus,SE)的传统定义为一次癫痫发作持续30分钟以上或反复多次发作持续超过30分钟,且发作间期意识未恢复至发作前的基线状态。但对于30分钟的时间界定一直存在争议。根据2015年国际抗癫痫联盟对SE的最新定义,SE被定义了两个时间点($t_1$和$t_2$),一次癫痫发作超过$t_1$时间点,癫痫发作通常不能自行终止(即自行终止机制失效),需要给予终止发作的药物治疗;超过$t_2$时间点,癫痫发作会导致脑损伤,包括神经元损伤、死亡、神经网络改变等。对于不同的癫痫发作类型,$t_1$和$t_2$时间点有所区别,例如:全面强直阵挛发作SE的$t_1$为5分钟,$t_2$为30分钟;伴意识障碍的局灶性癫痫发作SE的$t_1$为10分钟,$t_2$为>60分钟,失神发作SE的$t_1$为10~15分钟,$t_2$尚不确定。SE的定义会随着对其认识的不断深入而继续更新。

【病因与分类】

1. **病因** 儿童SE的病因对于癫痫及非癫痫患儿有所不同,包括:①非癫痫患儿SE:通常为急性症状性SE,是由于急性脑病或全身急性病因所导致的癫痫发作持续状态,例如脑炎(感染性或非感染性炎症)、电解质紊乱(低血糖、低钠血症、低钙血症、低镁血症等)、缺氧、头部外伤、中毒或脑卒中等。②癫痫患儿SE:即SE发生于已诊断为癫痫的患儿。儿童癫痫的病因复杂多样,包括遗传性、结构性、代谢性、免疫性、感染性等。癫痫发作控制不佳的患儿病程中可出现SE,某些癫痫综合征如Dravet综合征更易发生SE,突然停用抗癫痫药也易引起SE,代谢性癫痫患儿在出现代谢危象时也易发生SE。③热性惊厥持续状态;某些热性惊厥患儿可以SE起病或在病程中出现SE。值得注意的是,即便对于癫痫患儿,在SE时也要注意评估有无急性症状性病因。

2. **分类** 可以根据发作的症状学、病因、年龄及脑电图进行不同的分类。其中最主要的分类是按照症状学进行分类,主要分为伴明显运动症状的SE和不伴明显运动症状的SE。伴明显运动症状的SE进一步分为惊厥性SE(强直阵挛性SE)、肌阵挛SE、局灶运动性SE、强直性SE和过度运动性SE;不伴明显运动症状的SE,又称为非惊厥性SE(nonconvulsive status epilepticus,NCSE),进一步分为伴昏迷的NCSE和不伴昏迷的NCSE。

虽然在2015年国际抗癫痫联盟定义中未提及,但很多SE临床研究中仍用到难治性癫痫持续状态(refractory SE,RSE)和超级难治性癫痫持续状态(super refractory SE)两个定义,前者是指SE对于二线药物无效,需要应用全身麻醉药物,后者是指全身麻醉药治疗24小时仍不能终止发作或减停麻醉药中出现SE复发。

【临床表现】对于伴明显运动症状的SE患儿,表现为相应运动性癫痫发作的症状,如全面强直阵挛性发作、局灶性发作等。对于非惊厥性癫痫持续状态的患儿,临床有时不易识别,尤其对于昏迷患者,需要通过视频脑电图才能做出判断。对于非昏迷患儿的非惊厥性癫痫持续状态,例如不典型失神持续状态,患儿可表现为目光呆滞、流涎、对外界反应低下、行走不稳等表现。由于急性症状性病因导致SE的患儿,同时有原发病的相应症状。

【辅助检查】

1. **视频脑电图检查** 对于诊断癫痫持续状态,尤其是非惊厥性癫痫持续状态是必需的检查手段。

2. **病因学相关检查**

(1)对于新出现癫痫持续状态的患儿(既往未诊断癫痫):需化验血电解质、血糖、血氨、血乳酸、血气分析以及头颅影像学;如果临床怀疑遗传代谢性疾病,行血和尿有机酸、氨基酸及脂肪酸分析;如临床伴有发热,需进行脑脊液、血、其他相应部位的病原学以及炎症指标的检测;如临床怀疑自身免疫性中枢神经系统疾病(如自身免疫性脑炎),应进行脑脊液及血清神经元表面抗体及其他免疫指标检查;根据情况,还可进行毒物检测。如怀疑以癫痫持续状态起病的遗传性癫痫或遗传代谢脑病,应进行遗传基因检测。

(2)对于基础疾病已确诊为癫痫的患儿出现癫痫持续状态:应注意有无停服及漏服抗癫痫药病史,部分抗癫痫药物可进行血药浓度检测;必要时可复查头颅MRI,对于已知为代谢性癫痫的患儿,应注意化验血生化、血气分析、乳酸、血氨等了解有无代谢危象;如临床伴有发热,需进行脑脊液、血、其他相应部位的病原学以及炎症指标的检测。

【诊断与鉴别诊断】

1. **诊断** 伴明显运动症状的癫痫持续状态根据癫痫发作的典型症状学,必要时结合视频脑电图,根据2015年SE定义的时间点,即可诊断。

2. **鉴别诊断** 对于非惊厥性癫痫持续状态(NCSE),必须结合视频脑电图才能做出诊断:①对于既往无癫痫的患者，痫性放电 >2.5Hz 或≤2.5Hz 或节律性 $\delta/\theta$ 活动（>0.5Hz），并且满足以下条件之一：静脉给予止惊药后脑电图和临床症状改善；伴轻微的临床发作期症状；脑电图有典型的时空演变。②对于已诊断癫痫患者，需满足以下两项：频繁或持续广泛棘波与基线比较明显波幅或频率增加，伴可以观察到的临床状态变化；静脉给予止惊药后脑电图和临床症状改善。临床上对于 NCSE，尤其是昏迷患儿的 NCSE 诊断仍存在较大困难。

同时，应该结合临床特点及辅助检查进行 SE 的病因学诊断。

**【治疗与预后】**

**1. 治疗** 目前，癫痫持续状态的治疗流程主要是针对全面性惊厥性癫痫持续状态的流程（图 26-1）。总体治疗原则：遵循流程应用止惊药物，尽早终止发作，对于惊厥性癫痫持续状态，发作 >5 分钟（即 $t_1$ 时间点）开始药物止惊治疗（表 26-1）；同时查找 SE 病因，针对病因进行治疗。支持治疗也很重要，维持呼吸、循环及水电解质平衡。

（1）院前治疗：早期 SE 多数发生于院外（通常无静脉通路），有效的院前治疗可以明显缩短 SE 的持续时间。院前治疗的选择为咪达唑仑（鼻腔黏膜 / 口腔黏膜 / 肌内注射）或地西泮（直肠给药）。

（2）院内治疗

1）一线治疗药物：为苯二氮䓬类药物，包括劳拉西泮（静脉）、地西泮（静脉）、咪达唑仑（非静脉应用）。

2）二线治疗药物：如果一线治疗后仍未终止发作，可给予二线治疗药物（静脉给药）。包括苯妥英、磷苯妥英和苯巴比妥，也有推荐使用丙戊酸和左乙拉西坦静脉制剂。

3）三线治疗药物（用于难治性癫痫持续状态）：主要为全身麻醉药，包括咪达唑仑（静脉）、丙泊酚、戊巴比妥、硫喷妥等。

4）超难治性 SE 的其他治疗选择：尚缺乏有效的治疗手段，应积极寻找病因，争取对因治疗。可以根据情况尝试以下治疗：免疫治疗（甲泼尼龙、大剂量丙种球蛋白、血浆置换等）、硫酸镁、生酮饮食治疗、利多卡因、氯胺酮、低温治疗，某些病例可尝试外科治疗等。

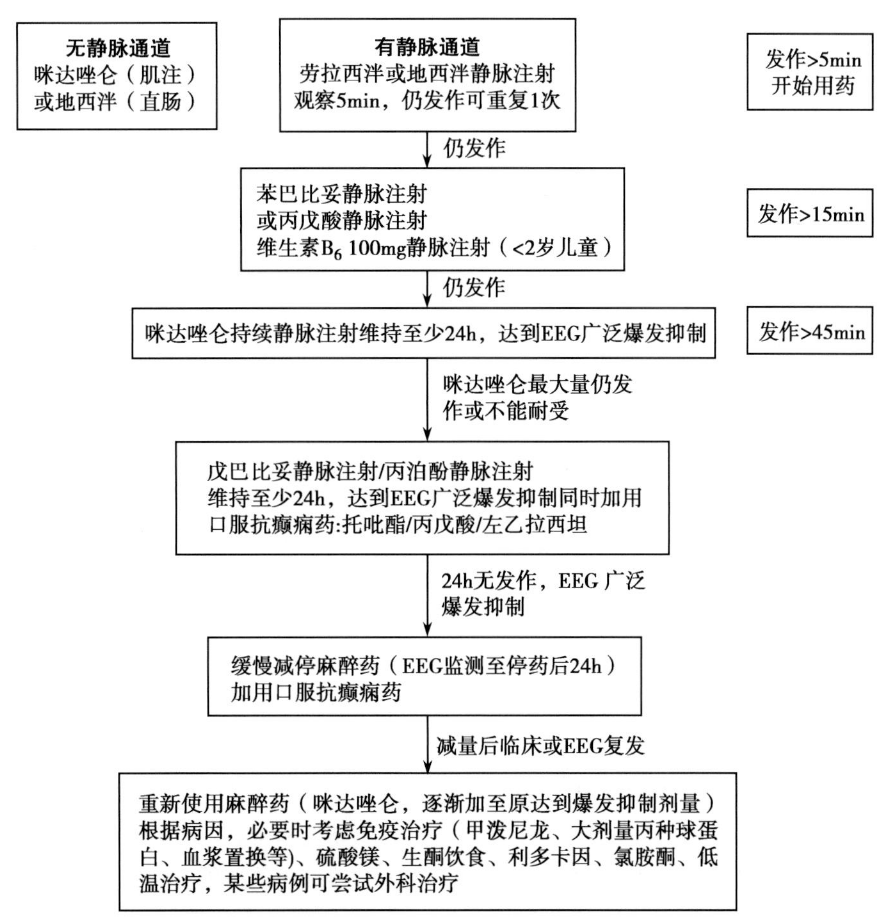


图 26-1 癫痫持续状态药物治疗流程图

表 26-1 癫痫持续状态治疗药物

| 药物 | 用法 | 注意事项 |
| --- | --- | --- |
| 地西泮 | 0.3mg/kg(最大 10mg)i.v.<br>0.5mg/kg(最大 20mg)直肠(如无静脉通道) | 5min 可重复 1 次,呼吸抑制 |
| 劳拉西泮 | 0.1mg/kg(最大 4mg)i.v. | 呼吸抑制 |
| 咪达唑仑 | 早期 SE:0.2~0.3mg/kg i.m. 或鼻腔或黏膜(无静脉通道)<br>难治性 SE:0.2mg/kg 静脉输注,5min 可重复,之后维持 0.05~3mg/(kg·h) | 呼吸抑制、血压下降 |
| 苯妥英 | 15~20mg/kg 静脉输注[1mg/(kg·min),最大速度 50mg/min] | 心血管不良反应,监测血药浓度 |
| 磷苯妥英 | 15~18mg/kg 静脉输注[3mg/(kg·min),最大速度 150mg/min] | 心血管不良反应 |
| 苯巴比妥 | 15~20mg/kg 静脉输注[2mg/(kg·min),最大速度 60-100mg/min] | 低血压、呼吸抑制 |
| 丙戊酸 | 20~40mg/kg 静脉输注(>10min),之后 1~2mg/(kg·h) | 肝功能损害,怀疑遗传代谢病慎用,监测血药浓度 |
| 左乙拉西坦 | 40mg/kg(成人 2 500mg,最大 4 000mg)静脉输注[5mg/(kg·min),>15min] | 尚未广泛使用 |
| 硫喷妥 | 2~3mg/kg 静脉输注,之后 3~5mg/(kg·h) | 低血压、心脏呼吸抑制、胰腺及肝毒性,蓄积毒性 |
| 戊巴比妥 | 3~5mg/kg,之后 0.3~3mg/(kg·h) | 低血压、心脏与呼吸抑制、胰腺及肝毒性,蓄积毒性 |
| 丙泊酚 | 1~2mg/kg 静脉输注,5min 可重复,累计最大 10mg/kg,之后 4~10mg/(kg·h)[如持续输注 >48h,最大速度 5mg/(kg·h)] | 输注 >6h 警惕丙泊酚输注综合征,表现为 CK>2 000U/L,甘油三酯 >500mg/dl,进行性乳酸酸中毒(>2.5mmol/L)、$HCO_3^-$<20mmol/L;输注部位疼痛;可诱发不自主运动 |
| 氯胺酮 | 1.5mg/kg 静脉输注,5min 可重复,最大 4.5mg/kg,之后 1.2~7.5mg/(kg·h) | 尚未广泛使用;可诱发不自主运动;呼吸抑制相对轻;增加心肌收缩力;唾液等分泌物增多 |

对于非惊厥性癫痫持续状态(NCSE),缺乏统一推荐流程,需进行个体化治疗。主要处理原则:积极寻找病因,进行病因治疗(例如病毒性脑炎、代谢性或脓毒症脑病);对于癫痫患者的 NCSE,例如不典型失神持续状态、失张力持续状态等可静脉应用苯二氮䓬类药物,并进行口服抗癫痫药的调整;对于危重患者惊厥持续状态后的 NCSE,治疗原则同惊厥性癫痫持续状态,并在 EEG 监测下进行治疗。

2. **预后** 主要取决于导致癫痫持续状态的病因,其次取决于癫痫持续状态的终止时间。有文献报道近期死亡率(SE 后 30 天内)为 3%~5%,急性症状性 SE 近期死亡率更高。远期神经系统后遗症,包括癫痫、认知损害、行为异常及局灶神经系统损害。

**关键点**

1. 癫痫持续状态的定义不断更新,根据 2015 年国际抗癫痫联盟对 SE 的最新定义,对 SE 定义了两个时间点($t_1$ 和 $t_2$)。
2. 非惊厥性癫痫持续状态的诊断存在一定困难,必须根据视频脑电图并结合临床才能诊断。
3. 对于惊厥性癫痫持续状态,应按照流程进行药物治疗,同时进行病因学查找及治疗,支持治疗也很重要。

(吴晔)

## 第二节 遗传代谢病危象

遗传代谢病（inborn errors of metabolism，IEM）是指参与体内代谢的酶、转运蛋白、受体等先天遗传缺陷，导致代谢异常的一组疾病，85% 的遗传代谢病以神经系统症状为主。当出现严重代谢紊乱时，引起的临床危象，即代谢危象（metabolic crisis），若不及时诊断处理，可致死或致残。临床医生应快速识别、治疗，纠正代谢紊乱，挽救患儿生命。

**【病因与发病机制】**可产生代谢危象的病因很多，包括氨基酸、有机酸、脂肪酸、糖等代谢异常及线粒体功能障碍等，常由感染、饥饿、手术等应激状态所诱发，引起严重的代谢紊乱，如高氨血症、低血糖、酸中毒和能量缺乏，最终导致脑功能障碍。

遗传代谢病的致病机制包括小分子毒性物质蓄积、能量不足和异常大分子代谢产物的积聚。引起代谢危象的机制主要为小分子毒物蓄积和能量产生严重不足。

1. **小分子毒性产物蓄积** 代谢异常导致有毒的小分子中间代谢产物的蓄积，见于尿素循环障碍、有机酸或氨基酸代谢异常、脂肪酸氧化障碍、半乳糖血症及果糖不耐受等。有毒的小分子物质包括血氨、有机酸、氨基酸等，发生代谢危象时，常导致代谢性脑病、心肺功能障碍等。

2. **能量产生不足** 多种代谢性疾病伴有葡萄糖产生障碍，引起低血糖，尤其是饥饿、感染时，血糖严重降低，导致能量产生不足，引起代谢危象。相关代谢性疾病包括糖原贮积症、糖原异生障碍、先天性高胰岛素血症及氨基酸、有机酸、脂肪酸代谢障碍等。另外，酮体生成障碍如脂肪酸氧化障碍、酮体生成或分解障碍、高胰岛素血症等疾病，在糖原储存耗竭时，作为替代能源的酮体生成不足或分解障碍，导致机体能量严重不足。各种线粒体病均可引起能量产生不足，尤其是在感染、疲劳时，易发生代谢危象。

**【临床表现】**代谢性危象常发生在婴儿期与儿童期，少数延迟至成人期。呈急性或亚急性起病，于感染、饥饿、手术等应激时好发。常见表现包括食欲减退、恶心、呕吐、腹泻、呼吸增快、深大呼吸、精神萎靡、嗜睡或行为改变。若未及时处理，则可迅速出现惊厥、昏迷、呼吸异常等代谢性脑病的表现(表 26-2)，严重者可在数小时或数天内死亡。在有发育落后或慢性神经系统异常的儿童，尤其是既往在发热、饥饿、进食大量蛋白、过度疲劳等情况下出现过代谢紊乱、脑病的患儿，出现上述症状时应首先除外代谢性疾病。

表 26-2 代谢性脑病的临床表现

| 症状 | 临床表现 |
| --- | --- |
| 意识障碍 | 嗜睡，木僵，昏迷 |
| 惊厥 | 局灶性，全面性，持续状态 |
| 自主神经症状 | 呼吸异常（深大呼吸），心律失常，心脏停搏，眩晕、恶心、呕吐，血管运动和泌汗功能异常 |
| 精神症状 | 激惹，幻觉，妄想，谵妄 |
| 脑干症状 | 口、面自动征，掌颏反射、握持反射异常，肌张力异常，去大脑皮层、去大脑强直，震颤，多灶性肌阵挛 |

不同的代谢性疾病发生代谢危象的年龄有所差异，小分子毒性产物蓄积导致的代谢危象常发生于新生儿和婴儿期，出生时多无明显异常，进食数日内出现吸吮无力、精神萎靡，并迅速进展为昏迷，常被诊断为脓毒症。能量产生不足引起的代谢危象好发年龄因疾病不同而异，以能量代谢障碍为主的代谢病，代谢危象可早至新生儿期，患儿有明显的乳酸酸中毒和围生期窒息，由于能量不足，其宫内和生后的生长发育常落后。对饥饿耐受性减低的代谢病很少在新生儿期发生代谢危象，多数出现于 6 个月以后至年长儿，进食间隔时间延长、感染、劳累等引起能量不足，产生代谢危象。

代谢危象的表现缺乏特异性，需要与其他病因所致的急性脑病相鉴别，如中枢神经系统感染、中毒、缺氧缺血性脑病、高血压脑病、感染中毒性和出血性休克、外伤、占位性病变等。

**【病因诊断】**产生代谢危象常见的遗传代谢性疾病包括有机酸、氨基酸代谢异常、脂肪酸氧化障碍、线粒体病等。发生代谢危象时常有高氨血症、低血糖、酸中毒、水电解质平衡紊乱、肝肾衰竭等生化异常。为明确其潜在的遗传代谢性疾病，急性期留取相应的标本进行检查尤为重要(表 26-3)。

表 26-3 代谢危象期辅助检查

| 标本 | 检查项目 |
| --- | --- |
| 血液 | 血气分析，电解质，血糖，血氨，乳酸，阴离子间隙，肝、肾功能，凝血功能，氨基酸，酰基肉碱谱，全血细胞，血培养 |
| 尿液 | 葡萄糖，酮体，有机酸，氨基酸 |
| 脑脊液 | 脑脊液葡萄糖与血糖比值，脑脊液氨基酸与血氨基酸比较（甘氨酸） |
| 血、尿等 | 基因突变分析 |

1. **高血氨** 是代谢危象时常见的生化异常。当血氨在 100~200μmol/L 时，部分患儿会出现呕吐、共济失调、激惹等脑病的表现。血氨进一步增高，则表现为木僵、谵妄和进行性昏迷。但血氨水平与中枢神经系统症状并非完全平行，在某些代谢性疾病，血氨在 100μmol/L 左右，患儿即出现脑病表现；但在尿素循环障碍的患儿，血氨达 200μmol/L 时依旧无症状。多种遗传代谢性疾病可致高氨血症（表 26-4）。

表 26-4 高氨血症的病因

| 分类 | 疾病 |
| --- | --- |
| 尿素循环障碍 | 氨甲酰磷酸合成酶缺乏，鸟氨酸氨甲酰基转移酶缺乏，精氨酸琥珀酸合成酶缺乏，精氨酸琥珀酸裂解酶缺乏，精氨酸酶缺乏，N- 乙酰谷氨酸合成酶缺乏 |
| 有机酸血症 | 甲基丙二酸血症，丙酸血症 |
| 其他遗传性疾病 | 高鸟氨酸 - 高血氨 - 高瓜氨酸综合征，赖氨酸血症，脂肪酸氧化缺陷（中链、长链和多种脂酰辅酶 A 脱氢酶缺乏），线粒体病，Reye 综合征 |
| 肝脏疾病 | 肝功能衰竭，Reye 综合征 |

尿素循环是人体清除氨毒性的主要途径，此代谢通路中任何一种酶的缺乏，均可导致高氨血症。严重缺乏者新生儿期即出现进行性脑病；缺陷轻微者以及鸟氨酸氨甲酰基转移酶缺乏的女性携带者平时可以无症状，但在应激状态下可发生急性代谢危象。其他导致血氨增高的疾病包括有机酸血症、脂肪酸代谢异常及线粒体病等（表 26-4）。急性代谢危象可由感染、麻醉、丙戊酸钠的应用、蛋白质摄入过多等所诱发。主要的诊断性辅助检查包括血氨、乳酸、丙酮酸、血与尿的氨基酸和有机酸分析、血酰基肉碱谱分析、尿乳清酸和尿嘧啶。确诊需进行白细胞、皮肤成纤维细胞酶学分析及基因突变分析。

2. **低血糖** 是代谢危象时另一常见的生化异常。导致低血糖的病因非常复杂，包括内分泌、代谢和肝脏疾病等。为了便于病因分析，可根据酮体的水平将其分为低酮性低血糖和酮症性低血糖。

（1）低酮性低血糖：①胰岛素分泌增多：此时葡萄糖摄取与利用增多，酮体产生、糖原分解和糖异生受抑制，产生低酮性低血糖。此组疾病包括胰岛细胞增生或胰岛细胞瘤、婴儿持续性高胰岛素血症、Beckwith-Wiedemann 综合征等。②脂肪酸氧化缺陷：由于酮体的产生障碍，导致低酮性低血糖。

（2）酮症性低血糖：糖原分解、糖异生不能满足所需要的葡萄糖，导致酮症性低血糖。此组疾病包括酮症性低血糖、皮质激素缺乏、生长激素缺乏、酮体代谢异常、糖原贮积症、糖异生缺陷等（表 26-5）。

表 26-5 低血糖的病因

| 分类 | 疾病 |
| --- | --- |
| 内分泌 | 胰岛细胞增生或胰岛细胞瘤，婴儿持续性高胰岛素血症，垂体功能低下性昏迷（皮质激素缺乏、生长激素缺乏） |
| 代谢性 | 有机酸血症：枫糖尿症，甲基丙二酸血症，乙酰辅酶 A 硫解酶缺乏，丙酸血症，异戊酸血症<br>脂肪氧化缺陷：中链、长链、多种脂酰辅酶 A 脱氢酶缺陷，3- 羟基 - 戊二酰辅酶 A 裂解酶缺陷，其他<br>糖代谢异常：糖原贮积症，糖异生缺陷 |
| 药物、毒物 | 酒精，口服降血糖制剂，水杨酸 |
| 肝脏疾病 | 暴发性肝衰竭，Reye 综合征 |

为明确低血糖的病因，应在输注葡萄糖前进行实验室检查，包括血糖、胰岛素、C- 肽、肝肾功能、碳酸氢根、氨基酸、乳酸、血氨、酰基肉碱谱、皮质激素、生长激素、β- 羟丁酸、游离脂肪酸、C- 反应蛋白、全血分析、尿有机酸、氨基酸和毒物筛查。如急性期未行上述化验，在恢复期应在禁食后进行检查。

婴儿持续性高胰岛素血症是婴儿持续、反复低血糖最为常见原因。胰岛素的分泌增多，80% 的患者在生后 3 天至 6 个月有持续性低血糖。是由调控胰岛 β 细胞分泌或胰岛素释放的基因突变所致。特发性酮症性低血糖常发生于 2~6 岁儿童，餐前嗜睡不易唤醒，可有惊厥，有酮味，尿酮阳性，常有酸中毒。脂肪酸代谢异常也可导致低血糖，常见病因包括肉碱循环障碍及中链、长链、多种脂酰辅酶 A 脱氢酶缺乏等，影响脂肪酸转运至线粒体内以及脂肪酸 β 氧化，酮体产生障碍。人体在饥饿时通过脂肪酸氧化产生酮体，为脑、肝、肾和肌肉提供能量。酮体生成障碍时，产生急性脑病、心肌病、横纹肌溶解及肝脏异常。脑病常发生于新生儿期或儿童早期，于喂养不足 24~36 小时后发生，快速进展至脑水肿、昏迷、脑干衰竭，死亡率高。可有严重的肝功能异常，后期出现低血糖。通过皮肤成纤维细胞酶学分析、基因突变分析来确诊。在糖原贮积症，糖原分解酶缺陷导致饥饿性低血糖、肝大、生长迟缓。脱支酶缺乏导致肌无力与肌酶增高。葡萄糖-6-磷酸酶缺乏（Ⅰ型）最为严重，糖原分解和糖原异生障碍，不能产生葡萄糖，患儿不能耐受饥饿，出现严重的反复低血糖伴乳酸酸中毒，甘油三酯、尿酸可增高。

3. **代谢性酸中毒** 代谢性危象时常有代谢性酸中毒，其可能的代谢性疾病见表 26-6。

表 26-6 导致代谢性酸中毒常见的代谢性疾病

| 分类 | 疾病 |
| --- | --- |
| 糖代谢异常 | 葡萄糖 6-磷酸酶缺乏，果糖 1,6-二磷酸酶缺乏 |
| 有机酸血症 | 枫糖尿症，甲基丙二酸血症，丙酸血症，3-甲基巴豆酸血症，异戊酸血症，多种酰基辅酶 A 脱氢酶缺乏，戊二酸尿症，全羧酶合成酶缺乏 |
| 酮体利用缺陷 | 3-氧酸辅酶 A 转移酶缺陷，乙酰辅酶 A 硫解酶缺陷 |
| 先天性乳酸酸中毒 | 丙酮酸脱氢酶缺乏，呼吸链复合体缺陷 |

病因诊断依靠临床表现和相应的辅助检查，在急性期需进行的初步检查包括血气、电解质、碳酸氢根、血糖、血氨、乳酸、β-羟丁酸、肝肾功能、肌酸激酶、C-反应蛋白和全血分析、尿糖、尿酮体、尿 pH 和尿有机酸等。代谢性酸中毒伴阴离子间隙增高时提示有机酸产生过多、排除减少，包括乳酸酸中毒、酮症酸中毒、有机酸血症和脂肪酸代谢异常等。

(1) 乳酸酸中毒：导致乳酸酸中毒的代谢性疾病，包括糖原贮积症（Ⅰ型、Ⅲ型）、丙酮酸脱氢酶缺乏、糖异生障碍、三羧酸循环缺陷，以及呼吸链异常。急性期需进行的检查包括血乳酸、乳酸 / 丙酮酸比值、血糖、尿酸、甘油三酯、肌酸激酶、氨基酸、尿酮体、脑脊液乳酸、乳酸 / 丙酮酸比值。确诊依靠白细胞或成纤维细胞酶学分析与基因突变分析、肌肉活检等。

(2) 酮症酸中毒：糖尿病酮症酸中毒是最为常见的病因。其次包括有机酸血症、糖原贮积症、糖异生障碍、酮体利用障碍等。诊断性检查包括血氨基酸、乙酰肉碱、游离脂肪酸、β-羟丁酸、尿酮体、尿有肌酸、氨基酸分析。确诊需行白细胞或成纤维细胞酶学分析与基因突变分析。

(3) 有机酸血症：由支链氨基酸（缬氨酸、亮氨酸、异亮氨酸）代谢异常所致，包括枫糖尿症、甲基丙二酸血症、丙酸血症、戊二酸尿症Ⅰ型、全羧酶合成酶缺乏等，是急性代谢性脑病的常见病因。常有代谢性酸中毒，可同时伴有高血氨、游离肉碱降低、相应的酰基肉碱升高。严重缺陷者于新生儿期出现急性代谢性脑病，未经积极治疗可导致死亡或持久性脑损伤。存活者反复发作，常由感染、进食少所诱发；轻微缺陷者于应激时也可发生严重的急性脑病。诊断性检查包括血氨基酸、酰基肉碱谱，尿氨基酸、有机酸分析。确诊检查包括白细胞、皮肤成纤维细胞酶学分析和基因突变分析。

4. **能量缺乏** 线粒体脑病如呼吸链酶缺陷或丙酮酸脱氢酶缺陷在部分患者以急性代谢危象发病。包括 Leigh 综合征、Alpers 综合征、线粒体脑病伴乳酸酸中毒卒中样发作综合征等。乳酸、丙酮酸以及影像学检查，可提供诊断线索。确诊依靠肌肉活检、酶学分析以及基因突变分析等。

5. **其他** 由半乳糖、氨基酸等其他毒性代谢产物蓄积所致。半乳糖血症是由半乳糖-1-磷酸尿苷酸转移酶缺乏导致，此酶将半乳糖转化为 1-磷酸-葡萄糖。半乳糖蓄积导致婴儿期代谢危象，表现为拒食、嗜睡、呕吐，伴黄疸、肝功能异常，在进食含乳糖食物 4~5 天后发病。尿半乳糖醇或血半乳糖升高支持诊断，通过酶学分析或基因突变分析确诊。非酮症性高甘氨酸血症是由于甘氨酸分解酶异常，导致甘氨酸在中枢神经系统蓄积，患儿通常在生后 48 小时发病，呈进行性脑病，表现为严重的肌张力低下、呼吸暂停，生后 4~5 天进展为肌张力增高、惊厥，常常在第 1 周死亡，其余患儿有严重的神经系统异常伴惊厥，儿童早期死亡。诊断性检查包括脑脊液甘氨酸、血氨基酸、尿氨基酸与有机酸分析。确诊需行肝活检酶学分析、基因突变分析。

**【治疗】**发生代谢性危象时需进行紧急处理，以降低死亡率，减少持久性的后遗症。包括积极进行支持治疗、清除有毒代谢产物、提供相应的维生素和辅助因子、特异性的药物治疗，以及特殊饮食治疗。

1. **支持治疗** 包括呼吸、循环支持。呼吸衰竭的患儿，行呼吸机辅助通气；应用含张力液体，维持血压、水电解质、酸碱平衡；提供能量，纠正低血糖。

由氨基酸、有机酸代谢异常导致的代谢脑病，需提供高热卡，促进合成代谢，减少蛋白分解，以纠正酸中毒，阻止血氨的进一步产生：①暂停蛋白摄入。②予以非蛋白物质提供足够的热卡：静脉输注含有张力的 10% 葡萄糖 120~150ml/(kg·d) 或葡萄糖 8~12mg/(kg·min)；如发生高血糖，给予胰岛素 0.05~0.2IU/(kg·h) 持续静点，不减少葡萄糖的滴速与总量；如出现低血糖，则增加葡萄糖的输注；后期予以葡萄糖 6~8mg/(kg·min) 维持。静脉脂肪乳 3g/(kg·d) 提供额外的热卡。③当血氨正常或接近正常时，进行低蛋白饮食，最好在治疗后 24~36 小时进行。

代谢性脑病常合并脑水肿，避免液量过多，予以高通气、脱水降颅压治疗。另外，由于代谢危象大多由细菌感染所诱发，尚需抗感染治疗。

2. **清除有毒代谢产物**　急性代谢紊乱时，常有血氨、丙酸(丙酸血症)、亮氨酸(枫糖尿症)、甲基丙二酸(甲基丙二酸血症)等代谢产物的蓄积，产生脑损害。治疗上除阻止蛋白的分解，减少有毒物质的产生，还要加快其清除。①药物：当血氨 >200μmol/L，静脉给予精氨酸 300mg/(kg·d)、苯甲酸钠 500mg/(kg·d)、苯丁酸钠 250mg/(kg·d)［或 500mg/(kg·d) 口服］；如尿素循环途径中 N- 乙酰谷氨酸合成酶缺乏，则应用 N- 氨甲酰谷氨酸 100~150mg/(kg·d)；如有机酸、脂肪酸代谢异常，则静脉给予左旋肉碱 300mg/(kg·d)。②透析或体外膜肺氧合：血氨和丙酸、亮氨酸等有机酸可以通过血透清除。透析指征目前并不统一，有报道当血氨 >400μmol/L 开始血透；也有文献提出当血氨 >500μmol/L，或在尿素循环障碍的患者，药物治疗 4~6 小时后，血氨持续 >300μmol/L；或甲基丙二酸血症存在难治性酸中毒；枫糖尿症存在意识障碍时进行血液透析。当血氨稳定在 100μmol/L 以下时停止透析。有研究显示持续静脉血液透析(continuous venovenous haemodialysis，CVVHD) 较持续腹膜透析(continuous peritoneal dialysis，CPD) 更快、更有效地清除血氨，应用 CVVHD 死亡率 18%，而应用 CPD 死亡率 50%。而间歇性血透(intermittent hemodialysis，IHD) 较 PD、CVVH 更有效，可以更快清除毒物，如血氨、亮氨酸(枫糖尿症)和甲基丙二酸等。总之，IHD、CVVHD 优于血滤(hemofiltration)或腹透。

3. **提供相应的维生素和辅助因子**　多种维生素与辅助因子是遗传代谢病中缺陷酶的催化剂，这些因子的补充可以提高残余酶的活性。如枫糖尿症补充维生素 $B_1$(150~300mg/d)，戊二酸血症Ⅱ型补充维生素 $B_2$(50~150mg/d)，甲基丙二酸血症补充维生素 $B_{12}$(1~2mg/d)，丙酸血症、多羧酶缺乏、丙酮酸脱氢酶及丙酮酸羧化酶缺乏补充生物素(10~20mg/d)，高胱氨酸尿症补充维生素 $B_6$ 等。

4. **特异性药物**　某些代谢性疾病已有特异性的药物治疗，如左旋肉碱治疗肉碱转运缺陷、有机酸血症、线粒体病等；苯甲酸钠、苯丁酸钠、精氨酸，N-乙酰谷氨酸等治疗高氨血症；胰高血糖素、奥曲肽、二氮嗪治疗高胰岛素血症等。

5. **特殊饮食治疗**　具有氨基酸、有机酸、脂肪酸代谢异常的患者，需提供去除相应氨基酸、有机酸、脂肪酸的特殊配方饮食，应由专业医师、营养师对其进行长期的饮食指导。

**关键点**

1. 遗传代谢危象常发生在婴儿期与儿童期，少数发生于成人期。
2. 感染、禁食、进食高蛋白、手术等是常见的诱发因素。
3. 临床常见食欲减退、恶心、呕吐、腹泻等胃肠道症状，呼吸增快、深大呼吸等呼吸系统症状，以及精神萎靡、嗜睡、行为改变、惊厥、昏迷等代谢性脑病的症状。
4. 发生代谢危象时常有高氨血症、低血糖、酸中毒、水电解质平衡紊乱、肝肾功能衰竭等生化异常。
5. 除线粒体病外，其他急性代谢危象在发生早期进行积极治疗，大多可以完全恢复，但如果延误治疗或反复发作，有可能导致不可逆的神经系统损伤或死亡。
6. 正确的治疗有赖于快速、准确的诊断，而各种遗传代谢病的诊断对实验室检查的依赖性很大，尤其是急性期的化验检查，对明确诊断、指导治疗具有重要意义。

(包新华)

## 第三节　脓毒症性脑病

脓毒症性脑病(septic encephalopathy，SE) 也称脓毒症相关性脑病(sepsis associated encephalopathy，SAE)，是严重脓毒症患者常见的并发症。1992 年将脓毒症定义为感染所致的全身炎症反应综合征(systemic inflammatory response syndrome，SIRS)；严重脓毒症是指脓毒症伴有器官功能障碍、低灌注或低血压等。Pendlebury 等于 1989 年提出 SE 是由于血液中微生物侵害脑组织所引起。但后来研究发现无微生物入侵的情况下仍可发 SE，2003 年 Wilson 等提出 SE 是指缺乏中枢神经系统感染的临床或实验室证据，由全身炎症反应引起的弥散性脑功能障碍。有学者称之为脓毒症所致脑功能障碍（sepsis-induced brain dysfunction，SIBD），而这些弥散性脑功能障碍绝大部分是可逆的。目前SE在脓毒症中的发病率尚无定论，文献报道约9%~71%。

**【发病机制】**SE的发病机制目前尚未完全明确，以下机制均参与其中。①脑内信号通路激活及小胶质细胞激活，文献报道迷走神经通路和室周器两种途经均可介导脑内信号通路的激活，参与炎症反应，大脑中产生大量促炎因子（TNF-α、IL-6、IL-1β等）及抗炎因子（TGF-β、IL-1α、IL-10等），导致脑功能障碍。小胶质细胞的激活是SAE患者的早期改变，而长期的小胶质细胞激活会影响其他神经细胞的功能。②内皮激活与血脑屏障（blood brain barrier，BBB）功能障碍：脓毒症导致脑血管内皮细胞激活，从而导致BBB功能障碍及多种炎性介质入脑。③胆碱功能缺乏与神经递质改变：胆碱能活动减退是全身炎症反应时急性脑功能障碍的主要原因，而且，重要神经递质的改变（脑β-肾上腺素能、γ-氨基丁酸及5-羟色胺途径）也会导致脑功能障碍。④氧化应激、线粒体功能障碍与凋亡：线粒体对脑组织尤为重要，但其容易受氧化应激损伤，可导致脑组织能量供应不足及神经细胞凋亡增加。⑤其他：应激性高血糖及长期低氧血症等均可能加重脓毒症时脑功能障碍和损伤。

**【临床表现】**目前，文献报道SE可分为早期脑病及晚期脑病。早期脑病指脑病于多脏器衰竭前发生，晚期脑病指脑病于多脏器衰竭时发生，而且，多脏器衰竭可能会加重脑功能障碍。精神状态及意识水平的改变是SE诊断的基础。在临床中可观察到意识状态从轻微异常到深昏迷的改变，轻症患者可以仅表现为注意力和定向力的损害，书写不能，失语等，严重患者可以有谵妄和昏迷症状。也可以观察到精神行为异常，表现为精神状态波动，注意力不集中，思维错乱等符合谵妄的诊断。众多疾病可以引起谵妄，SE是最常见并且最严重的疾病。患者的年龄（年长）、认知功能障碍、疾病严重性、剥夺睡眠、环境嘈杂、苯二氮䓬类及阿片类药物、血钠及血糖异常均是谵妄发生的危险因素。SE患者运动功能异常、震颤及脑神经受累较少见，而外来刺激引起的强直相对多见。另外，神经内分泌功能异常及自主神经功能异常也是SE的常见表现。

**【辅助检查】**

**1. 脑电图检查** Young等报道脑电图（EEG）对SE非常敏感，多表现为弥散性可逆性慢波，而且EEG异常可先于临床表现出现。并将EEG表现分为5级，1~5级依次为正常EEG、过多θ波、显著的δ波、三相波、抑制或暴发-抑制波。EEG级别越高，病情越严重，病死率越高。另外，EEG亦可表现为电发作或周期性癫痫样放电。

**2. 体感诱发电位检查** 全身炎症反应与体感诱发电位的皮层下和皮质峰值潜伏期有关。研究表明SE患者的体感诱发电位变化先于临床症状，而且不对称的峰潜伏期出现，预示着亚临床的SE。较EEG而言，体感诱发电位较少受镇静药的影响。

**3. CT和MRI检查** CT检查利于除外缺血性或出血性病变。SE的CT表现多样，无特异性，主要表现为脑室、脑沟和脑池变窄甚至消失，白质与灰质边界模糊不清等。与CT相比，MRI检查对病变性质及范围的判断更加准确。SE患者急性期改变主要包括海马及皮质细胞毒性水肿、缺血性病变、血管性水肿、可逆性后部脑病综合征等，而慢性改变主要包括白质损伤及脑萎缩。

**4. 脑脊液检查** 多数患者脑脊液检查是正常的。部分患者蛋白轻度升高（提示BBB受损）或压力稍升高，脑脊液细菌学检查呈阴性。脑脊液中芳香族氨基酸浓度可升高，而支链氨基酸浓度降低。

**5. 标记物检查** 血清中神经特异性烯醇化酶（neuron-specific enolase，NSE）、S100-β以及胶质纤维酸性蛋白浓度升高可能与SE患者中枢神经系统损伤有关。血清IL-8浓度升高可能与SE的发生密切相关，淀粉样蛋白-β可能与SE患者的长期认知功能障碍有关。

**【诊断及鉴别诊断】**SE是排除性诊断，应首先排除中枢神经系统感染性疾病、代谢性脑病、中毒性脑病及药物干扰等。其中最需要鉴别的疾病为病毒性脑炎、急性中毒性脑病及急性播散性脑脊髓炎，目前有学者将SE归类于急性中毒性脑病，但SE特指脓毒症相关的脑病，其与急性中毒性脑病的主要鉴别点为原发病是否为脓毒症，因此原发病脓毒症的诊断对于SE至关重要。

**【治疗】**目前尚无针对SE的特异性治疗，控制感染是重点，而且应进行积极的支持治疗，如器官衰竭的治疗，预防代谢紊乱，避免神经毒性药物的应用等。实验研究显示，镁、利鲁唑、高压氧疗法、钙通道阻滞药、类固醇或细胞因子抗体等均具有保护BBB作用。激素（类固醇）可减少全身炎症反应，减轻脑水肿，改善 BBB 功能，调节小胶质细胞的功能，减少 N- 甲基 -D- 天冬氨酸受体（NMDAR）在海马中的表达，并预防创伤后应激反应综合征。输注 35% 的支链氨基酸以增加其血液中含量，这样可提高中枢神经系统对支链氨基酸的摄取，增加正常神经递质的合成，对 SAE 的治疗可能有效。关于氧化应激，目前在脓毒症鼠中使用 N- 乙酰半胱氨酸进行抗氧化应激治疗，并使用去铁胺，可预防认知功能损害，尚未应用于临床。

**【结局及预后】** 脓毒症伴发 SE 者病死率显著高于无脑病者，脑功能障碍是导致脓毒症患者死亡的重要原因之一。近期研究表明，谵妄是死亡的独立危险因素（死亡率增加了 3 倍）。Eidelman 等在多脏器衰竭患者中采用格拉斯哥昏迷评分（GCS）描述其中枢神经系统状态，其发现 1/3 的脓毒症患者 GCS 评分低于 12 分，而且 GCS 评分与病死率相关。GCS 评分 15 分，病死率为 16%；GCS 评分 13~14 分，病死率为 20%；GCS 评分 9~12 分，病死率为 50%；GCS 评分 3~8 分，病死率高达 63%。Raicevic 等对 54 例脓毒症患者的研究中也得出了相似的结论。EEG 表现也与病死率相关：EEG1 级，病死率为 0；EEG2 级，病死率为 19%；EEG3 级，病死率为 36%；EEG4 级，病死率为 50%；EEG5 级，病死率达 67%。而且电发作或周期性癫痫样发作亦与死亡相关。此外，海马萎缩是神经后遗症的决定因素，包括抑郁症、焦虑症和创伤后应激综合征。

**关键点**

1. 符合脓毒症诊断。
2. 有弥散性脑功能障碍，并排除中枢神经系统感染等。
3. SE 无特异性治疗，控制感染是重点，并进行积极的支持治疗。

（王颖）

## 第四节 脑死亡

### 一、概述

死亡是一种不可逆的生物学事件，是一切生命有机体发展的必然归宿。而脑死亡（brain death）是包括脑干在内的全脑功能完全、不可逆转的丧失。因为脑是作为一个社会学意义上的人存在的基础，所以与心脏死亡相比，以脑死亡为判定死亡的标准更为科学。

1959 年法国学者首先描述了脑死亡，称之为“超越昏迷的状态”。1968 年哈佛大学医学院特设委员会制定了人类首个脑死亡判定标准——哈佛标准：不可逆的深度昏迷、无自发呼吸、脑干反射消失、脑电活动消失（电静息）。凡符合以上标准，排除毒物和低温等，并在 24~72 小时内重复测试，结果无变化，即可宣告死亡。

此后，包括我国在内的许多国家陆续开展了脑死亡判定的理论与实践研究，不断对脑死亡标准进行修订完善。1987 年，美国首次出台了儿童脑死亡的判定标准，2011 年进行了修订。在 1989 年《小儿脑死亡诊断标准（试用草案）》基础上，2014 年我国制定了《脑死亡判定标准与技术规范（儿童质控版）》。

### 二、脑死亡判定的意义和困惑

**（一）脑死亡判定的意义**

以脑死亡而非心脏死亡作为死亡判定的标准，意义非凡。①更科学地判定人的死亡。脑是人的思维载体，脑死亡后，意识永久丧失，社会属性的人不复存在。因此，以脑死亡来判定死亡更符合人的社会属性，让患者本人“死”得更有尊严。②减轻家庭和社会的负担。脑死亡后在重症监护病房（intensive care unit，ICU）维持呼吸和循环的救治，既给家庭带来沉重的经济和心理负担，又会造成大量的医疗资源浪费。③有利器官移植开展。在脑死亡后循环仍存在时摘取移植器官最为理想，移植成活率高。因此，脑死亡患者的器官是最佳器官移植供体。器官移植的发展有赖于脑死亡患者提供器官，但这又带来一系列法律问题。

**（二）脑死亡判定的困惑**

脑死亡概念的出现引发了传统意义上的死亡（心脏死亡）、法律层面的死亡和脑死亡的认识冲突，“脑死亡”立法须谨慎。由于脑死亡的判定对于器官移植起了决定性的作用，因此其不仅仅是一个医学概念，更是法律概念，各国必须依照本国试用的标准来进行判定。

### 三、脑死亡的原因

任何引起永久性广泛性脑损伤的情况均可导致脑死亡。

大多数成人病例研究中，创伤和蛛网膜下腔出血是最常见的导致脑死亡的事件。其他原因还包括脑出血、缺氧缺血性脑病和缺血性脑卒中等。

儿童脑死亡最常由颅脑创伤和缺氧缺血性脑病而造成，其他原因还包括感染、肿瘤和脑血管疾病等。缺氧缺血性脑病为继发性脑损伤，可由溺水、窒息等原因造成。

## 四、脑死亡的鉴别诊断

有报道闭锁综合征、神经肌肉麻痹、低体温、药物中毒以及吉兰 - 巴雷综合征患者曾被误诊为脑死亡。在某些情况下，这些患者的神经系统检查可能得出与脑死亡相符的结果，但若在检查前谨慎确定脑死亡判定的先决条件，即昏迷原因明确，排除可逆性昏迷，则很多误诊可以避免。

## 五、脑死亡判定标准

### （一）儿童脑死亡判定标准适用年龄范围

美国儿童脑死亡判定标准的适用年龄范围为胎龄 37 周及以上，而我国儿童脑死亡判定标准适用年龄范围为 29 天至 18 岁，因此，目前我国没有适用于新生儿的脑死亡判定标准。而在世界范围内，尚无适用于校正胎龄尚未足月的早产儿的脑死亡标准。

### （二）判定的先决条件

判定脑死亡需要有先决条件，即患儿的昏迷一定是由已知的不可逆的脑损伤造成的。

**1. 昏迷原因** 明确引起昏迷的原因包括原发性脑损伤和继发性脑损伤。需要注意的是，昏迷原因不明确者，不能实施脑死亡判定。

**2. 排除各种可能** 导致可逆性昏迷的原因主要包括：①急性中毒及药物过量；②低血压、低体温、严重内环境紊乱、代谢内分泌功能障碍等。

**3. 判定条件和时机**

(1) 判定前需纠正可逆性病因，如低血压、低体温、内环境紊乱等；如应用镇静剂、麻醉剂、肌松剂、抗惊厥药物，需依据半衰期停用一段时间，必要时行血药浓度测定，确保其不会对脑功能判定造成影响。

(2) 如深昏迷发生在心跳呼吸骤停心肺复苏后或严重颅脑损伤后，需至少等待 24 小时，甚至更长时间，才能进行脑死亡判定。

### （三）判定标准

包含临床判定和确认试验 / 辅助检查。依照美国标准，临床判定全部完成，判定脑死亡成立者，无须进行辅助检查。而依照我国标准则同时要求临床判定和确认试验。需注意的是，确认试验不可以替代临床判定。

**1. 临床判定**

(1) 深昏迷：对外界刺激无脑源性反应。

(2) 脑干反射消失：瞳孔对光反射、角膜反射、头眼反射、前庭眼反射、咳嗽反射全部消失。

(3) 无自主呼吸：靠呼吸机维持通气，自主呼吸激发试验证实无自主呼吸。

**2. 确认试验** 以下 3 项中至少具备 2 项，如临床判定项目中有不能判定的项目时，应具备所有 3 项确认试验。

(1) 脑电图：脑电图示电静息，即脑电图振幅≤2μV。

(2) 经颅多普勒超声：经颅多普勒超声（TCD）显示颅内前循环和后循环血流呈振荡波、尖小收缩波或血流信号消失。

(3) 短潜伏期体感诱发电位：正中神经短潜伏期体感诱发电位（short latency somatosensory evoked potential，SLSEP）显示双侧 N9 和 / 或 N13 存在，P14、N18 和 N20 消失。

### （四）判定人员、顺序、次数和观察时间

**1. 判定人员** 参与脑损伤判定的人员至少 2 名，并要求为从事临床工作 5 年以上的执业医师。

(1) 临床判定人员：在三级医院工作并已取得医师资格证书，在儿童神经内科、神经外科、重症监护病房、急诊科和麻醉科从事临床工作 5 年以上的执业医师，注意不得包括器官移植手术医师和人体器官捐献协调员。

(2) 脑电图、经颅多普勒超声和诱发电位判定人员：在三级医院工作并已熟练掌握相关技术，具备 2 年以上操作经验，并至少完成操作 30 例的儿科医师或技师。

除符合上述条件外，行脑死亡判定的人员还要经过培训，取得评估证书。

**2. 判定顺序** 临床判定，确认试验，自主呼吸激发试验。

**3. 判定次数和观察时间**

(1) 严重脑损伤或呼吸心搏骤停复苏后，应至少等待 24 小时再进行脑死亡判定。

(2) 临床判定和确认实验结果均符合脑死亡判定标准，可首次判定为脑死亡。

(3) 首次判定后再次复查，结果仍符合脑死亡判定标准，方可最终确认为脑死亡。其中，29 天至 1 岁患儿的两次判定之间至少间隔 24 小时，1~18 岁则至少间隔 12 小时，与成人相同。

**关键点**

1. 脑死亡是包括脑干在内的全脑功能完全、不可逆转的丧失。
2. 判定脑死亡的先决条件是昏迷由已知的不可逆的脑损伤引发。
3. 判定顺序为临床判定、确认试验、自主呼吸激发试验。
4. 首次判定后，需要按不同年龄所要求的间隔进行复查，结果仍符合脑死亡判定标准，方可最终确认为脑死亡。

（王颖 桑田）

## 第五节 重症神经脑功能监测及评估

### 一、概述

随着医疗水平的提高和监护技术的革新，神经重症日益受到重视。在儿科，神经重症患儿多集中在儿童重症监护病房（pediatric intensive care unit, PICU）。且无论危重患儿的原发病来源于神经系统还是非神经系统，脑功能障碍都相对常见，甚至发生严重脑损害，如非惊厥性癫痫持续状态，乃至脑死亡。而无论是原发性脑损伤还是继发性脑损伤，对其早期发现及时干预和恰当治疗都有可能预防发生进一步不可逆性脑损害，改善神经系统预后。脑功能监测有助于判断脑损伤患儿病情的严重程度，评估治疗的效果并对预后有提示作用。

对于意识障碍患儿，临床医生很难根据临床表现、神经系统查体和Glasgow评分等来判断脑损伤的原因和程度，而MRI等神经影像学检查也受到患儿不宜搬动的限制。在PICU可开展多种脑功能监测，其优势包括可床边进行，可连续监测，可实时反映昏迷患儿的脑功能变化等。虽然脑功能监测不能替代查体和神经影像学检查，但其广泛应用是必然趋势，将会有越来越多的脑损伤患儿受益于脑功能监测，减少继发性脑损伤的发生。

### 二、颅内压监测

1. **颅内压监测的意义** 颅内压（intracranial pressure，ICP）是指颅腔内容物对颅腔壁产生的压力，通常以侧卧位时颅脑脊液压力为代表。脑灌注压（cerebral perfusion pressure，CPP）为平均动脉压（mean arterial pressure，MAP）与ICP的差值。正常的脑灌注压可保障脑血流的供应。MAP降低或ICP升高均会导致脑灌注压下降。脑实质水肿、脑脊液增多以及占位等因素均会引起ICP升高，在神经重症患儿中很常见，是造成继发性脑损伤并影响预后的主要因素之一。若顽固性颅高压持续存在，提示预后不良。通常情况下，脑死亡的过程就是ICP逐渐升高的过程。

2. **有创颅内压监测** 根据探头放置部位，有创ICP分为多种监测方式。脑室内探头监测数值准确，同时可引流脑脊液降低颅内压，临床上应用最为普遍。但当严重脑水肿等引起脑室受压、移位甚至消失时，穿刺和置管困难，且随导管留置时间延长，感染风险增加。脑实质内探头监测操作相对简单，准确性仅次于脑室内监测，但仅能反映探头放置位置局部的ICP，当颅内压分布不均时，参考价值有限，且不能引流脑脊液。

3. **无创颅内压监测** 无创ICP监测方式包括视神经鞘直径测量、视网膜静脉压测量等。与有创ICP监测相比，无创ICP监测的准确度较低，影响因素多。临床应用最广的能够反映颅内压的无创监测方法是经颅多普勒技术（transcranial doppler，TCD），将在脑血流监测部分叙述。

4. **颅内压监测** 婴儿、儿童及青少年严重创伤性颅脑损伤急性期治疗指南（第2版）推荐，可在婴幼儿及儿童重型创伤性脑损伤（traumatic brain injury，TBI）中使用ICP监测。儿童重型TBI的颅内高压治疗阈值为20mmHg，且维持最小脑灌注压40mmHg。

### 三、脑血流监测

1. **脑血流监测的意义** 生理情况下，脑组织的能量几乎仅来源于葡萄糖，而组织液中的葡萄糖由脑血流提供。监测脑血流的变化可间接反映脑的能量供应和氧供。当MAP在一定范围内波动时，脑循环可通过反应性舒张或收缩血管，调节自身血管阻力而维持脑血流恒定，称为自身调节。当MAP过高或过低时，脑血流与脑灌注压呈正比，与脑血管阻力呈反比。因此在无法确定脑血管自身调节功能是否正常时，有必要直接测定脑血流。但脑血流直接测定的技术尚未广泛开展。

2. **经颅多普勒**（transcranial Doppler，TCD）是采用超声多普勒技术，利用穿过颅骨的超声束来测量颅内脑底动脉环上各主要动脉血流动力学及各项血流生理参数的非侵入性超声技术。由挪威学者Aaslid于1982年发明并应用于临床。TCD具有无创、床旁、实时、操作简便等优势，可以间接反映脑血流、脑灌注压、颅内压等信息，临床应用较为广泛。

当颅内压与舒张压相等时，TCD 显示舒张期血流信号消失。当颅内压超过舒张压时，TCD 显示双向血流，表现为收缩期流速减低，伴有舒张期血流反向。而当颅内压超过收缩压时，脑血流终止，血流信号消失。在由深昏迷向脑死亡进展的过程中，TCD 显示出脑循环由高流速、低阻力向低流速、高阻力方式的转化。TCD 也是我国儿童脑死亡判定指南推荐诊断脑死亡的三个确认试验之一。

## 四、神经电生理监测

**1. 脑电图**

（1）普通脑电图：脑电图是通过精密的电子仪器，将脑部的自发性生物电位加以放大记录而获得的图形，是通过电极记录下来的脑细胞群的自发性、节律性电活动，可反映大脑不同部位的功能活动情况。头皮 EEG 是一种无创、实时、可动态评估脑功能的技术，在 PICU 神经重症患儿中应用最为广泛。在 PICU 用于脑功能评估的主要为连续脑电图（continuous electroencephalography，cEEG）和视频脑电图（video-electroencephalography，vEEG），推荐对 PICU 内所有有意识障碍的患儿进行 EEG 监测。

cEEG 的临床意义包括可评价脑功能，提示预后；识别非惊厥性癫痫发作（non-convulsive seizures，NCS）和非惊厥性癫痫持续状态（non-convulsive status epilepticus，NCSE）；发作性症状的定性；指导临床诊疗，包括抗癫痫药物的应用、调整或减停。脑电图背景与预后高度相关，提示预后不良的背景模式包括暴发 - 抑制、过度不连续、缺乏反应性、周期性或多灶性痫样放电。提示预后相对良好的情况包括背景波在数小时内快速好转、反应性好以及睡眠波正常。在多中心 PICU 患儿的 cEEG 结果调查中发现，癫痫发作比例达到 30%，癫痫发作持续状态发生在 11% 的患儿。cEEG 有助于发现亚临床发作、NCSE，针对发作进行治疗可改善预后。脑电图是脑死亡判定中三项确认试验的第一项。脑电图呈电静息（脑电波活动≤2μV）时，为脑死亡脑电图判定标准。

（2）振幅整合脑电图：振幅整合脑电图（amplitude-integrated EEG，aEEG）是在 cEEG 基础上，将 <2Hz 和 >15Hz 的信号滤除，通过振幅校正、半对数压缩，将相邻波形叠加、整合，显示脑电活动变化趋势图。aEEG 能够提供患儿脑电背景活动信息、睡眠周期及发作情况的信息，与 cEEG 有较好的相关性，更容易被临床医师掌握。但是，aEEG 一定要结合原始脑电图来解读。

（3）脑电双频指数：脑电双频指数（bispectral index，BIS）是指测定脑电图线性成分（频率和功率），分析成分波之间的非线性关系（位相和谐波），把能代表不同镇静水平的各种脑电信号挑选出来，进行标准化和数字化处理，最后转化为一种简单的量化指标。BIS 是目前以脑电来判断镇静水平和监测麻醉深度较为准确的方法。BIS 值以 0~100 的数字表示，100 代表完全清醒状态，0 代表完全无脑电活动状态（大脑皮层抑制）。一般认为，BIS 值 85~100 为正常状态，65~85 为镇静状态，40~65 为麻醉状态，低于 40 可能呈现暴发 - 抑制。

**2. 诱发电位（evoked potential，EP）** 包括视觉诱发电位（visual evoked potential）、运动诱发电位（motor evoked potential）、脑干听觉诱发电位（brainstem auditory evoked potential，BAEP）和体感诱发电位（somato-sensory evoked potential，SSEP）。在 PICU 应用较多的为 BAEP 和 SSEP。

短潜伏期体感诱发电位（short latency somatosensory evoked potential，SLSEP）也是诊断脑死亡的确认试验之一。其主要峰波 N20 出现于正中神经电刺激后 20 毫秒，体现大脑体感皮层的反应。SSEP 结果可较好地预测不可恢复的昏迷。缺氧缺血性脑病昏迷的成人如没有 SSEP 反应，意识恢复的可能性 <1%。心肺复苏后 1~3 天或以后刺激正中神经时双侧 N20 波缺如提示预后不良。基于成人和儿童的研究，SSEP 特别是双侧 N20 反应缺如可预测死亡或严重致残。但是，低年龄儿童有较好的恢复潜力，因此动态随访波形变化更具临床意义。SSEP 在判断神经认知和功能预后中的作用需进一步研究。

## 五、脑代谢监测

**1. 脑氧监测**　在儿童开展且简单易行的方式是近远红外光谱技术（near-infrared spectroscopy，NIRS）。NIRS 由 Jobsis 在 1977 年首先介绍，是一种监测活体组织氧合情况的非创伤性、可视性方法。这种方法利用近红外光在 700~900nm 波长范围内生物组织高散射、低吸收的特点，连续监测脑组织氧饱和度（regional oxygen saturation，$rSO_2$）。近红外光线穿过头皮、颅骨、硬脑膜、蛛网膜下腔到达脑组织，反射光回到两个光感受器，对大脑皮层区域的氧化血红蛋白、还原血红蛋白和总血红蛋白的浓度变化进行测量。$rSO_2$ 反映局部脑组织的氧平衡状态或经脑组织摄取氧后大脑静脉的氧贮备能力，主要代表静脉血氧含量。与脉氧饱和度不同，$rSO_2$ 没有绝对的“正常值”。在儿科，即使没有低氧血症临床表现的儿童，其基线值也有很大变异。相对于 $rSO_2$ 的单次测值，连续监测其变化趋势更有意义，可用于指导治疗。现有儿科文献提示，$rSO_2$ 低于 35%~40% 或在基线基础上下降 20%，提示潜在大脑缺氧。

NIRS 的优势在于非侵入性，可连续监测 $rSO_2$，适用范围广，尤其适用于体外循环和体外膜肺氧合（ECMO）治疗的患儿。但是 $rSO_2$ 仅能体现监测部位局部的脑氧情况，且结果受全身循环情况影响，测值可受外部光源等因素干扰，存在一定局限性。

**2. 脑功能磁共振成像** 广义的脑功能磁共振成像（functional magnetic resonance imaging，fMRI）指以反映组织器官功能状态为成像目的的一切磁共振技术。而狭义的 fMRI 是指血氧水平依赖功能磁共振成像（blood oxygen level dependent fMRI，BOLD-fMRI）。fMRI 还包括弥散加权成像（diffusion weighted imaging，DWI）、灌注加权成像（perfusion weighted imaging，PWI）和磁共振波谱成像（magnetic resonance spectroscopy，MRS）。fMRI 在“观察活动中的大脑”时，不仅时间分辨率更高，就连空间分辨率也可达到毫米水平。

BOLD-fMRI 是利用脑活动区域局部血液中氧合血红蛋白与去氧血红蛋白比例的变化引起的局部组织 $T_2$ 的改变，从而在 $T_2$ 加权像上可以反映出脑组织局部活动功能的一种磁共振成像技术，可用来研究大脑的皮层活动。BOLD-fMRI 利用人体自身内部血氧浓度变化作为天然造影剂成像，能提供足够高的空间和时间分辨率，目前已成为研究脑功能强有力的技术手段。

DWI 通过检测组织中水分子扩散状态的自由度及方向，来间接反映组织微观结构特点及其变化。DWI 在临床上主要用于超早期脑缺血的诊断。急性脑缺氧缺血造成的细胞毒性水肿，尤其是神经元/胶质细胞细胞毒性水肿在 DWI 上表现为高信号。对急性脑梗死、早期坏死灶（未液化者）、缺氧缺血性脑病敏感度高，与常规序列相比，能更早地发现梗死区的信号异常。

PWI 主要用于测量局部脑血流量和脑血容量，可定量提供脑组织血流灌注的信息。临床上主要用于确定缺血性脑梗死的缺血半暗带，表示能治愈的部位。

MRS 是利用磁共振化学位移现象来测定组成物质的分子成分的一种检测方法，可无创测得活体组织代谢物的化学成分和含量，用于测量脑的新陈代谢，以及参与新陈代谢的某些物质的含量。当前常用的是质子波谱技术（$^1$H-MRS），由于 $^1$H 在不同化合物中的磁共振频率存在差异，因此可通过化合物在 MRS 谱线中共振峰的位置判断其性质，而共振峰的峰高和面积反映了化合物的浓度，因此可以进行定性和定量分析。MRS 比常规 MRI 检查对颅脑损伤的敏感性更高，N-乙酰天门冬氨酸/总肌酐（NAA/Cr）和 N-乙酰天门冬氨酸/胆碱化合物（NAA/Cho）显著减低提示神经元功能受损。

总之，脑功能评估和监测对于神经重症患儿的病情评估、疗效和预后的判断非常重要，不同方法各有其特点和局限性。根据病情和条件综合评估更具意义。选择恰当的评估方式，动态解读有助于指导治疗和判断预后。在 PICU 应用脑功能监测时应有专人负责。

（桑田）

## 第六节 急性坏死性脑病

急性坏死性脑病（acute necrotizing encephalopathy，ANE）是一种罕见的感染后急性脑病，自 1995 年 Mizuguchi 等首次将其命名以来，全球均有报道。本病全年均可发病，多见于 12 月至次年 2 月，并与流行性感冒的流行有一定的相关性。患儿年龄 24 天至 13 岁，发生高峰在 6~18 个月婴幼儿，也可见于成人，男女发病率无显著差异，亦无种族差异。

**【病因与发病机制】**仍未完全清楚，环境因素和患者自身的遗传易感性均可影响该病的发生。目前普遍接受的观点为该病继发于病毒感染或其他病原体感染，最常见的病原体有甲型、乙型流感病毒，新型甲型流感（$H_1N_1$），副流感病毒，水痘病毒，人类疱疹病毒 6、7 型，单纯疱疹病毒，风疹病毒，轮状病毒，柯萨奇病毒，麻疹病毒，肺炎支原体等；其中流感病毒和人类疱疹病毒 6 型最常见。虽然 ANE 继发于病毒等感染，但其本质上并不是一种病毒性脑炎。其发病机制，目前最流行的假说为细胞因子风暴引发的一系列自身免疫反应，类似于全身炎症性反应综合征（systemic inflammatory response syndrome，SIRS）。细胞因子风暴通过改变神经系统中的血管通透性而造成脑损伤。大多数患者是散发病例，但也有少数患者出现复发，有些还呈现一定的遗传倾向。目前已经确认 *RANBP2* 基因突变与该病相关，为常染色体显性遗传，但存在不完全外显，该基因突变的个体大概有 40% 的概率会出现 ANE。另外有研究发现，人类白细胞抗原（HLA）*DRB/HLA DQB* 基因可能参与 ANE 的发生，还有学者提出，*SCN1A* 基因及 *CPT II* 基因也有可能与 ANE 的发生相关。

**【病理】**ANE 的主要病理改变为局灶性血管损伤所致的血脑屏障破坏、血浆渗出，最终引起脑水肿、点状出血、神经元及胶质细胞坏死。患者的尸检可见对称性脑组织软化、伴部分组织溶解，主要见于丘脑、脑干被盖及大、小脑深部白质。组织学上可见上述病变区域新鲜坏死灶，但无星形细胞及小胶质细胞反应性增生及炎症细胞浸润。

**【临床表现】**ANE 无特征性的临床表现，也无特殊的神经系统体征，与一般脑炎或脑病症状相似。

1. **前驱症状** 大部分患者有前驱病毒感染的表现，上呼吸道感染、病毒性胃肠炎、幼儿急疹等均较常见。

2. **全身感染中毒症状** 表现为高热、咽痛、精神萎靡、皮疹、呼吸急促、肝大等。

3. **神经系统** 多在前驱感染期后的第 1~3 天出现脑病症状。

(1) 惊厥：占 94%，发作频繁，多表现为全面性发作，以强直 - 阵挛发作常见，少数可表现为局灶性发作，持续时间不等，惊厥持续状态也可见到。

(2) 意识障碍：发生率约为 98%，可出现嗜睡、意识模糊、谵妄及昏迷等表现。

(3) 颅内压增高表现：昏迷、去大脑强直患者中 85% 有颅内压增高，约 70% 的患者有频繁呕吐，眼底检查中约 38% 的患者可见视乳头水肿。

(4) 神经系统体征：病程早期即可出现，超过半数患者可出现瞳孔缩小、巴氏征阳性及腱反射亢进。

4. **病程** 该病病情迅速进展，发热后短时间即可出现肌张力减低、频繁呼吸暂停、瞳孔扩大、血压降低、DIC 及多器官功能障碍等表现，危及生命。病程 1~2 周后若病情不再进展，患者意识逐渐恢复则标志着疾病进入恢复期。神经系统功能恢复缓慢，一般需要数月时间，只有少于 10% 的患者可完全恢复，而其他大多数患者留有不同程度的后遗症。

**【辅助检查】**

1. **血液学检查** 外周血白细胞计数可升高，分类以中性粒细胞为主。急性期重症者可有 DIC 表现。部分患者血清中 C- 反应蛋白升高及红细胞沉降率增快。

2. **生化检查** 多数患者出现转氨酶、乳酸脱氢酶升高。部分患者还可出现低脂血症、氮质血症、代谢性酸中毒等。高氨血症少见，电解质一般正常。

3. **尿液检查** 可出现一过性蛋白尿和镜下血尿。

4. **脑脊液检查** 脑脊液无特殊改变，压力可升高，细胞数一般正常，蛋白轻度升高或正常，糖及氯化物正常。免疫学检查寡克隆区带一般为阴性。

5. **脑电图检查** 急性期显示广泛性慢波，尖波、棘波等痫样放电少见，慢性期背景活动随着患者意识的恢复逐渐恢复。

6. **影像学检查** 是具有诊断性意义的检查。表现为特征性的对称性多灶性脑损害，主要分布在丘脑（100%）、脑干被盖（61%）、侧脑室周围白质（56%）和小脑深部白质（51%）等部位。

在脑病的早期头颅 CT 检查可正常；昏迷患者 CT 在早期即可出现异常；大部分患者 3~7 天 CT 或增强 CT 在丘脑和脑室旁白质有环状强化；1 周后 CT 显示丘脑损害灶呈低密度区中掺杂不规则高密度影，脑白质密度更低。恢复期病灶缩小，一些轻型病例可完全消失，但大部分严重患者会留下多个囊腔，同时伴大脑萎缩。

MRI 检查丘脑等灰、白质病变区，初期出现长 $T_1$、长 $T_2$ 信号。数日后病变内部变为短 $T_1$、长 $T_2$ 信号。脑白质病变始终为长 $T_1$、长 $T_2$ 信号（图 26-2）。慢性期丘脑病变缩小或消失，白质病变囊性化或消失。弥散加权成像（diffusion-weighted image，DWI）较传统序列能更好地反映病理变化，其表观弥散系数（apparent diffusion coefficient，ADC）能更好地反映出来。在急性期典型病例丘脑损伤表现可用特征性的三色板模式图形象地显示出来，丘脑中央部显示为较正常脑组织高的 ADC 值，表示出血坏死；周围的 ADC 值低，表示细胞毒性水肿；损害灶的外围部有较中央更高的 ADC 值，为血管源性水肿。

7. **遗传学检测** 对患病个体及家系进行 *RANBP2* 基因检测，以明确是否存在该基因突变致病的情况。

**【诊断与鉴别诊断】**Mizuguchi 等提出的 ANE 诊断标准：①病毒感染后出现快速的意识水平下降、惊厥等急性脑病症状；②脑脊液中蛋白水平升高，无细胞数升高；③影像学检查提示多部位对称性病灶，包括双侧丘脑、脑干被盖上部、侧脑室周围白质、小脑深部白质、内囊、壳核，而不涉及中枢神经的其他区域；④血清转氨酶不同程度升高，乳酸脱氢酶、肌酸激酶和尿素氮亦有升高，无高氨血症；⑤排除其他疾病。

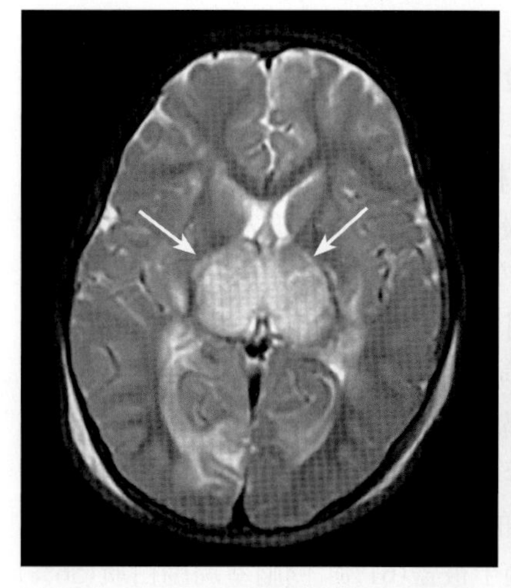
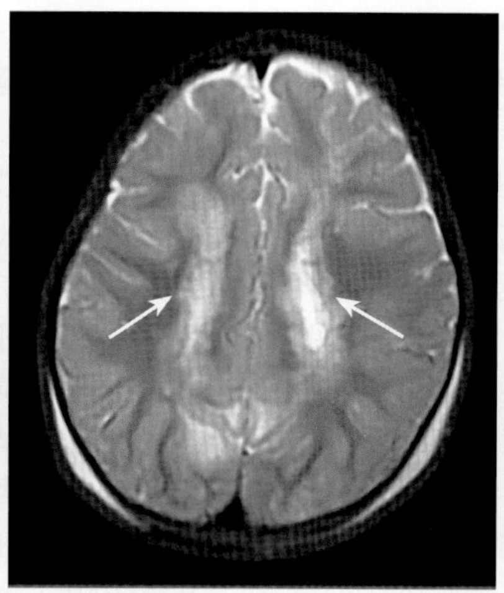
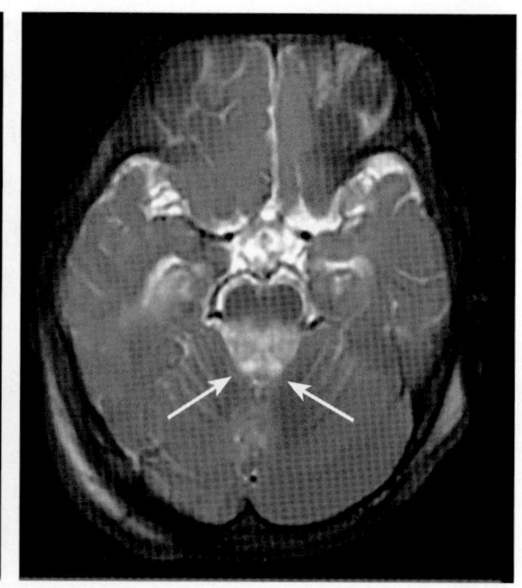

图 26-2 ANE 患者磁共振 $T_2$WI 表现
箭头示双侧对称性丘脑、脑白质及脑干长 $T_2$ 信号

随着对该病的认识及研究进展，发现部分患者有复发及家族遗传倾向，后续又有学者补充以下 3 条诊断标准，与上述 5 条并列：①具有感染后出现神经系统症状的家族史；②复发性脑病伴发热者；③脑 MRI 病灶也可累及以下部位：颞叶内侧、岛叶、屏状核、外囊、杏仁核、海马、乳状体、脊髓。

本病需要与其他导致脑病、脑炎、肝功能异常的疾病相鉴别。

1. **脑病** 需与其他各种原因引起的脑病、脑炎相鉴别，如病毒性脑炎、Reye 综合征、急性播散性脑脊髓炎、出血性休克与脑病综合征、亚急性坏死性脑病（Leigh 病）以及中毒性脑病等。

2. **转氨酶或尿素氮升高** 需与重型肝炎、溶血尿毒综合征等疾病相鉴别。

**【治疗与预后】**目前为止，该病尚无特殊的治疗方法。有学者提出用甲泼尼龙冲击治疗、甲泼尼龙或地塞米松联合免疫球蛋白以及血浆置换治疗，均有取得较好疗效的报道。激素应用的时机尚有争论，有学者认为早期或在脑干损伤之前应用较好，但也有学者认为在急性加重期应用可取得较好疗效。此外，也有报道显示激素治疗效果不显著。

本病预后差，病死率高达 33%。随着意识恢复病程进入恢复期，但大多留有不同程度的后遗症，只有不到 10% 的患者可以完全恢复。4 岁以上患者预后较好，1 岁以下患者预后较差，血清转氨酶升高和脑脊液蛋白显著升高的患者预后较差。另外，影像学上有出血，大脑、小脑及脑干病变也是影响预后的因素。一般来说，病变部位越多预后越差。

**关键点**

1. 病毒感染后急性脑病。
2. 临床主要表现为惊厥、意识障碍、颅内压升高等，病情进展迅速。
3. 头颅 MRI 检查可出现丘脑区域三色板样改变。
4. 无特殊治疗方法，预后差，死亡率高。

（金怡汶）

## 第七节 颅内压增高

### 一、概述

颅内压（intracranial pressure，ICP）增高是一种常见的神经系统综合征，见于多种神经系统疾病。急性颅内压增高可以在数小时内发生，亚急性颅内压增高则在数日至数周的时间内缓慢发生。临床症状取决于导致颅内压增高疾病的性质、患儿年龄，以及颅内压增高进展的速度。儿童颅内压增高的成功处理，需要迅速识别并给予降低 ICP 及逆转其潜在病因的治疗。早期识别颅内压增高可避免神经系统后遗症和死亡。

**【颅内压生理】**正常颅腔是密闭的，内有脑组织、脑血流及脑脊液。颅内压是颅腔内各种结构所产生的压力总和。上述任何一个成分体积的增加，都将导致颅内压的升高。侧脑室内脑脊液的压力能确切反映颅内压力。在椎管通畅的情况下，侧脑室的压力与侧卧位时腰穿所测的压力大致相同，因此通常以腰穿脑脊液压力作为衡量颅内压力的指标。正常新生儿的颅内压约 82mm$H_2O$，随年龄增加逐渐增高，1~7 岁儿童的颅内压约 82~176mm$H_2O$，至青春期，颅内压增加至 136~204mm$H_2O$。正常成人颅内压为 70~200mm$H_2O$。正常情况下，随心搏、呼吸、瓦尔萨尔瓦动作、快速动眼睡眠期，颅内压可有轻微生理性波动。打喷嚏或咳嗽时，颅内压可瞬间升高至 1 000mm$H_2O$ 左右，但正常脑组织能适应这些一过性变化。ICP 测量值 >270mm$H_2O$ 超过 5 分钟且有症状或体征，通常视为需要治疗的阈值。

在 3 岁以内儿童，亚急性或慢性颅内压增高可以导致颅缝开裂。因此，定期测量头围，画出头围增长曲线与正常生理增长曲线比较，也是发现婴儿或儿童早期亚急性或慢性颅内压增高的有效方法。足月新生儿，生后头 3 个月头围每月增加 2cm，之后 3 个月每个月增加 1cm，再往后的 3 个月头围每个月增加 0.5cm。

**【病理改变及发病机制】**儿童颅缝闭合以后，颅腔容积趋于固定。颅腔内的脑组织、脑血流及脑脊液均不具有可压缩性。颅内容积增加所导致的颅内压增高幅度由颅内容积 - 压力关系决定。颅内容积 - 压力的关系呈非线性关系，即曲线关系。曲线前半部分平坦，后半部分迅速上升呈陡坡样。在曲线的水平段，由于脑组织的顺应性，脑容积的增加仅引起颅内压的轻微改变。超过一定的阈值，轻微脑容积的增加即可导致与其变化幅度不相符的显著颅内压升高。在健康脑组织，脑组织顺应性分布在容积 - 压力曲线的水平段，一定程度的容积改变不引起颅内压的显著改变。而在受伤肿胀的脑组织，脑组织顺应性分布在容积 - 压力曲线的倾斜段，轻微容积改变即可导致显著颅内压升高。婴儿前囟未闭或儿童颅缝开裂以后，上述容积 - 压力曲线关系改变，儿童脑腔可以随容积增加而扩大，脑组织可以适应容积的增大，而颅内压增高不明显。

颅内压增高往往伴随脑水肿。脑水肿可以为血管源性、细胞毒性或液体静压性的。血管源性脑水肿是由于脑内毛细血管的紧密连接点开放，液体进入细胞外间隙所致。常见于头颅外伤、肿瘤、炎症或铅中毒性脑病。糖皮质激素对此类脑水肿有效。近期也有认为头颅外伤的脑水肿为血管源性和细胞毒性混合因素所致。细胞毒性脑水肿主要是由于中毒或代谢性因素，导致神经元或胶质细胞膜损伤，细胞膜上离子泵功能失调，内环境紊乱，最终导致细胞水肿。细胞毒性脑水肿多见于缺氧缺血性脑病，激素治疗无效。间质性水肿是指脑脊液穿过脑室管膜进入白质内，多见于脑积水。不同程度和不同类型的脑水肿往往可以同时存在。

颅内压增高导致脑灌注压下降，脑血流量减少。脑灌注压力降低至正常的 40% 以下，则脑细胞生理功能受损，出现神经元缺血性损伤。正常情况下，机体调节局部血管收缩或扩张，维持脑组织在脑灌注压变化时的脑血流量，称大脑的自主调节。颅内压增高的时候，脑自主调节能力受损，出现压力的被动调节。血管的舒缩受多种因素如代谢性因素、组织 pH、钾离子、钙离子，以及动脉内的血氧和二氧化碳压力等的影响。各种因素均可引起脑血流量增加，导致颅内压进一步增高。

**【临床表现】**临床表现按起病的急缓及年龄阶段而不同。剧烈头痛、喷射性呕吐和视乳头水肿，为颅内压增高时三个主要的症状(三联征)。病程进展越快，颅内压增高症状愈明显。颅内压增高的首发症状常为头痛，在可以讲话的儿童，常自述剧烈头痛；在尚未学会语言表达的婴儿，常表现为易激惹。头痛经常发生在清晨睡醒的时候(因夜间卧位静脉回流减少)。幕上占位性病变导致的头痛多在额部和两侧颞部，幕下结构病变导致的头痛常牵涉及后枕部及颈部，颈部呈稍强直状态，屈颈活动时可使头痛加重。增高颅内压的动作包括体位改变、蹲下、用力、咳嗽或喷嚏，其时头痛加重。颅内压增高时的呕吐多不伴有恶心，呈喷射性，开始时清晨较重，以后则可能全天发作。呕吐后有时头痛可缓解。10 岁以内的儿童由于颅缝可能裂开，可以短暂缓解症状，但之后仍可以出现头痛。婴儿前囟未闭，颅缝分离，查体常可见头围增大伴前囟膨隆和张力增高。视乳头水肿是颅内压增高时的可靠体征，是由于颅内压增高，导致视网膜静脉回流不畅，视网膜神经纤维层水肿所致。视乳头水肿早期的特征性表现为视网膜静脉搏动消失(有大约 20% 的正常儿童看不到视网膜静脉搏动)，之后出现视乳头肿胀、边缘模糊，视网膜静脉迂曲、出血或渗出。与视神经乳头炎不同的是，视乳头水肿时视力无下降，只有在晚期才出现一过性视物模糊或视力下降。虽然视乳头水肿是颅内压增高的可靠指征，但没有视乳头水肿，并不能否认颅内压增高。因为视乳头水肿常需要颅内压力持续增高数周后才会出现，因此急性颅内压增高往往看不到视乳头水肿，而慢性颅内压增高时，查体往往可见视乳头水肿。在 5 岁以上的儿童，视乳头水肿是颅内压增高的可靠指征。在小婴儿，由于颅缝开裂，很少见到视乳头水肿。

颅内压增高还可有以下常见症状。可产生一侧或双侧外展神经麻痹，导致复视。幕上肿物压迫中脑顶盖前区，导致上视困难，在婴儿向下注视时可产生落日眼征。Cushing 反应为机体在颅内压增高的情况下保持脑血流灌注的代偿调节反应，表现为呼吸减慢、心跳减慢与血压升高，是由于脑干受压导致，是即将发生脑疝的晚期征象。亚急性进行性颅内压增高儿童还可以出现易激惹、淡漠、喜怒无常、嗜睡等非特异性性格与行为改变。年幼儿还可能出现前囟饱满、膨隆，头皮静脉曲张，颅缝开裂与头围增大。慢性颅内压增高头颅 X 线可出现蝶鞍扩大增深、床突和鞍背骨质吸收、蛛网膜颗粒压迹增深扩大、脑回压迹增多等。

严重颅内压增高最终导致脑疝（brain herniation）的发生，因疝的部位不同而出现不同的临床表现。小脑幕切迹疝是最常见的类型，是由于颞叶的钩回疝入小脑幕切迹所致，除颅内压增高的症状外，往往有意识障碍，甚至昏迷；双侧瞳孔不等大，动眼神经受压一侧的瞳孔散大，伴对侧肢体运动减少，肌张力增高，腱反射亢进，锥体束征阳性。严重时，可出现去大脑及去皮层强直，生命体征异常，引起死亡。小脑幕孔中心疝时由于弥漫肿胀的大脑半球从上向下压迫中脑与间脑。早期表现为进行性意识障碍，双侧瞳孔收缩，呼吸节律不整。逐渐进展出现去大脑强直，呼吸循环衰竭。小脑扁桃体疝（枕骨大孔疝）时，小脑扁桃体向下移位至枕骨大孔内，压迫延髓与上颈髓。表现为突然意识丧失，角弓反张姿势，颈强直，呼吸节律不整与呼吸停止，导致死亡。上述三种脑疝晚期表现相似，临床难以区分，均表现为肢体瘫软、瞳孔固定、对光反应消失、头眼反射消失与不可逆的呼吸停止，导致死亡。扣带回疝时，肿胀的扣带回经大脑镰游离缘移向对侧，压迫同侧和对侧大脑前动脉及脑内静脉，导致旁中央叶的梗死。

**【辅助检查】**急性颅内压增高患儿往往处于危重状态。因此，首要处理原则是迅速判断有无脑疝，并给予相应的紧急处理，如降颅压、止惊等，待病情相对平稳后方可进行进一步的病因检查。

1. **影像学检查** 头颅 CT 和 MRI 可迅速而准确地确定大多数颅内病变、脑室大小、脑灰质、白质病变情况等。对明确是否存在脑疝以及颅内压增高的病因具有重要诊断价值。若发现颅内钙化，则对病因的诊断具有重要意义。

2. **脑脊液检查** 腰椎穿刺测脑脊液压力可以明确颅内压增高的程度，脑脊液检查有助于明确颅内压增高的病因。但颅内压增高时腰椎穿刺应谨慎，因有可能促进脑疝发生。对所有患者均需详查眼底，明确是否存在视乳头水肿。对于任何怀疑有 ICP 增高的患者，特别是有即将发生脑疝表现的患者，若诊断需要进行腰椎穿刺（如怀疑颅内感染时），应在神经影像学检查之后进行腰穿。应先用甘露醇等脱水剂降颅压后用细针穿刺，放脑脊液时以针芯半堵，使液体缓慢流出，以避免脑疝发生。

3. **B 超检查** 为无创性检查，可床旁进行，经济、方便。前囟未闭的小婴儿可行此检查，可初步确定有无脑出血或脑室扩大以及有无占位性病变等。

4. **积液检查** 对硬膜下积液或怀疑脑室管膜炎的患者，进行相应的穿刺，对穿刺液进行检查，有助于明确病因。

5. **生化检查** 对于存在意识改变但没有创伤证据的患者，应接受快速、床旁检测血糖和基本血生化检测，包括电解质、血气分析、肝肾功能、血氨等。

6. **其他特殊检查** 包括脑血管造影、单光子发射计算机断层成像（SPECT）或正电子发射计算机断层成像（PET），必要时可以进行，可发现脑血管异常、脑血流及脑代谢方面的异常。

**【诊断及鉴别诊断】**颅内压增高的评估和治疗在临床实践中是同时进行的。早期诊断至关重要，因为恰当的干预治疗可以最大限度减少或预防永久性神经系统损伤。颅内压增高的诊断分三步骤：①是否存在颅内压增高；②颅内压增高的程度；③颅内压增高的病因。首先应根据患者的临床表现及体检情况，确定是否存在颅内压增高。根据患者头痛的部位、性质与特点，以及伴随的呕吐、视觉改变、神志改变或脑疝早期征象，即应考虑有颅内压增高的可能。眼底检查如能发现视乳头水肿，则诊断相对明确，但没有发现视乳头水肿并不排除颅内压增高的情况。通常首先选择神经影像学检查或其他无创性检查，在没有禁忌的情况下腰椎穿刺测压，可以反映颅内压力的真实情况。

判断颅内压增高的程度则更为复杂。如果有颅内压力监测条件则比较方便。但颅内压增高的危害不单纯取决于颅内压增高的绝对数值，而是与颅内压增高的速度、导致颅内压增高的原发病变的部位与性质、机体的代偿功能等多因素有关。在临床工作中凡属下列情况就应判断为颅内压增高到严重程度而需要给予相应的紧急处理：①头痛发作频繁而剧烈并伴以反复喷射性呕吐；在一天数次的眼底检查中发现视乳头水肿进行性加重；在一天多次的头颅超声探测中发现颅中线波的位移不断增加等，这些情况说明颅内压的增加是迅速的；②出现血压上升、脉搏减慢、呼吸不规则等情况，表示脑干功能已经受到影响；③意识逐渐迟钝、呆滞、嗜睡、甚至昏迷者，表示脑的血供及脑干功能均有障碍；④出现小脑幕切迹疝或枕骨大孔疝的前驱症状，如双侧瞳孔不等大、一侧肢体轻偏瘫、颈项强直、枕下有明显压痛等；⑤脑血管造影时，发现颈内动脉的远端充盈困难。此外，病情进展迅速，虽然一时还没有脑干功能的影响或脑疝的前驱症状，但由于代偿功能跟不上增长的颅内压，随时可能出现呼吸、循环中枢衰竭，也应列为严重情况。

寻找颅内压增高的原因是诊断与治疗的关键。颅内压增高的原因很多，但归结起来不外乎颅腔的狭小和颅腔内容物的增多。后者又包括脑积水、颅内占位性病变和脑水肿，如无上述原因可寻，还要考虑特发性颅内压增高。在不同年龄儿童，好发因素有所不同，如在新生儿期，围产期窒息、缺氧缺血性脑病、产伤、颅内出血、先天性脑积水等是颅内压增高的常见病因。儿童期颅内压增高的常见原因包括脑积水、硬膜下血肿、硬膜下积液、颅内感染、头颅外伤、溺水、中毒等意外事故、颅内占位病变如肿瘤、寄生虫或脓肿、颅内血管畸形导致的出血或血肿以及其他神经变性病等。应结合临床表现及起病的急缓、疾病进展快慢等情况综合分析，如颅脑外伤、中毒、脑血管意外及炎症均起病较急，病情进展快，短期内达高峰；而脑肿瘤、各种先天颅脑畸形等则起病隐匿，病情进展缓慢。根据临床分析，缩小病因范围后，再辅以各种检查如头颅 CT、MRI 或脑脊液检查等以明确诊断。

【治疗】针对导致颅内压增高的病因进行治疗是最根本的治疗方法。在病因明确之前，应采取支持和对症治疗，积极降低颅内压。急性颅内压增高的处理步骤，见图 26-3。

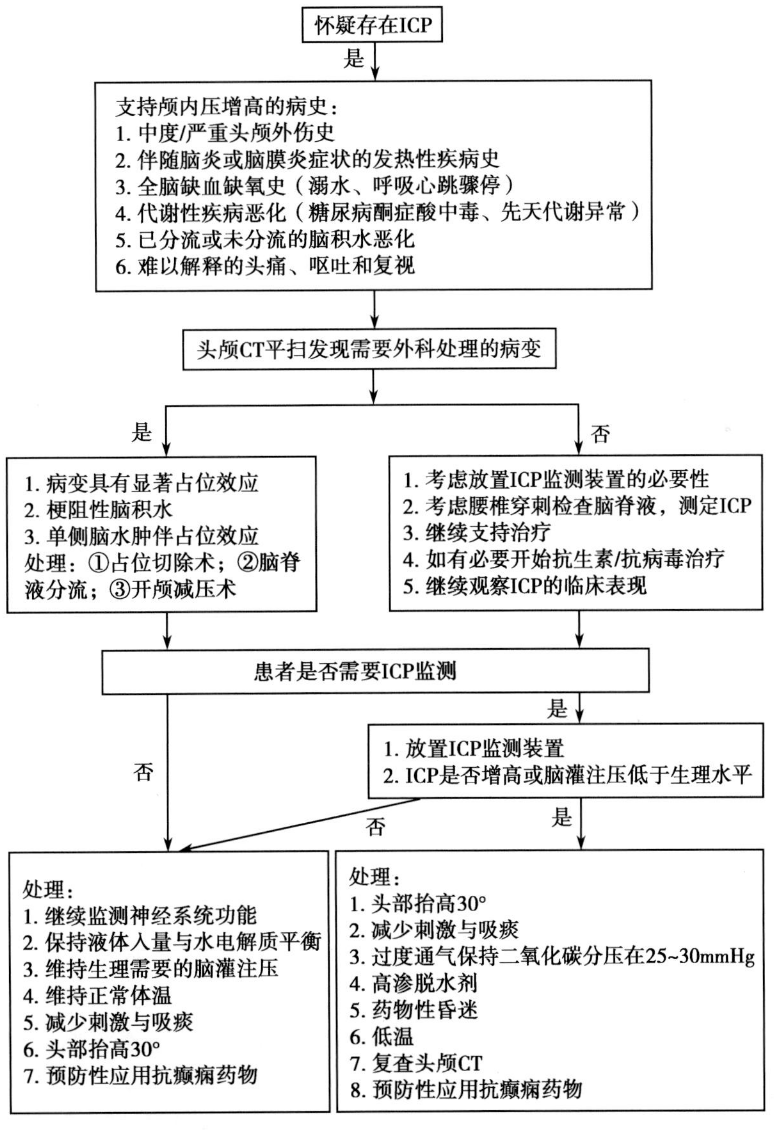


图 26-3 急性颅内压增高的处理

1. **急性颅内压增高**

(1) 一般处理:侧卧位,头部抬高 15°~30°,可以促进头部静脉回流又不减少颅内灌注压。但在低血压的患者不可抬高头部。嘱咐患者避免颈部弯曲和用力。给予患者镇静、止痛剂和肌肉松弛剂,避免疼痛、咳嗽等引起颅内压一过性增高。保持液体出入平衡,维持循环血容量,避免低血容量。避免应用有可能加重脑水肿的低张液体,建议用 5% 葡萄糖盐水、生理盐水或林格液。应严密监测抗利尿激素不适当分泌综合征的出现,监测血浆和尿液的渗透压。

(2) 严密监护生命体征:注意观察意识、瞳孔大小及对光反应,监护心率、呼吸、血压等。

(3) 对症处理:颅内压增高患者出现惊厥,提示神经系统功能恶化。而惊厥又可加剧颅内压增高。惊厥可以由潜在脑部疾病导致,也可能是水电解质紊乱所致。而且在已经被镇静的颅内压增高患者,惊厥表现可能不典型而难以被察觉。因此,怀疑有惊厥发作时应给予脑电图监测。急性惊厥发作可给地西泮 0.3~0.5mg/kg,静脉推注,也可给氯硝西泮 0.02~0.06mg/kg,静脉推注以止惊。如有反复发作,可给抗癫痫药物如苯巴比妥钠或丙戊酸钠等预防应用。如有高温,给予药物或物理降温处理。

(4) 降颅压:严重急性颅内压增高,视病情、病因及早行侧脑室、蛛网膜下腔、硬膜下或硬膜外等多种形式的穿刺减压。头颅外伤后颅内压增高还可以及早进行颅骨部分切除,开颅减压术。内科常用的降颅压措施包括:

1) 高渗利尿剂:20% 甘露醇 0.25~1g/kg 静脉推注,每 4~6 小时一次。呋塞米与之合用有协同降颅压作用。10% 甘油 1g/kg 静脉推注,每日 3~4 次。3% 高张盐水 0.1~1.0ml/(kg·h)持续静脉滴注降颅内压时,应监测血浆渗透压不超过 360mOsm/L。高渗利尿剂的副作用包括:脱水、脑桥髓鞘溶解以及电解质失衡尤其是高钠血症。每日重复应用高渗利尿剂 4~5 次有导致颅内压反跳的危险。

2) 糖皮质激素:对肿瘤伴随的脑水肿有肯定疗效,对代谢性、外伤后或炎症性脑水肿的作用尚存在争议。儿童用量为地塞米松 0.4~1mg/(kg·d),分 4 次应用。

3) 低温:对头颅外伤后昏迷患儿,控制体温在 34℃可以减少脑代谢与血流,从而降低颅内压。但没有证据表明低温能改善患儿的预后。在降温过程中应避免患儿出现寒战。低温可能诱发心律不齐、心肌收缩无力、中性粒细胞减少与凝血异常,应密切监测。复温应缓慢,监测大量钾离子从细胞内向细胞外转移导致的高血钾。

4) 被动过度换气:面罩或人工通气,维持动脉血二氧化碳分压在 25~30mmHg,能导致脑血管收缩,降低颅内压。过度换气 1~5 分钟即可见颅内压下降。大约 2/3 的患者通过联合应用高渗利尿剂与过度通气可以控制颅内压增高。过度通气情况下颅内压不下降往往提示预后严重。应在 24~48 小时内缓慢撤离过度通气方式,如快速中止过度通气,会导致颅内压反跳。应用呼吸机时,可通过镇静和降低吸气压力以减少胸腔压力向颅内的传导。呼气末正压理论上会增加颅内压。

5) 巴比妥类药物:戊巴比妥较苯巴比妥能更大程度地降低脑代谢,减少脑血流,间接降低颅内压。通常是在其他方法不能控制的颅内压增高时才应用。该药应用必须在监护室进行。戊巴比妥 5~10mg/kg,在 30 分钟内静脉推注,之后 1~5mg/(kg·h)持续静点。监测脑电图确保脑代谢率降低。由于心脏抑制,高达 50% 的患者可能出现低血压。其他副作用有肺炎、低钠血症等。虽然戊巴比妥能降低常规治疗无效的颅内压增高,但并不能改变头颅外伤、代谢性疾病或脑卒中的预后。

2. **慢性颅内压增高** 以病因治疗为主,如颅缝早闭应手术,脑积水应行侧脑室腹腔分流术。还可以给予甘油口服,乙酰唑胺口服可减少脑脊液生成。

## 二、特发性颅内压增高

特发性颅内压增高(idiopathic intracranial hypertension,IIH)是指一种病因未明的颅内压增高综合征,患者的症状和体征局限于由颅内压增高引起的症状和体征(如头痛、视乳头水肿、视力丧失),颅内压增高但脑脊液(cerebrospinal fluid,CSF)成分正常,且神经影像学或其他评估未发现明显的颅内压增高原因。

既往为了区分该病与恶性肿瘤所致的继发性颅内压增高,将其称为"良性颅内压增高",但其并不是一种良性疾病。许多患者会遭受难治性头痛,严重或永久的视力丧失见于大约 10% 的患者。

IIH 在西方社会的年发病率约 0.9/100 000~2.36/100 000,在肥胖人群中可高达 14.88/100 000。主要发生于育龄期的超重女性,也可发生于男性、儿童(最小者为 4 月龄)、较年长者(最大者为 88 岁)以及未超重者。在儿童中,性别差异不明显。

**【病因与发病机制】**特发性疾病,病因未明。近期体重增加可能是 IIH 的一个危险因素。大约 5%

的患者有IIH家族史，推测IIH有一定的遗传因素。文献报道某些全身性疾病、药物、维生素缺乏和过量以及遗传性疾病都可能与IIH有关，但大多数IIH患者不存在这些相关因素。与IIH可能相关的药物包括生长激素、四环素类（包括米诺环素和多西环素）和维生素A类。支持依据是有患者开始用药的时间与IIH的起病时间很接近、停药或降低剂量后IIH消退、停药后不再复发和/或再次给予药物时IIH复发。膳食摄入过量导致的维生素A过多症是早已明确的IIH病因。有多种疾病可能与IIH相关，包括艾迪森病、甲状旁腺功能减退症、重度贫血、睡眠呼吸暂停、系统性红斑狼疮、多囊卵巢综合征、凝血功能障碍、维生素A缺乏症等。

虽然有很多理论，但IIH确切的发病机制仍不明确。已提出的发病机制包括脑静脉流出道异常（如静脉狭窄和静脉高压）、蛛网膜颗粒水平或脑脊液淋巴引流部位的脑脊液流出阻力增加、肥胖相关腹内压增高和颅内静脉压增高、水钠潴留机制改变以及维生素A代谢异常。

**【临床表现】**头痛是IIH最常见的症状。与其他器质性颅内压增高患者相比，IIH患者的头痛特征多变，与其他原发性头痛（包括偏头痛及紧张型头痛）的特点一致。疼痛的严重程度不一，可能为偏侧跳痛或搏动性痛。可能为间歇性或持续性，可以每日发生，也可能发生频率更低。部分患者伴发恶心和呕吐。改变体位时头痛可能加重，应用非甾体抗炎药或休息后头痛可能减轻。有些患者诉眼球后疼痛、眼球运动或眼球压迫时疼痛。在某些患者中，疼痛按三叉或颈神经根分布。颈部僵硬和背痛。大约2/3的视乳头水肿患者会出现短暂性视物模糊，一次可持续数秒，可以是单侧或双侧的。发作频率不一，可从很少或偶尔发作到一日数次发作。部分患者姿势改变（站起时）、瓦尔萨尔瓦（Valsalva）动作、强光刺激或眼球运动（即由注视诱发）可以诱发。部分颅内压增高显著的患者可有间歇性或持续性水平复视。部分患者可以有一过性闪光幻觉，类似短暂视物模糊。部分患者头痛时伴有搏动性耳鸣。

视乳头水肿、视野缺损和眼球运动障碍（尤其是外展受限）是IIH最常见的体征。视乳头水肿的典型表现是双侧、对称性，大约10%可以为不对称或单侧，其严重程度与永久性视力丧失的风险有关。视野缺损发生在视力下降之前，通常表现为以神经纤维束型缺损为主的周围性视野缺损。眼球运动障碍主要与外展神经麻痹有关，有时可以合并存在其他脑神经如动眼神经、滑车神经等受累。视力丧失是IIH主要的并发症，可能在初始评估时就出现。视力丧失通常为渐进性的，但也可表现为突发性的。这类患者的病程更具暴发性，有更严重的永久性视力丧失。IIH患者通常没有明显的认知障碍、意识障碍等其他颅内压增高之外的症状。

**【辅助检查】**

1. **影像学检查** 首选头颅MRI联合磁共振静脉血管成像，排除颅内占位、静脉窦血栓形成及其他器质性病变。

2. **脑脊液检查** 对头颅影像学检查无异常的患者，腰椎穿刺证实颅内压增高是诊断IIH的必要条件，同时行脑脊液常规、生化及病原学检测，以除外中枢神经系统感染。需要注意的是，精确测量脑脊液压力需要患者放松，采取侧卧位，双腿伸展。

3. **眼科评估** 全面的眼科检查应包括正式的视野检查、散瞳眼底检查和视神经照相。如果视乳头水肿比较细微或可疑，可进行眼眶超声和荧光素血管造影。

4. **其他** 包括血常规（排除严重贫血）、出凝血功能筛查、维生素A水平测定等，排除其他可能导致颅内压增高的原因。

**【诊断】**IIH的诊断首先需要明确颅内压增高，需要患者侧卧、双腿伸展时测得的脑脊液压力大于250mm$H_2O$。颅内压力为200~250mm$H_2O$时，证实颅内压增高需要患者存在相关临床表现。需要注意的是，IIH为临床排除性诊断，需要重点排除可以引起颅内压增高的器质性疾病，包括：颅内占位性病变（肿瘤、脓肿）；静脉流出道梗阻，例如静脉窦血栓形成、颈静脉受压、颈部手术；梗阻性脑积水、脑脊液吸收减少，如细菌性或其他感染性脑膜炎后发生的蛛网膜颗粒粘连；蛛网膜下腔出血，脑脊液产生增加，如脉络丛乳头状瘤；恶性高血压。

依据改良Dandy标准诊断，IIH诊断需满足以下所有标准：①颅内压增高的症状及体征（如头痛、短暂性视物模糊、搏动性耳鸣、视乳头水肿、视力丧失）；②无其他神经功能异常或意识水平受损；③颅内压增高但脑脊液成分无异常；④神经影像学显示无颅内压增高的病因；⑤不存在其他明显的颅内压增高原因。

**【治疗】**IIH的治疗有两个主要目标：缓解症状（通常为头痛）和保护视力。需要定期随访患者直至其病情稳定。根据病情严重程度、症状持续时间和对治疗的反应，随访间隔应当个体化，但一开始应该至少每月随访一次。每次门诊随访应包括最佳矫正视力检查、正规的视野检查以及结合视乳头摄影的散瞳眼底检查。一些视力正常和症状轻微的患者除监测外，不需要治疗。

1. **避免诱因** 任何可能引起或者加重IIH的药物(如四环素衍生物)都应该停用；应该适时地对睡眠呼吸暂停进行诊断性多导睡眠监测和治疗；减轻体重。

2. **药物治疗** 通常首先采用碳酸酐酶抑制剂，袢利尿剂可用作辅助治疗，不推荐使用皮质类固醇。乙酰唑胺是IIH常用的一线治疗，儿童初始剂量为25mg/(kg·d)，最大剂量为100mg/(kg·d)或2g/d。磺胺过敏者慎用。托吡酯是一种能抑制碳酸酐酶活性的抗癫痫药物，有小样本非盲法研究提示，托吡酯可能改善视野和减轻症状。无法耐受乙酰唑胺的患者也可使用其他碳酸酐酶抑制剂，如醋甲唑胺(neptazane)。呋塞米[儿童1~2mg/(kg·d)]可能是一种有用的辅助治疗。不建议皮质类固醇，因为皮质类固醇可增加体重，从而可能加重IIH；停用皮质类固醇可引起颅内压增高严重反弹，伴明显的视力丧失；长期使用皮质类固醇还可引起显著的全身副作用。

如果上述其他治疗方法不能缓解IIH引起的头痛，用于偏头痛预防性治疗的药物常被用于治疗IIH引起的头痛，如丙戊酸盐、三环类抗抑郁药等。

3. **手术治疗** 连续腰穿可作为IIH手术治疗前的一种有效的权宜治疗，不建议长期应用。对于经最大剂量药物治疗失败的、对药物不耐受的或不依从以及有难治性头痛或进行性视力丧失的IIH患者，手术干预似乎是有益，包括视神经鞘减压术(optic nerve sheath fenestration，ONSF)、脑脊液分流术和静脉窦支架植入术。

**关键点**

1. 识别颅内压增高的临床症状和体征，如剧烈头痛、喷射性呕吐、复视、视乳头水肿、颈抵抗等。
2. 判断颅内压增高程度，警惕脑疝早期征象，如双侧瞳孔不等大、呼吸不规则、意识障碍等。
3. 明确颅内压增高的病因。

(常杏芝)

## 参考文献


1. Trinka E, Cock H, Hesdorffer D, et al. A definition and classification of status epilepticus—Report of the ILAE Task Force on Classification of Status Epilepticus. Epilepsia, 2015, 56: 1515-1523
2. Glauser T, Shinnar S, Gloss D, et al. Evidence-Based Guideline: Treatment of Convulsive Status Epilepticus in Children and Adults: Report of the Guideline Committee of the American Epilepsy Society. Epilepsy Curr, 2016, 16(1): 48-61
3. Lawton B, Davis T, Goldstein H, et al. An update in the initial management of paediatric status epilepticus. Curr Opin Pediatr, 2018, 30(3): 359-363
4. Trinka E, Brigo F, Shorvons. Recent advances in status epilepticus. Curr Opin Neurol, 2016, 29(2): 189-198
5. Macneill EC1, Walker CP. Inborn Errors of Metabolism in the Emergency Department (Undiagnosed and Management of the Known). Emerg Med Clin North Am, 2018, 36(2): 369-385
6. Cook P, Walker V. Investigation of the child with an acute metabolic disorder. J Clin Pathol, 2011, 64(3): 181-191
7. Arbeiter AK, Kranz B, WINGEN AM, et al. Continuous venovenous haemodialysis (CVVHD) and continuous peritoneal dialysis (CPD) in the acute management of 21 children with inborn errors of metabolism. Nephrol Dial Transplant, 2010, 25(4): 1257-1265
8. Semmler A, Widmann CN, Okulla T, et al. Persistent cognitive impairment, hippocampal atrophy and EEG changes in sepsis survivors. J Neurol Neurosurg Psychiatry, 2013, 84(1): 62-69
9. Sharshar T, Porcher R, Siami S, et al. Brainstem responses can predict death and delirium in sedated patients in intensive care unit. Crit Care Med, 2011, 39(8): 1960-1967
10. Nakagawa TA, Ashwal S, Mathur M, et al. Clinical report-Guidelines for the determination of brain death in infants and children: an update of the 1987 task force recommendations. Pediatrics, 2011, 128(3): 720-740
11. 国家卫生和计划生育委员会脑损伤质控评价中心. 脑死亡判定标准与技术规范(儿童质控版). 中华儿科杂志，2014，52(10)：756-759
12. Wijdicks EF. The diagnosis of brain death. N Engl J Med, 2001, 19; 344(16): 1215-1221
13. Kochanek PM, Carney N, Adelson PD, et al. Guidelines for the acute medical management of severe traumatic brain injury in infants, children, and adolescents—second edition. Pediatr Crit Care Med, 2012, 13(1): 1-82
14. Sanchez SM, Carpenter J, Chapman KE, et al. Pediatric ICU EEG monitoring: current resources and practice in the United States and Canada. Journal of Clinical Neurophysiology, 2013, 30(2): 156-160
15. Saitoh M, Shinohara M, Hoshino H, et al. Mutations of the SCN1A gene in acute encephalopathy. Epilepsia,

2012,53(3):558-564
16. Lim HY,Ho VP,Lim TC,et al. Serial outcomes in acute necrotizing encephalopathy of childhood:a medium and long term study. Brain Dev,2016,38(10):928-936.
17. Wall M.Update on idiopathic intracranial hypertension. Neurol Clin,2017,35(1):45-57
18. Smith SV,Friedman DI. The idiopathic intracranial hypertension treatment trial:A review of the outcomes. Headache,2017,57(8):1303-1310
19. Aylward SC,Reem RE. Pediatric intracranial hypertension. Pediatr Neurol,2017,66:32-43
20. Mitchell JL,Mollan SP,Vijay V,et al.Novel advances in monitoring and therapeutic approaches in idiopathic intracranial hypertension. Curr Opin Neurol,2019,32(3):422-431

第二十七章

# 儿童神经系统疾病的外科治疗

## 第一节 概述

华佗被尊为神经外科鼻祖，而现代神经外科是1919年成立的，Harvey Cushing在报道了一些脑肿瘤手术后，正式脱离了普通外科，作为一门新的学科——神经外科（neurological surgery）诞生了。1920年，神经外科协会（Society of Neurological Surgeons）成立。1926年，在美国波士顿召开了第一次小儿神经外科会。1929年，Franc Ingraham在波士顿儿童医院建立了第一个小儿神经外科。

在我国，赵以成教授为现代神经外科的创立建立了不朽功勋。首都医科大学北京宣武医院最早独立建立了小儿神经外科，白广明教授做了大量工作。20世纪80年代初，以王忠诚院士为首的神经外科中心从北京宣武医院转移到天坛医院。罗世琪教授在大量临床实践的基础上写成了我国第一部儿童神经外科专著《儿童神经系统肿瘤》，他的《颅内生殖细胞瘤肿瘤》和《下丘脑错构瘤》等都是里程碑式的专著，为中国儿童神经外科的发展做出了杰出贡献。其后儿童神经外科在马振宇主任领导下，开拓创新，使儿童颅内肿瘤的治疗效果达到一个巅峰。他首创的经胼胝体、透明隔间腔、穹窿间入路切除鞍上肿瘤，蛛网膜囊肿腹腔分流术等术式目前已经被广泛使用。

当前，国内儿童神经外科在各地区的发展还很不平衡，很多成人神经外科医生在兼做儿童神经外科手术。但是儿童神经外科与成人神经外科的差异是巨大的，主要体现在疾病种类上，同样是脑肿瘤，成人常见的脑肿瘤为胶质瘤、脑膜瘤、垂体瘤，而儿童常见脑肿瘤是星形细胞瘤、髓母细胞瘤、颅咽管瘤。同样是颅咽管瘤，病理类型儿童和成人也完全不同。儿童多见的生殖细胞肿瘤成人少见，儿童先天性神经系统发育畸形常见，成人多见的动脉瘤在儿童少见。即使在颅脑外伤上，儿童的手术指征和手术方式与成人也有很大区别，比如儿童很少去骨瓣，新生儿和小婴儿颅内血肿很少开颅手术，儿童有生长性骨折而成人没有。国内目前有独立儿童神经外科病房和医生的医院很少，儿童神经外科的手术难度和精细度要高于成人，儿童神经外科医生做成人手术很容易，但成人神经外科医生做儿童却比较难，以成人的治疗经验治疗儿童会导致很多错误。

儿童最多见的神经外科疾病是脑积水，治疗效果最好的也是脑积水，最麻烦的也是脑积水，而成人相对较少见。儿童脑积水非常复杂，不是简单的梗阻性或交通性脑积水就能区分的。不同年龄阶段脑脊液分泌量不同、颅内压不同、脑组织生长发育速度不同、每个孩子病情不同，特别需要个体化治疗。脑积水治疗的好坏也不在于是否放分流管，而是强调脑组织体积的增加和患者生长发育各个方面能否达到正常同龄人水平，不管是五年还是十年以后。

（姚红新）

## 第二节 中枢神经系统肿瘤

### 一、颅咽管瘤

颅咽管瘤（craniopharyngioma）是一种常见的胚胎发育异常肿瘤，起源于垂体胚胎发生过程中残存的鳞状上皮细胞。约占所有儿童颅内肿瘤的1.2%~1.4%，5~14岁为发病高峰。

**【病因与发病机制】**颅咽管瘤是一种良性肿瘤，发病原因不清，可能来源于退化不全的垂体-咽管胚胎鳞状上皮细胞。常发生于拉克囊（Rathke's pouch）形成的路径上，从咽部到鞍底、鞍内和鞍上，以鞍上最为常见。

**【病理】**肿瘤大多为囊性多房状或部分囊性，少数为实质性。囊壁表面光滑，有时因为钙盐沉积而钙化。囊内容物为黄褐色内燃机油样，放置不凝固。囊液成分复杂，由不同数量的胆固醇结晶、角蛋白、正铁血红蛋白组成。组织学分为釉质表皮型和鳞状表皮型两种。儿童颅咽管瘤的病理组织学类型主要是釉质表皮型，有3层构造，最外层为一层圆柱立方体表皮，中间层为复层的多角形、鳞状表皮样细胞，最内层为星形胶质细胞，处处有岛形成，在其中心的层状明胶样物质部分形成钙化。鳞状表皮型细胞间发育的多形性肿瘤细胞呈复层状、岛状发育，虽伴有丰富血管结缔组织的间质，但看不到囊肿形成、明胶和钙化。在儿童几乎都是釉质表皮型，在成人两种类型各占半数。按照颅咽管瘤与鞍膈的关系，可分为鞍内、鞍上、鞍内鞍上和脑室内肿瘤，以鞍上最为常见。部位不同，供血也有差异。

**【临床表现】**颅咽管瘤为良性肿瘤，生长缓慢，在儿童，早期临床表现往往为非特异性的颅内压增高症状，以致诊断往往延误，很多患者首诊原因是视力下降或身材矮小。

**1. 颅内压增高症状** 肿瘤向鞍上发展引起室间孔闭塞而导致脑积水，产生头痛、呕吐、视乳头水肿等颅内压增高表现。

**2. 视力、视野障碍** 鞍上肿瘤直接压迫视神经、视交叉及视束，引起视力下降及视野缺损。长期高颅压引起视神经萎缩，最后可致失明。

3. **内分泌障碍** 下丘脑垂体轴受累导致生长激素、促性腺激素、ACTH、TSH等分泌减少，出现身材矮小、基础代谢率低下、性器官发育障碍等。

4. **下丘脑受损** 肿瘤增大压迫下丘脑，可出现低体温、嗜睡、尿崩症。尿崩是由于下丘脑神经核团受累引起抗利尿激素减少所致，约10%患儿以尿崩为首发症状。

**【辅助检查】**

1. **CT检查** 可见鞍区囊性低密度影、蛋壳状钙化影，蛋壳状钙化是其特征性表现。增强CT可见囊壁部分强化缘。99%的儿童颅咽管瘤有不同程度的钙化(图27-1)。

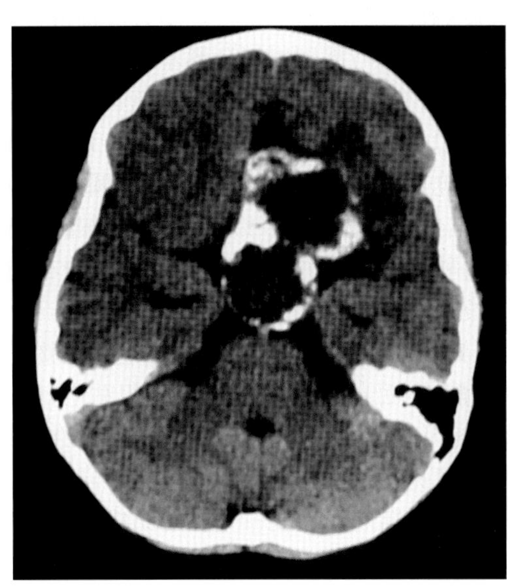

图27-1 颅咽管瘤CT
CT可见鞍上囊性占位，囊壁环形钙化

2. **MRI检查** 鞍区肿块，呈椭圆形、圆形或不规则形。由于肿瘤囊液的成分不同，$T_1$、$T_2$像显示低到高信号。实性或囊实性的颅咽管瘤，实性部分呈等$T_1$，长或短$T_2$信号。增强后，实性成分明显强化，囊壁环形强化。肿瘤较大时可压迫第三脑室引起梗阻性脑积水，瘤周水肿发生率很低。儿童颅咽管瘤都是囊实性或囊性，纯实性者少见(图27-2)。

3. **视力、视野、眼底检查** 可有视力下降、视野缺损、视乳头水肿或萎缩等改变。

4. **内分泌检查** 如表现肾上腺皮质功能减退和甲状腺功能减退，则提示术中术后有可能出现激素分泌功能衰竭。

5. **电解质检查** 术前血钠增高提示已经有下丘脑损伤，高于160mmol/L者预后不佳。

**【诊断及鉴别诊断】**本病通过典型的临床表现，结合CT、MRI等检查，一般诊断不难，但仍需与以下疾病相鉴别。

1. **垂体腺瘤** 儿童罕见，大多见于15岁以后，一般无颅内压增高及生长发育障碍，常有典型的双颞侧偏盲。CT可见邻近骨破坏，MRI信号均匀，在$T_1$WI及$T_2$WI均呈等信号，增强MRI呈不同程度强化。

2. **视神经胶质瘤** 一侧或两侧视神经孔扩大是重要的诊断依据，多无钙化。

3. **第三脑室前部胶质瘤** 早期出现颅内压增高，并进行性加重。无钙化，无内分泌症状及视力障碍。

**【治疗与预后】**颅咽管瘤手术前应口服激素作为术前准备。切除手术入路取决于肿瘤部位、大小、

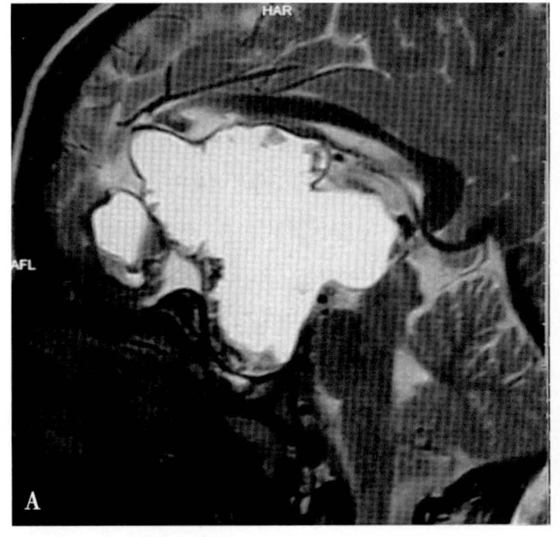


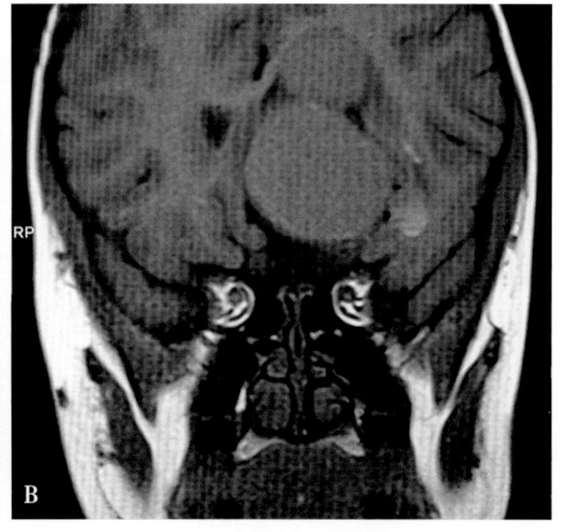


图27-2 颅咽管瘤
A. MRI矢状位图；B. MRI冠状位，可见鞍区巨大$T_2$高信号囊性占位、鞍区$T_1$等信号囊性占位，边界清楚

钙化的程度、囊肿部分的位置以及对脑脊液通路的影响。最佳的治疗手段是手术全部切除肿瘤。颅咽管瘤对放疗中度敏感，放疗可增加存活并推迟肿瘤复发时间。全球现已普遍采用目标区总剂量54Gy的分割放疗方案。初步的经验显示，质子束放疗比传统的体外光子放疗更能减轻放疗损伤，尤其当肿瘤位于视神经、视交叉及垂体附近时，质子束放疗更有优势。对于有内分泌功能障碍的患儿，需长期激素替代治疗。

儿童期发生的颅咽管瘤，20年生存率可达80%以上。颅咽管瘤某种程度上是一个慢性、难以治愈的疾病。手术后仍有可能发生下丘脑性肥胖、性发育不全、身材矮小、垂体功能障碍、视力视野障碍、记忆缺陷、精神行为异常等并发症，影响生活质量。有研究发现，下丘脑性肥胖和长期垂体功能不足显著不利预后，术后发生尿崩症可能是发展为严重下丘脑性肥胖的标志。

颅咽管瘤常与周围组织粘连，手术后容易复发，有报道复发率可以高达50%，因此需定期随访、复查。对于复发的肿瘤，如条件许可，仍可反复手术切除。

**关键点**

1. 常见于5~14岁儿童的一种颅内先天性肿瘤。
2. 病程较长，常见症状为颅内高压、视力视野障碍、生长发育障碍。
3. CT特征性表现为囊性或囊实性伴有钙化，可有脑积水征象。
4. 手术或手术联合放疗治疗。
5. 术后可长期生存，但可有内分泌紊乱等各种并发症，需长期治疗随访。

## 二、生殖细胞肿瘤

颅内生殖细胞肿瘤（intracranial germ cell tumors，ICGCT）是亚洲儿童及青少年常见的脑肿瘤类型，发病率占颅内肿瘤的0.2%~2%。起源于胚胎移行中的生殖细胞，多位于颅内三个部位，松果体区、鞍上区和基底节区。

ICGCT分为生殖细胞瘤（germinomas）（包括纯生殖细胞瘤simple germinomas、巨大合胞体滋养层细胞syncytial trophoblast giant cells）和非生殖细胞瘤性的生殖细胞肿瘤（non-geminomatous GCTs，NGGCTs），后者又包括胚胎癌、卵黄囊瘤、绒毛膜癌、畸胎瘤及混合性生殖细胞肿瘤）。生殖细胞瘤是最常见的病理类型，约占所有颅内生殖细胞肿瘤的60%左右。约有95%的生殖细胞肿瘤起源于中线附近，男女比例约为4∶1，但在鞍上区，女性发病率远高于男性。发病年龄30岁以内，10~12岁有一发病高峰。ICGCT少见，但在亚洲，发病率比在欧洲和美国要高。

**【病因与发病机制】**生殖细胞肿瘤发病原因不清，本病多为散发，没有明显的家族遗传性。

**【病理】**生殖细胞肿瘤与性腺外生殖细胞直接有关，源自胚胎发生的最初数周内退化的原始生殖细胞，生物学特征与起源于性腺的生殖细胞肿瘤大致相似。

1. **生殖细胞瘤** 约占松果体区肿瘤的50%以上，高度恶性，浸润性生长，可经脑脊液播散。外观粉红或灰红色，与周围组织分界不清，软而脆，呈细颗粒状或胶冻样外观，少数发生出血、坏死及囊变，钙化少见。镜下肿瘤细胞有大小两种，大细胞似上皮细胞，包浆丰富呈圆形，大小一致，核圆形，常可见有一突出的核小体，可见核分裂象。小细胞为淋巴细胞，两种细胞呈散在的或巢状相互交叉分布，淋巴细胞常密集分布于血管周围。

2. **畸胎瘤及恶性畸胎瘤** 畸胎瘤有完整包膜，境界清楚，表面光滑，可部分与脑组织粘连，多数压迫脑组织而产生症状。切面可见囊腔及实性肿瘤团块，囊内可见多种成分。镜下结构因不同组织成分而异，可能包括两个甚至三个胚层的成熟或未成熟结构。恶性畸胎瘤的诊断取决于肿瘤是否含有生殖细胞瘤、内胚窦瘤及绒毛膜上皮癌等的成分。

3. **卵黄囊瘤** 又称内胚窦瘤，以胚胎中胚层及卵黄囊内胚层异常发育为主要特征。质地硬韧，可见出血坏死区。肿瘤可发生广泛的局部侵犯，并可有广泛的蛛网膜下腔播散。镜下散在分布许多小囊腔，有扁平细胞或柱状细胞形成通路相交通，可见黏蛋白分泌上皮及黏液纤维细胞原基质，亦可找到一种由微细血管形成的小球样结构，上覆一层单层立方细胞，突入扁平细胞构成的腔内。肿瘤可混有其他生殖细胞肿瘤成分。

4. **绒毛膜上皮癌** 十分罕见，呈细颗粒状，红棕色，几乎全伴有出血坏死。可局限生长，也可侵入邻近脑组织，可发生血行播散。镜下含有滋养层细胞及合体滋养层细胞形成绒毛状结构。

**【临床表现】**

1. **脑组织与神经受肿瘤压迫及浸润** 松果体区肿瘤压迫四叠体上丘可致眼球上下运动障碍，瞳孔散大或不等大；压迫下丘及内侧膝状体引起耳鸣及听力减退；向下可影响小脑上蚓部和小脑上脚而出现躯干性共济失调及眼球震颤；鞍上生殖细胞瘤侵犯视交叉及视神经引起视野缺损、失明；侵犯动眼神经致动眼神经麻痹；基底节区受累引起对侧肢体偏瘫。

2. **肿瘤压迫或阻塞脑脊液循环通路** 引起梗阻性脑积水症状，常见于松果体区肿瘤，鞍上生殖细胞瘤也可阻塞室间孔引起脑积水。

3. **内分泌紊乱** 松果体区肿瘤破坏褪黑激素的合成与分泌，而后者可降低促性腺激素的含量与分泌，肿瘤破坏使这种抑制作用减弱，从而引起性早熟。鞍上区肿瘤引起视丘下部-垂体功能紊乱，表现为生长发育迟滞。

4. **尿崩症** 鞍上生殖细胞瘤累及垂体柄、下丘脑可引起尿崩症，几乎发生于所有患者而且是首发症状；松果体区肿瘤播散转移或直接侵犯下丘脑也可有尿崩。

5. **其他** 中脑受压引起锥体束征和意识障碍等表现。

**【辅助检查】**

1. **影像学检查** 如有脑积水，可见脑室扩大。CT扫描显示均一的或混杂的、对比增强的高密度肿块(图27-3)。位于鞍区时需要与颅咽管瘤及视神经胶质瘤鉴别。MRI扫描显示松果体或鞍区边界清楚的肿块，基底核区呈片状，大多数肿瘤信号较均匀，$T_1$WI呈等或稍低信号，$T_2$WI呈等或高信号，可有同侧脑萎缩，一般无出血、坏死、囊变；增强后肿瘤呈均匀的明显强化(图27-4)。

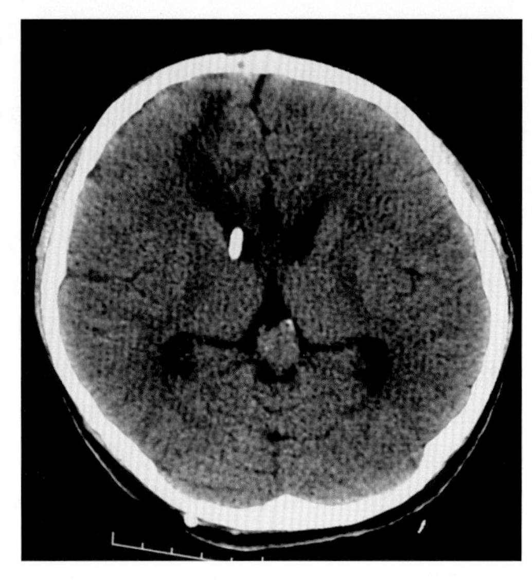

图27-3 生殖细胞肿瘤CT
第三脑室后部可见稍高密度病变，病变内密度不均。右侧侧脑室前角高密度影为引流管

2. **血清和/或脑脊液检查** 过去认为NGGCTs能分泌AFP、β-hCG，因此称这类肿瘤为分泌型生殖细胞肿瘤，但在病理证实的生殖细胞瘤患者中，也发现脑脊液及血清有不同程度的β-hCG升高。由于生殖细胞肿瘤病理的复杂性及各机构的标准不同，β-hCG升高到多少才能诊断生殖细胞瘤，没有统一的标准。一般来说轻度增高诊断生殖细胞瘤，大于1 000mIU/ml则考虑绒癌，脑脊液中β-hCG可以比血浆中高数倍，所以，如果怀疑生殖细胞瘤而血浆中β-hCG正常，应做腰穿查脑脊液，不仅是其绝对数值，其与血浆的比值也有关键的诊断意义。血浆

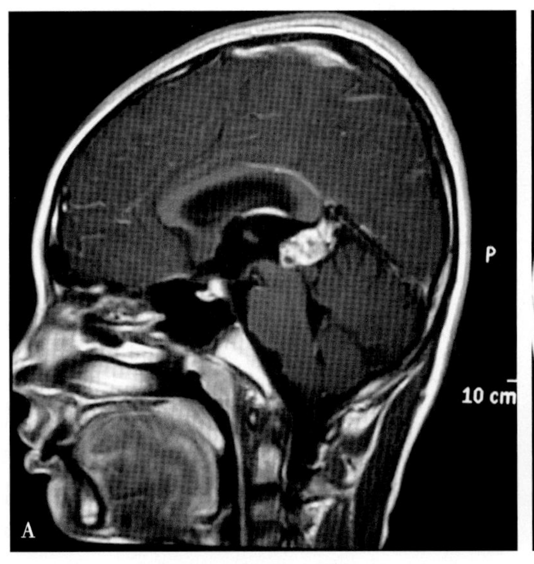



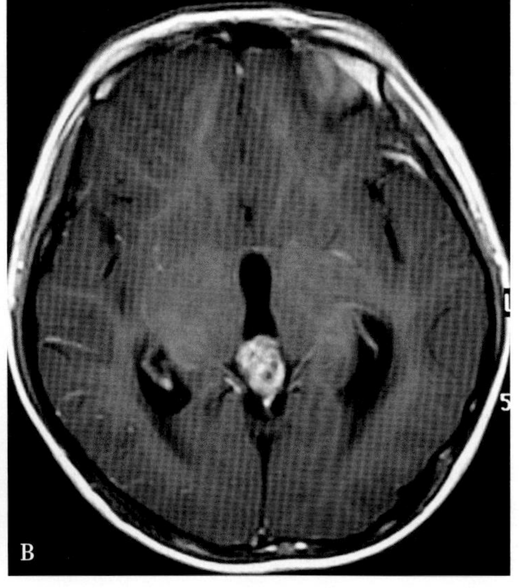



图27-4 生殖细胞肿瘤MRI强化
左矢状位(A)和右轴位(B)可见三脑室后部肿瘤，明显强化，强化不均匀，形态不规则

AFP 增高对诊断内胚窦瘤有决定意义，越高预后越差，脑脊液 AFP 诊断意义无血浆价值大。

3. **脑脊液细胞学及活检**　可以明确诊断，对于指导治疗有重大意义。但脑脊液细胞学检查阳性率很低。

**【诊断与鉴别诊断】**本病症状上无特异性，影像学也难以与其他颅内肿瘤相鉴别，血清和/或脑脊液中 β-hCG 升高可以提示本病，但确诊还需病理。对于已明确诊断或症状、肿瘤标记物和影像部分支持诊断的病例，可行诊断性放疗 2~3 次，如影像学肿瘤明显缩小或 β-hCG 明显下降，也可确切诊断。

本病需与颅内其他占位性病变相鉴别：颅咽管瘤、视神经胶质瘤、松果体区肿瘤等。通过影像学检查较难鉴别，可参考血或脑脊液 β-hCG 水平，必要时行诊断性放疗或手术、活检以鉴别。

**【治疗与预后】**手术治疗可以切除肿瘤、缓解压迫、获得病理诊断，但由于肿瘤部位和血供丰富等原因，手术难度大、风险高、患者损伤大。因此对于能够明确诊断生殖细胞瘤的患者，不要手术切除和活检，首选放化疗。实践证明即使合并脑积水的患儿，放疗几次后脑积水也可迅速消失。纯生殖细胞瘤对放化疗很敏感，联合放化疗，5 年生存率可达 90% 以上。NGGCTs 预后不如生殖细胞瘤，单用放疗，复发率高且无复发生存期短，但经过联合治疗，5 年生存率也可达 60%~80%。目前，对于生殖细胞肿瘤，没有一致的化疗方案。生殖细胞瘤为高度恶性肿瘤，容易经脑脊液播散，放疗需包括病灶区、全脑、全脊髓。放疗的副作用包括智力及精神后遗症、垂体前叶及下丘脑功能障碍。放、化疗后如果仍有肿瘤残留，应考虑手术切除。

**关键点**

1. 青春期前后男孩多见。
2. 肿瘤位于鞍上、基底节区、松果体区附近。
3. 血和/或脑脊液中 β-hCG、AFP 水平升高。
4. 放化疗敏感。

## 三、髓母细胞瘤

髓母细胞瘤(medulloblastoma)是一种儿童常见的颅内肿瘤，约占所有儿童脑肿瘤的 10%，绝大多数生长在小脑蚓部，容易沿脑脊液转移，生长迅速，是高度恶性的肿瘤。80% 的髓母细胞瘤发生于 15 岁以下的儿童，有两个发病高峰期，3~4 岁和 8~10 岁。男孩发病率高于女孩，男女之比约为 3∶1。

**【病因与发病机制】**髓母细胞瘤发病原因尚不清楚，与遗传有一定关系。6.4% 的髓母细胞瘤与遗传综合征和先天异常有关。儿童髓母细胞瘤有 1%~2% 合并 Gorlin 综合征(基底细胞痣综合征)，而 Gorlin 综合征的病例中髓母细胞瘤的发生率为 3%~5%。Rubinstein-Taybi 综合征与髓母细胞瘤关系密切。

**【病理】**髓母细胞瘤是来源于胚胎残余组织的肿瘤。多为实性，灰红色，质地脆软，呈浸润性生长，多数有假包膜，由于肿瘤生长迅速，瘤内常有出血、坏死，钙化较少。大龄组肿瘤发生在小脑半球者明显多于小龄组，肿瘤多数发生在小脑蚓部，充满第四脑室，压迫或侵入四脑室底，向上可阻塞导水管，向下可充满枕大池，少数经枕大孔侵入椎管。

镜下观察，细胞密集排列，常呈圆形、椭圆形、长椭圆形或近锥体形，细胞间有神经纤维。肿瘤细胞胞质极少，细胞大小一致。细胞核呈圆形或卵圆形，染色质极为丰富，着色浓染，核分裂象多见。组织学分为五个亚型：经典型、大细胞型、间变型、促纤维增生型、伴大量结节形成型(MBEN)，但组织学亚型与临床表现难以完全对应。

近年来，随着基因等检测技术的发展，WHO 又将髓母细胞瘤分为以下分子亚型：wingless(Wnt)、sonic hedgehog(Shh)、Group3 和 Group4 型。每个亚型有不同的染色体、基因改变。Wnt 亚型对术后放化疗敏感性最高，且最不易发生转移，因此预后也最好。WHO 分子分型能够更精确指导对预后的判断，还有可能开启髓母细胞瘤的个体化靶向治疗。

**【临床表现】**由于肿瘤生长迅速，所以病程较短，文献报道一般为 4~5 个月左右。

1. **颅内压增高表现**　易激惹、倦怠、恶心、呕吐、晨间头疼、厌食及行为改变。

2. **小脑功能异常**　病变部位不同，小脑功能受累的表现亦不同。小脑中线部位的肿瘤更常引起躯干共济失调(表现为直线行走障碍及 Romberg 征阳性)，而小脑半球的肿瘤则更常表现为四肢共济失调(表现为快速轮替运动障碍、指鼻试验及跟-膝-胫试验阳性)。

3. **脑神经受损**　可能为肿瘤直接侵犯脑神经或由于颅内压增高引起。外展神经受影响引起眼球内斜视，出现复视；压迫脑干、第Ⅸ和Ⅹ对脑神经引起呛咳，呛咳、误吸可引起肺炎；肿瘤侵犯第四脑室底面神经丘引起面瘫比较少见。

4. **其他**　肿瘤或下疝的小脑扁桃体深入椎管

时，造成患者采取保护性的强迫头位；肿瘤压迫脑干引起锥体束征；可出现由于肿瘤出血导致的蛛网膜下腔出血；病情严重可出现意识丧失、呼吸慢、血压升高、病理征阳性甚至去大脑强直的小脑危象；约1/3的肿瘤可见经脑脊液播散，马尾神经是最常见受累部位，少数转移至大脑各部位，亦可随分流发生腹腔种植，极少数经血行转移至肺与骨骼。

【辅助检查】

1. **CT 检查** CT 平扫见位于后颅窝内的高或等密度病灶，增强为均匀一致的强化。有坏死灶时，平扫可为不均匀的混杂密度。钙化不多见，可伴有梗阻性脑积水征象(图 27-5)。

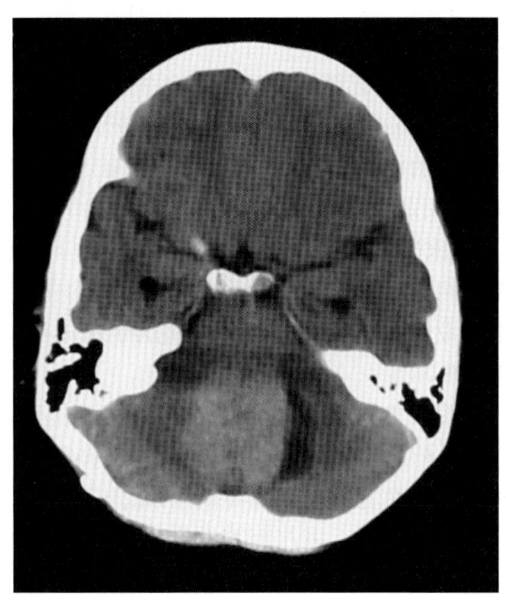

图 27-5 髓母细胞瘤 CT
CT 可见第四脑室内高密度占位，密度尚均匀

2. **MRI 检查** 髓母细胞瘤多表现为后颅窝中线处边界相对清楚的类圆形肿块，$T_1$WI 呈低信号，$T_2$WI 呈稍高或等信号，一般信号强度均匀，周围有时环绕长 $T_2$ 高信号水肿带。发生坏死或囊变时，可见到明显长 $T_1$、长 $T_2$ 信号。第四脑室变形或消失，残存第四脑室多位于肿瘤前上方。增强扫描时实质部分显著均匀增强，少数肿瘤实质部分可呈不均匀片状强化。肿瘤经脑脊液播散的转移灶，增强检查时亦显示为条状、结节状或脊髓内点、片状强化灶(图 27-6)。

3. **脑脊液检查** 腰穿细胞学检查可发现瘤细胞，但因术前髓母细胞瘤患者多有颅内压增高，应慎用腰穿。

【诊断及鉴别诊断】对于不明原因的头痛、呕吐、共济失调及强迫头位的儿童，应首先高度怀疑本病，部分患儿首发症状为自诉腹痛而非头痛，需要特别注意。需进一步行影像学检查。

髓母细胞瘤应主要与以下疾病相鉴别：

1. **室管膜瘤** 病程较长，早期即可出现呕吐，部分病例无明显的小脑体征。影像检查发现室管膜瘤更多向颈椎内生长。

2. **星形细胞瘤** 病程较长，多见于小脑半球，主要表现为肢体共济运动障碍和颅内压增高。影像示钙化较多见。

【治疗与预后】髓母细胞瘤的治疗以手术治疗为主，包括放疗、辅助化疗的综合治疗。手术应为在保证安全的前提下全切或近全切，而不仅仅是手术活检。手术时应尽量防止由于手术操作导致的肿瘤脑脊液转移。髓母细胞瘤对放疗敏感，由于放疗设

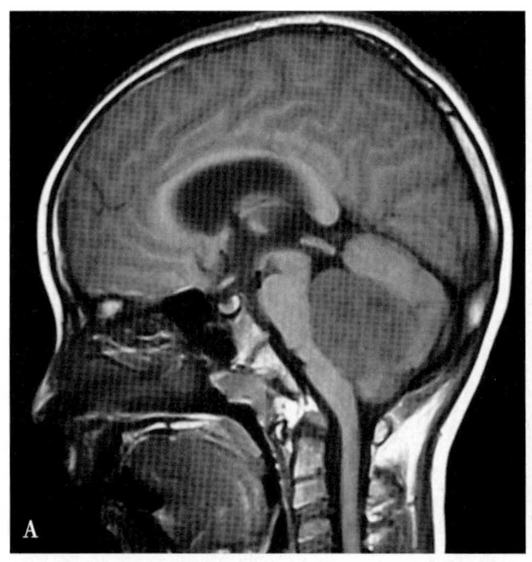


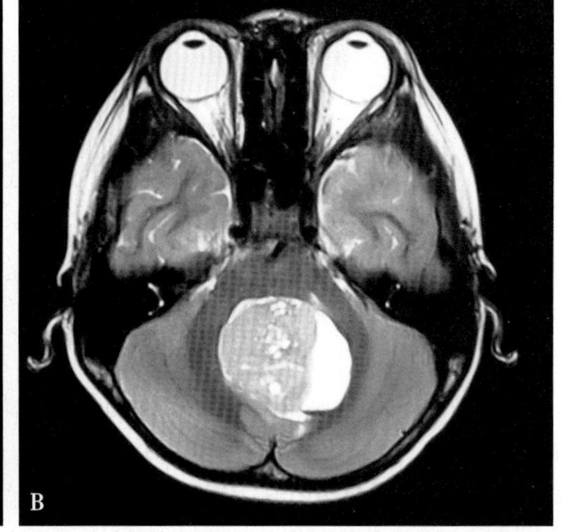


图 27-6 髓母细胞瘤 MRI
左矢状位(A)和右轴位(B)可见第四脑室内 $T_1$ 低信号、$T_2$ 高信号巨大类圆形占位，边界尚清楚

备及放疗技术的进步，大大改善了放疗效果，减轻了放疗并发症。患儿需3岁以上才可行放疗，针对髓母细胞瘤易播散转移的特点，放疗应包括全脑全脊髓。辅助化疗已被证实可以明显改善治疗效果，故被推荐用于所有患者。化疗需采用多药联合化疗。目前，国外已经开展依据肿瘤分子分型的靶向治疗实验。

髓母细胞瘤术后最常见的并发症为小脑性缄默，约发生于1/4左右的患者，在术后1~2日内出现。表现为进行性语言障碍、共济失调、情绪不稳定等，一些患者不能完全康复。如果肿瘤累及脑干和通过外侧孔向脑干一侧生长，术后会有脑神经症状如口歪眼斜、声音嘶哑、饮水呛咳和吞咽困难。放、化疗大多数患者能耐受。常见症状为脱发，胃肠道症状和血液系统异常等。

髓母细胞瘤5年总体生存率约70%，是高度恶性肿瘤中治疗效果最好的肿瘤之一，仅次于生殖细胞瘤。预后因素包括诊断时年龄、术后残留肿瘤大小、组织学分型、有无转移及分子亚型。促纤维增生型、伴大量结节形成型、Wnt亚型是预后较好的类型。

髓母细胞瘤原位复发比较少，多为颅内或脊髓蛛网膜下腔转移，一旦发生预后极差，很少活过两年。对于复查及行影像检查的最佳频率没有共识，一般来说治疗完成后的前3年，每3个月复查1次；3年以后每6个月复查1次。

**关键点**

1. 本病多见于15岁以下男孩。
2. 症状表现为颅内高压、脑神经受累、共济失调。
3. 影像检查可提示本病。
4. 最大范围切除肿瘤，联合放疗、化疗。
5. 定期复查，发现复发病灶。

## 四、下丘脑错构瘤

下丘脑错构瘤（hypothalamic hamartoma）是一种非常罕见的先天性发育异常而形成的非肿瘤性病变，由神经元和胶质细胞构成，通常发自第三脑室壁、灰结节和/或乳头体。临床表现主要为痴笑性癫痫和/或性早熟。由于极为罕见，国内发现病例在1 000例左右，难以具体统计其发病率，估计在1/1 000 000~2/1 000 000。患儿可以生后即出现症状，也可以终生无明显临床症状。

**【病因与发病机制】**本病为散发，未见家族遗传倾向。病因尚不明确。下丘脑错构瘤引起痴笑性癫痫的机制有发育学说、机械刺激学说、内分泌学说等，近年来，电生理学说逐渐成为主流，认为错构瘤本身，而不是大脑皮层，有内在致痫性。理由是：①深部电极记录到发作最早期来自病变的放电；②电刺激错构瘤引起痴笑性癫痫发作；③发作期SPECT检查出现下丘脑区域高灌注；④错构瘤全切后，痴笑性癫痫消失；⑤新皮层切除对痴笑性癫痫没有帮助。

下丘脑错构瘤引起性早熟的原因认为是由于错构瘤内有异位的功能性GnRH分泌细胞，分泌功能不受正常的GnRH神经生理调节。GnRH刺激垂体的促性腺激素细胞过早分泌LHRH而引起性早熟。免疫荧光化学也证实有些下丘脑错构瘤细胞内含有GnRH。

**【病理】**下丘脑错构瘤大小自2mm至数厘米不等，大体观同正常脑灰质，镜下类似灰质结构，含有不同比例的神经元、胶质细胞及纤维束。下丘脑错构瘤大小不会增长，切除后也不会复发。

**【临床表现】**痴笑性癫痫与性早熟是下丘脑错构瘤的两大主要表现，可以单独发生或合并存在。在癫痫发作的下丘脑错构瘤患儿，约20%~40%合并性早熟。

1. **痴笑性癫痫** 往往在婴儿期发病，甚至可以在出生后即起病，有宫内B超发现患儿痴笑发作的文献报道。晚者可以到青春期出现，但经常容易被家长及医生忽略。患儿痴笑发作时，发出类似笑声的声响，同时伴随面部肌肉的收缩，表现类似发笑。有少数患儿发作时有类似哭的声音和面部扭曲的表情，称为哭泣发作。每次发作持续数秒，发作频率可达每日数十次。随着患儿年龄增大，痴笑性癫痫症状可以消失而进展为其他癫痫发作形式。

2. **其他形式的癫痫** 随着病情的发展，患儿可以出现其他的癫痫发作形式，如复杂部分性发作、失神、强直、全身性强直-阵挛发作。

3. **性早熟** 男孩可以有阴茎及睾丸增大、声音变粗、痤疮等表现；女孩可以有乳房及外阴发育、阴毛生长、月经来潮等表现。

4. **认知及行为障碍** 患儿可以出现认知能力的停滞或倒退，学习能力变差，性格不稳定，易激惹，暴躁，有攻击性。

**【辅助检查】**

1. **MRI检查** MRI是下丘脑错构瘤确诊的首选检查。在MRI上典型的表现为肿瘤呈圆形或椭圆形，$T_1WI$等信号，与脑灰质信号一致，$T_2WI$等信号或稍高信号，信号均匀，增强后无强化（图27-7）。

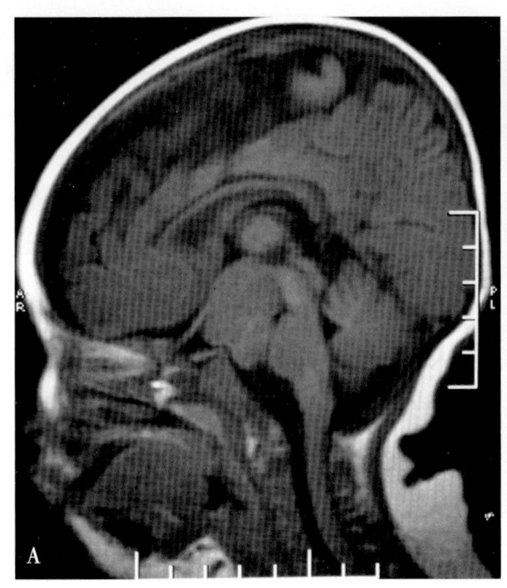

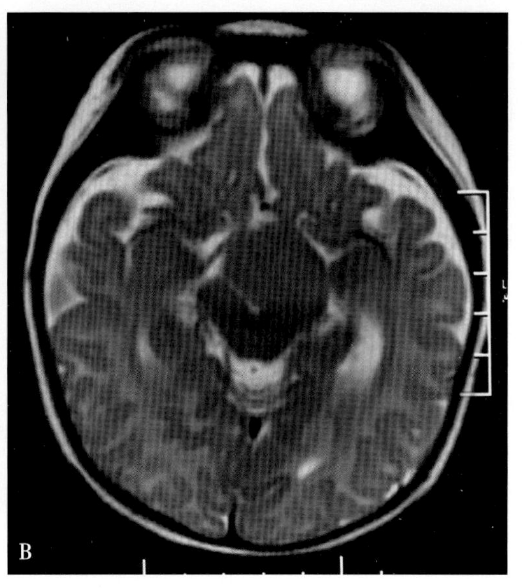


图 27-7 下丘脑错构瘤 MRI

左矢状位（A）和右轴位（B）可见下丘脑区巨大的等 $T_1$、等 $T_2$ 信号占位，内部信号均匀

2. **脑电图检查** 下丘脑错构瘤患者的脑电图特征各异，大部分的痴笑性癫痫在脑电图上没有变化，而且发作期的脑电图定位也有错误。脑电图对于下丘脑错构瘤的诊断价值很有限，一般不用来诊断。

3. **血清激素水平测定** 可发现与年龄段不匹配的异常 FSH、LH、雌激素的升高。如果性早熟诊断不清，可以做 GnRH 刺激实验协助诊断。

**【诊断与鉴别诊断】**根据下丘脑错构瘤典型的痴笑性癫痫表现，结合头颅 MRI 检查，可以明确诊断。性早熟的患儿，结合头颅 MRI 检查，也可以明确诊断。

1. **痴笑性癫痫** 需与其他引起病理性发笑的疾病，如酒精中毒、多发性硬化、肌萎缩侧索硬化、脑炎、脑血管病、星形细胞瘤、三脑室内乳头状瘤、垂体肿瘤、外伤、后颅窝肿瘤等鉴别。可以通过病史、药物筛查、影像学检查加以鉴别。

2. **性早熟** 下丘脑错构瘤的女性患儿可以出现乳房发育，需与单纯乳房发育鉴别。后者没有血清 LH 及雌激素的升高。

**【治疗与预后】**

1. **内科治疗** 抗癫痫药物对于痴笑性癫痫无效，但在部分病例，可以缓解癫痫部分性发作。生酮饮食对下丘脑错构瘤引起的多种形式的癫痫发作有效，酮体可能直接调节下丘脑错构瘤的内在致痫活性。对于下丘脑错构瘤引起的性早熟，GnRH 拮抗剂治疗有效。这类药物总体来说是安全的，但价格昂贵。

2. **手术治疗** 通过各种手术入路，切除下丘脑错构瘤。对于肿瘤较大，不能一次全切者，如术后仍有症状，可再次采取不同入路，切除肿瘤。如果错构瘤完全切除，则患儿的痴笑性癫痫可以消失，继发的其他癫痫也可消失，性早熟可以控制。患儿的认知能力好转，可以避免癫痫性脑病的发生。手术后常见的并发症是发热及钠盐代谢紊乱。常见低钠血症，也可出现高钠血症，有报道所有鞍上肿瘤术后电解质紊乱全在手术后 6 天内发生。低钠血症严重者可有抽搐发作，故需密切监测血电解质。采取经胼胝体穹窿间入路手术，术后少数患者可能有近期记忆障碍，但大多数可以恢复。在有经验的中心，手术切除下丘脑错构瘤安全有效。

3. **其他治疗** 放疗、下丘脑离断术、伽马刀治疗、射频消融等治疗方法，各有其适应证与并发症，但目前治疗效果都不如手术切除确切。

下丘脑错构瘤本身为良性疾病，出现痴笑性癫痫症状，如不治疗，将发展为癫痫性脑病，严重影响患儿的正常发育；如果进行及时、有效的治疗，可以消除症状，终生治愈。

**关键点**

1. 症状表现为痴笑性癫痫、性早熟。
2. 头 MRI 为确诊依据。
3. 药物对痴笑性癫痫无效，GnRH 拮抗剂可以有效控制性早熟。
4. 早期手术治疗安全有效，可以消除症状，阻断进展为癫痫性脑病。

## 五、星形细胞肿瘤

星形细胞肿瘤(astrocyte tumors)是来源于中枢神经系统胶质细胞的肿瘤,是胶质瘤的一种,可发生于中枢神经系统任何部位,星形细胞瘤是儿童最常见的胶质瘤类型之一,幕下多见。

**【病因与发病机制】**儿童星形细胞瘤的病因尚不清楚,少数与遗传有关。

**【病理】**

1. **星形细胞瘤** 主要位于白质内,呈浸润性生长,实性者无明显边界,多数不限于一个脑叶。肿瘤灰红色或灰白色,质地多较硬,约半数肿瘤呈部分囊性变,囊液淡黄色,蛋白含量高。有囊性变的肿瘤称为“囊在瘤内”。而位于小脑的星形细胞瘤常为一个大囊,囊壁为纤维结缔组织及神经胶质纤维构成,只切除瘤结节即可达到根治肿瘤的目的,这种称为“瘤在囊内。”少数小脑星形细胞瘤为实性,呈浸润性生长,预后较囊性者差。组织学可分为纤维型、原浆型、肥胖细胞型。

2. **间变性或恶性星形细胞瘤** 主要见于大脑内,瘤体较大,色灰红,质较软,浸润性生长,有囊性变和小灶性出血坏死灶。瘤细胞密集,核分裂象较多见。

3. **毛细胞型星形细胞瘤** 好发于中线结构的脑白质部位。发生于视神经者称视神经胶质瘤。细胞分化良好,具有丰富的神经原纤维,并同肿瘤细胞的两极相延续,呈编织样或网状,也可平行排列呈波浪状。肿瘤细胞分化良好,很难见到核分裂象。

WHO 根据肿瘤的临床病理特点及组织学亚型,分为 4 级,Ⅰ级和Ⅱ级为低级别,Ⅲ级和Ⅳ级为高级别。高级别星形细胞瘤常位于幕上大脑内,局部侵袭、浸润,可经蛛网膜下腔播散。小脑的星形细胞瘤 80% 以上是低级别的,常为囊性;位于脑干的可以是高级别,也可以是低级别,依据在脑干的部位而不同。不涉及桥脑的绝大部分是低级别胶质瘤,而仅局限于桥脑且无外部生长成分的,大部分为高级别。

目前,在星形细胞瘤,发现存在一些基因突变,未来或许成为分子分型的标志,可以更加精准判断预后或成为基因治疗靶点。

**【临床表现】**根据肿瘤在中枢神经系统的位置、大小、生长速度、病程长短及儿童年龄段而有不同表现。大脑半球的星形细胞瘤发病缓慢,多先出现肿瘤直接破坏造成的定位体征和症状,后出现颅内压增高症状。小脑的星形细胞瘤,特别是有囊变的较早引起脑脊液循环障碍,故先出现颅内压增高症状。脑干的星形细胞瘤进展快,早期出现脑神经损害和锥体束征,颅内压增高症状出现在晚期。

1. **大脑半球** 约有 60% 发生癫痫。广泛侵犯的额叶肿瘤可出现精神障碍;颞枕叶累及视觉传导通路或视觉中枢时可表现幻视、视野缺损;中央区受累可出现偏瘫。

2. **小脑** 儿童多见,多数位于小脑半球,其次为蚓部及第四脑室,少数位于桥脑小脑角。位于小脑半球者表现为单侧肢体共济失调,上肢较下肢明显;位于蚓部或近中线处,表现为躯干性共济失调。有小脑扁桃体下疝者表现为颈抵抗、强迫头位。

3. **视神经胶质瘤** 多见于儿童,多数病程较长,主要表现为视力、视野受损;肿瘤可阻塞室间孔出现颅内高压症状;少数侵犯视丘下部引起内分泌功能紊乱。

4. **脑干** 多位于桥脑、其次为延髓,中脑罕见。桥脑肿瘤出现外展神经、面神经或三叉神经受累;延髓肿瘤可有后组脑神经麻痹。肿瘤常侵犯脑干腹侧的锥体束而有“交叉性麻痹”。晚期可有颅内压增高表现。

5. **其他** 肿瘤侵犯丘脑、第三脑室前部等部位,有相应的症状。

**【辅助检查】**

1. **CT 检查** 肿瘤有明显的占位效应,肿瘤密度表现不一,如组织含水量高,CT 则呈低密度影,一般不增强或稍有增强,囊腔部分不增强。有脑脊液循环通路受阻者,可有脑积水征象。CT 显示脑干胶质瘤不如 MRI 理想(图 27-8)。

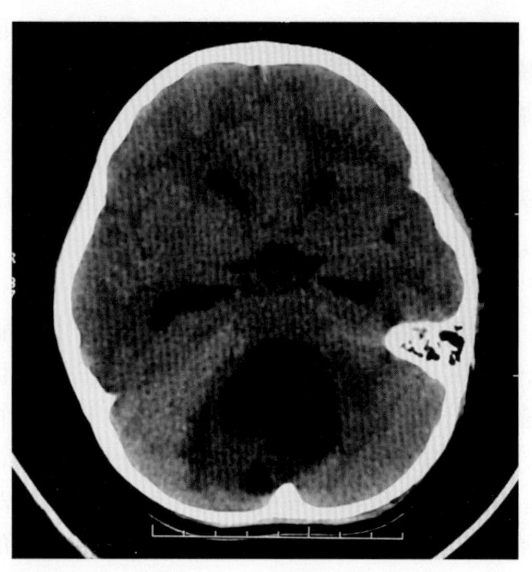

图 27-8 后颅窝星形细胞瘤 CT
后颅窝内囊实性占位,实性部分为低密度

2. **MRI 检查** 良性星形细胞瘤表现为 $T_1$ 低信号,$T_2$ 高信号,注射造影剂后增强不明显。恶性星形细胞瘤由于瘤内出血或坏死,$T_1$ 呈混杂信号,$T_2$ 呈高信号,信号强度不均(图 27-9)。

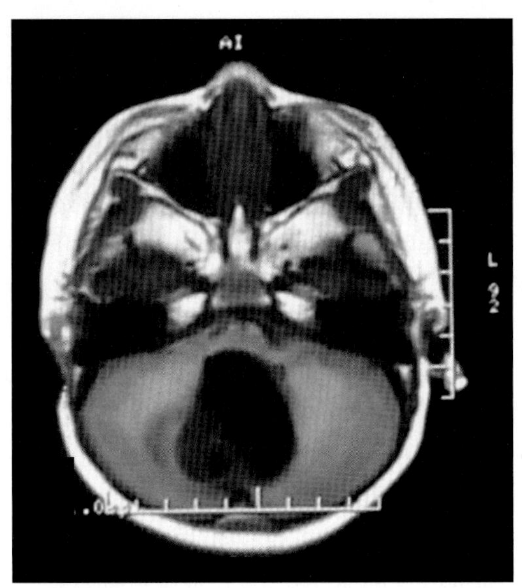

图 27-9 后颅窝星形细胞瘤 MRI
后颅窝囊实性占位,实性部分 $T_1$ 低信号

3. **其他** 以癫痫为首发症状者,脑电图检查常提示异常。视觉诱发电位对视神经胶质瘤、颞枕叶肿瘤有帮助,脑干听觉诱发电位有助于脑干、小脑等部位肿瘤的诊断。

**【诊断与鉴别诊断】**根据患儿症状,结合影像所见,一般可以明确诊断,主要需与以下疾病鉴别。

1. **髓母细胞瘤** CT 肿瘤多呈均匀一致的等或高密度病灶,增强检查呈均匀一致的强化。

2. **室管膜瘤** CT 肿瘤一般为等或稍高密度,可见钙化及囊变,增强扫描肿瘤呈不均匀强化。MRI $T_1$ 呈低或等信号,$T_2$ 呈明显高信号。肿瘤具有明显的异常对比增强。

3. **颅咽管瘤** 视神经胶质瘤需与颅咽管瘤鉴别,后者 CT 在儿童表现为囊肿,多呈弧形钙化,增强可见囊肿壁部分强化缘。

**【治疗与预后】**星形细胞瘤的治疗以手术切除为主,目的为最大限度地提高患者生存质量,延长生命。特别是低级别星形细胞瘤,单纯手术全切有可能痊愈,在非致命部位可做扩大切除。视神经胶质瘤和第三脑室肿瘤的手术要注意保护下丘脑。视神经胶质瘤多为低度恶性肿瘤,对放疗比较敏感,为保存视力,手术做部分或大部切除即可。脑干肿瘤治疗效果较差,特别是弥漫性脑干星形细胞瘤,晚期可出现梗阻性脑积水,为延长生命,可行分流术。对于病理证实的低级别星形细胞瘤,如果术后残留或者复发,再手术是最好的办法,除非位置差难以切净。高级别的星形细胞瘤单纯手术治疗是不够的,术后应予以放疗、化疗等综合治疗。

星形细胞瘤的预后与肿瘤部位、组织学类型、手术切除程度、患儿年龄等因素有关。低级别星形细胞瘤 8 年生存率可达 96%。治疗多年后仍可能复发,一般在原发肿瘤部位,也可有多灶、播散转移,复发的病变可以为原来的低级别,也可以转为更高级别。影像学监测可以发现无症状复发。高级别星形细胞瘤的预后与肿瘤切除程度相关,肿瘤全切的患儿,预后更好些,如果再联合辅助治疗,5 年生存率可到 40%~48%。

**关键点**

1. 儿童幕下常见,小脑的星形细胞瘤多为低级别肿瘤。
2. 肿瘤的部位不同,临床表现有差异。
3. CT 呈低密度病灶有助诊断。
4. 治疗力求最大限度切除肿瘤,保存功能,高级别肿瘤需联合放疗、化疗。定期随访,及时发现肿瘤复发。

## 六、脊髓肿瘤

### (一) 概述

儿童椎管内肿瘤发病率约占儿童中枢神经系统肿瘤的 4%~10%。儿童椎管内肿瘤按肿瘤位置可分为髓内肿瘤、髓外硬膜下肿瘤和硬膜外肿瘤。本章介绍的脊髓肿瘤(tumor of spinal cord)指髓内和髓外硬膜下肿瘤。

儿童脊髓肿瘤病理类型以胚胎残余组织肿瘤和神经胶质瘤最为常见。胚胎残余组织肿瘤包括表皮样囊肿、皮样囊肿、脂肪瘤、畸胎瘤和肠源性囊肿等,神经胶质瘤包括星形细胞瘤、室管膜瘤等。其他少见肿瘤有神经节胶质瘤、血管网状细胞瘤、神经胶质瘤在脊髓全长均有发病,而胚胎残余组织肿瘤常见于胸腰段或腰段。

**【临床表现】**

1. **疼痛** 肿瘤对神经根或硬脊膜的刺激可导致疼痛。疼痛位置为颈、背、腰部,较固定。一般为阵发性,可为刀割、针刺样,常在夜间加重。由于儿童对症状描述不清,家长常忽视疼痛症状,幼儿疼痛表现为哭闹、烦躁,常被误诊。

2. **运动障碍** 肿瘤逐渐增大可产生脊髓压迫症状。早期可出现肢体无力,在幼儿可表现为笨拙,运动发育落后或倒退。肿瘤继续发展,可表现为节段以下的上运动神经元性瘫痪,表现为肌张力增高、腱反射亢进及病理征阳性。当肿瘤进一步进展,节段以下逐渐产生横贯性损伤,表现为运动功能完全丧失。

3. **感觉障碍** 由于儿童对症状的描述能力不及成人,故感觉障碍的发现一般晚于运动障碍。感觉功能障碍早期一般表现为肢体麻木或蚁行感,查体可见肿瘤节段以下各种感觉的减退。如不能及时解除压迫,晚期感觉功能亦可逐渐完全丧失。

4. **自主神经功能障碍** 儿童肿瘤常见于腰骶部,严重损害支配膀胱直肠的自主神经功能,造成尿潴留或排便困难。具体表现为排尿次数增多,每次尿量减少,排尿无力,便秘或哭闹时大小便溢出。自主神经功能障碍还可表现为排汗和血管收缩异常,出现局部皮肤皮温低、苍白、干燥等。

5. **畸形** 患儿可合并畸形,如脊膜膨出、脊柱侧凸或后凸、皮毛窦、局部脂肪增厚等。

**【辅助检查】**

1. **脊柱X线检查** 目前应用较少,最常见阳性发现为椎体破坏或压迹。

2. **脊柱CT检查** 除肿瘤外,还可见椎体压迹、椎管增宽。有时可见肿瘤内部钙化。

3. **脊柱MRI检查** 磁共振检查是目前检查脊髓肿瘤最重要的手段。通过MRI,我们可对肿瘤的大小、位置、与脊髓的关系、血运等情况有全面的了解。MRI对肿瘤的诊断和鉴别诊断很有意义,也是制订手术方案的重要资料。

4. **其他检查** 主要为明确神经功能障碍程度以及鉴别诊断,如有排尿障碍的患儿可行膀胱超声或尿动力检查,有肢体运动、感觉障碍的可行诱发电位检查,不能除外脊髓炎症改变的需行脑脊液相关检查。

**【诊断和鉴别诊断】**儿童不明原因的颈、背、腰痛,哭闹、烦躁,四肢或仅下肢无力,僵硬或发育落后,局部脊柱的畸形、皮毛窦、色素斑、大小便障碍等,应考虑脊髓肿瘤可能。而仔细的神经系统查体往往能发现更多信息。脊柱X线、CT或MRI可进一步明确及鉴别诊断。由于脊髓病变的表现多类似,儿童表达能力差,故脊髓肿瘤临床需警惕误诊。

1. **神经管闭合不全** 可表现为隐性脊柱裂、脊膜膨出和脊髓脊膜膨出等。脊膜膨出、脊髓脊膜膨出因有局部外观改变,与脊髓肿瘤的鉴别并不困难。隐性脊柱裂可无临床症状,但合并脊髓栓系时逐渐出现下肢感觉运动障碍和大小便功能障碍。MRI易于鉴别,但需注意,神经管闭合不全常与胚胎残余组织肿瘤并发。

2. **急性横贯性脊髓炎** 起病较急,多有感染史。可于数小时至2天内出现下肢截瘫和大小便潴留。表现为双下肢肌张力低,腱反射不能引出,病理征阴性。持续1~2周后逐渐转变为肌张力增高,腱反射亢进,病理征阳性。之后症状可逐渐好转。其起病于感染后且较急,与脊髓肿瘤不同。脊髓MRI亦可鉴别。但脊髓肿瘤卒中,也可有发热及症状快速进展的表现,需注意鉴别。

**【治疗】**儿童脊髓肿瘤目前最有效的治疗方法是手术治疗。手术可切除肿瘤,解除脊髓组织压迫。且随着显微手术的进步与普及,术后发生严重神经功能障碍的病例已显著减少。

脊髓肿瘤手术的主要目的:明确组织学诊断,切除肿瘤或减少肿瘤体积,重建或维持椎管稳定性。由于儿童脊髓肿瘤以胚胎残余组织肿瘤与神经胶质瘤为主,所以全切率较成人为低。应在不严重影响神经功能的前提下,尽可能多地切除肿瘤。手术应尽可能地轻柔、精细,打开椎板后均应在显微镜下操作。术中肌肉运动诱发电位可反映皮质脊髓束的功能,为手术安全提供一定的保证。椎管稳定性也是手术应当考虑的问题。由于椎板复位后,随儿童生长远期可出现椎管狭窄,而儿童椎板切除后也可发生脊柱侧凸和后凸。为避免产生并发症,目前最好的方法是尽量限制椎板切除范围,且术后应予以限制脊柱活动。大龄儿童可用钛板、钛钉固定复位的椎板。根据术后病理学诊断,应综合患儿年龄等相关因素选择是否进一步放疗或化疗。

**(二)星形细胞瘤**

星形细胞瘤在儿童脊髓肿瘤中最为常见,其中又以低级别星形细胞瘤(WHO Ⅰ~Ⅱ级)为主,据国内外报道约10%~15%为高级别肿瘤。

MRI是诊断脊髓星形细胞瘤最重要的检查方法。星形细胞瘤在影像上多表现为偏向一侧的占位性病变,边界不清。由于肿瘤内部可有坏死及囊变,肿瘤可不均匀强化。肿瘤有时可累及数个脊髓节段,有的肿瘤完全位于髓内,有的早期即向髓外生长,发现时大部分可位于髓外(图27-10)。

手术切除是治疗脊髓星形细胞瘤的主要方式。手术应在不严重影响神经功能的前提下尽量全切肿瘤,根据病理级别选择综合治疗方案。

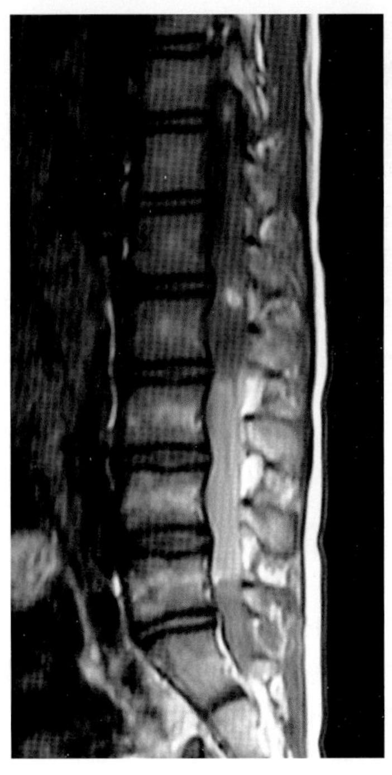

图 27-10 胸、腰椎脊髓内占位性病变，信号不均，边界不清

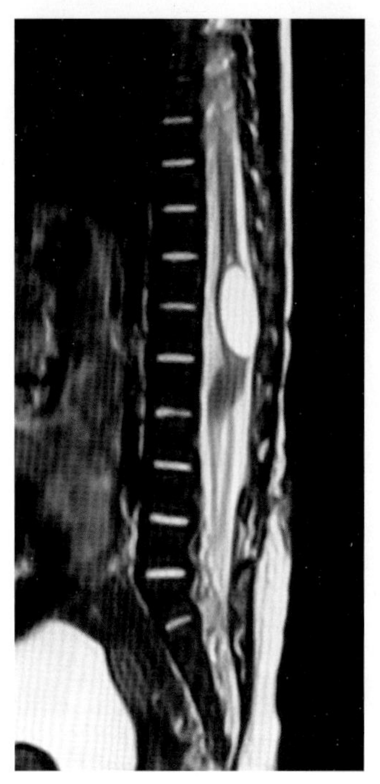

图 27-11 脊髓 MRI
可见髓外硬膜下椭圆形长 $T_2$ 信号，边界清楚

（三）胚胎残余组织肿瘤

儿童脊髓胚胎残余组织肿瘤是胚胎组织异位性肿瘤，为胚胎发育期残存的胚层细胞发展而成。依组织结构不同可分为表皮样囊肿、皮样囊肿、畸胎瘤、脂肪瘤、肠源性囊肿。这些肿瘤可发生在脊髓各段，但最常见于胸腰段和腰段。表皮样囊肿和皮样囊肿由外胚层发生，畸胎瘤包含三个胚层结构，而肠源性囊肿以内胚层为主。

1. **脂肪瘤** 脂肪瘤来源尚不明确，有学者统计新生儿椎管内脂肪瘤发病率约 1/4 000。在神经管闭合不全病例，如隐性脊柱裂和脊膜膨出中，脊髓脂肪瘤很常见。腰骶部脂肪瘤常与脊髓栓系和脊髓低位同时出现。

脂肪瘤少见疼痛，双下肢的感觉、运动障碍和大小便障碍是脂肪瘤的常见症状。由于肿瘤进展缓慢，并且多合并脊髓栓系，双下肢慢性的运动功能障碍可逐渐进展为双下肢畸形，表现为马蹄状内翻（偶尔外翻）、双下肢不等长、不等粗和关节畸形。

脂肪瘤在 MRI 影像上呈典型的脂肪信号，即短 $T_1$ 长 $T_2$ 信号，增强后无强化，脂肪抑制像可明确诊断。MRI 还可观察有无合并脊髓栓系、脊髓低位等，在 CT 上可观察有无脊柱裂、脊髓纵裂等情况（图 27-11）。

对于有症状的脊髓脂肪瘤，及时手术可阻止神经功能进一步恶化。由于脂肪瘤组织和神经均粘连紧密，故强行手术全切可严重损伤神经组织。手术目的为尽量减少肿瘤体积，松解神经粘连，解除脊髓栓系。对于无症状的脊髓脂肪瘤，是否行预防性手术目前尚有争议。

2. **表皮样囊肿与皮样囊肿** 表皮样囊肿和皮样囊肿的来源多为皮毛窦内口，脱落的上皮和胆固醇结晶构成了两者囊肿内容物的干酪样物。如内容物还存在真皮及皮肤附件如汗腺、毛囊等，即为皮样囊肿。

表皮样囊肿和皮样囊肿的临床表现除常见的脊髓肿瘤症状外，有其自身特点：①发病年龄小，病情进展慢。②疼痛为最常见症状。③如囊内容物溢出，可导致化学性脑膜炎；如合并皮毛窦，有时可导致细菌性脑膜炎。④常并发其他畸形，如下肢变细、马蹄内翻足等。

表皮样囊肿和皮样囊肿在 MRI 上不易区分，均表现为髓内或髓外硬膜下囊性病变，信号较均匀，可见局灶短 $T_1$ 信号。多合并椎管闭合不全（图 27-12）。

椎管内表皮样囊肿或皮样囊肿发现后即应手术治疗。如合并椎管内感染的应先抗感染治疗后再行手术。手术应在不损伤神经功能的情况下尽可能全切，如囊壁与神经粘连紧密，应尽可能多切除囊壁内层。

3. **肠源性囊肿** 肠源性囊肿起源于内胚层组织，与其他类型胚胎残余组织肿瘤有所不同，其好发于颈段及上胸段，且位于脊髓腹侧多见。

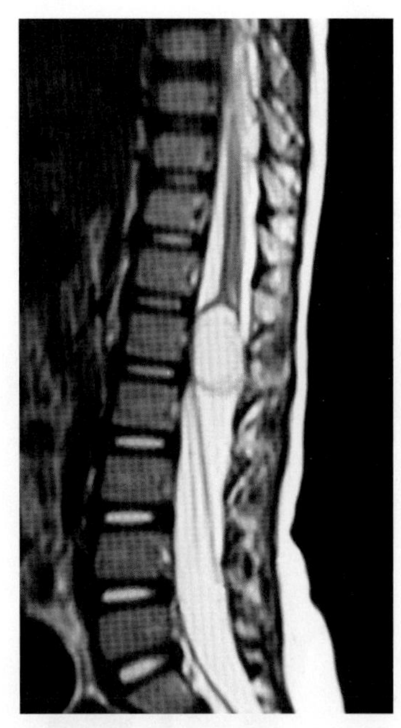

图 27-12 脊髓 MRI
可见马尾内长 $T_2$ 信号，信号均匀，边界清楚

由于有的肠源性囊肿内含消化腺组织，可分泌消化液，故临床症状以疼痛多见，且程度较强。多因“颈、胸疼痛”误诊为其他疾病。

在 MRI 上，肠源性囊肿多表现为长 $T_1$ 或等 $T_1$ 长 $T_2$ 的囊性信号，边界清楚，无明显强化（图 27-13）。

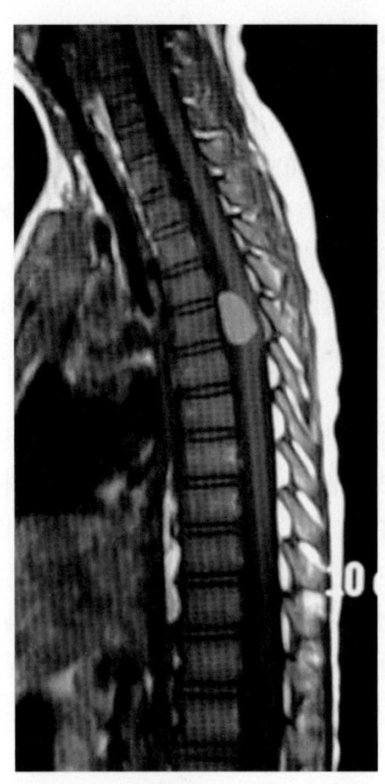

图 27-13 脊髓 MRI
可见胸段脊髓腹侧、髓外硬膜下稍短 $T_1$ 信号，边界清楚

肠源性囊肿应争取全切，术中不要把囊壁弄破，先用注射器穿刺使之缩小后再完整切除。

**关键点**

1. 主要症状为肢体运动、感觉障碍。
2. 低级别较常见。
3. 脊髓 MRI 为重要的检查手段。
4. 手术治疗是主要治疗方法。

（姚红新　张宏武）

## 第三节　脑积水

脑积水（hydrocephalus）是由于脑脊液的产生和吸收之间失去平衡所致的脑室系统和 / 或蛛网膜下腔扩大积聚大量脑脊液。通常是由于脑脊液循环通路上的阻塞，使得脑脊液不能达到其吸收部位或是其吸收发生障碍所致。少部分是脑脊液分泌过多，如脉络丛乳头状瘤、巨脉络丛等原因所引起的。

**【发病率】**脑积水在人群中的总体发病率尚不清楚，据不完全统计，在新生儿中的发病率为 0.3%~0.4%。其中单纯性先天性脑积水所占比例约为 0.09%~0.15%，同时伴有脊膜膨出和脊柱裂所占比例约为 0.13%~0.29%。获得性（后天性）脑积水有明确病因，其发生率也因病因而异，其中继发于脑出血的患儿比例大约占 25.5%。

**【脑脊液的产生及循环】**脑脊液是充满于脑室系统及中央管内并进行不断循环的液体，在中枢神经系统中起着淋巴的作用，有营养细胞并同时带走代谢产物的功能。脑脊液的循环对调整颅内压力起到一定作用。脑脊液的形成主要发生在脑室系统内的脉络丛，部分来自室管膜。当胚胎发育至第 35 天，脉络丛开始出现在侧脑室、第三脑室和第四脑室。至第 50 天，开始具备分泌脑脊液的功能和进行脑脊液循环。脉络丛的绒毛是产生脑脊液的主要部位。绒毛由中央的毛细血管丛、表面的上皮细胞层和两者之间的基底膜组成。流经毛细血管的血浆可以直接滤过毛细血管，但是由于上皮细胞的紧密结合，滤出的血浆必须经过上皮细胞主动耗能的转运过程，才能进入脑室成为脑脊液。因此，脑脊液的形成是由被动过滤和主动耗能两个阶段完成。脑脊液总量约 130~150ml，密度 1.005kg/m³，每天分泌脑脊液总量约为 500ml（21ml/h）。因此脑脊液每天要循环 3~4 次。

脑脊液循环又称为第三循环，其动力来源于脑室的搏动，而脑室搏动的发生绝大部分是由于脑动脉的搏动和呼吸的变化所引起的结果。少部分是来自脉络丛有节奏的跳动和室管膜细胞纤毛的活动。脑脊液循环的途径开始于侧脑室，经过室间孔（Monro孔）进入第三脑室；经中脑导水管进入第四脑室。在此脑脊液分两个方向流动：①经正中孔（Magendie 孔）注入脊髓的蛛网膜下腔；②经两个侧孔（Luschka 孔）注入脑池和脑的蛛网膜下腔，由上矢状窦两旁的蛛网膜颗粒吸收而进入上矢状窦的静脉血中。脊髓神经根周围的蛛网膜颗粒也可吸收部分脑脊液。近来发现，颅内的一部分脑脊液还可以通过脑实质的细胞外间隙、脑神经出颅处的蛛网膜鞘、室管膜和软脑膜进入血液中。任何引起脑脊液分泌过多、循环通路受阻或是吸收障碍的病变都可以引起脑积水。

**【脑积水的病理生理】**有研究发现，当颅内压力为 0.01~2.4kPa（1~244mm$H_2O$）时，脑脊液仍然可以正常分泌，只有当颅内压力继续升高时，脑脊液形成量才有所减少。因此，对于脑积水的患者而言，脑脊液的每日生成量决定于颅内压力的大小，在颅内压不超过 2.4kPa 的情况下，脑脊液的生成量无明显变化。

大多数脑积水患儿表现为进行性加重，产生高压性脑积水，患儿脑室系统明显扩张。在婴幼儿表现为头颅增大、脑实质变薄、脑沟回变浅；胼胝体、锥体束、基底节、四叠体、脉络丛等均因长期受压而萎缩；第三脑室底向下凸出，压迫视神经；室管膜细胞变平，纤毛丧失，后期常有室管膜断裂或破坏，脑室表面胶质组织覆盖。透明隔穿通或消失。脑室周围的白质出现水肿，严重者可扩展到灰质，这种水肿主要位于细胞外。脑细胞的改变较轻，水肿区形成空隙使得有髓鞘纤维分开；侧脑室周围可形成憩室或蛛网膜下腔穿通。脑皮质破裂后可使得大量脑脊液溢出于脑表面的蛛网膜下腔；若同时蛛网膜颗粒吸收障碍时，则会出现脑外积水；若脑脊液破入硬膜下腔，就会形成硬膜下积液。

脑积水对于神经结构的损害主要是脑脊液循环通路受阻而引起的继发性改变。主要表现为脑室系统由于脑脊液的积聚而扩张，室管膜细胞的侧突肿大、伸长，随着脑室壁的进一步受牵拉，室管膜逐渐消失，脑室周围呈星形细胞化或胶质瘢痕形成。脑室进一步扩大，可使脑脊液进入脑室周围组织而引起白质水肿。这时即使行脑脊液分流术，使得脑室恢复到正常大小，脑组织在组织学上的改变已经不能恢复。

在大体解剖上，当脑脊液容量增加时，脑组织的弹性减少。若脑积水进一步发展，大脑皮层受压变薄，继发脑组织萎缩。第三脑室的扩张可使得下丘脑受压而萎缩，中脑受压则使得眼球垂直运动发生障碍，出现临床常见的“落日”征。脑积水也可对颈静脉回流有所影响，脑积水可引起颅内压增高从而使得双侧横窦受压，使注入双侧颈静脉的血流受阻，因而可出现代偿性的颈外静脉系统的血液回流增加，从而进一步继发头皮静脉怒张。

部分脑积水还可能因为脑脊液分泌和吸收的重新建立平衡而使得疾病进展缓慢，成为静止性脑积水。脑室不再进行性扩张，临床症状也不再进展。高压性的脑积水也可能在脑室扩张后，脑室内压力逐渐下降，扩张的脑室和压力之间重新建立平衡而出现代偿状态。颅内压降至正常范围后脑室仍然维持扩张状态，形成正压力脑积水，而这种脑积水实际上属于交通性脑积水的一种特殊类型，见于蛛网膜下腔出血、脑外伤、脑膜炎、脑肿瘤、脑部手术后等，也有一部分原因不明。

**【脑积水的分类】**脑积水可以按照多种方法分类。如按年龄可分为婴幼儿脑积水和成人脑积水；按压力可分为高压性脑积水、正常压力性脑积水和低压性脑积水；按照部位可分为脑室内脑积水和脑外脑积水（即蛛网膜下腔扩张）；按时间可分为急性（数天）、亚急性（数周）和慢性（数月至数年）；按症状有无可分为症状性脑积水和无症状性脑积水；按脑积水病情发展与否可分为进展性脑积水和静止性脑积水。

按病因分类：①交通性脑积水（也称为非梗阻性脑积水）：特点是脑室系统普遍扩张，且与蛛网膜下腔交通；传统交通性脑积水实际上包括了分泌过多、吸收障碍和蛛网膜下腔梗阻性脑积水。②梗阻性脑积水：脑室内某一通道上发生狭窄和梗阻。使得脑脊液全部或部分不能流至脑池和蛛网膜下腔，出现梗阻部位以上脑室系统扩张（表 27-1）。

**【脑积水的病因】**脑积水病因可分为脑脊液分泌过多、脑脊液循环障碍和脑脊液吸收障碍三个方面。

**1. 脑脊液分泌过多**

(1) 脉络丛乳头状瘤：是脑脊液分泌过多的主要因素，多见于婴儿，由于分泌细胞的增生和肥大，使脑脊液的分泌量增多（图 27-14）。

(2) 脑膜炎：脑膜的各种炎症，如细菌性、病毒性、结核性、霉菌性等均可使脑膜出现炎性反应。炎症的早期可出现脑表面的静脉怒张和脉络丛充血而出现液体产生的异常增多。

(3) 单纯性脑脊液分泌过多：病理因素至今尚不完全清楚。

(4) 巨脉络丛：多为广泛脉络丛发育异常，导致脑脊液分泌过多、脑积水。

表 27-1 脑积水的分类

| 非交通性脑积水 | 交通性脑积水 |
|---|---|
| 先天性病变 | 先天性病变 |
| 导水管阻塞和狭窄 | 畸形 |
| 胶质增生 | 脑膨出或脑膜脑膨出 |
| 导水管分叉 | 先天性蛛网膜颗粒缺失 |
| 狭窄 | 代谢病如甲基丙二酸尿症 |
| 隔膜 | 后天性病变 |
| Dandy-Walker 综合征 | 脑膜炎 |
| 占位性病变 | 颅内出血 |
| 良性囊肿 | 肿瘤 |
| 血管畸形 | 非肿瘤性占位病变 |
| 肿瘤 | 扁平颅底和颅底凹陷症 |
| 后天性病变 | 外伤 |
| 导水管狭窄(胶质增生) | 循环系统疾病如先天性心脏病、肾病等 |
| 脑室炎或瘢痕形成 | |
| 占位病变 | |
| 肿瘤 | |
| 非肿瘤性占位病变 | |

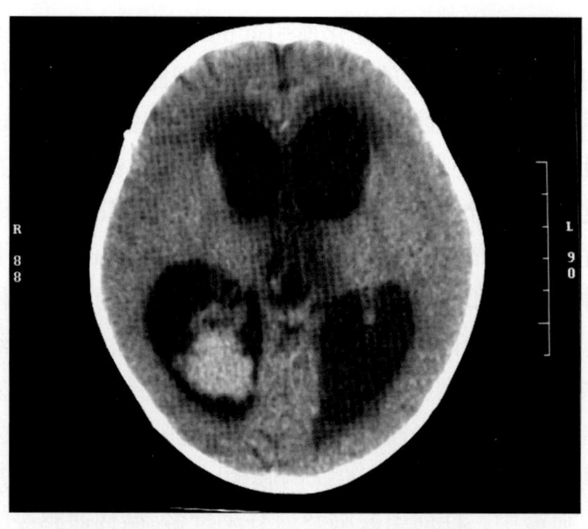

图 27-14 侧脑室脉络丛乳头状瘤继发脑积水 CT

2. **脑脊液循环障碍** 是引起脑积水的主要原因,脑脊液循环通路的任何部位发生梗阻,均可引起脑脊液的循环障碍而导致脑积水。出生前、后均可发生。梗阻的部位不同,病因也各有所异,常见的梗阻部位病因一般分为以下几种。

(1) 侧脑室受阻:见于出生前、后的室管膜下和脑室内出血(图 27-15);出生前、后的脑室内或脑室外肿瘤的压迫。

(2) 室间孔受阻:可因脑炎、室间孔区胶质细胞

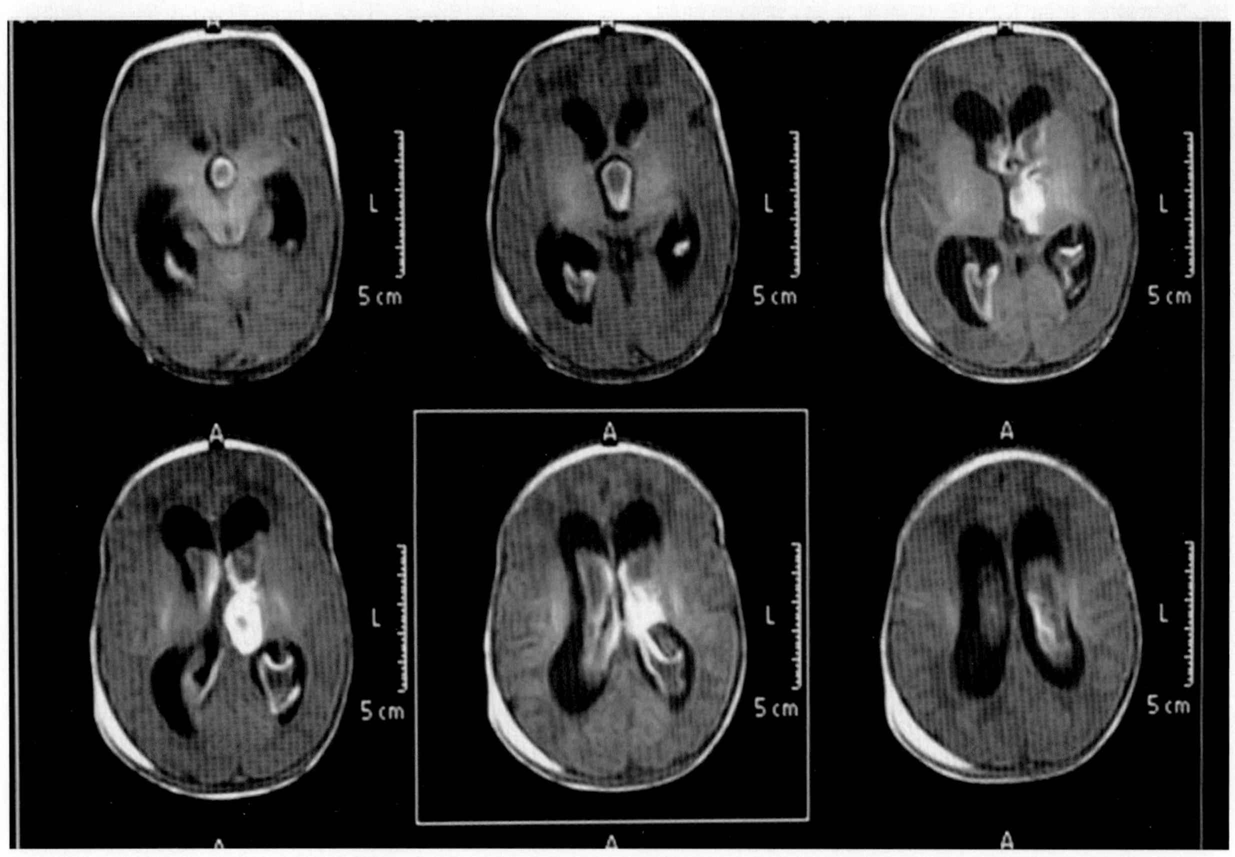


图 27-15 MRI 示生后脑出血继发脑积水

瘤、结节性硬化、胶样囊肿及第三脑室前部或鞍上的占位病变向室间孔区延伸。

(3) 第三脑室受阻：见于第三脑室内胶样囊肿；视束、丘脑下部或丘脑的胶质细胞瘤；鞍上的颅咽管瘤及蛛网膜囊肿向第三脑室内发展，妨碍脑脊液的正常循环(图 27-16)。

(4) 中脑导水管受阻：以生长性狭窄最为多见，约占婴儿脑积水的 66%，狭窄原因为胚胎期中脑导水管周围的神经胶质细胞进行性增生，使中脑导水管发生进行性狭窄，这种狭窄的速度决定了脑积水症状出现的迟早，因而，脑积水可见于婴儿、幼儿和儿童。此外，中脑导水管周围的肿瘤对中脑导水管的压迫，感染性室管膜炎以及血管畸形，特别是大脑大静脉畸形，均可造成中脑导水管的梗阻。

(5) 第四脑室受阻：主要见于第四脑室内的肿瘤如室管膜瘤、脉络丛乳头状瘤及皮样囊肿等(图 27-17)。

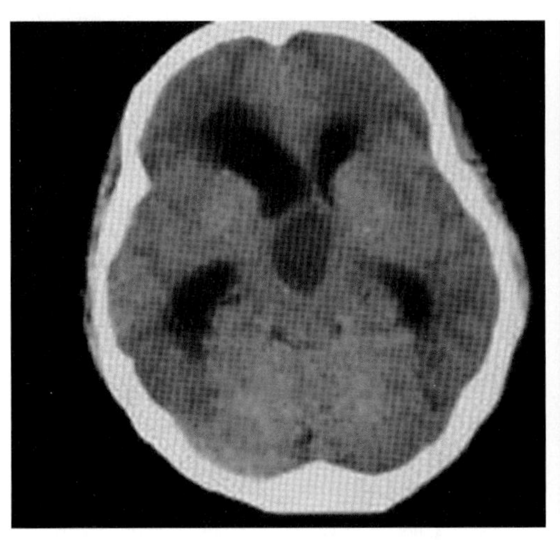

图 27-16 CT 示第三脑室肿瘤继发脑积水

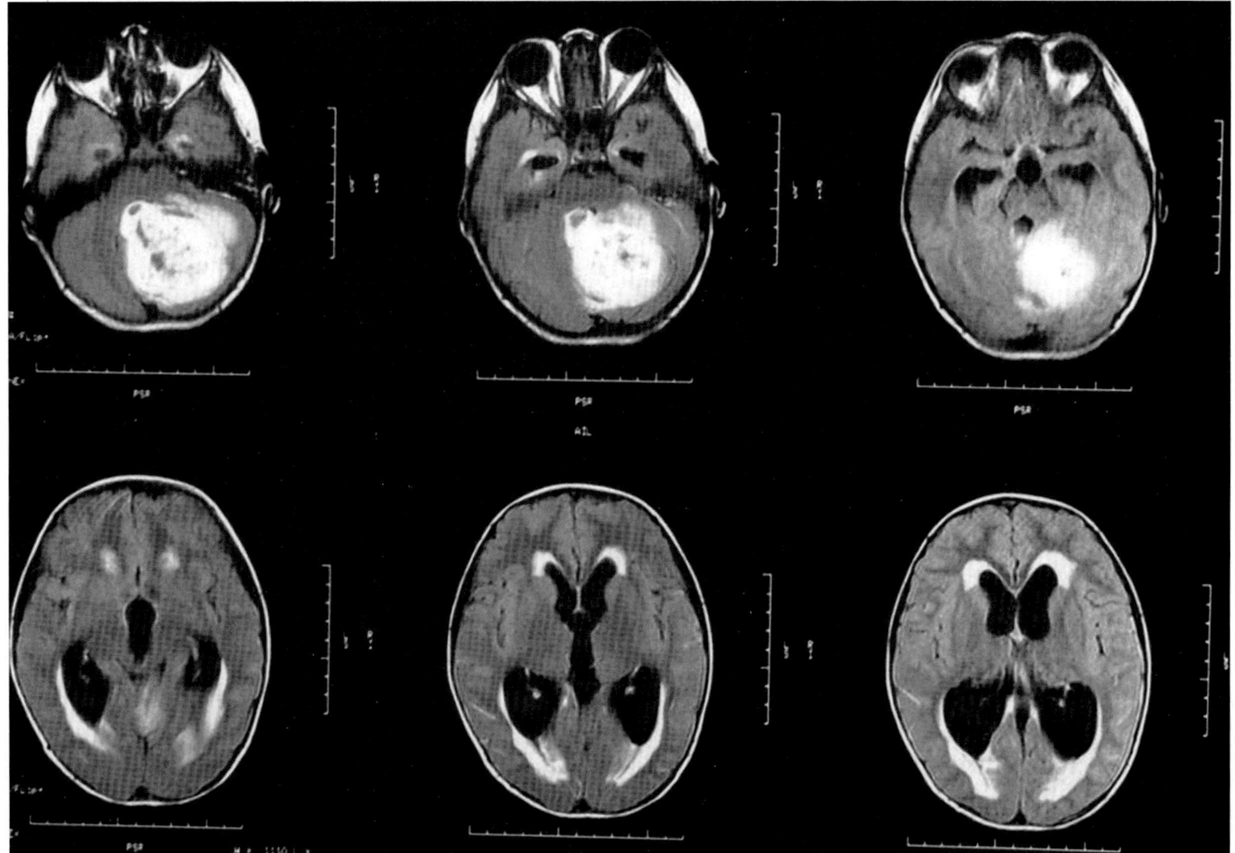

图 27-17 MRI 示第四脑室占位继发脑积水

(6) 第四脑室出口受阻：常见于髓母细胞瘤、室管膜瘤、星形细胞瘤等对第四脑室正中孔及侧孔的压迫，也较多见于先天性发育异常如 Dandy-walker 畸形及蛛网膜囊肿等(图 27-18)。

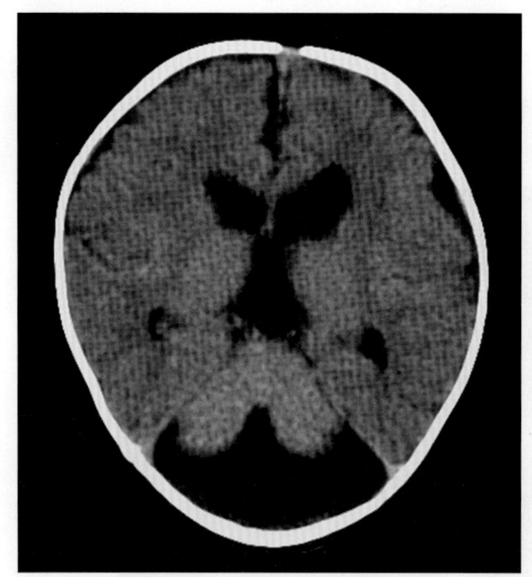

图 27-18 Dandy-Walker 畸形合并脑积水

(7) 蛛网膜下腔受阻：主要原因为外伤、炎症和出血三种。头部外伤造成蛛网膜的炎性反应，继而出现病变部位的粘连，影响脑脊液的循环和吸收，但较为少见。炎症可由化脓性、结核性等脑膜炎所致，部分由寄生虫如包虫、血吸虫及囊虫等所引起的脑膜炎性反应。炎症的结果导致蛛网膜下腔发生局部或广泛性粘连，蛛网膜颗粒闭塞而导致单流向活瓣的功能不全，使得脑脊液的吸收发生严重障碍。蛛网膜下腔的出血可来自脑的挫裂伤、脑血管病如动静脉畸形所引起的血管破裂及脑部各种手术所致的出血。当出血量足够多时，可堵塞蛛网膜下腔，使脑脊液吸收障碍，继而发生脑积水。这一类原因引起的脑积水在新生儿较为多见，可为暂时性或持续性的。一般来说积血多在数周内溶解吸收而自行消散，脑积水可自行停止。

3. **脑脊液吸收障碍**

(1) 静脉窦受阻：较为少见，若炎症波及静脉窦特别是上矢状窦，可发生血栓形成性静脉窦炎，使得上矢状窦阻塞，导致脑脊液的吸收障碍。

(2) 脑出血含铁血黄素沉着。

(3) 脑膜脑炎后蛛网膜粒破坏(图 27-19)。

(4) 代谢病导致血管内膜增厚(图 27-20)。

(5) 循环系统疾病导致静脉压增高，如先心病由右到左分流。

**【脑积水的临床表现】** 脑积水由于年龄不同，临床表现也有所差异，大体可分为婴儿期，儿童期和成年人三个年龄组。

1. **婴儿期脑积水的临床表现**

(1) 头颅形态的改变：婴儿出生后数周或数月

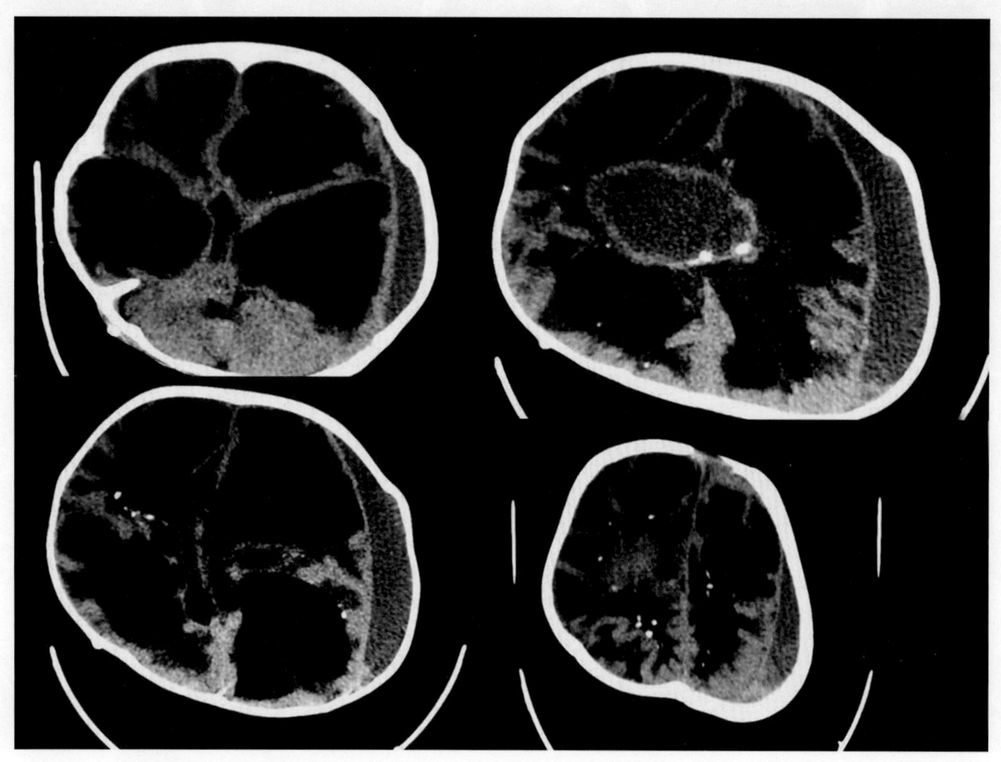

图 27-19 颅内感染后继发脑积水

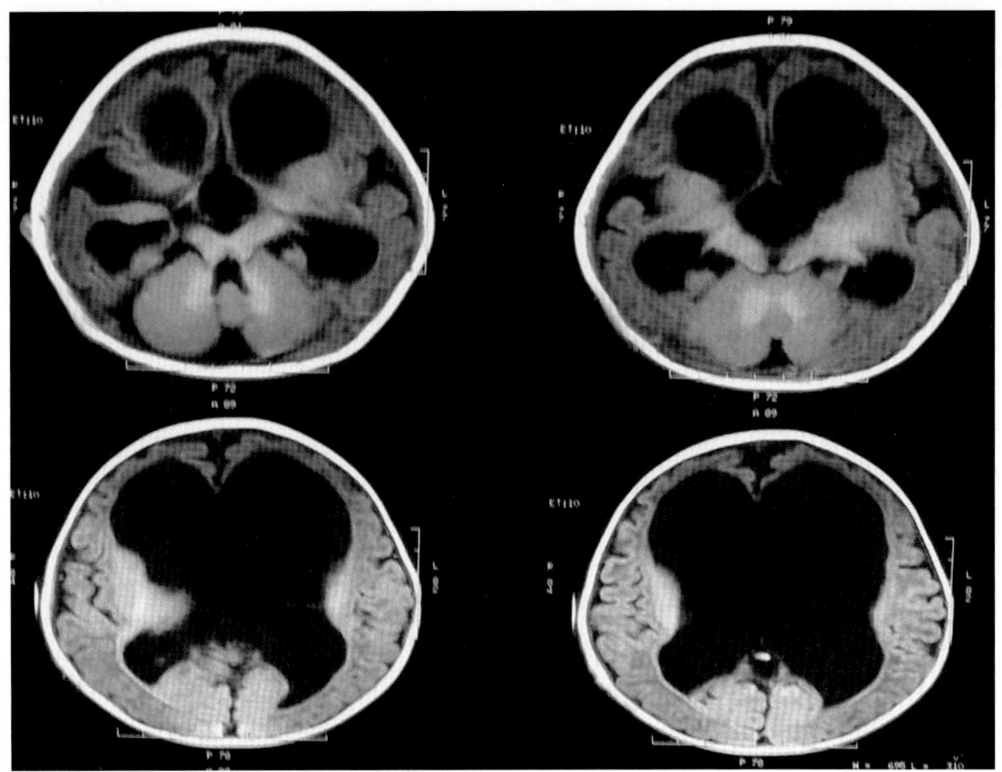

图 27-20 代谢性疾病继发脑积水

内头颅进行性增大,前囟也随之扩大和膨隆。头颅的外形与脑脊液循环的梗阻部位密切相关。中脑导水管梗阻时,头颅的穹窿扩张而后颅凹窄小,蛛网膜下腔梗阻时整个头颅对称性扩大,第四脑室的出口梗阻时,常引起后颅窝的选择性扩大。头颅与躯干的生长比例失调,由于头颅过大过重而垂落在胸前。颅骨菲薄、头皮有光泽,浅静脉怒张。颅盖和面颅比例不对称,头大面小,前额突出,下颌尖细。

(2) 神经功能的缺失:脑积水的进一步发展,可使第三脑室后部的松果体上隐窝显著扩张,压迫中脑顶盖部或由于脑干的轴性位移,产生类似帕里诺(Parinaud)眼肌麻痹综合征,即上视麻痹,使婴儿的眼球上视不能,出现所谓的"落日"征。第六对脑神经的麻痹使婴儿的眼球不能外展。由于脑室系统的扩张,使多数病例出现明显的脑萎缩,在早期尚能保持完善的神经功能,到了晚期可能出现锥体束征、痉挛性瘫痪、去脑强直等。智力发育也明显比同龄的正常婴儿差。

(3) 颅内压增高:随着脑积水的进行性发展,颅内压增高的症状逐渐出现,尽管婴儿期的颅缝具有缓冲颅内压增高的作用,但仍然是有限度的。婴儿期颅内压力增高的主要表现是呕吐,由于婴儿尚不会说话,常以抓头、摇头、哭叫等表示头部的不适和疼痛,病情加重时可出现嗜睡或昏睡。

**2. 儿童期脑积水的临床表现** 儿童期由于颅缝的闭合,脑积水的临床表现与婴儿期迥然不同,根据脑积水发生的速度,可分为急性脑积水、慢性脑积水、正常颅内压脑积水和静止性脑积水四种。

(1) 急性脑积水:脑脊液循环通路的任何部位一旦发生梗阻,最快者可在数小时内出现颅高压的症状,如双侧颞部疼痛、恶心、呕吐等。有的可出现短暂或持久性视力障碍,由于颅缝已经闭合,且处于急性发作期,颅内的代偿能力差,易出现意识障碍,若抢救不及时可能发生脑疝而死亡。

(2) 慢性脑积水:脑积水发生的速度较慢,颅内尚有一定时间代偿,如通过骨缝分离、脑组织的萎缩和脑室系统的扩张,使颅内能容纳更多未被吸收的脑脊液,因此,临床表现以慢性颅内压增高为其主要特征,可出现双侧颞部或全颅疼痛、恶心、呕吐、视乳头水肿或视神经萎缩、智力发育障碍等。随着脑室的进行性扩张,使脑室周围的皮质脊髓束的传导纤维牵拉受损,出现步态和运动功能障碍。若第三脑室过度膨胀扩张,可使垂体、下丘脑及松果体受压,因而出现内分泌异常。

(3) 正常颅内压脑积水:属于慢性脑积水的一种状态。其特点是脑脊液压力已恢复至正常范围,但脑室和脑实质之间继续存在着轻度的压力梯度(压力差),这种压力梯度可使脑室继续扩大并导致神经元及神经纤维的损害。临床的主要表现为头围在正常值的范围或略超过正常值，精神运动发育迟缓，智力下降、学习能力差，轻度痉挛性瘫痪。

(4) 静止性脑积水：是脑积水发展到一定程度之后自动静息的一种状态。主要特点是脑脊液的分泌和吸收趋于平衡，恢复正常，脑室和脑实质之间的压力梯度已消失，脑室的容积保持稳定或缩小，未再出现新的神经功能损害，精神运动发育随年龄增长而不断改善。

**【脑积水的诊断】**

1. **病史**　患儿的双亲有无近亲结婚；出生前母体的健康状况及服药史；出生时是否难产，是否使用产钳及胎头吸引器；头部有无外伤史；有无感染史；有无家族史。

2. **体格检查**　儿童脑积水的临床特点是头围增大，头围测量的方法是取前额平眉与枕外隆突之间的周边长度。正常新生儿头围径为33~35cm，出生后前半年内增长较快，每个月增加1.0~1.5cm，前半年可达8~10cm，后半年增加3cm，1岁时头围平均约46cm，第二年增加2cm，第3~4年增加2cm，5岁时达50cm，15岁时接近成人头围，约54~58cm（表27-2，表27-3）。脑积水患儿头围可达正常值的2~3倍。

若出生后1年内任何一个月内，头围增长速度>2cm，应高度怀疑脑积水。头部叩诊常可听到破壶音（Macewen征），头部透光试验可见广泛的透光区。若头围迅速增大，头面比例不对称，前囟张力高或隆起，并出现“落日”征，诊断即可成立。对于较大的儿童，若出现视乳头水肿，同时伴有头痛和呕吐等颅内压增高的症状，也应该高度怀疑脑积水。

3. **辅助检查**

(1) X线检查：在婴儿可见头颅增大，颅骨变薄，板障结构稀少甚至完全消失，血管沟变浅或消失，颅缝分离，囟门扩大及颅面骨比例失调等。

(2) 超声检查：优点是简单易行，双侧脑室对称性扩张，但只能用于前囟未闭合的婴幼儿。随着产科超声检查的进步，一些胎儿脑积水也可以被超声发现。超声可以作为胎儿脑积水的初筛方法。但是超声诊断胎儿脑积水的准确性与超声医生的经验有很大关系。

(3) CT和MRI检查：是诊断脑积水的主要和可靠方法，有助于明确病因，分类和区别其他原因引起的脑室扩张，且可观察分流术后脑室变化情况。无论何种类型的脑积水，在MRI或CT影像上均表现为病变部位以上的脑室和脑池扩大，以侧脑室的颞角和额角变钝、变圆最为典型。第三脑室的扩大也较为明显，首先为视隐窝和漏斗隐窝，以后是前后

表27-2　正常婴幼儿头围平均值（cm）

| 月龄 | 男 | 女 |
|---|---|---|
| 新生儿 | 35.3 | 34.3 |
| 1 | 38.7 | 37.8 |
| 2 | 40.6 | 40.0 |
| 3 | 42.2 | 41.0 |
| 4 | 43.3 | 42.5 |
| 5 | 44.1 | 43.5 |
| 6 | 45.1 | 43.8 |
| 7 | 45.4 | 44.5 |
| 8 | 46 | 45.1 |
| 9 | 46.4 | 45.4 |
| 10 | 46.7 | 45.7 |
| 11 | 47 | 46.0 |
| 12 | 47.3 | 46.4 |
| 13 | 47.3 | 46.4 |
| 14 | 47.6 | 46.4 |
| 15 | 47.9 | 46.4 |
| 16 | 47.9 | 46.7 |
| 17 | 47.9 | 47.0 |
| 18 | 48.3 | 47.3 |
| 19 | 48.3 | 47.6 |
| 20 | 48.3 | 47.6 |
| 21 | 48.9 | 47.9 |
| 22 | 48.9 | 47.9 |
| 23 | 48.9 | 47.9 |
| 24 | 49.2 | 48.3 |

表27-3　正常幼儿头围平均值（cm）

| 年龄（岁） | 男 | 女 |
|---|---|---|
| 2.5 | 50.2 | 48.9 |
| 3 | 50.8 | 49.5 |
| 3.5 | 51.7 | 49.8 |
| 4 | 51.7 | 50.5 |
| 5 | 52.1 | 51.3 |
| 6 | 52.3 | 51.6 |
| 7 | 52.6 | 52.1 |
| 8 | 52.7 | 52.1 |
| 9 | 53.0 | 52.3 |
| 10 | 53.3 | 52.7 |
| 11 | 53.7 | 53.0 |
| 12 | 54.0 | 53.3 |

壁，侧脑室枕角扩大较晚，但诊断意义最大。也可应用计算脑室径和双顶间径比例的方法。在显示侧脑室最大径的 CT 层面上，测量侧脑室中间部分的脑室径（V）与双顶间径（BP）的比值；正常值 <25%；26%~40% 为轻型脑积水；41%~60% 为中型脑积水；61%~90% 为重型脑积水；90% 以上极重型脑积水。轻型和中度无症状脑积水可以观察，有可能自行好转和稳定，进展性脑积水、症状性脑积水和中重度脑积水应考虑手术治疗。中型和重型脑积水术后预后良好者占 87%，极重型脑积水术后预后良好者仅占 31%。CT 和 MRI 检查还可以显示扩张的侧脑室旁脑白质内的间质性水肿，尤以 MRI 检查较为显著。另外，MRI 检查在诊断导水管狭窄、阻塞部位方面已基本替代脑室造影检查。由于 MRI 诊断技术的进步，对于胎儿期的脑积水，可以通过胎儿神经系统 MRI 获得明确诊断。胎儿神经系统 MRI 是无创性检查，孕期可以重复进行，通过动态检查，可以了解病情的变化（图 27-21）。

(4) 脑室造影和放射性核素扫描：对于高压性脑积水而言，由于临床症状明显，手术指征较为明确，因此头 CT 或 MRI 检查即可明确诊断脑积水的程度和病因。而脑室造影和放射性核素扫描等检查目前已较少应用。

**【脑积水的鉴别诊断】**

1. **婴儿硬膜下血肿或积液**　虽然硬膜下血肿或积液也可有头颅增大、颅骨变薄，但常伴有视乳头水肿而缺少"落日"征。经前囟穿刺可鉴别，从硬脑膜下腔可抽出陈旧出血或淡黄色液体。头 CT 和 MRI 可和脑积水鉴别。

2. **脑发育不全**　脑脊液动力学无改变，但由于脑组织减少引起脑室扩张，无明显头围增大，无颅内压增高表现，却有神经功能及智力发育障碍。

3. **脑积水无脑畸形**　脑电图是最有效鉴别的方法之一，积水性无脑畸形无皮质电活动；CT、MRI 和超声显示可见颅内空间大部分被脑脊液占据，看不到额叶和侧脑室额角，脑干小结（圆形的丘脑结节、下丘脑）和枕叶内侧位于天幕上的中线位置，被脑脊液环绕，后颅窝结构基本完整。

4. **巨脑畸形**　虽然头颅较大，但无颅内压力增高症状。CT 或 MRI 检查显示脑室大小正常。

**【脑积水的治疗】**无论哪种原因引起的高压性脑积水，都必须及时治疗。可分为药物治疗和手术治疗两种。

1. **药物治疗**　主要是减少脑脊液分泌和增加机体水分排出。常用的药物有呋塞米、乙酰唑胺、氨苯蝶啶等，尤以乙酰唑胺抑制脑脊液分泌作用最强，主要用于轻型脑积水患者以及作为术前的临时用药。甲基丙二酸尿症通过治疗原发病，也可控制脑积水的发展。

2. **手术治疗**　是脑积水治疗的主要手段。可

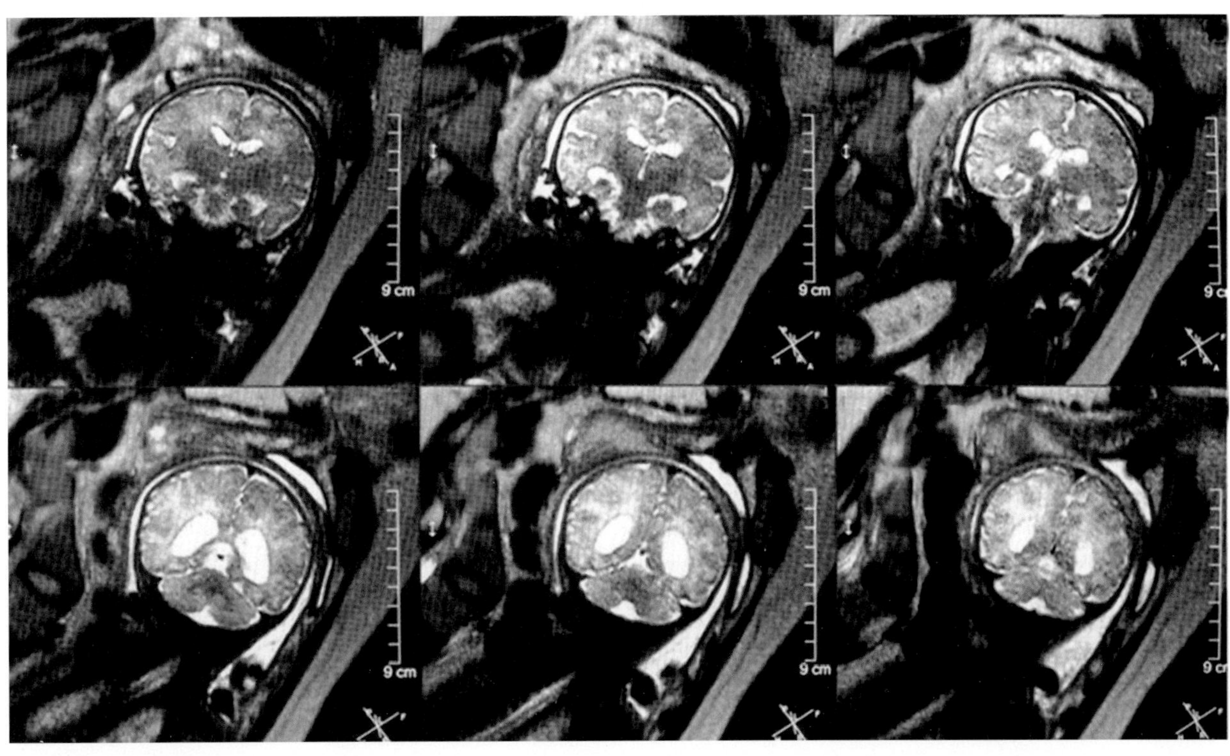

图 27-21　胎儿脑积水 MRI

分为病因治疗、减少脑脊液生成和脑脊液分流术三种。早期手术效果较好，晚期因大脑皮质萎缩或出现严重神经功能障碍，手术效果较差。

(1) 病因治疗：对梗阻性脑积水，解除梗阻病因是最理想的方法。如切除梗阻脑脊液通路的肿瘤、囊肿等，而中脑导水管成形术或扩张术风险大效果差，第三脑室底部造瘘或终板造瘘治疗仅对脑室内梗阻性脑积水有一定效果，对其他类型脑积水，尤其婴幼儿脑积水有效率不高于 10%。

(2) 减少脑脊液形成：如侧脑室脉络丛切除或电灼术，因治疗效果较差，现在已经很少应用。

(3) 脑脊液分流术：脑脊液分流术是将脑室或腰椎管腔内的脑脊液分流至其他体腔，广泛用于治疗交通性脑积水和梗阻性脑积水，是目前最可靠的治疗方法。

1) 脑室与脑池分流：如侧脑室枕大池分流术，效果差。

2) 脑室与体腔分流术：如侧脑室(或脑池)腹腔分流术、脑室胸腔分流术等。

3) 将脑脊液引出体外：如侧脑室鼓室分流术、侧脑室或脑池输尿管(膀胱)分流术、侧脑室或脑池输尿管分流术等，效果均不可靠。

4) 将脑脊液引入心血管系统：如脑室右心房分流术、脑室颈静脉分流术等。

目前脑积水最成熟可靠的仍然是脑室腹腔分流术。适应于各种类型的脑积水。禁忌证包括颅内感染尚未控制者；腹腔有炎症或腹水者；妊娠的妇女；脑室有新鲜出血者；脑脊液蛋白含量过高(2g/L)者；分流手术术野(头、颈、胸、腹部)有感染病灶者。并发症包括分流管堵塞；感染；颅内出血；分流过度或不足；消化道症状；分流管脱出；裂隙脑室综合征；脏器穿孔等。

(4) 脑积水的内镜治疗：适用于脑室内梗阻性脑积水。禁忌证为其他类型的脑积水。并发症包括：下丘脑损伤，脑神经损伤如动眼神经和展神经麻痹，硬膜下积液，内镜手术无法控制的大出血，脑室出血铸形，脑室穿通，癫痫，颅内感染。高颅压不能解决导致昏迷、偏瘫。造瘘口在 3 个月到半年左右可能愈合，脑积水重新出现。脑积水自然转为正压性脑积水或静止性脑积水，脑发育差，远期生长发育不满意。1 岁以下婴儿的蛛网膜下腔尚未发育成熟，脑积水病因复杂，脑发育处于高峰期，内镜造瘘手术成功率低于 10%，治疗失败会延误脑发育，且内镜手术与分流术相比不属于微创手术。

脑积水治愈的标准应包括正常大小的脑室、正常的脑组织体积、正常的颅内压、正常的智力运动和生长发育。

**关键点**

1. 婴幼儿，尤其早产儿多见。
2. 有呕吐、进行性头围增大、前囟张力增高、落日征等表现，颅内压增高。
3. CT 或 MRI 检查发现脑室扩大。
4. 早期病因治疗及侧脑室腹腔分流术。

(姚红新)

## 第四节　发育畸形

### 一、Dandy-Walker 综合征

Dandy-Walker 综合征(Dandy-Walker syndrome)又称 Dandy-Walker 囊肿、Dandy-Walker 畸形或第四脑室中、侧孔先天性闭锁。该病最早于 1914 年由 Dandy 首次报道，为罕见的先天性疾病，发病率为 1/35 000~1/25 000，男女比例约为 1∶1.5，本病可见任何年龄，婴幼儿多见，占儿童脑积水 2%~4%，占囊性后颅窝畸形 14%。

**【病因与发病机制】**Dandy-Walker 综合征病因不明确，小脑蚓部以及第四脑室发育异常是主要病因。French 总结该病病因主要的 4 种观点：①胚胎期第四脑室出孔闭锁；②胚胎期小脑蚓部融合不良；③胚胎期神经管闭合不全形成神经管裂；④脑脊液流体动力学变化。也有学者认为该病属于多因子遗传性疾病，受环境因素及遗产因素共同所致，如酒精、糖尿病、风疹病毒、巨细胞病毒等，包括隐性遗传综合征如 Meckel-Gruber 综合征和 Walker-Warburg 综合征以及染色体异常，如 13- 三体综合征、18- 三体综合征。近年来国内外最新研究成果均提示该病与 3、9、13 号染色体异常有关，具体的分子基础还有待深入研究。

**【病理】**Dandy-Walker 综合征的病理学改变以第四脑室和小脑发育畸形为特点，患儿均有第四脑室的囊样扩张，而其他脑室也可能有某种程度的扩张，但侧脑室的扩张程度与第四脑室囊肿的大小不成比例。仅 25% Dandy-Walker 综合征患儿小脑蚓部完全不发育，但显微镜检查在囊肿壁上可发现小脑组织。其余 75% 患儿仅为后蚓部发育不全，前蚓部仍存留附在小脑幕上。第四脑室囊肿的大小与蚓部发育不全的程度不成比例。

**【临床表现】**Dandy-Walker 综合征是脑积水的病因之一。本病多见于婴幼儿，生后发现头大畸形，生后 2 个月即可发病。80% 病例可在 1 岁以前得到诊断，约 17.5% 在 3 岁以后甚至成年才得到诊断。

Dandy-Walker 综合征分为两型。

1. **典型性 Dandy-Walker 综合征** ①小于 1 岁患儿，体型巨大，常常必须行剖宫产；②精神运动迟缓以及颅内压增高症状；③智力发育迟缓；④常伴有其他中枢神经系统的异常，最常见的是胼胝体的发育不全；⑤可伴有非中枢神经系统的异常，心脏缺陷较为常见。

2. **变异型 Dandy-Walker 综合征** 诊断率较低，其原因可能是患者有蚓部的缺失及不同程度的脑积水、第四脑室扩大，但精神、运动、智力发育不全的症状比较少，多只出现轻度脑积水的症状。

该病常伴其他中枢神经系统畸形，主要包括胼胝体发育不全和侧脑室扩张，还可有脑膨出，全前脑、胼胝体缺失等。也伴有其他系统的畸形，包括并指 / 趾、多指 / 趾、Klippel-Feil 综合征和 Walker-Warburg 综合征、心脏畸形、唇腭裂、多囊肾等。

**【辅助检查】**

1. **CT 检查** 可见后颅窝大部分为脑脊液低密度影，脑干前移。小脑半球分离，被推向前外侧且移位。蚓部萎缩和消失，两侧侧脑室及第三脑室对称性扩大（图 27-22）。还可发现其他合并畸形。

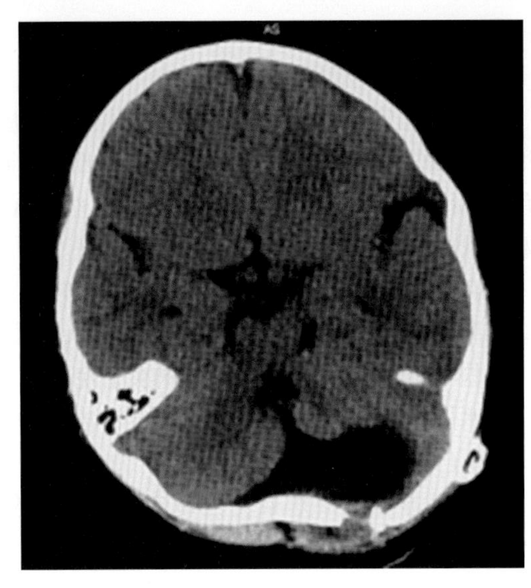

图 27-22 Dandy-Walker 头 CT
示小脑半球分离，被推向前外侧且移位

2. **MRI 检查** ①巨脑症伴脑积水；②后颅窝扩张，伴舟状脑及延髓压迫性侵蚀；③天幕超过“人”字缝，伴有天幕切迹加宽，近于垂直；④小脑下蚓部缺如；⑤小脑后部的中间隔尚存在，为变异型 Dandy-Walker 综合征；⑥小脑半球发育不良；⑦小脑上蚓部向上向前移位，进入天幕切迹；⑧小脑后部的中间隔缺如，为典型的 Dandy-Walker 综合征；⑨气球状第四脑室突入小脑后方的囊腔内，使小脑半球向前侧方移位，并压迫延髓（图 27-23）。

**【诊断与鉴别诊断】**本病的诊断以往主要依靠脑室造影，现在 CT 或 MRI 的应用使其诊断变得简单而又准确。典型的 Dandy-Walker 综合征的诊断标准：①第四脑室极度扩张或后颅窝巨大囊肿并与第四脑室交通；②小脑蚓部与第四脑室顶部发育不良；③合并脑积水。变异型 Dandy-Walker 综合征为一种轻型的后脑畸形，诊断标准：①第四脑室上部与小脑上蚓部相对正常，可见袋状憩室从下髓帆发出，其大小及形态不一；②小脑池加宽，下蚓部发育不

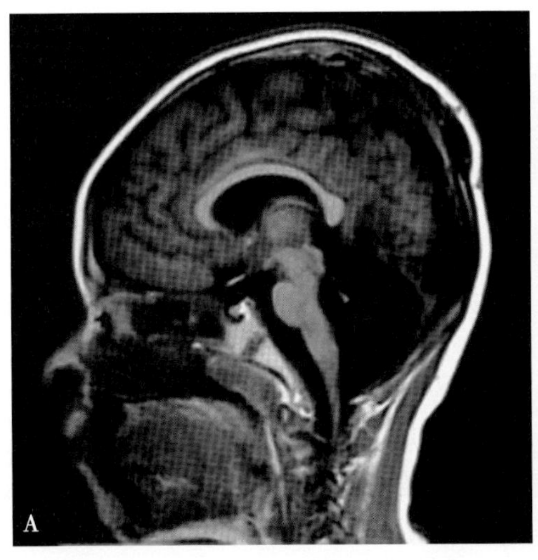


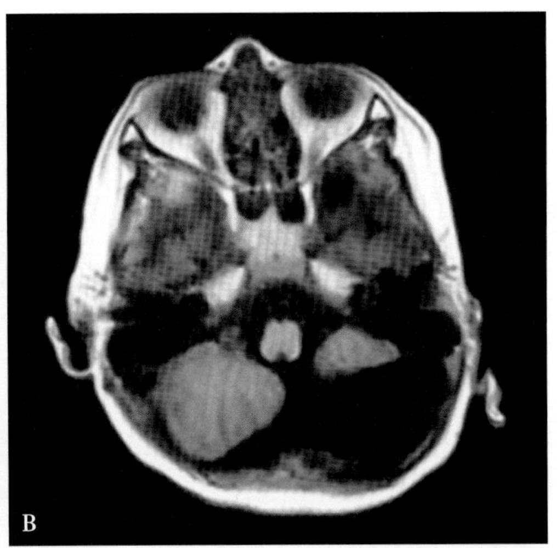


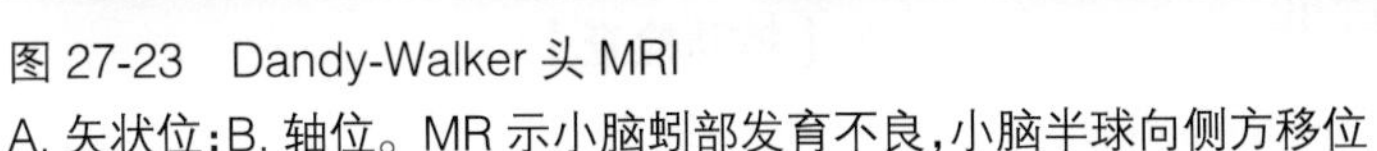

图 27-23 Dandy-Walker 头 MRI
A. 矢状位；B. 轴位。MR 示小脑蚓部发育不良，小脑半球向侧方移位

全;③一般无脑积水。

主要与以下疾病鉴别:

1. **第四脑室囊虫闭塞** 第四脑室囊虫闭塞呈囊状,其与第四脑室先天囊肿形成鉴别困难,但前者多有"米猪肉"食用史和绦虫节片排出史,血 HIA 多为阳性,抗囊虫治疗后脑积水可缓解或消失。

2. **颅后窝肿瘤** 中线肿瘤脑积水发生较早,以髓母细胞瘤、血管网状细胞瘤及室管膜乳头状瘤多见。小脑半球及桥小脑角肿瘤脑积水于晚期出现。除有脑水肿表现外,尚有小脑症状和脑神经麻痹症状、四脑室受压移位或闭塞。

3. **中脑导水管畸形或炎性粘连** 所引起的脑积水仅见第三脑室和侧脑室扩大,而第四脑室正常。脑积水脑室、基底池和蛛网膜下腔均扩大。

**【治疗与预后】**目前 Dandy-Walker 综合征主要以手术治疗为主,目前手术方法有以下几种:①单纯囊肿切除术,适用于无脑室积水患者;②分流术,包括侧脑室分流术或囊肿分流术;③侧脑室和囊肿双分流术。约有 16%~92% 的患者需接受此类手术治疗。单纯切除囊肿术后早期容易复发,效果差;单纯侧脑室脑脊液分流不一定能有效减轻后颅窝压力,存在小脑囊肿无变化、小脑上疝、症状不缓解的可能;在导水管无梗阻情况下,囊肿 - 腹腔分流术使后颅窝囊肿和侧脑室同时得到减压,是 Dandy-Walker 综合征首选手术方法。少数导水管狭窄或闭锁患者需要行侧脑室和囊肿双分流。

本病总体预后不良。文献报道总的病死率高达 70%,婴儿病死率约为 25%,尤其以典型 Dandy-Walker 综合征的产后病死率更高,存活者常在 1 岁内出现脑积水和其他神经系统症状。40%~70% 患者出现智力和神经系统发育障碍。变异型 Dandy-Walker 综合征预后与典型 Dandy-Walker 综合征相似。

本病应重视产前筛查,一旦确诊本病,应建议及时终止妊娠并做染色体检查。

**关键点**

1. 颅高压症状。
2. MRI 有特征性表现:小脑后部的中间隔缺如或发育不良,小脑幕上移,后颅窝增大,小脑半球移位。
3. 手术为主要治疗手段。

## 二、Arnold-Chiari 综合征

小脑扁桃体下疝畸形(Arnold-Chiari anomaly),又称 Arnold-Chiari 综合征(Arnold-Chiari syndrome),为常见的先天性发育异常。是由于胚胎发育异常使小脑扁桃体下部下降至枕骨大孔以下、颈椎管内,严重者部分延髓下段、四脑室下部、下蚓部也下疝入椎管内。

**【病因与发病机制】**1891 年,奥地利病理学家 Chiari 首次详细介绍了菱脑畸形,定义为脑积水、小脑扁桃体锥形楔状下疝;1896 年补充报告了 14 例,并分为 1、2 型,认为是先天性发育异常所致。1907 年,Julius Arnold 补充为 3、4 型,并命名为 Arnold-Chiari 畸形。

小脑扁桃体下疝的发病机制尚不确定,有发育障碍学说、牵引学说、脑积水学说等多种学说。目前公认的理论是由于胚胎时期中胚层体节枕骨发育不良致枕骨发育滞后,使出生后正常发育的后脑结构因后颅窝容积小而致部分脑组织疝出枕骨大孔至椎管内,造成延髓背侧屈曲,颅颈神经受牵拉,脊髓受压变扁,疝出的脑组织与脊髓及周围结构粘连,枕大池闭塞,中脑导水管或第四脑室中孔粘连闭塞,形成梗阻性脑积水,又可加重小脑扁桃体下疝。近来的研究认为其与遗传的关系密切。Milhorat 等对 364 例 Chiari 畸形Ⅰ型患者进行调查分析,其中 43 例有家族史,21 个家庭有常染色体显性或隐性遗传特征。Boyles 将 Chiari 畸形Ⅰ型的基因定位于第 9 和 15 号染色体上。

**【临床表现】**小脑扁桃体下疝的分型目前一般采取四分法:Chiari 畸形Ⅰ型以小脑扁桃体疝突入颈椎管内为主要改变,伴延髓轻度下移。Ⅱ型除有小脑扁桃体下疝外,延髓也突入椎管内,甚至小脑蚓部、小脑半球、脑干与第四脑室均疝至颈椎管内。Ⅲ型最重,小脑扁桃体自颈椎裂疝出,形成枕、颈部脑脊膜膨出。Ⅳ型为小脑发育不全。Ⅱ型、Ⅲ型、Ⅳ型均少见。

小脑扁桃体下疝畸形起病缓慢,女性多于男性;Ⅰ型多见于儿童及成人,Ⅱ型多见于婴儿,Ⅲ型多见于新生儿期,Ⅳ型常于婴儿期发病。

小脑扁桃体下疝的临床表现大致分为 4 型:

1. **枕颈区受压型** 由于扁桃体下疝或伴有颅底凹陷,会出现相应的后组脑神经及小脑的受压,以头痛、共济失调、眼球震颤、吞咽困难及锥体束征为主要特征。

2. **脊髓中央受损型** 因延髓上颈段受压,以肩胛区痛觉分离型感觉障碍、偏瘫、四肢瘫及肌萎缩为主要表现。

3. **小脑损害型** 小脑受累可以出现步态不稳、共济失调、眼球震颤及皮质脊髓束征为主。

4. **合并脑积水** 可出现头痛、呕吐、眼底水肿等颅内压增高症状。

**【辅助检查】**

1. **X 线检查** 颅骨及颈椎 X 线可显示其合

并的骨质畸形，如基底凹陷症、寰枕融合、脊柱裂、Klippel-Feil 综合征。

2. **CT 检查** 主要通过椎管和脑池造影并结合冠状扫描和矢状重建技术，来显示各种病理改变。

3. **MRI 检查** 头颈部矢状位像可清晰显示小脑扁桃体下疝程度以及继发脑积水、脊髓空洞症等，是诊断的重要依据。目前建议 MRI 矢状位一侧或两侧小脑扁桃体疝出枕骨大孔平面 5mm 以上就可确诊（图 27-24）。

**【诊断与鉴别诊断】**根据发病年龄、临床表现以及辅助检查，该疾病诊断一般不难。主要与以下疾病鉴别：

1. **寰枕部畸形** 可致延髓及上颈髓压迫症状，但一般无小脑症状及颅内压增高，常见的畸形有：颅底凹陷、寰枕融合、寰枢椎脱位，可借助 X 线及 CT 检查相鉴别。

2. **后颅窝肿瘤** 可引起颅内高压、脑神经麻痹及小脑症状，仅以临床表现与本综合征难以鉴别，Chiari 畸形扁桃体多呈舌状，并常合并其他畸形；而后颅窝肿瘤扁桃体多呈锥形，并可同时合并颅内占位性病变的征象。CT 及 MRI 检查可见后颅窝占位、中线偏移及幕上脑积水征象。

**【治疗与预后】**目前手术治疗为主要手段，手术的目的是要了解除枕骨大孔和上颈椎对小脑、脑干、脊髓、第四脑室及该区其他神经结构的压迫，许可范围内分离枕大池、正中孔和颈髓的蛛网膜粘连，解除神经受压，缓解脑积水。手术后一般脊髓空洞都有所缓解。

适应证：出现梗阻性脑积水或颅压增高、有明显神经症状，如因脑干受压出现喉鸣、呼吸暂停、发绀发作、角弓反张、吞咽反射消失以及小脑功能障碍等均应行手术治疗。

对手术方式的选择，目前认为主要应从两个方面去考虑：①从临床症状考虑。后颅窝狭小的患者主要表现为小脑受累症状；齿状突型患者主要表现为延髓受累症状；单纯脊髓空洞积水患者主要表现为脊髓受累症状。手术应解除此症状为主要目的。②从影像学特点考虑。所有伴有脊髓空洞的患者，其共同特点是枕大池被小脑扁桃体占据。手术应使枕大池出现，恢复脑脊液循环通路。基于以上两个主要手术目的，根据小脑扁桃体下疝的不同成因、不同类型，建议采用不同的手术方式，并首先从临床症状考虑加以选择。传统后颅窝减压术是 Chiari 畸形治疗的基本术式，手术要求切除枕骨和第 1~4 颈椎椎板，大范围充分减压，敞开硬膜，分层缝合肌肉、皮下组织及皮肤。

我们的经验是凡是有明显颅压高、脑积水患者禁忌做后颅窝加压，而应首先做侧脑室腹腔分流术，随诊 1 年，很多患者小脑扁桃体下疝会消失，如果不消失并且症状持续存在再手术。手术减压范围要因人而异，轻度小脑扁桃体下疝仅做枕骨切除并松解环枕筋膜，不打开硬脑膜，下疝超过寰椎者可切除部分寰椎后弓。对于更严重的下疝再考虑做进一步减压。

凡有手术适应证的患者均应及早行手术治疗，症状出现 2 年内手术治疗效果最好，疼痛常可在术后缓解，肢体力弱不易改善，尤其已有肌肉萎缩者。

本病应该重视孕期定期筛查，早发现早治疗。

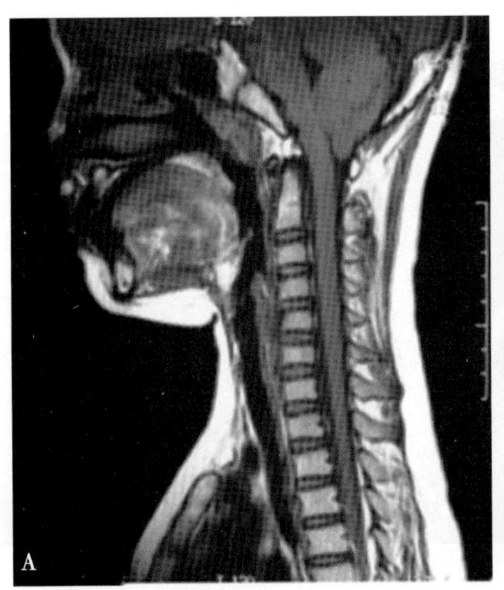


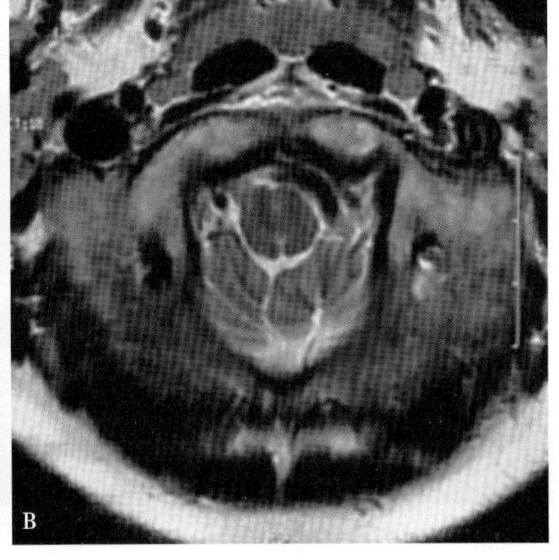


图 27-24 小脑扁桃体下疝畸形头 MRI
A. 矢状位；B. 轴位，可见小脑扁桃体明显下移至椎管内，I 型

**关键点**

1. 根据小脑扁桃体下疝程度分四型，受累部位不同，症状也不同。
2. MRI 检查可明确诊断，特别是矢状位，可明确具体分型。
3. 手术治疗为主要手段。

## 三、Joubert 综合征

Joubert 综合征（Joubert syndrome，JS）是一种罕见的神经系统疾病，主要表现为小脑蚓部发育不全或缺如。发病率估计约为 1∶100 000，男女发病比例约为 3∶2。

**【病因与发病机制】**由 Joubert 于 1969 年首次报道，该病是一种遗传性疾病，其主要遗传方式是常染色体隐性遗传，目前已定位的基因位点有 9q34.3、11p12-q13.3 和 6q23，并可能存在其他位点。目前已明确的相关基因有数十个。

**【病理】**典型神经病理改变为小脑蚓部发育不良或不发育，齿状核、桥脑基底核及延髓的神经核团也发育不良，椎体交叉几乎完全缺如（小脑上脚纤维不交叉因而增粗、移位）。

**【临床表现】**新生儿期呼吸深快、呼吸暂停，全面性发育落后，眼球运动异常，躯干共济失调等，部分病例有其他表现，如面部形态异常：前额突出、高而圆的眉弓、鼻梁宽扁、低耳位、眼睑下垂，伴发视网膜缺损或视网膜发育不良、肾囊肿及多指畸形等。

**【辅助检查】**CT 及 MRI 有特异性表现，小脑半球间"中线裂"、第四脑室"蝙蝠翼"和"三角形"、桥脑及中脑呈"磨牙征"。

1. **中线裂**　小脑下蚓部发育不良或不发育，在轴位上均可看到由于小脑蚓部的缺失导致在小脑半球间形成"中线裂"。

2. **"蝙蝠翼"**　第四脑室上部"蝙蝠翼"样扩大，中部三角形扩大，主要反映小脑上蚓部发育不良。

3. **磨牙征**　小脑上脚增粗、移位所形成，在横断面上增深的脚间窝、增厚延长的小脑上脚和发育不良的小脑蚓部类似磨牙，称为磨牙征；Maria 等研究认为"磨牙征"是确诊 Joubert 综合征的特征表现。

4. **小脑上脚**　小脑上脚增粗、移位，垂直于脑干，于矢状位可显示清晰（图 27-25）。

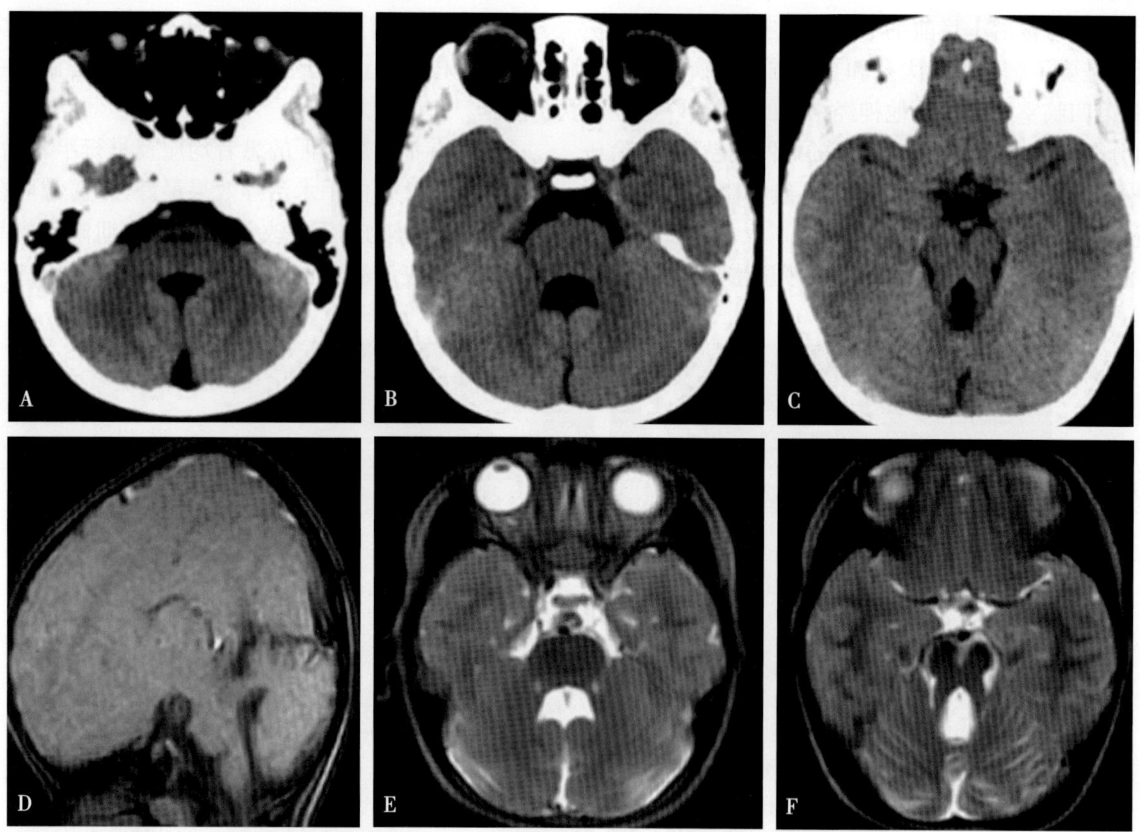


图 27-25　Joubert 综合征头 CT 及 MRI

A. 小脑蚓部缺失，中线裂开；B、E. 第四脑室上部扩大，呈蝙蝠翼状；C、F. 示小脑上脚增粗、移位，呈磨牙征；D. 小脑上脚增粗、移位，垂直于脑干

**【诊断与鉴别诊断】**JS 的诊断标准：①小脑蚓部发育不全(影像学诊断，典型表现有"磨牙征""中线裂征"、第四脑室"蝙蝠翼"状、"三角形")；②发育迟缓；③肌张力减退；④异常呼吸；⑤异常眼运动。具备前 3 项及后 2 项中的 1 项，即可确诊。需与以下疾病鉴别：

1. **Dandy-Walker 综合征**　除可见小脑蚓部缺如以外，还可以见后颅窝扩大、囊肿形成、小脑半球发育不良及小脑幕上移。

2. **Dandy-Walker 变异型**　第四脑室上部及小脑上蚓部发育相对正常，小脑半球发育不良。

3. **菱脑联合畸形**　特征为两侧小脑半球融合和小脑蚓部缺如，因而无"中线裂"征。

4. **唐氏综合征**　有其特殊临床症状，通过染色体检查为唐氏综合征。

**【治疗与预后】**目前对该疾病无特异疗法，主要针对患儿的语言功能及运动功能的康复训练及对症治疗，前者包括运动训练、语言治疗、特殊教育等；本病患儿对镇静剂、麻醉剂非常敏感，甚至可以导致呼吸抑制，故要慎用。

Joubert 综合征患者预后较差，轻者仅有轻度运动落后，而智力正常，也有患者表现出严重大运动障碍和中度的智力落后。因此孕期检查尤其重要，产前若能明确诊断，防止患儿出生是减少 JS 发病率的关键。该病孕期检查时，遗传咨询及胎儿 MRI、超声检查极其重要。胎儿产前 MRI 检查显示"磨牙征"可提示 JS 风险，但对小于孕 20 周的胎儿特异性不强；产前超声显示小脑蚓部发育异常提示 JS 风险，可继续观察是否存在"中线裂征"，并行胎儿基因检测、胎儿颅脑 MRI、追踪家族史等以减少 JS 发病率。

**关键点**

1. 新生儿呼吸异常，眼球运动异常。
2. 特征性的影像学异常，如"磨牙征""中线裂征"、第四脑室"蝙蝠翼"状、"三角形"等。
3. 预后较差，无特异疗法。

（姚红新）

## 第五节　脊髓栓系综合征

脊髓栓系综合征(tethered cord syndrome，TCS)是由于各种先天性或后天性原因导致的位于椎管内的脊髓或脊髓圆锥活动受限，从而引起脊髓张力过度增加，而引发的一系列神经功能障碍和畸形的综合征。儿童脊髓栓系综合征主要表现为下肢运动功能障碍、膀胱和直肠功能障碍。本病多见于儿童，成人少见，女性发病多于男性。

**【病因与发病机制】**脊髓被缺乏弹性的组织固定并牵拉造成的脊髓本身张力过高，导致脊髓神经组织的损伤是引发脊髓栓系综合征的主要原因。多种脊柱、脊髓腰骶部的病变均可导致脊髓圆锥的位置和活动度的改变，如脊髓分叉畸形(split cord malformation，SCM)、脂肪瘤、皮肤窦道、隐性脊柱裂、脊髓脊膜膨出等。

脊髓张力的过度增加，导致的脊髓远端的微循环变化，可能是脊髓栓系导致神经功能障碍的重要发病机制。Schneider 等学者对一组 10 例脊髓栓系综合征患者进行脊髓栓系松解手术，另一组 5 例患者行选择性脊神经前根切断术，术中采用激光多普勒血流仪持续监测脊髓远端的血流量变化，两组患者对照发现，行栓系松解手术组患者脊髓远端组织的血流量增加明显，而行选择性脊神经前根切断手术组患者手术前后血流量无明显变化，说明脊髓栓系对脊髓神经组织的血流微循环和代谢产生显著影响。

**【病理】**典型的脊髓栓系综合征术中可以直接观察到脊髓圆锥和终丝被异常牵拉，终丝病理性增粗，与骶管背侧的硬膜囊粘连。当伴发脂肪瘤时，脂肪瘤常位于脊髓背侧并突入椎管内，压迫脊髓圆锥使其位置前移。低位脊髓圆锥通常被认为是诊断脊髓栓系综合征的一个重要依据，但是位置正常的脊髓圆锥，也可能出现脊髓栓系综合征的临床表现，此类病例在术中可观察到终丝张力明显增高，当切断终丝后，患者的神经功能障碍可以得到明显改善，因此脊髓圆锥受牵拉是引起本病的共同发病机制，而低位脊髓圆锥只是牵拉的结果。

**【临床表现】**脊髓栓系综合征的临床表现比较复杂，脊髓圆锥受到牵拉的时间和程度不同而出现不同的神经功能障碍。儿童型和成人型脊髓栓系综合征临床表现的差异，见表 27-4。

1. **运动障碍**　多有行走困难，步态异常。在儿童患者早期多无或仅有下肢运动障碍，随着年龄增长而呈现进行性加重，可表现为下肢长短和粗细不对称，可表现为肌力下降，可能出现马蹄内翻足等畸形。也可表现为下肢皮肤萎缩性溃疡等。

2. **大小便异常**　无明确诱因而出现的尿频、尿急、遗尿、尿失禁、尿潴留、大便干结、大便次数多或失禁等障碍。

3. **腰骶部皮肤异常**　患儿多表现腰骶部皮肤

表 27-4 儿童型和成人型脊髓栓系综合征的临床表现比较

| 临床表现 | 儿童期 | 成人期 |
|---|---|---|
| 疼痛 | 不常见 | 最常见 |
| 运动障碍 | 步态异常，行走困难 | 下肢无力 |
| 膀胱直肠功能障碍 | 遗尿，反复尿路感染 | 尿频、尿急 |
| 腰骶部皮肤异常 | 常见 | 少于 50% |
| 足畸形 | 常见，足外翻呈进行性加重 | 少见，无进行性加重 |
| 脊髓畸形 | 常见，脊髓侧弯进行性加重 | 少见，无进行性加重 |
| 下肢营养性溃疡 | 常见 | 少见 |
| 促发加重因素 | 生长发育 | 外伤，椎管狭窄 |

色素沉着，毛发增生，血管瘤，皮肤隆起或凹陷，皮肤窦道，脊髓脊膜膨出等。大约 90% 的儿童患者可发现皮下肿块或背部正中肿物，部分患者背部膨隆，表面皮肤可非常菲薄，可见皮肤溃烂，脊髓外露或脑脊液外漏。

4. **疼痛** 表现为难以描述的疼痛或不适，可呈放射性，无皮肤节段分布特点，范围广泛，位于腰骶部、尾部、会阴，可向单侧或双下肢放射，三“B”征阳性（不能盘腿坐；不能向前弯腰；站立时不能弯腰抱小孩或提轻物），直腿抬高试验多阴性。儿童患者疼痛不常见，疼痛部位常难以定位或位于腰骶部，可向下肢放射。

5. **感觉障碍** 主要表现是鞍区皮肤麻木或感觉减退，呈进行性加重。

**【辅助检查】**

1. **MRI 检查** 是目前诊断脊髓栓系综合征的最佳影像学检查方法。既可以观察到脊髓圆锥在椎管内的位置，在部分病例还可以明确发病原因。MRI 在脊髓栓系综合征能清晰显示脊髓圆锥的位置和增粗的终丝，如圆锥低于 $L_2$ 椎体下缘、终丝直径大于 2mm、圆锥到终丝由粗到细的正常形态消失，合并脂肪瘤、脊髓空洞、脊柱裂、脊髓脊膜膨出等异常（图 27-26），需要注意的是约 15%~18% 的患者圆锥位置是正常的。MRI 对脂肪瘤以及脂肪瘤与圆锥和终丝的位置关系分辨率高。

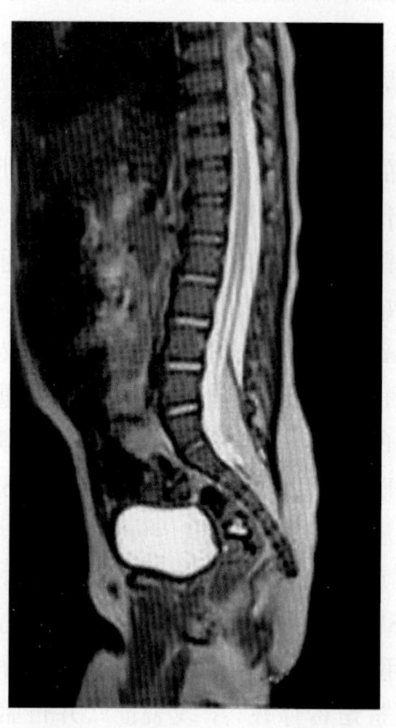

图 27-26 脊髓栓系综合征的 MRI 表现为低位脊髓，脊髓栓系合并脂肪瘤、脊髓空洞、脊柱裂

MRI 检查在诊断脊髓栓系综合征上也有缺点，其对骨性结构显示较差，在判断骨性结构与脂肪瘤、脊髓圆锥、神经根之间的关系方面不如 CT。

2. **CT 椎管造影检查** CT 脊髓造影能显示脂肪瘤、脊髓圆锥、马尾神经、终丝和硬脊膜之间的关系，还能显示骨骼畸形、脊柱裂等。CT 的敏感性、可靠性不如 MRI，对于复杂脊髓栓系综合征或 MRI 诊断可疑的患者，可以考虑联合 CT 椎管造影检查明确诊断。

3. **X 线检查** 由于 MRI 和 CT 是本病主要影像诊断方法，目前 X 线检查仅用于了解是否存在脊柱侧弯畸形和术前椎体定位。

4. **神经电生理检查** 可作为诊断脊髓栓系综合征和判断术后神经功能恢复的一种辅助手段。

5. **超声检查** 对于 1 岁以内的婴幼儿其椎管后部结构尚未完全骨化和成熟，超声可显示脊髓圆锥，并且可根据脊髓搏动情况来判断术后有无再栓系。

6. **膀胱功能检查** 主要包括膀胱内压测定、尿流率的测定、膀胱镜检查和尿道括约肌肌电图检查。手术前后的膀胱功能对比有助于判定手术效果。

**【诊断】**需结合临床表现、典型病史、辅助检查综合判断，确诊并不困难。由于早期多无症状或发展隐匿，提高对本病认识，做到早期诊断、早期治疗至关重要。

1. **疼痛** 疼痛范围广，不能用某一根神经损伤来解释。三“B”征阳性，但是直腿抬高试验多为阴性。

2. **感觉障碍** 呈进行性加重的鞍区麻木或感觉减退。

3. **运动障碍** 在儿童患者早期多无或仅有下肢运动障碍，随着年龄增长而出现症状，且进行性加重，可表现为下肢长短和粗细不对称，肌力下降，可能出现马蹄内翻足等畸形。也可表现为下肢皮肤萎缩性溃疡等。

4. **膀胱和直肠功能障碍** 经常出现反复的尿路感染，大便干结、大便次数多或失禁等。

5. **腰骶部皮肤异常** 腰骶部皮肤多毛、皮下肿块、异常色素沉着、血管瘤、皮肤窦道、皮赘等。

**【鉴别诊断】**儿童脊髓栓系综合征主要与表皮样囊肿、皮样囊肿及畸胎瘤等骶尾部肿物进行鉴别，此类疾病多数在出生时就存在，也好发于腰骶部，症状与脊髓栓系综合征相似，也可伴发脊柱裂。但此类疾病多位于硬脊膜下，部分患者有复发性颅内炎症，没有圆锥移位，终丝增粗等，MRI 可资鉴别。

**【治疗与预后】**手术是目前治疗脊髓栓系综合征的唯一有效手段。手术目的是解除栓系，恢复局部微循环；矫正合并的畸形；保护和促进神经功能恢复。已经确诊脊髓栓系综合征者，有临床症状的建议手术治疗，对于尚无症状的是否手术仍有争议，对于后者多数学者建议早期预防性手术治疗。手术时机建议在不可逆的神经功能障碍出现之前尽早手术治疗。手术方法为切断终丝，松解受牵拉的脊髓，重建脊膜蛛网膜下腔。如有硬脊膜缺损或膨出应予以修补，合并脂肪瘤、囊肿或其他肿瘤时，应在保护好包裹于其中的神经的同时尽量切除肿瘤。术中实时的神经电生理监测对于确定骶髓和神经的位置与功能，以及区分非神经组织至关重要，可以极大提高手术的安全性和准确性。

脊髓栓系综合征手术后多数患者症状有不同程度的缓解和改善，对于器质性损害引发的神经功能障碍手术仅能使之不进一步恶化。决定预后的因素很多，与患者的年龄、病程、病因、神经损害程度、手术操作、术前术后管理有关。

**关键点**

1. 多见于儿童，女性多于男性。
2. 可有下肢疼痛及感觉和运动障碍、大小便异常及腰骶部皮肤异常等表现。
3. 腰椎 MRI 可明确诊断。
4. 手术是目前唯一有效手段。

（姚红新）

## 参考文献


1. 王忠诚．王忠诚神经外科学．2 版．武汉：湖北科学技术出版社，2015
2. Hu M，Guan H，Lau CC，et al. An update on the clinical diagnostic value of β-hCG and αFP for intracranial germ cell tumors.Eur J Med Res，2016，21：10
3. Mahapatra S，Amsbaugh MJ. Cancer，Medulloblastoma. StatPearls. Treasure Island（FL）：StatPearls Publishing，2018
4. Harrison VS，Oatman O，Kerrigan JF.Hypothalamic hamartoma with epilepsy：Review of endocrine comorbidity.Epilepsia，2017，58（Suppl 2）：50-59
5. Appelgren T，Zetterstrand S，Elfversson J，et al. Long-term outcome after treatment of hydrocephalus inchildren. PediatrNeurosurg，2010，46（3）：221-226
6. Verrees M，Selman WR. Management of normal pressure hydrocephalus. Am Fam Physician，2004，70（6）：1071-1078
7. Paulsen AH，Lundar T，Lindegaard KF. Pediatric hydrocephalus：40-year outcomes in 128 hydrocephalic patients treated with shunts during childhood. Assessment of surgical outcome，work participation，and health-related quality of life. J NeurosurgPediatr，2015，16（6）：633-641
8. Tully HM，Capote RT，Saltzman BS. Maternal and infant factors associated with infancy-onset hydrocephalus in Washington State. Pediatr Neurol，2015，52（3）：320-325
9. Lin J，Liang GB，Liang Y，et al. Long-term follow-up of successful treatment for dandy-walker syndrome（DWS）. Int J Clin Exp Med，2015，8（10）：18203-18207
10. 王汉斌，苏亦兵．从小脑扁桃体下疝看 Chiari 畸形．中华神经外科疾病研究杂志，2012，11（6）：565-567
11. Batzdorf U，Mcarthur DL，Bentson JR. Surgical treatment of Chiari malformation with and without syringomyelia：experience with 177 adult patients. J Neurosurg，2013，118（2）：232-242
12. Théoret H，Gleeson J，Pascualleone A. Neurophysiologic characterization of motor and sensory projections in

Joubert syndrome. Clin Neurophysiol, 2013, 124(11): 2283-2284

13. 周良辅. 现代神经外科学. 2版. 上海:复旦大学出版社, 2015
14. Murat G, Mehmet A, Ibrahim E, et al. Tethered cord syndrome in children: a single-center experience with 162 patients. Childs Nerv Syst, 2015, 31(9): 1559-1563
15. Ailawadhi P, Kale SS, Agrawal D, et al. Primary tethered cord syndrome-clinical and urological manifestations, diagnosis and management: a prospective study. PediatrNeurosurg, 2012, 48(4): 210-215
16. Foster KA, Lam S, Lin Y, et al. Putative height acceleration following tethered cord release in children. J NeurosurgPediatr, 2014, 14(6): 626-634
17. Shweikeh F, KhouJA L, Nuño M, et al. Disparities in clinical and economic outcomes in children and adolescents following surgery fortethered cord syndrome in the United States. J NeurosurgPediatr, 2015, 15(4): 427-433

# 中英文索引

## B



## C



## D

## E



## F



## G



## H

## J



## K



## L

## M



## N



## P



## Q

## X



## Y

## Z

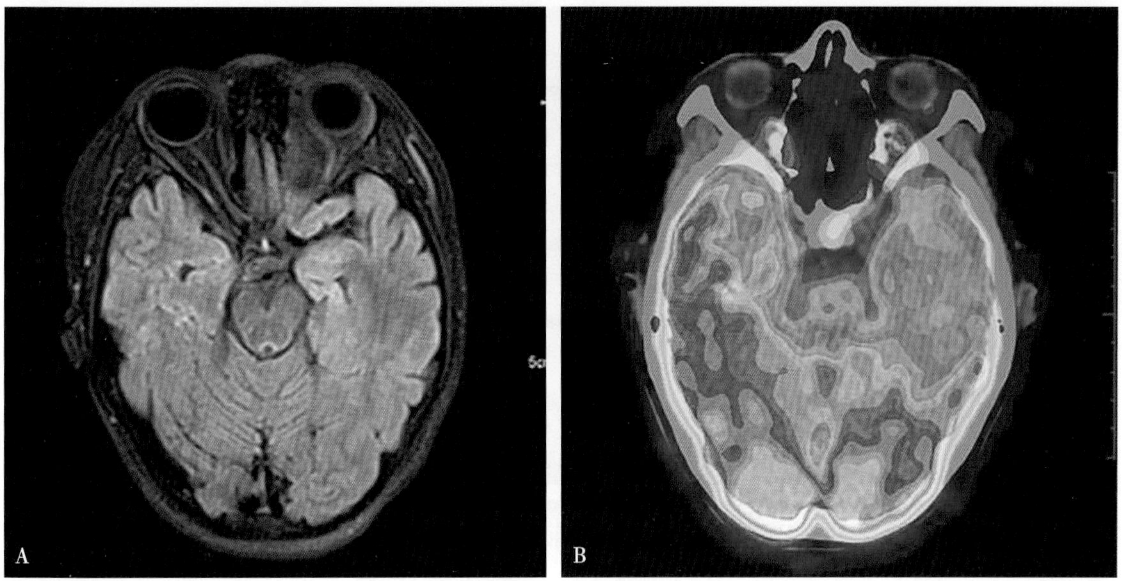


彩图 3-86　女，14 岁，癫痫病史 7 年

A. MR-$T_2$FLAIR 示左侧颞叶内侧异常信号；B. $^{18}$F-FDG PET/CT 示左侧颞叶皮层葡萄糖代谢明显减低，术后病理为海马硬化

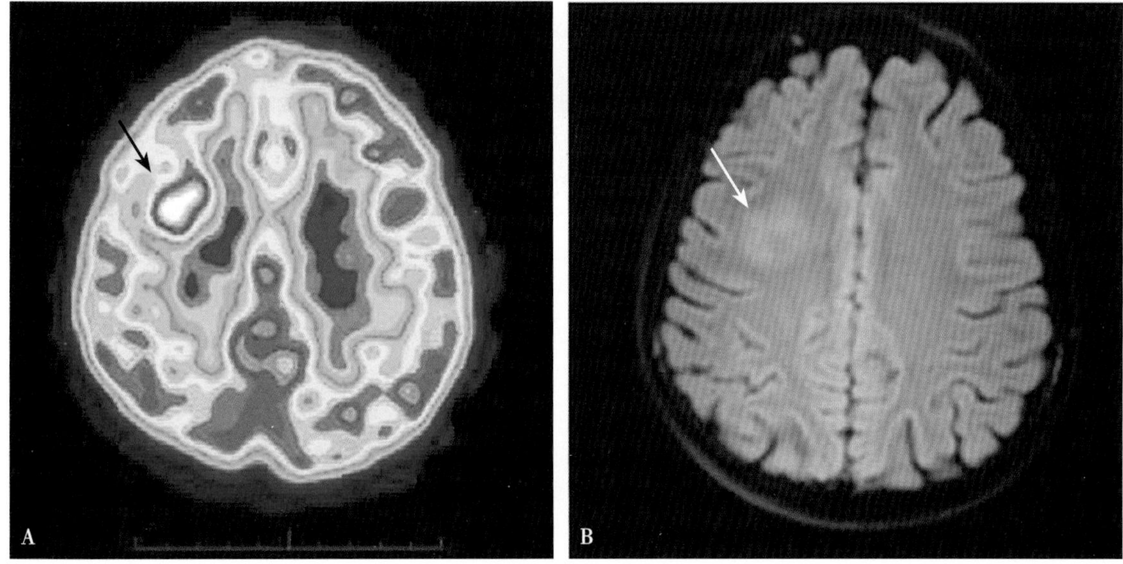


彩图 3-87　男，8 岁，癫痫

A. $^{18}$F-FDG PET 示右额叶深部高代谢灶；B. MRI-$T_2$FLAIR 图像中该部位呈团状异常信号，术后病理为 FCD

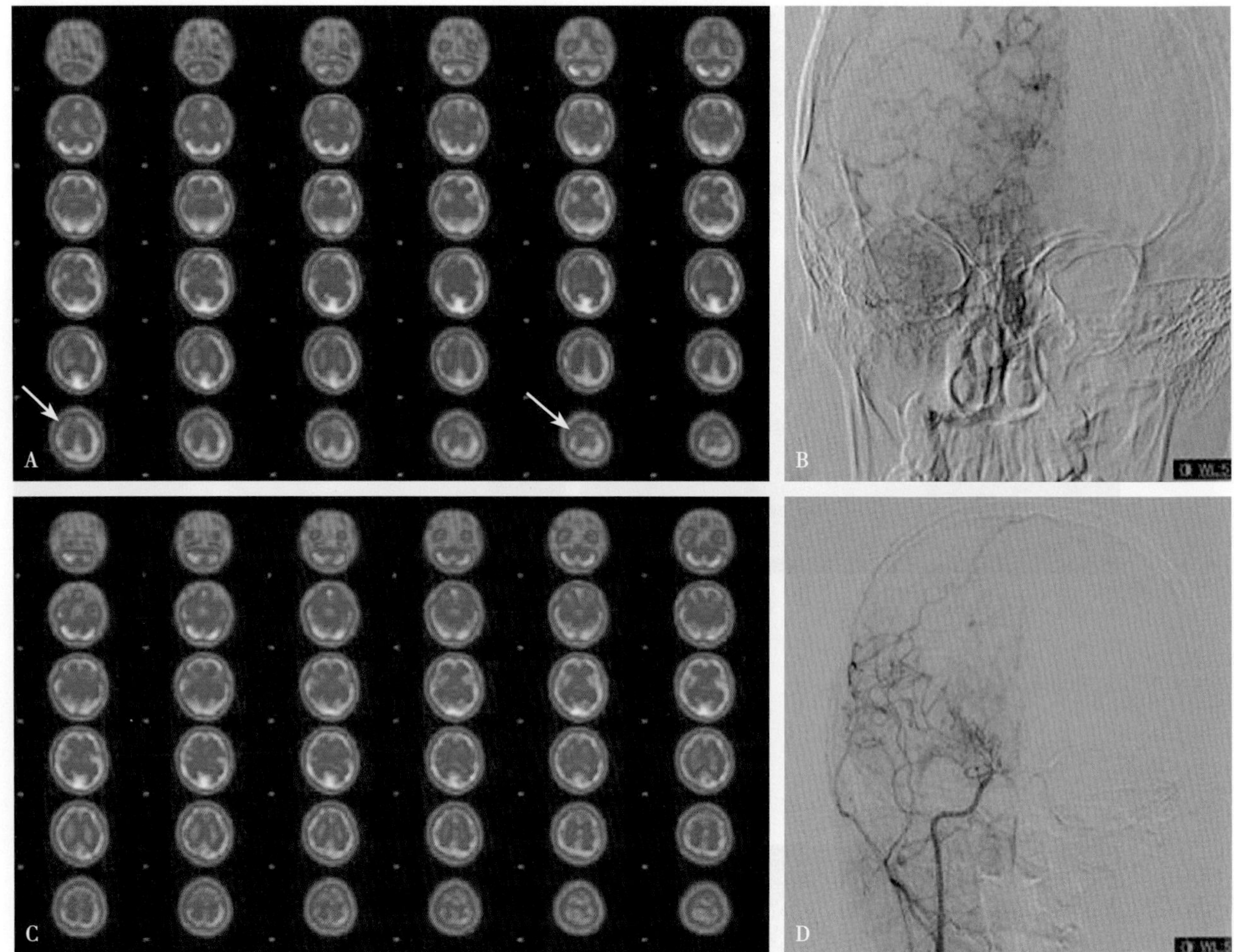


彩图 3-88　女，7 岁，烟雾病

A. 术前 $^{99m}$Tc-ECD SPECT 显像示右侧额叶、顶叶皮层大范围放射性分布减低区；B. DSA 可见右侧颈内动脉虹吸段、大脑前、中动脉起始段严重狭窄闭塞，颅底异常血管网形成；C. 患儿行右侧颞浅动脉贴敷术后，复查 $^{99m}$Tc-ECD SPECT 显像示脑血流灌注基本恢复正常；D. 复查 DSA 可见颞浅动脉分支向颅内生长，颅底异常血管网较术前减少

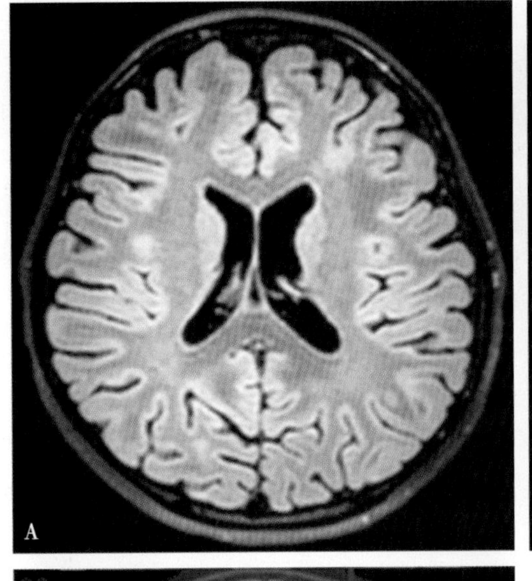


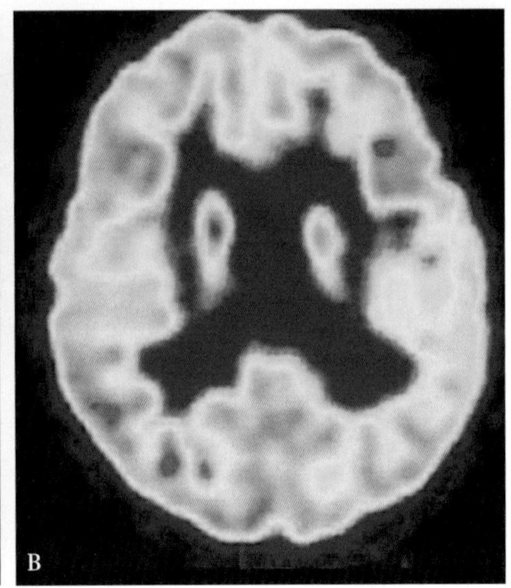


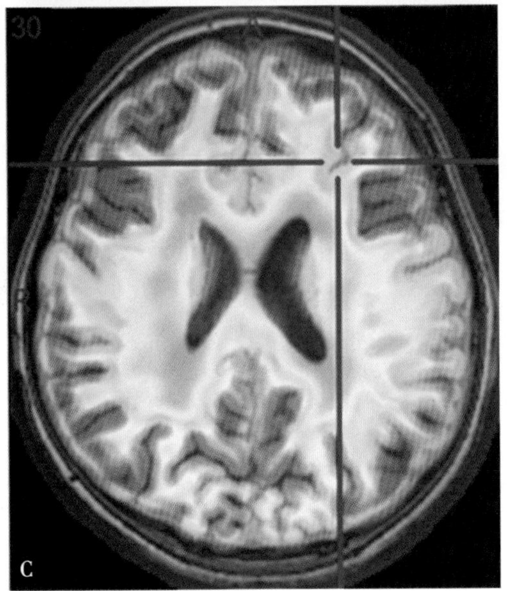


彩图 9-4　癫痫患者的 MRI、PET、PET 和 MRI 融合后图像

A. MRI；B. PET；C. PET 和 MRI 融合后图像，通过融合可以更清楚的显示和验证头颅 MRI 所示的病变

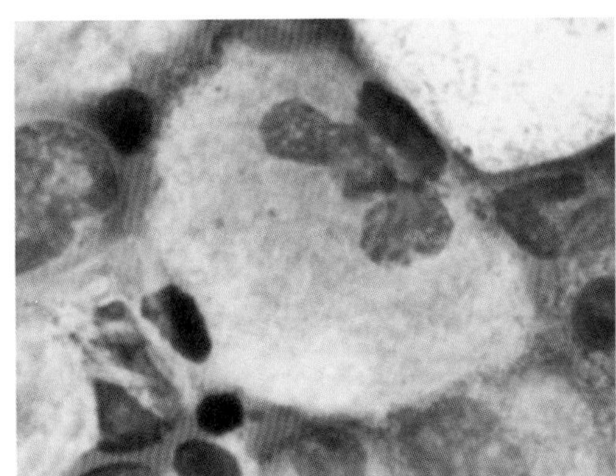

彩图 10-3　戈谢细胞

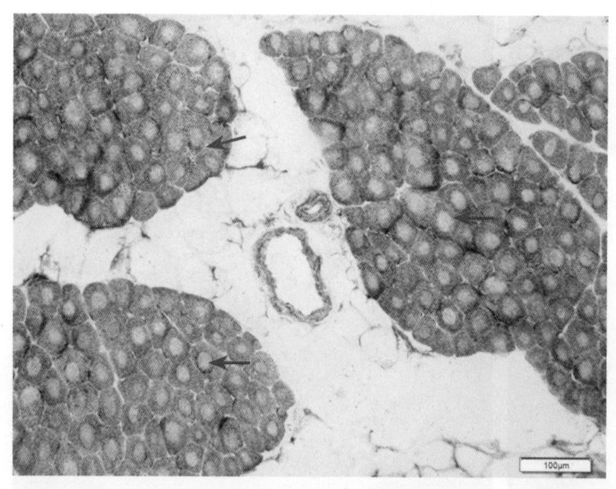


彩图 20-1　中央轴空病患者骨骼肌冰冻切片 NADH 染色，箭头示肌纤维内的轴空区域

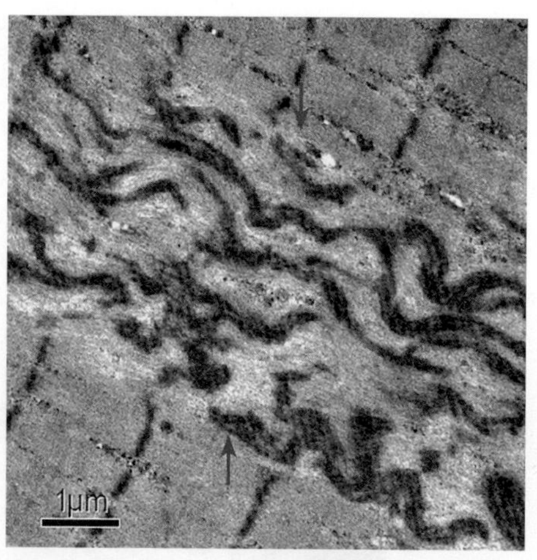


彩图 20-2　中央轴空病患者骨骼肌超微电镜照片，箭头示肌纤维内的轴空区域

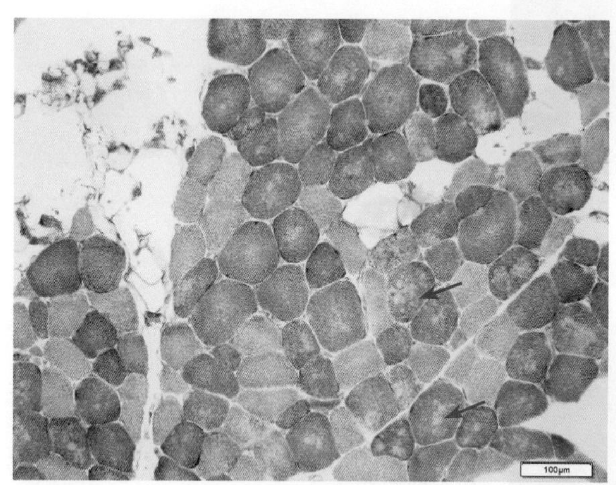


彩图 20-3　多微小轴空病患者骨骼肌冰冻切片 NADH 染色，箭头示肌纤维内的多发微小轴空区域

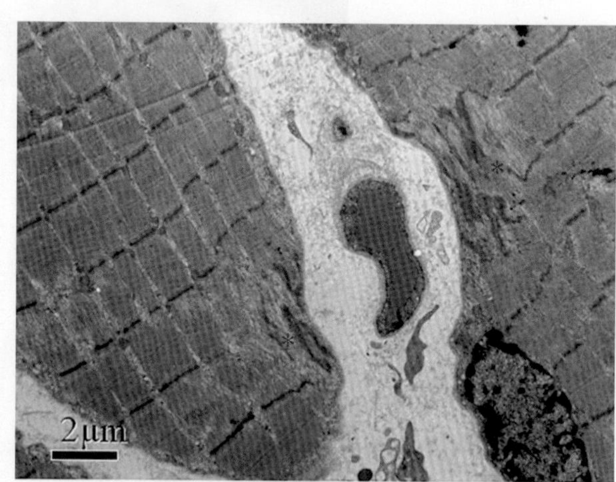


彩图 20-4　多微小轴空病患者骨骼肌超微电镜照片，星号示肌纤维内的微小轴空区域

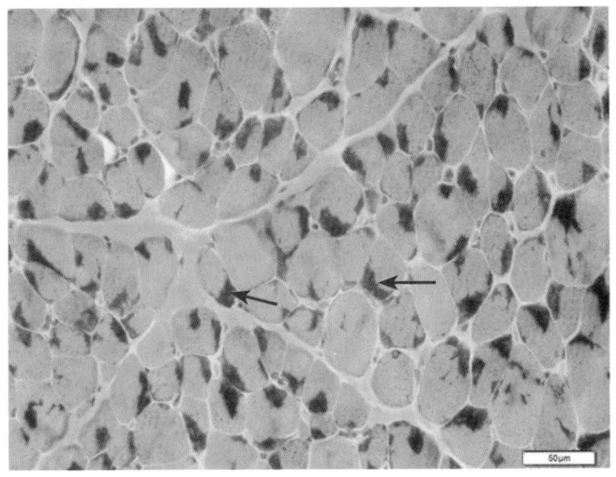


彩图 20-5　杆状体肌病患者骨骼肌冰冻切片改良 Gomori 染色，箭头示肌纤维内的成簇的紫红色杆状体

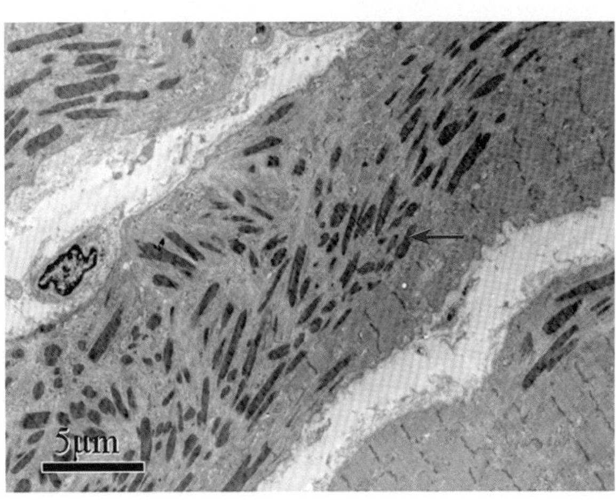


彩图 20-6　杆状体肌病患者骨骼肌超微电镜照片，箭头示肌纤维内多发杆状体，电子密度和 Z 盘一样

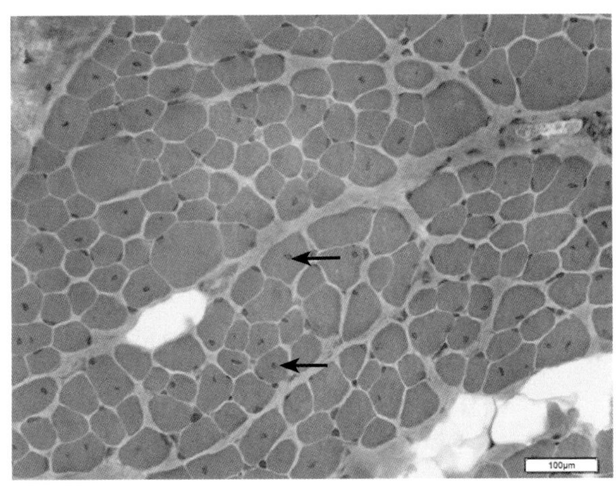


彩图 20-7　中央核肌病患者骨骼肌冰冻切片 HE 染色，箭头示肌纤维内位于中央部位的细胞核

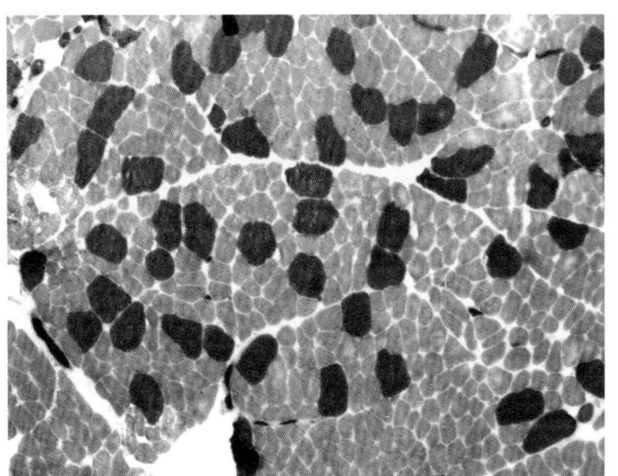

彩图 20-8　先天性肌型比例失调患者骨骼肌冰冻切片 ATP 酶染色（pH 4.6），深色的为Ⅰ型肌纤维，浅色的为Ⅱ型肌纤维，可见Ⅰ型肌纤维直径显著小于Ⅱ型肌纤维直径

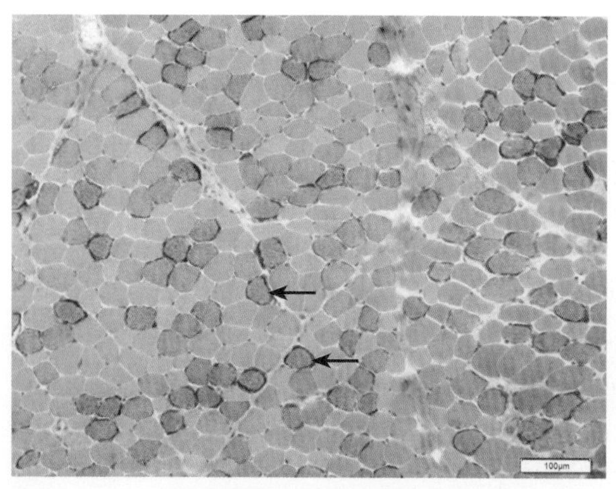

彩图 20-9 线粒体肌病骨骼肌冰冻切片
改良 Gomori 染色，箭头示破碎样红纤维

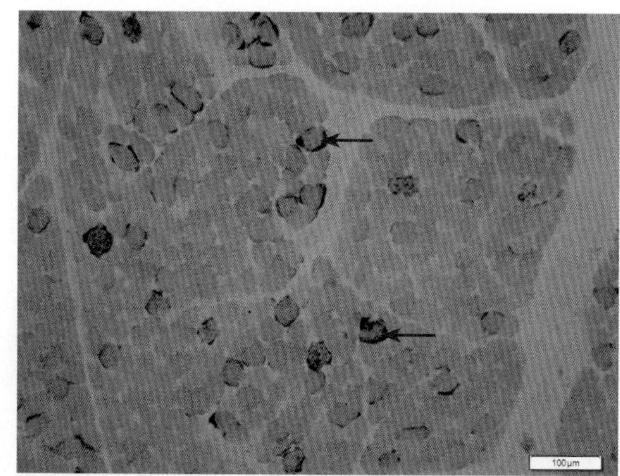

彩图 20-10 线粒体肌病骨骼肌冰冻切片
琥珀色脱氢酶染色（SDH）染色，箭头示破碎蓝染肌纤维

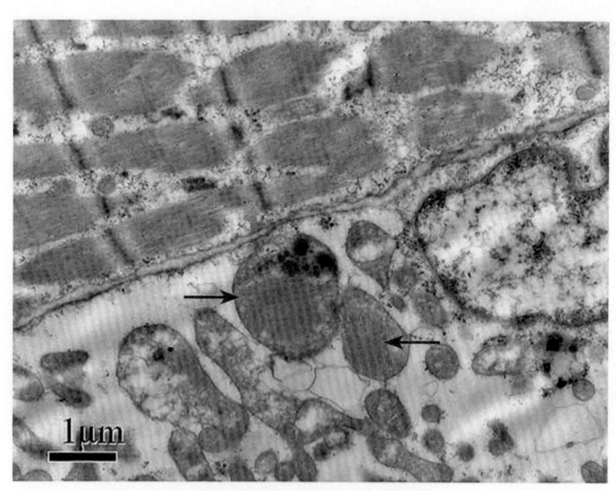


彩图 20-11 线粒体肌病骨骼肌超微电镜
箭头示骨骼肌内形态异常的线粒体及线粒体内类结晶样包涵体

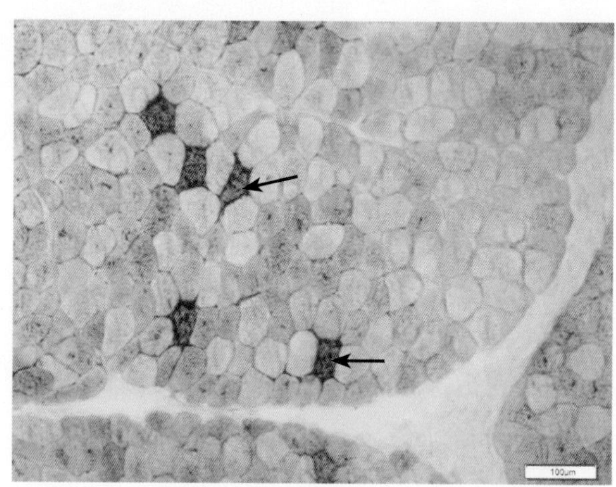

彩图 20-12 骨骼肌冰冻切片
PAS 染色，箭头示肌纤维显著深染，提示糖原颗粒显著增多

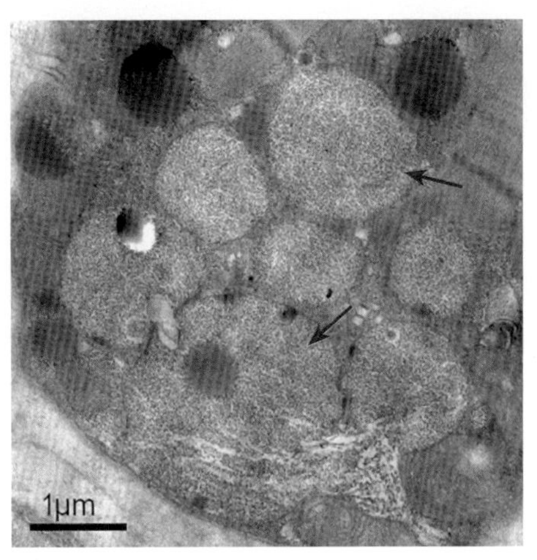


彩图 20-13　骨骼肌超微电镜照片
箭头示骨骼肌内大量膜包裹的糖原颗粒

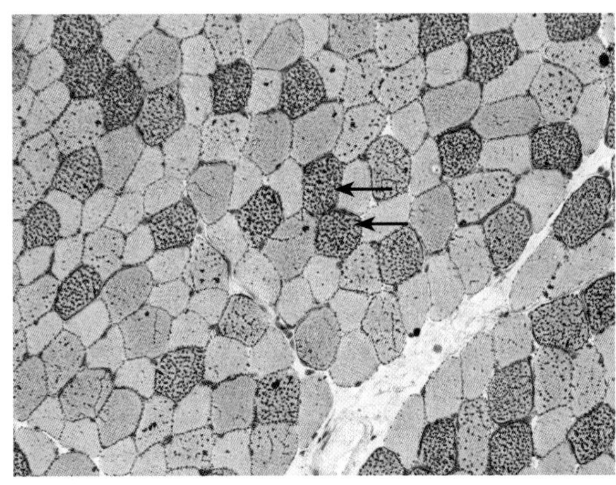

彩图 20-14　脂质沉积性肌病骨骼肌冰冻切片
油红 O 染色，箭头示肌纤维内红色脂肪滴显著增多

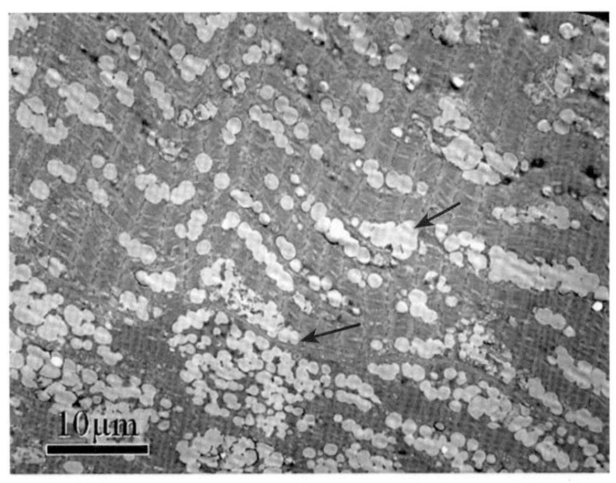


彩图 20-15　脂质沉积性肌病骨骼肌超微电镜
箭头示骨骼肌内脂肪滴显著增多，成串排列或成堆聚集